Fritz Holle

Spezielle Magenchirurgie

unter Mitarbeit von W. Hart und H. Büchner

Mit einem Geleitwort von

Professor Dr. med. W. Wachsmuth

Direktor der Chirurgischen Universitätsklinik und Poliklinik Würzburg

576 Abbildungen

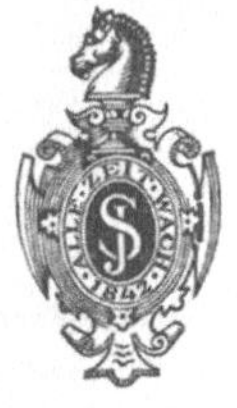

Springer-Verlag Berlin · Heidelberg · New York 1968

Dr. med. Fritz Holle, o. Prof. für Spezielle Chirurgie, Direktor der Chirurgischen Universitäts-Poliklinik München

Dr. med. W. Hart, Priv.-Doz. für Chirurgie, Oberarzt an der Chirurgischen Universitäts-Poliklinik München

Dr. med. H. Büchner, Prof. für Röntgenologie und Strahlenheilkunde, Leiter der Zentralen Röntgenabteilung der Universitäts-Poliklinik München

ISBN-13: 978-3-642-48459-9   e-ISBN-13: 978-3-642-88225-8
DOI: 10.1007/978-3-642-88225-8

Titel Nr. 0428

«Mala hominis scientia amore patientia sanantur»

Meiner Frau Dr. Gertrud Holle

Geleitwort

In der Wissenschaft vollzieht sich der Fortschritt niemals kontinuierlich im gleichen Tempo. Auf Perioden stürmischer Entwicklung folgt stets eine Zeit der Ruhe, der kritischen Betrachtung und Auswertung des Erreichten, bis dann wieder frische Impulse das schon mit Erstarrung Bedrohte mit neuer Dynamik erfüllen.

Ein klassisches Beispiel hierfür ist die Magenchirurgie. Die erste, von THEODOR BILLROTH im Jahre 1881 erfolgreich durchgeführte Magenresektion eröffnete ein chirurgisches Neuland von zunächst unüberschaubarer Weite. Sie diente der morphologischen Beseitigung eines stenosierenden Pyloruscarcinoms. Auch die im September desselben Jahres von RYDYGIER durchgeführte erste Resektion eines peptischen Ulcus, die übrigens von seinen Zeitgenossen aufs schärfste abgelehnt wurde, war zunächst nur zur technischen Beseitigung des Geschwürs gedacht. Erst später wurde die Ulcusresektion aufgrund unzähliger klinischer und experimenteller Arbeiten zur kausalen Therapie ausgebaut. Fast 50 Jahre lang schienen Indikationen und Technik der chirurgischen Maßnahmen im großen geklärt und festgelegt. Und damit verlor dieses chirurgische Teilgebiet auch an allgemeinem Interesse. Seit etwa 20 Jahren steht es nun wieder zunehmend im Mittelpunkte lebhafter Diskussionen. Die Impulse kamen einmal von den erweiterten Möglichkeiten chirurgischer, insbesondere thoraxchirurgischer Technik, zum anderen von den neuen Erkenntnissen der Pathophysiologie und Biochemie. Wie allgemein in der Medizin tritt die Morphologie gegenüber der funktionellen Betrachtung und Behandlung in den Hintergrund. So werden wir auch in der in Bewegung geratenen Magenchirurgie manches neu durchdenken und umlernen müssen.

Mit zunehmender physiologischer und biochemischer Betrachtungsweise haben wir erkannt, daß die Probleme des Magens nicht isoliert angegangen werden dürfen, sondern daß man sie als einen aus dem großen Komplex der Organe des Oberbauches unlösbaren Teil verstehen muß, ja daß eine zielbewußte und funktionell ausgerichtete Magenchirurgie entscheidende Rückwirkungen auf den ganzen Organismus hat.

Diese universelle Betrachtung und Darstellung der gewandelten Magenchirurgie ist F. HOLLE hervorragend gelungen. Es ist sein großes Verdienst, in diesem Buche einen umfassenden Überblick gegeben zu haben über den heutigen Stand unserer Erkenntnisse und Möglichkeiten. Aufgrund seiner eigenen gediegenen Forschungsarbeit auf diesem Gebiete war er hierzu besonders berufen. Daß er die wichtigsten internationalen Fachleute in Kommentaren zu Worte kommen läßt, sei ihm besonders gedankt. Das Buch ist im deutschen Schrifttum einmalig, es weist der Forschung neue Wege und es wird auf die zukünftige Entwicklung der Magenchirurgie ohne Zweifel einen nachhaltigen Einfluß ausüben.

W. WACHSMUTH

Vorwort

Die rasche Entwicklung der Gesamtmedizin in den vergangenen zwei Jahrzehnten hat eine bedeutende Erweiterung vieler spezieller Kenntnisse und Techniken herbeigeführt. In der Magenchirurgie hat sich auf dem Fundament der klassischen Methoden eine *„spezielle Magenchirurgie"* aufgebaut, welche im deutschsprachigen Schrifttum bisher noch keine zusammenfassende Darstellung erfuhr. Den wesentlichen Einzelbeiträgen (R. ZENKER in KIRSCHNER, Operationslehre, 1951; E. v. REDWITZ in BIER-BRAUN-KÜMMEL, Operationslehre, 1956; R. NISSEN und H. REITTER, Die Resektionstechnik beim chronischen Duodenal- und Jejunalgeschwür, 1954; R. NISSEN, Operationen am Oesophagus, 1954; R. NISSEN und M. ROSSETTI, Die Behandlung von Hiatushernien und Refluxoesophagitis mit Gastropexie und Fundoplicatio, 1959; R. NISSEN und W. HESS in BREITNER'S Operationslehre, 1959; O. DIEBOLD, H. JUNGHANS, L. ZUKSCHWERDT in Klinische Chirurgie für die Praxis, 1960; W. HARTENBACH, Gefahren und Komplikationen bei Eingriffen an der Kardia, 1963; M. ROSSETTI, Die operierte Speiseröhre, 1963; A. GÜTGEMANN und W. SCHREIBER, Das Magen- und Kardiacarcinom, 1964; F. DEUCHER und G. MILLER, Der operierte Magen, 1964) muß eine geschlossene Betrachtung des aktuellen Standes der Magenchirurgie an die Seite treten.

Im anglo-amerikanischen Schrifttum erfolgte dies bereits in mehreren zusammenfassenden Abhandlungen (R. MAINGOT, Abdominal Operations, Appleton, Century Crofts, 1961; R. W. POSTLETHWAIT, W. C. SEALY and CH. C. THOMAS, Surgery of the Oesophagus, 1961; C. E. WELCH, Surgery of the Stomach and Duodenum, The Year-Book Publishers, 1951, 1955, 1959; J. L. MADDEN, Atlas of Technics in Surgery, Appleton, Century Crofts, 1958; W. H. REMINE, J. T. PRIESTLEY, J. B. BERKSON, Cancer of the Stomach, Saunders, 1964).

Aus der französischen Literatur stechen besonders hervor: FEY, MOCQUOT, OBERLIN, QUÉNU u.a., Traité de technique chirurgicale, Bd. VI und VII, Masson Cie., 1959; G. JEANNENEY, I. MAGENDIE, Technique chirurgicale en figures, Doin, 1956; R. GUEULLETTE, Chirurgie de l'estomac, Masson, 1956; R. MICHEL-BECHET, Atlas de techniques chirurgicales, Doin, 1958.

Die stärkste Anregung ging von dem ausgezeichneten Werk von HENRY N. HARKINS — LLOYD M. NYHUS, Surgery of the Stomach and Duodenum, Little, Brown Company, 1962, aus. Auch das vorliegende Buch wurde durch die Arbeit von HARKINS-NYHUS inspiriert, jene teils einengend, teils erweiternd. Über sie hinaus versucht es aber, den Magen in funktioneller Relation zu seinen Nachbarorganen darzustellen und durch Befragung einer größeren Anzahl von international anerkannten Fachkennern, den internationalen Stand der Magenchirurgie zu verdeutlichen. Das bringt naturgemäß eine beträchtliche Ausweitung dessen mit sich, was gewöhnlich unter „Magenchirurgie" verstanden wird. Während die klassischen Methoden in den Hintergrund treten, sind die aktuellen Probleme, z.B. Physiologie und Pathophysiologie, Vagotomie, Drainageoperationen, „Combined Operation" form- und funktionsgerechte Operationen, Hiatushernien, Operationen in der oesophago-gastrischen Übergangszone, Refluxoesophagitis, proximale partielle Resektionen, Pankreatokephalo-Duodenektomie, erweiterte Magentotalresektionen, Oesophagusersatz aus Magen, Operationen am operierten

Magen, Umwandlungsoperationen, Funktionsstörungen nach Magenoperation u. a. in den Vordergrund gerückt.

Die eigenen Erfahrungen stützen sich auf rund 1500 Eingriffe am Magen sowie auf eine umfangreiche tierexperimentelle Tätigkeit. Die Ergänzung der einzelnen Kapitel durch Kommentare erfahrener Magenchirurgen schützt vor der Gefahr subjektiv-gefärbter Einseitigkeit und läßt außerdem klar erkennen, daß Wissen, Meinungen und praktische Übung auf diesem scheinbar gesicherten Gebiet der Chirurgie keineswegs einheitlich oder gar endgültig sind. Es nimmt wunder, daß die Magenchirurgie — einst fruchtbarer Ausgangspunkt der Chirurgie der großen Körperhöhlen — in jüngster Vergangenheit an Interesse so sehr verloren hatte. Sie war durch die extremen Leistungen der Herz-, Gefäß- und übrigen Thoraxchirurgie, der Organtransplantation u. ä. aus ihrer ehemaligen Vorrangstellung verdrängt worden. Freilich ist die Faszination, welche die Magenchirurgie früher ausstrahlte, vor dem Glanz, der die zuletzt errungenen Spezialgebiete der Chirurgie zur Zeit umgibt und der sie für den chirurgischen Nachwuchs so attraktiv macht, sehr viel schwächer geworden. Da und dort war das melancholische Wort zu vernehmen, die Magenchirurgie sei von der verwöhnten Prinzessin zur „Cinderella" herabgesunken. Ein solches Schicksal hat der am häufigsten praktizierte Zweig der großen Chirurgie nicht verdient. Vieles ist auch hier revisionsbedürftig und evolutionsfähig. Eine Neuorientierung tat not! Es ist HARKINS-NYHUS beizupflichten, wenn sie dafür eine Trias von Grundsätzen postulieren:

1. Chirurgische Maßnahmen müssen auf einer angemessenen physiologischen Grundlage beruhen.

2. Jede resezierende Operation muß quantitativ, d.h. dosiert angewendet werden.

3. Jede Operation muß individualisiert werden, damit jeder Einzelfall optimalen Nutzen hat.

In der eigenen Klinik steht die Chirurgie der benignen Magenerkrankungen unter der Devise: *Jede Operation muß eine möglichst vollkommene Wiederherstellung der normalen Form und Funktion des Magens erzielen.*

So ist es meine Hoffnung, daß das Buch im deutschsprachigen Schrifttum dazu beitragen möge, die Diskussion über die nutzbringendste Form der Magenchirurgie neu zu beleben, zu Schablonen gewordene Vorstellungen abzubauen und veraltete Techniken durch physiologischere Methoden zu ersetzen. Das Buch möchte dem Fortschritt der Magenchirurgie dienen. Es möchte dem angehenden und fortgeschrittenen Chirurgen bei der Indikationsstellung und Technik seiner Magenoperationen behilflich sein. Es möchte Internisten, Gastroenterologen und praktischen Ärzten die modernen Möglichkeiten der Magenchirurgie vermitteln und den internationalen Kontakt aller hieran interessierten Ärzte vertiefen.

Mein persönlicher Dank gilt allen Mitarbeitern und Kommentatoren aus der eigenen sowie aus anderen Kliniken des In- und Auslandes. Insbesondere allen ausländischen Kollegen, welche mir ausnahmslos durch ihre rückhaltlose Mitarbeit und prompte Lieferung ihrer Beiträge einen hocherfreulichen Beweis ihrer wissenschaftlichen Kontaktfreudigkeit und des Geistes erbrachten, der ihre Arbeit beseelt. Wissenschaft bedarf dieser Quellwasser, um fruchtbar werden zu können. Daneben bedarf sie großzügiger finanzieller Unterstützung, um gedeihen zu können. Die *Deutsche Forschungsgemeinschaft* hat dankenswerterweise wesentliche Beihilfe für die eigenen Untersuchungen genehmigt und dadurch zum Gelingen der Arbeit beigetragen.

Meinem früheren Chef und verehrten Lehrer, Prof. Dr. W. WACHSMUTH, möchte ich nicht nur für sein treffliches Vorwort zu diesem Buch, sondern auch für die großzügige Unterstützung, die er mir jederzeit zuteil werden ließ, von Herzen danken. Sein aus der Schule von EUGEN ENDERLEN und ERICH VON REDWITZ stammendes Vorbild weckte meine Begeisterung für die Bauchchirurgie.

Herr Priv.-Doz. Dr. W. HART hat sich durch die Entwürfe für sämtliche Abbildungen verdient gemacht; ebenso Herr Prof. Dr. H. BÜCHNER durch die Auswahl und Bearbeitung der Röntgenbilder. Frl. I. DAXWANGER hat die Halbtonabbildungen mit hohem künstlerischem Einfühlungsvermögen, welches alle Anerkennung verdient, gestaltet. Von Herrn H. PFLEIDERER wurden die Strichzeichnungen mit großer Sorgfalt hergestellt. Frl. G. FRIESINGER und U. SCHEPP ist zu danken, daß sie die mühevolle Aufgabe des Manuskriptschreibens übernahmen. Größte Anerkennung gebührt dem Unternehmergeist von Herrn Dr. H. GOETZE vom Springer-Verlag, daß er trotz des über das Geplante hinausgehenden Umfanges des Buches den Verlag übernommen und für erstklassige Ausstattung gesorgt hat.

München, den 21. Februar 1968   FRITZ HOLLE

Verzeichnis der Autoren von Beiträgen und Kommentaren

W. H. Becker
Dr. med., Professor der Chirurgie, Chefarzt
der Chirurgischen Abteilung des Stadt-
krankenhauses Wetzlar
(vgl. Seite 623)

J. P. Delaney
M. D., Department of Surgery, University of
Minnesota, Minneapolis, Minnesota 55455
(vgl. Seite 413)

A. Doenicke
Dr. med., Privatdozent für Anaesthesiologie,
Leiter der Anaesthesieabteilung der Chirurgischen Universitäts-Poliklinik München
(vgl. Seite 178)

L. R. Dragstedt
Ph. D., M. D., Research Professor of Surgery,
University of Florida, Gainesville, USA
(vgl. Seite 449)

L. Fletcher
Ph. D., Department of Surgery, Chemistry
Research Laboratory, University of
Washington, School of Medicine,
Seattle, USA
(vgl. Seite 87)

R. L. Goodale
Jr., M. D., Department of Surgery, University of Minnesota, Minneapolis,
Minnesota 55455
(vgl. Seite 413)

G. Griesser
Dr. med., Professor der Chirurgie, Direktor
des Instituts für medizinische Dokumentation
und Statistik der Universität Kiel
(vgl. Seite 770)

Th. Gürtner
Dr. med., Privatdozent für Anaesthesiologie
an der Chirurgischen Universitäts-Poliklinik
München
(vgl. Seite 135)

E. Hafter
Dr. med., Spezialarzt für innere Medizin,
F. M. H. Magen-Darmkrankheiten, Zürich,
Schweiz
(vgl. Seite 531)

H. N. Harkins †
M. D., Ph. D., F. A. C. S., Professor of
Surgery, Department of Surgery, University
of Washington, School of Medicine,
Seattle, USA
(vgl. Seite 467)

K. Heinkel
Dr. med., Professor für innere Medizin,
Chefarzt des LVA-Sanatoriums,
Bad Windsheim
(vgl. Seite 118)

N. Henning
Dr. med., Professor der inneren Medizin, em.,
Direktor der Med. Klinik und Poliklinik der
Universität Erlangen-Nürnberg
(vgl. Seite 118)

H. Heymann
Dr. med., wissenschaftl. Assistent an der
Chirurgischen Universitäts-Poliklinik
München
(vgl. Seite 748)

H. Imdahl
Dr. med., Professor der Chirurgie, Oberarzt
an der Chir. Universitäts-Klinik Bonn
(vgl. Seite 90)

H. Kunz
Dr. med., Professor der Chirurgie, em.,
Direktor der II. Chir. Universitäts-Klinik
Wien
(vgl. Seite 360, 434)

M. Kuru
Dr. med., Professor der Chirurgie, Direktor
des Hospitals des staatl. Zentrums für Krebs-
bekämpfung, Tsukiji, Tokio, Japan
(vgl. Seite 600)

F. Largiadèr
Dr. med., M. S., Surgical Fellow, University
of Minnesota, Medical School; Leiter der
experimentellen Abteilung der Chir. Universitäts-Klinik A, Zürich, Schweiz
(vgl. Seite 290, 475)

H. Loeweneck
Dr. med., Anatomisches Institut der
Universität München
(vgl. Seite 35)

H. Makino
M. D., Instructor in Surgery, II. Surgical
Department, School of Medicine, Chiba-
University, Chiba, Japan
(vgl. Seite 715, 717)

M. Mignon
M. D., Gastroenterological Research Unit,
Hôpital Bichat (Directeur: Prof. Dr.
S. Bonfils), Paris, France
(vgl. Seite 77)

K. Nabeya
M. D., Instructor in Surgery, II. Surgical
Department, School of Medicine, Chiba-
University, Japan
(vgl. Seite 715, 717)

K. Nakayama
M. D., Professor of Surgery, Tokyo Women's
Medical College, Tokio, Japan
(vgl. Seite 717)

R. Nissen
Dr. med., Professor der Chirurgie, Direktor
der Chir. Universitäts-Klinik Bürgerspital,
Basel, Schweiz
(vgl. Seite 530, 716)

L. Nyhus
M. D., F. A. C. S., Professor of Surgery,
Department of Surgery, University of
Washington, School of Medicine,
Seattle/Washington 98105, USA
(vgl. Seite 77, 406)

H. Oshima
Dr. med., Oberassistent an der Chir. Universitäts-Klinik der Nippon-Ika-Universität
(Direktor: Prof. Dr. S. Matsukura), Tokio,
Japan: z.Z. Stipendiat der Alexander
v. Humboldt-Stiftung an der Chir. Universitäts-Poliklinik, München
(vgl. Seite 129)

J. T. Priestley
M. D., Professor of Surgery, Mayo Graduate
School of Medicine, University of Minnesota,
Head of a Section of Surgery, Mayo Clinic,
Rochester/Minnesota, USA
(vgl. Seite 599)

W. H. ReMine
M. D., Associate Professor of Surgery, Mayo
Graduate School of Medicine, University of
Minnesota, Head of a Section of Surgery,
Mayo Clinic, Rochester, Minnesota, USA
(vgl. Seite 599)

W. P. Ritchie
Jr., M. D., Department of Surgery, University
of Minnesota, Minneapolis, Minnesota 55455
(vgl. Seite 413)

J. Rudick
M. B., B. Ch., F. R. C. S., (Engl.)
(Edin.) Visiting Scientist, Department of
Surgery, University of Washington, School
of Medicine, Seattle/Washington 98105, USA
(vgl. Seite 406)

H. Sato
M. D., Professor of Surgery, Sato-Surgical
Department, School of Medicine, Chiba-
University, Chiba, Japan
(vgl. Seite 715)

Å. Senning
Dr. med., Professor der Chirurgie, Direktor
der Chir. Universitäts-Klinik A,
Zürich, Schweiz
(vgl. Seite 257)

H. Sosin
M. D., Instructor, Department of Surgery,
University of Minnesota, Medical School,
Minneapolis, Minnesota, USA
(vgl. Seite 290, 475)

F. Stelzner
Dr. med., Professor der Chirurgie, Oberarzt
an der Chir. Universitäts-Klinik, Hamburg
(vgl. Seite 305)

O. Stochdorph
Dr. med., Professor für Pathologie, Leiter der
Neuropathologischen Abteilung beim Pathologischen Institut, München
(vgl. Seite 548)

K. Voßschulte
Dr. med., Professor der Chirurgie, Direktor
der Chir. Universitäts-Klinik Gießen
(vgl. Seite 623)

W. Wachsmuth
Dr. med., Professor der Chirurgie, Direktor
der Chir. Universitäts-Klinik und Poliklinik
Würzburg
(Geleitwort)

W. Walters
M. D., Professor of Surgery, University of
Minnesota, Mayo Graduate School of Medicine, Mayo Clinic, Rochester/Minnesota, USA
(vgl. Seite 389, 760)

O. H. Wangensteen
M. D., Ph. D., Professor and Chairman,
Department of Surgery, University of
Minnesota, Medical School, Minneapolis,
Minnesota, USA
(vgl. Seite 290, 413, 475)

C. E. Welch
M. D., Professor of Surgery, Visiting Surgeon,
Massachusetts General Hospital, Clinical
Professor of Surgery, Harvard Medical
School, Boston/Massachusetts, USA
(vgl. Seite 353, 459)

A. Wilhelm
Dr. med., Privatdozent für Chirurgie, Wiss.
Assistent an der Chir. Universitäts-Klinik
und Poliklinik Würzburg
(vgl. Seite 766)

S. Witte
Dr. med., Professor der inneren Medizin,
I. Oberarzt der Medizinischen Universitäts-
Klinik Erlangen
(vgl. Seite 118)

R. Zenker
Dr. med., Dr. med. h. c., Professor der
Chirurgie, Direktor der Chir. Universitäts-
Klinik München
(vgl. Seite 370)

L. Zukschwerdt
Dr. med., Professor der Chirurgie, Direktor
der Chir. Universitäts-Klinik und Poliklinik
Hamburg
(vgl. Seite 305)

Inhalt

Die allgemeinen Grundlagen der Operationen am Magen und an seinen Nachbarorganen

A. Anatomie

I. Entwicklungsgeschichte

Der Verdauungskanal ist dreigeteilt. Der Magen gehört dem Vorderdarm an, welcher mit der Speiseröhre beginnt und mit der Pars I des Duodenums endet. Das proximale Duodenum zwischen Pylorus und Pankreaskopf gehört noch zum Vorderdarm. Manche Autoren nehmen als Grenze gegen den Mitteldarm den Pylorus an (Braus-Elze). Die weiteren Abschnitte, nämlich Mittel- und Enddarm, scheiden aus der hiesigen Betrachtung weitgehend aus. An sie ist nur insoferne zu denken, als sie am Verdauungsgeschäft mitbeteiligt sind. Das proximale Duodenum ist am kleinen Netz bzw. Lig. hepato-duodenale beweglich aufgehängt. Mit der Pars II duodeni beginnt der Mitteldarm, der dorsal an der hinteren Bauchwand fixiert ist, medial am Kopf des Pankreas und ventral an der Flexura hepatica des Colons und Mesocolons. Die rund um den Pankreaskopf ziehende Duodenalschlinge bezeichnen wir in ihrem absteigenden Teil als Pars II, in ihrem unteren horizontalen Teil als Pars III und im wieder aufsteigenden als Pars IV duodeni.

Magen-Darmdrehung. Der Magen ist in frühen Stadien gemeinsam mit dem übrigen Vorderdarm als einfaches, longitudinal gestelltes Rohr am Mesenterium ventrale et dorsale fixiert. Das dorsale Mesenterium des Magens wächst rascher als das ventrale, wodurch der Magen in longitudinaler Achse um 90° nach rechts gedreht und außerdem nach links verstellt wird. Sein ventraler Umfang blickt nach der ersten Drehung nach rechts und cranial, der ursprünglich dorsale Umfang nach links caudal. Die Verstellung des Magens aus der Median- in die Frontalebene und die zur Bildung der Kurvaturen führende Biegung sind mit der Schleifenbildung des Duodenums und mit der Verschmelzung des dorsalen Mesenteriums mit der hinteren Bauchwand kombiniert. Die Drehung des Magens in die Frontalebene hat die Bildung eines frontal gelegenen Spaltraums zur Folge, der zwischen dem Mesenterium dorsale, der hinteren Bauchwand und dem Magen gelegen ist, *die Bursa omentalis*. Aus dem Mesenterium ventrale wird das *Lig. hepato-duodenale*. Der freie Rand des Ligamentes ist das Ende des Mesenterium ventrale. Geht man mit dem Finger in das Foramen epiploicum (s. Winslowi) ein, so hat man die Pfortader vor und die V. cava caudalis hinter dem Finger liegen. Die linke Begrenzung der Bursa ist das *Lig. gastrolienale* aus dem Mesogastrium dorsale. Auch Pankreas und Milz liegen in ihm. Gemeinsam mit dem proximalen Magenabschnitt werden sie völlig verlagert. Das Mesogastrium dorsale zieht gleichsam den Magen nach der linken Seite der hinteren Bauchwand. Der Verschmelzungsprozeß des Mesogastrium dorsale fixiert das Pankreas fest an der hinteren Bauchwand und reicht bis nahe zur Milz. Von dort zieht das Mesogastrium dorsale frei an den Magen (*Lig. phrenico-lienale und gastro-lienale.*) Die Nische, die dort gebildet wird, ist der *Recessus lienalis*. Längs der hinteren Magenwand nach cranial gelangt man in den *Recessus superior* bursae omentalis, welcher durch die *Plica gastropancreatica* vom Hauptraum der Netztasche abgegrenzt wird. Die Plica enthält die Magengefäße zur Kardia (A. gastrica sinistra). Ihre Beweglichkeit und Länge bzw. Kürze und straffe Fixierung ist für die Ausbildung einer mehr oder weniger ausgeprägten *Magenkaskade* bedeutungsvoll. Der Recessus superior findet seine Grenze nach cranial durch die Zwerchfellanlage, welche die ursprünglich gemeinsame Leibeshöhle quer durchtrennt. Dabei wird am Hiatus oesophagicus vom Recessus superior eine etwa markstückgroße Höhle abgetrennt, welche dem Oesophagus rechts anliegt (*Bursa infracardiaca*). Wie weit deren Bestehenbleiben und Kommunikation mit dem Recessus superior bursae omentalis für die Ausbildung von Gleithernien bedeutungsvoll ist, ist im einzelnen noch nicht geklärt (Elze, mündliche Mitteilung). Es kann jedoch kaum zweifelhaft sein, daß die zahlreichen Lageanomalien der Kardia und des Magenfundus Residuen von Entwicklungsstörungen bei der Verschmelzung des Mesogastrium dorsale mit der hinteren Bauchwand sind. Die dritte Nische der Netztasche ist eine Aussackung des Mesogastrium dorsale längs der großen Kurvatur. Sie ist nach caudal gerichtet und heißt *Recessus inferior* bursae omentalis. Durch Obliteration ihrer Blätter wird sie später zum großen Netz, *Omentum majus*.

Das Ergebnis der Magendrehungen ist:

1. Die ursprünglich rechtsseitige Magenwand und das Duodenum drehen sich nach dorsal.

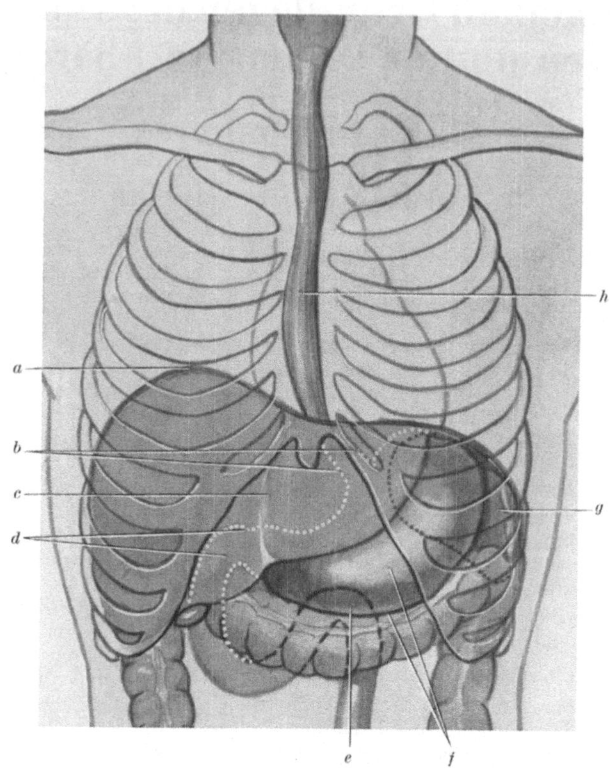

Abb. 1. Projektionsfelder des Magens und seiner Nachbarorgane auf die vordere Bauchwand (modifiziert nach E. PERNKOPF, II. Bd., 1. Hälfte, Tafel 74, Abb. 115). *a* Kuppelpunkt re. Zwerchfell; *b* Kardia; *c* Kontaktfeld der Leber; *d* Flexura duodeni cran. und Pyloruspunkt; *e* Flexura duodeno-jejunalis; *f* Magenfeld und caudaler Magenpol; *g* Milz und Traubscher Raum (d.i. Kontaktfeld des Magens mit Leber, Milz, Zwerchfell); *h* Oesophagus thoracalis. Die ventral kontaktbildenden Organe sind: Lebervorderfläche, Magenkörper (Milz), Colon transversum

2. Der ursprünglich ventrale Mesenterialansatz des Magens dreht sich nach rechtscranial und wird zur Curvatura minor. Das Mesenterium ventrale wird zum Omentum minus.

3. Der caudale Rand des Mesenterium dorsale wird zur großen Kurvatur und zum großen Netz.

4. Die Bursa omentalis reicht über die Mittellinie bis zur Milz und nach caudal bis zum großen Netz.

Das Omentum minus entspricht dem Mesogastrium ventrale. Es verbindet die kleine Kurvatur mit der Leberpforte von der Kardia bis zum Pylorus (*Lig. hepatogastricum*). Sein schmaler, zur Kardia ziehender Teil ist derb (Pars densa), der übrige Abschnitt sehr locker gefügt und durchlöchert. In ihm laufen Gefäße und vagale Nerven zur Leber, Antrum und Pylorus. Nach rechts schließt das Lig. hepato-duodenale an.

Das Omentum majus ist das Resultat einer Obliteration des Mesenterium dorsale, die vom Foramen Winslowi längs der großen Kurvatur fortschreitet. Linksseitig ist die Obliteration am Colon transversum beendet. Je weiter man nach rechts kommt, desto mehr setzt sich die Obliteration auch cranial vom Colon transversum fort. Beim Erwachsenen bestehen zwei Abschnitte:

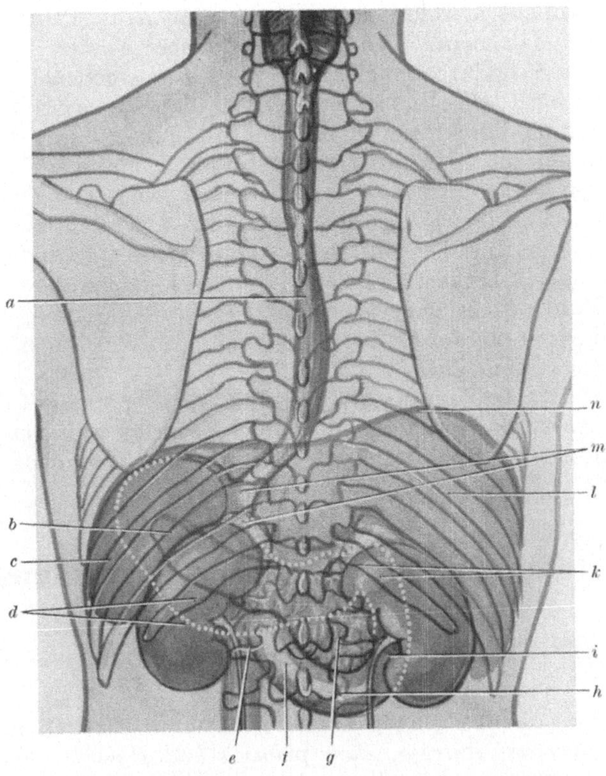

Abb. 2. Projektionsfelder des Magens und seiner Nachbarorgane auf die hintere Bauchwand (modifiziert nach E. PERNKOPF, II. Bd., 1. Hälfte, Tafel 67, Abb. 98). *a* Oesophagus thorakalis; *b* Cauda pancreatis; *c* Milz; *d* li. Niere und Kontur des Magenprojektionsfeldes; *e* Flexura duodeno-jejunalis; *f* Pars IV (ascendens) duodeni; *g* Caput pancreatis; *h* Pars III (horizontalis) duodeni; *i* Pars II (descendens) duodeni; *k* Pyloruspunkt und Pars I duodeni; *l* re. Leberlappen; *m* Kardiapunkt und Kontur des Magenprojektionsfeldes; *n* Kuppelpunkt re. Zwerchfell. Die dorsal kontaktbildenden Organe sind: Kardia und intraabdomineller Oesophagus (Milz), re. Leberlappen, Pankreas, beide Nieren und Nebennieren, Duodenum Pars III und IV

a) Der linksseitige Abschnitt von der großen Kurvatur bis zum Colon transversum und der Milz (*Lig. gastrocolicum und gastrolienale*). Das Lig. gastrocolicum besteht aus zwei Schichten, das Omentum majus aus vier.

b) Der rechtsseitige Abschnitt mit dem frei vom Colon transversum herunterhängenden Omentum majus (sechsschichtig) und dem *Lig. gastrocolicum* hier sehr kurz und nur zweischichtig. Nach rechts setzt es sich in das Lig. duodeno-colicum fort.

Praktische Anatomie

Durch die Obliteration des Peritoneums wird der absteigende Abschnitt des Duodenums und der anliegende Pankreaskopf an die hintere Bauchwand fixiert. Ähnliches gilt für Milz, Corpus und Cauda pankreatis, welche schließlich durch die

1*

Ligg. phrenico-lienale, reno-lienale und splenocolicum an der dorsalen Bauchwand
befestigt werden. Werden sie durchtrennt, so wird quasi ein frühes Entwicklungs-
stadium wiederhergestellt. So können Milz und Pankreas von der hinteren Bauchwand bis zur Aortenlinie abgeschoben werden, indem man die dorsalen An-
heftungen der Milz durchtrennt. Dieses Vorgehen hat speziell bei der erweiterten
Magentotalresektion mit Splenektomie und caudaler partieller Pankreatektomie
(Abb. 517ff.) Bedeutung. Die Ablösung des Duodenums nebst Pankreaskopf von
Niere und V. cava caudalis nennt man das *Manöver nach Kocher*. Die Rückseite
des Pankreaskopfes wird dadurch mobilisiert und die retroduodenalen Abschnitte
des Choledochus freigelegt. Das Duodenum wird auf diese Weise für Anastomosen
mit dem Magenstumpf, dem Oesophagus oder Darminterpositis freigemacht.

Die Obliteration der Netzblätter hat die praktische Konsequenz, daß sich die
Bursa omentalis von vorne links von der Mittellinie leichter eröffnen läßt als
rechts derselben. Das Lig. gastrocolicum ist dort kurz, fettdurchsetzt und gefäß-
haltig; seine Durchtrennung daher blutreicher, unübersichtlicher und gefährlicher
(A. und V. colica media!). Links der Mittellinie ist das Ligament beweglich, dünn
und gefäßärmer. Man beginnt daher von hier aus die Skeletierung der großen
Kurvatur. Es ist dies der einfachste Zugangsweg zur dorsalen Magenwand; doch
sind auch andere Zugänge möglich.

Die Projektionsfelder des Magens und seiner Nachbarorgane auf die vordere
bzw. hintere Bauchwand muß sich jeder Abdominalchirurg aufs genaueste ein-
prägen. Sie erleichtern das Orientierungsvermögen und machen es erst möglich
(Abb. 1, 2).

II. Anatomische und histologische Einteilung des Vorderdarmes

(Abb. 3, nach E. Pernkopf, herausgegeben von H. Ferner, II.,
S. 248, Abb. 234)

Auf der Abbildung ist der Magen in die grobanatomischen Zonen *Kardia,
Fundus (Fornix), Korpus, Antrum, Pars pylorica und Pylorus* eingeteilt. Die
Kardia ist die trompetenartig erweiterte Mündung der Speiseröhre, der sog.
Magenmund. Die Decke des Mageninnenraumes ist der *Fundus*, auch Fornix
benannt. Seine Grenze gegenüber dem Korpusabschnitt wird verschieden, entweder cranialwärts von der Incisura cardiaca oder von der Mitte des Kardiamundes oder von der caudalen Circumferenz der Kardia gerechnet. Die erstere
Begrenzung ist in der Zeichnung angegeben. Letztere muß man annehmen, wenn
man das *Corpus* ventriculi an der Oesophagusmündung beginnen und von dort
bis zur Incisura angularis sich erstrecken läßt (Braus-Elze). Von der Incisura
angularis bis zum Pylorus reicht die *Pars pylorica*, welche in einen proximalen
Abschnitt, das *Antrum*, und in einen distalen Abschnitt, den *Canalis pyloricus*,
unterteilt werden kann. Im Inneren des Pylorus findet sich ein circulärer Schleimhautwulst, die sog. Valvula pylori, welche den Magen vom Dünndarm abgrenzt.
Genaugenommen sind Fundus und Pylorus die einzigen Magenabschnitte, welche
sich makroskopisch genau festlegen lassen. Um die verschiedenen histologisch und
physiologisch wichtigen Zonen zu lokalisieren, muß der Magen eröffnet und die
Schleimhaut mikroskopisch untersucht werden.

Die Schleimhaut des Vorderdarmes läßt sich in fünf Abschnitte unterteilen:

1. Der *Oesophagus*, welcher vom *Plattenepithel* ausgekleidet ist. 2. Die Zone
der *schleimproduzierenden Kardiazellen*, welche eine 2—3 cm breite Zone magenwärts vom oesophago-gastrischen Übergang einnehmen. Belegzellen sind dort

nur noch selten. Vermutlich puffert der Schleim der Kardiazellen die Salzsäure-Pepsinwirkung ab. Verlust der Kardiazellen begünstigt die Entstehung oesophagitischer Veränderungen. 3. Die eigentliche „*Säurezone des Magens*" ist der *Fundus* und das *Corpus*. In ihr liegt die Hauptmasse der *Fundusdrüsen* mit den salzsäureproduzierenden *Belegzellen* und den pepsinproduzierenden *Hauptzellen*. Sie nehmen vom Fundus nach dem Korpusteil an Zahl und Dichte zu. In der

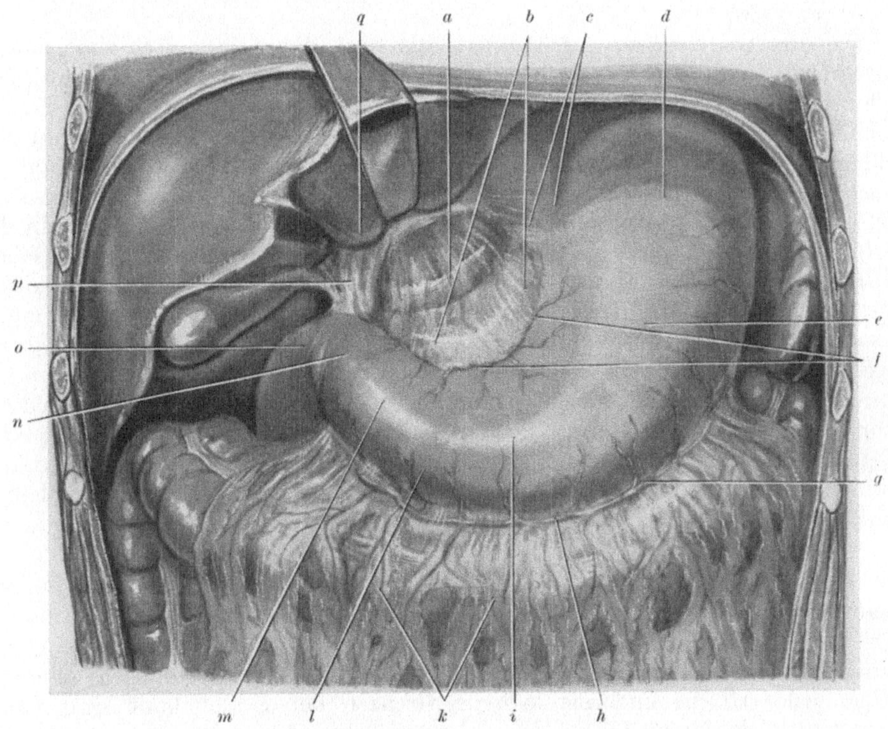

Abb. 3. Der Oberbauchsitus, oberflächliche Schicht, nach Eröffnung der Bauchhöhle. *a* Lobus caudatus; *b* Omentum minus (Pars flaccida); *c* Omentum minus (Pars densa) und Lig. coronarium ventric.; *d* Fundus ventriculi; *e* Corpus ventriculi; *f* Curvatura minor (mit Incisura angularis); *g* Curvatura major (Grenzzone der Vasa gastroepiploicae dext. et sin.); *h* Vasa gastro-epiploica im Lig. gastro-colicum; *i* Antrum ventriculi; *k* Omentum majus (Pars libera); *l* Stelle der Incisura praepylorica; *m* Pars pylorica ventriculi (Canalis pyloricus); *n* Pylorus und Pars I (ascendens) duodeni; *o* Pars II (descendens) duodeni; *p* Lig. hepato-duodenale; *q* Tuber omentale hepatis die porta hepatis bedeckend

Korpusmitte herrschen sie vor. Ihre Dichte beträgt hier 100%, während sie im Fundus etwa auf 50% absinkt. Allerdings ist diese Verteilungsrate großen individuellen Schwankungen unterworfen (vgl. Abb. 29). 4. Die *Pars pylorica* ist vom Korpus einerseits und vom Pylorus andererseits durch das *Vorhandensein von Pylorusdrüsen* abgegrenzt. Diese tragen den Charakter von *Schleimzellen*. Säure- und Pepsinbildner sind hier selten oder fehlen völlig. Auch die Zone der Pylorusdrüsen schwankt in außerordentlich breiten Grenzen, welche von RUDING und HIRDES genauer untersucht wurden (vgl. Abb. 28). In dieser Zone finden sich die Chemoreceptoren der *Gastrinbildung*, d. h. der hormonalen Steuerung der gastrischen Sekretionsphase. Über den genauen Ort der gastrinbildenden Zellen differieren die Angaben. *Die unsichere Bestimmbarkeit der Antrumgrenzen ist eines der Kardinalprobleme* der Ulcuschirurgie. 5. Jenseits der gastro-duodenalen Grenze beginnt die *Pars I duodeni*, d.h. dort erscheinen die *Brunnerschen Drüsen*.

Sie reichen von unmittelbar distal des Pylorus in gleichmäßiger Dichte bis zur Papilla Vateri. Jenseits der Papille werden sie geringer. Im Jejunum fehlen sie. Sie produzieren einen *alkalischen Schleim*, welcher der Salzsäure-Pepsinwirkung zu widerstehen vermag. Das proximale Duodenum hat daher eine größere Widerstandsfähigkeit gegen peptische Ulcerationen als das Jejunum (GRIFFITH und HARKINS, 1956).

Die drei Grenzzonen, durch welche die fünf Magenabschnitte voneinander abgegrenzt werden, sind relativ scharf. Dies läßt sich durch mikroskopische Schnitte, welche genau in der Längsachse ausgeführt werden, nachweisen. Solche Schnitte decken z.B. an der *oesophago-gastrischen Übergangszone* einen abrupten Übergang von Plattenepithel in Magenmucosa auf. Die Grenze zwischen *Fundusdrüsen* und *Pylorusdrüsen* findet sich sehr exakt dort (LANDBOE-CHRISTENSEN, 1944), wo sich die groben Falten der Korpusschleimhaut abflachen und in die glatte Mucosa der Pars pylorica übergehen. Die Übergangszone ist zwischen 1—1,5 cm breit. Auch sie ist starken individuellen Schwankungen unterworfen (OI u. Mitarb., 1959). In Mägen mit Duodenalulcera ist die Säurezone meist besonders umfangreich (COX, 1952). *Die gastro-duodenale Übergangszone* beginnt meist bereits innerhalb des Pylorusrings. Die Grenze läßt sich nur mikroskopisch ausmachen. Nur selten kann sie als gerade oder gezähnelte Linie auch makroskopisch gesehen werden. Die Zuordnung eines Ulcus zum Duodenum oder zum Magen ist ohne mikroskopische Untersuchung unmöglich. Erst das Mikroskop vermag den Übergang von Antrumschleimhaut in Duodenalschleimhaut eindeutig zu erfassen.

Praktische Anatomie

Das peptische Ulcus ist eine Erkrankung des Vorderdarms. OI u. Mitarb. (1959) zeigten, daß das peptische Geschwür vor allem in den Übergangszonen lokalisiert ist. Die Variabilität dieser Zonen bestimmt im Individualfall, ob das Ulcus weiter oralwärts (hoch) oder aboralwärts (tief) lokalisiert ist. Anatomische Grenzen der Magenoberfläche und histologische Grenzen der Schleimhaut sind nicht kongruent. Die Nomenklatur ist daher verwirrend. Anatomisch entspricht der Fundus nur der Magenkuppel; histologisch wird als „*Funduszone*" oft der gesamte proximale Magenabschnitt bezeichnet, soweit er die Masse der Fundusdrüsen trägt. Diese Zone ist zugleich das Zentrum der „Säurezone", weil hier die effektive HCl-Produktion erfolgt.

Das „*Magenantrum*" andererseits koinzidiert ebenfalls nicht mit der anatomischen „Pars pylorica", vielmehr ist es ebenso eine aus Histologie und Funktion abgeleitete variable Größe. Sein Umfang entspricht der histologischen Ausbreitung der Pylorusdrüsen. Das adäquate Maß einer Antrumresektion kann nur an präoperativen Funktionstests abgeleitet werden. Es kann im Einzelfall sehr verschieden sein.

III. Die Magenform, -wand und -muskulatur

1. Die Magenform. Man unterscheidet vier formal und funktionell voneinander verschiedene Magenformen: Den *hypertonen*, den *normotonen*, den *hypotonen* und den *atonischen Magen*. In den beiden letzteren liegt die Achse nahezu senkrecht, in den beiden ersteren ist sie mehr quergestellt. Das Gewicht des jeweiligen Mageninhaltes sowie die verschiedenen Körperhaltungen sind für die Gesamtform des Magens von größter Bedeutung. Ein mit Kontrastbrei gefüllter Magen hat stets eine viel ausgesprochenere Hakenform als ein mit Gas gefüllter Magen. Je tiefer das Magenknie gesenkt ist, um so größer ist die Hubhöhe, welche die Peristaltik der Pars pylorica des Magens überwinden muß. Im Liegen ist sie geringer, in rechter Seitenlage gleich Null. Im leeren Zustand liegt die Vorderwand der Hinterwand an. Der leere, kontrahierte Magen ist im Querschnitt rund. Nimmt er die ersten Bissen auf, so wird er allmählich distendiert und Bissen über Bissen geschichtet.

2. Die Magenwand ist 2—3 mm dick. Sie besteht aus Mucosa, Muscularis und Serosa.

Die Schleimhaut umfaßt etwa die Hälfte der Wanddicke und besteht außer der Tunica mucosa aus Muscularis mucosae und Submucosa. Durch letztere ist sie locker mit der Muscularis verbunden, so daß sie sich in mehr oder weniger hohe Falten legen läßt. Am gefüllten Magen sind die Falten fast völlig verstrichen. Das feinere Relief der Mucosa wird durch die *Muscularis mucosae*, d. h. Eigenmuskulatur der Schleimhaut, bestimmt. Ihre sich vielfach durchkreuzende innere und äußere Schicht stellt einen sehr wirkungsvollen Schutz gegen Verletzungen dar. Im Gegensatz zur Muscularis nimmt die Muscularis mucosae an der Faltung der Schleimhaut teil. Auf der Oberfläche der Falten lassen sich mit bloßem Auge einzelne Felder der Magenschleimhaut (Areae gastricae) erkennen. Auf ihnen befinden sich spaltförmige Öffnungen (*Foveolae gastricae, i.e. Magengrübchen*). Der Durchmesser der Areae gastricae beträgt 1—6 mm, die Foveolae sind Rinnen von etwa 0,2 mm Durchmesser, in welche die *Magendrüsen (Glandulae gastricae)* münden.

Dreierlei Magendrüsen werden unterschieden (Abb. 4): *1. Die Kardiadrüsen. 2. Die Fundusdrüsen. 3. Die Pylorusdrüsen.*

Alle Drüsenschläuche sind tubulär gebaut und bedecken die Schleimhautoberfläche so dicht, daß nur schmale Bindegewebssepten zwischen ihnen liegen können. Die Drüsenschläuche sind mit spezifischem einschichtigem Zylinderepithel ausgekleidet. Die *Kardiadrüsen (Glandulae cardiacae)* kommen nur in der Kardia und ihrer unmittelbaren Nachbarschaft vor. Es sind reich verzweigte tubulöse Drüsen, welche schleimbildende (mucoide) Zellen tragen. *Die Fundusdrüsen* haben im Magenkorpus ihre größte Dichte (vgl. Abb. 4).

Drei Zellarten werden in ihnen unterschieden: *1. Die Hauptzellen. 2. Die Nebenzellen. 3. Die Belegzellen* (vgl. Abb. 4).

Die *Hauptzellen (zymogene Zellen)* produzieren das *Pepsinogen*, die Vorstufe des Pepsins. Sie liegen vor allem in den basalen Abschnitten der Fundusdrüsen. Ihre Größe und Form variiert in Abhängigkeit vom Sekretionszustand der Schleimhaut.

Die *Nebenzellen (mucoide Zellen)* liegen vor allem im Halsteil der Fundusdrüsen (englisch „*Mucous neck cells*"). Sie dienen der *Schleimproduktion*.

Der wichtigste Zelltyp sind die *Belegzellen*, welche erwiesenermaßen die *Salzsäure* produzieren, was schon von Heidenhain angenommen worden war. Sie sind größer und stehen mit dem Lumen der Drüsenschläuche nur durch extracelluläre Capillaren in Verbindung. Ihr Granula ist stark eosinophil und weniger lichtbrechend als das der Hauptzellen.

Die *Pylorusdrüsen* bedecken das gesamte Antrum und die Pars pylorica. Mit Ausnahme einer Übergangszone von 1—2 cm Breite, durch welche das Magenkorpus vom Antrum abgegrenzt wird und in welcher außer den Pylorusdrüsen auch Fundusdrüsen vorkommen, findet man in den präpylorischen Magenabschnitten nur Pylorusdrüsen. Sie stellen einen einzigen Zelltyp dar, der sehr stark an die Nebenzellen in den Fundusdrüsen erinnert und wahrscheinlich mit diesen identisch ist. Sie dienen in erster Linie der *Gastrin- und Schleim-*

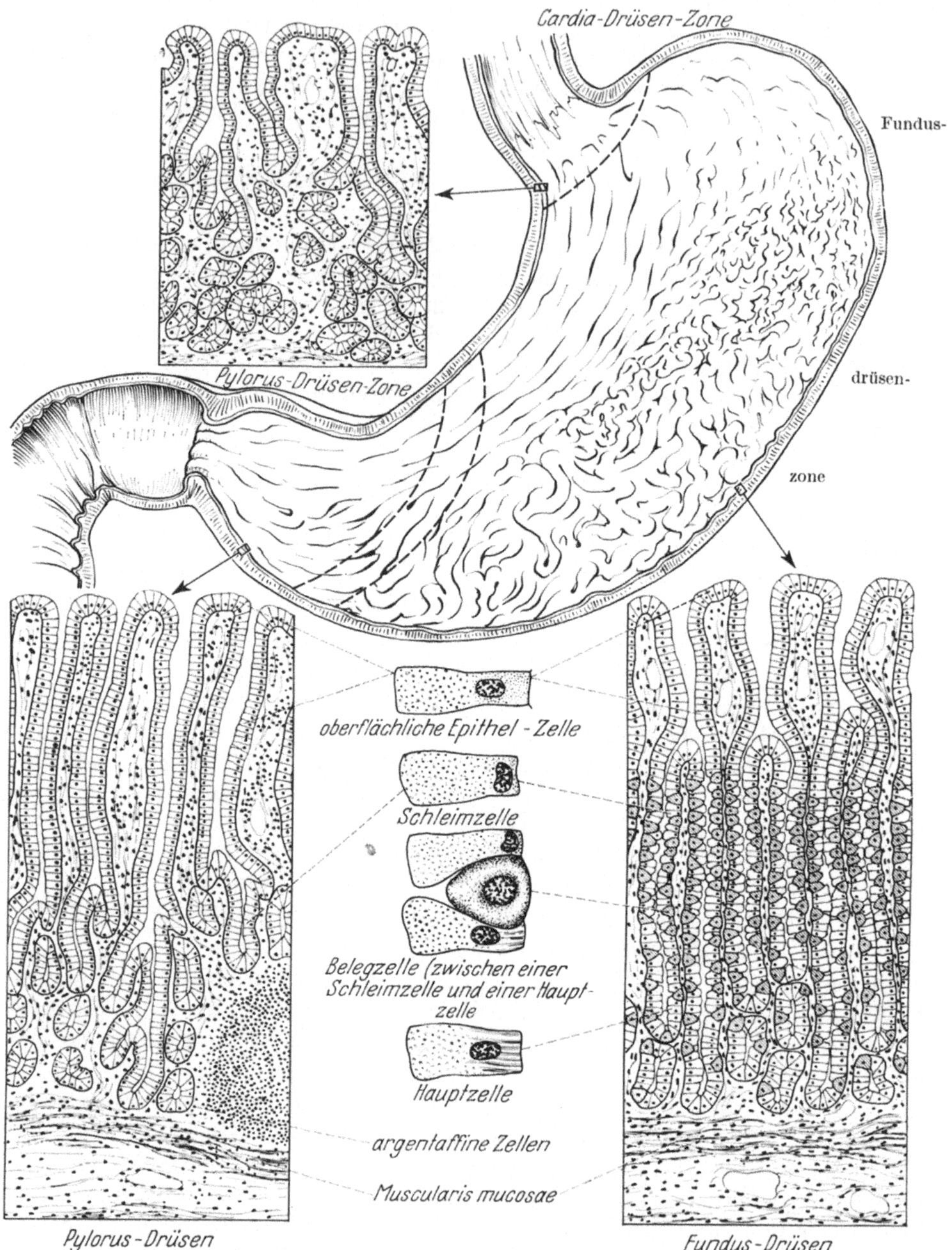

Abb. 4. Die Makro- und Mikroanatomie der Magenschleimhaut. (Nach F. H. NETTER, Upper Digestive Tract I, 3)

produktion. Ein letzter Zelltyp, die sog. argentaffinen Zellen, liegt an der Basis der Pylorusdrüsen. Ihre Funktion ist bis heute noch nicht klar; gelegentlich wird sie mit der Gastrinproduktion in Zusammenhang gebracht.

Die Duodenalschleimhaut ist entwicklungsgeschichtlich und funktionell ein spezieller Teil des Dünndarms. Demgemäß trägt sie makroskopisch sichtbare

Querfalten (Plicae circulares Kerckringi). Sie beginnen 2—5 cm hinter dem Pylorus und sind in dem Bereich der Papilla duodeni major voll entwickelt. Auf diesen Falten befinden sich die Darmzotten (Villi intestinales) von 0,5—1,5 mm Länge. Sie formieren eine große Zahl von feinsten, in das Darmlumen hervorragenden Erhebungen, zwischen welchen Einsenkungen, die sog. *Lieberkühnschen Krypten*, liegen. Ihr Epithel besteht aus einschichtigen Zylinderzellen mit einem Cuticularsaum, an welchem sie von den Zylinderzellen des Magenepithels eindeutig unterschieden werden können. Mitunter liegen noch Inseln von Pylorusdrüsen in

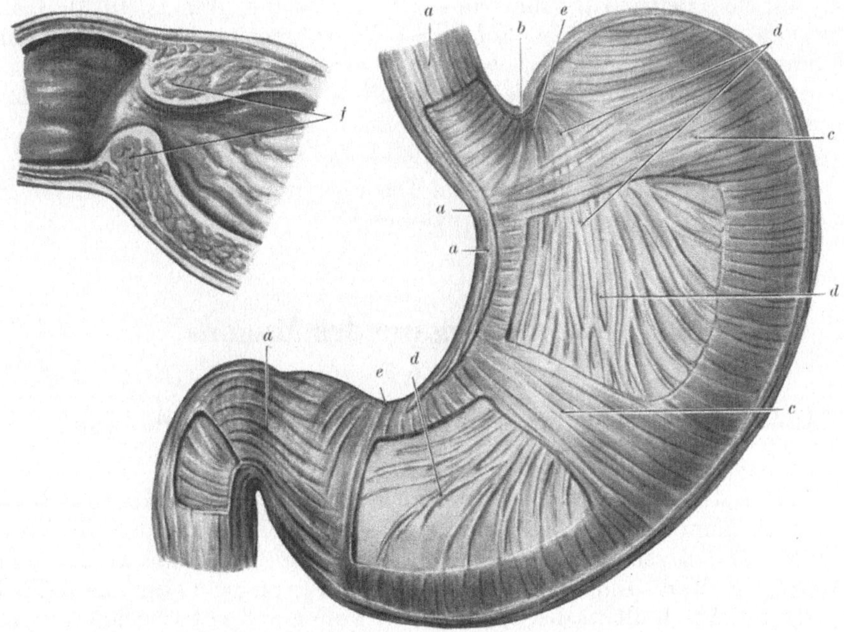

Abb. 5. Die Magenmuskulatur. *a* Äußere Muskelschicht — *Stratum longitudinale*, vom Oesophagus in die äußere Muskelschicht übergehend. *b* Incisura cardiaca — bildet den „Hisschen Winkel" (His, 1903) zwischen abdominellem Oesophagus und Fundus ventriculi. Dieser wird durch Kontraktionen der inneren, schrägen Muskelschicht vertieft bzw. abgeflacht = *Wirkung des „Schlingenmuskels"* (*e*). *c* Mittlere Muskelschicht — *Stratum circulare*, setzt die Ringmuskelschicht des Oesophagus fort und wird am stärksten im Pylorus, einem funktionell selbständigen Abschnitt der Ringmuskulatur (*f*). *d* Innere Muskelschicht — *Fibrae obliquae* stellen einen muskulösen Halteapparat dar, welcher den Magen vom Fundus her umfaßt und den „Hisschen Winkel" vertieft bzw. abflacht (*b*) (Muskel des Helvetius)

der Pars I des Duodenums. In das Zylinderepithel eingebettet sind *Becherzellen*, welche Schleim sezernieren und genau wie die Schleimzellen des Respirationstraktes funktionieren. Im Fundus der tubulösen Krypten finden sich die *Panethschen Zellen*, welche an ihrer stark eosinophilen Granula zu erkennen sind. Hinzu kommen einige Zellen mit gelber, stark chromaffiner Granula. Zwischen Mucosa und Submucosa befindet sich eine zweischichtige Lage glatter Muskelzellen, die *Muscularis mucosae*, welche sich mit einzelnen Fasern in die Zottenspitzen fortsetzt und diese zu einer Saug- und Pumpfunktion befähigt. Im Bindegewebe der Submucosa sind außerdem die spezifischen Duodenaldrüsen (*Brunnersche Drüsen*) eingebettet. Sie sezernieren ein wasserklares Sekret, welches Schleim und ein schwaches, proteolytisches Enzym enthält.

3. Die Magenmuskulatur (Abb. 5) besteht aus drei Schichten glatter Muskelzellen. Die Längs- und Quermuskelschicht bewerkstelligt die sog. Peristole der Magenwand. Dies bedeutet, daß der Mageninhalt in diesem Hauptteil fest umschlossen und gleichmäßig verteilt bleibt. Bei mangelhafter Peristole, z.B. nach Vagotomie, sinkt der Inhalt ab wie in einem dünnwandigen Gummisack. Die *Fibrae obliquae* bilden die Incisura cardiaca bzw. den oft umstrittenen, sog. *„Schlingenmuskel"*. Längs der kleinen Kurvatur fehlen die schrägen Muskelfasern, wodurch sich die längsgestellten Furchen bilden („Magenstraße"). Auch die große Kurvatur wird von der schrägen Faserschicht nicht erreicht. Bei aufrechter Körperhaltung verlaufen die Fibrae obliquae fast senkrecht nach abwärts und wirken wie ein Tragband (Schlingenmuskel, HELVETIUS, WILLIS, 1674), das um die Incisura cardiaca gelegt ist. Sofern der Magen genügend gefüllt ist, können die Fibrae obliquae in der Magenwand genügend Halt finden, um die Incisura cardiaca tiefer einzuziehen. Der Magenmund wird hierdurch wie eine Klappe gegen die Speiseröhre verschlossen (Klappe nach GUBAROFF, 1886).

Das Vorkommen der Fibrae obliquae kann zur Abgrenzung des Magenkorpus von der Pars pylorica benutzt werden. Die untersten Schrägzüge entsprechen ziemlich genau dem Beginn der Pars pylorica.

IV. Nachbarorgane des Magens
(Abb. 6, 7)

1. Caudaler Oesophagus, oesophagogastrische Verbindung, Zwerchfell und Magenbett

Die Länge des Oesophagus beträgt vom Unterrand des Ringknorpels bis zur Kardia beim Manne 25 cm, bei der Frau 23 cm. Die Lichtung des Oesophagus verhält sich in den verschiedenen Abschnitten verschieden. Dort, wo der äußere Luftdruck einwirken kann, ist er zu einem platten Schlauch zusammengedrückt. Im thorakalen Abschnitt ist die Lichtung meist offen und mit verschluckter Luft gefüllt. An drei Stellen besteht eine Enge. Die oberste, der *Oesophagusmund*, liegt in Höhe des unteren Ringknorpelrandes; die zweite Enge liegt dort, wo der Aortenbogen und der linke Hauptbronchus dem Oesophagus anliegen und seine Wand eindellen. Die untere Enge liegt 3 cm oberhalb der Kardia; ihre Beziehung zum Hiatus wechselt mit der Verschiebung der Kardia. Sie kann daher dicht oberhalb oder unterhalb des Hiatus stehen. Die Längsmuskelschicht des Oesophagus geht kontinuierlich in die des Magens über. Ebenso die Ringmuskelschicht, zu welcher in Höhe der Kardia noch die innere Schrägschicht tritt.

Obwohl sphincterartig wirkende Strukturen anatomisch nicht immer bewiesen werden können, kann an der Existenz eines „funktionellen Sphincters" in dieser Gegend kein Zweifel sein (vgl. Abb. 7). Im Bereich des Vestibulum oesophagogastricum (LAIMER, LERCHE) verdickt sich die Längs- und Ringmuskelschicht allmählich (Abb. 7) und bildet einen sog. Sphincter oesophagi inferior. Mit seiner Hilfe kann der Beginn des Vestibulums („oberer" Hafterscher Ring) bestimmt werden. Die Kontraktion des Vestibulums ist einer der wichtigsten Faktoren für die Verhinderung des oesophagealen Refluxes. Unterstützend kommt der *oesophagogastrische, sog. Hissche Winkel* hinzu und eine lippenförmige Schleimhautfalte der Kardia, welche durch die von lateral her wirkende Luft der Magenblase den Kardiamund wie ein pneumatisches Ventil verschließt. Natürlich nimmt auch das *Zwerchfell* an dem Verschlußmechanismus teil. Die den Hiatus oesophageus begren-

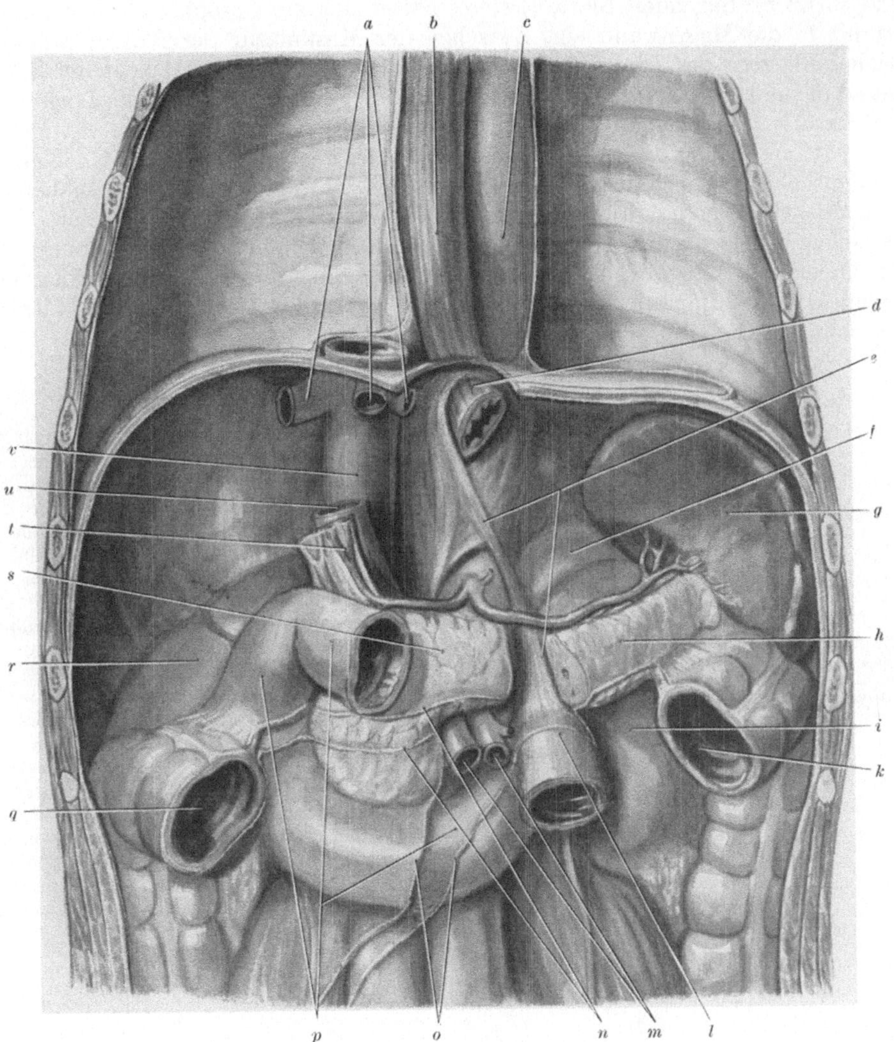

Abb. 6. Dorsale Bauchwand mit retro-peritonealen Oberbauchorganen und Radix mesenterii usw. (unter Verwendung von E. PERNKOPF, Topograph. Anatomie, II. Bd., 1. Hälfte, S. 351, Abb. 108). *a* Vae. hepaticae; *b* Oesophagus thoracalis; *c* Aorta; *d* Oesophagus abdominalis; *e* Lig. Treitzii; *f* li. Nebenniere; *g* Milz; *h* Cauda pankreatis; *i* li. Niere; *k* Colon, Flexura sin.; *l* Flexura duodeno-jejunalis (Plica duodeno-mesocolica); *m* Vasa mesenterica cran.; *n* Radix mesocoli transversi; *o* Radix mesenterii; *p* Duodenum Partes I, II, III; *q* Colon, Flexura dextr.; *r* re. Niere; *s* Caput + Corpus (durchschnitten) pankreatis; *t* Lig. hepatoduodenale; *u* V. portae; *v* V. cava caud.

zenden Muskelzüge entstammen in den meisten Fällen dem Crus dextrum des Zwerchfells. Jedoch sind Variationen häufig. Der Hiatus besitzt die Form einer schrägen Ellipse. Durch die Inspiration wird der Oesophagus an dieser Stelle eingeschnürt, bei tiefer Inspiration, so z. B. beim Betätigen der Bauchpresse, weitgehend abgeklemmt. In der Exspiration ist der Hiatus weiter, als es zum Durchtritt des Oesophagus notwendig wäre. Die ständig einwirkenden Zugkräfte erklären die wechselnde Lage der Pars abdominalis oesophagi und die Lockerung des *Lig. phrenico-oesophagicum*. Dieses besteht aus einem aufsteigenden

und einem absteigenden Blatt. Ersteres heftet sich am Oesophagus an; letzteres
strahlt in die Magenwand ein. Zwischen der Muskulatur der Kardia und den
beiden Blättern des *Lig. phrenico-oesophagicum* (ALLISON, 1951) liegt ein Spalt-
raum, der mit Fett gefüllt ist. Sein Schwund begünstigt ebenfalls die Lockerung
der Kardia. Der Übergang der Oesophagus- in die Magenschleimhaut ist an der
Zickzacklinie erkennbar. Die Z-Linie liegt meist etwas oberhalb der Kardia,
gelegentlich sogar hoch im caudalen Oesophagus. Obwohl der Hiatus ausschließlich
von Muskelfasern des Crus dextrum gebildet wird, werden nur die rechts vom
Oesophagus gelegenen Abschnitte des Hiatus vom N. phrenicus dext. innerviert.
Die links vom Oesophagus randbildenden Abschnitte des Hiatus werden von
einem Ast des N. phrenicus sin. versorgt. Jedoch variieren auch diese Verhältnisse
beträchtlich (COLLINS, KELLY, 1954).

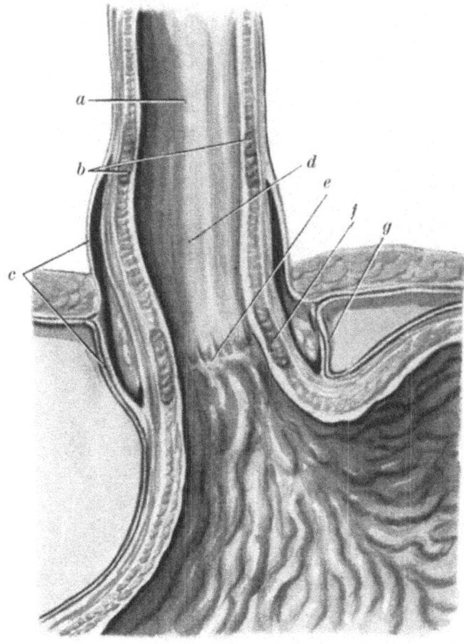

Abb. 7. Die kardio-oesophageale Übergangszone (modifiziert nach F. H. NETTER, Upper Digestive Tract, I, 3, S. 38). *a* Mucosa oesophagi. *b* craniale Verdickung der Ringmuskelschicht (Stelle des „oberen Ringes" nach HAFTER, caudaler Oesophagussphincter nach LERCHE). *c* Lig. phrenico-oesophagicum mit aufsteigendem und absteigendem Blatt, zwischen beiden und Oesophagus liegt ein sub- und intrahiatales Fettpolster; außerdem liegen hier die Muskelränder des Hiatus an (Stelle des „mittleren Ringes" nach HAFTER). *d* Ampulla s. vestibulum oesophagi = erweiterungsfähiger Abschnitt des caudalen Oesophagus zwischen dem Ansatz des aufsteigenden und absteigenden Blattes des Lig. phrenico-oesophagicum. [Ampulla oesophagi (v. HAYEK), Antrum cardiacum (ARNOLD), Epiphrenale Ampulle (HASSE-STRECKER = Synonyma von *d*]. *e* „Zick-Zack-Linie", die Grenze der Oesophagus-Magen-Schleimhaut. *f* Caudale Verdickung der Ringmuskelschicht (Stelle des „unteren Ringes" nach HAFTER, Kardiasphincter nach LERCHE). *g* Peritoneum

Dann findet man gelegentlich den sog. „*Lowschen Muskel*", ein schmales Muskelbündel,
welches vom Crus sin. entspringt und nach rechts herüberkreuzend im Bereich des Foramen
V. cavae inf. am Zentrum tendineum ansetzt. Nicht selten kommt ferner eine sog. „Linksverschiebung" des Hiatus vor. Dabei nehmen Fasern des Crus sin. an der rechtsseitigen Randbildung des Hiatus teil. Das *Lig. Treitz*, das Aufhängeband der Flexura duodeno-jejunalis,
entspringt ebenfalls gewöhnlich von Fasern des Crus sin. des Diaphragmas.

Vor dem Magen liegt die Leber, speziell der *linke Leberlappen*, und ihr Lobus
quadrantus; links dorsal die *Milz* zwischen Zwerchfell und Magen. Der Magenfundus ist breit der linken Zwerchfellkuppel angelagert. Zwischen Leberrand und
linkem Rippenbogen bleibt an der Vorderfläche des Magenkörpers ein kleines
dreieckiges Kontaktfeld mit der vorderen Bauchwand frei, das sog. *Magenfeld*.
Die Projektion des Magenfeldes auf die vordere Bauchwand findet man, wenn
man die Enden der 10. Rippen durch eine Horizontale verbindet und eine zweite
Linie vom untersten Punkt des rechten Rippenbogens zur Mitte des linken Rippenbogens zieht. Das Magenfeld liegt dann zwischen der horizontalen und schrägen
Hilfslinie. Nimmt man den Magen total heraus, so ist sein Negativ auch beim
Lebenden mehr oder weniger deutlich zu sehen: *Das Magenbett* (vgl. Abb. 6).

Die *retrogastralen Nachbarorgane* (vgl. Abb. 6) sind *das Duodenum, das Pankreas, die linke Niere und Nebenniere, die Facies gastrica der Milz, die Pars pylorica der Leber.* Die für die Magenchirurgie wichtigsten retrogastralen und retroperitonealen Organe sind das *Duodenum* und das *Pankreas.*

2. Duodenum (und Pankreas)

.Das Duodenum hat die Form eines großen C. Seine *Pars superior* (*Pars I duodeni*) verläuft beinahe horizontal vom Pylorus bis zur Flexura duodeni superior. Dieser Abschnitt liegt noch intraperitoneal. Die Vorderfläche dieses ersten Duodenalsegments steht in enger Beziehung zum Lobus quadratus und zur Gallenblase. Die Bezeichnung „Bulbus duodeni" betrifft nur den Anfang der Pars I duodeni. Der Bulbus ist besonders leicht entfaltbar. Er setzt sich vom Magen besonders scharf ab, sobald sich der Pylorus kontrahiert. Die beiden Peritonealüberzüge des Duodenums ziehen als *Ligamentum hepato-duodenale* nach cranial zur Leber. Dieses Band enthält die Vena porta, die A. hepatica und den Ductus choledochus. Pars I duodeni und Pankreaskopf sind voneinander durch eine Peritonealfalte der Bursa omentalis getrennt.

Die *Pars descendens duodeni* (*Pars II duodeni*) verläuft senkrecht von der ersten bis zur zweiten Flexur. Medial liegt sie dem duodenalen Rand des Pankreaskopfes eng an. Etwa in der Mitte wird der absteigende Duodenalschenkel von der Anheftungsstelle des Mesocolon transversum überkreuzt. Der *Ductus choledochus* zieht gemeinsam mit der Vena porta dorsal von dem absteigenden Duodenalschenkel zwischen diesem und dem Pankreaskopf bis zur Papilla Vateri.

Die *Pars inferior duodeni* (*Pars III duodeni*) beginnt an der Flexura inferior und verläuft zunächst nahezu horizontal von rechts nach links. Neben der Aorta wendet sich das Duodenum in einem scharfen Bogen nach cranial. Dieser letzte Abschnitt ist die sog. *Pars ascendens* (*Pars IV duodeni*). Der dritte Duodenalabschnitt, speziell sein horizontaler Teil, verläuft also unmittelbar vor der Vena cava caudalis und der Aorta abdominalis. Vorne wird die Pars horizontalis von der A. und V. mesenterica cranialis gekreuzt, so daß auch durch diese Leitgebilde die Abgrenzung der Pars III von der Pars IV duodeni gekennzeichnet wird. Ab der *Flexura duodeni-jejunalis* liegt das Duodenum wieder vollständig intraperitoneal. Die Flexur befindet sich unmittelbar caudal vom Ansatz des Mesocolon transversum am Pankreaskörper in Höhe von LWK 1—2. Variationen des Duodenalverlaufes sind nicht selten und dürfen nicht übersehen werden. Das *Lig. Treitz*, das Aufhängeband der Flexura duodeno-jejunalis, ist ein flaches, fibromuskuläres Band, welches dem Crus sin. des Diaphragmas nahe dem Hiatus aorticus entstammt. Es zieht links von den cöliakalen und oberen mesenterialen Gefäßen dorsal vom Pankreas nach caudal und strahlt fächerförmig in die Gegend der Flexura duodeno-jejunalis aus. Das Ligament kann kurz sein (= Hochstand der Flexur). Ist es lang, so hängt die Flexur tiefer und die Pars IV wird wenig ausgeprägt sein.

Im Bereich der Flexur finden sich mehrere peritoneale Recessus, welche in Tiefe und Größe außerordentlich variieren. Am wichtigsten ist die *Fossa duodenalis cranialis und caudalis.* Beide verlaufen bogenförmig von links nach rechts, und zwar der obere Recessus zur Flexura duodeno-jejunalis, der untere Recessus zur Pars ascendens des Duodenums. Der obere Recessus ist nach caudalwärts konkav (Fossa Broesike), der caudale ist nach cranial konkav gerichtet (Fossa Treitz). Die Recessus haben klinische Bedeutung wegen der Bildung sog. innerer *Hernien,* welche durch Incarceration von Dünndarmteilen in die Recessus entstehen können.

Schleimhaut des Duodenums. Im Bereich des Bulbus duodeni ist die Schleimhaut noch flach und glatt. Mit Beginn der Pars II duodeni setzen die zirkulären Kerckringschen Falten ein. Diese Falten, welche der Vergrößerung der Resorptionsoberfläche dienen, vermehren sich an Zahl und Erhabenheit, je weiter nach distal man im Duodenum gelangt. In einer Entfernung von 8,5—10 cm vom Pylorus liegt die *Papilla duodeni major* (*Papilla Vateri*). Hier mündet der Ductus choledochus und der Ductus pankreaticus major (Wirsungi) in das Duodenum. Der terminale, retroduodenale Abschnitt des Ductus choledochus ruft in der dorso-medialen Duodenalwand eine etwas nach links gelegene Impression hervor, die sog. *Plica longitudinalis duodeni*. Diese Falte läuft gewöhnlich auf die Papilla Vateri zu. Die Vereinigung des Gallenganges mit den Pankreasgängen unterliegt starken Variationen. Der *Ductus pancreaticus minor* (Santorini) mündet auf einer kleinen herzähnlichen, meist schwer erkennbaren Papille, welche ungefähr 2,5 cm cranial und etwas medial von der Papilla Vateri zu finden ist. Verlauf und Einmündungsstelle des Ductus Santorini unterliegen noch stärkeren Variationen als der Wirsungsche Gang. Fast stets ist jedoch dieser zweite Ausführungsgang des Pankreas vorhanden. Röntgenologisch kann die Papilla Vateri gelegentlich als schmaler, rundlicher Füllungsdefekt dargestellt werden. Ist die Papille vergrößert und divertikelartig ausgeweitet, so kann Kontrastmittel in die terminalen Abschnitte des Choledochus und Pankreatikus eintreten.

V. Blutversorgung des Magens und seiner Nachbarorgane
(Abb. 8, 9)
1. Die arterielle Versorgung

Oesophagus. Die arterielle Versorgung des thorakalen Oesophagus erfolgt durch Äste aus den Aae. bronchiales, der Aorta und den Aae. intercostales dextrae. Die Bronchialarterien geben ihre Zweige in Höhe der Bifurkation der Trachea oder etwas tiefer ab. Am häufigsten erfolgt die Versorgung aus der A. bronchialis caudalis sin.

In Höhe der Bifurkation erhält der Oesophagus zusätzlich Äste aus der Aorta, dem Aortenbogen, aus den oberen Intercostalarterien, aus der A. thoracica interna und den Carotiden. Die Rami aortici zum thorakalen Oesophagus bestehen im allgemeinen aus zwei unpaarigen Gefäßen, einem kleineren cranialen Gefäß von 3—4 cm Länge, das gewöhnlich in Höhe von Th 6—7 entspringt, und einem größeren unteren Gefäß (Länge 6—7 cm), das in Höhe von Th 7—8 aus der Aorta abgeht. Beide Arterien verteilen sich dorsal des Oesophagus in einen aufsteigenden und einen absteigenden Ast, welche nach cranial mit den absteigenden Ästen der A. thyreoidea caudalis und den Bronchialarterien, nach caudal mit den aufsteigenden Rami oesophagici aus der A. gastrica sin. und der A. phrenica caudalis sin. anastomosieren.

Der abdominelle Oesophagus erhält seine Blutversorgung durch die Rami oesophagici der A. gastrica sinistra, durch die Rami gastrici breves und einen Ramus recurrens aus der A. phrenica caudalis sin. Letzterer tritt von dorsal an den Oesophagus heran. Die Rami oesophagici können sich in mehrere (bis zu fünf) Äste aufteilen. Sie gehen von dem höchsten Punkt des Bogens der A. gastrica sinistra nach cranial ab. Außerdem können sich folgende akzessorische Gefäße an der Versorgung des abdominellen Oesophagus beteiligen:

1. Eine *akzessorische A. hepatica sin.* aus der A. gastrica sin., eine *akzessorische A. gastrica sin.* aus der A. hepatica sin. und schließlich Äste aus einem persistierenden arteriellen *Arcus gastrohepaticus*. 2. *Rami oesophagici* aus dem Stamm der A. lienalis und deren cranialen terminalen Verzweigungen und selten eine größere dorsale A. gastrica. 3. Dünne, direkte Äste aus der Aorta, Coeliaca und aus dem ersten Abschnitt der A. lienalis.

Bei jeder Mobilisation und resezierenden Operation des Oesophagus droht die Gefahr einer zu weitgehenden Devascularisation, wenn: 1. das orale Oesophagussegment zu weit caudal

durchtrennt wird, so daß die Versorgung von der A. thyreoidea caudalis nicht mehr genügt;
2. das mittlere Segment zu stark mobilisiert wird und die Verbindungen zu den Bronchial-

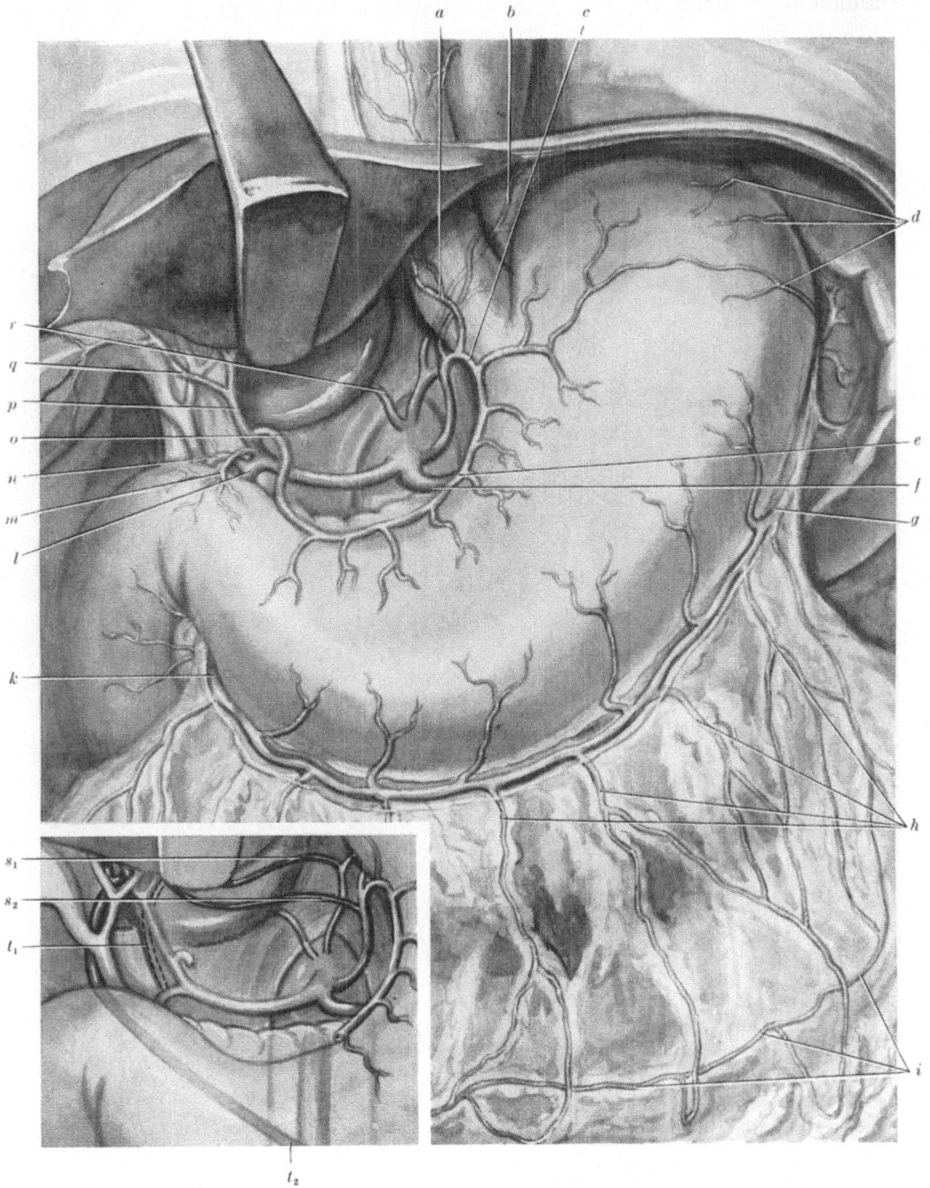

Abb. 8. Arterielle Versorgung des Magens (oberflächliche Schicht) (unter Verwendung von
F. H. NETTER, Upper Digestive Tract I, 3, S. 61). *a* Ri. oesophagici Ae. gastric. sin.; *b* Anastomose zur A. phrenica caud. sin.; *c* A. gastrica sin. (arcus); *d* Ae. gastric. breves nebst Verbindungen zur cranialen Milzpolarterie; *e* A. gastric. sin. Ramus desc.; *f* A. lienalis; *g* A. gastro-
epiploica sin. nebst Verbindungen zur caudalen Milzpolarterie; *h* Ae. epiploicae sin.; *i* Arcus
epiploicus (Barkow); *k* A. gastro-epiploica dext.; *l* A. gastro-duodenalis; *m* A. supraduodenalis; *n* A. pancreatico-duodenalis cran. dors.; *o* A. gastrica dext.; *p* A. hepatica comm.;
q A. hepatica dext.; *r* A. phrenica caud. dextr. Akzessorische Arterien: s_1 A. hepatica sin. →
A. phrenica sin. caud.; s_2 A. hepatica sin. → A. gastrica sin.; t_1 A. hepatica dext. →
A. gastroduodenalis oder sin.; t_2 A. hepatica comm. → A. mesenterica cran.

arterien zerstört werden; 3. eine weitgehende Mobilisation des Magens zur kompletten Unterbrechung der A. gastrica sinistra und der Verbindungen zur A. phrenica caudalis sin. führt.

Wenn auch das Gefäßnetz rings um den abdominellen Oesophagus gewöhnlich sehr dicht ist, so kann es stellenweise ausgesprochen spärlich sein

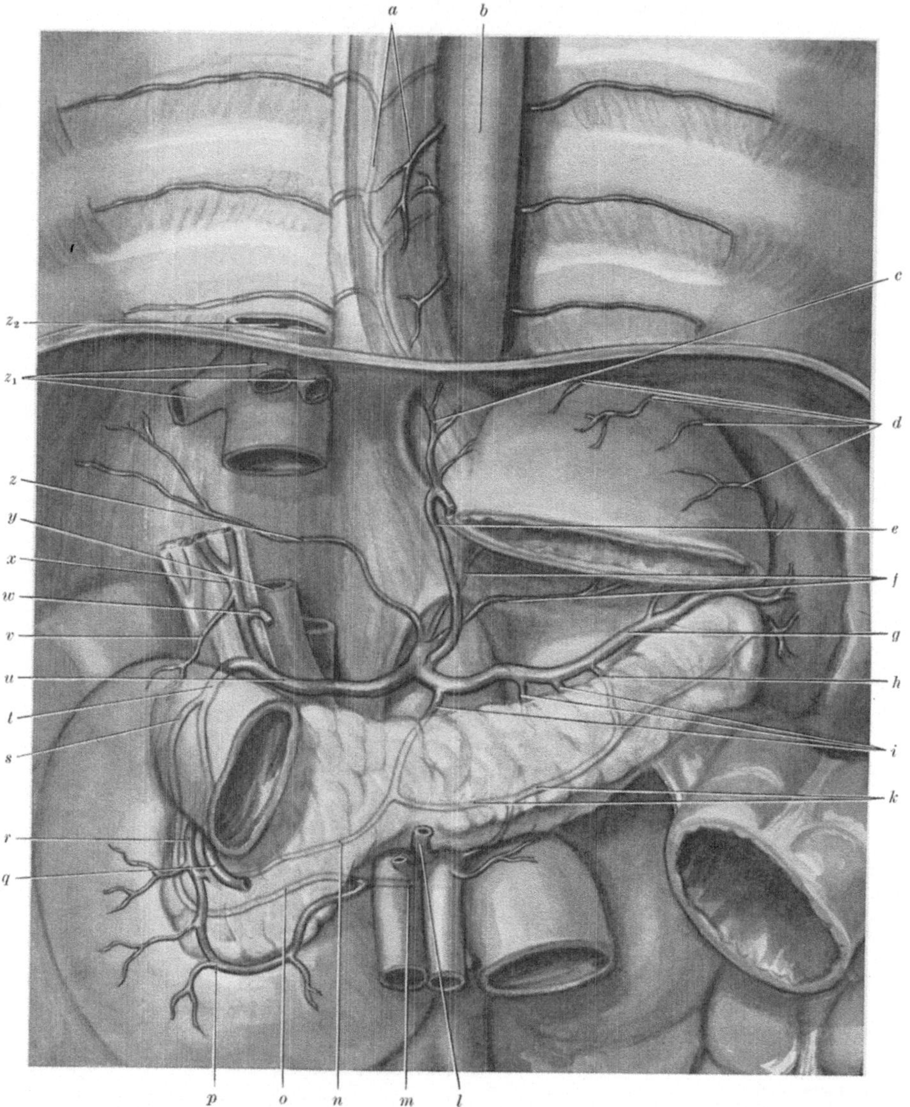

Abb. 9. Arterielle Versorgung des Magens (tiefe Schicht) (unter Verwendung von F. H. NETTER, Upper Digestive Tract I, 3, S. 57). a Ae. oesophagicae caud. (aus Aorta); b Aorta; c Ri. oesophagici Ae. gastri. sin.; d A. gastric. breves; e A. gastric. sin.; f A. phrenica caud. sin.; g A. lienalis mit Verbindung zur cranialen Milzpolarterie; h A. pankreatica magna; i Ae. pankreatic. cran. (dorsales); k A. pankreatic. transversa; l A. colica med.; m A. pankreaticoduodenalis caud.; n Rs. anastomoticus; o A. pankreatico-duodenalis caud. dors.; p A. pankreatico-duodenalis caud. ventr.; q A. gastro-epiploica dextr.; r A. pankreatico-duodenalis cran. ventr.; s A. pankreatico-duodenalis cran. dors.; t A. gastroduodenalis; u A. hepatica; v A. supraduodenalis; w A. gastrica dextr.; x A. hepatica propria; y V. portae; z A. phrenica caud. dextr.; z_1 Vae. hepaticae; z_2 V. cava caud.

und durch Skeletierung die Gefahr der Ernährungsstörung heraufbeschworen werden.

Magen, Duodenum, Pankreas, Leber und Milz werden im Regelfall, wie in der Abb. 9 angegeben, versorgt. In der Praxis können allerdings außerordentlich weitgehende Variationen vorliegen (MICHELS, 1951).

Das Hauptgefäß für die Oberbauchorgane (Leber, Gallenblase, Magen, Duodenum, Pankreas und Milz) ist die *A. coeliaca*. Ein kleiner Teil (Pankreaskopf und Duodenum) erhält eine zusätzliche Versorgung aus der A. pancreatico-duodenalis caud., einem Ast der A. mesenterica cranialis. Das Kaliber der A. coeliaca schwankt zwischen 8—14 mm.

Variationen

Ein vollständiger und typischer *Tripus Halleri*, welcher aus der A. hepatica, A. lienalis und A. gastrica sinistra gebildet wird, wird nur in 55% der Fälle gefunden. In allen übrigen Fällen sind diese drei typischen Hauptäste nicht voll ausgebildet. Der Tripus ist unvollständig, wenn eine A. hepatica sin., dextr. oder media einen anderweitigen Ursprung besitzt, so z.B. die A. hepatica dextr. aus der A. mesenterica cran. (12%), die A. hepatica sin. aus der A. gastrica sin. (25% der Fälle). Einen gemeinsamen *Truncus hepato-lieno-gastricus* findet man immerhin in ungefähr *90%* der Fälle. Fehlt die A. gastrica sin., so wird lediglich ein *Truncus hepato-lienalis* gebildet (in *3,5%*). Fehlt die A. hepatica, so besteht ein *Truncus lienogastricus* (*5,5%*); fehlt die A. lienalis, so liegt ein *Truncus hepato-gastricus* (*1,5%*) vor. Zusätzliche Äste aus der A. coeliaca sind die A. pancreatica dorsalis (22%), die A. phrenica caudalis (74%) und selten sogar die A. colica media oder eine akzessorische colica media. Wird der Ursprung der A. hepatica aus der A. coeliaca vermißt, so ist er an der A. mesenterica cranialis, Aorta oder A. gastrica sin. zu suchen. Die Blutversorgung des Magens und abdominellen Oesophagus wird durch *sechs Arterien 1. Ordnung* und weitere *sechs Arterien 2. Ordnung* zuverlässig gesichert.

Die *Arterien 1. Ordnung* sind: 1. und 2. *A. gastrica dextra* und *A. gastrica sinistra*, 3. und 4. *A. gastro-epiploica dextra* und *sinistra*. Jedes der genannten vier Gefäße gibt Rami gastrici in die Vorder- und Rückwand des Magens ab, in welcher sie anastomosieren. 5. *A. lienalis* mit zwei bis 10 kurzen Ästen zum Magenfundus, und der *A. gastro-epiploica sin.* von ihrer terminalen Verzweigung. 6. *A. gastro-duodenalis* mit ein bis drei direkten kleinen Ästen zur Regio pylorica.

Die *Arterien 2. Ordnung* sind: 7. *A. pancreatico duodenalis cranialis ventr.*, eine Fortsetzung der A. gastro-duodenalis. 8. *A. supra-duodenalis* mit sehr variablem Ursprung (aus A. gastro-duodenalis, retroduodenalis, hepatica, gastrica dextr.). 9. *A. pancreatico-duodenalis cranialis dorsalis* (auch retro-duodenalis), welche die wichtigste Kollaterale der A. gastro-duodenalis ist. Sie verläuft stark gewunden links vom Choledochus, dorsal vom Pankreaskopf und Duodenum nach abwärts, wobei sie einen oder mehrere Zweige zum Pylorus abgibt. Diese anastomosieren mit der A. gastrica dextra und supra-duodenalis. 10. *A. pancreatica transversa* (gewöhnlich der linke Ast der A. pancreatica dorsalis), welche, sofern sie aus der A. gastro-duodenalis entspringt, regelmäßig einen oder mehrere Äste zum Pylorus entsendet. 11. *A. pancreatica dorsalis* mit sehr variablem Ursprung (aus A. lienalis, hepatica, coeliaca, mesenterica cran.). Ihr nach rechts ziehender Ast anastomosiert mit der A. pancreatico-duodenalis cran., A. gastro-duodenalis und A. gastro-epiploica dextra und schickt dabei wiederum kleinere Äste zum Pylorus. 12. *A. phrenica caudalis sin.* Sie zieht hinter dem Oesophagus zum Zwerchfell und gibt dabei einen großen Ramus recurrens zur Rückwand der Kardiaregion ab, wo seine terminalen Verzweigungen mit den übrigen, die Kardiaregion versorgenden Ästen aus der A. gastrica sin., A. lienalis, A. hepatica sin. accessoria und den Endästen der Rami oesophagici anastomosieren.

Die *A. gastrica sin.* entspringt typischerweise aus der A. coeliaca (in 90%) als ihr erster Ast. Im Rest der Fälle entspringt sie entweder aus der Aorta, A. lienalis oder hepatica oder aus einem dystopen Truncus hepaticus. Ihr Lumen schwankt zwischen 2—8 mm. Akzessorische Aae. gastricae sin. trifft man ziemlich häufig. Sie entstammen entweder einer A. hepatica sin. oder dem oberen Pol der Milzarterie.

In 25% der Fälle gibt die A. gastrica sin. eine dicke *A. hepatica sin.* von 2—5 mm Lumen und bis zu 5 cm Länge zum linken Leberlappen ab. In diesem Fall (12%) entstammt das ganze Blut für das laterale Segment des linken Leberlappens der A. gastrica sin. Die *akzessorische A. hepatica sin.* hingegen ist ein zusätzliches Gefäß, welches den cranialen oder caudalen Teil des lateralen Segments zusätzlich versorgt. Wenn die *A. hepatica media* aus der akzessorischen

A. hepatica sin. entstammt, so bedeutet die Durchtrennung der letzteren auch eine Durchblutungsstörung des medialen Segments des linken Leberlappens; denn jede Leberarterie ist für die Versorgung eines bestimmten Leberabschnittes allein zuständig (HEALEY und SCHROY, 1952). Jeder Magenresektion muß also eine genaue Feststellung des Ursprungs und Verlaufs der A. gastrica sin. vorausgehen.

Die *A. gastrica dextra* ist stets wesentlich schmaler (2 mm) als die A. gastrica sin. (4—5 mm). Beide Gefäße anastomosieren vorwiegend über den dorsalen Ast der A. gastrica sin. Gelegentlich (8% der Fälle) gibt sie einen Ramus supraduodenalis oder ein ganzes Bündel feinster Äste zur Pars I des Duodenums ab.

Die *A. gastroduodenalis* entspringt in der Mehrzahl der Fälle (75%) aus der A. hepatica communis; jedoch kann sie, besonders bei geteiltem Truncus coeliacus, aus der A. hepatica sin. (10% der Fälle), oder der A. hepatica dextra (7%), oder der A. hepatica media (1%) hervorgehen. Auch aus einem Truncus hepaticus aus der A. mesenterica cranialis oder der Aorta direkt kann sie entspringen (3,5%).

Die *typischen Äste der A. gastro-duodenalis* sind: 1. *A. pancreatico-duodenalis cranialis dorsalis* (s. retro-duodenalis) als erste Kollaterale (in 90%). 2. *A. pancreatico-duodenalis cranialis ventralis* als Endast der A. gastro-duodenalis. 3. *A. gastro-epiploica dextra* ebenfalls als Endast.

Inkonstante Äste der A. gastro-duodenalis sind: 1. die *A. gastrica dextra* (8%), 2. die *A. supraduodenalis (25%), die A. pancreatica transversa* (10%), 4. die *A. cystica*, entweder mit ihrem oberflächlichen Ast oder in ihrer Gesamtheit (3%), 5. eine *A. hepatica dextra accessoria* (selten), 6. die *A. colica media* oder eine *akzessorische Colica media* (selten).

Die *A. gastro-epiploica dextra* ist beträchtlich länger und dicker als die *A. gastro-epiploica sin.* Sie reicht weit über die Mittellinie an der großen Kurvatur nach links und anastomosiert links von der Mittellinie mit der gastro-epiploica sin. Von größter praktischer Bedeutung ist die Tatsache, daß diese Verbindung mitunter (10% der Fälle) nicht oder nur schwer sichtbar ist. Die Endigungen der gastro-epiploica dextra laufen dann in sehr kleine Verzweigungen aus, bevor das Versorgungsgebiet der gastro-epiploica sinistra erreicht ist. Von der gesamten gastro-epiploischen Arkade geht eine größere, sehr variable Anzahl von aufsteigenden und absteigenden Ästen zum Magen bzw. zum Netz.

Die *Rami epiploici anteriores* verlaufen zwischen den beiden vorderen Blättern des großen Netzes. Lange Äste setzen ihren Weg bis zum freien Rand des großen Netzes fort, kehren dort um und verlaufen als *Aae. epiploicae dorsales* wieder nach aufwärts. Etliche von ihnen vereinigen sich zu dem sog. *Arcus epiploicus* (BARKOW), welcher unterhalb des Colon transversum im dorsalen Blatt des großen Netzes eingelagert ist.

Zwar entsendet der Arcus Barkow kleine arterielle Gefäße in das Versorgungsgebiet der A. colica media und colica sinistra; diese sind aber nicht in der Lage, die Blutversorgung des Colon transversum zu übernehmen, wenn die A. colica media ausfällt (MICHELS, 1955). Die *A. gastro-epiploica dextra* kann aberrierend aus der A. mesenterica cran. (1,5%), A. colica med. oder A. gastro-duodenalis entspringen. Die *A. gastro-epiploica sinistra* aus den distalen Verzweigungen des Truncus lienalis (75%) entstammt in 25% einem Endast der A. lienalis. Sie kann in zwei oder drei Gefäße aufgeteilt sein. *Äste der A. gastro-epiploica sinistra* können sein: 1. Zwei bis vier kurze Äste zum Magenfundus; 2. eine variable Anzahl aufsteigender Vasa brevia; 3. mehrere kurze oder lange absteigende Netzgefäße; 4. Ri. pancreatici zum Pankreasschwanz, von welchen der stärkste *A. caudae pankreatis* genannt wird.

Der Arcus Barkow sichert einen ausgezeichneten Kollateralkreislauf für alle Oberbauchorgane. Über ihn können etwa 26 verschiedene Kollateralbahnen zur Leber vermittelt werden.

Die Blutversorgung des Duodenums und Pankreaskopfes ist eine der variabelsten im Körper überhaupt. Sie kann daher der chirurgischen Orientierung größte Schwierigkeiten entgegenstellen. Die ersten 3 cm des Duodenums sind eine besonders kritische Übergangszone. Die spärliche Blutversorgung dieses Anfangsteils des Duodenum wird gelegentlich dafür verantwortlich gemacht, daß Ulcusperforationen besonders bevorzugt hier eintreten (WILKIE). Im Regelfall wird der craniale, ventrale und dorsale Abschnitt des Anfangsteils des Duodenums durch die *A. supraduodenalis* versorgt. Diese entstammt gewöhnlich der *A. pancreatico-duodenalis cranialis dorsalis* (retro-duodenalis, 50% der Fälle) oder der *A. gastro-duodenalis* (25%). Im Rest der Fälle entspringt sie aus der A. gastrica dextra, A. hepatica oder hepatica dextra. Mitunter wird die A. supraduodenalis für eine Endarterie gehalten. Sie ist keine solche; denn sie anastomosiert mit Ästen aus der A. gastrica dextra, gastro-duodenalis, pancreatico-duodenalis cranialis und caudalis.

Die Pars II und III des Duodenums wird von Ästen der zwei pancreatico-duodenalen Gefäßarkaden, welche vor und hinter dem Pankreaskopf verlaufen, versorgt. Das Duodenum ist daher der einzige Darmabschnitt, welcher eine doppelte Blutversorgung, nämlich von ventral und von dorsal, erfährt. Die ventrale pancreatico-duodenale Arkade wird aus der *A. pancreatico-duodenalis cranialis ventralis* gebildet, welche die kleinere der beiden Endäste der A. gastro-duodenalis ist. Sie anastomosiert mit der *A. pancreatico-duodenalis caudalis* aus der A. mesenterica cranialis, nachdem sie in einem Halbkreis an der Vorderfläche des Pankreas medial zwischen Pankreas und Duodenum herabgezogen und sich in das Pankreas eingesenkt hat. Diese Arkade gibt acht bis zehn ziemlich große *Vasa recta* zu der ventralen Oberfläche der drei Duodenalabschnitte ab.

Die *dorsale pancreatico-duodenale Arkade* wird von der A. pancreatico-duodenalis cranialis dorsalis (WOODBURNE und OLSEN) gebildet. Ihre Bezeichnung als A. retro-duodenalis ist nur gerechtfertigt, wenn sie einen anderen Ursprung aufweist (10%), z.B. aus der A. hepatica (4%), der A. hepatica dextra (2%), aus einer aberrierenden A. hepatica dextra, aus der A. mesenterica cranialis (3%) oder aus der A. pancreatica dorsalis (1%). Typischerweise, d.h. bei einem Ursprung aus der A. gastroduodenalis, steigt die Arterie in einer Entfernung von ein oder etwas mehr Zentimetern links vom Ductus choledochus nach abwärts und wendet sich dann in einem Bogen nach links. Diese U-förmige dorsale Arkade liegt hinter der Masse des Pankreaskopfes im Niveau etwas höher als die ventrale Arkade. Bei der Mobilisation des Duodenums nach KOCHER bekommt man sie zu sehen, wenn die dorsale Fläche des Pankreaskopfes völlig umgeklappt wird. Sie ist von einer Bindegewebsfascie (TOLDT) bedeckt. Die Arkade überkreuzt den intra- (auch retro-)pankreatischen Abschnitt des Ductus choledochus auf der Dorsalseite und umfaßt den Choledochus dabei in Form eines Circulus arteriosus. Schließlich vereinigt sie sich mit der *A. pancreatico-duodenalis dorsalis caudalis* aus der A. mesenterica cranialis. *Vordere und hintere pancreatico-duodenale Arkade stellen somit einen ausgedehnten arteriellen Kollateralweg zwischen A. hepatica und A. mesenterica cranialis her.*

Die wichtigsten Äste aus der dorsalen Arkade sind: 1. Zwei bis drei zur Pars I duodeni absteigende Äste, von welchen einer die A. supraduodenalis sein kann. 2. Fünf bis zehn sog. Vasa recta zu den dorsalen Abschnitten des absteigenden, horizontalen und aufsteigenden Duodenums; 3. kleine pankreatische Äste zum Pankreaskopf; 4. ein oder mehrere aufsteigende Äste zu den supraduodenalen Abschnitten des Ductus choledochus; 5. die A. cystica, welche in etwa 4% der Fälle aus dem ersten Abschnitt der A. retroduodenalis oder aus der A. gastro-duodenalis stammt.

Ventrale und dorsale pancreatico-duodenale Arkade unterliegen stärksten anatomischen Variationen, indem sie auch doppelt, ja sogar dreifach und vierfach angelegt sein können. Sind mehrere Arkaden vorhanden, so versorgt im allgemeinen die dem Duodenum zunächst gelegene das Duodenum mit arteriellen Ästen, während die medial gelegenen Arkaden den Pankreaskopf versorgen.

Für die Resektionstherapie des Duodenums sind somit drei Gesichtspunkte hinsichtlich der Gefäßversorgung besonders zu beherzigen: 1. Die gesamte Blutversorgung des Duodenums und Pankreaskopfes kann aus der A. mesenterica cranialis erfolgen. 2. Die ventrale oder dorsale oder auch beide pancreatico-duodenalen Arkaden endigen oft in einer oder mehreren Aac. pancreatico-duodenales caudales, welche links von der A. mesenterica cranialis entspringen oder der ersten, zweiten oder dritten A. jejunalis entstammen. Diese Verhältnisse müssen bei jeder Gastro-Jejunostomie geklärt werden, damit die Blutversorgung des Duodenums und oberen Dünndarms gesichert bleibt. 3. Bei allen Resektionen des Duodenums ist für ausreichende Blutversorgung der ventralen und dorsalen Wandungen des Stumpfes, d.h. Schonung der Vasa recta, zu sorgen.

2. Die arterielle Kollateralversorgung der Oberbauchorgane

Nach den Untersuchungen von MICHELS lassen sich folgende wichtigste Kollateralbahnen für die Oberbauchorgane unterscheiden:

a) Arcus arteriosus ventriculi inferior

Dieser infragastrale, im Netz gelegene Kollateralweg wird durch die A. gastro-epiploica dextra und sinistra und deren Anastomosen längs der großen Kurvatur gebildet.

b) Arcus arteriosus ventriculi superior

Der supragastrale Kollateralweg wird durch die längs der kleinen Kurvatur anastomosierende A. gastrica sinistra und dextra gebildet. Äste aus der A. gastrica sinistra können mit den Vasa brevia aus den Endästen der A. lienalis, der A. gastro-epiploica sinistra oder mit Ästen der A. phrenica inf. aus der A. gastrica sinistra in Verbindung stehen.

c) Arcus epiploicus magnus

Dieser epiploische, im Netz gelegene Kollateralweg findet sich in den dorsalen Schichten des großen Netzes unterhalb des Colon transversum.

d) Circulus transpancreaticus longus

Dieser wichtige Kollateralweg kommt durch den Verlauf der A. pancreatica transversa längs dem Unterrand des Pankreas zustande. Sie ist der nach links verlaufende Ast der A. pancreatica dorsalis und kann daher mit dem ersten Abschnitt der A. lienalis, hepatica, coeliaca oder mesenterica cranialis in Verbindung stehen. Im Bereich des Pankreasschwanzes verbindet sie sich mit den terminalen Verzweigungen der A. lienalis auf dem Wege über die A. pancreatica caudalis.

e) Circulus hepato-gastricus

Dieser ist ein Überbleibsel des primitiven Kollateralweges zwischen der A. gastrica sinistra und hepatica sinistra. Beim Erwachsenen kann die Verbindung persistieren. Die obere Hälfte des Bogens kann die Existenz einer akzessorischen A. gastrica sinistra, die untere Bogenhälfte das Vorhandensein einer akzessorischen A. hepatica sinistra aus der A. gastrica sinistra (25%) verursachen.

f) Circulus hepato-lienalis

Eine aberrierende A. hepatica dextra oder auch die vollständige A. hepatica können aus der A. mesenterica cranialis entspringen und mit der A. lienalis über Äste der pancreatica dorsalis, A. gastroduodenalis oder pancreatica transversa in Verbindung stehen.

g) Circulus coeliaco-mesentericus

Über die A. pancreatico-duodenalis caudalis gelangt das Blut vermittels der ventralen und caudalen pancreatico-duodenalen Arkaden in die A. gastroduodenalis und von dort über die A. gastro-epiploica dextra und sinistra, die A. lienalis oder über die A. hepatica communis zur A. coeliaca.

h) Circulus gastro-lieno-phrenicus

Dieser kann dadurch zustande kommen, daß 1. die Vasa brevia mit den Endverzweigungen der A. lienalis und den rückläufigen Ästen der A. phrenica caudalis sinistra in Verbindung stehen, oder 2. Verbindungen zwischen der A. phrenica caudalis sinistra und den Ri oesophagici der gastrica sinistra oder einer aberrierenden A. hepatica sinistra oder einer akzessorischen A. gastrica sinistra aus der A. hepatica sinistra vorliegen.

Praktische Anatomie

Im submukösen Plexus des Magens ist eine so große Anzahl von arteriovenösen Anastomosen vorhanden, daß die intramuralen Gefäße des Magens von jeder der vier Hauptarterien aus gefüllt werden können, sobald die drei anderen Arterien extramural ligiert werden. Durch Ligatur eines einzelnen, extramural gelegenen

Gefäßes können daher lokale Blutungen, z. B. aus einem Magengeschwür, nicht beherrscht werden. Im Falle von Magen-Oesophagusvaricen können die submukösen Gefäße eine Lumenerweiterung bis über das Zehnfache erfahren. Die ausgezeichnete submuköse Kollateralversorgung der Magenwand erklärt es auch, daß der Gesamtmagen über die von rechts kommenden Gefäße ausreichend ernährt werden kann. Auch kann ein proximaler Magenrest ausschließlich von den Aae. gastricae breves und über die A. gastro-epiploica sinistra ernährt werden. Schließlich ist es möglich, daß ein kleiner Fundussaum lediglich über die submukösen Anastomosen aus dem caudalen Oesophagus versorgt wird, so z. B. bei ca. 90% der Totalresektionen, welche mit Ligatur aller vier extramuralen Gefäße einhergehen. Die Rami oesophagici der A. gastrica sin. spielen vor allem bei den proximalen partiellen Resektionen des Magens wegen Ulcus sub- und intra-cardiale eine Rolle. Wenn irgend möglich, sollen sie geschont werden. Die Ursache von Anastomoseninsuffizienzen trotz zuverlässiger Nahttechnik ist fast immer in einer ungenügenden Blutversorgung über die submukösen Plexus oder über die extragastralen Gefäße zu suchen. Auch im caudalen intrathorakalen Drittel des Oesophagus sind Anastomosen wegen der oft nicht ausreichenden Durchblutung einem größeren Risiko ausgesetzt als im gut durchbluteten mittleren und cranialen Drittel (RUTTER, 1953; HOLLE und HEINRICH, 1954; FELL u.a., 1958). Darum ist es ein Irrtum zu glauben, die Belassung kleiner Fundusreste nach subtotalen distalen Resektionen biete für die Herstellung oesophago-gastrischer Anastomosen größere Sicherheit als die Direktvereinigung mit dem abdominellen Oesophagus. Wo keine Versorgung des Fundusrestes über ein oder mehrere Vasa brevia sicher nachweisbar ist, ist es besser, die Anastomose mit dem Oesophagus unmittelbar auszuführen.

An der Stelle, an welcher die *A. gastro-duodenalis* hinter dem Duodenum hervortritt, verläuft sie genau in Höhe der Mündung des *Ductus Santorini*. Bei der Freimachung penetrierender Ulcera ist dies ein wichtiger Richtpunkt. Mobilisiert man die Duodenalwand zu sehr von der A. gastroduodenalis, so kann der Ductus verletzt werden und eine Pankreasfistel die Folge sein. Die direkten Anastomosen zwischen den pancreatico-duodenalen Arkaden sichern eine für die Praxis sehr wichtige kollaterale Gefäßverbindung zwischen A. coeliaca und mesenterica cranialis. Nur in 1% der Fälle ist diese Gefäßverbindung ungenügend, wenn nämlich die A. gastroduodenalis aus der A. mesenterica cranialis direkt entspringt. Durch das Vorhandensein der Kollateralwege wird eine bedrohliche Mangel-durchblutung der Leber nach Totalresektionen mit Entfernung der A. coeliaca und A. hepatica proximal vom Abgang der A. gastroduodenalis verhindert (APPLEBY, 1953, 1959). Eine alleinige Ligatur einer A. gastroduodenalis oder pancreatico-duodenalis cran. für die Beherrschung einer Blutung aus einem Duodenal-ulcus bleibt wirkungslos, weil das Ulcus über die Verbindung zur A. pancreatico-duodenalis inferior weiterbluten wird. Zumindest müssen daher beide Gefäße ligiert werden. Blutung aus einer A. gastroduodenalis usw. bedeutet außerdem eine erhebliche Herabsetzung der arteriellen Leberdurchblutung (LE VEEN, 1952).

Infolge der zahlreichen Varianten der *A. coeliaca* kann die *Totalentfernung der "cöliakalen Gefäßachse"* mehr als die Ligatur nur einer Arterie bedeuten. Die Durchblutungsstörung kann den Dünndarm, das Quercolon, das Pankreas betreffen, weshalb eine präliminare temporäre Abklemmung der A. mesenterica cranialis und des Stammes der A. coeliaca vor endgültiger Abtragung der A. coeliaca unbedingt ratsam ist (APPLEBY, 1953).

Das häufige Vorhandensein (25%) einer *akzessorischen A. gastrica sinistra* (französisch „A. hepato-gastrica"), zwingt uns, stets nach ihr zu fahnden, wenn ischämische Nekrosen des linken Leberlappens vermieden werden sollen (FRIESEN, 1957).

Die Übergangszone zwischen *den Vasa epiploica dext. und sin.* ist an der großen Kurvatur links von der Mittellinie meist relativ leicht an der dort bestehenden Gefäßarmut zu erkennen. Von dieser Stelle aus kann man am leichtesten in die Bursa omentalis eindringen.

Für die *proximalen partiellen Resektionen* ist die gewissenhafte Schonung der *A. gastrica dextra* und *gastro-epiploica dextra* unbedingte Voraussetzung. Nur wenn diese Gefäße und antralen Nerven geschont wurden, wird der Magenrest hinsichtlich Motilität, Tonus und Sekretion genügend leistungsfähig sein. Damit von der Gefäß-Nervenversorgung dieses am Duodenum gestielten Magenrestes nicht zuviel zerstört wird, werden die proximalen partiellen Resektionen am zweckmäßigsten in craniocaudaler Richtung ausgeführt (HOLLE-HEINRICH, 1954).

Um das *große Netz* vom Colon transversum abzulösen (speziell bei Carcinomresektion), muß die dorsale Schicht des Netzes durchtrennt und die darin verlaufenden *dorsalen Aae. epiploicae* durchschnitten werden. Zur Erhaltung der Netzdurchblutung ist es nicht erforderlich, die A. gastro-epiploica dext. und deren Netzäste zu schonen, also nur die Rami gastrici zu ligieren. Letzteres ist mühsam. Leichter ist es, die A. gastro-epiploica dextra magenseitig stehen zu lassen und nur die *Aae. epiploicae ventrales* zu ligieren. Links hingegen müssen die Rami gastrici speziell unterbunden werden, damit die *A. epiploica sin.* und ihr Kollateralweg zu Milz und Magenfundus geschont wird. Für die proximalen partiellen Resektionen ist es wichtig, daß die A. gastro-epiploica sin. erhalten bleibt und so die Versorgung des großen Netzes sowie auch der großen Kurvatur gesichert ist. Auf der rechten Seite soll man die *A. epiploica dext.* schonen, d.h. die A. gastroepiploica dext. erst distal des Abgangs der epiploica dext. ligieren. Dadurch bleibt der Barkowsche Bogen von beiden Seiten her versorgt. Eine Netznekrose oder Ernährungsstörung des Magenrestes nach proximaler partieller Resektion kann dann nicht eintreten.

3. Die venöse Versorgung des Magens und seiner Nachbarorgane

(Abb. 10)

a) Oesophagus und azygo-portales System

Der Zusammenhang zwischen dem venösen Abflußsystem des Magens und dem des Oesophagus ist insbesondere für die proximalen Resektionen, die Resektionen im kardiooesophagealen Übergangsbereich und für die Chirurgie der Magen-Oesophagusvaricen von größter Bedeutung. Der venöse Abfluß des Oesophagus geschieht über kleine Venen, welche nach *rechts in die V. azygos,* nach *links in die V. hemiazygos* einmünden. Sie beginnen im submukösen Plexus, durchbohren die Muskelschicht und bilden auf der äußeren Oberfläche des Oesophagus einen äußeren venösen Plexus. *Im cranialen Drittel* schickt der perioesophageale Plexus sein Blut in die V. thyreoidea caud. und von dort zur rechten bzw. linken V. brachiocephalica. *Im mittleren Drittel* vereinigt sich der Plexus rechts mit der V. azygos und der V. brachiocephalica dextra (gelegentlich auch mit der V. vertebralis); links mit der V. hemiazygos, V. hemiazygos accessoria, V. brachiocephalica sinistra (Anonyma) und selten mit der V. vertebralis. Vom *caudalen Drittel* des Oesophagus sowie vom intraabdominellen Oesophagus strömt das Blut nach caudal zur V. coronaria ventriculi ab. Andere Äste stehen in Verbindung mit den Vasa gastrica brevia, der V. lienalis, der V. gastroepiploica sinistra und mit Ästen der V. phrenica inferior sinistra. Alle diese Gefäße formieren das System der azygoportalen Verbindungen. Die V. azygos selbst beginnt schon im Abdomen. Sie kann dort direkt mit der V. cava caudalis in Verbindung treten. Im Thorax nimmt sie die Vv. intercostales dextrae post. von der 11. bis zur 4. Rippe auf und mündet in Höhe der 4./5. Rippe in einem kurzen Bogen in die V. cava cranialis. Die *V. hemiazygos* ist die Fortsetzung der aufsteigenden linken

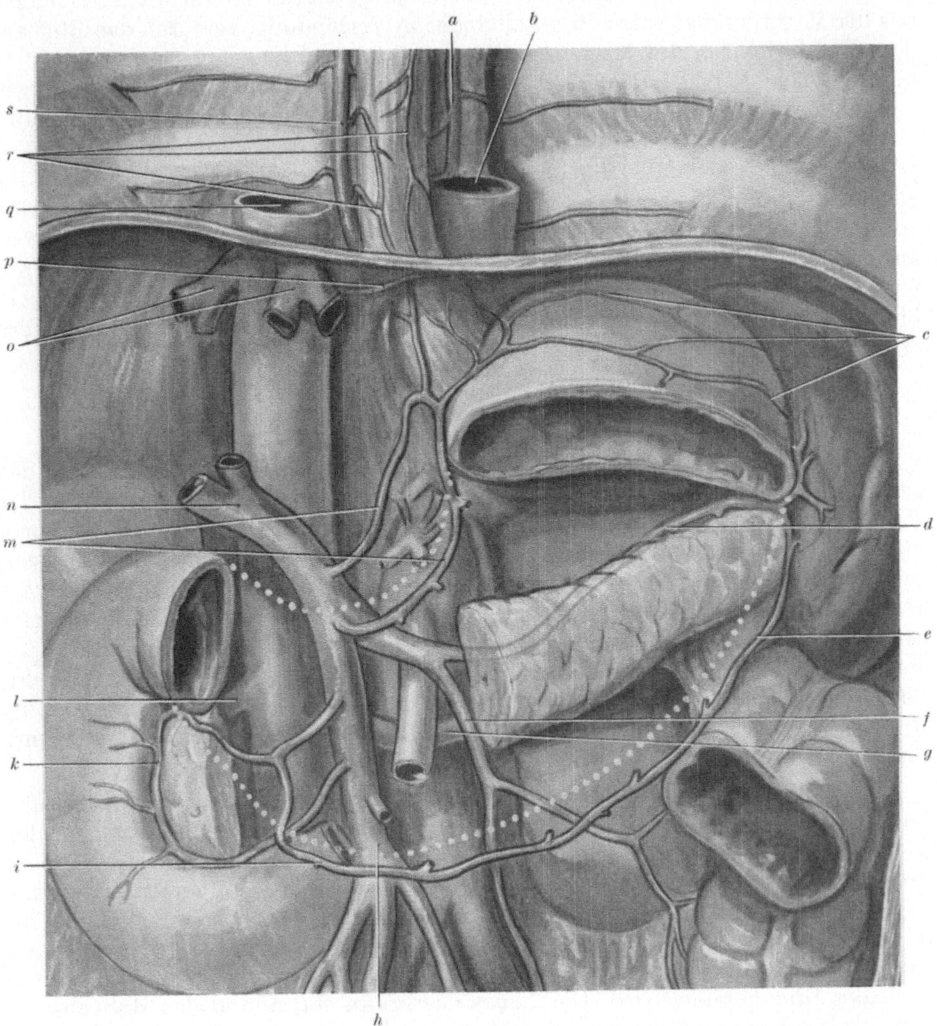

Abb. 10. Venöse Versorgung des Magens (unter Verwendung von F. H. NETTER, Upper Digestive Tract I, 3, S. 62). *a* V. hemiazygos; *b* Aorta; *c* Vae. gastricae breves; *d* V. lienalis; *e* V. gastro-epiploica sin.; *f* V. mesenterica caud.; *g* V. renalis sin.; *h* V. mesenterica cran.; *i* V. gastro-epiploica dextr.; *k* V. pancreatico-duodenalis ant. caud. et cran.; *l* V. renalis dextr.; *m* V. coronaria ventric. (Vae. gastric. sin. et dext.); *n* V. portae; *o* V. hepaticae; *p* V. phrenica caud. sin.; *q* V. cava caud.; *r* V. oesophagicae et comitantes Ni. vagi; *s* V. azygos nebst Verbindungen zur V. hemiazygos

Lumbalvene oder sie entspringt der V. renalis sin. Sie überkreuzt die Mittellinie vor der Wirbelsäule und hinter dem Oesophagus und vereinigt sich auf der rechten Seite mit der V. azygos. Die *V. hemiazygos accessoria* nimmt das Blut der Intercostalvenen aus dem 4.—7./8. Intercostalraum auf, überkreuzt dann ebenfalls die Mittellinie zwischen Wirbelsäule und Oesophagus und vereinigt sich mit der Hemiazygos oder tritt direkt in die V. azygos ein. Die Verbindungen zwischen dem System der Hemiazygos links und der Azygos rechts unterliegen zahlreichen Varianten. Das Hemiazygossystem kann mitunter sehr gering ausgebildet sein, so daß nur ein ganz dünner Stamm übrigbleibt. Die Unterbrechung im Hemiazygossystem erfolgt gewöhnlich in Höhe der 7.—9. Intercostalvene. Dort erfolgen die meisten Überkreuzungen auf die rechte Seite.

Im Bereich der *kardio-oesophagealen Übergangszone* stehen die Vv. oesophagici aus der V. coronaria ventriculi miteinander in Verbindung, wodurch das Blut aus dem Fundusbereich des Magens in die V. azygos und hemiazygos und von dort in die V. cava cranialis abgeführt werden kann. Weitere Kurzschlußverbindungen des venösen Blutes aus der kardio-oesophagealen Zone bestehen mit der V. lienalis, mit den retroperitonealen Venen und mit der V. phrenica inferior. Auf diesem Wege kann also ebenfalls Blut aus dem Pfortadersystem in die V. cava caudalis gelangen. Stromumkehr des venösen Blutes in den Venen des Oesophagus führt zu ihrer Erweiterung und zur Ausbildung von Varicen. Diese bleiben meist nicht auf den Oesophagus beschränkt; denn der varicöse Prozeß setzt sich auf die Vasa brevia des Magenfundus und von dort auf die Magenvenen fort. Die Varizenbildung und -blutung ist nicht nur ein Problem der Oesophaguschirurgie, sondern ebensosehr der Magenchirurgie.

b) Magen, Duodenum, Pankreas, Milz

Das venöse Blut des Magens, Duodenums, des Pankreas und der Milz sowie des gesamten übrigen Intestinaltrakts (mit Ausnahme der Regio analis) wird in der *V. porta* gesammelt und in die Leber abgeführt. Im Regelfall wird die V. porta aus dem beinahe im rechten Winkel erfolgenden Zusammenfluß der V. mesenterica cranialis und der V. lienalis gebildet. Die Vereinigung erfolgt dorsal vom Hals des Pankreas. Die Vene kann dort tief in das Pankreasgewebe eingebettet sein. Normalerweise mündet die V. mesenterica caud. in die V. lienalis (38%). Variationen sind häufig (in den Angulus, 32%, in die V. mesenterica cran. direkt, 29%). Die Länge der V. portae vom Beginn ihres Stammes bis zu ihrer Teilung in einen rechten und linken Ast in der Leberpforte mißt 8—10 cm bei 8—14 mm lichter Lumenweite (MICHELS).

Die *V. coronaria ventriculi* korrespondiert mit der A. gastrica sinistra und begleitet diese längs der kleinen Kurvatur. Im Bereich der kardio-oesophagealen Zone nimmt sie die vom Oesophagus herabziehenden Äste auf. Sie mündet nicht analog der A. gastrica sinistra in die V. cava, sondern in die V. mesenterica cran. (oder V. lienalis, 58%, oder V. portae direkt, 24%, oder ausschließlich in die V. lienalis, 16%). Vae. gastricae dext. et sin. münden mitunter gemeinsam mit der V. coronaria ventriculi, wodurch ein geschlossener venöser supragastraler Ring gebildet wird. Die *V. gastroepiploica sin.* nimmt das Blut aus der distalen Vorder- und Rückwand des Magens auf sowie aus dem großen Netz und Pankreas. Sie mündet in die terminalen Verzweigungen der V. lienalis. Die *Vv. gastricae breves* nehmen das Blut aus der Fundusregion der großen Kurvaturseite und aus der kardio-oesophagealen Übergangszone auf; sie verbinden sich mit den terminalen Milzvenen. Die *V. gastroepiploica dext.* verläuft längs der großen Kurvatur und nimmt dort das Blut aus der Magenvorder- und -rückwand sowie vom großen Netz auf. Sie endet gewöhnlich in der V. mesenterica cran. (83%), dicht vor deren Einmündung in die V. portae. Die *V. pancreatico-duodenalis* verläuft mit den ventralen und dorsalen pancreatico-duodenalen Arkaden und vereinigt sich zu einer unpaarigen Vene, die gewöhnlich etwas unterhalb der V. gastroepiploica dext. in die V. mesenterica cran. mündet. Die *V. cystica* von der Gallenblase zieht entweder direkt in den Stamm der V. portae oder in ihren rechten Ast oder direkt in die Leber. Die Mehrzahl der Venen des Pankreaskörpers und Schwanzes treten in die V. lienalis längs ihres gesamten Verlaufes ein. Alle größeren Gefäße des Pfortaderkreislaufes sind klappenlos, so kann sich im Falle des Pfortaderverschlusses ein vielfältiger Kollateralkreislauf zum Cavasystem ausbilden.

VI. Die periphere und zentral-nervöse Versorgung des Magens und seiner Nachbarorgane

(Abb. 11)

Der Oesophagus wird parasympathisch durch den Vagus und sympathisch durch Äste aus dem thorakalen Grenzstrang, den Nervus splanchnicus major und den Plexus aorticus versorgt. Diese Nerven enthalten efferente und afferente Fasern.

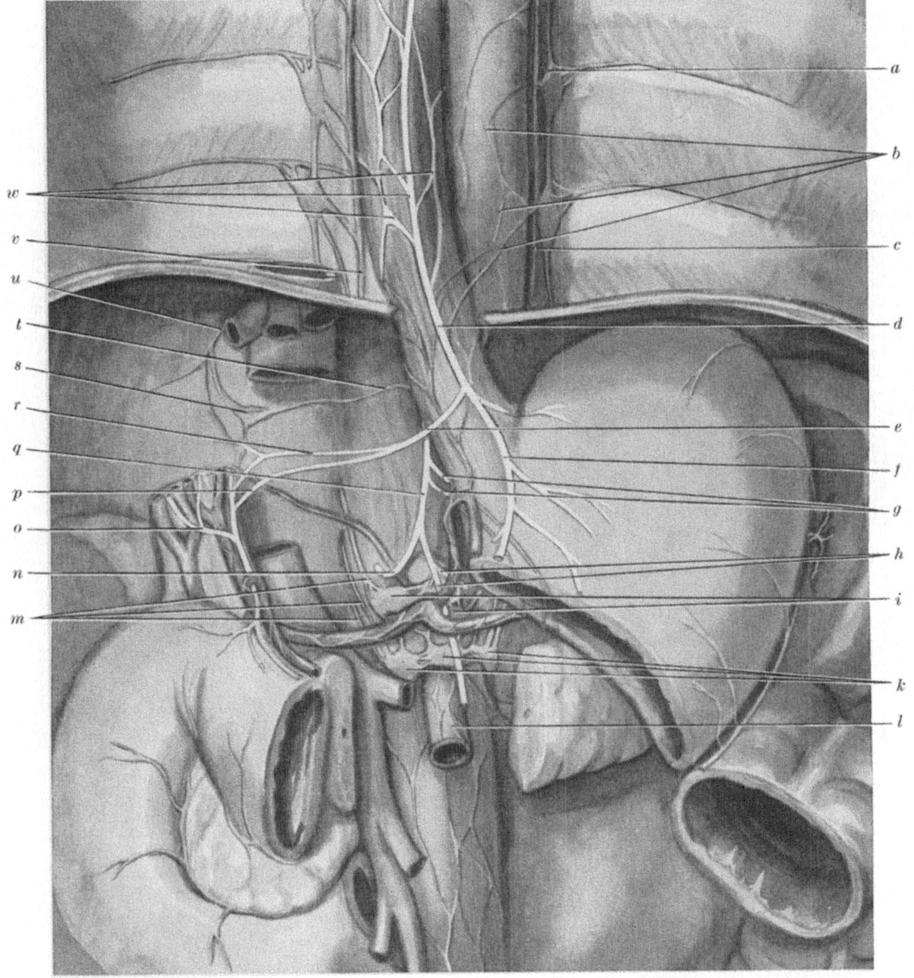

Abb. 11. Nervöse Versorgung des Magens: Vagale Innervation *weiß*, sympathische Innervation *grau*. *a* Grenzstrang des li. Sympathicus mit Ggl. VII, VIII; *b* Plexus aorticus (symp.) mit Verbindungen zum Plexus oesophagicus (vagal, *w*); *c* N. splanchnicus maj. sin.; *d* Truncus ventralis N. vagi; *e* Rs. antro-hepato-pyloricus trunci ventr. N. vagi; *f* Rs. gastric. ventr. (Ast des Truncus ventr. N. vagi); *g* Ri. gastrici dors. (Äste des Truncus dors. N. vagi); *h* Rs. coeliacus und jejunalis zum Ggl. coeliacum und Dünndarm; *i* Ggl. coeliacum (s. semilunare dextr. et sin.); *k* Ggl. mesentericum cran. mit Ggl. aortico renale dext. et sin.; *l* Plexus mesentericus cran.; *m* N. splanchnicus maj., min., minim., dextr.; *n* Rs. coeliacus trunci dors. N. vagi; *o* Plexus hepaticus ant.; *p* Rs. pyloricus plex. hepatic.; *q* Truncus dorsalis N. vagi; *r* Rs. hepaticus trunci ventr. N. vagi; *s* Ggl. phrenicum; *t* Rs. cardiacus N. phrenic. caud. dextr.; *u* N. phrenicus dextr.; *v* N. splanchnicus maj. dextr.; *w* Plexus oesophageus ventral. N. vagi mit Verbindungen zum Pl. aorticus (symp., *b*)

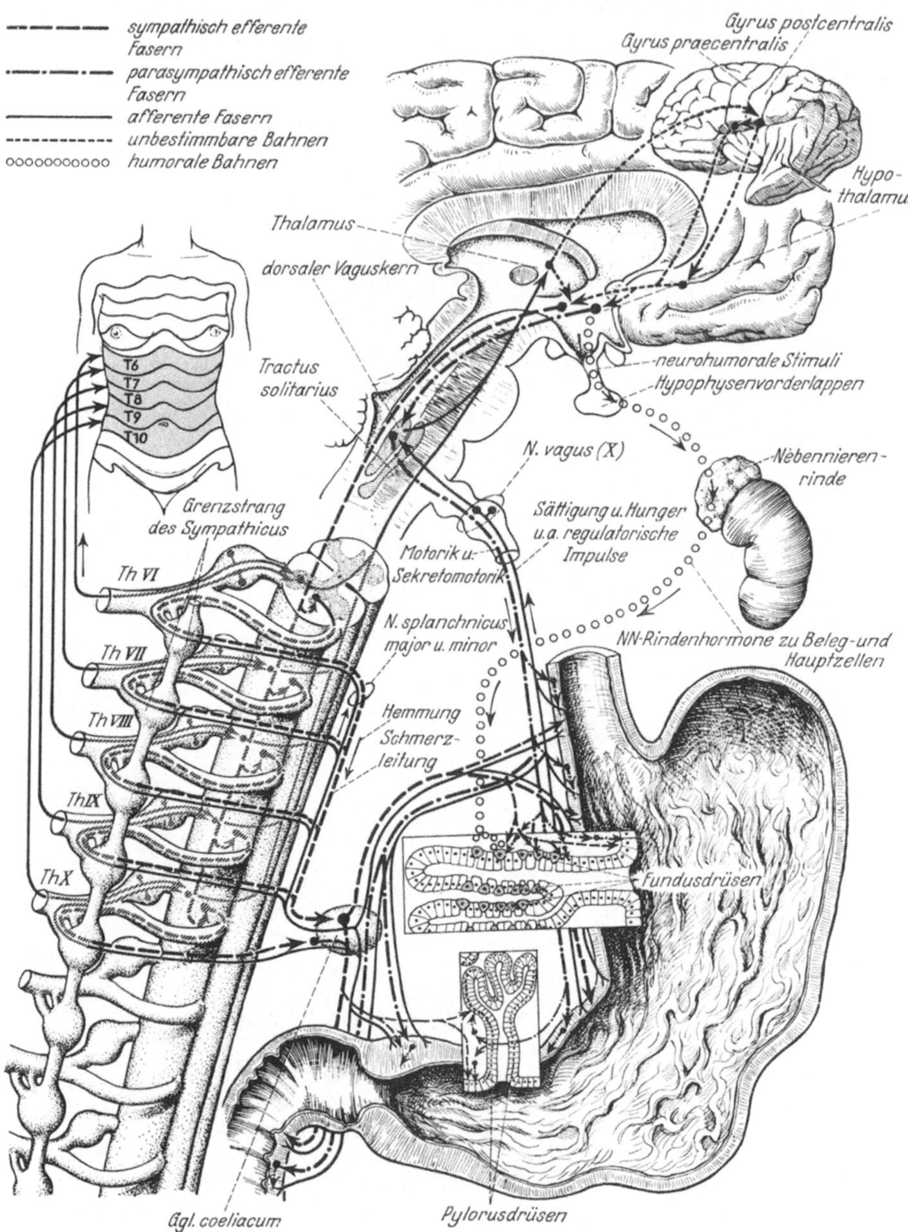

Abb. 12. Die neuro-hormonale Regulation der Magenfunktionen. (Nach NETTER, 1959)

Parasympathicus: Die efferenten und afferenten Fasern des Parasympathicus verlaufen im N. vagus und endigen im dorsalen Vaguskern (Abb. 12). Beide Nervi vagi nehmen während ihres intrathorakalen Verlaufs zahllose Verbindungen mit Ästen aus dem Grenzstrang des Sympathicus auf. Vom Beginn des mittleren Oesophagusdrittel nach abwärts sind die N. vagi gemischte parasympathisch-sympathische Nerven. Das Verteilungsverhältnis variiert sehr. Nach Abgabe der Ni. recurrentes sowie der vagalen Äste zum Plexus pulmonalis verteilen sich die Vagi in einen vorderen und hinteren Plexus oesophagicus, der mehrere kleine Ganglien enthält. Die meisten Verbindungen zum Sympathicus entstammen den Thorakalganglien 6—10. Das über den mittleren thorakalen Oesophagus ausgebreitete Nervengeflecht tritt oberhalb des Hiatus oesophagicus zu zwei oder mehreren Stämmen (Trunci Ni. vagi) zusammen, von welchen der eine ventral rechts, der andere dorsal rechts vom caudalen intrathorakalen bzw. intraabdominellen Oesophagus gelegen ist. Entsprechend den Magendrehungen enthält der Truncus anterior vorwiegend Elemente aus dem linken Vagus, der Truncus posterior solche aus dem rechten Vagus. Zahlreiche Variationen der Vagusaufteilung im Hiatusbereich sind möglich. Die wichtigsten Variationen (vgl. Abb. 17—25) müssen jedem Chirurgen, welcher vagotomiert, geläufig sein.

Sympathicus: Die sympathischen präganglionären Fasern entstammen hauptsächlich den intermediolateralen Seitenhörnern des 4.—6. Thorakalsegments des Rückenmarks. Sie verlaufen mit den zugehörigen vorderen Spinalnerven. Sie verlassen ihn als weiße oder gemischte Rami communicantes und treten in den Grenzstrang ein. Einige Fasern bilden Synapsen mit den Zellen der mittleren Thorakalganglien, andere verlaufen im Grenzstrang zu höher oder tiefer gelegenen Ganglien. Die postganglionären Fasern erreichen den Oesophagus über Filamente aus dem Grenzstrang oder dessen Ästen. Die afferenten Impulse werden durch Fasern übertragen, welche den eben beschriebenen Weg rückläufig nehmen. Sie treten in das Rückenmark auf dem Weg über den Nervus spinalis posterior ein. Sympathische Filamente aus dem oberen thorakalen Oesophagus treten in Verbindung zu den Rami cardiaci, aortici und pulmonales. Der untere intrathorakale Oesophagus erhält Zweige aus dem Nervus splanchnicus major und dem Grenzstrang (von Thorakalganglien 4/6—9/10). Der *N. splanchnicus maj.* bildet einen Nervenstamm beträchtlicher Größe, der beiderseits der Wirbelsäule das Zwerchfell durchbohrt und in das Abdomen eintritt. Der intraabdominelle Verlauf ist kurz. Beide Nerven teilen sich in Endäste auf, welche größtenteils zum Ganglion coeliacum ziehen. Der *N. splanchnicus minor und minimus* endet im Ganglion aortico-renale bzw. im Plexus renalis. Endverzweigungen des linken Nervus splanchnicus major sowie des rechten Plexus phrenicus inferior ziehen zum abdominellen Oesophagus.

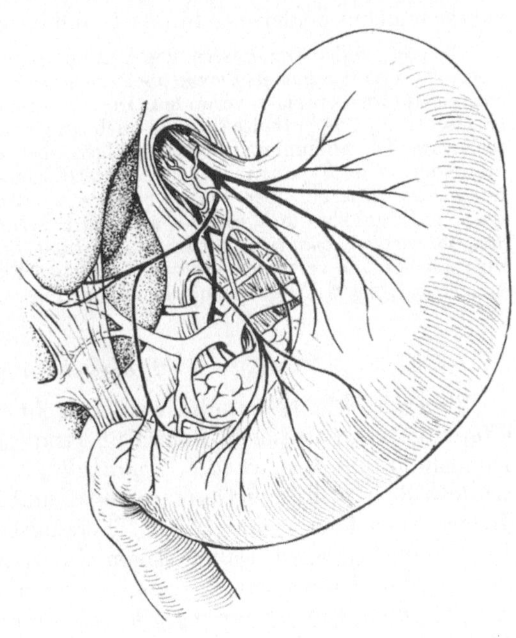

Abb. 13. Die extragastrale vagale Mageninnervation: *Merke!* Von den Ri. gastrici besitzen die zum Antrum ziehenden Äste spezifisch andere Funktion als die Äste zu Fundus und Corpus

Magen, Duodenum, Pankreas, Leber, Darmtrakt werden *parasympathisch* von Nervenfasern versorgt (Abb. 11), welche zu und vom Abdomen durch die N. vagi, den Plexus oesophagicus und die Trunci nervi vagi verlaufen. Der *Truncus nervi vagi anterior bzw. posterior* gibt Rami gastrici, antrales, pylorici, hepatici und coeliaci ab. Von letzteren werden die weiteren Darmabschnitte, insbesondere der Dünndarm, versorgt.

Der *Truncus nervi vagi anterior* entsendet *Rami gastrici* längs der kleinen Kurvatur, welche die Vorderwand des Magens beinahe bis zum Pylorus versorgen. Häufig wird ein besonders großer Ast, der *Nervus gastricus anterior*, gefunden. Die speziellen Rami gastrici besitzen spezifisch unterscheidbare Funktion in sekretionsphysiologischer Hinsicht (vgl. S. 54). Die Äste zum Antrum, Leber und Pylorus (Ri. antrales, hepatici, pylorici) entstammen dem Truncus nervi vagi anterior. Sie verlaufen im kleinen Netz nach rechts und wenden sich dann zur Leberpforte und nach caudal zum Antrum, Pylorus und der Pars I des Duodenums.

Der *Truncus nervi vagi posterior* wiederholt annähernd den Verzweigungsmodus der Vorderseite im hinteren Blatt des kleinen Netzes. Auch hier ist ein auffallend

starker *N. gastricus post.* vorhanden. Auch lassen sich, wie an der Vorderseite, die
zum Antrum, Leber und Pylorus gehenden Äste getrennt verfolgen. Ein Ramus
coeliacus ist hier besonders ausgeprägt. Er verläuft längs der A. gastrica sinistra
in das Ganglion coeliacum. Ein spezieller Ast zur Versorgung des Darmes (Braus-
Elze, 1956) verläuft mit der A. mesenterica cranialis nach caudal und versorgt
ihn bis zum Cannon-Boehmschen Punkt. Über die häufigsten Variationen der
extragastralen vagalen Innervation vgl. Kommentar Loeweneck S. 35.

Die sympathische Versorgung erfolgt über die Nervi splanchnici, deren Endverzweigungen beiderseits in das Ganglion coeliacum eintreten.

Die postganglionären Fasern dieser Axone werden zum Magen, Duodenum und den übrigen
Oberbauchorganen mittels Plexus übertragen, welche längs der Verzweigungen der A. coeliaca
und mesenterica cranialis verlaufen. Diese arteriellen Plexus bestehen vorwiegend aus sympathischen Fasern, enthalten jedoch auch einige parasympathische Fasern aus dem Ganglion
coeliacum. Die afferenten Impulse erfolgen über zentripetale Fasern mit gleichem Verlauf.
Sie bilden keine Synapsen in den Grenzsträngen. Sie treten in das Rückenmark über die
N. spinales post. ein. *Der Plexus coeliacus* ist der größte Plexus des autonomen Nerven-
systems. Er umgibt die A. coeliaca und den Ursprung der A. mesenterica cran. Das unpaarige
Ganglion mesentericum cran. wird zu ihm gezählt. Seine Äste begleiten die Arterien, welche die
Oberbauchorgane versorgen. Spezielle derartige Plexus lassen sich rings um die A. coeliaca,
A. gastrica sinistra, hepatica und lienalis verfolgen.

Praktische Anatomie

Viscerale Schmerzimpulse werden nicht durch den Vagus, sondern durch die
afferenten sympathischen Fasern übertragen. Die meisten Fasern zum Magen —
Duodenum gibt das *7. und 8. Thorakalsegment* ab. Der Schmerz eines Ulcus pep-
ticum z.B. wird in den Dermatomen 7 und 8 (d.i. im Epigastrium) empfunden.
Jedoch auch höhere und tiefere Thorakalsegmente können Fasern zum Magen-
Duodenum beitragen. Daher klagen Ulcuspatienten gelegentlich über Schmerzen
im unteren Thoraxbereich bzw. im rechten Unterbauch. *Die Resektion des
N. splanchnicus major vermag alle Schmerzen eines Ulcus pepticum zu beseitigen.*
Nach einer Splanchnicotomie kann eine eventuelle Peritonitis oder Penetration
bzw. Perforation weit fortgeschritten sein, bevor ein somatischer Schmerz
empfunden wird. In manchen Fällen fortgeschrittenen Carcinoms kann die
Splanchnicotomie eine palliative Schmerzlinderung erzielen. Jedoch können
wegen der großen Variabilität der Nervenverläufe und -verteilung Splanchnicus-
blockade und -resektion oft nur unvollkommene Schmerzstillung erzielen.

Die wichtigsten chirurgischen Konsequenzen der Anatomie des extragastralen
Vagus sind:

1. Verziehung des Magens nach links-caudal spannt die Vagusfasern im Omentum min. an und erleichtert ihre Auffindung.

2. Für die *Vagotomie* gilt, daß Fälle, bei welchen die proximalen gastrischen
Äste schon in Höhe des Zwerchfells oder oberhalb des Hiatus aus dem Truncus
abgehen, nur dann komplett vagotomiert werden können, wenn diese speziellen
Magenfasern zusätzlich zu den Hauptstämmen aufgesucht und durchtrennt werden.
Bleibt auch nur ein Ramus gastricus stehen, so ist die Vagotomie inkomplett in
jenem Magenareal, das von den intakt gebliebenen Fasern versorgt wird. Werden
alle speziellen Magennerven durchtrennt, der Hauptstamm aber intakt gelassen,
so ist die Vagotomie bezüglich des Magens komplett, und zwar an der gesamten
Vorder- und Hinterwand (*selektive Vagotomie*). Werden nur die zum proximalen
Magen ziehenden Ri. gastrici durchtrennt, die zum Antrum und Plyorus gehenden
aber intakt gelassen, so sprechen wir von *selektiver proximaler Vagotomie.* Diese
Form der Vagotomie besitzt für die Ulcuschirurgie größte Bedeutung.

3. Wird die A. gastrica sin. und der R. coeliacus durchtrennt, so bedeutet dies die vagale Denervierung des ganzen Dünndarmes und proximalen Colons. Eine solche ist von den „*Postvagotomiesymptomen*" der Stase, Atonie, Peristaltikverlangsamung sowie von Blähungen, starkem Intestinalgurren und Diarrhoen gefolgt. Ist eine Ligatur der A. gastrica sin. unumgänglich, so sollen alle ihre Begleitnerven geschont werden.

4. Die konventionelle Technik der trunculären Vagotomie (DRAGSTEDT und OWENS, 1943, 1959) unterbricht die gesamte vagale Innervation zum Magen, Dünndarm, Leber, Pankreas und proximalen Colon. Die vagale Denervation kann auf den Magen beschränkt werden, wenn eine „selektive" Vagotomie durchgeführt wird (JACKSON, 1949, 1959; GRIFFITH und HARKINS, 1957, 1960). Will man nur eine Denervierung der „Säurezone" erreichen, genügt eine „*selektive proximale Vagotomie*" (HOLLE u. Mitarb., 1960, 1965, 1967).

5. Eine distale partielle Magenresektion zerstört die vagale Innervation des proximalen Magenrestes dann nicht, wenn die Resektionslinie quer angelegt wird. Distale Resektionen, welche die kleine Kurvatur treppenförmig oder ganz entfernen, vagotomieren den Magenrest weitgehend. Magenreste nach proximaler Resektion vermögen dann eine Reservoirfunktion auszuüben und schubweise zu entleeren, sowie eine Basissekretion zu leisten, wenn die Äste zum Antrum und Pylorus geschont wurden.

VII. Die Lymphversorgung des Magens und seiner Nachbarorgane

(Abb. 14, 15)

Die Anatomie der Lymphversorgung des Magens und seiner Nachbarorgane ist leicht zu verstehen, wenn man bedenkt, daß der Lymphstrom gegensinnig zum arteriellen Blutstrom verläuft und die Lymphbahnen stets die Arterien begleiten.

Oesophagus. Der intrathorakale Oesophagus schickt seine Lymphe nach dorsal zu den Ln. parietales post. und weiter caudalwärts zu den Ln. diaphragmatici, nach vorne in die Ln. tracheales und bronchiales und weiter caudalwärts in die Ln. retrocardiaci und infracardiaci. Der abdominelle Oesophagus schickt die Lymphe in die Ln. cardiaci, welche eine Untergruppe der Ln. coeliadi (Lymphknotengruppe I des Magens) sind. Die Lymphe des caudalen Oesophagus wird vorwiegend nach caudal in die Ln. coeliaci abgeführt, so daß Oesophaguscarcinome sehr häufig zunächst in dieses Lymphabflußgebiet I des Magens metastasieren.

Die Ln. parietales post. umfassen sowohl die dorsalen mediastinalen als auch die intercostalen Lymphknotengruppen. Sie liegen längs der Wirbelsäule und in den Zwischenrippenräumen meist am Unterrand der Rippen. Sie schicken ihre Lymphe nach cranialwärts, entweder in den Ductus thoracicus oder den Ductus lymphaticus dext. Von den Ln. diaphragmatici steht vor allem die dorsale Gruppe mit dem Oesophagus in Beziehung und mit den Ln. parietales post., zu welchem sie ihre Lymphe entsenden. Auch die retro- und infrakardialen Lymphknoten führen ihre Lymphe nach cranialwärts zu den trachealen, tracheobronchialen und parietalen Lymphknoten ab. Der Lymphabfluß aus den Ln. coeliaci erfolgt längs der A. gastrica sin. und V. coronaria ventriculi zur Cysterna chyli und zum Ductus thoracicus.

Für Magen, Duodenum, Pankreas, Leber, Milz gründen unsere Kenntnisse des Lymphsystems auf die ausgedehnten Untersuchungen von JAMIESON und DOBSON (1907). Durch sie wurden bereits die wichtigsten Lymphknotengruppen klar definiert.

Aus den Studien von DELAMÈRE, POIRIER und CUNEO (1913), von ROUVIERE (1938), COLLER, KAY und MCINTYRE (1941), BERRY und ROTTSCHAFER (1957) läßt sich die Einteilung in *vier Hauptlymphabflußgebiete des Magens* definieren (vgl. Abb. 14, Insert). Folgt man diesen Arbeiten, so muß eine intramurale von

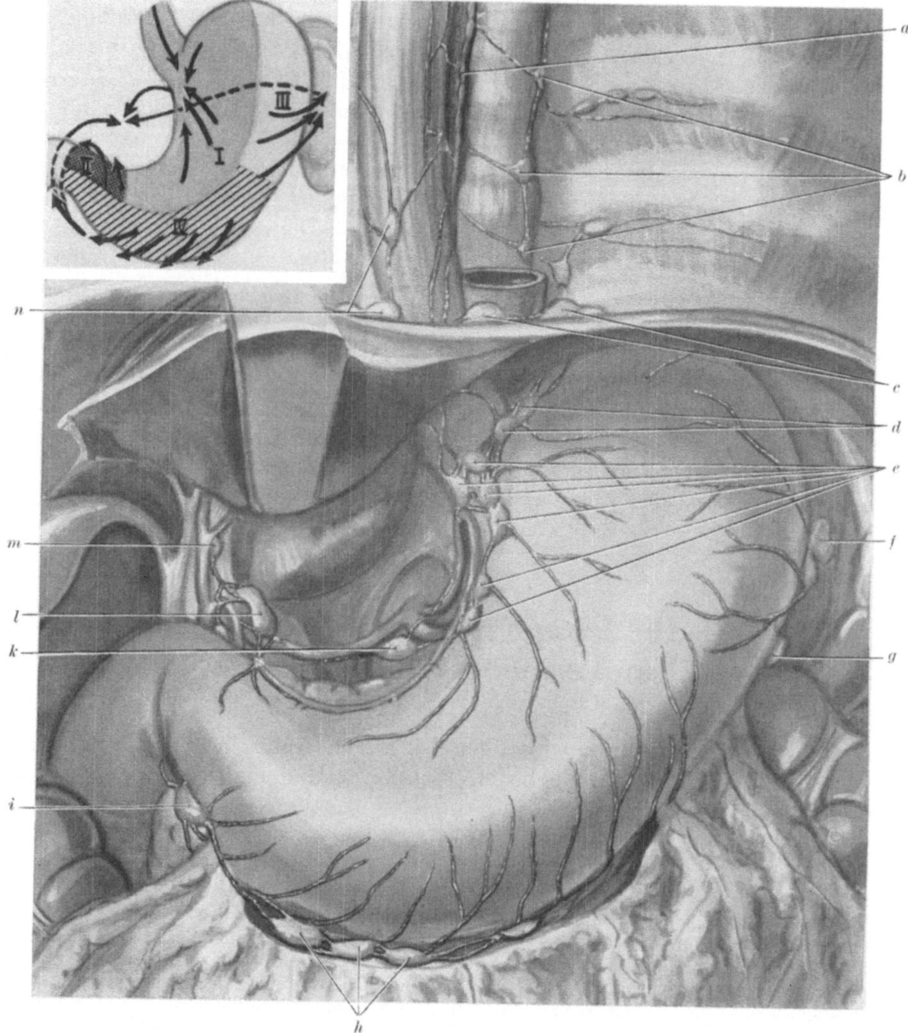

Abb. 14. Lymphversorgung des Magens (Vorderansicht) (modifiziert nach F. H. Netter, Upper Digestive Tract I, 3, S. 63). *Insert:* Die vier Lymphabflußgebiete des Magens (nach Cunéo-Delamare). *a* Ductus thoracicus; *b* Ln. mediastinales dors. und Ln. intercostales; *c* Ln. diaphragmatici; *d* Ln. paracardiaci; *e* Ln. gastric. sin. cran und Ln. gastric. sin. caud.; *f* Ln. lienales; *g* Ln. gastroepiploic. sin.; *h* Ln. gastroepiploic. dextr.; *i* Ln. subpylorici; *k* Ln. coeliaci; *l* Ln. suprapancreatici dextr.; *m* Ln. hepatici; *n* Ln. retro- und intracardiaci

einer extramuralen Lymphversorgung unterschieden werden. *Intramural* wird die Lymphe in der Mucosa gesammelt und durch die submucösen Plexus abgeleitet. Diese drainieren ihre Lymphe nach außen in die *subserösen Plexus*, welche sich netzförmig über das ganze Organ unmittelbar unter der Serosa ausbreiten. Von hier erfolgt der weitere Abfluß zu den extramuralen Lymphgefäßen und -knoten. Deren Darstellung erfolgte makroskopisch-präparatorisch (Rouviere, 1938), ferner präparatorisch in Operationspräparaten (Coller, 1941), durch Intravitalfärbung von Lymphknoten während der Operation (Weinberg und Greaney, 1950) sowie präparatorisch intraoperativ (Arhelger u.a., 1955).

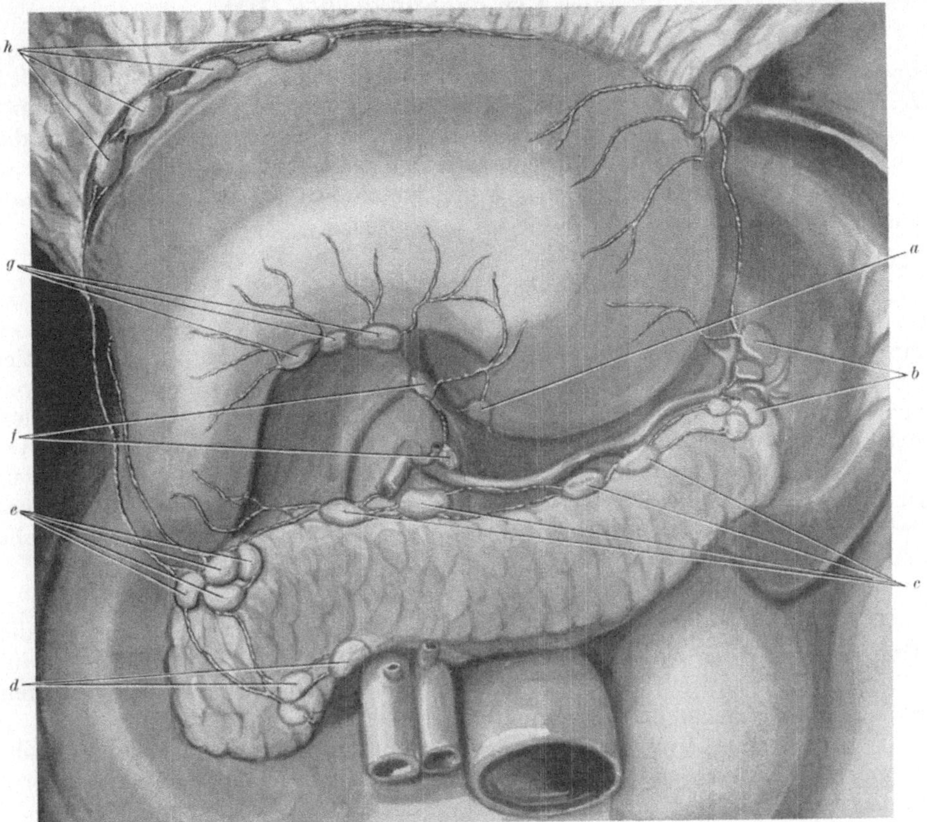

Abb. 15. Lymphversorgung des Magens (Rückansicht) (modifiziert nach F. H. Netter, Upper Digestive Tract I, 3, S. 63). *a* Ln. paracardiaci; *b* Ln. lienales; *c* Ln. suprapancreatici sin. et dextr.; *d* Ln. mesenterici cran.; *e* Ln. subpylorici; *f* Ln. coeliaci et gastric sin. cran.; *g* Ln. gastrici sin. caud.; *h* Ln. gastro-epiploici dext.

Die vier extramuralen Hauptlymphabflußgebiete sind:

1. Cöliakales Lymphabflußgebiet (I)

Die *Ln. coeliaci* (*Ln. gastrici sin. cran. und caud., suprapancreatici med.*) sind das zentrale Sammelbecken für alle vier primären Lymphabflußgebiete des Magens; von hier aus fließt die Lymphe über periaortale Bahnen in die *Cysterna chyli* und den Ductus thoracicus nach cranial ab. An der Teilungsstelle der A. gastrica sin. treten die Ln. coeliaci mit den Ln. cardiaci in Verbindung.

2. Suprapylorisches Lymphabflußgebiet (II)

Die kleine, von der A. gastrica dext. versorgte, prä- und intrapylorische Magenregion führt ihre Lymphe in die Ln. supra-pylorici, also in Richtung des kleinen Netzes rings um die A. gastrica dext. ab. Der weitere Abfluß erfolgt durch die Lymphbahnen rings um die A. hepatica. Im Bogen der A. hepatica und am Oberrand des Pankreaskopfes liegen eine große oder mehrere bohnenförmige Drüsen (Ln. suprapancreatici dext.), welche die Lymphe aus der pylorischen Region und der Leberpforte sammeln und längs der A. hepatica zu den Ln. suprapancreatici med. und coeliaci führen.

3. Lienales Lymphabflußgebiet (III)

Es ist für den Versorgungsbereich der Vasa brevia und der A. gastro-epiploica sin. zuständig. Die Lymphbahnen verlaufen über das Lig. gastro-lienale zu den *Ln. lienales,* im Milzhilus und im Bereich des Pankreasschwanzes. Der Hauptabflußweg geht mit der A. lienalis über die Ln. pancreatici sin. und med. in die Ln. coeliaci. Abflußwege II. Ordnung verlaufen zusammen mit den Aae. gastricae breves zum abdominellen Oesophagus und treten dort wiederum mit dem Oesophagus in Verbindung.

4. Subpylorisches Lymphabflußgebiet (IV)

Die von der A. gastro-epiploica dext. versorgte Zone IV des Magens schickt ihre Lymphe in die *Ln. subpylorici.* Von dort fließt sie zu den Ln. suprapancreatici dext. und coeliaci. Dieser längs der A. gastro-duodenalis verlaufende Lymphweg anastomosiert außerdem mit den Ln. im Bereich der pancreatico-duodenalen Arkaden und mit den Ln. suprapancreatici dext. und im Bereich der Leberpforte.

Sämtliche Lymphabflußgebiete schicken die Masse der Lymphe aus dem Magen zu den mittleren suprapankreatischen und cöliakalen Knoten rings um die A. coeliaca und ihre Äste. Von dort fließt sie durch den Truncus lymphaticus intestinalis cran. zum *Ductus thoracicus.*

Praktische Anatomie

Die Kenntnis der Lymphversorgung hat größte praktische Bedeutung für die Tumorchirurgie des Magens. Ein sicherer Befall der *Ln. supraclaviculares sin.* („Virchowsche Drüse") bei gleichzeitigem Vorhandensein von Magentumoren ist immer ein sicheres Zeichen erfolgter Fernmetastasierung.

Der *submuköse Lymphplexus* entspricht an Dichte und Ausdehnung vollkommen dem arteriellen und venösen Plexus. Die Invasion eines Magencarcinoms in den caudalen Oesophagus kann rasch erfolgen. Das Übergreifen eines Tumors auf das Duodenum ist seltener, weil der submuköse Plexus des Duodenums geringer entwickelt ist, jedoch kommt über die *subserösen Plexus* zwischen Magen und Duodenum ein Übergreifen von Antrumcarcinomen vor (ZINNINGER und COLLINS, 1949, 1954). Die ziemlich gleichmäßige Verbreitung eines dichten submukösen *und* subserösen Lymphsystems über die gesamte Magenwand ist die anatomische Begründung für die chirurgische Forderung nach ausgedehnten und erweiterten Resektionen des Magens bei Tumorbefall dieses Organs. Trotzdem kommt die Diskussion über die prinzipiellen Entfernung der gesamten Organeinheit bei Tumorbefall an irgendeiner Stelle nicht zur Ruhe; denn der logisch begründeten Radikaloperation widerspricht die praktische Erfahrung, daß Lebenszeit und Rezidivquote durch die prinzipielle Totalresektion im Vergleich zu den partiellen Resektionen nicht erheblich verbessert werden können. Desungeachtet können die Ergebnisse nur verbessert werden, wenn alle primären und sekundären Lymphabflußwege bei Befall so sorgfältig als möglich ausgerottet werden. Wollte man allerdings den Magen mit allen Lymphknoten erster Ordnung nach dem Prinzip der „en-bloc-Technik" entfernen, so müßten außer dem Magen alle aus der A. coeliaca versorgten Organe total entfernt und die A. hepatica durch Transplantat wiederhergestellt werden. Ein derart radikales Vorgehen ist praktisch nicht vertretbar. Sofern die A. hepatica stehengelassen wird, werden selbst durch Pankreatduodenektomie, ja sogar durch die radikale Entfernung der sog. „cöliakalen Gefäßachse" (APPLEBY, 1953, 1959) die Lymphabflußwege I. Ordnung nicht vollständig entfernt werden können; denn die pancreatico-duodenalen und gastro-duodenalen Gefäße bleiben erhalten.

Wegen der lymphogenen Metastasierung ist also die Radikalität bei allen heute gebräuchlichen Resektionsmethoden von vornherein sehr in Frage gestellt.

VIII. Anatomie der vorderen Bauchwand
(Abb. 16)

Die Kenntnis der Anatomie der vorderen Bauchwand ist für das Gelingen aller abdominellen Operationen entscheidend. Nur unter Berücksichtigung der anatomischen Voraussetzungen werden Bauchschnitte richtig gelegt und wieder

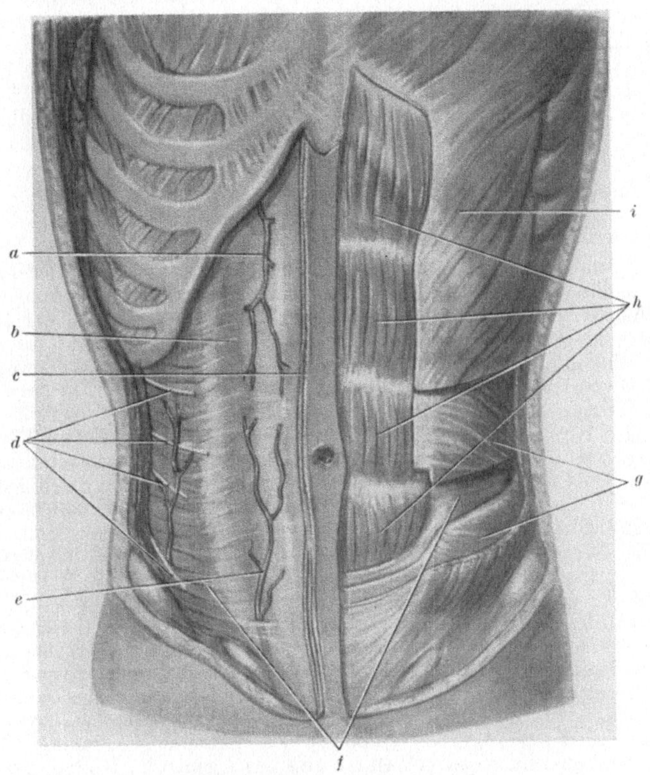

Abb. 16. Muskulatur, Nerven- und Gefäßversorgung der vorderen Bauchwand (modifiziert nach R. MAINGOT, Abdominal Operations, Appleton Century Crofts, 1961). *a* A. epigastrica cran.; *b* dorsale Wand der Rectusscheide; *c* Linea alba; *d* Ni. intercostales IX—XII; *e* A. epigastrica caud.; *f* M. transversus abd. und Fascia transversalis bzw. dorsale Wand der Rectusscheide; *g* M. obliquus abd. intern.; *h* M. rectus abdominis mit Inscriptiones tendineae (insgesamt 4); *i* M. obliquus abd. externus

verschlossen werden können. Rücksichtslos angelegte und ohne sorgfältige Nahtmethodik versorgte Hautschnitte können zu Komplikationen führen, welche das Operationsresultat in Frage stellen, u.U. das Leben gefährden. Aufs eindringlichste sei daher vor der Unsitte gewarnt, daß der Operateur die Bauchdeckennaht einem Assistenten überläßt.

Für die Belange der Abdominalchirurgie sind vier Schichten der Bauchwand bemerkenswert: 1. *Haut und Subcutis.* 2. *Fascia abdominis externa nebst M. obliquus abdominis ext.* 3. *M. obliquus abdominis int. und M. rectus abdominis.* 4. *M. transversus abdominis nebst Fascia abdominis int.* (transversalis), Präperitoneum und Peritoneum.

Zu 1. In der subcutanen Fettschicht finden sich *Rr. cutanei lat.* seitlich in der Axillarlinie und *Rr. cutanei ventr.* unmittelbar lateral von der Medianlinie. Sie entstammen vorwiegend den *Intercostalarterien VII—XII* sowie der *A. thoracica int.* In der unteren Bauchregion finden sich Äste der A. circumflexa ilium superf., der A. pudenalis ext. sowie der A. epigastrica superf. Die *Venen oberhalb des Nabels* stehen mit der V. thoraco-epigastrica, also mit der

V. axillaris, sowie über die V. xiphoidea mit der V. thoracica interna in Verbindung. *Unterhalb des Nabels* vereinigen sie sich zu einer caudalwärts ziehenden V. epigastrica superf. Bei portaler Hypertension erweitern sich die Bauchdeckenvenen vom Nabel aus (Caput Medusae), um das Blut über die oberflächlichen Venen der Bauchwand den Vv. cavae zuzuführen.

Die *subcutanen Lymphgefäße* verlaufen längs der V. thoraco-epigastrica nach cranial zu den *Ln. axillares* (pectorales), nach caudal zu den Ln. inguinales superf. Außerdem bestehen auch Anastomosen zwischen den subcutanen und intramuskulären Lymphgefäßen der Bauchwand, also zu den *Ln. epigastrici cran., intercostales stern.* und *Ln. epigastrici caud.*

Die *sensiblen Nerven* der Subcutis entstammen den ventralen Ästen der *Intercostalnerven VII—XII*. Sie ziehen innerhalb der schrägen Bauchmuskulatur ebenfalls in schräger Richtung nach medial caudal. Sie treten seitlich in der Axillarlinie als *Rr. cut. lat.* sowie paramedian als *Rr. cut. ventr.* in Erscheinung. Aber auch Äste der Nn. lumbales und des Plexus lumbalis, nämlich Äste des N. iliohypogastricus, genitofemoralis und ilioinguinalis beteiligen sich an der Innervation der vorderen Bauchwand speziell im Bereich des Leistenrings und der Regio pubica.

Zu 2. Die *Fascia abdominis ext.* bedeckt als dünnes Blatt den *M. obliquus abd. ext.* und verschmilzt mit der Sehne dieses Muskels zu einer Aponeurose, welche zugleich als ventrale Wand die vordere Rectusscheide bildet.

Zu 3. Unter dem M. obliquus abd. ext. liegt die Muskelplatte des *M. obliquus abd. int.*, dessen Fasern senkrecht zu denen des M. obl. abd. ext. verlaufen. Die Aponeurosen beider Muskeln verschmelzen miteinander unter Bildung der ventralen Wand der Rectusscheide. Die Muskelplatte des M. obl. abd. int. erstreckt sich wie die des externus vom Rippenbogen bis zum Darmbeinkamm. Sie wird von den segmentalen Gefäßen und Nerven durchbohrt. Eröffnet man die ventrale Wand der Rectusscheide der Länge nach, so liegt der *M. rectus abdominis* frei, der zwischen Linea alba und lateralem Rand der Rectusscheide vom Xiphoid und dem medialen Rippenbogen bis zum Schambein zieht und in diesem Verlauf von drei sehnigen *Inscriptiones* unterbrochen wird. In Höhe der Inscriptionen treten von lateral her die ihn versorgenden Gefäße und Nerven ein. Außer den segmentalen Gefäßen und Nerven treten an die dorsale Seite des M. rectus von cranial kommend die *A. und V. epigastrica cranialis*, von caudal kommend die *A. und V. epigastrica caudalis* heran (vgl. Abb. 16). Die hintere Wand der Rectusscheide wird im epigastrischen Winkel vom M. transvserus und dem hinteren Blatt der Internusaponeurose gebildet. Erst in der Höhe der 9. Rippe gewinnt sie sehnigen Charakter; denn sie verbindet sich hier mit kräftigen Zügen der Transversusaponeurose. Unterhalb des Nabels stellt sich an der hinteren Wand der Rectusscheide eine caudalkonkave *Linea semicircularis* dar, welche die caudale Begrenzung des sehnigen Anteils der hinteren Rectusscheide anzeigt. Unterhalb dieser Linie wird die dorsale Wand des Rectus nur mehr von der inneren Bauchwandfascie gebildet. Vordere und hintere Rectusscheide verbinden sich in der Mittellinie zur *Linea alba*, welche vom Xiphoid bis zur Symphyse verläuft. Die Sehnenfasern durchflechten sich in ihr von beiden Seiten kommend so innig, daß sie normalerweise jeder Zugbeanspruchung gewachsen ist und das eigentliche Halteorgan der vorderen Bauchwand darstellt.

Zu 4. Unter dem M. obliquus abdominis int. liegt als tiefste Schicht der *M. transversus abdominis*, dessen Muskelfasern mit dem dorsalen Blatt der Internusaponeurose und der Transversusaponeurose zu einer einheitlichen dorsalen Rectusscheide verschmelzen. Die Grenzlinie zwischen Muskelfleisch und Aponeurose des M. transversus ist die Linea semilunaris. In dieser Schicht verläuft der N. ileo-hypogastricus und die von caudal aufsteigenden Äste der A. circumflexa ilium prof. Unter dem M. transversus liegt die *Fascia abdominis int. (transversalis)*. Sie ist die tiefste Schicht der Bauchwand und mit dem Peritoneum meist so eng verbunden, daß die Trennung beider Gebilde ohne Verletzung des Bauchfells nur bei sorgfältigem Vorgehen gelingt. Unterhalb des Nabels liegen die vesico-umbilicalen Gebilde des Präperitoneums, nämlich die zum Nabel heraufziehende Chorda umbilicalis sowie die in der Medianlinie liegende Chorda urachi.

Praktische Anatomie

Jeder Bauchschnitt soll so angelegt werden, daß er guten direkten Zugang und genügend Übersicht im betreffenden Operationsgebiet schafft. Ein Bauchschnitt soll ferner so gelegt sein, daß er bei Bedarf erweitert werden kann, ohne daß die Funktion der Bauchwand in der postoperativen Phase oder später ihre normale Leistungsfähigkeit einbüßt.

Die Bauchdeckennaht muß zuverlässig sein und eine vollständig feste Bauchwand wiederherstellen. Schließlich soll auf ein gutes kosmetisches Resultat geachtet werden.

Kommentar

Neue anatomische Erkenntnisse
der autonomen Innervation des Magens

Von Hans Loeweneck

Die neuen Verfahren der selektiven Vagotomie verlangen vom Chirurg die Kenntnis der Variationen im Verlauf der vagalen extragastralen Magennerven. Wir haben hierüber vor kurzem berichtet (Loeweneck, v. Lüdinghausen u. Mempel, 1967).

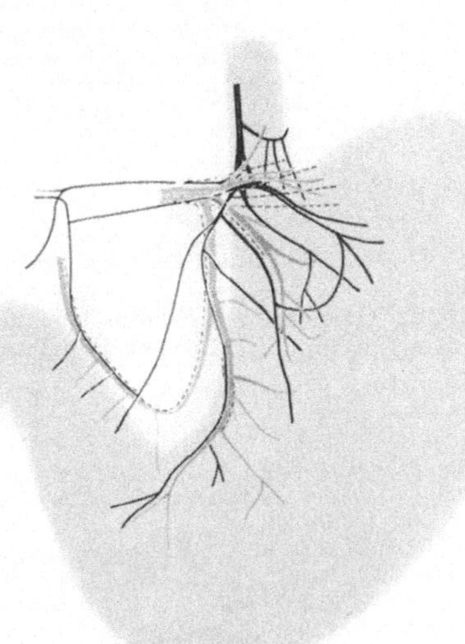

Abb. 17. Topographischer Verlauf der ventralen vagalen Magennerven. Gestrichelt sympathische Nerven. Aa. gastricae hellgrau

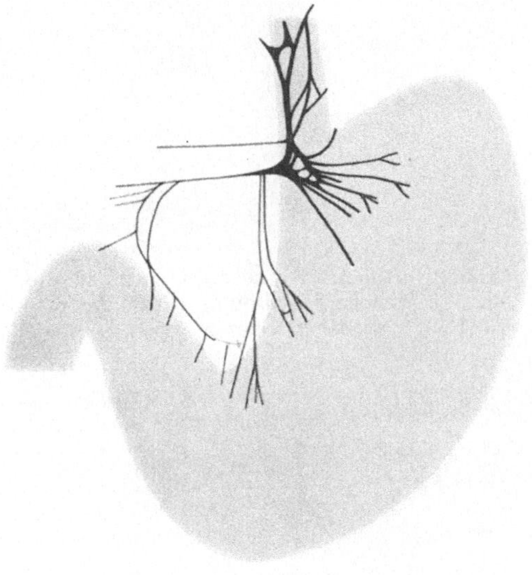

Abb. 18. Topographischer Verlauf der dorsalen vagalen Magennerven. Gestrichelt sympathische Nerven. Aa. gastricae hellgrau

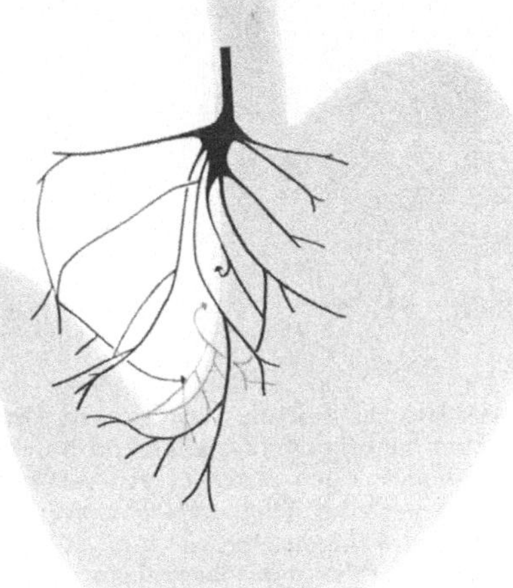

Abb. 19. Rr. antrales ventrales mit Anastomosen

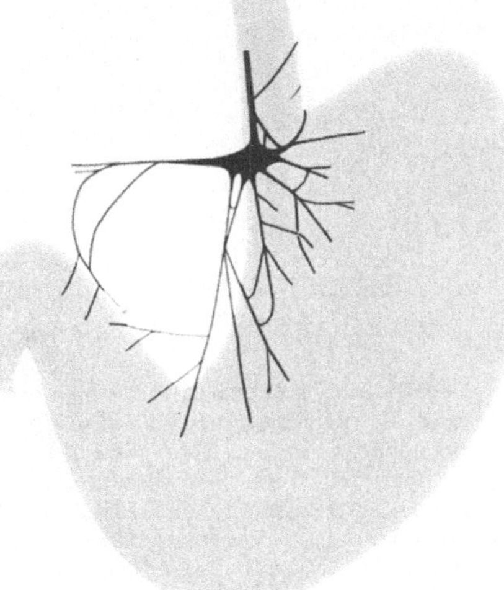

Abb. 20. Isolierte Rr. antrales ventrales

3*

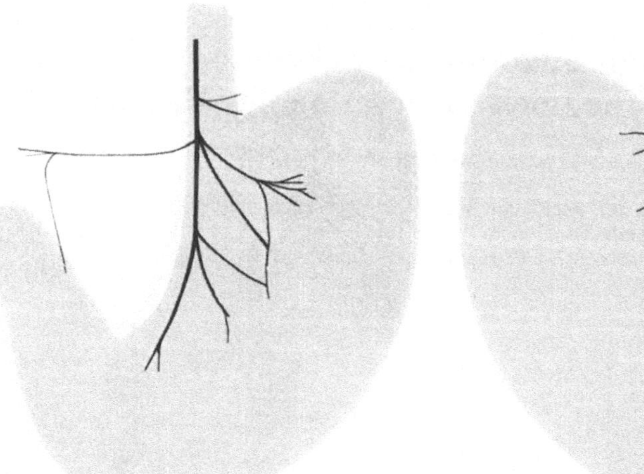

Abb. 21. Isolierte Rr. antrales ventrales und
zusätzliche Antruminnervation aus
Korpusnerven

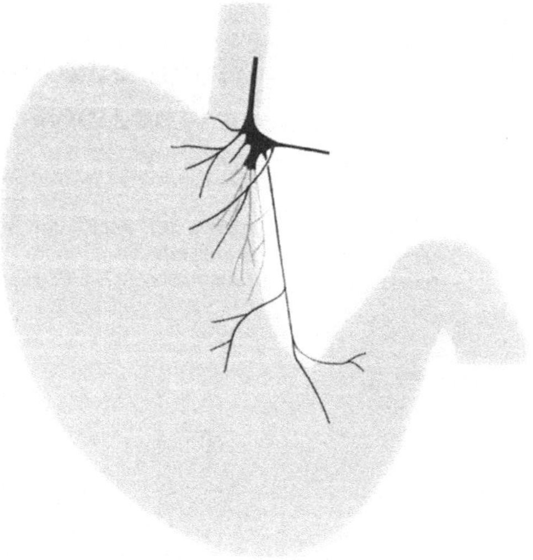

Abb. 22. Gemeinsamer Fundus-Korpus-
Antrum-Stamm aus dem ventralen Vagus

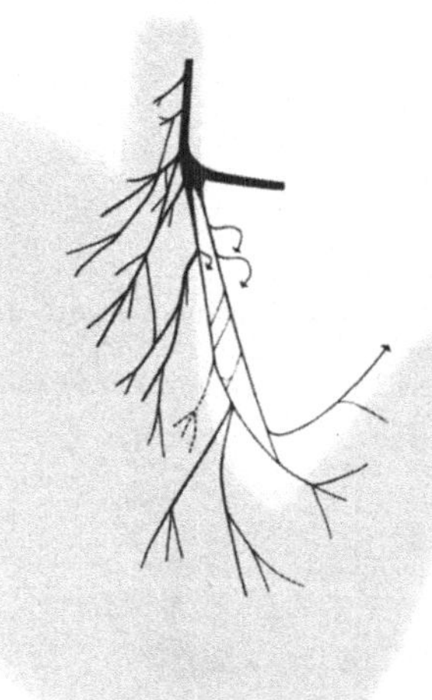

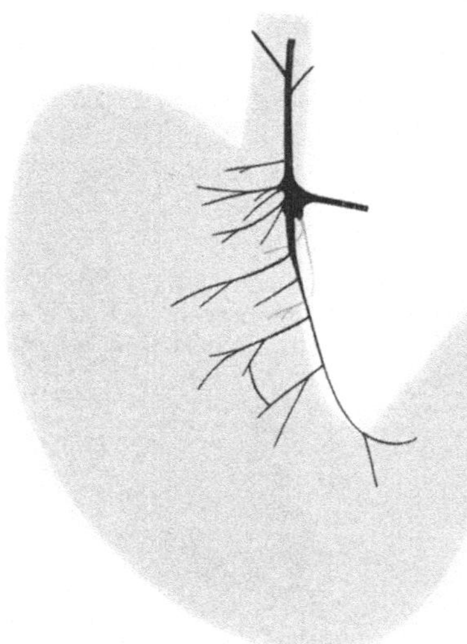

Abb. 23. Dorsaler R. antralis mit
Anastomosen

Abb. 24. Isoliert verlaufender dorsaler
R. antralis

Der in 62% supra cardiam als einzelner Nervenstamm zu findende ventrale Vagusstamm
ist am Erwachsenen meist 4,5 mm dick. In 38% kommen mehrere ventrale Vagusstämme vor,
von denen gesondert Magenäste abgehen. In Kardiahöhe zweigen aus dem ventralen Vagus
die Rr. hepatici ab. Von diesem oft plexusartigen Nervenstrang oder auch direkt vom ventralen Vagusstamm gehen meist ein oder zwei Rr. antrales ventrales ab. Sie verlaufen immer
ventrocaudal des ventralen Astes der A. gastrica sin. und enden typischerweise am Angulus
ventriculi (Abb. 17). Diese Rr. antrales ventrales verlaufen in 36% von den vagalen Fundus-
Korpus-Nerven völlig getrennt (Abb. 20, 21). Bei 50% trifft man auf Anastomosen zwischen
vagalen Fundus-Korpus-Nerven und den gesondert verlaufenden Rr. antrales (Abb. 19). In
14% findet man einen entlang der kleinen Kurvatur verlaufenden vagalen Fundus-Korpus-
Antrum-Stamm, von dem die einzelnen Magennerven abzweigen (Abb. 22). Die ventralen

vagalen Fundus-Korpus-Nerven liegen meist in zwei oder auch drei Schichten übereinander und anastomosieren vielfach mit Magennerven aus dem dorsalen Vagus.

Nur in 16% trifft man auf mehrere dorsale Vagusstämme. In Kardiahöhe zweigt vom dorsalen Vagus der Truncus coeliacus ab. Wie auf der Ventralseite können auch auf der Dorsalseite des Magens die vagalen Fundus-Korpus-Nerven in drei Schichten übereinander verlaufen. In 26% finden wir von den vagalen Fundus-Korpus-Nerven getrennt verlaufende Rr. antrales dorsales. Sie können entweder aus dem dorsalen Vagusstamm, dem dorsalen Magenplexus oder aus dem Truncus coeliacus abzweigen (Abb. 24). In 44% gehen sie wieder Anastomosen mit anderen vagalen Magennerven ein (Abb. 23). In 30% trifft man auf einen gemeinsamen Fundus-Korpus-Antrum-Stamm des dorsalen Vagus mit „kammartigem" Abgang der Magenäste (Abb. 25). Die Rr. antrales dorsales umschlingen meist den dorsalen Zweig der A. gastrica sin. und enden extragastral typischerweise am Angulus ventriculi (Abb. 18).

Die vagale Pylorusinnervation erfolgt in allen Fällen über den Plexus hepaticus. Zusätzlich können zur Ventralseite des Pylorus in 38% aus dorsalen und in 14% aus ventralen Vagusästen Rr. pylorici abzweigen. In 16% treffen wir auf den von McCrea einmal als Sonderfall beschriebenen R. pyloricus, der durch das kleine Netz verläuft. Auf der Dorsalseite finden wir in 68% keine vagalen Rr. pylorici. Nur in 26% treffen wir auf Pylorusäste des dorsalen Vagus. In 6% finden wir einen isolierten R. pyloricus dorsalis.

Über den Fundusgefäßen aus der A. gastrica sin. liegen ausgedehnte sympathische Nervengeflechte, die sich bis zum Plexus coeliacus darstellen lassen.

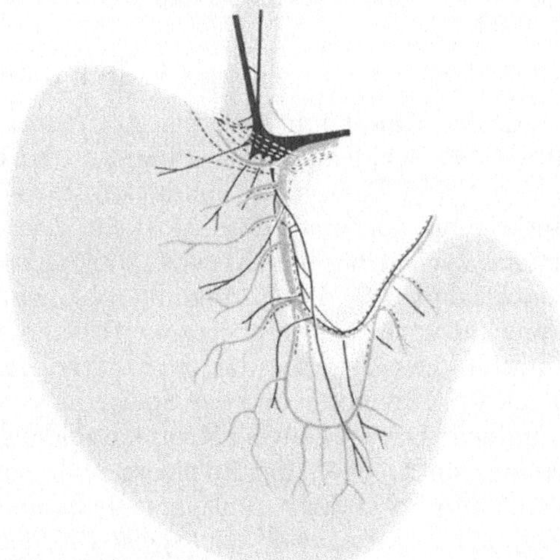

Abb. 25. Gemeinsamer dorsaler Fundus-Korpus-Antrum-Stamm

Literatur

Loeweneck, H., M. v. Lüdinghausen u. W. Mempel: Die vagale Mageninnervation. Münch. med. Wschr., Juli 1967.

B. Physiologie und Pathophysiologie des Magens*

In diesem Kapitel habe ich die Aufgabe übernommen, aus der Fülle der Literatur zum Thema nicht nur die gesicherten Erkenntnisse anzuführen, sondern auch jene Resultate einer umfangreichen experimentellen und klinischen Forschung, welche zu zahlreichen noch ungelösten Fragen in Beziehung stehen. Sich widersprechende Ergebnisse und gegenteilige Auffassungen sollen einen Eindruck von den augenblicklich aktuellen und umstrittenen Problemen vermitteln. In diesem Sinne ist die Darstellung nicht nur als Mitteilung und Information, sondern gleichzeitig als Anregung gedacht für alle, welche an der weiteren Erforschung der Magenphysiologie und an der praktischen Anwendung in der Magenchirurgie aktiven Anteil nehmen.

I. Die Grundzüge der angewandten Magenphysiologie

Unter Digestion versteht man die Zerlegung der aufgenommenen Nahrung in kleine Abbauprodukte, an welcher physikalische und chemische Prozesse beteiligt sind. Durch den Vorgang der Resorption treten die Abbauprodukte der Nahrung aus dem Dünndarm in das Blut über und gelangen an die verarbeitenden Zellen des Organismus. Die Digestion wird bereits in der Mundhöhle eingeleitet, wo die mechanische Zerkleinerung der Nahrung durch die Tätigkeit

---

* Bearbeitet von W. Hart.

der Kiefer, Zähne, Kaumuskeln, Zunge und Wangen erfolgt. Chemische und mechanische Reize in der Mundhöhle regen die Speicheldrüsen zur Sekretion an. Das Sekret ist stets der Zusammensetzung und dem Volumen der Speisen angepaßt. Seine Reaktion liegt bei pH 6,7 bis 7,4. Der Schleimstoff Mucin ist für die Caseinverdauung der Milch, die α-Amylase für den Beginn der Kohlehydratverdauung von Bedeutung. Durch die Speichelsekretion werden die Speisen auch schon teilweise verdünnt und für den Weitertransport im Oesophagus gleitfähig gemacht.

1. Der Schluckakt

In der Mundhöhle vorbereitete und zu Bissen umgeformte Speisen gelangen durch den Schluckakt über Pharynx und Oesophagus in den Magen. Man unterscheidet drei Phasen des Schluckaktes. Die erste Phase setzt willkürlich durch Betätigung quergestreifter Muskeln ein, die folgenden zwei Phasen verlaufen reflektorisch. Über den Nervus glossopharyngicus werden afferente Impulse dem Schluckzentrum in der Medulla oblongata zugeleitet. Die efferenten Impulse laufen über die Nn. hypoglossus, trigeminus, glossopharyngicus und vagus. Ihre Funktion gewährleistet den geordneten Bewegungskomplex der Muskeln des Rachens, des Kehlkopfs und der Speiseröhre. An der zweiten Phase sind Muskeln des Mundbodens, vor allem der M. mylohyoideus, beteiligt. Die dritte Phase des Schluckaktes beginnt, sobald der Bolus den M. cricopharyngeus passiert hat. Dieser Muskel bleibt nun kontrahiert und verschließt den Oesophagus nach cranial. Er verhindert eine Regurgigation der Speisen in den Rachen. Die jetzt einsetzende Oesophagusperistaltik wird durch den N. vagus reguliert. Kontraktion und Relaxation der Ringmuskelstreifen bewirken in den verschiedenen Abschnitten des Oesophagus charakteristische intraluminäre Druckveränderungen, welche das kontinuierliche Gleiten des Bolus ermöglichen. In Abb. 26 ist dieser Mechanismus anschaulich dargestellt.

Abb. 26a zeigt die tonische Kontraktion des M. cricopharyngeus und des gastro-oesophagealen Vestibulums mit einem erhöhten Druck bei A und D. Der Ruhedruck des Oesophagus bei B und C ist niedriger als der Druck im Magenfundus (E). Der intragastrale Druck im Fundusbereich tendiert bei aufrechter Haltung der untersuchten Person nach leicht subatmosphärischen Werten. Diese sind höher als der atmosphärische Druck in Rückenlage und Kopf-Tieflage.

Abb. 26b. Passage eines halb-flüssigen Bolus durch den Oesophagus. Der erhöhte Druck bei A zeigt die kräftige Kontraktion des M. cricopharyngeus nach Passieren des Bolus an. Die peristaltische Welle läuft hinter dem Bolus nach caudal und verursacht einen erhöhten Druck bei B. Im Bereich des Vestibulums wird die Oesophaguswand bereits leicht entspannt (D), doch ist der Druck hier noch immer größer als im Oesophagus (C) oder im Magenfundus (E).

Abb. 26c. Der Bolus hat das obere Ende des Vestibulums erreicht und verweilt hier kurzfristig. Der Druck in Höhe des M. cricopharyngeus (A) und im oberen Oesophagusanteil (B) ist nahezu auf Ruhewerte zurückgekehrt. Die peristaltische Welle verursacht jetzt bei C einen erhöhten Druck. In Relation zum Ruhedruck ist eine leichte Relaxation der Vestibulumwand eingetreten, doch ist der Druck bei D noch immer groß genug, um die Passage des halbflüssigen Bolus zu verhindern. Der Druck im Magenfundus (E) ist unverändert.

Abb. 26d. Die peristaltische Welle läuft weiter kardiawärts (C) und verursacht eine Ausdehnung im distalen Oesophagus (Ampulle), nachdem das Vestibulum (D) noch nicht genügend relaxiert ist, um eine Passage des halb-flüssigen Bolus zu ermöglichen. Der Druck in Höhe des Musculus cricopharyngeus und im oberen Oesophagus (A und B) zeigt jetzt wieder Ruhewerte. Im Magenfundus (E) ist der Druck unverändert.

Abb. 26e. Der Bolus tritt in den Magen ein. Die vollkommene Entspannung des Vestibulums wird durch einen Druckabfall bei D angezeigt, welcher fast intragastrale Werte (Fundus E) erreicht. Der erhöhte Druck bei C läßt erkennen, daß der Bolus unter der Wirkung der peristaltischen Kontraktionswelle in den Magen eintritt. Der Druck im Magenfundus (E) bleibt trotz des Eintritts von Nahrung in den Magen unverändert durch kompensatorische Relaxation der Magenwand und der Bauchwand.

Abb. 26f. Die Phase nach dem Schluckakt. Unmittelbar nach Beendigung des Schluckaktes kontrahiert sich das Vestibulum kräftig, wie aus dem stark erhöhten Druck bei D zu ersehen ist. Einige Sekunden verweilt der Druck in dieser Höhe und kehrt dann langsam zum Ruhewert (D_1) zurück. Wenn in der Phase des stark erhöhten vestibulären Druckes (refraktorisches Stadium) ein zweiter Schluckakt abläuft, so kann der Bolus vor dem Vestibulum länger verweilen als nach dem ersten Schluck. Cricopharyngealer (A) und oesophagealer (B und C) Druck befinden sich im Ruheniveau und der Druck im Magenfundus (E) ist noch immer unverändert.

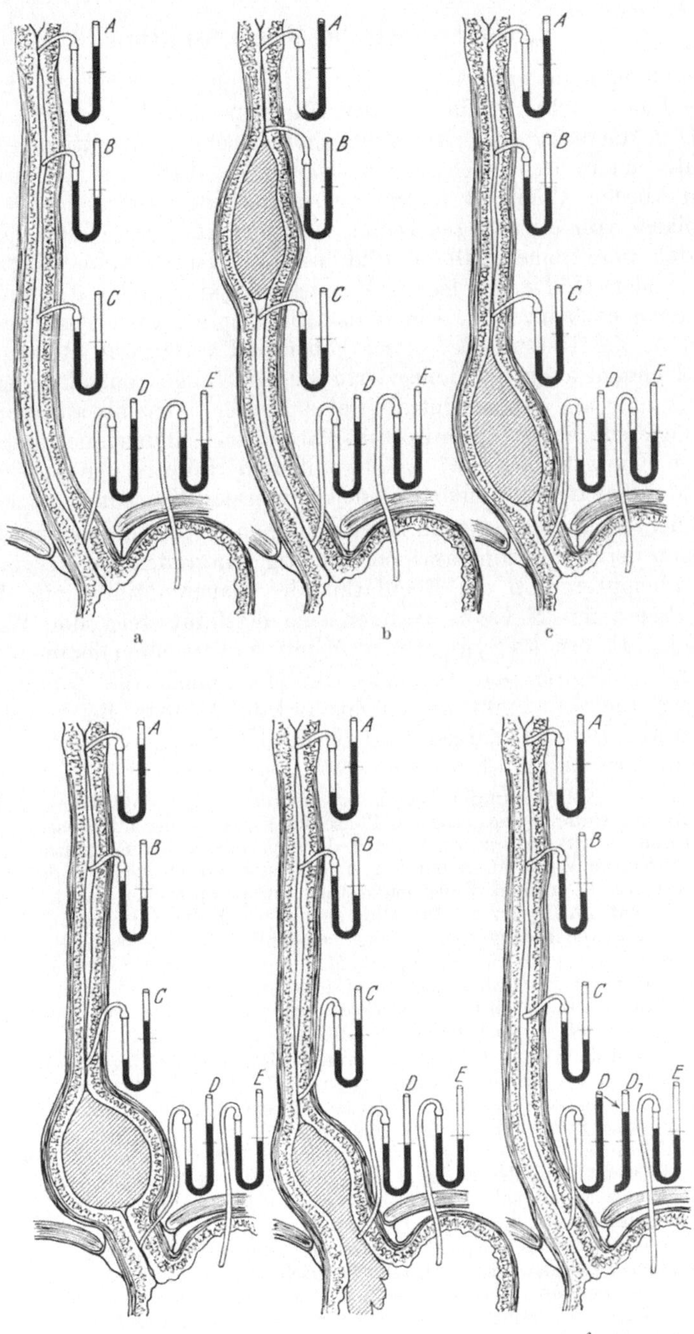

Abb. 26a—f. Zweite und dritte Phase des Schluckaktes (nach NETTER, 1959). Beschreibung im Text

Für den regelrechten Ablauf des Schluckaktes besitzen terminaler Oesophagus und Kardia eine besondere Bedeutung. Ihre funktionellen Eigenheiten sind im Kommentar von H. IMDAHL ausführlicher besprochen.

2. Die motorische Magenfunktion

Eine vollkommene motorische Ruhe des Magens gibt es auch in der interdigestiven Phase nicht. Zu Beginn der Hungerperiode lassen sich durch intragastrale Druckmessung etwa drei milde rhythmische Kontraktionen des Magens pro Minute nachweisen, welche von CARLSON (1916) als „Tonusrhythmus" bezeichnet wurden. Während länger dauernder Hungerperioden zeigt die Druckkurve „spikes" von etwa 30 sec Dauer in immer kürzeren Abständen (NETTER, 1959), so daß im extremen Fall das Bild des sog. „Magentetanus" auftreten kann. In der cranialen Hälfte des leeren Magens sind keine oder nur unwesentliche Kontraktionen nachzuweisen. Die Peristaltik beginnt an der kleinen Kurvatur etwa in Höhe der Incisur oder etwas höher und verläuft in Richtung auf den Pylorus. Nachdem auch der denervierte Magen Hungerkontraktionen erkennen läßt, nimmt man an, daß die intramuralen Nervenplexus als autonome Schrittmacher fungieren. Selbst am autotransplantierten Funduspouch im Tierexperiment treten Kontraktionen auf, welche mit dem Hauptmagen nahezu synchron ablaufen. Man hat deshalb auch an einen humoralen Kausalfaktor gedacht.

Neben dem Meissnerschen und Auerbachschen Plexus, deren Funktion für die Koordination der Magenkontraktionen wichtig ist, greifen die Nerven des autonomen Nervensystems in die Regulation der Magenmotilität ein. Die cholinergischen Fasern des N. vagus besitzen eine motilitätssteigernde Wirkung, die adrenergischen Fasern des Sympathicus üben vor allem einen hemmenden Einfluß aus. MUREN (1956/57) demonstrierte im Tierversuch die Abhängigkeit der Adrenalinwirkung vom funktionellen Zustand des Magens. Bei hoher Ausgangsaktivität wirkt Adrenalin hemmend auf die Motilität, steigert aber am entspannten Magen die motorische Funktion.

Bei Eintritt von Nahrung in den Magen sistieren die Hungerkontraktionen. Es ist bemerkenswert, daß sich während der gesamten Phase der Ingestion der intragastrale Druck nicht verändert. Diese Druckkonstanz wird durch die sog. „rezeptive Relaxation" des Magens ermöglicht. Auf diese Weise kann der Magen eine seiner wichtigsten Aufgaben, die eines Reservoirs (IVY, 1940), erfüllen. Eine gleichzeitige Entspannung der Bauchwandmuskulatur wirkt unterstützend. Zu Beginn der Ingestion sinkt deshalb die Nahrung durch ihren hydrostatischen Druck in die tiefstgelegenen Magenabschnitte ab. Die nachfolgenden Portionen bewirken zunächst eine grobe Schichtung des Mageninhalts, welcher nach einiger Zeit durch die wieder einsetzende Peristaltik gleichmäßig durchmischt wird. Im relaxierten Magen gelangen Flüssigkeiten infolge ihrer Schwerkraft schon bald in den distalen Magenabschnitt und werden relativ rasch in das Duodenum entleert.

Wenige Minuten nach der Nahrungsaufnahme beginnen in der Gegend der Incisura angularis peristaltische Wellen, welche in ihrem Verlauf in Richtung auf den Pylorus immer stärker einschnüren und etwa 3 cm vor dem Pylorus den sog. Sphincter antri bilden. Zwischen Sphincter antri und Pylorus liegt derjenige Magenabschnitt, welcher als Antrum pylori bezeichnet wird. Tonische Kontraktion seiner Längs- und Ringmuskelschicht bewirkt entweder eine Entleerung seines Inhalts in das Duodenum oder ein Zurückpressen in die cranial gelegenen Magenanteile, je nach dem Öffnungsverhältnis von Pylorus und Sphincter antri. Die wichtigere Funktion für die propulsive Entleerung in das Duodenum ist wahrscheinlich nicht dem Pylorus, sondern dem Sphincter antri und dem Antrum pylori zuzuschreiben. „Der Tonus des Sphincter pylori wird hauptsächlich durch Stimuli bestimmt, welche den Magenmuskel als Ganzes betreffen" (THOMAS, 1957). Für die Annahme, daß eine Sphincterfunktion des Pylorus die Magenentleerung reguliert, fehlt jeder experimentelle Beweis (THOMAS, 1957). Tierexperimentelle Untersuchungen von LAWSON und DRAGSTEDT (1964) sprechen ebenfalls für eine passive Rolle des Pylorus. Die Aufgabe des Sphincter pylori besteht in einem konstanten Widerstand gegen die Passage des Mageninhalts und in der Verhinderung eines Übertritts fester Nahrungsbestandteile in das Duodenum. Die Kontraktion des Pylorus begrenzt ferner die Regurgitation von Duodenalinhalt in den Magen, wenn sich das Duodenum kontrahiert (THOMAS, 1957).

Eine exzessive Distension des Bulbus duodeni bei Übertritt von Magenchymus wird durch „rezeptive Relaxation" der Pars I des Duodenums vermieden. Die Kontraktionen des Duodenums in der Pars II sind mit den Kontraktionen des Antrums zeitlich korreliert. Auf diese Weise resultiert eine kontinuierliche Duodenalpassage (WHEELON und THOMAS, 1921).

3. Der Synergismus der Oberbauchorgane
(Abb. 27)

Die von CANNON (1904) aufgestellte Theorie, wonach hohe Acidität im Magen den Pylorus öffnet und ein saurer pH-Wert im Duodenum seine Kontraktion bewirkt, mußte auf Grund neuerer Untersuchungsergebnisse revidiert werden.

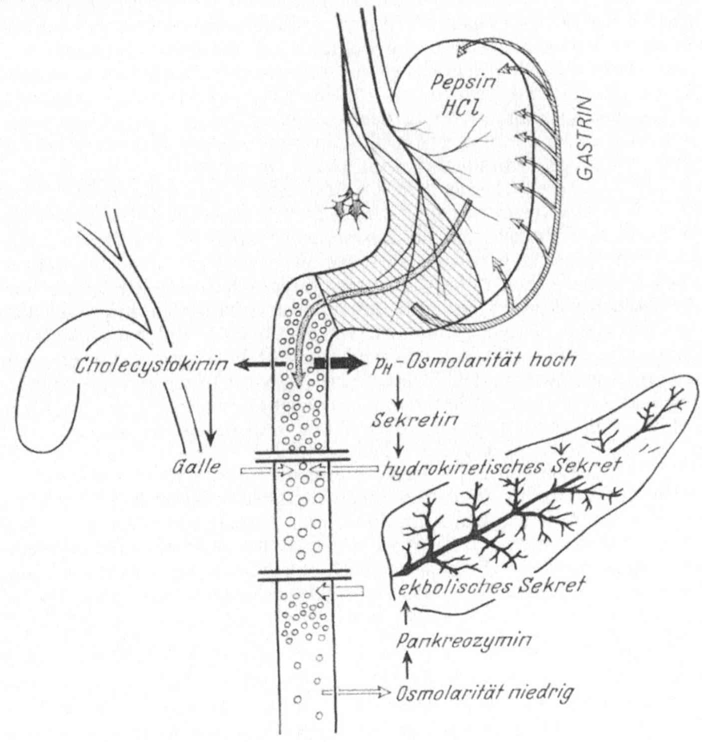

Abb. 27. Synergismus der Oberbauchorgane

Die Magenentleerung ist von einer Reihe von Stimulantien abhängig, welche Tonus und Peristaltik des Magens vermehren oder herabsetzen. Die Steuerung der Magenentleerung durch die meisten dieser Faktoren beruht auf einer unterschiedlichen Hemmung der Magenmotilität über Receptoren, die in der Wand des Duodenums und des Dünndarms lokalisiert sind (HUNT, 1960). Auslösender Reiz für ihre Tätigkeit ist die Konzentration des Chymus an gelösten Stoffen. Je höher die Konzentration, um so stärker wird die Magenentleerung gehemmt. AMDRUP u. Mitarb. (1956) sowie THOMAS (1957) zeigten, daß neben Zucker auch die Verdauungsprodukte von Proteinen oder Dextrinen die Magenperistaltik bremsen. Salzsäure im Duodenum löst diesen Hemm-Mechanismus ebenfalls aus (SHAY und GERSHON-COHEN, 1934; SHAY, 1944; LORBER und SHAY, 1956), und Fettsäuren sind pro Osmol am stärksten wirksam (QUIGLEY und MESHAN, 1941). Der einzige am Magen selbst angreifende, natürliche Reiz für eine größere Aktivität der „gastro-duodenalen Pumpe" ist die Magendehnung (MARBRAIX, 1898; HUNT und McDONALD, 1954).

Die Geschwindigkeit der Magenentleerung beträgt bei normaler Ernährung gewöhnlich etwas weniger als 500 ml/Std (HUNT und SPURRELL, 1951). Bezogen auf die normale Frequenz von drei bis vier peristaltischen Wellen, welche pro Minute über das Antrum hinweglaufen (JUNGMANN und VENNING, 1952), werden in der gleichen Zeiteinheit zwischen 9 und 12 ml saurer Magenchymus entleert. Auch der Neutralisationsprozeß des sauren Magenchymus im Duodenum beeinflußt die Magenentleerung (LAGERLÖF et al., 1960). Nach HUNT (1956) wirken verschiedene, im Magenchymus gelöste Stoffe auf einen einzelnen Receptortyp ein, der auf den osmotischen Druck des Duodenalinhalts reagiert. Je höher der osmotische Druck der Nahrungslösungen im Duodenum ist und einen je höheren Aciditätsgrad sie besitzen, um so stärker wird die Magenentleerung gehemmt. Beide Faktoren stimulieren die Sekretion der Brunnerschen Drüsen (FLOREY et al., 1933, 1934), der Leber und des Pankreas (GROSSMAN et al., 1949). Am Pankreas (vgl. Abb. 27) löst ein hochosmolarer saurer Chymus im Duodenum durch Stimulation der Sekretinausschüttung die hydrokinetische Pankreasfunktion aus. Das in der Duodenalwand lokalisierte Hormon Sekretin (BAYLISS und STARLING, 1902) gelangt auf dem Blutweg in die Bauchspeicheldrüse und ruft ein stark wasser- und bicarbonathaltiges Sekret hervor, das eiweiß- und fermentarm ist. Unter der Sekretinwirkung sistiert die Acinuszellfunktion. Aus der Zusammensetzung des hydrokinetischen Pankreassekretes geht seine Aufgabe hervor, die in der Neutralisation und Verdünnung der Nahrungslösungen liegt. Die osmotische Belastung des Dünndarms wird damit in physiologischen Grenzen gehalten. BORGSTRÖM et al. (1957) stellten eine drei- bis fünffache Verdünnung der Nahrung durch die Duodenalsekrete fest. Bei niederem osmotischem Druck des Chymus und nach Neutralisation der Säure im Duodenum ändert sich die Zusammensetzung des Pankreassekrets. Die Drüse sezerniert ein volumenmäßig geringes, aber eiweiß- und fermentreiches Sekret von zäher Konsistenz, welches wesentlich höhere digestive Eigenschaften besitzt. Als humorales Stimulans der ekbolischen Sekretion fanden HARPER und RAPER 1943 das Ferment Pancreozymin, dessen Konzentration im oberen Dünndarm am größten ist und nach caudal immer mehr abnimmt (GROSSMAN, 1950). Ein Vagusreiz führt ebenfalls zu einer starken fermenthaltigen Pankreassekretion, wie BABKIN (1927) nachweisen konnte. Nach der bisherigen Auffassung übt der Vagus dagegen keinen Einfluß auf das Sekretvolumen aus. Neuere Untersuchungen von MAGEE et al. (1965) deuten jedoch darauf hin, daß die parasympathische Innervation des Pankreas durch Freisetzung von Acetylcholin an den Nervenendplatten die Empfindlichkeit der Drüse gegenüber Sekretin erhöht. Vom milieubedingten Zusammenwirken der Magenentleerung, der hydrokinetischen und ekbolischen Pankreasfunktion hängt die Osmoregulation und die Resorption der Nahrungsabbauprodukte im Dünndarm entscheidend ab. Eigene tierexperimentelle Untersuchungen (HART et al., 1964; FÖRSTER et al., 1966) haben am Beispiel der Glucoseresorption gezeigt, daß während einer bestimmten Zeit bei einer 1%igen Glucoselösung im Dünn- und Dickdarm 18% der verabreichten Menge resorbiert werden, dagegen bei 20- bzw. 50%igen Lösungen nur 5,6%. Mit zunehmender Konzentration der Perfusionslösung im Darm steigt aber die absolute Resorption an. Gleichzeitig durchgeführte Messungen der Wasserveränderungen und der Osmolarität ergaben, daß sowohl im Lumen des Dünndarms als auch des Dickdarms die osmoregulatorischen Vorgänge eine Angleichung der Konzentration an Blut-isotonische Werte bewirken. Höher konzentrierte Lösungen verursachen einen Einstrom von Flüssigkeit in das Darmlumen. Wenn die Magenentleerung physiologisch proportioniert erfolgt, ist das zur Verdünnung im Duodenum notwendige Saftvolumen nur eben so groß, daß der Kreislauf den Flüssigkeitsverlust ohne subjektive Erscheinungen kompensieren kann. Mit abnehmender Konzentration durch fortschreitende Resorption von Nahrungsabbauprodukten wird die zur Verdünnung ausgeschiedene Flüssigkeit rückresorbiert und dem Kreislauf wieder zugeführt. Für das funktionelle Operationsergebnis nach Magenoperationen (vgl. Kapitel „Pathophysiologie des operierten Magens") ist die Belastung der Osmoregulation besonders wichtig.

4. Die Mechanismen der Magensekretion

a) Geschichtlicher Rückblick

Die Geschichte der Biochemie des Magensaftes läßt sich bis in das Altertum zurückverfolgen (HIPPOKRATES, 460—377 v.Chr.; ERASISTRATOS, 310—250 v.Chr.; ARISTOTELES, 384 bis 324 v.Chr.; GALENOS, 129—201 n.Chr.). Zu dieser Zeit hielt man die Verdauung entweder für einen rein mechanischen Vorgang zur Zerlegung der Nahrung in kleinste Partikel oder für einen dem Kochen vergleichbaren Vorgang bzw. für einen Vergärungsprozeß. An diesen recht vagen Vorstellungen wurde bis in das späte Mittelalter festgehalten, doch betrachtete schon PARACELSUS (1493—1541) die Verdauung als Folge einer chemischen Wirkung. Die Auffassung von der chemischen Natur des Verdauungsvorganges findet sich später bei VAN HEL-MOND (1577—1644), FRANZISKUS DE LE BOE SILVIUS (1614—1672) und HERMANN BOERHAAVE (1668—1738). DE LE BOE SILVIUS wußte bereits, daß der Magensaft sauer ist und im Duo-denum neutralisiert wird. RENÉE ANTOINE FERCHAULT DE RÉAUMUR (1683—1757) publizierte 1752 eine Arbeit unter dem Titel „Sur la digestion des oiseaux". Er verwendete für seine Verdauungsexperimente eine Gabelweihe, einen Raubvogel, welcher unverdauliches Material nach einiger Zeit wieder erbrach. Diesem Tier verabreichte er Futter in Metallröhrchen, die mit einem Gitterdraht verschlossen waren. RÉAUMUR machte die Beobachtung, daß der in das Metallröhrchen eindringende Magensaft das Futter teilweise auflöste, obwohl eine mechanische Einwirkung nicht möglich war. Diese Experimente wiederholte SPALLANZANI (1729—1799) im Selbstversuch. Ähnlich wie RÉAUMUR stellte er in vitro Versuche an, indem er Schwämm-chen verschluckte, wieder erbrach und die Wirkung des so gewonnenen Magensaftes auf die Nahrung studierte. Obwohl schon SPALLANZANI vermutete, daß der Magensaft eine Säure enthalten müsse, wurde erstmals von RICHARD JOUNG (1803) in seiner Dissertation „An experimental enquiry into the principles of nutrition and the digestion process" festgestellt, daß der Magensaft freie Säure enthält, welche Lakmus rot färbt. Dem englischen Arzt PROUT gelang dann 1824 die Identifizierung dieser freien Säure als Salzsäure. Eine wesentliche Bereicherung der Kenntnis der Magenphysiologie waren die Beobachtungen des kanadischen Armeechirurgen WILLIAM BEAUMONT (1785—1853) an einem Jäger, welcher nach einer Schuß-verletzung eine Magenfistel zurückbehielt (vgl. Abb. 146). BEAUMONTs Untersuchungen erschei-nen teilweise als eine Vorwegnahme der Ergebnisse PAWLOWs (SCHRIEFERS, 1962). Die Auf-deckung der Salzsäure im Magensaft durch PROUT konnte von TIEDEMANN und GMELIN (1826/27) und von BIDDER und SCHMID (1882) bestätigt und bewiesen werden. Ermöglicht wurde die Be-weisführung, als BASSOW (1843) und BLONDLOT (1843) den experimentellen Weg zur Magensaft-gewinnung durch Anlegen von Magenfisteln bei Hunden aufgezeigt hatten. Die systematische Erforschung der Mechanismen der Magensaftsekretion begann mit HEIDENHAIN (1879), wel-cher im Tierexperiment durch Bildung des nach außen gefistelten denervierten Nebenmagens, sog. Heidenhain-Pouch, das erste Modell für exakte Sekretionsstudien am Magen schuf. Nachdem die Tatsache der Salzsäureproduktion im Magen allgemein anerkannt war, bestand noch jahrelang Unklarheit über den Ort der Säurebildung. HEIDENHAIN (1870) unterschied zwischen dunkel erscheinenden Belegzellen und hellen Hauptzellen in den Fundusdrüsen. Die Bildung der Salzsäure schrieb er den dunklen Belegzellen zu. Erst 1934 wurde durch LINDER-STRØM-LANG und HOLTER der biochemische Beweis für diese Annahme erbracht.

b) Der Mechanismus der Säurebildung

Unsere heutige Auffassung über den Mechanismus der Säurebildung stützt sich weitgehend auf die Arbeiten des Biochemikers DAVIES und seiner Mitarbeiter (1940—1950), welche mit Hilfe von Farbstoffindikatoren die Sekretkanälchen innerhalb der Belegzellen als den Ort der Salzsäureproduktion kennzeichneten. Die elektrische Potentialdifferenz in der Magenwand ist schon lange bekannt (DONNÉ, 1834). Spätere elektrophysiologische Untersuchungen im Tierexperiment bestä-tigen ein solches elektrisches Potentialgefälle von ~ 40 mV (REHM, 1950). Diese Energie entstammt der elektrochemischen Arbeit zur Zerlegung des Wassers in seine Ionen, wobei wahrscheinlich auch energiereiche Phosphate mitwirken (HEINZ, 1960). Die Säuerung des Magensaftes erfolgt durch die H-Ionenpumpe, während die Chlor-Ionen-Pumpe die elektrischen Erscheinungen bewirkt. Unklar sind bis heute die Beziehungen zwischen beiden Transportsystemen und die Beobachtung, daß bei fortgesetzter Säureproduktion durch kombinierte Gabe von Histamin und Carboanhydrase-Blockern elektrische Erscheinungen fehlen. Alle Theorien über den Mechanismus des H-Ionentransportes sind aber nach HEINZ (1960) bisher nicht durch haltbare experimentelle Befunde unterbaut. Die Untersuchungsergebnisse von FORTE et al. (1963) haben die Kenntnis über die Entstehung der elektrischen Potentialdifferenz an der Magenschleimhaut er-weitert.

Der aktuelle Aciditätsgrad des Magensaftes ist nicht nur von der HCL-Pro-duktion abhängig. Jede Saftsekretion besteht aus einer saueren und einer alka-lischen Phase. Die saure Phase wird definiert als eine wäßrige HCL-Lösung von 143 mEq/l und einem pH-Wert von 1,2—1,8. Sie entstammt den Belegzellen der

Fundusdrüsen. Von den Schleimzellen des Magenepithels, vor allem im Antrum-und Pylorusbereich sowie im Halsteil der Fundusdrüsen, wird die alkalische Phase sezerniert. Es ist eine wäßrige Lösung von 40 mEq/l Alkali, das Natriumbicarbonat und basisches Mucin enthält.

Nach TEORELL et al. (1954) lassen sich die gegenwärtigen Vorstellungen zusammenfassend in drei Hauptgruppen einteilen:

1. Die Akkumulation von H^+-Ionen wird durch eine Serie von Reduktions-Oxydationsprozessen innerhalb des Zelloxydationssystems der Parietalzellen verursacht (DAVENPORT, 1943/49; DAVIES, 1951; CONWAY, 1950/53).

2. Die Sekretion von H^+-Ionen wird durch ein elektrisches Potential kontrolliert, das durch Oxydationsprodukte in der Zelle aufgebaut wird (REHM, 1950).

3. Die Akkumulation von H^+-Ionen ist ein sekundäres Phänomen und die Energie wird verbraucht, um die Chloridionen zu akkumulieren (HOGBEN, 1951/52).

SOLMS und BRAS (1954) erklären das Salzsäureproblem mit bemerkenswerten Experimenten.

In den Belegzellen liegt infolge ihres Lipoid-Lipid-Gehaltes (STELLA-GANGI, 1922) ein biphasisches System Öl-Wasser vor. Im Verlauf der Sekretion bildet sich zunächst in der Mitte der Belegzellen ein Sekret, welches schließlich das gesamte Gangsystem der Sekretcapillaren und die Ausführungsgänge ausfüllt. Der Lymphstrom des zirkulierenden Blutes umfließt die Sekretgranula, welche ihre Lage verändern, aber an Menge konstant bleiben. Bei Färbung nach GOLGI entsteht eine tiefbraune Farbe der Granula und eine schwach hellgelbe Farbe der scharf abgegrenzten peripheren Zellteile. Auch Kongorotfärbung macht eine Grenze zwischen den äußeren Partien der Zelle und den violett-braun gefärbten zentralen Anteilen sichtbar. Würde in der Belegzelle echte Salzsäure vorhanden sein, wäre eine blaue Farbe zu erwarten. Nach dem Ergebnis der Golgi-Färbung ist anzunehmen, daß das Sekret und die Granula lipoid-lipide Teile enthalten. An der Spaltung von Kochsalz in Salzsäure und Alkali sind Phosphatide wie Lecithin und Cephalin beteiligt, welche in den Fettstoffen der Belegzellen vorkommen.

Cephalin verhält sich in dem Reaktionsablauf wie eine einbasische Säure, Lecithin durch seine basische Cholingruppe wie eine schwache Base. Im biphasischen System Öl-Wasser wirkt die Ölphase als schwachbasischer Ionen-Austauscher. Durch Wasseraufnahme aus dem Lymphstrom gehen die am Fett esterartig gebundenen polaren Gruppen des Lecithins in die sog. offene Betainform über, die OH^--Gruppe des Cholins taucht in die wäßrige Phase ein. Diese OH^--Gruppe kann mit dem Cl-Ion des Kochsalzes Lecithinhydrochlorid bilden, das im fettigen Milieu gelöst ist. In der wäßrigen Phase entsteht NaOH. Bei Anwesenheit von Kohlensäure wird das gebildete NaOH neutralisiert. Der kontinuierliche Lymphstrom schafft das Reaktionsprodukt $NaHCO_3$ weg und verhindert eine rückläufige Reaktion.

In der Belegzelle der Magenschleimhaut liegt also keine freie Salzsäure vor, welche die Zelle direkt zerstören könnte. Solange H^+- und CL^--Ionen an den Endgruppen des hydrochlorierten Lecithins in seiner Anhydritform vorhanden sind, kommt es zu einer sog. polarisiert-homopolaren Molekülbildung zwischen H^+- und Cl^--Ionen. Die feste Bindung dieser Ionen mit dem phosphor-sauren Cholin ist in eine Nebenvalenzform übergegangen, so daß die HCl-Moleküle, von Fett umgeben, das Gewebe nicht schädigen können. Je weiter die lipoid-lipiden scholligen Sekretmassen aus den Belegzellen an die Oberfläche der Magenschleimhaut gelangen, um so mehr werden sie stufenweise durch die Prolipase des Magens und durch die Lipase abgebaut. Die optimale Wirkung der in der Magenschleimhaut gebildeten Prolipasen liegt im schwach-sauren Bereich (VOLHARD, 1901/02). Dies hat zur Folge, daß die Pro-Lipasen nur dann optimal wirken, wenn nicht freie, sondern gebundene Salzsäure vorhanden ist. Die freiwerdenden HCl-Moleküle kommen mit dem wäßrigen Lösungsmittel des Magensaftes in Berührung und treten an den Foveolae als klare Lösung in das Magenlumen aus (HENNING, 1932). Im Zusammenhang mit dem Wirkungsoptimum der Magen-Prolipase ist ein Untersuchungsergebnis von HENNING et al. (1954) bemerkenswert. Die Verdauung im Magen findet vorwiegend im katheptischen Reaktionsbereich (pH 3—5) statt.

c) Die anatomischen Grundlagen der Magensekretion
(vgl. Abb. 4)

In der Magenschleimhaut sind drei Arten von Drüsen zu unterscheiden: a) Die Kardiadrüsen, b) die Fundusdrüsen, c) die Pylorusdrüsen.

Die Kardiadrüsen, deren Zellen ausschließlich Schleim produzieren, erstrecken sich vom Übergang des Oesophagus in die Magenschleimhaut etwa 0,5—4 cm nach caudal. Fundus-drüsen, auch Hauptdrüsen genannt, sind tubu-läre Drüsen, von denen drei bis sieben in jede Foveola einmünden. Mit Ausnahme der schleim-sezernierenden Zellen der Pylorusdrüsen ent-halten sie alle im Magen vorkommenden Zell-typen. Sie durchdringen die gesamte Schleim-haut und Lamina propria bis zur Muscularis mucosae. Ihr Gebiet reicht von der Kardia bis zu den Pylorusdrüsen. Zwischen Korpus und Antrum liegt die sog. intermediäre oder Über-gangszone (Abb. 4) mit einer Ausdehnung bis zu 2 cm. Diese Zone enthält sowohl Pylorus-als auch Fundusdrüsen (OI et al., 1959). Wie die Abb. 28 erkennen läßt, kann das Gebiet der Pylorusdrüsen erheblich variieren (RUDING und HIRDES, 1963). Auch OI et al. (1959) stellten fest, daß ihre Ausdehnung zwischen 2—16 cm vom Pylorus kardiawärts reichen kann. Die Bezeichnung Antrum, welche nicht mit der anatomischen Definition übereinstimmt, hat sich im klinischen Sprachgebrauch für das Gebiet der Pylorusdrüsen durchgesetzt.

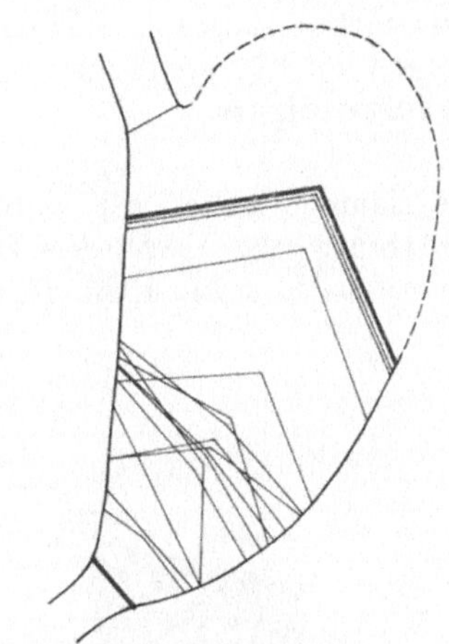

Abb. 28. Individuell variierende Ausdeh-nung der Pylorusdrüsenzone.
(Nach RUDING und HIRDES, 1963)

d) Die Funktion der Fundusdrüsen

In den Fundusdrüsen, auch Hauptdrüsen genannt, finden sich drei Zellarten mit unterschiedlicher Funktion: Belegzellen, Hauptzellen und die schleimbildenden Nebenzellen im Halsteil der Drüse.

α) Belegzellen

Heute wird allgemein als erwiesen betrachtet, daß die *Salzsäurebildung* eine Funktion der Belegzellen ist. Belegzellen sind im gesamten Korpus- und Fundus-bereich sowie in der intermediären Zone nachweisbar. Wie die Untersuchungen von BERGER (1934) und OI et al. (1958) ergaben, sind sie am dichtesten im Korpus-gebiet angeordnet (Abb. 29). Eine exakte Erfassung der Gesamtproduktion an

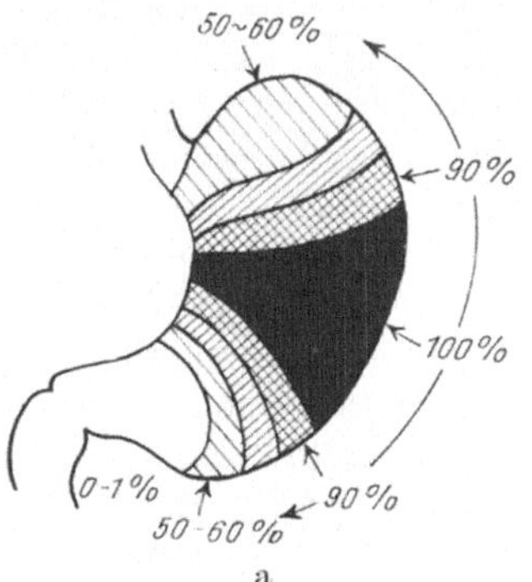

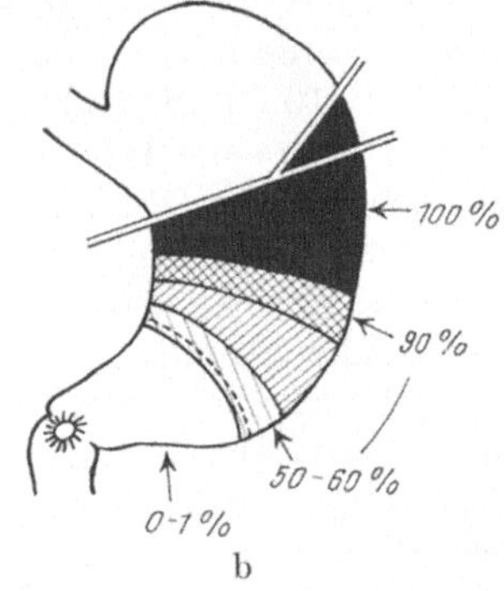

Abb. 29a u. b. a Verteilungsmuster der Belegzellen in einem normalen Magen. Untersuchung 4 Std post mortem, Pat. 30 Jahre. b Verteilung der Belegzellen bei einem Patienten mit partieller Magenresektion wegen Ulcus duodeni. (Nach OI, HOSHIKO und FUNATSU, 1958; aus HARKINS und NYHUS: Surgery of the Stomach and Duodenum, 1962)

freier Säure setzt die Bestimmung des Sekretvolumens und der Konzentration an HCl voraus. Der individuelle Grad der Säuresekretion wird von den meisten Autoren in Milliäquivalenten pro Zeiteinheit ausgedrückt. Nach den Angaben von MOORE und SCARLATA (1965) ist es möglich, nach fraktionierter Ausheberung durch Bestimmung des Volumens und des aktuellen Aciditätsgrades in den einzelnen Proben die Milliäquivalente zu berechnen. Die Fehlerbreite der Methode ist bei stärker sauren pH-Werten sehr gering, weshalb sie für Routineuntersuchungen am Ulcuspatienten mit Hyperacidität durchaus brauchbar und dabei wenig aufwendig ist.

β) Hauptzellen

Als ziemlich sicher gilt, daß das wichtigste Ferment des Magensaftes, das *Pepsin* (SCHWANN, 1834), den Hauptzellen der Fundusdrüsen entstammt (LINDERSTRØM-LANG et al., 1935; BOWIE und VINEBERG, 1935). Auch die Bildung des von WILLSTÄTTER (1928) beschriebenen *Kathepsins* wird diesen Zellen zugeordnet. Beide Enzyme, welche in den Zellen als inaktive Proenzyme vorliegen, spalten alle reinen Eiweißkörper in Albumosen und Peptone. Der weitere Abbau zu niederen Peptiden und Aminosäuren wird von den tryptischen Fermenten des Pankreas besorgt. Durch Einwirkung von Salzsäure wird denaturiertes Eiweiß rascher gespalten als Nativeiweiß. Pepsinogen, das in kristalliner Form isoliert wurde, hat ein Molekulargewicht von etwa 42000. Mit dem pH-Wert des Nahrungsgemisches ändert sich die peptische Aktivität des Magensaftes. SCHLAMOWITZ und PETERSON (1959) fanden ein pH-Optimum von 1,7—2,0 für Nativeiweiß, während sich das Wirkungsoptimum für denaturiertes Eiweiß nach einem pH-Wert von 3,5 verschiebt. Wahrscheinlich durch Hydrolyse eines Peptidringes entsteht aus dem inaktiven Pepsinogen auf autokatalytischem Wege das aktive Pepsin (NORTHROP, 1937). Nach Überschreiten des pH-Optimums für Pepsin infolge der Pufferkapazität der Nahrung erfolgt die Proteolyse durch das Ferment Kathepsin, dessen Wirkungsbereich bei einem pH-Wert von 3—5 liegt. Die Bedeutung der katheptischen Verdauung im Magen geht aus den Untersuchungen von BUCHS und FREUDENBERG (1951), BRAMSTEDT (1952) sowie HENNING et al. (1954) hervor. BRAMSTEDT konnte an Hand von Bestimmungen der Wasserstoffionenkonzentration in ausgeheberten Proben zeigen, daß im gesunden Magen infolge der Pufferkapazität vieler Nahrungsmittel das peptische pH-Optimum von pH 1,8 nur in seltenen Fällen erreicht wird.

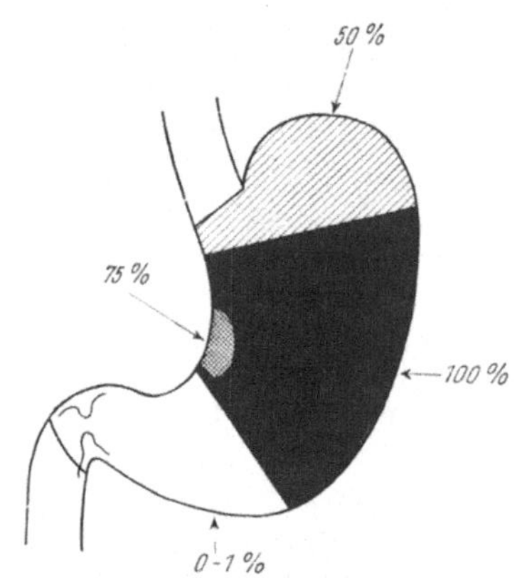

Abb. 30. Verteilung der Belegzellen nach BERGER, 1934

Cholinergische Stimulation, elektrische Reizung der Vagusstämme, Insulinhypoglykämie, Vaguserregung in der kephalischen Sekretionsphase (HIRSCHOWITZ, 1957), Acetylcholin und Cholinesterase-Hemmer (VINEBERG und BABKIN, 1931) fördern die Pepsinsekretion. Histamin stimuliert beim Menschen die Pepsinogensekretion (FRIEDMAN et al., 1957; HIRSCHOWITZ et al., 1957), während die Reaktion im Tierversuch am Hund außerordentlich gering ist (ABRAMS und BROOKS, 1960). Verschiedene Autoren (ZELIONY und SAVITSCH, 1914; SAVITSCH, 1922; GROSSMAN et al., 1944; UVNÄS, 1945/48) haben einen hormonalen Mechanismus der Pepsinausscheidung in Betracht gezogen. Untersuchungen von LINDE

(1953) und SCHOFIELD (1957) erbrachten jedoch keinen Hinweis auf einen hormonalen Mechanismus, der die Pepsinsekretion kontrolliert. Weder die gastrische noch die intestinale Phase der Magensekretion lassen sichere Beziehungen zur Pepsinsekretion erkennen (UVNÄS, 1945; JANOWITZ et al., 1957). Nachdem Vagotomie und Vagolytica die Pepsinproduktion bremsen, muß angenommen werden, daß zumindest der größte Teil der Basalsekretion auf cholinergische Mechanismen zurückzuführen ist (HIRSCHOWITZ und LONDON, 1955).

Pepsinogen wird von den Hauptzellen der Fundusdrüsen nicht nur in das Lumen des Magens, sondern im Sinne einer „inkretorischen Leistung" (JANOWITZ und HOLLANDER, 1951) auch in das Blut abgegeben und über die Nieren als *Uropepsinogen* ausgeschieden (GOTTLIEB, 1924; BUCHER, 1947; BROH-KAHN et al., 1948; MIRSKI et al., 1948; PODORE et al., 1948; JANOWITZ und HOLLANDER, 1951/52; HIRSCHOWITZ et al., 1957; CESNIK, 1959; LICK et al., 1964). Die Unsicherheit in dieser Frage geht aus den Untersuchungsergebnissen von JANOWITZ und HOLLANDER (1951) sowie GRAY et al. (1956) hervor, welche im Uropepsin einen konstanten Anteil des in den Magen sezernierten Pepsinogens erblicken, während andere Autoren (RIGLER et al., 1955; WOODWARD et al., 1956; HIRSCHOWITZ und STREETEN, 1957) keine signifikante Korrelation zwischen Magenpepsinogen und Uropepsinogen beobachten konnten. Obwohl die Basalsekretion des Pepsinogens hauptsächlich dem Einfluß cholinergischer Mechanismen unterliegt, ist nach Vagotomie die Uropepsinausscheidung unverändert (WOODWARD et al., 1956). Die Aussagekraft der Uropepsinogenbestimmung wird von verschiedenen Autoren unterschiedlich bewertet (STREHLER, 1954; GRAY et al., 1954; RIGLER et al., 1955; SPIRO et al., 1956; HIRSCHOWITZ et al., 1957). Eine direkte Korrelation zwischen Säure- und Fermentproduktion findet man in etwa 75%, während in einem Viertel der Fälle hohe Säurewerte mit niedrigeren Uropepsinogenwerten, und umgekehrt, verbunden sind (PODORE et al., 1948; HOAR et al., 1956; CESNIC, 1959; LICK et al., 1964). Die Menge des im Urin ausgeschiedenen Pepsinogens hängt wahrscheinlich nicht nur von der Höhe des Blutpepsinogens ab, sondern auch von der Nierenfunktion (CHAPMAN und NYHUS, 1962).

Labferment kommt beim Menschen nur im Säuglingsmagen vor, welcher noch kein Pepsin enthält. Das Wirkungsoptimum liegt in einem Bereich von pH 5—6. Durch hydrolytische Spaltung fällt Labferment das Casein der Milch aus.

Lange Zeit galt das *Rennin* als aktives Agens bei der Koagulation der Milch im menschlichen Magen. Es hat sich später gezeigt, daß Rennin nur von der Magenschleimhaut des Kalbs und des Säuglings produziert wird, dagegen im Magen des Kindes und des Erwachsenen nicht vorkommt. Im menschlichen Magen wird die Milch hauptsächlich durch die Einwirkung von Pepsin koaguliert (CHAPMAN und NYHUS, 1962).

Neben den schon erwähnten Enzymen enthält der Magensaft auch die fettspaltenden Fermente *Prolipase* und Lipase. Ihre Bedeutung für die Verdauung des Erwachsenen wird allgemein als gering erachtet. Nach der Deutung des Salzsäureproblems durch SOLMS und BRAS (1954) wäre die Aufgabe der Magenprolipase und -lipase nicht in der Verdauung des Nahrungsfettes zu suchen, sondern in der Auflösung der lipoid-lipiden Hüllen von Vorstufen der Salzsäure, welche dadurch freigesetzt und zu aktiven Elektrolyten werden.

Ein wichtiger Bestandteil des Magensaftes ist der sog. „*intrinsic-factor*" (CASTLE et al., 1930), auch als Apoerythein bezeichnet (TERNBERG und EAKIN, 1949). Zusammen mit dem „*extrinsic-factor*", dem Vitamin B_{12} (RICKES et al., 1948; HODGKIN et al., 1955) bildet er das Castlesche antianämische Prinzip Erythein, ein Vitamin-Proteinkomplex. Beim Hausschwein ist die Bildungsstätte des „intrinsic-factors" das Duodenum und die Pylorusregion (HENNING und BRUGSCH, 1931; UNGLEY, 1936). Wegen der größeren therapeutischen Wirkung von Extrakten aus Fundusschleimhaut beim Menschen schlossen FOX und CASTLE (1942), daß im menschlichen Magen der „intrinsic-factor" hauptsächlich in den Fundusdrüsen gebildet wird. Nach GERNER und HENNING (1955) bindet normaler Magensaft innerhalb von 35 min im Magenlumen 112,39 $\mu\gamma$ Vitamin B_{12} pro cm^3. Kranke mit chronisch-atrophischer Gastritis weisen dagegen eine wesentlich geringere Vitamin B_{12}-Bindungskapazität von 26,04 $\mu\gamma$ pro cm^3 auf. Bei HCl-Mangel wird Apoerythein zerstört und es kommt zu schweren Störungen der Erythrocytenbildung. Parenterale Zufuhr von Vitamin B_{12} vermag das Fehlen des „intrinsic-factors" zu kompensieren und die Erythrocytenbildung zu normalisieren.

γ) Nebenzellen

Die sog. mucoiden Zellen des Magenepithels, die Schleimzellen der Kardia- und Pylorus-drüsen sowie die Nebenzellen im Halsbereich der Fundusdrüsen bilden den Magenschleim. Seine Hauptaufgabe besteht im Schutz der Magenschleimhaut vor thermischen, chemischen und mechanischen Schäden. Nach GLASS et al. (1953) setzt er sich aus einem sichtbaren Anteil, welcher in Salzsäure ausflockt, also nicht löslich ist, und aus einem gelösten Anteil, der neben Mucopolysacchariden und Glucoproteinen auch Elektrolyte, Enzyme und abgeschilferte Zellen enthält, zusammen. Nach den Untersuchungen von FLOREY et al. (1941) sowie MORTON et al. (1949) kann man annehmen, daß unterschiedliche Stimuli unterschiedliche Arten von Schleim-zellen zur Sekretion anregen. Trotz der geringen Pufferkapazität des Magenschleims gegenüber der Salzsäure stellt die geschlossene Schleimschicht auf der Schleimhautoberfläche des gesunden Magens einen wirksamen Schutz gegen Schäden durch die Salzsäure dar.

e) Die Funktion der Pylorusdrüsenzone

HEIDENHAIN (1879) glaubte, daß die Sekretion des Magensaftes durch die Resorption gewisser Verdauungsprodukte stimuliert wird. 26 Jahre später, im Jahre 1905, teilte EDKINS seine Hypothese der hormonalen Steuerung der Magen-sekretion durch das Antrum mit. Wenige Jahre zuvor hatten BAYLISS und STAR-LING (1902) eine Stimulation der Pankreassekretion durch Instillation von Salz-säure in das Duodenum gefunden, welche auch nach Durchschneidung aller nervösen Verbindungen des Pankreas zu beobachten war. Vergleichbare, die Hypothese von EDKINS unterstützende Untersuchungen über das Hormon Gastrin gab es zu dieser Zeit nicht (GROSSMAN, 1950). Zur gleichen Zeit, als EDKINS (1906/08) zeigte, daß die intravenöse Injektion von Extrakten aus der Pylorusschleimhaut die Magensekretion anregt, teilte GROSS (1906) Ergebnisse von Tierexperimenten mit, welche die Sonderstellung des Antrums als Receptor für Stimulantien der Magensekretion demonstrierten. Spätere Versuche, die Er-gebnisse EDKINS zu reproduzieren, führten zu unterschiedlichen und wider-sprechenden Resultaten (IVY und WHITLOW, 1922; IVY und FARREL, 1925; PRIESTLEY und MANN, 1932). SMIDT beobachtete 1923 eine Verringerung der Säureproduktion und ein Fehlen der zweiten Sekretionsphase der Magensekretion nach Antrektomie bei Hunden. ENDERLEN und ZUKSCHWERDT (1930) sowie ZUKSCHWERDT und BECKER (1933) konnten seinen Befund bestätigen und experi-mentell erweitern.

An der Identifizierung des Gastrins als Protein, an der Beweisführung über die Bedeutung des Antrums bezüglich der Gastrinproduktion und der hormonalen Eigenschaften des Gastrins sind KOMAROV (1938, 1942), WOODWARD et al. (1948, 1950) und GROSSMAN et al. (1948) maß-geblich beteiligt. Auch UVNÄS (1945) erzielte durch intravenöse Injektion histaminfreier Extrakte aus der Antrummucosa einen Anstieg der Säuresekretion. GREGORY und TRACY gelang 1964 die Aufklärung der chemischen Struktur des Gastrins. Sie isolierten aus der Antrummucosa des Schweins zwei Polypeptide, Gastrin I und Gastrin II, welche sich durch ein SO_3H-Radikal am Tyrosin von Gastrin II unterscheiden (Tabelle 1). Gastrin II besitzt eine Heptadecapeptid-Amid-Struktur mit einer Sequenz von 17 Aminosäuren. ANDERSON et al. (1964) konnten beide Hormone aus l-Aminosäuren synthetisch herstellen. Nach GREGORY

Tabelle 1. *Die chemische Struktur von Gastrin.* (Gastrin I hat die gleiche Struktur wie Gastrin II, nur ohne das SO_3H-Radikal am Tyrosin)

Gastrin II SO_3H
Glutamin Glycin Prolin Tryptophan Methionin Glutamin (5) Alanin Tyrosin Glutamin
Tryptophan Methionin Asparagin Phenylalanin NH_2

C-terminales Tetrapeptid und Amidfunktion

(Nach GREGORY und TRACY, 1964)

Molekulargewicht Gastrin I 1340 ± 30
Gastrin II 1330 ± 40

(Nach TAYLOR, 1964)

Tabelle 2. *Die physiologischen Wirkungen von reinem Gastrin*

HCl-Sekretion		Magenmotilität		Intestinale Motilität		Pankreassekretion		Pepsinsekretion
Stim.	Inhib.	Stim.	Inhib.	Stim.	Inhib.	Vol.	Enzyme	Stim.
+	+	+	∅	+	+	+	+	+

Stimulation bei niedrigen Dosen, Hemmung bei hohen Dosen. (Nach Tracy und Gregory, 1964.)

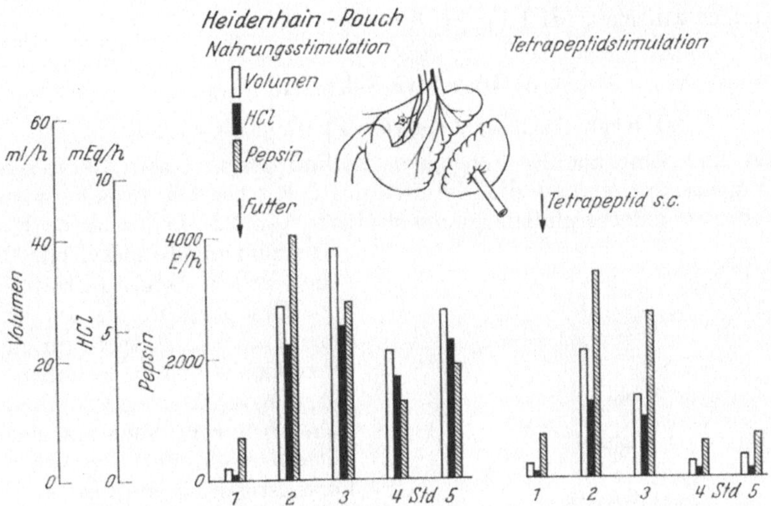

Abb. 31. Sekretion aus einem Heidenhain-Nebenmagen nach Nahrungsaufnahme und subcutaner Applikation von Tetrapeptid

und Tracy (1964) entfaltet Gastrin verschiedene physiologische Wirkungen, die aus Tabelle 2 zu ersehen sind. Die systematische Überprüfung der physiologischen Eigenschaften verschiedener synthetischer Peptide durch Tracy und Gregory (1964) zeigte, daß nur die C-terminale Tetrapeptid-Sequenz (Try.Met.Asp.Phe-NH$_2$) die ganze Skala der physiologischen Eigenschaften des Gesamtmoleküls besitzt. Untersuchungen unserer Arbeitsgruppe (Lick et al., 1966; Abb. 31) an Hunden mit einem Heidenhain-Pouch bestätigen die vergleichbare Wirkung von Gastrin und C-terminalem Tetrapeptid, welches einen dosisabhängigen, submaximalen Effekt hervorruft.

5. Die Phasen der Magensekretion und ihre Stimulation

Die Unterteilung der Magensekretion in eine kephalische, gastrische und intestinale Phase ist aus Gründen der physiologischen Analyse notwendig. Im natürlichen Ablauf der Sekretion überschneiden sich die Sekretionsphasen. Deshalb stößt der Versuch einer experimentellen oder diagnostischen Trennung auf große Schwierigkeiten, besonders bei der Untersuchung am Menschen (vgl. S. 67). Die Magensekretion ist in zwei Perioden getrennt: a) Die interdigestive, Nüchtern- oder Leersekretion, auch basale oder nicht stimulierte Sekretion genannt. b) Die digestive oder stimulierte Sekretion, welche sich in die α) kephalische Phase, β) gastrische Phase, γ) intestinale Phase unterteilen läßt.

a) Interdigestive Sekretion

Als interdigestive Sekretion wird diejenige Sekretion bezeichnet, welche bei Abwesenheit aller bekannten Stimuli noch nachweisbar bleibt. Die Bestimmungen der 12 Std-Nachtsekretion ergaben bei Normalpersonen eine durchschnittliche Säureproduktion von 18 mEq (Levin et al., 1949). Die Resultate der Bestimmung der aktuellen Acidität im Nüchternsekret des Magens sind jedoch nicht einheitlich. Henning et al. (1951), Kinzlmeier (1951) stellten im nüchternen, ungereizten Magen gesunder Versuchspersonen eine aktuelle Reaktion zwischen pH 4 und 5 fest. Andere Autoren (Hart et al., 1963) beobachteten mit kontinuierlicher intragastraler pH-Metrie über 24 Std bei magengesunden Versuchspersonen unter völliger Nahrungskarenz eine aktuelle Acidität von pH 2 mit nur geringen Schwankungen zwischen pH 1 bis pH 3.

b) Digestive Sekretion

α) Kephalische oder nervöse Phase (Abb. 32, 33)

Pavlov und seine Schüler haben den Einfluß des zentralen Nervensystems auf die Magensekretion und die Vermittlung der zentralen Impulse über den Nervus vagus aufgedeckt und eingehend studiert (Abb. 32). Legt man bei Hunden mit einem vagal-innervierten Belegzellen-Pouch, sog. Pavlov-Pouch, eine Oesophagostomie an, so fällt verschlucktes Futter durch das Oesophagostoma nach außen, ohne den Magen zu erreichen. Diese sog. Scheinfütterung geht mit einer unmittelbar einsetzenden, aber nur kurzfristigen Sekretion aus dem Magenbeutel einher und fehlt nach Vagusdurchtrennung. Der Sekretionseffekt wird zentralnervös ausgelöst. Bedingte und nicht bedingte Reflexe sind daran beteiligt (Zeliony, 1923; Janowitz et al., 1950; Doig et al., 1953). Vagale Impulse

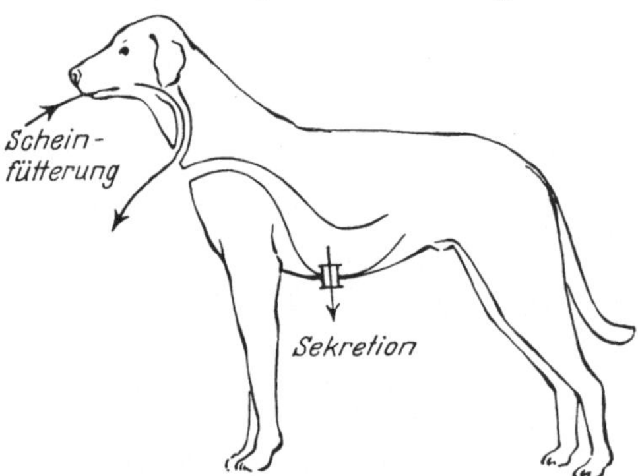

Abb. 32. Klassischer Versuch von Pavlov (1895), sog. Scheinfütterung, zum Nachweis der psychisch ausgelösten Magensekretion

regen die Belegzellen auch direkt zur Sekretion an. Die hervorragenden Untersuchungen von Dragstedt und seinen Schülern haben unsere Kenntnis des Anteils der einzelnen Sekretionsphasen an der Gesamtsekretion und ihrer klinischen Bedeutung wesentlich erweitert. In sorgfältig durchdachten tierexperimentellen Präparationen am Hund konnten sie nachweisen, daß die komplette vagale Denervierung eines isolierten Magens die Säuresekretion um durchschnittlich 76% verringert. Die Abb. 33 demonstriert die deutliche Abnahme der Säuresekretion aus einem Dragstedt-Beutel nach kompletter Denervierung, d.h. nach Umwandlung in einen Lim-Ivy-Beutel. Nach Dragstedt et al. (1950) ist der nervöse Mechanismus der Sekretion wahrscheinlich für 45% der Gesamtsekretion in 24 Std, die antrale Phase ebenfalls für 45% und die intestinale Phase für 10% oder weniger verantwortlich. Nyhus et al. (1960) unterscheiden von der direktvagalen Phase eine vagalantrale Phase, weil bestimmte Untersuchungsergebnisse am Hund eine vagal ausgelöste Gastrinfreisetzung als gesichert erscheinen lassen. Andererseits wurden Untersuchungsergebnisse mitgeteilt (Hart, 1966), welche für die Existenz eines vagal bedingten Hemm-Mechanismus für die Gastrinfreisetzung im nüchternen Magen des Menschen sprechen.

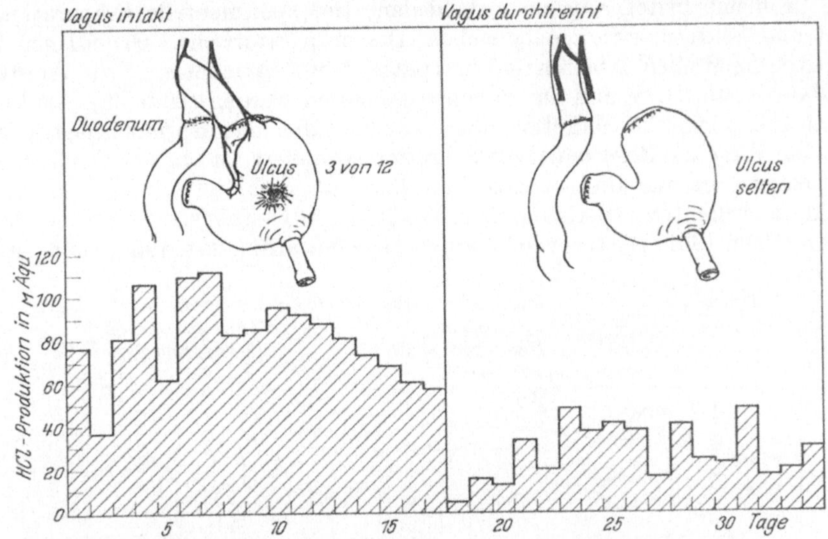

Abb. 33. Entwicklung von Magengeschwüren im vagal innervierten Totalpouch in 25%. Effekt der kompletten Vagotomie auf die Magensekretion. (Nach DRAGSTEDT, 1950)

β) Gastrische Phase (Abb. 34, 35, 37)

PAVLOV (1902), auf den die Einteilung der Magensekretion in drei Phasen zurückgeht, entdeckte, daß die gastrische Phase durch den Eintritt der Nahrung in den Magen ausgelöst wird. Es war ihm aber noch nicht möglich, sicher zu ent-

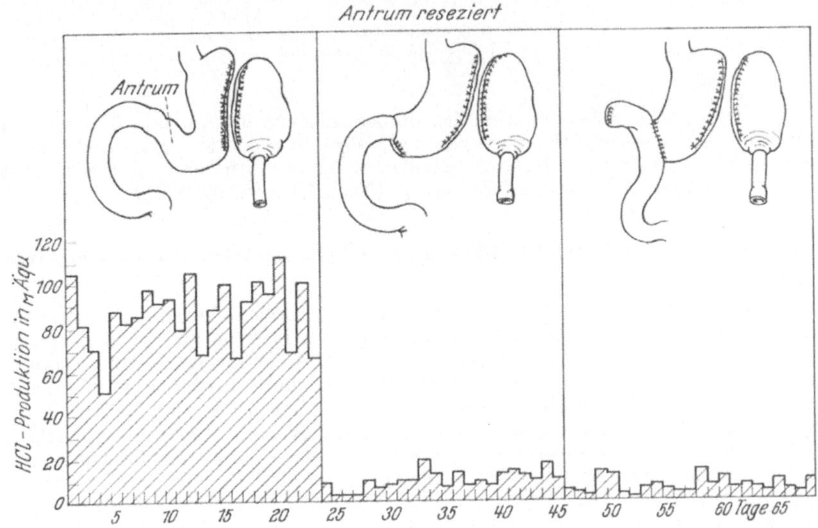

Abb. 34. Ausfall der gastrischen Sekretionsphase nach Resektion des Antrums, dem Bildungsort des Hormons Gastrin. (Nach HAEMMERLI, 1964)

scheiden, ob diese Sekretionsphase die Folge der Resorption von Nahrungsbestandteilen im Magen oder der Freisetzung eines Magenhormons ist. Für die Erforschung der gastrischen Sekretionsphase, welche noch immer zahlreiche ungelöste Probleme bietet, wurden verschiedene tierexperimentelle Präparationen erdacht und Sekretionsstudien betrieben. Die präparatorischen Grundlagen für die tierexperimentellen Arbeiten und für spätere Modifikationen sind von HEIDEN-HAIN, PAVLOV, LIM-LVY und DRAGSTEDT geschaffen worden (Abb. 36). Als Indikator für die gastrische Sekretionsphase, welche über das Hormon Gastrin auf humoralem Wege die Belegzellen zur Sekretion stimuliert, ist nur der Heidenhain-Pouch geeignet, da alle direkt-vagalen Einflüsse ausgeschaltet sein müssen. Auch hier sind die brillanten experimentellen Arbeiten von DRAGSTEDT und seinen Mitarbeitern (1950, 1951, 1953) sowie WOODWARD u. Mitarb. (1954, 1957, 1958, 1960)

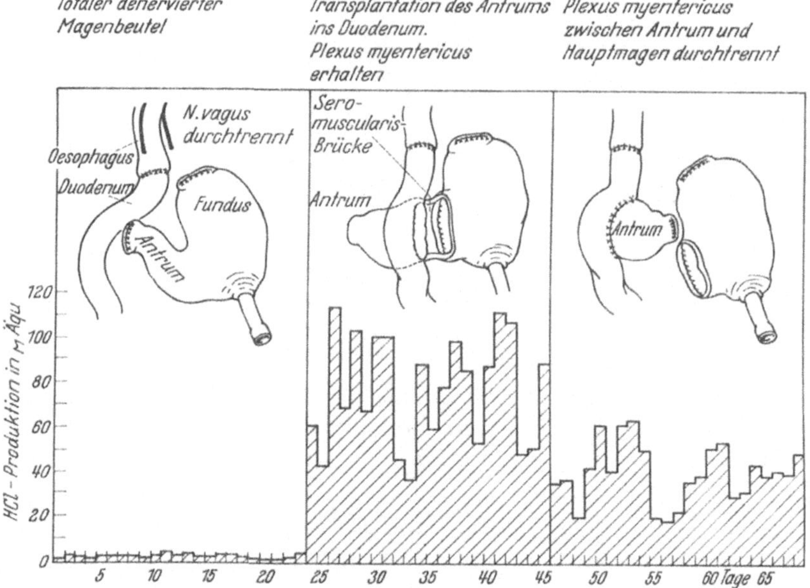

Abb. 35. Nachweis der Lokalisation des Gastrinmechanismus im Antrum. Transplantation des Antrums in das Duodenum (Kontakt mit der Nahrung) bedeutet starken Sekretionsreiz, an welchem auch lokal-nervöse Reflexe beteiligt sind. Durchtrennung der Reflexbahnen schränkt die Säuresekretion ein. (Nach DRAGSTEDT, 1951)

wegweisend geworden für die Aufklärung verschiedenartiger Stimulationsmechanismen des Antrums.

Der Überträgerstoff des N. vagus, das Acetylcholin, besorgt nicht nur die direkte Stimulation der Belegzellen, sondern auch die Freisetzung von Gastrin aus der Antrummucosa (GROSSMAN, 1963; s. Abb. 37). Mechanische Dehnung der Antrumwand (OBERHELMAN et al., 1952) und die Benetzung der Antrumschleimhaut mit chemischen Stoffen stimulieren durch cholinergische (vago-vagale oder lokale) Reflexe die Belegzellen. Dabei sind die langen Reflexe wirksamer als die lokalen (GROSSMAN, 1963). OBERHELMAN et al. (1957), BAUGH (1957/58), LONGHI et al. (1957) und WOODWARD et al. (1958) glauben, daß die zur Gastrinfreisetzung führende Vagusstimulation eine Folge der Antrumperistaltik ist. Im Gegensatz dazu konnten andere Autoren (PE THEIN und SCHOFIELD, 1959; CHAPMAN et al., 1960) einen korrelativen Mechanismus zwischen der Antrumperistaltik und vagal bedingter Gastrinfreisetzung nicht bestätigen. Nur einige der vielen, als starke Gastrinstimuli bekannten Substanzen seien im Rahmen unserer auszugsweisen Darstellung erwähnt. So führt die lokale Applikation von Acetylcholin zur Freisetzung von Gastrin (ROBERTSON et al., 1959; LINDE, 1954). Auch die orale und intravenöse Verabreichung von Alkohol erweisen sich als kräftige Säurelocker durch Stimulation der Gastrinausschüttung (CHITTENDEN et al., 1898; IVY et al., 1923; DRAGSTEDT et al., 1940). Antrektomie verringert die Reaktion nach Alkohol, welche die Ansäuerung des Alkoholprobetrunkes völlig verhindert (WOODWARD et al., 1956/57). Einen maximalen Sekretionsreiz aus einem Heidenhain-Pouch stellt die Instillation von Pferdefleisch und Leberhomogenaten in einen Antrumbeutel dar (WOODWARD et al., 1954—1957/58; BAUGH et al., 1958). Die stärkste und längste Hypersekretion tritt nach Transplantation des Antrums in das Duodenum (Abb. 35) und besonders in das Colon auf. Auch nach Durchtrennung aller Gewebs- und Nervenverbindungen zwischen Nebenmagen und Antrum bleibt die Hypersekretion erhalten (DRAGSTEDT et al., 1950/51; OBERHELMAN et al., 1952; BOTTI et al., 1954; HARRISON et al., 1956; JONES et al., 1957).

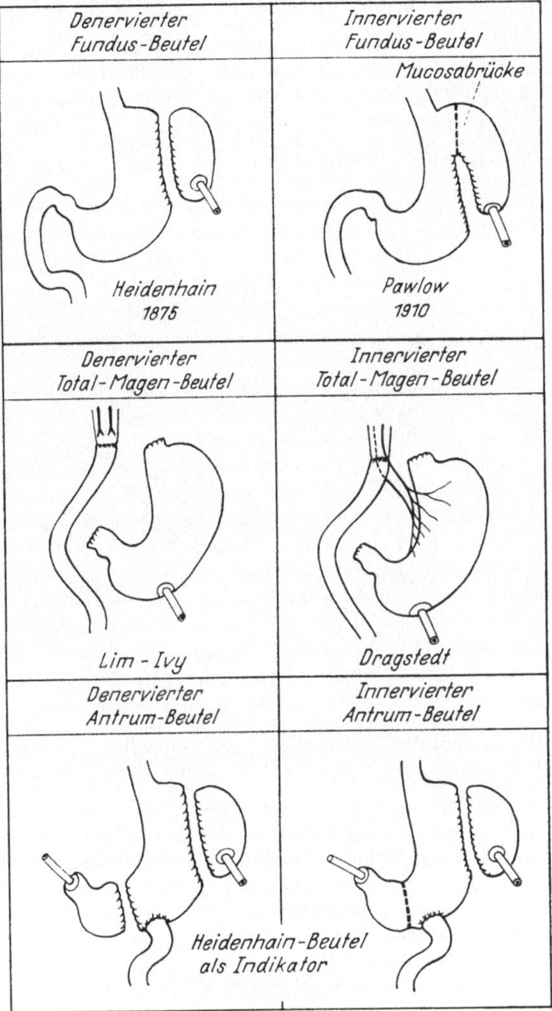

Abb. 36. Verschiedene tierexperimentelle Magenpräparationen zur Analyse der Magensekretion. (Nach HAEMMERLI, 1964)

Die vagal-antrale Interrelation ist bisher nicht ausreichend aufgeklärt und noch immer Gegenstand zahlreicher Untersuchungen.

1942 berichtete UVNÄS über eine erhebliche Reduktion der Säuresekretion nach Vagusstimulation bei Verletzung oder Entfernung der Antrumregion. Er folgerte, daß die Resektion des Antrums auch die kephalische Phase der Säure- sekretion ausschaltet. LINDE (1950) bestätigte die Bedeutung der Antrumfunktion für die sekretorische Aktivität des Vagus, fand aber eine Sekretionssteigerung durch Vagusstimulation auch nach Antrektomie. Weitere tierexperimentelle Un- tersuchungen nach Entfernung des Antrums vom isolierten, innervierten Total-

Pouch ergaben eine nur wenig verringerte Magensekretion. Erst durch Vagotomie tritt eine erhebliche Einschränkung ein. Nach diesen Resultaten ist das Antrum für die vagalbedingte Sekretion nicht notwendig (DRAGSTEDT et al., 1951/52).

Umstritten war bis vor wenigen Jahren auch die Bedeutung der Vagusfunktion für die Gastrinfreisetzung. Zahlreiche Autoren vertraten die Auffassung, daß der Gastrinmechanismus von der Vagusfunktion unabhängig sei (GROSSMAN, 1950; LANGLOIS et al., 1950; JANOWITZ et al., 1951; OBERHELMAN, 1956/57).

Nach neueren Resultaten (WOODWARD et al., 1957; OBERHELMAN et al., 1957; CHAPMAN et al., 1960; NYHUS et al., 1960) scheint aber kein Zweifel mehr zu bestehen, daß die Stimulation des Vagus Gastrin freisetzen kann. Der genaue Mechanismus der vagal-antralen Sekretion ist noch unbekannt, auch wenn man heute weiß, daß sich die vagale Stimulation des Antrums vollkommen von der Gastrinfreisetzung durch lokal-antrale Reize unterscheidet.

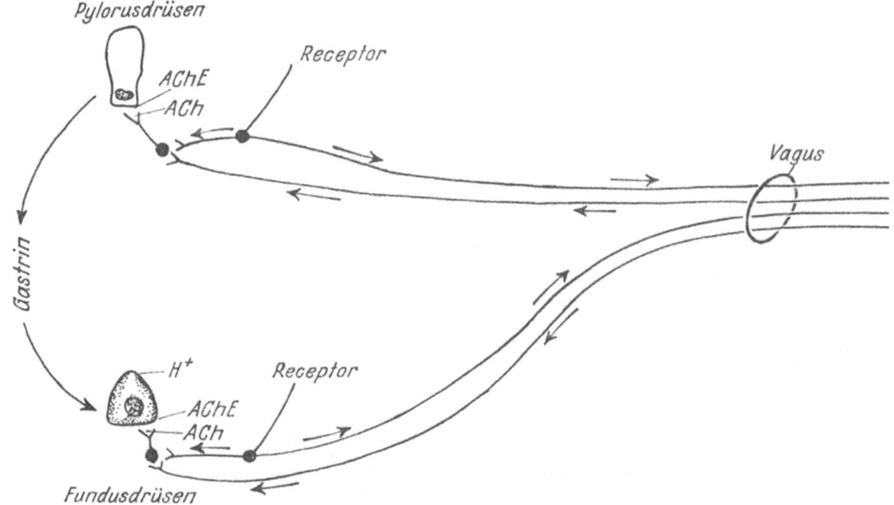

Abb. 37. Direkte Stimulation der Belegzellen und Gastrinfreisetzung durch lokale und vago-vagale cholinergische Reflexe. (Nach GROSSMAN, 1963)

Die nunmehr genügend gesicherten Erkenntnisse sind in der von NYHUS et al. (1960) vorgeschlagenen Erweiterung der bisher gebräuchlichen Einteilung der digestiven Sekretion berücksichtigt.

Kephalische Phase: 1. direkt-vagale Phase
                    2. vagal-antrale Phase
Gastrische Phase: 3. lokal-antrale Phase
                    a) chemische Stimuli; b) mechanische Stimuli
Intestinale Phase

Das Problem der antralen Säure-Hemmung durch ein vom Antrum produziertes *Hemmhormon* begann, als SOKOLOV (1904) fand, daß die Instillation von Salzsäure in den Magen die Säuresekretion bremst. Zahlreiche Untersuchungen brachten auf verschiedenen Wegen eine Bestätigung der Sokolovschen Beobachtung. Nach einer 50%-Segmentresektion des Magens beim Hund bleibt eine größere Resistenz gegen peptische Ulcerationen nach Histamingaben erhalten als nach einer 50%-Resektion nach Billroth I oder Billroth II mit Entfernung des Antrums. Die rasche Entwicklung von Anastomosen-Geschwüren nach subtotaler Gastrektomie bei Patienten mit einem Zollinger-Ellison-Syndrom ist nach ELLISON (1960) möglicherweise eine Folge des Verlustes der protektiven Antrumfunktion. In gleichem Sinne interpretieren HARRISON et al. (1956) die Ergebnisse ihrer Tierexperimente. Sie halbierten das Antrum, ließen die proximale Hälfte in situ und pflanzten die distale Hälfte in das Colon ein. Dies führte zu einem mäßigen Anstieg der Säuresekretion aus dem Heidenhain-Pouch. Nachfolgende Entfernung der proximalen Antrumhälfte resultierte in einer starken Vermehrung der Sekretion. Dagegen wurde die Sekretionssteigerung durch Resektion des in das Colon eingepflanzten Antrumanteils beseitigt. LONGHI et al. (1957) konnten mit ähnlichen Experimenten diese Befunde nicht bestätigen und glauben, die Reduktion der Säuresekretion nach Bespülung des Antrums mit Salzsäure steht mit der Produktion des Gastrins und nicht mit der Bildung eines Hemm-Hormons in Zusammenhang. Die gleiche Ansicht wird von DRAGSTEDT (1957/59), JOHNSON (1959) und RHEAULT (1965) vertreten.

Die experimentellen Arbeiten von THOMPSON et al. (1962/63, 1964) demonstrieren wiederum eine deutliche Hemmung der durch exogenes Gastrin stimulierten Sekretion aus einem Heidenhain-Pouch bei Säuerung des Antrums und sprechen mehr für die Existenz eines Hemm-Hormons, des sog. „antral chalone" (SHAPIRO et al., 1961; THOMPSON, 1962).

Neuere klinisch-experimentelle Beobachtungen (HART, 1966) werfen die Frage nach einem vagal bedingten antralen Hemm-Mechanismus beim Menschen auf.

Bevor die Ergebnisse dieser Untersuchungen besprochen werden, sei an zwei experimentell unterbaute Feststellungen erinnert:

1. Gastrin sensibilisiert die Belegzellen für alle anderen Stimulantien.

2. Eine partielle Antrektomie führt zu einer proportionalen Verminderung der Säureproduktion (OBERHELMAN et al., 1952).

WOODWARD et al. (1950) beobachteten nach Antrektomie eine Abnahme des Volumens der Magensekretion um 74%, eine Verringerung der Säurekonzentration um 51% und eine Reduktion der totalen Milliäquivalente der Salzsäure um 86% sowohl in Heidenhain- als auch Pavlov-Pouches. Verschiedene Autoren (RAGINS et al., 1957; LANGLOIS et al., 1950; WOODWARD et al., 1950) fanden nach Antrektomie in Reaktion auf Histamin entweder eine vermehrte Säuresekretion aus einem innervierten Total-Pouch oder eine unveränderte Sekretion. Bei Hunden mit einem Heidenhain-Pouch tritt nach Antrektomie eine durchschnittliche Reduktion der Maximalreaktion auf Histamin ein, nicht aber auf exogenes Gastrin. Die maximale Reaktion auf Histamin kann durch unterschwellige Dosen von Gastrin erhalten werden. Dies unterstützt die Hypothese, daß für eine normale Sensitivität vagal denervierter Drüsen gegenüber maximaler Histaminstimulation endogenes Gastrin vorhanden sein muß (ANDERSSON et al., 1965). Nach den Untersuchungen von WADDELL (1956) bewirkt die Antrektomie am Menschen stets eine erhebliche Herabsetzung der Histaminwirkung. Damit stehen eigene Untersuchungen in Einklang, bei welchen nach Vagotomie und Antrektomie die Histaminstimulierte Säuresekretion bestimmt und zum Ergebnis der histologischen Untersuchung der Resektionsgrenzen in Beziehung gesetzt wurde (HART et al., 1967).

Atropin und verwandten Belladonna-Alkaloiden wird ein starker inhibitorischer Effekt auf die Magensekretion zugeschrieben (GRAY, 1937). Er besteht in einer geringeren Reaktion auf alle Stimuli. In eigenen Untersuchungen (HART, 1966) hat sich — deshalb unerwartet — gezeigt, daß Atropin unter bestimmten Versuchsbedingungen die Säuresekretion fördert: Mit der Bestimmung der Alkalizeit nach NÖLLER (1951) wird ein Neutralisationsreiz durch Gabe von $NaHCO_3$ (5%ig) gesetzt, welcher den Gastrinmechanismus anregt. Die Gabe von Histamin bedeutet eine superadditive Wirkung, so daß die Säuresekretion stärker, die Alkalizeit kürzer wird. Injiziert man in der Phase der Gastrin- und Histaminwirkung Atropin intravenös, nimmt die Sekretion noch weiter zu und eine weitere Verkürzung der Alkalizeit ist zu beobachten (Abb. 40). Dieser Atropineffekt schien eine Parallele zu den tierexperimentellen Ergebnissen (Abb. 38 und 39) von SCHMITZ et al. (1952) und EVANS et al. (1953) zu zeigen. Sowohl Vagotomie des Hauptmagens als auch Resektion seines säureproduzierenden Teils üben einen starken sekretionsfördernden Reiz auf einen Heidenhain-Pouch aus. Er wird durch eine geringere oder fehlende Bespülung des Antrums mit Säure und Stase im Antrum erklärt. Beides stimuliert die Gastrinausschüttung. Nach Vagotomie sind die Sekretionsverhältnisse im Hauptmagen, in welchem noch Belegzellen in großer Zahl vorhanden sind, und im Heidenhain-Pouch vergleichbar. Im Hauptmagen wird die reduzierte Säure nach Nahrungsaufnahme weitgehend abgepuffert und es kommt zu erneuter Gastrinstimulation. Zusätzlich wirkt die Stase im Antrum durch verminderte Austreibungskraft des vagotomierten Hauptmagens. Atropin wirkt am normalen Magen wie eine Vagotomie. Es folgt darauf motorische

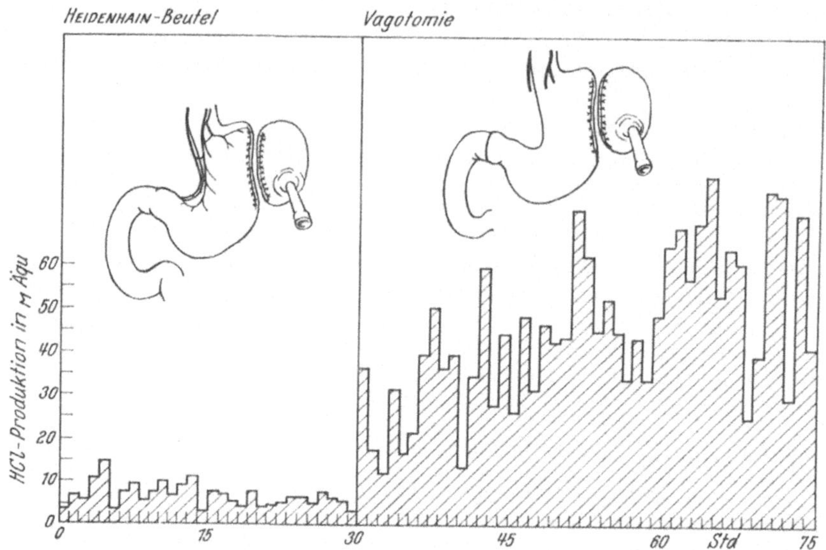

Abb. 38. Vagotomie des Hauptmagens bewirkt eine starke Sekretionsvermehrung aus einem Heidenhain-pouch durch prolongierte Gastrinausschüttung als Folge des nunmehr alkalischen Milieus im Antrum. (Nach Schmitz et al., 1952)

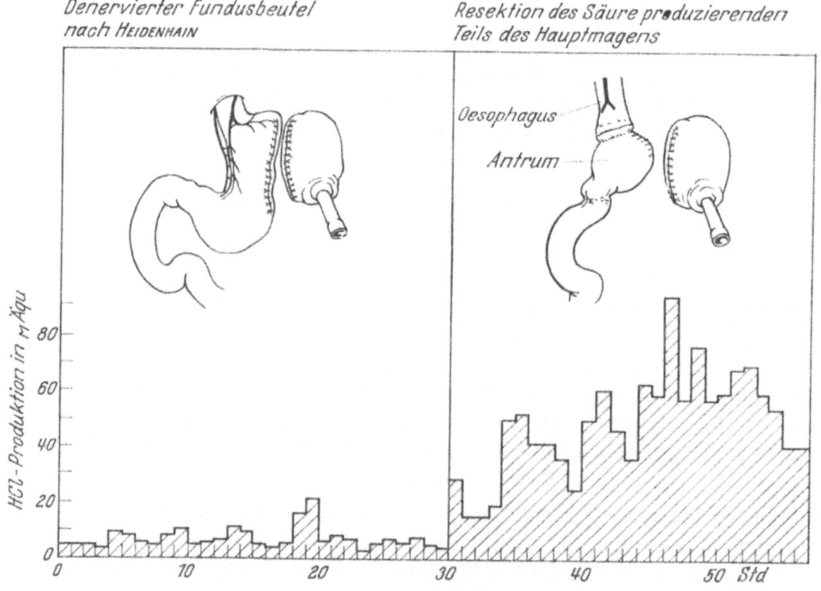

Abb. 39. Fehlende Säuerung des Antrums durch Resektion des säureproduzierenden Hauptmagens verursacht, wie die Vagotomie des Hauptmagens, eine starke Sekretionsvermehrung aus dem Heidenhain-pouch. (Nach Evans et al., 1953, bei Allan, 1959)

Ruhe des Magens und ein „Pylorospasmus" mit Stase im Antrum. Die Neutralisation mit Natriumbicarbonat könnte als prolongierter Gastrinreiz angesehen werden. Das ist aber unwahrscheinlich, weil das Volumen der Lösung (10—20 cm³) klein ist und deshalb durch reaktive Säureproduktion relativ frühzeitig wieder saure pH-Werte auftreten. Die Gastrinstimulation sistiert. pH-metrisch ist die Geschwindigkeit, mit der die pH-Werte zum Ausgangsniveau absinken, ein Maß für die Intensität der Gastrinwirkung, welche mit der Bestimmung der Alkalizeit meßbar ist. Durch das kleine Volumen der NaHCO₃-Lösung kommt ein Dehnungsreiz für eine raschere Entleerung des Alkali weder im normalen noch im pharmakologisch blockierten Magen in Betracht. Damit muß der lokal-antrale Neutrali-

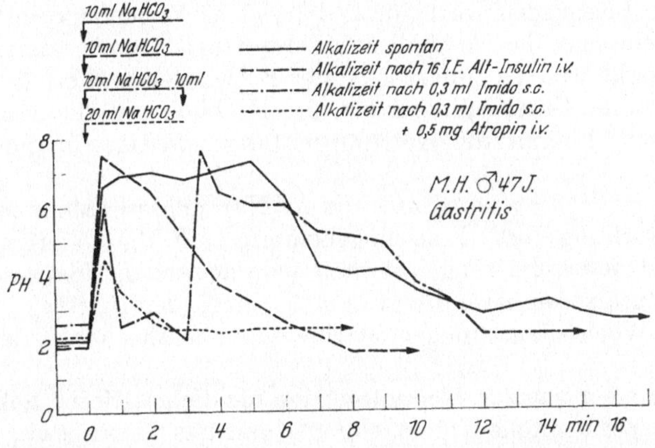

Abb. 40. Bestimmung der Alkalizeit unter spezifischer Reizsetzung zur Funktionsprüfung der kephalischen (Insulin-Hypoglykämie) und der gastrischen Sekretionsphase (Histamin- und Gastrin-Stimulation durch Neutralisation des Magensaftes mit NaHCO₃). Unter Histamin-Wirkung und zusätzlicher Vagusblockade Verkürzung der Alkalizeit um 75% im Vergleich zur ausschließlichen Histamin-Wirkung. [Aus Z. Gastroenterologie 4, 324—337 (1966)]

sationsreiz auf das Antrum am normalen Magen und nach Vagusblockade oder Vagotomie gleich sein. Tatsächlich habe ich die gleichen Histamin- und Atropineffekte bei gastrischer Sekretion auch am selektiv vagotomierten Magen beobachten können, während sie nach trunculärer Vagotomie fehlen. Nach selektiver Vagotomie mußte durch die blockierende Wirkung des Atropins eine Vaguswirkung am Antrum beseitigt worden sein, denn die direkt-vagale Innervation der Belegzellen wurde operativ unterbrochen. Trotz Atropin-Blockade des Receptorproteins an den Belegzellen kann nur eine vermehrte hormonale Stimulation die gesteigerte Säuresekretion erklären. Ich folgere daraus, daß in der interdigestiven Phase der Vagus am Antrum eine hemmende Funktion auf die Gastrinfreisetzung ausübt, welche durch Atropin aufgehoben wird. Als mögliches anatomisches Substrat fand sich ein Nervenast, der vom Ramus hepato-pyloricus entspringt, aber nicht mit dem Ramus pyloricus identisch ist. Dieser Ast verläuft, etwa 2 cm von der kleinen Kurvatur entfernt, im kleinen Netz und strahlt in Höhe des Angulus ventriculi in die Antrumwand ein. Ein korrespondierender Ast entspringt auch dem dorsalen Vagusstamm und gelangt im hinteren Blatt des Omentum minus nach Abgabe der Rami gastrici an das Antrum (vgl. Abb. 17 bis 25). Diese *Rami antrales* werden bei selektiver proximaler Vagotomie entsprechend den individuellen anatomischen Verhältnissen nicht zwangsläufig durchtrennt, so daß die vagale Innervation des Antrums funktionstüchtig bleibt. Die Kenntnis der Rami antrales ist jedoch die Voraussetzung ihrer sicheren

Erhaltung. Auf der Basis der geschilderten Befunde wurden die form- und funktionsgerechten Operationen (vgl. Tab. 45) entwickelt, bei denen stets der proximale Magenabschnitt selektiv vagal denerviert wird und der distale Antrumabschnitt über die N. antrales innerviert bleibt. In diesem Fall ist der Histamin- und Atropineffekt für die gastrische Sekretion auch postoperativ an der deutlichen Verkürzung der Alkalizeit nachweisbar. Umgekehrt führt die über beide Nerven an das Antrum vermittelte und durch Insulinhypoglykämie induzierte zentrale Vagusreizung zu einer beträchtlich verlängerten Alkalizeit. Die reaktive Gastrinausschüttung und damit die hormonale Säuresekretion wird gebremst. Für die normale Physiologie ist aus diesen Beobachtungen folgender Schluß zu ziehen:

1. Mit zunehmendem Vagustonus im Hungerzustand und bei kephalischer Stimulation der Belegzellen wird durch die gleiche Vagusfunktion der Gastrinmechanismus gebremst. Die kephalische Sekretion ist somit ausschließlich eine Funktion der direkt-vagalen Innervation der Belegzellen und erfolgt ohne gleichzeitige vagal-antrale Gastrinstimulation. In Hinblick auf die Hungerkontraktionen des Magens kommt die Antrumperistaltik als Gastrinstimulus nicht in Betracht.

2. Bei abklingender Vaguserregung mit der Nahrungsaufnahme fällt die vagal-antrale Hemmwirkung fort. Eine ungehemmte, auf die lokal-antralen Reize reagierende Gastrinausschüttung unterhält jede notwendige Säuresekretion entsprechend der Zusammensetzung und dem Volumen der Ingesta.

Durch diese Wechselbeziehungen ist eine ökonomische Arbeit der Belegzellen gewährleistet.

Die Existenz einer vagalen Hemmfunktion für die gastrische Sekretionsphase wird durch tierexperimentelle Untersuchungen gestützt (HART et al., 1967), welche auf die exakte Erfassung dieses Mechanismus hinzielen. Bisher hat sich gezeigt, daß beim Hund die nahrungstimulierte starke Sekretion aus einem Heidenhain-Pouch durch einen für diese Phase nicht mehr physiologischen Vagusreiz (Insulinhypoglykämie) deutlich reduziert wird.

Es scheint naheliegend, die vagal-antrale Gastrinhemmung mit vagal gesteuerten Durchblutungsänderungen der Antrumschleimhaut in Verbindung zu bringen. Wenn diese Annahme experimentell bestätigt werden kann, stehen diese Befunde in Einklang mit den Ergebnissen von RUDICK et al. (1965), die in der Insulinhypoglykämie eine Zunahme der Korpus-Fundus-Durchblutung um 60%, dagegen eine gleichzeitige Abnahme der Durchblutung des Antrums fanden.

Am Menschen konnten wir klinisch nachweisen, daß die Rami antrales auch für Tonus und Peristaltik des Antrums von Bedeutung sind. Nach ihrer Erhaltung bei Magenoperationen wird in der Erregungsphase nicht nur der Gastrinmechanismus gehemmt, sondern auch eine prolongiert Gastrin stimulierende Stase der Nahrung im Antrum vermieden, worin eine sinnvolle Beziehung beider Funktionen zum Ausdruck kommt.

γ) Die intestinale Phase (Abb. 41)

Eine vermehrte Säuresekretion nach Einbringen verschiedener Nahrungsstoffe direkt in den Dünndarm stellte erstmals PAVLOV (1902) fest. Seine Beobachtung wurde von IVY et al. (1925), ENDERLEN und ZUKSCHWERDT (1931) bestätigt. GREGORY und IVY (1941) zeigten, daß diese Sekretion auch im autotransplantierten Magen-Pouch besteht und folglich durch einen *humoralen Faktor* ausgelöst sein muß. Wahrscheinlich spielen dabei resorbierte Nahrungsbestandteile keine Rolle, denn Distension oder Perfusion eines Jejunumsegmentes am Kaninchen mit Chymus regt einen Heidenhain-Pouch ebenfalls zur Säuresekretion an. Diese wird durch vorherige Behandlung des Jejunum-Segmentes mit 5%iger Procainlösung verhindert (SIRCUS, 1953; NAGANO et al., 1959). DRAGSTEDT et al. (1959) fanden im Tierexperiment bei normaler Funktion aller drei Sekretionsphasen eine mittlere maximale Sekretion von 1687 cm³ pro Tag. Für die intestinale Phase allein ergab sich eine mittlere Sekretion von

220 cm³. Nach diesen Autoren ist die intestinale Phase für 10% oder weniger der Gesamtsekretion verantwortlich. Die klinische Bedeutung der intestinalen Sekretionsphase wird allgemein als gering erachtet (SIRCUS, 1953; SAUVAGE et al., 1953).

Die duodenale Hemmung der Magensekretion und -motilität erhellt daraus, daß die Instillation von Säure in das Duodenum die Säureproduktion des Magens hemmt. Dies wurde zuerst von SHEMIAKIN (1901) gezeigt und später von GRIFFITHS (1936) auch am Menschen bestätigt. GREENLEE et al. (1957) injizierten intravenös Sekretin und erzielten eine Hemmung der Säuresekretion aus einem

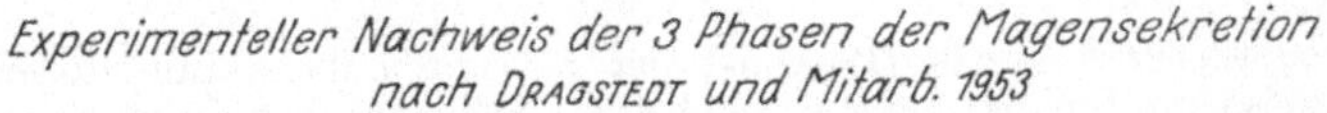

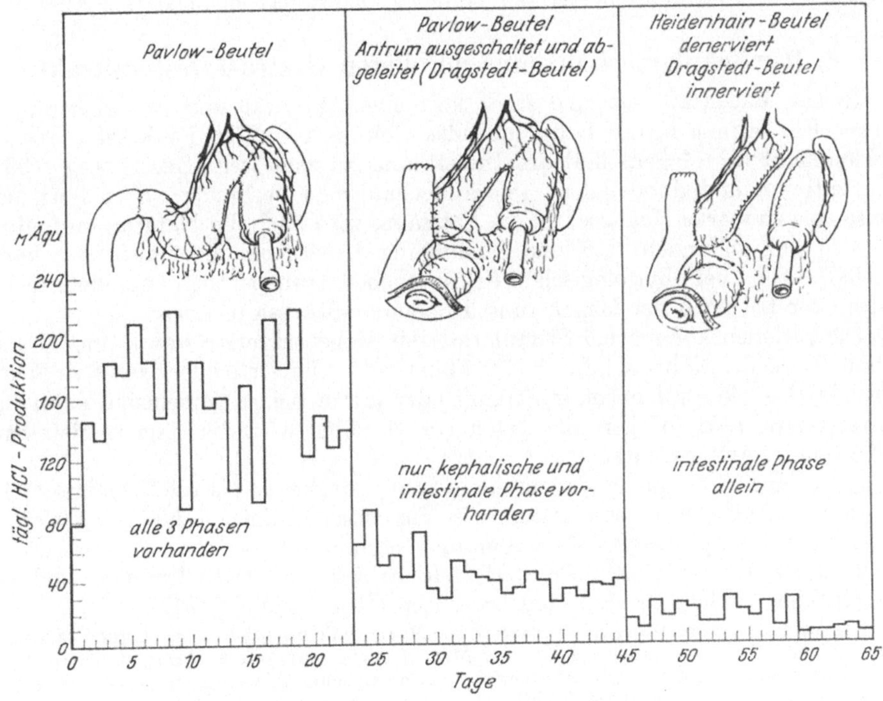

Abb. 41. Die *Aktivität* der einzelnen Sekretionsphasen

Heidenhain-Pouch, nicht dagegen aus einem vagal-innervierten Pavlov-Pouch. Histaminwirkung und intestinale Phase wurden durch exogenes Sekretin nicht beeinflußt. Man folgerte, daß die Säuerung des Duodenums über eine Sekretinausschüttung die Magensekretion hemmt. Dieser duodenale Hemm-Mechanismus hängt von der Säurekonzentration ab und wird erst bei einem pH von 2,5 oder weniger im Duodenum wirksam (PINCUS et al., 1942; JONES et al., 1959). Es ist noch unklar, wie weit die duodenalen Hemmfaktoren unter normalen Bedingungen in die Regulierung der Säuresekretion eingreifen, nachdem der pH-Wert im Duodenum nur sehr selten genügend tiefe Werte erreicht (CHAPMAN et al., 1962). Die duodenale Hemmung wird über vagale Fasern vermittelt und fehlt nach Vagotomie.

Ein zweiter Hemm-Mechanismus tritt auf, wenn Fett in das Duodenum instilliert wird, wie SOKOLOV 1904 als erster beobachtete. Viele Autoren bestätigten seine Beobachtung (KALK und DISSÉ, 1924; HENNING, 1927; LIM et al., 1925;

FARREL und IVY, 1926). Der Hemm-Mechanismus nach Fettinstillation in das Duodenum betrifft nicht nur die Säuresekretion des Magens, sondern hemmt auch die Magenmotilität (GROSSMAN, 1950). Die gleichen Wirkungen wie am Magen sind an völlig denervierten, autotransplantierten Pouches nachweisbar, weshalb ein humorales Agens als Ursache möglich ist (SENG et al., 1929). Es erhielt den Namen Enterogastron.

Unter enterogastrischem Reflex (THOMAS et al., 1934) versteht man einen lokalen Reflex im Duodenum nach Instillation von Säure, welcher über die Nervi splanchnici vermittelt wird und eine prompte und vollständige Hemmung sowohl der Magenmotilität als auch der Magensekretion hervorruft.

Nach ANDERSSON und UVNÄS (1961) ist der pH-empfindliche Inhibitormechanismus mindestens teilweise im Bulbus duodeni lokalisiert. Seine physiologische Bedeutung liegt offenbar in der Unterdrückung der Säuresekretion während der interdigestiven Phase.

6. Der Schutzmechanismus im oberen Gastro-Intestinaltrakt

Reiner Magensaft hat eine stark korrosive Aktivität und ist bei genügend langer Einwirkung in der Lage, lebendes Gewebe wie Milz, Pankreas sowie die Schleimhaut des Magens und des Intestinums zu zerstören (DRAGSTEDT, 1961). Die antralen und duodenalen Hemm-Mechanismen verhindern aber normalerweise eine zu starke Magensekretion. Salzsäure wird nach der Nahrungsaufnahme stets so weit gebunden, daß eine Schädigung der Mucosa nicht auftreten kann. Deshalb heilen bei physiologischen Sekretionsbedingungen auch ausgedehnte Defekte oder Läsionen der Magen- und Duodenum-Mucosa in kurzer Zeit.

Ulcerationen können bei Stimulation der Magensekretion durch andere Einflüsse als die der Nahrung, durch eine abnormal verlängerte oder exzessive Sekretion als Reaktion auf normale Stimuli oder durch beides gemeinsam entstehen (DRAGSTEDT, 1961). Gegen alle Arten von Schäden wird die Magenschleimhaut auf zweierlei Art geschützt:

1. Durch eine die ganze Magenschleimhaut bedeckende viscöse Schleimschicht, deren physikalische Eigenschaften wie Viscosität, Adhäsion und Kohäsion in erster Linie eine protektive Funktion ausüben und

2. durch die oberflächliche und tiefe Schicht der Cylinderzellen und der Cuboidzellen, welche die Krypten begrenzen (HOLLANDER, 1951).

Die Applikation von 0,1 n-HCl veranlaßt die Magenschleimhaut zu vermehrter Produktion von Schleim, welcher ziemlich fest auf der Magenschleimhaut haftet (WOLF et al., 1947/48). Seine Pufferkapazität selbst scheint allerdings gering zu sein. Als wichtigste protektive Eigenschaft des Magenschleims ist seine hohe Viscosität zu betrachten. Sie verhindert, daß schädigende Substanzen in Kontakt mit der Magenschleimhaut gelangen (CHAPMAN et al., 1962). Die Regeneration desquamierter Zellen der Magenschleimhaut erfolgt erstaunlich rasch, innerhalb 36 Std (HOLLANDER und GOLDFISCHER, 1949).

Das Duodenum verfügt wahrscheinlich wie der Magen über eine protektive Schleimbarriere. Nachdem die Resistenz des Dünndarms gegenüber der Säurepepsinwirkung mit zunehmendem Abstand vom Gebiet der Brunnerschen Drüsen geringer wird, schreibt man diesen Drüsen eine wichtige Schutzwirkung zu (FLOREY et al., 1941; GRIFFITH und HARKINS, 1956; MATTHEWS und DRAGSTEDT, 1932). Die Pufferkapazität im Duodenum wird auch durch die Galle, die Pankreassekretion und durch die extracelluläre Flüssigkeit gewährleistet (Abb. 27). Hinzu treten weitere Mechanismen, welche das Duodenum und den anschließenden Dünndarm vor Schädigungen bewahren (CHAPMAN et al., 1962):

1. Die Neutralisation der Säure durch das Darmsekret,
2. die im Duodenum lokalisierten Säurehemmfaktoren,
3. Enterogastron und
4. der enterogastrische Reflex.

Die Ableitung der alkalischen Duodenalsäfte in tiefere Darmabschnitte (vgl. Abb. 42a, b) führen im Tierexperiment (EXALTO, 1911; MATTHEWS und DRAGSTEDT, 1932; MANN und WILLIAMSON, 1923; MANN, 1937; MORTEN, 1928; GROSSMANN und IVY, 1948; STORER et al., 1952) zu einer hohen Quote von peptischen Geschwüren an der Gastro-Jejunumanastomose. Diese tierexperimentellen Untersuchungen haben viel zum Verständnis der Ätiologie des Anastomosengeschwürs (vgl. Abb. 282) beigetragen. Sie haben insbesondere gezeigt, daß das Fehlen der neutralisierenden Duodenalsekrete an der Anastomose zwar ein wichtiger, aber nicht der einzige Kausalfaktor ist. Gleich bedeutsam ist das Auftreten einer Hypersekretion (STORER et al., 1952). Die kausalpathogenetische Wirkung des Säure-Pepsinfaktors ist aus den Experimenten von MANN und MORTON klar ersichtlich. Ein Ulcus pepticum jejuni heilt aus, wenn durch eine zweite Gastro-enterostomie der Säurestrom vom Ulcus abgeleitet wird. Die Ursache der Hyper-

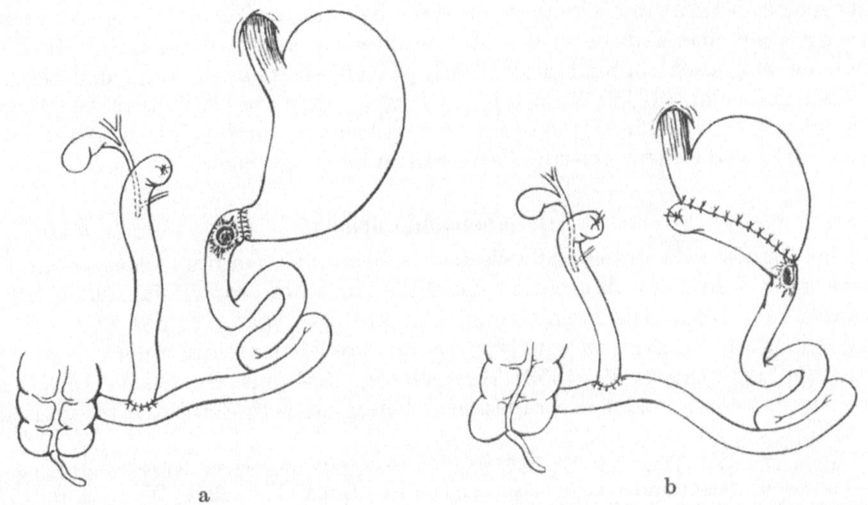

Abb. 42a u. b. Mann-Williamson-Präparation im Tierversuch. Entwicklung von Anastomosengeschwüren nach Ableitung der Duodenalsekrete in das distale Ileum. Ausfall der duodenalen Säurehemmfaktoren und des säurepuffernden Duodenalsafts sowie der protektiven Wirkung des Antrums gegen excessive Säurebildung

sekretion bei der Mann-Williamson-Präparation ist noch nicht völlig geklärt. Eine leichte Acidose bei diesen Tieren spielt vielleicht eine gewisse Rolle (STORER et al., 1952).

7. Die Beeinflussung der Magenfunktion durch Faktoren nicht gastrointestinalen Ursprungs

a) Pankreas

Die totale Pankreatektomie ist mit einem Anstieg der Säuresekretion des Magens verbunden (GOELZER, 1960). In gleicher Weise führen äußere Pankreasfisteln beim Hund zu vermehrter Säuresekretion aus einem Heidenhain-Pouch (GREENLEE et al., 1957) und zu gehäuftem Auftreten von peptischen Ulcerationen (MATTHEWS und DRAGSTEDT, 1932). Diese Feststellung konnten IVY et al. (1959) nicht bestätigen. Eine Heilung von Ulcerationen bei sog. Mann-Williamson-Hunden mit Duodenalgeschwüren durch Anlegen einer Anastomose zwischen Pankreas und Antrum hat BROOKS (1957) beschrieben. Sekretin wird als die wirksame säurehemmende Substanz angesehen, da auch intravenöse Gabe von Sekretin die Säuresekretion bremst (GREENLEE et al., 1957).

Eine andere Beziehung zwischen Pankreas und Magensekretion wurde von GREGORY et al. (1960) aufgedeckt. Bei einem Patienten mit Zollinger-Ellison-Syndrom wurde ein nicht Insulin produzierendes Inselzell-Adenom entfernt, aus welchem die Autoren eine sekretionsfördernde Substanz extrahieren konnten. Diese Substanz ist nicht mit Histamin oder Insulin identisch und wirkt ähnlich wie Gastrin, doch ist noch nicht erwiesen, daß es sich um Gastrin handelt.

b) Schilddrüse

Eine Achlorhydrie besteht bei Hyperthyreose und bei Morbus Basedow in 70% der Fälle. Die Sekretionsstörung normalisiert sich in der Mehrzahl nach chirurgischer Behandlung (BERRYHILL et al., 1932). Auch bei Hypothyreose wird eine verringerte Säuresekretion des Magens gefunden (LERMAN et al., 1932). Im Tierversuch (NASSET und GOLDSMITH, 1961) bewirkt die Verfütterung von Schilddrüsengewebe eine Reduktion der Magensekretion. Der Sauerstoffverbrauch der ruhenden Magenschleimhaut ändert sich jedoch nicht, auch wenn der Gesamtmetabolismus um 30—50% ansteigt. Offenbar wird die Fähigkeit der Magenschleimhaut, Energie für die Sekretion zu mobilisieren, durch Schilddrüsenhormone gestört. Selbst die histaminstimulierte Sekretion ist geringer.

c) Nebenschilddrüsen

Eine funktionelle Beziehung zwischen Nebenschilddrüsen und Magensekretion wurde nach Versuchen an Pavlov-Fistelhunden schon vor 50 Jahren vermutet (WARD et al., 1964). Die Bestätigung erblickte man später in der Beobachtung einer gehäuften Koinzidenz von Hyperparathyreoidismus und einem peptischen Geschwür (HOWARD et al., 1953; HELLSTRÖM, 1954 und ST. GOAR, 1957). Die Zahl der Fälle mit beiden Erkrankungen bewegt sich in der Literatur zwischen 9—24%.

Untersuchungen über den Einfluß von Calcinosefaktoren nach Kurz- und Langzeitapplikation führten zu unterschiedlichen Ergebnissen (LICK et al., 1964; WARD et al., 1964). Chronische Hypercalcämie beim Hund geht mit einer starken Depression der Magensekretion einher (ALLEN und ELLIOT, 1961). Im Verlaufe des menschlichen Hyperparathyreoidismus tritt eine Steigerung der gastralen Sekretion und ein Anstieg der Magensaftacidität auf superacide Werte auf (OTTENJANN et al., 1963). Allerdings soll eine Hypersekretion nur in Ausnahmefällen zu beobachten sein, während eine herabgesetzte Magensekretion viel häufiger ist (OSTROW et al., 1960; LICK et al., 1964). Untersuchungen aus unserem Arbeitskreis (LICK et al., 1966) an Hunden mit einem Heidenhain-Pouch demonstrieren eine deutliche Depression der Basalsekretion durch kontinuierlich gesteuerte Hypercalcämie. Dieser Befund steht in Übereinstimmung mit den Ergebnissen anderer Autoren (ALLEN und ELLIOT, 1961; BABKIN, 1940; BAUER et al., 1931; GRANT, 1941; MAHFOUZ und KOSKOWSKI, 1959; WARD et al., 1964).

BABKIN et al. (1940) beobachteten die hemmende Wirkung von Calciumsalzen auf die Magensekretion auch am innervierten Pavlov-Pouch.

Ein besonderes Symptom, welches beim menschlichen Hyperparathyreoidismus beobachtet wurde, ist das „Pyloric-Channel-Syndrom" (BUTSCH, 1935). Es handelt sich um eine funktionelle Magenausgangsstenose, welche mit einer Störung der neuromuskulären Erregungsphänomene durch die Hypercalcämie in Zusammenhang gebracht wird.

Aufgrund der in der Literatur mitgeteilten Frequenz der Koinzidenz von Hyperparathyreoidismus und peptischer Ulceration ist zweifelhaft, ob der Hyperparathyreoidismus für die Entstehung eines peptischen Ulcus prädisponiert (CHAPMAN et al., 1962).

d) Nebennieren

In der Literatur der letzten 10 Jahre finden sich zahlreiche Hinweise auf einen ursächlichen Zusammenhang zwischen gesteigerter Nebennierenfunktion und vermehrter Magensekretion. Im Rahmen des allgemeinen Stress-Geschehens (SELYE, 1951) kann es nach Operationen, Verletzungen und bei Erkrankungen zu gastrointestinalen Blutungen und peptischen Geschwüren kommen (ROTTHOF et al., 1957; CONRADS und ROTTHOF, 1960; DERRA und BRIX, 1961; CONRADS und SCHMITZ, 1962; BERNDT, 1962; SHIPP et al., 1959; DOIG und SHAFAR, 1956). Insuffizienz der NNR setzt die Magensekretion erheblich herab (SORKIN, 1949;

ENGEL, 1955), während bei Morbus Cushing Ulcera häufiger auftreten (KIRSNER, 1953). Bezüglich der Wirkung von ACTH oder NNR-Hormonen in der Therapie sind die Untersuchungsergebnisse nicht einheitlich (ZUBIRAN et al., 1952; FARMER et al., 1954; RAGINS et al., 1956; GRAY et al., 1956; CUMMINS und GOMPERTZ, 1957; NICOLETT et al., 1961). Neben einer Hypersekretion verändern sich auch die physikalischen Eigenschaften des Magenschleims und vermindern die Resistenz (HIRSCHOWITZ et al., 1955; CLARKE et al., 1960) der Magenschleimhaut und Duodenumschleimhaut, welche gegen Stimuli sensibilisiert wird (ENGEL, 1953; CLARKE et al., 1960; SUN et al., 1960). Durch Normalisierung der Sekretion während der Behandlung einer NNR-Insuffizienz ist sowohl die Entwicklung als auch die Exacerbation eines peptischen Geschwürs möglich (STEMPIEN et al., 1954; ENGEL, 1955). Eine größere Frequenz von peptischen Ulcerationen nach Gabe von ACTH oder NNR-Hormonen ist bisher nicht signifikant.

e) Magendurchblutung und Magensekretion

Nach JACOBSON (1963, 1965) vermehren alle Pharmaka und Maßnahmen, welche die Magensekretion verstärken, auch die Magendurchblutung, während alle Sekretionshemmer auch Vasoconstrictoren sind. Die tierexperimentellen Untersuchungen von RUDICK et al. (1965) ergaben ebenfalls eine vermehrte Durchblutung des Magens in Verbindung mit sekretionsfördernden Stimuli. In dieser Weise wirken Schreck, Scheinfütterung, Insulinhypoglykämie, Histamin und Gastrin. Dabei wurde der interessante Befund erhoben, daß die Durchblutung von Korpus und Antrum sich gleichzeitig gegensinnig verhalten kann.

Unter Insulinhypoglykämie resultiert eine durchschnittliche Steigerung der Durchblutung des Korpus um 60%, nicht dagegen des Antrums. Trotz Gabe eines Antihistaminicums ist nach Histaminapplikation die Durchblutung sowohl von Korpus als auch Antrum des Magens vermehrt bei gleichzeitig verstärkter Säuresekretion. Als Vasoconstrictor bewirkt Adrenalin eine Verminderung der Durchblutung am nicht stimulierten und am gastrinstimulierten Tier um 80% bei gleichzeitiger Reduktion der Femoral-Durchblutung. Über die Hemmung der Magensekretion nach Gabe von adrenergischen Substanzen am Menschen und am Hund haben FORREST et al. 1954 und PRAHAN et al. 1962 berichtet. Die Tatsache, daß die Gastrin- und Histaminwirkung gehemmt wird, spricht für die periphere Wirkung dieser Substanzen an der Belegzelle. Am Menschen fanden DEMLING et al. (1961) einen Abfall der pH-Werte bei akuter Drucksteigerung und passagerer Volumenzunahme im großen Kreislauf, so daß derartige Kreislaufveränderungen als ulcusbegünstigende Faktoren angesehen werden müssen.

f) Hypoxie-Hyperkapnie und Magensekretion

Zwischen Säuresekretion nach Gabe eines Testmahls und alveolärer CO_2-Spannung besteht eine direkte Beziehung (NAITOVE et al., 1962). Die Menge der sezernierten Säure steigt bei jeder CO_2-Spannung und entsprechendem Abfall der O_2-Spannung an. Auch die histamininduzierte Säuresekretion aus einem Heidenhain-Pouch beim Hund wird regelmäßig durch experimentelle Hyperkapnie signifikant herabgesetzt (NAITOVE et al., 1964).

g) Die Bedeutung der Temperatur für die Magensekretion

Die optimale Temperatur für die peptische Aktivität des Magens liegt zwischen 37 und 55°C (PETER et al., 1962). 1958 berichteten WANGENSTEEN et al. über den sekretionshemmenden Effekt der Magenunterkühlung. Bei entsprechender Technik mit genügender Unterkühlung ist eine nachhaltige Depression zu erzielen. Die Verwendung einer Kühlflüssigkeit von −17°/−20°C hat in Tierversuchen allerdings zu Perforationen in 33% der Fälle geführt (FORES et al., 1963). Bezüglich der Zuverlässigkeit der Methode sind die Auffassungen geteilt (WANGENSTEEN et al., 1958; BERG et al., 1963; CLAPP et al., 1963; McSWEENEY, 1963; FORES et al., 1963). Wie die Unterkühlung des Magens ruft auch eine Erwärmung um 10°C über die normale Temperatur eine deutliche und anhaltende Reduktion der Magensekretion hervor. Im Gegensatz zur Unterkühlung wurden offenkundige Schleimhautschäden nicht beobachtet (ROSSWICK et al., 1964). Näheres über Magenunterkühlung: vgl. Kommentar O. H. WANGENSTEEN.

h) Neurogene Faktoren

Wie wir heute wissen, nimmt die Hirnrinde, der Gyrus orbitalis posterior und der Gyrus cingularis anterior Einfluß auf die Magenmotilität und Magensekretion (vgl. Abb. 12). Über den medialen Thalamuskern bestehen Verbindungen zum Hypothalamus. Von dort verlaufen Nervenfasern im Fasciculus longitudinalis dorsalis zum dorsalen Vaguskern. Man nimmt an, daß der craniale Vaguskern im Hirnstamm seine Impulse von den vorderen Anteilen des Hypothalamus erhält, während die hintere Hypothalamusregion mit den seitlichen Hörnern der grauen Substanz in den thorakolumbalen Segmenten des Rückenmarkes in Verbindung tritt. Über die N. vagi werden sowohl fördernde als auch hemmende Impulse für die Magenmotilität und -sekretion vermittelt. Die Durchtrennung beider Nerven führt zu bleibender Herabsetzung aller Magenleistungen. Durchtrennung der N. splanchnici hat im Tierversuch und am Menschen unterschiedliche Untersuchungsergebnisse hinsichtlich des Einflusses auf die Magensekretion gebracht.

Ein minimaler Anstieg der Magensekretion aus einem Heidenhain-Pouch nach rhythmischer Stimulation des linken Nervus splanchnicus wurde von VOLBORTH und KODRYZVZEFF (1927) beobachtet. BAXTER (1934) fand eine stärkere Sekretion aus Pylorus-, Fundus- und Korpusbeuteln des Magens, wenn nach Splanchnicotomie die distalen Stümpfe der N. splanchnici rhythmisch stimuliert wurden. Auch die Eigenschaften des Sekretes waren verändert. Es enthielt viel Schleim, zeigte eine niedere peptische Aktivität und alkalische Reaktion. SHAFER und KITTLE (1951) berichteten nach Splanchnicotomie über einen Anstieg des Sekretvolumens in einem Total-Pouch. SMITHWICK und KNEISEL (1950) fanden, daß die Durchtrennung dieser Nerven zwar keinen Anstieg der freien Säure im Magensaft zur Folge hat, daß aber die Reaktion auf Insulinhypoglykämie größer ist als präoperativ.

Die Bedeutung des zentralen Nervensystems für die Magensekretion wurde schon Mitte des vorigen Jahrhunderts erkannt und viele Autoren beschäftigten sich später mit diesem Problem (ROKITANSKY, 1849; SCHIFF, 1854; CUSHING, 1932; LEONARD et al., 1962, 1963, 1964; FELDMAN et al., 1961; FRENCH et al., 1952, 1953, 1957; PORTER et al., 1953; SEN et al., 1957; TAKIEVISH et al., 1961; DOTEVAL et al., 1963).

Stimulation der vorderen Hypothalamusregion geht mit vermehrter Magensekretion und einem Anstieg der Magendurchblutung bei Druckabfall im peripheren arteriellen Gefäßsystem einher. Der parasympathische Effekt auf die Magen- und Mesenterialdurchblutung wird durch Vagotomie aufgehoben. Stimulation der distalen Vagusstümpfe führt dagegen wiederum zu einem Anstieg der Durchblutung, während der periphere arterielle Blutdruck unbeeinflußt bleibt. Gezielte Reizung der hinteren Hypothalamusregion resultiert in einem merklichen Abfall der Magendurchblutung. Mit direkter Stimulation des Ganglion coeliacum tritt das gleiche Ergebnis ein. Seine Resektion verhindert dagegen die durchblutungsfördernde Wirkung der Reizung des hinteren Hypothalamus. Aus diesen Beobachtungen kann gefolgert werden, daß die autonomen Einflüsse des Hypothalamus für die vasomotorische und sekretorische Magenfunktion auf den gleichen Nervenbahnen vermittelt werden (LEONARD et al., 1964). Dank der intramuralen Plexus (Plexus myentericus Auerbach und Plexus submucosus Meissner) kann selbst nach völliger Denervierung durch Vagotomie und Splanchnicotomie eine adäquate Magenfunktion erhalten bleiben. Nach CARLSON (1922) besteht eine enge Beziehung zwischen den intramuralen Plexus und dem Zentralnervensystem, wodurch gastrale Reaktionen teilweise durch lange Reflexe über afferente und efferente Nervenfasern vom Zentralnervensystem ausgelöst werden. Diese Auffassung stützen Untersuchungen von HARPER et al. (1959) und IGGO (1957), welcher zeigen konnte, daß vom Magen über den N. vagus afferente Impulse ausgehen. Sie kommen von Receptoren, die auf Dehnung und Änderungen des pH-Wertes reagieren.

Die Wirkung emotioneller Einflüsse hängt von der besonderen Art der psychischen Situation ab (WOLF und WOLFF, 1947).

Eine aggressive Stimmungslage fördert die Sekretion, depressive Stimmungen üben einen hemmenden Einfluß auf die Magenfunktion aus.

8. Die Belegzellmasse und ihre Reaktionsbereitschaft

In pathologisch-anatomischen Studien stellte Cox (1952) bei Patienten mit Ulcus duodeni eine größere Zahl von Belegzellen in der Magenschleimhaut fest als bei solchen mit einem Magenulcus. Damit stehen Befunde von CARD und

MARKS (1960) in Einklang, wonach die maximale Säuresekretion, bezogen auf eine Billion Belegzellen, bei Patienten mit einem Duodenalulcus 28 mEq/Std, bei Patienten mit einem Magenulcus nur 18 mEq/Std betrug. Auch HUNT (1959) vertritt die Auffassung, daß die individuelle Säuresekretion von der unterschiedlichen Zahl der Belegzellen abhängig ist. Die maximale Säuresekretion ergibt sich aus der maximalen Histaminreaktion (KAY, 1953). Zwischen der Zahl der Belegzellen einer bestimmten Schleimhautfläche und der durch Histamin maximal stimulierten Säuresekretion besteht eine signifikante Korrelation (CARD und MARKS, 1960). Ferner wurde eine signifikante Korrelation zwischen der Belegzellzahl, dem Grad der Basalsekretion und der Schichtdicke der Belegzellen gefunden (MYREN und SEMB, 1962). Sie besteht auch für die Größe der Succinyl-Dehydrogenase-aktiven Belegzellen und die Säuresekretion, aber nicht für den Grad der Fermentaktivität und die Sekretion auf große Dosen von Histamin. Neuere Untersuchungen von MYREN et al. (1963) mit Bestimmung der Dehydrogenase-Aktivität nach PEARSE haben diese Befunde bestätigt und deuten darauf hin, daß sich funktionelle Kapazität pro Zellvolumen und Säuresekretion proportional der Zahl der Mitochondrien verhalten.

Maximale Histaminreaktion ist nicht mit maximaler sekretorischer Kapazität des Magens identisch. Die Säuresekretion nach Histamin und gleichzeitiger Einwirkung anderer Stimulantien, z.B. Scheinfütterung, ist größer als der maximalen Histaminreaktion entspricht (MARKS et al., 1960). Eine Reihe von Faktoren beeinflussen die maximale Sekretion nach hohen Dosen von Histamin, indem sie die Reaktionsbereitschaft der Belegzellen verändern. Nach ANITA et al. (1951) ist die Sensitivität der Belegzellen gegen direkte Stimulantien von der Acetylcholinsynthese abhängig, so daß sich nach Vagotomie die herabgesetzte Sekretion auf alle Stimuli (OBERHELMAN und DRAGSTEDT, 1948; HOOD und CODE, 1951) durch geringere Acetylcholinbildung und somit geringere Ansprechbarkeit der Belegzellen auf andere Reize erklärt (CHAPMAN et al., 1962). Die Funktionsbereitschaft der Belegzellen ist auch von hormonellen Faktoren abhängig. Bestimmungen der Säuresekretion im Tierversuch nach Resektion des Antrums, als dem Ort der Gastrinproduktion, haben zu widersprechenden Ergebnissen geführt (WOODWARD et al., 1950; RAGINS et al., 1957; LANGLOIS und GROSSMAN, 1950; WADDELL und WILLIAMS, 1959). Beim Menschen allerdings hat die Antrektomie eine Herabsetzung der Säuresekretion für alle Stimulantien zur Folge (SMITHWICK und KNEISEL, 1950; WADDELL, 1956; CLARK et al., 1958; GILLESPIE et al., 1960; HART et al., 1966). Gastrin stimuliert die Belegzellen nicht nur direkt zur Säuresekretion, sondern erhöht auch die Ansprechbarkeit auf andere Sekretionsreize.

STAVNEY et al. (1964) haben die superadditive Wirkung der Kombination von Gastrin und Histamin auf die Säuresekretion des Magens aufgezeigt. Kleine Dosen der einen Substanz fördern den stimulatorischen Effekt der anderen.

Eine funktionshemmende Wirkung auf die Belegzellen besitzt die sympathische Innervation (GREGORY und TRACY, 1960). In gleicher Weise hemmen parasympathicolytische Pharmaka wie Atropin und Ganglienblocker die Zellfunktion, so daß eine verminderte Säuresekretion resultiert (GRAY, 1937; FERRER, 1948; KAY und SMITH, 1951; HEINKEL et al., 1952). Wie kompliziert jedoch die Wechselbeziehungen zwischen den Faktoren sind, welche die Funktionsbereitschaft der Belegzellen beeinflussen, geht aus neueren Untersuchungen hervor (HART et al., 1966). Darin konnte gezeigt werden, daß Atropin zwar die kephalische Sekretion, d.h. die direkte vagale Stimulation der Belegzellen blockiert, aber einen gleichzeitig stimulierenden Effekt auf die gastrische Sekretionsphase unter superadditiver Histaminwirkung ausübt (vgl. S. 73).

9. Chirurgisch bedeutsame Faktoren in der Pathogenese des Ulcus pepticum

Aus chirurgischer Sicht stehen die nerval vermittelten und lokal-antral bedingten Hypersekretionsreize im Vordergrund. Es ist in den letzten Jahren offenkundig geworden, daß „der Erfolg der chirurgischen Behandlung des Ulcus pepticum direkt proportional ist dem Grad, in welchem die Abnormität der bestehenden Magensekretion korrigiert werden kann" (DRAGSTEDT et al., 1950). Während die endokrin ausgelöste und medikamentös bedingte Übersäuerung größtenteils zur Domäne der internen Behandlung gehören, sind vor allem drei durch Magenfunktionsprüfungen erkennbare Ursachen einer Hypersekretion der chirurgischen Intervention zugängig:

1. Vermehrte kephalische Sekretionsphase durch Vagushyperfunktion.

2. Vermehrte gastrische Sekretionsphase durch prolongierte Gastrinstimulation (Vagushypofunktion, Pylorusstenose) und

3. eingeschränkte oder fehlende Stimulation der antralen und duodenalen Hemm-Mechanismen (Gastroenterostomie, Pylorusstenose, Antrumausschaltung).

Obwohl die Frage einer einheitlichen Genese des Ulcus ventriculi und Ulcus duodeni noch diskutiert wird, ist die vorrangige Bedeutung des Säure-Pepsinfaktors zumindest für das parapylorische Ulcus und das Ulcus duodeni allgemein anerkannt (DRAGSTEDT et al., 1950;

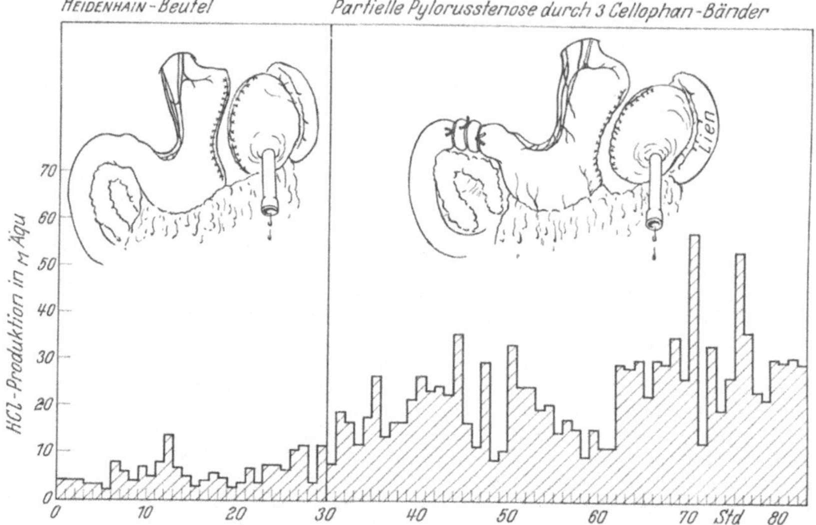

Abb. 43. Stimulierender Effekt der Pylorusstenose auf die Säuresekretion aus dem Heidenhain-pouch. (Nach DRAGSTEDT, 1954)

FARMER et al., 1951; GEERTRUYDEN, 1962; IVY et al., 1950; WADDELL, 1956; WOODWARD et al., 1954; ZUBIRAN, 1952). Eine besonders bedeutsame Rolle für die Entstehung des Ulcus duodeni spielt die Nüchtern- oder Leersekretion, wie Bestimmungen der 12 Std-Nachtsekretion beweisen. In einem von DRAGSTEDT et al. (1950) durchgeführten Vergleich ergab sich für Normalpersonen ein Sekretvolumen von durchschnittlich 551 cm³ mit 18 Milliäquivalenten HCl, für Patienten mit Ulcus duodeni ein Sekretvolumen von 1085 cm³, welches durchschnittlich 60 Milliäquivalente Salzsäure enthielt. Dies bedeutet einen mehr als dreimal so großen Säuregehalt des Magensaftes. Von PALUMBO et al. (1964) werden noch größere Zahlen, bis zu 2000 cm³ Sekretvolumen und bis 100 Milliäquivalenten freier Salzsäure, angegeben. Die erheblich vermehrte Nachtsekretion ist auf rein vagale Einflüsse zurückzuführen, denn eine Vagotomie reduziert die in 12 Std während der Nacht sezernierten Milliäquivalente auf subnormale Werte (vgl. Abb. 54c). Für die Entstehung des Ulcus ventriculi ist nach DRAGSTEDTs (1956) noch umstrittener Theorie (CHAPMAN et al., 1962) ebenfalls eine Hypersekretion verantwortlich, welche das Resultat einer prolongierten oder exzessiven Freisetzung von Gastrin ist. Diese gesteigerte gastrische Sekretion kommt durch Vagus-hypotonie zustande. Infolge Magenatonie verweilt die Nahrung länger im Antrum und wirkt als protrahiert lokal-antraler Reiz mit vermehrter Gastrinausschüttung. Es ist aber fraglich, ob bei Anwesenheit von Nahrung im Magen mit ihrer stark säurepuffernden Wirkung so viel freie Säure vorhanden ist, daß ihr eine kausale Bedeutung für die Ulcusentstehung zukommt.

Als zweite Ursache der gastrischen Überfunktion gilt nach DRAGSTEDT eine Pylorusstenose (Abb. 43). Den ungünstigen Effekt der Pylorusstenose auf experimentell gesetzte Schleimhaut-schäden im Tierversuch demonstrierten bereits FRIEDMAN und HAMBURGER (1914), während MATTHEWS und DRAGSTEDT (1932) zeigen konnten, daß bei stenosebedingter Behinderung der Magenentleerung Ulcera in Jejunum- oder Duodenumtransplantaten entstehen, welche in die Magenwand eingepflanzt werden. Diese Ergebnisse finden eine Bestätigung in experimentellen Untersuchungen von DE LA ROSA et al. (1964) sowie in den klinischen Beobachtungen von DRAGSTEDT und WOODWARD (1963). Bei 20% der Patienten mit Ulcus ventriculi liegt gleichzeitig ein Ulcus duodeni vor. Nach Auffassung der Autoren ist in diesen Fällen das Ulcus ventriculi sekundär entstanden, nachdem ein primäres Ulcus duodeni eine Magenausgangsstenose und Stase im Antrum verursachte. Möglicherweise spielt zusätzlich eine Arbeitshypertrophie der Belegzellen eine Rolle, was als Folge des Stimulus der Magendehnung möglich erscheint (HUNT, 1964).

Die pathogenetischen Besonderheiten von Duodenal- und Magenulcus werden von DRAGSTEDT (1956) mit folgenden klinischen Feststellungen beleuchtet:

1. Eine komplette Vagotomie ist für die Behandlung des Duodenalulcus eine zuverlässige Methode, aber nicht für das Magenulcus.

2. Eine hohe Rate an Anastomosengeschwüren wird nach Antrumresektion wegen Duodenalulcus beobachtet, ist aber selten, wenn die Resektion wegen Magenulcus vorgenommen wurde. Dies trifft auch gleichermaßen für die Gastroenterostomie zu.

MARKS und SHAY (1959) stellen eine Gastritis in den Vordergrund, welche durch lang anhaltende Hypersekretion entsteht und den Boden für die peptische Ulceration des Magens bereitet. Nach dieser Theorie liegt ein gemeinsames ätiologisches Moment für die Entwicklung des Ulcus ventriculi und duodeni vor. Bioptische Untersuchungen von HENNING und KINZLMEYER (1957) lassen an der ursächlichen Rolle der Gastritis als ulcusbegünstigender Faktor zweifeln. Zusätzlich zur ulcusauslösenden Wirkung der Pylorusstenose wird von JOHNSON (1957) dem Zusammenbruch der protektiven Schleimbarriere eine ursächliche Bedeutung beigemessen. Schließlich ist auch denkbar, daß sich eine Diskrepanz zwischen der Funktionsbereitschaft einer evtl. hypertrophierten Belegzellmasse und der antralen Hemmfunktion entwickelt und außerdem die duodenalen Inhibitoren infolge Pylorusstenose nicht wie normal stimuliert werden.

Die Diskussion um den Zusammenhang zwischen Geschwürskrankheit und Lebererkrankung (JAHN, 1946, 1949; GÜTGEMANN, 1962; HUPE, 1962; HOFFMANN, 1963; WANKE und EHLERS, 1963; SCHREIBER, 1962, 1964) hat das Interesse auf die Möglichkeit eines hepatogenen Ulcus gelenkt (SCHREIBER, 1964; STELZNER, 1964; vgl. Kommentar ZUKSCHWERDT-STELZNER). Tierexperimentelle Untersuchungen von STELZNER scheinen auf eine kausal-pathogenetische Wirkung der kranken Leber für die Entstehung des peptischen Geschwürs hinzuweisen. Die Erklärung wird in einer Hormonabbauinsuffizienz für die Sekretagoga der Magensekretion gesucht. Untersuchungen von GILLESPIE und GROSSMAN (1962) haben aber ergeben, daß Gastrin im Gegensatz zu Histamin auch in der gesunden Leber nicht abgebaut wird. Es ist ferner nicht bekannt, ob sekretionsstimulierende Hormone aus dem Intestinaltrakt einem Abbau in der Leber unterliegen. Möglicherweise ist bei den Ergebnissen STELZNERs ein Vagusreiz als Resultat der cirrhosebedingten Ammoniakintoxikation in Betracht zu ziehen. Eine solche mögliche Vagushyperfunktion blieb bei den Versuchen unberücksichtigt, so daß die interessanten Befunde durch Bestimmung des vagalen Anteils der Säuresekretion an der Entstehung des „antrumlosen Ulcus" bei Lebercirrhose weiter abgeklärt werden sollten. Bei der fleischreichen Ernährung der Versuchstiere ist denkbar, daß Histamin in größerer Menge als normal resorbiert, von der cirrhotischen Leber aber nicht in gleichem Umfange abgebaut werden kann. Damit würde mehr Histamin als normal an die Belegzellen gelangen und sie zu gesteigerter Säuresekretion stimulieren. In ihrem Effekt auf die Magensekretion ganz ähnliche Versuche von SILEN und EISEMAN (1959) zeigen die Bedeutung des aus dem Darmtrakt resorbierten Histamins. Die bei Tieren mit einer portocavalen Anastomose zur Hypersekretion führenden Sekretagoga müssen von einer Fleischnahrung stammen, denn während 6 Std tritt eine vermehrte Sekretion nicht auf, wenn Protein verabreicht wird. Weder eine Antrektomie noch Splenektomie oder Pankreatektomie verhindert die Hypersekretion nach Verfütterung von Fleisch. Als verantwortliches Agens wird von diesen Autoren das Histamin bezeichnet. Eine direkte Histaminperfusion der gesunden Leber hat keine abnorme Magensekretion zur Folge. Histamininfusion in eine periphere Vene desselben Tieres resultiert dagegen in einer Hypersekretion.

10. Die Funktionsprüfung der Magensekretion

Für chirurgische Belange, d.h. für die Verfahrenswahl in der operativen Behandlung des Gastroduodenalulcus, hat die Bestimmung der individuellen Sekretionsverhältnisse die größte Bedeutung. Es ist nicht nur wichtig, die Gesamt-

Säuresekretion zu kennen, sondern auch den Anteil der kephalischen und der gastrischen Sekretionsphase. Der diagnostische Wert einer Bestimmung der 12 Std-Nachtsekretion, insbesondere bei Ulcus duodeni, ist unbestritten. Doch scheint diese Methode bisher keine allzugroße Anhängerschaft gewonnen zu haben, in erster Linie wohl wegen der lang dauernden Belästigung der Patienten. Dem Bedürfnis nach einer weniger zeitraubenden Untersuchung mit genügender Aussagekraft kommt der von KAY (1953) angegebene „augmented histamine test" oder die maximale Histaminreaktion entgegen. Die maximale Histaminreaktion ist weitgehend von der Belegzellmasse, aber auch vom augenblicklichen Funktionszustand der nervösen und humoralen Steuerungsmechanismen abhängig.

Die Ausführung der Untersuchung ist einfach. Nach Einlegen einer Magensonde wird das Nüchternsekret für die Dauer einer Stunde aspiriert. Danach erhält der Patient 0,04 mg Histamin/kg Körpergewicht subcutan injiziert. Das Magensekret wird in 15minütigen Abständen für die Dauer einer Stunde aspiriert und die Säuresekretion in mEq/Std bestimmt. Eine histaminstimulierte maximale Sekretion von mehr als 40 mEq/Std spricht für ein Ulcus duodeni (MARKS et al., 1962). Trotzdem wurden auch bei Ulcus-duodeni-Trägern in einem nicht unbedeutenden Prozentsatz von dieser Zahl weit abweichende Werte zwischen 9,5 bis 75,3 mEq/Std gefunden. Während die Belegzellmasse konstant ist, kann der Grad der kephalischen und humoralen Einflüsse verschieden sein.

Die verbreiteste Methode zur Stimulation der kephalischen Sekretionsphase ist der Insulintest nach HOLLANDER (1946). Durch Injektion von 16 Einheiten Insulin sinkt der Blutzuckerspiegel unter 40—50 mg-% ab, was einen starken zentralen Vagusreiz bedeutet. Dieser Vagusreiz stimuliert die Belegzellen direkt. Die Reaktion verläuft individuell verschieden und ist beim Ulcus duodeni-Träger stärker als normal. POLACEK und ELLISON konnten zeigen, daß es sich um eine primäre Wirkung der Hypoglykämie auf die Magensekretion handelt und nicht um eine insulin-induzierte Stress-Situation, welche zu hormonaler Stimulation der Säuresekretion führen würde.

Schwieriger ist die Reaktionsbereitschaft der gastrischen Sekretionsphase zu erfassen. Ein adäquater Reiz ist die Nahrungsaufnahme. Die säurepuffernde Wirkung der Nahrung macht aber eine zuverlässige Erfassung der gastrischen Säuresekretion unmöglich. Ein brauchbarer Test ist der Neutralisationsreiz mittels Natriumbicarbonat in Verbindung mit der intragastralen pH-Metrie und Bestimmung der Alkalizeit nach NÖLLER (1961). Eigene Tierversuche am Hund mit isoliertem, nach außen gefisteltem Antrum und einem Heidenhain-pouch haben gezeigt, daß $NaHCO_3$ ein starker Gastrinstimulus ist und die reaktive Säuresekretion im Heidenhain-pouch mit der Reaktion nach Spülung des Antrums mit Fleischextrakt vergleichbar ist. Eine Gastrinstimulation erfolgt, solange ein alkalisches oder subacides Milieu im Mageninnern herrscht. Die Möglichkeit einer Bestimmung der Milliäquivalente im aspirierten Magensaft nach Neutralisation mit Natriumbicarbonat wird von uns z.Z. hinsichtlich der diagnostischen Zuverlässigkeit geprüft.

Mit Alkalizeit wird die Zeitspanne bezeichnet, welche nach Neutralisation des Magens bis zur Rückkehr der pH-Werte zum Basisniveau verstreicht. Wir haben diese Methode durch eine Kombination mit Insulin bzw. einer Standarddosis von Histamin für die Prüfung der kephalischen und der gastrischen Sekretionsphase erweitert (HART und LICK, 1963). Als Standarddosis verwenden wir 0,3 mg Imido, welche von HENNING (1956) als ausreichend bezeichnet wird. Die Wirkung ist im allgemeinen schon 10 min nach der Injektion deutlich erkennbar und dauert etwa 60 min. Bei dieser Dosis sind die Nebenwirkungen gering. Ein weiterer Vorteil der niedrigen Dosierung liegt darin, daß die sekretorische Kapazität der Belegzellen nicht voll provoziert wird. Dadurch ist die potenzierende oder superadditive Wirkung anderer Stimuli sicherer zu erfassen. Dies ist für solche Substanzen wichtig, welche über unterschiedliche Steuerungsmechanismen einen gegensätzlichen Effekt auf die Funktion der Belegzellen besitzen. Bei Verwendung des Alkalitestes in Kombination mit einer Insulinhypoglykämie ist zu berücksichtigen, daß die kephalische Sekretionsphase durch zusätzliche Gastrinstimulation beeinflußt wird. Zahlreiche Untersuchungen haben uns bewiesen, daß mit diesem Untersuchungsverfahren deutliche Unterschiede zwischen Normalpersonen, Patienten mit einem Ulcus ventriculi und Ulcus duodeni-Trägern zu beobachten sind. Sie bestehen entsprechend dem Grad der Hypersekretion in einer unterschiedlichen Verkürzung der Alkalizeit.

Gelegentlich wird der Methodik der intragastralen ph-Metrie mit der Endoradiosonde (verschluckbarer Intestinalsender, SPRUNG, 1958) Unzuverlässigkeit zur Last gelegt. Untersuchungen von SCHLOTTHAUER und NÖLLER (1964) u. a. haben gezeigt, daß auch die Aspiration von Magensaft mit einem Magenschlauch nicht frei von Fehlerquellen ist. Vor allem postoperativ kann bei dieser Methode ein Reflux von alkalischem Darmsaft in den Restmagen die Ergebnisse verfälschen, während die intragastrale pH-Metrie einen Reflux durch raschen Umschlag der pH-Werte sofort aufdeckt.

Die Prüfung der aktuellen Acidität und die Bestimmung der Alkalizeit nach NÖLLER in Kombination mit Insulinhypoglykämie bzw. Histaminstimulation ist klinisch-experimentell sehr aufschlußreich. Wir verwenden keine Endoradiosonde, sondern eine Glaselektrode, welche zuverlässiger lokalisierbar ist. Zuletzt haben wir das Verfahren nur noch für die Prüfung der gastrischen Sekretionsphase verwendet. Für die klinisch-chirurgische Praxis ist die Aspiration des Magensaftes zur Bestimmung der Nüchternwerte von Volumen und Milliäquivalenten unerläßlich. Diese Methode wird von uns ebenfalls zur getrennten Untersuchung der kephalischen und gastrischen Sekretionsphase durch Insulinhypoglykämie (Abb. 44) bzw. Histaminreiz (auch kombiniert mit peroraler Gabe von $NaHCO_3$ oder dem gleichen Volumen von Fleischextrakt s. oben) benützt. Für diese praktische Sekretionsuntersuchung kann dann auf die intragastrale pH-Metrie verzichtet werden.

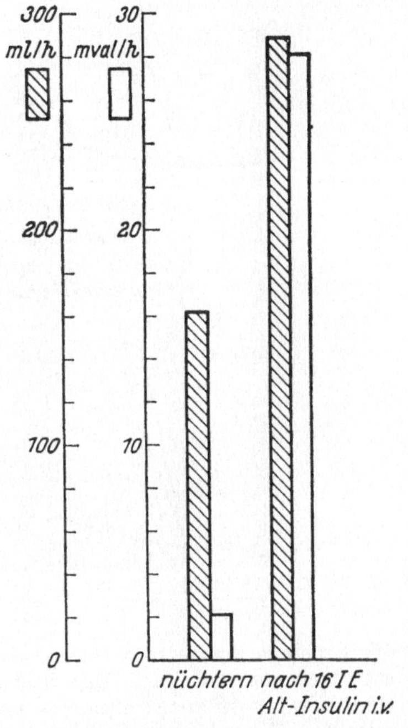

Die postoperative Testung der kephalischen Sekretion hat folgendes zu berücksichtigen (HOLLANDER, 1946):

1. Eine positive Reaktion kann als Beweis noch intakter Vagusfasern gelten, verhält sich aber nicht proportional der Zahl nicht durchtrennter Nerven.

2. Eine negative Reaktion verbürgt eine komplette Vagotomie nur, wenn der Blutzucker tief genug gesenkt wurde und eine Neutralisation durch duodenalen Reflux ausgeschlossen werden konnte.

Abb. 44. Pat. H. G., ♂, 22 Jahre, Ulcus duodeni. Aspiration des Magensaftes, starke Hypersekretion. Normalwerte der 12 Std-Nachtsekretion: Volumen 550 ml, HCl 18 mval.
[Aus Med. Klin. **62**, 441—450 (1967)]

Mit der Blutzuckerkontrolle ist ein adäquater Vagusreiz nachzuweisen. Aus Abb. 44 sind die unterschiedlichen Alkalizeiten bei einer Normalperson und bei einem Ulcus duodeni-Träger zu ersehen. Beim Ulcus duodeni ist die Zeit auf die Hälfte der Normalzeit verkürzt, d. h. die Reaktion ist doppelt so stark wie bei der gesunden Versuchsperson. Das Ergebnis stimmt mit den Befunden bei Bestimmung der Milliäquivalente gut überein, welche bei Patienten mit einem Ulcus duodeni im allgemeinen die doppelte Menge betragen (WELIN et al., 1936; IHRE, 1939; OBERHELMAN et al., 1948). Einen gewissen Hinweis auf das Sekretvolumen gibt die Geschwindigkeit, mit der die Kurve zum Basisniveau zurückkehrt. Sie ist sowohl von der Konzentration an H-Ionen als auch von der Sekretmenge abhängig. Nach Erreichen des Basisniveaus wird eine weitere Sekretion durch die antralen Hemm-Mechanismen gebremst. In Abb. 46a ist das Ergebnis der intragastralen pH-Metrie bei einem Patienten mit Ulcus duodeni dargestellt. Präoperativ ist mit der üblichen Menge von 10—20 ml Natriumbicarbonat der pH-Wert nicht zu verändern. Erst nach einer zweiten Gabe von Natriumbicarbonat tritt eine kurzfristige Neutralisation des Magensaftes auf, welche durch überschießende Säuresekretion nach wenigen Minuten wieder aufgehoben ist. Bei einer so starken Übersäuerung ist anzunehmen, daß beide Sekretionsphasen im Sinne der Hyperfunktion beteiligt sind. Auf eine Differenzierung der Sekretionsphasen kann hier verzichtet werden. Das postoperative Ergebnis nach Vagotomie und kleiner distaler Resektion (Abb. 46b) zeigt, daß aus der belassenen Antrumschleimhaut nach Reiz noch relativ viel Gastrin ausgeschüttet wird, welches sich mit dem subcutan applizierten Histamin in der Wirkung potenziert. Die Resektion hätte hier ausgedehnter sein können. Nachdem die gastrische Sekretionsphase

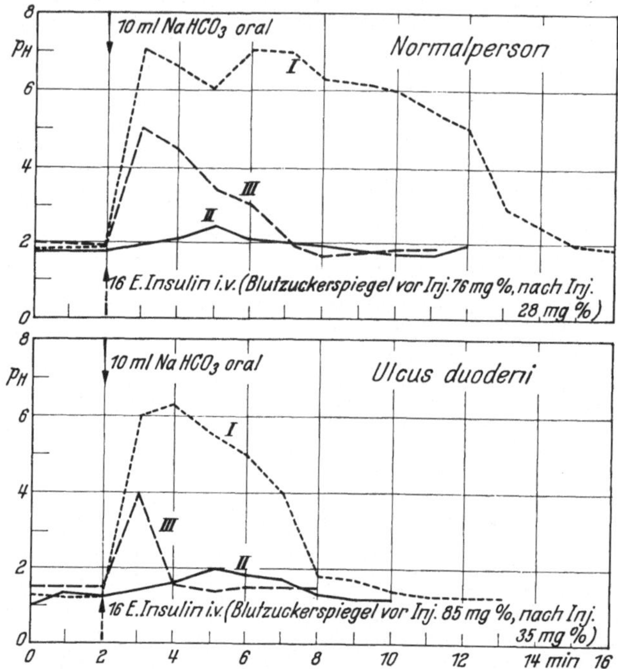

Abb. 45. Ergebnis der intragastralen pH-Metrie bei einer Normalperson und einem Ulcus-Duodeniträger vor und nach spezifischer Reizsetzung zur Bestimmung der kephalischen Sekretionsphase. *I* Alkalizeit ohne zusätzlichen Stimulus. *II* Aktuelle Acidität unter Insulinhypoglykämie (Blutzuckerbestimmung mit der enzymatischen Methode nach den Angaben der Fa. Boehringer u. Sohn in Anlehnung an HUGGET und NIXON). *III* Alkalizeit unter Insulinhypoglykämie

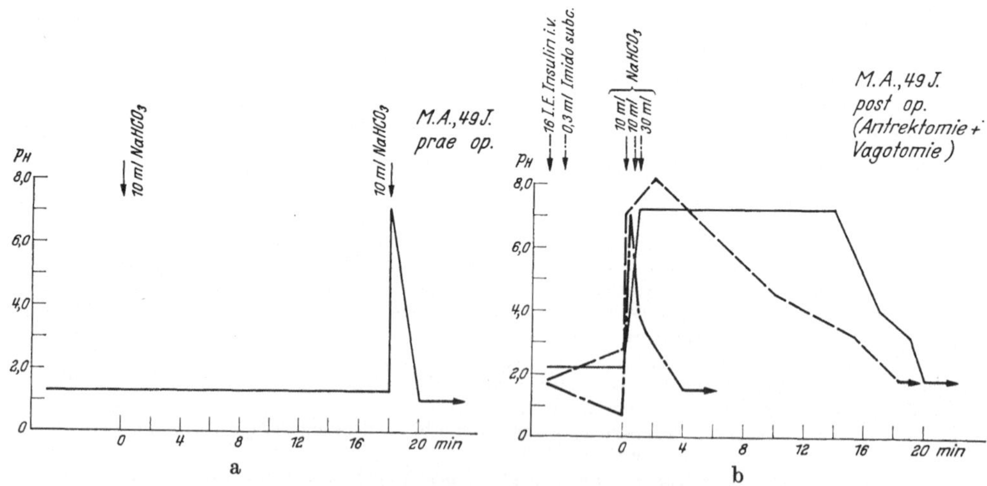

Abb. 46a u. b. a Starke Hyperacidität bei Ulcus duodeni. Präoperativer Test. b Postoperative Funktionsprüfung. Beschreibung im Text

normalerweise nur auf nutritive Reize einsetzt, besteht kein überhöhtes Risiko eines Ulcus-rezidivs; denn die gebildete Säure wird durch die Nahrung abgepuffert. Außerdem ist die Alkalizeit bei einfacher Gastrinstimulation durch die Gabe von Natriumbicarbonat auf fast das Doppelte des normalen Wertes verlängert. Die Reaktion unter Insulin wird nicht durch Vagusreiz vermittelt, sondern durch die gleichzeitige Gastrinstimulation infolge der Natrium-

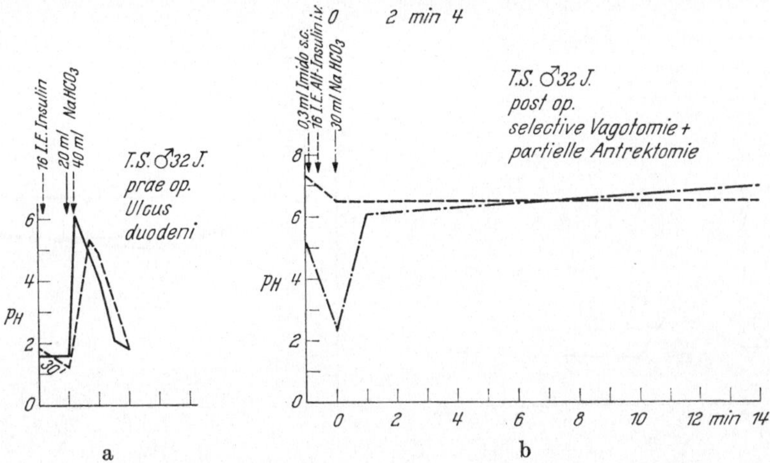

a   b

Abb. 47 a u. b. Patient mit Ulcus duodeni. Präoperativ erhebliche Hyperacidität. Postoperativ nach „combined operation" mit nicht vollständiger Antrumresektion ist die erstrebte Korrek-tur der Sekretion im Funktionstest erwiesen. Nur noch reduzierte reaktive Säurebildung über den Gastrinmechanismus

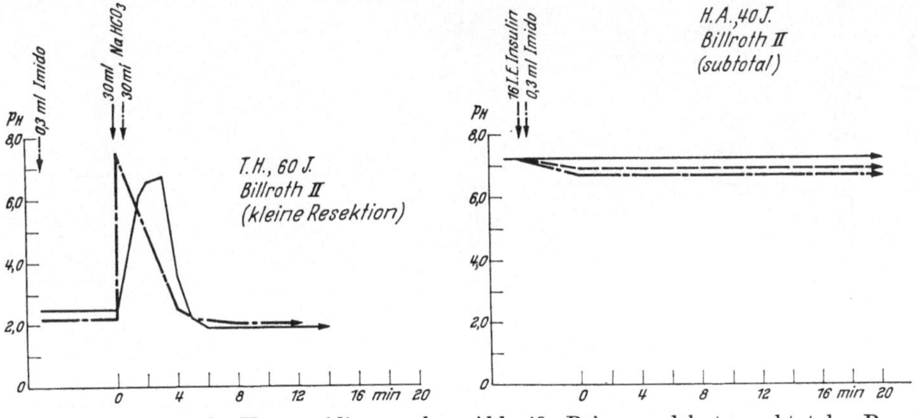

Abb. 48. Beträchtliche Hyperacidität nach Billroth II mit zu kleiner Resektion (nur partielle Antrektomie)

Abb. 49. Bei ausgedehnter subtotaler Re-sektion Anacidität, auch nach spezifischer Stimulation

bicarbonatgabe. Eine vollständige Vagotomie und nahezu komplette Antrektomie verhindert unter Basalbedingungen die Säuresekretion (Abb. 49). Ausbleiben einer Reaktion in der Insulinhypoglykämie beweist die Vollständigkeit der Vagotomie. Dagegen zeigt die Pro-duktion freier Säure unter Histamin die Fähigkeit zur reaktiven gastrischen Sekretion und die Funktion der belassenen Antrumschleimhaut an. Die operativ angestrebte Einschränkung der Säurebildung auch auf nutritive Reize ist durch langanhaltende Neutralisation bei noch bestehender Histaminwirkung erwiesen.

Nach Billroth II mit zu kleiner Resektion, bei welcher noch viel Antrumschleimhaut in situ angenommen werden muß, ist eine Hypersekretion in der gastrischen Sekretionsphase zu erkennen (Abb. 48).

Alle Untersuchungen können nur am nüchternen Patienten ausgeführt werden, welcher sich in einem Hungerzustand befindet. Am nicht vagotomierten Magen ist deshalb bei Prüfung der gastrischen Phase auch eine kephalische Sekretion zusätzlich in Betracht zu ziehen.

Subtotal (65—75%) nach der Methode Billroth II resezierte Mägen sind in der Regel anacide und lassen bei spezifischer Reizsetzung keine sichere Reaktion erkennen (Abb. 49). Das gleiche Ergebnis wird mit einer kleineren und aufgrund des größeren Reservoirs ernährungsphysiologisch günstigeren Resektion erreicht, sofern der Magen vagal denerviert und die Antrektomie komplett ist. Dies geht aus Abb. 50 hervor.

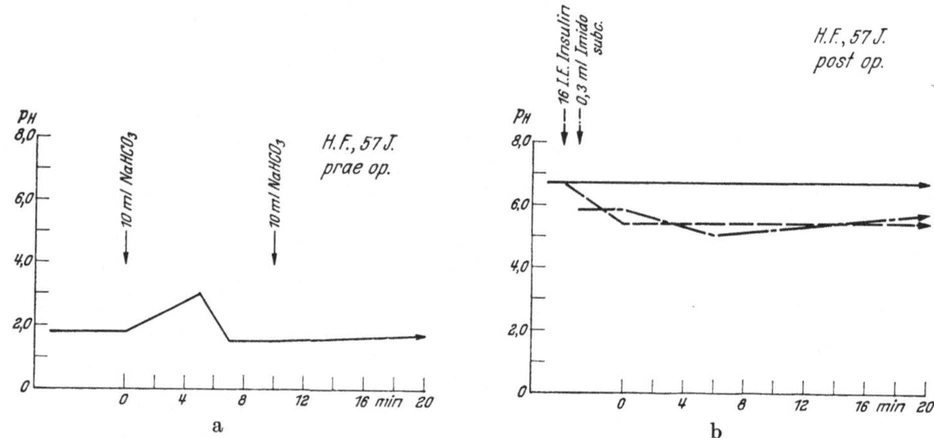

Abb. 50a u. b. a Ulcus duodeni. Präoperativ erhebliche Hyperacidität, vermutlich beider Sekretionsphasen. b Postoperativ nach Antrektomie, selektiver Vagotomie und Gastroduodenostomie Anacidität; minimale Reaktion auf Insulin und Histamin

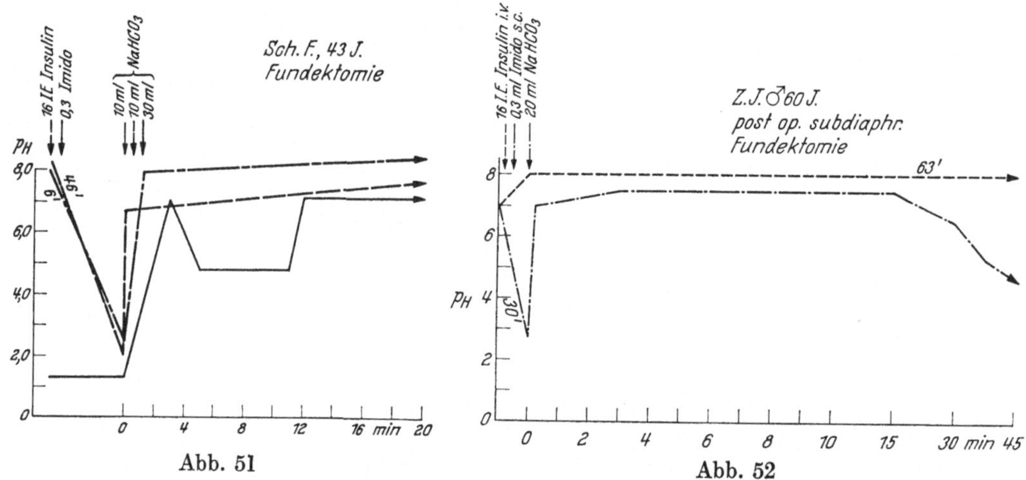

Abb. 51. Sekretionstest nach subdiaphragmatischer Fundektomie mit partieller Vagotomie. Am ungereizten Magen sowie auf Insulin und Histamin ist die deutliche Reduktion der reaktiven Säurebildung zu erkennen

Abb. 52. Ideale Korrektur der präoperativen Hyperacidität nach subdiaphragmatischer Fundektomie

Die Bedingungen für die Sekretion nach Fundektomie sind aus Abb. 51 u. 52 zu ersehen. Bei normalen Basis-pH-Werten führt die Gabe von Natriumbicarbonat zu einer lang anhaltenden Neutralisation des Magensaftes, welcher erst nach spezifischer Reizsetzung wieder sauer wird. Die erstrebte Korrektur der präoperativen Hypersekretion ist geglückt. Eine reaktive, aber deutlich reduzierte Sekretion schließt die Gefahr eines Rezidiv-Ulcus aus und kann gleichzeitig ihre physiologischen Aufgaben im Duodenum erfüllen. Selbst die stimulierte Sekretion ist durch kleine Mengen Natriumbicarbonat langfristig zu neutralisieren. Die postoperative Restsekretion von Säure geht bei der Fundektomie auf die Erhaltung des Antrums zurück.

Ein ideales Ergebnis zeigt Abb. 52. Nach kompletter Vagotomie ändern sich die pH-Werte in der Insulinhypoglykämie nicht, während Histamin bei Anwesenheit von endogenem Gastrin (Antrum erhalten) die Belegzellen zur reaktiven Säuresekretion anregt. Durch das geringe Sekretvolumen ist eine langfristige Neutralisation möglich, so daß nach 45 min noch subacide Werte bestehen. Eine erneute peptische Ulceration ist bei dieser Funktion nicht zu befürchten. Wie oben (S. 57) dargelegt, üben extramural und selektiv zum Antrum verlaufende Rami antrales der beiden Vagusstämme eine hemmende Funktion auf die Gastrinfreisetzung bei vagaler Erregung, also auch während der kephalischen Sekretion, aus. Dies geht aus Abb. 53a, b hervor. Nach kombinierter Gabe von Histamin und Atropin in relativ

Abb. 53a u. b. Pat. H. E., 49 Jahre, ♂. Ulcus ventriculi mediale. a Präoperative Funktionsprüfung der Magensekretion bei einem Patienten mit Ulcus ventriculi mediale. Keine Hyperacidität. Deutlicher Histamin-Atropin-Effekt bei gleichzeitiger Stimulation der gastrischen Sekretion. b Postoperativer Sekretionstest nach selektiver proximaler Vagotomie und Segmentresektion nach WANGENSTEEN (beim gleichen Patienten). Keine freie Säure in der interdigestiven Phase. In der Insulin-Hypoglykämie keine Veränderung der pH-Werte als Ergebnis der vollständigen vagalen Denervation von Magenfundus und -korpusrest. Unter Histamin-Atropin-Gabe deutliche Säuresekretion durch Aufhebung der Hemmwirkung des N. vagus auf die gastrische Sekretion. In der Insulin-Hypoglykämie wird dagegen die durch Histamin provozierte Säuresekretion gebremst. Die Alkalizeit ist bei Stimulation der gastrischen Sekretion unter Vagusreiz verlängert. [Aus Z. Gastroenterol. 4, 324—337 (1966)]

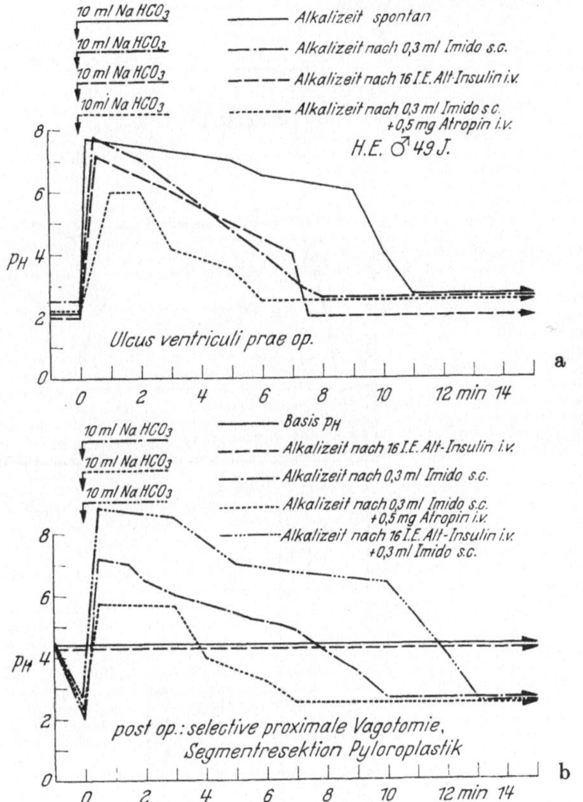

niedriger Dosierung (um den Effekt des vermehrt ausgeschütteten Gastrins auf die Belegzellen durch die dort gleichzeitig am Receptorprotein angreifende Wirkung des Atropins nicht zu unterdrücken) tritt eine deutliche Verkürzung der Alkalizeit im Vergleich zur alleinigen Histaminwirkung ein. Die Insulinhypoglykämie ergibt dagegen vergleichsweise eine schwächere Reaktion. Der Befund bestätigt sich an der form- und funktionsgerechten Modifikation der Segmentresektion (vgl. Abb. 53b), bei welcher Fundus und Korpusrest selektiv vagotomiert werden, aber die Innervation des belassenen Antrums über die Rami antrales erhalten bleibt. Unter dieser Voraussetzung muß das Atropin vor allem auf die vagal gesteuerte Antrumfunktion wirken. Vaguserregung durch Insulinhypoglykämie hingegen führt auch in Kombination mit Histamin zu einer verlängerten Alkalizeit, d.h. die antral ausgelöste Säuresekretion wird gebremst. Atropin in geeigneter Dosierung hebt die Hemmwirkung auf.

Auch mit einer selektiven proximalen Vagotomie und Pyloroplastik läßt sich eine Hypersekretion gut korrigieren (Abb. 55). Das Gelingen der Korrektur zeigt sich am postoperativen Funktionstest. Das geringe Volumen an Säure im nicht exogen stimulierten Magen ist in der langfristigen Neutralisation bei Bestimmung der einfachen Alkalizeit zu erkennen. Dies ist das Resultat der erwünschten Einschränkung reaktiv gebildeter Säure. Selbst unter Histamin ist die Alkalizeit auf das Zweieinhalbfache der normalen Zeit verlängert. Der Nachweis freier HCl im nüchternen Magen ist nicht mit vagal ausgelöster Säuresekretion, sondern mit einer gastrischen Restsekretion zu erklären, deren Volumen durch den Autoregulationsmechanismus des Antrums relativ konstant gehalten wird (Abb. 54a—c).

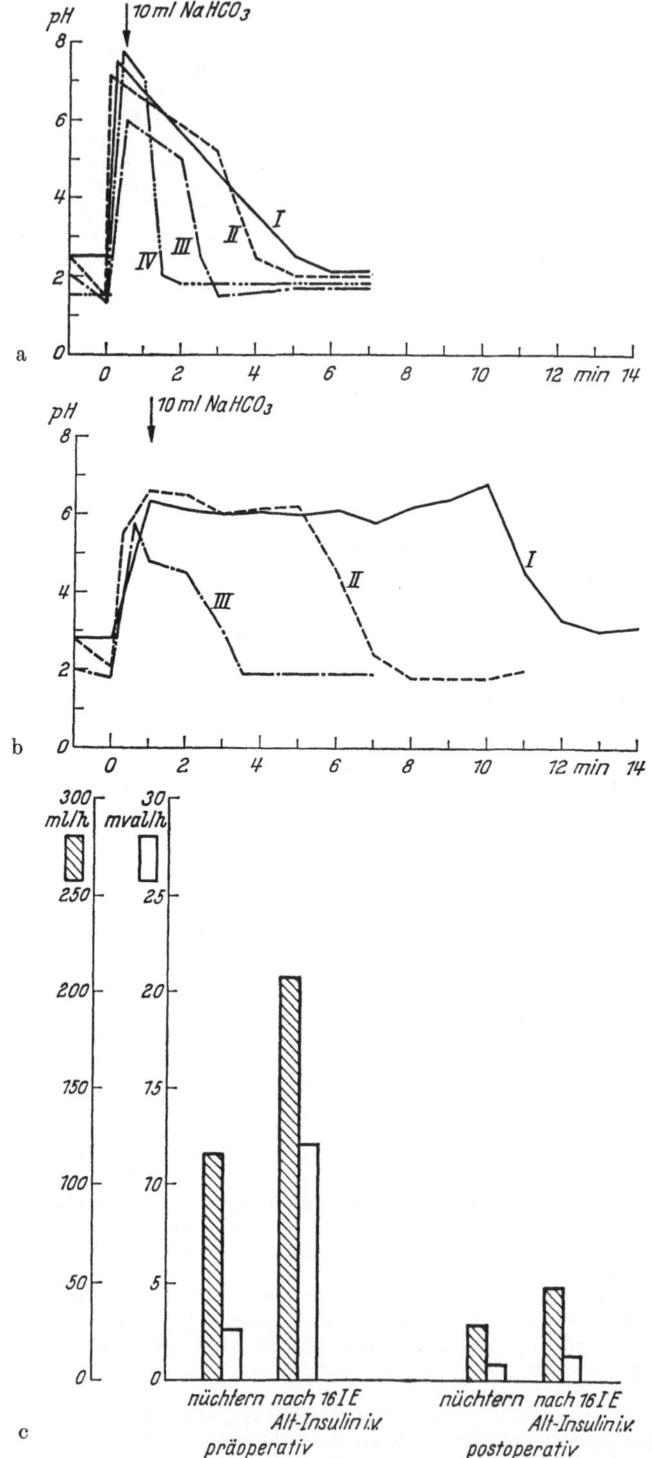

Abb. 54a—c. Pat. H. W., ♂, 23 Jahre. Ulcus duodeni. Selektive proximale Vagotomie + Pyloroplastik. Vagale Antruminnervation erhalten. a Präoperative intragastrale pH-Metrie; b postoperative Alkalizeit I spontan, II nach 0,3 ml Imido s.c., III nach 0,3 ml Imido s.c. + 0,5 ml Atropin i.v., IV nach 16 IE Alt-Insulin i.v.; c Volumen und Säuregehalt auf subnormale Werte reduziert. [Aus Med. Klin. **62**, 441—450 (1967)]

Für die *Diagnose des oesophagealen Refluxes bei Hiatushernien* ist uns die Etagen-pH-Metrie (KOLIG und VOLLMAR, 1962) zur unentbehrlichen Hilfe geworden. Nicht selten versagt auch die Röntgenuntersuchung beim Versuch, einen klinisch manifesten Reflux zu verifizieren. Dasselbe gilt für die einfache Etagen-pH-Metrie, welche auch in Kopftieflage, trotz einer offenkundigen Insuffizienz des Kardiaverschlußmechanismus, mit relativ scharfem pH-Umschlag an der gastro-oesophagalen Verbindung eine regelrechte Kardiafunktion vortäuschen

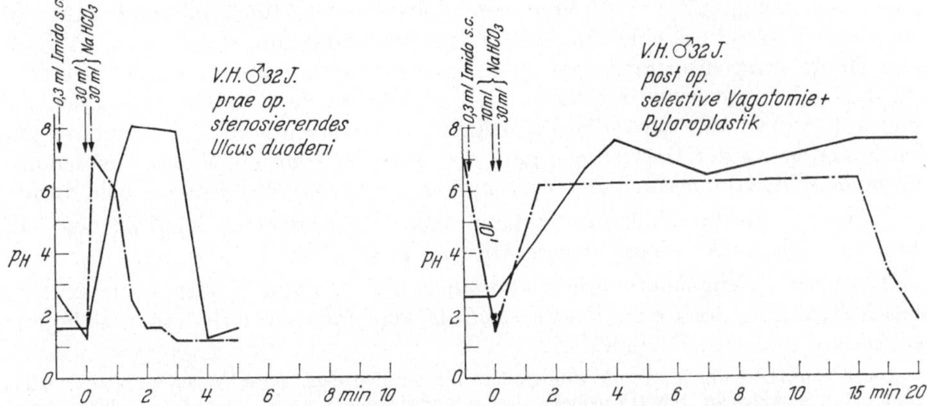

Abb. 55. Prä- und postoperative Untersuchung der Säuresekretion. Postoperativ deutliche Einschränkung der nach Neutralisation reaktiven Säurebildung

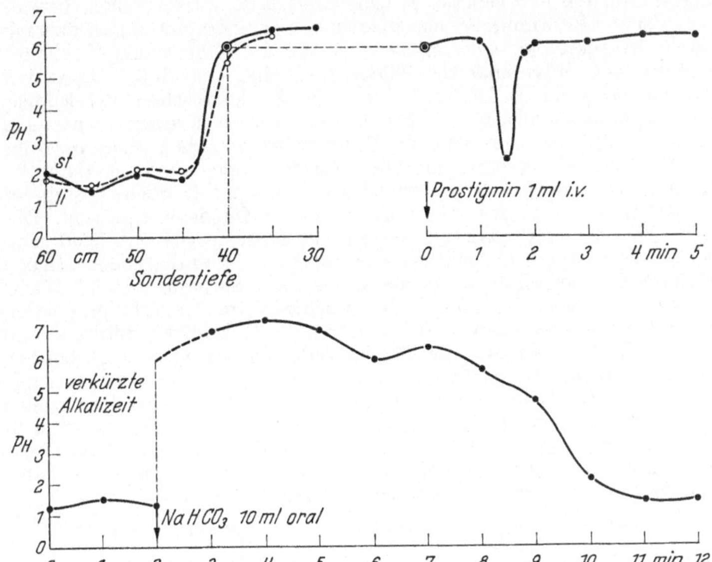

Abb. 56. Etagen-pH-Metrie in Kopftieflage bei einem Patienten mit Hiatusgleithernie. Erst nach Prostigmingabe wird der oesophageale Reflux durch das Auftreten saurer pH-Werte bei unveränderter Sondenlage erkennbar

kann (Abb. 56). Durch gleichzeitige Stimulation der Säuresekretion mit Histamin läßt sich dann in manchen Fällen, aber keineswegs immer, der Reflux nachweisen. Die Verwendung eines Sekretionsstimulans, das auch als Peristalticum wirkt, z.B. Prostigmin, stellt nach unserer Erfahrung den sichersten Weg dar, die zur Refluxoesophagitis führenden Störungen der oesophago-gastrischen Druckdifferenz pH-metrisch zu erkennen. Für die Entstehung der Oesophagitis ist die Prostigminwirkung in gewissem Sinne mit der pathogenetisch bedeutsamen Magenfunktion im Hungerzustand, d.h. in der Vagushypertonie, vergleichbar.

11. Die Magensekretion nach Magenoperationen

Jede operative Maßnahme in der Behandlung des Gastroduodenalulcus besteht grundsätzlich in der Ausschaltung oder Reduktion der Säureproduktion und damit in der Einschränkung der Säure-Pepsinaktivität. So gesehen müssen die klassischen Resektionsmethoden der $^2/_3$—$^3/_4$- (65—75%) Magenresektion zweifellos als leistungsfähige Verfahren bezeichnet werden. Ihr Nachteil beruht auf einer zu starken Verkleinerung des Magenreservoirs, mit welcher eine relativ hohe Quote von postoperativen subjektiven Beschwerden und objektiven Störungen der Nahrungsverwertung verbunden ist. Neben dem Verlust an Reservoirfunktion wirkt sich auch die Beseitigung der Säureproduktion ungünstig auf den Synergismus der Oberbauchorgane aus. Das Problem, günstigere ernährungsphysiologische Voraussetzungen zu schaffen, wird von zwei Fragen beherrscht:

1. Durch welche Maßnahmen kann das Magenreservoir erhalten werden, ohne daß das Risiko eines Ulcusrezidivs zu groß wird.

2. Durch welche Maßnahmen kann man die Nüchtern- oder Leersekretion ausschalten, aber doch eine Restproduktion von Salzsäure erhalten, welche nur reaktiv auf nutritive Reize auftritt.

Die Erforschung der Magenphysiologie hat Wege aufgezeigt, diese Fragen zu beantworten und sog. physiologische Operationsmethoden zu entwickeln. Im Gegensatz zu den klassischen Operationsmethoden, welche das Erfolgsorgan der Säure-Stimulationsmechanismen, die Belegzellmasse, erheblich verkleinern, greifen die physiologischen Verfahren an den Stimulationsmechanismen an. Die nicht oder nur wenig verkleinerte Belegzellmasse behält ihre Sekretionskapazität, doch die für die präoperative Hypersekretion verantwortlichen Stimuli sind ausgeschaltet. Wenn aber alle Stimulationsmechanismen der Säureproduktion operativ beseitigt werden — durch Antrektomie (Gastrinmechanismus) und Vagotomie (kephalische Sekretion) —, resultiert trotz unveränderter Belegzellzahl eine Anazidität. Dieses Vorgehen gewährleistet bereits ein größeres Magenreservoir als die klassischen Resektionsmethoden; eine Reihe von Reglermechanismen des Duodenums werden dagegen nicht mehr adäquat stimuliert. Ein wesentlicher funktioneller Unterschied zwischen den Anastomosierungsverfahren der Gastroduodenostomie und der Gastrojejunostomie ist dann ernährungsphysiologisch kaum zu erwarten. Die Vorteile der erhaltenen Duodenalpassage können nur ausgeschöpft werden, wenn saurer Magenchymus in das Duodenum gelangt. Die erstrebte Restproduktion von Säure im operierten Magen darf nicht nervös vermittelt sein, da dieser Mechanismus auch eine vermehrte Nüchternsekretion bedeutet und als begünstigender Faktor für die Entstehung des Rezidivulcus zu bewerten wäre. Sie muß ausschließlich über den Gastrinmechanismus erfolgen, der auch nach partieller Antrektomie in proportioniert reduzierter Form funktionstüchtig bleibt und erst durch die Nahrungsingestion stimuliert wird. Er muß sistieren, sobald die Ingesta den Magen verlassen haben. Solange der Stimulus der Nahrung wirkt, wird die reaktiv gebildete Säure gebunden und eine Übersäuerung des Restmagens tritt nicht ein. Zusätzlich können die antralen und duodenalen Hemm-Mechanismen reagieren. Für jede Operationsmethode, welche das Antrum ganz oder teilweise in situ beläßt, fordern HARKINS et al. (1962), daß das Antrum vagal völlig denerviert sein, im Säurestrom verbleiben und jede Stase im Antrum ausgeschaltet sein muß. Nach unseren Untersuchungsergebnissen müssen diese Forderungen geändert werden.

Unsere Grundsätze für eine antrumerhaltende Operation lauten:

1. Proximale selektive Vagotomie zur Ausschaltung der direkt-vagalen und vagal-antralen Säuresekretion.

2. Schonung des Ramus antralis aus beiden Vagusstämmen für die Erhaltung des vagal bedingten Hemm-Mechanismus der hormonalen Sekretionsphase.

3. Belassung des Antrums im Säurestrom für die Erhaltung der lokal-antral ausgelösten Säurehemmung (Gastro-Duodenostomie).

4. Vermeidung jeglicher Stase im Antrum (prolongierte Gastrinstimulation!) durch normal weite Anastomose oder Pyloroplastik.

Sie wurden im System der „form- und funktionsgerechten" Operationen des Gastro-Duodenalulcus verwirklicht (vgl. Tabelle 45).

Kommentar

The Antrum and its Hormone Gastrin

By Lloyd M. Nyhus and Michel Mignon

Introduction

Gastrin, the pyloric or antral hormone, which is of particular physiologic significance in the secretory mechanism of gastric secretion, has been the subject of intense interest for many years. Despite its early recognition [23], however, the status of its chemical nature and of its physiologic importance is still being investigated.

History

Although Pavlov was aware that some local factor might account for the process of gastric secretion [75], it was Edkins (1905) who established the gastrin theory. He reported to the British Society of Physicians that extracts from hog pyloric mucosa, when injected intravenously in anesthetized cats, stimulated acid secretion [23]. Contrarily, prepared extracts from the fundus were inactive. Edkins named the stimulatory factor present in the pyloric extracts gastrin. Since the factor seemed analogous to secretin, a recent discovery, he postulated that gastrin might be a hormone. Unfortunately Edkins' extracts were crudely prepared and contained histamine which, some years later, was shown to be a potent stimulator of gastric secretion [78]. Not until Komarov succeeded in preparing histamine-free extract from antral mucosa was the theory of Edkins given due credit [55].

Further credit lies with the productive experiments of Grossman et al. [38] and of Woodward et al. [101], who demonstrated conclusively the role of the antrum in gastrin production and the hormonal nature of gastrin. Indeed, Grossman et al. showed that mechanical distention of the antrum evoked acid secretion of a fundic pouch even when all vascular and nervous connections between these two organs were suppressed by transplantation of either one or the other.

Chemical Nature of Gastrin

Although Komarov recognized, in 1938, that gastrin was a protein, its chemical structure has been elucidated only recently. In 1964, Gregory and Tracy isolated two polypeptides, practically pure (Gastrin I and Gastrin II), from hog antral mucosa [37]. These two hormones of small molecular weight (2000) differ from each other in the presence on Gastrin II of a SO_3H radical attached on a tyrosine inside the molecule. It is feasible, however, to convert chemically the one to the other. They are heptadecapeptide, and their terminal group is a tetrapeptide which bears an amide function. This end group seems the only biological part of the molecule necessary for its physiological activity [34]. These two small hormones have been recently synthetized [3]. The same group of researchers in Liverpool has studied more than 30 analogues of this structure [92]. They have also isolated two gastrins (H_1 and H_2) from human antral mucosa. The structures of these two human gastrins are quite similar to those of the hog gastrins [33]. A commercial preparation of hog gastrin made of an incompletely pure mixture of Gastrin I and Gastrin II is now available for clinical investigation (Léo Laboratories, Copenhagen, Denmark).

In addition to the discovery of this variety of small molecular weight gastrin, Tauber and Madison [90] have isolated and purified a gastrin which is heavier, having a molecular weight of 12,000. It is a single polypeptide and the chemical composition is distinctly different from the gastrin reported by Gregory. Another gastrin prepared by Fletcher, while still not pure, is very active — its power to stimulate acid secretion in the dog is 25 to 30 times greater than that of histamine [27].

Origin of Gastrin

Gastrin has been extracted from the gastric antra of a wide variety of species, including hogs, which are most commonly used, sheep, calves, dogs and men [25]. Although gastrin-producing or harboring cells have not yet been precisely located, they probably will be found in the base of the antral mucosa since only extracts from this region yield a gastrin-like substance.

Some authors claim they have isolated a gastrin substance from hog cardia [23, 35], sheep fundus [4] as well as from human duodenal mucosa [96]. Sircus has presented evidence suggesting that the intestinal phase of gastric secretion may be mediated by a gastrin-like hormone [85]. Finally, a gastrin-like material has been isolated and identified with antral gastrin from primary ulcerogenic tumors of the pancreas [36] and their metastases [39]. Since these discoveries, endeavors of investigators have been directed toward a preoperative detection of secretagogues released by the tumor either into the gastric juice and serum [86] or into the urine [8] of patients with the Zollinger-Ellison syndrome. These studies have proven most fruitful. In fact, the latter technique (secretagogues in the urine) has demonstrated its usefulness in following the postoperative course of these patients; total excision of the tumor is suggested if the response becomes negative and incomplete removal or recurrence of the tumor is suggested when a positive response persists or reappears [57].

1. Physiological Properties of Gastrin

a) Stimulation of Acid

The effects of gastrin on the parietal cells are the most manifest. All animal species used in the laboratory have been shown to respond to gastrin, and in man, also, gastrin was revealed to be very active [35, 63, 100]. Both the volume and concentration of acid are stimulated by this hormone.

The latent period is short; activity of the hormone is perceptible soon after parenteral injection. Intensity of the response is dependent upon the dose utilized. A close dose-response relationship exists. In regard to the response to maximal stimulation by histamine, the maximal secretory response to exogenous gastrin is ten percent higher in man [64], almost two-fold greater in rats, but is lower in dogs [1]. In certain conditions acid secretion in response to gastrin is inhibited [32, 37]. Indeed, in the dog, gastrin- or histamine-stimulated gastric secretion has been noted to be inhibited by a large, rapid intravenous injection of gastrin. Subcutaneous administration of a dose eight to ten times greater than the optimal dosage elicits only a small amount of acid [37].

With this capacity to stimulate at low dosage and inhibit at high dosage, gastrin has been said to have pharmacological properties similar to those of nicotine in its effect on ganglionic transmission [37].

b) Stimulation of Pepsin

Does gastrin have any effect on pepsin secretion? A positive response has been noted in animals by GROSSMAN and GILLESPIE [40] and DRAGSTEDT et al. [20], but not by UVNÄS [95]. In our own laboratory, gastrin did effect pepsin secretion in the rat [67]. According to GREGORY [37], stimulation of pepsin in the dog only occurs when acid secretion is inhibited. Different results, however, have been noted by BLAIR et al. in anesthetized cats with their vagi and splanchnic nerves cut [7].

KONTUREK and GROSSMAN made the following interesting observation: using a preparation involving a gastric fistula and a Heidenhain pouch in dogs, they observed that a rapid intravenous injection of Gastrin I (GREGORY) induced secretion of pepsin and inhibition of acid only in the Heidenhain pouch. In the main stomach (gastric fistula), the secretion of acid was inhibited but the secretion of pepsin was not stimulated [56]. In man, the effect of gastrin on pepsin secretion has not yet been extensively investigated, but from studies to date it would appear that pepsin is unaffected by gastrin injection [100].

c) Action of Gastrin on Mucus

Few studies have been made relative to this problem. According to VAN GEERTRUYDEN et al. [97] and DE GRAEF [15], endogenous gastrin has the same effect as histamine on the mucoprotein composition of gastric juice. This effect is slight. Gastrin, however, has been reported by JEFFRIES to stimulate the secretion of the intrinsic factor [48]. According to this author, the intrinsic factor is secreted by the parietal cells, and a close correlation exists between the output of this factor and the parietal cell mass as is recognized between the output of acid and this same tissue mass.

d) Synergistic Action of Gastrin

In addition to its secretory activity, gastrin is capable of sensitizing the fundic cells to other stimuli. Several studies of gastric secretion in patients before and after resection of an excluded antrum have well demonstrated this point. Basal secretion, post-histamine and post-insulin secretions, have been found to be much lower in the absence of the antrum [12, 30, 87, 98]. Experimentally, evidence has also been provided by LANGLOIS and GROSSMAN and by OLBÉ and others that gastrin potentiates the stimulating effect of urecholine [58] or of vagal stimulation [74]. JORDAN and DE LA ROSA [51] suggested that gastrin could also increase the reactivity of the fundic cells to the intestinal phase. In turn, the secretory effects of gastrin on the fundic cells are potentiated by other stimuli. This potentiation (not additive phenomenon) is now well substantiated [58, 60, 88, 94]. Thus, it appears that a very important interrelationship exists between all stimuli which produce secretion in the stomach.

e) Histamine as a Possible Catalyst

The mechanism initiated by gastrin within the fundic cells is not known. Does gastrin transmit its influence directly on the cells? Does it release a mediator? Histamine, present in fundic mucosa, but practically absent from the antrum, has been considered, by virtue of its potent stimulating effect on gastric secretion, as a possible mediating agent. It has been considered as the final common pathway for all stimuli reaching the fundic mucosa [13]. Support for the hypothesis that histamine is a gastric secretory hormone has come from studies in man [68] and various animals [82, 93], showing that after feeding of a meat meal, there was increased urinary excretion of endogenously-produced free histamine along with an increase in hydrogen chloride secretion. However, the temporal relationship of these events was subsequently discovered to be entirely fortuitous [93]. In addition, the acid hypersecretion in Heidenhain pouch dogs produced by transplantation of the gastric antrum to the colon was not accompanied by increased histamine excretion.

The evidence suggests that free histamine in the systemic blood is not the humoral agent (gastrin) responsible for stimulation of separated gastric pouches during the digestion of a meal [46]. At the present time no definite conclusions can be presented concerning the question of whether endogenous histamine has any physiologic role in acid secretion. Recently it has been pointed out that, on a molecular weight basis, gastrin is far more potent than histamine. On the basis of this fact, the role of histamine in mediating gastrin activity is rejected [26].

On the other hand, some circumstantial evidence suggests such a possibility, i.e., 1. Histamine appears in the gastric juice regardless of the mode of stimulation; 2. Histaminase, present throughout the remainder of the gut, is absent from the stomach; 3. Exogenously administered histaminase will inhibit the secretory response to a meal [41], and 4. Histaminase inhibitors will augment the response to gastrin in the rat [2] and in the dog [47]. It is difficult, however, to fully appraise the significance of this latter discovery in view of the fact that gastric mucosa lacks histaminase [9, 35, 99]. Of interest also is the observation by KAHLSON et al. [52] that gastrin does increase the histamine-forming capacity of the fundic mucosa in the rat.

In investigations concerned with the role of histamine in the mediation of gastric secretory stimulation, a great deal of interest has been focused on the role played by the gastric mast cells which have the property to release histamine. Correlations have been found between the gastric mucosal count of mast cells and the gastric content of histamine. Attempts are currently being made to investigate the behavior of mast cells in response to various gastric stimuli.

f) Other Properties of Gastrin

Gastrin has been reported to influence tone and motility of both stomach and gut. This latter effect has been implied in the pathogenesis of the diarrhea of the Zollinger-Ellison syndrome [62]. Gastric acid hypersecretion might, however, remain the major etiologic factor in the diarrhea of this syndrome [24]. Gastrin evokes an increase in the volume and in the enzyme output of pancreatic secretion [79]. Effect upon arterial pressure should be mentioned since, in the course of assay in man, a quick intravenous injection of a rather large dose induced a transient vascular collapse [63].

2. Factors which Control the Release of Gastrin

The release of gastrin by the gastric antrum is under a double regulatory control. Mechanisms of stimulation and inhibition permit a harmonious production of gastrin perfectly adapted to the needs of digestion.

a) Stimulating Mechanisms

α) Local Factors

Mechanical distention of the antrum releases gastrin; a fact clearly demonstrated by GROSSMAN in 1948 [38]. In man, this effect of distention is achieved during digestion by the movements of the alimentary bolus within the antro-pyloric region. The efficiency of this stimulus under normal conditions depends, however, upon the basal state of the gastric secretion. In subjects who have low basal secretion of acid, distention of the antrum results in an increase in the volume and in the acidity of gastric juice. Conversely, if the subject has a high basal secretion of acid, no increase in volume and acidity occurs during distention.

β) Chemical Factors

Foods produce secretagogues which, when in contact with the antral mucosa, will readily induce antral release of gastrin. Proteins and their by-products or ethyl alcohol are the most stimulating. Alcohol probably stimulates gastric secretion two ways: 1) release of gastrin by local contact with the antrum, and 2) once absorbed in the blood stream, alcohol acts on the fundic cells. Work by DAVES *et al.* [*14*] showed that alcohol does not act by liberating histamine within the fundic mucosa.

γ) Reflux of Alkaline Substances from the Duodenum

Normally the reflux of bile or duodeno-pancreatic secretion is an intermittent phenomenon and its effect on the release of gastrin from the antrum is superseded by intragastric acidity. When a gastroenterostomy exists, there is: 1) a circular movement between the duodenum, jejunum and stomach through the stoma, resulting in repetitious stimulation of the antrum by gastric secretagogues; and 2) an important part of the acid stream is deviated and flows directly into the jejunum without reaching the antrum, thus the factor of acid antral inhibition is lost. These mechanisms probably account for the high rate of recurrent stomal ulcers complicating simple gastroenterostomy [*42*].

δ) Vagal Release of Gastrin

The role played by the vagal nerves in gastrin release has recently been elucidated. Although its role was suspected by SCHUR and PLASCHKES in 1932 [*83*], it was not conclusively demonstrated until the investigations by STRAATEN (1933) [*89*] and UVNÄS (1942) [*94*] were published. Other studies have fully confirmed their findings [*28, 71, 72, 77, 103*].

The experimental key preparation which unmasked the vagal participation in gastrin release was the construction of a vagally-innervated, isolated antrum [*28, 59, 72, 103*]. By this procedure, the antrum was separated from the body of the stomach by a double mucosal layer bridge, thus eliminating the problem of local mechanical or chemical effects upon the antral mucosa as well as protecting the antral mucosa from acid and its strong inhibitory effect. Under these conditions, vagal stimulation, induced either by electricity, insulin hypoglycemia or sham-feeding, produced acid secretion from a denervated fundic pouch. This response can be nullified by denervation of the antrum, by antroneurolysis, or by antrectomy.

Antroneurolysis [*50, 59*], or elective denervation of the antral mucosa, has made clear the relationship between vagally-induced motility and vagally-induced release of gastrin. It appears that vagal release of gastrin is not mediated by stimulation of antral motility but rather is directly related to vagal influences on the antral mucosa [*11*]. It seems, therefore, that the vagi produce two effects in the antrum: 1. control of antral motility, and 2. control of antral gastrin release.

Quantitatively the part played by the vagus in antral release of gastrin is probably significant. Experimentally in the dog, the loss of the vagal part of the antral phase decreases gastric secretion by 20 to 80 percent [*17*]. The same independency which exists between antral motility and antral release of gastrin of nervous origin is encountered in the release of gastrin by local chemical secretagogues. Action of local secretagogues also seems independent from the action of the vagus. This does not mean, however, that they are not capable of synergy.

DE LA ROSA, WOODWARD and DRAGSTEDT [*16*] have proposed the following concept for the neural structures implied in release of gastrin from local origin or vagal origin: 1) A receptor cell lying among the columnar epithelium, connected with the gastrin-producing cells above the muscularis, provides the local reflex for release of gastrin. Thus, a chemical or mechanical gastrin stimulant will act at the receptor cell level which will transmit the impulse to the gastrin cell; and 2) An efferent ganglion cell coming from MEISSNER's plexus synapses with a gastrin cell and from this plexus there are connections to AUERBACH's plexus and efferent vagus. This would be the pathway for vagal release of gastrin. As can be seen, the two mechanisms are interconnected since, in the normal situation, the gastrin-producing cells receive a steady vagal tone. This vagal tone reinforces, to an extent of about 30 percent, the response of gastrin-producing cells to local stimulation.

It has been customary, arbitrarily, to divide the stimuli for the secretion of acid into cephalic, gastric, and intestinal phases. Until recently, chemical and mechanical stimuli were thought to be the sole mediators of the gastric phase. In light of many experiments, there is ample evidence that there is, in addition, significant vagal release of gastrin. It has been recommended that the terms cephalic phase, gastric phase, and intestinal phase of gastric acid secretion or vagal, antral, and intestinal, be discarded in favor of more specific terms [*71*]. The suggested terminology for the stimulatory phases of gastric acid secretion would be: 1) direct vagal, 2) vagal-antral, 3) local antral, and 4) intestinal. The first of these four phases is purely neural, the second is neurohormonal. As is apparent, the *vagal-antral phase* indicates the effect of vagal stimulation upon the antrum; the *local antral phase* encompasses the local effect upon the antrum of both chemical and mechanical factors; and finally, the *intestinal phase* remains with a similar connotation as usually understood.

ε) Intestinal Phase of Gastrin Release

It is generally admitted that the stimulus in the intestinal phase of gastric secretion acts directly on the fundic cells. Some experimental data, however, suggest that the intestinal phase has an interrelationship with the antrum similar to that of the vagus and antrum. GREGORY noted that the secretory response to duodenal introduction of secretagogues is small in the antrectomized animal [35]. Further, JORDAN and DE LA ROSA inhibited the intestinal phase by acidification or cocainization of the antrum [51]. The exact significance of these observations awaits further study.

b) Inhibiting Mechanisms
α) Antral pH

Among the factors which limit the flow of gastric secretion, one of the most important is, certainly, antral acid pH. PAVLOV had observed the autoregulatory phenomenon of acid secretion [76]. Other experimenters have confirmed this mechanism and further defined the critical value of the pH below which acid secretion is inhibited [54, 102].

In these experiments the secretion from a fundic denervated pouch is evoked by the stimulation of an antral isolated fistula by the means of irrigation with acetylcholine solution, liver extracts or by means of distention. If then the antrum is acidified while a steady rate of stimulation is maintained, the secretion of the fundic pouch is inhibited when the antral pH reaches 2.0 or less. In man, the critical pH is around 2.0 [29, 53]. During the interdigestive period, notably at night, the antral pH is maintained below 2.0 and acid secretion is low. Experimentally, the inhibitory role of the antral pH is illustrated by the dramatic increase in acid secretion following formation of an antrum diverticulum [18]. Clinically, one need only be reminded of the prohibitive rate of recurrence after antrum exclusion when this procedure was proposed for the treatment of difficult duodenal ulcers.

β) Inhibitory Hormone

Does the antrum in the presence of an acid environment secrete an inhibitory hormone? This question is still open to debate. Experiments of HARRISON et al. [44], DuVAL and PRICE [22] and THOMPSON et al. [96] suggest that such a hormone, indeed, does exist. In the data by the latter investigators (cross-circulation experiments [91]), acidification of the antrum of the donor dog inhibited the fundic secretion of the recipient dog which was, meanwhile, in a constant state of stimulation by histamine, vagal stimulation or by antral instillation of secretagogues. For these authors, these data clearly demonstrated the existence of an inhibitory hormone released by the antrum.

The inhibiting effects, however, of antrum acidification on histamine-stimulated secretion reported by HARRISON et al. [44] and THOMPSON et al. [91] have not been confirmed in other hands [19, 80].

LONGHI et al. devised a preparation wherein the antrum was divided into two isolated pouches [61]. One of the antral pouches was irrigated by acetylcholine solution, thus inducing the release of gastrin as shown by the secretion of the fundic pouch. The other antral fistula was then acidified and no inhibition of the fundic secretion occurred. This observation was interpreted as clear evidence that no inhibitory hormone is released by the antrum.

Furthermore, antrum acidification failed to interrupt exogenous gastrin-stimulated secretion [6, 31, 80]. It is therefore premature to draw any definite conclusions. Both mechanisms may be at work. In addition, the picture is complicated by the inhibitory effect of gastrin itself in certain conditions.

γ) G.I.S. (Gastric Inhibitor Substance)

A substance found in normal human gastric juice is known to inhibit gastric secretion [10]. A similar substance was subsequently described in normal canine gastric juice and especially in mucous secretion of the antrum [45, 66]. The presence of such a substance, G.I.S., has been confirmed in our own laboratory in canine antral gastric juice [84] and in thoracic duct lymph [81]. It has been demonstrated that gastric secretion of both dog and rat was significantly depressed by G.I.S. [81, 84]. G.I.S. is not considered to be related to the antral inhibitory hormone discussed above, but is considered to be a distinct entity. Further elucidation of the role of G.I.S. is needed.

δ) The Gastric Antrum and Inhibition from Intestinal Origin

It has been claimed that inhibition of gastric secretion from the intestine was most likely related to a depression of the gastrin mechanism. *i.e.*, the inhibitory factor released by the intestinal mucosa depresses the release of gastrin from the antrum [35]. Several reports, however, have recently suggested that the inhibitory mechanism involved, enterogastrone or others, might act directly on the fundic cells [5, 65, 85]. Indeed, it has been shown that histamine-stimulated secretion [65, 85] as well as secretion induced by exogenous gastrin [5] are inhibited by the introduction of fat [65, 85] or acid in the duodenum [5]. This important question, however, is far from settled.

3. Clinical Considerations

In view of the investigations to date on the physiology of the gastric phase of gastric secretion and its regulation, is it possible for us to clarify further the etiopathogenesis of peptic ulcer and to promote for each category a more selective treatment?

a) The Relationship of the Gastric Antrum to the Etiology of Peptic Ulcer

According to DRAGSTEDT [21], hypersecretion of acid and pepsin leading to duodenal ulcer is of nervous origin, while gastric ulcer is related to hyperfunction or dysfunction of the antrum (hyperproduction of gastrin resulting from gastric atony and stasis). This distinction of peptic ulcers is matched by an elective type of treatment: vagotomy plus pyloroplasty for duodenal ulcers and antrectomy for gastric ulcers. However, hyperacidity, the aggressive agent, is far from constant in gastric ulceration and often is replaced by marked hyposecretion. Therefore, it is suggested that there is a failure of the protective superficial coat of the mucosa and its mucinous material for gastric ulceration to develop.

Accordingly, JOHNSON [49] proposed to classify gastric ulcers into three categories: 1) gastric ulcers located in the prepyloric area which are similar to duodenal ulcers and are related to hyperacidity; 2) gastric ulcers which complicate duodenal ulceration and result from a pyloric obstruction; and 3) gastric ulcers, very distinct from the preceding groups, associated with well-pronounced hyposecretion. In the latter patients, the factor implied is a failure of the protective mechanism. (A similar concept has been proposed to explain the association of an ulcer of the stomach and cirrhosis of the liver.) Three reasons for a breakdown of the mucous barrier are given: 1) continuous attack of acid ends in exhaustion of the capacity of the cells to secrete mucus; 2) local mucosal anoxia secondary to arterio-venous submucosal shunt under certain circumstances; and 3) absence of contact by certain parts of the stomach with buffering components of gastric content [49].

It is of interest that EMÅS and FYRÖ [25] found a higher content of gastrin in antral mucosa from patients with duodenal ulcers than in mucosa from patients with gastric ulcers. Is there a hidden implication relative to the etiology of peptic ulcer here?

b) Observations Upon the Operative Approach to Duodenal Ulcer: Relationship to antrum (gastrin)

The above discussion of gastrin physiology and clinical implication allows us to evaluate more critically the different operative procedures carried on upon the antrum. Originally, the antral exclusion operations of VON EISELSBERG, FINSTERER and CUNHA, DEVINE, and OGILVIE were divised to decrease the morbidity and mortality from operative dissection in the region of the pancreas and the common bile duct for posterior penetrating duodenal ulcers. A prohibitive number of jejunal stomal ulcers developed subsequent to these procedures. The failure of these antral-exclusion operations is directly related to enhance release of gastrin. Indeed, if the antrum is excluded from the acid stream but is allowed to remain in contact with the gastrointestinal tract, so that it either becomes distended or comes into contact with secretagogues, a consequent increase in the release of gastrin will result in a subsequent hypersecretion of acid from the parietal cell mass remaining in the gastric stump. The antrum, preferably, should be completely excised in the treatment of duodenal ulcer. This may be accomplished by an approximately 50 percent distal gastric resection, a resection which does not result in significant alimentary disability. The combined (HARKINS) operation for the treatment of duodenal ulcer consists of 40 percent distal gastrectomy (antrectomy), selective vagotomy, and gastroduodenal anastomosis. Details of the procedure may be found elsewhere (HARKINS and NYHUS, 1962) [43].

Some technical features of the antrum resection which we perform also warrant comment. It is not possible, using external landmarks, to determine the anatomical extent of the antrum in an intact stomach as viewed at laparotomy. OI and SAKURAI (1959) [73] have determined from an examination of over 300 surgically resected gastric specimens that both the cephalic and the duodenal extents of the antrum are subject to considerable variation. In 22 percent of specimens, the antrum was found to extend beyond 10 cm. along the lesser curvature. More importantly, in nearly ten percent of patients, the antrum extended well beyond the incisura and approached the cardia. In a significant percentage the antrum was found to extend 1 to 2 cm. into the anatomical duodenum. A 50 percent gastric resection will encompass the entire lesser curvature. To accomplish this resection without further sacrifice of the residual gastric pouch, we perform a Shoemaker type of resection, converting the residual stomach into a tube (HARKINS and NYHUS, 1962) [*43*]. Complete resection of the antrum is also accomplished, of course, by a three-fourth's subtotal gastric resection. We feel, however, that resection of this extent of stomach is no longer necessary in treating the usual case of duodenal ulcer. Recent studies in our laboratory indicate that dyestuffs may be used effectively to delineate the corpus-antrum border in dogs and humans at the time of operation, both with and without gastrotomy [*69*].

As an alternative to resection of the antrum, the antrum may be retained provided the following conditions are met: it must be 1) *vagally denervated;* 2) *in contact with the acid stream;* and 3) *antequately drained so that stasis is prevented.* On this basis, certain operations prove to be acceptable for treating duodenal ulcer, although theoretically and clinically they are less desirable than the combined physiological operation which we advocate. Such acceptable antrum-retaining operations are segmental resection with pyloroplasty (Wangensteen Type I), vagotomy and gastrojejunostomy (Dragstedt operation), and vagotomy and pyloroplasty (Weinberg operation). Other operations which retain the antrum do not fulfill the three conditions noted above and are unacceptable in the treatment of duodenal ulcer. These include all of the antrum exclusion operations with or without vagotomy, the tubular resection of WANGENSTEEN, and simple gastrojejunostomy.

Summary. Attention has been centered upon the gastric antrum and its hormone, gastrin, in recent years. From a position of obscurity in the overall stimulation of gastric acid secretion, gastrin has become recognized as a key factor which interrelates with the cephalic phase and possibly also with the intestinal phase of secretion.

A better appraisal of gastrin physiology has helped us to conceive of a more physiological and surgical treatment of the peptic ulcer diathesis. On the other hand, recent synthesis of gastrin may lead ultimately to the development of anti-gastrin drugs which could find a place in the medical management of peptic ulcer disease.

Bibliography

[*1*] ADASHEK, K., and M. I. GROSSMAN: Response of rats with gastric fistulas to injection of gastrin. Proc. Soc. exp. Biol. (N.Y.) **112**, 629—631 (1963).

[*2*] AMURE, B. O., and M. GINSBURG: Effects of gastrin in the rat. J. Physiol. (Lond.) **170**, 30 P (1964).

[*3*] ANDERSON, J. C., M. A. BARTON, R. A. GREGORY, P. M. HARDY, G. W. KENNER, J. K. MacLEOD, J. PRESTON, and R. C. SHEPPARD: The antral hormone gastrin: Synthesis of gastrin. Nature (Lond.) **204**, 934—935 (1964).

[*4*] ANDERSON, W. R., T. L. FLETCHER, C. L. PITTS, and H. N. HARKINS: Isolation and assay of ovine gastrin. Nature (Lond.) **193**, 1286—1287 (1962).

[*5*] ANDERSSON, S.: Inhibitory effects of hydrochloric acid in the duodenum on gastrin-stimulated gastric secretion in Heidenhain pouch dogs. Acta physiol. scand. **50**, 105—112 (1960).

[*6*] —, and L. OLBÉ: Inhibition of gastric acid response to shamfeeding in Pavlov pouch dogs by acidification of antrum. Acta physiol. scand. **61**, 55—64 (1964).

[*7*] BLAIR, E. L., A. A. HARPER, J. A. PEARSON, and J. D. REED: Stimulation of pepsin secretion without stimulation of gastric acid secretion by extracts of intestinal mucosa. J. Physiol. (Lond.) **175**, 60P—61P (1964).

[*8*] BONFILS, S., J. P. BADER, M. DUBRASQUET, and A. LAMBLING: Depistage dans les urines humaines de substances excitant la secretion gastrique du rat. C. R. Soc. Biol. (Paris) **157**, 259—263 (1963).

[*9*] BROWN, D. D., R. TOMCHICK, and J. AXELROD: The distribution and properties of a histamine-methylating enzyme. J. biol. Chem. **239**, 2948—2950 (1959).

[*10*] BRUNSCHWIG, A. R., R. A. RASMUSSEN, E. J. CAMP, and R. MOE: Gastric secretory depressant in gastric juice. Surgery **12**, 887—891 (1942).

[*11*] CHAPMAN, N. D., L. M. NYHUS, and H. N. HARKINS: The mechanism of vagus influence on the hormonal phase of gastric acid secretion. Surgery **47**, 722—724 (1960).

[*12*] CLARK, D. H., A. W. KAY, H. L. DUTHIE, and I. E. GILLESPIE: Gastric acid secretion before and after removal of pyloric antrum. Gastroenterologia (Basel) **89**, 286—290 (1958).

[*13*] CODE, C. F.: Histamine and gastric secretion. In: Symposium on Histamine of Ciba Foundation, G. E. W. WOLSTENHOLME and C. M. O'CONNOR (eds.). Boston: Little, Brown & Co. 1956.

[*14*] DAVES, I. A., J. H. MILLER, C. A. E. LEMMI, and J. C. THOMPSON: Mechanism and inhibition of alcohol-stimulated gastric secretion. Surg. Forum 16, 305—307 (1965).

[*15*] DE GRAEF, J.: Secretion de proteine et de mucoproteines par la muqueuse gastrique chez le chien. 7eme Congr. Internat. de Gastroenterologie (Bruxelles) 11, 198—211 (1964).

[*16*] DE LA ROSA, C., E. R. WOODWARD, and L. R. DRAGSTEDT: Localization of the gastrin producing cell. Surg. Forum 16, 327—329 (1965).

[*17*] DE VITO, R. V., T. W. JONES, A. J. MARTINIS, L. M. NYHUS, and H. N. HARKINS: Modification of gastrin mechanism by antroneurolysis. Surg. Forum 9, 423—427 (1959).

[*18*] DRAGSTEDT, L. R., E. R. WOODWARD, H. A. OBERHELMAN, E. H. STORER, and C. A. SMITH: Effect of transplantation of antrum of stomach on gastric secretion in experimental animals. Amer. J. Physiol. 165, 386—397 (1951).

[*19*] — S. KOHATZU, J. GWALTNEY, K. NAGANO, and H. B. GREENLEE: Further studies on the question of an inhibitory hormone from the gastric antrum. Arch. Surg. 79, 10—21 (1959).

[*20*] — B. C. WALTON, and E. R. WOODWARD: Gastrin, a stimulant of pepsin secretion. Arch. Surg. 86, 304—307 (1963).

[*21*] — E. R. WOODWARD, C. A. LINARES, and C. DE LA ROSA: The pathogenesis of gastric ulcer. Ann. Surg. 160, 497—511 (1964).

[*22*] DU VAL jr., M. K., and W. E. PRICE: The mechanism of antral regulation of gastric secretion. Continuous cross-circulation. Ann. Surg. 152, 410—415 (1960).

[*23*] EDKINS, J. S.: On the chemical mechanism of gastric secretion. Lancet 1905 II, 156.

[*24*] ELLISON, E. H.: Continued Observations on the Mechanism of Hypersecretion in the Zollinger-Ellison Syndrome. In: Gastric secretion: Mechanisms and control, R. C. HARRISON (ed.). Oxford: Permagon Press 1966.

[*25*] EMÅS, S., and B. FYRÖ: Antral gastrin activity in duodenal and gastric ulcers. Gastroenterology 46, 1—7 (1964).

[*26*] FLETCHER, T. L.: Personal communication 1965.

[*27*] — W. R. ANDERSON, C. L. PITTS, R. L. COHEN, and H. N. HARKINS: A new preparation of gastrin. Preliminary characterization. Nature (Lond.) 190, 448 (1961).

[*28*] FORREST, A. P. M.: The importance of the innervation of the pyloric antrum in the control of gastric secretion in dogs. XXth Internat. Physiological Congr. (Bruxelles), 1956, p. 299—300.

[*29*] GILLESPIE, I. E.: Influence of antral pH on gastric acid secretion in man. Gastroenterology 37, 164—168 (1959).

[*30*] — D. H. CLARK, A. W. KAY, and H. I. TANKEL: Effect of antrectomy, vagotomy with gastrojejunostomy, and antrectomy with vagotomy on the spontaneous and maximal gastric acid output in man. Gastroenterology 38, 361—367 (1960).

[*31*] —, and M. I. GROSSMAN: Effect of acid in pyloric pouch on response of fundic pouch to injected gastrin. Amer. J. Physiol. 203, 557—559 (1962).

[*32*] — — Inhibition of gastric secretion by extracts containing gastrin. Gastroenterology 44, 301—310 (1963).

[*33*] GREGORY, R. A.: The Constitution and Properties of Gastrin: In: Gastric secretion: Mechanisms and control, R. C. HARRISON (ed.). Oxford: Permagon Press 1966.

[*34*] GREGORY, H., P. M. HARDY, D. S. JONES, G. W. KENNER, and R. C. SHEPPARD: The antral hormone gastrin: Structure of gastrin. Nature (Lond.) 204, 931—934 (1964).

[*35*] GREGORY, R. A.: Secretory Mechanisms of the Gastrointestinal Tract. London: E. Arnold 1962.

[*36*] — H. J. TRACY, J. M. FRENCH, and W. SIRCUS: Extraction of a gastrin-like substance from a pancreatic tumor in a case of Zollinger-Ellison syndrome. Lancet 1960 I, 1045—1048.

[*37*] — — The constitutions and properties of two gastrins extracted from hog antra mucosa. Gut 5, 103—114 (1964).

[*38*] GROSSMAN, M. I., C. R. ROBERTSON, and A. C. IVY: Proof of a hormonal mechanism for gastric secretion. The humoral transmission of the distention stimulus. Amer. J. Physiol. 153, 1—9 (1948).

[*39*] — H. J. TRACY, and R. A. GREGORY: Zollinger-Ellison syndrome in a Bantu woman, with isolation of a gastrin-like substance from the primary and secondary tumors. Gastroenterology 41, 87—91 (1961).

[*40*] —, and I. E. GILLESPIE: Action of gastrin on the gastric glands. Proceedings of the 22nd Internat. Physiological Congr., Leyden 1962.

[*41*] —, and C. R. ROBERTSON: Inhibition by histaminase of gastric secretion in dogs. Amer. J. Physiol. 153, 447—453 (1948).

[42] HARKINS, H. N., R. V. DEVITO, L. M. NYHUS, J. K. STEVENSON, and T. W. JONES: Experimental analysis of gastrojejunostomy. Arch. Surg. **79**, 981—986 (1959).

[43] —, and L. M. NYHUS: Surgery of the stomach and duodenum. Boston: Little, Brown & Co. 1962.

[44] HARRISON, R. C., W. H. LAKEY, and H. A. HYDE: The production of an acid inhibitor by the gastric antrum. Ann. Surg. **144**, 441—447 (1956).

[45] HOOD jr., R. T., C. F. CODE, and J. H. GRINDLAY: Source of a possible gastric secretory inhibitor in canine gastric juice and effects of vagotomy on its production. Amer. J. Physiol. **173**, 270—274 (1953).

[46] IRVINE, W. T., and C. F. CODE: Gastric secretion and free-histamine in urine. Amer. J. Physiol. **195**, 202—208 (1958).

[47] IVY, A. C., and K. W. LIEPINS: Effect of derivatives and inhibitors of histamine metabolism on gastric secretion. Amer. J. Physiol. **195** (2), 521—524 (1958).

[48] JEFFRIES, G. H.: Gastric Intrinsic Factor Secretion. In: Gastric secretion: Mechanisms and control, R. C. HARRISON (ed.). Oxford: Permagon Press 1966.

[49] JOHNSON, H. D.: Etiology and classification of gastric ulcers. Gastroenterology **33**, 121—123 (1957).

[50] JONES, T. W., R. V. DEVITO, L. M. NYHUS, and H. N. HARKINS: The effect of antroneurolysis upon antral function of the stomach. Surg. Gynec. Obstet. **105**, 687—692 (1957).

[51] JORDAN, P., and C. DE LA ROSA: The regulatory effect of the pyloric gland area of the stomach on the intestinal phase of gastric secretion. Surgery **56**, 121—134 (1964).

[52] KAHLSON, G., E. ROSENGREEN, D. SVAHN, and R. THUNBERG: Mobilization and formation of histamine in the gastric mucosa as related to acid secretion. J. Physiol. (Lond.) **174**, 400—416 (1964).

[53] KAY, A. W.: The pyloric antrum and peptic ulceration. Gastroenterologia (Basel) **89**, 282—286 (1957).

[54] KIM, K. S.: Release of the pyloric hormone. J. Physiol. (Lond.) **130**, 14 P (1955).

[55] KOMAROV, S. A.: Gastrin. Proc. Soc. exp. Biol. (N.Y.) **38**, 514—516 (1938).

[56] KONTUREK, S., and M. I. GROSSMAN: Effect of large dose of gastrin I on pepsin secretion. Proc. Soc. exp. Biol. (N.Y.) **119**, 443—444 (1965).

[57] LAMBLING, A., S. BONFILS, J. P. BADER et M. DUBRASQUET: La pouvoir sécrétagogue gastrique des urines de l'homme. (P.S.U.) Intérêt clinique, en particulier dans le syndrome de Zollinger-Ellison. Gastroenterologia (Basel) **103**, 152—160 (1965).

[58] LANGLOIS, K. J., and M. I. GROSSMAN: Effects of surgical extirpation of the pyloric portion of the stomach on response of fundic glands to histamine and urecholine in dogs. Amer. J. Physiol. **163**, 38—40 (1950).

[59] LIM, R. K. S., and P. MOZER: Does vagus excitation liberate pyloric gastrin? Fed. Proc. **10**, 84 (1951).

[60] LINDE, S.: Studies on the stimulation mechanism of gastric secretion. Acta physiol. scand., Suppl. **74**, 1 (1950).

[61] LONGHI, E. H., H. B. GREENLEE, J. L. BRAVO, J. D. GUERRERO, and L. R. DRAGSTEDT: Question of an inhibitory hormone from the gastric antrum. Amer. J. Physiol. **191**, 64—70 (1957).

[62] LOWICKI, E. M.: Gastrin and its surgical implications. Surgery **57**, 602—607 (1965).

[63] MAKHLOUF, G. M., J. P. A. McMANUS, and W. I. CARD: Dose-response curves for the effect of gastrin II on acid gastric secretion in man. Gut **5**, 379 (1964).

[64] — — — The action of gastrin II on gastric acid secretion in man. Comparison of the maximal secretory response to gastrin II and histamine. Lancet **2**, 485—489 (1964).

[65] MENGUY, R.: Duodenal regulation of gastric secretion. Ann. N.Y. Acad. Sci. **99**, 45—53 (1962).

[66] — Y. F. MASTERS, and W. A. GRYBOSKI: Studies on the origin of the gastric inhibitory substance in gastric juice. Fed. Proc. **22**, 343 (1963).

[67] MIGNON, M., L. S. SEMB, T. L. FLETCHER, H. N. HARKINS, and L. M. NYHUS: Effects of gastrin on pylorus-ligated and transduodeno-gastric fistula rats. Unpublished observations.

[68] MITCHELL, R. G., and C. F. CODE: Effect of diet on urinary excretion of histamine. J. appl. Physiol. **6**, 387—392 (1954).

[69] MOE, R. E., P. J. KLOPPER, and L. M. NYHUS: Demonstration of the functional anatomy of the canine gastric antrum. 1. Operative technics requiring gastrotomy. Amer. J. Surg. **110**, 277—285 (1965).

[70] NYHUS, L. M.: The role of the antrum in the surgical treatment of peptic ulcer. Gastroenterology **38**, 21—25 (1960).

[71] — N. D. CHAPMAN, R. V. DEVITO, and H. N. HARKINS: The control of gastrin release. An experimental study illustrating a new concept. Gastroenterology **39**, 582—589 (1960).

[72] OBERHELMAN, H. A., S. P. RIGLER, and L. R. DRAGSTEDT: Significance of innervation in the function of the gastric antrum. Amer. J. Physiol. 190, 391—395 (1957).
[73] OI, M., and Y. SUKURAI: The location of duodenal ulcer. Gastroenterology 36, 60—64 (1959).
[74] OLBÉ, L.: Significance of vagal release of gastrin during the nervous phase of gastric secretion in dogs. Gastroenterology 44, 463—468 (1963).
[75] PAVLOV, I. P.: In: Work of the digestive glands, p. 103. London: C. Griffin & Co. 1910.
[76] — In: Work of the digestive glands, p. 114. London: C. Griffin & Co. 1910.
[77] PE THEIN, M., and B. SCHOFFIELD: Release of gastrin from the pyloric antrum following vagal stimulation by sham-feeding in dogs. J. Physiol. (Lond.) 148, 291—305 (1959).
[78] POPIELSKY, L.: Pflügers Arch. Ges. Physiol. 174, 152 (1919). Cited in GREGORY. In: Secretory mechanisms of the gastro-intestinal tract. London: E. Arnold Publ. 1962.
[79] PRESHAW, R. M., and M. I. GROSSMAN: Stimulation of pancreatic secretion by extracts of the pyloric gland area of the stomach. Gastroenterology 48, 36—44 (1965).
[80] RHEAULT, M. J., L. S. SEMB, H. N. HARKINS, and L. M. NYHUS: Acidification of the gastric antrum and inhibition of gastric secretion. Ann. Surg. 161, 587—591 (1965).
[81] RUDICK, J., A. K. GAJEWSKI, C. L. PITTS, L. S. SEMB, T. L. FLETCHER, H. N. HARKINS, and L. M. NYHUS: Isolation of a gastric inhibitor substance in thoracic duct lymph. Surg. Forum 16, 317—319 (1965).
[82] SCHAYER, R. W., and A. C. IVY: Evidence that histamine is a gastric secretory hormone in the rat. Amer. J. Physiol. 189, 369—372 (1957).
[83] SCHUR, H., u. S. PLASCHKES: Mitt. Grenzgeb. Med. Chir. 28, 795 (1915).
[84] SEMB, L. S., M. J. RHEAULT, J. K. STEVENSON, T. L. FLETCHER, H. N. HARKINS, and L. M. NYHUS: A gastric inhibitory substance from dog antral juice. Surg. Forum 15, 319—321 (1964).
[85] SIRCUS, W.: The intestinal phase of gastric secretion. Quart J. exp. Physiol. 38, 91—99 (1953).
[86] — Evidence for a gastric secretagogue in the circulation and gastric juice of patients with the Zollinger-Ellison syndrome. Lancet 1964 II, 671.
[87] SMITHWICK, R. H., and J. J. KNEISEL: The effect of resection of the sympathetic and parasympathetic innervation of the stomach upon gastric acidity. Rev. Gastroenterol. 17, 439—447 (1950).
[88] STAVNEY, L. S., T. KATO, L. E. SAVAGE, H. N. HARKINS, and L. M. NYHUS: Parietal cell reactivity. Surg. Gynec. Obstet. 118, 1269—1272 (1964).
[89] STRAATEN, T.: Die Bedeutung der Pylorusdrüsenzone für die Magensaftsekretion. Langenbecks Arch. klin. Chir. 176, 236—251 (1933).
[90] TAUBER, S., and L. L. MADISON: The isolation and characterization of porcine gastrin. J. biol. Chem. 240, 645—650 (1965).
[91] THOMPSON, J. C., J. A. TRAMONTANA, H. J. LERNER, and J. O. STALLINGS: Physiologic scope of the antral inhibitory hormone. Ann. Surg. 156, 550—568 (1962).
[92] TRACY, H. J., and R. A. GREGORY: Physiological properties of a series of synthetic peptides structurally related to gastrin I. Nature (Lond.) 204, 935—938 (1964).
[93] UPDIKE II, E. H., C. F. CODE, and G. A. HALLENBECK: Excretion of free histamine in urine during gastric secretion stimulated by humoral mechanisms. Amer. J. Physiol. 195, 197—201 (1958).
[94] UVNÄS, B.: The part played by the pyloric region in the cephalic phase of gastric secretion. Acta physiol. scand. 4, 13 (1942).
[95] — Further attempts to isolate a gastric secretory excitant from the pyloric mucosa of pigs. Acta physiol. scand. 9, 296—305 (1945).
[96] — The presence of a gastric secretory excitant in the human gastric and duodenal mucosa. Acta physiol. scand. 10, 97—101 (1945).
[97] GEERTRUYDEN, J. VAN, P. WISSOCQ, and N. DEJARDIN: Etude electrophoretique du suc gastrique pur. 7 eme Congr. Internat. de Gastroenterologie (Bruxelles) 11, 175—194 (1964).
[98] WADDELL, W. R.: The physiologic significance of retained antral tissue after partial gastrectomy. Ann. Surg. 143, 520—530 (1956).
[99] WATON, N. G.: Studies on mammalian histidine decarboxylase. Brit. J. Pharmacol. 11, 119—127 (1956).
[100] WHITE, T. T., H. N. HARKINS, T. L. FLETCHER, and D. F. MAGEE: Effect of porcine gastrin on gastric secretion in 6 humans. J. Surg. Res. 4, 70—71 (1964).
[101] WOODWARD, E. R., R. R. BIGELOW, and L. R. DRAGSTEDT: Quantitative study of effect of antrum resection on gastric secretion in Pavlov pouch dogs. Proc. Soc. exp. Biol. (N.Y.) 68, 473—474 (1948).
[102] — E. S. LYONS, J. A. LANDOR, and L. R. DRAGSTEDT: The physiology of the gastric antrum; experimental studies on isolated antrum pouches in dogs. Gastroenterology 27, 766 (1954).
[103] — C. ROBERTSON, W. FRIED, and H. SHAPIRO: Further studies on the isolated gastric antrum. Gastroenterology 32, 868—877 (1957).

Kommentar

Comment on Gastrin

By T. Lloyd Fletcher

The discovery of secretin in 1902 suggested that a similar hormonal mechanism might control gastric secretion. In 1905 Edkins [1] "discovered" gastrin in aqueous extracts of pyloric mucosa. Intravenous injection of this material into anaesthetized cats resulted in increased secretion of gastric juice. The fact that it was later shown that Edkins' procedure gives a mixture rich in histamine, and that histamine strongly stimulates gastric secretion, for example see Popielski [2], does not now, in retrospect, detract from the pioneer work of Edkins. His preparation indubitably contained gastrin, although greatly diluted by irrelevant protein and masked by the presence of histamine.

"Almost forty years were to pass before Boller and Pilgerstorfer [3] and Komarov [4], in effect accepting the implication of the secretin discovery, made a simple and unambiguous rediscovery of gastrin by deliberately separating and examining the protein portion of the antral extract. Their methods demonstrably lowered the concentration of histamine in the crude, final product to levels below those effective in promoting gastric stimulation. Indeed, the former work [5] reported gastrin-like activity in extracts of a variety of tissues along the gastrointestinal canal."

During the next few years Uvnäs et al. [6] improved the preparative technique and showed [7] that gastrin was not destroyed by histaminase. Jorpes [8] obtained an even more active mixture (with acidic methanol). Blair, Harper et al. [9] have used a very simple method for obtaining an active but still crude mixture. Their first step, a simple extraction in boiling water, is so effective that it is now not only the first step of Gregory's [10] procedure, in later stages of which he has found two highly active heptadecapeptides ("gastrins I and II"), but also the first step in one of our procedures which leads us in later stages to a gastrin still not pure, but undialyzable and with a minimum molecular weight which appears to be in the range 11,000 to 13,000.

Thus, the present picture, still not complete, but on a firm scientific footing for further advance, shows at least two small "gastrins", both heptadecapeptides [10, 11], with a M. W. of approximately 2,000; a potent synthetic tetrapeptide [12], try·met·asp·phe-NH$_2$, described as the end-group of the first two (which are identical, except that one contains a sulfate ester group on tyrosine); a gastrin with a M. W. of 12,400 which Tauber [13] describes as pure, and our own gastrin preparation, which loses no activity on prolonged dialysis, and which appears to have a minimum molecular weight very close to that reported by Tauber. Our material appears to be fairly homogeneous in the ultracentrifuge and on some columns but can be separated into fractions under other conditions. In addition, the recent literature indicates that several laboratories are using obviously impure "gastrin", prepared by one or another method. This, in turn, in some current work as well as in all previous work has resulted in many reports describing the alleged physiological properties of gastrin, when in fact the description actually concerned the effects of an undefined mixture containing gastrin activity.

Gastrin as prepared in this laboratory, of *relatively* large M. W., when injected i.v., shows its effect almost at once. Upon subcutaneous injection, its effect is apparent in about the same length of time as after a comparable dose of histamine, also injected subcutaneously. After antrectomy our pouch dogs consistently show increased response to subcutaneous injection of gastrin, as compared with their response before antrectomy. In other words, if splitting of the larger molecule or aggregate takes place, in order to release a gastrin of smaller molecular weight, this does not require the presence of the antrum. It is even conceivable that the larger molecule controls the effect of the smaller peptide by releasing it, under normal conditions, in a controlled manner to provide the proper amount of stimulus. It would be interesting to compare repeated maximal dosage, in pouch dogs, of the larger molecular type with repeated maximal dosage of the smaller peptides in another group of pouch dogs. In this connection, it is worth mentioning that we have had several dogs which have been injected, subcutaneously and intravenously, with many scores or, in one case, several hundred doses of gastrin with no loss in response, no evidence of immunological resistance, or sign of adverse reaction. Our most recent material has no side-effects when injected subcutaneously in humans, and elicits a good secretory flow after an injection of about 35 µg./kg. The total dose is equivalent to about 2 g. of wet antral mucosa. This preparation is also active in the monkey [14] (*Macaca nemestrina*) and the rat [15]. These latter two species require a much higher subcutaneous dose per kg. than is needed for response in the dog.

The still crude gastrin mixture has been reported [16] to stimulate rats to a greater maximum rate of secretion than histamine (subcutaneous route). This is in contrast to the same investigator's report that maximal response to histamine in Heidenhain pouch dogs was much greater than maximal response to gastrin. In the latter experiments, however, the injections were by the intravenous route and the experiments on the two species are not strictly comparable. It should be noted that rats, compared with other species, are notably refractory in gastric secretory response to histamine administered by the subcutaneous route. Further complicating the picture is the fact that in vagally innervated dogs (fistula) the maximal response to this crude preparation of gastrin and to histamine are equal. The question as to whether histamine is the final factor in the release of acid by the parietal cell from all methods of stimulation is not settled, but since both GREGORY's peptides and even our not fully purified, larger molecular weight material are far more potent than histamine on a molecular weight basis, it would appear that histamine is not the final common factor.

GREGORY's peptides are reported [12, [17] to have a wide variety of physiological properties. Among these are secretin and pancreozymin (but not cholecystokinin) activity, influence on pepsin secretion, stomach and small intestine motility effects, and an inhibitory effect (similar to that of histamine) when used in a high dose. In addition, a recent preliminary communication describes [18] the increase in secretion of intrinsic factor after injection of GREGORY's gastrin. Therefore, the disappearance of these effects can hardly be used as a criterion for progress in the purification of gastrin.

The inhibitory effect, noted above, helps to confuse the issue as to whether there is a specific inhibitory hormone. In addition to the latter possibility, too great a release of gastrin, inhibition of the production of gastrin, and too rapid a splitting off of the final active small peptide from native gastrin must be considered.

The steady, gradual decline reported by some workers, in response to continuous intravenous injection of a moderate dose of gastrin, has not been observed with our preparation. After an initial maximum, arrived at in the first hour of response to a moderate dose, the volume and acid output decline somewhat in the next 30 to 45 minutes to about two-thirds to three-fourths of the maximum and this latter rate has then remained steady for several hours. Moderate doses of our gastrin preparation and of histamine infused intravenously together cause a secretory response greater than the sum of responses to each injected separately.

In this laboratory, as described earlier by FLETCHER, ANDERSON, HARKINS, PITTS et al. [19, 20, 21] and more recently, in unpublished work, by FLETCHER, KUBOTA, PITTS and HARKINS [22], we have developed a simple, easily reproducible method giving a high yield of active, histamine-free gastrin, although still not homogenous. The key step in these procedures is a mild alkaline extraction either of the mucosa directly, after the latter has been boiled briefly in water, or of material obtained, as described below, by prolonged boiling of the tissue in water.

In the earlier work, in addition to porcine gastrin [19] we also isolated hormone activity from ruminant mucosa (bovine [20] and ovine [21]).

In the latter two cases activity, weak but definite, was also found in the fundal mucosa of the abomasum. This contrasted with the total lack of activity we found in porcine fundal mucosa. Bovine gastrin differs somewhat in its effects from porcine gastrin. Although it is active when injected subcutaneously, the beginning of response in dogs is delayed as much as 60 minutes or more after injection, as compared with 15 minutes or more for porcine gastrin. The stimulation from bovine gastrin also lasts somewhat longer. Our most active fractions of porcine gastrin precipitate at a pH of 4.0, whereas bovine gastrin (never purified to the extent of that from swine) precipitate most heavily at a pH of ~3.5. From the few experiments run with ovine gastrin (also crude) it would appear that the most active fractions precipitate at an even lower pH.

A description of our preparation follows: Antral mucosa is stripped from washed hog stomachs, brought to the laboratory, rinsed in running water and immersed in boiling water in less than two hours after slaughter. Strips from ca. 150 hogs are processed in one batch (A). In the first of our recent procedures, after three minutes at the boiling temperature, the tissues are drained and immersed and stirred in 0.025 N sodium hydroxide at a temperature of 40°C. (pH 11) for 2.5 hours. At the end of this time the tissue is removed, using a strainer, and the solution is filtered through glass wool and left standing at room temperature overnight. The solution is then adjusted with hydrochloric acid to pH 7.0 and stirred for 0.5 hours. It is then centrifuged and the precipitate is discarded since it has no appreciable secretory activity. The supernatant solution is then adjusted to a pH of 4.0 with hydrochloric acid and again centrifuged. At this stage the precipitate is saved and the liquor discarded. The precipitate is washed three times with acetone and once with ether, centrifuging each time, and then air dried.

From 150 antral mucosae (ca. 2.6 kg. wet wt.) we obtain ca. 26 g. of the foregoing off-white, dried powder which we designate as IIb. It is almost completely soluble when taken up in dilute NaOH sodium hydroxide at a pH of 11.0. When this is subsequently adjusted to pH 7.0 with dilute hydrochloric acid, a slight opalescence appears but no precipitation. A single subcutaneous injection of 10 mg. or less elicits a moderate response from our pouch dogs lasting 1.5 to 2.5 hours.

After perusing the recent procedure of GREGORY and TRACY [10] it became obvious to us that either we were throwing away some activity (from the three-minute boiling) or these workers were leaving behind and discarding material that we were recovering from the tissue. It should be noted that in the first step of GREGORY's procedure the tissue is boiled for 30 minutes in water; the solution is saved and worked up to obtain the reported heptadecapeptides. Accordingly, we have experimented with various boiling times finding that we can recover virtually no activity in the liquor after three minutes of boiling. More activity is recovered from an initial 15 minutes of boiling but from it and from an initial 30-minute boil we obtain material which is of poorer quality than our usual material at stage IIb. We find that the mucosal strips after 30 minutes of boiling still contain considerable activity when worked up by the procedure described in detail above. We find that tissue which has been boiled in water for 30 minutes and immediately transferred to fresh boiling water for another half-hour gives as much activity in this second solution as in that from the first half-hour; and our stage IIb from the latter is of better quality, dissolving more readily with less cloudiness, and is more potent upon injection. The remaining tissue, treated by the above-described procedure, yields still more IIb although this is weaker in its activity than usual. One noteworthy point to be observed here is that in all of these preparations the gastrin is in the non-dialyzable state we have already reported for our earlier material and for our IIb stage from procedure (A). In addition, no appreciable activity is lost upon dialysis or can be recovered from dialyzates and it seems, therefore, that there must be some critical step in the procedure of GREGORY and TRACY which results in a splitting off of the polypeptides they have described.

We are now as an alternative to (A) using the following procedure (B): Rinsed porcine antral mucosae are boiled in water for 15 minutes, removed, drained and immersed in fresh boiling water for 45 minutes. The two solutions are then made alkaline to pH 11 with sodium hydroxide solution, allowed to stand overnight, and then worked up separately as described above to stage IIb.

Our present scheme for the partial purification of IIb is as follows: The dried powder is taken up in 70% acetic acid (30 ml./g.), stirred vigorously for three hours and then treated with a mixture of two volumes of acetone and two volumes of ether which is added dropwise with constant (magnetic) stirring. This is then centrifuged and the precipitate washed with ether and air dried. Distilled water is added to the powder and the pH is adjusted to 7.0 with 0.01 N sodium hydroxide and the mixture is stirred for two hours and centrifuged. The supernatant solution is saved and combined with a second solution from retreatment of the precipitate this time stirring only one hour. The combined extracts are filtered through Whatman No. 42 paper and then through a layer of Hy-flo Supercel on a Büchner funnel with gentle suction. The filtrate from this step is lyophilized and dialyzed against continuously-stirred distilled water which is changed at 24-hour intervals for three days. Upon lyophilization this is designated as stage A-3.

We obtain a total yield of 4.2 g. of A-3 (dialyzed) from 150 antral mucosae (2.6 kg. wet wt.) by procedure (A) above. If we process both boiled solutions from (B), as well as the residual tissue by method (A) and combine, we obtain a total yield of 4.5 g. A-3. The best material so far, from the second boiled (45 minutes) solution worked up separately gives 3.3 g. of A-3 (dialyzed) from the same amount of tissue.

In our more sensitive denervated pouch dogs this material causes a detectable response after subcutaneous injection of 0.05—0.1 mg./kg. or less. Upon intravenous infusion at a rate of 60 µg./kg./hr. response is detectable in two to four minutes after the beginning of the injection — which is response to an amount of about 3 µg./kg. A dose of 50—60 µg./kg./hr. is about equivalent in secretory output to intravenous injection of 5—6 µg. of histamine/kg./hr.

The further purification of the A-3 stage on Sephadex G-75 has given us a fraction, A-3(s), which is at least 10 times as potent as A-3 and over 100 times as potent as histamine on a M. W. basis. An i.v. dose of 5 µg./kg./hr. is about equivalent to i.v. injection of 5 µg. of histamine/kg./hr.

On a M. W. basis, this preparation would appear to be >10 times as potent as histamine. This is not as active as GREGORY's peptides, but it is not known whether this is because of dilution by inert fractions or because of the molecular nature of this type of gastrin or a combination of both factors.

At present it would appear that one possible approach to understanding gastrin and its various effects is to assume that in its "native" state, as elaborated and released from the antrum, it has a molecule considerably larger than the size of GREGORY's heptadecapeptides. The latter, however, or one of them, or the terminal tetrapeptide may well be the final true gastrin, active at the parietal cell.

As shown in a recent review [23], there is precedent for this general picture in the history of the discovery and elucidation of the role of polypeptide hormones. For example, in α-MSH and parathyroid hormone only part of the amino acid sequence appears necessary for biological function. It is interesting to speculate about possible useful purposes being served in that the organism makes specific use of a molecule far larger than the functionally necessary fragment. Perhaps this represents something more significant than irrelevant bulk, or a vestigial molecular appendage, and is a part of the body's highly developed system of interacting hormones necessary for normal equilibrium. It is with this in mind that the types of gastrin represented by the relatively large molecules recently reported by TAUBER [13] and from our laboratory in this review, are regarded with great interest.

Bibliography

[1] EDKINS, J. S.: Proc. roy. Soc. B 76, 376 (1905).
[2] POPIELSKI, L.: Pflügers Arch. ges. Physiol. 174, 152 (1919); 178, 214 (1920).
[3] BOLLER, R., and W. PILGERSTORFER: Klin. Wschr. 44, 1608 (1936); — Wien. Arch. inn. Med. 30, 231 (1938).
[4] KOMAROV, S. A.: Proc. Soc. Exp. Biol. (N.Y.) 38, 514 (1938).
[5] — Rev. canad. Biol. 1, 191, 377 (1942).
[6] UVNÄS, B.: Acta physiol. scand. 4, Suppl. 13 (1942); 9, 296 (1945).
[7] BAUER, A., and B. UVNÄS: Acta physiol. scand. 8, 158 (1944).
[8] JORPES, J. E., O. JALLING, and V. MUTT: Biochem. J. 52, 327 (1952).
[9] BLAIR, E. L., A. A. HARPER, H. J. LAKE, J. D. REED, and T. SCRATCHARD: J. Physiol. (Lond.) 156, 11 P (1961).
[10] GREGORY, R. A., and H. J. TRACY: Gut 5, 103 (1964).
[11] GREGORY, H., P. M. HARDY, D. S. JONES, G. W. KENNER, and R. C. SHEPPARD: Nature (Lond.) 204, 931 (1964).
[12] TRACY, H. J., and R. A. GREGORY: Nature (Lond.) 204, 935 (1964).
[13] TAUBER, S., and L. L. MADISON: J. biol. Chem. 240, 645 (1965).
[14] CAMMOCK, E., L. M. NYHUS, T. L. FLETCHER, and H. N. HARKINS: Unpublished results, this laboratory.
[15] MIGNON, M., L. SEMB, L. M. NYHUS, T. L. FLETCHER, and H. N. HARKINS: Unpublished results, this laboratory.
[16] ADASHEK, K., and M. I. GROSSMAN: Proc. Soc. exp. Biol. (N.Y.) 112, 629 (1963).
[17] GREGORY, R. A., and H. J. TRACY: Gut 5, 107 (1964).
[18] IRVINE, W. J.: Lancet 1965 I, 736.
[19] FLETCHER, T. L., W. R. ANDERSON, C. L. PITTS, R. L. COHEN, and H. N. HARKINS: Nature (Lond.) 190, 448 (1961).
[20] ANDERSON, W. R., T. L. FLETCHER, R. A. McALEXANDER, C. L. PITTS, R. L. COHEN, and H. N. HARKINS: J. Dairy Sci. 44, 2218 (1961).
[21] — —, C. L. PITTS, and H. N. HARKINS: Nature (Lond.) 193, 1286 (1962).
[22] FLETCHER, T. L., Y. KUBOTA, C. L. PITTS, and H. N. HARKINS: Manuscript in preparation.
[23] HOFMAN, K.: Ann. Rev. Biochem. 31, 213 (1962).

Kommentar

Die Physiologie des Kardiamechanismus als Grundlage kardianaher Eingriffe

Von H. IMDAHL

Das Verständnis für einen Reflux setzt die Kenntnis des Kardiamechanismus voraus. Normalerweise regelt die Kardia den Zufluß der Speisen zum Magen und verhindert den gastro-oesophagealen Rückfluß. Außerhalb des Schluckaktes hält der terminale Oesophagus die Kardia verschlossen.

Der terminale Oesophagus (Synonyma: Vestibulum gastro-oesophageale, gastro-oesophageales Zwischenstück [23, 32]) ist ein manometrisch-röntgenkinematographisch definierter Begriff, der die distalen 3—5 cm der Speiseröhre betrifft. Seine untere Grenze entspricht der gastralen Oesophagusinsertion. Eine anatomische Limitierung dieser spezialisierten Zone gegen benachbarte Abschnitte des tubulären Oesophagus ist bisher weder aus dem Bau der muskulären Wand noch aus der Zahl der intramuralen Ganglienzellen gelungen [17, 20].

Funktionell läßt der terminale Oesophagus zwei Segmente unterscheiden: die epiphrenische Ampulle und das subhiatal gelegene Antrum cardiacum, das dem abdominalen Oesophagus entspricht. Beide Segmente werden durch den Hiatus getrennt. Für den Kardiaverschluß ist wesentlich, daß der terminale Oesophagus außerhalb des Schluckaktes eine mit den Atemphasen in räumlicher Anordnung wechselnde *Hochdruckzone* unterhält, die das Binnendruckgefälle vom Magenfundus in Richtung thorakale Speiseröhre unterbricht [2, 4—8, 11, 18, 21, 22, 30, 31, 33, 34]. Dabei handelt es sich nicht um die topographische Verschiebung des gleichen hochdruckfähigen Abschnittes über oder unter den Hiatus, sondern um die alternierende Leistung verschiedener Segmente. Hochdruckzone und terminaler Oesophagus sind demnach keine identischen Begriffe [17].

Während der Einatmung werden im Fundus-Kardia-Oesophagusbereich die höchsten Binnendrucke im subhiatalen Antrum cardiacum gemessen. Mit der Inspiration tritt das

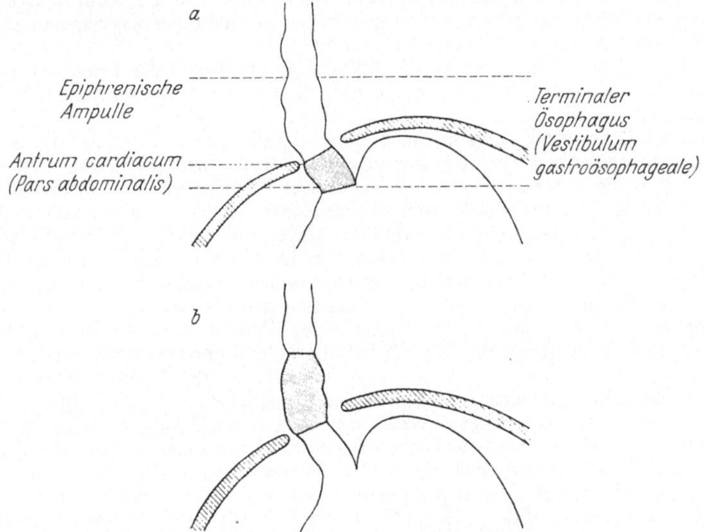

Abb. 57a u. b. a Hochdruckzone während der Inspirationsphase: grau. b Hochdruckzone während der Exspirationsphase: grau. (Entnommen aus H. Imdahl: „Der terminale Oesophagus." Schattauer 1963)

Zwerchfell tiefer. Dadurch steigt der intra-abdominale Druck an. Der Druckzuwachs teilt sich dem Antrum cardiacum mit, das als einziges Oesophagussegment intra-abdominal liegt und vom Hiatus fest umschlossen der Zunahme des elastischen Lungenzuges während der Exspiration entzogen ist. Die inspirationsgültige Hochdruckzone im Antrum cardiacum ist in erster Linie das Resultat der abdominalen Drucksteigerung sowie einer eigenen Leistung der segmentalen Wandmuskulatur (Abb. 57).

Mit der Ausatmung entsteht eine neue Situation: der elastische Zug der Lunge läßt nach, das Zwerchfell tritt höher, damit fällt der auf dem Antrum cardiacum lastende intraabdominale Raumdruck ab. Die höchsten Binnendrucke, d.h. die „Zone des hohen Druckes", wird jetzt suprahiatal im Bereich der epiphrenischen Ampulle gemessen. Hierfür werden der diesem Segment eigene Kontraktionszustand und der exspirationsbedingte Thoraxbinnendruck verantwortlich gemacht. In Mittelwerten entspricht der Hochdruckzone ein Druckplus von 10—12 mm Hg [34].

Durch die in ihrer räumlichen Anordnung mit den Atemphasen wechselnden Hochdruckzonen bleibt die Kardia — d.h. der terminale Oesophagus — unter normalen Umständen *außerhalb* des Schluckaktes blockiert. An diesem Effekt ist der Hiatus nur beiläufig beteiligt, obschon die schlingenartige Anordnung und Länge seiner Muskelschenkel bei der relativen Enge des Schlitzes im Verhältnis zum Kaliber des durchtretenden Oesophagus den Eindruck eines äußeren Kardiasphincters erweckt.

Dieser Auffassung ist im Spiegel elektromyographischer und röntgenkinematographischer Befunde entgegenzuhalten, daß die Hiatusschenkel lediglich als Teile eines der Atmung dienenden Muskelverbandes agieren, infolgedessen nur während der Inspiration eine örtlich umschriebene Kompression der Speiseröhre induzieren können und für die Dauer des Exspiriums außer motorischer Tätigkeit sind [9, 17]. Damit ist die Möglichkeit ihrer Einflußnahme auf die Gestaltung der exspirationsgültigen Hochdruckzone wenig wahrscheinlich.

In die gleiche Richtung weisen Feststellungen normal-intensiver Hochdruckzonen der epiphrenischen Ampulle bei Kranken mit einer linksseitigen Zwerchfell-Lähmung [2] sowie adäquate Resultate in Fällen oesophago-gastrischer Hernien, bei denen die cranialwärts verlagerte epiphrenische Ampulle dem Einfluß der Hiatusschenkel sicher entzogen ist [2, 4, 8, 22, 27, 28, 34]. Mit derartiger Eindeutigkeit läßt sich dagegen die Beteiligung des Hiatus für das Zustandekommen der inspirationsgültigen Hochdruckzone des Antrum cardiacum nicht verneinen. Berücksichtigt man aber, daß die radiologisch bekannte Kontrastschluckblockade im Antrum cardiacum für die Dauer der Einatmung auch nachweisbar bleibt, wenn die Zwingenleistung der Hiatusschenkel schluckreflektorisch gedrosselt [9, 17] oder infolge einer Hiatusinsuffizienz anatomisch ineffektiv ist, scheint die hiatale Kompressionswirkung nicht die bestimmende Kraft für die Verschlußfunktion des Antrum cardiacum, sondern in dieser Hinsicht ein entbehrlicher Faktor zu sein. Derartige Beobachtungen liefern das Argument, daß es für die operative Rekonstruktion des Kardiaverschlusses im Falle oesophago-gastrischer Hernien weniger auf die plastische Einengung des Hiatus als die Rückverlagerung des Antrum cardiacum in seine normotope Situation ankommt.

Bei einem Druckplus von lediglich 10—12 mm Hg stellt sich die Frage, ob die Leistung des terminalen Oesophagus ausreicht, jedem natürlicherweise vorkommenden Magenbinnendruck eine Barriere zu setzen.

Im gefüllten Magen sind Binnendrucke denkbar, die das Niveau der Hochdruckzonen überschreiten können. Als Regulativ könnte im Antrum cardiacum eine Druckzone von größerer Intensität als unter gewöhnlicher Inspiration erreicht werden. Praktisch wird diese Möglichkeit aber kaum ausgeschöpft, weil sich die Zwerchfellatmung bei vollem Magen eher flacher als tiefer gestaltet. Denkbar wäre, daß der Magen mit zunehmender Füllung den Tonus der vestibulären Wandmuskulatur reflektorisch erhöht. Hierfür fehlen Beweise. Bisher kennt man die „Hypertonie" der Kardia nur als pathologisches Korrelat florider Magen-Duodenal-Ulcera oder eines Kardiacarcinoms [6, 34], nicht dagegen als physiologisches Regulativ. Sie ist auch entbehrlich, weil der Magen den Tonus seiner Wand mit zunehmender Füllung herabsetzt [17]. So resultieren durch die Eigenschaft der plastischen Adaptationsfähigkeit intragastrale Drucke, die in weiten Grenzen unter dem Niveau der high-pressure-zone bleiben.

Die dritte Einrichtung gegen den Reflux ist die spitzwinklige Anordnung der Fornixincisur, die wie ein mechanisches Ventil wirkt. Sie ist in dieser Beziehung wichtiger als die von vielen Autoren mit Recht bezweifelte Gubaroffsche Schleimhautfalte, effektiv aber auch nur ein Adjuvans für die potentielle Leistung der Hochdruckzonen. Auffassungen, die die Fornixangulation in den Mittelpunkt des Kardiaverschlusses stellen, sind funktionsanalytisch nicht haltbar. Sie fußen einseitig auf den Erfolgen mit dem Versuch einer operativen Nachgestaltung der Incisura cardiaca als der in Fällen von Kardia-Fornixresektionen oder Oesophago-Gastrostomien einzig verbleibenden Möglichkeit, bei Verlust des terminalen Oesophagus dem Reflux ein Hindernis zu setzen.

Käme es unter normalen Umständen vornehmlich auf die Fornixincisur an, müßte ein Reflux häufiger beobachtet werden. Denn die Incisura cardiaca ist kein starres Gebilde, sondern wechselt ihre Winkelgröße und damit ihre refluxhemmende Kompetenz in Abhängigkeit von der Körperposition [14, 17]. Im Liegen flacht der Hissche Winkel ab. Hierbei wird sein gastraler Schenkel kürzer, weil die kuppenförmige Entfaltung der Fornix mehr oder weniger zusammenfällt, wenn die Luft aus ihr in ein nun höher gelegenes Niveau des Magens entweicht. Infolgedessen verliert die Speiseröhre an seitlicher Insertion und rückt indirekt dem anatomischen Kulminationspunkt des Magens näher. Es ist andeutungsweise das gleiche Prinzip, das bei Kardia-Fornix-Fehlanlagen oder oesophago-gastrischen Hernien zum Reflux beiträgt: die Mündung der Speiseröhre gelangt in die rückwärtige Stoßrichtung der Magenperistaltik.

Tierexperimentelle Untersuchungen lassen den Schluß zu, daß es in erster Linie für den Kardiaverschluß auf die intakte Funktion des terminalen Oesophagus ankommt. Seine speziellen Eigenschaften verhindern auch dann noch einen Reflux, wenn die natürliche Anordnung der Fornixincisur durch Umpflanzung des Antrum cardiacum auf die Höhe der Magenfornix beseitigt ist. Dagegen kommt es zu einer Refluxoesophagitis, wenn der terminale Oesophagus ausgeschaltet und die thorakale Speiseröhre transhiatal unter Wahrung einer schrägen Insertion mit dem Magen im Bereich der anatomischen Kardia anastomosiert wird [10, 19, 25, 26].

Wenn die Hochdruckzonen wie eine Druckbarriere den terminalen Oesophagus außerhalb des Schluckaktes blockieren, liegen die Verhältnisse *während* des Schluckaktes anders.

Etwa 2 sec nach Beginn der Schluckaktes in der obersten Speiseröhre — myographisch an der Kehlkopfbewegung registriert — bricht die Hochdruckzone im Bereich der epiphrenischen Ampulle zusammen [11]. Synchron kann man röntgenkinematographisch eine plötzliche Weitstellung dieses Segmentes verfolgen (Abb. 58). Sie tritt häufig früher auf, als das Kontrastmittel den terminalen Oesophagus erreicht hat. Die epiphrenische Ampulle wird erst im Schluckakt ihrem Namen gerecht. Sie wird „ampullär", weil sie erschlafft. Es ist zu betonen, daß ein Leerschluck zum gleichen Resultat führt. Der Zeitfaktor von knapp 2 sec weist auf einen reflektorischen Vorgang hin, dessen zentrifugale Bahn noch nicht bekannt ist. Beobachtungen bei Chagas-Kranken lassen vermuten, daß der Reflex über die intramuralen Ganglien der Oesophaguswand geschaltet wird [17].

Der durch reflektorische Wanderschlaffung bedingte Druckabfall der epiphrenischen Ampulle erreicht sein tiefstes Niveau bereits etwa nach 1,5—2 sec, hält über 5—7 sec an und kann mehrere Atemphasen überdauern. Erst mit Eintreffen der schluckperistaltischen Kontraktionswelle steigt der intraoesophageale Druck wieder zu den hohen Ruhewerten an. Synchron nimmt die epiphrenische Ampulle ihre ursprüngliche Kontraktionsstellung ein. Für die Dauer der Weitstellung und des Druckabfalls, der das Niveau des Fundusdruckes unterschreitet, steht die epiphrenische Ampulle nicht nur dem Zufluß der Speisen, sondern ebenso auch dem Rückfluß von Mageninhalt offen.

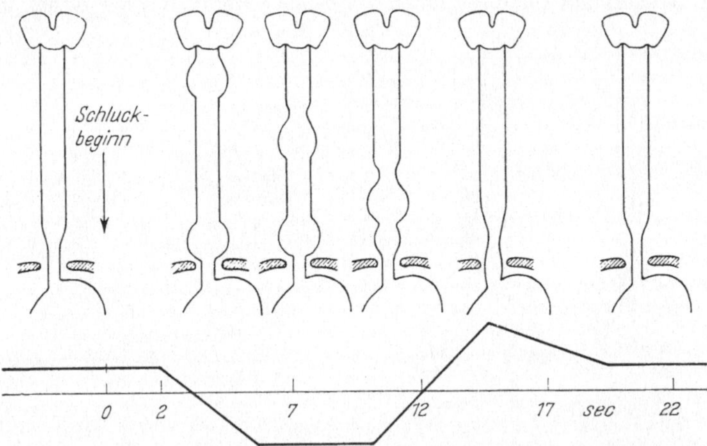

Abb. 58. Schematische Darstellung der synchronen Druck- und Formänderungen der epiphrenischen Ampulle in Abhängigkeit vom Schluckakt. Die erste und letzte Figur kennzeichnen die Formen der epiphrenischen Ampulle außerhalb des Schluckaktes. Das Niveau der unter diesen beiden Figuren angegebenen Druckkurve entspricht der Hochdruckzone im Bereich der epiphrenischen Ampulle. (Entnommen aus H. IMDAHL: „Der terminale Oesophagus." Schattauer 1963)

Anders verhält sich das Antrum cardiacum. Hier vermissen wir die reflektorische Erschlaffung. Die Passage wird für die Dauer jeder Inspirationsphase auch bei Weitstellung der epiphrenischen Ampulle unterbrochen, weil die für die Gestaltung der inspirationsgültigen Hochdruckzone verantwortlichen Kräfte durch den Schluckakt nicht außer Kraft gesetzt werden. Die beiden Segmente des terminalen Oesophagus, die am ruhenden Organ in funktioneller Einheit für den Kardiaverschluß agieren, verhalten sich demnach im Schluckakt verschieden. Der Tonus der antralen Wand wird durch die peristaltische Motilität der Speiseröhre weit weniger gesteuert als die Muskulatur der epiphrenischen Ampulle [34].

Damit sind wesentliche Prämissen für einen Reflux und seine Beseitigung aufgezeigt:

1. Unter physiologischen Verhältnissen ist ein Reflux außerhalb des Schluckaktes nicht zu erwarten. Er wird aber als Konsequenz des Schluckaktes (Leerschluck!) für die Dauer der *Exspiration* bei jedem Menschen möglich, weil die Hochdruckzone im Antrum cardiacum dann nicht gültig und in der epiphrenischen Ampulle für 5—7 sec schluckaktbedingt außer Kraft gesetzt ist. Rückenlage erleichtert den Rückfluß, weil die Angulation der Fornixincisur an Schärfe verliert.

2. Beim stehenden Patienten mit einer *Hiatusinsuffizienz* ist ein Reflux nur als Konsequenz des Schluckaktes während der *Exspiration* zu erwarten. Dagegen ergeben sich beim liegenden Patienten weitere Voraussetzungen für den Reflux:

Gleitet das Antrum cardiacum infolge einer erworbenen Involution oder nachlassender Festigkeit der oesophago-hiatalen Fixation über den Hiatus, geht nicht nur die spitze Angulation der Fornixincisur verloren, sondern auch die Kompetenz der inspirationsgültigen Hochdruckzone, weil sich der intraabdominale Druck nicht mehr auf das thorakalwärts verlagerte Antrum cardiacum auswirken kann. Infolgedessen wird ein Reflux während der *Inspiration* möglich (Abb. 59).

Weit wichtiger ist aber die Refluxbahnung während des Schluckaktes. Weil der Hissche Winkel verstrichen ist und die Druckbarriere im ektopierten Antrum cardiacum nicht mehr aufgebaut werden kann, steht der terminale Oesophagus für die Dauer der schluckakt-bedingten Erschlaffung der epiphrenischen Ampulle — d. h. für 5—7 sec — dem Rückfluß permanent offen, und zwar während der *Inspiration und Exspiration*. Unter diesen Bedingungen wird ein massiver gastro-oesophagealer Rückfluß möglich.

3. Bei oesophago-gastrischen Hernien liegen weitgehend die gleichen Voraussetzungen für einen Reflux wie bei liegenden Kranken mit einer Hiatusinsuffizienz vor (Abb. 59). Ist dabei der in den Hiatus verlagerte Magenanteil so voluminös, daß ihn auch ein weiter Hiatus während der Inspiration lumendicht zu umschließen vermag, ist für die Dauer der Einatmung nur mit einem Rückfluß aus dem herniierten Magenanteil in den Oesophagus zu rechnen. Dies ist klinisch gleichgültig, da der aus der Hernie zurückfließende Inhalt qualitativ der gleiche wie im subhiatalen Magen sein kann.

4. Gehen paraoesophageale Brüche mit den Zeichen einer Reflux-Oesophagitis einher, besteht der Verdacht auf eine *intermittierend gemischte* Hernie, bei der es sich während der

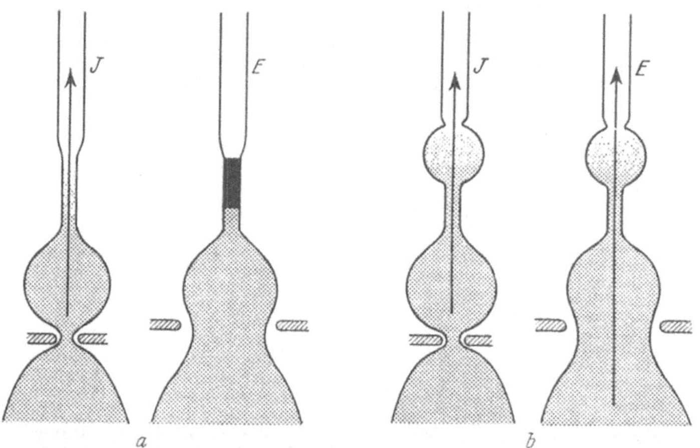

Abb. 59. Die Möglichkeiten des Refluxes bei oesophago-gastrischen Hernien (analog bei liegenden Kranken mit einer Hiatusinsuffizienz). *a* außerhalb des Schluckaktes, *b* während des Schluckaktes. *I* Inspiration, *E* Exspiration. Funktionstüchtige Hochdruckzone schwarz, Refluxmöglichkeiten durch einen Pfeil angegeben. (Entnommen aus H. Imdahl: „Der terminale Oesophagus." Schattauer 1963)

Exspiration um einen paraoesophagealen, während der Inspiration aber zusätzlich auch um einen gastro-oesophagealen Bruch handelt. Weil das Antrum cardiacum für die Dauer der Einatmung samt benachbartem Magenanteil über den Hiatus ektopiert, entsteht eine temporäre Kommunikation zwischen paraoesophagealer Hernie und Speiseröhre und somit ein Weg für den Magensaft in den Oesophagus. Die Abklärung dieses nicht seltenen Hernientyps verlangt die Röntgenuntersuchung unter den Bedingungen beider Atemextreme [*17, 35*].

Im allgemeinen liegt bei den Hiatushernien nur eine *Partialinsuffizienz* des Kardiamechanismus vor, die die Kompetenz des Antrum cardiacum und der Fornixincisur betrifft. Dagegen bleibt die Funktion der epiphrenischen Ampulle erhalten. Hieraus ergeben sich Gesichtspunkte für die operative Konzeption, sofern überhaupt eine chirurgische Indikation besteht. Ihr Maßstab ist für die oesophago-gastrischen Hernien die therapierefraktäre Refluxoesophagitis. Bei paraoesophagealen oder gemischten Brüchen stellt sich die Indikation im Hinblick auf die Gefahr einer Strangulation oder Incarceration im Bruchsack absoluter aus präventiver Sicht.

Bei oesophago-gastrischen und gemischten Hernien kommt es im wesentlichen darauf an, das Antrum cardiacum in seine normotope Lage zu bringen und hier auch zu *halten*, um die Kompetenz der inspirationsgültigen Hochdruckzone wieder herzustellen. Diesem Effekt, der beiläufig einer Rekonstruktion der spitzen Angulation der Fornixincisur gleichkommt, wird die plastische Einengung der hiatalen Bruchpforte nur bedingt gerecht, weil sie im Falle erworbener Hernien mit einer Muskulatur versucht wird, die einer altersbedingten Involution und einer fortschreitenden, emphysemabhängigen Inaktivitätsatrophie anheim fällt [*13, 15, 17*]. Für diese Verfahren haben langfristige Nachuntersuchungen Rezidivquoten bis zu 61 % ergeben [*1, 3, 12, 16, 17, 29*]. Geeigneter sind operative Methoden, die für ihren Erfolg die fragliche Leistungsfähigkeit der hiatalen Strukturen von vorneherein nicht in Anspruch nehmen. Als nützlicher Weg hat sich die Gastropexia anterior ergeben [*3, 29*]. Sie reicht allerdings nicht aus, wenn es infolge von Kardia-Fornix-Fehlanlagen auch auf die bewußte Formierung der Fornixangulation ankommt. Unter diesen Umständen gebührt der Kombination der Gastropexie mit einer Oesophagofundopexie [24] oder der Fundoplicatio [29] der Vorzug.

Literatur

[1] ANDERSON, M. X.: J. int. Coll. Surg. 16, 578 (1958).

[2] ATKINSON, M., and M. D. SUMMERLING: Gastroenterologia (Basel) 92, 123 (1959).

[3] BOEREMA, J., u. R. GERMS: Zbl. Chir. 80, 1585 (1955).

[4] BUTIN, J. W., A. M. OLSEN, H. J. MOERSCH, and C. F. CODE: Gastroenterology 23, 278 (1953).

[5] CODE, C. F., B. CRAEMER, J. F. SCHLEGEL, A. M. OLSEN, F. E. DONOGHUE, and H. A. ANDERSEN: An atlas of esophageal motility in health and disease. Springfield: Thomas 1958.

[6] — J. F. SCHLEGEL, M. L. KELLY, A. M. OLSEN, and F. H. ELLIS jr.: Mayo Clin. 35, 391 (1960).

[7] CREAMER, B., A. M. OLSEN, and C. F. CODE: Gastroenterology 33, 293 (1957).

[8] CROSS, F. S., H. B. KAY, and G. F. JOHNSON: Arch. Surg. 75, 631 (1957).

[9] EIFF, A. v., H. IMDAHL, H. JESDINSKY u. H. JÖRGENS: Klin. Wschr. 1961, 699.

[10] FRIESEN, R., D. STANLEY, and R. MILLER: Amer. Surg. 22, 42 (1956).

[11] FYKE jr., F. E., C. F. CODE u. J. F. SCHLEGEL: Gastroenterologia (Basel) 86, 135 (1956).

[12] HARRINGTON, S. W.: Surg. Gynec. Obstet. 100, 277 (1955).

[13] HESS, W. R.: Die Regulierung der Atmung. Leipzig: Georg Thieme 1931.

—, u. O. A. M. WYSS: Pflügers Arch. ges. Physiol. 237, 761 (1936).

[14] HIS, W.: Arch. Anat. Physiol. 27, 345 (1954).

[15] HITZENBERGER, J.: Das Zwerchfell im gesunden und kranken Zustand. Wien: Springer 1927.

[16] HUSFELD, E.: Acta chir. scand. 103, 467 (1952).

[17] IMDAHL, H.: Der terminale Oesophagus. Seine Funktionsanalyse für die Pathogenese, Diagnose und Therapie der Hiatusbrüche, der Achalasie und des Kardiakarzinoms. Stuttgart: F.-K. Schattauer 1963.

[18] INGELFINGER, F. J.: Gastroenterology 23, 278 (1953).

— Chicago: The Year Book Publishers 1956.

[19] INGRAM, P. R., J. C. RESPESS, and W. H. MÜLLER: Surg. Gynec. Obstet. 109, 659 (1959).

[20] KOEBERLE u. G. P. D. PENHA: Z. Tropenmed. Parasit. 10, 291 (1959).

[21] KRAMER, and P. F. J. INGELFINGER: Amer. J. Med. 7, 168 (1949).

[22] LAMBLING, A., J. P. BADER u. A. GUERET: Bibl. gastroent. (Basel) 1, 83 (1960).

[23] LERCHE, W.: The esophagus and pharynx in action. Springfield: Thomas 1950.

[24] LORTAT-JACOB, L., et F. ROBERT: Arch. Mal. Appar. dig. 42, 750 (1953).

[25] LYONS, W. S., F. H. ELLIS, and A. N. OLSEN: Proc. Mayo Clin. 31, 23, 605 (1956).

[26] MEISS, J. H., J. H. GRINDLAY, and F. H. ELLIS: J. thorac. Surg. 36, 156 (1958).

[27] MONGES, H.: Bibl. gastroent. (Basel) 1, 3 (1960).

[28] — A. MONGES, J. GAMBARELLI et P. JOUVE-FOURNIER: Arch. Mal. Appar. dig. 44, 1033 (1955).

[29] NISSEN, R., u. M. ROSETTI: Die Behandlung von Hiatus-Hernien und Reflux-Oesophagitis mit Gastropexie und Fundoplicatio. Stuttgart: Georg Thieme 1959.

[30] ROWLANDS, E. N., A. J. HONOUR, D. A. W. EDWARDS, and W. D. CORBETT: Clin. Sci. 12, 299 (1953).

[31] SLEISENGER, M. H., H. STEINBERG, and T. P. ALMY: Gastroenterology 25, 333 (1953).

[32] STRAUSS, H.: Arch. Verdau.-Kr. 61, 158 (1937).

[33] TEXTER jr., E. C., H. W. SMITH, H. H. STICKLEY u. C. J. BARBORCA: Gastroenterologia (Basel) 86, 187 (1956).

— H. W. SMITH, H. C. MOELLER, and C. J. BARBORCA: Gastroenterology 32, 1013 (1957).

[34] VANTRAPPEN, G.: Slokdarmmotiliteit. Brüssel: Arscia Uitgaven N.V. 1961.

[35] WILLICH, E.: Fortschr. Röntgenstr. 103, 20 (1965).

II. Pathophysiologie des operierten Magens

Die Operationen am Magen sind heute sichere und wirkungsvolle chirurgische Eingriffe. Durch exakte Indikationen, in enger Zusammenarbeit zwischen Chirurg und Internist erarbeitet, haben sie einen festen Platz in der Therapie von Magenerkrankungen erobert. Sie garantieren zweifellos für die überwiegende Zahl der Patienten eine dauernde Heilung von ihrem Leiden. Aber jede operative Umformung des Gastrointestinaltraktes bedeutet ein Eingreifen in das synergistische Zusammenwirken der Verdauungsorgane. Eine Summe dadurch verursachter Störungen, welche sich hinter dem Sammelbegriff des „Postgastrektomie-Syndroms" verbergen, wirft doch einen Schatten auf die sonst hervorragenden Resultate der Magenchirurgie (MORRIS, 1959). Diese Störungen sind teils patho-physiologischer, teils mechanischer Art. Während die mechanischen Komplikationen jeweils im Zusammenhang mit den Operationsmethoden, nach welchen sie auftreten können, an entsprechender Stelle des Buches abgehandelt werden, behandelt das folgende Kapitel die wichtigsten patho-physiologischen Folgen. Sie geben in einer Reihe von Fällen Veranlassung zu subjektiven Beschwerden und objektivierbaren Symptomen. Für die Mehrzahl der Patienten wird die Fähigkeit angenommen, sich an die veränderten anatomischen und physiologischen Verhältnisse angepaßt zu haben. Nach NICOLAESCU et al. (1963) ist diese Anpassung besonders in der Schaffung intrasegmentärer Beziehungen zu erblicken, welche die beschleunigte Darmpassage im oberen Intestinaltrakt mit einer verzögerten Ileumpassage kompensieren. Auf diese Weise wird die Asynchronie zwischen Pankreas- und Gallensekretion einerseits und der intestinalen Chymus-Passage andererseits ausgeglichen. Gegen die Annahme einer vollkommenen Kompensation ist allerdings einzuwenden, daß die Resorptionskapazität in den tiefen Darmabschnitten immer mehr abnimmt.

Die *Häufigkeit* postprandialer Beschwerden ist relativ groß. Sie wird jedoch in der Literatur recht unterschiedlich angegeben, zwischen 5—75% (MUIR, 1949; GOLIGHER und RILLEY, 1952; TAYLOR, 1955; NAKAYAMA, 1955; CARROLL, 1956; CELIO et al., 1956; HESS, 1957; FISCHER, 1958; MORRIS et al., 1959; CONTE, 1962; HART et al., 1962; HOLLE und HART, 1964; u.a.). In einem kleineren Kollektiv von Patienten nach Billroth II fand IRVINE (1948) eine noch größere Zahl. Im eigenen Krankengut wurde die Frequenz deutlicher postprandialer Beschwerden mit etwa 20% festgestellt. MORRIS et al. (1959) betonen, daß die Häufigkeit der Störungen in den Angaben derjenigen Kliniken am größten sei, welche sich speziell mit diesen Problemen befassen. Oft sind diese Beschwerden weniger schwerwiegend. Zum Teil haben sich die Patienten auch so vollkommen daran gewöhnt, daß sie erst bei sorgfältiger und gezielter Befragung darüber sprechen (ROTH et al., 1959). Nicht selten sind Patienten schon deshalb mit dem Ergebnis der Operation zufrieden, weil der Eingriff sie von Schmerzen befreite, welche sie präoperativ u.U. jahrelang zu ertragen hatten. Mögliche Beziehungen der Frequenz von pathophysiologischen Folgen der Operation zur Art der Anastomosierung und vor allem zur erhaltenen oder ausgeschalteten Duodenalpassage werden in der Literatur nicht einheitlich beurteilt. Beim Studium der einschlägigen Arbeiten gewinnt man jedoch den Eindruck, daß Postgastrektomie-Symptome in größerer Zahl mit Resektion nach Billroth II und Ausschaltung des Duodenums aus der Speisenpassage verbunden sind (BOHMANSSON, 1950; O'NEILL, 1950; BUTLER, 1951; HENLEY, 1952; ROSS und MEADOWS, 1952; NISSEN, 1952; MOORE und HARKINS, 1954; HART et al., 1962, 1963, 1965, 1966).

1. Das Gewichtsverhalten nach Magen-Operationen

Das wichtigste Kriterium zur Beurteilung des Operationserfolges ist das Gewichtsverhalten. Patienten mit subjektiven Beschwerden weisen häufiger das schwerwiegende Symptom eines variablen, postoperativen Gewichtsverlustes auf (MEURLING, 1953; VIIKARI und KLOSSNER, 1956). Nach allgemeinen Erfahrungen erzielen aber konservative Behandlungsmaßnahmen bei schweren Symptomen, wenn überhaupt, keine überzeugenden oder meist nur vorübergehende Erfolge (MUIR, 1949; WOLLAEGER et al., 1946, 1950).

Zahlreiche Autoren stellen eine Korrelation zwischen der Größe des Gewichtsverlustes und der Art des Operationsverfahrens sowie der Ausdehnung der Resektion fest (IVY, GROSSMAN und BACHRACH, 1950; RAUCH, 1952; MEURLING, 1953; WALLENSTEN, 1954; ZOLLINGER und ELLISON, 1954; HARKINS und NYHUS, 1956; EVERSON, 1952, 1954, 1955; ELLISON, 1955; BORG, 1959; u.a.). SAXON und ZIEVE (1960) fanden eine Unfähigkeit, an Gewicht zuzulegen, häufiger nach Billroth II-Resektion des Magens als nach anderen Verfahren. WALLENSTEN, HARKINS und NYHUS sowie ZOLLINGER und ELLISON sahen bei zwei Drittel aller nach Billroth II resezierten Patienten, aber nur bei einem Drittel der Patienten mit Billroth I-Resektion ein Untergewicht. GÜTGEMANN, SCHREIBER und BARTSCH (1966) beobachteten selbst nach totalen Gastrektomien bei Verwendung einer langen interponierten Jejunumschlinge regelmäßig eine Gewichtszunahme. Dagegen fand ELLISON (1955) in allen Fällen von Totalresektion ein Untergewicht, gleichgültig, ob die Duodenalpassage erhalten war oder nicht. BORG (1959) zeigte an einem Krankengut von 698 Fällen, daß 3—10 Jahre nach der Operation nur 20% der Billroth II-Operierten, aber 78% der Billroth I-Patienten ein gleichbleibendes oder sogar größeres Gewicht aufwiesen als zum Zeitpunkt der Operation. Einen postoperativen Gewichtsverlust für die Mehrzahl der Patienten mit einer Billroth II-Resektion fanden auch ALLEN und WELCH (1946), RANSOM (1947), SHINGLETON et al. (1956).

Mit dem postoperativen Gewichtsverlust nach Magenresektion sind vielfach beträchtliche Verluste an Nahrungsfett und -eiweiß in den Faeces verbunden. Besonders EVERSON (1952, 1954, 1955) erblickt in der Fettausscheidung eine wesentliche Ursache. Obwohl nicht unwidersprochen (MACLEAN, 1954), wird seine Auffassung heute von den meisten Autoren geteilt.

Die Mehrzahl der pathophysiologischen Syndrome nach Magenresektionen sind nicht auf eine mangelhafte Operationstechnik zurückzuführen, sondern eine zwangsläufige Folge des chirurgischen Eingriffs (MOORE, 1962). Aus der Fülle der tierexperimentellen Untersuchungsergebnisse und klinischen Beobachtungen hat eine Reihe von Autoren versucht, die vielgestaltigen postoperativen Folgeerscheinungen pathogenetisch zu klassifizieren.

Die Einteilung von LINDENSCHMIDT (1958) faßt folgende Gruppen zusammen:
a) Pathologisch-anatomisch bedingte Folgezustände,
b) technisch bedingte Störungen,
c) akute Atonie des operierten Magens,
d) patho-physiologische Störungen nach Magenoperationen.

Die ersten drei Gruppen gehören überwiegend in die frühe postoperative Phase und erfordern oft unmittelbare Maßnahmen. Die vierte Gruppe der pathophysiologischen Folgen, welche uns hier beschäftigen, ist in ihrer Symptomatik so vielgestaltig mit zahlreichen Überschneidungen, daß die Erkennung und Therapie der Kausalfaktoren sehr schwierig sein kann. Als Basis der erwünschten Analyse ist eine weitere Unterteilung unentbehrlich. Aus der umfangreichen einschlägigen Literatur kristallisieren sich folgende pathophysiologische Symptome und Syndrome heraus:
1. Das Dumping-Syndrom,
2. Störungen der Nahrungsverwertung,
3. Störungen des Kohlenhydratmetabolismus,
4. Anämie,
5. Vitaminmangel.

Wir möchten aus Erfahrung noch ein weiteres Symptom hinzufügen, welches an sich zu den pathologisch-anatomischen Veränderungen gehört, welches wir aber als charakteristische Folge bestimmter pathophysiologischer Prozesse betrachten:
6. Die postoperative Jejunitis.

2. Das Dumping-Syndrom

Die erste Beschreibung postoperativer Symptome und Störungen, welche mit dem Verlust der Reservoirfunktion des Magens zusammenhängen, stammt von DENÉCHAU. Er wies 1907 in seiner Dissertation auf diese Komplikationen hin und bezeichnete sie zusammenfassend als „Syndrome dyspeptique secondaire à la gastroenterostomie". 1913 lenkte HERTZ die Aufmerksamkeit auf die gleichen Komplikationen, die er als allgemeine Schwäche, Palpitation, Borborygmi, Diarrhoe, Anorexie, gelegentliches Erbrechen und Unterernährung beschrieb. Während HERTZ die gemeinsame Ursache in einer Dilatation des Jejunums erblickte, glaubte Mix, daß eine rasche, mit Schmerzen und Übelkeit verbundene Entleerung des Magens verantwortlich sei. 1922 teilte er seine Beobachtung mit und prägte den Begriff des „Dumping". Damit bezeichnete er den „Dumping Stomach", ohne auf weitere Symptome, welche heute dem Dumping-Syndrom zugeordnet werden, einzugehen. Mix verstand darunter eine beschleunigte Entleerung des Magens, welche zwar nicht immer, aber keineswegs selten mit weiteren Symptomen verbunden ist. Andererseits können lästige Beschwerden und objektivierbare Störungen auch ohne Nachweis einer rapiden Magenentleerung vorkommen. Das Wort „Dumping" sollte deshalb sinngemäß nur der raschen Magenentleerung vorbehalten bleiben. Erst das Hinzutreten weiterer Symptome charakterisiert das Dumping-Syndrom (Abbott et al., 1960).

Perman (1947) schreibt der Anastomosenfunktion eine dominierende Rolle zu und hebt hervor, daß das Risiko eines Dumping-Syndroms mit zunehmender Ausdehnung der Resektion wächst. Die Beobachtung fehlender rhythmischer Bewegungen des ausgedehnt resezierten Magens erklärt er mit der geringeren Zahl an Nervenganglien in den zurückbleibenden cranialen Magenabschnitten. Die sturzartige Überfüllung des Intestinums mit nicht oder mangelhaft vorbereiteter Nahrung löst einen enterischen Reflex aus, welcher in einer Zirkulationsstörung mit Blässe, Übelkeit und Schwächegefühl resultiert. Auf den Zusammenhang zwischen Ausdehnung der Resektion und Frequenz von Dumping-Symptomen weisen Pulvertaft (1952), Goligher und Riley (1952), Wallensten und Göthman (1953), Johnson und Orr (1953) hin. Normalerweise wird die Dünndarmmucosa bei Anwesenheit von Nahrung im oberen Intestinaltrakt zur Produktion von Enterogastron stimuliert, welches die Motilität des Antrums hemmt. Es ist aber schwer zu beurteilen, ob diese Hemmung auch am resezierten Magen zur Auswirkung kommt (Machella, 1950). An einem nicht ausgewählten Krankengut stellten Bremer und Held (1933) fest, daß nach Billroth I-Resektion die Magenentleerung durchschnittlich nach 30—60 min abgeschlossen ist, während diese Zeit bei Billroth II-Patienten 20—40 min beträgt. Zweifellos ist aber die röntgenologische Beurteilung der Passagegeschwindigkeit am operierten Magen bestenfalls eine halbquantitative Methode. In Übereinstimmung mit anderen Autoren (Abbott et al., 1960; Wallensten et al., 1959; u.a.) haben eigene Untersuchungen gezeigt, daß der osmotische Druck in einem Bariumbrei mit üblicher Verdünnung um etwa 140 Milli-Osmol beträgt und daß die Passagegeschwindigkeit beim operierten Magen eine Korrelation mit Veränderung des osmotischen Druckes im verwendeten Kontrastmittel aufweist. Mit einer Mixtur von Barium, Milch, Eiscreme und Zucker waren Abbott et al. (1960) in der Lage, Dumping-Symptome bei Patienten mit beschleunigter Magenentleerung zu erzeugen, auch wenn in der Anamnese keine Anzeichen oder Symptome zu finden waren. Solche Fälle bezeichneten sie als latent symptomatische Dumper. Die Entleerung des resezierten Magens geschieht durch hydrostatischen Druck der Nahrung. Sie erfolgt langsamer in liegender Position der Patienten (Bruusgaard, 1946; Owren, 1952). Abbott et al. (1960) glauben, daß das Ausmaß der Resektion für das Auftreten von Dumping-Symptomen keine wesentliche Bedeutung besitzt, nachdem diese auch nach Gastroenterostomie oder Pyloroplastik vorkommen können. Diese Autoren halten die Reservoirkapazität des Magens für sehr viel wichtiger und empfehlen dazu die Herstellung einer Anastomose mit einem inneren Durchmesser von 1—1$^1/_2$ cm. Das Fehlen von Symptomen bei Patienten mit weiteren Anastomosen erklären sie entweder mit einer Modifizierung der diätetischen Gewohnheiten, mit einer partiellen funktionellen oder mechanischen Obstruktion des abführenden Schenkels, welche die Reservoirfunktion des Magens erhält, oder mit einer psychologischen und physiologischen Anpassung. Die Sturzentleerung der Nahrung in den Dünndarm wird kompensiert. Aber nicht nur die Magenentleerung ist beschleunigt, sondern meist auch die propulsive Peristaltik in den ersten 30—50 cm des Jejunums (BRUUSGAARD, 1946; OWREN, 1952). Die beschleunigte propulsive Peristaltik im oberen Jejunum wird in den meisten Fällen durch eine verlangsamte Passage im übrigen Intestinaltrakt ausgeglichen. WELBOURN et al. (1953) stellten fest, daß die Zeit der Gesamtpassage durch den Gastrointestinaltrakt bei Normalpersonen, Patienten nach Billroth I-Magenresektion und Patienten mit einer Billroth II-Resektion nicht wesentlich differieren. Dagegen sind bei echtem Dumping-Syndrom zahlenmäßig vermehrte Stuhlentleerungen häufig anzutreffen, so daß in diesen Fällen der intestinale Kompensationsmechanismus fehlt. Auch ist eine Diskrepanz im Verhältnis der Kausalfaktoren und den Kompensationsmöglichkeiten des Intestinums denkbar.

Zahlreiche Untersuchungen über die veränderte Reaktionsbereitschaft des oberen Intestinums deuten darauf hin, daß die Sturzentleerung des Magens (ENDERLEN und v. REDWITZ, 1922), welche lange Zeit als Kausalfaktor Nummer eins betrachtet wurde, nicht die dominierende Rolle spielt. Nach der Theorie von HOFFMANN (1939) führt die beschleunigte Entleerung von Nahrung in den Dünndarm über eine Irritation des autonomen Nervensystems zu einer vermehrten Durchblutung des Splanchnicusgebietes und zu einer Abnahme der cerebralen Blutversorgung mit den sekundären Erscheinungen des Dumping-Syndroms. Diese Auffassung wird von BRUUSGAARD (1946) geteilt, welcher Dumping-Syndrome besonders bei anämischen Patienten beobachtete. Allerdings ist zu bedenken, daß die postoperative Anämie doch viel seltener auftritt als das Dumping-Syndrom. Ein abnormer enterischer Reflex infolge plötzlicher kompletter Magenentleerung ist auch die Erklärung von CUSTER et al. (1946). Danach ist die Distension des Dünndarms der auslösende Mechanismus und diese Dehnung wiederum ist von der Größe und von der Art der Gastro-Entero-Anastomose abhängig. BUTLER (1951) und CAPPER (1951) stimmen darin überein, daß die Dehnung des Magenrestes durch die ingestierte Nahrung und der Zug, welchen das Gewicht der mit Nahrung gefüllten Jejunalschlinge verursacht, wichtige Faktoren des Dumping-Syndroms sind. GLAZEBROOK und WELBOURN (1952) lehnen diese Erklärung ab, weil schon die Dehnung des Jejunums mit einem Ballon ein Dumping-Syndrom erzeugt und die Instillation von Flüssigkeit in den Magen keine Symptome hervorruft. Die Bedeutung der mechanischen Dehnung des Jejunums ist noch immer umstritten. SCHRADE und HEINECKER (1954) waren im Gegensatz zu MACHELLA (1949) nicht in der Lage, durch Erzeugung eines ungewöhnlich hohen Füllungsdruckes an umschriebener Stelle des Jejunums mit einer luftgefüllten Ballonsonde nennenswerte Änderungen von Kreislaufgrößen hervorzurufen, obschon ein kollapsartiges Symptomenbild für das Dumping-Syndrom charakteristisch ist. In Übereinstimmung mit ZUKSCHWERDT und LINDENSCHMIDT (1960) sehen wir eine stärker beschleunigte Entleerung des Magenstumpfes mehrere Monate nach der Operation nur ausnahmsweise. Auch damit wird die pathogenetische Bedeutung einer rein mechanischen Dehnung des Jejunums durch raschen Übertritt ungenügend vorbereiteter Speisen unwahrscheinlich. Postprandiale Beschwerden und alimentäre Störungen bleiben in bestimmter Zahl und wechselnder Intensität bestehen. MACHELLA (1948, 1949, 1950) beobachtete, daß bei prädisponierten Patienten besonders Mahlzeiten mit großem Zuckergehalt ein Dumping-Syndrom auslösen und daß ein Anfall durch Gabe hypertonischer Lösungen von Zucker, aber auch anderer Substanzen, provoziert werden kann. Er sucht die Erklärung in der Distension des Jejunums, welche nicht durch das Volumen der ingestierten Flüssigkeit allein, sondern durch einen Flüssigkeitseinstrom aus der Darmwand zur Verdünnung der hypertonischen Lösungen zustande kommt. Dabei besteht eine zeitliche Korrelation zwischen dem Auftreten des Syndroms und der Phase der Hyperglykämie, was wir in eigenen Untersuchungen (HART et al., 1962) bestätigt sahen. Mit Beginn oder während des Abfalls der Blutzuckerkonzentrationen bildeten sich die Symptome zurück. In keinem Fall traten sie während der Phase der reaktiven Hypoglykämie wieder in Erscheinung (MACHELLA). Auch dies entspricht unseren eigenen Erfahrungen. Die Untersuchungen von SCHRADE und HEINECKER (1954), welche nach Magenresektionen Blutvolumenverschiebungen mit verstärkter Hyperämie im Splanchnicusgebiet fanden, zeigen ferner, daß die Qualität der Speisen für die Anfallsauslösung eine wichtige Rolle spielt. 1954 teilten auch ROBERTS et al. Ergebnisse mit, wonach intrajejunal verabfolgte Lösungen durch Wasserverschiebungen in das Darmlumen eine Abnahme der zirkulierenden Blutmenge verursachen. Gleichzeitig kommt es zum Auftreten von Dumping-Symptomen.

Die Theorie der Verkleinerung des zirkulierenden Blutvolumens als Dumpingauslösender Faktor von ROBERTS et al. (1954) wird durch die Untersuchungsergebnisse zahlreicher Autoren gestützt (HINSHAW et al., 1957; PEDDIE et al.,

1957; FOKAS et al., 1960; VANAMEE, 1960; LE QUESNE et al. sowie HOBSLEY und LE QUESNE, 1960). Bei beschwerdefreien Patienten tritt nach Gabe von hypertonischen Glucoselösungen kein Abfall des Blutvolumens auf (AMDRUP und JORGENSEN, 1957). In einigen Fällen wurde sogar ein Anstieg des Plasmavolumens gefunden. Die Flüssigkeitsverschiebungen von der Blutbahn in das Darmlumen und umgekehrt sind vom osmotischen Druckgefälle zwischen Darminhalt und Plasma abhängig (ROBERTS et al., 1954). AMDRUP und JORGENSEN (1956) beobachteten am Patienten nach Gabe von 150 cm³ einer 50%igen Glucoselösung eine Verminderung des Plasmavolumens bis zu 1000 cm³ und in Tierversuchen am Kaninchen eine Korrelation des quantitativen Flüssigkeitseinstroms in das Darmlumen mit der Abnahme des Plasmavolumens.

Durch die Ernährung, welche Magenresezierte aus Erfahrung bevorzugen, entstehen keine so extrem unphysiologischen Bedingungen, wie sie im klinischen Experiment erzeugt werden. Besonders im Hinblick auf die Vermeidung kohlenhydratreicher Mahlzeiten durch Magenresezierte bleibt die Frage offen, auf welche Weise die Entstehung hyperosmolarer Lösungen aus der ingestierten Nahrung möglich ist. ROBERTS et al. (1955) vermuten, daß die Flüssigkeitsverschiebungen bei Dumping-Patienten durch rasche Hydrolyse der Nahrung im Jejunum mit Anstieg der Osmolarität ausgelöst werden. Kohlenhydrate wirken zwar am ungünstigsten, doch können auch Proteine Dumping-Symptome hervorrufen (ROBERTS et al., 1955; MEDWID et al., 1956). SCHRADE und HEINECKER (1954) hatten zuvor schon gezeigt, daß intrajejunal verabfolgte hypertonische Aminosäurelösung, fast wie Glucoselösungen, eine Blutvolumenverschiebung provozieren. Nach eigenen Beobachtungen stimmen wir mit ROBERTS et al. (1955) überein und halten die rasche Entwicklung von hyperosmolaren Lösungen im oberen Dünndarm aus der normalen Nahrung für einen der wichtigsten Kausalfaktoren des Dumping-Synroms. Die in fester oder halbflüssiger Form aufgenommene Nahrung, welche den Magen rasch verläßt, besitzt gewöhnlich keinen genügend hohen osmotischen Druck, um Dumping-Symptome zu erzeugen. Die physikalischen Eigenschaften werden auch während der raschen Magenpassage nur wenig verändert. Die entscheidenden Vorgänge, welche den beschleunigten Abbau der Nahrung zu osmotisch wirksamen Abbauprodukten besorgen, spielen sich also hauptsächlich im oberen Dünndarm ab. Sie betreffen den gesamten Synergismus der Verdauungsorgane.

Wir meinen, daß den Veränderungen der Magensekretion und der Einschränkung oder dem Verlust der Reservoirfunktion des resezierten Magens eine zentrale Stellung im Zusammenhang mit einer Alteration der Pankreasfunktion im pathophysiologischen Geschehen zugeschrieben werden muß.

3. Veränderungen im Synergismus der Oberbauchorgane nach Magen-Resektion
(Abb. 60)

Auf S. 41 wurden die Grundzüge des normalen Verdauungssynergismus erläutert. Daraus geht hervor, daß pH-Wert und osmotischer Druck im Duodenum die wichtigsten Regulatoren nicht nur der Magenentleerung, sondern auch der biphasischen Pankreassekretion sind. Beide Vorgänge sind unter physiologischen Bedingungen genau aufeinander abgestimmt und beeinflussen sich gegenseitig. Die Rückwirkungen der Magenresektion auf die Funktion der Bauchspeicheldrüse wurden deshalb von zahlreichen Autoren im Tierversuch und am Menschen untersucht. Die Ergebnisse sind recht unterschiedlich.

STEIN und FRIED (1923) fanden im Darmsaft von Patienten nach Billroth I-Resektion hohe Fermentaktivitäten für Trypsin sowie Diastase und glaubten deshalb an eine kompensatorische Hypersekretion der Bauchspeicheldrüse. Eine gesteigerte Lipasesekretion wurde von MIKHLIN und LEWITZKII (1955) festgestellt. Nach LAGERLÖF (1942) ist aber die Lipase ein sehr unbeständiges Enzym und deshalb kein zuverlässiger Indicator für die Pankreassekretion. Nach der Auffassung von DRAGSTEDT (1952), McLEAN et al. (1954), WARREN (1954) kann nach Magenoperationen eine Reduktion der Pankreassekretion auftreten, doch ist sie niemals sehr schwerwiegend oder häufig. LUNDH (1958) nahm mit einer Intubationsmethode Untersuchungen an Chymusproben vor, welche aus verschiedener Höhe des Magen-Darmtraktes entnommen wurden. Er stellte fest, daß während der Digestion die Trypsinkonzentration im Darminhalt bei Billroth II-Resektionen niedriger ist als bei Billroth I. Untersuchungen von THOMPSON und PESKIN (1961) ergaben eine Zunahme der Ruhesekretion des Pankreas, in welcher die Autoren eine Erklärung der „Sécrétion de Compensation" nach STEIN und FRIED erblicken. In den tierexperimentellen Untersuchungen von ANNIS und HALLENBECK (1952), RICHMAN et al. (1954) ergab sich eine Einschränkung der Pankreasfunktion nach Gastrektomie an Hunden. ANNIS und HALLENBECK betonen aber, daß die Pankreasfunktion nach Magen-resektion auch vollkommen normal sein kann. Sie beobachteten bei einem magenresezierten Tier eine normale Sekretion, welche auch nach einer zweiten und ausgedehnteren Resektion normal blieb. SHINGLETON et al. (1957), BAILIN et al. (1957) kamen aufgrund ihrer Unter-suchungen mit radioaktivem Fett zu der Feststellung, daß die Resorptionsstörungen, welche nach Gastrektomie auftreten können, mit solchen bei Pankreasinsuffizienz vergleichbar seien.

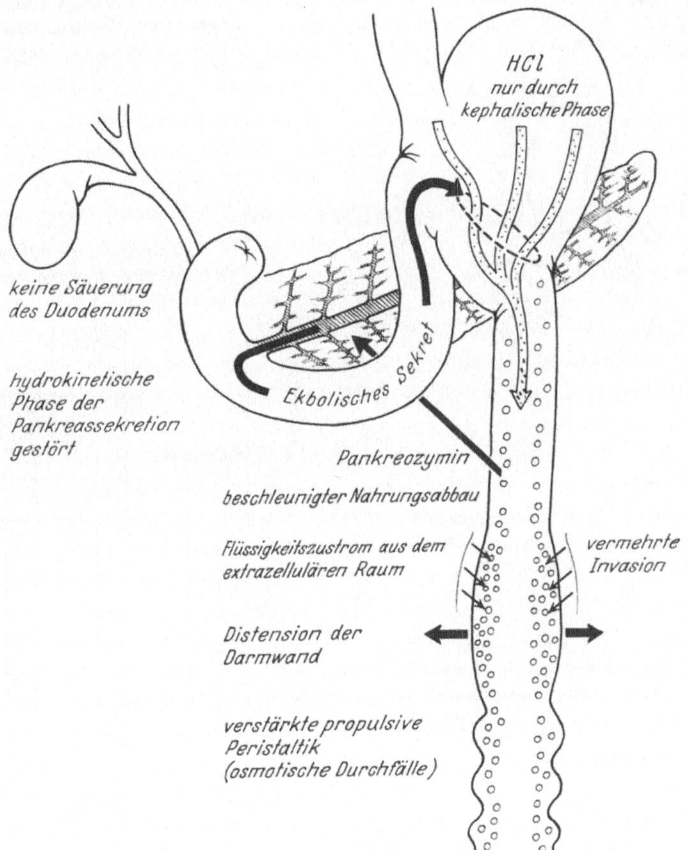

Abb. 60. Gestörter Synergismus nach Magenresektion Billroth II

Nach SANTY et al. (1939) steht die nach Gastrektomie auftretende Pankreasinsuffizienz mit einer operationsbedingten Beeinträchtigung der Blutversorgung des Pankreas in Zusammen-hang. HOLMQUIST und COLLEEN (1965) studierten die Pankreasfunktion nach Vagotomie und Pyloroplastik. Die exkretorische Pankreasfunktion nach dieser Operation gewährleistet eine normale Digestion. Nach Untersuchungen anderer Autoren am Tier bestehen nach Vagotomie alle Möglichkeiten der Funktionsänderung. Eine Steigerung oder Reduktion sowie unver-änderte Funktionsverhältnisse wurden angetroffen (POPIELSKI, 1901; BARLOW, 1927; THOMAS, 1950; PINCUS et al., 1948; ROUTLEY, 1952). Die Bedeutung des Nervus vagus für die Pankreas-funktion ist aus den Untersuchungen von BABKIN (1927), DREILING (1957) und MAGEE et al. (1962) bekannt. Reizung des Nervus vagus stimuliert die ekbolische Pankreasfunktion und sensibilisiert die Zellen der Bauchspeicheldrüse gegen Sekretin. In der Insulinhypoglykämie kann aber auch am vagotomierten Patienten ein Anstieg der Amylasekonzentration beob-achtet werden (DREILING, 1957). Nachdem es eine Fermentdissoziation im exokrinen Pankreas-sekret offensichtlich nicht gibt (CREUTZFELD, 1965), ist anzunehmen, daß auch tryptische Fermente sich wie die Amylase verhalten. Nach Vagotomie wäre eine fehlende Reaktion auf sekretionsfördernde Reize und eine Konzentrationsabnahme des Enzymgehaltes zu erwarten. Dieser scheinbare Widerspruch kann durch die anatomischen Varianten der vagalen Versorgung der Oberbauchorgane bedingt sein. Eine trunculäre Vagotomie am Oesophagus bringt im Gegensatz zur selektiven keine gezielte vagale Denervierung des Magens. Bei trunculärer Vagotomie ist infolge eines variablen Nervengeflechtes zwischen beiden Vagusstämmen sowohl die gleichzeitige Denervierung des Pankreas als auch eine Erhaltung der Vagusinnervation mehr oder weniger dem Zufall überlassen.

Nach Gabe von Sekretin beobachteten McLEAN et al. (1954) sowie KELLY und WANGEN-STEEN (1954) eine normale Pankreasreaktion nach Billroth I-Operationen, während bei einem Drittel der Patienten nach Billroth II-Resektion die Reaktion auf Sekretin herabgesetzt war. Sekretin stimuliert jedoch nur die hydrokinetische Pankreasfunktion. Die Acinuszellfunktion wird durch dieses Hormon nicht beeinflußt. Untersuchungen der Pankreassekretion nach Stimulation mit Pankreozymin und in der Insulinhypoglykämie belegen dagegen, daß die

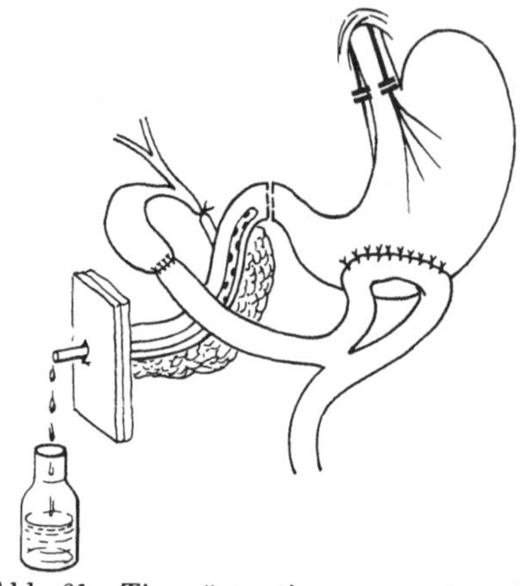

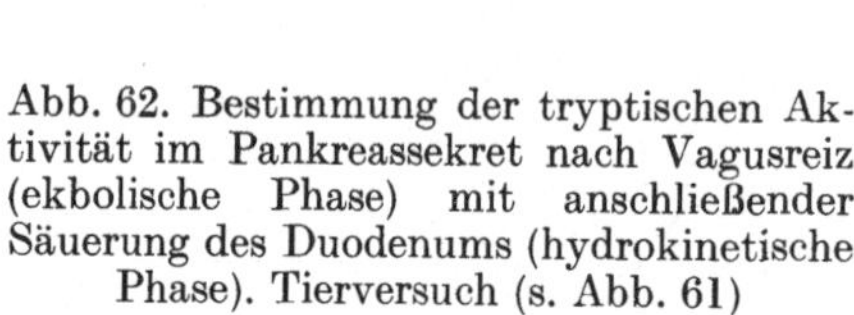

Abb. 61. Tierpräparation zur getrennten Stimulation und Bestimmung der Sekretionsphasen des Pankreas

Abb. 62. Bestimmung der tryptischen Aktivität im Pankreassekret nach Vagusreiz (ekbolische Phase) mit anschließender Säuerung des Duodenums (hydrokinetische Phase). Tierversuch (s. Abb. 61)

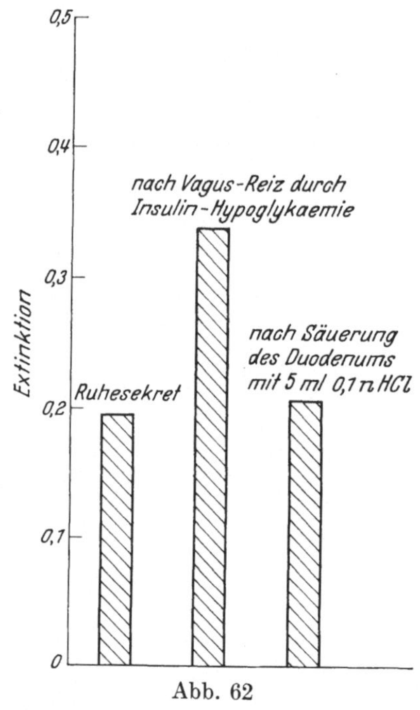

Abb. 62

potentielle Pankreasfunktion nicht gestört ist und postoperative Störungen als funktionelle Insuffizienz bei mangelhafter Stimulation aufzufassen sind, sofern präoperativ keine Funktionseinschränkung durch organisch bedingte Veränderungen der Drüse bestanden haben.

Wie soll man sich nun diese rasche Entstehung hyperosmolarer Lösungen aus einer gemischten kohlenhydratarmen Nahrung erklären? Wird die Billroth II-Operationsmethode technisch richtig ausgeführt, darf sich nach allgemein anerkannten Regeln der zuführende Jejunumschenkel nicht mit Magenchymus füllen, um das vor allem wegen der mechanischen Komplikation gefürchtete „afferente Schlingensyndrom" zu vermeiden. Eine Säuerung des Duodenums oder eine Stimulation der hier lokalisierten Osmoreceptoren ist nicht mehr möglich und so muß der adäquate Reiz für eine hydrokinetische Pankreassekretion zwangsläufig ausgeschaltet sein. Der Pankreozymin-Mechanismus ist dagegen auch im Jejunum wirksam (GROSSMAN, 1950) und wird weiterhin stimuliert. Die Folge ist ein größerer Enzymgehalt in dem nicht mehr biphasisch stimulierten Pankreassekret. Es handelt sich also offensichtlich nicht um eine echte kompensatorische Zunahme der Pankreasfunktion, wie STEIN und FRIED (1923) und THOMPSON und PESKIN (1961) angenommen haben. Das Verhältnis von Volumen und Enzymaktivität ist durch Ausfall der Sekretinstimulation zugunsten einer relativ zu großen Enzymwirkung in einem kleineren Saftvolumen verschoben. Die Prüfung der Pankreasfunktion nach Magenoperationen bei Verwendung von exogenem Sekretin oder Pankreozymin erlaubt aber keine Rückschlüsse auf die ausschließlich operationsbedingten Störungen der Pankreasfunktion, da diese bei präoperativ gesundem Pankreas potentiell normal ist. In eigenen Tierversuchen und klinisch experimentellen Untersuchungen (Abb. 61, 62, 63) wurde der Effekt der physiologischen Stimulantien, welche nach Magenoperationen mit Ausschaltung und

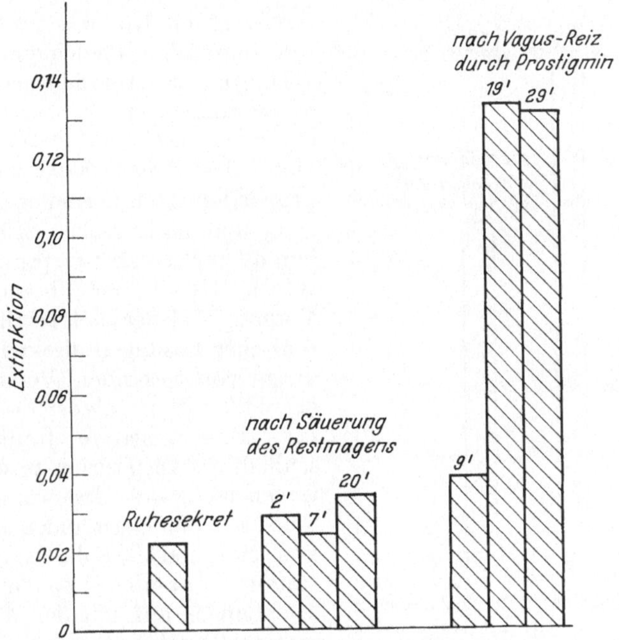

Abb. 63. Tryptische Aktivität im Pankreassekret nach Säuerung des Restmagens und parasympathicomimetischen Reiz bei Billroth II (Aspiration des Sekrets durch Sonde im zuführenden Jejunumschenkel). Keine hydrokinetische Funktion (Säure gelangt nicht in das Duodenum), monophasische Sekretion

Erhaltung der Duodenalpassage noch wirksam werden können, studiert. Eine Insulinhypoglykämie stimuliert durch Vagusreiz die ekbolische Pankreasfunktion, während noch in der hypoglykämischen Phase eine Säuerung des ausgeschalteten Duodenums mit 0,1 n Salzsäure eine Reduktion der Trypsinaktivität im Pankreassekret hervorruft. Eine komplette Vagotomie am Oesophagus mit Durchtrennung der zum Ganglion coeliacum führenden Fasern verhindert einen signifikanten Anstieg der tryptischen Aktivität.

Subtotal nach Billroth II resezierte Mägen sind in der Mehrzahl sub- bis anacide. Selbst wenn der Restmagen noch Säure produziert, gelangt diese nicht in das Duodenum und kann den Sekretinmechanismus nicht stimulieren. Dies läßt sich im klinischen Experiment beweisen (vgl. Abb. 64). Die Instillation von 0,1 n HCl in den Restmagen verändert nicht den Enzymgehalt des mittels einer Sonde aus dem zuführenden Schenkel aspirierten Pankreassekretes. Mit einem Parasympathicomimeticum erzielt man dagegen eine beträchtliche Zunahme der tryptischen Aktivität mit einem Wirkungseintritt 10—20 min nach der Applikation. Bei intakter Vagusinnervation muß deshalb im Hungerzustand, d.h. bei Vagusreiz, ebenfalls eine Zunahme der tryptischen Aktivität resultieren. Vielleicht ist damit die Beobachtung einer Zunahme der Ruhesekretion, wie sie von THOMPSON und PESKIN (1961) beschrieben wird, zu erklären. Durch Einwirkung dieses Sekretes mit relativ hoher tryptischer Aktivität und durch Ausfall der Verdünnungsphase entstehen hoch-osmolare Nahrungslösungen. Hinzu kommt, daß mit Entfernung des Pylorus eine proportionierte Magenentleerung fehlt. Der gesteigerte tryptische Angriff auf das Protein betrifft eine größere Nahrungsmenge als der normalen Magenentleerung entspricht. Das infolgedessen auch größere Volumen der Lösungen bewirkt die Bespülung eines großen Jejunumsegments und einen solchen Flüssigkeitszustrom aus der Blutbahn in das Darmlumen, daß der Kreislauf mit Kollapssymptomen reagieren kann. Ein Begleitsymptom ist die Distention des Dünndarms infolge der Wasserausscheidung. Diese erfolgt erstaunlich rasch und beträgt das Mehrfache des Pankreassekretvolumens bei proportionierter normaler Magenentleerung und biphasischer Stimulation. Es kommt zur verstärkten propulsiven Peristaltik. HUNT (1960) bezeichnet diesen Vorgang, welcher nach Instillation hypertonischer Lösungen direkt in den Dünndarm von gesunden Versuchspersonen ebenfalls auftritt, als osmotischen Durchfall. Eine negative Röntgenkontrolle schließt die Disposition zu solchen Reaktionen nicht aus. Erst wenn der osmotische Druck im Darmlumen den des Blutes von etwa rund 300 Milli-Osmol übersteigt, treten die anfallauslösenden Wasserverschiebungen auf. Mit der Wiederherstellung der Duodenalpassage bleibt die Möglichkeit der Stimulation einer biphasischen Pankreassekretion erhalten (Abb. 65). Im

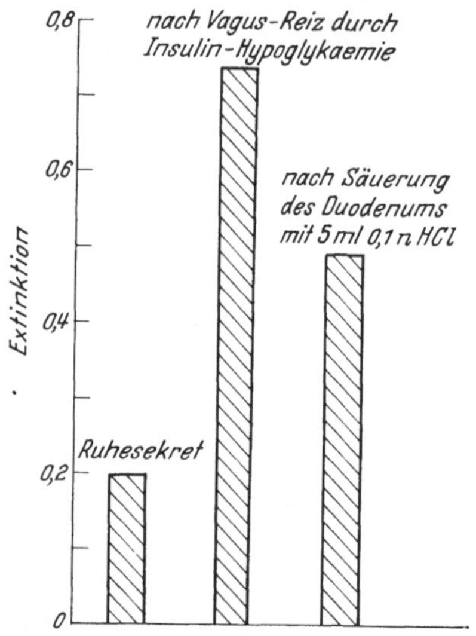

Abb. 64. Bestimmung der tryptischen Aktivität bei Billroth I. Die Insulin-stimulierte ekbolische Sekretion wird nach Säuerung des Magens (und Übertritt der Säure in das Duodenum) von der hydrokinetischen Phase abgelöst. Biphasische Sekretion

Hinblick auf die duodenalen Steuerungsmechanismen kann an der Wichtigkeit einer reaktiven Säuresekretion des Restmagens auf nutritive Reize nicht gezweifelt werden. Dies stellt eine der ernährungsphysiologischen Grundlagen der physiologischen Magenoperationen dar. Die zweite Grundlage ist die selektive Vagotomie, welche auch nach Resektion des Pylorus durch eine stark herabgesetzte Austreibungskraft eine rasche Entleerung relativ zu großer Nahrungsmengen unmöglich macht. Deshalb sind auch bei anacidem Restmagen die Voraussetzungen für eine den normalen Verhältnissen möglichst nahe kommende Digestion günstiger als bei ausgeschalteter Duodenalpassage. Im Vergleich zum normalen Mechanismus ist die Magenentleerung verlangsamt, was eher als Vorteil zu bezeichnen ist, weil die zur Verdünnung kleinerer Nahrungsmengen, nach ihrer digestiven Auflösung, notwendige Flüssigkeitsverschiebung gewöhnlich nur so groß ist, daß sie der Kreislauf ohne Allgemeinerscheinungen kompensiert.

Eine reaktive Säureproduktion

1. stimuliert den Sekretinmechanismus,
2. reduziert den Enzymgehalt im Duodenalsaft,
3. verlangsamt den digestiven Abbau der Nahrung,
4. ermöglicht eine weitgehend normale Osmoregulation.

Der relativ höhere Enzymgehalt im Duodenalsaft und der Ausfall der Verdünnungsphase nach Billroth II scheint auch durch Untersuchungen von Pfisterer (1962) bewiesen zu sein, welcher im Billroth II-Magen eine „bessere" initiale Proteolyse fand als im normalen Magen. Während dieser Autor seine Befunde auf das kathepsinfreundlichere Milieu im Restmagen bei Reduktion der Säureproduktion bezog, kann auch Ausfall des Sekretinmechanismus und der Reflux eines enzymreicheren Duodenalsaftes verantwortlich sein. Die unter den

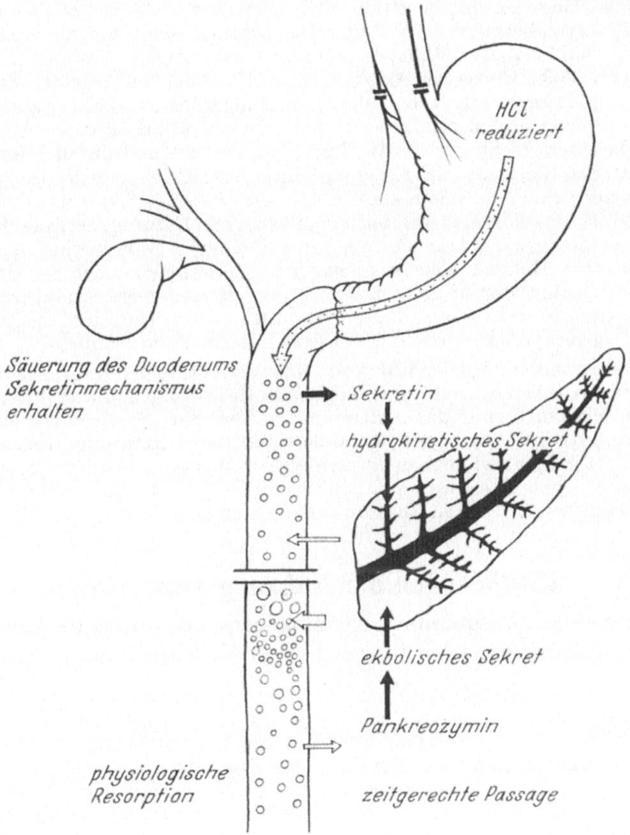

Abb. 65. Synergistische Funktion der Oberbauchorgane bei form- und funktionsgerechter Operation

geschilderten Bedingungen gesteigerte tryptische Aktivität läßt sich ferner aus Untersuchungen von Lindenschmidt (1953) sowie Lindenschmidt und Bramstedt (1954) ablesen, welche zeigen, daß nach totaler Gastrektomie mit Ausfall der gesamten peptischen Verdauung die Pankreasproteasen den Verlust vollkommen auszugleichen vermögen. Es ist aber nicht überraschend, wenn man sogar eine initial-gesteigerte Proteolyse findet. Wie bedeutsam aber gerade der völlige Verlust des Magenreservoirs ist, belegen die Untersuchungen von Emery (1935). Werden total-gastrektomierte Hunde in einer Weise gefüttert, daß dies in zeitlicher und quantitativer Hinsicht den normalen Magenentleerungen entspricht, ist der Gehalt der Faeces an unverwerteten Nahrungsbestandteilen deutlich geringer. Zweifellos spielt dabei eine geringere Belastung der Osmoregulation und deshalb langsamerere intestinale Passage eine wichtige Rolle.

Nach totaler Gastrektomie mit Verlust sämtlicher Magenfunktionen sind die Vorteile der erhaltenen Duodenalpassage nicht mehr signifikant (ELLISON, 1955; STEINGRÄBER und BURMEISTER, 1953; HART, 1963, 1965). Unter dem Eindruck der schwerwiegenden Folgen der totalen Gastrektomie haben zahlreiche Autoren durch die verschiedensten Techniken der Ersatzmagenbildung versucht, die postoperativen Voraussetzungen für die Nahrungsverwertung günstiger zu gestalten. Aber gerade die Vielzahl der Methoden scheint der beste Beweis für die wenig befriedigenden Erfolge zu sein. Nach unseren klinischen Erfahrungen bietet auch die Jejunuminterposition keine Gewähr für eine bessere Nahrungsverwertung und keinen Schutz vor lästigen subjektiven Beschwerden. In jüngster Zeit haben GÜTGEMANN, SCHREIBER und BARTSCH (1966) ausgezeichnete Ergebnisse nach Verwendung einer 25—35 cm langen Jejunumschlinge zur Interposition mitgeteilt. Nur ein Segment dieser Größe soll zur erwünschten Reservoirfunktion und Proteolyse befähigt sein, welche vom Ausmaß eines fermentreichen Duodenalsaftrückflusses abhängig ist. Eigene tierexperimentelle Untersuchungen (HART, 1963, 1965) geben Anlaß zu der Auffassung, daß besonders der Duodenalsaftrückfluß in das sog. Reservoir dort ebenfalls zur Bildung hyperosmolarer Nahrungslösung führt mit allen bereits erörterten Folgen. Dieser Duodenalsaftrückfluß ist es, welcher im sog. Ersatzmagen Flüssigkeitsverschiebungen in das Lumen provoziert und durch Dehnung der Dünndarmwände des Ersatzmagens mit Erregung einer verstärkten peristaltischen Aktivität die Reservoirfunktion verhindert. Wie KELLY und WANGENSTEN (1954) sowie ZUKSCHWERDT und LINDENSCHMIDT (1960) konnten wir bisher keinen Anhalt für günstigere Ergebnisse nach Bildung von Ersatzmägen aus Dünndarm gewinnen. Günstigere Resultate sind auch aufgrund der Kenntnisse vom Entstehungsmechanismus der Störungen nicht zu erwarten. Manche Untersuchungen deuten darauf hin, daß mit der Verwendung von zwischengeschalteten Dickdarmsegmenten möglicherweise bessere Resultate zu erzielen sind. Weitere Erfahrungen müssen aber noch gesammelt werden, bevor eine Entscheidung möglich ist.

Von der Zusammensetzung der Nahrung, vom Verhältnis der Nahrungsmenge im oberen Dünndarm zur tryptischen Aktivität des Duodenalsafts und den dadurch provozierten Wasserverschiebungen wird nicht nur das Auftreten von Dumping-Syndromen, sondern auch der Grad der Nahrungsverwertung entscheidend bestimmt. Die Erfahrung, wonach postprandiale Beschwerden nicht immer und auch nicht im gleichen Ausmaß auftreten, kann möglicherweise mit der ausgesprochenen Tagesrhythmik der Pankreassekretion (BALSER und WERNER, 1955; GÖTZE und PIESCHOVSKI, 1952) in Zusammenhang stehen.

4. Störungen der Nahrungsverwertung

Mit zunehmender Ausdehnung der Magenresektion und in Abhängigkeit von der Operationsmethode werden in den Faeces Nahrungsbestandteile unverwertet ausgeschieden.

EVERSON (1954) fand im Tierexperiment nach subtotalem Billroth I eine Fettausscheidung, welche zweimal so hoch wie die normalerweise ausgeschiedene Fettmenge war, während nach Billroth II die Fettausscheidung das Fünffache des Normalwertes betrug. Auch in den Untersuchungen von HOLLE et al. (1957) erwies sich die Fettverwertung nach Gastroduodenostomie besser. Unter Verwendung von jodmarkiertem Fett und Eiweiß als Indicatoren (BABB et al., 1953; FARBER et al., 1956; LUNDH, 1958; LAVIK et al., 1952) fanden SHINGLETON et al. (1956, 1957) sowie SHOEMAKER und WASE (1957) ebenfalls eine bessere Fett- und Eiweißresorption nach Billroth I-Resektion als nach Billroth II. Die Radioaktivität in den Faeces betrug nach Gastroduodenostomie 4,6%, nach Gastrojejunostomie 14,8% der Radioaktivität in der ingestierten Nahrung. Vergleichsweise betrug diese Zahl bei Normalpersonen 0,4%. In den 1929 von HERTEL und 1933 von HERTEL und SARTORIUS mitgeteilten Untersuchungen wurden erstmals direkte Bestimmungen im Tierversuch an partiell nach der Methode von Billroth I und Billroth II resezierten Hunden durchgeführt. Nach Anlage von Fisteln in der Mitte des Dünndarms und 10 cm oberhalb des Blinddarms war es möglich, vergleichende Analysen des aus verschiedenen Etagen des Intestinaltraktes entnommenen Chymus vorzunehmen. Die genannten Autoren messen der Besiedelung des oberen Dünndarms mit einer unphysiologischen Darmflora, welche eine abnorme Gärung und Fäulnis hervorruft und besonders nach Billroth II gefunden wurde, eine große Bedeutung bei. Jedenfalls sprachen die Ergebnisse, ebenso wie die mit Hilfe einer Intubationsmethode durchgeführten Studien von LUNDH (1958) für die funktionelle Überlegenheit des Billroth I. LUNDH wies im Vergleich zur Methode Billroth II einen höheren Gehalt an tryptischen Fermenten im Darminhalt von Patienten mit einer Billroth I-Resektion nach. Auch dieser Befund ist eher eine Bestätigung als ein Widerspruch zur eigenen Auffassung über die Pathogenese des Dumping-Syndroms. Eine relative Hyperfermentie bei Billroth II besteht nur in der frühen Phase der Digestion in den obersten Dünndarmabschnitten. Der Wassereinstrom, der dem osmotischen Druckgefälle in das Darmlumen folgt, sorgt für einen raschen Konzentrationsabfall der Fermente mit zunehmendem Abstand von der Gastro-Entero-Anastomose. Der gleiche Vorgang führt zur Distension des Darmes und zur beschleunigten Passage. Auch die Störungen der Fettverdauung beim magenresezierten Patienten scheinen, wie manche Befunde in der Literatur vermuten lassen, nicht in einer mangelhaften Bereitstellung von Pankreaslipase begründet zu sein. Nach BERNDT et al. (1963) ist das Stuhlfett auch bei massiver Steatorrhoe fast vollständig hydrolysiert. Daraus muß auf eine unverminderte Aktivität der Lipase geschlossen werden. Durch die beschleunigte Passage ist aber die Wiederveresterung und Resorption unvollkommen. BORGSTRØM et al. (1957) stellten fest, daß nach Ingestion eines Testmahls im Mageninhalt 15—20% freie Fettsäuren nachweisbar waren. Nach Eintritt in das Duodenum erfolgte ein rascher Anstieg auf Werte von 50—75%. LUNDH (1958) fand auch bei magenresezierten Patienten hohe Werte an freien Fettsäuren ohne Beziehungen zur Konzentration der Galle oder des Trypsins. Eine Korrelation zur gestörten Magenverdauung war ebenfalls nicht zu erkennen. In diesem Zusammenhang muß ein tierexperimenteller Befund von KNOEBEL und RYAN (1963) erwähnt werden. Bei Ableitung der gesamten Galle aus dem Darm geht die Lipolyse ungestört vor sich. Ein größerer Teil der Fette als normal gelangt in Form freier Fettsäuren zur Resorption und ist im Serum nachzuweisen. Die Normalisierung der Resorptionskurve erwies sich von der Konzentration der reinstillierten Galle an gallensauren Salzen abhängig. Daraus schließen die Autoren, daß die Anwesenheit von gallensauren Salzen für die Veresterung der freien Fettsäuren in den Epithelien der Darmschleimhaut eine wichtige Rolle spielt. FORELL et al. (1965) stellten eine sekretionssteigernde Wirkung der Galle im Duodenum für die Enzymausscheidung (Fett- und Eiweiß-spaltende Enzyme) des Pankreas nach Gabe von Cecekin und Pankreozymin fest. Neben der initial vermehrten Proteolyse muß eine gesteigerte Lipolyse beim Magenresezierten mit ausgeschaltetem Sekretinmechanismus, aber noch vorhandener Pankreozyminstimulation, die Osmoregulation zusätzlich belasten. Die mögliche Bedeutung dieser Zusammenhänge verdient im Rahmen des Postgastrektomie-Syndroms zweifellos weitere Beachtung.

ELLISON (1955) zeigte, daß nach totaler Gastrektomie der Fettverlust in den Faeces bis zu 53% betragen kann. BERNDT et al. (1963) beobachteten nach totaler Magenresektion fast immer eine sich im Laufe der Zeit bessernde Steatorrhoe. LAWRENCE et al. (1960) fanden eine Gesamtstickstoffausscheidung von durchschnittlich 168 mg pro kg Körpergewicht in 24 Std im Vergleich zu 112 mg bei gesunden Versuchspersonen (HOESSLIN, 1919; BEATTIE et al., 1948). Eine Vermehrung der Kohlenhydratzufuhr verursacht eine um 9,4% verminderte Eiweißresorption (LAWRENCE et al., 1960). Dieser Befund ist wahrscheinlich durch die Wirkung der Kohlenhydrate auf die Osmoregulation und eine verkürzte Resorptionszeit durch beschleunigte Passage zu erklären. WELCH und ELLIS (1961) äußerten die Auffassung, daß die gesteigerte Stickstoffausscheidung vollkommen dem Verlust im Stuhl zuzuschreiben sei. Die Stickstoffuntersuchung im Stuhl kann aber nach ROWLANDS (1959) nicht als sichere Methode gelten, da der quantitative Nachweis nicht nur auf eine Malabsorption bezogen werden darf, sondern auch durch die intestinale Sekretion und Bakterienabbauprodukte beeinflußt wird.

Übereinstimmend werden die Störungen der Nahrungsverwertung mit einer mangelhaften Beimischung des Duodenalsekretes zur Nahrung in Zusammenhang gebracht (WARREN, 1954; WELLS und WELBOURN, 1955; POLAK und PONTES, 1960; LUNDH, 1958; BUTLER, 1961). Dies ist besonders unter dem Gesichtspunkt der ausgeschalteten Duodenalpassage und der hyperosmolaren Nahrungslösungen verständlich. Das *Duodenum* zeigt unter physiologischen Bedingungen der Nahrungsaufbereitung eine charakteristische *Pendelperistaltik*, welche die bei proportionierter Magenentleerung kleinen Chymusmengen innig mit den Verdauungsenzymen durchmischt (LILJEDAHL et al., 1959; HOLLE und JANKER, 1955). Erst nach bestimmter Einwirkungsdauer und Verdünnung erfolgt der Weitertransport in das Jejunum. Hier ist der Charakter der Peristaltik mehr propulsiv. Gelangt die Nahrung über eine Gastro-Jejunumanastomose aus dem Magen in das *Jejunum*, reagiert dieser Darmabschnitt mit einer propulsiven *Peristaltik*. Sie wird verstärkt durch raschen Nahrungsabbau zu hyperosmolaren Lösungen mit nachfolgendem Wassereinstrom in das Lumen des Darmes und entsprechendem Dehnungsreiz. Der Mechanismus eines Dehnungsreizes am Dünndarm wurde schon von BAYLISS und STARLING (1902) beobachtet. Oral von der Stelle eines umschriebenen Dehnungsreizes wird die Motilität gesteigert, während aboral der Darm erschlafft und eine kontinuierliche Passage ermöglicht. Eine an

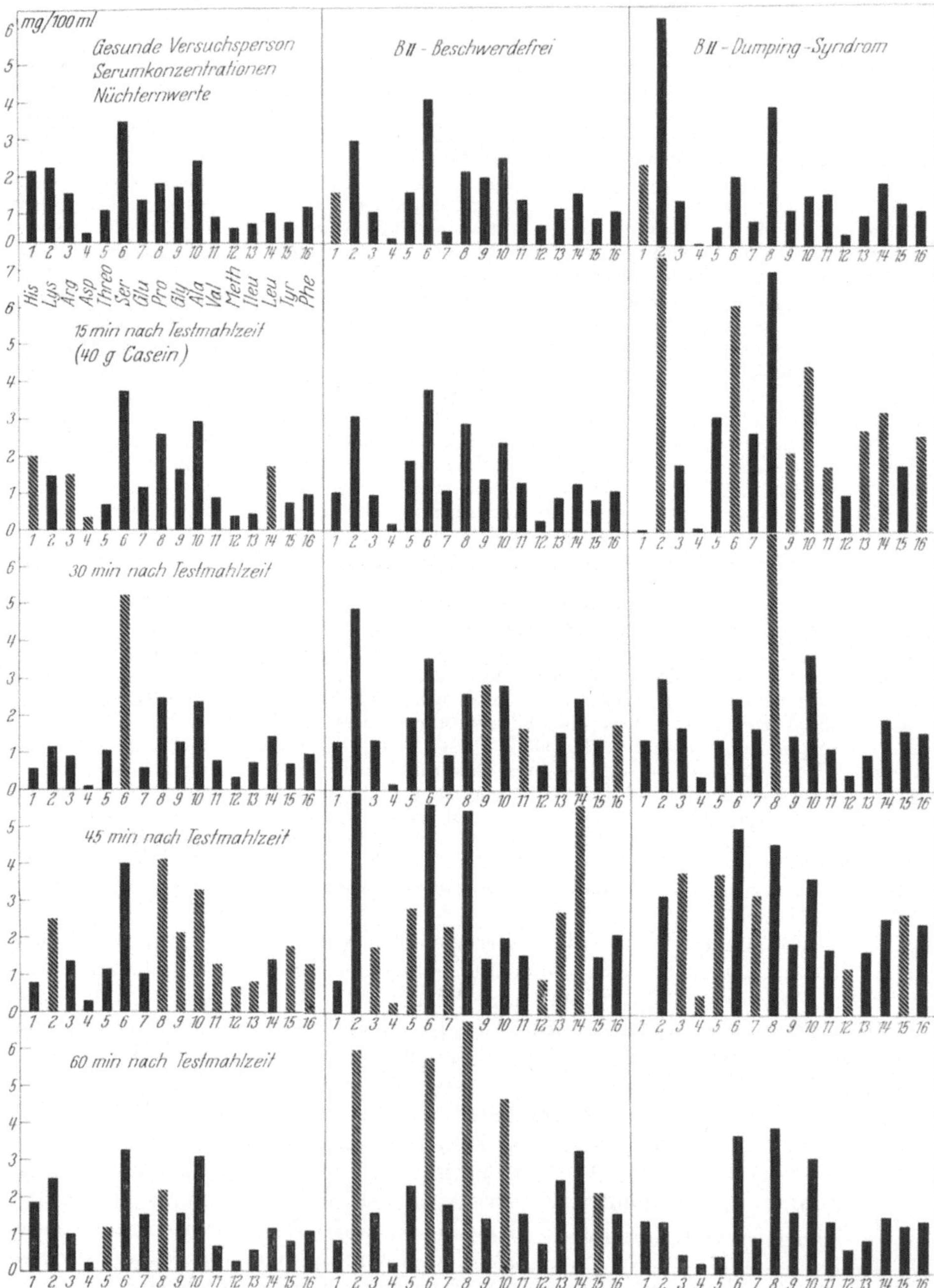

Abb. 66. Bestimmung der Serumkonzentration einzelner Aminosäuren nach Gabe einer Testmahlzeit. Bei B II mit Dumping-Syndrom treten die höchsten Serumkonzentrationen früher
auf als bei normaler Digestion und bei subjektiver Beschwerdefreiheit nach B II. Die Serumkonzentrationen sind höher; auch die Rückkehr zu den Ausgangswerten erfolgt früher

sich physiologische Reaktion ist schließlich für den Verlust an unverdauter
Nahrung im Stuhl verantwortlich. Zwei Faktoren sind kausal beteiligt:

1. Eine insgesamt quantitativ herabgesetzte Pankreassekretion mit relativ zum Volumen erhöhter Enzymkonzentration, welche aber nur für den Abbau eines größeren Teils der normalen Nahrungsingestion ausreicht.

2. Die verkürzte Passagezeit, durch welche die vorhandene tryptische und lipolytische Aktivität nicht voll ausgeschöpft werden kann.

Trotz der insgesamt herabgesetzten Pankreassekretion verläuft die initiale Proteolyse und Lipolyse rascher und stellt in der Zeiteinheit mehr und stärker osmotisch wirksame Nahrungsabbauprodukte bereit. Verdünnung und Resorption stehen in enger Wechselbeziehung.

Neben der quantitativ mangelhaften Ausnützung der Nahrung treten charakteristische Veränderungen der Resorption auf (HART et al., 1962—1966). Resorptionskurven im Serum erlauben natürlich keine Rückschlüsse auf die *quantitative*

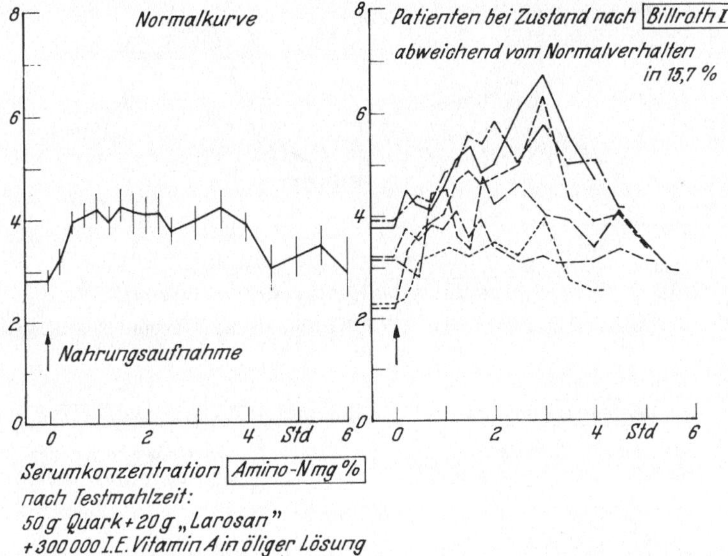

Abb. 67. Bestimmung des α-Amino-N im Serum nach Testmahlzeit bei Billroth I. Kurzfristig vermehrte Invasion von Aminosäuren in das Blut, erhöhte Serumkonzentration, verkürzte Resorptionszeit

Resorption. Sie lassen aber in Abhängigkeit von der Operationsmethode charakteristische *qualitative Abweichungen* vom Normverhalten erkennen (vgl. Abb. 67—74). Um die täglichen Bedingungen einer gemischten Kost möglichst nachzuahmen, verwenden wir bei Resorptionsuntersuchungen eine Eiweißtestmahlzeit mit definiertem Eiweißgehalt, welcher 300000 IE Vitamin A beigemischt sind. Für den diagnostischen Wert ist es Bedingung, Vitamin A in öliger Lösung zu benützen, da wasserlösliches Vitamin A unabhängig von der Digestion zur Resorption gelangt und als Indicator für Störungen der Fettverwertung keinen Aussagewert besitzt. Das Verhalten der Serumkonzentrationen an Vitamin A und Gesamtaminosäuren im Serum während der Digestion und Resorption läßt nach Billroth I (Abb. 67 und 68) einen rascheren und größeren Konzentrationszuwachs im Vergleich zum Normalverhalten erkennen. Wesentlich deutlicher ausgeprägt ist dieser initiale Anstieg der Kurve bei Ausschaltung des Duodenums (Abb. 69 und 70). Der charakteristische Kurvenverlauf, besonders die Invasionsphase, wird von der Konzentration an resorbierbaren Abbauprodukten im Darmlumen bestimmt. Die initiale Digestion ist also bei ausgeschalteter Duodenalpassage durch Ausfall der hydrokinetischen Pankreasfunktion, relativ höherer tryptischer Aktivität im Duodenalsekret und durch die Entleerung relativ größerer Nahrungsmengen in das Jejunum gesteigert. Der steil ansteigende Kurvenschenkel und die hohen

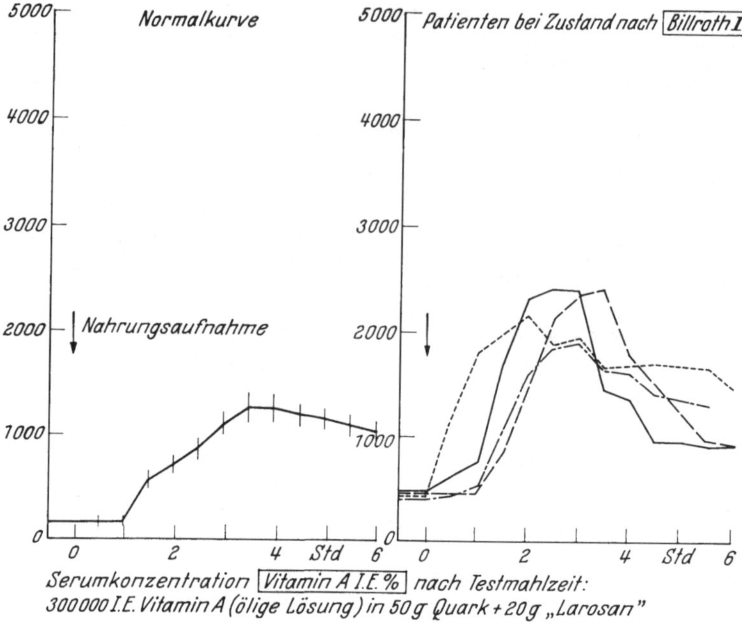

Abb. 68. Vitamin A-Serumkonzentration nach Testmahlzeit. Gleiche Charakteristika der Kurve wie in Abb. 67

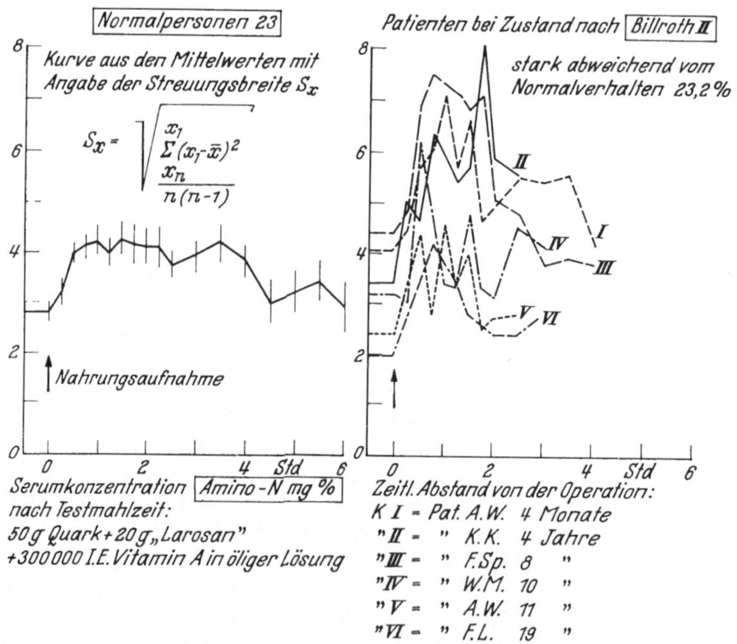

Abb. 69. Verhalten der α-Amino-N-Konzentrationen nach Testmahl bei Billroth II. Gleiche Merkmale der Kurven wesentlich stärker ausgeprägt als bei Billroth I

Konzentrationsmaxima sind lediglich Ausdruck einer kurzfristigen Phase zu Beginn der Digestion. Dagegen zeigt der frühzeitige Abfall der Konzentrationen die verkürzte Kontaktzeit der resorbierbaren Abbauprodukte mit der resorbierenden Dünndarmschleimhaut durch beschleunigte propulsive Peristaltik an. Wie aus den Untersuchungen von DOST (1953) sowie DOST und RIND (1957) bekannt ist, stellt jede Blutspiegelkurve resorbierbarer Substanzen die Resultante von Invasion und Elimination dar. Bei unveränderter Elimination sind die

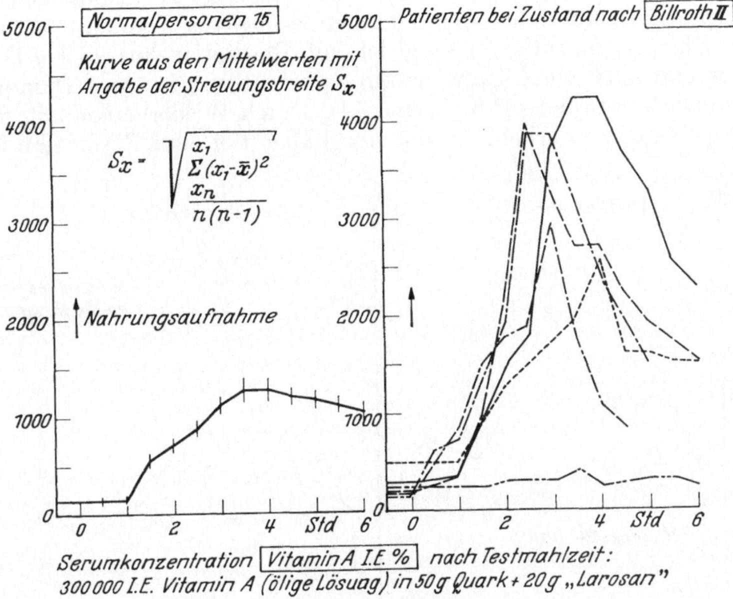

Abb. 70. Die Serumkonzentration an Vitamin A nach Billroth II verhalten sich wie die des α-Amino-N. Im Vergleich zu Billroth I erheblich stärkere Abweichung von der Norm

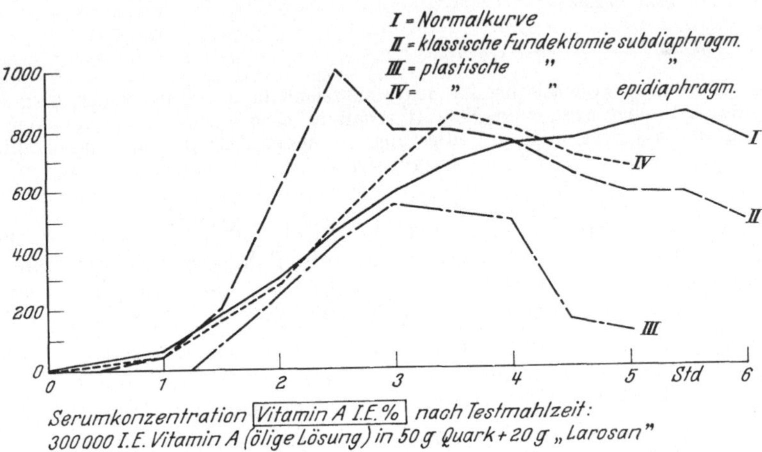

Abb. 71. Für die Vitamin A-Serumkonzentration gilt das gleiche wie für den α-Amino-N in Abb. 72

demonstrierten Kurven aus einer unphysiologischen Verschiebung im Verhältnis von Invasion und Elimination zugunsten der Invasion zu deuten. Der Aussagewert dieser Untersuchungen liegt in der Feststellung eines initial mehr oder weniger beschleunigten Nahrungsabbaus nach Ausschaltung der Duodenalpassage. Die Bedeutung ihrer Erhaltung oder Wiederherstellung wird damit eindeutig belegt. Dies geht besonders auch aus den Untersuchungsergebnissen bei Patienten mit subdiaphragmatischer Fundektomie (Abb. 71 und 72) oder einer der anderen organerhaltenden Operationen hervor. Die Fähigkeit zu reaktiver Säurebildung auf nutritive Reize, eine proportionierte zeitgerechte Magenentleerung und die Duodenalpassage mit adäquater Stimulation der duodenalen Steuerungsmechanismen gewährleisten eine annähernd oder weitgehend normale Digestion und Resorption. Damit stehen die klinischen Erfolge der Fundektomie in vollem Einklang. Überzeugen sollte ein Vergleich von Resorptionskurven bei Patienten, welche vor und nach einer Umwandlungsoperation wegen eines Dumping-Syndroms untersucht wurden (Abb. 73 und 74). Durch Wiederherstellung der Duodenalpassage kann eine erheblich veränderte Digestion und Resorption in vielen

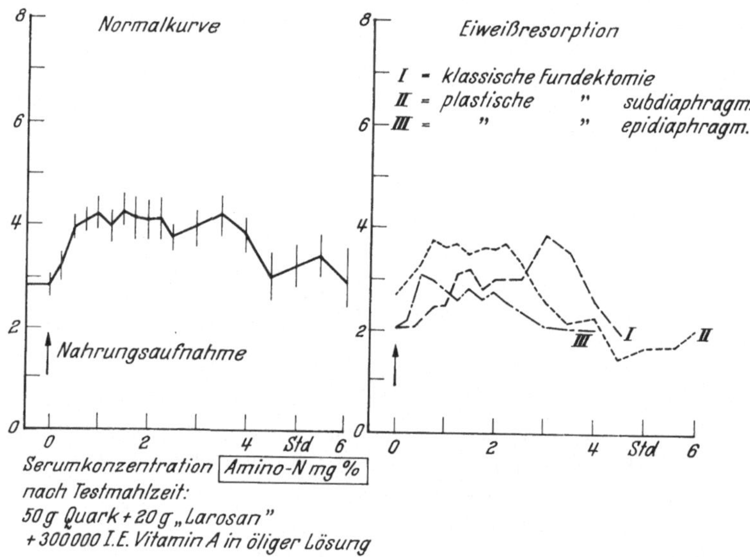

Abb. 72. Nach subdiaphragmatischer Fundektomie zeigen die Konzentrationen des α-Amino-N die geringsten Abweichungen vom Normalverhalten. Eine leichte Depression der Kurven hängt mit der langsameren Magenentleerung zusammen. Für die Nahrungsausnützung günstig

Fällen praktisch normalisiert werden (HOLLE et al., 1963; HEYMANN und SCHÜTZLER, 1964; HART, 1966). Eine noch bestehende Fähigkeit zur reaktiven Säurebildung im Restmagen ist als besonders günstige Voraussetzung zu betrachten. Die geschilderten pathophysiologischen Prozesse können in verschiedenen Schweregraden nach allen Magenoperationen auftreten und sind durchaus geeignet, alle bekannten Dumping-Symptome hervorzurufen. Übereinstimmend mit vielen klinischen Daten sind die großen Gruppen der Operationsverfahren bezüglich ihrer funktionellen Prognose — ohne Rücksicht auf Modifikationen — unter pathophysiologischem Aspekt in der Reihenfolge 1. Nicht resezierende Verfahren, 2. Billroth I und Fundektomie, 3. Billroth II, 4. totale Gastrektomie einzustufen.

Betrachten wir zusammenfassend die Kausalfaktoren der gestörten Nahrungsverwertung, so ist zu sagen, daß vielfach eine Beziehung zu Dumping-Symptomen besteht (Abb. 66), welche in einer zwangsläufig eng miteinander verknüpften Kette pathophysiologischer Vorgänge begründet ist:

1. Bei Ausschaltung des Duodenums aus der Speisenpassage Verlust der biphasischen Pankreassekretion und relativ höhere tryptische Aktivität in einem volumenmäßig und bezüglich der absoluten Enzymmenge eingeschränkten Sekret

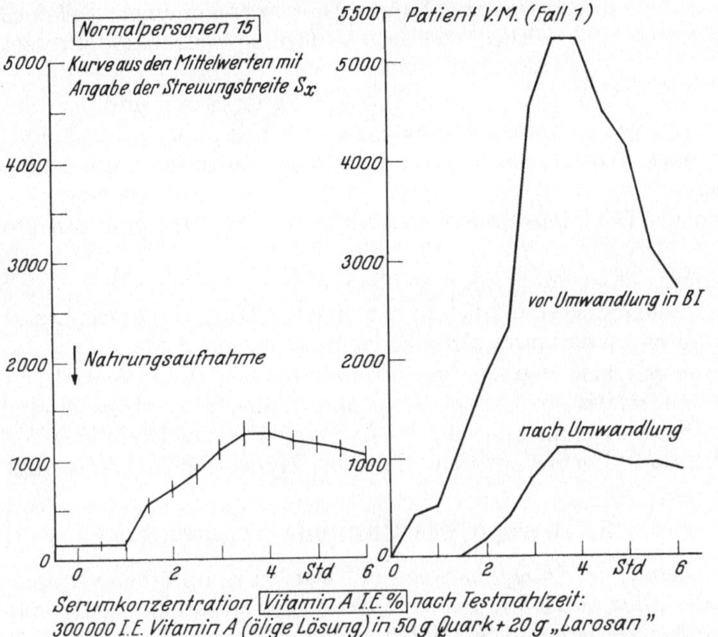

Abb. 73. Ein weiteres Beispiel von schwerem Dumping-Syndrom. Weitgehend normales Kurvenbild nach Umwandlungsoperation Billroth II → Billroth I

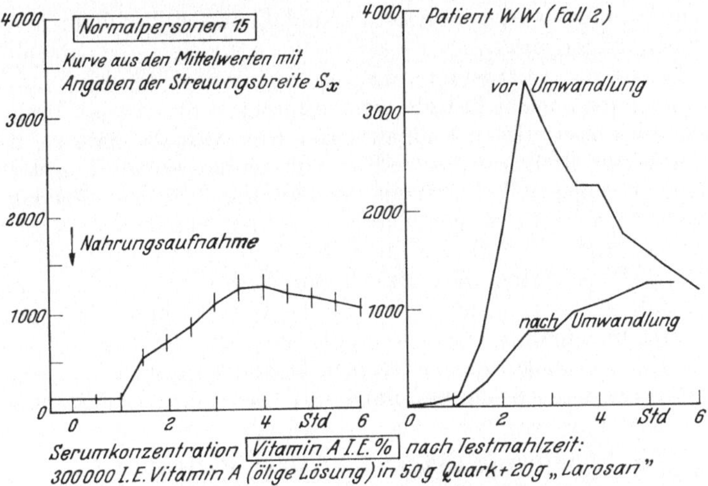

Abb. 74. Patient mit schwerem Dumping-Syndrom. Bestimmung der Serumkonzentration an Vitamin A vor und nach Umwandlungsoperation mit Wiederherstellung der Duodenalpassage. Präoperativ erheblich verändertes Kurvenbild. Ausdruck der gestörten Osmoregulation durch Ausfall der hydrokinetischen Pankreasfunktion. Postoperativ Normalisierung

(in geringerem Maße auch bei Erhaltung der Duodenalpassage von Bedeutung, wenn der Restmagen achylisch ist).

2. Die charakteristischen Pendelbewegungen des Duodenums fehlen im Jejunum. Dadurch mangelhafte Durchmischung der Verdauungssekrete mit der Nahrung.

3. Entwicklung hyperosmolarer Nahrungslösungen aus einem Teil der Nahrung durch eine initial und zeitlich rascher als normal verlaufende Proteolyse und Lipolyse.

4. Einstrom von Wasser aus dem extracellulären Raum und der Blutbahn in den Dünndarm, welcher einen Dehnungsreiz für das Jejunum bedeutet. Gleichzeitig mit dem Wasserverlust aus dem Blut Auftreten von kollapsartigen Symptomen.

5. Infolge des Dehnungsreizes verstärkte motorische Aktivität mit propulsiver Peristaltik.

6. Verkürzte Passagezeit mit unvollkommener Durchmischung der Nahrung mit den Verdauungssekreten, auch in den tieferen Darmabschnitten, und Verlust eines bestimmten unverdauten Anteils der Nahrung im Stuhl.

7. In Abhängigkeit von der gestörten Osmoregulation Veränderungen der Resorption mit relativ kurzfristig bestehenden über normal erhöhten Konzentrationsmaxima im Serum während der Anfangsphase der Digestion. Verlust von Aminosäuren und Glucose mit dem Harn bei Hyperaminoacidämie und Hyperglykämie.

5. Therapie des Dumping-Syndroms

Zur Vermeidung des Dumping-Syndroms wurden eine Reihe technischer Modifikationen des Billroth II angegeben, welche alle darauf hinzielen, die Magenentleerung zu verlangsamen. Die Erfolge sind nicht immer überzeugend. Der beste, Schutz besteht in der Anwendung „form- und funktionsgerechter Operationen", wenn durch Art und Ausdehnung des Krankheitsprozesses die Voraussetzungen dazu gegeben sind. Die *medikamentöse Behandlung* des Dumping-Syndroms stützt sich auf die Verordnung von spasmolytischen und sedativen Medikamenten, womit wohl in manchen Fällen passagere Besserungen zu erzielen sind, obwohl es sich nicht um die Folgen einer parasympathischen Regulationsstörung handelt. Eine Dauermedikation kann auch nicht bedenkenlos durchgeführt werden. Deshalb steht an erster Stelle der konservativen Maßnahmen eine individuelle diätetische Einstellung. Sie erfordert große Erfahrung und wird immer individuell zu gestalten sein, wozu auch eine ständige Selbstkontrolle des Patienten gehört. Allgemeingültige exakte Diätvorschriften gibt es nicht. Wer alle Patienten nach einem festgelegten Schema behandelt, darf über enttäuschende Resultate nicht verwundert sein. Das kann natürlich nicht bedeuten, daß mit sehr sorgfältiger Diäteinstellung stets der gewünschte Erfolg eintritt. Immer wird es therapieresistente Fälle geben, bei welchen nur eine nochmalige Operation mit Wiederherstellung der Duodenalpassage (s. S. 113) zum Ziele führt. In diesem Rahmen kann nur ein allgemeiner diätetischer Hinweis gegeben und auf einige beachtenswerte Punkte hingewiesen werden.

6. Ernährung magenoperierter Patienten

Die Ernährung magenresezierter Patienten soll eiweißreich und kohlenhydratarm sein. Sie muß aber eine bestimmte Menge an Kohlenhydraten und Fetten enthalten, welche für die Utilisation der Aminosäuren wichtig sind. PITTMANN und ROBINSON (1962) bieten ihren Patienten eine Eiweiß-Fett-Kohlenhydrat-Nahrung mit einem Calorienverhältnis von 1,5—5—1 an und berichten über sehr gute Erfolge. Selbstverständlich ist die Nahrungstoleranz auch von der Art der Speisen abhängig. Gegen die allgemein gebräuchliche Verordnung von leicht aufspaltbarem Eiweiß oder Casein haben wir indessen Bedenken. Sie müssen bei entsprechenden Voraussetzungen die Entwicklung hyperosmolarer Nahrungslösungen mit all den nachteiligen Folgen für die Nahrungsverwertung begünstigen. Nicht überraschend war deshalb, daß wir in vielen Fällen eine bessere Verträglichkeit von Rindfleisch oder Beefsteak tartar feststellten, welche in logischer Konsequenz der theoretischen Überlegungen zu erwarten war. Die Ausnützung schwer spaltbarer Nahrung ist zwar nicht optimal, aber die Belastung der Osmoregulation ist geringer, wodurch subjektive, postprandiale Beschwerden wesentlich reduziert werden oder sogar ganz verschwinden können. Die unvollkommene Ausnützung der zugeführten Nahrung muß durch entsprechend häufigere Mahlzeiten ausgeglichen werden. Eine ausreichende Fettzufuhr deckt nicht nur den notwendigen Calorienbedarf, sie wirkt möglicherweise auch hemmend auf die Motilität und Entleerung des Restmagens und damit in gewissem Sinne kompensatorisch auf die pathophysiologischen Prozesse im Dünndarm. Besserungen erzielte WILLIS und POSTLETH-WAIT (1962), indem sie ihre Patienten anwiesen, vor dem Essen, aber nicht während des Essens und auch nicht während der folgenden Stunde zu trinken. Vielleicht ist ein günstiger Effekt dieser Maßnahme damit zu erklären, daß die schon bereitstehenden digestiv sehr aktiven Verdauungssekrete verdünnt, teilweise schon weitertransportiert werden und so der Nahrungsabbau langsamer verläuft. Das gleiche Ziel verfolgen wir bei Achlorhydrie (auch bei Totalresezierten) mit einer Säuresubstitution. Davon ist keine „bessere" Proteolyse zu erwarten. Vielmehr wird das alkalische Wirkungsoptimum der Pankreasproteasen durch leichte Säuerung des Milieus im Dünndarm verschoben, so daß ebenfalls eine langsamere Proteolyse erfolgt. Pankreasfermentpräparate fördern die Proteolyse (LINDENSCHMIDT, 1958). Ihrer uneingeschränkten Anwendung beim Dumping-Syndrom sollte daher eine Prüfung der Pankreasfunktion vorausgehen. Sie sind angezeigt, wenn eine echte exkretorische Pankreasinsuffizienz nach Stimulation vorliegt. Besteht eine relative Hyperfermentie, müssen die pathophysiologischen Prozesse, welche das Dumping-Syndrom auslösen, durch sie verstärkt werden.

Von JOHNSON und JESSEPH (1961) wurde auf die Möglichkeit eines *humoralen Faktors* als eigentliche Ursache des Dumping-Syndroms hingewiesen. In Kreuztransfusionsversuchen beobachteten diese Autoren, daß Mesenterialblut, welches von distendierten Dünndarmsegmenten abgeleitet und einem normalen Hund transfundiert wird, eine Reihe von Dumping-Symptomen hervorruft.

Es wird vermutet, daß *Serotonin* dieser humorale Faktor ist. Tatsächlich schüttet die Dünndarmwand als Reaktion auf Distention und Instillation von hypertonischen Zuckerlösungen fünf Hydroxy-Tryptamin aus (BÜLBRING und CREMA, 1959; O'HARRA et al., 1959). Die Ausschüttung der peristaltikerregenden Substanz hängt vom Dehnungsgrad der Darmwand ab. Gestützt wird diese Hypothese dadurch, daß Serotonin-Antagonisten Dumpingerscheinungen reduzieren (JOHNSON et al., 1962). Es bleibt aber noch zu klären, warum sich bei einigen Patienten schwere Dumping-Syndrome entwickeln, während die Mehrzahl beschwerdefrei ist. Auch muß sich noch zeigen, ob eine Beziehung zu Variationen bezüglich der Verteilung und Zahl der argentaphilen Zellen sowie dem Grad ihrer Reaktionsbereitschaft besteht (PESKIN und MILLER, 1962).

7. Kohlenhydratmetabolismus

Veränderte Resorptionsverhältnisse für die Glucose wurden von zahlreichen Autoren nach Magenresektion beobachtet. Sie bestehen in einem raschen Anstieg der Toleranzkurve, wobei die Maximalwerte im Serum deutlich höher sind als bei Normalpersonen (EVENSEN, 1942; HART et al., 1963; u.a.). Auf diese hohen Blutzuckerwerte, welche bis zu 350 mg-% (MUIR, 1949) betragen können, folgt in einer Reihe von Fällen ein Abfall auf hypoglykämische Werte. Damit sind Symptome wie Hunger, Schweißausbruch, Herzklopfen und Schwächegefühl verbunden. Die Symptome treten etwa $1^1/_2$—2 Std nach der Kohlenhydrateinnahme auf. Der rasche Anstieg der Blutzuckerkurve wird mit der raschen Magenentleerung in Zusammenhang gebracht (BARNES, 1947; MUIR, 1949).

8*

Wegen der späten Erscheinungen, welche die Hypoglykämie hervorruft, unterscheidet man ein postalimentäres Frühsyndrom und Spätsyndrom (REMY et al., 1953; LINDENSCHMIDT, 1958; ADLERSBERG und HAMMERSCHLAG, 1949). Die Frequenz der meist sehr milden Symptome schwankt in der Literatur zwischen 1—44% (ALLEN und WELCH, 1946; CAPPER, 1951; WALLENSTEN und GÄTHMAN, 1953; MOERLING, 1953; MOORE, 1962). Nach der Vorstellung von MUIR (1949), WARTER, ROUILLARD und MORIN (1951), KIEFER (1961) ist für die postalimentäre Hypoglykämie eine vermehrte Insulinausschüttung als Reaktion des Pankreas auf die vorausgehende Hyperglykämie verantwortlich. Bisher nicht veröffentlichte Untersuchungen (HEYMANN und HART) über das Verhalten der Insulin-Aktivität im Serum von Patienten mit Dumping-Syndrom nach provozierender Glucosegabe ergaben dagegen keinen Anhalt für eine gesteigerte Insulinaktivität. Obwohl die Frequenz des postalimentären Spätsyndroms zwischen 1—44% schwankt (MOORE, 1962), ist nach unseren Beobachtungen die klinische Bedeutung gering. Schon die Vermeidung von zu reichlicher Kohlenhydrataufnahme beseitigt oft diesen Symptomenkomplex, ebenso wie häufigere kleine Mahlzeiten, womit die hypoglykämische Phase abgefangen werden kann. Die für das Dumping-Syndrom anfallauslösende Wirkung der Glucose wird durch Versuche von SULLIVAN und BOSHELL (1964) belegt. Blutzuckersenkende Medikamente wie Insulin oder Tolbutamid reduzieren bei Gastrektomierten die maximalen Serumkonzentrationen nach Gabe von Glucose bis zu 54%. Gleichzeitig wurden die Dumping-Symptome abgeschwächt. HOBSLEY und LE QUESNE (1960) führen die Wirkung dieser Medikamente auf eine verbesserte Glucose-Utilisation aus dem Serum zurück. Mit der rascheren Elimination steigt die Resorption aus dem Darm an und verkleinert so das osmotische Druckgefälle zwischen Blutbahn und Darmlumen, so daß die Konzentrationsabnahme im Darm schneller erfolgt. Der Wassereinstrom ist geringer und die Rückresorption von Wasser setzt früher ein.

8. Postoperative Anämie

Von den Resorptionsstörungen, besonders nach subtotaler oder totaler Magenresektion, sind auch Eisen und Vitamin B_{12} betroffen. Eine verminderte Resorption führt zur hypochromen mikrocytären und zur hyperchromen megalocytären Anämie. Die Resorption des Nahrungseisen erfolgt vorwiegend im Duodenum und oberen Jejunum, weshalb besonders Operationsmethoden mit Ausschaltung der Duodenalpassage betroffen sind (HEINRICH, 1954; HOLLE et al., 1955; WEHNER, 1960; BENDA, 1963). Dabei ist wesentlich, daß die Eisenresorption eng mit der Eiweißausnützung verknüpft ist. Das Nahrungseisen entstammt hauptsächlich dem tierischen Eiweiß unserer Nahrung. Bei gestörtem Eiweißabbau ist zwangsläufig auch die Resorption von Eisen, außerdem von Vitamin B_{12} und Folinsäure eingeschränkt (MOESCHLIN und SCHMID, 1964). Die Allgemeinerscheinungen des Eisenmangels sind manchen Dumping-Symptomen ähnlich. Sie können diese überlagern und verstärken (REMY et al., 1953; JASINSKI und OTT, 1951; BENDA, 1963). Auch über die Frequenz der postoperativen Anämie nach Magenresektionen schwanken die Angaben in der Literatur beträchtlich (RUMBALL und HASSETT, 1957), zwischen 0—44%. Nach totaler Gastrektomie entwickelt sich bei allen Patienten eine Eisenmangel-Anämie innerhalb einiger Monate nach der Operation (PAULSON et al., 1954). In Verbindung mit der herabgesetzten Vitamin B_{12}-Resorption bei total Gastrektomierten tritt ein progressiver Abfall des Vitamin B_{12}-Spiegels im Blut auf, zunächst ohne Manifestation einer megaloblastischen Anämie (HARVEY, 1956; GIRWOOD, 1956). 2—7 Jahre nach der Gastrektomie kann sich das Bild der makrocytären Anämie entwickeln. Die lange Latenzzeit erklärt sich offenbar damit, daß nach Verlust der Produktionsstätte des „intrinsic factors" die Leber für diese Zeit noch über ein ausreichendes Vitamin B_{12}-Depot verfügt. Ein Restmagen von 10% des normalen Magens produziert genügend „intrinsic factor", um einen Vitamin B_{12}-Mangel zu verhüten (KIEFER, 1961). Die Behandlung der postoperativen Anämie besteht je nach ihrer Form in möglichst peroraler Eisenzufuhr bzw. in der parenteralen Verabfolgung von Vitamin B_{12}. Die perorale Verabreichung von Vitamin B_{12} ist vor allem bei total gastrektomierten Patienten wirkungslos, da eine ausreichende Resorption nur bei Anwesenheit des „intrinsic factors" erfolgt (HALSTEDT, 1954).

9. Vitaminmangel

Neben Vitamin B_{12} kommen nach Magenoperationen auch Mangelzustände an anderen Vitaminen vor. Als Folge einer mangelhaften Vitamin A-Resorption fand RITTER (1963) eine Abweichung der Dunkeladaptation bei Magenresezierten. Ein Mangel an Vitamin C, das eine fördernde Wirkung für die Eisenresorption besitzt (WILLIAMS, 1959) und nicht so selten an Vitamin B_1 (periphere Neuritis), wurde von MUIR (1949) beobachtet. Auch von anderen Autoren wurde über Vitaminmangelzustände berichtet (BRUUSGAARD, 1946; WELLS und WELBOURN, 1951). Besonders die Resorption von fettlöslichen Vitaminen ist bei einer Steatorrhoe ungenügend. Durch gleichzeitig gestörte Calciumresorption kann es zur Osteoporose und

Osteomalacie kommen (BAIRD und OLEESKY, 1957; MELICK und BENSON, 1959; BENDA, 1963). Man findet in diesem Zusammenhang eine vermehrte Ausscheidung von Calcium im Harn. Das Calcium stammt aus den Knochen, wo es bei Verarmung an Eiweiß nur ungenügend fixiert wird. Diese Knochenveränderungen sind deshalb auch eng mit einer gestörten Proteinausnützung verbunden.

10. Die postoperative Jejunitis

Eine *postoperative Gastritis* im Restmagen ist röntgenologisch regelmäßig zu finden (PREVOT und LASSRICH, 1959) und durch Gastroskopie und -biopsie (BOLLER, 1947; HEINKEL, 1961, 1964; JOSKE und BLACKWELL, 1959; KÖLSCH, 1962; LEES und GRANDJEAN, 1958; PALMER, 1953) genügend erwiesen. Die *postoperative Jejunitis* wird dagegen bezüglich ihrer Frequenz und ihres Schweregrades sehr uneinheitlich beurteilt. Im Gegensatz zu BOLLER und KÖLSCH, welche röntgenologisch bzw. saugbioptisch deutliche Entzündungszeichen in den anastomosierenden Dünndarmschenkeln in 87,7% resp. 85,3% festgestellt haben, wurden Veränderungen von HEINKEL (1961) nur in etwa 10% beobachtet. Wir haben in eigenen Untersuchungen (HART und LICK, 1962) beobachten können, daß bei Resorptionsstörungen fast immer auch mehr oder weniger ausgeprägte Veränderungen der Jejunalschleimhaut bestehen. Saugbioptische Untersuchungen (LICK et al., 1964; HART und LICK, 1964) haben diese Beobachtungen bestätigt. Bei einem nicht ausgewählten Kollektiv von Patienten nach Billroth II-Resektion lagen in 87% entzündliche Veränderungen der Jejunalschleimhaut vor. 60% dieser Gruppe ließen Veränderungen der resorptiven Funktion erkennen. Die Frage ist, ob die postoperative Jejunitis nur ein Begleitsymptom darstellt oder als einer der kausalpathogenetischen Faktoren für das Auftreten von Dumping-Symptomen in Frage kommt. Die Instillation von hypertonischen Zucker- oder Salzlösungen direkt in das Jejunum ruft stärkste Schleimhautläsionen hervor (VIDAL und SIVILLA, 1958). Dies ist mit den Verhältnissen nach Resectio Billroth II vergleichbar. Bei ausgeschalteter Duodenalpassage muß die digestive Entstehung hyperosmolarer Nahrungslösungen wie die direkte Instillation im Experiment wirken. Nach jüngeren Untersuchungen unserer Arbeitsgruppe (LICK et al., 1966) ist anzunehmen, daß die Resorptionskapazität des Jejunums durch die entzündlichen Veränderungen nicht leidet. Im Xyloseresorptionstest, welcher von der Digestion unabhängig ist und deshalb keine pankreatogenen Störungen aufzudecken vermag, sind Abweichungen zwischen Normalpersonen und Magenoperierten (Billroth I und II) nicht nachweisbar. Die Feststellung einer postoperativen Jejunitis ist zwar kein direkter Maßstab für das Operationsergebnis, deutet aber auf den Ablauf bestimmter postprandialer Störungen hin. Entsprechend der Ursache kann eine Kausaltherapie nur in der Normalisierung der Digestion erblickt werden. Auch hier ist die wirkungsvollste Therapie die Umwandlungsoperation des Billroth II in einen Billroth I. Es ist außerdem denkbar, daß eine Säuresubstitution bei Billroth II wegen Anacidität die Jejunitis ungünstig beeinflußt. Nach Wiederherstellung der Duodenalpassage bestehen dagegen keine Bedenken. Die Säuerung des Duodenums ist ein zentraler Faktor für eine normale Verdauung.

11. Alkoholismus

Die Toleranz der Magenresezierten gegen Alkohol ist reduziert (DICK et al., 1959). Der Ausfall einer gesteuerten Magenentleerung ermöglicht die rasche Ausbreitung alkoholischer Getränke über eine große Oberfläche der resorbierenden Dünndarmmucosa. Alkohol ist nicht von der Digestion abhängig und wird unmittelbar resorbiert, so daß in kurzer Zeit hohe Serumkonzentrationen auftreten. Auffallend ist der hohe Prozentsatz (SOEDER, 1957) von Magenoperierten (20%) und Patienten mit Ulcusanamnese (25%) unter den Alkoholikern (NAVRATIL, 1959). Untersuchungen von NAVRATIL haben einige interessante Aspekte ergeben: Der Alkoholabusus ist danach offensichtlich nicht die Ursache der Ulcusentstehung. Alkoholismus und Magenulcus haben vielfach einen gemeinsamen psychodynamischen Faktor. Die Tatsache, daß alle Alkoholiker nach der Operation eine Exacerbation des Alkoholabusus zeigen, wird mit vermehrtem Bedarf an Säure oder größerem Durst begründet. Ein Teil wird während des Ulcusleidens durch Schmerzen von zu ausgiebigem Alkoholgenuß abgehalten, während sie nach der Magenoperation nicht mehr durch Schmerzen gehindert sind. Andere wiederum können, einmal begonnen, nicht aufhören zu trinken. NAVRATIL führt dieses Verhalten auf einen Verlust an Selbstkontrolle zurück. Ein steigendes Durstgefühl beim Trinken ist aber auch in Hinblick auf die pathophysiologischen Vorgänge glaubhaft und verständlich.

12. Leistungsfähigkeit bzw. Arbeitsfähigkeit der Magenoperierten

Die Rehabilitation der wegen Gastroduodenalulcus resezierten Patienten gelingt zum weitaus größten Teil. Etwa 90% aller resezierten Ulcuspatienten sind in zahlreichen Statistiken der Weltliteratur als arbeitsfähig erfaßt (NISSEN, 1952;

RAUCH, 1953; DENK und SALZER, 1957; WALLENSTEN und GÖTHMAN, 1953; u.a.).
Der Rest der Operierten ist entweder invalidisiert oder bezieht eine Rente. Totale
Arbeitsunfähigkeit besteht bei etwa 2% (KELLNER, 1964). In einer statistischen
Auswertung von 700 Fällen errechnete LINDENSCHMIDT (1961) eine dauernde
Invalidisierung für 2% und eine Invalidisierung auf Zeit für etwa 1% der Pa-
tienten. Bemerkenswerterweise erhalten mehr konservativ behandelte Ulcusträger eine Dauerrente als wegen des gleichen Leidens magenresezierte Patienten.
Invalidisierung oder Berentung rechtfertigende Ursachen sind recht vielgestaltig
und schließen alle besprochenen Folgen der Magenresektion ein. Die gerechte
Beurteilung wird immer dann leicht sein, wenn sicher objektivierbare und entsprechend schwere Störungen, welche mit der Operation in Verbindung gebracht
werden müssen (deutliche Untergewichtigkeit, Anämie, Hypoproteinämie, Steatorrhoe, echte Dumping-Symptome etc.), vorhanden sind. Schwierig sind dagegen
subjektive Beschwerden einzuordnen, zweifellos spielen in einer Reihe von Fällen
psychogene Momente für das subjektive Operationsergebnis eine nicht zu unter-
schätzende Rolle. Gemeinsame psychodynamische Faktoren (NAVRATIL, 1959),
welche bei bestimmten Patienten sowohl für die Ulcusanamnese als auch die
Neigung zum postoperativ verstärkten Alkoholismus verantwortlich sind, müssen
auch für ein Rentenbegehren erwogen werden. Eine Reihe von Faktoren sind
gleichzeitig zu berücksichtigen:

1. Das Alter. [Nach POSTLETHWAIT (1963) sind postoperative Spätfolgen bei
zunehmendem Operationsalter geringer. Rentenbegehren!]

2. Das Geschlecht. [Von einer postoperativen Anämie sind Frauen häufiger
betroffen als Männer (BENDA, 1962; MÖSCHLIN und SCHMIDT, 1964).]

3. Eventuelle Begleiterkrankungen anderer Organe [Tuberkulose, Diabetes etc.
(KOURILSKY et al., 1963)].

4. Persönlichkeitsstruktur (Umweltbedingungen, Konfliktsituationen).

5. Andere psychodynamische Faktoren wie Alkoholismus (NAVRATIL, 1959).

6. Art und Ursache der Operation. (Nach bestimmten Operationsverfahren
sind pathophysiologische Folgen häufiger.)

7. Beruf. (Schwerarbeiter sind verständlicherweise seltener in der Lage, in
ihren früheren Beruf zurückzukehren.)

Eine Reihe von möglichen Folgezuständen der Magenresektion, z.B. Eisen-
mangelanämie, sprechen gut auf konservative Behandlungsmaßnahmen an. Eine
chirurgische Intervention kann in geeigneten Fällen eine nachhaltige Besserung
oder Beschwerdefreiheit mit weitgehender Rehabilitation herbeiführen. Erinnert
sei hier an das afferente Schlingensyndrom und das Dumping-Syndrom, dessen
Behandlung durch Umwandlungsoperationen mit der in den letzten Jahren an-
steigenden Zahl von Magenresezierten immer mehr Bedeutung gewinnt. Stets
wird die richtige Einschätzung von Leistungs- und Arbeitsfähigkeit eine eingehende Untersuchung, u.U. mit Provokationstest, Prüfung des Kreislaufs,
Resorptionsuntersuchungen etc., erfordern.

C. Diagnostik

I. Gastroskopie, Gastrocytologie und Gastrobiopsie*

In der Geschichte der Gastroskopie zeichnen sich drei Phasen ab. Die erste vor
rund 100 Jahren, inauguriert von KUSSMAUL, war bestimmt durch die Entwicklung von starren Instrumenten. Die zweite begann 1932 mit der Konstruktion des

---

* Bearbeitet von N. HENNING, S. WITTE und K. HEINKEL.

sog. flexiblen Gastroskops (WOLF-SCHINDLER). Das Instrument in der Ausführung von WOLF-SCHINDLER-HENNING machte die Untersuchung, die vorher nur von wenigen Autoren geübt wurde und die stets von der Gefahr der Oesophagusperforation umwittert blieb, ungefährlich und fand bald Eingang in alle Kulturländer. Die dritte Phase setzte etwa 1958 ein mit der Schaffung einer technisch verbesserten Glasfaseroptik durch HIRSCHOWITZ.

Auf eine eingehende Beschreibung der Instrumente muß in diesem Rahmen verzichtet werden. Das flexible Instrument weicht in seiner Leistung nicht von den früher üblichen starren Gastroskopen ab. Infolge der Elastizität seines objekt-

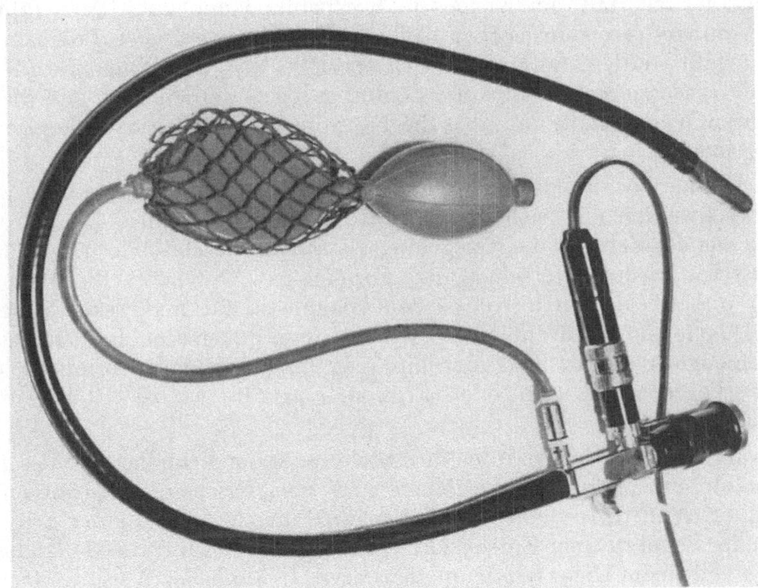

Abb. 75. Vollflexibles Gastroskop mit Glasfaseroptik

seitigen Teiles passiert es den unteren Abschnitt des Oesophagus leichter und läßt sich praktisch gefahrlos in den Magen einführen. Der Nachteil der sog. blinden Stellen im Magen aber bleibt. Dazu gehören die oberste Hinterwand des Magens einschließlich der oberen Anteile der kleinen Kurvatur, ein kreisförmiger Abschnitt des unteren Magenpoles, bedingt durch die Ablenkung der optischen Achse um 90° und — in vielen Fällen — die kleine Kurvatur des Antrums, praktisch wichtig für die Frühdiagnose des Magenkrebses.

Der Glasfaserspiegel ist im ganzen elastisch biegsam wie ein großkalibriger Magenschlauch (Abb. 75). Er beruht auf der Eigenschaft von Glasfaser, die mit einer dünnen Schicht von niedrigerem Brechungsindex überzogen sind. Jede Faser leitet einen Bildpunkt aus dem Magen zum Okular, so daß das gesamte Bild sich aus vielen einzelnen Lichtpunkten zusammensetzt. Naturgemäß entsteht auf diese Weise ein pointillistisches Bild ohne die Schärfe der traditionellen optischen Instrumente. Der größte Vorzug des Faserspiegels (Fibroskops) besteht in der absoluten Biegsamkeit. Extreme Biegungen nach allen Richtungen können vorgenommen werden, ohne daß das Bild sich verändert. Im Magen gleitet das Instrument an der großen Kurvatur entlang und gelangt zwangsläufig in das Antrum, wo man das Pylorusspiel aus der Nähe beobachten kann in einer Großartigkeit, die früher unbekannt war. Noch entscheidender ist die Möglichkeit, nun auch die kleine Kurvatur des Antrums während der Peristaltik zu beobachten und damit die praktisch wichtigste „blinde Stelle" dem Dunkel zu entreißen.

Dazu tritt der relativ geringe Lichtverlust durch das Faserbündel, verglichen mit der Linsenoptik. Er beträgt 80% gegen früher 98%. Er erlaubt es, Film und Farbbilder leichter herzustellen.

Als Nachteile verdienen Erwähnung der kleine Bildwinkel (45° gegen 90° beim flexiblen Instrument), der die Orientierung erschwert, die dadurch bedingte lange Untersuchungsdauer, das körnige „pointillistische" Bild und eine geringe Schärfentiefe. Als Nachteil erweist sich auch für manche Fälle die große Elastizität des Instrumentes. Sie tritt im Korpus in Erscheinung und kann dazu führen, daß lokale Veränderungen unsichtbar bleiben, die vom klassischen flexiblen Linsenspiegel erfaßt werden. So ergeben sich spezielle Vor- und Nachteile für Linsenoptik und Faserspiegel, woraus der Schluß gezogen werden darf, daß die Linsenoptik ihren Wert behält, daß aber die Faseroptik zusätzlich endoskopisches Umland erschließt.

Die Indikation zur Magenspiegelung war bisher generell gegeben, wenn bei Magenbeschwerden ein pathologischer Röntgenbefund fehlte. Diese Forderung stammt aus der Zeit, da die Spiegelung als souveräne Methode für die Diagnose der Gastritis in ihren verschiedenen Formen galt. Nachdem die Magenbiopsie mit der unbestechlichen histologischen Diagnostik die makroskopisch-endoskopische Diagnostik entthront hat, erscheint diese allgemeine Indikationsstellung einer Einengung bedürftig. Immerhin mag man sich daran erinnern, daß der Spiegel gelegentlich Ulcera oder Erosionen erfaßt, wo die Röntgenmethode versagte.

Bewahrt hat die Gastroskopie ihre Stellung in der Frühdiagnose des Krebses. Dazu zählt die endoskopische Musterung von Nischen, die röntgenologisch atypisch erscheinen. In derartigen Fällen wird die Betrachtung des Schwellungshofes in der Regel zu einer Entscheidung beitragen: Ein zentral zerfallender Tumor läßt sich von einem Ulcus pepticum abgrenzen. In ähnlicher Weise greift man zum Spiegel, wenn das Röntgenbild eine lokale Faltenverdickung oder ein Areal aufzeigt, über das die Peristaltik nicht hinwegzieht. Und schließlich bedürfen die röntgenologisch dargestellten Polypen der endoskopischen Kontrolle, wissen wir doch, daß Blutungen und Nekrosen auf eine maligne Degeneration hinweisen. Beim Ulcus der kleinen Kurvatur bietet die Kontrollgastroskopie den verläßlichsten Beweis dafür, daß eine vollständige Abheilung erfolgt ist.

Schon frühzeitig zeigte sich bei den endoskopisch tätigen Autoren das Bestreben, ihre Befunde im Bild festzuhalten. Es verdient Beachtung, daß die ideale Methode auch zuerst versucht wurde. Sie besteht darin, daß man eine winzige photographische Kamera am objektseitigen Ende des Gastroskops anbringt und während der Spiegelung wichtige Befunde im Bild festhält. Dieses Prinzip wurde um die Jahrhundertwende von LANGE und MELTZING verfolgt, scheiterte aber am damaligen Stande der Technik. In der Folge wurden zwei andere Wege beschritten. PORGES, HEILPERN und BACK schufen um 1930 den Gastrophotor, eine verschluckbare Lochkamera unter Anwendung des elektrischen Funkens zur Belichtung. Diese Apparatur arbeitete blind wie unsere zur selben Zeit entwickelte verschluckbare Kamera, die bereits ein Linsensystem enthielt. Um dieselbe Zeit begannen unsere Versuche mit der gastroskopischen Photographie, d.h. mit Hilfe einer Aufsatzkamera, mit der wir erstmalig normale und pathologische Befunde im Magen unter Augenkontrolle objektiv fixieren konnten. Mit demselben Prinzip gelang es dann (HENNING und KEILHACK, 1938), die ersten farbigen Aufnahmen zu veröffentlichen. Die Technik mit der Aufsatzkamera ist später unter Verwendung des Elektronenblitzes verbessert worden. Der Nachteil dieser Methode besteht in dem starken Lichtverlust durch die linsenreiche Optik des Gastroskops.

Die blinde Form der Gastrophotographie wurde vernachlässigt, bis UJI und HAYASKIDA (1950) die „Gastrocamera" entwickelten, die in Japan durch die Initiative von TASAKA schnell eine weite Verbreitung fand (vgl. S. 129). Diese Apparate liefern in der Tat gute farbige Aufnahmen. Insbesondere stellt sie die kleine Kurvatur in ihrer ganzen Ausdehnung dar. Die letzte Entwicklung auf diesem Gebiet sehen wir in der Kombination der Gastrocamera mit der Fiberoptik, die 1964 von den japanischen Autoren vorgelegt wurde. Sie erfüllt das von LANGE und MELTZING postulierte Prinzip, von außen, d.h. endoskopisch zu sehen und unter Augenkontrolle im Magen, d.h. ohne Lichtverlust zu photographieren.

Unter der Autorität von SCHINDLER galt durch Jahrzehnte das Dogma, daß man vom endoskopisch-makroskopischen Mageninnenbild mit Sicherheit auf das

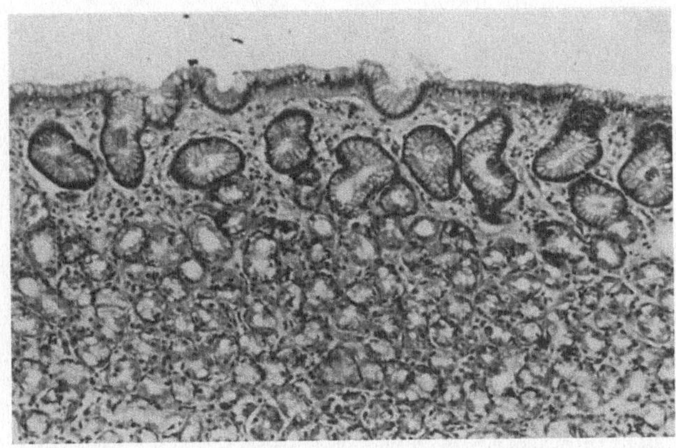

Abb. 76. Gastrobiopsiepräparat — normale Magenschleimhaut. Die Grübchen sind schräg angeschnitten. Färbung H.E. Vergr. 120 ×

histologische Bild schließen könne. Diese Auffassung hielt sich, bis man wirklich routinemäßig zur intravitalen histologischen Kontrolle schritt. Wir selbst lehnten eine bioptische Gewebeentnahme aus dem Magen aus Furcht vor Blutungen ab, als uns 1933 ein sog. operatives Gastroskop zur Prüfung angeboten wurde. In den 40er Jahren hat BENEDICT ein derartiges Instrument benützt. Es fand wegen seines großen Kalibers wenig Verbreitung.

Gastrocytologie und -biopsie. Eine neue Phase setzte ein, als 1949 WOOD in Australien sowie TOMENIUS in Schweden *die Saugbiopsie* einführten. Hierbei wird ein kleines Schleimhautstückchen durch Unterdruck in einen Hohlzylinder gesogen und mit einem Ringmesserchen abgeschnitten. Wir haben mit HEINKEL durch Festlegung des Sauglochdurchmessers und des Saugdruckes die Methode für den Routinegebrauch ausgearbeitet, so daß sie stets gleiche Biopsiestückchen liefert, die im histologischen Schnitt bis zur Muscularis mucosae reichen. Unter mehr als 7500 Untersuchungen wurde nur einmal eine Blutung beobachtet. Unter Mitarbeit der Pathologen ELSTER und LANDGRAF wurde die Sichtung nach histologischen Kriterien und der Vergleich mit klinischen Daten statistisch erfaßt, so daß wir über das umfangreichste, statistisch durchgearbeitete Material verfügen. Wie aus der Beschreibung der Methode hervorgeht, arbeitet sie blind, erfaßt also nur die diffusen Veränderungen der Magenschleimhaut, die Gastritis. Histologisch ergeben sich drei große Hauptgruppen von Bildern der normalen Schleimhaut (Abb. 76), die Oberflächengastritis (Abb. 77) und die atrophische

Gastritis (Abb. 78). Sie sind durch mancherlei Übergänge miteinander verbunden. Akute Schübe kommen in jedem Stadium der chronischen Entzündung vor.

Überraschend war das Ergebnis, daß bei 360 Krankenhauspatienten ohne Magenanamnese in rund 70% die histologischen Kriterien der chronischen Gastritis gefunden wurden, wobei 19,7% auf die atrophische Form entfielen.

Bei floridem Ulcus duodeni (375 Fälle) fand sich mit 41,3% die höchste Quote an normaler Schleimhaut, bei Ulcus ventriculi (1029 Fälle) betrug sie nur 20,2%.

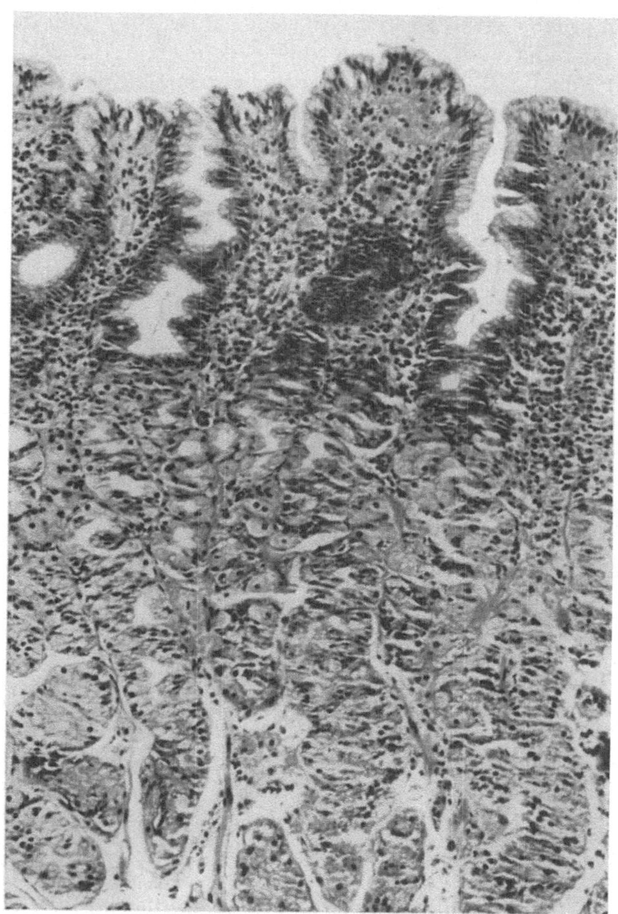

Abb. 77. Oberflächengastritis mit geschlängelten, vertieften Grübchen und Deckepithelveränderungen. Färbung H.E. Vergr. 120 ×

Beim Magenkrebs (51 Fälle) war die chronische Gastritis stets nachweisbar, wobei die atrophische Form mit 62,7% überwog. Letztere fand sich beim Ulcus duodeni nur in 9,1%, beim Ulcus ventriculi in 30,6%, bei der perniziösen Anämie in 92%.

Die zweite grundlegende Entdeckung bestand darin, daß die endoskopischen Gastritisdiagnosen unter der Kontrolle des histologischen Bildes entthront wurden. Der vielgebrauchten, endoskopischen Diagnose: hypertrophische Gastritis entspricht bioptisch-histologisch kein äquivalentes Bild. Die atrophische Gastritis kommt nach der histologischen Diagnose dreimal so häufig vor, wie nach Spiegelbefunden geurteilt wurde. Der endoskopische Befund einer normalen Schleimhaut stimmte mit dem entsprechend histologischen Bild nur in 66,7% der Fälle überein.

Mit zunehmendem Alter steigt die Häufigkeit der atrophischen Gastritis auf Kosten der normalen Schleimhaut an. Fanden wir bei Patienten unter dem 20. Lebensjahr eine normale oder noch normale Schleimhaut in 62% der Fälle, so verfügte die Gruppe der jenseits des 70. Lebensjahres über denselben Befund nur noch in 15,5%. Der entsprechende Befund der atrophischen Gastritis stieg bei denselben Altersklassen von 5% auf 55% an; dabei stieg die Frequenz der Oberflächengastritis von 34% auf 50% an.

Die häufig vertretene und gutachtlich immer wieder benutzte Auffassung, daß nach Bacillenruhr eine Achylie mit Schleimhautatrophie folgt, kann nach unseren histologischen Befunden nicht aufrechterhalten werden, indem wir bei Patienten

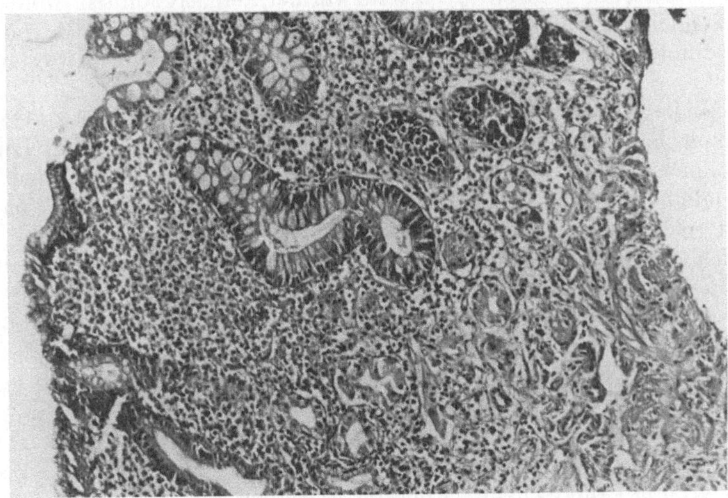

Abb. 78. Atrophische Gastritis mit Becherzellenmetaplasie des Deckepithels. Färbung: H.E. Vergr. 120×

mit anamnestischer Bacillenruhr die gleiche Häufigkeitsverteilung der normalen und entzündlichen Schleimhaut ermitteln, wie bei den übrigen Patienten ohne Hinweis auf eine Magenerkrankung. Daß prinzipiell eine Beziehung bestehen muß zwischen dem histologischen Bild der Schleimhaut und ihrer Funktion, dem Acidititätstyp, kann nicht bezweifelt werden. Für den Einzelfall besagt indessen das Ergebnis Superacidität, Normacidität, Subacidität und Anacidität wenig. Superacidität und Normacidität nahmen von der normalen Schleimhaut zur atrophischen Gastritis an Häufigkeit ab. Die histaminrefraktäre Achylie stieg von 1,9% auf 56% signifikant an. Nicht ohne Bedeutung bleibt die Feststellung, daß eine histaminrefraktäre Achylie bei normaler Schleimhaut vorkommt.

Die dritte und die letzte große Überraschung und die dadurch notwendige Richtigstellung überkommener Vorstellungen und Lehrmeinungen bestand darin, daß wir außerstande waren, typische Beschwerdebilder für die chronische Gastritis und ihre Stadien zu gewinnen. Schindler hatte sowohl für die Oberflächengastritis als auch für die atrophische Gastritis Beschwerdesyndrome auf Grund des endoskopischen Bildes beschrieben. Und kürzlich hat noch Hafter die Behauptung aufgestellt, daß man auf Grund einer subtilen Anamnese in Verbindung mit dem Ergebnis der Ausheberung auf die histologische Beschaffenheit der Magenschleimhaut schließen könne.

Derartige Behauptungen werden durch die Ergebnisse der bioptischen Untersuchung im Vergleich mit den verschiedenen subjektiven Magenbeschwerden auf der Basis moderner statistischer Methoden leicht ad absurdum geführt. Nach unseren Aufzeichnungen kommen Beschwerden wie Sodbrennen, Aufstoßen von saurer Flüssigkeit, Nüchtern-, Nacht- und Hungerschmerz in Verbindung mit Superacidität, Supersekretion und Hypermotorik vorwiegend bei Patienten mit normaler Schleimhaut vor, z.B. auch bei pylorusnahem Ulcus. Für Fälle mit normalem Röntgenbefund haben wir die Bezeichnung „neurogene Gastropathie" vorgeschlagen. Dieselben Symptome finden sich, wenn auch seltener, bei atrophischer Gastritis mit erloschener Säuresekretion. Die spezielle Analyse von 3189 Patienten mit Schmerzen verschiedener Art im Epigastrium bewies, daß für die chronische Gastritis kein typisches Krankheitsbild existiert. Unterstrichen wird diese Feststellung durch die bereits vermerkten Ergebnisse, wonach unter 360 Krankenhauspatienten ohne Hinweis auf eine Erkrankung des Magens in 70 % eine symptomlose chronische Gastritis biologisch-histologisch bewiesen werden konnte.

Auch der Begriff der sog. gastrogenen Diarrhoe, von Generation zu Generation übernommen, bedurfte der statistischen Sicherung. Bei Kranken mit Durchfallsneigung ohne sonstige erkennbare Ursachen fand sich in 70,5 % eine normale Magenschleimhaut. Daher scheint Zurückhaltung mit der Diagnose „gastrogene Diarrhoen" geboten.

Hat sich soweit die Magenbiopsie als souveräne diagnostische Methode in der Gastritisdiagnostik erwiesen, so bleiben für die Spiegelung trotzdem gewisse Reservate. Die Magenerosionen werden von der Biopsie ebensowenig erfaßt wie die Magenpolypen. Für das Magencarcinom gilt die Feststellung, daß das Krebsgewebe, abgesehen von wenigen Fällen, sich für die Saugbiopsie nicht eignet. Es läßt sich mangels einer genügenden Elastizität durch den Unterdruck nicht in den Hohlzylinder des Biopsiegerätes saugen.

Fassen wir den Wert der bioptischen Magenuntersuchung zusammen, so ergibt sich zunächst ihre beherrschende Rolle im Erkennen der diffusen Veränderungen der Magenschleimhaut. Wir besitzen im morphologischen Substrat die objektive Testung aller anderen subjektiven und objektiven Symptome. Neu ist die Erkenntnis der enormen Häufigkeit der chronischen Gastritis, die über die Oberflächenentzündung zur atrophischen Gastritis mit dem Endzustand der Becherzellenmetaplasie verläuft. Die gastroskopische Diagnose der Gastritis in ihren Unterformen ist obsolet geworden. Ein klinisches Syndrom der chronischen Gastritis existiert nicht. Mit großer Sicherheit verläuft sie häufig bis zum Endzustand stumm. Fragen wir nach ihren Beziehungen zum Ulcus und zum Carcinom, so läßt sich schließen, daß sie beim Ulcus duodeni sicherlich nicht existieren; denn hier finden wir die höchste Quote der normalen Schleimhaut. Beim Ulcus ventriculi lassen sich pathologische Bindungen nicht aufdecken, ganz abgesehen davon, daß diese Ulcusform keine ätiologische Krankheitseinheit darstellt und daß der Säurefaktor gegenüber dem Ulcus duodeni zurücktritt. Nur beim Carcinom darf man an eine pathogenetische Rolle denken.

Die Meinung, daß der Magenkrebs auf dem Boden der atrophischen Gastritis wächst, erfährt durch die statistisch gesicherten Befunde unserer Arbeitsgruppe eine neue Stütze. Die atrophische Gastritis hat demnach als Präcancerose zu gelten, was für die kleinere Gruppe des Perniciosa-Magens bereits anerkannt wurde, nachdem es gelungen war, die Kranken durch die B_{12}-Therapie am Leben zu halten.

Die dritte, hier zu schildernde Methodik, die Cytodiagnostik, beschäftigt sich mit der Identifizierung einzelner oder in Gruppen liegender Zellen, die teils durch natürliche Abschilferung, teils durch künstliche Maßnahmen aus ihrem Verbande gelöst, ungefärbt im Phasenmikroskop oder nach Anfärbung untersucht werden.

Durchforscht man Sedimente des Magennüchterninhaltes, so fällt das Ergebnis dürftig aus. Infolge der peptischen Verdauung findet man in der Regel nur Reste von Leukocyten oder Epithelzellen.

Diese spärlichen Befunde, seit vielen Jahrzehnten bekannt, erklären das geringe Interesse, das dem mikroskopischen Studium des Magennüchterninhaltes zuteil wurde. Die Situation änderte sich, als wir 1949 begannen, das Zellmaterial von der Magenwand direkt zu entnehmen. Unsere damals beschriebene Zelltupfsonde steht in technisch verbesserter Form seitdem ständig im Routinegebrauch. Noch im selben Jahr erfolgte die Publikation des „abrasive balloon" durch PANICO und PAPANICOLAOU. Später ist eine Anzahl von weiteren Vorrichtungen bekannt geworden, die demselben Zweck dienten.

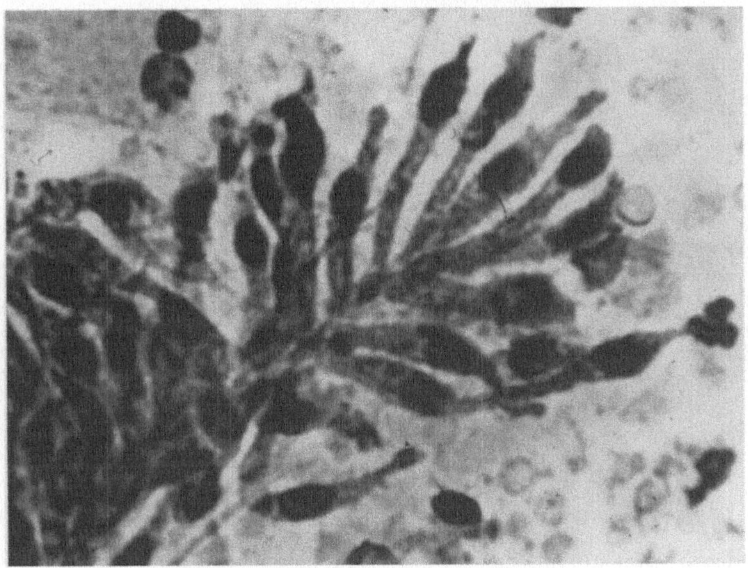

Abb. 79. Normale hochzylindrische Magendeckzellen. Papanicolaou-Färbung. Vergr. 640 ×

Die *Zelltupfsonde* besteht aus einem Stahldraht, der an seiner Spitze mit einem Gummischwämmchen armiert ist. Diese „Seele" des Instrumentes gleitet in einem dünnen, flexiblen Außenrohr. Bei der Einführung des Instrumentes bleibt das Schwämmchen im Außenrohr verborgen, das durch ein Agarplättchen verschlossen ist. Am Orte der Wahl (Speiseröhre, Kardia, Magenkörper, Antrum) wird durch Vorstoßen des Drahtes die schützende Kappe abgestoßen. Das Schwämmchen wird durch entsprechende Bewegungen mit der Schleimhaut in Kontakt gebracht und nimmt die Zellen der Oberfläche auf. Nach Zurückziehen in das schützende Außenrohr und Entfernung aus dem Körper wird der Schwamminhalt in physiologische Kochsalzlösung aufgenommen, zentrifugiert und teils frisch phasenoptisch, teils nach Fixierung und Färbung nach PAPANICOLAOU wie ein Blutbild durchmustert. Mit dieser Methodik konnte erstmals eine exakte Magencytologie aufgebaut werden, deren Befunde wir im Einzelfall als *Gastrocytogramm* bezeichnen. Im folgenden mögen die Zelltypen des normalen Magens, bei Gastritis, Carcinom und Ulcus ventriculi beschrieben werden. Alle Cytogramme wurden durch das bioptisch-histologische Bild kontrolliert. Das Cytogramm des normalen Magens ist in der Regel zellarm. Es enthält nur einzelne Schleimhautdeckzellen, hochprismatische Epithelien mit einem rund-ovalen Kern, der im basalen Zelldrittel liegt, das oft zipflig ausgezogen ist (Abb. 79). Das Cytoplasma erscheint oberhalb des Kernes wabig-schaumig aufgelockert, was besonders im nativen Phasenkontrastbild hervortritt.

Als Untergruppe des normalen Magens sehen wir den Ulcus duodeni-Magen an, insbesondere wenn das Ulcus mit Superacidität und nächtlicher Supersekretion einhergeht. Hier erzielen wir gewöhnlich zellreichere Ausstriche. Neben den beschriebenen hohen Cylinderepithelien der Schleimhautoberfläche erscheinen Elemente, die anscheinend früher in Magenpräparaten nicht gefunden wurden. Als erste Gruppe treten große polyedrische Zellen mit breitem, oxyphilen, zart rötlich granuliertem Cytoplasma und kleinem rundlichen Kern auf. Doppelkerne

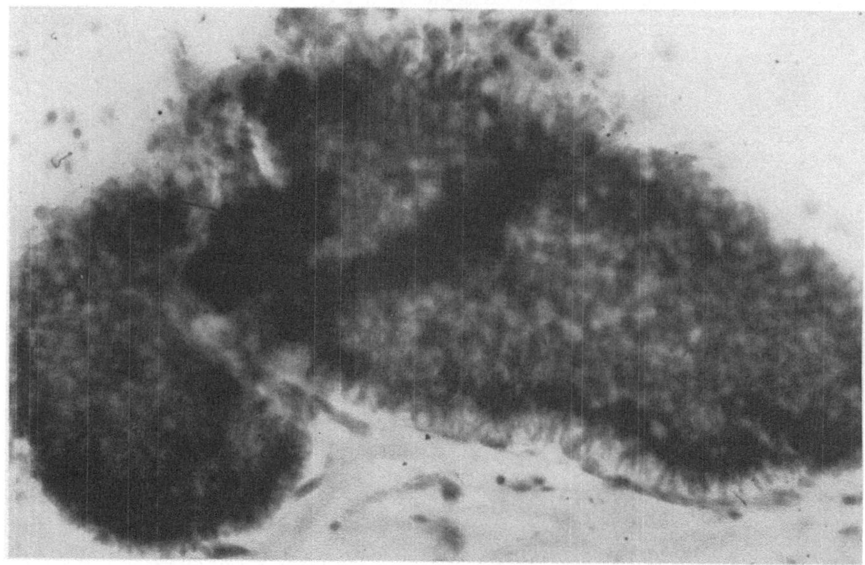

Abb. 80. Dichter Verband von Magenepithelien, am Rand Zylinderform von der Seite gesehen, in der Mitte Zellen in Aufsicht mit bienenwabenartigem Muster. Papanicolaou-Färbung. Vergr. 190×

sind häufig. Es handelt sich um die Belegzellen der Fundusdrüsen. Häufig bilden sie Gruppen mit einem anderen Zelltyp, der gekennzeichnet ist durch eine grobe und dichte, tief basophile Granulation. Die Begrenzung des plumpzylindrischen Cytoplasmas ist meist unscharf. Der etwas größere und in der Einzahl auftretende runde Kern zeigt ein helleres Chromatingerüst als die Kerne der Belegzellen. Diese Elemente entsprechen den pepsinogenproduzierenden Hauptzellen. Der dritte Zelltyp, der in den genannten Verbänden erscheint, wird von den Nebenzellen gestellt. Sie sind wesentlich kleiner, ihr Cytoplasma ist stark vacuolisiert und zerfließlich.

Das anfangs schwer deutbare Erscheinen dieser Drüsenzellen aus dem Fundusbereich auf die Schleimhautoberfläche konnte durch die bioptisch-histologische Untersuchung erklärt werden. Man sieht in den entsprechenden Fällen kompakte Zellcylinder aus den Grübchen austreten. Hier werden sie von der Zelltupfsonde erfaßt. Es liegt also eine gesteigerte Drüsenzellabstoßung vor, die wir als morphologischen Ausdruck für die starke und ständige Überfunktion der Funduszellen bei Ulcus duodeni-Kranken deuten.

Auch die cytologischen Befunde bei Gastritis bedürften der Sicherung durch die bioptisch-histologische Kontrolle. Nach den Untersuchungen unseres Arbeitskreises kann die chronische Gastritis, positive Befunde vorausgesetzt, cytologisch erkannt werden, selbstverständlich nicht in der Exaktheit des histologischen Präparates. Dafür gibt sie uns schnellere Auskunft.

Das Cytogramm ist meist zellreicher und besteht vorwiegend aus Cylinderzellen, die bisweilen in großen einschichtigen Verbänden auftreten, wobei ihre hochprismatische Form in eine plump-zylindrische übergeht (Abb. 80). Intraepithelial gelegene Leukocyten als Zeichen der Diapedese deuten auf einen akuten Schub. Diese Bilder sehen wir bei der Oberflächengastritis.

Noch weiter geht die Entdifferenzierung des Oberflächenepithels bei der atrophischen Gastritis. Die Deckzellen nehmen rundlich-kubische Formen an,

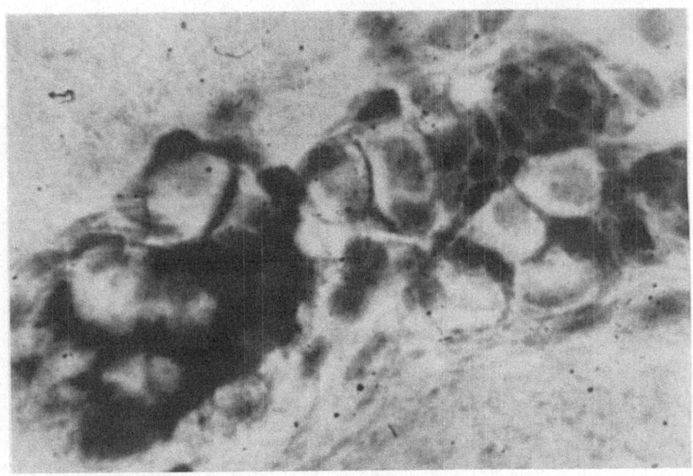

Abb. 81. Becherzellen in einem Verband rundlicher Magendeckzellen bei atrophischer Gastritis. Papanicolaou-Färbung. Vergr. 500 ×

wobei Anisocytose, Anisokaryose und Mehrkernigkeit mit starker Vacuolisierung neben Makrophagen mit Trümmern von phagocytierten Leukocyten und Erythrocyten auffallen. Beweisend für die atrophische Gastritis sind die von uns erstmalig cytologisch beobachteten Becherzellen, die man an ihrer großen Vacuole und dem wandständigen, abgeplatteten Kern erkennt (Abb. 81). Die mit dem Auftreten von Becherzellen oft vergesellschaftete Schleimhautmetaplasie, die Umwandlung in Darmepithel, findet cytologisch ihren Ausdruck am unverkennbaren Befund des Bürstensaums an den Deckepithelien.

Besonders starke Zellatypien entwickeln sich im Magen bei perniziöser Anämie. Die meist kuboiden Deckepithelien zeigen sich in nativen Präparaten oft stark granuliert, wobei auch perinucleäre Vacuolen auffallen. Die Vergrößerung der Kerne bei starker Anisokaryose legt manchmal den Verdacht auf Tumorzellen nahe.

Eine besonders wichtige Aufgabe fällt der *Cytodiagnostik beim* frühzeitigen Erkennen des *Magencarcinoms* zu. Selbstverständlich dürfen hier, wie bei allen diagnostischen Methoden, nur sicher positive Befunde am Aufbau der Diagnose mitwirken. Wir sind von der bronchologischen und gynäkologischen Einteilung der Befunde in fünf Klassen abgewichen und unterscheiden nur drei Wertungen: negativ, verdächtig und positiv. In der vorliegenden kurzen Darstellung können nur die typischen Tumorzellen in ihrer cytologischen Morphologie geschildert werden.

Die Zellgröße ist in der Regel beträchtlich, wobei die Kern-Plasmarelation zugunsten des Kernes verändert ist. Das häufig basophile Cytoplasma zeigt sich selten unversehrt. Seine leichte Lädierbarkeit verrät sich durch unscharfe Begrenzung, Bildung von Pseudothrombocyten und leichte Abstreifbarkeit mit dem Resultat von Nacktkernen. Dazu tritt die starke Neigung zur Vacuolisierung als regressive Veränderung. Die Sicherheit für den Steckbrief der Tumorzelle liefern letztlich die Kerne mit den Zeichen der Makrokaryose, Anisokaryose, Poikilokaryose, Hyperchromie mit abartig-regellosem Chromatingerüst und dem Auftauchen von Mitosen. Dazu treten die Atypien der Nucleolen, ihre abnorme Größe, Entrundung und Vermehrung ihrer Zahl (Abb. 82).

Erleichtert wird die Diagnose von Tumorzellen durch ihre Fähigkeit, Atebrin intensiv zu speichern. Bei der von WITTE angegebenen Probe gibt man 2 Tage vor

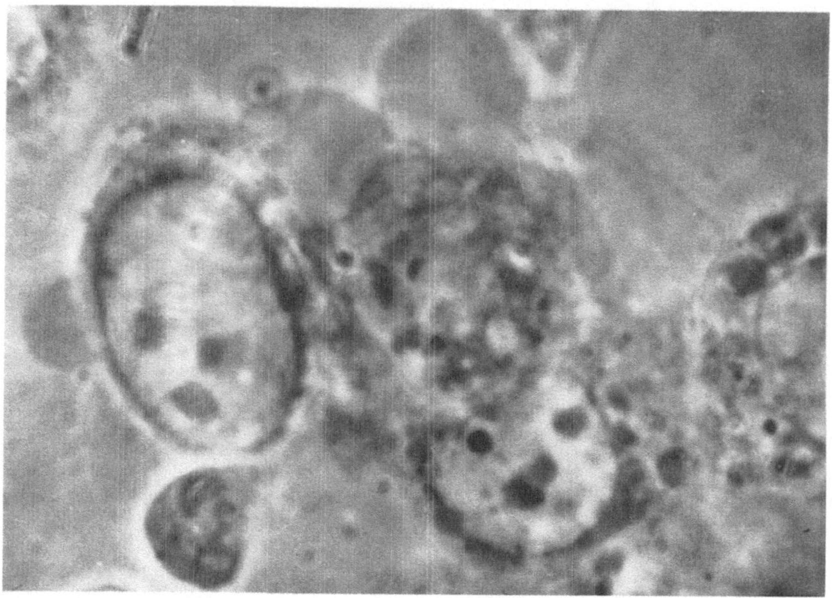

Abb. 82. Tumorzellen bei Magencarcinom. Phasenkontrast. Große bläschenförmige Kerne mit mehreren großen dunklen Kernkörperchen, schmales Cytoplasma mit einigen groben Granula und randnahen großen Vacuolen. Vergr. 1200 ×

der Untersuchung je 0,5 g Atebrin (oder Acranil) und untersucht das frische Präparat im Fluorescenzmikroskop. Die Tumorzellen heben sich bei Blau-Violettanregung durch ihre intensive, den Zelleib ausfüllende, leuchtend gelbe Fluorescenz von den übrigen Elementen ab, wobei der Kern ausgespart bleibt.

In der Frühdiagnostik des Magencarcinoms spielt die Differentialdiagnostik der Röntgennische immer noch eine wesentliche Rolle. Die von GUTMANN aufgesetzten Merkmale für den kleinen, sich hinter einer Nische verbergenden Krebs treffen nach unseren Untersuchungen (FRIK) nicht immer zu. Hier kann die unter Röntgenkontrolle vorgenommene Zellentnahme vom Ulcusrand die Entscheidung bringen. In einigen cytologisch falsch-positiven Fällen, in denen die operative Kontrolle nur ein benignes Ulcus ergab, wurden die cytologischen Präparate erneut durchmustert. Dabei ergab sich (WITTE und BRESSEL) die Existenz eines neuen Zelltyps, der wohl Ähnlichkeit mit Tumorzellen aufweist, sich aber mit steigender Erfahrung sicher von den letzteren abgrenzen ließ. Diese vom Ulcusrand entnommenen Elemente sind gekennzeichnet durch große lockere Kerne, die mit auffälliger Regelmäßigkeit einen zentral gelegenen, stets solitären, großen Nucleolus mit dichter Membran enthalten. Wir bezeichnen diese Elemente als Ulcuszellen. Sie speichern Atebrin wie Tumorzellen, bilden sich aber mit der Heilung des Geschwürs zurück.

Insgesamt läßt sich zusammenfassen, daß die cytologische Tumordiagnostik unterstützend neben die Röntgen- und Spiegeluntersuchung tritt. Sie ist weniger aufwendig als die beiden anderen Methoden. Gelegentlich bringt sie bei unsicheren Röntgen- und gastroskopischen Befunden die entscheidenden Hinweise.

Kommentar

„Gastrocamera" in der Diagnostik von Magenerkrankungen

Von H. Oshima[1]

Durch die gastroskopische Photographie, bei der das vom Magen geleitete Bild mittels der Aufsatzkamera am Okular des Gerätes indirekt von außerhalb des Patientenkörpers zu erfassen ist, kann man das Mageninnere aufnehmen. Dabei ist ein wesentlicher Lichtverlust aber unvermeidlich. Andererseits wurde es schon oft versucht, die Magenhöhle durch Einführung einer kleinen verschluckbaren Kamera samt Lichtquelle direkt zu photographieren. Aber die Ausführung dieser Methode war bisher aus technischen Gründen sehr schwierig. Erst die hier erwähnte Gastrocamera, 1950 von Uji (Tokio) konstruiert, danach oft bis zur jetzigen Form (Typ V) verbessert, verwirklichte völlig diese Versuche [11, 20].

1. Bau und Funktion

Die Gastrocamera besteht aus: a) dem winzigen, verschluckbaren Kamerateil, b) dem in seiner ganzen Länge sehr flexiblen Verbindungsschlauch (ca. 75 cm lang, ⌀ 8,5 mm), und c) dem Kontrollteil, der während der Untersuchung außerhalb des Patientenkörpers betätigt wird (Abb. 83). Die Gastrocameralampe, die in der Magenhöhle als Belichtungsquelle dient, wird mittels der elektrischen Verbindung zwischen Kontrollteil und Transformator betätigt. Der in einer winzigen Patrone eingerollte Farbfilm (Breite 5 mm, Länge ca. 30 cm) wird in die Kameraspitze eingelegt und bei der Aufnahme stufenweise hinter der Linse vorbeigezogen und belichtet. Der belichtete Film wird in den Verbindungsschlauch hineingezogen. Bei einer einmaligen Einführung der Gastrocamera ist das Mageninnere jedes Patienten bis zu 32mal zu photographieren. Durch eine Gelenkvorrichtung zwischen Kamerateil und Verbindungsschlauch kann man den Kamerateil jeweils bis zu ca 35° (je Stufe ca. 17,5°) sowohl nach oben als auch nach unten von der Achse des Verbindungsschlauches aus bewegen. Die Gastro-

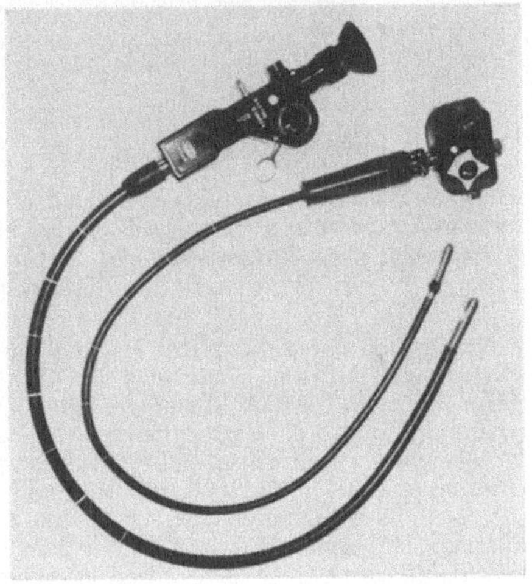

Abb. 83. Gesamtansicht der „Gastrocamera" Typ V (innen) und der „Gastrocamera mit Fibroskop" (außen)

camera darf als ein in ihrer Art vollkommenes Gerät bezeichnet werden [14]. Trotz des nicht einfachen Baues ist ihre Handhabung einfach.

2. Methodik der Gastrocamerauntersuchung

Die Untersuchung mit der Gastrocamera wird möglichst vormittags am nüchternen Patienten durchgeführt. Es ist wünschenswert und wichtig, vorher Oesophagus, Kardia, Gesamtmagen röntgenologisch zu untersuchen und besonders den aufzunehmenden Bereich festzustellen. Man spritzt 30—50 min vor der Photographie 1 ml 0,05 %iges Atropinsulfat subcutan

---

[1] Vormals Stipendiat der Alexander von Humboldt-Stiftung an der Chirurgischen Univ.-Poliklinik München.

und dann nimmt man die lokale Rachenanaesthesie vor. Während der Vorbereitung
des Patienten wird das Instrument überprüft. Dem Patienten, der sich entspannt mit ent-
blößtem Bauch meistens in Linksseitenlage auf den Untersuchungstisch legt, den Mund leicht
öffnet und das Kinn möglichst nahe an die Brust legt, führt man vorsichtig die Kamera ein.
Das Einführen erfolgt so leicht wie das einer Magensonde und verursacht kaum Beschwerden,
da die Kamera winzig und der Verbindungsschlauch dünn und sehr flexibel ist [12].

Tritt die Kamera in den Magen ein, dreht sich der Patient auf den Rücken, und das Unter-
suchungszimmer wird mäßig verdunkelt. Der Patient muß regelmäßig, langsam und tief
bauchatmen und bei der Inspiration seinen Bauch stark vorwölben. Inzwischen soll die
Kameraspitze nur durch das Eigengewicht des Kontrollteils allmählich tiefer vorgleiten. Der
optimale Abstand zwischen Linse und Mageninnenwand für die Photographie (4—7 cm,
obwohl die Magenhöhle bei der Entfernung von 2—10 cm auch gut aufzunehmen ist) wird

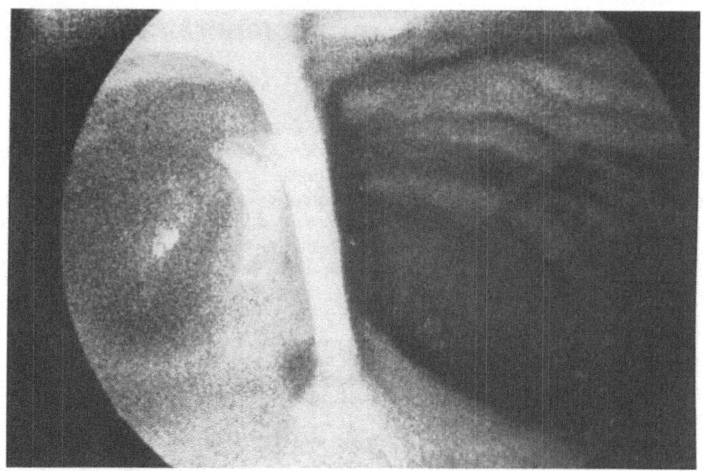

Abb. 84. Bildmitte: Angulus ventriculi als stabförmige Längsfalte; links davon Antrum mit
Pylorus (letzterer ist aber wegen Rückfluß nicht gut sichtbar); rechts Korpusbereich in Kardia-
richtung; oben Vorderwand des Magens; unten Hinterwand. (Aufgenommen mit der
Gastrocamera, Typ V)

hauptsächlich durch die in den Magen eingepumpte Luft erhalten. Die Aufnahme beginnt bei
Pylorus und Antrum, dann folgt das übrige Mageninnere, indem man die Kamera langsam
zurückzieht. Dabei kann die Magenhöhle abschnittsweise mit Hilfe der Gelenkbewegung und
Achsendrehung der Gastrocamera, der Lageveränderung des Patienten, der Bewegung des
Untersuchungstisches u. a. photographiert werden. Die Aufnahme soll kurz nach dem Luft-
einpumpen durchgeführt werden, während der Patient reichlich Atem anhält.

Nach 32 Aufnahmen zieht man die Gastrocamera vorsichtig heraus. In der Dunkel-
kammer wird der belichtete Film aus dem Verbindungsschlauch entfernt, in einer Schutzdose
vor Lichteinwirkung gesichert und in einem Speziallabor entwickelt.

Auf obige Weise kann man bei einer einmaligen Einführung der Kamera in kurzer Zeit
(normalerweise 5—10 min) fast das gesamte Mageninnere aufnehmen. Die Farbbilder sind
wegen ihrer direkten Aufnahme in der Magenhöhle deutlich und scharf (Abb. 84—86).
Originalbilder sind farbig. Die Gastrocamera ermöglicht darum eine gründliche Diagnose bei
allen Magenkrankheiten, die bisher mit dem Gastroskop und dem Fibroskop untersucht
wurden, desgleichen auch beim operierten Magen [15, 16]. Diese Untersuchung ist wegen der
Beschwerdelosigkeit für den Patienten und wegen der einfachen Handhabung für den Unter-
suchenden auch ambulant möglich und deshalb oft wiederholbar, so daß der Krankheits-
verlauf des Einzelpatienten genau verfolgt werden kann. Eine sorgfältige Untersuchung mit
der Gastrocamera ist für den Patienten ungefährlich [6, 14].

Aus obigen Gründen verbreitete sich diese Untersuchungsmethode besonders in den letzten
acht Jahren rasch in ganz Japan, während sie heute teilweise in Amerika und Europa auch bereits bekannt ist [4, 7, 8, 18]. Dieses Gerät wird schon im Gebiet der Magendiagnostik als ein
unentbehrliches Routineinstrument betrachtet und auch bei Massenuntersuchungen angewandt
und zeigt seine vortreffliche Leistungsfähigkeit [1, 11].

Bei der allgemeinen Aufnahmemethode kann man insbesondere Angulus ventriculi, Antrum und Pylorus mühelos photographieren: die übrige Magenhöhle ist auch gut erfaßbar —

außer Kardia, deren Umgebung und Fornix. Für diese Bereiche wurden spezielle Aufnahmemethoden versucht. Bei einer dieser Methoden wird die übliche Gastrocamera mittels der starken Flexibilität ihres Schlauches im Magen rückwärts (U-förmig) zum Fornix gebogen geleitet, so daß gegenüberliegende Stellen photographierbar sind [9, 12].

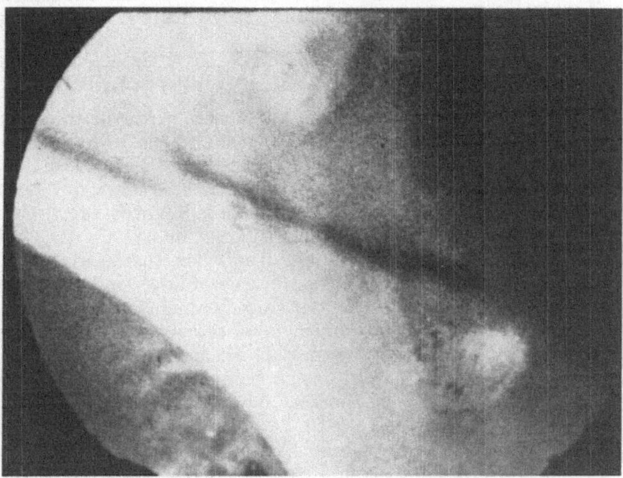

Abb. 85. Ulcus an der kleinen Kurvatur, oberhalb des Angulus ventriculi. Dieser ist links unten als schräge Falte sichtbar. (Aufgenommen mit der Gastrocamera, Typ V)

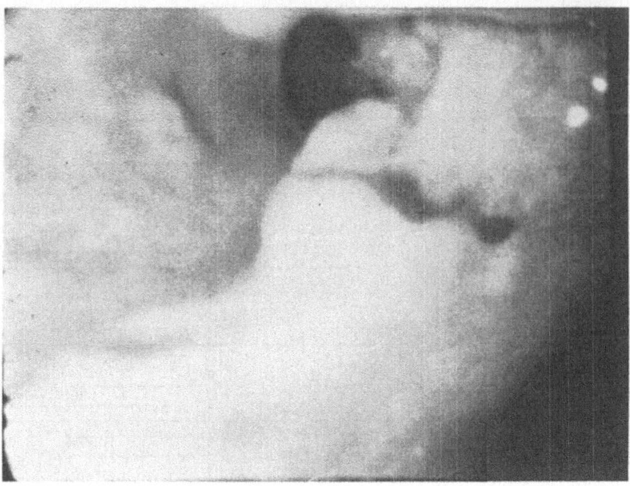

Abb. 86. Großes ulcerierend-infiltrierendes Magencarcinom im Korpusbereich. (Aufgenommen mit der „Gastrocamera mit Fibroskop")

3. Gastrocamera mit Fibroskop

Auf einen Nachteil der Gastrocamera wird manchmal hingewiesen, und zwar, daß das Mageninnere ohne Sichtkontrolle photographiert werden muß. Erfahrungsgemäß ist das aber nahezu kein Problem, da bei dieser Untersuchung Lage und Richtung der Kamera durch das durchscheinende Blitzlicht an der Bauchwand, durch die Kameratiefe, durch die Richtung des Kontrollteils u.a. klar beurteilt werden können [12]. Mittels eines moderneren 1963 in Japan konstruierten photo-endoskopischen Gerätes — „Gastrocamera mit Fibroskop" (vereinfachtes Zeichen „GTF") —, das sich auf der Grundlage der oben dargestellten Gastrocamera verbunden mit dem Fibroskop aufbaut, wurde dieser letzte Nachteil der Gastrocamera beseitigt [13]. Die Magenhöhle ist nämlich mit deren Fibroskop genau zu beobachten und mit deren Gastrocamerasystem sofort zu photographieren, wenn man Aufnahmen während der Betrachtung benötigt. Obwohl der in der ganzen Länge flexible Schlauch der „GTF" noch etwas dick (⌀ 12 mm) ist, darf sie schon als ein ideales photo-endoskopisches Instrument bezeichnet werden, mit dem man das Mageninnere unter Sichtkontrolle leicht, sicher und direkt photographieren kann [17]. Das Gerät der letzten Entwicklungsstufe besitzt eine bewegliche Spitze, so daß alle Magenabschnitte incl. Kardia besichtigt werden können.

4. Magendiagnose mit der Gastrocamera

An Hand eines Farbfilms, der im Magen belichtet und später in einem Labor entwickelt wurde, wird die Diagnose mit der Gastrocamera gestellt. Sie unterscheidet sich von der Magendiagnose mit dem Gastroskop bzw. Fibroskop wesentlich. Deshalb sind nicht nur die Geschicklichkeit der Untersuchungstechnik, sondern besonders die genaue Beurteilung der erhaltenen Bilder sehr wichtig für die Gastrocameradiagnose sämtlicher Magenerkrankungen. Die Beurteilungsmethode des GTF-Films ist dieselbe wie die des Gastrocamerafilms.

Jedes Bild des Filmstreifens wird grundsätzlich mit der Speziallupe genau beurteilt und dann zusammenfassend diagnostiziert. Die Gastrocamerabilder sind auch mit dem Spezialprojektor zu vergrößern. Bei der Beurteilung der Gastrocameraaufnahme ist die Orientierung in der Magenhöhle sehr leicht, da der Öffnungswinkel der Aufnahmelinse der Gastrocamera und der „GTF" 80° beträgt und bedeutend weiter als der des Fibroskops bzw. Gastroskops ist.

In der letzten Zeit bemüht man sich in Japan besonders darum, das Magencarcinom im Stadium des sog. Frühcarcinoms aufzufinden, da die Häufigkeit der Magencarcinome viel größer als in Europa und Amerika ist. Deshalb wird das Hauptinteresse bei der Carcinomdiagnose mit der Gastrocamera besonders auf seine Früherkennung konzentriert, und höchst bemerkenswerte Erfolge zeichnen sich ab. TASAKA hat im März 1962 aus ganz Japan 385 Fälle statistisch erfaßt, bei denen carcinomatöse Infiltration innerhalb der Magenschleimhaut verblieben bzw. die Hauptinfiltration noch in der Schleimhaut existierten, obwohl sie die Muscularis mucosae überschritten. Daraufhin hat er die Frühcarcinome des Magens makroskopisch eingeteilt, wobei die Borrmannsche Einteilung schwer anwendbar ist (Tabelle 3a). Bei dieser Einteilung werden die histologische Entstehung nicht und die Ausbreitung

Tabelle 3a. *Makroskopische Einteilung der Frühmagencarcinome.*
(Nach Japanischer Gesellschaft für Endoskopie)

I. Erhöhungsform		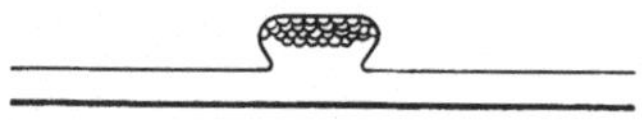
II. Oberflächenform	a) leicht erhöhte Form	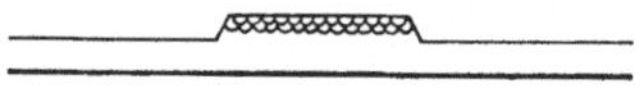
	b) flache Form	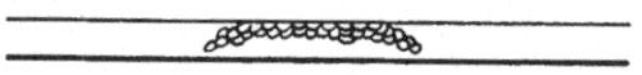
	c) leicht vertiefte Form	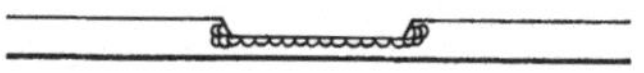
III. Vertiefungsform		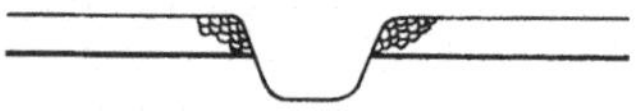

Tabelle 3b. *Charakteristische Gastrocamerabefunde bei der Form II C (Oberfläche leicht vertieft) der Frühmagencarcinome.* (Nach T. SAKITA, S. ASHIZAWA, I. KIDOKORO und Y. UTSUMI)

1. Veränderungen an der Grenze:
   a) erstarrte Unterbrechung bzw. Verengung der Schleimhautfalten, Schleimhautgrenze, die eine leichte Unebenheit zeigt
   b) ungleichmäßige Grenzlinie
   c) Blutung oder Hyperämie
2. Veränderungen in der Tiefe
   a) Verfärbung, Rauheit oder samtartige Veränderung der Schleimhaut
   b) ungleichmäßig geränderter Belag bzw. Schleimbelag
   c) Blutung bzw. Hyperämie
   d) inselartiges Bestehenbleiben der Schleimhaut oder unregelmäßige höckerige Erhöhung

des Carcinoms kaum berücksichtigt. Er hat in seinem Referat klar gemacht, daß der Faktor von Form II C (Oberfläche leicht vertieft) beim Frühmagencarcinom eigentümlicherweise oft auftrat (im makroskopischen Befund des resezierten Magenpräparates 70% oder darüber) [21]. Bei der Auffindung der Frühcarcinome ist es darum sehr wichtig, eine seichte carcinomatöse Ulceration bzw. Erosion, die röntgenologisch als eine klare Nische nicht erkannt werden kann, mit der Gastrocamera festzustellen.

Tabelle 4. *Grundzüge der Differentialdiagnose zwischen Ulcus ventriculi und ulceröser Form des Carcinoma ventriculi bei der Beurteilung der Gastrocamerabilder*

	Ulcus ventriculi	Ulceröse Form des Carcinoma ventriculi
Boden	bedeckt mit einem gleichmäßig weißen, grauweißen oder weißlich-gelben Belag	schmutzig-bunt und Unebenheiten verschiedenen Ausmaßes
Kontur	scharf, wie mit dem Locheisen ausgestanzt	teilweise unscharf wegen des Gewebszerfalls
Rand	sanfte Anhebung aus der umgebenden Schleimhaut	steiler und wallartiger Anstieg aus der umgebenden Schleimhautebene
	kaum Blutung, Erosion	gelegentlich Blutung, Erosion
	kein deutlicher Höcker	Höckerbildung in verschiedener Größe
	hellrot, wenn Hyperämie auftritt	dunkle Rötung des Randes
Faltenraffung der Schleimhaut	allmähliches Einstrahlen in den Ulcusrand	Unterbrechung der konvergenten Falten oder bis zum Boden verfolgbare, starre Falten
Umgebende Schleimhaut	mittelmäßige bzw. leichte atrophische Gastritis	hochgradige atrophische Gastritis

Bei den 159 durch die Operation bestätigten Magencarcinomfällen, über die ŌMORI berichtete, waren ulcerierende Form 31,0%, ulcerierende und infiltrierende Form 54,1%, tumorbildende Form 4,7% und infiltrierende Form 10,2%. Bei seiner Veröffentlichung war die Gesamtdiagnose der Magencarcinome mit der Gastrocamera allein 91,5% (dabei röntgenologisch 80,6%), und bei den unterteilten Gruppen wurden ulcerierende und infiltrierende Form sowie tumorbildende Form 100%ig richtig diagnostiziert. Durch die Kombination von Gastrocamera und Röntgen war seine gesamte Diagnosenrate bei allen Formen der Magencarcinome 93,3%, und nur bei 1,4% wurde eine Fehldiagnose gestellt. Der Rest war schwer differenzierbar. Obgleich sein gesamtes Diagnosenresultat so gut war, konnte er Frühcarcinome mit der Gastrocamera zu 75,0% (dabei röntgenologisch 47,6%) richtig diagnostizieren [10]. Das bedeutete eine etwas schwierige Diagnose beim Frühcarcinom. Aber in der letzten Zeit, in der die Diagnose des Frühmagencarcinoms mit der Gastrocamera weitgehend durchgeführt wird, kann man die erstaunlichste Verbesserung der Diagnose erzielen. Man darf annehmen, daß sie durch die Geschicklichkeit bei der Beurteilung der erhaltenen Gastrocamerabilder, durch die Verlaufsverfolgung mittels der wiederholten Betrachtung u. a. hervorzubringen ist.

Die Erscheinungsfrequenz des Frühcarcinoms war bei der obigen, ersten Statistik von TASAKA 6,2% bei ganzen Carcinomfällen, deren Mägen resezierbar waren [21]. Je nach Fortschritt der Diagnostik mit der Gastrocamera erhöht sich die häufige Auffindung der Frühcarcinome immer mehr. Zum Beispiel haben SAKITA und seine Mitarbeiter 13,3%ige Frequenz bei ganzen Fällen referiert, deren Mägen wegen Carcinom reseziert wurden [18].

Im allgemeinen darf beim Patienten mit Magencarcinom auch gesagt werden, daß man präoperativ mit der Gastrocamera die Form des Carcinoms, dessen Beschaffenheit, Infiltrationsumfang, Operabilität u. a. genau erkennen kann.

Die Unterscheidung zwischen Ulcus ventriculi und ulceröser Form des Magencarcinoms wird auch durch die Gastroccamerauntersuchung erheblich erleichtert. In Tabelle 4 zeigen sich die Grundzüge dieser Differentialdiagnose [16]. Wenn das Ulcus so typisch ist, kann man es sehr leicht beurteilen. Da jedes der beiden Ulcera verschiedene Erscheinungsformen hat, ist diese Entscheidung aber nicht immer einfach. Bei dieser Differenzierung ist zuerst der Ulcusrand genau zu beobachten, anschließend folgen die Beurteilung der nicht weit vom Rand entfernt liegenden Schleimhaut, des Ulcusbodens, seiner Kontur, der Faltenraffung usw. [3]. KUSAKA hat über die Ergebnisse der Gastrocameradiagnose bei 61 Ulcuspatienten berichtet, an denen die Mägen reseziert und dann Ulcera histologisch bestätigt wurden. Dabei konnte er 54 Fälle (88,5%) mit der Gastrocamera vor der Operation richtig beurteilen, während fünf Fälle schwer differenzierbar waren und sich zwei Fälle (3,2%) als malignes Ulcus herausgestellt haben. Bei den letzteren wurde eine Erhöhung an einem Teil des Ulcusrandes erkannt und bei den schwer differenzierbaren Fällen meistens das Entzündungszeichen am Ulcusrand gesehen [5].

Bei der Ulcusdiagnose mit der Gastrocamera ist es auch wesentlich, daß man die röntgenologisch unfaßbaren, kleinen Ulcera auffinden, den Heilungsprozeß des Ulcus verfolgen und dessen Heilung feststellen kann.

Da die feinen Oberflächenveränderungen der Magenschleimhaut in den Gastrocamerabildern genau beurteilt werden können, ist die Gastrocamera für die Diagnose der chronischen Gastritis auch wichtig [16]. Diese Fähigkeit zeigt sich besonders bei der atrophischen Gastritis. Man kann das Durchschimmern der submukösen feinen Gefäße deutlich sehen.

Der Wert der Gastrocameradiagnose ist bei Polypen nicht gering; z.B. bei deren Auffindung, bei der Differenzierung von malignem Tumor, bei der Beobachtung deren Entwicklung.

Die Gastrocamerabilder, die in der Magenhöhle augenblicklich erfaßt wurden, kann man später in Ruhe genau und objektiv beobachten und deshalb einen exakteren Befund als den bei dynamischer subjektiver Betrachtung des Mageninnern erhalten. Die Gastrocameraaufnahmen sind als Dokument lange Zeit aufzubewahren. Dadurch kann man nach Bedarf diese immer wieder beurteilen, sowie mit den Röntgenbildern und mit dem makroskopischen bzw. histologischen Befund des resezierten Magenpräparates genau vergleichen. Wenn ein pathologischer Befund in Gastrocamerabildern festgestellt wird und derselbe Patient früher mit der Gastrocamera untersucht wurde, kann man auch Verlaufserien erhalten. Diese Darstellungen sind eine besondere Eigentümlichkeit der Gastrocamera, die die Gastroskopie nicht besitzt. Durch diesen Vorzug wird die Beurteilung verläßlich.

Bei der Magendiagnostik mit der „Gastrocamera mit Fibroskop" ist es ein großer Vorteil, daß man den bei der Untersuchung beobachteten dynamischen, endoskopischen Befund durch die Beurteilung der dabei photographierten Bilder später weiter verbessern und schließlich die Diagnose stellen kann. Deshalb wird dieses photo-endoskopische Gerät zur Zeit in Japan besonders für die genaue Untersuchung ungeklärter Fälle bei Magenkranken angewandt, während die Gastrocamera routinemäßig benützt wird.

Zusammenfassung

Die Gastrocamera, deren winzige Kamera direkt in die Magenhöhle eingeführt wird und zahlreiche Farbaufnahmen darin ermöglicht, darf als ein leicht anwendbares, leistungsfähiges Instrument für die Routineuntersuchung aller Magenerkrankungen bezeichnet werden. In diesem Aufsatz werden der Bau dieses Gerätes, die Untersuchungsmethodik und die Magendiagnose beschrieben, die durch die Beurteilung der erhaltenen Gastrocamerabilder möglich ist. Außerdem wird ein neues Photo-Endoskop „Gastrocamera mit Fibroskop" dargestellt, das sich auf der Grundlage der Gastrocamera aufbaut. Große Erfolge mit der Gastrocamera, die in nächster Zukunft noch ihre Bedeutung im Gebiet der Magendiagnostik beweisen wird, entstehen durch die Geschicklichkeit der Untersuchungstechnik und besonders durch die richtige Beurteilung der Aufnahmen. Letztere schult sich durch dauernde Übung.

Literatur

[1] ARIGA, K.: Das in ganz Japan gesammelte statistische Gesamtresultat von Massenuntersuchungen des Magens, die bis 1963 durchgeführt wurden. Gastric Cancer (Tokio) 4, 90 (1964).

[2] ASHIZAWA, S.: Über die Gastrocamera Typ VA. Gastroent. Endoscopy (Tokio) 5, 358 (1964).

[3] FUJIMORI, A.: Gastrocamera. Die Bedeutung der Untersuchung und ihre Grenzen. Sōgōrinshō (Osaka) 11, 410 (1962).

[4] HADLEY, G. D.: The gastro-camera. Brit. med. J. 1965, 1209.

[5] KUSAKA, H.: Experimentelle und klinische Forschung über die Magenulcera. Aus dem Gesichtspunkt der Diagnose mit der Gastrocamera. Gastroent. Endoscopy (Tokio) 3, 307 (1962).

[6] MORI, S.: Die technischen Probleme der Gastrocamerauntersuchung unter Berücksichtigung der Anästhesie. Gastroent. Endoscopy (Tokio) 3, 143 (1961).

[7] MORRISSEY, J. F.: The value of the Japanese gastrocamera for the diagnosis of gastric pathology. Bull. Gastroent. Endoscopy **10**, 6 (1964).

[8] — The use of the gastrocamera for the diagnosis of gastric ulcer. Gastroenterology **48**, 711 (1965).

[9] NIWA, H., u. H. KUSAKA: Die Diagnose des im oberen Bereich des Magencorpus liegenden, pathologischen Herdes mit der Gastrocamera. Gastroent. Endoscopy (Tokio) **5**, 355 (1964).

[10] ŌMORI, K.: Klinische und experimentelle Forschung über die Diagnose des Magencarcinoms mit der Gastrocamera. Gastroent. Endoscopy (Tokio) **3**, 257 (1961).

[11] ŌSHIMA, H.: Über die Photographie in der Magenhöhle mit der Gastrocamera. Med. Welt **1964**, 2487.

[12] — Neue Untersuchungsmethode mit der „Gastrocamera“ in der Magenhöhle. Med. Klin. **60**, 1807 (1965).

[13] — Gastrocamera mit Fibroskop. Eine neue photo-endoskopische Untersuchungsmethode im Magen. Med. Welt **1966**, 199.

[14] — Die Gastrocamera. Ein neues photographisches Untersuchungsgerät für die Magenhöhle. Gastroenterologia (Basel) **105**, 115 (1966).

[15] — Eine neue Untersuchungsmethode mit der „Gastrocamera“ bei Magenoperierten. Chirurg **37**, 259 (1966).

[16] — Die Magendiagnostik mit der Gastrocamera. Beurteilung von Gastrocamerabildern. Münch. med. Wschr. (im Druck).

[17] — Aufbau und Funktion der „Gastrocamera mit Fibroskop“ für die Magendiagnostik. Elektromedizin (im Druck).

[18] PERNA, G.: Gastrocamera photography. Arch. intern. Med. **116** (1965).

[19] SAKITA, T.: Die Gastro-Kamera-Diagnose beim Frühmagencarcinom. J. cl. dig. Dis. (Tokio) **5**, 746 (1963).

[20] TASAKA, S.: Gastrocamera. Tokio: Ogata-Verlag 1959.

[21] — Das statistische Gesamtresultat über das Frühmagencarcinom in ganz Japan. Gastroent. Endoskopy (Tokio) **4**, 4 (1962).

II. Magen und Leber[*]

Einleitung

Ein Kausalzusammenhang zwischen Magenresektion und postoperativem Leberschaden wurde in der Literatur der letzten Jahre häufig diskutiert. Die Auffassungen in dieser Frage sind indessen recht uneinheitlich, wahrscheinlich auch deshalb, weil das untersuchte Krankengut kaum vergleichbar ist. Von chirurgischer Seite wird eine auffällige Häufung von Leberschäden nach Magenresektionen abgelehnt (ROSENAUER, 1959; HOFFMANN, 1962; SZELL, 1961; WANKE und EHLERS, 1963; HUPE, 1962; SCHREIBER, 1962; SCHÖNBACH und SCHULTIS, 1964; LUCHMANN, SCHREIBER u. Mitarb., 1964). Dagegen weisen die Zahlen interner Statistiken tatsächlich eine hohe Frequenz von Leberschäden nach Magenoperationen (bis zu 60%) nach (BURGMANN, 1959; KALK et al., 1961; DITTRICH u. Mitarb., 1961; GRUNERT, 1961), indem eine Gegenüberstellung von operierten und nichtoperierten Ulcusträgern der gleichen Altersgruppe bei nur 5% der nichtoperierten Patienten eine Leberparenchymschädigung ergibt (KINZLMEIER, 1961). Von seiten der Pathologen (GORDON und MANNING, 1941; LIPP und LIPSITZ, 1952; UEBELHART, 1957) ist bemerkenswert, daß eine statistisch signifikante Häufung von histologisch gesicherten Leberschäden und Cirrhosen bei Ulcusträgern im Vergleich zu einer ulcusfreien Untersuchungsgruppe an einem größeren Obduktionsgut gefunden wurde.

Zur Klärung eines ursächlichen Zusammenhanges zwischen Magenleiden, Operation und Leberschaden sind folgende Fragen zu berücksichtigen:

1. Wie weit ist bei Magenerkrankungen die Leber geschädigt, ohne daß eine Operation vorgelegen hat?

2. Welche Möglichkeiten einer Leberschädigung entstehen durch die Operation und ihre Folgen?

3. Welche Leberschädigungen entstehen nach Magenoperationen, wie ist ihre Häufigkeit und Schwere?

---

* Bearbeitet von TH. GÜRTNER. Für wertvolle Anregungen und Durchsicht des Manuskriptes danke ich Herrn Dr. J. ULBRICHT †, Leitender Arzt der Spezialklinik Prof. Dr. KALK für Leberkrankheiten, Bad Kissingen.

Die richtige Beantwortung dieser Fragen wäre für die Praxis von entscheidender Bedeutung. Indikation zur therapeutischen Handlungsweise (konservativ oder operativ), Verfahrenswahl der einzelnen Operationsmethoden sowie prä- und postoperative Betreuung des Patienten könnten danach abgesteckt werden.

Eine objektive Beurteilung dieser kurz skizzierten Problematik stößt auf große Schwierigkeiten infolge der engen Wechselbeziehungen zwischen Magen, Leber, Pankreas, Intestinum und Milz. Der Magen kann immer nur als Teil dieser funktionellen Einheit betrachtet werden. Die enge Relation dieser Organe ist allein schon aus der Tatsache ersichtlich, daß deren venöses Blut über die Pfortader zuerst der Leber zufließt, welche als zentrales Stoffwechsel- und Entgiftungsorgan auch vielen schädigenden Substanzen aus dem großen Kreislauf ausgesetzt ist. Die komplexe Funktion der Leber resultiert daraus, daß sie nicht nur aktiv in den intermediären Kohlenhydrat-, Fett- und Eiweißstoffwechsel sowie in den Mineral- und Wasserhaushalt des Organismus eingreift, sondern auch inkretorisch und exkretorisch wirksam ist. Von der Leber, die morphologisch zu etwa 60% aus Parenchymzellen, zu etwa 20% aus Gallengangsepithelien und dem Rest aus mesenchymalen Zellelementen (vorwiegend RES-Zellen) besteht, werden zahlreiche Stoffe aus dem enterohepatischen Kreislauf (Gallenfarbstoffe, Cholesterin, Lipoide, Proteine und Mucoproteine, Harnstoff, Hormone, Fermente usw.) über das Gallengangssystem bzw. über die Papilla Vateri in den Darm abgegeben. Ihre Rückresorption unter pathophysiologischen Bedingungen bei Erkrankungen der synergistischen Organe (Darm, Pankreas und Milz) kann zu einer Beeinträchtigung von Funktion und Struktur der Leber führen. Es ist deshalb zur Erfassung des Leberschadens, welcher durch ein Magenleiden oder durch eine Magenoperation hervorgerufen wird, eine strenge Auswahl des Krankengutes erforderlich, welche vorausgegangene primäre und sekundäre Leber- und Gallenwegserkrankungen anderer Genese, insbesondere durch eine Grundkrankheit der Nachbarorgane nach Möglichkeit von der Bewertung ausschließt. Erwähnt seien hier nur einige Erkrankungen, die zu unspezifischen Veränderungen der Leber führen können. Akute und chronische Dünn- und Dickdarmentzündungen, konsumierende Geschwulst- und Gefäßerkrankungen, Stoffwechselkrankheiten wie der Diabetes mellitus, Erkrankungen des allergischen und rheumatischen Formenkreises, granulomatöse Hepatitiden, Intoxikationen infolge Alkohol- und Arzneimittelabusus usw. Selbstverständlich sollen die Möglichkeiten einer modernen Leberdiagnostik ausgeschöpft werden, um in der Frage eines ursächlichen Zusammenhanges weitere Kenntnisse zu sammeln.

Bei unserem sorgfältig ausgewählten Krankengut beschränkten wir uns auf einige wichtige Untersuchungsmethoden. Zur Erfassung der Leberfunktionsstörung wurden der Prothrombinwert, die Serumcholinesterase-Aktivität, der Elektrophoresebefund und der Bromsulfaleintest herangezogen (GÜRTNER, 1964). Außerdem erfolgte die Leberdiagnostik nach klinischen, pathologisch-anatomischen, histochemischen und enzymhistochemischen Gesichtspunkten. Wesentliche Untersuchungsbefunde und -ergebnisse sind in den Tabellen 5 und 6 zusammengefaßt.

1. Leberschaden und dessen Diagnostik bei prä- und postoperativen Magenerkrankungen

Klinik. Die im Gefolge eines Magenleidens (Gastritis, Ulcus, Carcinom usw.) bzw. einer Magenresektion festgestellten Leberschäden bleiben klinisch häufig symptomlos. Unbestimmte Sensationen im Oberbauch, Druck- und Völlegefühl, Flatulenz, Obstipation, Inappetenz und allgemeine Leistungsschwäche können Ausdruck einer Leberschädigung, besonders der Fettleber, sein, werden aber ebenso bei zahlreichen leberunabhängigen Erkrankungen des Magen-Darmtraktes beobachtet. Eine *Vergrößerung der Leber*, welche KINZLMEIER (1961) bei 36% aller magenoperierten Patienten fand, ist dagegen *stets* als *pathologisch* zu werten. Die Leber ist dabei nicht derb oder druckempfindlich.

Laboruntersuchungen. Bisher gibt es keine Leberfunktionsprobe, welche für eine Magenerkrankung kennzeichnend wäre. Es ist nicht berechtigt, auf Grund des pathologischen Ausfalls nicht leberspezifischer Tests (Serumlabilitäts- und Kohlenhydratbelastungsproben) einen echten pathologischen Zustand der Leber anzunehmen. Ebensowenig pathognomonisch sind eine Verminderung des Serumeiweißgehaltes und eine Verschiebung der Albumin-Globulin-Relation zugunsten der Globuline-Befunde, die vielfach nach massiven Hämo- und Plasmorrhagien zu beobachten sind.

Tabelle 5. *Prä- und postoperative Leberfunktionsstörungen und pathologisch-anatomische Leberveränderungen bei Magenerkrankungen mit und ohne Passagestörung*

Diagnose	Anzahl der Fälle	Leberfunktionsstörung in % (BSP, Quick, SchE, Elpho)	Path.-anat. Leberveränderungen in %	Kleinzellige Infiltration mit Bindegewebsvermehrung	Periportale Fibrose	Progrediente periportale Fibrose	Cirrhose
Präoperatives Magenleiden — ohne Passagestörung							
Akutes Ulcus ventriculi	3	0 %	0 %	—	—	—	—
Chron. Ulcus ventriculi	48	4 % (2)	12,5 %	(4)	(2)	—	—
Akutes Ulcus duodeni	1	0 %	0 %	—	—	—	—
Chron. Ulcus duodeni	40	5 % (2)	20 %	(5)	(3)	—	—
Carcinoma ventriculi	22	10 % (2)	22,7 %	(4)	(1)	—	—
Gesamt	114	*5,3 % (6)*	*16,7 % (19)*	—	—	—	—
Präoperatives Magenleiden — mit Passagestörung							
Kardiospasmus	8	25 % (2)	62,5 %	(3)	(1)	(1)	—
Benigne Pylorusstenose	6	33 % (2)	50 %	(1)	(2)	—	—
Regionäre Duodenitis	1	positiv (1)	positiv		(1)	—	—
Magencarcinom	44	18 % (8)	36,5 %	(11)	(4)	(1)	—
Oesophagus- und Kardiacarcinom	17	53 % (9)	100 %	(4)	(11)	(2)	
Gesamt	76	*28,9 % (21)*	*56,8 % (43)*	—	—	—	—
Zahl der präoperativen Untersuchungen	190	*14,7 % (28)*	*32,6 % (62)*	—	—	—	—
Postoperatives Magenleiden mit Motilitäts- und Passagestörungen							
Ulcusrezidive	9	33,3 % (3)	44,4 %	(2)	(2)	—	—
Anastomosen-Geschwüre	18	44,4 % (8)	50 %	(2)	(5)	(2)	—
Magen-Colon-Fistel	1	positiv (1)	positiv	—	(1)	—	—
Dumping-Syndrom	10	60 % (6)	100 %	(2)	(6)	(2)	—
Gesamt	38	*47,3 % (18)*	*63,1 % (24)*	—	—	—	—
Total	228	*20,1 % (46)*	*37,7 % (86)*	—	—	—	—

Die Zahlen in Klammern geben die Anzahl der Fälle an.
Eine kleinzellige Infiltration in den periportalen Feldern ohne Bindegewebsvermehrung wurde noch als normal gewertet.
BSP = Bromsulfaleinprobe. SchE = Serumcholinesterase. (Die Aktivität wurde nach Kalow bestimmt und auf 37° C umgerechnet.)

Bei Magen-Darmerkrankungen ist die alleinige Bestimmung des Serumbilirubinspiegels zum Ausschluß einer Leberaffektion nicht ausreichend. Ist die

Tabelle 6. *Kasuistik stenosierender Oesophagus- und Kardiacarcinome sowie*
Normalwerte oder SChE-Aktivität = 160—260 μM

Nr.	Name	G	Alter	Dauer der Erkrankung	Vorausgegangene Operationen	Alkoholkonsum p. d.	Diagnose	Operation	SChE	Quick
1	F. S.	♂	63	5 Wo.	—	—	Stenosierendes Kardia-Ca.	Gastrektomie	144	76
2	B. I. T	♂	56	1 J.	—	6 l Bier	Stenosierendes Kardia-Ca.	Gastrektomie	172	91
3	A. F.	♂	59	10 Wo.	—	—	Stenosierendes Oesophagus-Ca.	Antithorakale Oesophago-Gastrostomie mit Colonzwischenschaltung	137	100
4	F. L.	♂	65	9 Mo.	—	mäßig Bier und Wein	Kardia-Ca.	Subdiaphragmatische Fundektomie	90	100
5	W. V.	♂	66	7 J.	1956 subtotale Magenresektion B II	—	Carcinomrezidiv mit Oesophagusstenose	Gastrektomie	108	—
6	M. P.	♂	66	7 J.	—	—	Stenosierendes Kardia-Ca.	Gastrektomie	77	100
7	K. R.		53	2 J.	—	—	Stenosierendes Kardia-Ca.	Abdom.-thorakale Resektion	132	105
8	I. G.	♂	62	1¹/₂ J.	—	—	Stenosierendes Oesophagus-Ca.	Kaderfistel	51	
9	H. A.	♂	61	1 J.	—	—	Stenosierendes Kardia-Ca.	Gastrektomie	44	100

Dumping-Syndrome mit Anamnese und präoperativen Befunden (GÜRTNER, 1964)
Berroylcholin/ml bei 37°C.

Elektrophorese						BSP	BKS	Blutbild				Leberbiopsiebefund
Alb.	α_1	α_2	β	γ	G. E.			Hb	Ery	FI	Leuko	
49,1	9,5	13,6	11,7	16,1	6,84	8	18/34	62	3,40	0,91	7 000	Periportale Fibrose mit kleinzelligen Infiltrationen, Hämosiderose
39,1	10,8	15,3	12,6	22,2	6,67	7	34/66	72	3,63	1,07	8 200	Progrediente periportale Fibrose mit Rundzellinfiltraten. Vereinzelt Leberzellnekrosen! Hämosiderose
47,7	7,3	10,7	12,8	23,5	7,13	9	20/52	73	3,73	0,97	9 900	Geringgradige periportale Fibrose mit Rundzellinfiltraten
54,8	5,0	10,5	15,7	14,0	6,61	8	21/44	71	4,33	0,82	6 150	Periportale Fibrose mit Rundzellinfiltraten. Acinozentrale Leberzellverfettung
46,6	6,3	8,6	16,0	22,5	7,89	14	10/18					Periportale Fibrose mit massiver Bindegewebswucherung. Diffuse feintropfige Leberzellverfettung
45,5	7,9	11,5	12,6	22,5	7,31	15	12/20	85,5	4,31	1,00	6 750	Periportale Fibrose! Geringgradige Fettinfiltration und mäßige Hämosiderinablagerung!
41,5	11,7	14,3	12,7	19,8	6,93	10	15/34	92	4,93	0,93	7 100	Geringgradige portale und deutlich periportale Fibrose
38,4	11,4	11,2	12,0	27,0	6,93	18	28/35	75,4	4,82	0,87	10 300	Periportale Fibrose mit Rundzellinfiltraten
44,6	7,3	11,5	17,0	19,6	6,54	16	13/19	95	4,67	1,00	5 000	Periportale Fibrose, diffuse feintropfige Fettinfiltration. Geringgradige Eisenablagerung

Tabelle 6

Nr.	Name	G	Alter	Dauer der Erkrankung	Vorausgegangene Operationen	Alkoholkonsum p. d.	Diagnose	Operation	SChE	Quick
10a	G. B.	♂	39	15 J.	1954 Magenresektion B II	—	Dumping-Syndrom	Umwandlung B II in modif. B I 1963	65	80
10b	G. B.	♂	40	16 J.		—		Gastro-Duodenostomie B I 1964	176	70
11	W. A.	♂	57	12 J.	1950 Magenresektion B II	1 l Bier, ½ l Wein	Dumping-Syndrom	Soupault	33	105
12	B. K.	♂	36	7 J.	1961 Magenresektion B II	—	Dumping-Syndrom	Umwandlung B II B I	47	48
13	M. V.	♂	48	19 J.	1954 Magenresektion B II, 1957 Nachresektion, 1961 Nachresektion, 1961 Umwandlung B II B I	—	Dumping-Syndrom	Korrekturoperation B I	108	61
14	St. J.	♂	26	10 J.	1961 B II, 1963 Enteroanastomose	—	Dumping-Syndrom	Soupault	134	105

Ausscheidung der sog. Exkretionsprodukte und -enzyme der Leber (Tabelle 7) in die Galle gestört, so kommt es in der Regel zu einer Retention dieser Stoffe in den Leberzellen bzw. zu einem Übertritt in das Blut. Eine Erhöhung des Bilirubins ist differentialdiagnostisch gegen einen prähepatischen, hepatischen oder posthepatischen Ikterus (MARKOFF und KAISER, 1962) abzugrenzen. In diesem Zusammenhang muß auch stets an den cholostatischen Arzneimittel-Ikterus (Chlorpromazin, Iproniazid) gedacht werden (SCHAFFNER, 1961). Ebenso selten wie ein Bilirubinanstieg sind bei nicht auf die Gallenwege übergreifenden Magenerkrankungen erhöhte Serumwerte der Transaminasen und anderer Indicatorenenzyme zu finden, die über das Maß der physiologischen Zellmauserung hinausgehen (Tabelle 7). Die im Verlauf von Magen-Darmerkrankungen *erkennbaren Leberfunktionsstörungen* sind vorwiegend durch Abweichungen *organspezifischer* Sekretionsenzyme und -produkte der Leber gekennzeichnet, welche physiologischerweise in den Parenchymzellen synthetisiert und in das Plasma abgegeben werden (Tabelle 5). Neben einer *Abnahme der Albumine und des Prothrombins* kommt es zu einer Verminderung des veresterten Cholesterins und bei schwerer Leber-

(Fortsetzung)

Elektrophorese						BSP	BKS	Blutbild				Leberbiopsiebefund
Alb.	α_1	α_2	β	γ	G. E.			Hb	Ery	FI	Leuko	
51,0	5,7	8,2	11,5	23,6	7,50	10	6/18	75	3,81	0,98	4050	Periportale Fibrose mit Rundzellinfiltraten
48,1	4,4	7,2	11,8	28,5	7,89	6	9/21	86	4,51	0,91	5500	Fortschreitende periportale Fibrose mit Übergreifen auf die Läppchenperipherie
49,4	6,4	11,3	9,9	23,0	5,41	9	1/4	84	4,24	1,00	—	Geringgradige periportale Fibrose mit Rundzellinfiltraten
49,6	10,8	11,6	11,4	16,6	6,46	12	2/3	61	3,40	0,89	—	Beginnende periportale Fibrose
57,3	5,1	9,6	10,7	17,3	7,22	8	6/12					Deutliche periportale Fibrose. Geringgradige Eisenablagerung in den Kupfferschen Sternzellen
59,0	6,1	9,6	10,4	14,9	6,84	6	5/11	87	4,48	0,97	3600	Deutliche periportale Fibrose mit Rundzellinfiltraten

parenchyminsuffizienz (vor allem im präterminalen Stadium) auch der *Harnstoffsynthese*. Die Benzoylcholinesterase, die der Serumcholinesterase (SChE) entspricht (GÜRTNER, 1966), ist erniedrigt (MUKHERJEE und SARKAR, 1958). Dieses Enzym und andere Sekretionsprodukte der Leber sind als Eiweißkörper mit einer relativ niedrigen biologischen Halbwertszeit im Rahmen einer herabgesetzten Gesamteiweißsynthese frühzeitig beeinträchtigt (WATERLOW u. Mitarb., 1960; LEVINE und HOYT, 1950). Die Bestimmung der Benzoylcholinesteraseaktivität im Serum als Leberparenchymfunktionsprobe steht an Empfindlichkeit dem Bromsulfaleintest nach den Untersuchungen von DOENICKE und HOLLE (1962) in der postoperativen Phase nicht nach (Abb. 87). Die Eliminierung des Bromsulfaleins aus dem Serum ist ein komplexer Vorgang, bei dem die Durchblutung der Leber und die Masse des funktionstüchtigen Leberparenchyms eine wichtige Rolle spielen. Fällt dieser Test negativ aus, so ist eine Leberaffektion sehr unwahrscheinlich (GÜRTNER u. HOLLE, 1965).

Morphologische Befunde. Pathologisch-anatomisch findet man bei Magenerkrankungen unterschiedliche Bilder einer *unspezifischen reaktiven Hepatitis*

Tabelle 7. *In der klinischen Diagnostik verwertbare Enzyme und Stoffwechselsubstanzen der Leber* (modifiziert nach RICHTERICH). (GÜRTNER u. HOLLE, 1965)

Enzym	Leberspezifität	Andere Substanzen
I. Synthese in der Leber und Sekretion ins Plasma		
Cholinesterase	+++	Albumin
Cäruloplasmin	+++	Fibrinogen
Gerinnungsfaktoren	+++	
II. Indicatorenzyme (cytoplasmatische und mitochondriale Enzyme)		
Lactatdehydrogenase, Aldolase	+	Vitamin B_{12}
Glutamat-Oxalacetat-Transaminase	+(+)	Eisen
Leucin-Amino-Peptidase	++	Nucleotide
Glutamat-Pyruvat-Transaminase	++	
Fructose-1-Phosphat-Aldolase	+++	
Sorbitdehydrogenase	+++	
Ornithin-Carbamoyl-Transferase	+++	
Glutamatdehydrogenase	+++	
III. Exkretionsenzyme (Ausscheidung in die Galle)		
Alkalische Phosphatase	+++	Cholesterin
Leucin-Amino-Peptidase	+++	Bilirubinglucuronide
Cäruloplasmin	+++	Urobilinogen

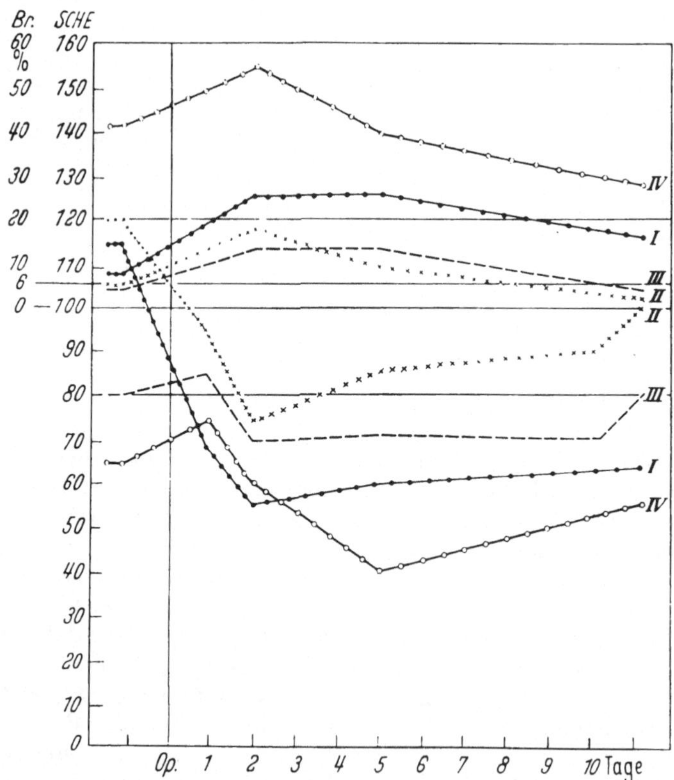

Abb. 87. Ein Cholinesteraseaktivitätsabfall im Serum geht jeweils mit einer signifikanten Erhöhung der Bromsulfaleinretention einher. *I* Hiatushernie, Sigmapolyp — Gastropexie, Sigmaresektion; *II* Cholelithiasis — Cholecystektomie; *III* hochsitzendes Ulcus ventriculi — subdiaphragmatische Fundektomie; *IV* Gallenblasencarcinom mit Ummauerung des Ductus choledochus — Choledocho-Hepatico-Duodenostomie (DOENICKE u. HOLLE, 1962)

(POPPER und SCHAFFNER, 1961; MARKOFF, 1962), welche von WEPLER (1962) auch als chronische Hepatitis bezeichnet wurde. Je nach Art, Dauer und Intensität der Leberstoffwechselstörung kommt es zu herdförmigen oder diffusen, degenerativen Leberzellveränderungen (hydropische Verquellung, Verfettung der Leberzellen, vereinzelt sogar zu Nekrosen) mit sekundärer Reaktion des mesenchymalen Gewebes. Die hydropische Verquellung der Leberzellen ist vor allem bei akut verlaufenden stenosierenden Prozessen der Speiseröhre und des Magens mit starkem Gewichtsverlust festzustellen, während bei den chronischen Fällen mit fortschreitender Inanition mehr die degenerativen Zeichen im Vordergrund stehen.

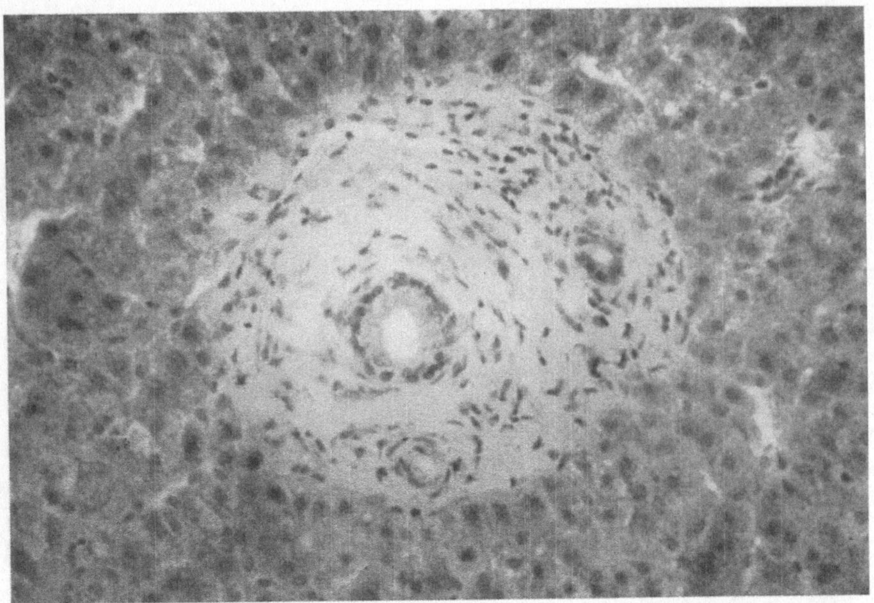

Abb. 88. Ausgeprägte periportale Fibrose mit Ummauerung der Gallengänge durch konzentrisch geformte Bindegewebslamellen, die von Fibroblasten, Fibrocyten und Lymphocyten durchsetzt sind. Ein Bild, das der Pericholangitis fibrosa chronica entspricht (H.E.-Färbung, Vergr. 160 × 3)

Zellnekrosen mit frischen leuko- und lymphocytären Infiltraten innerhalb des Leberläppchens sind selten. In späteren Stadien von *chronischen Ernährungsstörungen* (stenosierende Magenerkrankungen, Dumping-Syndromen, Tabelle 5 u. 6) nimmt die *entzündliche Mitreaktion des Mesenchyms* in den periportalen Feldern immer mehr zu. Die Gallengänge sind vielfach durch konzentrisch geformte Bindegewebslamellen, die von Fibroblasten und Fibrocyten durchsetzt sind, entsprechend der Pericholangitis fibrosa chronica (KETTLER, 1958) ummauert (Abb. 88), obwohl klinisch kein Anhalt für eine chronische Cholangitis besteht. Diese Form der Gallengangsbeteiligung ist gehäuft bei „Dumpern" nach Billroth II-Operationen zu beobachten (vgl. Tabelle 6). Unabhängig davon findet man auch sichere ascendierende Gallengangsentzündungen, vor allem bei penetrierenden Ulcera duodeni mit Einbeziehung der Gallenwege, insbesondere der Papille.

Histologisch bietet sich demnach ein buntes Bild unspezifischer Veränderungen. Neben normalem strukturellen Aufbau der Leber finden sich Rundzellansammlungen in den periportalen Feldern, ohne wesentliche Bindegewebsvermehrung bis zu dichten lympho- und histiocytären Infiltraten, Fibrocyten und Fibroblasten mit deutlicher Fibrose und Gallengangswucherungen (Abb. 89). Vereinzelt sind sogar Rundzellenansammlungen im Sinne eines Lymphfollikels im periportalen Gewebe zu beobachten. Die Kupfferschen Sternzellen sind stellenweise proliferiert und vergrößert. *Am stärksten ist die Fibrose bei stenosierenden Prozessen und postoperativ nach Entwicklung eines Dumping-Syndroms.* In fortgeschrittenen Stadien handelt es sich vorwiegend um eine diffuse Fibrose, wobei die periportale Bindegewebsentwicklung gegenüber der intralobulären im Bereich der V. centralis und der Sinusoidalwände im Vordergrund steht.

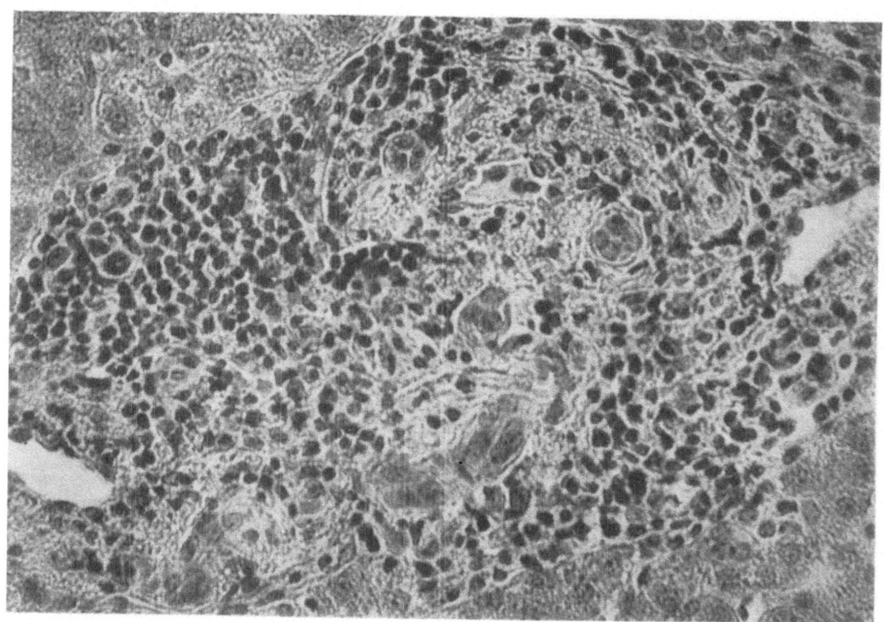

Abb. 89. Beginnende periportale Fibrose mit vorwiegend histo- und lymphocytären Infiltraten und Gallengangswucherungen in einem verbreiterten Glissonfeld ohne wesentliche Bindegewebsvermehrung. Die Begrenzung des periportalen Feldes gegenüber der Leberzellgrenzplatte ist scharf (H.E.-Färbung, Vergr. 240 × 3)

Die Häufigkeit der *Leberverfettung* wird in der Literatur unterschiedlich angegeben. Hupe (1962) beobachtete bei 8% der Ulcusträger präoperativ eine großtropfige azinoperiphere Verfettung der Leberzellen, während Kinzlmeier (1961) bei 3% und Dittrich et al. (1961) bei 15% der Magenresezierten eine Steatosis hepatis feststellten. Im eigenen Krankengut wurde bei den prä- und postoperativen Fällen mit deutlichen Passagestörungen jeweils in etwa 20% *eine herdförmige azinoperiphere und intermediäre Verfettung* des Leberparenchyms gefunden. Eine diffuse Verfettung war in unserem Krankengut nur bei begleitenden Entzündungen des Pankreas zu erheben, jedoch ohne jeglichen Anhalt für einen Diabetes mellitus.

Auffallend ist eine starke *Eisenpigmentablagerung* in den peripheren Leberzellen und eine geringfügige auch in den Kupfferschen Sternzellen. Hupe fand diese *Siderose in 34% Ulcuskranker*, während er an einer Vergleichsgruppe gallenkranker Patienten keine vermehrte Ablagerung von Siderin feststellen konnte. Obwohl die Menge des abgelagerten Eisens in unserem Krankengut (bei 23% der Fälle) sehr umfangreich war, konnte kein echter cirrhotischer Umbau nach-

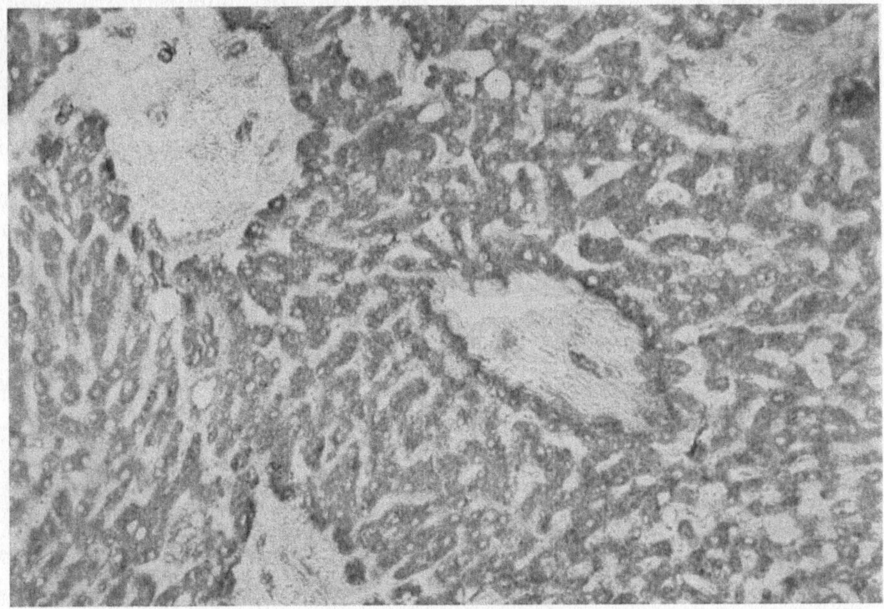

Abb. 90. Periportale Fibrose mit normaler Aktivität der Lactatdehydrogenase in den Leber-
parenchymzellen und in den Gallengangsepithelien. Die hellen Felder entsprechen den Binde-
gewebsbezirken der fibrotisch umgewandelten Glissonfelder. Nachweis der Lactatdehydrogenase nach der Methode von Nachlass et al. (1957) (Kyrostatschnitt 12 μ, Vergr. 60×3)

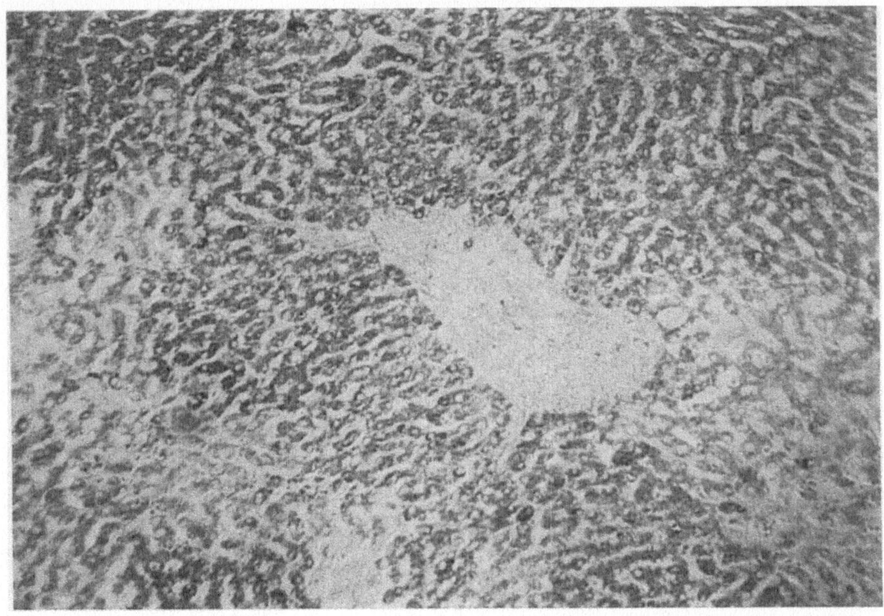

Abb. 91. Periportale Fibrose der Leber mit geringgradiger Verminderung der Cholinesteraseaktivität in den intermediären und acinozentralen Läppchenabschnitten. Nachweis der
Cholinesterase nach der Methode von Koelle und Friedenwald (1949) (Kryostatschnitt
12 μ, Vergr. 60×3)

gewiesen werden. Wahrscheinlich fehlt bei dieser Form der Siderose ein Wirkungs-
mechanismus, der für die Gewebsnekrose und Fibrose der primären Hämo-
chromatose verantwortlich ist (CAPPEL u. Mitarb., 1957). Neben dem Transfusions-
eisen ist auch an eine erhöhte Eisenresorption auf Grund chronischer Blutungen
zu denken, da nach unseren bisherigen Untersuchungen eine auffallende Koincidenz zwischen dem Nachweis von Blut im Stuhl und den Eisenablagerungen in
den Leberzellen besteht. Wahrscheinlich ist die beschriebene Eisen- und Fett-
ablagerung in der Leber nur Ausdruck des gestörten Synergismus zwischen Pankreas, Magen und Leber (ULBRICHT, 1965; mündliche Mitteilung).

Tabelle 8. *Beziehungen zwischen Ultrastruktur und Biochemie der Leberzelle*
(GÜRTNER und HOLLE, 1965)

Zellorganelle	Biochemische Funktion	Genetisch festgelegte Enzyme und Funktionsprodukte
Zellkern	Gensynthese und genetische Information	DNS (Desoxyribonuclein-säure)
Mitochondrien	Energiegewinnung: Citronensäurecyclus Zellatmung Fettsäurenoxydation oxydativer Endabbau der Aminosäuren	Pyridinnucleotid-Dehydro-genasen (DPN-D und TPN-D) Malat-Dehydrogenase Isocitrat-Dehydrogenase Glutamat-Dehydrogenase Succinat-Dehydrogenase Cytochromoxydase Glycerin-I-P-Oxydase
Endoplasmatisches Reticulum		
a) Hohlraum-System	Verbindung zwischen Zell-kern, intra- und extra-cellulärem Raum	
b) Paladegranula (Mikrosomen)	Eiweißsynthese	RNS Albumin Cholinesterase Coeruloplasmin Gerinnungsfaktoren
c) eigentliches Reticulum	Detoxikation Konjugierung	Glucose-6-Phosphatase Glucuronyl-Transferase
Lysosomen	Zelldigestierung Transport	Degradierende Enzyme saure Phosphatase β-Glucuronidase Sulfatase Desoxyribonuclease Ribonuclease
Cytoplasma	Intermediärer Kohlen-hydrat-, Fett-, Eiweiß- und Mineralstoffwechsel	Lactat-Dehydrogenase Aldolase GO-Transaminase GP-Transaminase Fructose-1-Phosphat-Aldolase Sorbit-Dehydrogenase Ornithin-Carbamoyl-Transferase Leucin-Aminopeptidase
Gallencapillaren	Abtransport von Galle	Adenosintriphosphatase alkalische Phosphatase

Enzymhistochemisch lassen sich in den Leberzellen, ebenso wie im Serum, bei den durch das Magen-Darmleiden hervorgerufenen Leberschädigungen *kaum Aktivitätsabweichungen* gegenüber der Norm feststellen. Abb. 90 zeigt bei einer sog. unspezifischen reaktiven Hepatitis mit deutlicher periportaler Fibrose eine normale Enzymaktivität der Lactatdehydrogenase, die ähnlich wie die Aldolase und die Transaminasen im Cytoplasma der Leberzellen und der Gallengangsepithelien lokalisiert ist. Ein ähnliches Verhalten zeigen die Succino- und Glutaminsäure-Dehydrogenase, die hauptsächlich in den Mitochondrien gefunden werden (Tabelle 8). Selbst die Aktivität der Butyryl- bzw. Benzoylcholinesterase, die in den Paladegranula des endoplasmatischen Reticulums der Leberzellen gebildet wird, ist gegenüber der Norm nur gering vermindert (Abb. 91).

Abgesehen von Geschwulstmetastasen zeigen die malignen Prozesse am Magen im Prinzip die gleichen unspezifischen Auswirkungen auf Struktur und Funktion der Leber wie die benignen Magen- und Zwölffingerdarmerkrankungen. Ein Unterschied besteht nur in der Intensität des enterotoxischen Effekts (Tumorzerfall, Dysbakterie). So beobachtet man bei den Trägern von Magencarcinomen ohne wesentliche Behinderung der Nahrungspassage in einem weitaus höheren Prozentsatz Funktionsstörungen und pathologisch-anatomische Veränderungen der Leber als bei Ulcuskranken (vgl. Tabelle 6). Am stärksten ausgeprägt sind die morphologischen Veränderungen bei den stenosierenden Kardia- und Oesophagus-Carcinomen sowie Dumping-Syndromen (vgl. Tabelle 5).

2. Magenoperation und postoperativer Leberschaden

a) Unmittelbare Leberbelastung durch den operativen Eingriff

Zweifellos stellt jede, auch die regelrecht verlaufende, Magenoperation durch Narkose, Gewebstrauma, postaggressorisches Syndrom, durch Flüssigkeitsverlust und Nahrungskarenz in der direkten postoperativen Phase bis zum Einsetzen der normalen Darmtätigkeit bei meist unausgeglichener Zufuhr von Wasser, Elektrolyten und Nährstoffen sowie durch Medikamente eine Leberbelastung dar.

Narkose. Trotz aller Fortschritte der modernen Anaesthesie darf nicht übersehen werden, daß die vom Anaesthesisten verwendeten Medikamente und Narkotica hauptsächlich in der Leber entgiftet werden. In diesem zentralen Stoffwechselorgan findet überwiegend der Abbau der Opiate, der Phenothiazin-Butyrophenon- (JANSSEN, 1962, 1963) und Phenoxyessigsäurederivate (PÜTTER, 1965; DOENICKE, GÜRTNER et al., 1965), der Barbiturate sowie der Inhalationsnarkotica (STIER, 1964; VAN DYKE, 1964) statt, sofern diese während längerer Inkorporation Stoffwechselveränderungen erfahren. Als typische Beispiele dieser täglich zur Prämedikation und zur Narkose verwendeten Präparate seien von den Barbitursäureabkömmlingen die N-Methylbarbiturate und die Thiobarbiturate herausgegriffen, die z.Z. als intravenöse Narkosemittel an erster Stelle stehen. Ihr Abbau über die Seitenkettenoxydation, Desulfurierung bzw. Dealkylierung erfolgt nach den Untersuchungen von AXELROD (1956), BRODIE et al. (1958), COOPER und BRODIE (1955, 1957) in den mikrosomalen Räumen der Leberzellen. (REMMER, 1962). AXELROD (1956) entdeckte als erster, daß bei enzymatischen Oxydationen neben Sauerstoff hydriertes Triphosphorpyridinnucleotid anwesend sein muß. Auch enzymhistochemisch läßt sich eine Beeinflussung verschiedener Oxydoreduktasen feststellen. Die Möglichkeit einer Leberschädigung durch Barbiturate und insbesondere durch die Kombination von Thiobarbituraten und halogenierten Inhalationsnarkotica (Halothan, Methoxyfluoran, Chloräthyl und Chloroform) ist selbst bei einwandfreier Narkoseführung gegeben (BUNKER, 1963; BLUMENFELD, 1963; BRODIE, 1963; GÜRTNER et al., 1964, 1965).

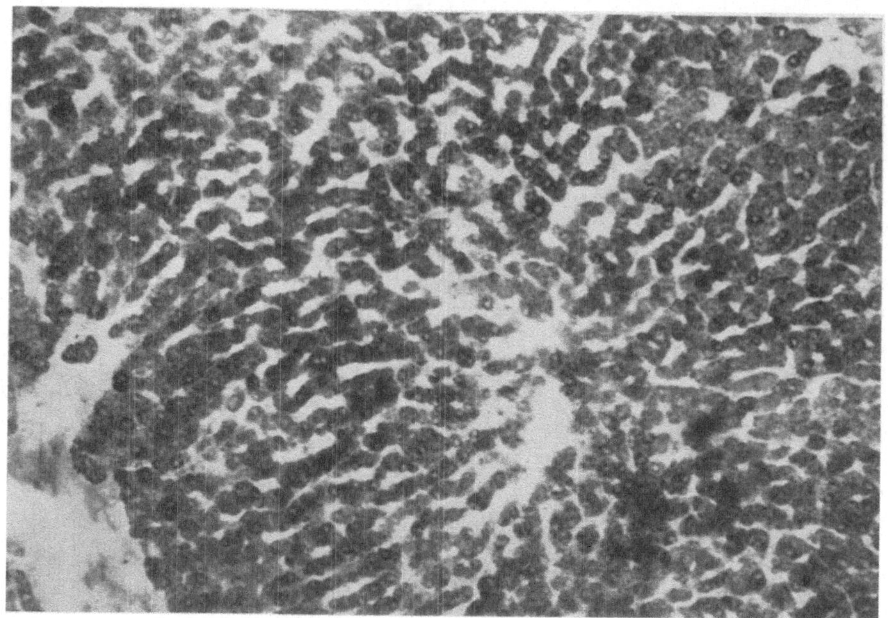

Abb. 92. Normale Butyrylcholinesterase-Aktivität der Leber (GÜRTNER u. Mitarb., 1963)
(Vergr. 24 × 3)

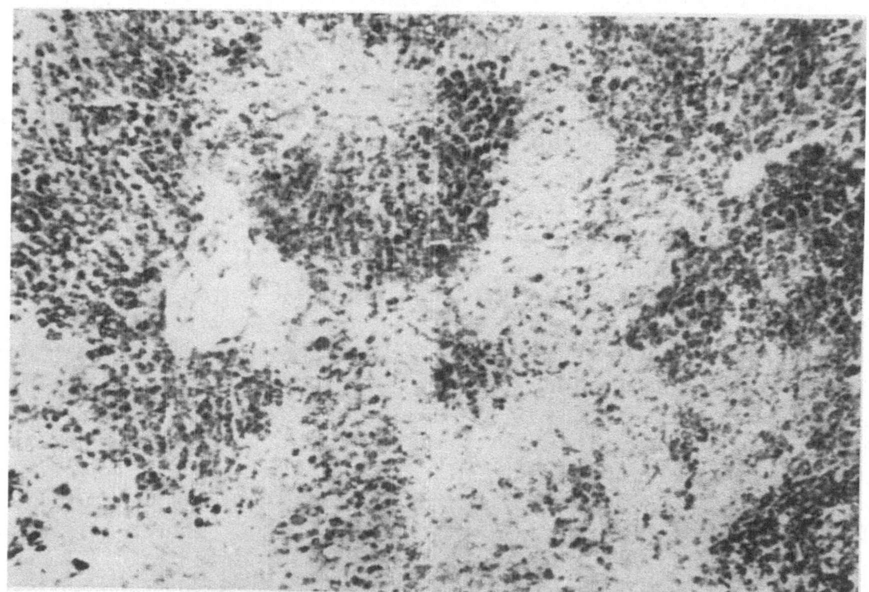

Abb. 93. Deutliche Verminderung der Cholinesteraseaktivität bei der sog. Kollapsleber im
Vergleich zur Aktivität der Kontroll-Leber. Enzymnachweis nach der Methode von KOELLE
und FRIEDENWALD (1949) (Kryostatschnitt 12 μ, Vergr. 40fach)

Operationstrauma und Schock. Jeder operative Eingriff beeinflußt durch Gewebstrauma, Blut-, Wasser- und Elektrolytverlust das physiologische Gleichgewicht, insbesondere der großen parenchymatösen Organe. Durch Zerfall körpereigenen und körperfremden Gewebes (Blut- und Plasmatransfusionen, Plasma-expandersubstanzen) werden immunbiologische, autoaggressive und phago-cytierende Prozesse aktiviert. Diese sind mit einer erhöhten Beanspruchung der Eiweißsynthese der Leber, des reticuloendothelialen und vor allem des lympho-reticulären Systems verbunden. Der Eiweißverlust durch Operationen, gemessen an der Stickstoffbilanz, kann bis zu 150 g und mehr pro Tag betragen (LINDEN-SCHMIDT, 1960).

Besondere Anforderungen an die Leistungsfähigkeit der Leber stellt jedes Schockereignis. Nach BUCHBORN (1950) setzt der Schock als Folge des Versagens

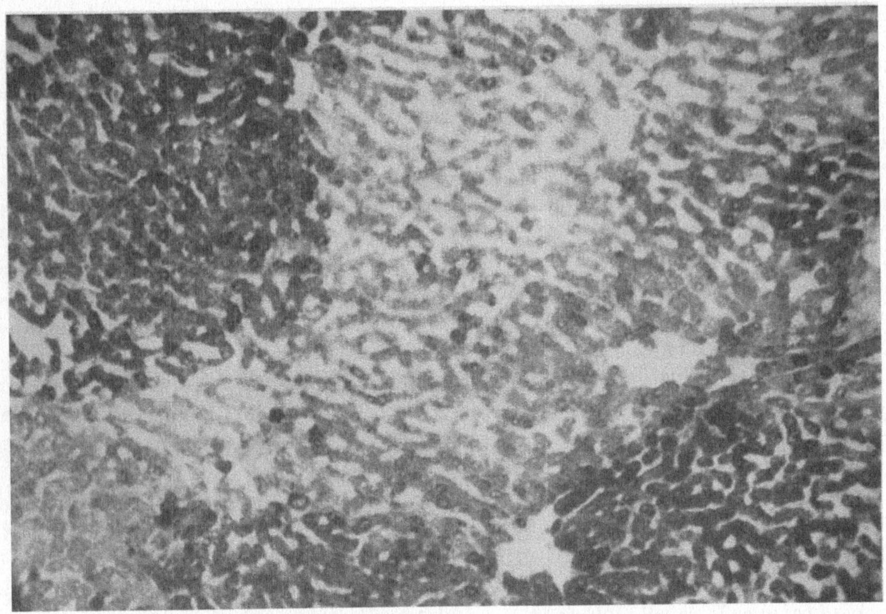

Abb. 94. Darstellung der Cholinesteraseaktivität bei capillarer Stauung der Leber durch eine intraoperative Blutabflußbehinderung in den unteren Hohlvenen für $1^{1}/_{2}$ Std. In den sog. Stauungsstraßen ist die Enzymaktivität gegenüber der Norm deutlich vermindert. Enzym-nachweis nach KOELLE und FRIEDENWALD (1949) (Kryostatschnitt 12 μ, Vergr. 32 × 2)

der peripheren Kreislaufdynamik eine allgemeine Hypoxydose mit tiefgreifenden Zellstoffwechselstörungen; er führt daher zu biochemischen Veränderungen, welche nicht nur in der Zelle, sondern auch im Blut nachweisbar sind. Der funk-tionelle Stoffwechsel in der Leber ist, wie am Verhalten der Cholinesteraseaktivität gezeigt werden kann, während eines hämorrhagischen Schocks schwer alteriert (Abb. 93). Bei einer hypoxämischen Leberschädigung kommt es sogar zu einem Austritt von mitochondrialen und cytoplasmatischen Enzymen (SCHMIDT und SCHMIDT, 1965) ohne lichtmikroskopisch nachweisbare, strukturelle Zellver-änderungen. Eine besondere Rolle für den Zusammenbruch des Leberstoffwechsels und die Irreversibilität des Schocks spielt die Katecholaminwirkung (Adrenalin, Noradrenalin usw.), die zu einer Drosselung der Leberdurchblutung und zu einer hypoxämischen Leberverfettung führt. Die Minderdurchblutung der Leber im Schock setzt die Bakterien-Clearance im hepatischen RES herab, so daß die Bak-terienvermehrung über die *Eliminierung* anwächst (SCHWEINBURG u. Mitarb., 1954). Aber auch geringe intraoperative Durchblutungsstörungen, wie z. B. durch Luxation der Leber aus ihrem Bett oder durch mechanische Kompression des Parenchyms, können schon die Funktion der Leberzellen beeinträchtigen (Abb. 94).

Postaggressorisches Syndrom. Dieser Begriff ist identisch mit dem allgemeinen Adaptationssyndrom nach irgendeiner Stresswirkung (SELYE, 1936). Das morphologische Substrat des allgemeinen Adaptationssyndroms ist eine Nebennierenrindenhypertrophie auf Grund einer gesteigerten Glucocorticoidproduktion mit katabolem Effekt. Stressoren, die nach einer Operation die Funktion der Leber beeinträchtigen, sind Gewebs- und Bakterienzerfallsprodukte, sekundäre Wundheilung, erhöhte Temperaturen usw. Dies konnten DOENICKE und HOLLE (1955, 1960, 1962) durch Untersuchungen im postoperativen Verlauf zeigen (vgl. Abb. 87).

b) Belastung der Leber durch postoperative Frühkomplikationen

Über das Adaptationssyndrom hinaus wird besonders die vorgeschädigte Leber durch ernste postoperative Komplikationen in Mitleidenschaft gezogen. Man unterscheidet dabei zwischen Komplikationen, die indirekt über die Entgleisung des enterohepatischen Synergismus die Leber belasten und solchen, welche die Leber direkt schädigen. Zur ersten Gruppe gehören Nahtinsuffizienzen an Anastomosen, am Duodenalstumpf, am Peritonealverschluß usw., alle mechanischen und funktionellen Formen von Passagestörungen (Verschwellung der Magen-Darmanastomose, paralytischer Ileus, Pylorospasmus nach Durchtrennen des N. vagus bzw. nach unterlassener Pyloroplastik bei Fundektomie oder Kardiaresektion, über die Norm verlängerte Magenatonie nach Vagotomie).

In die zweite Gruppe fallen außer Medikamenten, Durchblutungsstörungen, Blutarmut, Hämolyse, extrahepatische Behinderung des Gallenabflusses und ascendierende Infektionen der intrahepatischen Gallenwege. Auch bei pulmonalen, kardialen und kardiovasculären Störungen wird die Leber durch venöse Rückstauung bzw. durch Hypoxämie belastet (vgl. Abb. 93 u. 94).

Dieser kurze Hinweis soll lediglich die Problematik der unmittelbaren Leberschädigung durch die Operation aufzeigen. Bei den vielen Möglichkeiten der Beeinträchtigung des essentiellen und funktionellen Stoffwechsels der Leber ist bemerkenswert, daß permanente Leberschäden nach Operationen nicht häufiger beobachtet werden. Diese Erfahrung spricht für eine große Leistungsreserve und Regenerationskraft der gesunden und selbst einer durch das Magenleiden vorgeschädigten Leber.

c) Chronische Leberschädigung durch postoperative Spätstörungen

Die passageren Stoffwechselbelastungen spielen für den *postoperativen Leberschaden*, der auch unter dem „Leumund des hepatotrophen Therapieschadens" (SCHREIBER, 1962) bekannt ist, nur eine untergeordnete Rolle. Von weit größerer Bedeutung sind die permanenten Störungen innerhalb der funktionellen Einheit von Magen-Darmtrakt, Leber und Pankreas durch die operativ veränderten anatomischen und physiologischen Verhältnisse. Typische Beispiele für den sog. „hepatotrophen Therapieschaden" sind Fälle mit zu eng angelegter Anastomose, Ulcusrezidive, Anastomosengeschwüre, Magen-Colonfistel, afferentes Schlingen- und Dumping-Syndrom usw. Nach eigenen Untersuchungen ist die histologisch gesicherte *Leberschädigung bei unbefriedigendem Operationsergebnis um rund 30% höher als bei nichtoperierten Magenkranken* mit und ohne Störung der Nahrungspassage (Tabelle 5).

3. Diskussion

Die Gegenüberstellung der Untersuchungsergebnisse bei einem streng ausgewählten Krankengut läßt deutlich erkennen, daß es sich bei den *prä- und postoperativen Leberschäden*, welche in Zusammenhang mit einem Magenleiden beobachtet werden, im wesentlichen um ein *einheitliches Krankheitsbild* handelt. Ätiologisch stehen Störungen der Funktionseinheit von Magen-Darmtrakt, Leber und Pankreas im Mittelpunkt. Als Hauptursache für die funktionelle und strukturelle Veränderung der Leber kommt anscheinend sowohl bei nichtoperierten als auch bei operierten Magenkranken eine permanente Ernährungsstörung unterschiedlicher Pathogenese in Betracht. An der Notwendigkeit einer richtigen Ernährung, insbesondere der Eiweißzufuhr für die Aufrechterhaltung normaler Funktion und Struktur der Leber, kann heute nicht mehr gezweifelt werden (KALK, 1957; GILLMAN, 1951).

Die Leberveränderungen, die klinisch nur teilweise erfaßbar sind und deshalb vielfach dem umfassenden Begriff der latenten Hepatopathie zugeordnet werden, sind um so ausgeprägter, je länger und intensiver das Grundleiden besteht, bzw. je länger und stärker die funktionelle Abweichung von der Norm nach Magenoperationen andauert. Mangelhafte Nahrungszufuhr bei stenosierenden Prozessen und inadäquater Diät (einseitige eiweißarme, kohlenhydrat- und fettreiche Ernährung, Vitaminmangel usw.), gestörte Nahrungsauswertung sowie leberbelastende Stoffe, wie z. B. der Alkohol und auch Medikamente während der konservativen und operativen Behandlung, sind Faktoren, welche ständig den Stoffwechsel der Leberzellen beeinträchtigen und zu einer „*nutritiven Hepatose*" führen können.

Pathologisch-anatomisch stehen primär nekrobiotische und degenerative Veränderungen der Leberzellen im Vordergrund, welche erst sekundär eine Reaktion des mesenchymalen Apparates auslösen. In späteren Stadien finden sich nebeneinander degenerative Veränderungen des Parenchyms und entzündliche Reaktionen des Mesenchyms, wobei die Unterscheidung zwischen einer Hepatose und einer chronischen Hepatitis morphologisch nicht mehr möglich ist (GÜRTNER, 1964; EISENBURG, 1964). Man spricht deshalb auch von einer unspezifischen reaktiven Hepatitis (POPPER und SCHAFFNER, 1951; MARKOFF und KAISER, 1962). Daß es sich hierbei tatsächlich nicht um spezifische Leberveränderungen handelt, beweist die Beobachtung ähnlicher pathologisch-anatomischer Befunde bei den in der Einleitung aufgeführten Erkrankungen sowie bei der Colitis ulcerosa (KIMMELSTIEL u. Mitarb., 1952; KLECKNER u. Mitarb., 1952) und dem Morbus Kwashiorkor (TORWELL u. Mitarb., 1954; WATERLOW u. Mitarb., 1960); bei der einen Erkrankungsgruppe steht ätiologisch die chronische Intoxikation und bei der anderen die alimentäre Dystrophie im Vordergrund.

Es ist bemerkenswert, daß die stenosierenden Magenerkrankungen präoperativ weitgehend die gleichen Funktionsstörungen und morphologischen Veränderungen der Leber zeigen' wie Patienten mit Dumping-Syndromen und beschleunigter Magen-Darmpassage nach Gastro-Enterostomie. Die Mangelernährung mit entsprechender Gewichtsabnahme ist beiden Gruppen gemeinsam. Mit der behinderten Nahrungsaufnahme, einer gestörten Digestion, Resorption und Utilisation der resorbierten Nahrungsabbauprodukte ist auch eine Beeinträchtigung des Leberzellstoffwechsels verbunden. Verstärkt wird dieser alimentäre Leberparenchymschaden durch die Auswirkung begleitender Gastroenteritiden (ARENDS u. Mitarb., 1954; KINZLMEIER, 1961; HART und LICK, 1962, 1963—65; LUNDH, 1962; BÜNTE, 1965), welche schon für sich (BAUER, 1953; POPPER und SCHAFFNER, 1961) eine unspezifische Entzündung der Leber verursachen können. Als zusätzliche Kausalfaktoren, besonders nach Magenoperationen mit Ausschaltung des Duodenums aus der physiologischen Nahrungspassage, werden enterale Intoxikationen durch Bakterien- und Tumorzerfallsprodukte sowie ascendierende Entzündungen des Gallen- und Pankreasgangsystems bei Hyp- und Anacidität des Magens diskutiert.

Lenzweger (1959) konnte eine Häufung von Gallensteinen bei Magenresezierten nachweisen. Der Verdacht einer Störung der Leber-Galle-Funktion
wurde von mehreren Autoren geäußert (Barbu et al., 1957; Barna u. Mitarb.,
1958; Brambor, 1959). Die Leberveränderungen werden nach Grunert (1961)
vorwiegend als Folge der Resectio Billroth II angesehen.

In diesem enterohepatischen Symptomenkomplex sind Funktionsstörungen
und pathologisch-anatomische Befunde der Leber größtenteils reversibel. Dafür
sprechen unsere postoperativen Nachuntersuchungen von Magenkranken mit
stenosierenden, sowohl benignen als auch malignen Prozessen. Nach der Operation
eines stenosierenden Carcinoms ist jedoch die Objektivierung der Rückbildung
des Leberschadens wegen der durch das Krebsleiden begrenzten Überlebenszeit
nur selten möglich. Bekannt ist nach totaler Magenentfernung das Post-
gastrektomie-Syndrom (Mosao, 1962; Henning, 1956). Trotzdem kann man in
bestimmten Fällen 1—2 Jahre nach operativer Beseitigung der Stenose und echter
Gewichtszunahme eine vollkommene Rückbildung der präoperativ nachgewiesenen
Leberzellverfettung und eine deutliche Abnahme der periportalen Fibrose biop-
tisch nachweisen. Besonders eindrucksvoll ist dieser Verlauf bei Patienten mit
einem Dumping-Syndrom nach Operationen, bei welchen eine sog. Umwandlungsoperation zur Wiederherstellung der Duodenalpassage durchgeführt worden war.
Diese Feststellung trifft sogar noch für Patienten jenseits des fünften Dezen-
niums zu.

Die Angaben in der Literatur über die Häufigkeit eines cirrhotischen Umbaus
der Leber als Folge einer Magenresektion stimmen nicht mit den eigenen Untersuchungsergebnissen überein. Einschränkend muß jedoch betont werden, daß
möglicherweise die Zahl der eigenen Untersuchungen noch zu gering und die
Beobachtungszeit mit fortlaufenden Kontrolluntersuchungen der Operierten zu
kurz ist, um einen durch das Magenleiden bzw. durch die Operation hervorgerufenen cirrhotischen Umbau der Leber sicher erkennen zu können. Vielleicht
werden auch die fibrotischen Bindegewebsentwicklungen, soweit sie histologisch
gesichert sind, im Sinne der Cirrhose im Schrifttum überbewertet. Größere
Wahrscheinlichkeit für die Entstehung einer Cirrhose nach Magenoperationen
besitzt die Erklärung, daß das durch das Grundleiden oder die operationsbedingten Fehlregulationen bereits vorgeschädigte Leberparenchym gegenüber
anderen leberschädlichen Noxen empfindlicher reagiert als die gesunde Leber.
Daraus resultiert eine höhere Gefährdung gegenüber Alkohol, Hepatitisviren und
anderen Krankheitserregern sowie leberschädlichen Arzneistoffen.

Der direkte Einfluß des Alkohols auf die gesunde Leber wird heute im wesentlichen als gering betrachtet (Klatskin, 1961). Nur der chronische Alkoholismus
in großen Mengen führt bei 70% der Potatoren (Neumayr, 1959) zu einer biop-
tisch gesicherten Leberverfettung, welche bezüglich der Entwicklung in eine
Cirrhose die günstigste Prognose hat (Thaler, 1962). Bei bereits vorgeschädigter
Leber kommt aber dem Alkohol eine besondere Bedeutung für die Unterhaltung
und Progredienz des schon bestehenden Leberschadens zu (Popper, 1961; Popper
und Schaffner, 1961; Neame und Joubert, 1961). Deshalb bedeutet der Alkohol
für den Magenkranken und Magenresezierten im Zustand der Mangelernährung
auch infolge „fehlerhafter Diät" stets eine Gefahr im Sinne der fortschreitenden
Leberschädigung. In diesem Zusammenhang ist ganz auffallend, daß besonders
Magenkranke und Magenresezierte zum Alkoholismus neigen (Dick et al., 1959),
was von Navratil und Wenger (1955, 1957) als pathogenetisch koordinierte
Störung durch gleiche psychodynamische Faktoren erklärt wird. Diese Leber-
gefährdung durch Alkohol besteht in erster Linie bei allen Modifikationen der
Gastro-Enterostomie. Infolge der beschleunigten Magenentleerung wird der

Alkohol kaum an die Ingesta gebunden und daher aus dem Darm rascher resorbiert, wodurch er in höherer Konzentration eine stärkere toxische Wirkung auf die Leber ausüben kann.

Über die grundsätzliche Bedeutung der Hepatitis für die Entwicklung einer Cirrhose besteht heute kein Zweifel, auch wenn viele Einzelheiten noch lebhaft diskutiert werden (FEIKS, 1960). Daher erscheint die Frage, ob Magenkranke bzw. Magenresezierte häufiger an dieser Infektion erkranken als der Durchschnitt der Bevölkerung, von größtem Interesse. Nach den Untersuchungen von BOLLER (1947) und BAUER (1953) scheint dies der Fall zu sein. Die Ursachen für eine erhöhte Infektionsgefährdung liegen möglicherweise in einer Sub- bzw. Anacidität des Magens (BOLLER, 1947, 1954, 1956). Hinzu kommt, daß bei diesen chronisch leidenden Patienten durch die in regelmäßigen Abständen durchgeführten Laboruntersuchungen und Injektionsbehandlungen neben Blut- und Plasmatransfusionen infolge Anämien und Hypoproteinämien (KRAUTER und HEROLD, 1963) die Wahrscheinlichkeit einer hämatogenen Infektion wesentlich größer ist als bei der Durchschnittsbevölkerung. Darüber hinaus ist die Zahl der nicht entdeckten anikterisch verlaufenden Hepatitiden nicht bekannt. Nach KINZLMEIER (1965) beträgt sie mindestens 40% der gesamten Hepatitiden. Berücksichtigt man die stark schädigende Wirkung des Alkohols nach einer Hepatitis, worauf KALK immer wieder hingewiesen hat, so ergibt sich ein weiterer Faktor für die Entwicklung einer Cirrhose bei dieser Patientengruppe.

Eine Koincidenz von Tuberkulose und Geschwürsleiden ist nicht selten, obwohl die Auffassungen in der Literatur über einen Kausalzusammenhang nicht einheitlich sind (MÜLLER, 1939; SCHMAUS, 1959; TUCZEK, 1959). Für eine Leberschädigung kommen Tuberkulostatica, bacilläre Toxinwirkung (TUCZEK, 1959) sowie erhöhter Eiweißzerfall, Anämie, Hypoxie und Glykogenschwund in Frage.

Bei der Feststellung von Leberschäden nach Magenresektionen handelt es sich somit um das Zusammentreffen mehrerer, einander sich verstärkender Schädigungsfaktoren. So wird verständlich, daß bei einem nicht ausgewählten Krankengut die Häufigkeit der Leberschädigung, insbesondere der Lebercirrhose, wesentlich größer sein muß als bei strenger Auswahl der Patienten, wo der Versuch unternommen wird, diejenigen Leberveränderungen zu erfassen, welche allein durch das Magenleiden hervorgerufen werden.

Schlußfolgerung

Die Problematik über den ursächlichen Zusammenhang zwischen Magenleiden und postoperativem Leberschaden beginnt bereits mit den ersten Magenbeschwerden und nicht erst mit dem Zeitpunkt der Operation. Die Störung der funktionellen Einheit zwischen Magen-Darmtrakt und Leber disponiert fakultativ zu einer Leberparenchymschädigung, die am ehesten einer „nutritiven Hepatose" entspricht. Für die Pathogenese kommen als Hauptursache in Frage eine permanente Mangelernährung bzw. eine einseitige eiweißarme oder unausgeglichene Nahrungszusammensetzung infolge inadäquater Diät und Anorexie.

Pathologisch-anatomisch stehen herdförmige und diffuse degenerative Leberzellveränderungen mit sekundärer Reaktion des mesenchymalen Gewebes im Vordergrund. In späteren Stadien nimmt die entzündliche Reaktion des Mesenchyms immer mehr zu, so daß die Unterscheidung der Hepatose von einer chronischen Hepatitis gelegentlich nicht mehr möglich ist.

Die nutritive Hepatose mit der sekundären Reaktion des Mesenchyms wird um so eher manifest, je länger die Grundkrankheit und ihre Störungen andauern. Das bedeutet, daß zumindest ein Großteil der Leberveränderungen, die Jahre nach einer Magenresektion, z. B. nach einem Ulcus, diagnostiziert werden, bereits präoperativ durch das Geschwürsleiden mitverursacht worden sind. Wird nun die zur Hepatose führende Schädigungskette durch die Operation nicht beseitigt oder sogar weiterhin in verstärktem Maße unterhalten, dann resultiert daraus ein „hepatotropher Therapieschaden", der eine erhöhte Anfälligkeit und Empfindlichkeit gegenüber leberschädlichen Noxen schafft (Alkohol, Hepatitisviren, Bakterien, Arzneistoffe usw.).

Im Bewußtsein, daß man mit der Operation nicht alle Ursachen des Magenleidens, sondern nur den Krankheitsherd am Erfolgsorgan beseitigt, soll die Indikation streng gestellt werden.

Die Ernährung des Magenkranken und vor allem des Magenresezierten soll ausreichend und zweckmäßig sein unter Berücksichtigung einer genügenden Eiweiß- und Calorienzufuhr, bestenfalls mit adäquater Substitution von Säure- und Verdauungsfermenten. Der behandelnde Arzt sollte jeden Magenkranken bzw. Magenoperierten, insbesondere dann, wenn bereits ein Leberschaden bekannt ist, eindringlich vor den Gefahren des Alkohols und anderer lebertoxischer Stoffe warnen.

Zur sauberen Klärung des Kausalzusammenhanges zwischen Magenleiden, -operation und Leberschaden sind jedoch weitere prä- und intraoperative Untersuchungen der Leber einschließlich der Biopsie erforderlich, welche auch von chirurgischer Seite häufiger zur Diagnostik herangezogen werden sollte. Ebenso sind regelmäßige postoperative Kontrollen der Leberbefunde unerläßlich, um eine evtl. vorhandene latente Hepatopathie oder nutritive Hepatose zum frühest möglichen Zeitpunkt aufzudecken. Nur dann wird es möglich sein, den Magenkranken und insbesondere den Magenoperierten vor der Gefahr einer u. U. sehr ernsten Komplikation von seiten der Leber zu bewahren.

III. Röntgendiagnostik vor und nach Eingriffen am Magen*

1. Untersuchungsmethoden

a) Die Untersuchungsgeräte

Eine ungenügende apparative Ausrüstung verhindert auch bei großer Erfahrung des Untersuchers optimale Untersuchungsergebnisse. Der heutige hohe Stand der Chirurgie des Oesophagus und des Magens ist nur in enger klinischer Verbindung mit einer alle Möglichkeiten der funktionellen und morphologischen Diagnostik ausschöpfenden Röntgendiagnostik möglich. Bei der Indikationsstellung zum chirurgischen Eingriff reiht sich die Röntgendiagnostik als integrierender Bestandteil neben die klinische Untersuchung und die Untersuchungen des klinischen Labors. Ebenso wie dort haben sich auch in der Röntgendiagnostik die Untersuchungsmethoden in den letzten Jahrzehnten wesentlich vervollkommnet und sind durch die Fortschritte der technischen und physikalischen Erkenntnisse bereichert worden. Vor allem in der für die Magenchirurgie so wichtigen Funktionsdiagnostik hat die Radiologie große Fortschritte erzielt.

Die heute zu fordernde Einrichtung eines röntgenologischen Arbeitsraumes für Magen-Darmdiagnostik für eine Klinik umfaßt die folgende Ausrüstung: 6-Puls-Generator mit einer Leistung von 700—1000 mA, Spannungen bis zu 150 kV und Schaltzeiten bis herab zu wenigen Millisekunden, Belichtungsautomatik, ein Durchleuchtungsgerät mit mindestens 30° Kopftieflage, motorisch bewegter Tischplatte und Fußbank, zweiter Ebene für Rastertischaufnahmen mit Obertischröhre,

---

* Bearbeitet von H. Büchner.

eine Bildverstärker-Fernsehausrüstung möglichst mit Übertragungsmöglichkeit auch in andere Räume der Klinik (Zimmer des Chirurgen, Hörsaal, Demonstrationsraum usw.), eine 35 mm-Kinokamera für Röntgenkinematographie und einen Bildbandspeicher. Der Untersuchungsraum sollte nicht kleiner als 35 qm sein und neben mindestens zwei Umkleidekabinen auch eine Toilette besitzen. Ein unmittelbar angeschlossener kleiner Vorbereitungsraum mit Liegemöglichkeit ist vorteilhaft. An Anschlüsse im Untersuchungs- und im Vorbereitungsraum für Sauerstoff, Saug- und Druckluft sollte man bei Neubauten denken.

b) Untersuchungen ohne Kontrastmittel

Leerdurchleuchtung. Die Durchleuchtung des Thorax ist bei allen Patienten mit „akutem Abdomen" besonders wichtig und sollte stets *vor* einer Kontrastmittelgabe vorgenommen werden. Man wird sich damit in manchen Fällen die Kontrastmitteluntersuchung und jede weitere Untersuchung ersparen können. Sie gibt Aufschluß über akute Bauchsymptome verursachende basale Pneumonien, über incarcerierte Zwerchfellhernien und über Zwerchfellrupturen bei stumpfem Bauchtrauma. Differenzen im Zwerchfellstand und in der Zwerchfellbeweglichkeit sind bei freien Lungen und freien Pleuraräumen ein Hinweis auf einen subphrenischen Prozeß.

Die Leerdurchleuchtung des Bauchraumes läßt freie Luft unter dem Zwerchfell erkennen und Spiegelbildungen innerhalb und außerhalb des Magen-Darmkanals. Die Diagnose einer Perforation, eines Ileus und eines subphrenischen Abscesses ist ohne weitere Belastung des Patienten oft schon mit einer kurzen Durchleuchtung zu sichern. Bei allen Untersuchungen, bei denen es auf die Erkennung von Spiegelbildungen oder Luftansammlungen ankommt, muß die Durchleuchtung mit horizontalem bzw. annähernd horizontalem Strahlengang durchgeführt werden, da sich nur so der sich stets horizontal einstellende Flüssigkeitsspiegel gegenüber der darüber stehenden Luftblase abhebt. Kann bei der Suche nach freier Luft der Patient nicht stehen, so ist auf die Durchleuchtung besser ganz zu verzichten oder man beginnt sie im Liegen und richtet kurz bis etwa 30° Schräglage auf. Beim liegenden Patienten ist die freie Luft oft auch schon zu erkennen, allerdings nicht unter den Zwerchfellkuppeln, sondern als eine bei Rechts- und Linksdrehung mit der vorderen Bauchwand mitgehende Aufhellungsblase median im Oberbauch unterhalb des Herzschattens an einer Stelle des Bauchraumes, an welcher mit Ausnahme der Lageanomalie von Magen oder Darm sonst nie Luft zu sehen ist.

Eine Leerdurchleuchtung ist bei verschluckten nicht metallischen oder kleineren metallischen Fremdkörpern wie etwa Stecknadeln dagegen nicht angezeigt, da diese Fremdkörper in der Durchleuchtung nicht sicher erkannt werden können.

Leeraufnahme. Bei akutem Abdomen mit Oberbauchsymptomen wird in der Regel auf eine Abdomenleeraufnahme nicht verzichtet werden können. Für den Röntgenologen ist es wichtig zu wissen, welche Verdachtsdiagnose klinisch besteht bzw. welche differentialdiagnostischen Erwägungen getroffen werden. Bei der bloßen Überweisungsdiagnose „akuter Bauch" wird eine Abdomenübersichtsaufnahme im Stehen angefertigt, auf welcher wegen der Filmformatgrenzen oft entweder die Zwerchfelle oder der Beckenraum nicht ganz erfaßt sind. Auch ist eine Aufnahme im Stehen nicht immer die optimale Untersuchung für den vorliegenden Fall. Bei der gezielten Fragestellung nach freier Luft wird dagegen die Aufnahme stets so eingestellt, daß auf Kosten des Beckens die Zwerchfellkuppeln sicher auf dem Film sind und die Belichtung wird etwas geringer gewählt (weniger kV) als sonst beim Abdomen, damit die Zwerchfellkuppeln nicht überstrahlt werden. Eine günstige Position zum Nachweis oder Ausschluß kleinster Luftmengen ist die linke Seitenlage des Patienten und eine Aufnahme a.-p. oder p.-a.

im horizontalen Strahlengang. Auch sehr kleine Luftmengen stellen sich auf dieser Aufnahme über der Leber dar. Diese Aufnahmetechnik ist auch für alle Patienten angezeigt, die nicht stehen können. Bei Verdacht auf Gallensteinileus bzw. Gallensteinperforation ist es angezeigt, zusätzlich noch eine Aufnahme auf dem Flachblendentisch in Bauchlage anzufertigen, da Luft in den Gallenwegen und Gallenkonkremente oft nur auf optimalen Röntgenaufnahmen zu erkennen sind und Aufnahmen im Stehen oder gar in linker Seitenlage mit angestelltem Raster die Bildgüte einer Flachblendentischaufnahme nicht erreichen.

Verschluckte Fremdkörper erfordern bei Kindern und bei Erwachsenen bei der *ersten* Kontrolle eine Darstellung des *ganzen* Magendarmkanals von der Zahnreihe bis zum After. Nur so kann man mit Sicherheit einen Fremdkörper feststellen oder ausschließen. Von der Mundhöhle bis zur Kardia ist das Seitenbild günstiger als das Sagittalbild. Bei Kindern sind „verschluckte Fremdkörper" schon im Nasen-Rachenraum, in den Zahnfleischtaschen und am Mundboden gefunden worden. Die meisten verschluckten Fremdkörper, darunter auch Stecknadeln und selbst offene Sicherheitsnadeln erfordern keine tägliche Röntgenkontrolle. Gerade bei Kindern sollte wegen der hohen Gonadenbelastung beim Fehlen jeglicher klinischer Symptome mehr Wert auf eine Stuhlkontrolle als auf eine Röntgenkontrolle gelegt werden. Wir haben es mehrmals erlebt, daß Stecknadeln erst nach 3—4 Wochen im Stuhl erschienen, nachdem sie lange Zeit im Coecumpol lagen.

c) Untersuchungen mit Kontrastmittel

Der orientierende Breischluck. Sowohl in der präoperativen als auch in der postoperativen Röntgendiagnostik des Oesophagus und des Magens gibt es Fälle, bei denen keine vollständige Untersuchung erforderlich ist, sondern eine ganz gezielte Fragestellung nur einen morphologisch oder funktionell grob orientierenden Kontrastmittelschluck bzw. Kontrastmittelpassage verlangt. Präoperativ handelt es sich hierbei meist um den Ausschluß von Lageanomalien einschließlich der Hernien und postoperativ um die Anastomosenkontrollen zum Ausschluß einer Passagebehinderung oder einer Nahtinsuffizienz. Der Lagewechsel des Patienten mit mindestens einmaliger voller Drehung um die Körperlängsachse im Stehen und Liegen ist dabei besonders wichtig. Der Bariumbrei soll dünner sein als sonst zur Magenuntersuchung und bei der ersten postoperativen Anastomosenkontrolle ist ein wäßriges Kontrastmittel angezeigt, solange der Patient peroral noch keine Nahrung bekommen hat.

Die Breipassage. Im Gegensatz zum orientierenden Breischluck muß der Patient bei einer regulären Magen-Darmpassage absolut nüchtern zur Untersuchung kommen. Man sollte den Patienten nicht nur fragen, ob er noch nüchtern sei, sondern auch, ob er Medikamente bekommen habe, oder ob er vorher einen Schlauch habe schlucken müssen. Erfahrungsgemäß bezeichnen sich Patienten nämlich auch dann noch als nüchtern, wenn sie die Liste ihrer morgendlichen Tabletten und Tropfen bereits eingenommen haben oder schon eine fraktionierte Magensaftuntersuchung vorgenommen wurde.

Wegen der besonders hohen Strahlenbelastung der Gonaden bei Durchleuchtungen am Bauchraum muß für diese Untersuchung eine ausreichende Anamnese und eine klinische Fragestellung vorliegen. Es genügt nicht, den Patienten zu fragen, ob er schon einmal geröntgt wurde, denn für manche Patienten ist „Röntgen" und „Durchleuchten" zweierlei. Es kann sein, daß ein Patient nein sagt, um nach dem ersten Breischluck dann hinzuzufügen, nur sein Magen sei vor 8 Tagen bei Dr. X. durchleuchtet worden. Die Frage muß daher lauten: „Sind Sie schon einmal am Magen durchleuchtet oder geröntgt worden?" „Haben Sie schon einmal Brei trinken müssen? Wann zuletzt und wo?" Fand diese Untersuchung innerhalb des letzten Vierteljahres statt, so sind die Röntgenaufnahmen oder mindestens deren Resultate anzufordern, ehe mit einer neuen Untersuchung und einer neuen Strahlenbelastung begonnen wird.

Im deutschen klinischen Sprachgebrauch haben sich die Bezeichnungen MDP und MBP als Abkürzungen für Magen-Darmpassage bzw. Magen-Breipassage eingebürgert. Die Bezeichnung MDP ist jedoch nur dann berechtigt, wenn auch wirklich eine volle Darmpassage bis zum Colon angezeigt ist und durchgeführt werden soll. Selbst die Bezeichnung MBP bei Röntgenüberweisungsscheinen ist fehl am Platze, wenn es nur um die Diagnose eines Kardiospasmus geht oder um den Ausschluß von Oesophagusvaricen.

Die Sicherheitsuntersuchungen. Die einfache Breimahlzeit wird immer die Standarduntersuchung des Magens bleiben. Erst wenn sie fragliche oder unklare pathologische Befunde aufzeigt, wird man sich entscheiden, wie diagnostisch weitergegangen werden soll. Der nächste Schritt nach der ersten Standarduntersuchung wird bei nicht sicherer Diagnose in den meisten Fällen in einer gezielten Wiederholungsuntersuchung möglichst durch den gleichen Untersucher bestehen. Der Wert einer kurzfristigen Kontrolluntersuchung muß beim Magen und Darm ganz anders eingeschätzt werden als bei Untersuchungen am Skelet oder an den Lungen. Abgesehen von zufällig anderen, günstigeren Projektionsrichtungen wird dort eine am nächsten Tag durchgeführte Kontrolluntersuchung kaum mehr Klärung bringen, da am Objekt in dieser kurzen Zeit keine wesentlichen Änderungen eingetreten sein werden. Der Magen unterliegt jedoch einem ständigen Wechsel im Tonus und der Sekretion und damit einer Änderung des Schleimhautbildes und seiner röntgenologischen Darstellungsmöglichkeit. Eine heute höchst verdächtige Schleimhautformation oder Konturstelle kann morgen ein völlig normales Bild bieten, ja selbst größere Taschen- bzw. Kaskadenbildungen am Fornix können nach 24 Std völlig verschwunden sein. FORSELL hat 1913, 1928 und 1934 auf diese Eigenbewegungen bzw. Eigenverformbarkeit der Magenschleimhaut hingewiesen und man spricht seitdem von einer Autoplastik der Schleimhaut.

Die nächsten diagnostischen Schritte erfordern schon zusätzliche Maßnahmen. Wir möchten sie nach dem Vorbild der französischen Autoren ebenfalls als „Sicherheitsuntersuchungen" bezeichnen. Sie umfassen die Gasaufblähung des Magens, die Doppelkontrastuntersuchung, die Parietographie und die Pharmakoradiographie.

Die Gasaufblähung des Magens ist älter als die Breipassage. Das einfachste Mittel zur Aufblähung ist das Brausepulver (Pulvis effervescens). Es werden etwa 2 g Natrium bicarb. und 1,5 g Acid. tartar. getrennt mit wenig Wasser gegeben. Die im Magen entstehende Kohlensäure vergrößert die Magenblase und dehnt je nach Körperhaltung bestimmte Magenabschnitte aus. Eine Wandstarre, Wandverdickungen und in das Lumen hineinragende Tumormassen sind auf diese Art vor allem im Bereich des Fornix auch ohne zusätzliche Kontrastmittelgabe oft schon gut abgrenzbar. Fragliche Vorwölbungen im Bereich schwierig zu beurteilender Funduskaskaden kann man damit zum Verstreichen bringen und die Kaskade selbst wird übersichtlicher oder hebt sich nahezu ganz auf.

Die nächste Stufe ist die Doppelkontrastdarstellung der Schleimhaut. Schon bei der Standarduntersuchung des Magens soll man versuchen, mittels Lageänderung des Patienten die natürliche Magenblase auch zur Doppelkontrastanfärbung des Antrums zu benützen. Während eine gewöhnliche Schleimhautdarstellung durch eine schwache Füllung mit Kontrastmittel und durch dosierte Kompression (Magen, Duodenum) oder durch natürliche Entleerung (Dickdarm) zu erzielen ist und auch ohne zusätzliche Anwesenheit von Luft gelingt, erfordert

die Doppelkontrastuntersuchung zusätzlich zum Bariumbrei (negativer Kontrast)
die Anwesenheit eines zweiten Kontrastmittels, nämlich Luft bzw. eines Gases
(positiver Kontrast). Hierdurch werden doppelte bzw. höhere Kontraststufen
erreicht und eine subtilere Schleimhautdiagnostik wird möglich.

Die ungezielte und auch undosierbare Gasinsufflation mittels Brausepulver
oder kohlensäurehaltigen Wassers mit vorheriger oder nachfolgender Breigabe ist
schon lange bekannt (BAASTRUP, 1924; VALLEBONA, 1931). Sie wird heute von
vielen Autoren als diagnostisch wertlos abgelehnt (FRIK und HESSE, 1956; EIKEN,
1958; LAMPE, 1960) und führt im Bereich des Fornix nach LAMPE sogar zur Erhöhung der Fehldiagnosen. Wir benützen daher eine von uns entwickelte gezielte
Doppelkontrastuntersuchung, den Gastro-Spray, bei welchem über eine dreiläufige
Sonde bestimmte Partien der Magenwand gezielt mit einem Kontrastspray belegt
werden können (BÜCHNER, 1966). Der Spray eines wäßrigen Kontrastmittels
entsteht an einer Spraydüse im Magen selbst und dient zugleich der Aufblähung.
Diese Art der Magenanfärbung ist in ähnlicher Form zum erstenmal 1960 von
FOTI beschrieben worden (vgl. Abb. 101 b, c).

Bei der *Parietographie* wird versucht, durch ein zusätzliches Pneumoperi-
toneum Innen- und Außenkontur des Magens zugleich darzustellen, also die
Magenwand selbst zu erfassen. In Verbindung mit der Schichtaufnahmetechnik
(PORCHER, 1952) oder gezielten Aufnahmen (FRIK und BRICHZY, 1956) kann diese
Methode selbst umschriebene Wandveränderungen sichtbar machen, die das
Schleimhautbild noch nicht verändert haben.

Sekretion und Tonus des Magens und des Duodenums sind durch Pharmaka
leicht zu beeinflussen. Bei einem hypotonen Magen und bei einer Pylorusstenose
ist die Darstellung des Magenausgangs und des Bulbus duodeni oft nur mangelhaft
möglich und erlaubt keine sichere Diagnose. In diesen Fällen kann man mit einer
Sicherheitsuntersuchung nach 3—4 Tagen nach einer Gabe von 0,01 mg Morph.
hydrochlor. überraschend bessere Bilder erzielen. Von dieser Möglichkeit wird
leider zu wenig Gebrauch gemacht. SCHOPS (1961) und andere französische Autoren haben von der *Pharmakoradiographie* bisher die meisten Erfolge berichtet.
Bei einer Hypertonie und zur besseren Darstellung eines sich stets nur flüchtig
füllenden Duodenums ist Atropin, neuerdings auch Paspertin, das Mittel der Wahl
(vgl. Abb. 104).

Funktionsuntersuchungen. Neben der morphologischen Diagnostik hat am
Magen die Funktionsdiagnostik schon immer eine gleichbedeutende Rolle gespielt.
Funktion bedeutet in diesem Falle Bewegung. Mittels einer normalen Röntgenaufnahme läßt sich jedoch keine Bewegung analysieren und die Beurteilung bei
der Durchleuchtung ist zu flüchtig und auch oft zu unsicher.

Der älteste Versuch einer Bewegungsanalyse mittels Röntgenaufnahmen ist
das *Polygramm*. Bei gut fixiertem Schirm und Patient werden unmittelbar hinter-
einander mit der gleichen Röntgenfilmkassette auf den gleichen Film zwei oder
noch besser drei Aufnahmen im Zielbetrieb angefertigt. Für die einzelne Exposition wird dabei etwas mehr als $^{1}/_{2}$ bzw. $^{1}/_{3}$ der normalen Belichtungszeit bzw.
des normalen mAs-Produktes gewählt, die Röhrenspannung jedoch unverändert
gelassen. Die Breikonturen des Magens erscheinen dann als Polygramm übereinander projiziert und die absolute Deckung einer bestimmten Konturstrecke in
allen Aufnahmephasen spricht für Bewegungslosigkeit dieses Abschnitts.

Eine nächste Stufe der Funktionsdiagnostik ist durch die Entwicklung der
Flächenkymographie von STUMPF (1931) geschaffen worden. Ursprünglich zur
Registrierung der Herzbewegungen entwickelt, hat sich bald gezeigt, daß mittels
der Röntgenkymographie bei gleicher Rasteranordnung mit 12 mm Schlitz-
abstand bei langsamerem Rasterablauf bis zu einer Minute auch Kymogramme

am Verdauungstrakt geschrieben werden können. Die Kymographie ist durch die Röntgenkinotechnik etwas in den Hintergrund gerückt, hat sich jedoch im Bereich des Oesophagus auch heute noch ein Anwendungsgebiet erhalten. Sie ist hier dem Röntgenkinofilm in vieler Hinsicht sogar überlegen. Es wurde eine handliche Kymokassette entwickelt, mit der an jedem Zielgerät wie mit einer normalen Filmkassette gezielte Aufnahmen angefertigt werden können (BÜCHNER, 1954, 1958). Über die Bedeutung der Kymographie für die Oesophagusdiagnostik und Mediastinalanalyse sowie für die Funktionsdiagnostik am Magen liegen Untersuchungen vor von KRAUS und STRNAD (1955) und von SIELAFF (1958).

Wie eingangs des Kapitels bereits erwähnt, gehört heute eine Röntgen-Kino-Ausrüstung — und man möchte fast schon sagen ein Bildbandspeichergerät — zur *normalen* Ausrüstung eines Magen-Darm-Arbeitsplatzes. SCHOPS (1961) sagt mit Recht, daß jeder operierte Magen, der längere Zeit Störungen verursacht, gefilmt werden muß. Noch mehr als in der präoperativen Funktionsdiagnostik ist der *Kinofilm* bei vielen postoperativen Kontrollen unentbehrlich geworden. Die Motilität des selektiv vagotomierten Magens, die Passage am Pylorus (pyloric channel syndrom) und die Verhältnisse an den Anastomosen und den angeschlossenen Dünndarmschlingen sind mit der Durchleuchtung allein nicht immer funktionell exakt zu klären.

Der neueste technische Fortschritt auf dem Gebiet der Registrierung des Durchleuchtungsbildes, der *Bildbandspeicher*, verspricht eine weitere Vereinfachung und Verbesserung der Funktionsdiagnostik des Magens. Sein Vorteil gegenüber dem Kinofilm liegt darin, daß das Band unmittelbar nach der Durchleuchtung rückgespielt werden kann. Nicht nur beim Befunden der Aufnahmen, sondern auch bei der Demonstration der Fälle vor den Kollegen läßt sich die Durchleuchtung in voller Länge reproduzieren. Die günstigsten Bewegungsphasen können vom Fernsehsichtgerät gefilmt und vom stehenden Bild auch als Einzelbild festgehalten werden.

2. Präoperative Röntgendiagnostik

Die folgenden Abschnitte sollen — der Aufgabe des vorliegenden Werkes entsprechend — keine geschlossene radiologische Abhandlung dieser Organe darstellen. Sie befassen sich vielmehr nur mit den Gesichtspunkten der präoperativen Röntgendiagnostik, also der speziellen radiologisch-chirurgischen Zusammenarbeit bei den am häufigsten zu diagnostizierenden Erkrankungen dieser Organe, die ein operatives Eingreifen erforderlich machen.

a) Oesophagus

Nach anatomischen und funktionellen Gesichtspunkten wird der Oesophagus in drei Abschnitte eingeteilt, die Pars cervicalis, thoracica und abdominalis. Wegen der funktionellen und anatomischen Sonderstellung des abdominellen Abschnitts neigt man heute dazu, diesen Teil des Oesophagus mit LERCHE (1950) als Vestibulum gastrooesophageale zu bezeichnen. Dieses Vestibulum reicht übrigens oft bis zu 3 cm über den Hiatus oesophageus, ist also nicht absolut identisch mit dem Begriff des Pars abdominalis. Die Grenze zwischen Vestibulum und dem unteren Oesophagusdrittel ist anatomisch durch die Ansatzstelle der Membrana phrenooesophagealis bestimmt (Laimersche Membran) und zugleich auch eine für die Art des chirurgischen Vorgehens wichtige Höhengrenze am Oesophagus. Die Röntgenologie sollte sich daher einer Sprache bedienen, bei der es mit der Chirurgie keine Mißverständnisse gibt und eine Einteilung, die der „operativen Einteilung" entgegen kommt. Wir halten daher die von DIETHELM (1959) vorgeschlagene Einteilung der Oesophagusabschnitte nach der Gefäßversorgung für günstig. *Supraaortaler Teil* oder oberes Drittel bis zum Aortenbogen, *infraaortaler Teil* oder mittleres Drittel etwa bis zur Herzbasis, *suprakardialer Teil* oder unteres Drittel im Bereich des Herzschattens bis zum Vestibulum und als vierter Abschnitt das *Vestibulum* gastrooesophageale selbst, das man auch kurz als „die Kardia" bezeichnen könnte. Die Grenze zwischen dem Vestibulum und dem unteren Oesophagusdrittel liegt im sagittalen Strahlengang bei mittlerer Atmung etwa in Höhe einer Tangente zur linken Zwerchfellkuppel.

Diese Einteilung in vier Abschnitte mit dem Vestibulum als eigenem Abschnitt ist deshalb besonders wichtig, weil gerade dieser gastrooesophageale Übergang präoperativ und auch postoperativ am Oesophagus röntgenologisch besondere Schwierigkeiten bereitet. Die Anzahl der röntgenologischen Fehldiagnosen ist in diesem Teil des Oesophagus sicher am höchsten, wobei die Hernien und die Kardiacarcinome das Hauptkontingent stellen. Wegen dieser röntgenologischen und chirurgischen Sonderstellung dieses vierten Oesophagusabschnittes möchten wir ihn hier ausklammern und zusammen mit dem Fornix des Magens im nächsten Abschnitt behandeln.

In den drei oberen Oesophagusabschnitten stehen die folgenden Krankheitsbilder im Vordergrund der präoperativen Diagnostik: *Divertikel, Verätzung, Varicen und Carcinome.* Mit Ausnahme der Varicen stehen anatomisch die Schluckbeschwerden im Vordergrund aller Symptome. Es ist daher stets der Hypopharynx in die röntgenologische Untersuchung des Oesophagus miteinzubeziehen. Durch eine Leerdurchleuchtung vor der Breigabe muß zunächst das Vorhandensein einer Struma mit Verdrängung und Einengung der Trachea ausgeschlossen werden.

Die Darstellung des hochsitzenden typischen *Grenzdivertikels* gelingt im allgemeinen im Stehen besser als im Liegen und bei kleineren Divertikeln in frontaler Durchleuchtung besser als in sagittaler. Hierbei sollte die Aufnahme unmittelbar nach dem Vorbeifließen des Kontrastbreies ausgelöst werden. Bei den größeren Divertikeln, die eine Länge bis zu 10 cm und mehr erreichen können, ist die präoperative Darstellung des Stieles bzw. des Divertikelhalses und seiner Einmündungsstelle in den Hypopharynx wichtig. Divertikel im mittleren und unteren Abschnitt sind in Körperschräglagen meist am besten darzustellen. Ihre Anfärbung ist weitgehend von der Tonuslage bzw. Kontraktionsphase des Oesophagus abhängig. Die letzte Entscheidung, ob es sich bei der fraglichen Vorwölbung um ein Divertikel handelt, ist manchmal erst durch den Röntgenkinofilm zu treffen. Es gibt am Oesophagus zwei Stellen, an denen fragliche Divertikel vorgetäuscht werden können. An der Impression durch den Aortenbogen kann es zu einer vorübergehenden Retention des Kontrastmittels und zu einer scheinbaren Ausstülpung der Wand kommen. Ähnliche Erscheinungen können durch eine Impression des linken Hauptbronchus hervorgerufen werden. Sie haben auch schon zur Fehldiagnose eines Oesophaguscarcinoms geführt. Gerade in dieser Höhe sitzen nach Brombart (1956) 69% der Divertikel.

Die Einengungen der Speiseröhre sind meist schon durch die Anamnese, das Alter des Patienten und durch ihren Sitz differentialdiagnostisch weitgehend geklärt. Die Erstentdeckung angeborener *Stenosen* im Erwachsenenalter ist relativ selten und dann allerdings mit differentialdiagnostischen Schwierigkeiten gegenüber dem Carcinom verbunden. Die Stenosen durch Verätzungen können sowohl ringförmig als auch röhrenförmig auftreten. Ihr Sitz ist meist das untere Drittel. Wichtig ist die Abgrenzung der Länge der Stenose nach aboral. Durch die prästenotische Erweiterung ist die orale Grenze meist exakt zu erkennen. Bei stärkeren Stenosen ist die poststenotische Füllung jedoch oft ungenügend. Hier muß eine Anfärbung der poststenotischen Partien in extremer Kopftieflage versucht werden. Ist anamnestisch eine Verätzung nicht sichergestellt, so darf die absolut glatte Kontur im Bereich der Stenose nicht zum Ausschluß eines Carcinoms verleiten. Bei glatt konturierten Einengungen in Vestibulumnähe sollte differentialdiagnostisch auch an eine Sklerodermie gedacht werden. Mehrere zirkuläre Einengungen, die oft ein perlschnurartiges Bild geben, kommen beim sog. spastischen Oesophagus vor und können Divertikel vortäuschen. Diese von HILLEMAND (1949) als „spasmes étagés" bezeichneten Kontraktionen sind nach unserer Beobachtung mitunter auch die Vorstufe bzw. die Überleitung zu einem echten Kardiospasmus, wobei sie verschwinden, sobald letzterer voll ausgeprägt ist (vgl. Abb. 380 und 381).

Der Nachweis oder der Ausschluß von *Oesophagusvaricen* ist bei allen Formen des Bluterbrechens sowie bei Teerstühlen ohne sichere Ursache von ausschlaggebender Bedeutung für das weitere diagnostische Vorgehen und die operativen Erwägungen. Der submuköse Plexus der Speiseröhre bekommt bei intrahepatischer Behinderung des Pfortaderkreislaufs hauptsächlichen Zufluß über die V. gastrica sinistra und bei einem Verschluß der Milzvene mehr über die Vv. gastricae breves. Besonders im letzten Fall kann man auch röntgenologisch mitunter die Varicen im Fundus des Magens nachweisen. Wegen der Frage nach dem Sitz der Blockade im Pfortaderkreislauf gehört daher neben der Untersuchung des Oesophagus die *Splenoportographie* unbedingt zu den abklärenden präoperativen Untersuchungen.

Ausgeprägte Oesophagusvaricen sind relativ leicht darzustellen (vgl. Abb. 399a—c). Da ihr Füllungsgrad jedoch stark vom hydrostatischen Druck abhängt, gelingt ihr Nachweis bei schwächerer Ausbildung nicht immer im ersten Versuch. Die günstigsten Druckverhältnisse bestehen in Rückenlage bzw. leichter Kopftieflage und im Exspirium. Es scheint unserer Erfahrung nach ferner günstig zu sein, kurz vor der Aufnahme einige Male durch maximale Atemexkursionen nach beiden Seiten einige extreme Druckschwankungen im Thoraxraum zu erzeugen („Aufschaukeln der Füllung"). Eine beginnende Varicenbildung zeigt sich mitunter an einer feinen Kräuselung der Kontur des Faltenreliefs in der Schleimhautphase der Anfärbung. Bei Prallfüllung sind die nicht sehr ausgeprägten Varicenbildungen meist nicht zu erfassen. SWART (1963) hat die Technik der Varicendarstellung eingehend beschrieben und konnte bei 100 histologisch gesicherten Lebercirrhosen in 73% Oesophagusvaricen röntgenologisch nachweisen. Bei einer Varicosis im oberen Drittel des Oesophagus ist anamnestisch auch nach einer vorangegangenen Strumaoperation zu fragen.

Neben dem Oesophaguscarcinom spielen *gutartige Tumoren* nur eine untergeordnete Rolle. Die meisten Röntgenologen sehen im Laufe ihres Berufslebens ebensowenig einen gutartigen Oesophagustumor wie z.B. einen bösartigen Dünndarmtumor. Es sind bisher in der Literatur vereinzelt Polypen, Adenome, Papillome und relativ am häufigsten noch Leiomyome beschrieben worden. Über 90% aller Tumoren des Oesophagus sind *Carcinome* und man muß immer daran denken, daß gut die Hälfte aller Oesophagusstenosen — vor allem bei Männern — durch ein Carcinom hervorgerufen werden (vgl. Abb. 451, 455, 462, 464, 467). Bei einer Schluckstörung im 6.—7. Lebensjahrzehnt ist daher so lange die Verdachtsdiagnose Oesophaguscarcinom aufrechtzuhalten, bis röntgenologisch, oesophagoskopisch und cytologisch ein Carcinom ausgeschlossen worden ist. Leider treten die Schluckbeschwerden erst dann auf, wenn der Tumor gut die Hälfte des Speiseröhrenumfangs erfaßt hat (DEMLING, 1964). Ihr röntgenologischer Nachweis würde jedoch schon wesentlich früher gelingen. Trotz der erheblichen Fortschritte in der Thoraxchirurgie und der erstaunlich guten und bislang unerreichten Ergebnisse NAKAYAMAs (1960), gilt im allgemeinen noch die Regel, daß Carcinome im unteren Drittel, insbesondere in Kardianähe bei chirurgischer Behandlung und Carcinome im oberen Drittel bei Strahlentherapie eine höhere Heilungschance haben (DIETHELM, 1959).

b) Kardia und Fornix

Die Kardia bzw. das *Vestibulum gastrooesophageale* und der Fornix des Magens bieten röntgenologisch besondere Untersuchungsschwierigkeiten gegenüber den übrigen Abschnitten des Oesophagus und des Magens. Es treten in diesem Bereich nicht nur die meisten an beiden Organen bekannten pathologischen Zustände auf, sondern es kommen dort auch die meisten Täuschungsmöglichkeiten vor und somit ergibt sich zwangsläufig, daß die Anzahl der röntgenologischen Fehldiagnosen in diesem Gebiet am höchsten ist. „L'inconnue d'estomac", dieser Ausdruck französischer Autoren, die sich mit der Verbesserung der Röntgendiagnostik im Fornix besonders befaßt haben, ist wahrlich zutreffend. SOKOLOW und ANTONOWITSCH haben 1961 ebenfalls auf die diagnostischen Besonderheiten dieses Gebietes hingewiesen und glauben, daß ein wesentlicher Grund für die Schwierigkeiten der Röntgendiagnostik der Kardia und des Fornix darin zu suchen ist, daß die komplizierte Topographie des oberen Magenabschnitts unterbewertet wird und ebenso die daraus entstehenden Besonderheiten seiner Projektion auf dem Röntgenschirm. Die Gewohnheit, auf dem Schirm ein flaches Schattengebilde des Magens zu sehen, führe anscheinend den Röntgenologen schließlich dazu, den Magen auch räumlich als ein Gebilde aufzufassen, dessen Teile in einer Ebene gelegen seien. Der Fornix werde auf dem Schirm und noch mehr auf dem Film daher allzu leicht räumlich als gerade Fortsetzung des Magens betrachtet, was er in Wirklichkeit aber nicht sei. Die streng seitliche Aufnahme ist daher eine wichtige, in der Praxis aber aus Gründen der Filmeinsparung leider etwas vernachlässigte Projektionsrichtung. Bei Abklärung fraglicher Befunde im Kardia-Fornixbereich darf sie ebensowenig fehlen wie die Aufnahme in halbrechter Bauchlage (umgekehrter erster schräger Durchmesser).

Im Hinblick auf ein chirurgisches Eingreifen und unter dem Gesichtspunkt ihrer röntgenologischen Häufigkeit und Abgrenzung untereinander sind die wichtigsten Krankheitsbilder des besprochenen Oesophagus- und Magenabschnitts zweifellos die Zwerchfellhernien, der Kardiospasmus bzw. die Achalasie und das Kardiacarcinom. Seit der Einführung der Röntgenkinematographie haben sich unsere Kenntnisse nicht nur über die funktionellen Störungen im Hiatus-Kardiabereich erweitert, sondern auch die morphologischen Veränderungen haben eine neue Diskussion ausgelöst. Wer sich mit der Röntgendiagnose dieses Gebietes näher befassen will, der sollte daher nicht nur die früheren grundlegenden Arbeiten von AKERLUND (1926), BARSONY (1928), BERG (1931) und SCHATZKI (1932) studieren, sondern auch die neueren Untersuchungen von BROMBART (1956), HAFTER (1961), IMDAHL (1963) und die zusammenfassende Darstellung von FRIK (1965).

Die *Hiatushernie* (vgl. Abb. 359, 372, 373a, b) stellt bei weitem die häufigste Erkrankung des Mageneingangs dar. Die Angaben über ihr Vorkommen bei Magenuntersuchungen schwanken zwischen 3% und 50%. Diese Zahlen besagen eindeutig, daß das Krankheitsbild auf der einen Seite — wenn die Untersuchungstechnik nicht besonders darauf ausgerichtet ist — oft übersehen wird und auf der anderen Seite aber auch leicht Fehldeutungen vorkommen müssen. Eine Häufigkeit von 10—20% je nach der Zusammensetzung des Krankengutes dürfte der Wahrheit am nächsten kommen. Nach HILLEMAND (1952) kommen sieben Frauen auf drei Männer. Das „Schnürsenkelzeichen", ein Sodbrennen beim tiefen Vorbeugen (signe du lacet de soulier) geht übrigens auf eine Erstbeschreibung des gleichen Autors zurück. Die Diagnose wäre einfacher, wenn man röntgenologisch in jedem Falle die Schleimhautgrenze zwischen Magen und Oesophagus darstellen könnte und wenn die Röntgenprojektion keine Täuschungsmöglichkeiten zuließe. Nur in wenigen Fällen und bei einem ganz bestimmten Füllungs-Funktionszustand gelingt es jedoch, als untere Begrenzung bzw. als Basislinie einer mit der Spitze oralwärts gelegenen leichten Auftreibung eine mehrbogige, arkadenartige Kontur festzuhalten, welche dem obersten Saum der Magenschleimhaut entspricht. Alle nach unten glatt, konvex oder konisch begrenzten Auftreibungen oder momentane Erweiterungen des Vestibulumabschnitts des Oesophagus sind jedoch meist eine

sog. epiphrenische Ampulle oder Glocke und keine Hernie. Sie lassen sich in den meisten Fällen im Moment des Durchtritts des Endes der Breisäule durch den Hiatus beim tiefen Einatmen beliebig oft erzeugen und im Bild festhalten.

Bei tiefem Inspirium können infolge der Röntgenprojektion vor allem in den schrägen Durchmessern auch subphrenisch gelegene Magenanteile deutlich über der Zwerchfellkuppel erscheinen und werden im Bild dann als paraoesophageale Hernien gedeutet. Dies tritt besonders dann ein, wenn es sich um einen ventral hochgeschlagenen Magen handelt (Abb. 95). Aber auch in axialer Rich-

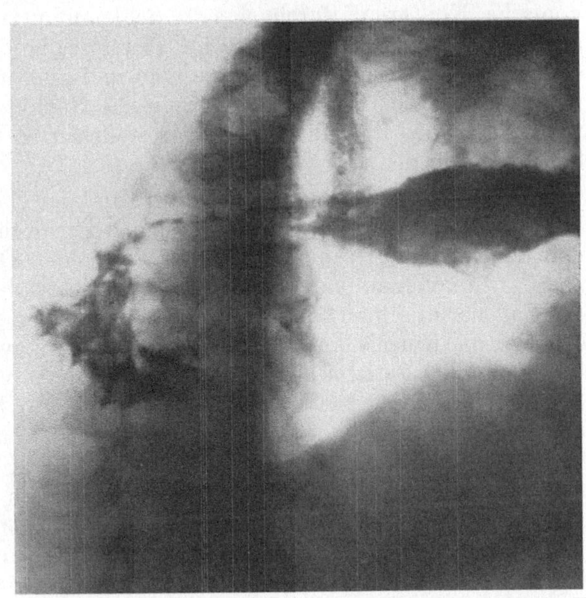

Abb. 95. Vorgetäuschte paraoesophageale Hernie durch ventral hochgeschlagenen Magen

tung kann der Hiatus selbst sich über das Zwerchfell projizieren, wenn man bei leichter Drehung in den ersten schrägen Durchmesser tief einatmen läßt (MONGES, 1956). Ein umgekehrter Projektionseffekt kann in Bauch-Rechtslage vorkommen. Hier kann sich bei sicherer Hiatushernie der Hiatus bzw. die Hiatuseinschnürung durch einen Projektionseffekt unterhalb der Zwerchfellkuppel darstellen (HAFTER, 1961).

Die Diagnose einer axialen Hiatushernie bereitet dann keine Schwierigkeiten mehr, wenn oberhalb des Hiatus oesophageus deutlich Magenschleimhaut zu erkennen ist oder wenn die drei typischen Einschnürungen zu sehen sind. Die oberste Einschnürung entspricht der oberen Grenze des Vestibulum gastrooesophageale, die mittlere dem Ostium der Kardia und die untere der Einschnürung des hochgedrängten Magens im Hiatus. Die verschiedenen Bezeichnungen des untersten Oesophagusabschnitts und die noch nicht einheitliche Einteilung der verschiedenen Hernientypen tragen bei kleinen Hernien zu den diagnostischen Schwierigkeiten mit bei. Wir möchten, den Definitionen FRIKs (1965) folgend, die Abgrenzung zwischen einer Hiatusinsuffizienz und den beiden Hernienformen nach folgenden Kriterien vornehmen: Bei der *Hiatusinsuffizienz* befindet sich das ganze Vestibulum gastrooesophageale, jedoch noch kein Magenanteil, zeitweilig oder dauernd oberhalb des Hiatus. Bei der *gleitenden Hiatushernie* ist zusätzlich ein Teil des Magens derart mit hochgetreten, daß das Vestibulum in der Längsachse des herniierten Magenanteils in diesen einmündet. Bei der *paraoesophagealen Hernie* liegt der herniierte Magenabschnitt oberhalb des Hiatus neben dem thorakalen Oesophagus, wobei es gleichgültig ist, ob das Vestibulum und das Ostium cardiacum unterhalb des Hiatus geblieben sind (eigentliche paraoesophageale Hernie) oder ebenfalls oberhalb desselben liegen (sog. Mischform, vgl. Abb. 372a, b).

Das wichtigste bei der Diagnose eines *Kardiospasmus* (vgl. Abb. 387a—c) ist die Abgrenzung gegenüber einer Tumorstenose, d.h. der Ausschluß eines Carcinoms. Die allgemein bekannten Kriterien der Benignität der Stenose wie glatte konische Konturen, durchgehende Schleimhautfalten, deutlich sichtbare mitgeteilte Herzpulsation und starke Erweiterung des oralen Oesophagusanteiles sind leider nicht immer alle vorhanden und auch nicht absolut verläßlich. Nach unserer Erfahrung ist der kymographische Nachweis der mitgeteilten Herzpulsationen, d.h. das freie Schwingen der stenosierten Stelle, noch eines der verläßlichsten Zeichen.

Spasmen im Bereich des Vestibulum und der Kardia können auch ein Hinweis sein auf ein *Carcinom* im Fornix. Auch bei schlechter Passage der Kardia sollte man daher bemüht sein, zu einer ausreichenden Darstellung des oberen Magenanteiles zu kommen und sich nicht mit dem Oesophagus begnügen. Das Carcinom des Magens hat seinen häufigsten Sitz nicht im Bereich des Fornix und der Kardia, sondern im Korpus und Antrum. Nach SOKOLOW und ANTONOWITSCH (1961) schwanken die statistischen Angaben über den Anteil des oberen Magenabschnitts am Magencarcinom zwischen 10—15% und 35%. Das Carcinom tritt im Fornix und unmittelbar subkardial oft als relativ gut abgrenzbarer, mit glatter Oberfläche in das Magenlumen vorspringender Tumor auf und macht damit einen gutartigen Eindruck. Jeder Patient mit einem röntgenologisch erkannten Tumor des Magens oder mit dem weitgehenden Verdacht auf einen neoplastischen Prozeß der Magenwand wird heute — unabhängig von dem Resultat der Gastroskopie — der Operation bzw. der Probelaparotomie zugeführt, wie auch umgekehrt bei der gastroskopischen Verdachtsdiagnose eines Tumors ohne sicheren röntgenologischen Nachweis kein Chirurg auf eine operative Klärung verzichten wird.

Die Beurteilung der Schleimhaut und der Außenkontur des Magens bereitet im Fornix besondere Schwierigkeiten, weil dieser Magenteil der Palpation nicht zugänglich ist und auch in normalem Zustand ein grobes, unregelmäßiges Faltenrelief aufweisen kann. Auf die Projektionsschwierigkeiten wurde bereits eingegangen. Zusätzlich können noch *Impressionen von außen* durch die Milz und den Rippenbogen Defekte vortäuschen. Auf der Seite der kleinen Kurvatur bzw. im unmittelbaren Kardiabereich erwartet man im allgemeinen jedoch keine Impressionseffekte von außen. Wir haben uns im Falle der Abb. 96 daher auch täuschen lassen. Das Beispiel zeigt einen fraglichen Kardiatumor. Bei der Operation wurde jedoch lediglich eine Fettgewebsimpression von außen gefunden.

Wir betrachten die Aufblähung des Magenfornix als eine „innere Palpation" und in gewissem Sinne als einen Ersatz für die fehlende Möglichkeit einer manuellen Palpation und wenden sie in Verbindung mit der Doppelkontrastuntersuchung des Gastro-Spray (FOTI, 1960; BÜCHNER, 1964, 1966) bei zweifelhaften Befunden im Fornixgebiet gerne an. Im Falle der Abb. 97 war bei einem Kaskadenmagen eine in ihrer Form und Größe etwas wechselnde fragliche Nischenbildung zu erkennen. Da sie gerade an der Schwelle der Kaskade saß, haben wir auch an eine durch die Kaskadenbildung und die an dieser Stelle besonders zu beobachtende Autoplastik der Magenschleimhaut vorgetäuschte Ulcusnische etwa im Sinne einer zweiten

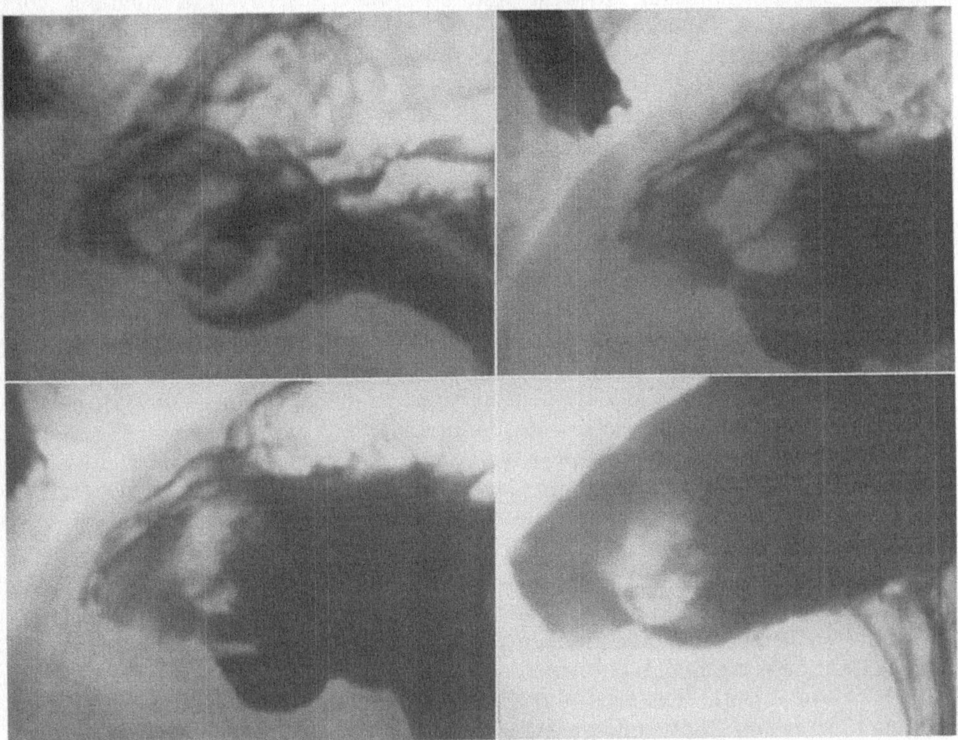

Abb. 96. Fraglicher subkardialer Tumor durch Fettgewebsimpression vorgetäuscht

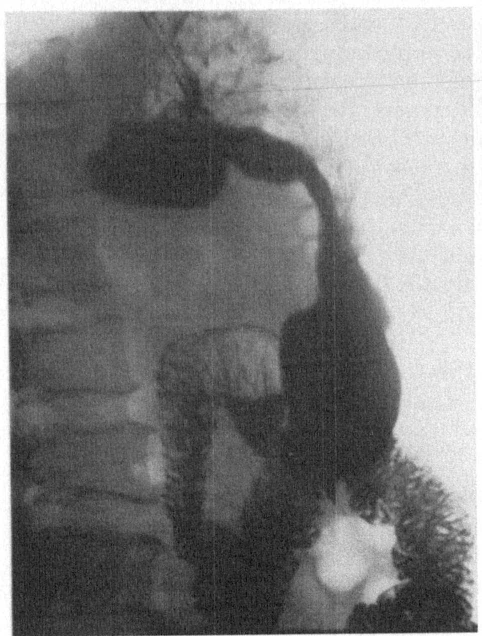

Abb. 97. Fragliche große Nische in etwas
wechselnder Darstellung bei Kaskadenmagen

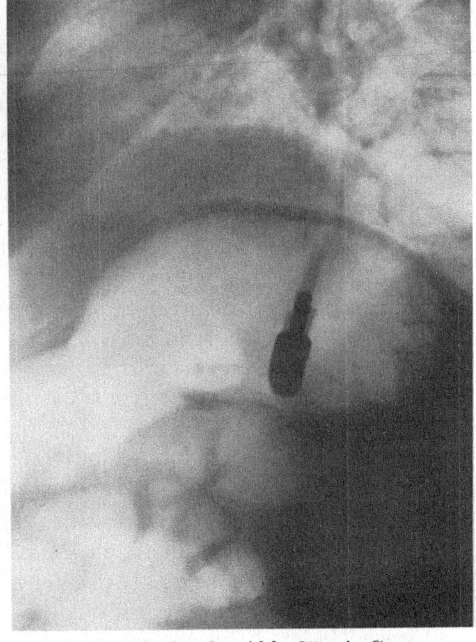

Abb. 98. Nische der Abb. 97 mit Gastro-
Spray als Ulcusnische gesichert

kleinen Kaskadenbildung gedacht und eine Gastro-Spray-Untersuchung vorgenommen. Eine Pseudonische bzw. Taschenbildung hätte dabei verstreichen müssen. In Abb. 98 ist jedoch am Boden einer wie ausgestanzt wirkenden Vertiefung ein Kontrastsee stehen geblieben. Die Operation bestätigte den Befund eines großen, wie ausgestanzt erscheinenden kreisrunden Ulcus. Man muß bei großen Nischen oder Taschenbildungen im Fornixbereich neben einem Ulcus auch daran denken, daß drei Viertel aller Magendivertikel hier vorkommen (vgl. Abb. 204).

c) Korpus, Antrum, Pylorus

35,3% aller Carcinome sind Magencarcinome (TEXTER und BARBORKA, 1960). Fast alle benignen Tumoren sind potentiell maligne, bei den Adenomen sind es 20—41% (PORTMANN, 1954). 91,5% aller Magentumoren können präoperativ röntgenologisch-gastroskopisch diagnostiziert werden (BAKER u. Mitarb., 1952). Diese Zahlen lassen die Wichtigkeit und die ausschlaggebende Bedeutung der präoperativen röntgenologischen Magenuntersuchung klar erkennen. Sie zeigen aber auch, welche verantwortungsvolle Aufgabe dem Röntgenologen zukommt und daß er bemüht sein muß, in enger Zusammenarbeit mit dem Operateur seine Kenntnisse ständig zu erweitern und seine Untersuchungstechnik zu verbessern.

Es kann hier nicht die Aufgabe sein, die Röntgenologie des Magens mit allen an diesem Organ vorkommenden pathologischen Zuständen abzuhandeln. Hierüber liegen bereits mehrere Monographien und Beiträge in Sammelwerken vor (PORCHER, STÖSSEL und MAINGUET, 1959; PREVOT und LASSRICH, 1959; VIETEN, 1959; SCHOPS, 1961; TESCHENDORF, 1964; FRIK, 1965). Die wichtigste Aufgabe der präoperativen Röntgendiagnostik ist die Früherkennung von Magentumoren. Nur etwa 5% aller Magentumoren sind gutartig (MOUTIER u. Mitarb., 1961) und nur 1% aller Magentumore sind Sarkome, meist Lymphosarkome (SCHOPS, 1961). PORTMANN konnte bis zum Jahre 1954 z.B. nur 52 publizierte Fälle von Morbus Hodgkin am Magen sammeln. Der weitaus häufigste Tumor des Magens ist also das *Carcinom*, das wir möglichst frühzeitig röntgenologisch erkennen müssen, da mindestens die Hälfte aller Magencarcinome metastasieren. GUTMANN (1956) und seine Schüler haben sich um die Frühdiagnose des Magenkrebses besonders bemüht und eine ausgefeilte Untersuchungstechnik für die Frühstadien kleiner Carcinome entwickelt. Von ihnen stammt auch die Einteilung in die drei röntgenologischen Grundformen: *infiltrierend, ulcerierend und tumorbildend.* Als wichtigstes diagnostisches Kriterium haben sie auf das Vorhandensein sog. Additionsbilder hingewiesen und sagen (wörtlich nach PORCHER, STÖSSEL und MAINGUET, 1959): „Eine Magenregion ist röntgendiagnostisch verdächtig, Sitz einer pathologischen Veränderung zu sein, sobald sie

auf mehreren Röntgenbildern,

in verschiedenen Körperlagen (stehend und liegend) ,

bei verschieden starker Kontrastmittelfüllung

an den Randkonturen

oder in ihrer Schleimhautdarstellung

gleichbleibende Umrisse des Kontrastmittelschattens zeigt."

Die klassischen röntgenologischen Tumorzeichen Füllungsdefekt, Wandstarre und Faltenabbruch verlangen zu ihrer Dokumentation auf dem Röntgenfilm die Anwendung *aller* bekannten Techniken der Magen-Standarduntersuchung, d.h. der Vollfüllung, der Schleimhautdarstellung, der wechselnden Patientenlagerung und der wechselnden Kompression und Palpation. Allein durch die Lagerung kann z.B. ein ausgedehntes Magencarcinom auch bei geringer Füllung praktisch zum

Verschwinden gebracht werden. Abb. 99, 100 zeigen ein ausgedehntes Antrumcarcinom, das nur in Bauchlage sicher darstellbar war.

Der Patient der Abb. 101a kam mit der Diagnose eines hochsitzenden Magencarcinoms in die Klinik. Bei der Gastro-Spray-Kontrolle war schon bei der Durch-

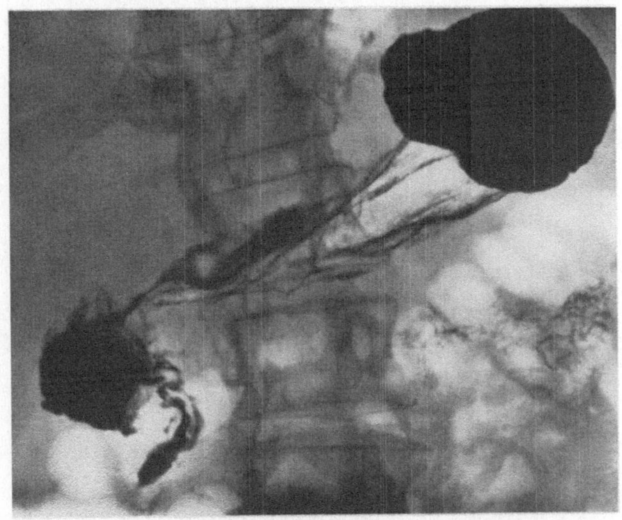

Abb. 99. Fraglicher Tumor im Antrum; vgl. Abb. 100

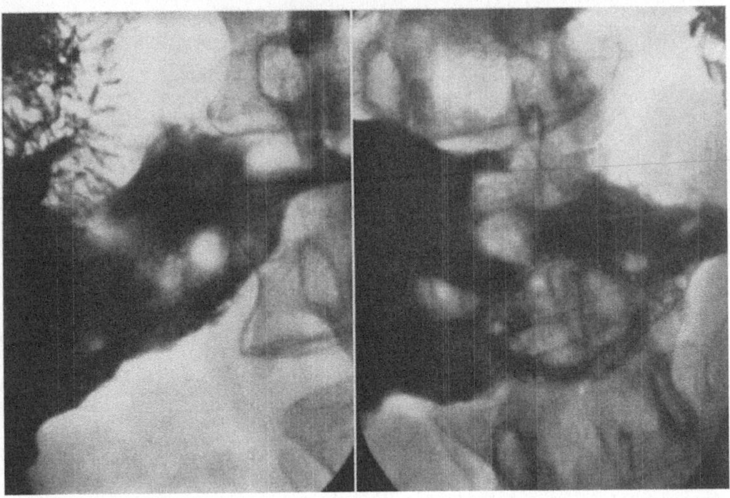

Abb. 100. Ausgedehntes Antrumcarcinom nur in Bauchlage sicher darstellbar

leuchtung zu erkennen, daß es sich um keinen pathologischen Befund handeln
kann. Beim Aufblähen und Ansprühen waren unter drehender Durchleuchtung
überall zarte glatte Konturen zu erkennen und eine unauffällige Schleimhautoberfläche, die beim Drehen des Patienten Schritt für Schritt geradezu räumlich
abgesucht werden konnte. Wären die verdächtigen Konturveränderungen der
Abb. 101a im Bereich eines Magenabschnitts aufgetreten, der der Palpation
zugänglich ist, so hätte man den Befund auch während einer normalen Magen-

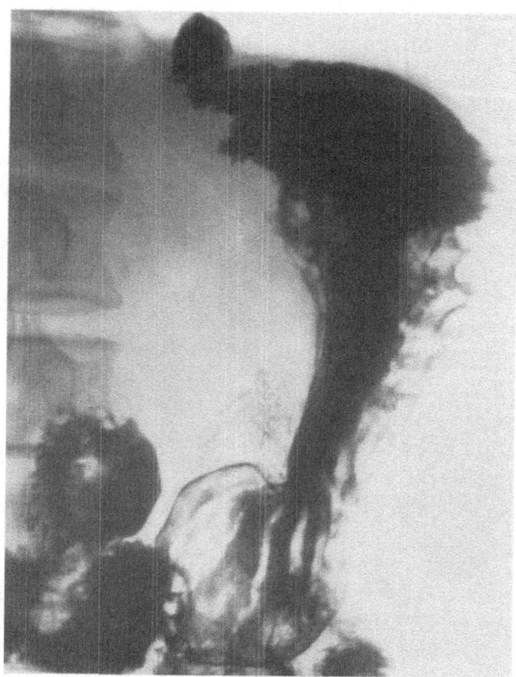

Abb. 101a. Tumorverdächtige Konturdefekte an der kleinen Kurvatur des Fornix

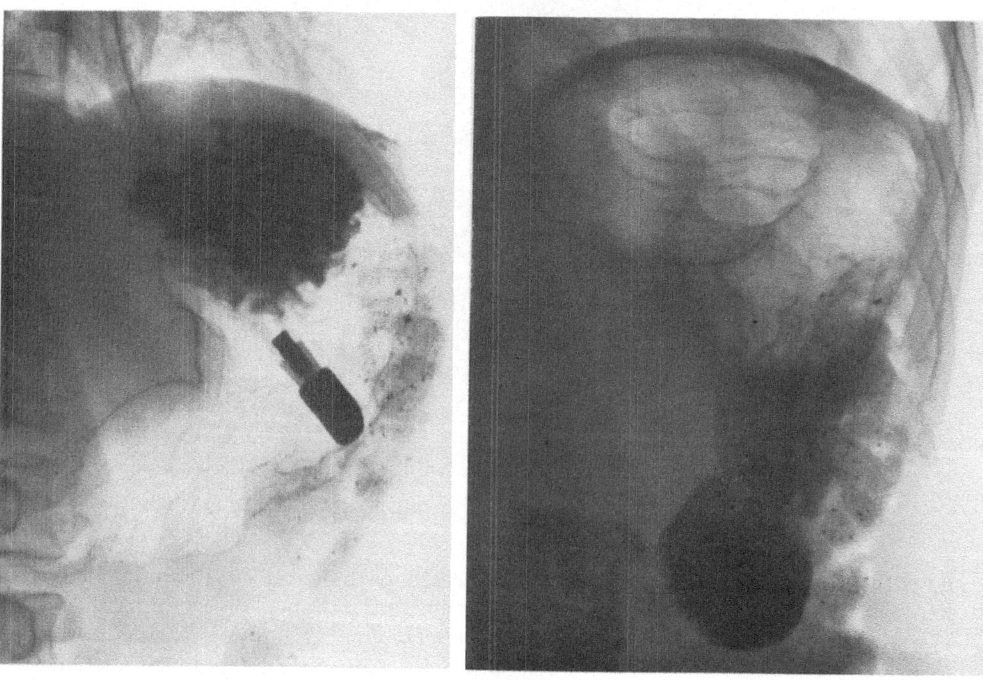

101 b   101 c

Abb. 101 b u. c. Gastro-Spray-Untersuchung des Falles der Abb. 101a; b im I. schrägen Durchmesser liegend, c seitlich stehend. Kein pathologischer Befund

untersuchung mit Bariumbrei in Verbindung mit Palpation und wechselnder
Kompression wahrscheinlich klären können. Bei der Palpation unzugänglichen
Magenabschnitten ersetzt ein mehrmaliger Wechsel zwischen Druck und Sog
während der Gastro-Spray-Untersuchung die nicht durchführbare Palpation und
Kompression von außen sozusagen durch eine „innere Palpation und Kompression".

Mit ähnlichen Wandveränderungen und der Schwierigkeit der Differentialdiagnose gutartig-pathologisch, bösartig-pathologisch oder völlig normal werden
wir an der großen Kurvatur noch öfter konfrontiert. Mit der Faustregel, die kleine
Kurvatur muß glatt sein, die große darf gezähnelt sein, kommt man nicht weit.
KENZLER und FRIK (1961) konnten statistisch nachweisen, daß bei einer ausgeprägten Zähnelung der großen Kurvatur organische Oberbaucherkrankungen

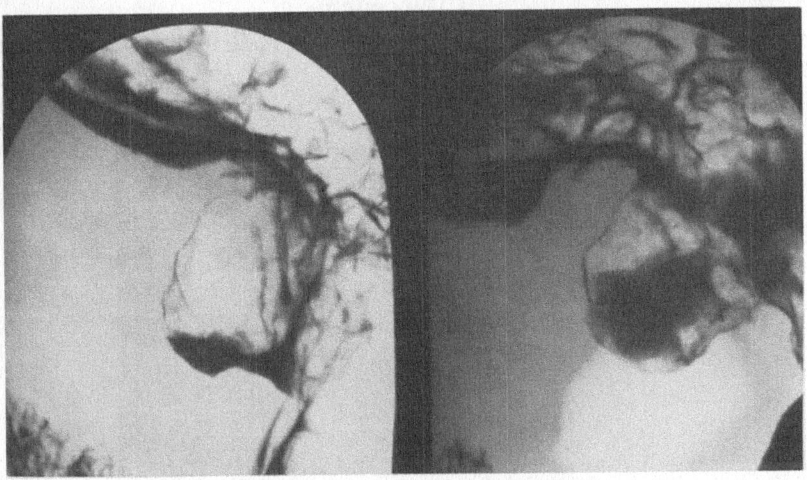

Abb. 102. Große Ulcusnische mit scheinbarer Schleimhautzeichnung (Abgrenzung gegenüber
Taschen- und Divertikelbildung)

signifikant häufiger sind als bei fehlender oder nur geringfügiger Zähnelung. Die
Art der Zähnelung oder Kerbung gibt nach ROURKE und TOMCHIK (1966) aber
auch Hinweise auf diffuse pathologische Wandprozesse am Magen selbst. Die
Autoren bringen manche typischen Formen der Zähnelung mehr mit malignen,
andere Formen mehr mit benignen Veränderungen in Verbindung. Glatte Konturen sprechen — vor allem bei den präpylorischen Stenosen — andererseits
jedoch nicht gegen ein Carcinom. Die zirkulär wachsenden Antrumcarcinome lassen
oft an beiden Kurvaturen glatte Konturen. Eine gestreckte, glatte Kontur bis
zum Angulus ist bei scheinbar kleinen hochsitzenden Carcinomen ein Zeichen
dafür, daß der Tumor viel größer ist und weiter herabreicht, als die erkennbaren
Schleimhautveränderungen vermuten lassen. Für den Chirurgen ist es angenehm,
präoperativ zu wissen, was ihn im Falle eines Magentumors operationstechnisch
etwa erwartet. Eine röntgenologische Aussage über die Ausdehnung des Tumors
in Richtung Pylorus und in Richtung Kardia ist daher oft der Grund, warum ein
Patient, der mit der sicheren Diagnose eines Magentumors in die Klinik kommt,
vor der Operation nochmals geröntgt wird.

Das *Magenulcus* bereitet im allgemeinen nur dann differentialdiagnostische
Schwierigkeiten, wenn es eine atypische Form und einen atypischen Sitz hat.
Ebensowenig wie jedes Ulcus an der großen Kurvatur maligne ist, ist jede Nische
an der kleinen Kurvatur ein Ulcus pepticum. Besonders große Nischen- bzw.
Höhlenbildungen an der kleinen Kurvatur sind stets verdächtig, Ulcuskrater eines

Carcinoms zu sein. Gegen die Kardia zu nehmen die Ulcera oft eine besonders breitbasige Form an mit dem Aussehen großer Schleimhauttaschen. In Abb. 102 ist in einer großen taschenähnlichen Ausstülpung sogar eine fragliche Schleimhautzeichnung in Doppelkontrastdarstellung zu erkennen. Trotzdem war es ein Ulcus pepticum. Die Schleimhautzeichnung in einer großen Nische darf nicht irreführen. Es ist bekannt, daß bei den großen Nischen der Magenwand oft nur ein Teil von der eigentlichen Ulceration erfaßt ist und die Resthöhle formveränderlich bleibt. Es sind auch schon Beobachtungen bekannt geworden, daß bei großen peptischen Geschwüren nur in einem kleinen Bezirk der Nische bereits eine maligne Zellformation histologisch nachzuweisen war.

d) Duodenum

Im Bereich des Bulbus duodeni interessieren bei der präoperativen Röntgendiagnostik fast ausschließlich die Ulcera und die durch sie verursachten Stenosen und Deformierungen. Dabei werden stärkere narbige Veränderungen am Bulbus

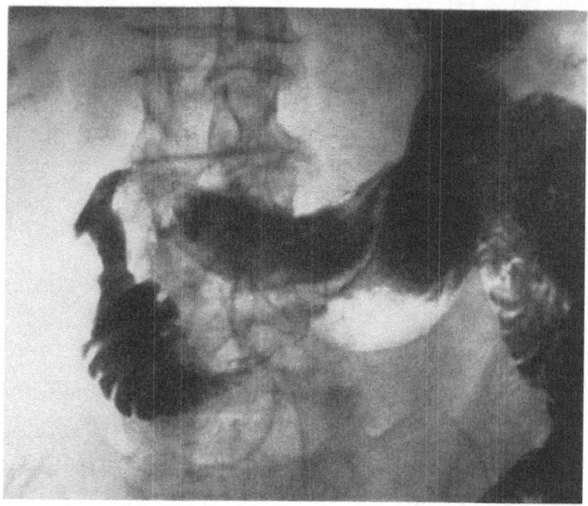

Abb. 103. Scheinbar starres und eingeengtes Duodenum bei normaler Untersuchungstechnik

heute bei der Indikation zur Operation einem noch bestehenden Ulcus faßt gleichgesetzt. Demgegenüber spielen die Tumoren am Duodenum wie auch am übrigen Dünndarm nur eine untergeordnete Rolle. BARCLAY und KENT (1956) geben eine Häufigkeit von 0,19% für das Adenocarcinom des Duodenums an bei Berücksichtigung aller gastrointestinalen Tumoren (vgl. Abb. 107). Die meisten Röntgenologen sehen nicht mehr als ein bis zwei Dünndarmtumoren in ihrem Leben. SMOKVINA konnte 1961 allerdings über neun eigene Fälle von Lymphosarkom des Dünndarms berichten und hebt als geradezu pathognomonisches Zeichen dieser Tumoren die Erweiterung der befallenen Darmschlinge hervor.

Die typischen präoperativen Befunde an Oesophagus, Magen und Duodenum werden im wesentlichen bei der Besprechung der operierten Fälle in anderen Kapiteln in ihren Röntgenbildern gezeigt. Von den Ulcera duodeni soll daher hier nur das seltene *postbulbäre Ulcus* angeführt werden, zumal der demonstrierte Fall ein Beispiel für die Bedeutung der Pharmakoradiographie darstellt. Abb. 103 zeigt das Duodenum bei normaler Untersuchungstechnik. Es erschien in der Durchleuchtung und auf den Aufnahmen in der Pars II deutlich starr und eingeengt. Als Sicherheitsuntersuchung wurde daher eine Kontrolle nach Atropingabe vorgenommen, bei welcher schon während der Durchleuchtung in dem jetzt weitergestellten Duodenum noch deutlicher als auf den gezielten Aufnahmen der Abb. 104 ein gut 1 cm im Durchmesser messendes Ulcus erkannt werden konnte.

Die Duodenalulcera neigen infolge ihrer anatomischen Lage häufiger zur freien *Perforation* als die Magenulcera. Trotzdem gelingt es nur in wenigen Fällen, die Perforationsstelle röntgenologisch darzustellen. Bei Verdacht auf eine freie Perforation wird man vor die Frage gestellt, ob die Untersuchung mit normalem Bariumbrei oder mit einem wäßrigen Kontrastmittel durchgeführt werden soll.

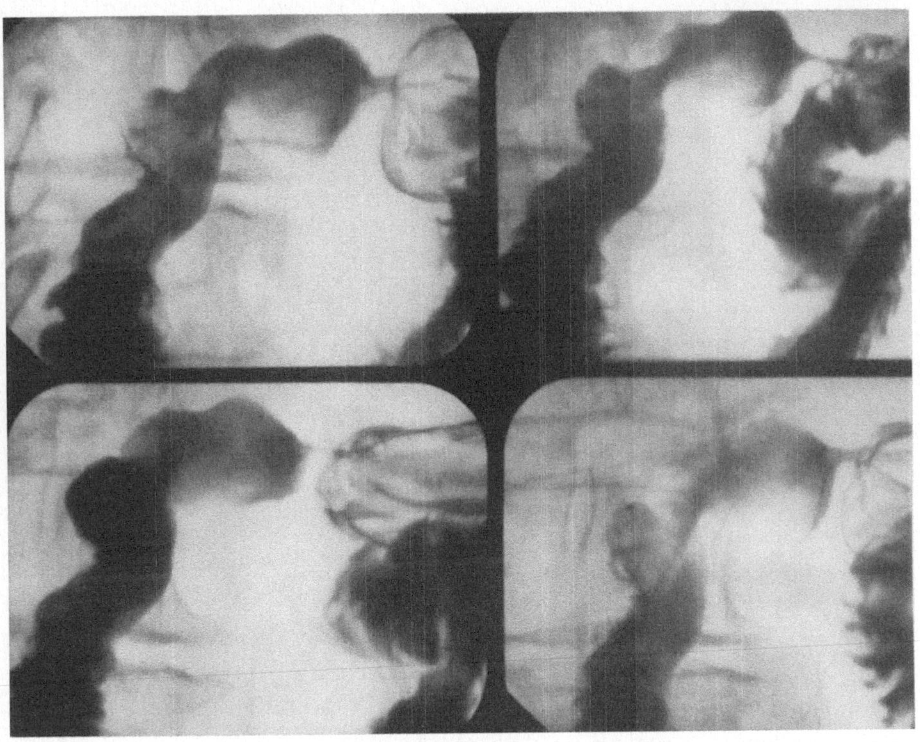

Abb. 104. Bei der Pharmakoradiographie weitgestelltes Duodenum mit jetzt deutlich erkennbarem postbulbärem Ulcus

Der während der Untersuchung sogleich erkannte relativ geringfügige Austritt von Bariumbrei hat bei uns noch nie zu Komplikationen geführt. Mit einem wäßrigen Kontrastmittel gelingt die Darstellung einer Perforation nach unseren Erfahrungen noch schwieriger. Wir glauben, daß bezüglich der Belastung des Patienten die technische Durchführung der Röntgenuntersuchung des akuten Abdomens wichtiger ist als die Art des Kontrastmittels. Die Ansichten gehen hier etwas auseinander. PORCHER, STÖSSEL und MAINGUET (1961) empfehlen, unmittelbar vor der Operation keine unnötigen Durchleuchtungen vorzunehmen und statt dessen blind Aufnahmen in Rückenlage und in rechter und linker Seitenlage anzufertigen. SAMUEL (1960) betrachtet nur den Schock als Kontraindikation zur Röntgenuntersuchung, empfiehlt aber eine ,,no touch"-Technik, d.h. keine Palpation und keine Kompression. Die Anfärbung einzelner Magenpartien und des Duodenums sollen nur durch entsprechende Lagerung und die Schwerkraft des Kontrastmittels erfolgen. Wir gehen ähnlich vor, sind aber mit der vorsichtigen Palpation nicht so ängstlich.

Die Patientin, deren Bilder in den Abb. 105a, b die Perforation eines Duodenalulcus zeigen, kam am Tage der Aufnahmen von weit außerhalb allein mit der
Eisenbahn zur Klinik und hatte bis zum Tage vorher als Filialleiterin in einem
Lebensmittelgeschäft gearbeitet. Man sah schon bei der Leerdurchleuchtung
unter beiden Zwerchfellen freie Luft. Erst nach der Drainage des von uns wegen
der großen Luftblase und Spiegelbildung und wegen der Anamnese zunächst
vermuteten subphrenischen Abscesses wurde eine Magenuntersuchung vorgenommen. Es gelang uns hierbei, die Perforationsstelle am Bulbusausgang darzustellen

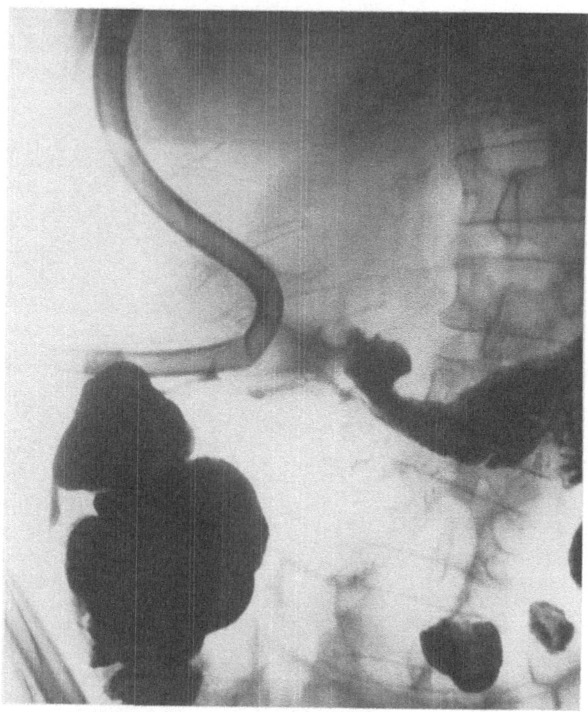

Abb. 105a u. b. Nachweis der Perforationsstelle eines Ulcus duodeni

(vgl. Abb. 105a, b). Eine andere, mehr an der Bulbusbasis gelegene Perforationsstelle im Duodenum wurde bei einer Magen-Duodenaluntersuchung wegen chronischer Oberbauchbeschwerden gefunden (Abb. 106). Es handelt sich um eine
biliäre Fistel. Die Aufnahme ist im zweiten schrägen Durchmesser angefertigt
und man sieht auch Luft im Ductus choledochus.

Im Gegensatz zu den Lymphosarkomen machen die *Carcinome* des Duodenum
eine Stenose des befallenen Abschnitts. Auch dieser Tumor ist so selten, daß wir
keinen eigenen Fall zeigen können. Unsere Duodenalcarcinome waren alle keine
primären Duodenaltumoren, sondern Lebercarcinome, Gallengangscarcinome und
Pankreascarcinome. FELDMAN (1948) fand unter 30000 Magen-Darmuntersu-
chungen nur einen Fall. KENT (BARKLAY und KENT, 1956) hatte einen Fall bei
7000 Untersuchungen. In der Mayo-Klinik wurden in den Jahren 1939—1946
20 Fälle entdeckt (DIXON u. Mitarb., 1946). Alle Autoren sind sich darin einig, daß
von der Röntgendiagnose kaum mehr als ein grober pathologischer Hinweis zu
erwarten ist. Es ist die Pflicht des Röntgenologen, präoperativ die morphologische
Läsion zu erkennen. Ihr topographischer und cellulärer Ursprung muß dabei

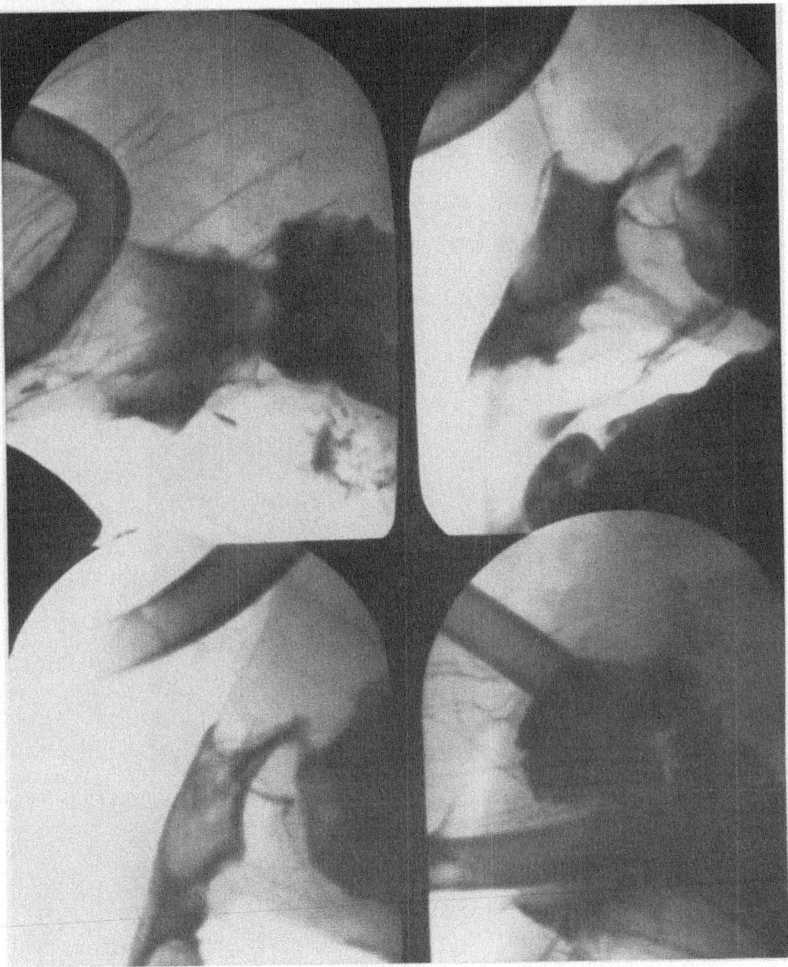

Abb. 105b

zunächst spekulativ bleiben. SVOBODA hat 1961 einen Fall mit den folgenden Röntgensymptomen beschrieben: Stenose und prästenotische Dilatation, Rigidität der Wand, Kaliberunregelmäßigkeit sowie polypoide und lacunäre Füllungsdefekte. Wir konnten bei zwei Fällen eines *Pankreascarcinoms* fast identische Röntgensymptome finden. In beiden Fällen der Abb. 107 war weder die Stenose des Lumens, noch die prästenotische Erweiterung oder die Erweiterung der ganzen C-Schlinge augenfällig. Auch Schleimhaut- oder Konturdefekte konnten nicht sicher festgestellt werden. Bei der Untersuchung fiel dagegen auf, daß das Duodenum unmittelbar vor der Flexur, also in einem Bereich, der meist nicht so leicht freizuprojizieren ist und bei den meisten Routineuntersuchungen daher eine „blinde Darmstrecke" bildet, auf eine relativ kurze Strecke mit spitzwinkeligem Knick fixiert bzw. ummauert erschien. Da in beiden Fällen alle anderen Zeichen noch nicht deutlich hervortraten und auch operativ die Tumoren noch nicht sehr fortgeschritten waren, halten wir diese retrogastrische Adhäsion für ein röntgenologisches Frühzeichen des Pankreascarcinoms. SALIK (1961), der über die röntgenologische Früherkennung der Pankreascarcinome ausführlich berichtete, konnte von 91 operierten Pankreascarcinomen 49 präoperativ diagnostizieren und glaubt, daß bei Kenntnis der röntgenologischen Frühzeichen und einer entsprechenden Untersuchungstechnik drei Viertel aller Pankreascarcinome — auch die im Körper-

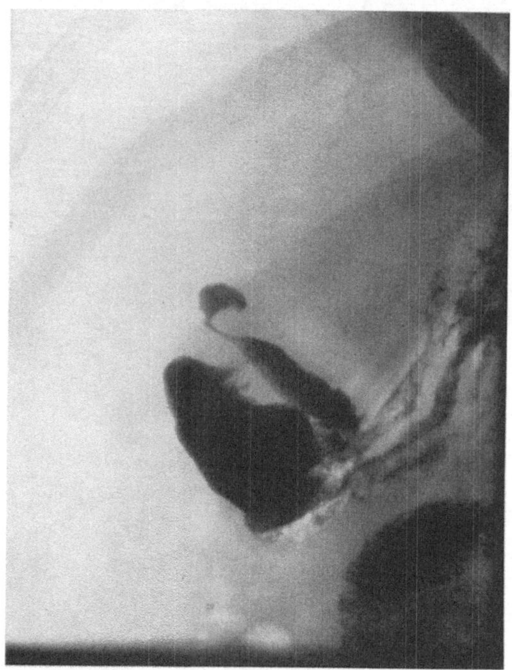

Abb. 106. Biliäre Fistel vom Magen aus dargestellt. Luft im Ductus choledochus

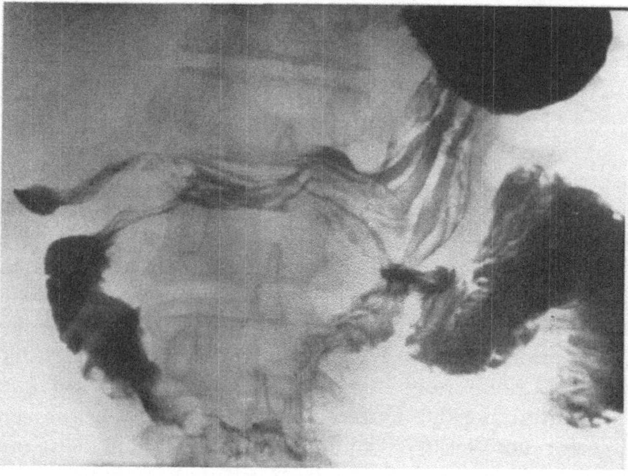

Abb. 107a. Fast identische Duodenalveränderungen bei zwei Fällen eines
Pankreascarcinoms

und Schwanzbereich — präoperativ erkannt werden können. Die günstigste Position und Projektionsrichtung zur Darstellung einer gut gefüllten Duodenalschlinge ist nach SALIK die rechte Bauchlage (prone right anterior oblique position).

Wir empfehlen dabei aber unbedingt die Benützung des kleinen Röhrenfocus wegen des relativ großen Objektabstandes zum Film. Auf die Bedeutung der Splenoportographie bei der Diagnostik der Pankreastumoren sei abschließend noch besonders hingewiesen. Es gelingt dadurch oft, eine Metastasierung bereits präoperativ nachzuweisen.

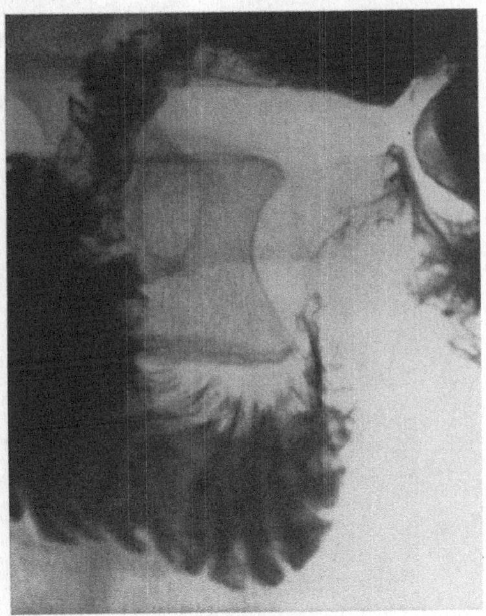

Abb. 107b

3. Postoperative Kontrolle

Einleitend zu diesem letzten Abschnitt soll mit aller Deutlichkeit betont werden, daß es in der modernen und ausdifferenzierten Magenchirurgie einem auch röntgenologisch tätigen Internisten nicht mehr und einem ausschließlich für die innere Medizin tätigen Röntgenologen nur schwer möglich ist, den postoperativen Zustand am Oesophagus, Magen und Duodenum sowohl unmittelbar postoperativ als auch im Dauerzustand morphologisch funktionell richtig zu beurteilen. Die Zeiten, in denen es galt, nur zu entscheiden, ob es sich um eine „G.E.", einen „B. I" oder um einen „B. II" handele, sind endgültig vorüber. Die funktionelle Beurteilung ist weit in den Vordergrund gerückt und bei einem Zustand nach selektiver Vagotomie und Pyloroplastik oder nach einer form- und funktionsgerechten Teilresektion mit Gastro-Duodenostomie wird es für den Ungeübten in vielen Fällen nicht möglich sein, zu erkennen, daß überhaupt eine Operation am Magen vorgenommen wurde. Wie viele Abbildungen des chirurgisch-klinischen Teiles dieses Werkes zeigen, ist die Chirurgie des Magens der Röntgendiagnostik auf diesem Teilgebiet davongeeilt. Die röntgenologische Literatur wird in Einzeldarstellungen und in den Lehrbüchern erst in Zukunft den postoperativen Oesophagus und Magen gebührend berücksichtigen können (ROSETTI, 1957; PORCHER und BUFFARD, 1957; SCHÄFER, 1959; PREVOT, 1963; FRIK, 1965). In der neuesten Darstellung der Röntgenologie des operierten Magens gibt FRIK eine klare Aufgliederung der Fragestellungen, die sich der Untersucher vorlegen muß. Ist nicht genau bekannt, welche Operation am

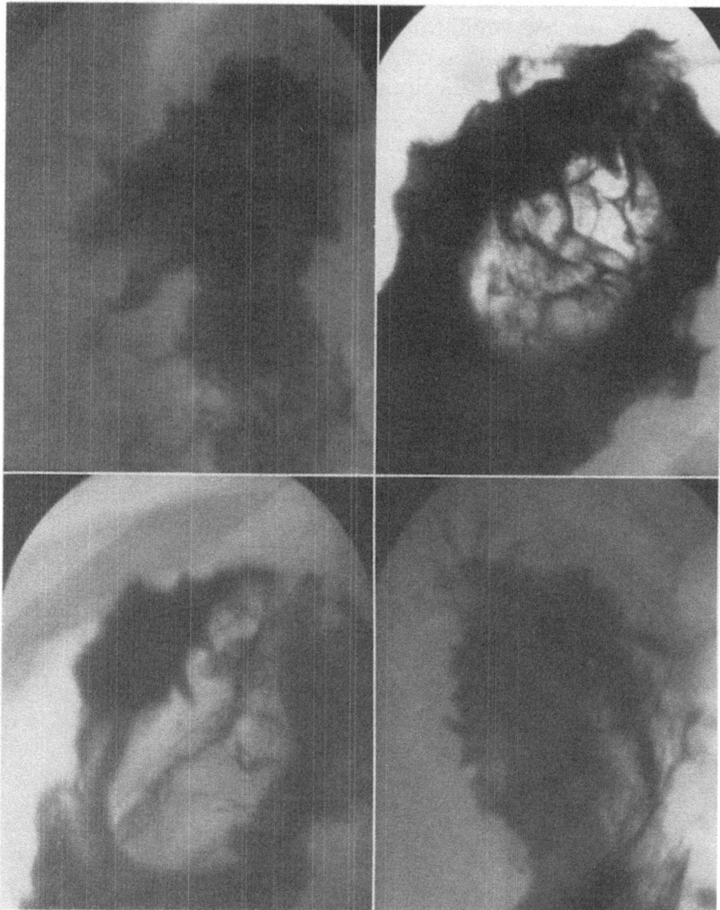

Abb. 108a. Mitgebrachte Aufnahmen mit der Diagnose Stumpfcarcinom nach Resektion nach Billroth II

Magen vorgenommen wurde, so ist zunächst morphologisch abzuklären, ob eine Totalresektion, eine partielle Resektion oder nicht resezierende Eingriffe vorgenommen wurden, wie etwa eine Übernähung, eine Gastroenterostomie, eine Pyloroplastik, eine Gastropexie, eine Fundoplikatio usw. Hierbei sind weder die Angaben des Patienten noch die des überweisenden Kollegen immer verläßlich.

Sind die rein morphologischen Fragen geklärt, dann muß zur Funktion Stellung genommen werden. Welchen Weg nimmt das Kontrastmittel und wie schnell oder verzögert ist die Passage? Ist eine Retroperistaltik irgendwo zu erkennen? Bei den ersten postoperativen Kontrollen kommt noch hinzu, daß zur Frage der Nahtinsuffizienz und zu ihrem Ausmaß Stellung genommen werden muß. Es ist zu unterscheiden zwischen einer relativ harmlosen kleinen Nahtinsuffizienz, bei der das Kontrastmittel in unmittelbarer Nähe der Anastomose liegen bleibt, und einer Höhlenbildung und Gasansammlung neben der Anastomose oder einem breiten Kontrastmittelaustritt unter das linke Zwerchfell.

Die späteren Kontrollen eines partiell-resezierten Magens zielen neben der Funktionsbeurteilung meist darauf ab, ein Stumpfrezidiv oder ein Ulcus pepticum jejuni auszuschließen. Für beide Komplikationen hält der postoperative Magen

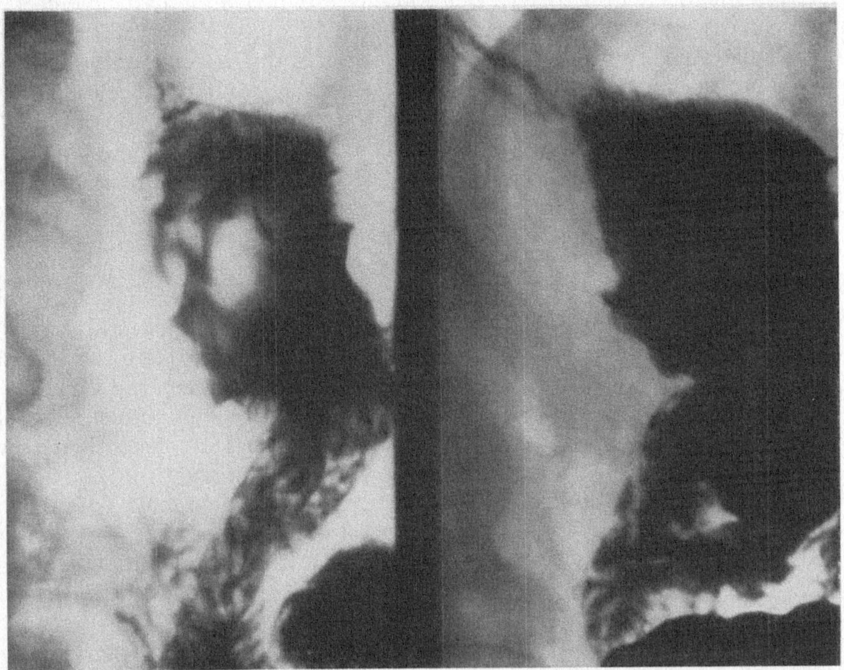

Abb. 108 b. Eigene Aufnahmen des Falles der Abb. 108 a mit ebenfalls fraglichem
Füllungsdefekt im Magenstumpf

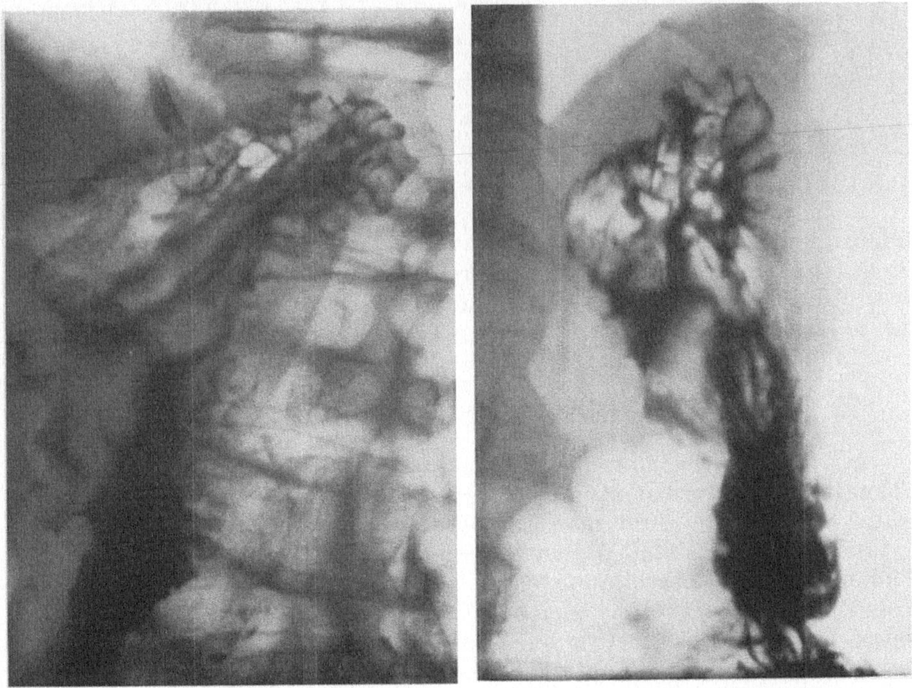

Abb. 109 a   Abb. 109 b

Abb. 109b. Optimale Schleimhautdarstellung des Magenstumpfes p.-a. (c) und seitlich (d)
zeigt den „Defekt" als Durchblick zwischen zu- und abführender Schlinge

Täuschungsmöglichkeiten bereit. Der Patient mit den außerhalb angefertigten Aufnahmen der Abb. 108a kam mit der sicheren Diagnose eines Stumpfcarcinoms in die Klinik. Auch auf einigen unserer gezielten Aufnahmen konnte ein scheinbarer Füllungsdefekt des Magenstumpfs dargestellt werden (Abb. 108b). Auch beim operierten Magen ist jedoch die Forderung nach einer Darstellung in Vollfüllung und einem Schleimhautbild zu erfüllen. Man darf ferner nicht eher ruhen, bis man genau weiß, wo die Anastomose ist. Bei nur flüchtiger Untersuchung hat der Fall der Abb. 109a scheinbar einen relativ großen Magenrest mit einem Defekt. In Wirklichkeit besteht nur ein sehr kleiner Magenrest, die Anastomose sitzt

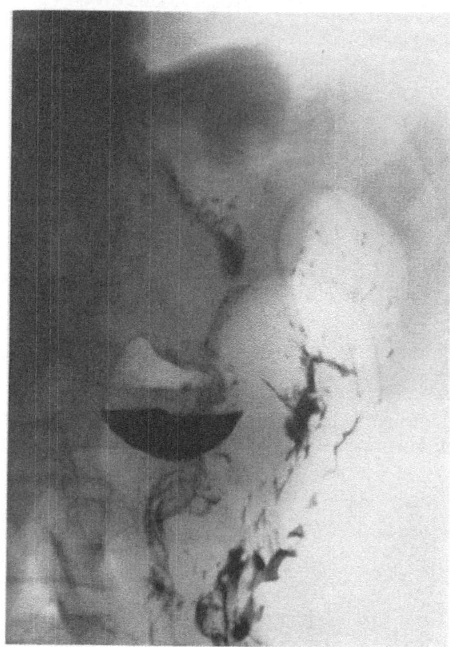

viel höher als vermutet und der „Defekt" entpuppt sich als Durchblick zwischen zuführender und abführender Schlinge (Abb. 109b), ist also auch kein sog. „Hofmeister-Defekt", wie auf Grund der Aufnahmen allein ohne Kenntnis der Durchleuchtung vermutet werden könnte.

Wer noch nicht viele Anastomosengeschwüre nach Magenresektion nach Billroth II gesehen hat, sucht meist nach einer Nische oder einem Breifleck, wie wir es von den Magengeschwüren her gewöhnt sind. Das Ulcus pepticum jejuni kann sich so darstellen. Man muß aber auch wissen, daß es nicht unbedingt konform mit den Beschwerden und den klinischen Erscheinungen eine solche Größe annehmen kann, daß es dann meist als Teil einer Schlinge oder als operativ bedingte Taschenbildung an der Anastomose angesehen wird. Der große Breifleck in Abb. 110 wurde von uns als sicheres Ulcus aufgefaßt, da er 1. typisch lag, 2. starre

Abb. 110. Großes typisches Anastomosenulcus

Ränder und, 3. glatte Konturen aufwies und 4. als sicherstes Kriterium im Stehen eine Spiegelbildung mit der Dreischichtung Brei, Succus, Luft aufwies, was in dieser Art und an dieser Stelle in einer Darmschlinge oder Taschenbildung nie zu beobachten ist.

D. Anaesthesiologie bei Oberbaucheingriffen*

Im ersten Drittel unseres Jahrhunderts dominierte noch die Methode der Chloräthyl-Äther-Inhalation. Einen wesentlichen Fortschritt brachte die subjektiv angenehmere intravenöse Narkoseeinleitung durch das 1932 von WEESE entwickelte Hexobarbital. Weitere Abschnitte der Entwicklung bestanden in der Einführung der Thiobarbiturate, des Halothane, der Neuroleptanalgesie und des Propanidid. Früher übliche Komplikationen, wie Excitationsstadium, Intoxikation durch das Anaestheticum und postoperative Pneumonie sind heute selten geworden. Darüber hinaus hat die moderne Anaesthesie einige bedeutsame Fortschritte der Chirurgie erst ermöglicht. So erlauben besser verträgliche Anaesthetica

---

* Bearbeitet von A. DOENICKE.

eine zeitlich längere Ausdehnung des Eingriffs. Endotracheale Intubation, kontrollierte Beatmung und Vollrelaxation machen dem Chirurgen den Thoraxraum und die Gebilde des oberen Abdomens leichter zugänglich, die Gefahr einer intraoperativen Hypoxämie wurde durch maschinelle und kontrollierte Beatmung verringert.

Die Bedeutung der modernen Anaesthesie liegt darin, das Operationsrisiko gesenkt und auch solche Patienten einer chirurgischen Behandlung zugänglich gemacht zu haben, die früher nicht operabel waren.

I. Untersuchungen vor der Operation

Zahlreiche Patienten, bei denen die Indikation zu einem abdominellen Eingriff gestellt wird, befinden sich aus sehr verschiedenen Gründen in einem reduzierten Allgemeinzustand. Einer sorgfältigen Anamnese muß daher großes Gewicht beigemessen werden. Insbesondere ist auf Störungen im Bereich von Herz, Gefäßsystem, Lunge, Leber, Niere und Pankreas zu achten. Ohne Klarheit über die Funktionstüchtigkeit dieser Organsysteme zu haben, sollte grundsätzlich keine größere Operation angesetzt werden.

1. Herz und Kreislauf. Ruhe- und Belastungs-EKG, Kreislaufkontrolle nach SCHELLONG und Venendruckmessung sollen routinemäßig durchgeführt werden.

2. Atmung. Um Lungenkomplikationen möglichst zu vermeiden, sind Thoraxübersichtsaufnahme, Bestimmung der Vitalkapazität und, falls erforderlich, bakteriologische Sputumuntersuchungen ebenfalls unerläßlich.

3. Leber. Erfahrungsgemäß führen länger bestehende Erkrankungen des Magen-Darmtraktes in der Regel zu sekundären Leberparenchymschädigungen. Daher sind in jedem Falle Leberfunktionsproben, d.h. Kontrolle der Elektrophorese, der Serumbilirubinkonzentration, des Quickwertes, der Bromsulfaleinretention, Bestimmung der Glutamat-Pyruvat-Transaminase, Glutamat-Oxalacetat-Transaminase, alkalische Phosphatase und Pseudocholinesterase-Aktivität ratsam. Bei ungünstigem Ausfall dieser Untersuchungen wäre die Diagnostik noch durch eine Leberbiopsie zu ergänzen.

4. Niere. Zur Kontrolle der Nierenfunktion und der entsprechenden Funktionen des Endocriniums werden Harnstoff-N, Clearance sowie der Wasser- und Elektrolythaushalt überprüft. Von den drei großen Flüssigkeitsräumen des Organismus: zirkulierender Raum (Plasma), Interstitium und Intercellulärraum (Muskulatur), die in einem quantitativen Verhältnis von etwa 1:3:10 stehen, läßt sich mit Labormethoden lediglich der zirkulierende Raum erfassen. Trotz dieses Mangels muß die Serumkonzentration von Na^+, K^+, Ca^{++}, ^-Cl und $^-HCO_3$-Ionen unbedingt erfaßt werden.

5. Pankreas. Auch die Bestimmung des Diastase- und Glucose-Spiegels im Blut ist bedeutsam.

6. Blut. Notwendig ist schließlich die Kenntnis von BSG, Blutbild und Gerinnungsfaktoren. Die aufgezählten Untersuchungsergebnisse in ihrer Gesamtheit ermöglichen erst eine sinnvolle Operationsvorbereitung.

II. Präoperative Behandlung

1. Herz und Kreislauf. Bei Patienten jenseits des 50. Lebensjahres empfiehlt sich generell eine medikamentöse Stützung des Herzens, für die wir Glykoside aus der Digoxin-Gruppe bevorzugen. Eine Volldigitalisierung wird nur bei entsprechenden pathologischen Herzbefunden oder jenseits des 60. Lebensjahres notwendig sein.

2. Atmung. Bei Asthma bronchiale, Emphysem oder Bronchiektasen sind Expektorantien, Broncholytica und evtl. testgerechte Antibiotica angezeigt. Auch mucolytische oder antibiotische Aerosole sowie zentral wirksame Atemanaleptica erwiesen sich als nützlich. Diese Maßnahmen können noch durch Atemgymnastik unterstützt werden.

3. Leber. Liefern die Befunde der erwähnten Leberfunktionstests (insbesondere Elektrophorese, Albuminfraktion und Pseudocholinesteraseaktivität) einerseits wertvolle prognostische Hinweise, so ist andererseits ihre Normalisierung von entscheidender Bedeutung für die Verträglichkeit der Narkose und den postoperativen Verlauf. Da vor, während und unmittelbar nach einer Operation bei Magenkranken bereits eine Eiweißunterbilanz besteht, im selben Zeitraum aber ein gesteigerter Eiweißzerfall überbrückt werden muß, ist einer entsprechenden Eiweiß-Substitution größtes Gewicht beizumessen. Wir bevorzugen Infusionen von Humanalbumin, Plasma und synthetischen Aminosäuren, falls oral keine ausreichende Zufuhr möglich ist. Erst nach wiederholten Kontrollbestimmungen kann ein Operationstermin festgelegt werden.

Die Normalisierung der Serumeiweißfraktionen ist auch für die Größe des Plasmavolumens wichtig. Zu Beginn der Narkose kann nämlich auf eine Wirkung der Anaesthetica hin eine Weiterstellung der Endstrombahn einen Blutdruckabfall bewirken, der bei exsikkierten Patienten mit geringer Osmolarität des Blutes bedrohliche Ausmaße (Sludge-Phänomen etc.) annehmen kann. Bei Notfalloperationen kann ein sofortiges Auffüllen mit Plasma oder Expandern, am besten schon als Prophylaxe vor der Narkoseeinleitung, das Auftreten bedrohlicher hypoxämiebedingter Schäden an den parenchymatösen Organen verhindern.

4. Niere. Parenchymschädigungen der Niere mit chronischem Eiweißverlust können ebenfalls eine entsprechende Substitution erforderlich machen. Vor allem ist aber auf eine sorgfältige Behandlung eventueller Elektrolytstörungen zu achten.

5. Pankreas. Häufig wird erst durch eine routinemäßige präoperative Untersuchung das Bestehen eines Diabetes mellitus bekannt, der vor chirurgischen Maßnahmen eingestellt werden muß. Dabei bevorzugen wir auch in Fällen, in denen später eine Therapie mit oralen Antidiabetica möglich ist, die Anwendung von Altinsulin, da sie am besten zu steuern ist.

Die Höhe der Diastasekonzentration im Serum gibt oft einen Hinweis auf eine Pankreatitis oder eine Mitbeteiligung des Pankreas an Prozessen, die sich in unmittelbarer Umgebung abspielen. In solchen Fällen ist eine Behandlung mit einem Kallikrein-Inhibitor vor der Operation und mit mindestens 150000 KIE am Operationstage und den ersten postoperativen Tagen angezeigt.

6. Blut. Sehr häufig begegnen uns Anämien und Störungen der Gerinnungsfaktoren. Bis zur Normalisierung des Hämoglobingehaltes werden Transfusionen gegeben. Bei Vorliegen einer akuten Magenblutung bevorzugen wir zur Operations-Vorbereitung Erythrocytenkonzentrate, die uns eine Verbesserung der Hämoglobinsituation gestatten, ohne durch Zufuhr großer Volumina die Blutungsgefahr zu erhöhen. Ein Defekt am Gerinnungssystem bedarf einer Substitution durch den fehlenden Faktor.

III. Anaesthesiologische Maßnahmen im engeren Sinne

1. Anamnese

In der Regel wird der Anaesthesist erst nach Abschluß aller bisher geschilderten Maßnahmen am Vorabend des geplanten Operationstages mit dem Patienten direkt zu tun bekommen. Er überprüft die Befunde, inspiziert Mundhöhle und Rachen, kontrolliert Herz- und Kreislauffunktion und erhebt eine Anamnese, die insbesondere die Rauch- und Trinkgewohnheiten sowie eine eventuelle Gewöhnung an Arzneimittel zu berücksichtigen hat. Bei Notfällen muß man Diagnostik und Therapie auf ein Minimum beschränken. Auf jeden Fall ist anamnestisch zu klären, ob mit dem Vorhandensein von Mageninhalt gerechnet werden muß.

Berücksichtigt man die psychische Verfassung des Patienten vor einer Operation, so kommt es bei der Prämedikation vor allem darauf an, einen ungestörten, tiefen Nachtschlaf zu erreichen und emotionale Einflüsse weitgehend auszuschalten. Zur Beurteilung der angemessenen Dosierung erkundigen wir uns über die bisherige Gewöhnung an Alkohol, Nicotin, Schlaf- und Beruhigungsmittel oder sonstige Drogen.

2. Prämedikation

Zahlreiche Psychopharmaka stehen uns zur Verfügung. Dabei spielen Sedativa, Neuroleptica, Tranquillizer, Antiemetika, Analgetica und Parasympathicolytica die Hauptrolle.

Verschiedene Präparate vereinen mehrere der genannten Wirkungen in sich, so daß man im allgemeinen mit einer Kombination von zwei bis drei Medikamenten auskommt.

Vorabend. Kombination von Phenobarbital in einer Dosierung von 0,1—0,2 g mit Promethazin in einer Dosierung von 25—75 mg. Bei alten und vorgeschädigten Patienten wird die Menge entsprechend reduziert bis zum Wegfall des Barbiturates.

Operationstag. 1—1$^1/_2$ Std vor Beginn der Anaesthesie haben sich folgende Kombinationen als Prämedikation bewährt:

1. 50—100 mg Pethidin, dazu 25—50 mg Promethazin, je nach Allgemeinzustand des Patienten. — Promethazin wirkt sedativ, vagolytisch, antiemetisch und als Antihistaminicum; oder

2. 25—75 mg Promethazin 1—1$^1/_2$ Std vor Beginn der Anaesthesie.

2,5 mg Dehydrobenzperidol + 0,05 mg Pentanyl ca. 10 min vor Operationsbeginn unter Kontrolle des Blutdrucks. Diese Prämedikation ist vorzuziehen, wenn die Anaesthesie als Neuroleptanalgesie fortgesetzt wird. Dehydrobenzperidol wirkt stark antiemetisch, Fentanyl stark analgetisch. Etwa 45 min vor Allgemeinnarkose wird ein Parasympathicolyticum in einer Dosierung von 0,5 mg intramuskulär verabfolgt. Das Parasympathicolyticum kann aber auch wenige Minuten vor Beginn der Anaesthesie intravenös gegeben werden.

3. Präoperative Magenentleerung bei Notfällen

Die Notwendigkeit einer Magenentleerung wird nicht nur nach Zeit und Art der letzten Mahlzeit beurteilt, sondern auch nach der Schwere des am Magen vorliegenden krankhaften Befundes.

Die Gefahr der Aspiration während der Narkoseeinleitung ist groß. Nach einer Literaturübersicht von EDWARDS et al. 1956 sind von 589 Todesfällen 110 (18,6%) ursächlich einer der Aspiration von erbrochenem Mageninhalt zuzuschreiben. Die hohe Mortalität bei Anaesthesiezwischenfällen durch Aspiration von Mageninhalt zeigt deutlich, wie wichtig die sorgfältige Erhebung einer Anamnese ist. WYLIE und CHURCHILL-DAVIDSON haben die Gründe, deretwegen ein Magen nicht vollständig leer sein kann, zusammengestellt.

Praktisch gehen wir folgendermaßen vor: Vor Beginn der Anaesthesie wird der Mageninhalt immer über eine nasal gelegte, mindestens 16 mm starke Magen-Duodenalsonde abgesaugt. Nach Einleitung mit Thiopental (seit 2 Jahren bevorzugen wir Epontol) und Muskelerschlaffung mit Succinyldicholin wird bei Fuß-Tief- und Oberkörperhochlagerung (umgekehrte Trendelenburg-Position) intubiert. Eine Aspiration von erbrochenem bzw. zurückfließenden Mageninhalt kann somit verhindert werden. Diese Methode wurde von SNOW und NUNN 1959 sowie HODGES et al. 1960 veröffentlicht. Sie schützt nicht nur vor einer Aspiration, sondern verschafft gleichzeitig dem Chirurgen bessere Operationsbedingungen, denn die Entleerung des Magens beseitigt auch einen mechanischen Druck auf die Thoraxorgane. Die Sonde sollte postoperativ für einige Tage belassen werden. Jedoch kann durch die beschriebenen Maßnahmen, einschließlich des manuellen Verschlusses der Speiseröhre durch Druck auf die Cartilago cricoidea, das Risiko einer Aspiration mit Sicherheit ausgeschlossen werden.

Die Schwere einer Bronchopneumonie ist direkt von der Aspirationsmenge abhängig. Die zur Zeit günstigste Behandlung einer solchen Komplikation ist die Gabe hoher Dosen von Antibiotica, Antihistaminica und Corticoiden. In schweren Fällen einer Aspirationspneumonie sollte man rechtzeitig eine Tracheotomie vornehmen.

4. Verschiedene Anaesthesiemethoden

Die Vorteile einer intravenösen Narkoseeinleitung für den Patienten sind vor allem psychologischer Art. Der unangenehme Geruch eines Inhalationsnarkoticums (Äther) und die durch die Maske bedingte Erstickungsangst fallen weg.

Es ist daher verständlich, daß die Allgemeinanaesthesie auch bei Operationen im Abdominalbereich intravenös eingeleitet wird.

Als Narkoseverfahren sind bei Operationen im Oberbauch zwei Methoden am weitesten verbreitet.

1. Intravenöse Einleitung mit Barbituraten, Aufrechterhaltung der Narkose nach Intubation und Dauerrelaxierung mit Inhalationsanaesthetica.

2. Die Neuroleptanalgesie.

zu 1. Kombinationsnarkose, d. h. Narkoseeinleitung mit einem Barbiturat, Intubation nach Gabe eines depolarisierenden Relaxans, Aufrechterhaltung der Narkose mit einem Inhalationsanaestheticum, Dauerrelaxierung mit einem repolarisierenden Relaxans.

Als Inhalationsanaesthetica kommen in Frage: Halothane, Methoxyfluorane, Lachgas/ Sauerstoff und Äther.

Die Anaesthesie wird mit einer 2,5%igen Thiopenthallösung in ca. 20 sec eingeleitet. Die Dosis richtet sich nach der Toleranz des Patienten, sie beträgt durchschnittlich 300 mg (250—400 mg). Wenn der Patient das Bewußtsein verliert, werden 40—60 mg Succinyl- dicholin injiziert. Die Apnoe tritt nach wenigen Sekunden ein. Das gewöhnlich zu beobachtende Muskelzittern ist nach vorheriger Gabe eines repolarisierenden Relaxans geringer, teilweise, kaum wahrnehmbar. Bis zur vollständigen Relaxierung wird nach Aufsetzen einer Maske mit Sauerstoff hyperventiliert, dann bei maximaler Relaxierung intubiert. Kurz vor der In- tubation schieben wir noch eine dünne Verweilsonde (16 mm) mittels Zange durch Nase und Oesophagus in den Magen vor. Man kann auch den Pharynx-Larynx vor der Intubation mit 2—4%iger Pantocainlösung besprayen. Wird jedoch die Anaesthesie mit Halothane fortgesetzt, halten wir dieses Vorgehen für nicht erforderlich.

Die Narkose wird mit einem Lachgas/Sauerstoffgemisch von 3:1 Litern pro Minute (bzw. 2:1 Liter pro Minute) aufrecht erhalten und das Gasgemisch über einen Halothaneverdampfer — Vapor oder Fluotec — geleitet. Die Halothanekonzentrationen schwanken in der Erhal- tungsphase zwischen 0,3—1,5 Volumenprozent. Die Sauerstoffkonzentration darf 25 Vol-% nicht unterschreiten. Gallamin war bis vor kurzem in Kombination mit Halothane das Mittel der Wahl. Der durchschnittliche Verbrauch betrug 140—200 mg für ca. 2 Std. Seitdem uns Diallyl-nor-toxiferrin zur Verfügung steht, bevorzugen wir dieses mittellang wirkende repolari- sierende Relaxans, da es weniger Nebenerscheinungen verursacht und auch in seiner rela- xierenden Wirkung stärker ist. Durchschnittlich geben wir 10—15 mg zu Beginn und alle 20—30 min Repetitionsgaben von 2 mg. Die Repetitionsgabe kann bei längerer Operations- dauer (über 2 Std) reduziert werden. Der Repolarisationsblock kann jederzeit mit den üblichen Anticholinesterasemitteln aufgehoben werden, z.B. mit Neostigmin 0,5—1,5 mg nach vor- heriger Gabe eines Parasympathicolyticums.

Succinyldicholin wird nur zur Intubation verwendet. Intermittierende Gaben von Suc- cinyldicholin bzw. Zugabe von Succinyldicholin zu Infusionslösungen zur Dauerrelaxierung halten wir für ungünstig, zumal Herzrhythmusstörungen (Bradykardien) nach depolari- sierenden Relaxantien häufiger beobachtet wurden. Wir warten die Dauer der primären Apnoe nach Succinyldicholin nicht ab, sondern gehen sofort auf ein repolarisierendes Relaxans über. Die Kenntnis der präoperativ routinemäßig vorgenommenen Bestimmung der Pseudocholin- esterase-Aktivität (nach KALOW, 1955 und 1957) gestattet uns dieses Vorgehen. Die Gefahr einer verlängerten Apnoe aufgrund einer atypischen Pseudocholinesterase ist somit vorher bekannt.

Die Beatmung erfolgt maschinell; eine Spontanatmung wäre bei Eingriffen im Bereich des Oberbauches mit zu großen Nachteilen für den Chirurgen verbunden.

Zu 2. Die Neuroleptanalgesie, ein neues Anaesthesieverfahren, hat in den letzten 5 Jahren in zunehmendem Maße klinisches Interesse gewonnen. Das Verfahren wurde 1959 von DE CASTRO und MUNDELER eingeführt. Seit 1961 sahen wir die Neuroleptanalgesie besonders bei längeren Operationen im Abdominalbereich und bei Risikopatienten als Methode der Wahl an. Der Name „Neuroleptanalgesie" bezeichnet einerseits die zur Anwendung kommenden Pharmaka — als Neurolepticum Dehydrobenzperidol (Droperidol), als Analgeticum Phenä- thyl-propionyl-anilino-piperidin (Fentanyl) —, andererseits bringt er auch zum Ausdruck, daß es sich dabei um keine echte Vollnarkose handelt, sondern nur um Neurolepsieund Analgesie.

Die Elemente der Neuroleptanalgesie sind:

1. Allgemeinanaesthesie, die sich aus den erwähnten Drogen (Dehydrobenz- peridol und Fentanyl) sowie dem Inhalationsanaestheticum Lachgas zusammen- setzt.

2. Muskelrelaxierung nach Bedarf.

3. Fehlen von Barbituraten.

Wie bei jeder anderen Narkose legen wir vor Beginn der Anaesthesie eine intravenöse Infusion mit Plasmaexpandern an, um einem evtl. zu Beginn auftretenden Blutdruckabfall vorzubeugen, der besonders bei kachektischen, exsikkierten und im Allgemeinzustand reduzierten Patienten zu erwarten ist. Im allgemeinen reicht eine Menge von 500 mg Expanderlösung aus.

Die Vorteile der Neuroleptanalgesie (NLA) sind:

1. Geringe Toxicität.
2. Keine Leberbelastung.
3. Gute Steuerbarkeit.
4. Stabile Herz- und Kreislaufsituation.
5. Rasche Erholung des Patienten nach der Anaesthesie.
6. Verfügbarkeit eines Antidots bei Überdosierung des Analgeticums.
7. Toleranz des evtl. länger zu belassenden Endotrachealtubus nach abdominothorakalen Eingriffen zum Zwecke assistierter Beatmung mit einem entsprechenden Gerät, z. B. Bird-Respirator (KERRI-SZANTO).

Als Nachteil muß die mitunter länger anhaltende Neurolepsie angesehen werden. Diese kann sich in extrapyramidalen Symptomen wie Muskeltenesmen (Miktionsbeschwerden, starkem Schwitzen, Temperaturanstieg in der postoperativen Phase und in psychischer Unruhe zeigen. Diese Nebenwirkungen können durch rechtzeitige Gabe eines Antiparkinson-Mittels vermieden werden. Ebenso schützt eine stärkere Prämedikation, so z. B. mit Pentobarbital oder Pethidin + Promethazin den Patienten vor einer postoperativen Neurolepsie. Narkoseversager können bei Patienten mit Medikamentenabusus, insbesondere nach Analgetica und Psychopharmaka, auftreten.

Die oben beschriebene Standardtechnik wird zur Vermeidung der erwähnten Nachteile bei einer NLA folgendermaßen verändert:

1. Als Prämedikation 100—200 mg Pentobarbital (R) intramuskulär 1—$1^1/_2$ Std vorher oder 50—100 mg Pethidin + 25—50 mg Promethazin.

2. Dehydrobenzperidol in einer Dosierung von nur 12,5—15 mg ca. 5 min vor Fentanyl, da die Anflutungszeit langsamer ist.

3. Nach Gabe von 0,3—0,7 mg Fentanyl lassen wir für 2—3 min ein Lachgas-Sauerstoffgemisch im Verhältnis 3:1 einatmen bzw. beatmen bei Einsetzen der Atemdepression. Danach Injektion von 50 mg Succinyldicholin und endotracheale Intubation.

Der Vorteil der modifizierten Technik liegt darin, daß das unangenehme bewußte Miterleben der Intubation vermieden wird. Außerdem senkt eine stärkere Prämedikation (Pentobarbital) neben einer geringeren Gesamtmenge von Dehydrobenzperidol die postnarkotische Neurolepsie auf ein Minimum.

Die Narkoseführung bei der Neuroleptanalgesie ist sicherlich schwieriger als die sog. Kombinationsnarkosen. Sie erfordert mehr Erfahrung und sollte nur von einem Fachanaesthesisten vorgenommen werden.

Nach Beschreibung dieser zwei Anaesthesiemethoden, die bei Eingriffen im Abdomen in Frage kommen, sollen die pharmakologischen Eigenschaften einiger Anaesthetica besprochen werden, die in der modernen Anaesthesie Anwendung finden. Anschließend wird ein Anaesthesieverfahren beschrieben, das sich bei uns im Routinebetrieb für Oberbaucheingriffe bewährt hat.

5. Klinisch-pharmakologische Betrachtung einiger Anaesthetica

Beim Äther wurden schon bald nach seiner Verwendung als Anaestheticum (MORTON, 1846—1848) Nachteile wie starkes Exzitationsstadium, beträchtliche Schleimhautreizung, Übelkeit und Erbrechen nach dem Erwachen sowie Explosibilität beschrieben.

Mit einer Lachgas-Sauerstoff-Anaesthesie, die ebenfalls seit über 100 Jahren angewandt wird, ist ohne zusätzlich gegebene höhere Barbituratmengen ein für chirurgische Zwecke ausreichendes Toleranzstadium nicht zu erzielen. Seit Einführung der Muskelrelaxantien steht diese Anaesthesieform jedoch für Magenoperationen bei vielen Anaesthesisten wieder in hohem Ansehen (R. R. JONES).

Jahrzehntelang galt eine Lachgas- oder Äthernarkose, die mit den vor ca. 35 Jahren eingeführten Barbituraten Hexobarbital (WEESE, 1932) oder Thiopental (LUNDY, 1934) eingeleitet wurde, als ideales Verfahren.

Die ersten pharmakologischen Untersuchungen über das Schicksal der Barbiturate im Organismus wurden 1950—1952 von der Schule BRODIE durchgeführt. Das Erwachen nach der Barbituratnarkose wird nicht nur als Folge der Eliminierung aus dem Organismus oder einer Spaltung zu unwirksamen Substanzen, sondern auch einem Abwandern in gut durchblutete Organe (Muskulatur, Eingeweide) und einer nach Stunden erfolgenden Speicherung im Fettdepot zugeschrieben (PRICE et al., 1960, 1961). Von dort können Barbiturate oder ihre teilweise ebenfalls narkotisch wirksamen Abbaustufen aus verschiedenen Ursachen wieder an das Blut abgegeben werden und Nachschlafstadien bewirken (DOENICKE und KUGLER, 1965). Dies trifft vor allem für die sehr verbreiteten Thiobarbiturate zu.

Pharmakologische Untersuchungen zeigten, daß hypnotisch wirksame Thiobarbituratkonzentrationen noch bis zu 24 Std und ihre ebenfalls sedativ wirksamen Desulfurierungsprodukte im menschlichen Serum noch bis zu 4 Tagen nachweisbar sind (H.-H. FREY, 1959, und H. H. FREY et al., 1961; DOENICKE et al., 1962). Nicht nur der langsamere Abbau, der den Organismus (Leber) belastet, sondern auch eine depressorische Wirkung auf vegetative Zentren und bei kurzer Injektionszeit auch auf die Herzleistung sind unverkennbare Nachteile der sog. Einleitungs- bzw. Basisnarkose mit Barbituraten.

Bei dem von RAVENTOS und SUCKLUNG (1954) entwickelten und von JOHNSTONE (1956) in die Klinik eingeführten Halothane handelt es sich um ein 1,1,1-trifluor 2-Brom-2-chloräthan. Es ist eine farblose, klare, etwas süßlich, jedoch nicht unangenehm riechende Flüssigkeit, deren spezifisches Gewicht bei 20°C 1,86 ist (Äther 0,718, Chloroform 1,476).

	Halothane	Äther	Chloroform
Der Verteilerkoeffizient beträgt bei Fett/Wasser	330	3,2	100
der Blutlöslichkeitskoeffizient	3,6	10,0	10,0

Hieraus wird ersichtlich, daß für die im Blut gelösten Narkotica Äther und Chloroform das Lösungsmittel, nämlich Blut, eine Art Speicher bildet, aus dem es nach und nach an stark lipoidhaltige Organe, z.B. an das Großhirn, abgegeben wird, aus dem es aber in die Lunge auch nur langsam diffundiert.

Halothane löst sich im Blut quantitativ nur sehr wenig, wird rasch an Gehirn und Fettgewebe angeflutet und ebenso rasch wieder eliminiert. Sein Lipoidlöslichkeitskoeffizient ist rund dreimal höher als der des Chloroforms und rund 100mal höher als der des Äthers.

Diese pharmakologischen Eigenschaften erklären seine kurze An- und Abflutzeit, seine gute Steuerbarkeit, aber auch die Gefahr der raschen Überdosierung.

Halothane besitzt eine depressorische Wirkung auf das Myokard. Auf bereits vorgeschädigte Herzen hat nach JOHNSTONE Halothane keine ungünstige Wirkung. So beschreibt er z.B. ein völliges Verschwinden von ventriculären Extrasystolen. Bei absoluten Arrhythmien vom schnellen Typ half schon Halothane allein zu einer Frequenznormalisierung. Besonders gut sprachen pectanginöse Zustände auf Halothane an.

Die Diskussion über eine durch Halothane bedingte Leberschädigung ist noch nicht beendet.

Aus der Klinik wurden hinsichtlich Menge und Dauer extreme Halothane-Belastungen mitgeteilt, ohne daß Zeichen einer Leberschädigung beobachtet wurden. WILSON et al. haben nach einer 23stündigen Halothane-Narkose keine Leberschädigung feststellen können. VISSER et al. berichteten von zwei Patienten; der eine hatte innerhalb von 15 Wochen 43 Halothane-Narkosen bekommen, der andere 49 Narkosen innerhalb von 7 Monaten. Noch extremer gelagerte Fälle teilt HÜGIN mit: an vier verschiedenen Kindern wurden nacheinander 70, 40, 30 und 12 Halothane-Narkosen durchgeführt. In keinem der Fälle war eine Leberschädigung zu beobachten. Halothane allein ist demnach nicht in der Lage, die Leber irreversibel zu schädigen. So ist bis heute kein einziger Fall bekannt geworden, in dem ein präoperativ lebergesunder und medikamentös nicht mit toxischen Substanzen vorbehandelter Patient nach einer reinen Halothane-Narkose irgendwelche Leberstörungen gezeigt hätte (KLEINERT, 1965).

Bei den aus der Weltliteratur bekannten 34 Fällen postoperativer Leberkomplikationen nach Halothane-Narkosen, davon 18 mit Todesfolge, wurde zunächst voreilig dem Halothane allein die Schuld zugeschrieben. Sicher unberücksichtigt blieb bisher der möglicherweise toxische Effekt, der durch Potenzierung der Halothanewirkung durch Kombination mit einer barbiturathaltigen Narkoseeinleitung oder Medikamenten der Prämedikation zustande kommen könnte. Denn jene 36 Narkosen mit anschließender Leberschädigung wurden alle mit einem Barbiturat eingeleitet bzw. die Patienten hatten vorher verschiedene Pharmaka mit möglicherweise toxischen Nebenwirkungen erhalten (KLEINERT, 1965).

Für diese Vermutung kann als erster Hinweis aus der Literatur die tierexperimentelle Untersuchung von SIESS (1964) gewertet werden, der über Kombinationen von Barbituraten mit Halothane berichtet. Als histologisches Substrat der Halothane-Barbiturat-Kombination fand er eine Hypertrophie der Leberzelle. Das Ausmaß dieser Hypertrophie ging beträchtlich über die von jeder Substanz einzeln beobachtete Wirkung hinaus. SIESS deutete diese Befunde als Anpassung der Leberzelle an die ihr abverlangte größere Stoffwechsel- und Entgiftungsleistung.

Ähnliche Ergebnisse sind von GÜRTNER et al. (1964, 1966) nach extremen Narkosebelastungen veröffentlicht worden. Es wurden enzymhistochemische Untersuchungen an Rattenlebern vorgenommen, nachdem die Tiere wiederholte Narkosen (bis zu zehnmal in Abständen von jeweils 2 Tagen) entweder mit Halothane, Thiopental, Methoxyfluorane, Äther, Dehydrobenzperidol und Fentanyl oder Propanidid durchgemacht hatten. Die stärkste Enzymhemmung war bei der Kombination Thiopental und Halothane bzw. Methoxyfluorane zu beobachten.

Nimmt man die Befunde von SIESS hinzu, dann kann man sich dem Eindruck nicht verschließen, daß durch die Kombination des Barbiturates mit Halothane bereits ein erhebliches Maß an Leberbelastung erreicht ist. Die Narkose bedeutet für die Leber im Verlauf einer größeren Operation keineswegs die einzige Gefahr. Es kommt eine Kumulation zahlreicher Momente zustande. Daher sollte die Möglichkeit, einen Faktor auszuschließen, immer versucht werden. Allerdings bietet eine intravenöse Einleitung so viele Vorteile, daß man ungern auf sie verzichtet.

6. Anaesthesie-Verfahren mit barbituratfreier Einleitung

Seit der Einführung des neuen Ultrakurznarkoticums Propanidid scheint ein Weg zur Vermeidung möglicher Leberbelastung gefunden zu sein. Die narkotische Wirksamkeit von Propanidid erstreckt sich auf 2 bis höchstens 5 min. Es wird vorwiegend von Enzymen des Serums zu narkotisch und toxisch unwirksamen Metaboliten gespalten. Nach 15 min konnte im Serum kein Propanidid mehr nachgewiesen werden (DOENICKE et al., 1966). Auch GÜRTNER et al. (1966) stellten enzymhistochemisch keine Zeichen einer Leberbelastung nach Propanidid fest. Diese pharmakologischen Eigenschaften bedeuten gegenüber den Barbituraten einen ganz entscheidenden Fortschritt. Man darf daher erwarten, daß aus einer Kombination von Propanidid und Halothane keine zusätzliche Leberbelastung mehr resultiert.

Wir haben daher seit Anfang 1965 ausschließlich folgendes Narkoseverfahren bei Oberbaucheingriffen verwendet:

Intravenöse Einleitung mit dem barbituratfreien Narkoticum Propanidid, Intubation nach Succinyldicholin, Aufrechterhaltung der Anaesthesie mit Halothane sowie Dauerrelaxierung.

Im einzelnen gehen wir folgendermaßen vor:

Propanidid wird intravenös in 20 sec (ca. 5 mg/1 kg Körpergewicht) injiziert. Während der Hyperventilationsphase atmet der Patient das vorher eingestellte Gasgemisch über eine Maske N_2O-O_2 3:1 bei einem Fluß von 8 Litern pro Minute mit einer Halothanekonzentration von 1—1,5 Vol-%. Die Konzentration von Halothane belassen wir nur für 3—4 Atemzüge, dann wird diese gesenkt.

40 mg Succinyldicholin 2—5 sec nach Epontol-Injektion. — Intubation.

Zur Dauerrelaxierung 10—15 mg Alloferin (R). Repetitionsdosen von 2 mg zunächst alle 20 min, später geringere Repetitionsdosen in längeren zeitlichen Abständen.

Die Halothanekonzentration senken wir während der Operation auf teilweise 0,3 bis 0,7 Vol-% durch Gabe von 1 ml Thalamonal und später 1—2 ml Fentanyl in entsprechenden Zeitabständen.

Welche Vorteile bietet diese Narkoseform?

1. Im Gegensatz zur Methode der Einleitung mit Barbituraten keine ausgeprägte depressorische Wirkung auf die Herzleistung.

2. Die Hyperventilationsphase gewährleistet eine gute Sauerstoffversorgung, so daß für die anschließende Intubationszeit nach Succinyldicholin die Gefahr einer Hypoxämie geringer ist.

3. Geringerer postoperativer Muskelschmerz nach Succinyldicholin und vorherige Propanididinjektion.

4. Gute Steuerbarkeit, da das Einleitungsnarkoticum nach wenigen Minuten abgebaut ist und danach eine reine Halothane-Lachgas-Narkose vorliegt.

5. Keine zusätzliche Leberbelastung.

6. Keine postoperative respiratorische Insuffizienz.

Jede Narkose, auch unter einem so schonenden Mittel wie Halothane, bedeutet eine Belastung für den Gesamtorganismus. Es kommt darauf an, gefährliche Häufungen von Belastungsmomenten zu vermeiden. Deswegen sollte man möglichst wenige, möglichst harmlose Medikamente in möglichst niedriger Dosierung verwenden. Die Narkoseeinleitung mit Halothane allein ist ungefährlicher als mit einem intravenös applizierbaren Barbiturat. Lediglich psychologische Gründe sprechen für eine i.v. Narkoseeinleitung. Im Propanidid steht dafür jetzt ein sehr günstiges Mittel zur Verfügung.

IV. Behandlung in der postoperativen Phase

Unmittelbar nach Beendigung von Operation und Narkose ist auf eine ausreichende Lungenventilation zu achten.

Ein Frischoperierter ist in den ersten postoperativen Stunden häufig der Gefahr der Hypoxämie und leichten Acidose ausgesetzt. Sie entsteht teils metabolisch durch postoperativ vermehrt anfallende Eiweißabbauprodukte, teils respiratorisch durch eine Atemdepression als Narkosenachwirkung, teils durch schmerzbedingte Atemhemmung. Nach großen chirurgischen Eingriffen, besonders abdomino-thorakalen Operationen und bei Patienten in höherem Lebensalter werden häufig postoperative Ventilationsstörungen beobachtet, auf deren verschiedene Ursachen jedoch hier im einzelnen nicht eingegangen werden kann. Nur soviel sei erwähnt:

1. Über die postoperative Ateminsuffizienz nach Inhalationsnarkosen berichteten Nunn und Payne 1962. Anhand von Blutgasanalysen verglich Gemperle (1965) die postoperative Hypoxämie nach Halothane-Narkosen und nach Neuroleptanalgesie. Die signifikant besseren Blutgaswerte nach Neuroleptanalgesie im Vergleich zur Halothane-Narkose sind nicht dem Halothane allein, sondern der Kombination Barbiturat und Halothane zur Last zu legen. Der sedierende und depressorische Effekt des Barbiturates hält noch Stunden nach der Operation an und ist demnach für die postnarkotische Hypoxämie mitverantwortlich. Hier zeigt die Kombination mit einem barbituratfreien Einleitungsnarkoticum echte Vorteile. Denn von ihm ist sicher keine postnarkotische Wirkung mehr zu befürchten, da die Gesamtmenge des Mittels schon 20 min nach Injektion im Serum nicht mehr nachweisbar ist und somit auch keine pharmakologische Wirkung mehr entfalten kann.

Neben der erwähnten pharmakologisch bedingten Ursache einer postoperativen Atemdepression dürfen natürlich andere Gründe nicht übersehen werden:

1. Schmerzen, die keine genügenden Atemexkursionen zulassen. Daher müssen frühzeitig Analgetica verabreicht werden.

2. Atelektasen. Um ihrer Entstehung vorzubeugen, sind präoperativ und auch nach dem operativen Eingriff Atemübungen mit „Totraumvergrößerung" angezeigt. Ferner sollte während und nach Beendigung einer Narkose mit maschineller Beatmung gelegentlich manuell mit Überdruck beatmet werden.

3. Ansammlung von Bronchialsekret. Daher vor der Extubation und bei ungenügendem Abhusten in den ersten postoperativen Tagen sorgfältigste Bronchialtoilette notwendig. KEERI-SZANTO empfiehlt nach allen Thorax- und auch Oberbaucheingriffen die assistierte Beatmung mit Respiratoren (Bird, Bennett, Assistor [Draeger]). Dies ist sicherlich der beste Weg, eine Ateminsuffizienz zu verhindern und einer Entgleisung des Säure-Basenhaushaltes vorzubeugen. Zur Erkennung einer insuffizienten Atmung kann man auf die Blutgasanalysen verzichten, da klinische Zeichen wie Dyspnoe, Tachypnoe, Cyanose, Blutdruck- und Pulsfrequenzanstieg die Komplikation eindeutig erkennen lassen. Therapeutische Maßnahmen, wie Behandlung mit einem Respirator, Infusionen von Puffersubstanzen, erfordern eine Kontrolle des O_2- und CO_2-Partialdruckes im Blut (LUTZ und STOECKEL, 1966).

Die Behandlung einer leichten respiratorischen Acidose gelingt meist mit physikalischen Maßnahmen bzw. endotrachealer Absaugung. Bei Anstieg des pCO_2 ist eine Tracheotomie und bei weiterer Verschlechterung des Befundes künstliche Beatmung erforderlich.

Bei metabolischer Acidose müssen saure Stoffwechselendprodukte, die respiratorisch nicht eliminiert werden können, abgepuffert werden. Hier empfiehlt sich die Anwendung einer Puffersubstanz wie THAM 0,3 molar (Trispuffer) 500 ml THAM-Dextranlösung (BUCHARDIE und LAWIN, 1966).

Die Gefahr einer metabolischen Alkalose tritt erst im späteren Verlauf der postoperativen Phase auf, so z.B. nach Verlust von Chlorionen durch Erbrechen und längerdauernde Ableitung von Magensaft bei Atonie. Durch entsprechende Substitution wird der Verlust an Chlorionen ausgeglichen.

2. Eine angemessene Wasser- und Elektrolyttherapie in der postoperativen Phase kann jedoch ohne Kenntnis der metabolischen Wirkungen des Operationstraumas nicht durchgeführt werden. Nach BACHMANN (1965) kommt es posttraumatisch neben der normalen Verteilung des Wassers auf Extracellular-Raum (ECR) und Intracellular-Raum (ICR) immer zur Ausbildung eines sog. dritten Flüssigkeitsraumes („third space"). Dieser kann bei gewissen Komplikationen in der postoperativen Behandlungsphase eines Magenoperierten oftmals große Bedeutung erlangen, z.B. bei Magenatonie oder Peritonitis.

Im Rahmen des chirurgischen Traumasyndroms entsteht eine gewisse Hyposalämie. Bilanzversuche haben ergeben, daß durch die Ausscheidung im allgemeinen kein nennenswerter Natrium-Kalium- oder Chlorionenverlust eintritt. Daher muß dieses postoperative Salzverlustsyndrom als eine Diffusion („innere Emigration") von Elektrolyten in das Gewebe — den dritten Raum — aufgefaßt werden (BACHMANN, 1965). Die negative Stickstoffbilanz, die Veränderungen im Elektrolyt-Wasserhaushalt und der prozentuale Abfall der eosinophilen Leukocyten im Blut korrespondieren mit dem bekannten Anstieg der Nebennierenrindenhormone in Urin und Serum.

Für den Abfall der Natrium-Konzentration in der extracellulären Flüssigkeit ist der Austausch von extracellulärem Natrium gegen intracelluläres Kalium mitverantwortlich. Diese Verschiebung spielt sich in Stress-Situationen an allen Körperzellen ab und läuft postoperativ innerhalb der Flüssigkeitsräume in einzelnen Phasen ab.

Die von BACHMANN aufgezeigten metabolischen Wirkungen des chirurgischen Traumas finden eine Parallele im Ablauf von Leberfunktionstests, wie z.B. der Pseudocholinesteraseaktivität und der Bromsulfalein-Probe (vgl. Abb. 87). Eine Therapie der postoperativ zu befürchtenden Elektrolytentgleisung beginnt schon während der Operation. Der Anaesthesist sollte unter Berücksichtigung von

Blutverlust und intraoperativer Blut- und Flüssigkeitszufuhr die Substitutionstherapie für die nächsten Tage festlegen. In Abhängigkeit von Ausmaß und Dauer einer durch Blutung oder andere Ursachen hervorgerufenen Hypotonie ist auch auf Leber- und Nierenfunktion zu achten. Um einer postoperativen Oligurie vorzubeugen, infundiert man am besten unmittelbar nach dem Stressgeschehen eine 10%ige sechswertige Zucker-Alkohol-Lösung (Molekulargewicht 182,17).

Bei schon präoperativ bestehenden Leberfunktionsstörungen wird frühzeitig mit dem sog. Kalkschen Lebercocktail und mit Arginin-Hydrochlorid-Apfelsäure-Infusionen begonnen (SCHELLENBERGER et al., 1966).

Die postoperative Elektrolytzufuhr geht Hand in Hand mit der parenteralen Ernährung. Da postoperativ der tägliche Calorienbedarf oral nicht gedeckt werden kann und häufig schon präoperativ enterale Resorptionsstörungen bestanden, kommt ihr eine entscheidende Bedeutung zu.

Nach STEINBEREITHNER (1958) beträgt der im Anschluß an Magenresektionen beobachtete tägliche H-Stickstoff-Verlust ca. 18 g, nach einer Cholecystektomie ca. 12 g. Um ein anschauliches Bild von der Größe des gesamten Eiweißverlustes nach Magenresektionen in der Phase des postoperativen Katabolismus zu geben, hat STEINBEREITHNER errechnet, daß dieser etwa der Menge von 45 Plasmakonserven entspricht.

Die ungünstigen Einflüsse des Eiweißmangels auf den Heilungsverlauf zeigt eine Zusammenstellung von AHNEFELD et al. (1964):

1. Schlechte Blutregeneration.
2. Verminderte Zellneubildung.
3. Wundheilungsstörungen (Grenzwert 5 g-%).
4. Gestörte Synthese von Hormonen und Enzymen.
5. Ödementstehung — Nahtinsuffizienz (Grenzwert 2,5%).
6. Gerinnungsstörungen.
7. Muskelsubstanzabbau — Decubitusgefahr.

3. Eine moderne parenterale Ernährung besteht aus folgenden Komponenten (BERG, 1966):

1. Tägliche Calorien- und Flüssigkeitszufuhr

   a) quantitativ:
   Als erforderliche Mindestmengen an Flüssigkeit und Calorien pro kg/Körpergewicht wurden errechnet:

Wasser	25—35 ml/kg Körpergewicht
Proteine	1 g/kg Körpergewicht
Kohlenhydrate	2 g/kg Körpergewicht
Fett	2 g/kg Körpergewicht
insgesamt	30 g/kg Körpergewicht

   b) qualitativ:
   Die Zusammensetzung des täglichen Infusionsgemisches soll den physiologischen Verhältnissen angepaßt werden. Sie würde, berechnet auf 70 kg Körpergewicht, etwa folgendem Schema entsprechen:

Aminosäuren	1000 ml 5% oder 500 ml 10%	= 600 Cal.
Kohlenhydrate	500 ml Glucose 5%	= 100 Cal.
	Lävulose	
	Elektrolyte	
	Vitamine	
Fett	1000 ml 10%	= 1200 Cal.

2. Täglicher Bedarf an Elektrolyten, Vitaminen und Spurenelementen
   Erforderliche Mengen an Elektrolyten pro Tag

Na	160 mval
K	50 mval
Cl	160 mval

Störungen im postoperativen Verlauf, z.B. durch hämorrhagischen Schock, Magenatononie oder Peritonitis, aber auch chronischer Verlust von Körpersäften, wie z.B. bei Ableitung von Galle durch T-Drains oder von Magensaft durch Sonden, erschweren die Elektrolyt-Wasser-Eiweiß-Substitution.

Daher ist es unerläßlich, sorgfältig zu registrieren, welche Mengen an Urin, Magensaft, Blut und Sekret über alle Sonden und Drainage täglich verloren gehen. Eine fortlaufende Kreislaufüberwachung mit Blutdruck-, Puls- und Hämatokrit-kontrollen läßt evtl. auftretende Blutungen in Körperhöhlen frühzeitig erkennen. Beim Magenoperierten muß der Mageninhalt mit einer mindestens 16 mm dicken röntgenfähigen Sonde kontinuierlich abgesaugt werden. Sie wird intraoperativ zur Entlastung der Anastomosen in das Darmlumen eingelegt. Da bei Carcinom-Patienten immer mit der Gefahr einer Nahtinsuffizienz gerechnet werden muß, sollte man die Sonde bis zum 8. Tage, d.h. bis nach der ersten Passagekontrolle mit Gastrografin, belassen.

Es gelingt so leichter, eine evtl. auftretende Insuffizienz zur Ausheilung zu bringen. Schließlich ist die Ernährung über eine orale Sonde eine wesentliche Unterstützung der parenteralen Calorienzufuhr.

Die speziellen Operationen am Magen und seinen Nachbarorganen

Vorbemerkung

Der 2. Teil ist der Darstellung der speziellen Indikation und Technik der Operationen am Magen gewidmet. Soweit die Eingriffe am Magen auch Nachbarorgane einbeziehen (Oesophagus, Pankreas, Leber, Milz, Duodenum, Dünn- und Dickdarm, große Gefäße usw.), sind diese berücksichtigt. Wo unmittelbare oder Spätresultate angegeben werden, sei daran erinnert, daß eine objektive Wertung des Einzeleingriffs auf dem Wege der Statistik nicht erreichbar ist. Jede Methode ist so gut bzw. so schlecht, als es die Indikationsstellung des betreffenden Chirurgen ist. Aus diesem Grund bleibt die subjektive Entscheidung über die Indikation der Kernpunkt des chirurgischen Handelns. Indikationsstellung kann nicht verabsolutiert werden. Nichts vermag Fehler auszuschalten, welche die Indikation und Verfahrenswahl des einzelnen Chirurgen mit sich bringt. Aus der Rüstkammer hier aufgezeigter Methoden im Einzelfall das Richtige zu wählen, ist jedem Chirurgen anheimgestellt. Diese Freiheit richtig zu gebrauchen, ist die eigentliche Kunst des spezialisierten Operierens. Vom modernen Magenchirurgen wird verlangt, daß er die Fähigkeit entwickelt, aufgrund klarer Einsichten in die pathophysiologischen Zusammenhänge im Einzelfall dasjenige Verfahren auszuwählen, welches die größte Aussicht auf kausale Heilung bietet.

E. Technik der klassischen nichtresezierenden Eingriffe

I. Allgemeine Technik bei Magen- und Oberbauchoperationen

1. Instrumentarium

Die Instrumente werden gereinigt und sterilisiert in Chrom-Nickelstahlbehältern mit 2—3 Siebeinsätzen aufbewahrt. Die Zusammensetzung der Instrumente muß je nach Art des Eingriffs und nach den technischen Gewohnheiten eines jeden Chirurgen abgewandelt werden. Es können darum hierüber nur allgemeine Angaben gemacht werden.

Hingegen muß die Reihenfolge der Instrumente in den Siebetagen stets streng eingehalten werden. Es befinden sich:

Im 1. Sieb: Messer, Scheren, Pinzetten, Nadeln und Nadelhalter.

Im 2. Sieb: Tuchklemmen, Gefäßklemmen, Dissektionsklemmen und Faßzangen.

Im 3. Sieb: Magen- und Darmklemmen, Darmquetschen, Wundhaken und Spatelhaken.

Auch auf dem Instrumententisch wird die Reihenfolge streng eingehalten. Außer den routinemäßig gebrauchten Instrumenten sind für die großen Operationen im Oberbauch, welche über den Magen hinaus zu Operationen an den benachbarten Parenchymorganen, den Gefäßen, den Nerven, insbesondere dem Vagus, am Zwerchfell, im Mediastinum und beiden Pleurahöhlen führen, eine große Zahl von Instrumenten erforderlich, deren Auswahl vollkommen von der Technik des Operateurs bestimmt wird.

Von uns bevorzugte oder angefertigte Spezialinstrumente sind:

Bauchdeckenhalter, modifiziert nach KIRSCHNER, mit Zubehör zur Retraktion der Bauchdecke, der Leber, des Darmes für langdauernde Oberbaucheingriffe, welche weite Übersicht über den gesamten Oberbauch, speziell im Kardiabereich, erfordern (vgl. Abb. 111). Auch röntgenfähige Bauchdeckensperrer werden hergestellt (STÜCKER, 1966).

Der *kombinierte Rippen-Bauchdeckensperrer* und Organhalter nach LORTAT-JACOB (Abb. 112) für die abdomino-thorakalen Eingriffe mit Durchtrennung des Rippenbogens und

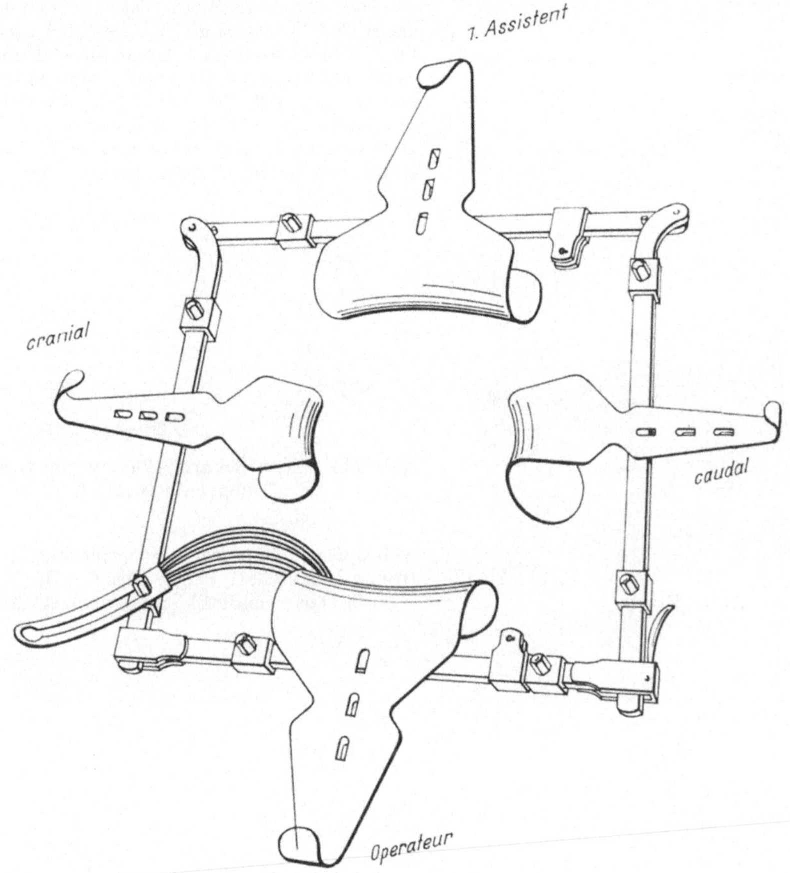

Abb. 111. Selbsthaltender Bauchdeckensperrer, modifiziert nach KIRSCHNER (Hersteller: Fa. C. Ulrich, Ulm/Donau)

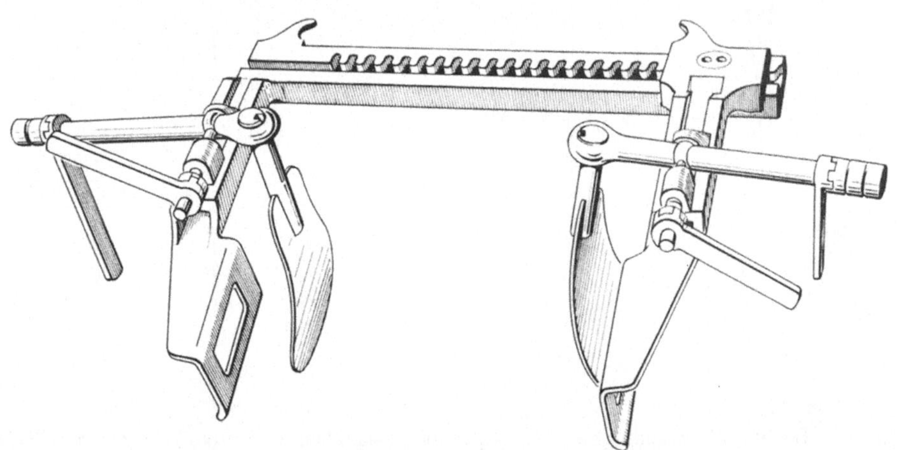

Abb. 112. Rippenbogensperrer nach LORTAT-JACOB für abdomino-thorakale Eingriffe mit Durchtrennung des Rippenbogens (vgl. Abb. 452)

des Zwerchfells. Die verschieden geformten Zubehörspatel gestatten eine zuverlässige, unübertreffliche Retraktion von Leber, Lunge.

Die abrutschsichere *Scharnierklemme* mit elastischer Haltezange für die Querdurchtrennung von Oesophagus, Duodenum, Dünndarm (Abb. 113a und im Gebrauch, Abb. 114) ist so konstruiert, daß nur eine 1,5 mm breite Zone des Darmes gequetscht wird. Der traumatisierte Gewebssaum ist so schmal, daß er in jede Anastomosennaht ohne Abtragung einbezogen werden

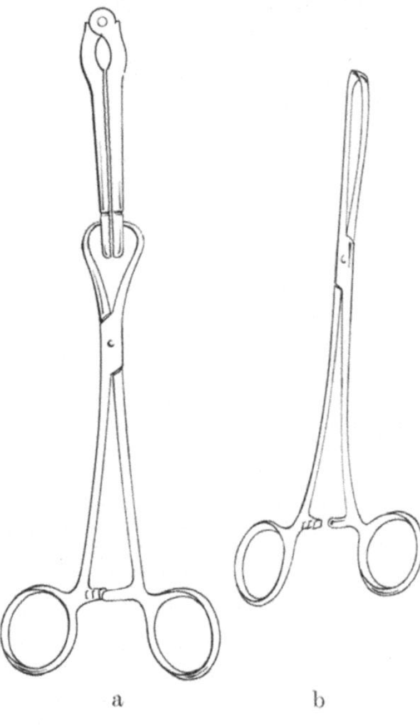

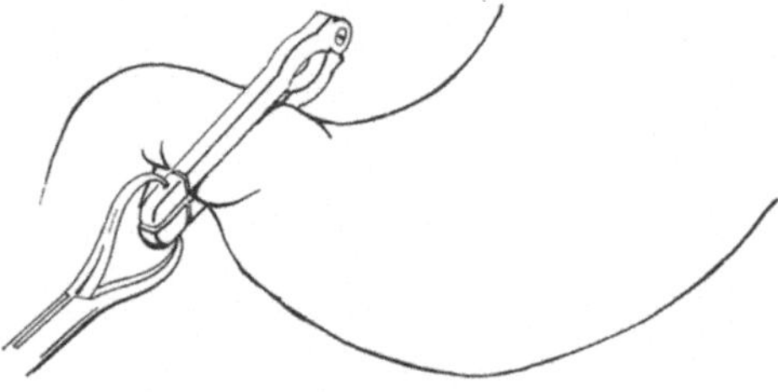

Abb. 114. Darm-Scharnierklemme im Gebrauch (Duodenalverschluß)

a   b

Abb. 113a u. b

Abb. 113a u. b. a Darm-Scharnierklemme nach HOLLE (Hersteller: Fa. C. Ulrich, Ulm/Donau). b Darmwandfaßklemme nach ALLIS

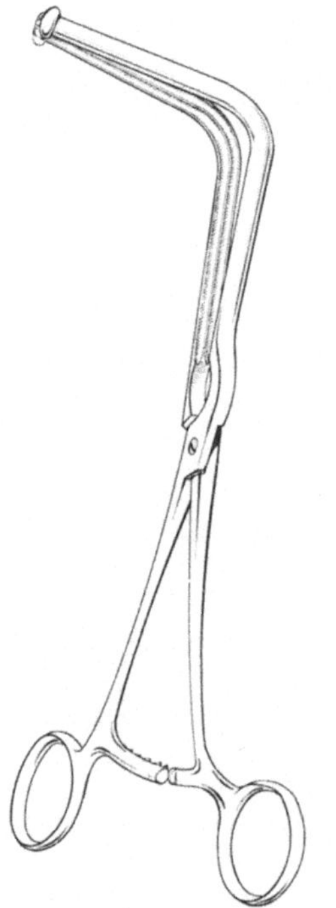

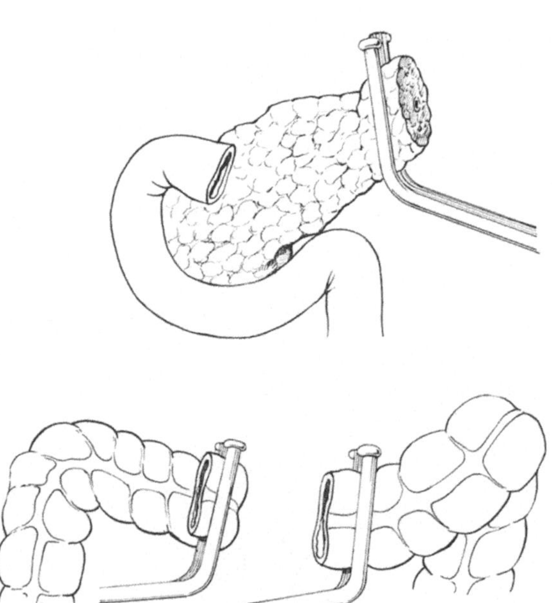

Abb. 115   Abb. 116

Abb. 115 Rechtwinklig geknickte, weichfassende Darmklemme (Hersteller: Fa. C. Ulrich, Ulm/Donau)

Abb. 116. Rechtwinklig geknickte, weichfassende Klemme im Gebrauch (oben: Pankreasschwanzresektion, unten: Colonresektion)

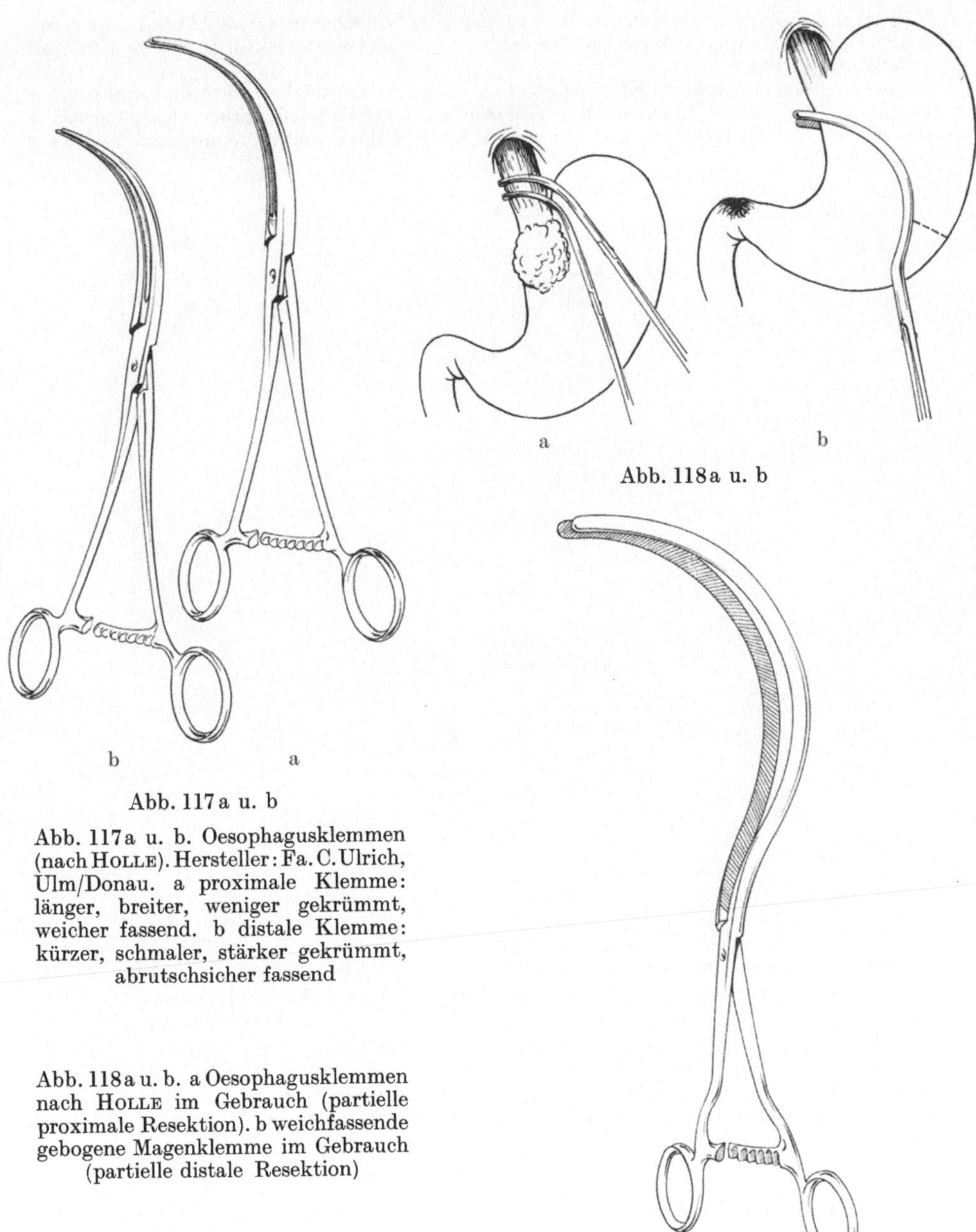

a   b

Abb. 118a u. b

b   a

Abb. 117a u. b

Abb. 117a u. b. Oesophagusklemmen
(nach HOLLE). Hersteller: Fa. C. Ulrich,
Ulm/Donau. a proximale Klemme:
länger, breiter, weniger gekrümmt,
weicher fassend. b distale Klemme:
kürzer, schmaler, stärker gekrümmt,
abrutschsicher fassend

Abb. 118a u. b. a Oesophagusklemmen
nach HOLLE im Gebrauch (partielle
proximale Resektion). b weichfassende
gebogene Magenklemme im Gebrauch
(partielle distale Resektion)

Abb. 119. Gleichmäßig gebogene,
weichfassende Magenklemme

Abb. 119

kann. Die Haltezange kann bei Bedarf abgenommen werden. Die Klemme wird durch
einfache Ligatur gehalten. Störendes Herausragen langstieliger Instrumente aus dem Operationsfeld wird dadurch vermieden. Die Faßklemme von ALLIS (Abb. 113b) ist für das
schonende Fassen von Mucosarändern besonders wertvoll.

Eine *rechtwinklige, weichfassende Klemme* (Abb. 115) mit Rechts- und Linkskrümmung
zur atraumatischen Abklemmung von Darm oder Parenchymorganen, speziell Pankreas und
Dickdarm (Abb. 116).

13   Holle, Spezielle Magenchirurgie

Zwei in der Krümmung aufeinander abgestimmte *Oesophagusklemmen* (Abb. 117) speziell für die Durchtrennung des intraabdominellen Oesophagus bei Fundektomie und Magentotalresektion (Abb. 118).

Die proximal anzulegende Klemme ist etwas länger, etwas stärker gekrümmt und weicher fassend als die distale Klemme. Sie wird am zurückbleibenden oralen Oesophagusende angelegt. Die distale Klemme ist etwas kürzer, weniger stark gekrümmt und abrutschsicher festklemmend.

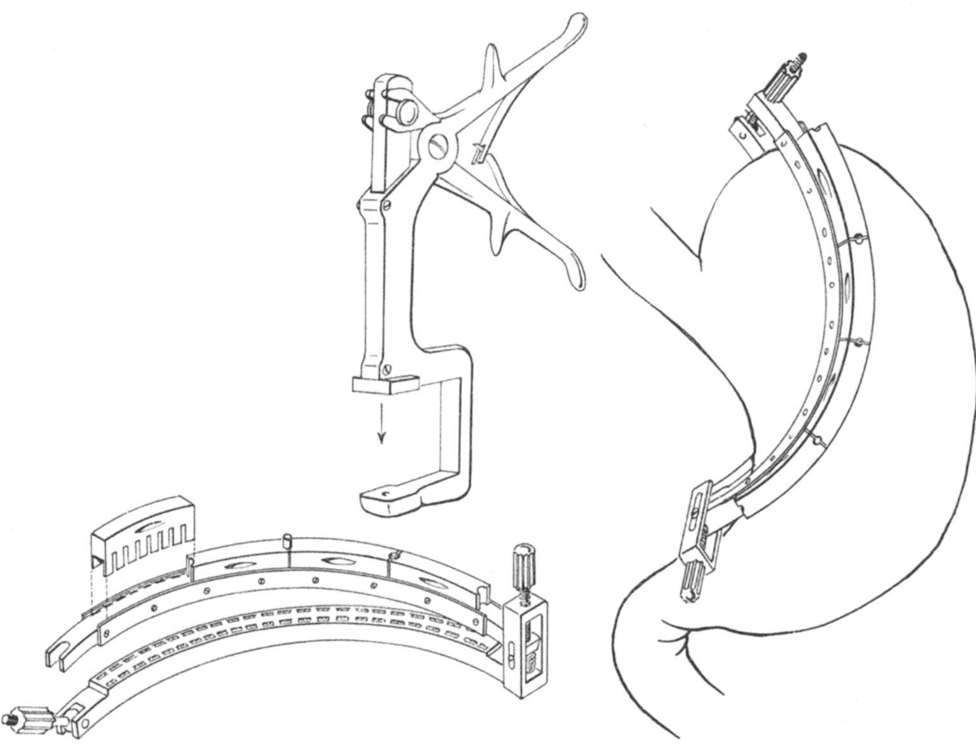

Abb. 120   Abb. 121

Abb. 120. Gebogener Klammernähapparat nach HOLLE (Hersteller: Fa. C. Ulrich, Ulm/Donau)

Abb. 121. Gebogener Klammernähapparat im Gebrauch (Fundektomie)

Überlange gleichmäßig gekrümmte (Radius 12,5 cm), *weichfassende Magenklemme* (Abb. 119) zur Herstellung bogenförmiger Resektionslinien am Magen (vgl. Abb. 118b). Gleichmäßig gebogener (Radius 12,5 cm) *Klammernähapparat* mit Einzelmagazinen und Magazinstanze (Abb. 120) zur Herstellung gebogener, aseptisch geschlossener Resektionslinien am Magen (Abb. 121).

2. Gang der Operation

Die allgemeinen Regeln sauberen Operierens gelten hier wie stets! Die wichtigsten sind:

a) Äußerste Gewebsschonung und Vermeidung jeder unnötigen Traumatisierung.

b) Sorgfältigste Blutstillung unter möglichst geringem Mitfassen bzw. -zerstören umliegenden Gewebes. Ligaturen sollen daher möglichst wenig Nachbargewebe mitfassen; Elektrokoagulation nur für kleinste Gefäße bei schwächstmöglichen Strömen!

c) Einhaltung strengster Disziplin in der Anwendung der immer wiederkehrenden Wesenselemente der Operationstechnik, wie z.B. Art des Knotens, der Nahttechnik und der Verteilung der einzelnen Handgriffe auf den Operateur und seine Assistenten.

d) Vorausplanung jedes Operationsaktes muß dem Chirurgen geläufig sein. Die dazu nötige Übung vermittelt das Tierexperiment.

e) Der Zeitfaktor ist heute nicht mehr von entscheidender Bedeutung, sofern er sich in vernünftigen Grenzen hält. Ein durchschnittlicher Zeitaufwand von 1—2 Std für die mittleren und größeren Eingriffe am Magen ist berechtigt. Die Operationsdauer hängt auch nicht so sehr von eiligen oder gar hastigen Bewegungen ab, als von eiserner Disziplin, Konzentration und standardisierter Technik. Keinerlei Gespräch während der Operation ist erlaubt.

f) Das Operationsfeld muß stets *frei zugängig* und vollkommen überblickbar sein. Dies wird erreicht, indem geeignete Bauchdeckensperrer gebraucht, das Operationsfeld so weit als möglich an die Oberfläche gebracht und für einwandfreie Beleuchtung gesorgt wird.

g) Der Operateur und die Assistenten sollten ihren *Standort während der ganzen Operation* unverändert beibehalten (Abb. 122). Es ist eher zu vertreten, daß Operateur und Assistenten, wenn dies erforderlich ist, einen Handwechsel von rechts nach links zur Bedienung von Instrumenten vornehmen, als daß sie Platz wechseln. Der Operateur und seine Assistenten stehen aufrecht. Sie halten Mund und Nase wenigstens 50 cm von der Wunde entfernt; sie beugen sich nicht über den Patienten und legen sich nirgendwo auf dessen Körper. Für heikle Operationsakte ist vorübergehendes Sitzen auf einer fahrbaren Sitzgelegenheit (am besten sattelförmig) erlaubt. Über die Aufstellung der an der Operation beteiligten Personen unterrichtet Abb. 122.

Die allgemeine Operationsvorbereitung obliegt heute weitgehend dem Anaesthesiologen (vgl. Kap. D). Nach abgeschlossener Narkoseeinleitung und richtiger Lagerung wird der Operationstisch in den Operationsraum unter die Operationsleuchte gefahren und festgestellt. Zwei gewaschene und steril bekleidete Assistenten treten zur Rechten und Linken des Tisches und führen abwechselnd die Desinfektion des Operationsgebietes und die Abdeckung durch. *Die Abdeckung* beginnt grundsätzlich mit dem Aufkleben einer *sterilen Kunststoffolie,* welche das ganze Operationsgebiet abdeckt. Daraufhin wird das engere Operationsfeld durch *vier kleine Viereckstücher* abgegrenzt. Die Tücher werden durch Klebstoff (Arasol) fixiert und mit Tuchklemmen festgehalten. Darüber folgt die *endgültige Abdeckung* durch ein großes, die untere Körperregion abdeckendes Tuch sowie ein zweites, die obere Körperregion deckendes großes Operationstuch. Außerdem wird der Aktionsraum des Anaesthesisten vom Operationsfeld durch zwei Tücher abgegrenzt, welche zu zwei seitlich aufgestellten Tuchständern führen. Nach vollständiger Abdeckung wird ein Überstelltisch mit den Gebrauchsinstrumenten über den Fußteil des Tisches geschoben und die übrigen Tische für die Instrumente in Reserve sowie für das Nahtmaterial in die richtige Position gebracht (vgl. Abb. 122). Für mittlere Eingriffe am Magen genügen 1—2 Assistenten, 1 Anaesthesist und 1 Instrumentationsschwester. Für große Eingriffe sind bis zu 3 Assistenten, 2 Anaesthesisten, 2 Instrumentationsschwestern und 1 unsterile Hilfsschwester erforderlich.

Die Operation selbst läuft unter oben genannten Kautelen ab.

Der Verband. Nach beendigter Operation wird die Abdeckung beseitigt, die Haut mit Kochsalz von etwaiger Blutverunreinigung gesäubert und die Wunde mit Desinfektionslösung bestrichen. Die weitere Wundumgebung wird mit Klebstoff (Arasol) zur Verbandfixierung beschickt und zunächst eine Schicht *Verbandgaze* auf die Nahtlinie aufgebracht und mit einem darübergelegten „*Schleier*" fixiert. Darüber folgt eine Schicht eines *elastischen Bindenverbandes* und bei großen Laparotomien ein *Bauchwickel* mit elastischen Binden. Die zirkuläre Abstützung des Abdomens nach Laparotomien ist die beste Vorbeugung gegen postoperativen Wundschmerz, gegen die Distension des Abdomens und gegen mangelhafte Atemexkursionen. Sie unterstützt die rechtzeitige Wiederkehr der Peristaltik sowie Bewegungen des Patienten im Bett, welche nicht so schmerzhaft empfunden werden, wenn das Abdomen zirkulär gut

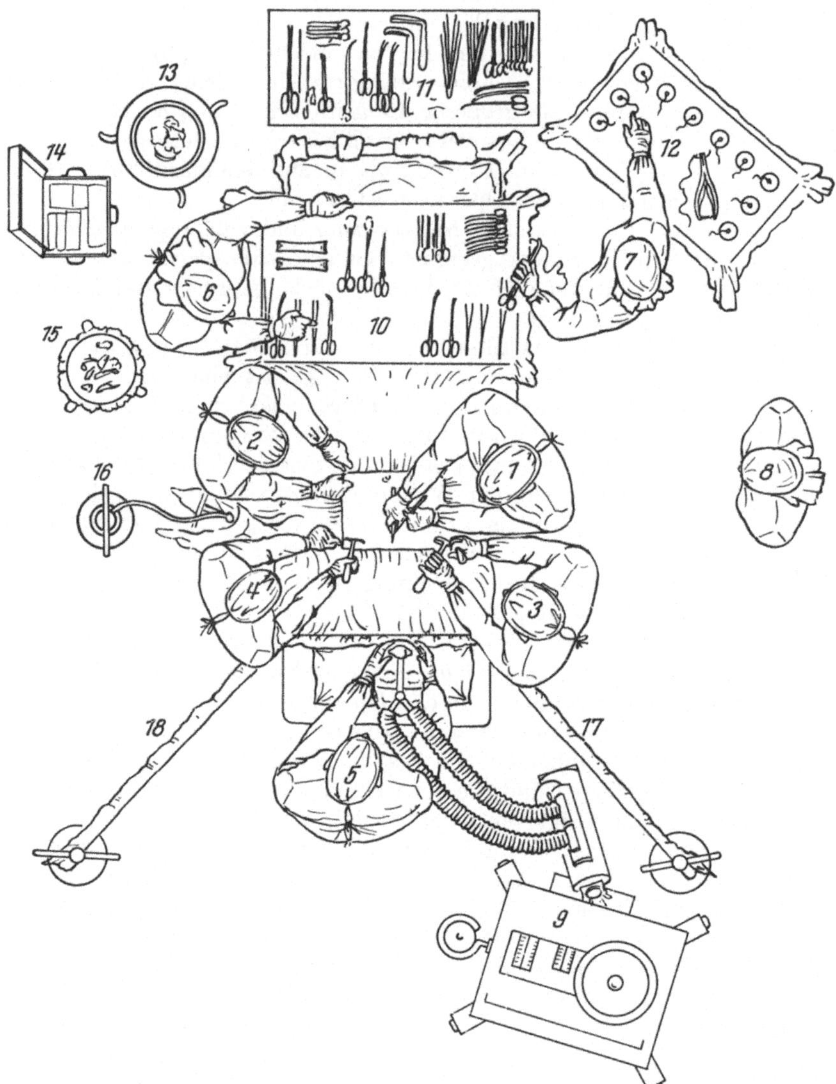

Abb. 122. Anordnung der Operationsmannschaft für große Eingriffe im Oberbauch. *1* Operateur, *2* 1. Assistent, *3* 2. Assistent, *4* 3. Assistent (entfällt bei mittleren Eingriffen), *5* Anaesthesist (bei großen Eingriffen zwei Anaesthesisten), *6* 1. Instrumentationsschwester,
7 2. Instrumentationsschwester (Nahttisch), *8* unsterile Hilfsschwester, *9* Narkoseapparat,
10 Instrumente in Gebrauch, *11* Instrumente in Reserve und Spezialinstrumente, *12* Nahttisch, *13* Kochsalzthermostat, *14* Mull-Gaze-Kompr.-Tupfer etc., *15* Abwurf, *16* Infusionsgerät,
17—18 Abdeckung gegen Anaesthesie

gewickelt ist. Es ist außerdem die beste Vorbeugung gegen die Nahtdehiszenz und sollte
daher in allen Fällen von Laparotomien bei dickleibigen, nahtinsuffizienzgefährdeten Patienten
angewandt werden. Die postoperative Lagerung Bauchoperierter erfolgt am besten in einem
Bett mit verstellbarer dreiteiliger Matratze bei leicht angehobenem Oberkörper und leicht
angewinkelten Hüft- und Kniegelenken. Die Bauchdecke wird durch diese Lagerung am
besten entspannt.

　　Der *Operationsverlauf* wird vom Anaesthesisten protokolliert und vom Operateur in einem
Operationsbericht sofort nach der Operation schriftlich niedergelegt.

3. Bauchschnitte

Die **gebräuchlichsten Zugangswege** zum Oberbauch sind: a) *Rein abdominell*, durch die vordere Bauchwand. b) *Transdiaphragmal*, mit Beginn in der Bauchhöhle oder mit Beginn in der Pleurahöhle. Letztere werden weiter unterteilt in: α) *Abdomino-thorakale Zugangswege*. β) *Thorako-abdominale Zugangswege*. γ) *Transthorakale Zugangswege*.

Über die *Anatomie* der vorderen Bauchwand s. Abb. 16.

Allgemeine Regeln für die Ausführung von Bauchschnitten sind: *Herstellung eines übersichtlichen Operationsfeldes*. Dies wird am besten erreicht, indem der Schnitt nach Ausdehnung und Richtung so unmittelbar als möglich über dem Bereich der beabsichtigten Operation angelegt wird und indem die Incision niemals zu klein gehalten wird.

Der *Schnitt muß* außerdem *erweiterungsfähig* sein. Für Routineeingriffe empfiehlt es sich, die Bauchwunde durch aktiv gehaltene Haken und nicht durch passiv wirkende Bauchdeckensperrer auseinanderzuhalten. Letztere gefährden die Durchblutung der Bauchdecke durch die passive Druckwirkung und sollten nur gebraucht werden, wenn besondere Gründe (Assistentenmangel, besonders schwierige Operationsakte) dazu zwingen.

Ob Longitudinalschnitte oder Transversalschnitte günstiger sind, beschäftigt die Bauchchirurgie immer wieder. Bereits Assmy (1898) zeigte, daß Longitudinalschnitte, bei welchen mehrere Muskeläste der Nn. thoracici VII—XII und die zugehörige Gefäßversorgung zerstört wurde, zur Atrophie der medial von der Durchtrennungsstelle gelegenen Muskelpartien führt, während die lateralen Abschnitte intakt bleiben. Sprengel (1912) fand, daß Längsschnitte zu einer weniger widerstandsfähigen Narbe führen als Querschnitte. Auch Billroth (1881) verwendete bei seiner ersten Magenresektion einen Querschnitt. Das Resumee des angloamerikanischen Schrifttums der letzten 20 Jahre in dieser Frage geht dahin, daß der Querschnitt der Längsincision überlegen ist, weil er mit einer geringeren Zahl von *Nahtdehiszenzen* und daher auch von *postoperativen Bauchbrüchen* belastet ist. Subjektiv wird der Querschnitt vom Patienten als angenehmer empfunden. Er schmerzt weniger, die Atemexkursionen sind besser; die Zahl der postoperativen Lungenkomplikationen ist geringer.

Trotz offenkundiger Vorteile konnte der Querschnitt den Längsschnitt nicht verdrängen. Es werden im Gegenteil noch immer viel mehr longitudinale Schnitte ausgeführt als transversale oder Lappenschnitte.

Es gilt, im Einzelfall die Vor- und Nachteile abzuwägen, die jeder Schnitt besitzt. Grundsätzlich zu verwerfen ist jede routinemäßige Ausführung eines Standardschnittes, weil der Vielzahl der Bedingungen niemals ein Schema gerecht werden kann.

a) Abdominelle Schnitte

Folgende *drei Kategorien von Schnittführungen* lassen sich unterscheiden: α) *Longitudinalschnitte*. β) *Transversalschnitte*. γ) *Lappenschnitte* (und Hakenschnitte).

α) Longitudinalschnitte (Abb. 123)

Der Mittellinienschnitt (vgl. Abb. 123, 5) ist die älteste Schnittführung im Bereich des Abdomens. Seine Vorteile liegen in der raschen Ausführbarkeit und der guten Übersicht. Bei Erweiterung des epigastrischen Mittellinienschnitts durch Nabelumschneidung kann von diesem Schnitt aus das gesamte Abdomen übersehen werden. 60—80% aller Oberbaucheingriffe können vom Mittellinienschnitt aus bewältigt werden. Die Einwände gegen diese Schnittführung richten sich vor allem auf die Schwächung der Linea alba, des ventral-median gelegenen Halteorgans der vorderen Bauchwand.

Der Paramedianschnitt (rechts oder links, vgl. Abb. 123, 3) besteht aus einem Längsschnitt 1 Finger breit neben der Mittellinie. Er eröffnet die vordere Rectusscheide. Der Muskel wird nach lateral verzogen und daraufhin die hintere Rectusscheide unmittelbar neben der Linea alba durchtrennt. Die Einwände gegen diese nahe neben der Mittellinie gelegene Incision sind etwa die gleichen wie beim Mittellinienschnitt. Trotzdem sollte ihm gegenüber dem reinen Mittelschnitt der Vorzug gegeben werden.

Der longitudinale Transrectalschnitt (nach Riedel) (vgl. Abb. 123, 2) spaltet den M. rectus longitudinal in der Mitte vom Rippenbogen bis in Höhe des Nabels. Zwei bis drei Nervengefäßsegmente zur Versorgung der medialen Muskelpartien werden durchtrennt. Nachdem nur die Hälfte des Muskels von der Funktionsstörung betroffen wird, ist der Ausfall gering.

Der obere Pararectalschnitt rechts (nach LANGENBUCH) verläuft längs des lateralen Randes des M. rectus abd., vom Rippenbogen bis in Nabelhöhe. Zwei bis drei Intercostalnerven werden durchtrennt. Der gesamte zugehörige Abschnitt des M. rectus abd. wird von der Atrophie betroffen. Der Schnitt wird daher in der Oberbauchchirurgie nur mehr selten geübt.

Der Rippenbogenrandschnitt (nach KOCHER Abb. 124). Seine Ausführung zeigt die Abbildung. Er verletzt zwei bis drei Intercostalnerven und wird daher in klassischer Form nur noch kaum ausgeführt. In Verbindung mit anderen Oberbauchschnitten, z. B. als Teil der Incision nach MAYO-ROBSON (vgl. Abb. 123, *2*), oder als kurze Teilincision des rechten Oberbauchs, ist er gut brauchbar. Ihm entspricht links die Schnittführung nach FENGER. Kochersche und Fengersche Incision können zu einer *umgekehrt V-förmigen Incision* vereinigt werden, welche den gesamten Oberbauch eröffnet.

Die Schnittführung nach Bevan (1897) (vgl. Abb. 123, *1*) ist eine S-förmige, langgestreckte rechts-

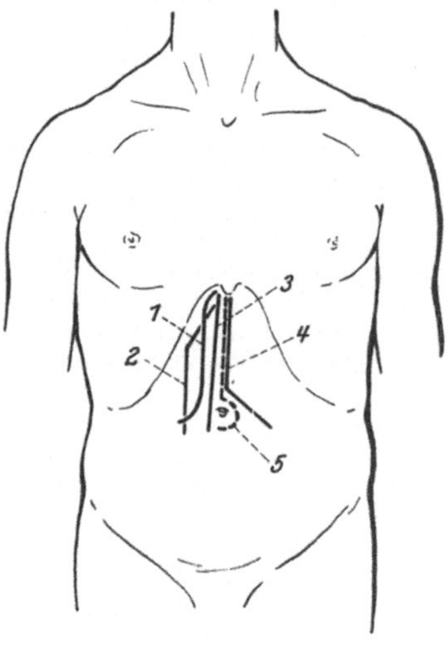

Abb. 123. Einige longitudinale Schnittführungen für Eingriffe an den distalen Abschnitten des Magens. *1* Incision nach BEVAN, *2* Incision nach KÖRTE, MAYO-ROBSON (longitudinaler Teil nach RIEDEL), *3* Paramedianschnitt nach HAGEDORN, *4* Incision nach KEHR (2. Methode) (vgl. Abb. 125), *5* Mittellinienschnitt (mit Nabelumschneidung)

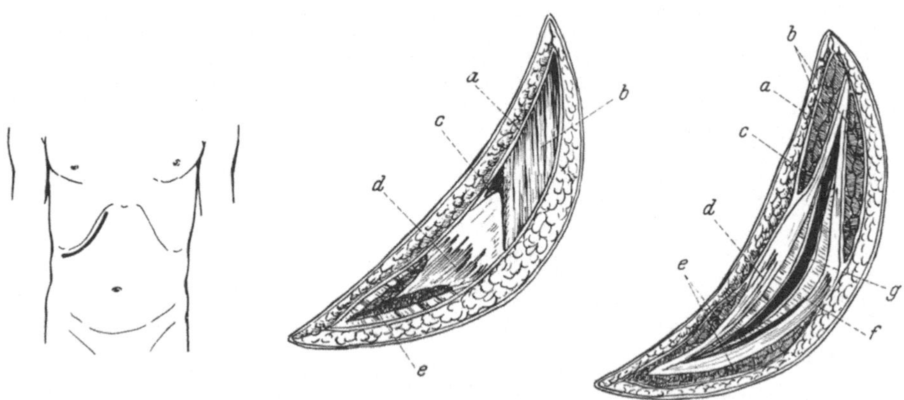

Abb. 124. Rippenbogenrandschnitt nach KOCHER. *Technik:* Incision vom Xiphoid längs dem Rippenbogen in 2—3 cm Abstand bis zur Mamillar- bzw. vorderen Axillarlinie. *a* Vordere Rectusscheide, *b* M. rectus abdominis, *c* hintere Rectusscheide, *d* M. obliqu. int., *e* M. obliqu. ext., *f* Fascia transversalis und Peritoneum, *g* Cavum peritoneale

seitige paramediane Incision, welche sich im Laufe mehrerer Modifikationen immer mehr abflachte (im Anfang legte BEVAN den cranialen und caudalen Schenkel des S rechtwinkelig zum Mittelabschnitt des Schnittes an).

Die zweite Schnittführung nach Kehr (1903). KEHR gab zunächst eine Incision an, welche vom Xyphoid 3 QF in der Mittellinie nach caudal verläuft, sich dann nach rechts wendet und weiter 3 QF in dieser Richtung zieht, um schließlich als longitudinale transrectale Incision in Nabelhöhe zu enden. KEHR selbst sah ein, daß es sich hierbei um einen ungünstigen Schnittverlauf handle. Er modifizierte den Schnitt in seiner zweiten Methode wie es Abb. 125 zeigt. Wird die Incision in ihrem vertikalen Schenkel fast bis zum Nabel geführt und kehrt der laterale Schenkel in einem kurzen Bogen zum Rippenbogen zurück, so entspricht dies der *Schnittführung* von DON, RIO-BRANCO.

Der schräge subcostale Winkelschnitt nach Körte, „*hockey-stick-incision*" nach MAYO-ROBSON. Er beginnt in der Mittellinie unterhalb des Xyphoids und läuft in schräger Richtung, dem Rippenbogenrand folgend, nach rechtslateral, bis in das laterale Drittel des M. rectus abd. hinein. Dort wendet er sich nach caudal und zieht als rectusspaltender Transrectalschnitt bis in die Höhe des Nabels. Er ergibt einen ausgezeichneten Überblick über den gesamten Oberbauch (Abb. 123, 2).

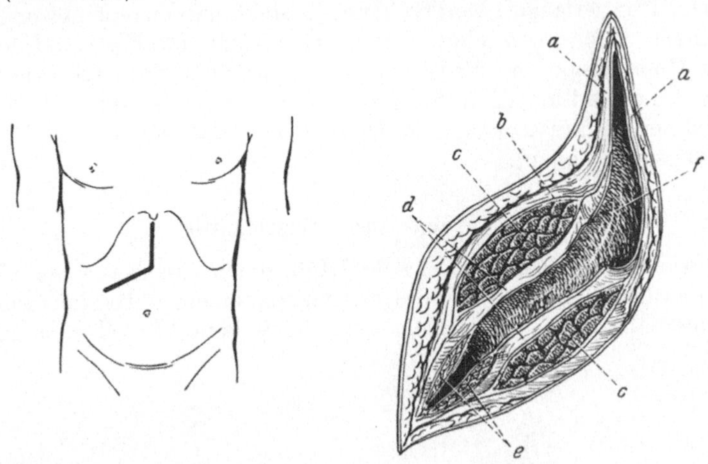

Abb. 125. Schnittführung nach KEHR (2. Methode). Wird der Schnitt bogenförmig bis zum Rippenbogen fortgeführt, so entspricht dies der Incision von RIO BRANCO. Letztere gilt als besonders physiologisch. *a* Linea alba, *b* vordere Rectusscheide, *c* M. rectus abdom. dext., *d* hintere Rectusscheide, *e* M. obliqu. abdom. ext., *f* Peritonealhöhle

β) Transversalschnitte

Die Transversalschnitte leiten sich von den partiellen, den rechten Oberbauch eröffnenden Quer- und Schrägschnitten (nach MIKULICZ-KAUSCH, 1900; SPRENGEL, 1910; COURVOISIER) ab.

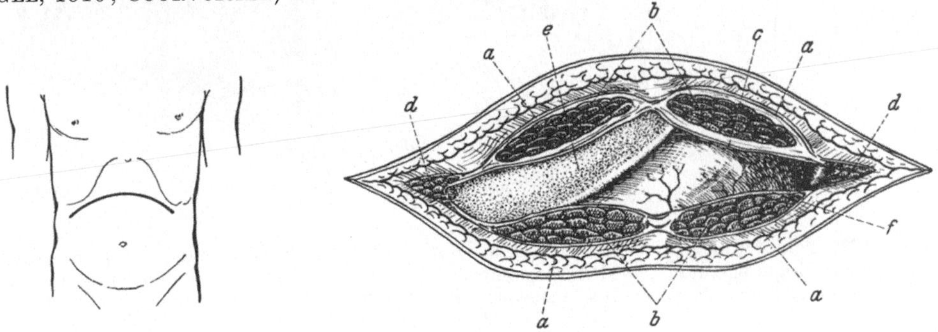

Abb. 126. Bogenförmiger Oberbauchquerschnitt. Eignet sich hervorragend für Wiederholungsoperationen am Magen (U.p.j., Umwandlungsoperationen, Pankreato-Duodenektomie). *a* Vordere Rectusscheide, *b* Mi. recti abdom., *c* hintere Rectusscheide und Peritoneum, *d* M. obliqu. ext. abdom., *e* Leber, *f* Magen

Der bilaterale transrectale Querschnitt besteht aus einer geraden Querincision, welche vom Rippenbogen der einen Seite zur anderen gezogen wird und jeweils am Außenrand des M. rectus abdominis endet. Er gehört zu den günstigen Schnittführungen sofern er keine Inscriptio tendinea und die dorthin einstrahlenden Nerven und Gefäße verletzt. Er vermittelt guten Überblick über den Oberbauch, aber noch keinen optimalen Einblick in die Zwerchfellkuppen.

Der bilaterale (umgekehrt V-förmige) Rippenbogenrandschnitt ist eine Kombination der Kocherschen und Fengerschen Schnittführung. Durch ihn wird der Oberbauch völlig freigelegt und auch der nötige Überblick über Kardia, Milz und Leber erreicht.

Der bogenförmige Oberbauchquerschnitt (WHIPPLE, 1938) (Abb. 126) ist ein nach cranial leicht konvexer Querschnitt, welcher beidseits bis zum lateralen Rand des M. rectus abd. reicht und bei Bedarf noch darüber hinaus in die seitliche Bauchmuskulatur verlängert werden kann. Er stellt eine Zwischenlösung zwischen dem umgekehrt V-förmigen bilateralen Rippenbogenrandschnitt und der geraden bilateralen Querincision dar. Er ist etwa das Spiegelbild des nach caudal konvex gebogenen Querschnittes nach SANDERS. Man verwendet ihn bei Magentotalresektionen, zur Pankreatduodenektomie und für Reoperationen am Magen (UPJ, Umwandlungsoperationen).

γ) Lappen- und Hakenschnitte

gehen im Prinzip auf die einfachen Schnittführungen von CZERNY (1897), KÖNIG und PERTHES (1912) zurück. Erstere besteht aus einem Mittellinienschnitt vom Xyphoid bis nahe zum Nabel, biegt dort im rechten Winkel nach rechts und

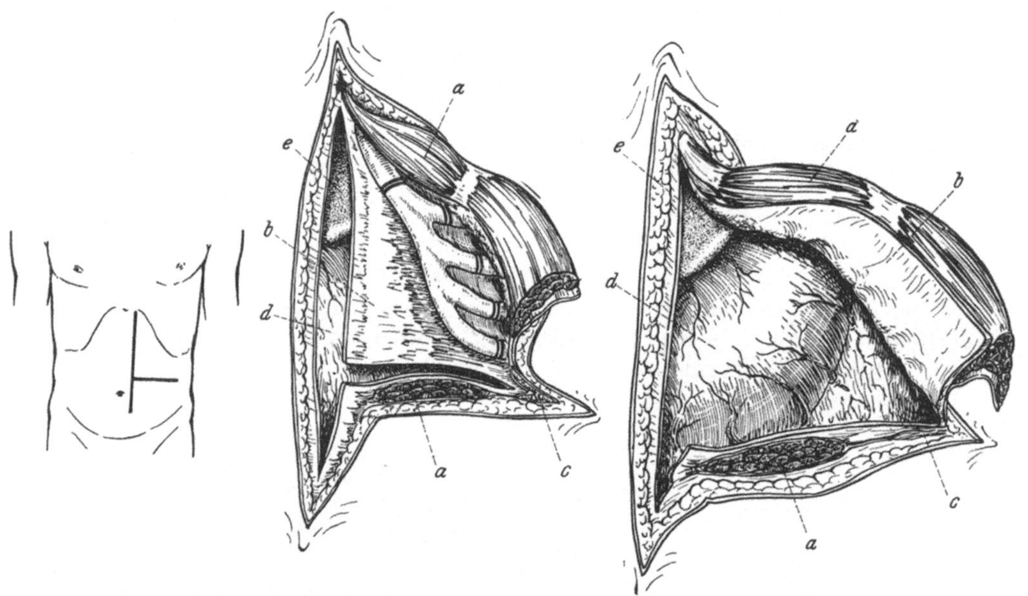

Abb. 127. Schnittführung nach MARWEDEL mit Aufklappung des linken Rippenbogens. *Indikation:* Zugang zu den oralen Magenabschnitten (wird meist nicht mehr ausgeführt). *a* M. rectus abdom. sin., *b* Fascia transversalis und Peritoneum, *c* M. obliqu. ext. abdom., *d* Magen, *e* Leber, linker Lappen

wird bis zum lateralen Rand des M. rectus abd. oder noch weiter nach lateral geführt. Bei der Schnittführung nach KÖNIG-PERTHES liegt der longitudinale Schenkel des Schnittes etwas rechts paramedian, der Horizontalschnitt reicht noch weiter nach lateral als beim Czerny-Schnitt.

Schnittführung nach Rio-Branco (vgl. Abb. 125), **Don (1909).** Der longitudinale Schenkel dieses Schnittes liegt eine Fingerbreite rechts paramedian und zieht vom Costosternalwinkel bis dicht oberhalb des Nabels. Von dort wird ein gleichmäßiger Bogenschnitt bis zum Kreuzungspunkt von Mammillarlinie und rechtem Rippenbogen geführt. Er durchtrennt Haut, Unterhaut und vordere Rectusscheide. Der M. rectus abd. wird quer bis zu seinem lateralen Rand durchtrennt und daraufhin die hintere Rectusscheide und das Peritoneum mit dem gleichen Bogenschnitt eröffnet, welcher für die Durchtrennung von Haut und vorderer Rectusscheide verwendet worden war.

Bei der **Schnittführung nach Marwedel (1903)** (Abb. 127) handelt es sich um die Kombination einer paramedianen Longitudinalincision, welche vom linken costo-xyphoidalen Winkel bis 1—2 QF unterhalb des Nabels reicht. Knapp oberhalb des Nabels wird auf den Longitudinalschnitt ein Transversalschnitt aufgesetzt, welcher im rechten Winkel den M. rectus abd. sin. bis zu seinem linken lateralen Rand durchtrennt. Der Zugang kann dadurch vergrößert werden, daß die Rippen 7, 8, 9, 10 in ihrem costo-chondralen Übergang durchtrennt werden, so daß sich ein Muskelknorpellappen bildet, welcher nach links oben außen zurück-

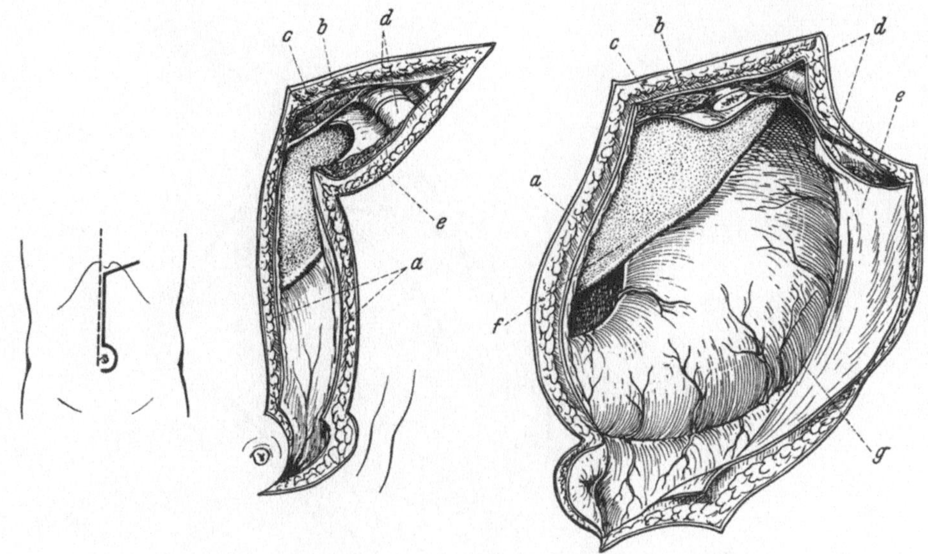

Abb. 128. Zugangswege zur Kardia — Oesophagus abdominalis: *Incision nach* WANGENSTEEN (gestrichelt) mit caudaler Sternumspaltung. *Eigenes Vorgehen* („Fünfer"-Incision): Obere paramediane Incision links mit (oder ohne) Nabelumschneidung links. Schnitterweiterung nach links mit Einkerbung des knorpeligen Rippenbogens und stumpfem Abschieben des Zwerchfells ohne Eröffnung der Pleura. Der Zugang reicht für die abdominellen Operationen im oralen Magenabschnitt stets aus. *a* Linea alba, *b* vordere Rectusscheide, *c* M. rectus abdom. sin., *d* Rippenbogen, *e* hintere Rectusscheide und Peritoneum, *f* Leber, *g* Magen

geklappt werden kann. Mit so ausgedehnter Rippenbogenmobilisation wird der Schnitt nicht mehr geübt.

Die Mittellinienincision mit caudaler Sternumspaltung nach WANGENSTEEN (1951) (vgl. Abb. 128) erleichtert den rein abdominellen Zugang zum Hiatus, der Kardia und Magenfundus.

Beim linksseitigen Paramedian-Transcostalschnitt (eigenes Vorgehen seit 1952) (Abb. 128) wird eine obere paramediane longitudinale Incision links mit Nabelumschneidung links ausgeführt. Zur Erweiterung wird der Schnitt im schrägen Winkel nach links cranial, bis etwa in die Mammillarlinie, fortgeführt. Der knorpelige Rippenbogen wird eingekerbt und angehoben, woraufhin sich der Zwerchfellansatz ohne Eröffnung der Pleura stumpf abschieben läßt, so daß bei Aufspreizen der Incision durch einen Selbsthalter die Pleura nicht einreißen und eröffnet werden kann. Für die rein abdominell durchzuführenden Operationen im proximalen Magenabschnitt ist dies nach meiner Erfahrung die günstigste Incision.

b) Transdiaphragmale Schnittführungen

Abdomino-thorakale Schnitte dienen fast stets der operativen Freilegung des oesophago-gastrischen Übergangsbereichs. Sie erfordern häufig ein intraperitoneales und intrapleurales, transcostales und transdiaphragmales Vorgehen. Das bedeutet, daß zunächst die Bauchhöhle revidiert wird und der gleiche Schnitt mit Durchtrennung des Rippenbogens und Zwerchfells in den 7. oder 8. Intercostalraum fortgeführt wird (Abb. 129).

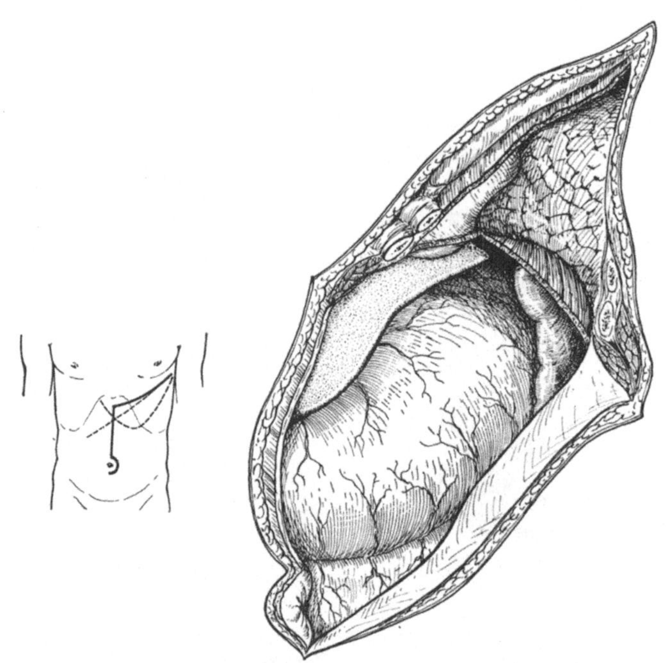

Abb. 129. Abdomino-thorakale Schnittführungen. *Incision nach* KIRSCHNER (Angelhakenschnitt, gestrichelt): Bogenförmig durch den Oberbauch-Rippenbogen in den 9. ICR (nur noch selten geübt!). *Incision nach* GARLOCK: Schräg von rechts den Oberbauch und Rippenbogen durchtrennend — in den 8. ICR verlaufend (gestrichelt). *Eigenes Vorgehen:* Erweiterung der Schnittführung zur subdiaphragmalen Fundektomie (vgl. Abb. 128) mit Durchtrennung des Rippenbogens in den 8. ICR. Durch zusätzliche Zwerchfellspaltung bis in den Hiatus oesophagicus sind ausgedehnte Magenresektionen mit Übergreifen auf den caudalen Oesophagus ausführbar

Die Schnitte gehen auf die Pioniere der Operation des Kardia-Oesophaguscarcinoms zurück. Sie können in Form des *Angelhakenschnittes* nach KIRSCHNER (1920) oder als quere oder schräge Oberbauchincision, welche transcostal, transdiaphragmal in den ICR 7 oder 8 fortgeführt wird (GARLOCK, 1938; HUMPHREY, 1946; NAKAYAMA, 1951) ausgeführt werden.

Das eigene Vorgehen besteht in einer Erweiterung der Schnittführung zur subdiaphragmalen Fundektomie (vgl. Abb. 128), indem der laterale Schenkel der Incision transcostal und transdiaphragmal in den 8. ICR fortgeführt wird. Unter kompletter Zwerchfellspaltung bis in den Hiatus sind erweiterte Magentotalresektionen unter Mitnahme des caudalen Oesophagus bei guter Übersicht möglich.

Die thorako-abdominale Schnittführung nach Carter (1947), Heaney und Humphrey (1948) wird entweder links oder rechts ausgeführt. Sie entspricht der abdomino-thorakalen Incision, jedoch mit dem Unterschied, daß mit der Eröffnung der Pleurahöhle begonnen wird und die Schnitterweiterung nach abdominalwärts angeschlossen wird. Rechts dient der thorako-abdominale Schnitt (vgl. Abb. 407) den Reoperationen im Bereich der Gallenwege, der Hemihepatektomie rechts

und portocavalen Anastomosen; links ebenso wie die linksseitige abdomino-
thorakale Incision der Resektion der Kardia-Oesophagustumoren, der erweiterten
Magentotalresektion, der Entfernung von Riesenmilzen und der Durchführung
spleno-renaler Shunts.

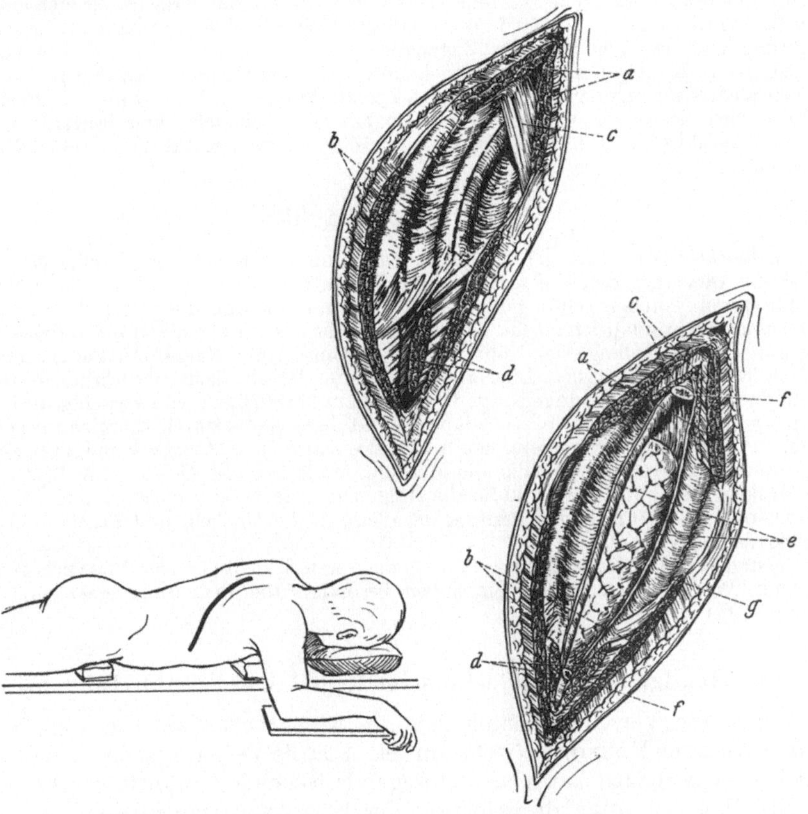

Abb. 130. Postero-laterale Thorakotomie rechts (dto. links) im Bett der V. (VI.) Rippe: In
der Magenchirurgie werden gesonderte thorakale Incisionen verwendet, wenn der Magen zum
Ersatz des Oesophagus o. ä. dienen soll. Für diese Zwecke hat sich die kleine dorso-laterale
Thorakotomie in Bauchlage gut bewährt. Speziell für den thoraxchirurgisch weniger Geübten
bringt sie das geringste Komplikationsrisiko mit sich (Aspiration, Hypoxie). *a* M. trapezius,
b M. latissimus dorsi, *c* M. rhomboideus, *d* M. serratus, *e* Pleura parietalis, *f* Rippenstumpf,
g Lunge

Die Operation muß in halber Seitenlage des Patienten durchgeführt werden.
Der transthorakale Zugang besteht aus einer rechts- oder linksseitigen
Thorakotomie mit oder ohne Resektion der Rippe. Die beste Übersicht über die
gesamte Brusthöhle erhält man, wenn die Thorakotomie im 5. ICR, bzw. im
Bett der resezierten 5. Rippe, in Seitenlage ausgeführt wird. Hiatushernien,
Ulcera ad und intra cardiam (NISSEN, 1937), umschriebene Kardia-Oesophagustumoren, Oesophago-Kardiomyotomien, können über diesen Zugang rein transdiaphragmal, ohne zusätzliche Eröffnung der vorderen Bauchwand, beseitigt
werden. Besonders wichtig ist aber die Thorakotomie für alle Kombinationsoperationen, durch welche Bauchorgane in die Brusthöhle verlagert werden
müssen. Hierzu verwenden wir bevorzugt *die postero-laterale Thorakotomie in
Bauchlage* (vgl. Abb. 130). Es ist eine relativ kleine, nicht belastende Operation,
welche auch geriatrischen Patienten zugemutet werden kann.

Die Lagerung und Schnittführung gehen aus der Abb. 130 hervor. Die Rückenmuskulatur wird schichtweise unter möglichster Schonung durchtrennt. Eine teilweise Incision des M. serratus ist meist nicht vermeidbar. Die Länge der Incision erstreckt sich vom Rippenwinkel bis etwa in die mittlere Axillarlinie. Diese kleine Thorakotomie, welche aus der Lungenchirurgie stammt, wird mit Vorteil auch in die Oesophago-Gastrointestinalchirurgie übernommen. Sie besitzt so große Vorteile (spontaner Abfluß des Tracheo-Bronchialsekrets, ungestörte Ventilation der anderen Lunge), daß der kleine Nachteil der häufig erforderlichen Umlagerung und der ungenügenden Zugänglichkeit bestimmter Abschnitte des vorderen Mediastinums in Kauf genommen werden können. Für das Operieren an den rechts dorsal gelegenen Mediastinalorganen ist der postero-laterale Zugang rechts optimal. Je nach Lage des Falles wird die Reihenfolge des thorakalen bzw. abdominalen Aktes wechseln müssen; jedoch wird meist im ersten Akt die Abdominalincision, im zweiten Akt die thorakale Revision stattfinden.

4. Der Wundverschluß

Geschichtliches. Der heute gebräuchliche Verschluß der Bauchschnitte spiegelt, wie so vieles in der Chirurgie, deren Entwicklung wider. In der vorantiseptischen Ära wurde der Verschluß durch Naht nur selten geübt. Damals zogen es die Chirurgen vor, die Wundränder mit Heftpflaster zu adaptieren, ein Verfahren, welches heute für die Hautrandvereinigung wieder auflebt. Die Anfänge der Naht von Bauchwunden mit Nadel und Faden gehen auf NIKOLAUS MEYER (1817) zurück. Die Nähte wurden durch Heftpflaster verstärkt. Peritoneum, Muskeln und Fascie blieben unversorgt. Erst SCHULTZE (1862) gab eine Verschlußtechnik an, bei welcher das Peritoneum teilweise adaptiert und diese Nähte durch Einzelnähte verstärkt wurden. CZERNY (1880) verwendete bereits eine *zweischichtige Nahttechnik* und zwar eine *tiefe* für Peritoneum, Fascia transversalis und Muskeln, sowie eine *oberflächliche* für die oberflächlichen Muskeln (M. obliqu. ext.) und für die Haut. Die erste *dreischichtige Nahttechnik* stammt von BILLROTH (1884) für 1. das Peritoneum allein, 2. die Muskeln und Fascien allein und 3. eine fortlaufende Hautnaht.

Die ersten Vertreter fortlaufender Nähte in mehreren Schichten waren BOGAEWSKY (1896), KOEBERLÉ, W. G. WYLIE (1887). Sie hoben besonders die Bedeutung einer gesonderten Fasciennaht hervor.

a) Heutige Verschlußtechnik im Regelfall (vgl. (Abb. 131 a, b)

Die moderne Verschlußtechnik geht im wesentlichen auf die *drei- bis vierschichtige Naht von* EDEBOHLS (1896) zurück. Für die Versorgung der Longitudinalschnitte im Oberbauch hat sich uns folgende Technik bewährt, welche im Fall von Mittellinienschnitten dreischichtig, im Fall von paramedianen und Transrectalschnitten mit gesonderter Durchtrennung der vorderen und hinteren Rectusscheide vierschichtig angelegt wird.

1. Schicht (vgl. Abb. 131 a). Fortlaufende Naht des Peritoneums mit Chromcatgut Nr. 0. Die Naht muß so eng gelegt und so fest zugezogen werden, daß keine Lücken im Peritoneum zurückbleiben, durch welche Exsudat in die Wunde eingepreßt werden könnte (Serombildung!). Die fortlaufende Naht wird durch einige Einzelnähte mit Chromcatgut gleicher Stärke zusätzlich gesichert.

2. Schicht. Sie faßt die hintere Rectusscheide bei allen Schnittführungen, welche die hintere Rectusscheide gesondert durchtrennen. Die Naht ist ebenfalls fortlaufend und dient mehr der Deckung der Peritonealnahtreihe als der Adaptation der hinteren Rectusscheide.

3. Schicht (vgl. Abb. 131 b). Fortlaufende Naht der vorderen Rectusscheide mit Chromcatgut Nr. 2. Die Nahtreihe wird mit Einzelseidennähten zusätzlich gesichert. Sie ist die eigentliche Haltenaht, welche in mechanischer Hinsicht so widerstandsfähig als möglich sein muß. Die darunter liegenden Muskeln werden nicht genäht. In die Muskelloge kann eine Saugdrainage eingelegt werden (nach REDON). „Serome", Hämatome und Bauchdeckenabscesse können hierdurch weitgehend eliminiert werden.

4. Schicht. Hautnaht durch Seiden- oder feine Drahteinzelnähte im Abstand von ca. 1,5 cm.

b) Wundverschluß bei schwierigen Fällen

Bei korpulenten Patienten, oberflächlicher Narkose o. ä. kann es schwierig sein, das Abdomen nach der Methode des Regelfalls zu verschließen. In solchen Fällen wird folgendermaßen vorgegangen:

1. Einlegen eines Bauchtuches, welches die gesamten Eingeweide bedeckt. Anklemmen des Peritoneums mit 8—12 Mikulicz-Klemmen. Diese werden alternierend nach beiden Seiten über die Wunde gelegt, so daß die peritonealen Wundränder bereits temporär adaptiert sind. Daraufhin beginnt die Peritonealnaht am cranialen Ende und schreitet jeweils von einer Mikulicz-Klemme bis zur nächsten fort. Die der Nadel jeweils nächstgelegene Mikulicz-Klemme wird angehoben und nach dem Durchstich sofort abgenommen.

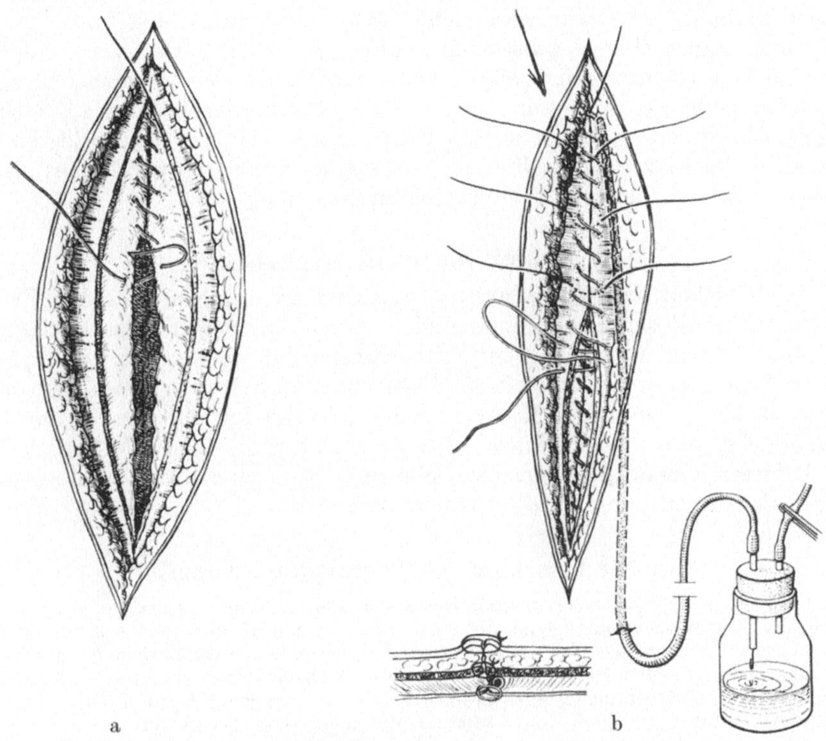

Abb. 131 a u. b. *Prinzip der Bauchdeckennaht* nach medianer, longitudinaler Incision. *1. Schicht:* a Fortlaufende Peritonealnaht mit Chromcatgut Nr. 0. b Subfascial eingelegte Saugdrainage nach REDON. *2. Schicht:* Fortlaufende Fasciennaht mit Chromcatgut Nr. 2, verstärkt durch Einzelnähte aus Nylon o.ä. *3. Schicht:* Subcutan- und Hautnaht. Im Falle von paramedianen oder transrectalen Schnitten kommt eine 4. Nahtreihe hinzu, indem die vordere und hintere Rectusscheide mit je einer Naht versorgt werden

2. Andere Methoden arbeiten mit Haltefäden, welche alle Schichten durchgreifen und etwa 3—4 cm Abstand voneinander haben. Die Enden werden nicht geknüpft, sondern nur angehoben, so daß dadurch die einzelnen Bauchwandschichten einander angenähert werden. Ist auf diese Weise die Naht spannungsfrei möglich geworden, so wird sie nach der Methode des Regelfalls ausgeführt. Unter Umständen können die Haltenähte als Stütznähte belassen werden.

c) Nahtverschluß mit nicht rostendem Stahldraht

Die Naht mit nichtrostendem Stahldraht besitzt folgende Indikationen:

1. In Fällen, bei welchen mit einer verzögerten Wundheilung zu rechnen ist, z.B. Ernährungs- und Resorptionsstörungen, Neoplasmen, Ikterus, Lebercirrhose und andere Lebererkrankungen, Eiweißmangel und Kachexie.

2. Bei schwach entwickelter, bzw. durch Krankheit oder Alter atrophisch gewordener Bauchdecke und in Fällen, bei welchen stärkere Distension des Abdomens, Husten, Erbrechen oder Singultus droht.

3. Bei vorhandener oder mit großer Wahrscheinlichkeit eintretender Wundinfektion; ferner bei allen Situationen, in welchen die Wundheilung die Resorptionsdauer von Catgutnähten übertrifft, also die Nähte dehiszenzgefährdet sind. HUNT (1960) zeigte an 400 großen Bauchoperationen, vorwiegend Erkrankungen der Leber und der Milz mit portaler Hypertension und Ascites, daß mit Drahtnaht versorgte Bauchwunden selbst einer übermäßigen Distension standhielten.

Technik. Jede Nadel mit geschlossenem Öhr ausreichender Größe kann verwendet werden. Der Draht wird nicht direkt durch das Öhr geführt, sondern eine kurze Fadenschlinge zwischengeschaltet, so daß der Draht am Nadelöhr nicht knicken, stauchen oder brechen kann. Wir bevorzugen atraumatische große Nadeln mit gedrehtem Draht und vorgefertigten Hautauflagepolstern aus Schaumgummi. Die Fixierung erfolgt mittels Bleiplomben. Die dazwischengelegten fortlaufenden oder Einzelnähte sollten niemals stärker angezogen werden, als dies für die exakte Adaptation der Gewebsschichten notwendig ist.

d) Verschluß von Transversalschnitten

Zum Verschluß von Querschnitten werden Peritoneum und hintere Rectusscheide, die praktisch eine Einheit bilden, durch eine gemeinsame fortlaufende Catgutnaht gefaßt. Durch solchen Peritonealverschluß legen sich die Stümpfe der Mm. recti spontan in die richtige Lage. Es macht keine Schwierigkeiten, die vordere Rectusscheide zu vereinigen. Man verwendet dazu eine fortlaufende Chromcatgutnaht, welche durch Seiden-Einzelnähte verstärkt wird. In die Mittellinie wird eine U-förmige Drahtnaht versenkt. Wir empfehlen, eine Redondrainage in die Schicht der durchtrennten Muskulatur zu legen.

e) Der Verschluß von Thorakotomiewunden

beginnt mit dem Anlegen einer dichten Reihe von Pleuranähten, welche im Falle vorausgegangener Rippenresektion zugleich die Intercostalmuskulatur mitfassen, was zur größeren Festigkeit der Naht beiträgt. Der am Unterrand der oberen Rippe verlaufende N. intercostalis wird den ganzen Schnitt entlang reseziert. Ist wenig Muskel-Pleuramaterial vorhanden, so müssen mehrere Pericostalnähte aus Chromcatgut Nr. 2 hinzugefügt werden. Die Adaptation der Rippen erfolgt durch einen Kontraktor, so daß die intercostalen Pleura-Muskelnähte ohne Spannung geknüpft werden können. Nach Abnahme des Rippenkontraktors muß die Naht luftdicht sein! Über dem costovertebralen Winkel bleibt oft eine Leckstelle. Am sichersten wird sie abgedichtet, wenn der laterale Rand des M. sacrospinalis durch Pericostalnähte an die Unterlage fixiert wird und dort als Muskeltampon wirkt. Dieser *ersten Nahtschicht* folgt der Verschluß der darüberliegenden Muskulatur M. serratus ant. in *zweiter* und M. latissimus dorsi, rhomboideus und trapezius in *dritter Schicht* mit fortlaufender Chromcatgutnaht Nr. 0. *Jede eröffnete Pleurahöhle muß vor ihrem Verschluß durch eine geschlossene Drainage abgeleitet werden!*

f) Schnittführungen bei Reoperationen

Im Falle von Reoperationen ist die Verfahrenswahl oftmals durch die vorausgegangenen Schnittführungen erheblich eingeschränkt. Folgende Überlegungen sind anzustellen:

1. *Alte, hypertrophe Narbenbildungen* können ohne weiteres excidiert werden, wenn die Haut elastisch genug ist, um durch entsprechende Mobilisation und Verschiebung einen spannungsfreien Verschluß zu ermöglichen. Bei einfachen, strichförmigen Narben, ist die totale Excision der alten Narbe und der Zugang auf dem ehemaligen Wege ohne weiteres möglich.

2. *Keloidträgern,* welche zum Zwecke der Narbenkorrektur chirurgischen Rat einholen, muß unverblümt gesagt werden, daß die Wahrscheinlichkeit eines Rezidivs selbst dann besteht, wenn eine totale Excision der alten Narbe durchgeführt wird. Im allgemeinen sind die Chancen umso günstiger je älter das Keloid ist.

3. Für *Wiederholungsoperationen* ist es oft ratsam, den Zweitschnitt so anzulegen, daß er den Erstschnitt kreuzt. So wird z. B. für Reoperationen am Magen, insbesondere für Umwandlungsoperationen ein bilateraler Transversalschnitt gelegt, wenn ursprünglich ein longitudinaler Schnitt vorlag.

4. Der primären Incision in nahem Abstand *parallellaufende Sekundärincisionen* sind möglichst zu vermeiden, weil es zu ausgedehnten Hautnekrosen kommen kann.

5. *Reoperationen innerhalb der ersten 2 Wochen* nach der Erstoperation werden am besten durch Wiederöffnen der Primärincision ausgeführt. Liegt jedoch ein längeres Intervall zwischen beiden Operationen, so wird auch bereits bei der frühen Reoperation eine Schnittführung verwendet werden müssen, welche zum Primärschnitt in einem möglichst großen Winkel verläuft. Für den Verschluß sind mehrere Schichten zusammenfassender Nähte im Falle der frühen Reoperation günstiger als der anatomiegerechte schichtweise Verschluß.

6. Die *Gefahr des postoperativen Bauchbruchs* wächst mit der Zahl der Reoperationen und der Ausdehnung der Incisionen. Auch aus diesem Grund bediene man sich für die Reoperation des Querschnittes, wo ein Längsschnitt vorausging, und umgekehrt.

7. Schließlich stimme man die Wahl des Primärschnittes auf eventuelle Sekundärschnitte ab. Zum Beispiel wird man bei einem Pankreaskopftumor mit Gelbsucht für die erste, lediglich der Galleableitung dienende Operation (Cholecysto-, Choledocho- Duodenostomie) einen longitudinalen Paramedianschnitt verwenden, weil dieser dem später notwendigen bilateralen Transversalschnitt am wenigsten hinderlich ist.

5. Allgemeine Nahttechnik am Digestionstrakt

a) Nahtmaterial

Geschichtliches. Ligaturen und Nähte sind seit alters bekannt. Schon im Smith-Papyrus (4000 v. Chr.) werden Wundversorgungen durch Klebestreifen aus Leinen, verstärkt durch Nähte, erwähnt. SUSRUTA (600 v. Chr.), der Vater der Hindu-Chirurgie und Autor der Samahita, lehrte bereits den Nahtverschluß des offenen Abdomens mit Baumwoll- oder Lederstreifen, Pferdehaar oder menschlichen Sehnen. CELSUS und GALEN kannten den Gebrauch von Ligaturen und Nähten sehr genau. RAHZES, ein arabischer Chirurg aus Bagdad (860 bis 932 n. Chr.) war der erste, welcher das eröffnete Abdomen mit Harfensaiten nähte.

Wenn auch während des Mittelalters einige hervorragende Einzelpersönlichkeiten für die isolierte Unterbindung von Blutgefäßen durch Ligaturen und für Wundnähte mit Nadel und Faden eintraten (SALICETTI, BERTAPAGLIA in Padua, 15. Jh.), so verwendeten doch die meisten Chirurgen des Altertums und Mittelalters das Glüheisen oder siedendes Öl zur Blutstillung und Klebestreifen aus verschiedenen Materialien zum Wundverschluß. Erst seit AMBROISE PARÉ (1509—1590), dem Leibarzt von Franz II. und Karl IX. von Frankreich wurde die Ligaturtechnik wiederbelebt und kam in Europa mehr und mehr in Gebrauch. Spezielles Nahtmaterial wurde erst zu Ende des 19. Jahrhunderts hergestellt und verwendet.

Die Nahtmaterialien können sein: 1. *Resorbierbar*; 2. *nicht resorbierbar*.

Die **resorbierbaren Nahtmaterialien** sind so benannt, weil sie innerhalb von 1—4 Wochen im Körper aufgelöst werden. Das heute verwendete Catgut wird aus der Submucosa des Schafdarms hergestellt.

Die standardisierten *Fadendurchmesser* des Catguts sind: Nr. 000—0,22 mm, 00—0,30 mm, 0—0,38 mm, 1—0,45 mm. Catgut wird aber außerdem in den Größen 00000—7 hergestellt. Die meistgebrauchten Stärken sind 000—2.

Je nach der Präparation und den chemischen Zusätzen bei der Herstellung unterscheidet man außerdem:

Reines Catgut ohne jede Präparation. Es wird innerhalb des 3.—7. Tages resorbiert und eignet sich für Peritoneum, Muskeln, Ligaturen kleiner Blutgefäße.

Chromiertes Catgut, das ist mit Chromtrioxyd (Cr O₃) präpariertes Catgut. Je nach der Resorptionsgeschwindigkeit in einem normalen quergestreiften Muskel unterscheidet man Chromcatgut — 10 Tage, 20 Tage, 40 Tage usw. Die dünnen Stärken werden für Darmnähte, Peritonealnaht und Ligatur kleiner und mittlerer Blutgefäße, die dickeren für Fascien, endständige Darmverschlüsse und ähnliches verwendet.

Jodiertes Catgut, Jod-Chromcatgut, Silbercatgut und ähnliche Variationen der Catgut-Präparation dienen der besseren Haltbarkeit und Infektionsbekämpfung.

Das nicht resorbierbare Nahtmaterial löst sich im Organismus nicht auf. Es kann sowohl organischer als auch anorganischer Herkunft sein.

Anorganischer Herkunft sind: Drahtmaterialien, Clips für Nähapparate, Hautklammern (Michel) eventuell Murphyknopf — alles aus verschiedenen, korrosionsbeständigen Metalllegierungen.

Organisch-pflanzlicher Herkunft sind: Leinenzwirn (Zelluloidfaden nach PAGENSTECHER u.ä.), Baumwollfaden (Nr. 60-fein, Nr. 40-mittel, Nr. 20-stark).

Organisch-tierischer Herkunft sind: Seide, Silkworm-Gut, Pferdehaar.

Organisch-synthetischer Herkunft sind: Polyesterverbindungen (Nylon, Teflon, Dacron usw.).

Sie werden überall dort verwendet, wo nicht resorbierbares Nahtmaterial indiziert ist. Speziell die steril verpackten, endständig mit der Nadel verbundenen, atraumatischen Nahtmaterialien erfreuen sich wegen unübertrefflicher Gewebsschonung in der gastrointestinalen Chirurgie größter Beliebtheit.

Zur Knotentechnik sei nur gesagt, daß alle haltbaren Knoten nach der Schiffer- bzw. Kreuzknotentechnik hergestellt sein müssen. Nur der *echte Kreuzknoten* und der *chirurgische Knoten* erfüllen diese Forderung. Die verschiedenen Handgriffe (einhändige und beidhändige) müssen so ausgewählt werden, daß sie die Entstehung von Kreuzknoten gewährleisten. **Ein sehr unzuverlässiger Knoten** ist der einfache, geworfene Knoten, welcher dadurch zustandekommt, daß die Schlinge um das gespannte Ende wie um eine Achse herumgeschlungen wird. Selbst mehrere übereinandergelegte Knoten dieser Art halten nicht fest, sondern können abrutschen, was insbesondere bei fortlaufenden Schleimhautnähten oder Peritonealnähten verhängnisvoll werden kann.

b) Magen- und Darmnähte

Geschichtliches. Die Darmnaht kam später in Gebrauch als die Gefäßligatur. Trotzdem findet sie schon früh Erwähnung (SUSRUTA'S AGUR-VEDA; HIPPOKRATES, 460 v.Chr.; CELSUS, 30 v.Chr. bis 30 n.Chr.; GALEN, 129—201 v.Chr.; ABULKASIM, 10. Jh. v.Chr.). Seit langem waren auch schon die „Ameisennähte" bekannt, wobei die Beißwerkzeuge einer großen Ameise als Nahtmaterial verwendet wurden. Der Körper wurde vom Kopf des Insekts abgetrennt, sobald die Kauwerkzeuge sich in beiden Wundrändern festgebissen hatten. Diesem Prinzip sind die Hautklammern nach MICHEL nachgebildet. Ein weiterer wichtiger Schritt der Darmnaht war die „Sutura quatuor magistrorum" (nach den vier Mönchen ARCHIMATHEUS, PETROSELLUS, PLATEARIUS und FERRARIUS). Sie führten eine Gänsetrachea in das Darmlumen ein und nähten den Darm über dieser „Endoprothese", welche per vias naturalis abging bzw. verdaut wurde. Am Anfang verwendete man fast ausschließlich Einzelnähte. Erst später begann man, auch fortlaufende Nähte anzulegen. GUGLIELMO DI SALICETTI (1210—1280) soll der erste gewesen sein, welcher eine fortlaufende, einfache, überwendliche Naht (sog. „Handschuhmachernaht") ausführte. Trotzdem blieben die Auffassungen über die Bedingungen und Möglichkeiten einer zuverlässigen Darmnaht völlig unklar bis zu den systematischen Arbeiten von JOBERT (1799—1867) und LEMBERT (1802—1851). LEMBERT zeigte 1826, daß eine gute Verbindung eintritt, wenn die serösen Oberflächen der Darmschlingen aneinandergenäht werden. Die eigentliche Festigkeit verleiht der Naht die Muscularis-Mucosa jeder Seite. Also müssen beide unbedingt in die Naht einbezogen werden, während die Serosa nur als „plastischer Überzug" dient, welcher durch Bildung von Adhäsionen die Nahtlinie abdichtet.

Unter den Darmnähten unterscheidet man: 1. Nähte zur Adaptation der serösen Schichten *(Serosanaht)*. 2. Nähte zur Adaptation der Schleimhautschicht *(Mucosanaht)*.

Zu den **Serosanähten** gehören alle, bei welchen entweder die Serosa allein oder die Sero-Muscularis oder Sero-Muscularis-Submucosa oder alle Wandschichten gefaßt und adaptiert werden. Solche sind:

a) Die *Sero-Serosanaht* nach LEMBERT; eine Einzelnaht, welche nur die Serosa jeder Seite faßt. b) die *Sero-Serosanaht* nach DUPUYTREN ist eine fortlaufende Naht, welche nur die Serosa beider Seiten faßt. c) Die *Darmnaht* nach WYSLER ist eine Einzelnaht, welche die Sero-Muscularis beider Seiten faßt. d) Die *Darm-*

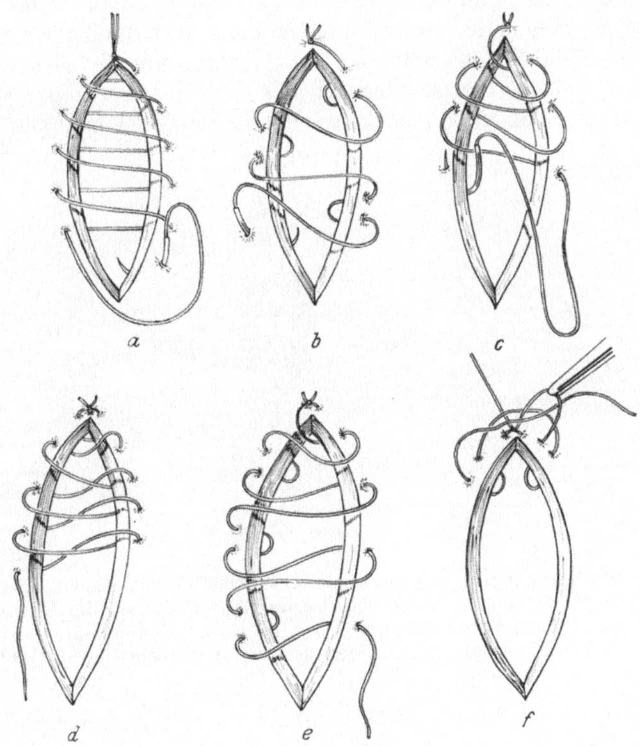

Abb. 132 a—f. Einige gebräuchliche Nahttechniken zur Adaptation der Schleimhaut. *a* Handschuhmachernaht nach SALICETTI, *b* Connell-Naht, *c* Schmieden-Naht, *d* gekreuzte Schmieden-Naht nach CUNÉO, *e* gemischte Connell-Schmieden-Naht, *f* selbstfixierende, einstülpende Naht

naht nach CZERNY ist eine Kombination einer Wysler- und Lembert-Naht (1. Serosa-Muscularis-Naht nach WYSLER, 2. Sero-Serosanaht nach LEMBERT). e) Die *Darmnaht* nach ALBERT besteht ebenfalls aus zwei Schichten (1. alle Wandschichten durchgreifend, 2. reine Sero-Serosanaht). f) die *Darmnaht* nach GÉLY als Einzelnaht oder fortlaufende Naht wird mit einem an beiden Enden nadelbewehrten Faden hergestellt. Die Fäden kreuzen sich bei jedem Stich (außer Gebrauch). g) Auch für die *Darmnaht* nach APPOLITO, im Prinzip eine fortlaufende U-Naht, besteht kaum noch Interesse. h) Praktische Bedeutung besitzen hingegen die sog. *Matratzennähte*:

Die **Matratzennaht nach Emmert (1862)** durchgreift alle Wandschichten mit Einzel-U-Nähten.

Die **Darmnaht nach Gould (1904)** ist eine rückläufige, einstülpende Matratzennaht. Sie kann als Einzel- oder fortlaufende Naht ausgeführt werden. Sie ähnelt der *Rechtwinkelnaht nach* CUSHING (1889) und ist wie diese weitgehend außer Gebrauch gekommen.

Alle Mucosanähte basieren auf der *einfachen,* fortlaufenden, alle Wandschichten durchgreifenden, *überwendlichen Naht (sog. „Handschuhmachernaht"* nach SALICETTI) (Abb. 132a).

Die Naht ist zuverlässig blutstillend und wasserdicht, vor allem, wenn noch einzelne Sicherheitsnähte in sie gelegt werden.

Die *Darmnaht* nach CONNELL (1899) (vgl. Abb. 132b) ist eine *fortlaufende, einstülpende Naht,* welche dadurch zustandekommt, daß der Faden zunächst von außen nach innen alle Wandschichten erfaßt, sodann auf der gleichen Seite von innen nach außen fortschreitet, darnach die Wunde überkreuzt und auf der Gegenseite ebenfalls von außen nach innen und sodann von innen nach außen vorrückt.

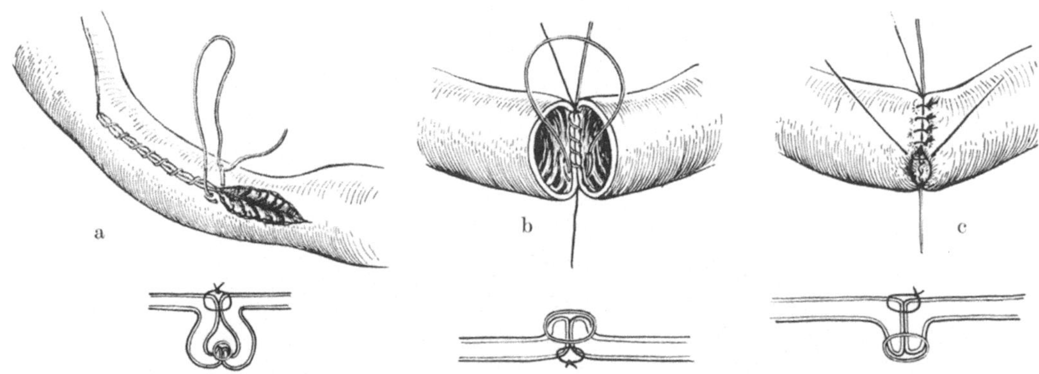

Abb. 133a—c. Schlechte und gute Darmnähte. a Nicht einstülpende Technik der 1. Nahtreihe nötigt zur „Deckung" mit einer 2. Reihe von Czerny-Nähten. Gefahr der Stenose und Nahtabscedierung. b Gute Technik ist stets in 1. Reihe, sicher einstülpend. c Eine 2. Serosanahtreihe ist nicht unbedingt erforderlich; sie dient der zusätzlichen Nahtsicherung

Die *Darmnaht* nach BELL (1794), SCHMIEDEN (1911) (vgl. Abb. 132c). Bei dieser *fortlaufend-einstülpenden Naht* läuft der Faden, alle Wandschichten durchgreifend, stets von innen nach außen in Form eines Rückstichs. In den Vereinigten Staaten ist die Naht als „Baseballsuture" bekannt. In deutschsprachigen Ländern wird sie SCHMIEDEN zugeschrieben.

Die *gekreuzte Schmieden-Naht* nach CUNÉO (vgl. Abb. 132d). Dabei wird der die Wunde kreuzende Faden jeweils proximal hinter dem vorhergehenden Faden hindurchgeführt, wodurch die Einstülpung zuverlässiger wird.

Die *kombinierte Connell-Schmieden-Naht* (vgl. Abb. 132e) wendet auf der einen Seite die Connellsche, auf der anderen die Schmiedensche Nahttechnik an.

Eine fortlaufende, *einstülpende, fixierende Darmnahttechnik* zeigt Abb. 132f. Sie bedient sich an beiden Wundrändern im Prinzip der Connellschen Technik, führt jedoch den Faden nicht in gleicher Weise, sondern kehrt zwischen beiden proximalen Schlingen der Gegenseite zurück, wodurch der Faden festgeklemmt und jedes Stichpaar selbsthaltend fixiert wird.

Alle fortlaufenden einstülpenden Nähte müssen so zuverlässig schließen, daß sie auch als einschichtige Naht genügende Zuverlässigkeit bieten. Dies hat größte Bedeutung in Fällen von Anastomosen in wenig nahtfreundlichem Gewebe (z.B. bei oesophago-gastrischen Anastomosen).

Die Anforderungen, welche an eine zuverlässige Darmnaht gestellt werden, sind:

1. *Mechanische Festigkeit*! gegen Zug und Distension.

2. Sichere *blutstillende Wirkung*! Die alle Wandschichten durchgreifende, fest angezogene, fortlaufende Naht ist diesbezüglich allen Techniken der Einzelversorgung der submukösen Gefäße absolut überlegen. Eine allzu minutiöse Blutstillungstechnik bei der Herstellung von Darmnähten und Anastomosen ist daher überflüssig. Es besteht sogar die Gefahr, daß bei der Einzelversorgung Gefäße übersehen werden, welche nachbluten können.

3. *Wasser- und Luftdichtigkeit*!, welche durch Ausübung eines Distensionsdruckes auf die beendete Darmnaht stets geprüft werden sollte.

4. Völlige *Peritonealisierung*!, d.h. glatte Adaptation aller in die Naht einbezogenen Serosaflächen.

5. *Vermeidung jeder Stenose*!, d. h. das Lumen des Darmes darf nirgends eingeengt sein.

Schlechte Darmnähte (Abb. 134a) sind solche, bei welchen eine erste Nahtreihe nicht zur völligen Versenkung der Mucosa geführt hat, so daß eine zweite Czerny-Nahtreihe not-

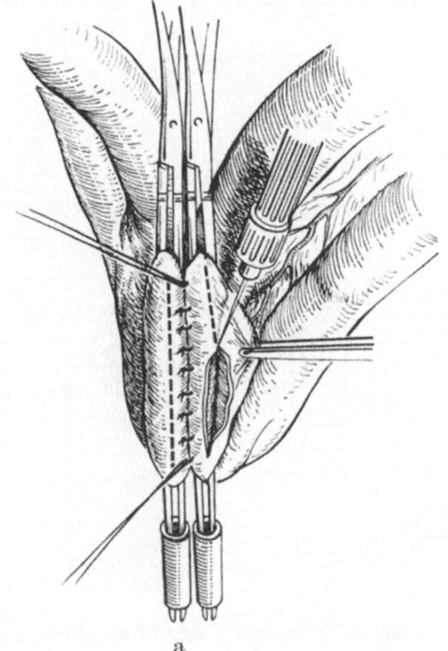

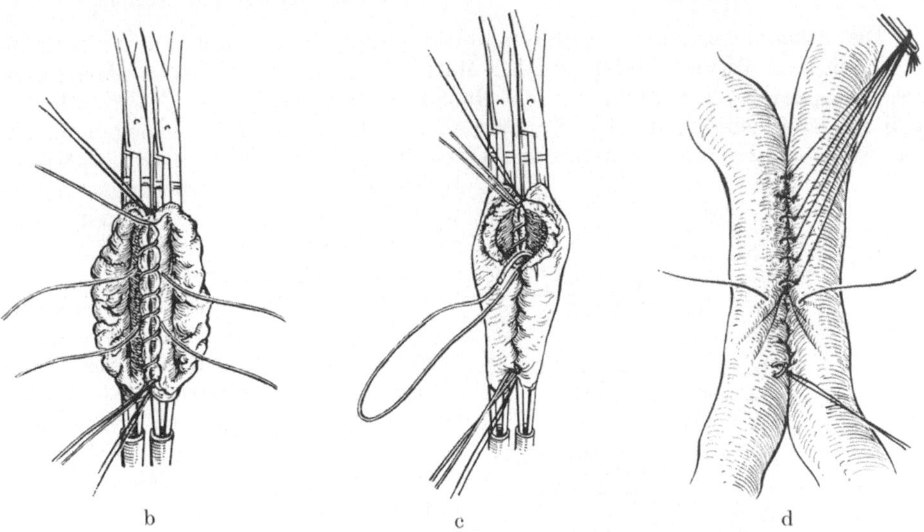

Abb. 134a—d. Latero-laterale Anastomose (Dünndarm). Zweischichtige Hinter- und Vorderwandnaht. Konventionelle Klemmentechnik nach MAISONNEUVE

wendig wird. Sie deckt zwar die Serosa, begünstigt aber eine Stenose und Hohlraumbildung über der ersten Nahtreihe. Eine *gute Darmnaht* (vgl. Abb. 134b und c) ist in erster Nahtreihe stets zuverlässig mucosa-einstülpend. Ist zusätzlich eine zweite äußere Nahtreihe erforderlich, so läßt diese keinen Hohlraum zwischen beiden Nahtreihen offen, in welchem sich Infektionen einnisten könnten.

14*

6. Nahttechnik der Anastomosen

Für die Herstellung einer intestinalen Anastomose, das ist eine künstliche Verbindung zwischen den Lumina von zwei verschiedenen Abschnitten des Digestionstraktes, gibt es drei verschiedene Möglichkeiten: 1. *Die latero-laterale Anastomose*; 2. *die termino-terminale Anastomose*; 3. *die termino-laterale Anastomose*.

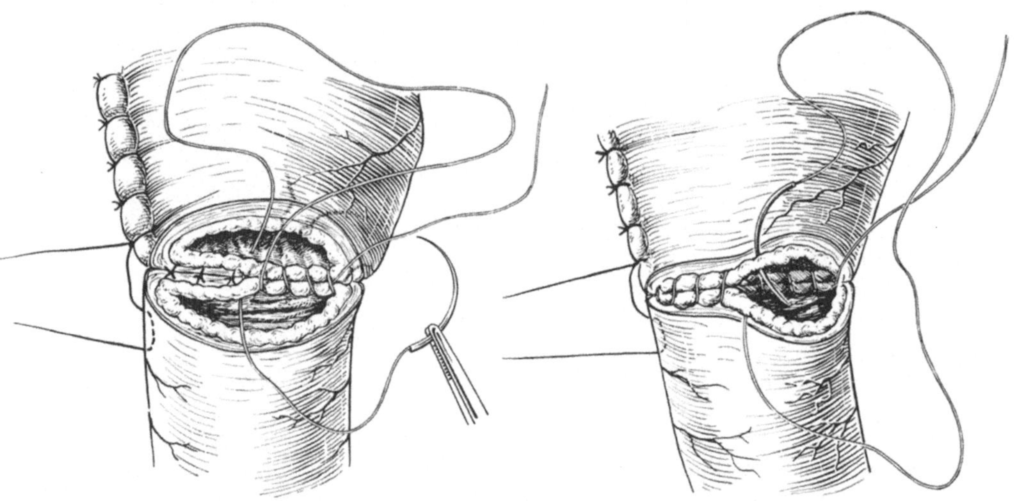

Abb. 135. Termino-terminale Anastomose (Gastro-Duodenostomie) (klemmenlose Technik)

Abb. 136. Termino-terminale Anastomose (Gastro-Duodenostomie), vordere Mucosanaht (klemmenlose Technik)

Die Anastomosen können durch verschiedene Nahttechnik oder mit Hilfe mechanischer Mittel (Endoprothese, Murphy-Knopf, mechanische Anastomosierungsapparate) hergestellt werden. Nachdem die verschiedenen Nahtmethoden voll ausgereift sind und allen Situationen gerecht zu werden vermögen, haben die Anastomosen mit mechanischen Hilfsmitteln kein unmittelbar praktisches Interesse. Die Anastomosierungsapparate werden jedoch weiterentwickelt. Von russischen Instrumentenbauern existieren bereits brauchbare Modelle.

Die konventionelle Nahttechnik wurde in den letzten 2 Jahrzehnten vor allem dadurch modifiziert, daß neben der Klemmentechnik die *klemmenlose Technik* ausgebaut wurde, wodurch anpassungsfähigeres Operieren möglich wurde. Einige vielgeübte Techniken zeigen die Abb. 135—137 und 139—141.

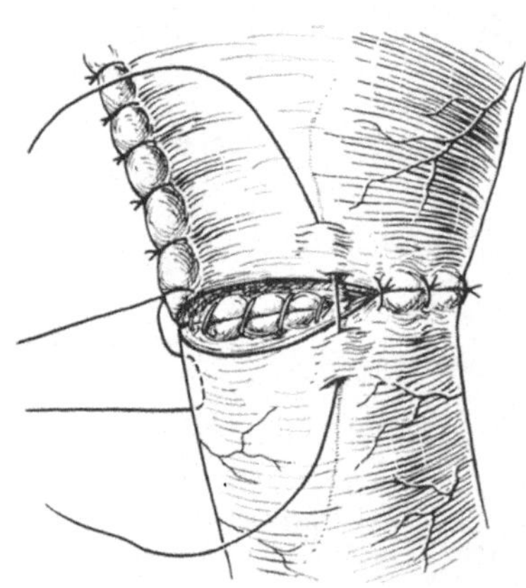

Abb. 137. Termino-terminale Anastomose (Gastro-Duodenostomie); vordere Seromuscul/arisnaht, klemmenlose Technik

a) Technik der latero-lateralen Darmanastomose

Wir bevorzugen für diese Anastomosen auch heute noch die Technik mit Doyen-Klemmen gegenüber dem sonst üblich gewordenen klemmenlosen Arbeiten (vgl. Abb. 134).

b) Die termino-terminale Anastomose (Abb. 135—137)

Die termino-terminale oder End-zu-End-Anastomose besitzt in der modernen Magen-Darm-Chirurgie die größte Bedeutung für die Wiederherstellung eines physiologischen Passageweges. Sie wurde vermutlich erstmalig von RAMDOHR, Leibarzt des Herzogs von Braunschweig, zu Beginn des 18. Jahrhunderts aus-

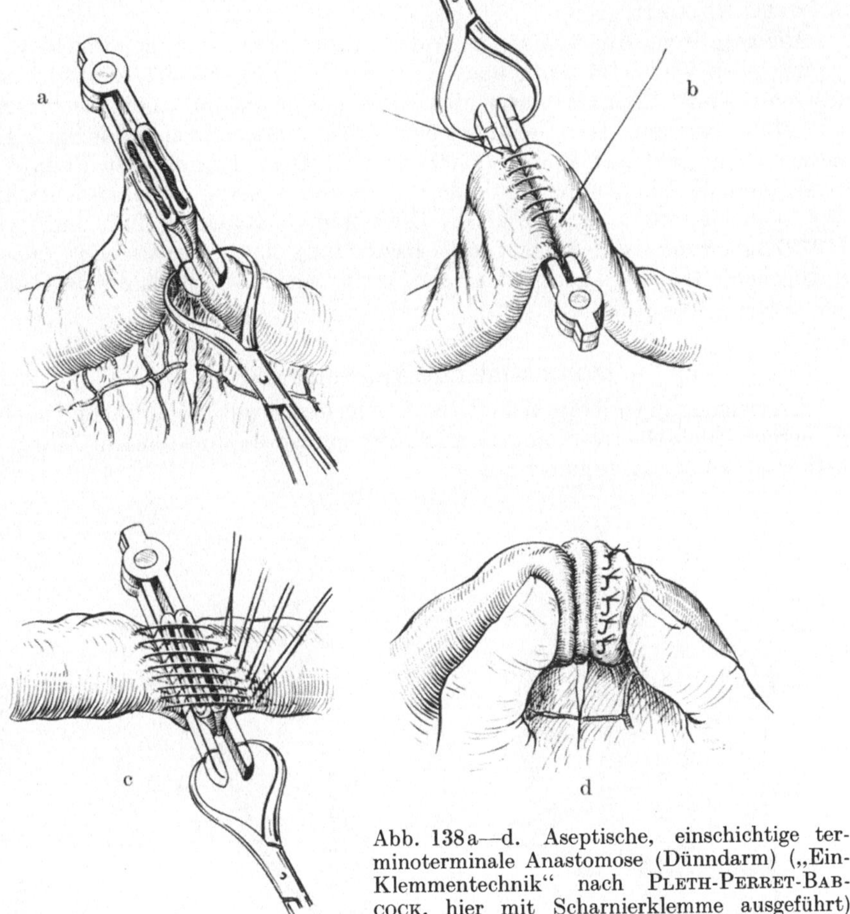

Abb. 138a—d. Aseptische, einschichtige terminoterminale Anastomose (Dünndarm) („Ein-Klemmentechnik" nach PLETH-PERRET-BABCOCK, hier mit Scharnierklemme ausgeführt)

geführt. Die Indikation besteht in allen Fällen, in welchen die Wiederherstellung der Kontinuität auf möglichst physiologische Weise erfolgen soll, was praktisch immer indiziert ist, es sei denn, besondere Gründe zwingen zu einem weniger physiologischen Vorgehen. In der Magenchirurgie spielt die End-zu-End-Verbindung besonders in Form der *Gastro-Duodenostomie* eine große Rolle. Wegen der verschiedenen Lumenweite und der verschiedenen Wandstärken beider Hohlorgane ist gerade diese Anastomose nicht ganz einfach. Ihre Ausführung verlangt exakteste Nahttechnik. Sie wird in den Abb. 135—137 gezeigt.

Unter Umständen kann auch eine einschichtige Nahttechnik, z.B. der Gambee-Stich, für die Vorderwandnaht der Gastro-Duodenostomie Verwendung finden. Die „Jammerecke" muß stets durch eine zusätzliche Seromuskularisnaht gestützt werden.

Die **termino-terminale Anastomose von Dünndarm** wird am zweckmäßigsten mit Klemmentechnik ausgeführt. Sie unterscheidet sich damit nicht von jeder konventionellen, mit Klemmen arbeitenden Anastomosierungstechnik.

Die **einschichtige Anastomosierungstechnik** ist der mehrschichtigen keineswegs unterlegen, wie von vielen Autoren immer wieder festgestellt wurde (HALSTED, 1907; SWEET, 1927; LAFITTE, 1936; SEBBAH, 1962). Es wäre jedoch sicher falsch, sie zum Prinzip erheben zu wollen. Vor allem in Händen des Anfängers wäre das Risiko zu groß.

Die aseptische Anastomose nach der „Einklemmentechnik" weicht vom konventionellen Verfahren weitgehend ab (vgl. Abb. 138). Sie erfordert eine schmale, festschließende Klemme, kann aber auch mit jeder einfachen Kocher-Klemme ausgeführt werden. Der Gedanke, eine Anastomose mit einer einzigen Klemme herzustellen, geht auf PLETH (1909) zurück. Doch konnte erst PERRET (1924) zeigen, daß die Einklemmenmethode auf alle drei Anastomosierungstypen anwendbar ist. Er nannte sie die „simultane Quetschung". RANKIN (1928) und PARTIPILO (1929) haben Spezialklemmen für die Herstellung einer „aseptischen" Anastomose angegeben. Besonders geeignet ist sie für die termino-terminale Anastomose von Dünndarm (Abb. 138).

c) Die termino-laterale Anastomose (Abb. 139—141)

Die wichtigste Indikation sind die verschiedenen mit „Y-Methode" nach ROUX einhergehenden Gastro-Jejunostomien, Oesophago-Jejunostomien, Entero-Enterostomien, Duodeno-Jejunostomien.

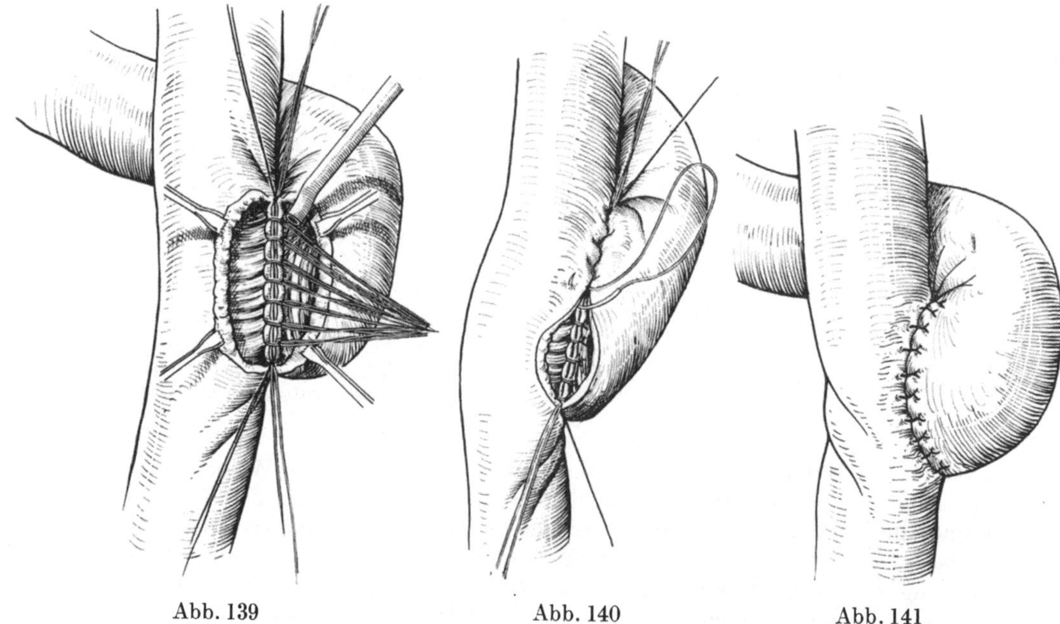

Abb. 139   Abb. 140   Abb. 141

Abb. 139. Termino-laterale Anastomose (Dünndarm), Hinterwandnaht (klemmenlose Technik)
Abb. 140. Termino-laterale Anastomose, Vorderwandnaht (klemmenlose Technik)
Abb. 141. Termino-laterale Anastomose (Endzustand)

Es empfiehlt sich, auch diese Anastomose mit klemmenloser Technik auszuführen, d.h. nur die zu- und abführende Schlingen mit weichen Darmklemmen zu verschließen, falls sie mit größeren Mengen Darminhalts gefüllt sind. Im übrigen basiert die Technik auf der von GOULD (1904) angegebenen Methode.

d) Blindverschlüsse eines Darmes

erfolgen am zuverlässigsten durch doppelte Tabaksbeutelnaht oder eine der anderen für den Duodenalstumpfverschluß üblichen Techniken (vgl. Abb. 248).

II. Allgemeine Indikation und Technik der klassischen, nicht resezierenden Eingriffe

Die hier beschriebenen Methoden sind vielfach rein palliative oder zusätzliche Maßnahmen. Jeder Magenchirurg sollte sich mit ihnen vertraut machen, weil auch diese kleineren, oft für unbedeutend gehaltenen Operationen größtes Interesse für das Gelingen der Mageneingriffe besitzen.

1. Freilegung und Exploration des Magens

Jede Magenoperation wird durch eine ausreichende Freilegung und eine gründliche Exploration aller Abschnitte eingeleitet. Ist der Magen frei beweglich und gut zugänglich, so werden krankhafte Veränderungen im allgemeinen leicht zu entdecken sein. Bei hochgezogenem, geschrumpftem, schlecht zugänglichem Magen oder ungewöhnlichem Sitz der krankhaften Veränderungen kann dies bereits recht schwierig werden. Das Vorgehen muß nach einer bestimmten Methodik durchgeführt werden, damit es nicht planlos und frustran endet.

Am freigelegten Magen wird zunächst die *Vorderwand*, anschließend die *Hinterwand* und schließlich die *Duodenal-* und *Kardiaregion* abgesucht. Die *Magenvorderwand* bietet sich bei genügend breiter Freilegung nahezu von selbst dem Zugriff an. Die Inspektion aller Vorderwandsabschnitte muß durch eine aufmerksame Palpation ergänzt werden; denn viele Veränderungen sind nur durch die geringfügigen Unterschiede in der Konsistenz und Elastizität der Wand auffindbar.

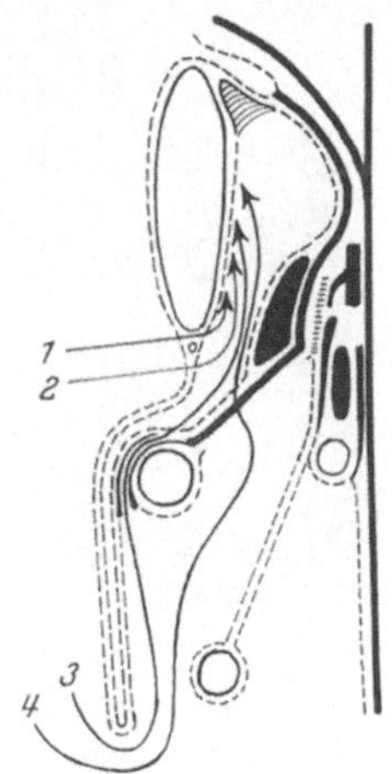

Abb. 142. Die extragastralen Zugangswege zur Magenhinterwand (modifiziert nach Traité de Technique Chirurgicale, Tome VI, Fig. 414, S. 486): *1* Zwischen Gefäßarkade und großer Kurvatur, *2* Trans-gastrocolisch, *3* Colo-epiploische Abtrennung, *4* Trans-mesokolonisch

Die *Magenhinterwand* kann auf vier verschiedenen Wegen erreicht werden (Abb. 142): 1. Durch *Skeletierung der großen Kurvatur*, unmittelbar an der Magenwand. 2. *Transgastrocolisch*, d. h. durch Skeletierung der großen Kurvatur unter Stehenlassen der gastroepiploischen Gefäßarkade auf der Magenseite. 3. *Durch colo-epiploische Abtrennung*, d.h. durch Ablösung des großen Netzes vom Colon transversum. 4. *Transmesocolonisch*, d. h. durch Schlitzbildung im Mesocolon transversum. Dieser Zugang beschränkt sich auf umschriebene Abschnitte der Magenrückwand, ist daher für eine umfangreiche Exploration der Hinterwand wenig geeignet. In praxi kommen dafür nur die Zugänge *2* und *3* in Betracht.

Die transgastrocolische Skeletierung wird vom Punkt größter Gefäßarmut, etwas links von der Mittellinie (Mikulicz-Punkt), begonnen und nach rechts zumindest soweit geführt, daß die ganze palpierende Hand durch die Bresche in die Bursa omentalis eingeführt werden kann. Die *colo-epiploische Abtrennung 3* liefert den ausgedehntesten Zugang. Er sollte daher in allen Fällen schwierig zu entdeckender Hinterwandläsionen gewählt werden. Die Abtrennung des großen Netzes und die Durchtrennung seiner beiden dorsalen Blätter vom Colon transversum gelingt weitgehend unblutig und kann daher sehr rasch durchgeführt werden. Nur wenige kleine Gefäße zwischen Colon transversum und großem Netz bedürfen einer Ligatur. Eine Wiedervereinigung beider Gebilde durch Naht ist nicht notwendig. Es genügt, das große Netz einfach auf das Colon zu legen, mit welchem es binnen kurzer Zeit wieder verlötet.

Der *supragastrische Zugang* durch das *kleine Netz* ist allenfalls in der Tumorchirurgie gangbar. Für die benignen Leiden des Magens, speziell bei Gastro-Duodenal-Ulcus ist er nicht ratsam; denn die im kleinen Netz verlaufenden vagalen Nervenäste werden dabei zerstört.

2. Gastrotomie

Die wichtigsten Indikationen zur Gastrotomie sind die Entfernung von Fremdkörpern, endoskopische Betrachtung des Mageninnern speziell der Kardia (Mallory-Weiss-Syndrom, Magen-Oesophagusvaricen), die retrograde Oesophagussondierung, Ulcera, Probeexcision aus der Magenschleimhaut, aus Polypen und Tumoren.

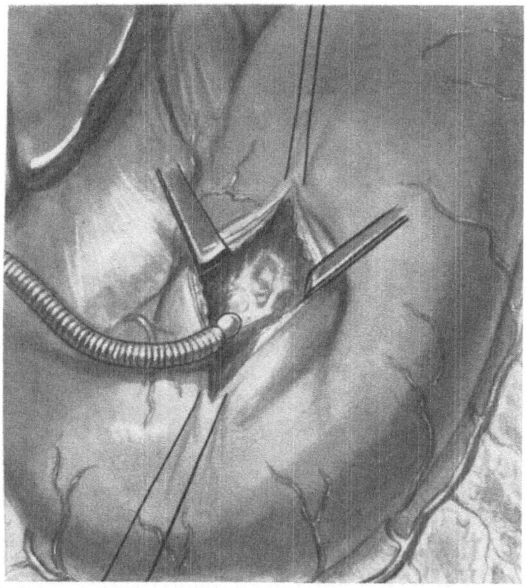

Technik. Freilegung gewöhnlich über einen Mittellinienschnitt und Incision aller Wandschichten der Vorderwand nach Anbringen von Haltefäden oder Haltezangen. Bei der ausgezeichneten Blutversorgung des Magens spielt die Ausdehnung der Incision und ihre Richtung keine wesentliche Rolle. Ist die Lage der pathologischen Veränderung unklar, wird die Incision im Korpusbereich angelegt und das Mageninnere mittels Leuchtspatel, Endoskop (Proktoskop oder Rectoskop) sorgfältig ausgeleuchtet.

Zur Exploration des gesamten Mageninneren muß u. U. eine lange Incision parallel zur großen Kurvatur ausgeführt werden. Die Wundränder werden mit Allis-Klemmen angehoben, die Schleimhaut mit Kochsalzspülung gereinigt und mit durchsichtigen Spateln oder Spiegeln abgesucht. Für den Einblick in den caudalen Oesophagus bzw. die Pars II und III duodeni benötigt man ein endoskopisches Instrument.

Abb. 143. Gastrotomie: 3—5 cm langer Längsschnitt in der Mitte des Korpus. Ausleuchten mit Leuchtspatel oder Endoskop (hier Hinterwandulcus). Auch Querschnitte und Längseröffnung der gesamten Vorderwand sind möglich

3. Duodenotomie

Die Eröffnung des Duodenums (meist in der Pars II) dient der Entfernung von Fremdkörpern, der Entdeckung und Behandlung von Ulcera, Tumoren und Divertikeln und — heute wohl am häufigsten — der Freilegung der Papilla Vateri zu ihrer retrograden Sondierung, Steinentfernung, Papillotomie u. ä.

Die Duodenotomie zum Zweck des Zugangs zur Papilla Vateri (Abb. 144, 145) geht auf MacBurney (1891), Kocher, Kehr, Mayo Robson, Terrier zurück. Kocher verwendete für die Incision einen Querschnitt. Er ist äußerst gefäßschonend, jedoch schlecht zu erweitern. Wegen des variablen Sitzes der Papille ist daher der *Längsschnitt* von MacBurney günstiger. Er kann leicht nach cranial und caudal verlängert werden, falls die Papille nicht sofort erreicht werden kann oder falls ein breiterer Zugang zur Entfernung eines Tumors oder ähnliches notwendig wird. Im Mittelabschnitt der Pars II duodeni wird das kleine Lumen der Vaterschen Papille rasch gefunden. Leichter Druck auf die Gallenblase führt zu Gallen-

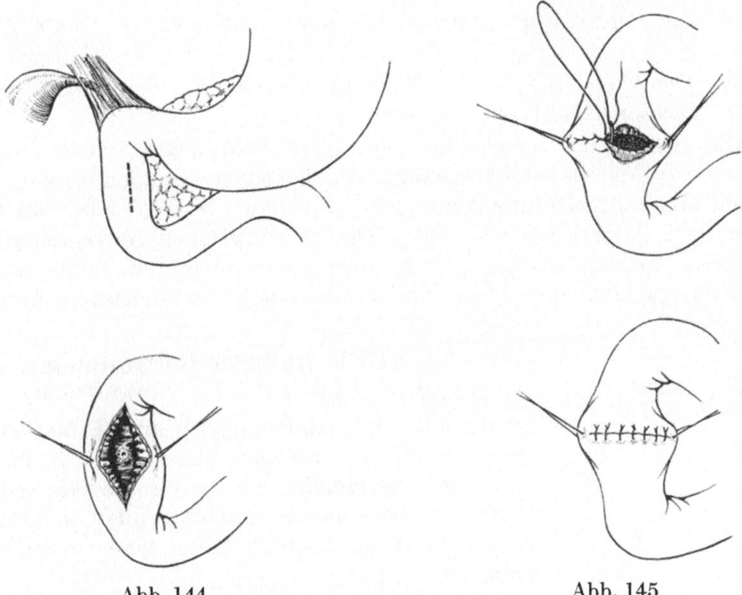

Abb. 144   Abb. 145

Abb. 144. Duodenotomie: Longitudinale Schnittführung (nach MacBurney) zur Freilegung der Papille

Abb. 145. Duodenotomie: zweischichtige Quernaht zum Verschluß jeglicher Duodenotomie

austritt, woran die Papille rasch erkannt werden kann. Die Naht des Duodenums soll immer in querer Richtung erfolgen (vgl. Abb. 145), um jede Stenose zu vermeiden. Postoperativ bis ins Duodenum vorgeführte Nasogastralsonde ist dringend ratsam. Ob jede Duodenotomie mit einer Kocherschen Mobilisation verknüpft werden sollte, läßt sich nur nach der Lage des Einzelfalles, keineswegs dogmatisch beantworten. Wir raten, auf jede Duodenotomienaht eine Zieldrainage zu legen.

4. Die Übernähung (Gastrorrhaphie)

dient dem einfachen Nahtverschluß von Perforationen aller Art (vgl. Abb. 300).

5. Gastrostomie

Geschichtliches. Die ersten systematischen Untersuchungen mit Magensaft stammen von W. Beaumont (1825—1835). Er legte seine Ergebnisse in der Arbeit „Experiments and observations on the gastric juice and the physiology of digestion" (1833) nieder. Seine Untersuchungen blieben grundlegend für die Verdauungsphysiologie bis zu den Arbeiten Pawlows (1849—1936).

Der Gedanke einer therapeutischen Magenfistel stammt von EGEBERG (1837). SEDILLOT (1849) führte die erste Gastrostomie aus, jedoch ohne Erfolg. Dieser war erst JONES (1875) beschieden. Alle seither geschaffenen technischen Modifikationen bemühen sich um die Ausschaltung der zwei wichtigsten Komplikationen: *Undichtigkeit und Maceration der Fistelumgebung.*

Indikation. Der Eingriff dient der endgültigen oder vorübergehenden Ernährung des Patienten unter Umgehung des Oesophagus. Hierfür besteht dann eine Indikation, wenn Hindernisse im Oesophagus, der Kardia und Fundus die orale Nahrungsaufnahme erschweren oder unmöglich machen; am häufigsten also bei Kardia-Oesophaguscarcinom oder unbeeinflußbaren, gutartigen Kardia- und Oesophagusstenosen. Wegen des psychisch deprimierenden Effektes sollte die Indikation zur definitiven Gastrostomie stets mit größter Reserve gestellt werden.

Formen. Die zwei Gruppen der Gastrostomie sind: 1. *Serosafisteln* (Röhrenfisteln). 2. *Mucosafisteln* (Lippenfisteln).

Für die temporäre Gastrostomie wird die Serosafistel, für die definitive Gastrostomie die Mucosafistel bevorzugt. Die Serosafistel hat den Vorzug, spontan abzuheilen, sobald das Drain entfernt wird. Für den Verschluß einer Mucosafistel ist stets eine Nachoperation notwendig. Die im Tierversuch verwendeten Magenfistelprothesen werden oft monatelang anstandslos vertragen. Sollte nicht, was beim Tier so glücklich gelöst werden konnte, auch am Menschen Anwendung finden ?

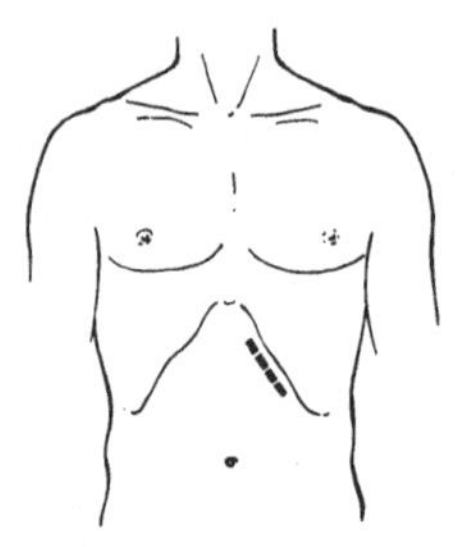

Abb. 146. *Gastrostomie, Zugangsweg:* entweder von einer kleinen linksseitigen Rippenbogenrandincision aus oder über eine obere mediane Laparotomie (vgl. Abb. 147)

a) Die Katheter-Gastrostomie
nach STAMM (1894), KADER (1896)

ist die einfachste und zugleich älteste Methode einer Serosafistel. Sie wird auch heute noch für die temporäre Fistel gebraucht. Sie hat den Vorteil, den Magen wenig zu deformieren. Nachfolgende Operationen am Magen erfahren dadurch kaum eine wesentliche Störung.

Technik. Kleine Stichincision der Magenvorderwand, am besten im Magenfeld (Abb. 146). Einführen eines Nelaton-Pezzer- oder Foley-Katheters und Anlegen einer Serie von drei Tabaksbeutelnähten im Abstand von 1,5—2 cm voneinander rings um den eingelegten Katheter. Dadurch wird die Magenwand invaginiert und ein serosaausgekleideter Kanal aus Vorderwandmaterial gebildet. Die Stamm-Kader-Fistel sollte wegen der bald eintretenden Undichtigkeit nur für eine Zeitdauer von 2—3 Wochen angelegt werden.

b) Die Gastrostomie
nach WITZEL (1891), GERNEZ (1930) (Abb. 147 und 148)

wurde von WITZEL (1891) beschrieben. Es ist eine Serosafistel, welche Undichtigkeit und Rückfluß von Mageninhalt dadurch zu vermeiden sucht, daß ein 8—10 cm langer seroseröser Kanal gebildet wird, in welchem der Katheter allseitig von Serosa umschlossen liegt. Die Fistel sollte in caudo-cranialer Richtung angelegt werden, so daß die Katheterspitze im Magenfundus liegt und zumindest im Sitzen und Stehen nicht in den Chymus eintauchen kann. Keinesfalls sollte sie in Richtung auf den Pylorus angelegt werden, weil sowohl ein duodeno-gastraler Reflux von Duodenalsaft als auch eine vermehrte chemische und mechanische Stimulation des Antrums durch diese Lokalisation der Fistel hervorgerufen wird. Einzelheiten der Anlage und Ableitung des Schlauches vgl. Abb. 147 und 148.

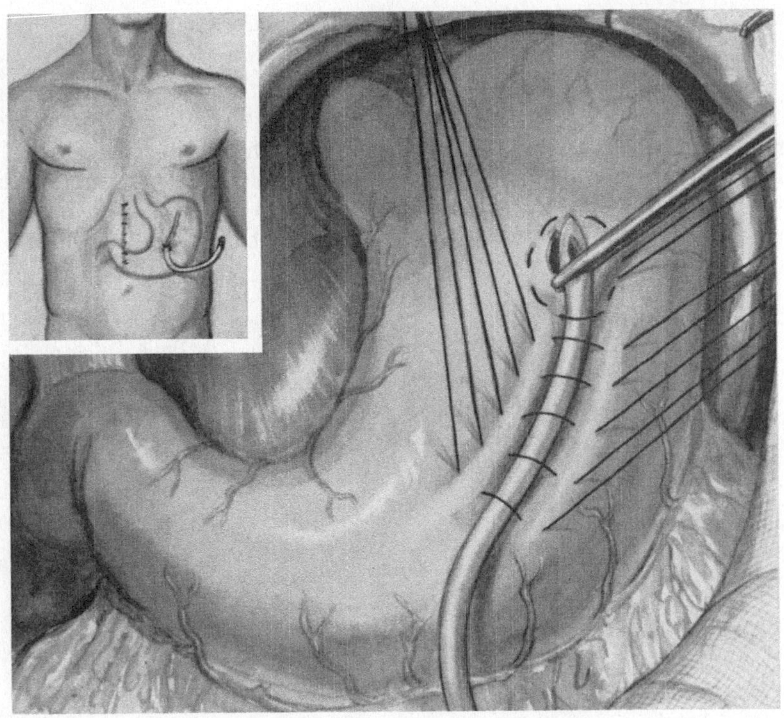

Abb. 147. Gastrostomie nach WITZEL (1891). Anlegen des sero-serösen Schrägkanales zur sicheren Ummantelung des Katheters. Länge des Kanals ca. 8—10 cm. Richtung caudo-cranial. Katheterspitze im Fundus. Ableitung des Katheters durch gesonderte pararectale oder sucostale Incision links

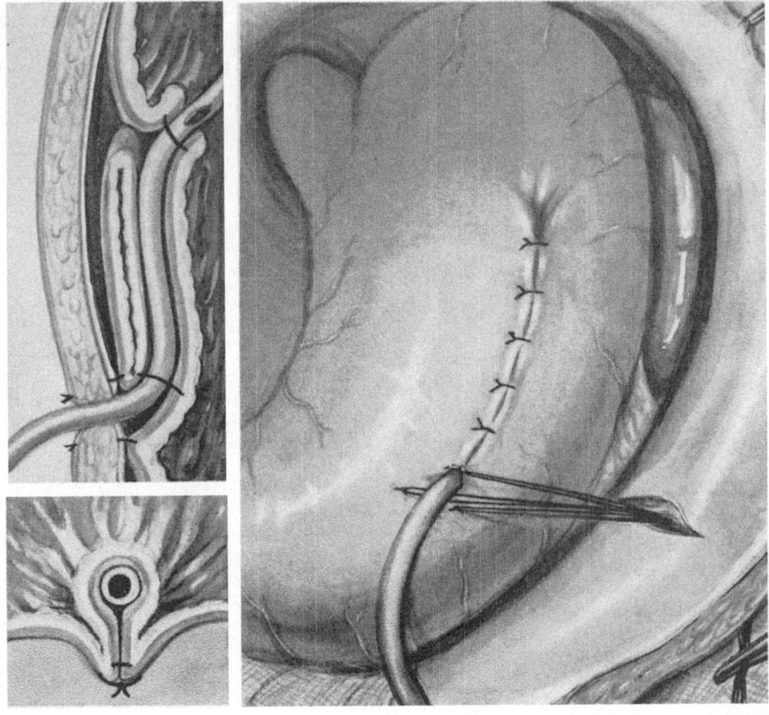

Abb. 148. Gastrostomie nach WITZEL (1891). Endzustand der Kanalbildung, gesonderte Ableitung nach links pararectal. Lage des Katheters im Sero-Serosa-Kanal (Insert)

c) Die Gastrostomie
nach MARION (1917) (Abb. 149a—e)

ist eine Serosafistel, welche die Wandschichten direkt durchsetzt und durch Einstülpung eines konischen, vorgelagerten Magenzipfels hergestellt wird. Sie unterscheidet sich von der Stamm-Kaderfistel nur im technischen Detail und wird wegen ihrer einfachen technischen Ausführbarkeit der ersteren im all-

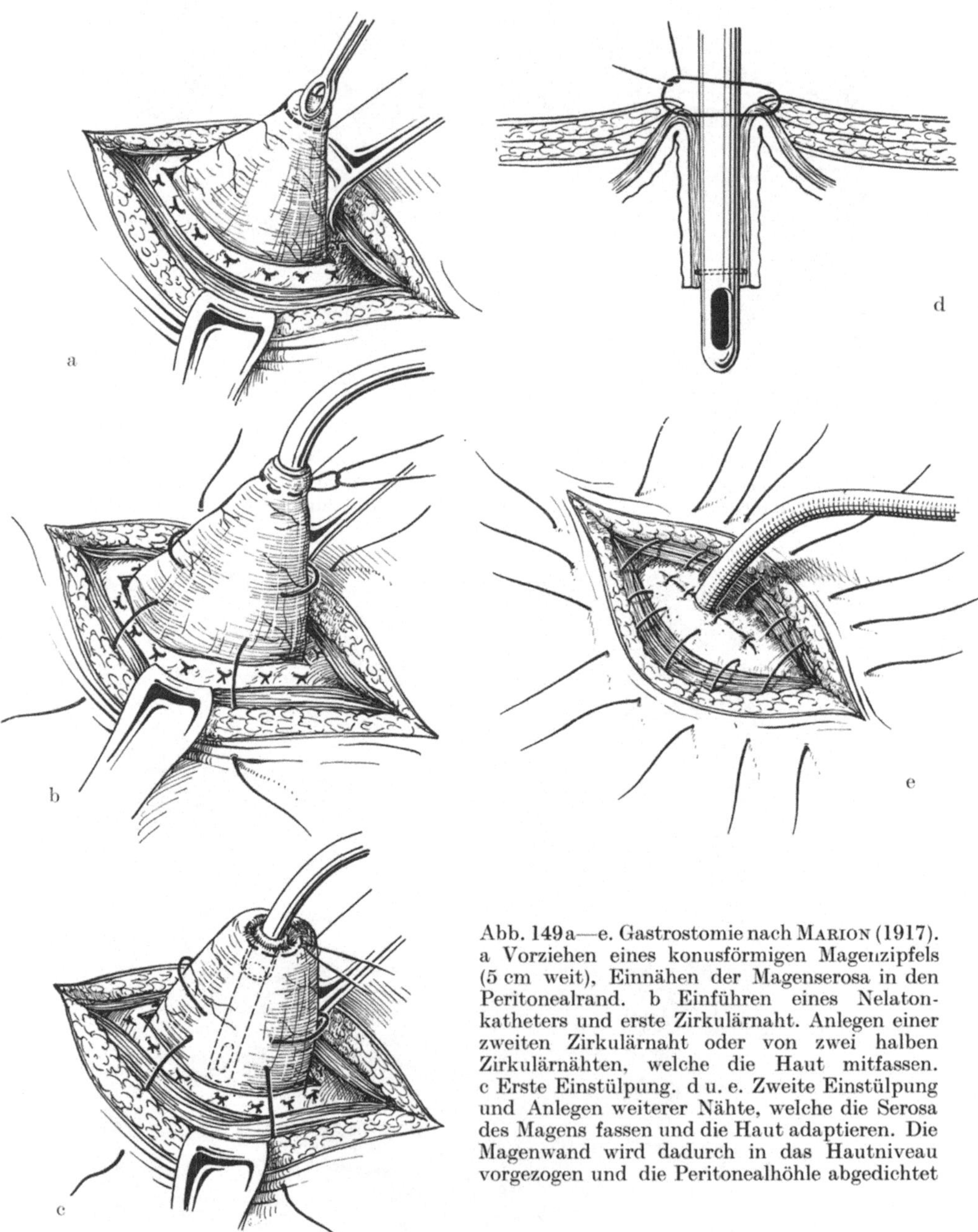

Abb. 149a—e. Gastrostomie nach MARION (1917). a Vorziehen eines konusförmigen Magenzipfels (5 cm weit), Einnähen der Magenserosa in den Peritonealrand. b Einführen eines Nelatonkatheters und erste Zirkulärnaht. Anlegen einer zweiten Zirkulärnaht oder von zwei halben Zirkulärnähten, welche die Haut mitfassen. c Erste Einstülpung. d u. e. Zweite Einstülpung und Anlegen weiterer Nähte, welche die Serosa des Magens fassen und die Haut adaptieren. Die Magenwand wird dadurch in das Hautniveau vorgezogen und die Peritonealhöhle abgedichtet

gemeinen vorgezogen. Auch sie ist vornehmlich für temporäre Fisteln geeignet. Die *Technik* zeigt Abb. 149 a—e.

Praxis der Fistelführung. Stets vergewissere man sich davon, daß der Katheter zuverlässig im Magenlumen und nicht in einer submukösen Tasche liegt. Am besten geschieht dies durch Aufsetzen eines Glastrichters und Einfüllen von Wasser, welches bei richtiger Lage des Katheters langsam und gleichmäßig in das Mageninnere abfließt. Ferner verwende man Katheter genügender Lumenweite, so daß auch im Starmix zubereitete, viscöse Sondennahrung ohne Schwierigkeit eingefüllt werden kann bzw. im Dauertropf spontan einfließt (Lumenweite Charr. 20—24). Die *Fistelernährung* beginnt versuchsweise bereits am Operationsabend mit Milch oder künstlicher Sondennahrung (Sonana, Biosorbin u.ä.), am besten in Form einer langsamen Dauertropfinfusion. Der Patient wird dazu in halb sitzende Körperhaltung gebracht. Ab *9. postoperativem Tag wird die Sonde nur noch für die Zeit der Nahrungsinstillation eingeführt. Die übrige Zeit wird sie entfernt!* Der Fistelkanal zieht sich dadurch immer wieder so weit zusammen, daß keine störende Undichtigkeit eintritt. Fehlerhaft ist es, bei den direkten Serosafisteln vom Typ Stamm-Kader-Marion-Fontan den Katheter ständig in situ zu belassen. Schwere unter Umständen nicht beherrschbare Hautmaceration wäre die Folge. In unmittelbarer Umgebung der Fistel ist dies fast niemals zu vermeiden. Sie wird durch Abdeckung der Fistelumgebung mit Zinkpaste bekämpft. Eine spontane Schrumpfung der Fistel kommt zustande, wenn die regelmäßige Fistelsondierung vernachlässigt und zur peroralen Nahrungsaufnahme zurückgekehrt wird. Durch eine Bougierung mit Hegarstiften, gelingt es stets, eine geschrumpfte Fistel wieder auf das nötige Kaliber zu erweitern.

d) Die tubo-valvuläre Gastrostomie

nach Watsuji (1899) und ihre Modifikation nach Depage (1901), Janeway (1913) Spivack (1929) (Abb. 150)

Die von Depage und Janeway beschriebene Technik ist der Prototyp der Mucosafisteln und zugleich die Grundlage für alle tubo-valvulären Methoden. Es

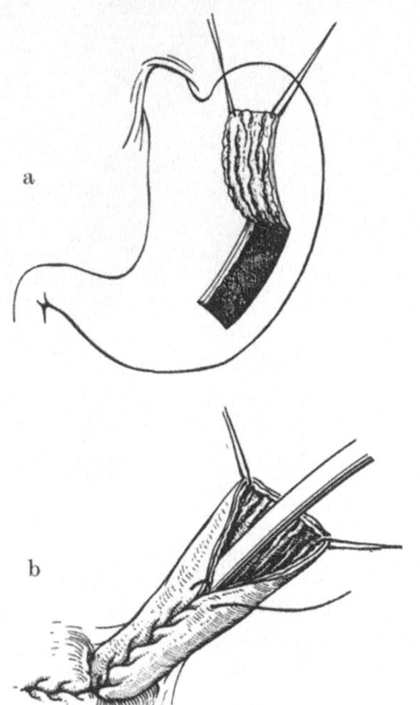
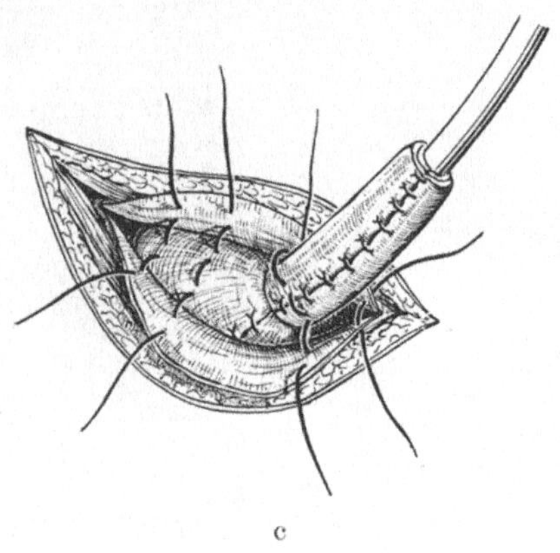

Abb. 150a—c. Tubo-valvuläre Gastrostomie nach Watsuji (1899), Dépage (1901), Janeway (1913), Spivack (1929). *Technik:* Longitudinale oder quere Lappenbildung aus der Vorderwand (a). Herstellung eines schleimhautausgekleideten Kanals von 4—5 cm Länge (b). Einnähen desselben in die Laparotomiewunde (c)

ist eine relativ einfache Methode, welche zur Herstellung einer dicht schließenden, nicht spontan schrumpfenden Mucosafistel verwendet werden kann.

Technik (vgl. Abb. 150) Bezüglich der Blutversorgung ist der quere an der großen Kurvatur gestielte Lappen günstiger, bezüglich der Abflußverhältnisse der longitudinale Lappen zu bevorzugen. Das Kaliber des Katheters beträgt 15—20 Charr. Im allgemeinen kann auch hier der Originalkatheter nach abgeschlossener Wundheilung entfernt und nur zur Fütterung ein Schlauch eingeschoben werden. Die *Methode* von SPIVACK (1929) unterscheidet sich darin, daß an der Basis der Schleimhautröhre eine Klappe gebildet wird, indem die volle Wandstärke der Lappenbasis durch eine Reihe von Einzelknopfnähten nach innen gefaltet wird. Es entsteht ein in das Magenlumen vorragender Schleimhautwulst, welcher sich bei Schließung des röhrenförmigen Gastrostomiekanals zu einem portioartigen inneren Gastrostomiemund zusammenlegt und zuverlässige Abdichtung der Fistel bewirkt. Die Technik ist schwieriger als die einfache Depage-Fistel, weshalb das Verfahren nur für definitive Ernährungsfisteln bei Patienten mit längerer Lebenserwartung gewählt werden soll.

e) Die tubuläre Gastrostomie
nach BECK (1905), JIANU (1912) (Abb. 151 und 152)

ist ebenfalls eine Mucosafistel mit den gleichen Indikationen wie die tubo-valvulären Gastrostomien (s. oben!). Mit der tubulären Methode kann das Ausfließen größerer Mengen von Mageninhalt noch zuverlässiger vermieden werden, indem ein Schlauch überschüssiger Länge hergestellt wird. Wie die Abb. 151 und 152

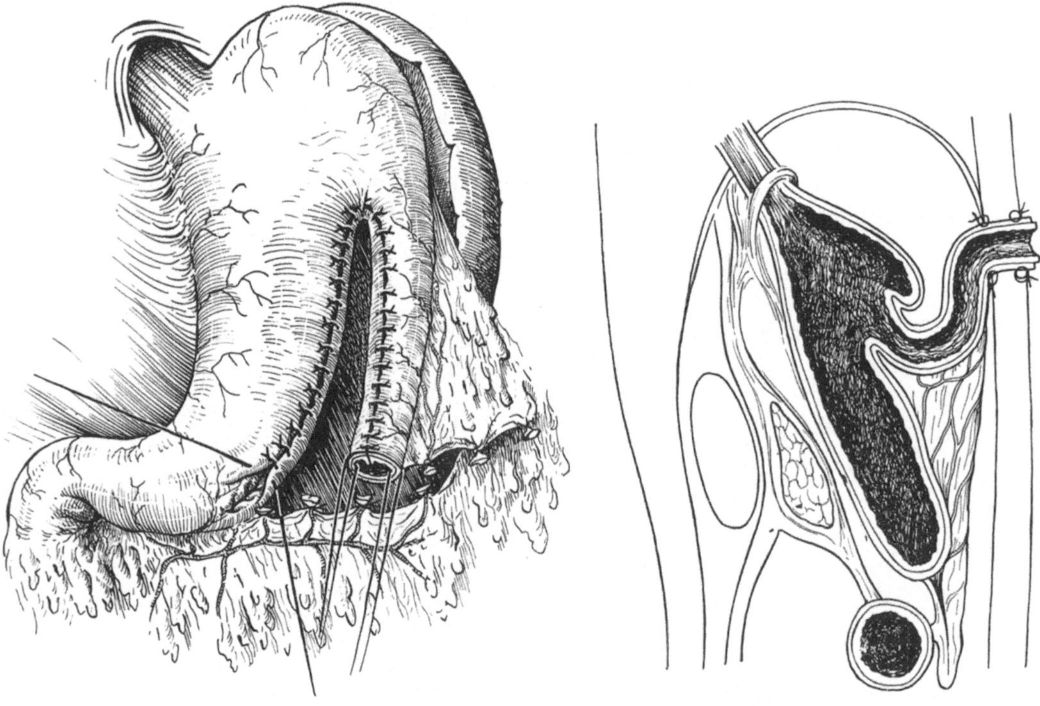

Abb. 151   Abb. 152

Abb. 151. Tubuläre Gastrostomie nach BECK (1905), JIANU (1912): Bei Schlauchbildungen aus der großen Kurvatur ist die Schonung der epiploischen Gefäße besonders zu beachten

Abb. 152. Tubuläre Gastrostomie nach BECK-JIANU: S-förmiger Verlauf des Kanales und Herausleitung oberhalb des linken Rippenbogens gewährleisten gute Abdichtung

zeigen wird aus einem cranial gestielten, tubulären Lappen ein Magenschlauch von 10—15 cm Länge gebildet, welcher über den Rippenbogen heraufgeführt und dort erst aus der Haut herausgeleitet wird. Durch eine zusätzliche kräftige Gürtelbandage kann die Gastrostomie dicht gehalten werden. Der Nachteil liegt in der Größe der Operation und ihren Komplikationen.

f) Die Gastrostomie durch Jejunuminterposition
nach TAVEL (1906), DILLARD und MERENDINO (1956), NYHUS (1958)

Bei der Methode von TAVEL wurde ein nur 10 cm langes Jejunalsegment zwischengeschaltet. Ausfließen von Mageninhalt konnte dadurch nicht verhindert werden. Erst durch DILLARD u. Mitarb. (1956) und NYHUS u. Mitarb. (1958) wurde die Methode wieder belebt. Durch Interposition eines Jejunumsegmentes von 25—35 cm Länge wird der Reflux sicher verhindert und befriedigende Resultate erzielt. Wir ziehen die Methode für die Dauerfistelung bei Patienten mit längerer Lebenserwartung allen übrigen Verfahren vor. Die Isolierung des Dünndarmsegments erfolgt wie für die Jejunuminterpositionsoperationen nach LONGMIRE (vgl. Abb. 502). Das Segment wird transmesocolonisch heraufgeführt. Das aborale Lumen wird mit der Magenvorderwand, das orale Lumen mit der vorderen Bauchwand anastomosiert. Vor der endgültigen Einnähung in die Haut wird ein Ballonkatheter nach FOLEY durch das Segment in den Magen eingeführt und der Ballon etwas aufgeblasen. Daraufhin wird das proximale Ende durch eine gesonderte Incision in der vorderen Bauchwand herausgeleitet und eingenäht. Postoperativ wird der Katheter bis zur Wiederkehr der Peristaltik und über die erste Fütterungsperiode (ca. 5—7 Tage) in situ belassen. Das Segment erreicht seine volle peristaltische Tätigkeit im allgemeinen nach 7—10 Tagen wieder. Danach wird der Schlauch zurückgezogen und nur noch zur Fütterung eingeführt. Es genügt ihn 5—10 cm tief in das Segment vorzuschieben und die Nahrung dorthin zu instillieren. Der weitere Transport wird durch die Peristaltik des Segmentes besorgt. Vor allem für Patienten mit schwierigen Wiederherstellungsmaßnahmen im Bereich des Mundes, des Pharynx und des Oesophagus, ist der Vorteil einer zuverlässig abdichtenden Gastrostomie unschätzbar.

6. Cervicale Oesophagostomie
(KLOPP, 1951)

Indikation. An Stelle einer Gastrostomie kann die temporäre oder endgültige Ernährung in allen Fällen, bei welchen langfristige Sondenernährung notwendig, jedoch auf dem naso-oesophago-gastralen Wege nicht möglich ist oder nicht toleriert wird, über ein cervicales Oesophagostoma auf der linken Halsseite erfolgen. Gegenüber den niemals voll befriedigenden Gastrostomien bringt die cervicale Oesophagostomie eine deutliche Erleichterung für den über Dauersonde zu ernährenden Patienten.

Technik. Der Oesophagus wird an typischer Stelle links-cervical durch 4—6 cm lange Incision freigelegt. Eine Ernährungssonde vom Kaliber Nr. 16 oder 18 wird über eine kleine seitliche Incision in den Oesophagus eingeführt und nach unten in den Magen geleitet. Mit einer Tabaksbeutelnaht wird die Oesophagotomiewunde abgedichtet und die Sonde durch eine gesonderte kleine lateral vom M. sternocleido angelegte Incision herausgeführt. Dadurch wird ein Kontakt der Sonde mit der A. carotis und den wichtigen Halsnerven vermieden. Eine dünne zusätzliche Wunddrainage für die ersten postoperativen Tage ist ratsam, falls die Oesophagostomiestelle nicht absolut dichthalten sollte. Die Ernährung kann postoperativ sofort einsetzen. KETCHAM und SMITH (1962) berichten über 168 Patienten, bei welchen eine langfristige 3—5½ Jahre währende Ernährung mit Erfolg ausgeführt worden war. Bei pathologischen Veränderungen im Kopf-Halsbereich und Notwendigkeit der Dauersondenernährung entschließe man sich ohne Zögern zu diesem Verfahren.

7. Duodenostomie
(vgl. Duodenalstumpf-Insuffizienz, offene Katheter-Duodenostomie nach WELCH
(Abb. 269)

8. Jejunostomie
(nach SURMAY, 1878; WITZEL-KAREWSKI, 1896; ALBERT, 1894; MAYDL, 1892)

Die Jejunostomie ist die Herstellung einer äußeren Dünndarmfistel zum Zwecke der künstlichen Ernährung, wenn der Passageweg im Bereich des Magen-Duodenums soweit nach distal verlegt ist, daß eine Gastrostomie unmöglich ist. Die erste Jejunostomie wurde von SURMAY (1878) angelegt. Die dabei verwendete Technik der einfachen seitlichen Fistelung war nicht brauchbar. Die Grundübel der Jejunostomie bestehen, ähnlich der Gastrostomie, in der mangelhaften Abdichtung nach außen sowie in Infektion und Maceration der Fistelumgebung. Der fermentativ hochaktive Dünndarmsaft ruft noch wesentlich schwerere Macerationen der umgebenden Haut hervor als der Magensaft bei der Gastrostomie. Wie die Gastrostomie kann auch die Jejunostomie als *Serosa- bzw. Mucosafistel* angelegt werden. Auch hier verschließt sich die Serosafistel immer spontan, während die Mucosafistel der operativen Beseitigung bedarf. Die Regeln für eine Jejunostomie lauten: *a) Die Fistel muß eine ausreichende Nahrungszufuhr ermöglichen; b) sie soll möglichst dicht abschließen und nicht nur keinen Dünndarmsaft, sondern auch von den instillierten Nahrungslösungen nichts zurückfließen lassen. c) Die Öffnung muß tief sondierbar sein* und zugleich so gestaltet werden, daß die von cranial kommende Passage nicht gestört wird. *d) Die Fistel muß sich spontan verschließen oder durch eine einfache chirurgische Maßnahme zu beseitigen sein,* wenn sie nicht mehr gebraucht wird.

Formen und Technik

a) Die Jejunostomie
nach WITZEL-KAREWSKI (1896), BÉRARD und ALAMARTINE (1913) (Abb. 153a.

Die erste Jejunostomie unter Verwendung der Witzel-Technik wurde von KAREWSKI ausgeführt. ALBERT, BÉRARD und ALAMARTINE fügten eine Fußpunktanastomose hinzu. BÉRARD und ALAMARTINE unterbrachen den zuführenden Schenkel dicht vor dem Stoma

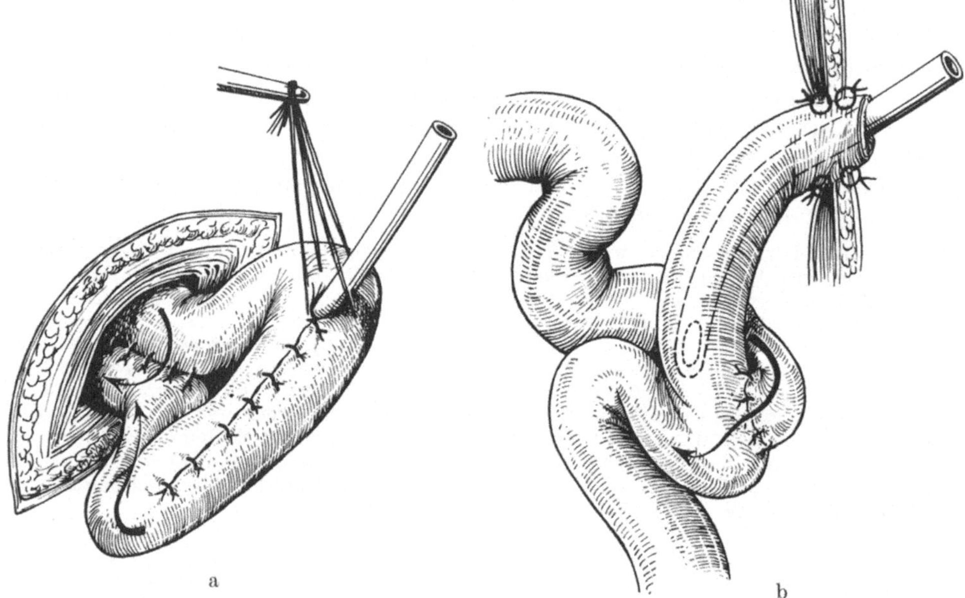

Abb. 153a u. b. *Jejunostomie:* a Bildung einer Serosafistel nach WITZEL-KAREWSKI mit kurzgeschlossener Schlinge nach ALBERT, BÉRARD, ALAMARTINE. b Bildung einer Mucosafistel durch Y-förmige Ausschaltung nach MAYDL, MAYO-ROBSON

durch eine subseröse Ligatur, so daß eine unilaterale Ausschaltung resultiert. In die Wand der ersten Jejunumschlinge wird ein Katheter (Charr. 12) nach der Witzel-Technik eingenäht. Die Länge des Kanals beträgt 10—12 cm. Die Schlinge wird an zwei Stellen der vorderen Bauchwand fixiert und an der Stelle der Herausleitung an der Fascia transversalis verankert.

b) Die Jejunostomie
nach MAYDL, MAYO-ROBSON (1892, 1903) (Abb. 153b)

Die oberste Jejunalschlinge wird 20 cm distal der Flexura duodeno-jejunalis y-förmig ausgeschaltet. Das endständige Lumen wird durch eine gesonderte Incision herausgeleitet. Diese Methode wurde durch SPIVACK (1936) modifiziert, indem der zur Fistelung verwendete Schenkel durch longitudinale seromuskuläre Raffnähte auf eine Strecke von 3—4 cm verkürzt wird. Hierdurch entsteht ein das Lumen zirkulär einengender Ring, welcher die Abdichtung verbessert. SPIVACKs Methode hat sich in unserer Erfahrung als sehr brauchbar erwiesen. Zahllose Autoren, wie KELLING (1904), NÖSSKE (1904), PERRETT (1927), KIRSCHNER (1929), BARBER (1933), EVANS (1934), SHELLEY (1932), v. HABERER (1950) und viele andere haben sich mit der Indikation und Technik der Jejunostomie befaßt. Entscheidende Verbesserungen konnten nicht mehr erzielt werden. Die *Problematik der jejunalen Sondenernährung* bleibt trotz verbesserter Technik bestehen. Am unangenehmsten sind die krampfartigen Distensionsbeschwerden, welche der Instillation flüssiger Nahrungslösungen folgen können. Die Erscheinungen (Nausea, Präcordialschmerz, Palpitationen, Schweißausbrüche, Oppressionsgefühl, schmerzhaftes Leibkollern) sind — ähnlich dem Dumping — in erster Linie auf die Überflutung mit *hyperosmolaren Nahrungslösungen* zu beziehen. Die Nährlösungen müssen daher langsam und gleichmäßig, am besten in Form einer Dauertropfinfusion instilliert werden. Das zweitwichtigste Jejunostomiesymptom sind *Diarrhoen*, ebenfalls Folge einer Osmodysregulation. Auch sie werden am besten durch Änderung der Nahrungszusammensetzung im Sinne der Isotonie und Eukolloidalität behoben.

9. Pyloroplastik

Indikation. Die plastische Erweiterung des Pylorus kann durch Durchtrennung oder Excision des Pylorusmuskels selbst oder durch breitere, die gastroduodenale Verbindung erweiternde Anastomosierung (Gastro-Duodenostomie) erreicht werden. Mit dem Aufkommen der Vagotomie in der Chirurgie des Gastro-Duodenalulcus erlebten auch die verschiedenen Modifikationen der Pyloroplastik eine Renaissance; denn eine der Folgen der Vagotomie ist die Herabsetzung des Magentonus und die Störung der Pylorusfunktion im Sinne einer Entleerungsverzögerung des Magens. Entleerungsverbessernde Maßnahmen *(Drainageoperationen)* sind daher notwendig um die Stase des Chymus zu beheben. Andere Indikationen sind benigne Stenosen der Pylorusregion durch chronische Ulcera oder der — ebenfalls durch vagale Dekonnexion — bedingte *Pylorospasmus* nach partiellen proximalen Resektionen des Magens, Operationen an der Kardia (Hiatushernien u.ä.), die mit bewußter oder unbewußter Läsion des Vagus einhergehen.

Die erste wegen benigner Pylorusstenose vorgenommene Pyloroplastik stammt von HEINECKE (1886). Seine Methode wurde von MIKULICZ (1888) als sehr brauchbar empfohlen, was zur raschen Verbreitung der Operation beigetragen hat. Die wichtigsten Verbesserungen und Modifikationen stammen von HORSLEY, JUDD und WEINBERG. Die am häufigsten gebrauchten Gastro-Duodenostomien wurden von JABOULAY, FINNEY und HENDRY angegeben (vgl. S. 227ff.).

a) Pyloroplastik
nach HEINECKE (1886), MIKULICZ (1888) (Abb. 154 und 155)

Diese Pyloroplastik war lange Zeit die meistgeübte Methode. Durch einen den Pylorus quer spaltenden Längsschnitt, welcher ca. 3,5 cm in das Magenantrum und 2 cm in das Duodenum hineinreicht, werden alle Wandschichten vollständig

durchtrennt. Die Technik des Nahtverschlusses zeigen die Abb. 155a und b.
Die zweischichtige Naht ist zugunsten einer einschichtigen Nahttechnik (WEIN-
BERG, 1956) weitgehend verlassen; die doppelte Nahtreihe vereitelt unter Um-

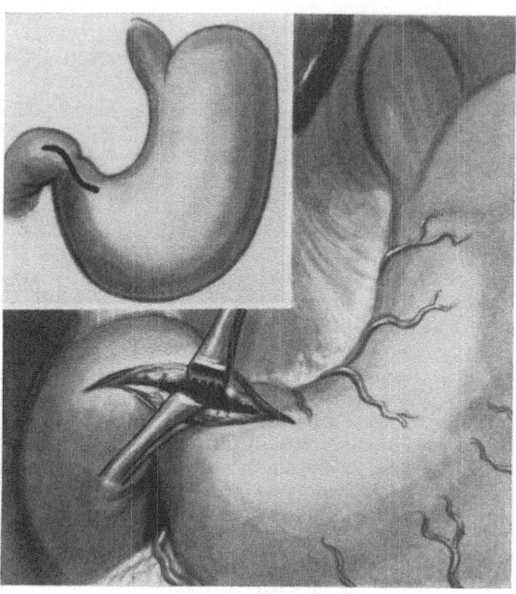

Abb. 154. Pyloroplastik nach HEINECKE-V. MIKULICZ (1886, 1888): *1. Akt:* Longitudinale
Durchtrennung aller Wandschichten

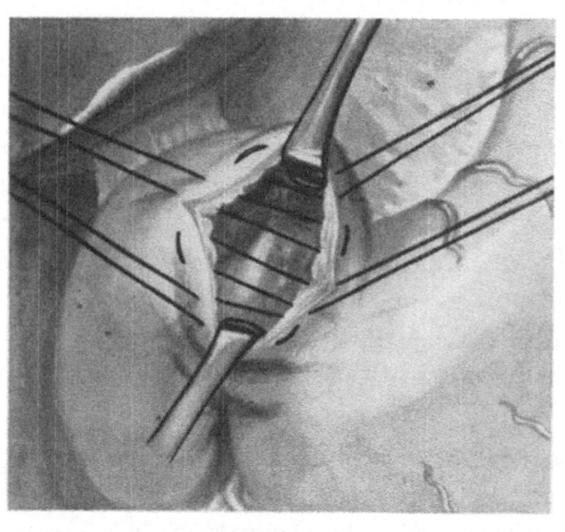

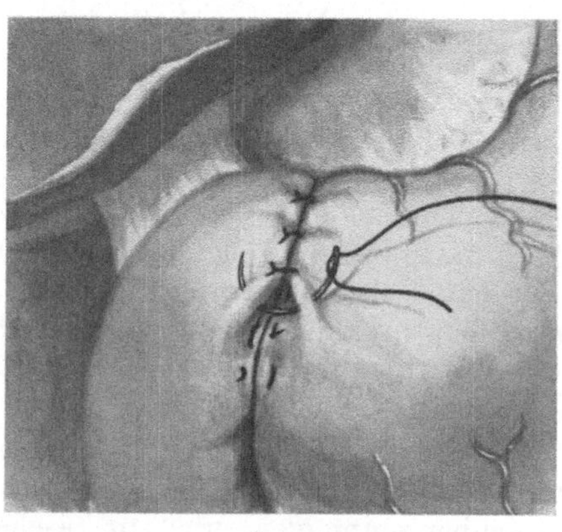

a   b

Abb. 155a u. b. Pyloroplastik nach HEINECKE-V. MIKULICZ: *2. Akt:* Quervernähung in zwei-
schichtiger Nahttechnik. Entweder 1. Nahtreihe fortlaufend invertierend oder Einzel-U-
Nähte. 2. Nahtreihe Sero-Serosa-Einzelnähte. Heute wird fast ausschließlich die einschichtige
Nahttechnik (vgl. Abb. 158) verwendet

ständen den Erweiterungseffekt und begünstigt eine Restenosierung noch stärkeren
Grades. Man verwendet daher einen einschichtigen Nahtverschluß mit nicht-
resorbierbaren Einzelnähten bei möglichst exakt adaptierender Stichtechnik
(GAMBEE) (Abb. 158d).

b) Die Gastro-Duodenostomie
nach JABOULAY (1892) (Abb. 156a—c)

Umgehungsanastomose bei schwer- oder nichtresezierbarem Ulcus duodeni mit Atonie und Dilatation des Magens. Sie unterscheidet sich von der Gastro-Duodenostomie nach FINNEY (vgl. Abb. 157) dadurch, daß sie eine Seit-zu-Seit Verbindung des Magenantrums mit der Pars II duodeni *ohne Durchtrennung* des Pylorus ist. Sie erfordert eine Mobilisation des Duodenums nach KOCHER und eine solide zweischichtige Nahttechnik. Die zuverlässige Versorgung des cranialen Anastomosenwinkels bleibt problematisch; auch ist der duodenogastrale Gallenreflux beträchtlich. Das Verfahren wird verwendet wenn Ulcus und Pars I duodeni unberührt gelassen werden müssen; z.B. kann es in Verbindung mit Vagotomie eine Resektion zur Ausschaltung ersetzen.

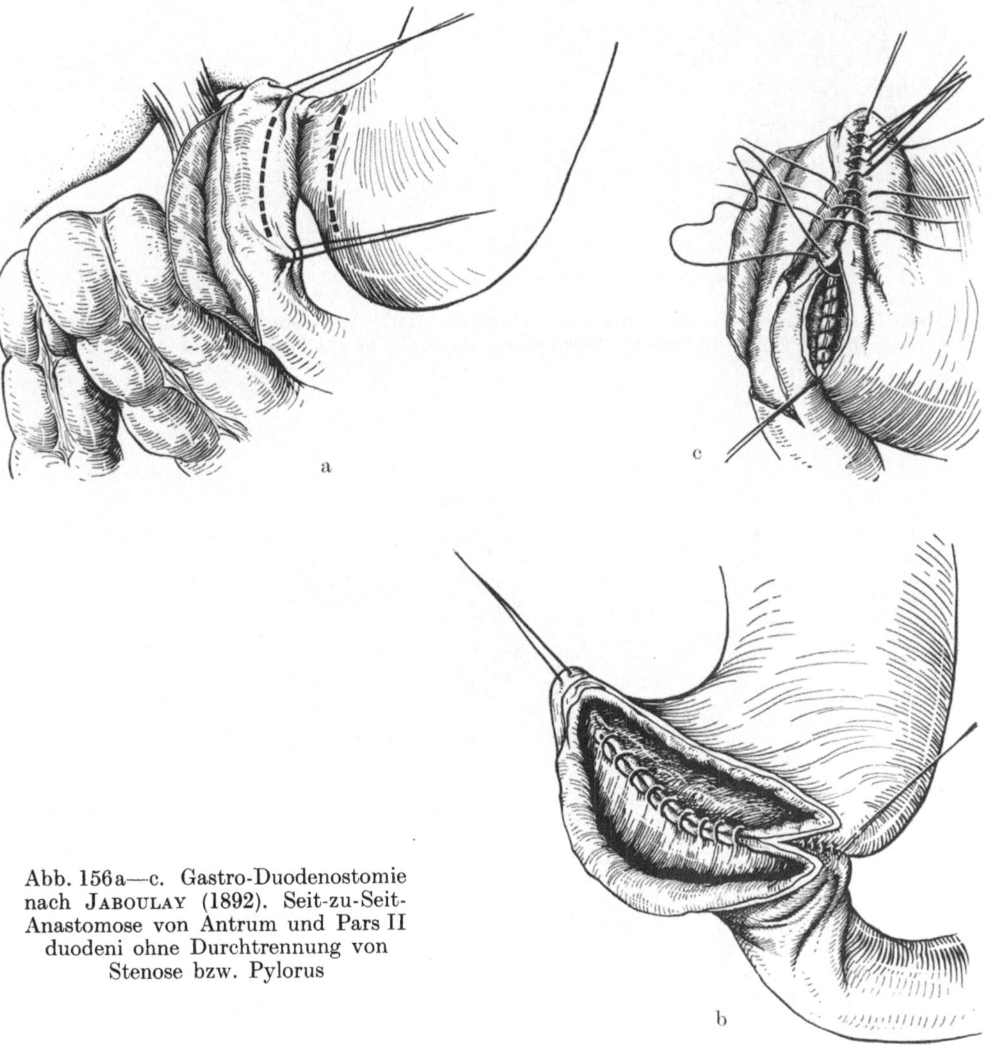

Abb. 156a—c. Gastro-Duodenostomie nach JABOULAY (1892). Seit-zu-Seit-Anastomose von Antrum und Pars II duodeni ohne Durchtrennung von Stenose bzw. Pylorus

c) Die Gastro-Duodenostomie
nach FINNEY (1902) (Abb. 157)

Sie unterscheidet sich von dem Vorgehen JABOULAYs darin, daß der Pylorusmuskel durchtrennt und das Ulcus bei Lage an der Vorderwand excidiert wird. Das Verfahren erzielt eine Gastro-Duodenostomie, welche nicht stenosegefährdet

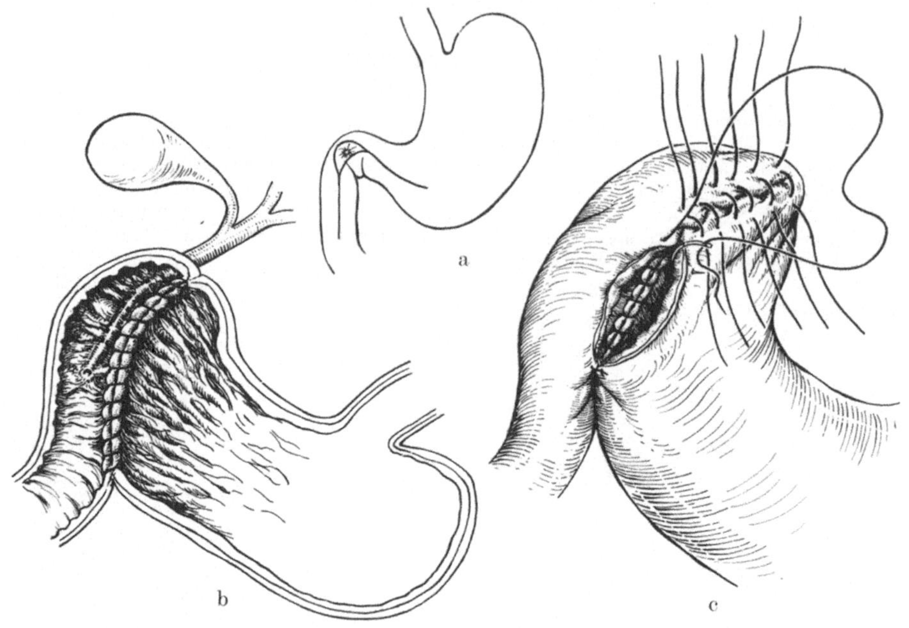

Abb. 157a—c. *Gastro-Duodenostomie nach* FINNEY (1902): Mit Durchtrennung von Stenose bzw. Pylorus und breiter Verbindung von Antrum mit Pars I + II duodeni

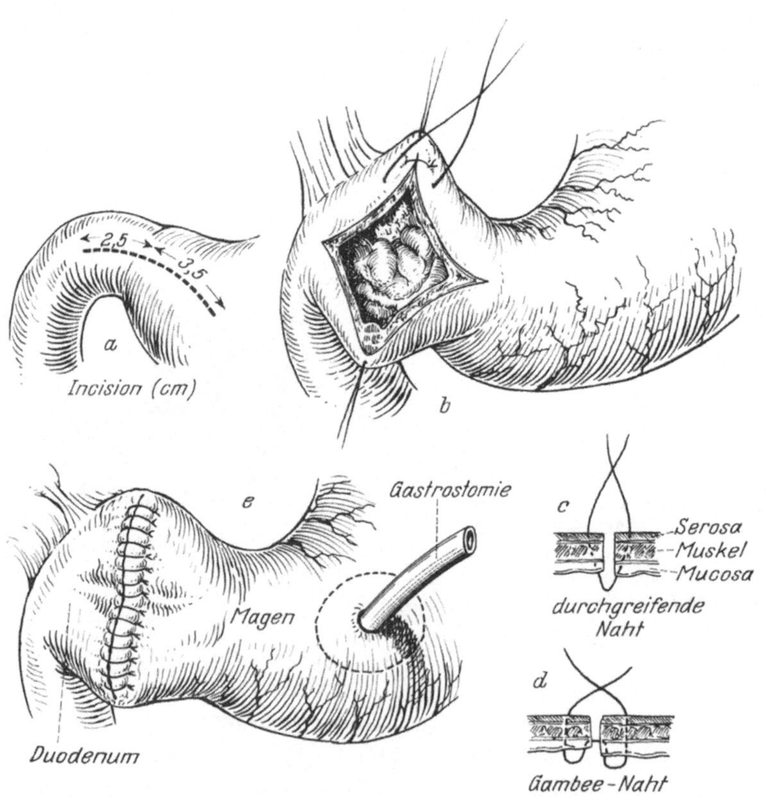

Abb. 158a—e. Einschichtige Nahttechnik der Pyloroplastik. [Nach WEINBERG et al., Am. J. Surg. **92**, 202 (1956)]

ist. Allerdings muß die Pars II frei von narbigen Veränderungen sein, so daß sie vollkommen mobilisiert und an das Antrum adaptiert werden kann. Der Hauptnachteil ist die völlige Defunktionalisierung des Pylorus und der starke duodeno-gastrale Reflux. Wie jede Galleableitung in den Magen führt dies zu einer vermehrten Gastrinstimulation und allmählich steigender Hypersekretion und Hyperacidität. Anastomosenulcera sind deshalb nicht selten. Breite Gastro-Duodenostomien bei Ulcuskranken müssen darum mit einer Vagotomie kombiniert werden (HENDRY, 1961) (vgl. Abb. 159).

d) Pyloroplastik
nach JUDD (1922), HORSLEY (1926), MOSHEL (1958)

Dabei handelt es sich um Varianten der Pyloroplastik von HEINECKE-MIKULICZ, indem an der Vorderwand gelegene, leicht entfernbare Ulcera wetzsteinförmig excidiert werden. MOSHEL u. Mitarb. (1958) legen eine Y-förmige Incision so an, daß die beiden Schenkel in das Antrum, der Basisschenkel in die Pars I duodeni hineinreicht. Diese Incision wird U-förmig verschlossen, was zu einer bedeutenden Erweiterung des Pyloruskanals führt. Die Methode ist brauchbar. Wir selbst modifizieren die Schnittführung von MOSHEL durch regenschirmförmige Anordnung (—ḓ) des Schnittes. Ein Teil der Antrummuskulatur und der Pylorus der Vorderwand wird damit excidiert und eine gute Erweiterung geschaffen ohne Gefahr von „Dackelohren"-bildung.

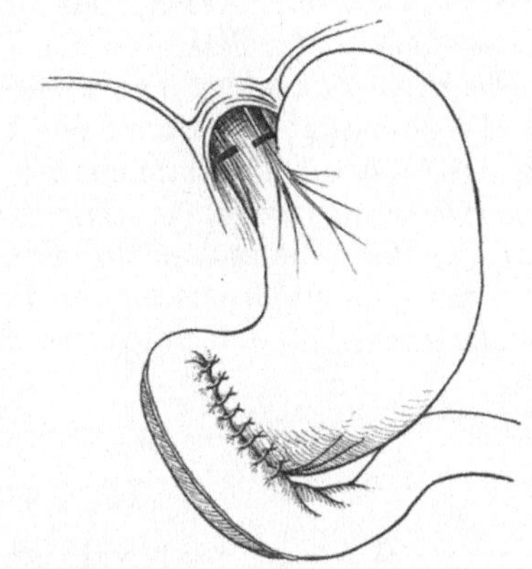

Abb. 159. Gastro-Duodenostomie + trunculäre Vagotomie (nach HENDRY, 1961). Wir empfehlen auch hier die selektive proximale Vagotomie anstelle der trunculären

10. Die Pylorusausschaltung
nach v. EISELSBERG (1895) (Abb. 160)

Die Operation besteht in einer Querdurchtrennung des Magens mit Blindverschluß des antralen Magenlumens und Anastomose des proximalen Lumen mit

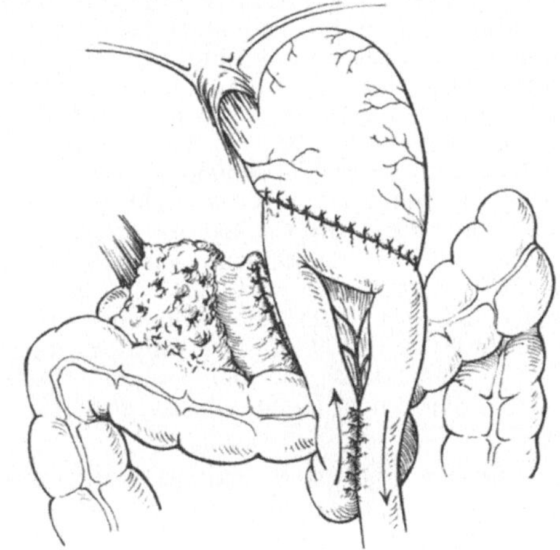

Abb. 160. *Unilaterale Pylorusausschaltung* nach v. EISELSBERG (1895): Entstand aus der Pylorusausschaltung nach v. EISELSBERG, DUVAL u.a., bei welcher der Pylorus durch Abbinden, Plikatur, Invagination etc. verschlossen und eine Gastro-Enterostomie angelegt wurde. Die Methode ist nur zur palliativen Umgehung inoperabler Tumoren im Antrum-Pylorus-Pankreaskopfbereich erlaubt und dann der einfachen Gastroenterostomie vorzuziehen (D'ALLAINES, DÉVINE, FINSTERER, SHELTON-HORSLEY). Unter Umständen ist eine Fistelung des Antrumrestes nach außen zweckmäßig (komplette Stenose o.ä.)

der obersten Jejunumschlinge, und zwar ohne Resektion und ohne Vagotomie. Ursprünglich in Form einer Gastroenterostomie mit Ligatur des Pylorus für die Behandlung des chronisch stenosierenden und penetrierenden Ulcus duodeni benutzt, führte die Operation zu einem kompletten Fehlschlag. In einem hohen Prozentsatz der Fälle kam es binnen weniger Wochen zum Ulcus pepticum jejuni, welches oft schwerer war als das Originalulcus. Der Grund dafür liegt im *Wegfall der säurehemmenden Faktoren* des Duodenums und *der vagal-antralen Hemmung des Gastrinmechanismus*. Die ungesteuerte Stimulation der Antrumschleimhaut ruft Hyperacidität und damit das Ulcus pepticum jejuni hervor. In der Behandlung des Gastro-Duodenalulcus ist die Pylorusausschaltung nicht erlaubt. Auch die Verbesserungsversuche (DEVINE, 1925; FINSTERER, 1931; OGILVIE, 1938; WADDEL, 1959) dieses Verfahrens überzeugten nicht.

In der Tumorchirurgie kann die Pylorusausschaltung brauchbar sein, jedoch bedenke man, daß der präpylorische Antrumrest ausreichenden Abfluß haben muß.

11. Gastroenterostomie

(A. WÖLFLER, 1881; v. HACKER, 1885; BRAUN, 1892; ROUX, 1897)
(Abb. 161, 162).

Geschichtliches. Am 28. September 1881, etwa 9 Monate nachdem BILLROTH die erste distale Resektion ausgeführt hatte, nahm sein Assistent ANTON WÖLFLER die *erste vordere Gastroenterostomie* vor. Er tat dies auf Rat NIKOLADONIS, welcher ihm bei einem inoperablen Antrumcarcinom diese Umgehung vorschlug (vgl. Abb. 164). Billroths Resektion und Wölflers Palliativoperation begründeten die Billrothsche Schule der Magenchirurgie, welche bis zum ersten Weltkrieg in der Welt führend blieb.

Die *erste hintere Gastroenterostomie* nahm COURVOISIER (1883) vor. Der Eingriff blieb erfolglos. Von HACKER (1885) gelang der Eingriff; zugleich hat er die Technik der transmesocolischen hinteren Anastomose angegeben, welche von CZERNY, BILLROTH und v. EISELSBERG übernommen wurde. Der Gedanke, die zu- und abführende Schlinge der Gastroenterostomie durch eine Enteroanastomose zu verbinden, stammt von LAUENSTEIN (1891). Er wurde von BRAUN (1892) in die Tat umgesetzt. Im gleichen Jahr führt JABOULAY die erste latero-laterale Duodeno-Jejunostomie aus. Die zweite Möglichkeit der Ableitung des Mageninhalts über eine Gastroenterostomie ist die *Y-förmige Anastomose* von ROUX (1897) (Abb. 162). Von WÖLFLER (1883), DOYEN (1893) wurden die verschiedenen Möglichkeiten der Y-Anastomosierung bereits vor ROUX gesehen und wohl auch schon praktiziert. Auf DOYEN (1892) geht auch die schräge Anlagerung der zuführenden Schlinge an einem höheren Punkt der Magenvorderwand zurück. Sie soll die normale Lage der Flexura duodeno-jejunalis nachahmen. Auch die Länge der proximalen Schlinge war lange Zeit Gegenstand der Diskussion. MIKULICZ empfahl eine Schlinge von ca. 50 cm für die vordere und von ca. 20 cm für die hintere Gastroenterostomie. Auf die ungünstige Wirkung zu langer zuführender Schlingen machte PETERSEN (1900) aufmerksam. CZERNY an dessen Klinik PETERSEN Assistent war, griff den Gedanken der kurzen Schlinge auf. Von ihm übernahm MIKULICZ das Verfahren, welcher es den Gebrüdern MAYO (1903) zeigte. So drang die Methode als „no-loop anastomosis" in die anglo-amerikanische Chirurgie ein. Wenig später wurden auch die ersten Komplikationen der Gastroenterostomie bekannt (innere Hernie, W. MEYER; Ulcus pepticum jejuni, BRAUN, 1899, W. I. MAYO, 1902; Dumping-Syndrom, CH. MIX, 1922). Trotzdem beherrschte die Gastroenterostomie lange Zeit die Chirurgie des Gastroduodenalulcus. Zwischen den beiden Weltkriegen wurde sie durch die Resektion aus der Ulcuschirurgie vollkommen verdrängt. Erst nach dem zweiten Weltkrieg führte sie sich (DRAGSTEDT und OWEN, 1943) in Verbindung mit einer Vagotomie wieder in die Ulcuschirurgie ein und nimmt seither unter den mit Vagotomie kombinierten nichtresezierenden Verfahren einen festen Platz ein. Bei Tumoren in den distalen Magenabschnitten dient sie als lebensverlängernde Palliativmaßnahme, soweit ihr nicht eine Palliativresektion vorgezogen wird.

Formen. Die große Zahl der Varianten der Gastroenterostomie kann in zwei Gruppen eingeteilt werden: *a) Vordere Gastroenterostomie. b) Hintere Gastroenterostomie* (vgl. Abb. 161).

a) Die vordere Gastroenterostomie
(Gastroenterostomia anterior)

ist daran erkennbar, daß das Jejunum an die Magenvorderwand genäht wird.
Folgende Subvarianten der vorderen Gastroenterostomie stehen zur Auswahl:

α) Gastroenterostomia antecolica anterior antiperistaltica
(Originalmethode nach WÖLFLER, 1881)

Schlinge antiperistaltisch an Magenvorderwand, keine Enteroanastomose; nur noch selten in Gebrauch!

β) Gastroenterostomia antecolica anterior isoperistaltica
nach WÖLFLER (1881), LÜCKE, ROCKWITZ (1886)

Schlinge isoperistaltisch an Magenvorderwand, mit oder ohne Enteroanastomose, trans- oder anteepiploisch (vgl. Abb. 161 c, d, e).

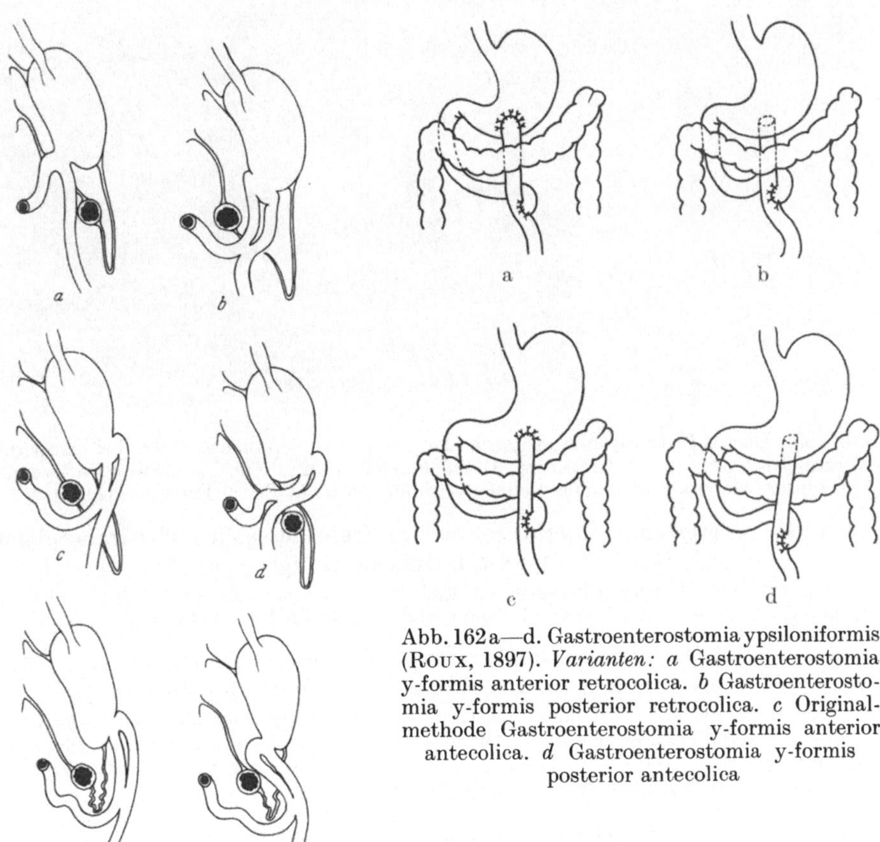

Abb. 162 a—d. Gastroenterostomia ypsiloniformis (ROUX, 1897). *Varianten:* a Gastroenterostomia y-formis anterior retrocolica. b Gastroenterostomia y-formis posterior retrocolica. c Originalmethode Gastroenterostomia y-formis anterior antecolica. d Gastroenterostomia y-formis posterior antecolica

Abb. 161 a—f. Gastro-Enterostomie (nach WÖLFLER, 1881; v. HACKER-NIKOLADONI, 1885; BRAUN, 1892). Methodische Variationen — Sagittalschnitte zur Darstellung der Lagebeziehungen. *Hintere* Gastro-Enterostomien: a Gastro-Enterostomia posterior retrocolica transmesocolica (v. HACKER, 1885; PETERSEN, 1900). b Gastro-Enterostomia posterior antecolica retroepiploica. f Gastro-Enterostomia posterior antecolica transepiploica (HALL, 1903). *Vordere* Gastro-Enterostomien: c Gastro-Enterostomia anterior antecolica transepiploica (WÖLFLER, LÜCKE, ROCKWITZ, 1886). d Gastro-Enterostomia anterior retrocolica transmesocolica (BILLROTH, BRENNER, BRAMANN). e Originalmethode Gastro-Enterostomia anterior antecolica anteepiploica (WÖLFLER, 1882; 1; BRAUN, 1892)

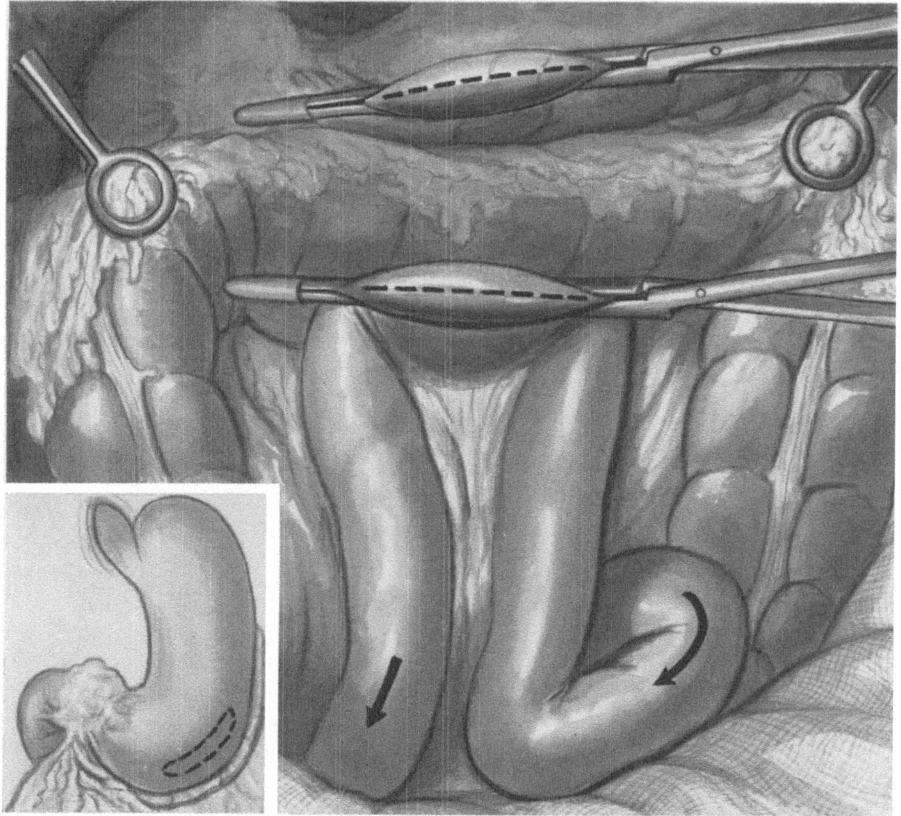

Abb. 163. Gastro-Enterostomia anterior antecolica anteepiploica (hier bei inoperablem Antrum-Carcinom) (nach Wölfler, 1881; Braun, 1892). Nur zu verwenden, wenn eine hintere Gastroenterostomie technisch unmöglich ist (z. B. bei Peritonealcarcinose)

γ) Gastroenterostomia anterior retrocolica, transmesocolica oder transepiploica
nach Bilroth, Brenner, Bramann (vgl. Abb. 161 c, d)

Eröffnung des Mesocolon transversum und des Lig. gastro-colicum, Schlinge durch beide Öffnungen an die Magenvorderwand, Colon transversum bleibt unbehindert.

δ) Gastroenterostomia anterior antecolica ypsiloniformis
nach Wölfler (II), Roux (1897), (vgl. Abb. 162 c)

Oberste Jejunumschlinge quer durchtrennt, Einpflanzung des aboralen Lumens in die Magenvorderwand, des oralen Jejunumendes termino-lateral in die abführende Jejunumschlinge; vermeidet Refluxerbrechen, hohe Rate von Ulcera peptica jejuni; in Verbindung mit Vagotomie in besonders gelagerten Einzelfällen erlaubt.

ε) Gastroenterostomia anterior antecolica
nach Chaput (1895) — antekolische vordere Gastroenterostomie —
Enteroanastomose

Durchtrennung und Verschluß des zuführenden Schenkels zwischen Gastroenterostomie und Enteroanastomose; Vermeidung des Refluxerbrechens; Operation ist aufgegeben.

ζ) Gastroenterostomia anterior antecolica mit Enteroanastomose
nach Wölfler (1881), Braun (1892), (vgl. Abb. 163 und 164)

Anastomose an der Magenvorderwand, anteepiploische und antecolische Hochführung der Schlinge, Fußpunktanastomose nach Braun; Methode der Wahl; zur Palliation von Tumoren am Magenausgang.

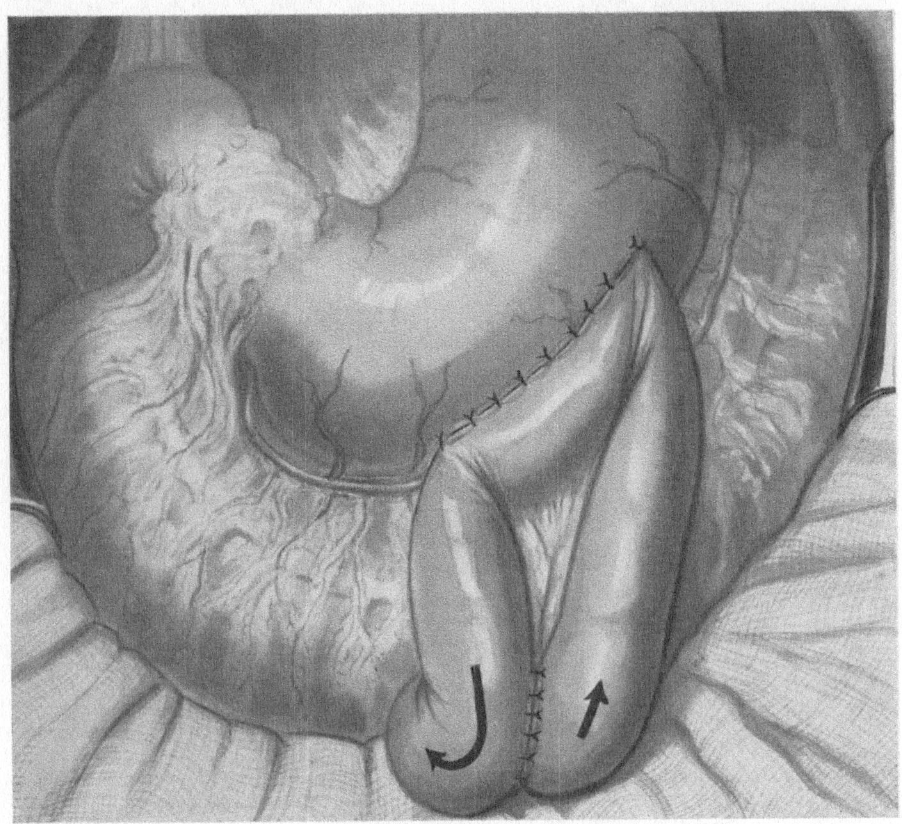

Abb. 164. Gastro-Enterostomia anterior antecolica anteepiploica (bei Antrum-Carcinom) (nach WÖLFLER-BRAUN). Zu- und abführende Schlinge werden am Fußpunkt durch eine Enteroanastomose verbunden

b) Die hintere Gastroenterostomie

(Gastroenterostomia posterior)

ist dadurch gekennzeichnet, daß das Jejunum an die Magenhinterwand anastomosiert wird. Subvarianten der hinteren Gastroenterostomie sind:

α) Gastroenterostomia posterior retrocolica
nach COURVOISIER (1883), (Abb. 165)

Bei dieser Methode wird eine Öffnung in das Mesocolon transversum, eine andere in das Lig. gastrocolicum gelegt, die Schlinge durch den Mesocolonschlitz hochgeführt und isoperistaltisch an die Magenhinterwand parallel zur großen Kurvatur anastomosiert. Die Methode ist das Modell für die hinteren Gastroenterostomien mit kurzer Schlinge.

β) Gastroenterostomia posterior retrocolica transmesocolica
nach v. HACKER (1885), (Abb. 166, 167)

Das Mesocolon wird submesocolonisch geschlitzt und die Magenhinterwand in den submesocolischen Raum herabgezogen und dort die oberste Jejunumschlinge isoperistaltisch an die vorgewölbte Magenhinterwand anastomosiert. Das Lig. gastrocolicum bleibt bei dieser Methode uneröffnet.

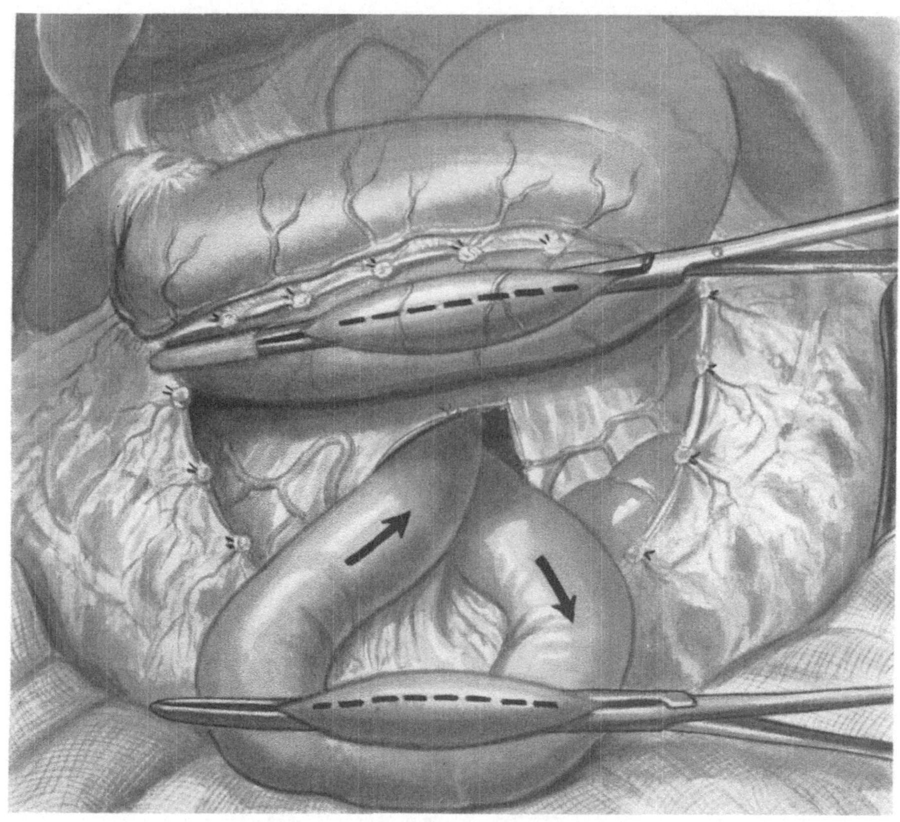

Abb. 165. Gastroenterostomia posterior retrocolica transmesocolica (bei benigner Pylorusstenose): Nur in Fällen von fixiertem Omentum maj. und Colon transversum noch in Gebrauch!
Bei Ulcus außerdem nur in Kombination mit Vagotomie!

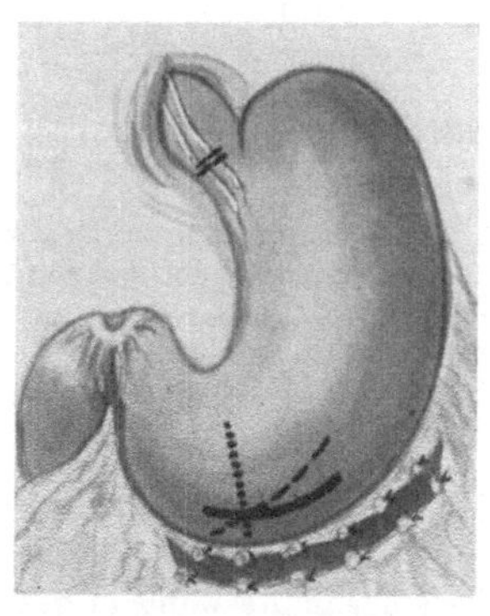

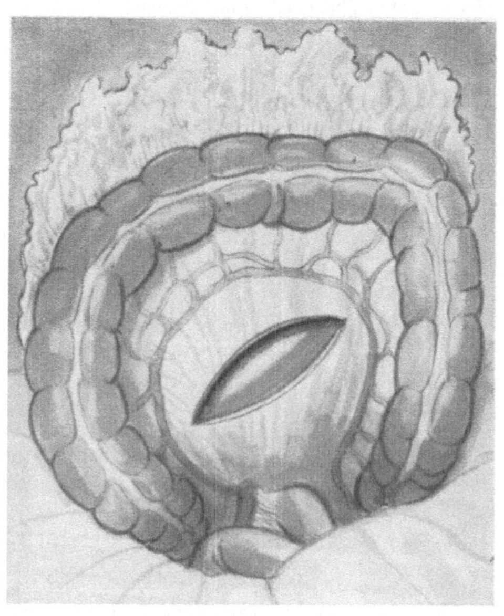

a   b

Abb. 166a u. b. Gastro-Enterostomia posterior retrocolica transmesocolica (kurze Schlinge, „no-
loop anastomosis", PETERSEN, 1900; W. MAYO, 1905; MOYNIHAN, 1908). Die „kurze Schlinge"
oder „no-loop-anastomosis" ist die heute gebräuchliche Form der hinteren Gastroenterostomie.
Anastomosenverlauf, -weite und -lokalisation sind für das Gelingen ausschlaggebend

γ) Gastroenterostomia posterior antecolica transepiploica
nach HALL, (1903), (vgl. Abb. 161f)

δ) Gastroenterostomia posterior retrocolica mit sehr kurzer Schlinge
nach PETERSEN (1900), (vgl. Abb. 166, 167)

Die Anastomose wird dabei auf submesocolonischem Weg an der Magenhinterwand angelegt (vgl. Abb. 166b). Bei Unmöglichkeit submesocolonischen Arbeitens kann sie auch über eine Eröffnung des Lig. gastrocolicum erzielt werden (vgl. Abb. 166a). Die Anasto-

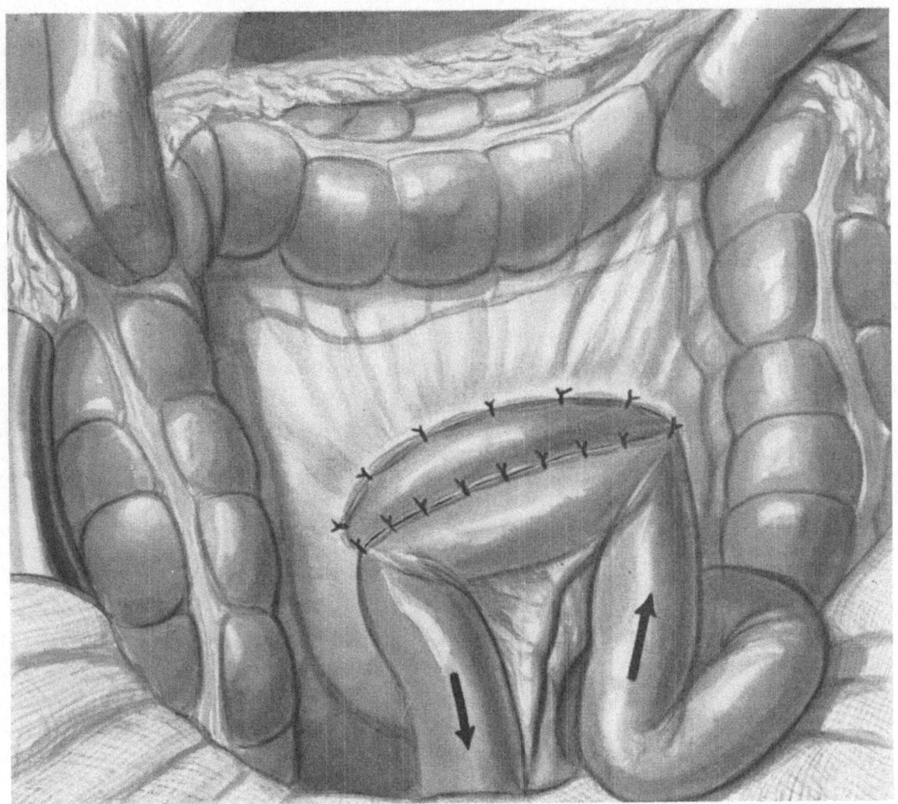

Abb. 167. Gastroenterostomia posterior retrocolica transmesocolica (v. HACKER, 1885). Sub- und transmesokolische isoperistaltische Anastomose in longitudinaler Richtung (nach KOCHER)

mosenrichtung kann entweder schräg nach MAYO (1905) oder vertikal nach MOYNIHAN (1908) angelegt werden. Schließlich spielt noch die Größe des Stomas und seine richtige Lage eine entscheidende Rolle. Wird es nur etwa 2 cm breit in schräger oder vertikaler Richtung unmittelbar vor dem Pylorus angelegt und eine komplette Vagotomie hinzugefügt, so bezeichnet man dies als Operationskombination nach DRAGSTEDT (vgl. Abb. 310).

Ganz allgemein wird heute die hintere Gastroenterostomie der vorderen vorgezogen und von den meisten Chirurgen in der Modifikation von PETERSEN-MAYO bzw. MOYNIHAN vorgenommen.

c) Andere Gastroenterostomien
α) Gastroenterostomia anterior antecolica obliqua
nach STANISCHEFF (1927)

Dazu wird das Jejunum antekolisch an eine vertikal aus dem Magenantrum herausgehobene Vorderwandfalte so anastomosiert, daß die zuführende Schlinge vertikal, die abführende schräg in Verlängerung der Magenlängsachse zu liegen kommt. Eine Enteroanastomose soll dadurch überflüssig werden.

β) Gastroenterostomia posterior mit transversaler Incision des Jejunums
nach SOCIN (1884), MOISE (1928)

Bei dieser hinteren Gastroenterostomie wird die Jejunumschlinge zwischen zwei geraden, quer an das Jejunum angelegten Klemmen zu zwei Drittel seiner Circumferenz durchtrennt und so eine zweilumige Öffnung geschaffen, deren Circumferenz dem doppelten Lumen des Dünndarms entspricht. Diese Öffnung wird in eine entsprechend große Incision der Magenrückwand eingenäht. Wesentliche Vorteile gegenüber dem Vorgehen nach v. HACKER-PETERSEN besitzt die Methode nicht.

γ) Aseptische Gastroenterostomie

Die aseptischen Methoden der Darmanastomosierung (POSTNIKOW, 1892; BASTIANELLI, BOARI) führen zu keiner Direktvereinigung der Magen- und Dünndarmmucosa. Ein Ulcus pepticum jejuni kann sehr leicht entstehen. Diese Verfahren sind darum in der Praxis der Magen-Darmanastomosen kontraindiziert.

δ) Gastroenterostomia ypsiloniformis
(vgl. Abb. 162) nach ROUX (1897)

Ist eine relativ komplizierte Operation, welche eine Durchtrennung des Dünndarms und zwei termino-laterale Anastomosen mit einem Dünndarmquerschnitt erfordert. Die Y-Anastomose prädisponiert außerdem zum Ulcus pepticum jejuni. Sie kann nur für spezielle Einzelfälle empfohlen werden.

ε) Gastro-Pyloro-Duodeno-Jejunostomie
nach DELBET und DE VADDER (1929)

ist eine lange Anastomose, welche die Vorderwand des Magens, den Pyloruskanal und die Pars I duodeni einerseits mit einer langen Jejunumschlinge andererseits, antekolisch isoperistaltisch anastomosiert. Die breite Anastomose drainiert zugleich Magen und Duodenum. Sie gestattet die Excision größerer Vorderwandläsionen, deren Defekt auf diese Weise geschlossen wird.

12. Gastro-Gastrostomie
(WÖLFLER, 1891)

war lange Zeit die Methode der Wahl bei Sanduhrstenosen in Magenmitte. Der prästenotische erweiterte proximale Magenabschnitt hängt kaskadenartig über, so daß er sich für eine latero-laterale Direktanastomose mit dem distalen Abschnitt anbietet. Eine Reihe von Variationen der Operation wurden angegeben (DUVAL, 1914, „Gastroplastik" nach LECÈNE, 1921). Heute nur noch bei sehr gefährdetem Allgemeinzustand des Patienten in Gebrauch.

13. Früh- und Spätkomplikationen der Gastroenterostomie und verwandter Operationen

a) *Die Peritonitis.*

b) *Die Nachblutung.*

c) *Transportstörungen*, welche zu epigastrischen Schmerzen und galligem Erbrechen führen.

d) *Erbrechen* während der ersten Tage; ist infolge der Stase und der erst langsam über den neuen Weg erfolgenden Drainage nichts Seltenes und sollte nicht beunruhigen. Regelmäßige Dekompression des Magens ist die beste Abhilfe.

e) *Akute Magendilatation* (vgl. Abb. 314a) kann die Anastomose undurchgängig und damit unwirksam machen. Behebung der Distention durch prophylaktisches Einlegen einer nasogastralen Sonde, welche über die Anastomose hinweg gelegt wird, vermag solche Zwischenfälle zu vermeiden.

f) *Circulus vitiosus* besteht in einer rückläufigen Füllung des Magens, woran meist eine Unwegsamkeit der abführenden Schlinge (Abknickung, zu enge

Anastomose, Adhäsionen) schuld ist. Frühzeitige Reoperation ist erforderlich.

g) *Innere Hernien*, z. B. Einklemmung des Dünndarms in einem ungenügend verschlossenen Mesocolonschlitz, erfordern ebenfalls frühzeitige Reoperation (vgl. Abschnitt K, I, 4).

h) *Jejuno-gastrische Invagination* (vgl. K, I, 4) kann noch viele Jahre nach Anlegen der Gastroenterostomie auftreten. Sie ruft das Bild einer chronischen Passagestörung oder auch eines akuten Abdomens hervor mit schmerzhaftem, palpablem Tumor in der epigastrischen Region. Sofortige Reoperation mit Desinvagination, unter Umständen Resektion der invaginierten Schlinge erforderlich.

i) Unter den *Spätfolgen* der Gastroenterostomie ist die *Diarrhoe*, die *chronischen dyspeptischen Beschwerden*, die *chronische Retention* des Mageninhalts zu nennen. Letztere kann durch eine Narbenschrumpfung der Gastroenterostomie, welche sich spontan völlig verschließen kann, hervorgerufen sein. Reoperation und Anlage eines neuen Gastrostoma wird folgen müssen. Das Ulcus pepticum jejuni als Folge einer chronischen Stase des Mageninhalts erfordert Vagotomie + Drainageoperation oder Resektion genügender Ausdehnung.

14. Duodeno-Jejunostomie

Die Anastomose zwischen Duodenum und oberem Jejunum wird fast stets zum Zweck der inneren Umgehung einer Duodenalstenose angelegt. Über ihre Indikation und Technik vgl. Abschnitt F, I, 2 b.

15. Cholecysto-Gastro-(Duodeno-)Stomie
(nach GERSUNY, 1892; BARDENHEUER, 1888) (Abb. 168)

Einfachste Umgehung eines Papillen- oder Choledochusverschlusses. Vor Anlegen der Anastomose vergewissere man sich durch Cholangiographie von der

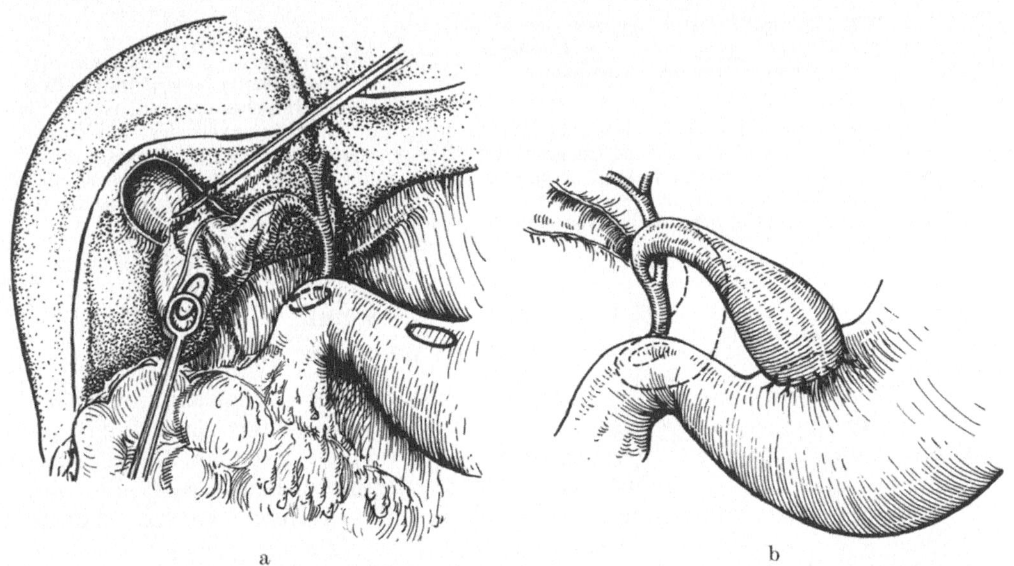

a   b

Abb. 168a u. b. Cholecysto-Gastro-(Duodeno-)stomie (GERSUNY, 1892 bzw. BARDENHEUER, 1888). Rein palliative Maßnahme bei inoperabler Unwegsamkeit des Choledochus oder Duodenums (bei letzterer nur in Verbindung mit einer Gastro-Enterostomie)

Durchgängigkeit des Ductus cysticus und hepaticus. BABCOCK (1920), BOGORAS (1925) empfahlen die Cholecysto-Gastrostomie auch für die Behandlung des Gastro-Duodenalulcus unter der Vorstellung, der saure Mageninhalt könnte durch Einleiten des alkalischen Gallenblaseninhalts neutralisiert werden. Das Gegenteil ist der Fall. Ähnlich wie bei der Gastroenterostomie ohne Vagotomie kommt es zur gesteigerten antralen Gastrinstimulierung, Hypersekretion, eventuell akuten Ulceration und diffusen Blutung. Man mache daher in der Ulcuschirurgie keinesfalls von dem Verfahren Gebrauch. Wo es unumgänglich ist (Tumorumgehung etc.), versuche man, die Implantation so nahe als möglich am Pylorus anzulegen. Im Prinzip das gleiche gilt für die *Choledocho-gastrostomie* (vgl. Abb. 169).

Technik. Exploration der Gallenwege und Feststellung der Lokalisation und histologischen Natur der Gallenabflußbehinderung.

Der Gallenblasenfundus wird mit einer weichen Ringzange gefaßt (vgl. Abb. 168a) und der Fundus subserös mobilisiert. Dabei darf keinesfalls die A. cystica unterbunden werden. Am zweckmäßigsten wird mit klemmenloser Technik gearbeitet. Die Naht muß absolut dicht sein, um das Austreten auch geringster Gallenmengen zu verhindern. Wie bei allen biliodigestiven Anastomosen soll wenigstens die Mucosanahtreihe fortlaufend genäht werden. Kompliziertere Anastomosierungstechniken, z. B. Bildung einer Choledochusersatzröhre aus einem Türflügellappen der Magenvorderwand (v. STUBENRAUCH, 1905) oder die submuköse Einlagerung des Gallenblasenfundus in die Magenvorderwand nach SPIVACK, ROEDER (1931) und ähnliches erweisen sich in der

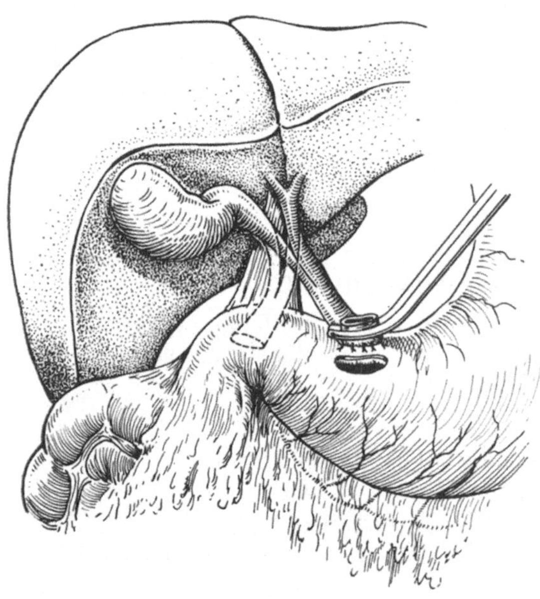

Abb. 169. *Choledocho-Gastro-(Duodeno-)stomie:* Bei Unwegsamkeit der Papille *und* des Duodenums bzw. Desinsertion des Choledochus

Praxis als wenig erfolgsicher. Bestehen Zweifel über die Durchgängigkeit des Duodenums, so muß zusätzlich eine Drainageoperation des Magens (Gastroenterostomie) ausgeführt werden. Nachdem dies relativ häufig ist und die Gallenableitung über die Gallenblase nicht sehr zuverlässig ist, wird man eine Choledocho-(Hepatico-)Jejuno Gastro-Jejunostomie der Kombination von Cholecysto-Gastrostomie-Gastroenterostomie vorziehen.

16. Cholecysto-Jejunostomie
(nach MONASTYRSKI, 1887; MONPROFIT, 1904)

Es wird eine latero-laterale Anastomose zwischen Gallenblasenfundus und einer antekolisch hochgeführten Jejunumschlinge ausgeführt. MONPROFIT war der erste, welcher eine termino-laterale Anastomose zwischen Gallenblasenfundus und einer Y-förmig ausgeschalteten Jejunumschlinge herstellte. Erst in den letzten 2 Jahrzehnten kamen die direkten Verbindungen des Choledochus mit dem Jejunum, speziell mit dem Y-förmig ausgeschalteten Jejunum, in Gebrauch. Die Gefahr des Refluxes von Mageninhalt in die extra- und intrahepatischen Gallenwege und der ascendierenden Cholangitis soll verringert werden.

17. Choledocho-Duodenostomie, latero-lateral
(nach RIEDEL, 1888) (Abb. 170)
Hepatico-Duodenostomie, latero-lateral
(nach KEHR, 1902)

Die latero-laterale Verbindung des Choledochus (auch Hepaticus) mit dem Duodenum ist eine in der Klinik häufig gebrauchte Methode zur Umgehung von Unwegsamkeiten im Papillenbereich (Papillenstenose, Ampullencarcinom, Pankreaskopftumor). Bei entsprechend starker Dilatation des Choledochus läßt sie sich leicht ausführen. In der Magenchirurgie tritt das Problem vor allem dann an den Chirurgen heran, wenn ein postbulbär gelegenes Ulcus in den retroduodenalen Choledochus penetriert und eine Abflußbehinderung hervorruft. Auch ist nach unserer Erfahrung diese einfache Umgehungsanastomose der transduodenalen Choledochusdrainage vorzuziehen. Allerdings kann der zwischen dem Abflußhindernis an der Papille und der Anastomose gelegene Blindsack des Choledochus zum Ausgangspunkt chronisch-entzündlicher Veränderungen werden, welche ähnlich der Divertikulitis des Duodenums lästige Oberbauchbeschwerden und auch eine chronische Cholangitis unterhalten können. Man muß daher die Anastomose dicht oberhalb des Hindernisses anlegen.

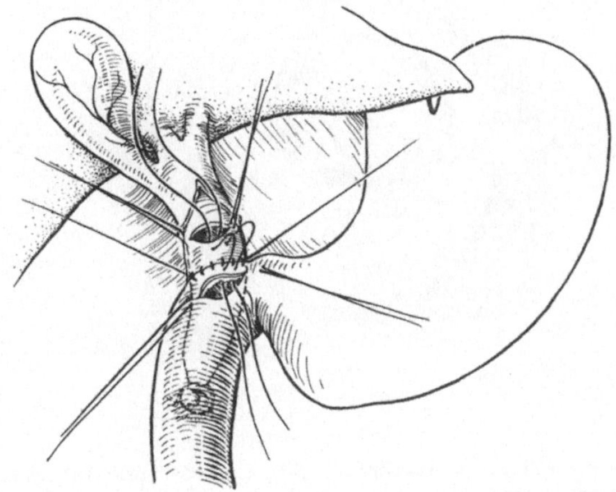

Abb. 170. Choledocho-Duodenostomie (nach RIEDEL, 1888). Einfache latero-laterale Anastomose zwischen Choledochus und Pars I duodeni (für maligne Stenosen im Papillenbereich). Bei benigner Stenose muß die Anastomose dicht oberhalb des Hindernisses gelegt werden

Technik. Um die Anastomose in den retroduodenalen Abschnitt dicht oberhalb der Papille legen zu können, muß eine Kochersche Mobilisation vorgenommen werden. Dicht neben der ersten Hinterwandnahtreihe (Einzelnähte 0000) wird der Choledochus quer oder schräg und das Duodenum korrespondierend in entsprechender Länge incidiert. Auch die Mucosanahtreihe der Hinterwand wird mit Einzelknopfnähten (0000) genäht. Die Vorderwandnaht erfolgt mit einstülpender Einzelknopfnaht (Seide 0000), welche durch Einzelnähte (Seide 0000) gedeckt werden kann. Fortlaufende Nähte sind nur erlaubt, wenn der Choledochus Kleinfingerdicke und mehr aufweist.

Durch die direkte klappenlose Nahtverbindung zwischen Choledochus und Duodenum kommt es stets zu einem ungehinderten Influx und Reflux von Duodenalinhalt in das Gallenwegsystem, eine Funktionsstörung, welche erstaunlicherweise sehr viel seltener zu cholangitischen Schüben oder intrahepatischer Abscedierung führt als man dies erwarten sollte. Wenn störende, die Leberfunktion beeinträchtigende anhaltende Refluxbeschwerden auftreten sollten, bleibt nur die Möglichkeit die Anastomose in eine Choledocho-(Hepatico-)Jejunostomie umzuwandeln.

18. Pankreato-Cysto-Anastomosen
(nach OMBRÉDANNE, 1911; JEDLIČKA, 1915, 1923; JURACZ, 1931; DUVAL, 1954; ZOLLINGER, 1954)

In Verbindung mit Eingriffen am Magen werden pankreato-intestinale Anastomosen hauptsächlich im Zuge der Pankreatokephalo-Duodenektomie (vgl. Abb. 248) erforderlich. Darüber hinaus benötigt man Anastomosen zwischen

Pankreas und Magen, Duodenum oder Jejunum in der Behandlung der Cysten, speziell der Pseudocysten, der chronischen Pankreatitis und Gangverschlüsse durch Steine sowie Neoplasmen.

Die Zugangswege können je nach Lokalisation des Tumors (supragastrisch, infragastrisch) (Abb. 171) oder je nach Art des erforderlichen Eingriffs (innere Anastomose, Pankreasteilresektion im kephalischen bzw. caudalen Abschnitt)

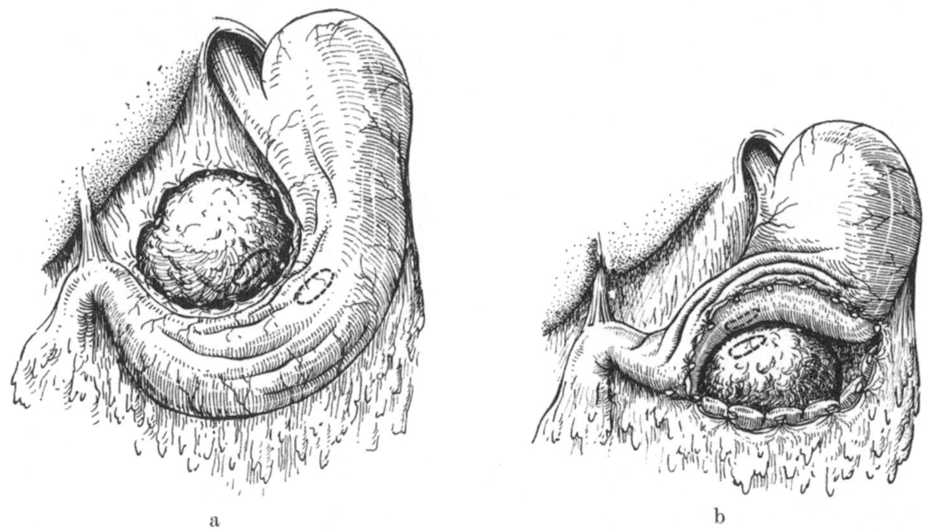

a　　　　　　　　　　　　　　　　　　b

Abb. 171a u. b. Pankreatocysto-Gastrostomie JEDLIČKA (1915, 1923). *Supragastrische* Cysten werden am leichtesten durch das Lig. hepatogastricum, *infragastrische* Cysten durch das Lig. gastrocolicum freigelegt

(Abb. 172) sehr verschieden sein. Am häufigsten wird der Zugang durch das Lig. hepatogastricum, gastrocolicum oder durch das Mesocolon transversum beschritten. Seltener wird ein Zugang von hinten verwendet, z.B. durch Mobilisation des Duodenums nach KOCHER zum Pankreaskopf oder durch Mobilisation des Pankreasschwanzes von links her (vgl. Abb. 172).

Technik

a) Cysto-Anastomosen

Seitdem die Technik der Marsupialisation der Cysten weitgehend verlassen wurde, hat das Verfahren der *inneren Cystendrainage* in den Magen, das Duodenum oder das Jejunum *(Cysto-Gastrostomie, Cysto-Duodenostomie, Cysto-Jejunostomie)* an Bedeutung gewonnen. Die erste Anastomose einer Pankreascyste mit einem Hohlorgan (Duodenum) wurde von OMBRÉDANNE (1911) ausgeführt. JEDLIČKA anastomosierte die Cyste mit der Hinterwand des Magens (1915, 1923). Die erste transgastrale Cysto-Gastrostomie geht auf JURACZ (1931) zurück. Die Freilegung erfolgt am besten durch einen Querschnitt im Oberbauch. Zunächst ist festzustellen, ob es sich um eine echte oder um eine Pseudocyste handelt. *Echte Cysten* werden nach Möglichkeit *total exstirpiert.* Für die *Pseudocysten* sind die *inneren Anastomosen* geeignet. Die Anastomose funktioniert am besten, wenn sie nicht breiter als 2,5—3 cm ist und in peristaltisch wenig aktive Magenabschnitte, z.B. in Magenmitte nach der großen Kurvaturseite, jedenfalls nicht in die Magenstraße gelegt wird. Die Verbindung soll die Entstehung eines Überdrucks in der Cyste verhindern. Bei nicht zu breiter Anastomose macht die aktive Kontraktion der Magenmuskulatur ein Übertreten von Mageninhalt in die Cyste unwahrscheinlich. Hyperacidität erfordert zusätzliche Vagotomie + Pyloroplastik, um Anastomosengeschwüren vorzubeugen. Zur Naht eignet sich die klassische zweischichtige Nahttechnik. Ist eine Pseudocyste fest mit der Magen- bzw. Duodenalhinterwand verbacken, so kommt der *transgastrale* (bzw. duodenale) *Zugang* nach JURACZ (1931) in Frage. Dazu wird die Magenvorderwand incidiert und die maximale Vorwölbung der Hinterwand eingestellt. Magenhinterwand und Vorderwand der Cyste bilden eine gemeinsame Wand, welche in einer Länge von 2—3 cm incidiert wird, worauf die beiden Hohlräume kommunizieren. Cystenvorder- und Magenhinterwand sind meist so kohärent, daß eine zusätzlich abdichtende Anastomosennaht nicht nötig ist. Der Cysteninhalt wird abgesaugt und das Cysteninnere vorsichtig ausgeräumt. Bei sehr großen Cysten wird eine naso-gastrale Doppellumensonde eingelegt, deren eines Lumen den Cystenhohlraum, deren anderes das Mageninnere drainiert.

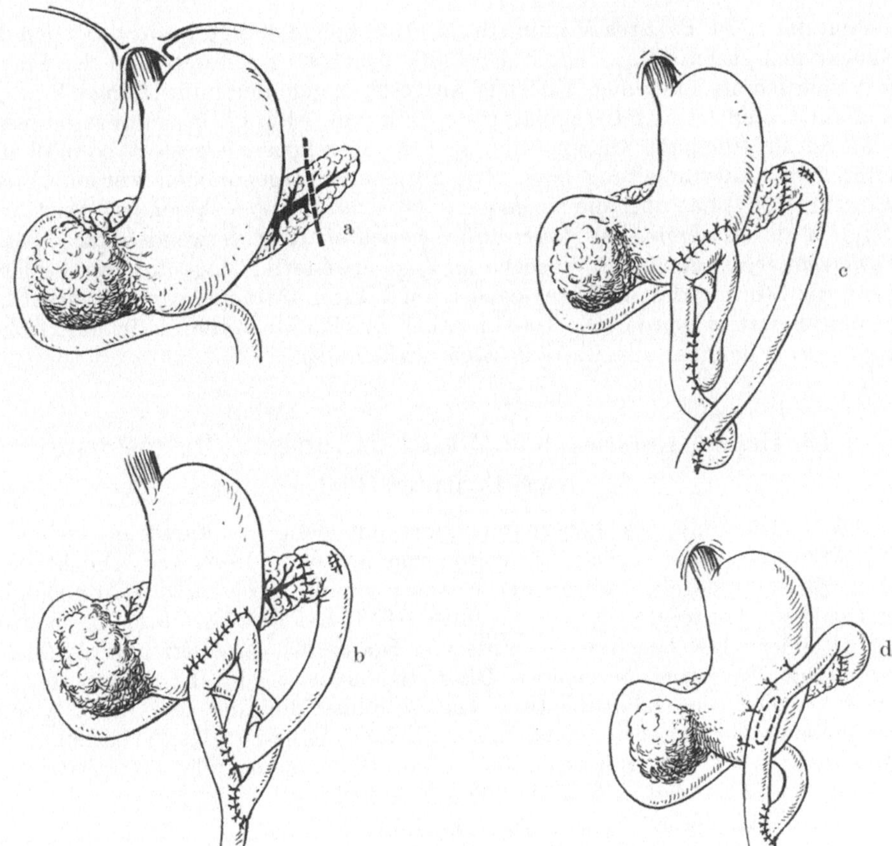

Abb. 172a u. b. Caudale Pankreasderivation (modifiziert nach DuVAL, ZOLLINGER, 1954)

Abb. 172c u. d. Verschiedene Variationen der kombinierten Magen- und Pankreasderivation bei Abflußbehinderung im Magenausgang-Pankreaskopfbereich

Während der *transintestinale Zugang* vorzugsweise für die auf andere Weise schlecht ableitbaren *Cysten des Pankreaskopfs* verwendet wird, ist die Cysto-Gastrostomie für die Ableitungen der *Cysten im Korpus-Caudabereich* des Pankreas zugunsten der *Cysto-Jejunostomie* mit latero-lateraler Anastomose zwischen Cyste und oberster Jejunumschlinge oder (besser) mit terminolateraler Anastomose einer Y-förmig ausgeschalteten Jejunumschlinge verlassen worden.

b) Pankreato-Fistulo-Gastrostomie

Die nach traumatischen Verletzungen des Oberbauches nicht selten bestehenbleibende Fistelung des Pankreas nach außen ist eine hartnäckige Komplikation, welche auf konservative Weise fast niemals geheilt werden kann. Eine relativ einfache Technik der *Beseitigung der*

Pankreasfistel ist deren *Anastomosierung mit dem Magen* nach der Technik von OKINCZYC und ROUSSEAU (1956). Die Röhrenfistel wird aus dem umgebenden Gewebe isoliert und der möglichst langgestielte Fistelgang in das Mageninnere durch Bildung eines submukösen Schrägkanals implantiert. Gelingt es die Röhrenfistel unverletzt auf diese Weise abzuleiten, so kommt es rasch zu ihrem Versiegen.

c) Die caudale Pankreasderivation

(nach DuVAL, ZOLLINGER, 1954) (Abb. 172)

besteht darin, bei Pankreasstauung durch Abflußbehinderung im Kopfbereich das Gangsystem zu entlasten, indem der Pankreasschwanz reseziert und der Parenchymquerschnitt mit einer Y-förmig ausgeschalteten Jejunumschlinge End-zu-End am besten mit der Invaginationstechnik (vgl. Abb. 172b—d) anastomosiert wird. Ist außerdem der Gallenabfluß oder die Magenpassage gestört, so muß eine zusätzliche Gallenableitung bzw. Magendrainage vorgenommen werden. VOSS-SCHULTE (1961) hat über die *caudale Pankreasderivation*, insbesondere bei Gangstenosen durch *chronische Pankreatitis*, berichtet. Wir verwenden die *caudale Pankreato-Jejunostomie* mit Vorliebe im Zuge erweiterter Magentotalresektionen, wenn die Störung des Abflusses nach cranial durch intraoperative Pankreatikographie bestätigt wurde. Die Implantation des Pankreasstumpfs in den Dünndarm ist die denkbar *zuverlässigste Stumpfversorgung.*

19. Hepato-Enterostomie (Gastro-Intrahepato-Ductostomie)

(nach DOGLIOTTI, 1951)

Die Verbindung des Leberparenchyms mit dem Intestinaltrakt geht auf M. BAUDOUIN (1897) zurück. Sie wurde von LAMÉRIS (1912) verwirklicht, bald aber wieder aufgegeben wegen der Nachblutungen, ascendierenden Cholangitis und galligen Peritonitis. Erst LONGMIRE (1948) hat das Verfahren methodisch perfektioniert. Die Anastomose wurde von DOGLIOTTI verfeinert und als *Gastro-intrahepato-Ductostomie* bezeichnet. Die *Indikation* ist wie für die übrigen Hepato-Enterostomien die Gallenableitung bei Abflußbehinderung und nicht wiederherstellbaren Gallenwegen. In der eigenen Erfahrung besitzt das Verfahren größte Bedeutung in der Chirurgie des Leberechinococcus mit zentraler Lokalisation des Tumors. Meist handelt es sich um einen E. alveolaris.

Technik (Abb. 173a—e). Vom linken Leberlappen wird das latero-caudale und -craniale Segment, unter Umständen auch Teile des medio-caudalen Segments so weit reseziert, daß der Stamm des linken Hauptgallengangs erscheint. Dieser wird auf eine Länge von 5—6 mm isoliert. In die dem Gallengangstumpf gegenüberliegende Magenvorderwand wird eine kleine Incision gelegt. Der Leberstumpf wird an die Magenvorderwand im Korpus-Fundusbereich adaptiert (vgl. Abb. 173b). Die Implantation des Gallengangs in die Incisionsstelle erfolgt bei genügender Lumenweite des Gallengangs mit Einzelseidennähten (0000) (Abb. 173c). Müssen mehrere dünnkalibrige Gallengänge implantiert werden, so werden sie am besten mit Polyäthylenkathetern kannelürt, welche transgastral-transabdominal herausgeleitet werden. Der ventrale Leberschnittrand wird ebenfalls mit breitfassenden Seromuscularisnähten an die Magenvorderwand adaptiert und die Anastomose so gedeckt (Abb. 173e). Bei weichem Lebergewebe ist eine haltbare Naht nur möglich, wenn vorher eine Netzmanschette um den Resektionsrand gelegt wurde, in welcher die Seromuscularisnähte verankert werden können.

Über gute *Erfahrungen* mit den Hepatoenterostomien einschließlich der Gastro-Intra-hepato-Ductostomie berichten LONGMIRE und SANDFORD (1948), WILSON und GILLESPIE (1949), SANDERS (1949), DOGLIOTTI (1951), GOHRBANDT (1953), DICK (1961), WÜLFING (1963). Eigene Erfahrungen bestätigen die Brauchbarkeit des Verfahrens für Fälle von unmöglicher Wiederherstellung der äußeren Gallenwege. Auch den meisten Versuchen der plastischen Wiederherstellung der äußeren Gallenwege ist die Methode weit überlegen.

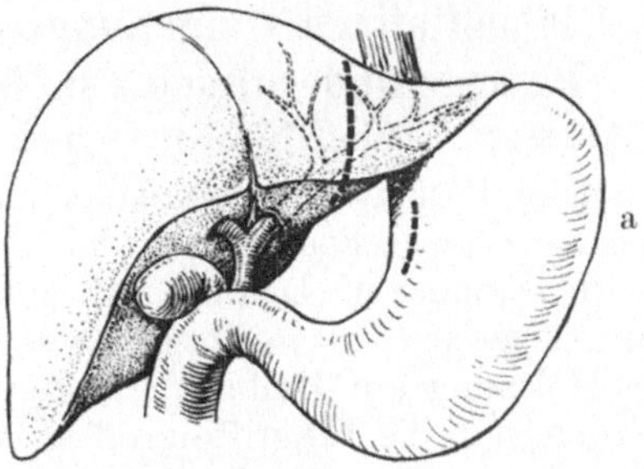

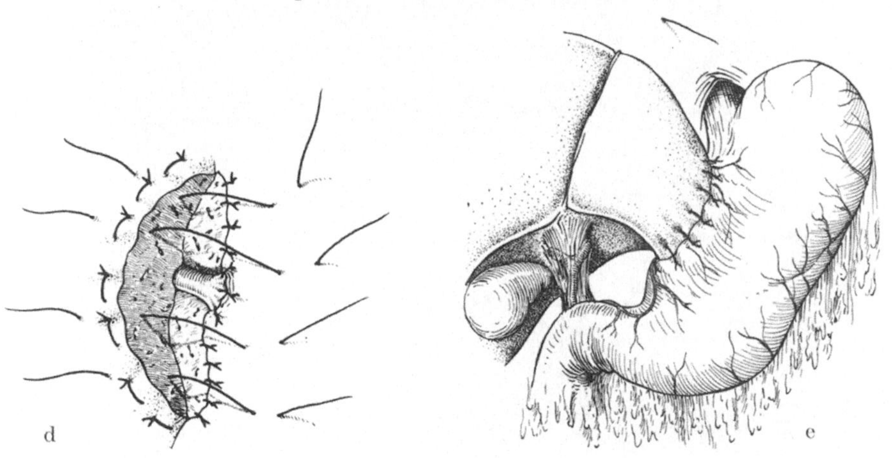

Abb. 173a. Gastro-Intra-
hepato-Duktostomie (nach
DOGLIOTTI, 1951): a Lage
der Resektions- und
Incisionslinie

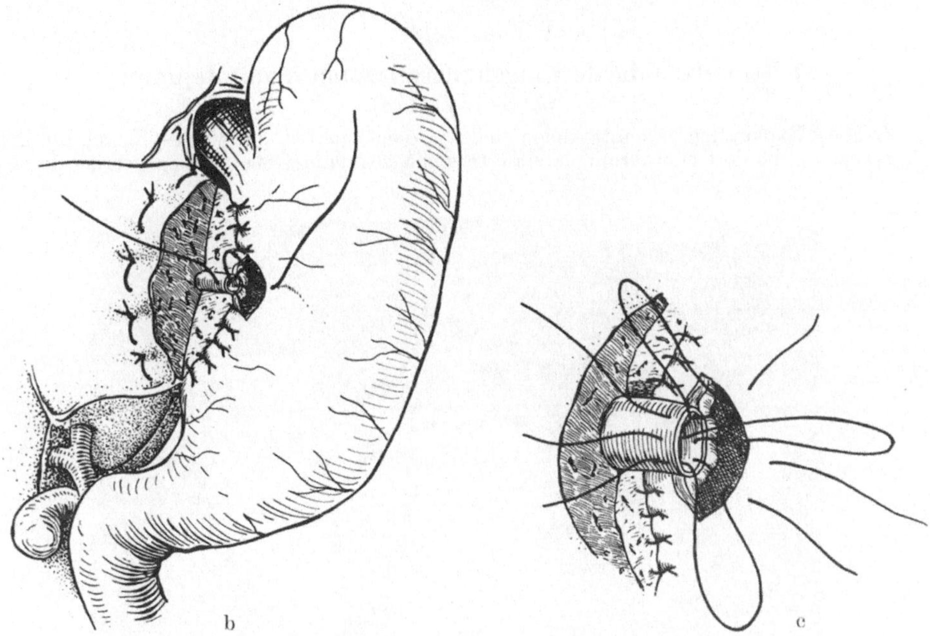

Abb. 173b u. c. Gastro-Intrahepato-Duktostomie (DOGLIOTTI): Anlagerung der Leber und
Implantation des D. hepaticus sin.

Abb. 173d u. e. Beendigung der Anastomose. Eventuell ringförmige Deckung der Nahtlinie
mit Netzmanschette

16*

20. Die palliativen Umgehungsanastomosen bei inoperablen Passagehindernissen von Oesophagus und Kardia
(ALLISON, 1946; D'ALLAINES und DUBOST, 1948; WENZL, 1962)

Für jüngere Patienten in befriedigendem Kräftezustand kommt die innere Umgehung inoperabler Passagehindernisse des Magen-Oesophagus in Form eines By-pass mit Dünndarm (D'ALLAINES und DUBOST, 1948; WENZL, 1962) oder Dickdarm (ALLISON, 1946) in Frage. Zwar kann einerseits hierdurch dem Tumorträger die Hoffnung auf Heilung erhalten werden; andererseits darf nicht vergessen werden, daß die Eingriffe groß im Vergleich zu dem geringen Gewinn an Lebenserwartung sind, den sie einbringen.

Technik
a) Rein abdominelle Umgehungsanastomose mit Jejunum
(Abb. 174—176)

Genaue Exploration des intraabdominellen Oesophagus ist die Vorbedingung für die Entscheidung, ob dort eine terminolaterale Oesophago-Jejunostomie angelegt werden kann.

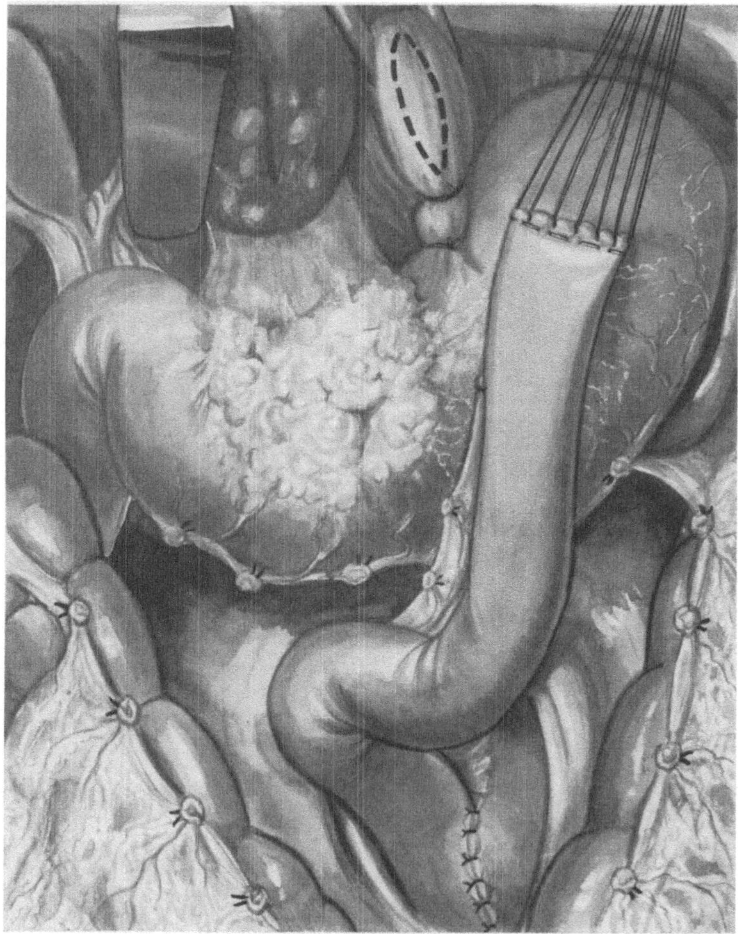

Abb. 174. Abdominelle Umgehungsanastomose mittels Y-förmig ausgeschaltetem Jejunum bei inoperablem Totalcarcinom

Ist sie möglich, so wird eine Y-förmige Ausschaltung der obersten Jejunumschlinge vorgenommen. Bezüglich Technik der Jejunummobilisation vgl. Kap. J; III, 3, e. Für die abdominelle Umgehungsanastomose ist so gut wie niemals eine so lange Schlinge erforderlich, daß Ernährungsstörungen zu befürchten wären. Ist eine spannungsfreie Hochführung einer Jejunum-

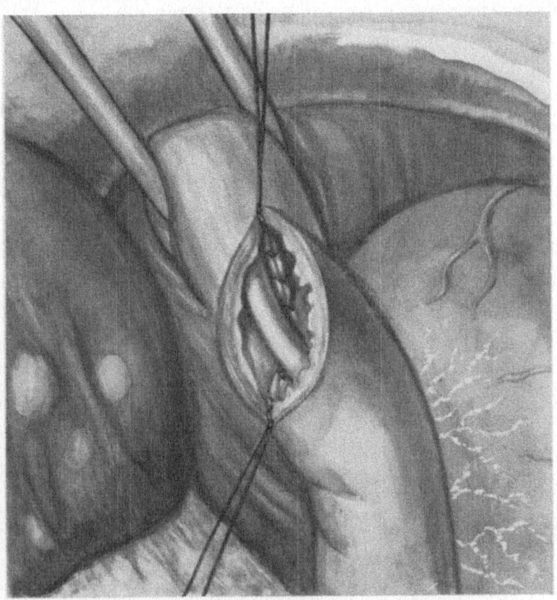

Abb. 175. Abdominelle Umgehungsanastomose. *Technik:* Herstellung einer schräg-ovalären optimal breiten End-zu-Seit-Anastomose

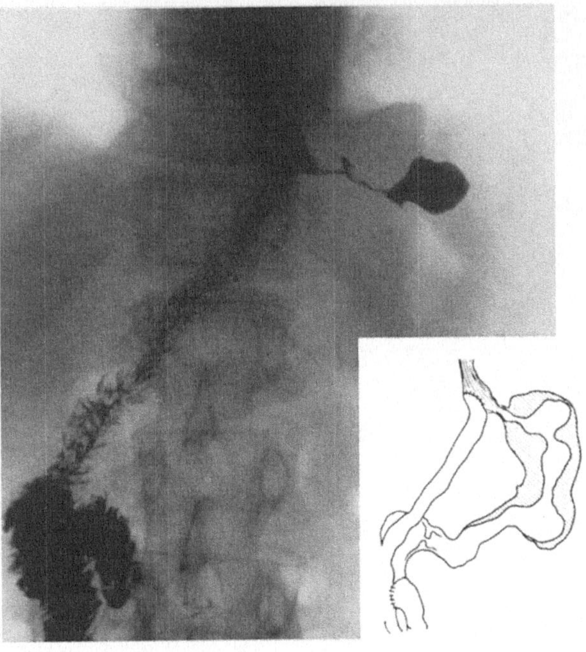

Abb. 176. Abdominelle Umgehungsanastomose bei inoperablem Magentotal-Carcinom. 38 Jahre, Überlebenszeit 1 Jahr, 4 Monate

schlinge unmöglich, so wird man die Tumorintubation einem noch größeren Eingriff, z.B. einer Umgehungsanastomose mit Colon vorziehen. Um die Passage über die Kardia auszuschalten, kann die Kardia mit eins bis zwei zirkulären Seidenligaturen verschlossen werden. Man achte auf die Trunci N. vagi. Sie dürfen nicht in die Ligaturen geraten. Oberhalb der Ligatur wird eine längs- bzw. schräggestellte, termino-laterale Anastomose ausgeführt (Abb. 175). Gelingt die Anastomose, so erfolgt die Passage stets ohne Schwierigkeit über den neuen Weg (Abb. 176). Auch bei fortgeschrittener Kachexie und intraabdomineller Tumoraussaat kann mit diesem Palliativverfahren noch ein Vorteil für die Patienten errungen werden. Sie sind psychisch stets in besserer Verfassung als die Träger einer jejunalen Ernährungsfistel. Sie können meist kurz nach dem Eingriff in häusliche Pflege gegeben werden.

b) Abdomino-rechtsthorakale Umgehungsanastomose mit Jejunum
(nach D'ALLAINES und DUBOST, 1948)

Überschreitet der Tumor die Kardiagrenze nach cranial, muß die Anastomose intrathorakal angelegt werden. Dies geschieht am besten auf abdomino-rechts-

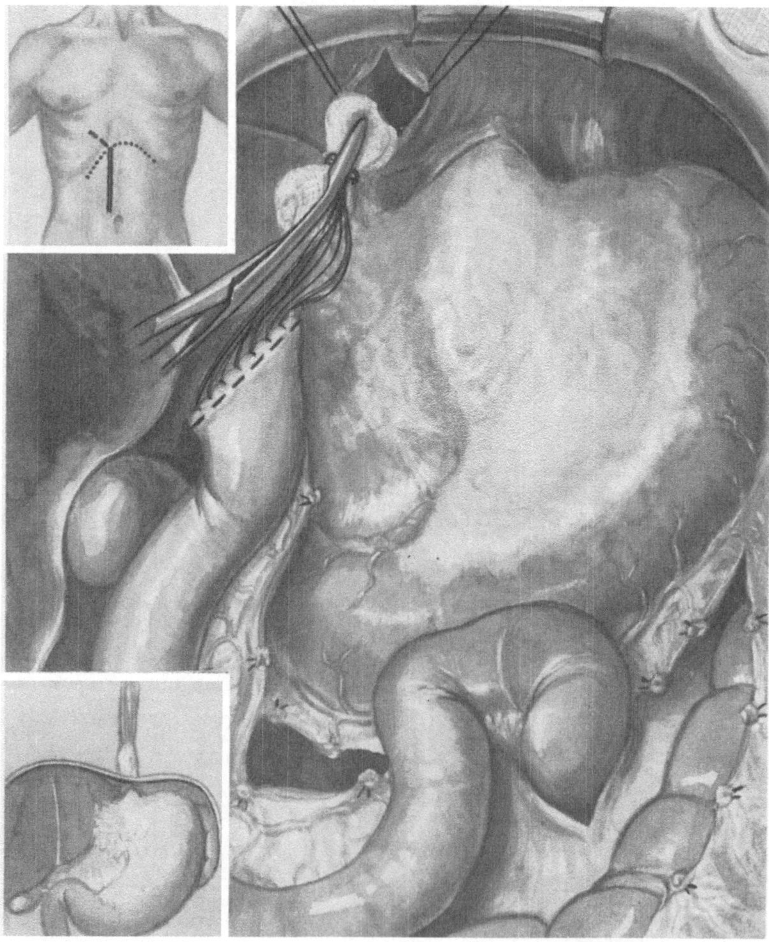

Abb. 177. Abdomino-rechtsthorakale Umgehungsanastomose mit Jejunum nach D'ALLAINES-DUBOST (1948). *1. Akt* (Rückenlage): Abdominelle Revision, Y-förmige Ausschaltung der Schlinge, Anlegen der Zwerchfellöffnung

thorakalem Wege, damit die Anastomose leicht in einen tumorfreien Oesophagusabschnitt gelegt werden kann (vgl. Abb. 178). Entsprechend dem Vorgehen von
T. H. SELLORS (vgl. J; III, d, δ) wird der Eingriff in zwei Operationsakte
zerlegt.

Technik. Im 1. Akt (Abb. 177) wird das Abdomen exploriert. Wenn keine Radikaloperation
möglich ist (vgl. Abb. 177, insert) wird eine Jejunumschlinge von 40 cm Länge Y-förmig
ausgeschaltet und transmesocolonisch-transgastrocolisch-antegastral in die Zwerchfellkuppel
hochgeführt. 2—3 Querfinger rechts neben dem Hiatus wird das Zwerchfell durchbohrt und
halb stumpf halb scharf soweit dilatiert, daß sich die Jejunumschlinge ohne Einklemmungs-
gefahr in den Thorax hinaufschieben läßt.

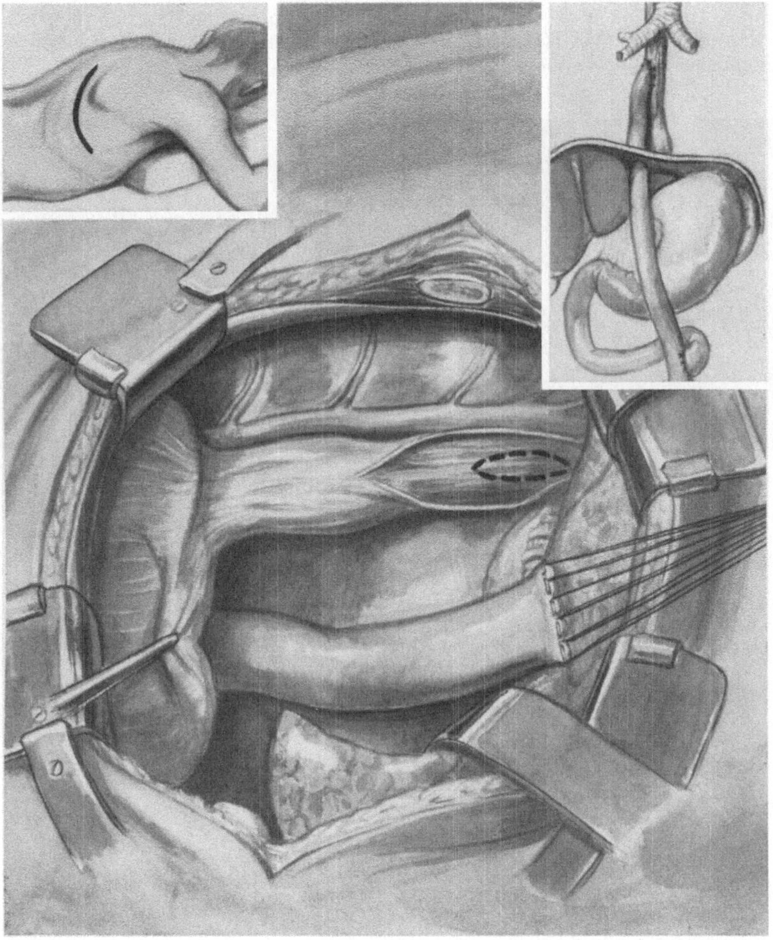

Abb. 178. Abdomino-rechtsthorakale Umgehungsanastomose mit Jejunum. *2. Akt* (Bauchlage): Intrathorakale Hochführung des Jejunums und termino-laterale Anastomose mit dem
thorakalen Oesophagus

Im 2. Akt wird in Bauchlage (Abb. 178, Insert) eine kleine postero-laterale Thorakotomie
im 5. ICR rechts angelegt. Die Jejunumschlinge wird intrathorakal rechts hochgeführt und
wenigstens 5 cm oberhalb der Tumorgrenze termino-lateral anastomosiert. Erfahrungsgemäß
muß die Jejunalschlinge wenigstens vier Arkaden enthalten, wenn ihre Länge ausreichen soll.
Die erforderliche Länge wird meist unterschätzt. Sie ist aber beträchtlich (Röntgenbild,
Abb. 179) und stellt die Hauptschwierigkeit des Verfahrens dar.

c) Totale Oesophago-Colo-Gastro- (oder Duodeno- oder Jejuno-)Stomie
(nach ALLISON, 1946; VILLEMIN, DUFOUR, RIGAUD, CABANIE, 1951)

Entsprechend den Grundsätzen des Oesophagusersatzes aus Colon (vgl. Abb. 483) kann auch die palliative Umgehungsanastomose des gesamten Oesophagus und Magens antethorakal (nach VILLEMIN, DUFOUR, RIGAUD, CABANIÉ, 1951) oder intrathorakal-retrosternal (nach ROITH, 1920; MAHONEY-SHERMAN, 1954 u.a., vgl. Abb. 483b) vorgenommen werden. Für inoperable, fortgeschrittene Kardia-Oesophagustumoren wird man das antethorakale Verfahren wegen seiner leichteren Durchführbarkeit wählen und nach dem Vorschlag von VILLEMIN u. Mitarb. (1951) zum By-pass das Ileocolon verwenden.

Technik. Operation in 3 Akten: 1. abdominelle Mobilisation des Ileocolons; 2. Tunnellierung des antethorakalen Receptaculums für den Darm und 3. seine Anastomosierung an den Oesophagus im Cervicalbereich.

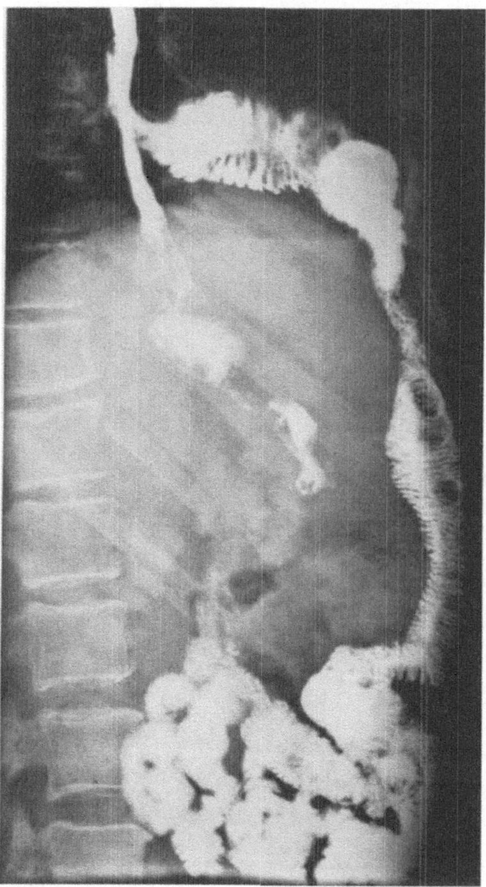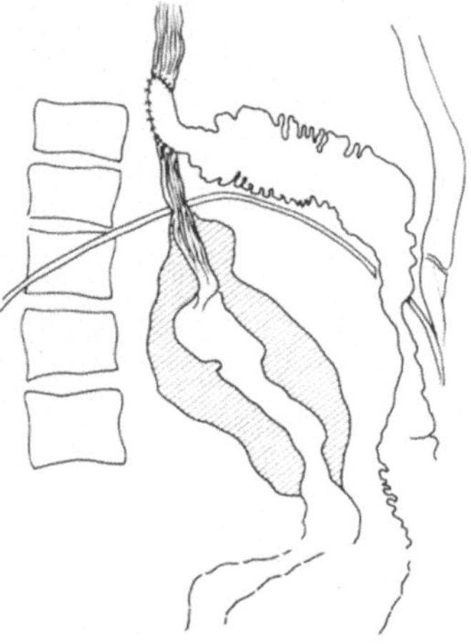

Abb. 179. Abdomino-thorakale Umgehungsanastomose bei inoperablem Magentotal-Carcinom, ♂, 57 Jahre. Überlebenszeit 8 Monate

Gelang es, am Transplantat die A. ileocolica zu erhalten, und besitzt sie ein ausreichend dickes Lumen, so kann sie mit der A. thyreoidea caudalis sinistra oder mamaria int., eventuell unter Verwendung eines Gefäßnahtapparats, anastomosiert werden. Die Durchblutung des Transplantates wird verbessert analog dem Totalersatz des Oesophagus durch Ileocolon oder Colon transversum (vgl. Abb. 477). Die postoperative Funktion ist erstaunlich gut, obgleich

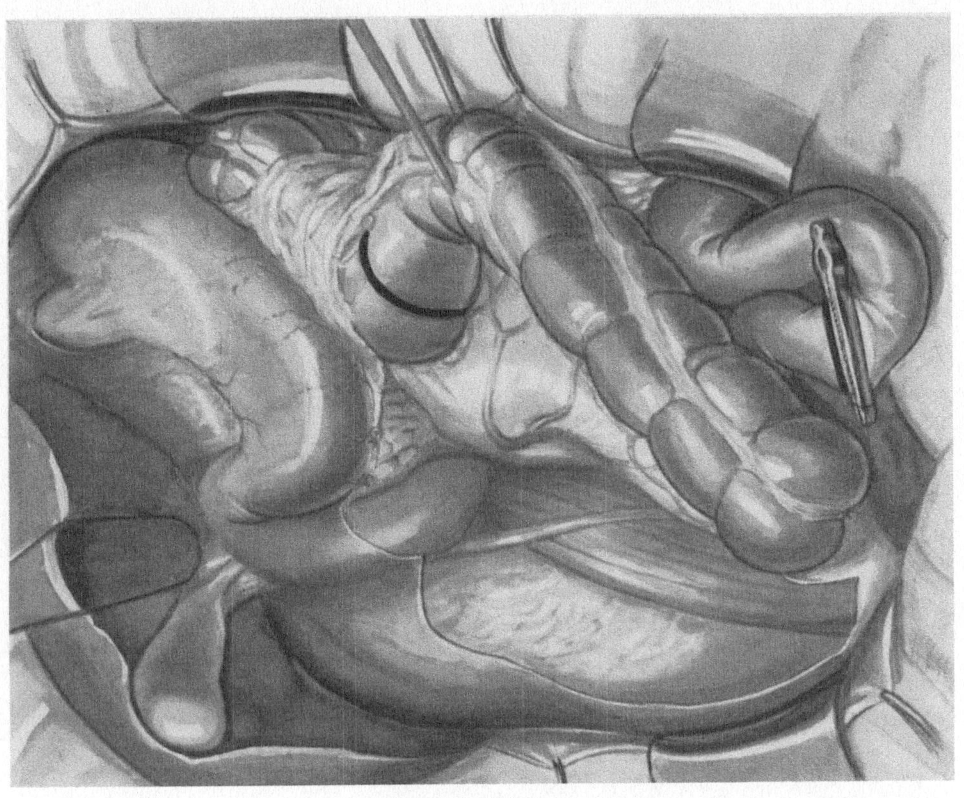
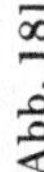

Abb. 181

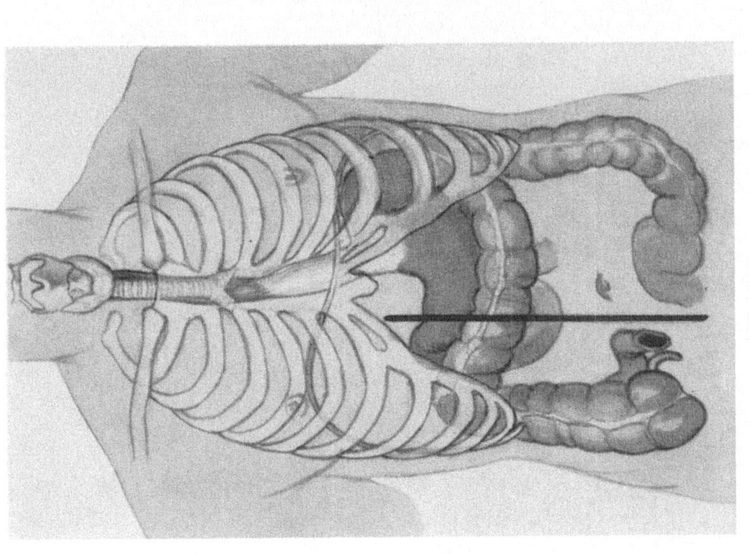

Abb. 180

Abb. 180. *Totale, palliative Oesophago-Colo-Gastro- (oder Duodeno-Jejuno-)Plastik* antethorakal mit Ileo-Colon nach VILLEMIN u. Mitarb. (1951) (I): Zugang: Langer Paramedianschnitt rechts

Abb. 181. Totale, palliative Oesophago-Colo-Gastroplastik (II): *1. Akt:* Mobilisation des Ileo-Colon; Ileo-Transversostomie, Colo-Transverso-Gastrostomie

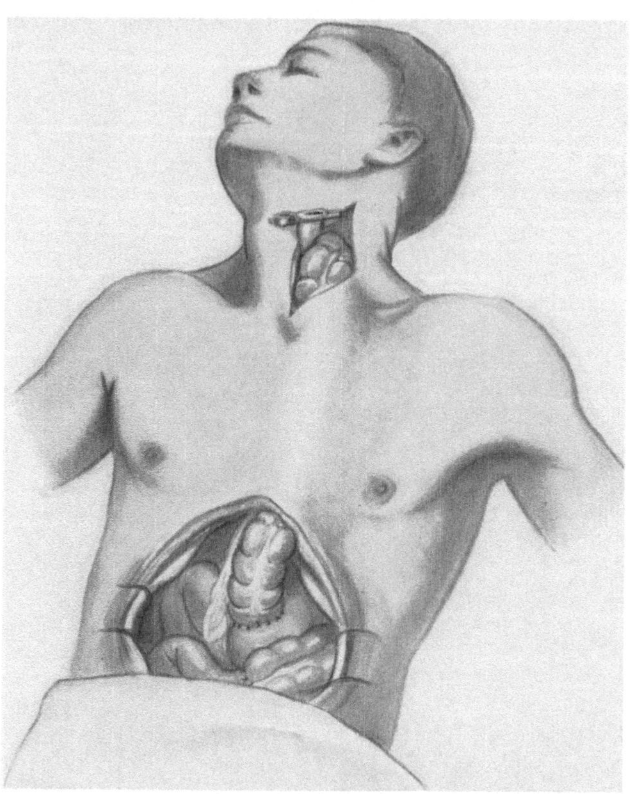

Abb. 182. Totale, palliative Oesophago-Colo-Gastroplastik (III): *2. Akt:* Antethorakale Tunnelierung; Hochführen des Colontransplantates; cervicale Incision am Vorderrand des M. sternocleido li.; Verschluß des Abdomens

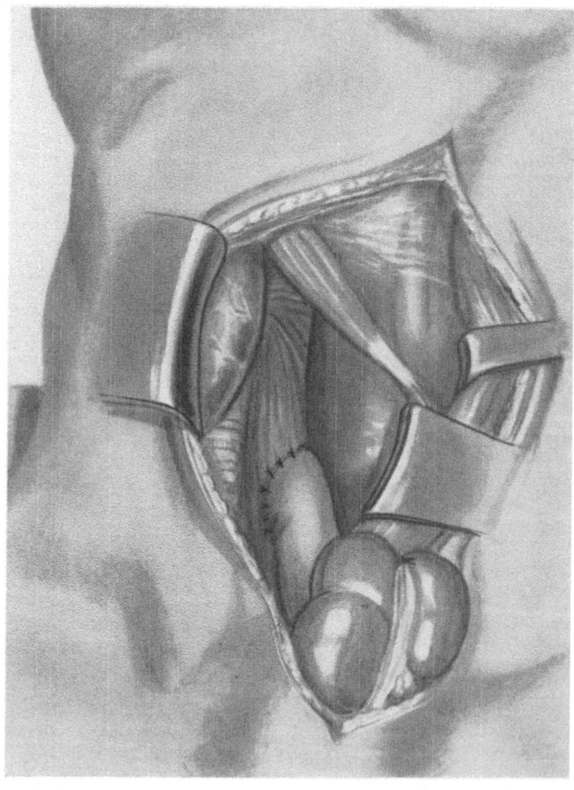

Abb. 183. Totale, palliative Oesophago-Colo-Gastroplastik (IV): *3. Akt:* Cervicale Oesophago-(Ileo-) Colostomie links

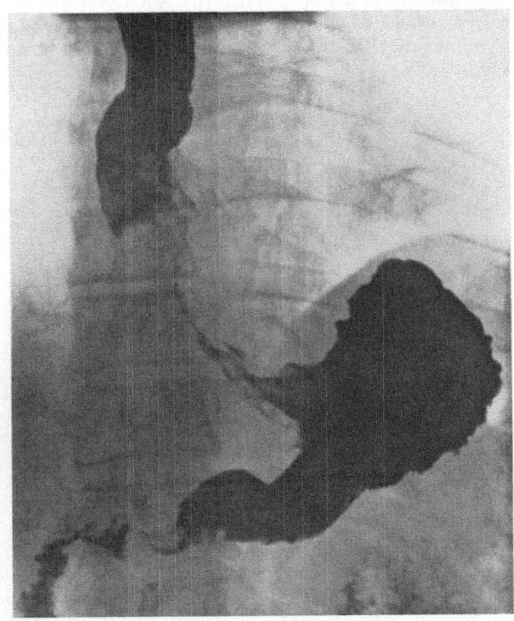

Abb. 184a. Magentotalcarcinom mit Übergreifen auf den caudalen Oesophagus, ♂, 47 Jahre. Überlebenszeit 5 Monate

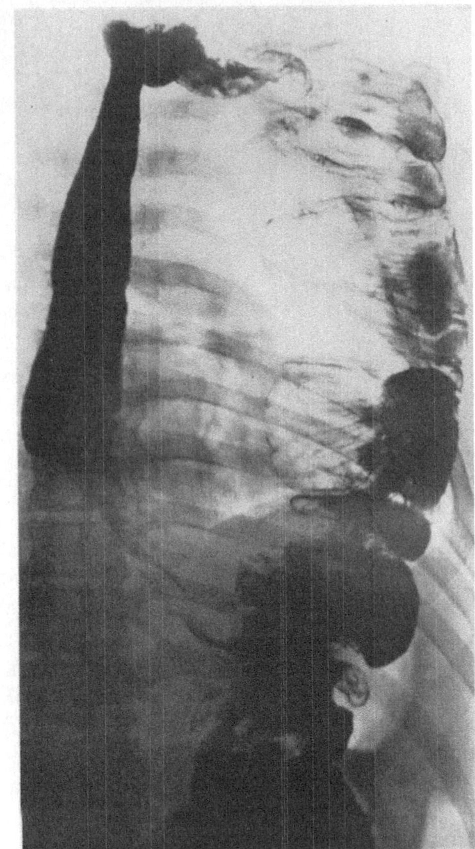

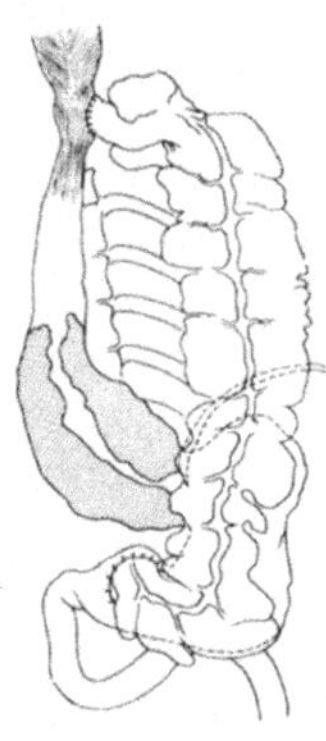

Abb. 184b. Gleicher Fall wie Abb. 184a. Zustand 3 Monate nach antethorakaler Oesophago-Colo-Plastik

eine aktiv-propulsive Peristaltik des Colons niemals vorhanden ist. Die „Pharynxpumpe" reicht meist aus, um die Nahrung in den Magen zu transportieren. Geschieht dies nicht, so lernen es die Patienten rasch, den Inhalt durch einige Handgriffe in den Magen zu massieren (Abb. 182).

21. Tumorintubation

Die Anzeige zur Tumorintubation besteht bei inoperablen Verschlüssen des Oesophagus und Mageneingangs. Bereits LEROY D'ETOILLES (1845) stellte Endoprothesen aus entkalktem Elfenbein zu diesem Zweck her. SOUTTAR (1924) griff

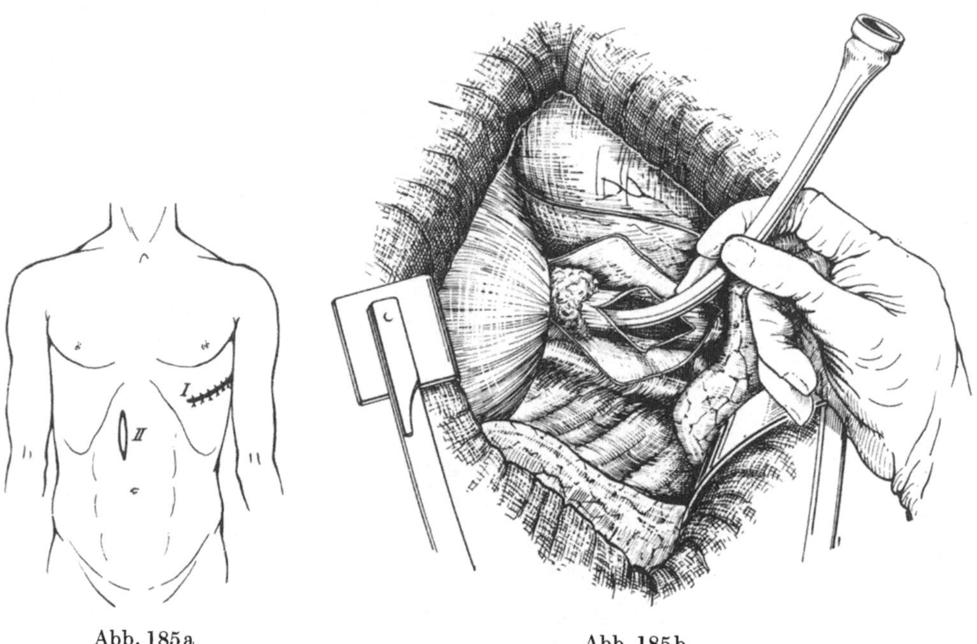

Abb. 185a   Abb. 185b

Abb. 185a. Tumorintubation (hier bei Kardia-Oesophaguscarcinom) (I): Zugang: Wenn möglich rein abdominell (II) — Tubuseinführung in caudo-cranialer Richtung mittels nasogastraler Zugsonde

Abb. 185b. Tumorintubation (II): Bei nicht passierbarer Tumorstenose (hier Kardia-Oesophaguscarcinom) kann ein Mayon-Tubus über einen links-thorakalen Zugang eingeführt werden

den Gedanken wieder auf und gab Prothesen aus nichtrostender Stahldrahtspirale an. MOUSSEAU (1956) entwickelte eine Prothese, welche von caudal nach cranial eingezogen werden konnte. Auf diesem Stand blieb die Technik, bis EISEMAN u. Mitarb. (1959) für das inoperable Magentotalcarcinom und Kardia-Oesophaguscarcinom Endoprothesen aus einem plastischen Material (Mayon) verwendeten, welche für die verschiedenen Abschnitte des Magen-Darmkanals individuell geformt werden (z.B. *S-förmig* für das Magentotalcarcinom, (Abb. 185c); *einseitig gekrümmt* für die Intubation des Kardia-Oesophaguscarcinoms; *gerade* für den Oesophagus selbst). Natürlich besteht die Tendenz, die Endoprothese von einer kleinen Laparotomie und Incision in der Duodenal- oder Magenvorderwand mit Hilfe einer naso-gastralen Sonde in caudo-cranialer Richtung einzuziehen. Jedoch gelingt es nicht immer, den Tumor zu passieren, so daß unter Umständen ein linksthorakaler Zugang (Abb. 185b), ja sogar eine kombinierte

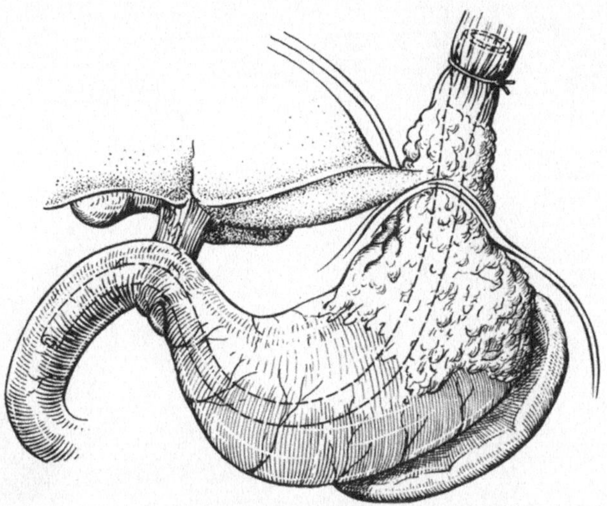

Abb. 185c. Tumorintubation (III): S-förmiger, plastischer Tubus (MAYON oder HÄRING) in cranio-caudaler Richtung eingeführt und gegen Abrutsch in den Magen gesichert (Hersteller: Fa. Rüsch). Einfacher ist die caudo-craniale Einführung über eine Duodenotomie und Fixierung des Tubus am caudalen Ende

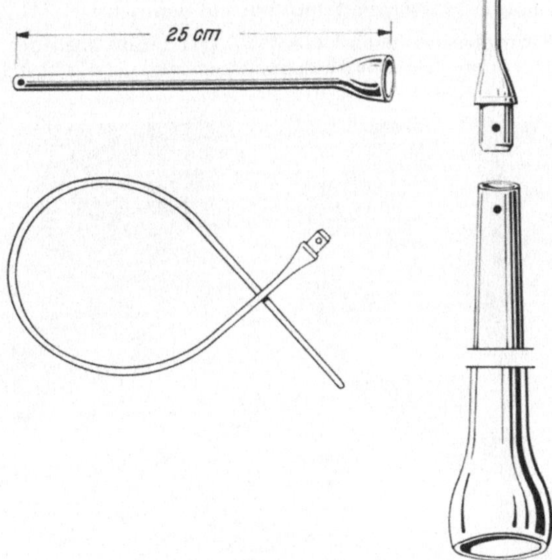

Abb. 186a. Tumorintubation nach CELESTIN, 1959. (I): Endoprothese und Pilotsonde aus Kunststoff

Operation mit transthorakal-transabdominellem Zugang nötig wird (Abb. 185a und b). Am geschwächten Tumorpatienten mit geringer Lebenserwartung sollten nur Intubationsverfahren Anwendung finden, bei welchen im Durchzugsverfahren intubiert werden kann.

Technik. Am gebräuchlichsten ist die Technik nach CELESTIN (1959); das Instrumentarium besteht aus einer plastischen Rohrprothese von 25 cm Länge und einem aufsetzbaren Pilot-bougie (Abb. 186a—c). Das Pilotbougie wird endoskopisch (Anaesthesist) mittels Laryngoskop

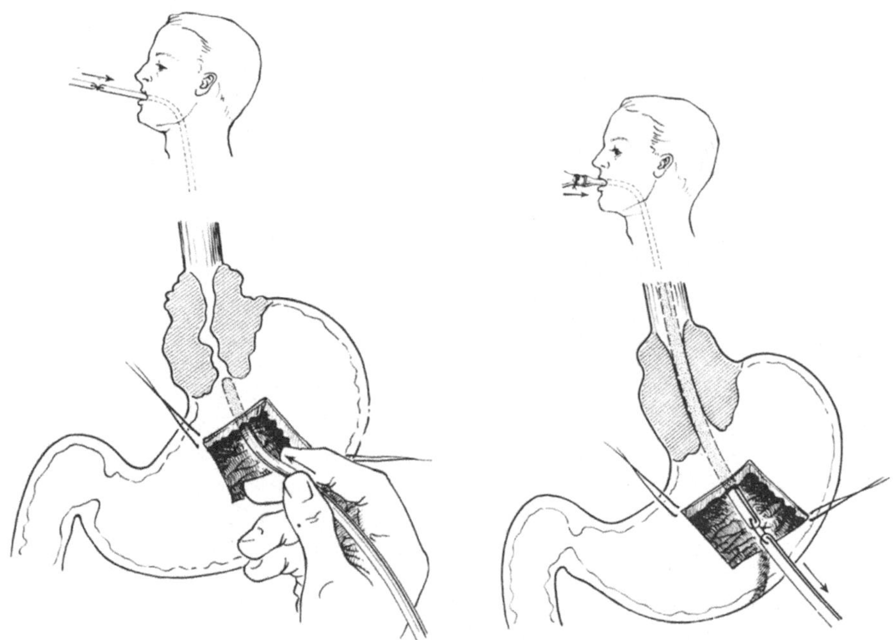

Abb. 186 b   Abb. 186 c

Abb. 186b. Tumorintubation (nach CELESTIN). (II): Gelingt die Einführung der Pilotsonde in cranio-caudaler Richtung nicht, wird zunächst eine Zugsonde von caudal nach cranial geschoben und mit dieser die Pilotsonde auf den richtigen Weg gebracht

Abb. 186c. Tumorintubation (nach CELESTIN). (III): Einziehen der Pilotsonde mit angesetzter Endoprothese in cranio-caudaler Richtung

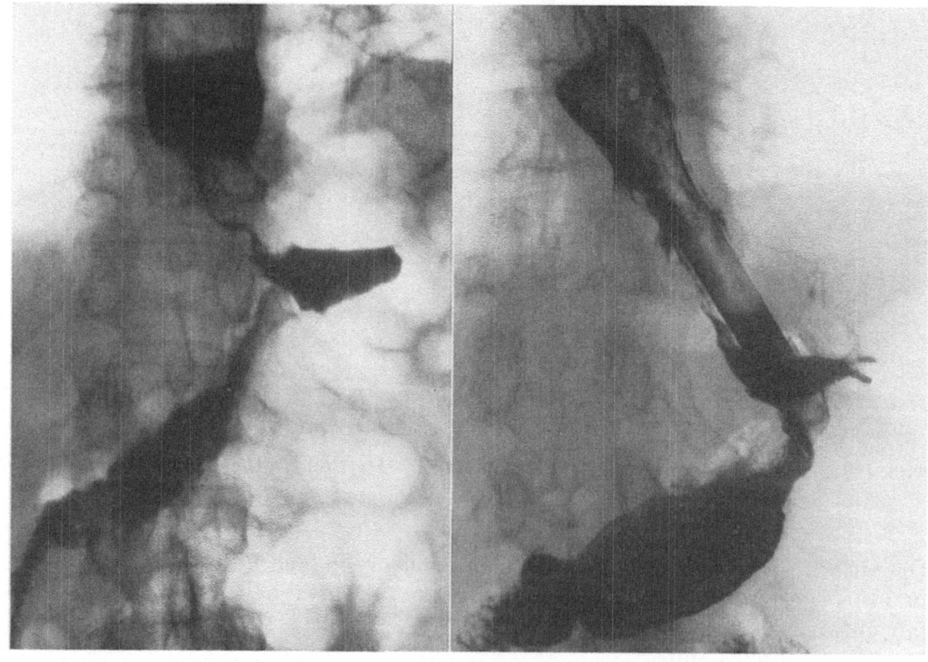

a   b

Abb. 187a u. b. *Kardiastenose (Carcinom)*. Passagewiederherstellung durch kurze Endoprothese nach CELESTIN. a prae op., b post op. — Gute Lage der Prothese

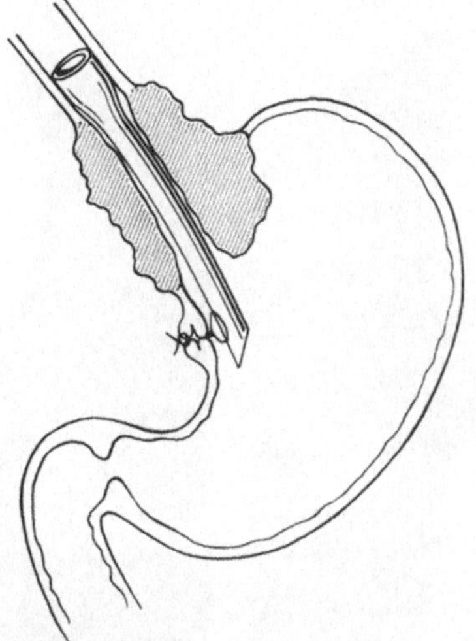

Abb. 188. Tumorintubation (nach CELESTIN). (IV): Die Endoprothese in richtiger Lage an der kleinen Kurvatur fixiert (vgl. Abb. 189)

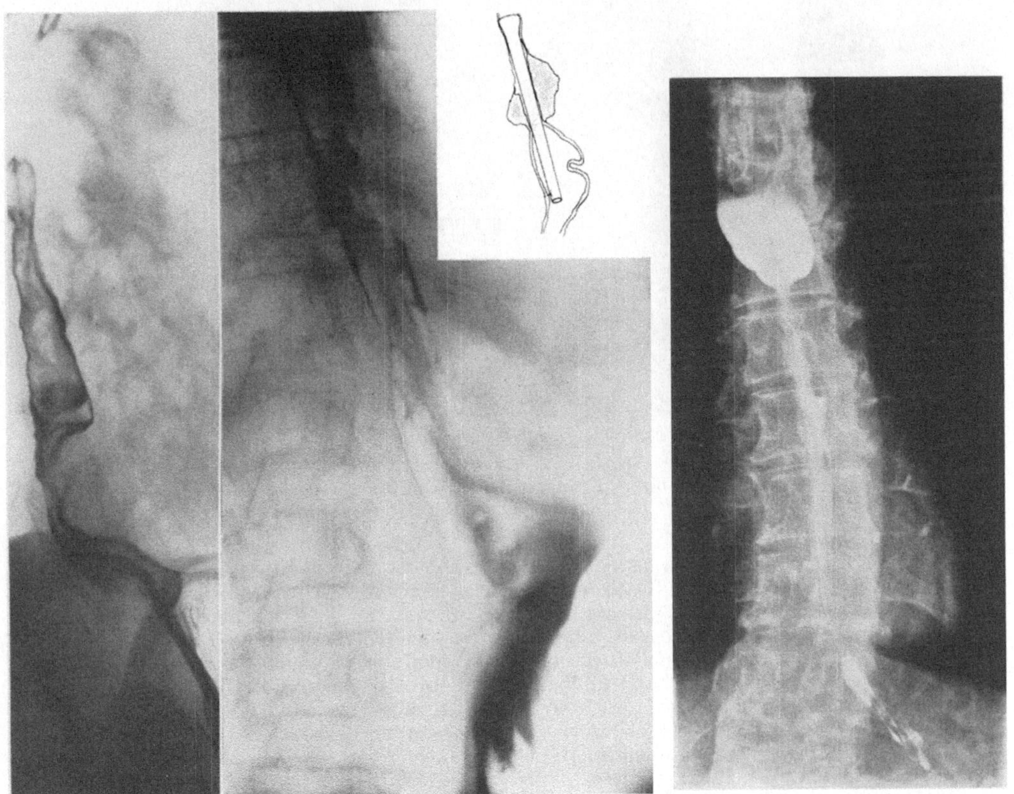

Abb. 189   Abb. 190a

Abb. 189. Kardia-Oesophaguscarcinom inop. Vor und nach Intubation mit Celestinrohr. Gute Lage des Rohres. ♂, 64 Jahre. Überlebenszeit 9 Monate

Abb. 190a. Oesophagus-Carcinom im cranialen Drittel. Langes Rohr erforderlich; ♀, 67 Jahre. Arrosion des Oesophagus — Rohrabrutsch — Mediastinitis. Überlebenszeit 6 Wochen

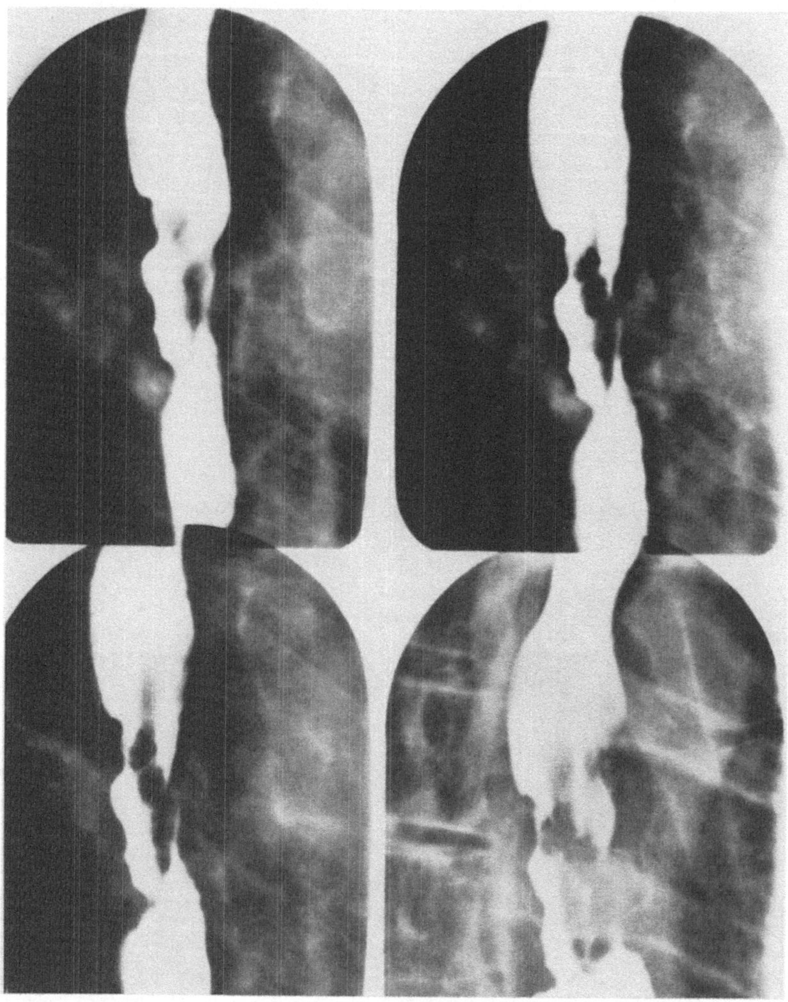

Abb. 190b. Gleicher Fall wie Abb. 190a. Serienaufnahmen beweisen Dilatierbarkeit und Wandbewegungen. Intubation möglich!

eingeführt und vorsichtig vorgeschoben. Der Magen ist paramedian links freigelegt. Die Pilotsonde wird durch kleine Gastrotomie herausgeleitet und das auf die Pilotsonde aufgesetzte Rohr von oben nach unten eingezogen (vgl. Abb. 186c). Erscheint die Sondenspitze nicht im Magen, so muß retrograd vorgegangen werden (vgl. Abb. 186b). Die Prothese sitzt richtig, wenn ihr konisches Mundstück von dem Tumor allseitig umfaßt wird, was an einem langsam zunehmenden Widerstand fühlbar ist. Bei einseitig einengenden Tumoren kann der Widerstand sehr gering sein und das Rohr sehr leicht durchrutschen. Die richtige Lage muß dann röntgenologisch festgestellt werden. Die Prothese wird mit ein oder zwei alle Wandschichten des Magens durchgreifenden Nähten aus nicht resorbierbarem Material fixiert und die Stichstellen durch Tabaksbeutelnaht peritonealisiert. Eine zusätzliche Pyloroplastik ist zweckmäßig. Gute Lage des Rohres ist erreicht, wenn es in der Achse des Oesophagus in den Magen fortläuft (Abb. 187b und 188). Schlechte Lage des Rohres kann zur Ulceration und Perforation der Oesophagus- bzw. Magenschleimhaut führen. Insbesondere kann der Trichter des Rohres die tumorgeschädigte Oesophagusschleimhaut arrodieren und perforieren (Abb. 191). Lange Rohre (Abb. 191) bei ausgedehnten cirrhösen Tumoren können sogar durch Arrosion der benachbarten großen Gefäße (Aorta, A. pulmonalis) akute lebensbedrohliche

Komplikationen herbeiführen. Schwierig kann die Beurteilung der Dehnbarkeit der Stenose sein. Röntgenkino- oder Serienaufnahmen vermögen diese Frage zu klären (vgl. Abb. 190b).

Von FRANKE-HÄRING (1966) wurde ein elastischer Gummi-Spiraltubus angegeben, der den Vorteil des Magentubus besitzt, sich Krümmungen besser anzupassen.

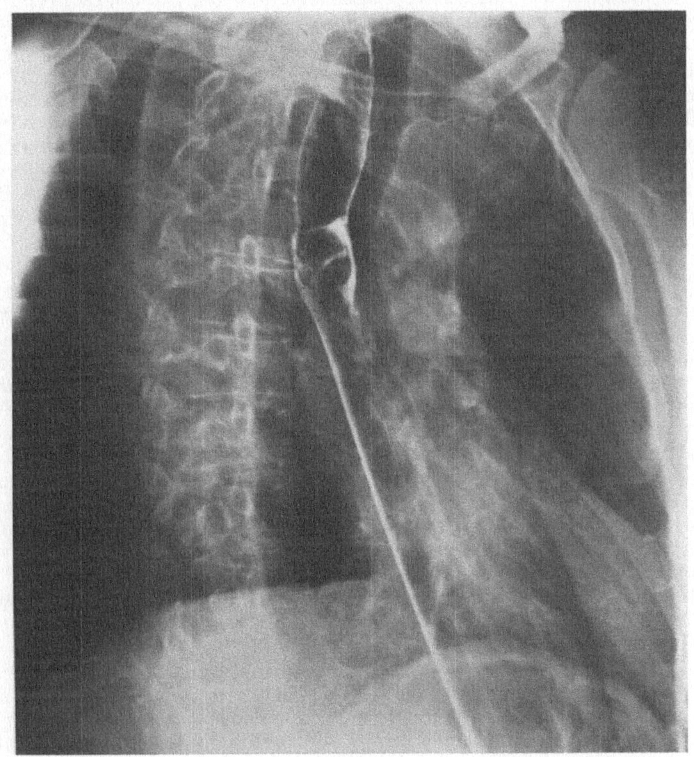

Abb. 191. Gleicher Fall wie Abb. 190a u. b. Langes Rohr in situ

Kommentar

Über die klinische Bedeutung der Tumorintubation bei Magen-Kardia-Oesophagus-Tumoren

Von ÅKE SENNING

Beim stenosierenden, inoperablen Carcinom des Oesophagus, der Kardia und des oberen Magenpoles ist das Anlegen einer Ernährungsfistel häufig die letzte ärztliche Maßnahme. Es wird zwar dadurch der Inanitionstod des Kranken verhindert, sein Zustand damit aber nicht lebenswerter, da das Fehlen des physiologischen Schluckaktes eine schwere psychische Belastung darstellt. Berücksichtigt man dazu noch die kurze Lebenserwartung und die nicht unerhebliche Mortalität der Witzel-Fistel (14,5—43% nach GREWE, COOPER u. Mitarb., UNGEHEUER, GÜTGEMANN u. Mitarb.) bei diesen meist stark reduzierten Patienten, so ist man berechtigt, palliative Maßnahmen zu benützen, die eine annähernd normale Schluckfähigkeit wiederherstellen. Eine Umgehungsanastomose ist trotz einiger guter funktioneller Resultate wegen der Größe des Eingriffes nicht mehr gerechtfertigt, wenn mit der einfacheren und risikoloseren Methode der Tumorintubation mittels einer Endoprothese ein gleiches Resultat erzielt werden kann.

Bereits vor mehr als 100 Jahren hat LEROY-D'ETIOLLES versucht, Kranken mit malignen Oesophagusstenosen durch Einbringen eines Rohres aus dekalzifiziertem Elfenbein die

Nahrungsaufnahme wieder zu ermöglichen. 1885 gelang SYMONDS mit einem Gummitubus die erste erfolgreiche Dauerintubation des Oesophagus. Die Methode von SYMONDS geriet in Vergessenheit, bis 1927 Sir HENRY SOUTTAR mit seinem Metalltubus über eine große Zahl von Erfolgen berichtete. Die Erfahrungen von BERMAN mit plastischen Prothesen zur Überbrückung von Oesophagusdefekten führten zur Entwicklung von Endoprothesen aus Kunststoffen. Wegen ihrer besseren Gewebsverträglichkeit und der Formbarkeit von plastischem Material werden heute Kunststoffrohre dem Souttarschen Metalltubus vorgezogen.

Es stehen Prothesen verschiedener Länge und Formen zur Verfügung. Die spezielle Formgebung wird durch die von den einzelnen Autoren gewählte Verankerung und Applikationsweise bestimmt (O'CONNOR u. Mitarb., HEIMLICH, GREWE, COYAS und TRIBOULET-PITON). Ein kurzes Plastikrohr wie der Souttarsche Metalltubus läßt sich auf rein endoskopischem Wege einlegen. Die von MOUSSEAU-BARBIN und CELESTIN angegebenen Prothesen erfordern unabhängig vom Sitz des Tumors eine Gastrotomie, da diese mit einem filiformen Bougie versehenen Rohre bis in den Magen durchgezogen werden müssen. Der innere Durchmesser der Prothese soll mindestens 10 mm betragen, damit die Passage von festen Speisen nicht behindert wird.

Die Indikation zur Einführung der Endoprothese ist gegeben, wenn eine klinische Inoperabilität vorliegt oder bei der Operation die Ausdehnung des Tumors eine Resektion nicht mehr zuläßt. Das technische Vorgehen soll sich nach dem Zustand des Patienten und der Lokalisation des Tumors richten. Kommt primär ein operativer Eingriff nicht in Frage, so ist die Protheseneinlage auf rein endoskopischem Wege das schonendste Verfahren. Für Tumoren im oberen und mittleren Drittel der Speiseröhre eignen sich kurze Prothesen, welche den Kardiaverschluß nicht stören. Es muß aber darauf geachtet werden, daß der Tubus ungefähr doppelt so lang ist als es der Tumorausdehnung entspricht. Das orale Ende der Prothese muß mindestens 3 cm unterhalb des Oesophagusmundes liegen, um den Schluckakt nicht zu behindern. Bei Tumoren des Mageneinganges hebt die Prothese zwangsläufig den Kardiaverschluß auf. Die anatomischen Verhältnisse im Kardiabereich erschweren die rein endoskopische Intubation. Es empfiehlt sich hier die Intubation nach Gastrotomie unter Sicht vorzunehmen. Hier sind die Tuben von MOUSSEAU-BARBIN und CELESTIN vorzuziehen, da sie nach oraler Einführung durch Zug von unten zuverlässig und behutsam in den Tumorbezirk eingebracht werden können. Zur Vermeidung einer Dislokation werden diese Prothesen mit einigen Nähten an die kleine Kurvatur des Magens fixiert.

Vor dem Durchziehen einer Endoprothese durch die Tumorstenose ist ein vorsichtiges Aufbougieren notwendig. Die von MOUSSEAU-BARBIN und CELESTIN angegebenen Prothesen verlangen kein vorgängiges Aufbougieren, da sie an ihrem aboralen Ende konisch in ein filiformes Bougie übergehen. Bei Anwendung dieser Tuben geschieht die Bougierung und Intubation in einem Akt. Ist eine Tumorstenose auch mit der dünnsten Sonde nicht überwindbar, so kann die Intubation undurchführbar sein.

Intraoperative Komplikationen und postoperative Früh- und Spätkomplikationen, die auf Kosten der Endoprothese gehen, sind hauptsächlich auf technische Fehler zurückzuführen. Die gefährlichste intraoperative Komplikation ist die Perforation des Oesophagus in das Mediastinum bei forcierter Einführung des Tubus. Als postoperative, meist letale Komplikation kann es bei einer nicht achsengerechten Stellung des Tubus zu einem Dekubitus der Oesophagusschleimhaut mit sekundärer Perforation in das Mittelfell, die Lungen, den Tracheobronchialbaum oder die Aorta kommen. Eine Plazierung des Trichters auf Höhe des Aortenbogens sollte deshalb nach Möglichkeit vermieden werden. Durch ein zu langes distales Prothesenende können blutende Druckgeschwüre im Magen verursacht werden. Ein *spontanes Abgleiten der Prothese oralwärts ist möglich, wenn die Prothese distal der Tumorstenose nicht fixiert ist.* Ein Abstoßen nach aboral, eine häufige Komplikation des Souttarschen Tubus (LORTAT-JACOB) ist bei den Endoprothesen, deren orales Ende trichterförmig erweitert oder mit Muffen armiert ist, ein seltenes Ereignis. Einer Verlegung des Prothesenlumens durch feste Nahrungspartikel kann durch Einnahme von kohlensäurehaltiger Flüssigkeit bei den Mahlzeiten vorgebeugt werden. Eine weitere Ursache der Obstruktion ist ein obturierendes Tumorwachstum oder ein Schleimhautprolaps. Alle Fälle einer postoperativen Obstruktion müssen durch die Oesophagoskopie abgeklärt werden. Bei transkardialer Tumorintubation ist ein Reflux von Mageninhalt und Speichel in den Oesophagus nicht zu verhindern. Es ist deshalb wichtig, daß in solchen Fällen zur Vermeidung einer Aspirationspneumonie der Patient nach den Mahlzeiten und nachts nicht flach liegt.

Die publizierten Ergebnisse der Tumorintubation beziehen sich vorwiegend auf das Oesophaguscarcinom. O'CONNOR u. Mitarb. berichteten über 388 Oesophagusintubationen mit einer Komplikationsrate von 16,7%, dabei zweimal mit tödlichem Ausgang. *Die durchschnittliche Überlebenszeit der Patienten betrug 8 Monate.* Diese Autoren haben in der Mehrzahl der Fälle die Prothese auf rein endoskopischem Wege eingeführt. GREWE gibt eine Gesamtmortalität von 15,4% bei 74 Patienten an. Diese relativ hohe Mortalität erklärt sich dadurch, daß von 74 Patienten 26 thorakotomiert wurden. Im Vergleich zum Oesophaguscarcinom ist die Tumorintubation bei Carcinomen des Mageneinganges weniger häufig ausgeführt worden, obwohl auch hier eine Resektionsbehandlung nur in weniger als 50% der Fälle möglich war (Gütgemann u. Mitarb., Allison u. Mitarb.). Noch spärlicher sind die Mitteilungen über Tumorintubation bei Carcinomrezidiven nach Magenresektion.

Die Tumorintubation bei den stenosierenden, inoperablen Magen-Kardia- und Oesophaguscarcinomen als palliative Operation ist eine sinnvolle Maßnahme und auf jeden Fall einer Ernährungsfistel vorzuziehen. Sie ermöglicht bei geringer Operationsmortalität und bei kurzer Hospitalisationsdauer dem Kranken wenigstens für den Rest seines Lebens die Nahrungsaufnahme auf normalem Wege. Eine ideale Endoprothese, welche für Tumoren jeglicher Lokalisation anwendbar ist und gleichzeitig mit einer physiologischen Passage der Nahrung nicht interferiert, gibt es zur Zeit noch nicht. Eine Verbesserung der bisher bekannten Endoprothesen ist deshalb anzustreben.

Literatur

Allison, P. R., and J. Borrie: Treatment of malignant obstruction of the cardia. Brit. J. Surg. **37**, 1 (1949).

Bermann, E. F.: A plastic prothesis for resected esophagus. Arch. Surg. **65**, 916 (1952).

Celestin, L. R.: Permanent intubation in inoperable cancer of the esophagus. A new tube. Ann. roy. Coll. Surg. Engl. **25**, 165 (1959).

Cooper, D. R., R. W. Boxton, and A. Arbor: Gastrostomy. A statistical review of one hundred ninety-nine cases. Surgery **23**, 821 (1948).

Coyas, A., et J. Triboulet-Piton: Résultats obtenus par un nouveau procédé d'intubation palliative du cancer inoperable de l'oesophage. Ann. Oto-laryng. (Paris) **72**, 143 (1955).

Grewe, H. E.: Beitrag zur Palliativbehandlung inoperabler Oesophagus-Kardia-Karzinome. Zbl. Chir. **89**, 467 (1964).

Gütgemann, A., H. W. Schreiber u. A. Bernhard: Das Magen-Kardia-Fornix-Karzinom. Die obere Magen-Teilresektion. Zbl. Chir. **30**, 1193 (1963).

Heimlich, H. J.: Two palliative operations for cancer of the esophagus using plastic prothesis. Amer. J. Surg. **103**, 376 (1962).

Leroy d'Etiolles: Zit. nach L. R. Celestin.

Lortat-Jacob, J. L.: Discussion zur Mitteilung von M. M. Mousseau et al., Arch. Mal. Appar. dig. **45**, 213 (1956).

Mousseau, M. M., J. Le Foréstier, J. Barbin et M. Hardy: Place de l'intubation à demeur dans le traitement palliatif du cancer de l'oesophage. Arch. Mal. Appar. dig. **45**, 208 (1956).

O'Connor, T., R. Watson, D. Leply jr., and W. Weisel: Esophageal prosthesis for palliative intubation. Arch. Surg. **87**, 275 (1963).

Souttar, H. S.: Treatment of carcinoma of the esophagus based on one hundred personal cases and eighteen post mortem reports. Brit. J. Surg. **15**, 76 (1927).

Symonds, C. J.: The treatment of malignant stricture of the esophagus by tubage or oral catheterism. Brit. med. J. **1**, 870 (1887).

Ungeheuer, E.: Ergebnisse mit der Kardiaresektion und der totalen Magenexstirpation bei 100 Karzinomkranken. Langenbecks Arch. klin. Chir. **287**, 385 (1957).

F. Form-, Funktions- und Lageanomalien, Verletzungen und verschiedene andere chirurgische Erkrankungen des Magens und Duodenums

Das Gastro-Duodenalulcus und die Tumoren sind *die* Erkrankungen des Magens schlechthin. Gegenüber diesen beiden Gruppen verblassen alle übrigen Erkrankungen des Magen-Duodenums. Kapitel wie das vorliegende drohen daher zu einem Sammelsurium aller Veränderungen zu werden, mit welchen sich der Kliniker nur am Rande beschäftigt. In der Tat besitzen die hier zusammengefaßten Störungen „ein gemeinsames Merkmal"; daß nämlich auf diesen Gebieten keine sonderlich neuen Probleme erwachsen sind. Deshalb kann die Darstellung knapp gehalten werden.

I. Kongenitale Form-, Funktions- und Lageanomalien des Magens und Duodenums beim Kinde

1. Die hypertrophische benigne Pylorusstenose

Geschichtliches. Die erste Darstellung des Krankheitsbildes stammt von HIRSCHSPRUNG, Kopenhagen (1888). In den darauffolgenden Jahren wurden vorwiegend Umgehungsanastomosen (Jejunostomie — CORDUA, 1892; Gastroenterostomie — STERN, 1898; W. MEYER, 1898; LÖBKER, 1898) ausgeführt. Die Gastroenterostomie blieb die Methode der Wahl bis zum ersten Weltkrieg. Die Mortalität betrug ca. 50%.

Ebenfalls frühzeitig begann die Suche nach Methoden zur direkten Erweiterung des Pylorusringes (z. B. Dehnungen des Pylorus, LORETA, 1887; NICOLL, 1899). Die Mortalität belief sich auf 38,5%. Die Geschichte der Pylorektomie (STILES, 1898) und der Pyloroplastik (BRAUN, 1900) begann etwa gleichzeitig mit der Entwicklung der Pyloroplastik durch HEINEKE (1886) und v. MICULICZ (1887). Die Mortalität lag zwischen 40 und 60%. Die ersten, welche eine *submuköse Pyloroplastik* ausführten, waren FREDET (1907) und W. WEBER (1908). Offensichtlich waren beide mit dem Resultat ihrer Form der submukösen Pyloroplastik nicht voll zufrieden; denn vor allem FREDET bevorzugte weiterhin die Gastro-Enterostomie. Den entscheidenden Schritt tat C. RAMSTEDT (1911), welcher die submuköse Pyloro-Myotomie im heutigen Sinne einführte (vgl. Abb. 192a—c). Die Operation wird daher mit Recht nur mit dem Namen RAMSTEDTs belegt (STIEDA, 1962). Die Mortalität konnte bereits von RAMSTEDT auf 3% gesenkt werden.

Pathologisch-anatomisch findet man eine Hypertrophie der glatten Muskulatur des Pylorus mit starker Vermehrung der Muskelfasern. Der Pylorus bildet einen derb-elastischen Tumor von etwa Haselnußgröße. Der stark kontrahierte Muskelring führt zu einem abrupten Abbruch der Magenschleimhaut und zu einer blindsackartigen Vorwölbung der Duodenalschleimhaut dicht hinter dem Pylorusring.

Die *Ätiologie* ist noch nicht vollständig geklärt. Merkwürdigerweise ist die Pylorusstenose bei der Geburt nur bei etwa 6⁰/₀₀ der Fälle vorhanden (WALLGREN, 1941). Sie entwickelt sich offenbar erst in den ersten drei postnatalen Wochen. Eine Reihe von Autoren hat typische Veränderungen der Ganglienzellen des Plexus myentericus im Pylorusbereich beschrieben, wie sie in ähnlicher Weise bei exzessiver Vagushyperfunktion zur Beobachtung kommen (BELDING u. Mitarb., 1953; FRIESEN u. Mitarb., 1956; ALAROTU, 1956). Die meisten neueren Untersuchungen sprechen dafür, daß es sich um eine erworbene Hypertrophie des Pylorusmuskels als Folge von Ganglienzellschäden handelt, welche rückbildungsfähig ist. Dies würde voraussetzen, daß sich ein normaler Plexus myentericus im Laufe der Zeit entwickelt, welcher die Achalasie zum Schwinden bringt. Der Pylorospasmus befällt in der überwiegenden Mehrzahl der Fälle das männliche Geschlecht (88% nach LADD u. Mitarb., 1946). Die Häufigkeit der Pylorusstenose beläuft sich auf 1:213—233 Lebendgeburten, was z. B. in den USA einen jährlichen Anfall von 16000 Fällen bedeutet. Eine rassische Disposition besteht offenbar nicht. Die *klinische Symptomatologie* ist während der ersten 2—4 postnatalen Wochen ganz unauffällig. Das eigentliche *Leitsymptom, das Erbrechen im Strahl*, setzt im Durchschnitt während der 3. postnatalen Woche ein. Das Kind verliert rasch an Gewicht. Das Erbrechen wird von Tag zu Tag heftiger, bis schließlich nach jeder Nahrungsaufnahme der gesamte Mageninhalt wieder herausbefördert wird. Das explosive Erbrechen ist charakteristisch für die Pylorusstenose. Es wird höchstens noch bei der kongenitalen Duodenalatresie gefunden, sofern diese oberhalb der Papille gelegen ist. Das nichtgallige, strahlartige Erbrechen wird mit nachlassendem Kräftezustand schwächer. Es geht schließlich in ein kraftloses Ausfließen von Mageninhalt aus dem Mund über. Nach jedem Vomitus wird sofort neue Nahrung begehrt und hastig aufgenommen und wieder erbrochen. Binnen kurzem entsteht eine extreme Dehydration, was dem Kind das typische greisenhafte Aussehen verleiht. Bei *lokaler Untersuchung* läßt sich meist der Tumor deutlich tasten. Kurz nach einem Brechanfall ist dies leichter, als wenn das Kind ruhig und entspannt ist. Die endgültige Diagnose wird durch die *Röntgenuntersuchung* gesichert. Man findet dort 1. Magendilatation, 2. intermittierende Hyperperistaltik, 3. elongierten, nur 2—3 mm weiten Pyloruskanal (die Bilder ähneln dem „pyloric channel syndrom" des Erwachsenen), 4. verzögerte Magenentleerung. Ein operationsbedürftiger funktioneller Verschluß besteht, wenn mehr als 75% des Kontrastbreis nach 3 Std noch immer im Magen verweilen. Die Fortsetzung konservativer Therapie ist dann lebensgefährlich, weil sie trotz sorgfältigster Flüssigkeitssubstitution sehr rasch herunterkommen.

Therapie. Die *Operation* ist in allen Fällen mit einwandfrei *tastbarem Tumor* angezeigt. Wenn ein Tumor nicht regelmäßig nachgewiesen werden kann und sich die Symptomatologie protrahiert entwickelt, kann auch eine konservative Behandlung erfolgreich sein (SVENSGAARD, 1935). Sie basiert auf der spasmolytischen Wirkung von Eumydrin (Atropin-Methylnitrat). Schon wenige Tropfen der alkoholischen Lösung in den Mund des Kindes eingetropft, lösen den Spasmus zuverlässig (WALGREN, 1940; TOLLERMAN, 1951). Trotz dieser überzeugenden Wirkung sollte keinesfalls versucht werden, die konservative Therapie auch auf die Fälle von definitiver, anhaltender Stenose ausdehnen zu wollen; denn die Operation der verschleppten Fälle besitzt eine viel höhere *Mortalität*.

Tabelle 9. *Resultate bei 1635 Fällen von benigner Pylorusstenose, operiert nach* RAMSTEDT *(nach* MAINGOT, *1961)*

Jahrgang	Zahl der Fälle	Todes- fälle	Mortali- tät (%)
1915—1922	125	13	10,4
1923—1928	150	11	7,3
1929—1931	151	3	2
1932—1935	162	8	4,9
1936—1939	177	1	0,6
1940—1945	380	4	1,0
1946—1950	490	4	0,3

Die Verringerung der *Mortalität* ist ausschließlich der *Frühdiagnose und Frühoperation* zu verdanken. Diese Frage gehört also weitgehend in den Verantwortungsbereich des Geburtshelfers und Pädiaters. Hinzu kommt ein geplantes Vorgehen (MAINGOT, 1961):

a) 3—4tägige Vorbehandlung auf einer pädiatrischen Isolierstation.

b) Kontinuierliche perorale, subcutane und intravenöse Gabe von Nahrungslösungen nach den Regeln der Pädiatrie.

c) Dekompression des Magens und Spülungen durch eine nasogastrale Dauersonde, welche bis zur Rückkehr normaler Peristaltik in situ verweilt.

d) Sorgfältige Warmhaltung durch Lagerung auf geheiztem Operationstisch.

e) Lokalanaesthesie in Kombination mit Atropin und einem zentralen Sedativum (kein Morphin!) oder einfache Äther-Inhalationsnarkose bewähren sich auch heute noch.

f) Verwendung der Ramstedtschen Operation als Methode der Wahl.

g) Sorgfältige Nachbehandlung durch den Pädiater, dem das Kind so frühzeitig als möglich übergeben wird.

Technik (RAMSTEDT, 1911), (Abb. 192a—d)

Die *Incision* der Wahl (Abb. 192a) ist entweder der *vertikale Transrectalschnitt* oder *schräge* bzw. quere *Subcostalschnitt*. Der *subcostale Schrägschnitte* (ROBERTSON, 1940) beginnt sich mehr und mehr durchzusetzen. Wesentlich ist, die Incision so klein als möglich (höchstens 4 cm) zu halten und trotzdem das Epigastrium weit zugänglich zu machen. Der vorgeholte Pylorustumor wird zwischen Daumen und Zeigefinger der linken Hand fixiert (vgl. Abb. 192c). Der Übergang in das Duodenum bzw. das Antrum muß gut sichtbar sein. Es wird sodann eine longitutinale, leicht caudal-konkave Incision von 1,5—2,5 cm in den Tumor gelegt. Die Incision soll den Tumor etwa zur Hälfte bis zu zwei Drittel durchsetzen, jedoch nicht bis auf die Submucosa vordringen (Abb. 192b). Auch ist zu bedenken, daß der Bulbus duodeni recessusartig den Pylorusring überragt, so daß an dieser Stelle eine Mucosaverletzung erfolgen kann. Die vollständige Durchtrennung des Muskels erfolgt durch gleichmäßigen Zug mit zwei breitfassenden Krallenpinzetten (Abb. 192c), wodurch der Muskel bis in die Submucosaschicht aufgerissen wird. Durch dieses Vorgehen wird einer Mucosaverletzung am sichersten vorgebeugt. Der dicke Muskel wird also eher auseinandergebrochen als geschnitten. Die Eröffnung muß so weit gehen, daß der Beginn der Duodenalschleimhaut an der quer verlaufenden Faltenbildung deutlich erkennbar wird. Nach dem Antrum zu ist sie soweit zu führen, daß die Durchtrennung sicher bis in Wandabschnitte normaler Dicke reicht. Blutungen werden mit einer einfachen Glühsonde kauterisiert. Wegen Funkenbildung im Bereich der Gesichtsmaske ist dies bei Ätheranwendung sicherer als Elektrokoagulation. Absolute Blut-

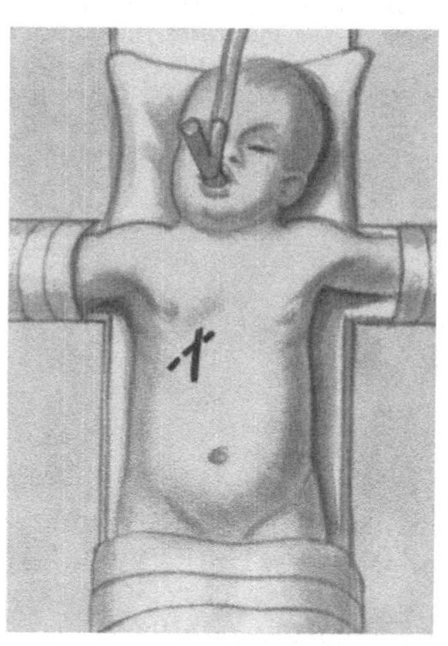

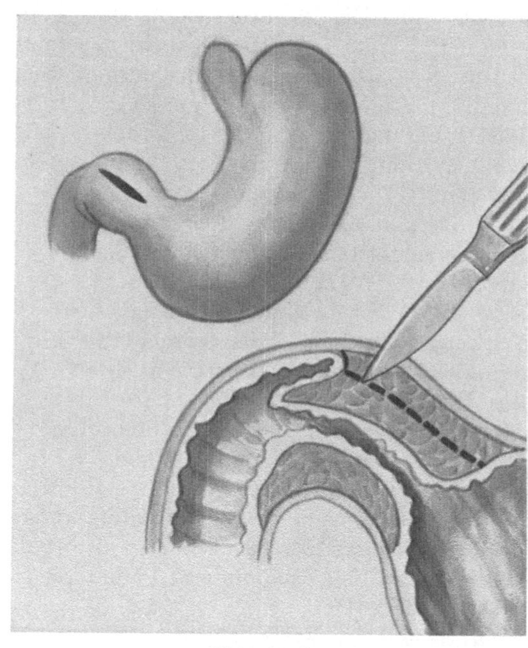

Abb. 192a   Abb. 192b

Abb. 192a. Operation nach RAMSTEDT (1911). *Technik:* Lagerung auf einer heizbaren Lagerungsschale für Säuglinge. Wenn möglich, Intubationsnarkose mit Kinderintubationsbesteck

Abb. 192b. Operation nach RAMSTEDT (1912). Längsincision des hypertrophierten Pylorusmuskels. Der Schnitt durchsetzt nur $^1/_3$—$^1/_2$ des Muskelquerschnittes. Verletzung der Mucosa ist peinlich zu vermeiden

stillung ist für den Erfolg ausschlaggebend. Umstechungsnähte sind zu vermeiden. Kam es zu Eröffnung der Mucosa (sofort erkennbar am Austreten einiger Tropfen heller Flüssigkeit bzw. von etwas Schaum), so muß die Öffnung sofort mit einstülpenden feinsten Chromcatgutnähten verschlossen und mit Netzzipfel gedeckt werden. Durch diese Maßnahme kann allerdings die Durchgängigkeit des Pyloruskanals nachteilig beeinflußt werden, weshalb plastische Deckungen mittels kleiner Schwenk- oder Brückenlappen aus dem überschüssigen Material des Pylorusmuskels von einigen Autoren bevorzugt werden (Abb. 193). Die Wundheilung der Myotomie dauert etwa 6 Wochen. Danach ist die Muskellücke kaum noch zu sehen und durch eine dünne Serosaschicht überzogen. Es sind keine Zeichen eines Spasmus mehr vorhanden (WOLLSTEIN, 1922).

Resultate. 98% der Fälle werden durch die Operation geheilt. Anhand einer Vergleichsserie von 95 Fällen (47 operativ, 48 konservativ), berichtet ANDRESEN (1940), daß von den konservativ Behandelten über 50% eine persistierende Pyloruseinengung bis zum 4. Lebensjahr aufwiesen. Bei den operativ Behandelten läßt sich ebenfalls in der Hälfte der Fälle eine Pyloruseinengung nachweisen, jedoch bestand klinische Symptomfreiheit. Die Serie erweckt den Eindruck, daß die Therapieerfolge auf die konservative bzw. operative Behandlung ziemlich gleichmäßig verteilt sind. Dennoch liegt der Vorteil der operativen Behandlung in

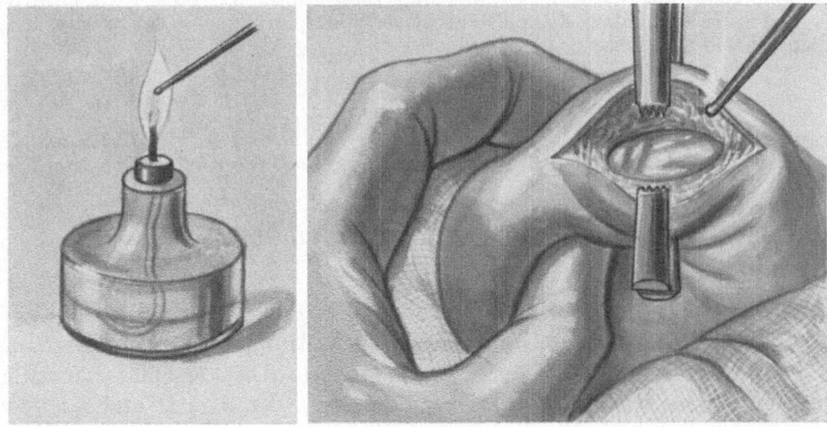

Abb. 192c

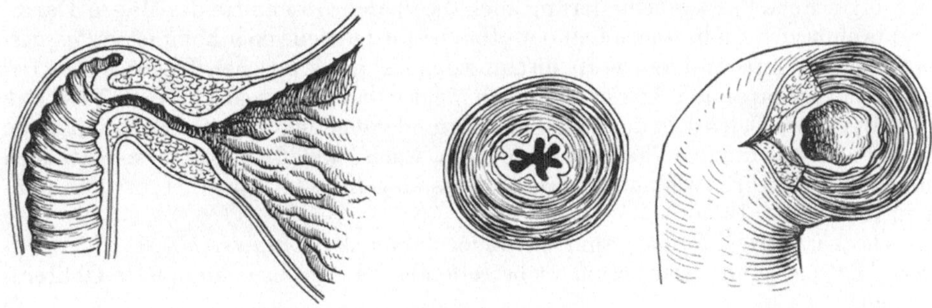

Abb. 192d

Abb. 192c u. d. Operation nach RAMSTEDT (1912). Die vollständige Durchtrennung des Pylorusmuskels erfolgt durch gleichmäßigen Zug mit zwei breitfassenden Krallenpinzetten. Blutstillung mit der Glühsonde!

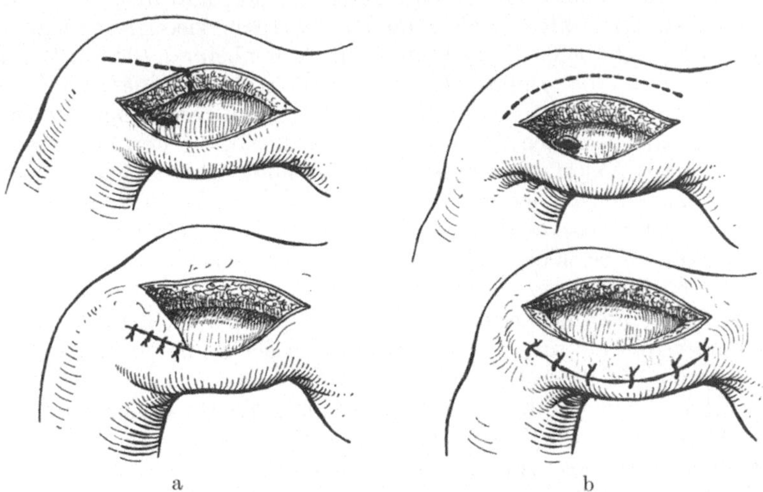

Abb. 193a u. b. Operation nach RAMSTEDT (1912). Komplikationen: Schleimhautverletzung; einfache Schleimhautnaht genügt meist nicht. a Deckung mittels kleinem Schwenklappen. b Deckung mittels Brückenlappen

der symptomfreien, völlig normalen Entwicklung. Einige Autoren (NIELSEN, 1954; ALAROTU, 1956) wollen festgestellt haben, daß eine durchgemachte Pylorusstenose die Entstehung eines Ulcus pepticum im Erwachsenenalter begünstige.

Komplikationen

Reoperation in 0,35—5,8% (POLLOCK, NORRIS, GORDON, 3422 Fälle), *Perforation der Duodenalschleimhaut* in 0,4—9%, *Wunddehiszenz und Prolaps* in 0,3—1,6%, *Nachblutung* unter 1,0%.

2. Mißbildungen und Lageanomalien des Magens und Duodenums

a) Formen und Allgemeines

Die klinisch bedeutungsvollsten kongenitalen Mißbildungen sind die *Stenosen und Atresien* im Verlauf des Magens und Duodenums. Die Verschlüsse des Magens sind im Bereich des Pylorus, die des Duodenums in der Pars II und III duodeni caudal von der Papille gelegen. Die Rotationsstörungen des Dünn- und Dickdarms betreffen auch Magen und Duodenum insofern, als die durch die Anomalie hervorgerufene Passagebehinderung auch die oberen Abschnitte des Magen-Darmtrakts einbezieht. Klinisches Leitsymptom ist die partielle oder komplette *Passagebehinderung*; ihre erfolgreiche Beseitigung das Ziel der klinischen Therapie. Die Ursachen für Stenose und Atresie sind noch nicht vollständig geklärt. Nach TANDLER (1905) führen Defekte in der Rekanalisation oder eine inkomplette Rekanalisation bzw. nicht vollständige Vacuolisierung dazu. Auch lokale Hypoxämie soll Atresien und segmentale Entwicklungsstörungen des Magen-Darmtrakts hervorrufen können (BERNARD, 1956).

Die *wichtigsten Formen* sind entweder *lokale Membranverschlüsse* oder *langgestreckte*, ein ganzes Darmsegment betreffende *Stenosen* bzw. komplette Obliterationen.

Rotationsstörungen mit oder ohne Volvulus der mittleren Dünndarmabschnitte sind die häufigste Ursache für die Unwegsamkeit des Duodenums beim Neugeborenen und Kleinkind. Die Klärung der embryologischen Zusammenhänge und der klinischen Bedeutung der *Non- und Malrotationen* verdanken wir den Arbeiten von LADD (1932). Die Entwicklungsstörung muß nicht in allen Fällen bereits im frühen Kindesalter klinisch manifest werden; vielmehr beobachtet man sie gelegentlich auch beim Erwachsenen als Nebenbefund (Abb. 194). Bei der *Malrotation I ($+90° +90°$)* pflegt der Dünndarm rechts, das gesamte Colon links zu liegen, das Coecum steht im rechten oder mittleren Oberbauch. Es ist an der rechten Bauchwand lediglich durch eine lang ausgezogene Peritonealfalte (Jacksonsche Membran) fixiert. Daher ist diese Drehungsstörung häufig von einem Volvulus der mittleren Dünndarmabschnitte begleitet. Bei rückläufiger Drehung des Dickdarms *(Malrotation II, $+90° -90°$)* kann das Colon transversum hinter dem Duodenum vorbeiziehen (Gefahr des Dickdarmileus!). Die übrigen Lageverhältnisse sind nicht wesentlich gestört.

Das *arterio-mesenteriale Verschlußsyndrom* (ROKITANSKY, 1849; WILKIE, 1921) besteht in einer Abschnürung des Duodenums an der Stelle, an welcher die Vasa mesenterica cran. die Pars III duodeni überqueren.

Das *Pankreas anulare* führt zu einer Einengung des Duodenums am Übergang der Pars II zur Pars III. Es ist eine seltene Entwicklungsstörung die von der ventralen Pankreasanlage (Pankreaskopf) ausgeht und eine Abschnürung der Pars II duodeni bewirkt.

Gelegentlich ist das Pankreas anulare kombiniert mit einer Atresie des Duodenums, welche in gleicher Höhe liegt. Auch der Ductus choledochus kann passagebehindert sein, indem er durch den dorsalen Teil des Pankreasrings hindurchzieht und dort eingeengt wird. Nur wenn er an der Vorderseite des Duodenums in den Pankreasring eintritt, kann mit einer ungestörten Passage gerechnet werden. Das Pankreas anulare ruft demnach folgende Störungen hervor: 1. Kompression des Ausführungsgangs (Pankreatitis); 2. hochsitzender Dünndarmileus durch Stenose (auch Atresie) des Duodenums in seiner Pars II; 3. Gallenwegsverschluß mit Ikterus durch zusätzliche Kompression der ableitenden Gallenwege. In 90% der Fälle ist das Pankreas anulare mit diesen Störungen kombiniert. 20% der Fälle weisen noch andere Mißbildungen auf.

Heterotopes Pankreas, d.h. Pankreasgewebe in abnormer Lage, unter Umständen vom Originalpankreas völlig abgetrennt, ist eine nicht seltene Anomalie (0,5—5,6% davon 60% Morbidität nach BLOMQUIST, 1958). Es findet sich am Duodenum (27,7%), Magen (25%), Jejunum (15,9%). In 53,8% der Fälle liegt es in der Submucosa, wo es als gut abgegrenzter verschieblicher Tumor öfters als Fibrom, Neurom, Sarkom und ähnliches fehlgedeutet wird (vgl. Kap. J, II, 2). *Duplikaturen* des Magendarmtrakts finden sich nicht nur im terminalen Ileum, sondern auch im Magen und Duodenalbereich. Dort sind sie ziemlich selten (BAROODY u. Mitarb., 1956; KIESEWETTER, 1957). Es handelt sich dabei um längliche, cystische Hohlräume, welche mit Schleimhaut ausgekleidet sind und eng der Wand des Magens bzw. Duodenums anliegen. Sie setzen sich mit

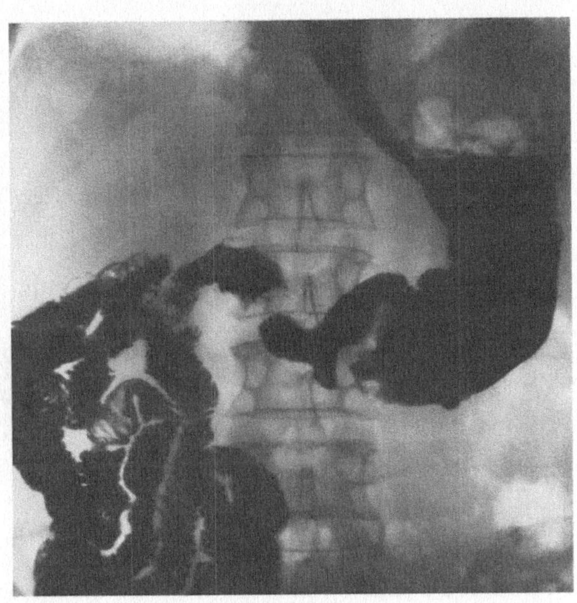

Abb. 194. *Nonrotation(+90°)* mit rückläufigem Duodenum und rechtsgelegenem Jejunum bei Antrumcarcinom. Subtotale Resectio Billroth II nicht möglich. Daher ausnahmsweise Resectio Billroth I (Typ Schoemaker)

langen Ausläufern in die Nachbarschaft fort, können sogar die Bauchhöhle verlassen, das Zwerchfell durchsetzen und in die Thoraxhöhle oder das Mediastinum eindringen. Durch pathologische Veränderungen in ihnen (Infektion des Inhalts, Ulcerationen, Tumorbildung) penetrieren oder perforieren sie und rufen schwerste Krankheitsbilder hervor (innere Fisteln, Empyeme u.ä.).

Die klinischen *Charakteristika und Leitgedanken* für die chirurgische Behandlung sind 1. das Bestehen eines gemeinsamen Wandabschnitts der Duplikatur mit dem anliegenden Magen bzw. Duodenum. 2. Gemeinsame Blutversorgung der Duplikatur und des benachbarten Magen-Duodenalabschnitts. 3. Direkte Kommunikation der Duplikatur mit dem Magen-Duodenallumen (20% der Fälle). Die in der Duplikatur enthaltene Flüssigkeit entspricht der in der Duplikatur vorherrschenden Schleimhautauskleidung. Bei Magenschleimhaut ist sie sauer; bei Dünndarmschleimhaut alkalisch. Fehlt jeglicher Abfluß, wird eine prall gefüllte Retentionscyste entstehen, welche schließlich durch hohen Druck nekrotisch werden und durchbrechen kann. Wichtig ist die Unterscheidung der Duplikaturen von anderen enterogenen Cysten (Mesenterialcysten). Letztere sind meist leicht entfernbar. Bei einer Duplikatur muß man von vornherein auf einen großen Eingriff gefaßt sein (GROSS, 1953).

b) Indikation und Technik

α) Duodenalstenose und Atresie (Abb. 195a und b)

Der Verschluß kann entweder durch eine dünne Mucosamembran oder durch vollständige Obliteration bedingt sein. Auch mehrere Atresien im Duodenum und oberen Jejunum kommen vor. Die Atresie kann proximal oder distal der Papille gelegen sein. Bei kompletter Atresie wird der 3. Tag nach der Geburt kaum ohne Perforation des Blindsacks überlebt. Früherkennung und rechtzeitiger Entschluß zur Operation sind ausschlaggebend. Das klinische

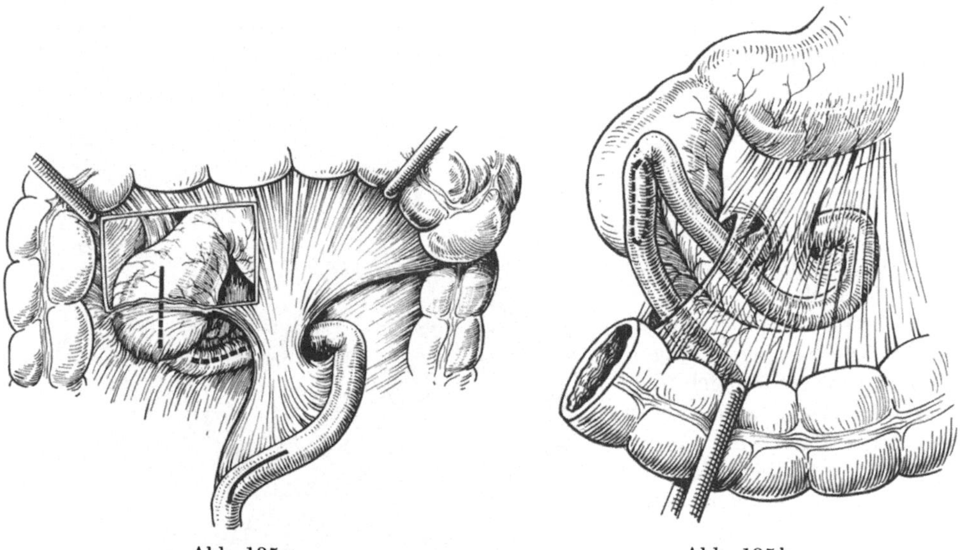

Abb. 195a   Abb. 195b

Abb. 195a. Duodeno-Jejunostomie bei Duodenalstenosen. Die Anastomose wird dicht vor dem Hindernis angelegt. Bei weit caudal liegenden Hindernissen gilt die gestrichelte Linie in Pars III duodeni

Abb. 195b. Duodeno-Jejunostomie bei Duodenalstenose. Der Abfluß aus dem erweiterten prästenotischen Darmabschnitt muß ungehindert erfolgen und der Übertritt von Darminhalt in den zuführenden Schenkel verhindert werden

Bild ist dem der Pylorusstenose sehr ähnlich; jedoch setzen die Symptome sofort nach der Geburt ein. Bereits am 1. Lebenstag beginnt imperatives Galleerbrechen. Nur bei Verschlüssen proximal von der Papille ist es gallefrei. Am 2.—3. postnatalen Tag entwickelt sich das Bild der Flüssigkeitsverarmung. Gleichzeitig tritt Temperatursteigerung auf (Durchwanderungsperitonitis! bzw. Darmruptur!). Durch *Röntgenuntersuchung* läßt sich die genaue Lokalisation und der Grad des Verschlusses klären. *Leeraufnahmen des Abdomens im Hängen* ohne Kontrastmittel liefern ausreichenden Aufschluß. Bei Duodenalatresie zeigen sie zwei typische Spiegel im proximalen Duodenum bei gleichzeitigem Fehlen von Luft im übrigen Darmtrakt.

Für den **Erfolg der operativen Behandlung** ist der Zeitpunkt der Operation ausschlaggebend. Sie sollte unbedingt innerhalb 72 Std nach der Geburt ausgeführt werden. Nach diesem Zeitpunkt steigt die Mortalitätskurve steil an. Ohne Operation sterben sämtliche Kinder. In jedem Falle ist der Erfolg zweifelhaft. Die *Mortalitätsrate* schwankt zwischen 12 bis über 50% (MILLER und SHUMACKER, 1959; OBERNIEDERMAIER, 1959). Der Erfolg hängt weitgehend von der reibungslosen Zusammenarbeit des Chirurgen und Pädiaters ab.

Die Operation der Wahl ist die Duodeno-Duodenostomie oder eine *isoperistaltische Duodeno-Jejunostomie* (vgl. Abb. 195a und b). Eine Gastroenterostomie sollte vermieden werden. Sie kommt allenfalls in Betracht, wenn 1. die Atresie in der Pars I duodeni gelegen ist, 2. der

Allgemeinzustand (Frühgeburt, verspäteter Operationszeitpunkt) für eine Duodeno-Jejunostomie zu schlecht ist. Ist trübes Exudat vorhanden (Durchwanderungsperitonitis oder Perforation!), verschlechtert sich die Prognose. Die stark erweiterte proximale Schlinge muß sorgfältigst behandelt werden, damit sie nicht einreißt. Die distalen Darmabschnitte sind leer und nicht dicker als 3—5 mm. Der gesamte Darmtrakt muß auf weitere Atresien abgesucht werden. Die Anastomose muß strömungstechnisch günstig angelegt werden. Im allgemeinen ist es richtig auch Membranverschlüsse mit einer Umgehungsanastomose zu versorgen (GROSS, 1953).

Die Anastomosierung muß in der Längsachse beider Darmabschnitte (vgl. Abb. 195) erfolgen. Wegen des engen Lumens werden die Anastomosen nur als einschichtige laterolaterale Anastomosen gelingen. Die Hauptschwierigkeit liegt in dem Lumenunterschied und in der verschiedenen Wanddicke des proximalen und distalen Darmabschnitts. Mit Kochsalzinstillationen in den distalen Schenkel kann das Lumen aufbougiert werden. Mechanische Bougierungen sind zu vermeiden. Die Anastomose muß mindestens 2 cm Weite besitzen. Die Durchgängigkeit und Dichte wird geprüft, indem Magenluft über die Anastomose in das Jejunum gedrückt wird. Eine *temporäre Gastrostomie* kann nützlich sein, vor allem bei unsicherer Anastomose. Ist das dünne Lumen des distalen Darmes zunächst für jede Anastomose ungeeignet, so wird zweizeitig operiert (REHBEIN, 1962, persönliche Mitteilung). Das abgetrennte Jejunum wird als Katheter-Jejunostomie herausgeleitet und auch der proximale Blindsack nach außen gefistelt. Durch langsame Dauertropfinstillation wird dann das Jejunum langsam distendiert. Der proximale Blindsack wird durch Dekompression zur Schrumpfung gebracht. Die Kontinuität wird in zweiter Sitzung hergestellt, sobald genügende funktionelle Leistungsfähigkeit erreicht ist. Die Fütterung beginnt mit kleinen Mengen wäßriger Glucoselösungen und geht zur normalen Milchnahrung über, sobald jene toleriert werden.

β) Rotationsstörungen

Je nach dem Stadium, in welchem die Entwicklung des Magen-Darmtrakts sistiert, fehlt die Anheftung der Mesenterialwurzel an der hinteren Bauchwand. Das hat unvollständige Coecumdrehung oder ein mehr oder weniger weitgehendes Coecum mobile zur Folge. Im Falle der Malrotationen ist das Dünndarmmesenterium von der Flexura duodeni jejunalis bis zum Cannon-Böhmschen Punkt an der hinteren Bauchwand nur lose fixiert. Es besteht Volvulusgefahr! Er kann aus einer halben bis zu zwei kompletten Drehungen im Uhrzeigersinn bestehen. Es droht dadurch 1. gleichzeitiger Verschluß an der Flexura duodeno-jejunalis und des Colon transversum. 2. Abdrehung der Vasa mesenterica cran. durch Torsion und Infarzierung des Dünndarms. Die Rückdrehung des Volvulus allein ist keine ausreichende Therapie. Auch die Ursache des Duodenalverschlusses muß behoben werden.

Technik: Am eröffneten Abdomen findet man 2 Situationen:

1. *Coecum und Colon ascendens* liegen im rechten Oberbauch. Es besteht *kein Volvulus.* Die Duodenalkompression ist durch das Coecum oder durch straffe Peritonealfalten hervorgerufen, welche über das Colon und Coecum von rechts kommend, darüberziehen. Die adhäsionsähnlichen Peritonealfalten müssen rechts neben dem Coecum durchtrennt werden. Dadurch wird das Coecum nach links verlagert und das Duodenum dekomprimiert. Das Coecum wird nicht anatomiegerecht fixiert.

2. Der *gesamte Mitteldarm* (Dünndarm + Colon ascendens und transversum) sind *durch einen Volvulus gedreht*; von der rechtsseitigen Incision aus ist nur das torquierte Dünndarmpaket zu übersehen. Die rechte Colonhälfte ist völlig nach links abgedrängt. Das ganze Dünndarmpaket wird vorgelagert und rückgedreht (um 360° entgegen dem Uhrzeigersinn). Coecum und Colon ascendens werden freigemacht und nach links verlagert, bis das Duodenum dekomprimiert ist. Das gesamte Colon bleibt in der linken Abdominalhöhle liegen.

Resultate. Mortalität 15—20% in einfachen Fällen von Malrotation. Bei Kombination mit anderen Anomalien Anstieg der Mortalität auf 57% und mehr (GROSS, 1953).

γ) Pankreas anulare

Die Symptome des Pankreas anulare stehen in direkter Relation zum Schweregrad des duodenalen Verschlusses. Bei vollständigem Verschluß beginnt die Symptomatologie schon kurz nach der Geburt. Bei Verlegung des Ductus choledochus ist zusätzlich ein Ikterus vorhanden. Bei inkomplettem Verschluß können die Symptome erst im Erwachsenenalter einsetzen. (Oberbauchschmerzen, Übelkeit, Erbrechen, Unterernährung, verlangsamte Entwicklung). Sie entstehen auf dem Boden sekundärer Komplikationen (Pankreatitis, Cholangitis Cholelithiasis, Ulcus pepticum).

Therapie der Wahl ist die Duodeno-Jejunostomie (vgl. Abb. 195a und b). Sie ist der Durchtrennung des Schnürrings vorzuziehen, weil das Pankreas anulare häufig mit anderen Lageanomalien, speziell der Ausführungsgänge, vergesellschaftet ist, deren Verletzung fatal werden kann. Extreme Verlaufsanomalien der Pfortader vor dem Pankreas anulare und Duodenum (RAVITCH u. Mitarb., 1950) sind beschrieben. Die einfache Duodeno-Jejunostomie gefährdet den Patienten niemals. Sie sollte als Erstoperation unbedingt bevorzugt werden. Trotzdem wird die *Mortalitätsrate* noch reichlich hoch sein (ca. 40% nach HARKINS u. NYHUS, 1962).

δ) Heterotopes Pankreas

findet sich am Magen hauptsächlich im präpylorischen Abschnitt. Es kann einen Schleimhautprolaps vortäuschen bzw. einen intermittierenden Pylorus- oder Duodenalverschluß hervorrufen. Die Therapie besteht in Excision bzw. Resektion, welche wegen Komplikationen angezeigt sein können.

ε) Duplikaturen

machen schon im ersten Lebensjahr Symptome. Die wichtigsten sind: 1. *Pylorus- oder Duodenalstenose*; 2. *Schmerzen* infolge zunehmender Retention; 3. *Infarzierung, Nekrose und Gangrän* infolge Störungen der Durchblutung; 4. *Ulcus pepticum mit Perforation* und Penetration in die Nachbarorgane sofern die Duplikatur Belegzellen enthält; 5. *maligne Entartung*.

Therapie der Wahl ist die Resektion der Duplikatur mit dem anliegenden Darmabschnitt. Dazu können Operationen in mehreren Sitzungen erforderlich werden. Die Indikationsfrage richtet sich nach dem Grad der klinischen Erscheinungen und subjektiven Beschwerden. Kleinere Duplikaturen des Magens werden in typischer Weise reseziert. Große Duplikaturen können Totalresektionen erfordern. Wenn sie der großen Kurvatur anliegen, kann die sonst selten geübte, tubuläre Längsresektion nach WANGENSTEEN (vgl. Abb. 281) berechtigt sein. Mitunter können beide Lumina durch Excision der Trennwand in *ein* Lumen verwandelt werden. Man vergewissere sich bei solchem Vorgehen aufs genaueste von der Durchblutung der Duplikaturreste (SWENSON, 1958). Bei den Duplikaturen des Duodenums kommt ein resezierendes Vorgehen nicht in Frage. Hier ist es das einfachste, die Trennwand zu beseitigen. Die Incision soll wie stets in Längsrichtung, die Naht in querer Richtung erfolgen. Die Duplikaturen sind hier oft Cysten in der Duodenalhinterwand, welche das durchgängige Duodenallumen nach vorne verdrängen. Die Hinterwand des durchgängigen Lumens ist beiden Gebilden gemeinsam. Die Cyste wird von einer Duodenotomie der Vorderwand aus freigelegt und die gemeinsame Wand abgetragen. Die Schleimhaut auf der Cystenhinterwand muß belassen werden, weil von ihr die Mucosaregeneration erfolgt. Die Vorderwand des Duodenums wird in querer Richtung vernäht. Schwierigkeiten erwachsen, wenn die Cysten in der Pars II und III duodeni liegen und D. choledochus und pancreaticus bzw. die Papille einbeziehen. Cave! zu weitgehende Skeletierung der Papillennachbarschaft und Abtragung der Trennwand!

Resultate. Seitdem auf derartige Mißbildungen geachtet wird, ließ sich die Mortalität von fast 100% im Jahre 1935 auf ca. 10% senken. Beim Erwachsenen bewegt sie sich nahe um 0%, bei Neugeborenen und Kleinkindern erreicht sie gelegentlich noch bis zu 70%.

II. Verletzungen und Entzündungen

1. Chemische Verätzung

Oft sind es Kinder, welche von Oesophagus-Magen-Duodenalverätzungen durch Trinken ätzender Flüssigkeiten betroffen werden. Erwachsene nehmen ätzende Lösungen meist in suicidaler Absicht, seltener zufällig zu sich. Am häufigsten ist der Unglücksfall durch Essigessenz, Natronlauge 10%ig, Quecksilberbichlorid, Chlorbleichlauge 10—15%, verdünnte Salzsäure und Schwefelsäure hervorgerufen. Seltener kommen Verätzungen mit Lötwasser (vgl. Abb. 196), mit zinn- und zinkhaltigen Farben (FINNEY u. Mitarb., 1960) mit Formaldehyd

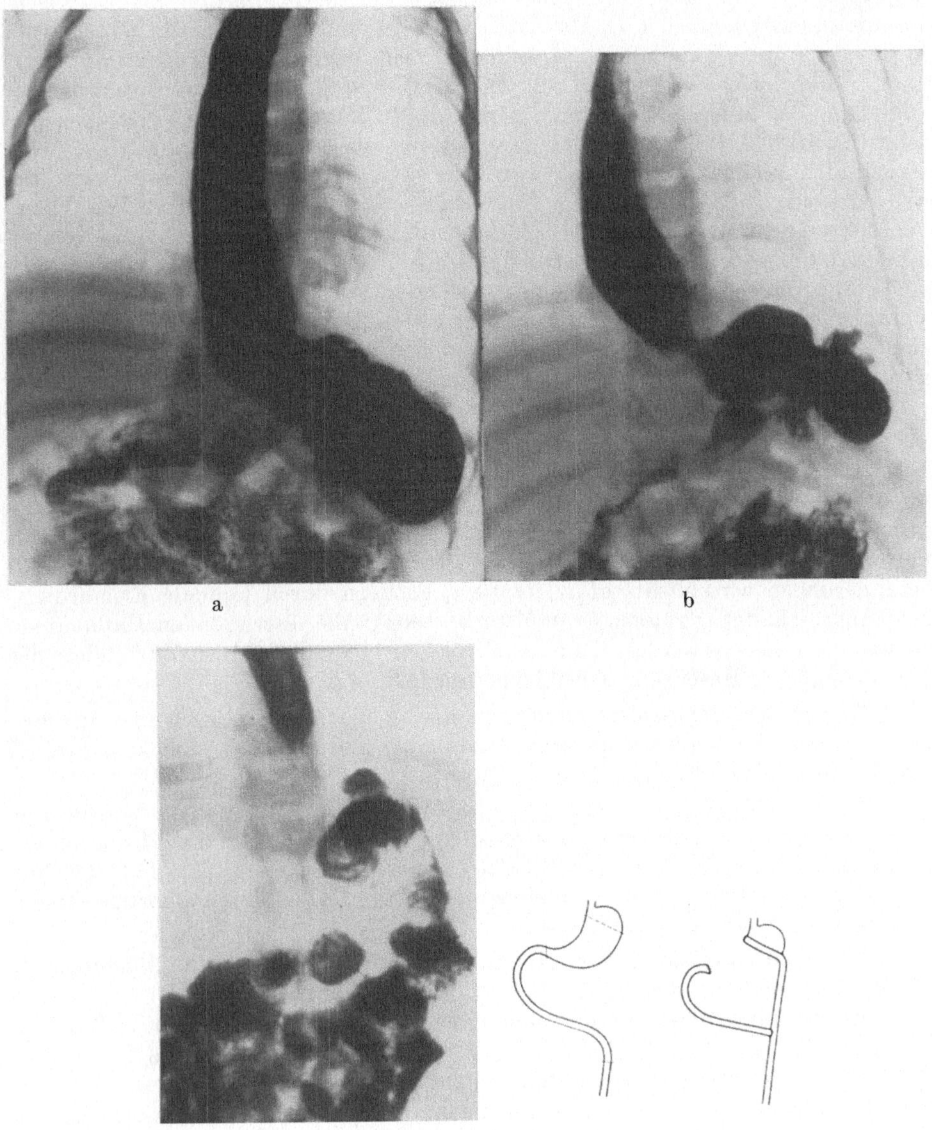

a

b

c

Abb. 196a—c. a und b. Lötwasserverätzung des gesamten Magens (Zustand präoperativ),
Kind ♀, 14 Monate. c und Insert, Therapie: 80—85%, Resectio Billroth II ypsiloniformis
(Dr. med. HOFMANN, leitender Ärztin der Kinderchirurgischen Abteilung, Krankenhaus
Holwedestr., Braunschweig, wird für die Überlassung der Krankenunterlagen bestens gedankt)

(ROY u. Mitarb., 1962), mit Salpetersäure (DEGENHARDT u. Mitarb., 1942),
Trichloressigsäure (URRUTIA, 1916), Carbolsäure (BARTKIEWICZ, 1905), Kalilauge
(GRAY u. Mitarb., 1948) und anderes zur Beobachtung. WARDEN u. Mitarb. (1958)
berichten eine *Frühmortalität* für die kindlichen Verätzungen von 50%. Zweck-
mäßigerweise unterscheidet man die (meist *konservative*) *Frühbehandlung* akuter
Verätzungsfolgen und die (meist *operative*) *Spätbehandlung* chronisch-deformieren-
der Verätzungsfolgen. Die der Verätzung am stärksten ausgesetzte Zone des

Magens ist das Antrum, worin sich offenbar seine Hauptfunktion, als motorische Pumpe zu wirken, ausdrückt. Die Ätzsubstanz gelangt rasch über die Magenstraße in das Antrum, wo sie länger verweilt und tiefgreifende Zerstörungen anrichten kann. Es ist höchst bedeutungsvoll, daß der Schrumpfungsprozeß durch narbige Abheilung der Mucosadefekte erst in der 3.—4. Woche nach der Verletzung einsetzt (GONZALEZ, 1962). Wenn nicht sofort eine ausgedehnte Wandnekrose unter Umständen mit Perforation eintritt, welche eine Notoperation erfordert, wird der Schweregrad der Defektbildung und damit die Prognose der späteren Formveränderungen nur durch intensive Diagnostik in Erfahrung gebracht. Endoskopische und röntgenologische Untersuchungen können in den ersten Stunden nach der Verletzung noch sorglos erfolgen. Sie orientieren über die Ausdehnung des Verätzungsbezirkes und den Grad der Mucosazerstörung. Einige Substanzen rufen eine Allgemeinintoxikation hervor und machen die sofortige Gabe von Antidots und intensive Entleerung des Magen-Darmkanals notwendig.

Die *Frühbehandlung* geschieht nach folgenden Regeln:

1. Zunächst bleibe man *so konservativ als möglich*. Die Behandlung beschränkt sich auf Magenausheberung, Spülung mit verdünnenden bzw. neutralisierenden Agentien, Antidots, Analgetika, Antibiotika, intravenöse Infusion, Bluttransfusion. Laparotomie nur bei stürmischen, abdominellen Erscheinungen mit Perforationsverdacht. Auch ein diffus veränderter Magen mit schweren Wandveränderungen wird nicht sofort reseziert, sondern durch jejunale Ernährungsfistel ausgeschaltet (STEIGMANN u. Mitarb., 1956). Alle resezierenden Maßnahmen müssen unterlassen werden bis zum Erreichen eines definitiven Zustandes, der das Ausmaß der Resektion sicher bemessen läßt.

2. Man ergänze die lokalen Spülungsmaßnahmen frühzeitig durch eine *Röntgenuntersuchung*; die Veränderungen in Mundhöhle und Pharynx sind kein Spiegel des Geschehens im Oesophagus und Magen.

3. Baldige *Oesophago-Gastroskopie* (eventuell mit Buscopan o.ä.). *Nasogastrale Sondierung* nach den Sofortmaßnahmen und Belassung trotz Decubitusgefahr; schon nach kurzer Zeit kann das Sondenlegen wegen Schrumpfung und Spasmen sehr schwierig werden. Bei perforationsverdächtigen Ätzeffekten sofortige *Gastrostomie* oder *jejunale Ernährungsfistel*.

4. Sofortige Applikation von *Antibiotika in Maximaldosen* und Beginn einer *Prednisonbehandlung vom 2.—3. Tage* an (R. BRUNSCHWIG, 1962).

5. Regelmäßige Röntgenuntersuchung und sorgfältige Verlaufskontrolle.

Spätbehandlung. Wurde eine intensive Frühbehandlung verabsäumt, so treten die Maßnahmen der Spätbehandlung in ihr Recht. Sie wenden sich gegen die Passagebehinderung und reichen von einfacher *Bougierung- und Dilatation* bis zur *totalen Gastrektomie* und *Oesophago-Gastrektomie*. Durch regelmäßige Bougierungen mit lokaler Cortisonapplikation können auch scheinbar hoffnungslose Stenosen noch befriedigend durchgängig gemacht werden. Ganz besonders bei Kleinkindern ist die Rückbildungsfähigkeit scheinbar schwerer, passagebehindernder Formveränderungen oft erstaunlich. Die Möglichkeiten durch intragastrale Ballons eine *konsequente Dilatationstherapie* zu betreiben, werden selten ausgeschöpft. Am vernünftigsten ist es, sich zunächst mit den einfachsten Methoden der Wiederherstellung der Magendarmpassage zu begnügen. Durch frühzeitige subtotale Resektionen opfert man unter Umständen wertvolle Magenabschnitte ohne zwingende Notwendigkeit (GONZALEZ u. Mitarb., 1962). STRANGE u. Mitarb., 1951; SKAPINKER u. Mitarb., 1954 hatten bei mehreren Fällen eine *Totalresektion des Magens* nötig. Einen ähnlichen Fall eines 14 Monate alten Kindes, welches Lötwasser getrunken hatte, zeigt Abb. 196. Der Entschluß zur subtotalen oder totalen Entfernung des Magens im Kindesalter ist freilich ein außerordentlich schwerer. Versuche des Magenersatzes aus Colon sind hier besonders lohnend. In Einzelfällen wird eine *totale (innere) Umgehungsanastomose* als temporäre Maßnahme in Frage kommen. Dilatations- und Distentionsmaßnahmen können dann mit größerer Ruhe vorgenommen werden und der Magen unter Umständen nach geraumer Zeit in die Passage wieder eingeschaltet werden. Wie auf allen Sektoren der plastischen Wiederherstellungschirurgie wird der Natur Optimales nur durch geduldig vorrückende Wiederherstellungsmaßnahmen abgerungen werden können. *Resultate:* bei intensiver Frühbehandlung mit Antibiotika und Prednisolon am befriedigendsten (REIMANN, 1963; 31 Säure- und 11 Laugenverätzungen).

2. Traumatische Verletzungen

Die traumatischen Verletzungen des Magen-Duodenums (und Oesophagus) können hervorgerufen sein:

1. Durch *perforierende Verletzung von außen* (Stich, Hieb- und Geschoßverletzungen; 2. durch *perforierende Verletzung von innen* (instrumentelle Ver-

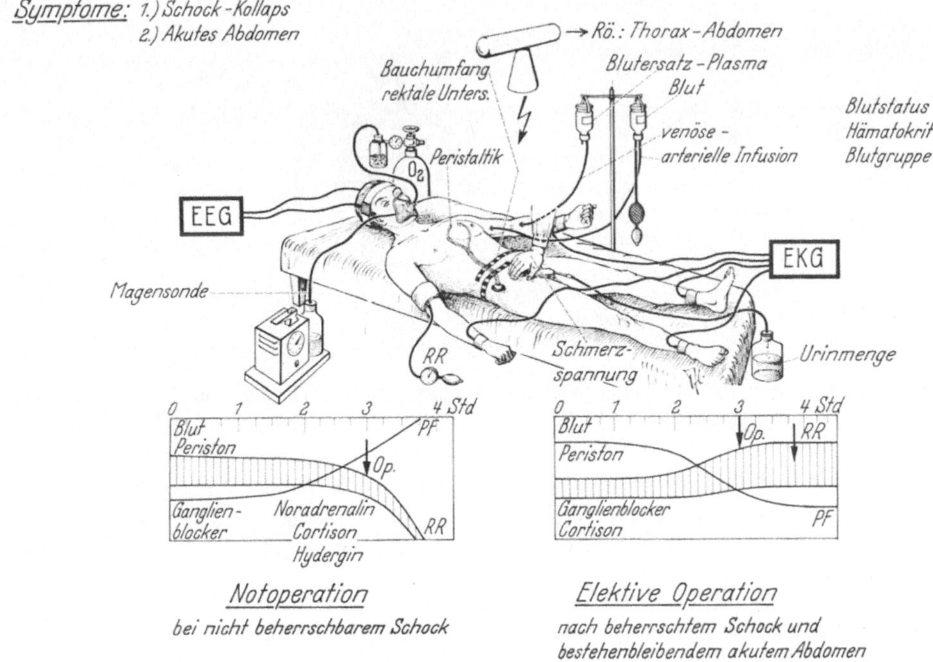

Abb. 197 a. Sofortmaßnahmen und Operationsindikation bei akutem Abdomen. Aus: F. HOLLE: Stumpfe Bauchverletzungen. Med. Klin. **58**, 8 (1963)

letzung bei Endoskopie, Selbstbougierung, pneumatische Rupturen); 3. durch *stumpfes Trauma von außen* (Schlag, Sturz gegen das Lenkrad bei Autounfällen, Hufschlag u.ä.).

So vielfältig der Verletzungsmodus auch sein kann, so uniform sind die *Regeln der Versorgung.* Sie entsprechen dem bei den Perforationen Gesagten (vgl. Kap. G,

XIII,5). Nach Durchführung der bei jedem akuten Abdomen üblichen *Sofortmaßnahmen* (Abb. 197a) welche in erster Linie auf die Schockbekämpfung gerichtet sind, wird die Operation als *frühzeitige Notoperation* durchgeführt. Die Bauchhöhle wird rasch von Blut und ausgetretenem Magen-Darminhalt gereinigt (CAVE! umständliche Spülungen!). Der Magen und seine Nachbarorgane werden auf perforierende Verletzungen inspiziert. Stets muß auch die Magenrückwand auf Verletzungen abgesucht, also die Bursa omentalis über das eröffnete Lig. gastrocolicum revidiert werden. Grundsätzlich sei vor der Durchführung typischer partieller oder gar total

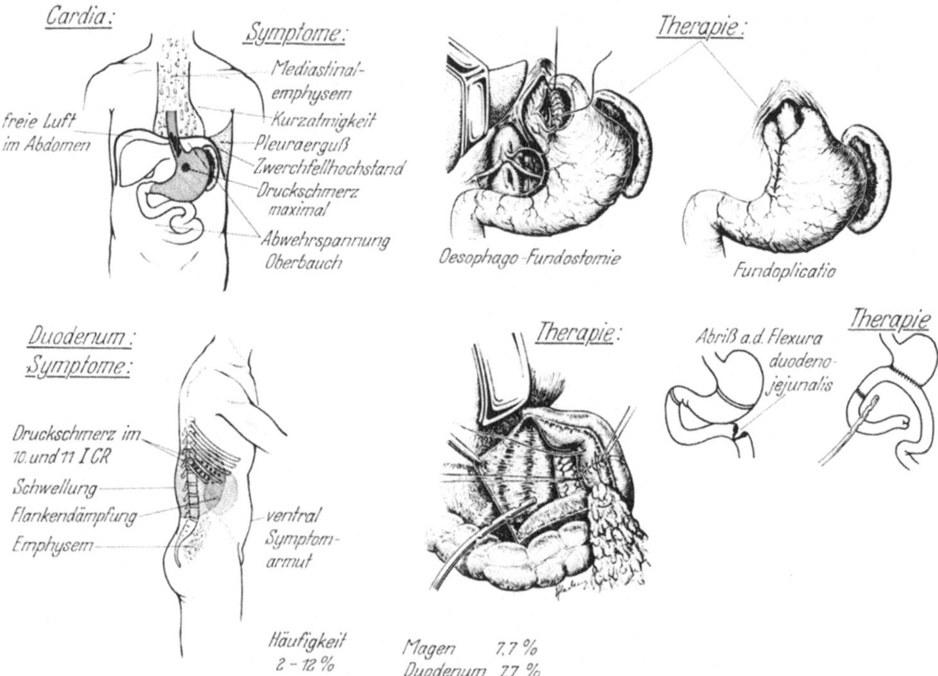

Abb. 197b. Traumatische Magen-Kardia- und Duodenalverletzung und ihre Versorgung Aus F. HOLLE, Stumpfe Bauchverletzungen. Med. Klin. 58, 8 (1963)

resezierender Maßnahmen gewarnt. Hingegen empfiehlt es sich die Wundränder durch Excision anzufrischen und durch direkte zweischichtige Naht zu verschließen. Bei gefährdeten Nähten ist eine Zieldrainage, z.B. der Bursa omentalis zweckmäßig.

Die *Resultate der perforierenden Verletzungen von außen* sind durch die Erfahrungen des *zweiten Weltkrieges*, in welchem sich die *Mortalität* noch um 50% bewegte, erheblich gebessert worden. Im *Koreakrieg* lag sie bei etwa *17%* (BOWERS, 1956).

Die inneren perforierenden Verletzungen sind häufig Folge einer instrumentellen Maßnahme. Sie betreffen meist den caudalen Oesophagus und die große Kurvatur. Auch die sog. *pneumatische Ruptur* ist ein nicht allzu seltener Unglücksfall, durch welchen Zerreißungen des Oesophagus, der Kardia und des Magens entstehen (COLE und BURCHER, 1961). Die Prognose dieser Verletzungen hängt ab von: 1. Größe der Perforationsstelle und Ausmaß der Gewebszerfetzung; 2. Mitbeteiligung großer Blutgefäße, also Grad des Entblutungsschocks; 3. *Zeitfaktor* und *Ausmaß der Verunreinigung* und Infektion der Bauchhöhle; 4. Nebenverletzung anderer intraabdomineller oder extraabdomineller Organe, Zeitpunkt des Beginns einer intensiven Schockbekämpfung und des rechtzeitigen Entschlusses zur Operation. Sofort erkannte kleinere *Perforationen*, zu welchen vor allem die instrumentellen Verletzungen des caudalen Oesophagus und des Kardiabereichs gehören, heilen trotz Mitbeteiligung des umliegenden Mediastinums fast

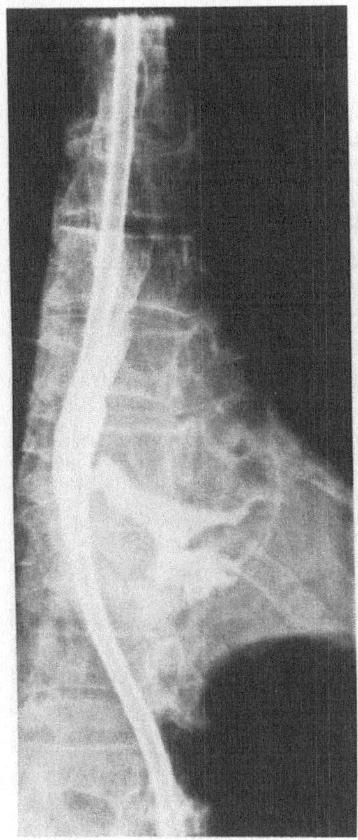

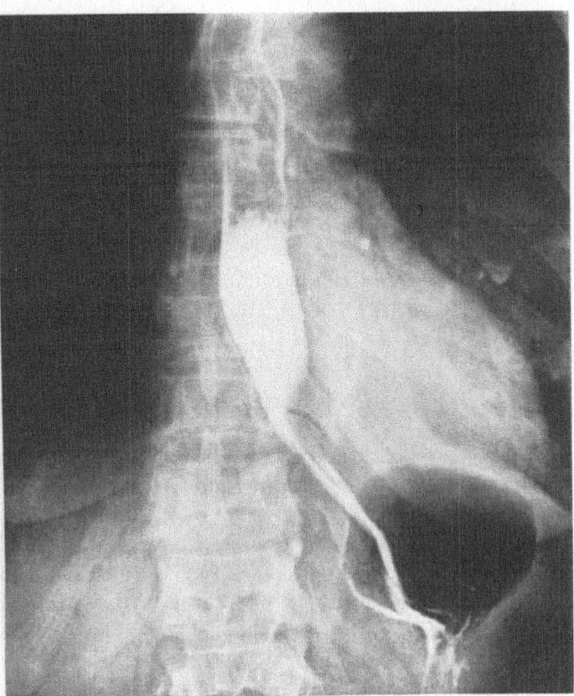

Abb. 198a   Abb. 198b

Abb. 198a. Instrumentelle Oesophagusperforation mit Kontrastmittelaustritt nach links und Emphysem des dorsal-unteren Mediastinums; ♀, 60 Jahre. Konservative Therapie. Sondenernährung

Abb. 198b. Gleicher Fall wie Abb. 198a. 3 Wochen nach Verletzung. Komplikationslose Abheilung unter konservativer Therapie. Operative Therapie hätte die Ausbreitung der Mediastinitis begünstigt!

stets durch konservative Maßnahmen allein (Abb. 198a und b). Einlegen einer naso-gastrischen Sonde in Kombination mit intensiver antibiotischer Therapie genügt, wie uns drei eigene Fälle bewiesen. Bei *breiten Aufreißungen der Oeso-phagus-Magenwand*, wie z.B. bei der pneumatischen Ruptur, muß die frühzeitige *Notoperation nach den Prinzipien der freien Perforation* erfolgen.

Die stumpfen Bauchverletzungen haben durch die Zunahme der Verkehrsunfälle größte Bedeutung gewonnen. Hinzu kommen die Betriebs- und Sportunfälle. Die stumpfe Gewalt, welche den Oberbauch direkt oder schräg von vorne trifft, führt fast niemals zur Ruptur des Magens im Bereich des Korpus und des

Antrums. Die dort gelegenen Magenabschnitte können ausweichen bzw. wird ihr Inhalt nach cranial und nach duodenalwärts verdrängt. Je nach dem Füllungszustand des Magens kommt es daher zu verschieden ausgedehnten Berstungen der Magenwand im parakardialen Bereich bzw. in der Pars I und Pars II duodeni (HOLLE, 1963) (Abb. 197b). Die Mucosa ist am wenigsten widerstandsfähig, HERTLE (1907), SCHLOFFER (1903), so daß auch „gedeckte" Verletzungen der Schleimhaut vorliegen können. Ist eine Zerreißung aller Wandschichten vorhanden, so liegt die Rupturstelle der *Kardia intraperitoneal*, die des *Duodenums retroperitoneal*. *Kardiaverletzungen* sind Längsrisse, welche die Kardia nach caudal bis in den Magen hinein, nach cranial weit in den Oesophagus hinauf eröffnen. Lange derartige Risse werden am besten dadurch gedeckt, daß sie in eine *Oesophago-Fundo-Anastomose*, eventuell gedeckt durch zusätzliche Fundoplicatio, verwandelt werden (vgl. Abb. 197b) Die *Duodenalverletzung* wird an der retroperitonealen *galligen Imbibierung* des Gewebes erkannt. Sie wird durch Duodenalmobilisation nach KOCHER (vgl. Abb. 197b) revidiert. Es sind meist quere Ein- oder Abrisse, welche zweischichtig verschlossen werden. Bei *vollständigem Abriß* wird nichts als eine *Katheter-Duodenostomie* nebst Resectio Billroth II möglich sein. Alle Maßnahmen können auf die Direktnaht reduziert werden, wenn die der Verletzungsstelle benachbarten Magen-Darmabschnitte sorgfältig drainiert werden: 1. Nasogastralsonde; 2. Gastrostomie mit in das Duodenum eingelegter Drainage; 3. T-Drainage des Choledochus (BARBIER, 1961). Die vordem hohe Mortalität (80—90%, FURTWÄNGLER, 1922) konnte in letzter Zeit stark herabgedrückt werden (COHNETAL, 1952; 20%; ROTHSCHILD und HINSHAW, 1956, 0%).

3. Fremdkörper

Das Verschlucken von Fremdkörpern sieht man am häufigsten bei *Kindern* welche ständig Gegenstände aller Art in den Mund nehmen und unter Umständen hinunterschlingen. Fremdkörper, welche den Hypopharynx und Oesophagus passieren, werden in 93% der Fälle auch durch den übrigen Magen-Darmtrakt anstandslos hindurchgehen. Etwas anders ist die Situation beim *Erwachsenen*, bei welchem das wiederholte Verschlucken von Fremdkörpern eine psycho-pathologische Persönlichkeit anzeigt. Zu der psychischen Fehlhaltung kommt oft eine Intelligenzschwäche hinzu, welche die verschiedenen Modalitäten des Fremdkörperschluckens, angefangen bei der sog. „schlechten Gewohnheit" bis zu ernsthaften oder hysterisch-demonstrativen Selbstmordversuchen begünstigt. Freilich gibt es auch das Fremdkörperschlucken als berufsbedingten Gelegenheitsunfall (Näherin, Tapezierer, Schuster).

Die bekannteste und umfangreichste Literaturübersicht ist die von DEBAKEY und OCHSNER (1938, 311 Fälle). Die größte Zahl von Fremdkörpern, welche aus *einem* Magen entfernt wurden, waren 2533 Stücke von Metall und Glas bei einer geisteskranken Frau (CHALK und FOUCAR, 1928). Schon EXNER (1902) wies nach, daß die Mehrzahl von Nadeln, Glassplittern u.ä. den Magen-Darmkanal glatt passiert. Die lokale Darmtätigkeit im Fremdkörperbereich wendet den Fremdkörper in die peristaltische Richtung und zwar so, daß das stumpfe Ende vorausgeht. Etwa in 7% der Fälle (GROSS, 1953) führt dieser Selbstschutzmechanismus nicht zum Spontanabgang. Die *regelmäßige Röntgenkontrolle* der Fremdkörperpassage hat daher größte Bedeutung. Bei den heute so häufig angewandten Kunststoffen versagt allerdings der Röntgennachweis. *Indikation zu operativem Vorgehen* besteht bei:

1. Hängenbleiben eines *spitzen Fremdkörpers* (Nadel, offene Sicherheitsnadel, Haarnadel u.ä.) an der gleichen Stelle über längere Zeit. 2. Hängenbleiben eines

größeren stumpfen Gegenstandes im Bereich physiologischer Engen (Pylorus, Flexura duodeno-jejunalis, terminales Ileum, Ileo-Coecum. 3. *Verletzungsgefahr* durch verlangsamt vorrückende, ihrer Größe und Form nach gefährdende Objekte. 4. Bei Nachweis von *Bezoaren*. Hinzuziehung eines *Psychiaters* bei Gewohnheitsschlucken unbedingt ratsam!

Die Bezoare bestehen aus einer Zusammenballung von Haaren (Trichobezoar) oder von Vegetabilien (Phytobezoar) oder aus Kombination beider Grundbestandteile (Tricho-Phyto-Bezoar). Es kommen noch seltenere Bezoare (Diospyro-Bezoar, Schellackbezoar o.ä.) vor. Gelegentlich rufen sie Ulcera ventriculi hervor, die wahrscheinlich traumatisch bedingt sind (Druckusuren, GREGL, 1962). Die Bezoare erfordern wie jeder große Fremdkörper chirurgische Entfernung, sobald abdominelle Beschwerden eintreten. Auch zufällig entdeckte Bezoare sollen entfernt werden; ihre *Mortalität ohne Operation* erreicht 60% (nach HARKINS-NYHUS, 1962), während die Mortalität nach Operation unter 5% liegt.

4. Gastritis
(vgl. HENNING u. Mitarb., S. 118)

Ähnliches wie für die Ätzgastritis gilt für die *akute exogene Gastritis*. Es handelt sich um eine durch äußere Noxen ausgelöste *Schleimhautentzündung*. Sie wird nach schwereren Diätfehlern (Abusus in Alkohol und Nicotin) und nach Genuß ungewohnter und ungenügend zubereiter Nahrung beobachtet. Die Therapie ist stets konservativ. Sie besteht aus Magenspülen und mildem Abführen mit salinischen Abführmitteln ($MgSO_4$-Lösung, 5%ig, DEMLING 1961) sowie einer anschließenden kurzfristigen Nahrungskarenz und Wiederaufbau der Kostformen unter Einschränkung aller mucosareizenden oder säurestimulierenden Speisen. Durch wiederholte Diätfehler kann die akute Gastritis in ein chronisches Stadium übergehen, ohne daß dies subjektiv empfundene Beschwerden hervorrufen müßte. Die *chronische Gastritis* (DEMLING, 1961) setzt sich nach älterer Meinung aus dem klinischen Bild und dessen anatomischem Korrelat — der entzündlichen Veränderung der Magenschleimhaut — zusammen. Mit Einführung der *Gastrobiopsie* und durch die Untersuchungen der Schule Hennings (DEMLING, HEINKEL, KINZLMEIER, 1935—1965) änderte sich diese Anschauung. Etwa ein Drittel aller Patienten mit histologisch gesicherter Gastritis sind beschwerdefrei und umgekehrt haben mehr als 70% der Personen mit Beschwerden eine normale Fundusschleimhaut. Ähnlich verhält sich histologischer Befund und Säuresekretion. Lediglich bei *atrophischer Entzündung* besteht häufig *Anacidität*. Das anatomische Substrat der klinisch diagnostizierten chronischen Gastritis ist die *Gastritis erosiva* und die *Gastritis atrophicans* geblieben (HENNING und SCHATZKI, zit. nach HENNING, Lehrbuch der Verdauungskrankheiten, 1956). Eine *Gastritis hypertrophicans* konnte in vivo histologisch nicht bestätigt werden (HEINKEL, ELSTER und HENNING, 1956). Hingegen existiert eine *Gastritis hypertrophicans gigantica* (MÉNÉTRIER, 1888; KENNEY u. Mitarb., 1914, das ist Riesenfaltenbildung der Magenschleimhaut). FREY und MEYER (1962) konnten immerhin 153 Fälle aus der Literatur zusammenstellen. Ätiologisch ist von Interesse, daß die Riesenfaltenbildung oft mit einer Hypoproteinämie (MAIMON u. Mitarb., 1947) und mit hypertrophierenden Veränderungen anderer Organe (Zunge, Dünndarm, Blase, Ureteren, Colon) kombiniert ist, so daß an *endokrine Faktoren* gedacht werden muß. Möglicherweise gehört die Riesenfaltenbildung zur Gruppe des Zollinger-Ellison-Syndroms FREY und MEYER, 1962).

In einem selbst beobachteten Fall bestanden bis zu 3 cm hohe Falten im Fundus mit Erosionen und Ulcerationen; in der Saugbiopsie starke Drüsenzellhyperplasie und eosinophile

18*

Infiltrate. Die Inspektion durch *Gastrotomie* und bioptische Kontrolle an fünf Stellen der Faltengebirge ergab nirgendwo Malignität; in 4jähriger Kontrolle keine Progredienz. Unter den operativen Maßnahmen kommt die Gastrotomie + Biopsie, die partielle Resektion in ca. 48%, die Totalresektion in ca. 28% der Fälle in Frage.

Für die chronische Gastritis dürfte wie beim Ulcusleiden die Innervationslage des Magens eine große Bedeutung haben. Sowohl im hyperaciden, vagushypertonen als auch im sub- und anaciden vagushypotonen Magen kann eine chronisch erosive Gastritis mit oder ohne Makroulcerationen gefunden werden. Vor Beginn jeder Therapie ist daher eine exakte *Sekretionsuntersuchung* ergänzt durch *Gastrobiopsie* zu unternehmen.

Therapie. Sie wird zunächst in jedem Falle *konservativ* sein müssen und sich um die *Ausschaltung exogener Noxen* bemühen müssen. Besonders wirksam ist die *Spülbehandlung* der chronischen Gastritis (Hebe-Senkspülungen mit 1—2 Litern lauwarmer Ringerlösung, Taminlösung 1%ig, Kamillentee oder Karlsbader Salz 5%ig). Außerdem Rollkuren mit Targesin (1—2%ig) und Azulon (40%ig) morgens nüchtern eingenommen und durch Lagerungswechsel mit der Magenwand für jeweils 5 min in Kontakt gebracht. Kurdauer 2—3 Wochen (DEMLING, 1961).

Eine *operative Therapie* könnte in erster Linie bei der therapieresistenten *chronischen Gastritis mit Hyperacidität* angezeigt sein. Die Methode der Wahl ist die selektive proximale Vagotomie + Pyloroplastik. Bei der *chronischen Gastritis mit Hyp- oder Anacidität* sollte die Pyloroplastik allein ausreichen. Leider ist dies erfahrungsgemäß nicht zuverlässig der Fall, so daß eine zusätzliche selektive Vagotomie anzuraten ist. In beiden Fällen dient die Operation der Beruhigung der Schleimhaut und dem Abklingen von Erosionen und Blutungen. Nach Abklingen der Gastritis, das ist etwa ab 3. postoperativem Monat, kann die temporäre Substitution mit Säure-Fermentpräparaten zur Regulierung des Synergismus der Oberbauchorgane notwendig sein. Es kommt darauf an, ein für die Autoregulation optimales pH (3,5) zu erreichen. Zu starke Säuerung ist ungünstig, die Gabe von Pankreasfermenten meist überflüssig oder sogar störend, es sei denn, es liegt gleichzeitig eine exkretorische Pankreasinsuffizienz vor.

Eine *histaminrefraktäre Anacidität* findet sich bei atrophischer Gastritis in 52%, bei oberflächlicher, erosiver Gastritis in 27%, bei sog. hypertropher Gastritis in 14% und beim Normalen in etwa 4% (FINDLEY u. Mitarb., 1949). Inwieweit die sog. *chronische, oberflächliche (Superficial) Gastritis* PALMERs (1954) mit der *Gastritis erosiva* HENNINGs identisch ist, sei hier nicht näher erörtert.

Die *Therapie der* vollständigen *Anacidität mit Gastrinpräparaten* kann zunächst nur als theoretische Möglichkeit angesprochen werden. Eigene orientierende Versuche sind noch nicht beurteilbar.

Resultate. Über Dauererfolge der operativen Therapie der Gastritis kann heute noch nicht berichtet werden.

Im eigenen Krankengut werden bisher 12 Fälle durch regelmäßige Gastrobiopsie, Endoskopie und Sekretionsanalysen nachuntersucht. Einiges spricht dafür daß binnen 3—6 Monaten ein Rückgang der chronischen Entzündung stattfindet. Weitere Beobachtungen dieser Probleme sind unerläßlich.

5. Die Enteritis regionalis duodeni

ist ein seltenes Vorkommnis. McCARITY (1957) lieferte eine Literaturübersicht über 35 Fälle von regionaler Enteritis duodeni. Unter 600 Fällen von Duodenitis konnte PATTER u. Mitarb. (1954) nur 3 Fälle finden, welche eindeutig als Enteritis regionalis aufgefaßt werden konnten. *Die Symptome* (vage Oberbauchbeschwerden, Fieberschübe, Übelkeit, Erbrechen in den akuten Stadien, Schwäche, Gewichtsverlust, makrocytäre Anämie, Steatorrhoe, Durchfälle in fortgeschrittenen Stadien, kompletter Ileus in den Endstadien) hängen von dem histologischen Stadium der Veränderungen, dem Grad der Stenose und dem Ausmaß der Störungen des Allgemeinbefindens ab. Als Therapie wird zur Umgehung eine *Gastroenterostomia retrocolica posterior in Kombination mit einer Vagotomie*, also das Prinzip der Dragstedt-Operation empfohlen (HARKINS-NYHUS, 1962).

Wir selbst beobachteten einen Fall mit so hochgradiger infrapapillärer Stenose und so starker Umgebungsreaktion, daß wegen des Verdachtes maligner Entartung, welche durch Schnellschnittuntersuchung nicht sicher ausgeschlossen werden konnte, in Form einer Pankreatokephalo-Duodenektomie radikal operiert wurde. Der reduzierte Patient erholte sich nach der Resektion schlagartig und befindet sich zur Zeit im 5. Jahr nach der Operation beschwerdefrei (LICK, 1962) (vgl. Abb. 430). Der Einzelfall lehrt, daß umfangreiche typische Radikaleingriffe auch wegen gutartiger Erkrankungen notwendig werden können und ihre Berechtigung haben.

III. Andere Funktionsstörungen und Lageanomalien

1. Die akute Magendilatation

Als postoperative Komplikation ist die akute Magendilatation schon lange bekannt (DUPLAY, 1833; ROKITANSKY, 1842; MOYNIHAN, 1916). Sie spielte früher in der Abdominalchirurgie eine erhebliche Rolle. Seitdem die Dekompression des Magens durch nasogastrale Dauerabsaugung zu den Routinemaßnahmen gehört, ist sie selten geworden. Immerhin haben BYRNE und CAHILL (1961) noch von 17 Todesfällen berichtet. Die Dilatation des Magens kann nach jedem abdominellen Eingriff eintreten. Ursächlich dürfte eine Hemmung der vagalen Innervation durch viscerale und somatische Reflexe verantwortlich sein. Jedenfalls ist die Dilatation nach trunculärer Vagotomie dem Bild der spontanen Magendilatationen zum Verwechseln ähnlich.

Eine artifizielle Form der akuten Dilatation ist die bei Narkoseeinleitung gelegentlich hervorgerufene *Gasinsufflation des Magens*. Sie kann auch durch Verwechslung der Sonden (gleichzeitige Verwendung von nasogastraler Sonde und nasalem O_2-Katheter) entstehen. Auf diese Weise zustande gekommene *pneumatische Rupturen des Magenrestes* oder auch eines nicht operierten Magens sind beschrieben. *Ärophagie* des lufthungrigen Patienten kann Magendilatation ebenfalls begünstigen. Die einzige *Prophylaxe und Therapie* ist die *kontinuierliche naso-gastrale Absaugung*. Rechtzeitig angewandt vermag sie die gesamte Symptomatologie der Magendilatation (Singultus, Erbrechen in Form des Überlaufens, Oberbauchmeteorismus, Schock-Kollapssyndrom, Regurgitation, Aspiration, broncho-pulmonale Infektion und Insuffizienz der Bauchdeckennaht bzw. der gastrojejunalen Anastomose) zu verhindern.

2. Der Magen-Schleimhautprolaps

Der Prolaps von Magenschleimhaut in das Duodenum wurde erstmalig von SCHMIEDEN (1911) erkannt. Seine Feststellungen blieben lange Jahre Gegenstand heftiger Diskussion zwischen Klinikern und Röntgenologen, wobei oft genug Zweifel an der Existenz eines Prolapses überhaupt geäußert wurden. Erst STIENNON (1960) festigte, gestützt auf andere Radiologen (ZIMMER, 1950; CURTET u. Mitarb., 1952; FORSTER u. Mitarb., 1954; LOEWY, 1957; LEGAL u. Mitarb., 1959) die Überzeugung, daß der Prolaps der Antrumschleimhaut eine klinische Entität ist und röntgenologisch nachweisbar ist. Die chirurgische Behandlung geht auf RAPPAPORT (1933) und REES (1937) zurück. RAPPAPORT verwirft sowohl die *Pyloroplastik* als die *distale Resektion*. REES sah bei 3 von 4 Patienten einen

Erfolg durch Pyloroplastik und propagiert daher diese Methode. STRODE (1953), LICHSTEIN und ASHER (1953) verwenden die Pyloroplastik (Typ Judd-Finney) in 4 von 7 Fällen mit gutem Erfolg. Für die *distale partielle Resektion* traten PATTERSON und WEINTRAUB ein (1954, Beobachtung von 133 Fällen, 25 operiert, davon 9 mit gutem Resultat). Irrtümer in der *Differentialdiagnose* eines Schleimhautprolapses können durch eine *Pylorushypertrophie des Erwachsenen* bzw. ein sog. „*pyloric-channel-syndrome*" (vgl. G, XV, 4) hervorgerufen werden. Eine weitere Verwechslungsmöglichkeit bildet der Faltenverlauf eines stark nach dorsal abgeknickten Bulbus. In einer Reihe prolapsverdächtiger Röntgenbilder (Abb. 199) waren wir nicht sicher, ob ein Prolaps oder eine Faltenimpression durch starke Dorsalabknickung des Bulbus duodeni vorliege. Nur eine *spezielle Röntgentechnik* in Verbindung mit der *klinischen Symptomatologie* kann die Entscheidung bringen. Zur Anerkennung eines Prolaps wird man kommen, wenn drei Bedingungen erfüllt sind: 1. *Eindeutiger Röntgennachweis*; 2. beträchtliche *Oberbauchbeschwerden*, deren Charakter schwer bestimmbar ist. Infolgedessen wird ihre Realität nur aus ihrer Hartnäckigkeit abgeleitet werden können; 3. *Ausschluß aller anderen Ursachen* von Oberbauchbeschwerden (Gallenblase und Gallenwege, Ulcus

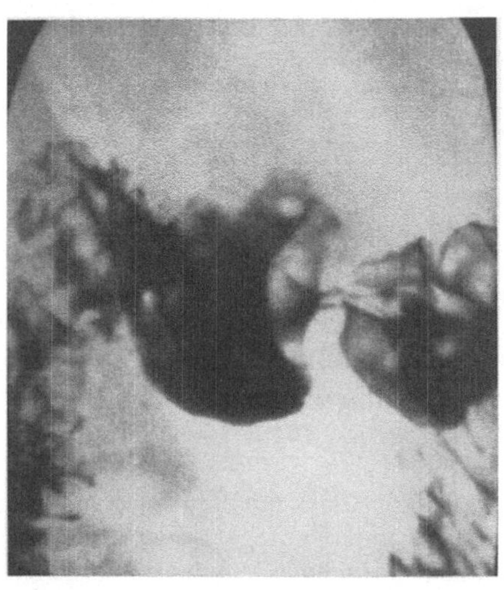

Abb. 199. ♂, 43 Jahre. Jahrelange Oberbauchbeschwerden als Ulcus duodeni aufgefaßt und behandelt. Operation — eindeutiger Antrumschleimhautprolaps — Pyloroplastik, seither beschwerdefrei

pepticum, Hiatushernie u. ä.). Schließlich stützt sich die Entscheidung zur Diagnose und Operation auf die Erfahrung an Parallelfällen.

Technik: Folgende 4 Verfahren kommen in Betracht:

1. *Resektion der antralen Schleimhautfalte.* Ringförmige Fixierung der Schleimhautränder auf ihrer Unterlage an mehreren Stellen.

2. *Fixierung der Antrumschleimhaut* in 2—5 cm Entfernung vom Pylorus durch nicht ganz durchgreifende Einzelnähte.

3. *Pyloroplastik vom Typ Weinberg* in Kombination mit Abtragung der Schleimhautfalten und ringförmiger Fixierung der Antrumschleimhaut.

4. *Distale partielle Resektion* mit Gastro-Duodenostomie.

3. Der präpylorische Membranverschluß des Magens

Von dieser seltenen Mißbildung konnten BROWN und HERTZLER (1959) 13 Fälle von kompletter und partiellem Verschluß ausfindig machen. Weitere Fälle wurden von GROSS und DURHAM (1953), MELAMED u. Mitarb. (1960) mitgeteilt. Bei den partiellen Verschlüssen stellen sich die Patienten durch entsprechende Nahrungsgewohnheiten auf das Passagehindernis ein und können so das Erwachsenenalter erreichen. GROSS u. Mitarb. (1953) sahen die Mißbildung bei einem 35jährigen Mann.

4. Die primäre Pylorushypertrophie des Erwachsenen
(zit. nach HARKINS-NYHUS, 1962)

ist ein in jüngster Zeit häufiger beobachtetes Leiden. Es besteht in einer ringförmigen Verdickung des Pylorusmuskels auf das 2—3fache. Die Muskelhypertrophie erstreckt sich bis in den Pyloruskanal hinein. Die Symptome (Dyspepsie, ulcusartige Schmerzen o.ä.) gehen bis in die frühe Kindheit zurück und erwecken den Eindruck, daß es sich um eine abortive Form der primären benignen Pylorusstenose handelt (vgl. S. 260). Es entwickelt sich eine mehr oder weniger langgestreckte Einengung des Pyloruskanals, in welchen ein pilzartiger Prolaps von Antrumschleimhaut invaginiert wird, so daß ein sog. „Pylorus-Ringsymptom" (vgl. Abb. 199) erkennbar wird. Die Therapie besteht in einer *s. p. Vagotomie + Pyloroplastik* eventuell mit Abtragung der Mucosa.

5. Heterotope Magenschleimhaut

sind versprengte Keime von fundus- oder pylorusdrüsenhaltigen Schleimhautinseln in die Muskelschichten der Magenwand. Sie können mit heterotopem Pankreas vergesellschaftet sein und Anlaß zur operativen Entfernung geben, wenn Komplikationen von ihnen ausgehen.

6. Gastro-duodenale Intussusception

Weitaus seltener noch als der antrale Mucosaprolaps ist die gastro-duodenale Intussusception. Der Canalis pyloricus oder noch größere Abschnitte des distalen Magens sind in das Duodenum invaginiert. Der Pylorusring hält die Intussusception fest (LÖNNERBLAD, 1933; ZDANSKY, 1939; MAUTHE u. ZWICKY, 1955). Nur vereinzelte Fälle echter Intussusceptionen sind bekannt. Am häufigsten sind Antrumpolypen oder gestielte Tumoren die Leitgebilde, welche die Invagination nach sich ziehen (MARSHAK u. Mitarb., 1951). Ist das Invaginat infarziert, muß es reseziert werden.

7. Der duodeno-gastrale Prolaps

ist das gleiche Geschehen wie bei Prolaps der Antrummucosa nur in umgekehrter Richtung. Nicht selten handelt es sich um abortive Formen von Membranverschlüssen (NELSON, 1947). Der echte retrograde Prolaps von hypertropher Duodenalschleimhaut wird selten beobachtet (SEYSS, 1953; LICHSTEIN, 1954; MENDL u. Mitarb., 1960). Die Therapie besteht in der Abtragung der Falten und Schleimhautfixierung im Duodenum von einer *Pylorotomie*, welche in eine Pyloroplastik umgeformt wird.

8. Kaskadenmagen und Volvulus

a) Der Kaskadenmagen

ist eine Formanomalie, bei welcher ein cranialer Wandabschnitt nach hinten oder vorne über den darunter Gelegenen überhängt. Im Röntgenbild entsteht eine Doppelkontur, indem zwei sich übereinander oder nebeneinander projizierende Füllungssäcke darstellen, deren oberer eine Spiegelbildung aufweist. Durch seitliche Aufnahme läßt sich sofort feststellen, ob es sich um eine *hintere* oder *vordere* Kaskade handelt.

Die *Pathogenese* hängt höchstwahrscheinlich mit der Verlagerung des Magens während der organo-axialen und mesenterioaxialen Drehung zusammen (vgl. Anatomie, S. 1—2). Legt sich dabei die dorsale Wand des Fundus in die nach dorsal ausgewölbte Bucht, so kann der proximale Magenabschnitt so stark nach dorsal verlagert sein, daß der Magen im seitlichen Bild am Übergang vom cranialen zum mittleren Drittel abgeknickt erscheint, d.h. eine *hintere Kaskade* entsteht, in welcher vor allem im Liegen der Inhalt retiniert werden kann (vgl. Abb. 200b).

Eine *vordere Kaskade* bildet sich, wenn die Mitte der kleinen Kurvatur am Lig. hepatogastricum fixiert ist. Das Lig. falciforme hepatis, als vorderer Rest des Mesogastriums und das Lig. hepato-gastricum mit seinem hinter der Leber gelegenen Rest enthält bandartige Züge, die eine vordere Kaskade ergeben (ROUSSEL, 1952; KUNTZEN, 1959). Sie wird umso stärker, je tiefer ein in die kleine Kurvatur einstrahlendes Band einschnürt.

Außerdem können sich *erworbene Kaskaden* als Symptome organischer Magenerkrankungen ausbilden. Speziell nach operativen Eingriffen durch Adhäsionen als Folge peritonitischer Reaktionen. Von besonderem Interesse sind die *durch Vagotomie hervorgerufenen Kaskaden.* Nach kompletter trunculärer oder selek-

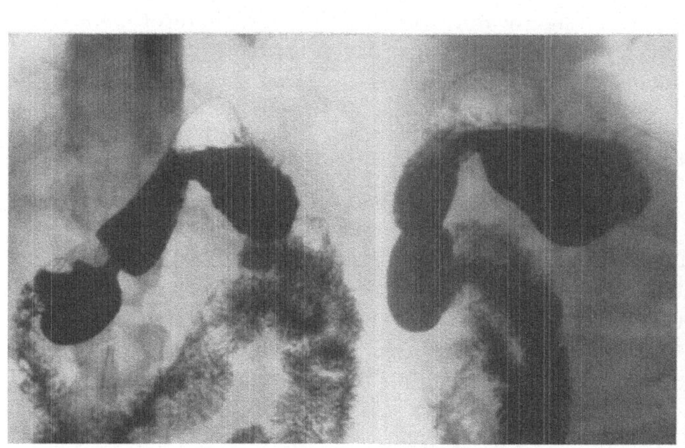
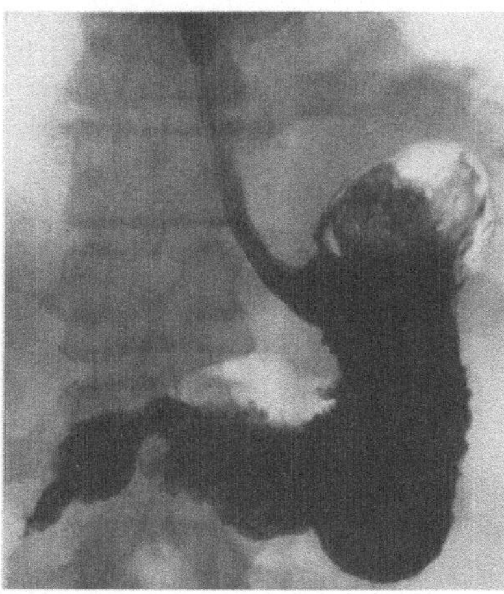

a   b   c

Abb. 200a—c. Kaskade bei organo-axialem Volvulus. a a-p-Aufnahme. b Seitliche Aufnahme zeigt spitzwinklige Abknickung des Magens besonders deutlich. c Zustand nach Gastropexie-Dislokation und oesophagealer Reflux beseitigt

tiver Vagotomie kann der Magen kaskadenförmig durchhängen und die Entleerung nur passiv in Form eines Überlaufmechanismus erfolgen (vgl. Abb. 304). Anfällig in dieser Hinsicht ist auch die *selektive proximale Vagotomie* (vgl. G, XVII, 3). Wird sie zu radikal, d.h. durch Skeletierung der kleinen Kurvatur vom intraabdominellen Oesophagus bis zum Angulus ausgeführt, so kann der Fundus-Korpusteil dilatieren und kaskadenförmig nach vorne, hinten oder einer der Seiten überhängen und zu Retention Anlaß geben. Die selektive Vagotomie muß daher wirklich auf die Auswahl der gastrischen Vagusfasern beschränkt bleiben. Die Strukturen, welche den proximalen Magen im seiner Lage halten, dürfen nicht zerstört werden. Sobald in einer Kaskade die Symptome Stagnation, Retention und Regurgitation überhandnehmen, wenn sich also der erschlaffte und dilatierte Wandabschnitt wie ein großes Divertikel verhält, wird die Kaskade zur therapiebedürftigen Magenkrankheit.

Verfahrenswahl und Technik

Die *operative Therapie* der Kaskadenbildung besteht in einer sinnvollen Lagekorrektur des verlagerten Organs. So kann die *hintere Kaskade*, welche durch eine craniale Verlagerung der Bauchorgane und dadurch bedingte Abknickung des proximalen Magenabschnitts nach dorsal hervorgerufen ist recht zuverlässig durch *Gastropexie* (Abb. 200) retiniert werden. Die Entfernung kongenitaler oder erworbener Strangbildungen behebt *vordere Kaskaden*, vor allem in Verbindung mit einer Gastropexie (KUNTZEN, 1959). KUNTZEN hat auch die *Anastomosierung* der Kaskadenbasis mit der anliegenden Wand des Hauptmagens empfohlen.

Kᴜɴᴛᴢᴇɴ (1959) und Rᴏᴜssᴇʟ (1952) haben Splanchnicus-Blockaden, Splanchnicus-Resektion sowie Resektion des Ganglion semilunare und lumbale I mit Erfolg vorgenommen. Wir stehen mit Kᴜɴᴛᴢᴇɴ auf dem Standpunkt, daß die operative Beseitigung der Taschenbildung in der Magenwand und damit die Ausschaltung von Stagnation und Retention des Mageninhalts der Kernpunkt der Behandlung sein muß.

b) Volvulus

Die erste Beschreibung eines Magenvolvulus stammt von Bᴇʀᴛɪ, 1866. Die Klassifikationen des Magenvolvulus, welcher besser als *Magentorsion* bezeichnet würde (Dᴇ Lᴏʀɪᴍɪᴇʀ und Pᴇɴɴ, 1957) haben v. Hᴀʙᴇʀᴇʀ (1912), Bᴜᴄʜᴀɴᴀɴ

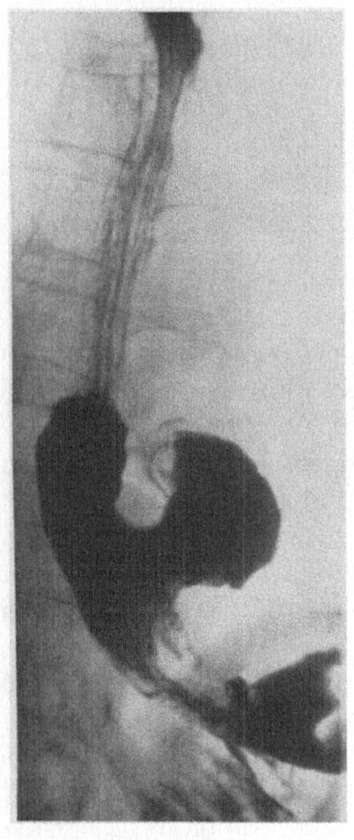

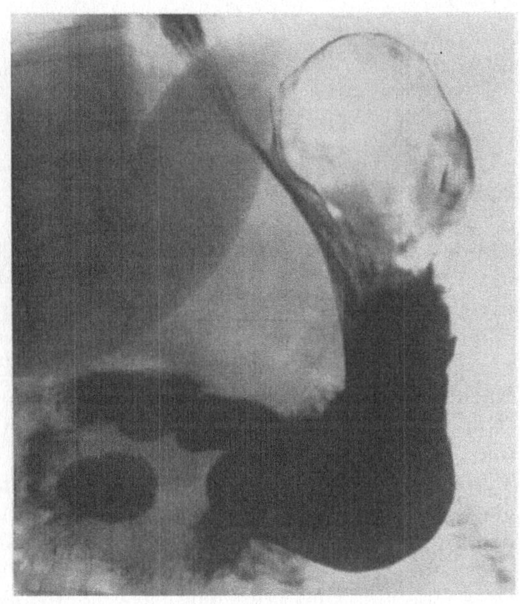

Abb. 201   Abb. 202

Abb. 201. *Gemischte Zwerchfellhernie.* Zum Unterschied von der paraoesophagealen Hernie sind die Kardia+Fundus-Korpusteile in den Thorax verlagert, der Hiatus auf Handbreite erweitert. Bei Fortsetzung dieses Verlagerungsmechanismus kommt es zum „upside-down-stomach". ♂, 51 Jahre, Zustand präoperativ

Abb. 202. Gleicher Fall wie Abb. 201. Zustand nach „balanced operation" nach Bᴇʀᴍᴀɴ (selektive proximale Vagotomie + Hiatusnaht + Fundo-Oesophagopexie + Gastropexie + Pyloroplastik + Cholecystektomie). Volle Wiederherstellung von Form und Funktion; beschwerdefrei. Nebenbefund: Duodenaldivertikel an typischer Stelle (vgl. S. 285)

(1930), Lᴀᴢᴀʀɪɴɪ (1940), Gᴏᴛᴛʟɪᴇʙ u. Mitarb. (1954), Sᴀᴡʏᴇʀ u. Mitarb. (1956), Rᴏssᴇᴛᴛɪ (1961) geliefert.

Die *Pathogenese* entspricht weitgehend der der Kaskadenbildung. Die Kaskade ist gleichsam das erste Stadium eines Volvulus, der wiederum verschiedene Schweregrade annehmen kann. Wird der hochgetretene Magen durch einen erweiterten Hiatus oder einen kongenitalen Zwerchfelldefekt teilweise oder ganz in den Thorax hinaufgedrückt, so kommt es zu den gemischten Hiatushernien (vgl. Abb. 201 und 202) bzw. bei Hochtreten des halben Magens zur sog. *Bilocu-lation* (vgl. Abb. 359f.) oder zum kompletten *upside-down-stomach* (vgl. Abb. 359e), d.h. zum totalen Thoraxmagen. In den meisten Fällen ist die Verlagerung jedoch keine so hochgradige, sondern es besteht nur ein *organo-axialer Volvulus*, bei welchem Kardia und Pylorus normal lokalisiert bleiben (vgl. Abb. 200).

Kardia und Pylorus halten im allgemeinen stand, während die große Kurvatur so verlagert werden kann, daß in der Horizontalebene ihr Hochsteigen über das Niveau der kleinen Kurvatur, in der Sagittalebene eine Abknickung des Magens nach dorsal oder (viel seltener) nach ventral erfolgt.

Derzeit gilt folgende Einteilung der verschiedenen Formen des Volvulus (von HABERER 1912, BUCHANAN, 1930, SINGLETON, 1940, LAZZARINI, 1940, SAWYER und Mitarb., 1956: Zit. nach GIBLIN, 1960).

I. Torsionstyp:
a) Mesenterio-axiale Torsion um eine vertikale Achse.
b) Organo-axiale Torsion um eine horizontale Achse durch die Fixpunkte Kardia und Pylorus.
II. Grad der Torsion:
a) Total — der gesamte Magen nimmt an der Torsion teil.
b) Partiell — nur ein Teil des Magens nimmt an der Drehung teil.
III. Torsionsrichtung:
a) Nach vorne — die an der Torsion beteiligten Magenabschnitte steigen vor dem Magen nach oben.
b) Nach hinten — die an der Torsion beteiligten Abschnitte steigen hinter dem Magen nach oben (sehr selten).

Klinisch symptomatologisch läßt sich ein *akuter und ein chronischer Volvulus* unterscheiden. Bei der akuten Form bildet sich rasch ein akutes Abdomen und die *Trias von* BORCHARDT-LENORMANT aus (1. *Würg- und Brechreiz*, 2. *epigastrischer Schmerz*, 3. *Verlegung der Kardiapassage*). Eine Sonde kann nicht in den Magen eingeführt werden. Symptome der Incarceration und Infarzierung werden nur gelegentlich beobachtet (SELLORS und PAPP, 1955; MORRISON, 1931). Auch Nachbarorgane (Milz, Pankreas, Colon) können Komplikationen verursachen (Ruptur der Milzgefäße, Fettgewebsnekrosen im Bereich des Pankreasschwanzes u.ä.; BUCHANAN, 1930).

Der chronische Volvulus tritt nur intermittierend auf und ruft darum viel geringere Symptome hervor (partielle Passagebehinderung, unklare Oberbauchbeschwerden). Beträgt die Drehung nicht mehr als 180°, so kann Symptomfreiheit bestehen. Er wird dann rein zufällig gefunden. Die wichtigsten *Röntgenkriterien* eines Volvulus sind (vgl. Abb. 200): 1. Cranialverlagerung des Magens; 2. große Kurvatur höher als die kleine; 3. Caudalverlagerung und Rechtsabdrängung des Bulbus duodeni, in welchem sich ein zweiter Flüssigkeitsspiegel befindet; 4. Kaskadenbildung des Magens mit Einengung des Magenkorpus; 5. spiraliger Verlauf der Magenfalten.

Die Differentialdiagnose des akuten Volvulus muß ihn von einer Perforation, Strangulations- und Obstruktionsileus, akuter Pankreatitis, Mesenterialthrombose und Embolie, stielgedrehter Ovarialcyste abgrenzen. Der chronische Volvulus kann eine Gastritis, Ulcus pepticum oder Erkrankungen des Pankreas und der Gallenblase vortäuschen.

Die *Therapie* besteht bei akutem Volvulus in der Frühoperation mit Detorsion und Anheftung an der vorderen Bauchwand zur Vermeidung eines Rezidivs. Bei chronisch intermittierendem Volvulus ist zunächst die Beseitigung aller volvulusbegünstigenden Veränderungen (Zwerchfellhernie, Tumor, Ulcus) erforderlich, bevor Eingriffe am Magen selbst vorgenommen werden. Wirkungsvoll und meist ausreichend ist die *Gastropexie* (vgl. Abb. 200a—c), oder eine „balanced operation". Letztere vor allem bei Volvulus in Kombination mit Hyperacidität und chronischen Ulcerationen. Die Resektionstherapie (GIBLIN u. Mitarb., 1960) wird nur noch selten (schwerste Formveränderungen) gebraucht.

9. Divertikel

Alle Divertikel des Digestionstraktes können als *falsche* (erworbene, Pseudo-, Traktionsdivertikel) oder als *echte* (kongenitale, Pulsionsdivertikel) definiert werden. Die ersteren sind die Folge adhäsiver Verwachsungen mit der Umgebung was eine meist zeltförmig konfigurierte Wandausziehung hervorruft. *Die falschen Divertikel* sind von klinischer Bedeutung, weil sie

1. der einzige röntgenologische Hinweis auf eine pathologische Veränderung im Bereich des Oesophagus-Magen-Duodenums sein können oder 2. umgekehrt als pathologische Veränderungen der Intestinalwand (persistierendes Ulcus, Tumor usw.) fehlgedeutet werden können und eine unnötige Resektion verursachen. *Die echten Divertikel* treten an Stellen angeborener Schwäche der Seromuscularis auf. Sie zeigen mikroskopisch alle Wandschichten, wenn sie auch durch die ständige Überdehnung sehr ausgewalzt sind. Eine umfassende Darstellung der Magendivertikel stammt von PALMER (1951; 412 Fälle).

a) Oesophagus-Divertikel

seien hier nur erwähnt, weil sie gelegentlich unklare Oberbauchbeschwerden hervorrufen, obwohl das Divertikel hoch im Mediastinum gelegen ist.

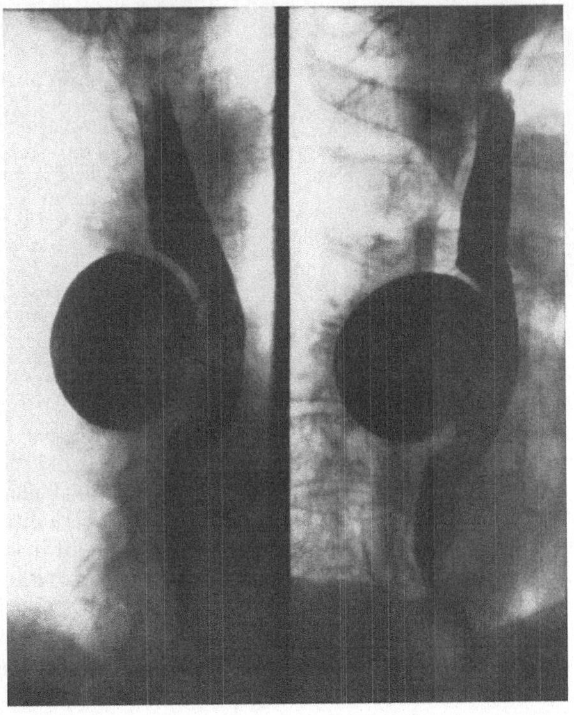

Abb. 203. *Divertikel.* Großes Pulsionsdivertikel des Oesophagus. Jahrelang wechselnde „Magenbeschwerden" in Abhängigkeit vom Füllungszustand des Divertikels. ♀, 66 Jahre. Therapie: Nulla

In einem eigenen Fall (Abb. 203) war die Patientin jahrelang wegen wechselnder Magenbeschwerden konservativ behandelt worden, bis schließlich das Oesophagusdivertikel entdeckt wurde. Wie alle echten Divertikel war seine Auffüllbarkeit sehr wechselnd. Bei einigen Kontrollen war es auf eine flache Ausbuchtung kontrahiert; Schleimhaut völlig intakt, keine Therapie. In einem anderen Fall (♂, 63 Jahre) bestand der interessante Mechanismus einer durch großes Grenzdivertikel hervorgerufenen Leersekretion des Magens mit Bildung eines großen Ulcus ventriculi mediale. Die gesamte Nahrung wurde 3 Jahrzehnte lang erst vom Divertikel abgefangen, bevor sie durch einen Wiederkäuerakt nach Stunden in den Magen gelangte. Heilung durch 1. selektive proximale Vagotomie + Ulcusexcision + Pyloroplastik + Gastrostomie. 2. Divertikelresektion. 3. Verschluß des Gastrostoma.

b) Magendivertikel

Je näher (juxtaoesophageal, epiphrenal) die Divertikel an die Kardia heranrücken, desto deutlicher wird eine Magensymptomatologie (Oberbauchschmerzen durch Nahrungsaufnahme verstärkt, dyspeptische Beschwerden, Blutung). Die Häufigkeitsangaben schwanken (1:4300 nach PALMER, 1951; 1:568 nach SOMMER

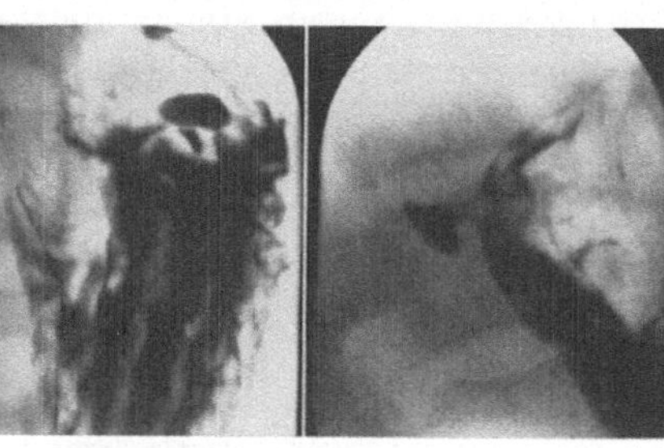

b   c

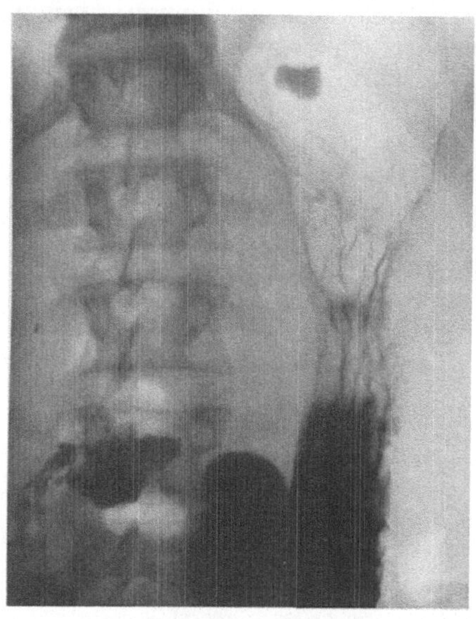

a

Abb. 204a—c. Typische Divertikel im Fundusbereich — nicht selten Verwechslung mit Ulcus ad cardiam (vgl. Abb. 102). a a.p.-Aufnahme (Kontrastdepot!). b Schrägaufnahme (Divertikel-„Hals" erkennbar!). c Seitliche Aufnahme (gestieltes Divertikel deutlich!). Ulcusähnliche Beschwerden — Beseitigung durch Einstülpungsnaht! ♂, 24 Jahre; postoperativ völlige Beschwerdefreiheit

und GOODRICH, 1953; 1:387 nach TANNER, 1952). Magendivertikel sind gewöhnlich nur in der Einzahl vorhanden und liegen an der Hinterwand des Magenfundus, 2—3 cm vom Kardiamund entfernt (Abb. 204). Sie können mit einem Ulcus ventriculi proximale verwechselt werden (vgl. Abb. 102). Sie bleiben zu etwa 85% symptomlos (LUNGMUSS, 1950). Keinesfalls darf jedes röntgenologisch nachgewiesene Magendivertikel, selbst solche von beträchtlicher Größe, der Operation zugeführt werden. Durch die starke Kontraktilität kann sich das echte Divertikel bei der Operation jedem Nachweis entziehen (PALMER, 1951). Eine *Operationsindikation* besteht nur bei engem Stiel, stark dilatierbarem Divertikelsack mit Retentions- oder ulcusähnlichen Beschwerden. Der Zugang erfolgt über die Bursa omentalis. Nur bei exzessiver Größe sollen sie abgetragen werden. Kleinere Divertikel werden durch Einstülpung und doppelte Tabaksbeutelnaht versorgt. Vorsicht ist geboten bei den juxtaoesophagealen Divertikeln, welche fast nur in Kombination mit einer Hiatushernie vorkommen. Nicht selten werden sie mit einer paraoesophagealen Hiatushernie verwechselt. Dieser Irrtum kann den Patienten unnötig großen Eingriffen aussetzen, ohne daß das Grundleiden, die Hiatushernie beseitigt wird. Die Beschwerden dauern an. Reoperationen sind unvermeidlich. Die *Komplikationen* sind bei einfacher Einstülpung sehr gering. Rezidive, Nachblutung oder Perforationen sind nur vereinzelt berichtet worden (LOVE, 1942; PALMER, 1951; OGUR und KOLARSICK, 1951).

c) Duodenaldivertikel

Die echten Duodenaldivertikel unterscheiden sich von den echten Magendivertikeln dadurch, daß sie nicht alle Wandschichten enthalten, sondern nur einen dünnen Sack von Mucosa und Submucosa, welcher durch Muskellücken herniert. Die um die Basis des Divertikels angeordnete Muskulatur bildet einen falschen „Schließmuskel", der sich bei Füllung und Entleerung erweitert bzw. kontrahiert. Über Entstehung und Einteilung der Duodenaldivertikel sind die Meinungen geteilt.

Eine brauchbare Einteilung hat O. HAHN, 1930, gegeben. Er unterscheidet:

1. Die *Schleimhauthernie* (vgl. Abb. 202). Ihr Sitz ist papillennah. Verschiedene Faktoren (vor allem angeborene Wandschwäche) werden als Ursache angegeben.

2. Das *Papillendivertikel* ist von 1. nur durch noch papillennäheren Sitz unterschieden.

3. Das *Ulcusdivertikel* wird nur in Verbindung mit einem Ulcus duodeni gefunden. Es ist stets ein falsches Divertikel.

4. Das *Traktionsdivertikel* ist ebenfalls ein falsches Divertikel, hervorgerufen durch Adhäsionen eines meist entzündlichen Krankheitsprozesses (Pankreas, Choledochus, Gallenblase).

5. Das *Gallensteindivertikel* ist selten. Es entsteht über entzündliche Veränderungen der Gallenblase, z.B. durch transparietale Perforation eines Gallensteines in das Duodenum. Es ist daher oft mit einer biliodigestiven Fistel verbunden (vgl. Abb. 106).

6. Das *kongenitale Divertikel* wird von vielen Autoren für nicht existent gehalten (LANGER, 1961); und zwar weil es bei Neugeborenen sehr selten zur Beobachtung kommt. Immerhin wurden Duodenaldivertikel sogar bei Embryonen beschrieben (MOLLO, zit. nach LANGER, 1961).

So erhebt sich die Frage, ob es nicht nur von der Röntgentechnik abhängt, daß Divertikel entdeckt werden. In der Tat ist die Diskrepanz zwischen dem *autoptischen Nachweis* (22% nach ACKERMAN, 1943) und dem *Röntgennachweis* (0,2—5,7% nach CHITAMDAR und SPRINGS, 1953) eine so bedeutende, daß man schließen darf, die Großzahl der Divertikel entziehe sich dem Röntgennachweis. Am häufigsten liegen sie in der Pars II duodeni (nach EDWARDS, 1929 in 76%; nach WEINTRAUB und TUGGLE, 1941 in 73%; nach KUDR, 1960 in 57%) und zwar an der Konkavseite des Duodenums, seltener (ca. 5%) an der Konvexseite Manchmal kommen auch multiple Divertikel vor (KUDR, 1960). Nicht selten treten sie erst nach Operationen in Erscheinung, wie z.B. in einem unserer Fälle (vgl. Abb. 202) oder nach selektiver Vagotomie, Antrektomie und Gastroduodenostomie. Wahrscheinlich wurde das Divertikel erst durch die Duodenalmobilisation und veränderte Innervation manifest. Niemand zweifelt, daß die Duodenaldivertikel Beschwerden machen können. CATTEL und MUDGE (1952), fanden unter 150 Fällen von Duodenaldivertikeln 20 mit Beschwerden (durch mechanische Stauung, durch Distension). Kommt es zur Divertikulitis, so steigern sich die Druckbeschwerden zu Schmerzen, welche ulcusähnlich werden können (OEHNELL, 1924; MAHORNER und KISSNER, 1947; FORSELL und KEY, 1916).

Indikation und Technik

KEY (1914), entfernte als erster ein Divertikel im caudalen Abschnitt der Pars II duodeni. Für die *Indikationsstellung* ist eine vorerst abwartende Haltung und intensive konservative Behandlung das Richtige (HELLNER, 1939; SCHMID, 1951). Bekämpfung der Entzündung und Entleerungsverbesserung können die Beschwerden zum Abklingen bringen. Das Rezidiv ist ziemlich sicher. Die Indikationsfrage tritt dann an den Chirurgen heran, wenn sich therapieresistente Beschwerden bei gleichbleibendem oder zunehmendem Röntgenbefund einstellen. Für die Operation haben sich vor allem FORSELL und KEY (1916), CLAIRMONT und SCHINZ (1920), FERGUSON (1954), KUDR (1960) ausgesprochen.

Die *Operationstechnik* hat 2 Gruppen zu unterscheiden:
1. *Divertikel der Pars II duodeni* inkl. vaterianische und perivaterianische Divertikel.
2. *Divertikel der Pars III und IV duodeni.*

Zugang über einen Transversalschnitt oder einen Rippenbogenrandschnitt rechts. Das Duodenum muß von allen Seiten zugänglich sein. Bei den Mobilisationen (nach KOCHER, u.a.) ist zu bedenken, daß höchstens fünf an die Duodenalwand herantretende benachbarte Gefäße durchtrennt werden dürfen, ohne die Gefahr einer Wandnekrose heraufzubeschwören (SHAPIRO und ROBILLAND, 1946; LANG, GRILL und PICHLMAIER, 1962). Die Duodenaldivertikel sind nicht immer sofort zu finden. Im Divertikel retinierter Bariumbrei erleichtert die Auffindung (FERGUSON, 1954, 2 Std vor Operation kleinere Bariummengen geben; KUDR, 1960); auch Luftinsufflation (WALZEL, 1935) kann die Auffindung erleichtern. Kleine Divertikel werden versenkt und doppelt übernäht. Große Divertikel mit schmalem Hals werden an der Basis ligiert, versenkt und übernäht. Breitbasige Divertikel müssen reseziert und zweischichtig versorgt werden. Spezielle Schwierigkeiten können *die perivaterianischen* Divertikel wegen ihrer Beziehung zur Papille und zum Choledochus machen. Die Divertikelmündung ist meist nur 1 cm von der Papille entfernt (LINSMAYER, 1914). Liegt die Mündung noch näher an der Papille oder besteht ein echtes Diverticulum vaterianum, so ist die Abtragung gefährlich, weil sie zur *Desinsertion der Papille* (vgl. Abb. 548ff.) führen kann. Nicht selten münden die Gallen-Pankreaswege in das Divertikel selbst, so daß die Situation durch Cholangiographie, Choledocho-Duodenoskopie, Sondierung bzw. Kanülierung des Ductus choledochus geklärt werden muß, um zu einer radikalen Entfernung zu kommen. Doch soll nichts erzwungen werden; denn die Radikaloperation ist mit einem erheblichen Operationsrisiko behaftet (CATTEL und MUDGE, 1952, 13 Fälle, 12mal Radikaloperation, 2 Todesfälle). Ist die Beseitigung zu riskant, so ist der beste Ausweg die Resectio Billroth II. Umgehungsoperationen (Gastroenterostomie, McLEAN, 1927) oder eine Divertikulojejunostomie (HANKE, 1932) vorzunehmen, ist nicht zweckmäßig.

Die *Divertikel der Pars III und IV duodeni* lassen sich in den meisten Fällen ohne Schwierigkeiten durch Resektion und Übernähung entfernen (KUDR, 1960, 12 Fälle).

Insgesamt gilt, daß *die Divertikel der Vorder- und Konvexseite der Pars II duodeni* und *alle* Divertikel *der Pars III und IV duodeni durch Resektion* entfernt werden können, während dies für die *perivaterianischen und vaterianischen Divertikel der Pars II duodeni* keinesfalls immer realisierbar ist. Man wird dann einen indirekten Eingriff (Resektio Billroth II) verwenden.

G. Das Gastro-Duodenalulcus

I. Allgemeines zu Definition, Vorkommen, Pathogenese

Die zusammenfassende Bezeichnung „Gastro-Duodenalulcus" verführt oft zu der irrigen Annahme, daß beide Ulcusformen eine gemeinsame Ätiologie besäßen und klinisch identisch wären. In Wirklichkeit handelt es sich um zwar ähnliche, aber voneinander verschiedene Manifestationsformen des gleichen Leidens. Deshalb wird auch die *Behandlung keine einheitliche* sein können. Die Häufigkeit des Gastro-Duodenalulcus im Vergleich zu Carcinom und anderen Gastrointestinalerkrankungen zeigt Abb. 205. *Die Trias Ulcus ventriculi* (U.v.), *Ulcus duodeni* (U.d.) und *Ulcus pepticum jejuni* (U.p.j.) *(duodeni)* bedarf einer getrennten Behandlung, welche nur aus einer einheitlichen Auffassung der Ätiologie hervorgehen kann. Die Aufgabe besteht also in der Präzisierung einer Theorie der Ulcusätiologie und in deren Analyse. Den bedeutendsten Beitrag hiezu geliefert zu haben, ist das Verdienst L.R. DRAGSTEDTs.

Das *Ulcus ventriculi* muß Gegenstand chirurgischer Betrachtung sein, weil es trotz seines Ansprechens auf eine internistische Behandlung sehr zu *Recidiven* und *Komplikationen* (Perforation, Blutung, maligne Entartung) neigt, von welchen seine *potentielle Malignität* die unangenehmste Eigenschaft ist. Das pylorusnahe U.v. ist seiner Natur und Entstehung nach meist ein verkapptes „Ulcus duodeni", das bei älteren Patienten auf dem Boden einer chronisch-atrophischen Gastritis entsteht. Beim typischen U.d. kommt eine atrophische Begleitgastritis viel seltener zur Beobachtung.

Nahrungsgewohnheiten sind sicher auch bedeutungsvoll, woraus sich die scheinbaren *geographischen Unterschiede* des Vorkommens erklären. Besonders bemerkenswert ist der Umstand, daß Personen, ja ganze Berufsgruppen, welche gehäuften „Psychostress-Situationen" ausgesetzt sind, fast niemals ein U.v., hingegen sehr häufig ein U.d. entwickeln. Dabei entsteht das U.d. rapide, unter Umständen sogar schlagartig, während sich das U.v. viel allmählicher anbahnt.

Anatomische Voraussetzungen sind nicht minder bedeutungsvoll. Die Mehrzahl der U.v. ist im Bereich der Magenstraße gelegen, also dort, wo auch die *mechanische Beanspruchung* am stärksten ist. Die Schleimhautoberfläche ist dort glatt und faltenarm. Nach Untersuchungen von BENTLEY und BARLOW (1953) weisen die

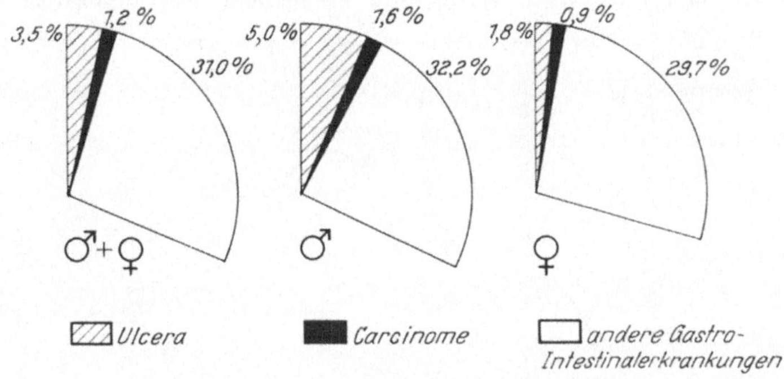

Abb. 205. Häufigkeit von Gastro-Duodenalulcus, Carcinom und anderen Gastrointestinalerkrankungen bei einem Kollektiv von ca. 2 Millionen Japanern. S. YAMAGATA, IInd World Congr. of Gastroenterology, Munich, vol. II, p. 285 (1963). Panel-Discussion, Peptic Ulcer

Gefäße den Bau von *Endarterien* auf, welche die Ulcusentstehung begünstigen. Schließlich aber sind die *Säuresekretionsverhältnisse der ausschlaggebende Faktor.* Zwar ist die nächtliche 12-Stunden-Nüchternsekretion freier Salzsäure bei *Ulcus ventriculi mit 12 mÄq* deutlich geringer als *normal (18,6 mÄq)*. Sie steht in deutlichem Kontrast zu den Werten bei *Ulcus duodeni (63 mÄq*, nach DRAGSTEDT u. Mitarb., 1954). Dagegen fanden wir (vgl. S. 67) durch Bestimmung der Alkalizeit im nüchternen Magen und nach Stimulierung mit Insulin bzw. Histamin sowohl bei U.v. als auch bei U.d. stets eine *Verkürzung* der spontanen Alkalizeit und individuell sehr wechselnde Werte nach Stimulierung mit Insulin bzw. Histamin. Dies bedeutet zumindest, daß die *Erfassung der Reaktivität auf spezifische Reize* bzw. deren Unterdrückbarkeit *(mittels Insulin, Histamin, Atropin)* unmittelbare Rückschlüsse auf die individuellen Sekretionsverhältnisse und auf die jeweilige Reaktionsbereitschaft erlaubt, woran uns sehr gelegen sein muß. Die Befunde lehren ferner, daß der altbekannte Satz „ohne Säure kein Ulcus" (SCHWARTZ, 1910) offenbar doch für alle Ulcera gilt. Die Intensität der Säurebildung unterliegt jedoch starken Schwankungen, je nachdem, ob der Stimulus vorwiegend vagalneural oder gastrisch-hormonal erfolgt. Daß eine solche Unterscheidung gemacht werden muß, hat DRAGSTEDT u. Mitarb. (1954) klargelegt.

Wie man sieht, haben alle seit JOHN HUNTER (1772) diskutierten Theorien (Theorie der Verdauung abnormer oder dystoper Schleimhautzellen nach P. MÜLLER, 1921; *Hyperaciditätstheorie nach* GÜNSBURG, 1852; *mechanische Theorie nach* ASCHOFF, 1904; *vasculäre Theorie nach* ROKITANSKY, 1842, VIRCHOW, 1857; entzündlich-infektiös-toxische Theorie nach CRUVEILHIER u. a., 1835—42; *neurogene*

Theorie nach RÖSSLE, 1912; G. v. BERGMANN, 1913) ihren Teil an der Pathogenese. Die *neurogene Theorie von* RÖSSLE, v. BERGMANN, KALK u. a. schlägt dabei die Brücke zur Neuzeit, in welcher es besonders darum geht, die klinische Bedeutung der vagalen Innervation des Magens klarer zu erkennen und für die Praxis brauchbar zu machen. Die jüngsten Theorien bemühen sich außerdem um die ätiologische Trennung des U.v. vom U.d. Die einleuchtendsten Beiträge stammen von DRAGSTEDT (1956), JOHNSON (1957), MARKS und SHAY (1959).

1. Die Theorie von Dragstedt (1956)

Patienten mit einem *Duodenalulcus* (Abb. 206) weisen eine gegenüber der Norm um das 3 bis 30fache erhöhte Salzsäureproduktion während der nächtlichen Nüchternsekretionsphase auf. Wird eine ebensolche Hypersekretion bei Ver-

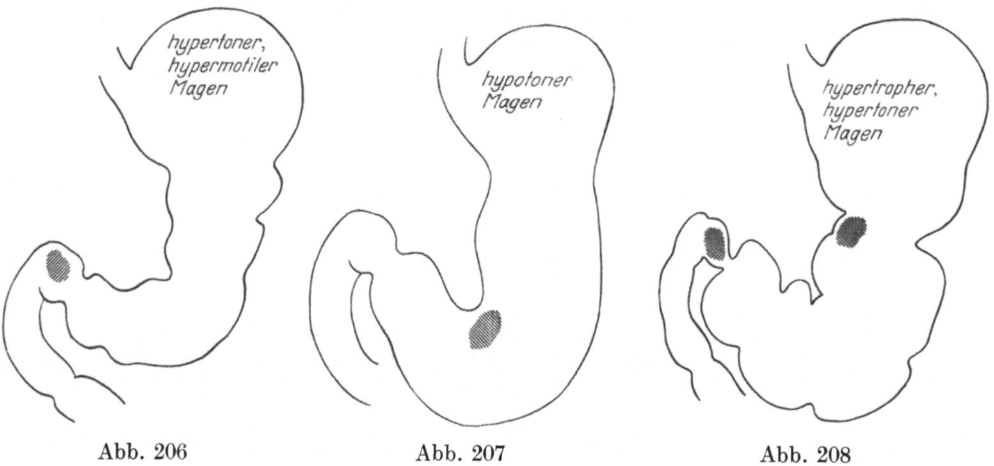

Abb. 206   Abb. 207   Abb. 208

Abb. 206. Theorie der Entstehung des U.d. (nach DRAGSTEDT). Das U.d. entsteht bevorzugt in einem hyperaciden, hypermotilen, hypertonen Magen, d.h. unter dem Einfluß der Gesamtsituation einer Vagushyperfunktion

Abb. 207. Theorie der Entstehung des U.v. (nach DRAGSTEDT). Das U.v. entsteht bevorzugt in einem hypaciden, hypotonen, hypomotilen Magen, d.h. unter dem Einfluß der Gesamtsituation einer Vagushypofunktion

Abb. 208. Theorie der Entstehung des Kombinationsulcus (nach DRAGSTEDT). Aus der Ausgangssituation einer Vagushyperfunktion entsteht zunächst ein U.d. Nach dessen Abheilung kommt es zur Entleerungsverzögerung durch Bulbusschrumpfung, d.h. Stase hyperacider Saftmengen im Magen = Ulcusbildung an der Übergangszone (meist im Angulusbereich)

suchshunden erzeugt, so entstehen stets typische Duodenalulcera. Die erhöhte nächtliche Nüchternsekretion läßt sich durch Vagotomie zur Norm zurückführen. Kombiniert man die Vagotomie mit einer Gastro-Enterostomie, um auf diese Weise eine Stase des Mageninhalts im Antrumbereich zu verhindern, so heilt das U.d. endgültig ab (DRAGSTEDT, 1959, 500 Fälle von Duodenalulcus). Im Gegensatz dazu entsteht das *Ulcus ventriculi* (Abb. 207) bei Patienten, deren Mägen hypoton-atonisch sind und deren Nüchternsekretion unter den Normwerten liegt. Die verlängerte Verweildauer der Nahrung im Magen regt jedoch eine allmählich exzessiv werdende Sekretion humoral-hormonalen Ursprungs (vermehrte Gastrinbildung) an und bildet im Laufe der Zeit das U.v. Wird durch eine Gastro-Enterostomie die Entleerungsverzögerung des Magens behoben und eine Vagotomie hinzugefügt, so kommt es zur Abheilung und Dauerheilung des U.v. Die komplette trunculäre Vagotomie erweist sich in der Behandlung des U.d. als sehr wirksam, weit weniger jedoch in der Behandlung des U.v. Umgekehrt ist die alleinige distale partielle Resektion, durch welche das Antrum größtenteils entfernt und die antral-gastrische Phase ausgeschaltet wird, von einer hohen Rate von Anastomosengeschwüren gefolgt, wenn sie wegen U.d. vorgenommen wird. Selten hingegen kommt es zu dieser Komplikation, wenn die Operation wegen U.v. durchgeführt wurde (Abb. 209). Analog kommt es nach alleiniger Gastro-Enterostomie nur selten zum Anastomosengeschwür, wenn sie wegen U.v., häufig hingegen, wenn sie wegen U.d. vorgenommen wurde. Das *Kombinationsulcus* (Abb. 208) (altes, abgeheiltes U.d + frischeres U.v.) entsteht zunächst auf dem Boden einer

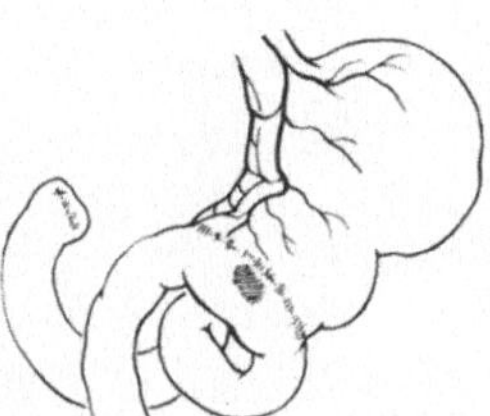

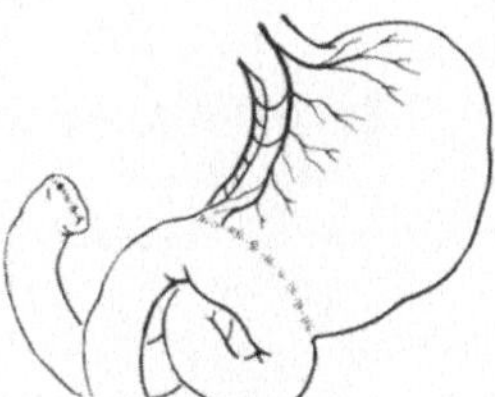

Abb. 209. Theorie des Unterschieds zwischen U.d. und U.v. (nach Dragstedt). Bei gleichgroßer distaler partieller Resectio Billroth II kommt es beim Träger eines U.d. häufig zum U.p.j., beim Träger eines U.v. niemals. Grund: Im Falle des U.d. bleibt die gesteigerte kephalische Phase unverändert; im Falle des U.v. wird die gesteigerte gastrische Phase korrigiert

Vagushyperfunktion (U.d. meist in der Jugend ablaufend). Durch absolute oder relative Einengung des Pylorus resultiert eine chronische Entleerungsverzögerung und Stase des Mageninhalts im Antrum. Die gestauten hyperaciden Saftmengen erzeugen das Ulcus an der Übergangszone.

Eine Entleerungsverzögerung muß nicht nur die Folge einer organischen Stenose sein. Sie kann auch durch Vagushypofunktion mit verlangsamter Peristaltik, ungenügender Entleerung und mangelhafter Peristole der Magenwand hervorgerufen werden. Butsch hat für diese funktionelle Störung die Bezeichnung „*pyloric channel syndrome*" gewählt und Burge (1964) empfiehlt konsequenterweise zu dessen Behandlung eine Vagotomie + Pyloroplastik (vgl. G, XV, 4).

2. Die Theorie von Johnson (1957)

Es existieren 3 Formen des U.v.: 1. *Das pylorusnahe U.v.*, welches mit dem U.d. (vgl. Abb. 221) identisch ist. 2. *Die Kombination eines U.v. mit einer Pylorusstenose* (analog der Kombination von Dragstedt). 3. Das U.v. aufgrund gestörter Schleimsekretion. Gegenüber Selbstverdauung schützt eine intakte Schleimhautschicht. Die Schutzfunktion leidet 1. durch eine Erschöpfung der schleimbildenden Zellen bei über die Norm gesteigerter Säurewirkung, 2. durch Verminderung der Schleimbildung infolge lokaler Hypoxie; 3. durch die Notwendigkeit, den atonischerschlafften und sackförmig elongierten Magen mit großen Saft- und Schleimmengen zu erfüllen, um sämtliche Magenabschnitte mit pufferungsfähigen Flüssigkeiten zu bespülen.

3. Die Theorie von Marks und Shay (1959)

Es besteht eine direkte Beziehung zwischen der Lokalisation der Ulcera ventriculi und einer chronisch-atrophischen Gastritis. Wird die normale Widerstandskraft der Antrumschleimhaut herabgesetzt, so entwickelt sich am Übergang von Fundusdrüsen- zur Pylorusdrüsenzone ein „*Übergangszonengeschwür*" („*Junctional Gastric Ulcer*"). Aus der anatomischen Variabilität der Ausdehnung des Antrums erklärt sich die verschiedene Lokalisation des Ulcus. Diese Theorie würde der These einer gemeinsamen Ätiologie für beide Ulcusformen am ehesten gerecht, indem sie den *Zeitraum*, welcher zwischen Auftreten von Ulcussymptomen

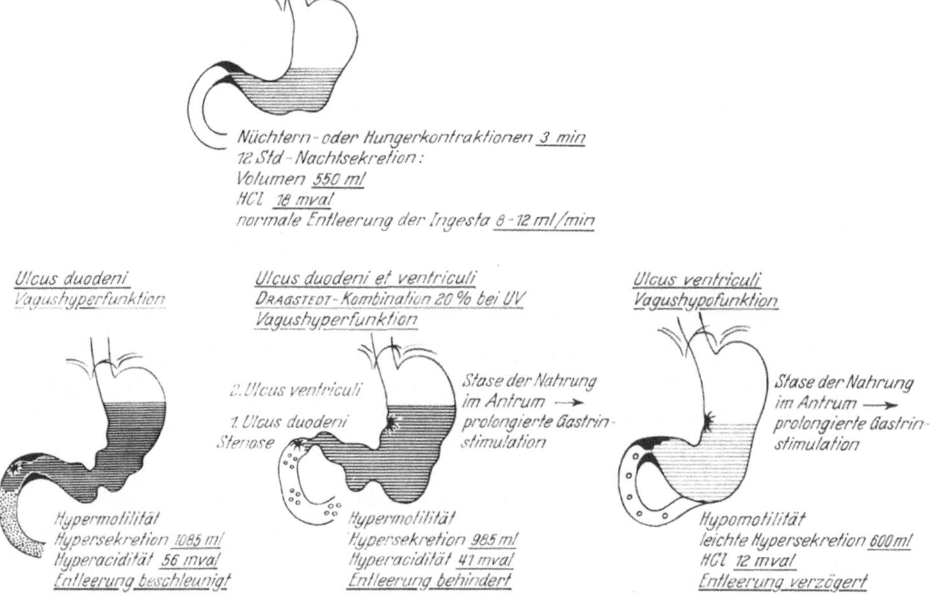

Abb. 210. Ätiologie der Ulcusentstehung (mod. n. DRAGSTEDT)

und Manifestation eines U.d. bzw. U.v. verstreicht, zum *Maßstab einer geringeren bzw. höheren Widerstandsfähigkeit der Magenschleimhaut* macht. Hinzu käme freilich die Intensität der Säure-Pepsin-Einwirkung.

Zusammenfassend kann man aus den verschiedenen Theorien zu Ätiologie und Pathogenese folgern, daß das Gastro-Duodenalulcus die Manifestation einer gestörten Form und Funktion des Magens ist, wobei die Geschwindigkeit und der Ort der Entstehung von der Art der Dysregulation bestimmt wird. Die praktisch wichtigen Möglichkeiten zeigt Abb. 210.

II. Allgemeine Aspekte der duodenalen Ulcuschirurgie*

Die gegenwärtige Tendenz der anglo-amerikanischen Chirurgen geht dahin, bei der operativen Behandlung des Duodenalgeschwürs die klassische große Magenresektion zugunsten einer weniger ausgedehnten Operation zu verlassen. In den letzten Jahren hat sich dabei eine deutliche Bevorzugung der *Kombination von Vagotomie und Drainageoperation* herausgebildet.

*Bearbeitet von O. H. WANGENSTEEN, H. SOSIN und F. LARGIADÉR

Berichtigung zum Werk

HOLLE, Spezielle Magenchirurgie

(Berichtigte bzw. ergänzte Texte sind durch Fettdruck hervorgehoben)

1.) Seite 239, letzte Zeile: statt Abb. 248 muß es heißen **S. 614**

2.) Seite 318, 2. Absatz, vorletzte Zeile: statt Operationen muß es heißen **Reoperationen**

3.) Seite 499, Legende zu Abb. 341 b: die ersten beiden Zeilen müssen lauten:
Form- und funktionsgerechte Resektion. **Verteilung der Belegzellen (vgl. Abb. 30).** Engkariert = 100% (Corpus-Fundus), engschraffiert = 75% (kleine Kurvaturzone), ...

Die Vagotomie wird meist an den vagalen Stämmen vorgenommen, die Pyloroplastik ist die Methode der Wahl zur Entleerungsverbesserung. Die Recidivquote nach dieser Operation ist wahrscheinlich kleiner als diejenige nach Vagotomie und Gastro-Jejunostomie. RHEA und SCOTT geben zwar an, daß die Rückfallhäufigkeit für beide Eingriffe in ihrer Erfahrung 13,3% betrage. RIGLER stellte die Erfahrungen der Dragstedt-Klinik mit 724 Vagotomien zusammen. Alle diese Vagotomien waren mit einem Eingriff zur Entleerungsverbesserung kombiniert und zwar vor allem mit Gastro-Jejunostomie, und die meisten waren wegen Duodenalulcera vorgenommen worden. Die Rezidivquote betrug 10,6%.

Die Mitteilung von RHEA und SCOTT aus der Vanderbilt University berechtigt zur Annahme, daß die *Kombination von Antrumresektion und Vagotomie* mit einer Mortalität vorgenommen werden kann, die unter 1% liegt. Ulcusrezidive wurden bei mehrjähriger Nachkontrolle in nur 0,6% der Fälle festgestellt. Bei Fällen von Vagotomie und bloßer Entleerungsverbesserung hingegen betrug die Rückfallhäufigkeit im Material der gleichen Autoren, wie schon erwähnt, 13,3%, was offenbar den Hauptanstoß gab, die konservative Operation aufzugeben.

1. Selektive oder totale Vagotomie?

Die Tendenz in einigen Kliniken der Vereinigten Staaten geht dahin, die *selektive vagale Denervation* des Magens der bilateralen Durchtrennung der vagalen Trunci *vorzuziehen*. Befürworter der selektiven Vagotomie glauben, daß diese Technik die Darmmotilität weniger beeinflusse und somit seltener zu Durchfall führe. Im übrigen soll auch die Pankreasfunktion weniger verändert werden. Weiter deutet eine zunehmende Zahl entsprechender Beobachtungen darauf hin, daß die Durchtrennung beider Vagusstämme infolge der damit verbundenen Ausschaltung der Fasern zum biliären System und der daraus resultierenden Gallenstase von einer beträchtlichen Zunahme der Häufigkeit von Gallensteinen gefolgt ist.

2. Hohe Ulcusrezidivquote nach Billroth I-Resektion ohne Vagotomie

Den Resultaten von ORDAHL gelang es, die Chirurgen davon zu überzeugen, daß HABERERs um viele Jahre zurückliegende (1939) Abkehr von der Resectio Billroth I für das Duodenalulcus zu Recht erfolgt war. ORDAHL berichtete nämlich über eine Rezidivquote von 18% nach Billroth I-Resektionen ohne Vagotomie bei Duodenalulcera von Männern. GOLIGHER gab zu, mit der gleichen Operation eine Rückfallhäufigkeit von 17% zu haben. WALLENSTEN berechnete aus der Nachkontrolle von 203 Patienten eine Rezidivquote der Billroth I-Operation von 13%. *Sofern die Magenresektion durch eine Vagotomie ergänzt wird, und zwar mit der Durchtrennung beider Vagusstämme, ist es ziemlich gleichgültig, welcher Billroth-Typ für die Rekonstruktion gewählt wird.* Wenn hingegen eine zusätzliche Vagotomie nicht vorgenommen wird, ist die Rückfallsquote des Billroth I bei Duodenalulcus nach übereinstimmender Erfahrung der meisten Chirurgen offenbar eindeutig größer als diejenigen des Billroth II. In der Mitteilung von RHEA und SCOTT über jahrelange Nachkontrolle von Ulcuspatienten werden hingegen beide Billroth-Typen zusammen behandelt, was vermuten läßt, daß in diesem Material die hohe Rückfallshäufigkeit für beide Typen gleichermaßen gültig sei.

HARKINS bemerkt, daß in seinem eigenen Krankengut die Rezidivhäufigkeit nach Dreiviertel-Resektion und Billroth I-Rekonstruktion nur 3,7% betrage. Die Quote für Operationen nach Billroth II hingegen sei im gleichen Krankengut deutlich höher, nämlich 7,5%. NYHUS kommentiert diese Resultate von HARKINS folgendermaßen: „Sofern bei beiden Operationstypen eine gleich große Resektion vorgenommen wird, scheint es überflüssig, weiterhin auf die Kontroverse einzugehen, ob Billroth I häufiger zum Rezidiv von Duodenalulcera führe als Bilroth II". NYHUS scheint mit anderen Worten der Auffassung zu sein, daß die Rezidivhäufigkeit nach Billroth I weitgehend vom Umfang der vorgenommenen Resektion bestimmt wird.

3. Kriterien einer annehmbaren Operation für peptische Ulcera

Drei Kriterien verdienen spezielle Beachtung: 1. *Die Operation hat die Beschwerden zu beheben und gleichzeitig vor einem Rezidiv zu schützen.* 2. *Das Operationsrisiko muß minimal sein.* 3. *Der Eingriff soll keine unerwünschten Nebenwirkungen nach sich ziehen.*

Jeder operative Eingriff, der diesen drei Anforderungen zu genügen vermag, verdient unsere vorbehaltlose Unterstützung. Aber leider gibt es heutzutage noch gar keine Operation, die alle drei Anforderungen völlig erfüllt (vgl. Tabelle 10). Den größten Schutz gegen Ulcusrezidive (0,6%) gewährt zweifelsohne die 40—50%ige distale Resektion kombiniert mit Vagotomie. Die Kombination von Pyloroplastik und Vagotomie ergibt wahrscheinlich einen besseren Schutz gegen Rezidive als Gastrojejunostomie und Vagotomie. Die totale Rezidivhäufigkeit für diese beiden Verfahren liegt aber bei Einbeziehung von Patienten mit späteren Blutungsepisoden im Bereich von 10%.

Trotz der gegenteiligen Angaben von HARKINS und NYHUS sprechen die Resultate von HABERER, ORDAHL, GOLIGHER sowie WALLENSTEN dafür, daß im Falle des Verzichtes auf eine begleitende Vagotomie der Billroth I von einer höheren Rezidivquote gefolgt ist als der Billroth II. Wir haben keine definitive Erklärung für diese Begünstigung der Ulcusdiathese durch die Operation nach Billroth I. Wahrscheinlich ist aber die Entleerung von saurem Magensaft direkt in das Duodenum mehrere Zentimeter proximal der Mündung des Gallenganges die Ursache.

Die segmentäre Magenresektion für das U.d. und zwar die 50%ige Resektion (Gewicht des Resektates ungefähr 150 g) mit der dadurch zwangsläufig erzielten vagalen Denervation des Antrums, kombiniert mit einer totalen oder besser einer selektiven Vagotomie und einer Pyloroplastik, erfüllt die eingangs erwähnten drei Kriterien so gut wie irgendeine heute zur Verfügung stehende Operationsmethode. Sie ist zudem die konservativste aller Resektionstechniken, und ist besonders dann vorzuziehen, wenn das Duodenum besondere technische Schwierigkeiten verspricht.

4. Zusammenfassung der Eindrücke und Informationen der Literatur

die Rolle des Antrums in der chirurgischen Behandlung des Duodenalgeschwürs betreffend

Tabelle 10

Operationstechnik:	Ulcusrezidivquote nach 5 oder mehr Jahren (%):	Kommentar:
Billroth I (75%)	3,7—14,8	Versagt, weil das Fundussekret mit tiefem pH mit dem ungeschützten Duodenum in Kontakt kommt
Billroth I (50%) mit totaler Vagotomie	1—4	Erfolg hängt von der Vollständigkeit der Vagotomie ab; nach gewissen Mitteilungen beträgt die Rezidivquote weniger als 1% (HERRINGTON; RHEA und SCOTT)
Billroth II (75%)	4—7	Nach langdauernder Nachkontrolle beträgt die Rezidivquote 12—20%. Dumpingsyndrom ist häufig (RHEA und SCOTT)
Billroth II (40%)	20	Ungenügende Ausschaltung des Gastrins
Distale Hemigastrektomie (Billroth II) mit totaler Vagotomie	1—2	Zuverlässige Eliminierung der neuralen und gastrischen Sekretionsphasen. Erfolg hängt von der Vollständigkeit der Vagotomie ab. Nach einzelnen Berichten beträgt die Rezidivquote weniger als 1% (HERRINGTON; RHEA und SCOTT)
Antrumausschaltung mit partieller (30%iger) Resektion der säureproduzierenden Magenportion	20—50	Eine ausgesprochen ulcusbegünstigende Operation
Antrumausschaltung, partielle (30%ige) Resektion der säureproduzierenden Magenportion und totale Vagotomie	10	Operation hat bei Menschen (WADDELL und WILLIAMS) und Hunden (ROOT) Anastomosegeschwüre zur Folge
Antrumausschaltung mit Excision der antralen Schleimhaut und partieller (30%iger) Resektion der säureproduzierenden Magenportion	4	Resultate ungefähr wie beim 75%igen Billroth II

Unsicherheiten in der Beurteilung der Operationsverfahren bei Ulcus pepticum entstehen aus folgenden Gründen:

1. Überbewertung des Unterschieds zwischen der Resectio Billroth I oder Billroth II. Nyhus hat mit Recht auf die Nutzlosigkeit dieser Kontroverse hingewiesen. Die Zahlen von Wangensteen u. Mitarb. sagen dies ebenfalls aus.

2. Unterschätzung des pathogenetischen Unterschieds von Ulcus duodeni und Ulcus ventriculi.

3. Unklare oder fehlende Angaben über die Ausdehnung der Resektion. Die Größe der Resektion verhält sich proportional zur Anzahl und Schwere der Dumping-Syndrome und umgekehrt proportional zur Zahl der Rezidivulcera und U.p.j. Dieses Verhalten ist bei U.d. besonders stark, bei U.v. weniger ausgeprägt.

4. Unkenntnis der Wirkung der Vagotomie, welche in der Aufhebung der Unterschiede zwischen U.d. und U.v. besteht.

Die Überwindung des Dilemmas der klassischen Resektionstherapie durch die Kombinationsoperationen zeigt Tabelle 11.

Tabelle 11. *Versagerquoten nach klassischer Resektionstherapie. Im Vergleich zu den Kombinationsoperationen wegen Ulcus pepticum*

	Ulcus duodeni (U.d.)	Ulcus ventriculi (U.v.)
Resektion „groß" (65—75%)	Dumping bis zu 30%	Dumping bis zu 30%
	U.p.j. 2—20%	U.p.j. 0%
Resektion „klein" (20—50%)	Dumping 0—5%	Dumping 0—3%
	U.p.j. bis zu 80%	U.p.j. 1,4—3%

Selektive Vagotomie + Drainage-Operation	Dumping 6% / U.p.j. 5%
Selektive Vagotomie + distale (40—50%) Resektion	Dumping 19% / U.p.j. 0,5%
Selektive proximale Vagotomie + form- und funktionsgerechte Operation	Dumping 2,8% / U.p.j. 0%

III. Ulcus duodeni (U.d.)

1. Historisches

Das U.d. ist die häufigste Form des Ulcus pepticum. Deshalb wurde an seiner klinischen Entität die Ulcuschirurgie entwickelt. Bedenkt man dies, so wird klar, daß die für das U.d. gültigen Methoden nicht mit gleichem Erfolg für das U.v. oder andere chirurgische Erkrankungen des Magens angewandt werden können. Nur aus den Unklarheiten über die pathogenetischen Unterschiede von U.d. und U.v. läßt sich die weit verbreitete Verwirrung und der Widerstreit der Meinungen verstehen, welche auf diesem Gebiet herrschen. Überblickt man die einzelnen Entwicklungsphasen der Magenchirurgie, so kann man vier historische Abschnitte unterscheiden. Außer dem unter I Gesagten kann ein Überblick über die Historie (Tabelle 12) der Magenchirurgie zur Klärung beitragen:

a) *Die Pionierära*, in welcher die Möglichkeit der Magenresektion überhaupt und die zwei grundsätzlich voneinander verschiedenen Methoden der Wiederherstellung der Kontinuität des Passageweges (Gastro-Duodenostomie und Gastro-Jejunostomie) erkannt wurden (Daniel Paul Karl Theodor Merrem, Gießen 1810; Torelli, 1865; Gussenbauer und Winiwarter, 1876; Kaiser, 1878; Péan, 9.4.1879; Rydygier, 16.11.1880; Theodor Billroth, 29.1.1881 (B-I); Billroth, 15.1.1885 und 20.2.1885 (B-II); Krönlein, 24.11.1887; v. Eiselsberg, 2.4.1888; Braun, 1894; E. v. Bergmann, 1900).

b) *Die Resektionsära:* Der Phase der ersten Entwicklung folgt eine zweite, welche durch das Interesse für die Resektionstherapie bei U.d. gekennzeichnet war. Dieser Zeitabschnitt wird am zutreffendsten als *Resektionsära* bezeichnet. Die erste erfolgreiche Resektion eines U.d. (Gastro-Duodenostomie) gelang dem Polen L. RYDYGIER am 21. September 1881. Unter dem Einfluß führender Chirurgen Deutschlands, Österreichs und Amerikas breitete sich die Resektionstherapie über Europa aus und fand schließlich auch in den Vereinigten Staaten — wenn auch zögernd — Eingang. Die einst viel gebrauchte Gastro-Enterostomie WÖLFLERs (28. 9. 1881) wurde immer mehr zurückgedrängt. Die verschiedenen Modifikationen der Billrothschen Resektionen rückten in den Vordergrund. Die Resectio Billroth II überflügelte die Resectio Billroth I so sehr, daß sie bis 1940 als Standardoperation dominierte, mit welcher man in ca. 80% der Fälle allen Situationen der Ulcuschirurgie gerecht werden zu können

Tabelle 12. *Die 4 Perioden der Chirurgie des Ulcus pepticum*

1. Pionierära (1881—1905)	modus Billroth I:	RYDIGIER, 1881; KOCHER, 1893; SCHOEMAKER, 1911; v. HABERER, 1923; FINSTERER, 1923; FINNEY, 1924; v. HABERER, 1927—33
2. Resektionsära (1908—1940)	modus Billroth II:	REICHEL, 1908; POLYA, 1911; HOFMEISTER, 1905, 1914; FINSTERER, 1914; NISSEN, 1921; ENDERLEN u. Mitarb. 1923
3. Vagotomieära (1943—1960)	trunculäre:	DRAGSTEDT und OWENS, 1943
	selektiv-komplette:	FRANKSSON, JACKSON, 1948; GRIFFITH u. HARKINS, 1957; GRIFFITH u. BURGE, 1960
	selektiv-proximale:	HOLLE u. Mitarb., 1954—1965
4. Ära der Kombinationsoperationen (1948—1965 ff.)	Vagotomie + GJ:	COLP, 1948; FARMER, 1951; EDWARDS-HERRINGTON, 1953; SMITHWICK, 1957
	Vagotomie + GD:	HARKINS-NYHUS, 1953; HERRINGTON, 1961; SMITHWICK, 1961; NYHUS, 1962
	selektiv-proximale Vagotomie + form- und funktionsgerechte Operation:	HOLLE u. Mitarb., 1954—1965

glaubte (REICHEL, 1908; v. HOFMEISTER, 1905, 1914; SASSE, 1909; BURK, 1911; FINSTERER, 1913, 1923; SCHMIEDEN, 1921; ENDERLEN u. Mitarb., 1922, 1923; LUQUET und PAUCHET, 1923; SCHOEMAKER 1911, 1929; GOEPEL, 1923; HORSLEY, 1926; BABCOCK, 1926; v. HABERER, 1927—33; BALFOUR, 1926; W. J. MAYO, 1923; POTOTSCHNIG, 1930; STRAUSS u. Mitarb.,1930).
Wichtige experimentelle Beiträge zur Frage der Bedeutung des Antrums für die Ulcuschirurgie lieferten EXALTO, SCHOEMAKER, ZELJONY (1911); SAVICH (1913); FINSTERER (1918); KEETON (1920); IVY u. Mitarb. (1922); MANN, HANS SMIDT (1923); MORTON (1928); McCANN (1929); v. REDWITZ und FUSS (1928); ZUKSCHWERDT u. Mitarb., STRAATEN, DRAGSTEDT u. Mitarb. (1931—33).
c) *Vagotomieära:* An dem einseitigen Resektionismus wurde an vielen Kliniken weit über den zweiten Weltkrieg hinaus zäh festgehalten, obwohl von DRAGSTEDT und OWENS (1943) die Bedeutung des Vagus für die Ulcusätiologie überzeugend geklärt worden war. Nachdem sich die alleinige Vagotomie jedoch nicht bewährte, wurde sie bald ganz verworfen, bald mit einer Gastroenterostomie oder einer anderen Drainageoperation kombiniert (DRAGSTEDT und WOODWARD, 1951; WEINBERG u. Mitarb., 1956; HENDRY, 1961). Nachdem der Nutzen der Vagotomie klar erkannt war und sich diese Erkenntnis in Amerika, dann in England und schließlich auch auf dem europäischen Kontinent auszubreiten begann, wurde die Vagotomie nicht nur mit nichtresezierenden Verfahren, sondern auch mit den distalen partiellen Resektionen kombiniert und so die bisher letzte Phase eingeleitet, die man am besten als
d) *Ära der Kombinationsoperationen* bezeichnet (SMITHWICK, 1946; EDWARDS, 1947; HARKINS und NYHUS, 1953—1963; WEINBERG, 1951; FARRIS-SMITH, 1963). Hier befindet sich die Ulcuschirurgie derzeit. Die aktuelle Diskussion geht ausschließlich noch um den Wert der verschiedenen Modifikationen der Kombinationsoperationen.

2. Häufigkeit und spezielle Überlegungen zur Indikationsfrage

Nach HARKINS und NYHUS (1962) sind 80% aller peptischen Ulcera U.d.
Japanische Statistiken kommen zu anderen Ergebnissen (Abb. 211). Von den
U.d. kommen etwa 30% zur Operation oder sollten operiert werden. An den
Hauptkomplikationen des U.d. (große Blutung, Perforation) sterben in den USA
jährlich ungefähr 6000 Menschen (Abb. 212).

Das U.d. befällt hauptsächlich Männer zwischen dem 20. und 50. Lebensjahr.
Das U.v. hingegen ist relativ häufiger bei der Frau. Ätiologische Beziehungen
zum Cyclus der Frau scheinen zu bestehen; so zur Menstruation im Sinne der Ver-

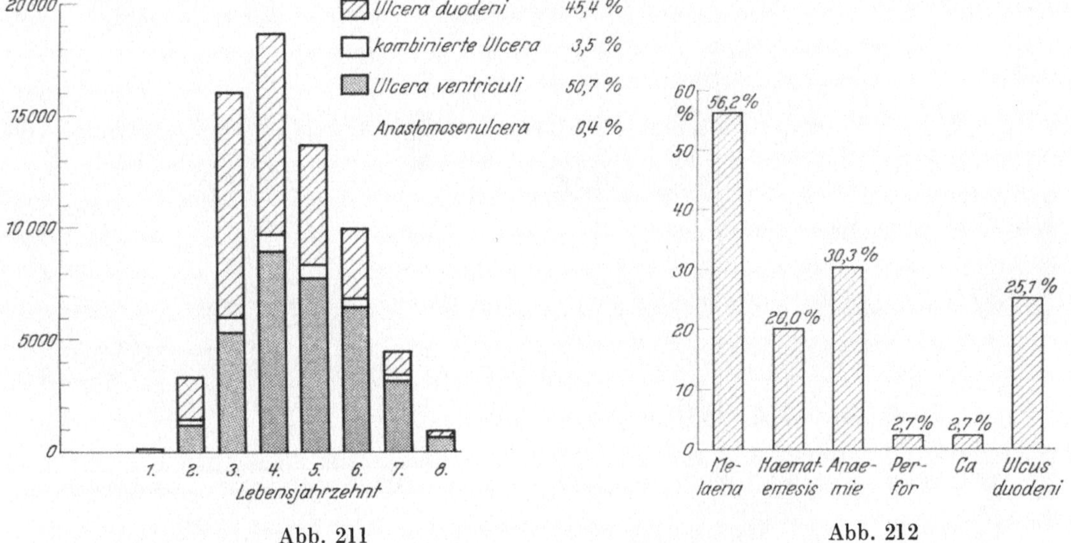

Abb. 211   Abb. 212

Abb. 211. Häufigkeit von U.d., U.v., Kombinations- und Anastomosenulcus bezogen auf die
Altersgruppen. S. YAMAGATA, IInd World Congr. of Gastroenterology, Munich, vol. II, p. 287
(1963). Panel-Discussion, Peptic Ulcer

Abb. 212. Häufigkeit der Komplikationen des Gastro-Duodenalulcus. B. IHRE, IInd World
Congr. of Gastroenterology, Munich, vol. II, p. 292 (1963). Panel-Discussion, Peptic Ulcer

stärkung der Beschwerden, zur Schwangerschaft im Sinne des Abklingens der
klinischen Symptome. Nach dem Partus bzw. in der Menopause kommt es erneut
zur Zunahme der Recidive bzw. zum Wiederaufflammen der Symptome. Deshalb
sind Männer auf der Höhe des Lebens, Frauen mit zunehmendem Alter besonders
gefährdet (Abb. 213); die Milieuabhängigkeit ist vor allem für das U.d. erwiesen
(Abb. 214).

Operationsindikation: Wenn nur 30% der U.d. zur Operation kommen, bedeutet das, daß etwa zwei Drittel der Fälle durch konservative Behandlung
symptomfrei werden. Gelingt es dieser, die Perioden größter Anfälligkeit zu überwinden, so werden die subjektiven Beschwerden allmählich immer geringer und
eine Operation nur erforderlich, wenn eine Komplikation (Blutung, Perforation,
Stenose) auftritt. Sollte man also nicht öfter die *Indikation zu einer elektiven, definitiven Operation* schon dann stellen, wenn die Eindeutigkeit der Anamnese einen
besonders hartnäckigen Verlauf und der Ausfall der Sekretionsteste den Schluß
nahelegen, daß wahrscheinlich eine bedrohliche Komplikation eintreten wird? Die
Operationsindikationen des U.d. lassen sich nach alter Gewohnheit in absolute

und relative trennen. Eine *absolute Indikation* besteht bei den akuten Komplika-
tionen (Perforation, Blutung, Stenose); ferner als Übergang zu den relativen
Indikationen bei Therapieresistenz trotz konsequenter konservativer Behandlung
(BRUUSGAARD, 1946; BSTEH, 1949; NISSEN, 1952; NORPOTH, 1952; GUTZEIT, 1954;
BOLLER, 1954; JORES u. Mitarb., 1956; MARTINI, 1957; ZOLLINGER, 1958; HOTZ
und WILLENEGGER, 1959; WENCKERT u. Mitarb., 1960; HENNING u. Mitarb.,
1950—61). Die *relativen Indikationen* lassen sich in 3 Gruppen zusammenfassen
(MOORE et al., 1950).

Primäre Kriterien: 1. Erneute Ulcussymptome bei Perforationsanamnese. 2. Erneute
Ulcussymptome bei Blutungsanamnese. 3. Rezidivierende Schmerzattacken über einen Zeit-

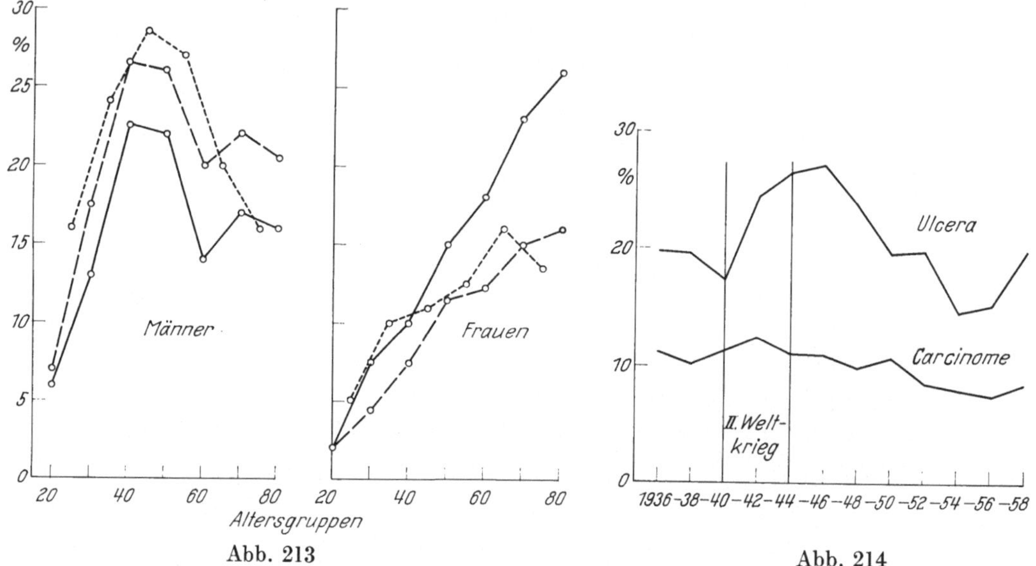

Abb. 213   Abb. 214

Abb. 213. Häufigkeit des Gastro-Duodenalulcus bei Männern bzw. Frauen in verschiedenen
Altersgruppen und in drei verschiedenen europäischen Städten (nach WATKINSON, 1962)

Abb. 214. Umweltbedingte Zunahme des Gastro-Duodenalulcus (Maximum in Notjahren
1944—1947). Bei Carcinomen keine Maxima. S. YAMAGATA, IInd World Congr. of
Gastroenterology, Munich, vol. II, p. 288 (1963). Panel-Discussion, Peptic Ulcer

raum von 2 Jahren trotz ärztlicher Behandlung. 4. Stenoseerscheinungen mit Entleerungsverzögerung.

Sekundäre Kriterien: 1. Männliche Patienten mit einem Beginn der Symptomatologie
unter dem 20. und über dem 65. Lebensjahr. 2. Männliche Patienten mit rezidivierenden
Symptomen trotz ärztlicher Behandlung.

Das Vorhandensein von zwei dieser Kriterien, von welchen wenigstens eines zu den
Primären gehören soll, läßt ein progressives Ulcusleiden erwarten und damit die Indikation
zur Operation stellen.

Schließlich ist nicht zu vergessen, daß die Gesamtmortalität nach konservativer bzw. operativer Behandlung nur wenig voneinander verschieden ist und daß
ca. 60% der Operierten eine entscheidende, ca. 20% eine merkliche Besserung
aufweisen. Aus den Überlegungen ergibt sich, daß Mißerfolge sowohl bei der
konservativen (bis zu 84% Recidive, VÉLÉMINSKY und VAVROŠ, 1957) und bei
15—50% der Operierten (R. PETER, 1965) auftreten können. Die Indikation muß
also in jedem einzelnen Fall sowohl vom Internisten als auch vom Chirurgen
abgewogen werden. Dabei spricht zugunsten der Chirurgie, daß durch die indivi-

dualisierenden, physiologischen Operationsmethoden der Prozentsatz der postprandialen Beschwerden, des Recidivulcus und des U.p.j., sowie der Mortalität
enorm herabgedrückt werden konnte.

3. Operative Verfahrenswahl bei Ulcus-duodeni
(Abb. 215)

Eine so große Anzahl von Eingriffen steht zur Verfügung, daß nur wenige
Chirurgen in der Lage sein werden, sich mit jeder Methode genügend persönliche
Erfahrung zu verschaffen, um stets zutreffend auswählen zu können. Die Neigung

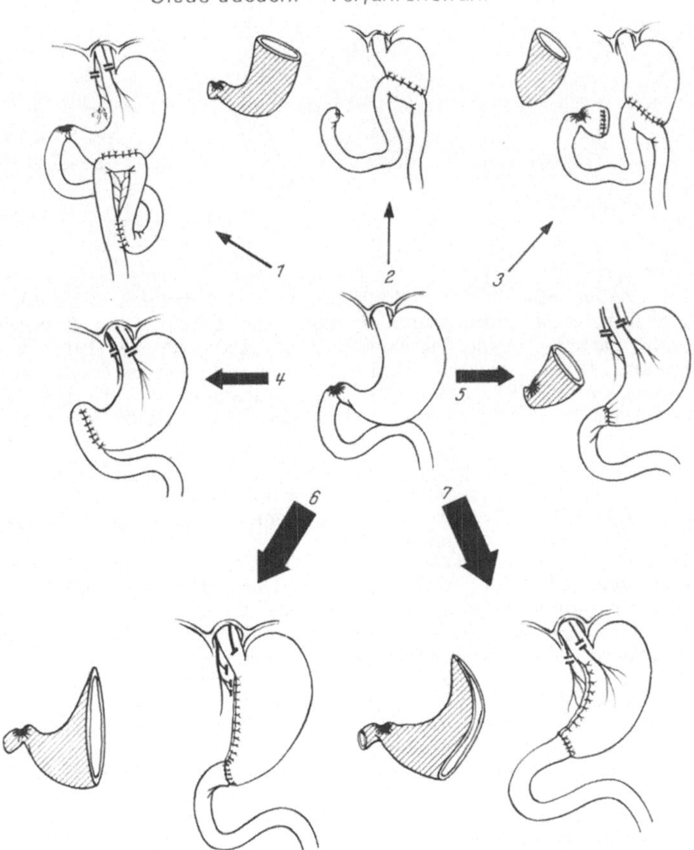

Abb. 215. Einige übliche Verfahren in der operativen Therapie des Ulcus duodeni: *1* nach
DRAGSTEDT (1946), Vagotomie + Gastroenterostomie (jedoch mit hinterer schräger oder
vertikaler Anastomose, vgl. Abb. 166); *2* nach REICHEL-POLYA-HOFMEISTER-FINSTERER
(1908—1914), Resectio Billroth II subtotalis (65—75%) oralis partialis retrocolica; *3* nach
DEVINE (1925, als Vorläufer), FINSTERER, DRÜNER (1931), BANCROFT (1932) und PLENK (1936),
distale partielle bzw. subtotale Resectio Billroth II mit mucosahaltigem bzw. von Mucosa
befreitem Antrumrest; *4* nach WEINBERG (1951), HENDRY (1961) (hier dargestellt), GRIFFITH-
HARKINS (1957) und BURGE (1960), mit trunculärer bzw. selektiver Vagotomie kombinierte
nichtresezierende Verfahren (Pyloroplastiken); *5—7* HARKINS u. Mitarb. (1953—1963),
SMITHWICK (1946), EDWARDS (1947), FARMER (1952), COLP u.a., mit trunculärer bzw. selektiver Vagotomie kombinierte, distale partielle (40—50%) Resektion + Gastro-Duodenostomie
(Billroth I), oder Gastro-Jejunostomie (Billroth II)

zu standardisieren wird viele Chirurgen vom Wechsel der Verfahren abhalten.
Prinzipiell vertretbare Verfahren sind:

A. *Rein resezierende Verfahren:*
1. Distale, subtotale (60—75%) Resectio Billroth II (Abb. 215, 2).
2. Distale, subtotale (60—75%) Resectio Billroth I.
3. Distale, partielle (40%) Resektion zur Ausschaltung nach FINSTERER, DRÜNER, PLENK-BANCROFT (Abb. 215, 3).
4. Mediale, segmentale (40—50%) Korpusresektion + Pyloroplastik nach WANGENSTEN (vgl. Abb. 223).
5. Proximale partielle (30—40%) Resektion (CONNELL, 1929) als Vorläufer der „resection inversée" (nach DELOYERS, 1954).

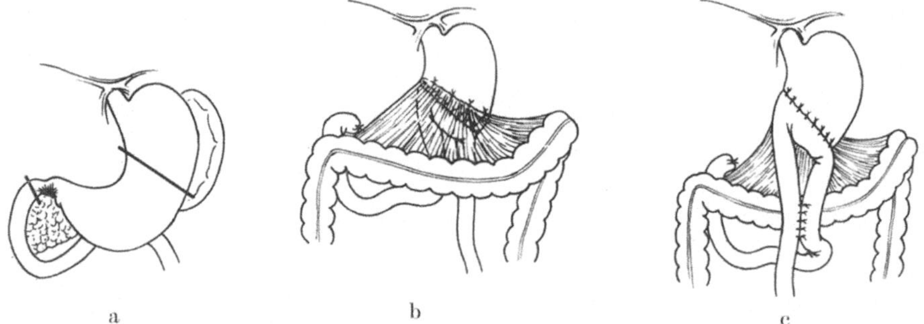

Abb. 216a—c. Die gebräuchlichsten Modifikationen der distalen subtotalen (65—75%) Resectio Billroth II. a Mindestausdehnung (65%) der Resektion. b Resectio Billroth II subtotalis, oralis, partialis, retrocolica nach REICHEL (1908), POLYA (1911), v. HOFMEISTER (1908), FINSTERER (1914). c Resectio Billroth II subtotalis, oralis, totalis, antecolica nach KRÖNLEIN (1887), BURK (1911), BALFOUR (1917). Resectio Billroth II subtotalis, oralis, partialis antecolica nach v. EISELSBERG (1889), nach BRAUN (1892) mit Enteroanastomose

B. *Mit Vagotomie kombinierte, nichtresezierende Verfahren:*
1. Tr. Vagotomie + Gastro-Enterostomia posterior nach DRAGSTEDT 1946 (vgl. Abb. 215, 1), jedoch mit hinterer „no-loop-anastomosis".
2. Tr. Vagotomie + Pyloroplastik (Typ HEINECKE-MIKULICZ) nach WEINBERG, 1951.
3. Tr. Vagotomie + Pyloroplastik (Typ FINNEY) nach HENDRY, 1961 (vgl. Abb. 215, 4).
4. Selektive Vagotomie + Drainageoperation (wie 2., 3.) nach GRIFFITH, BURGE, 1960.
5. Selektive proximale Vagotomie + (Ulcusexcision) + Pyloroplastik (eigenes Vorgehen).
C. *Mit Vagotomie kombinierte resezierende Verfahren:*
1. Tr. Vagotomie + partielle (30—40%) Resectio Billroth II nach SMITHWICK, 1946; CRILE, COLP, FARMER, 1952; EDWARDS, 1947; HOERR.
2. Selektive Vagotomie + partielle (30—50%) Resectio Billroth I (nach HARKINS, 1961; NYHUS, 1963; „combined operation", vgl. Abb. 215, 6).
3. Selektive proximale Vagotomie + distale partielle (20%) Resectio Billroth I (eigenes Vorgehen).
4. Segmentale partielle (30—40%) Korpusresektion mit selektiver Erhaltung der vagal-antralen Innervation (FERGUSON).
5. Selektive Vagotomie + segmentale (30%) Korpusresektion + Pyloroplastik (nach BERNE-MIKKELSEN).

Betrachtet man die Reihe der Verfahren im Lichte ihrer Brauchbarkeit für die Chirurgie des Duodenalulcus, so ergibt sich folgendes:

Zu A 1 und 2: Alle subtotalen Resektionen (Modus Billroth I *und* II) leiden darunter, daß ihnen Dumping-Erscheinungen folgen, wenn nur 25%, und daß Recidivulcera auftreten, wenn wesentlich mehr als 25% zurückgelassen werden (vgl. Tabelle 11). Der Operateur steht vor dem Konflikt, einesteils 75% des Magens entfernen zu sollen, andernseits nicht 75% des Magens opfern zu dürfen. Dem Dilemma ist durch reine Resektion nicht zu entkommen. Die Lösung des Problems verdanken wir DRAGSTEDTs experimentellen Arbeiten, durch welche klar wurde, daß des Rätsels Lösung in einer zweckmäßigen Kombination von Vagotomie mit nichtresezierenden oder resezierenden Verfahren bestehen müsse. Wenn trotzdem mit den rein resezierenden „Billroth-Operationen" oft überraschend gute Resultate erzielt werden, so liegt dies 1. daran, daß in vielen Fällen keine 65—75% Resektion, sondern eine wesentlich kleinere Resektion ausgeführt wird; 2. Zwischen U. d. und U. v. nicht unterschieden wird; 3. die Nachuntersuchungen oft nur auf Gewichtskontrollen und subjektiven Angaben fußen, nicht aber auf objektiven Funktionsuntersuchungen; 4. ein Großteil der nicht beschwerdefreien Patienten nicht mehr zum Erstoperateur zurückkehren.

Zu A 3: Die *distalen partiellen Resektionen zur Ausschaltung* (vgl. Abb. 217a, b) fußen auf der Pylorusausschaltungsoperation von EISELSBERGs (1895). Da hierbei eine einfache Durchtrennung des Magens mit Blindverschluß des Antrumrests sowie Passagewiederherstellung durch Gastro-Jejunostomie erfolgte, mußte es fast regelmäßig zum U.p.j. kommen. Die Bedeutung des Antrums war noch nicht erkannt. Die Anastomosengeschwüre waren oft größer als das ursprüngliche U.d. Die Pylorusausschaltung wurde für die Ulcuschirurgie vollkommen verlassen. Sie findet nur noch in der Tumorchirurgie gelegentlich Anwendung (vgl. Abb. 160).

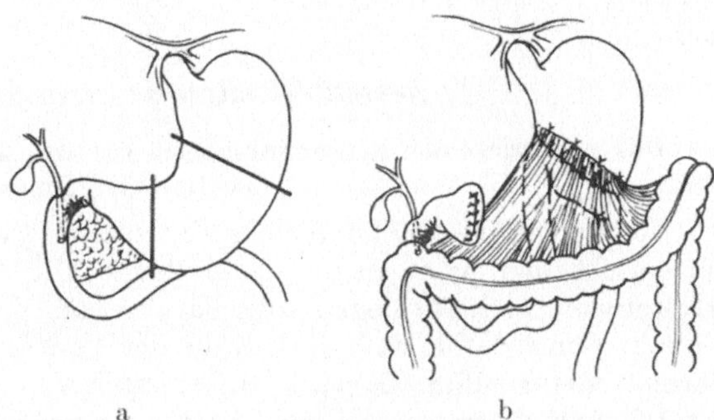

Abb. 217a u. b. Die gebräuchlichsten Modifikationen der distalen, subtotalen (65—75%) Resectio Billroth II. (Prinzip der „*Resektion zur Ausschaltung*".) *Ohne* Excision der Antrum-mucosa (nach DEVINE, 1925, 1928, als Vorläufer). *Mit* Excision der Antrummucosa (nach FINSTERER, DRÜNER, 1931; PLENK, BANCROFT, 1932)

Trotzdem wurden Modifikationen der Pylorusausschaltung weiter versucht, weil sie eine Bewältigung mancher technischen Schwierigkeiten versprachen. DEVINE (1925, 1928) und später KAY (1958) führten die Magendurchtrennung hoch im Magenkörper aus, so daß eine fundusdrüsenhaltige Manschette („acid cuff") am Antrumrest verblieb. Sie hofften dadurch eine Hypersekretion zu verhindern. Schon von EISELSBERG (1920) selbst und FROMME (1939) beobachteten, daß nach DEVINE operierte Patienten häufig Recidivulcera entwickelten, weshalb sie auch diese Methode fallen ließen. WOODWARD u. Mitarb. (1956) zeigten, daß ein mucosahaltiger Antrumrest, dessen Säurehemmechanismen zerstört sind, zu extremer Hypersekretion und Hyperacidität neigt. Wir selbst (HOLLE und HART, 1967) führen diese Erscheinung unter anderem auf die Zerstörung der vagalantralen Innervation zurück (Ausfall der „Gastrinbremse").

Aufgrund der fortschreitenden Kenntnis der Bedeutung des Antrums für die Säuresekretion haben FINSTERER, DRÜNER (1931) und PLENK, BANCROFT (1932) die Pylorusausschaltung verbessert, indem sie die Mucosa aus dem Antrumsegment radikal excidierten und dadurch den Gastrinmechanismus ausschalteten. Bei Einhaltung einer zuverlässigen Technik wurden speziell bei schwer resezierbarem U.d. respektable Erfolge erzielt. Die Methode besitzt daher für extreme Situationen noch immer ihre Berechtigung (z.B. frisches, tief penetrierendes Ulcus mit Aufbrauch des Duodenums). Einen ähnlichen Standpunkt nehmen viele erfahrene Magenchirurgen, so auch KUNZ (1965) PARASKEVAS (1967) ein.

Ethnographische Unterschiede spielen dabei eine Rolle. So wird in osteuropäischen Ländern die Indikation wegen des fortgeschrittenen Stadiums, in welchem sich die Patienten befinden häufiger gestellt als in den westlichen Ländern (KOURIAS, PARASKEVAS, MAKKAS und MARANGOS, 1949, 20—40% Häufigkeit). Trotz günstiger Resultate in technisch bedingten Zwangsituationen ist es nicht angängig, die Indikation auch auf unkomplizierte U.D. auszudehnen. Selbst bei Kombination einer kleinen partiellen Antrumresektion mit einer trunculären Vagotomie (WADDELL und BARTLETT, 1959) werden die Resultate nicht überzeugen. 9 von 153 nach WADDELL operierte Patienten entwickelten ein U.p.j., was eine unvertretbar hohe Versagerquote bedeutet. Auch im Experiment (ROOT u. Mitarb., 1960) hat sich die Methode als nicht brauchbar erwiesen.

A 4, 5 und ff.: Über die *mediale, segmentale Korpusresektion* nach WAN GEN STEEN wird in Kap. G, XVI, 5, über die *proximale partielle Resektion* (Fundektomie und ihre Variationen in Kap. G, XVI, 7 berichtet. Die mit *Vagotomie kombinierten nichtresezierenden* und *resezierenden Verfahren* sind in den Kapiteln G, XV—XVII, behandelt.

4. Besonderheiten des Duodenalulcus

α) Das penetrierende Hinterwandgeschwür des Duodenums und das sogenannte postbulbäre Ulcus

Liegt das Ulcus 5 cm und mehr hinter dem Pylorus, also in der Pars II duodeni, so spricht man von einem „*postbulbären Ulcus*". Das einfache und häufigste Hinterwandgeschwür liegt in der Pars I. Vom pathophysiologischen Standpunkt spricht wenig dafür, daß ein U.d. in der Pars I unbedingt durch Resektion entfernt werden müßte. Es wird im Gegenteil von der aktuellen Ulcuschirurge der Standpunkt vertreten, die nicht komplizierten Formen des U.d., zumindest beim Ersteingriff, nur durch eine mit Vagotomie kombinierte nichtresezierende Operation zu behandeln. Die *Meinung des klassischen Resektionismus* lautet dagegen: *Jedes Ulcus duodeni sollte möglichst durch subtotale Resektion entfernt werden.* Die Möglichkeit dazu besteht in 90—95% der Fälle, wenn die Technik der Ulcus- und Duodenalmobilisation sowie des Duodenalverschlusses beherrscht wird. Mit diesen Fragen haben sich eingehend STRAUSS (1930), NISSEN (1932), v. HABERER (1933) und BSTEH (1933) und nach ihnen viele andere (WARREN, 1951; LAHEY u. MARSHALL, 1952) beschäftigt. Im deutschsprachigen Schrifttum wurde die Mobilisation und Resektion des Hinterwandgeschwürs am klarsten von NISSEN (1932), NISSEN-REITTER (1954) beschrieben. Für schwierig gelagerte Fälle müssen evtl. die Techniken der Ausschaltungsresektionen (vgl. Abb. 217) oder der temporären offenen Behandlung des Duodenums (vgl. Abb. 269) zu Hilfe genommen werden.

Die „postbulbären" Ulcera neigen besonders zu Komplikationen, welche operatives Vorgehen erforderlich machen. Durch Übergreifen auf Nachbarorgane rufen sie hartnäckige Schmerzzustände (Pankreaspenetration), Ikterus (Penetration und Perforation in den Choledochus, vgl. Abb. 273, Blutungen (Perforation der A. gastro-duodenalis) und Stenosen hervor. Die Deformierung des Duodenums täuscht Duodenaldivertikel vor, an denen das postbulbäre Ulcus leicht erkannt werden kann. Die Komplikationen erfordern in 50% der postbulbären Ulcera chirurgisches Eingreifen (CUNNINGHAM u. Mitarb., 1961). Jedoch hüte man sich vor allzu forschem Vorgehen. Man wird sich sonst allzu leicht dem fatalen Ereignis einer *Desinsertion der Papille* gegenübergestellt sehen (vgl. Abb. 548ff. In Zweifelsfällen versorgt man schwerresezierbare U.d. durch eine Dragstedt-Operation (vgl. Abb. 310). Ohne Zweifel ist die Vagotomie + Gastro-Enterostomie der klassischen Ausschaltungsresektion überlegen (ROUGEMONT, 1959). Im gleichen Sinne sprechen auch die eigenen Erfahrungen (Abb. 218, 219).

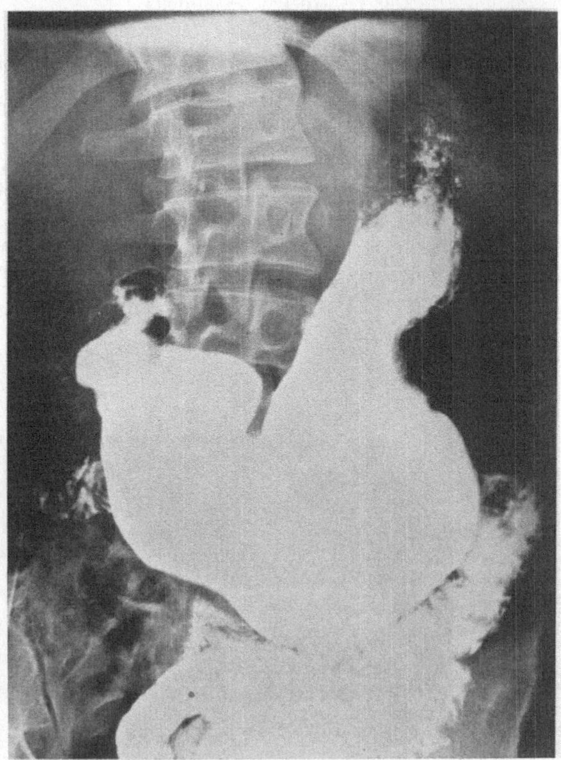

Abb. 218. Benigne Pylorusstenose. ♂, 52 Jahre, präoperativer Befund

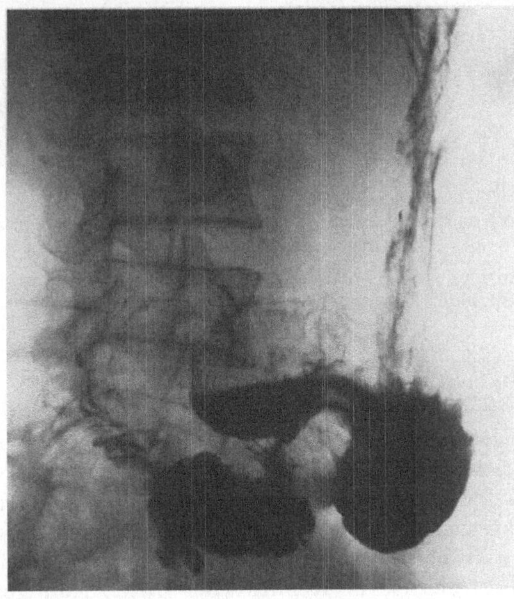

Abb. 219. Zustand nach selektiver Vagotomie + Gastroenterostomia retrocolica post. (Dragstedt-Operation) bei benigner Pylorusstenose durch großes postbulbäres U.d. Durch die richtig lokalisierte Anastomose von 2 cm Weite erfolgt die Entleerung rhythmisch und zeitgerecht. ♂, 52 Jahre, extreme Exsikkation, Gewicht 43 kg. Nach Operation volle Erholung, beschwerdefrei, Gewichtszunahme 21 kg

β) Gemeinsames Vorkommen von Ulcus duodeni und Ulcus ventriculi
(Abb. 208, 220)

Auf diese Kombination hat vor allem DRAGSTEDT hingewiesen. In den meisten Fällen geht das Duodenalgeschwür der Entwicklung des U.v. lange voraus. Solche Patienten werden wegen eines rezidivierenden U.d. schon in jungen Jahren regelmäßig konservativ behandelt, unter Umständen auch wegen akuter Komplikationen (Perforation, Blutung) operiert. Erst nach Jahren tritt das U.v. als Zweitkrankheit auf. Nur sehr selten entsteht das U.v. vor dem U.d. (DAINTREE JOHNSON, 1955, 1956). Hinsichtlich der Pathogenese der Kombinationsulcera wird man

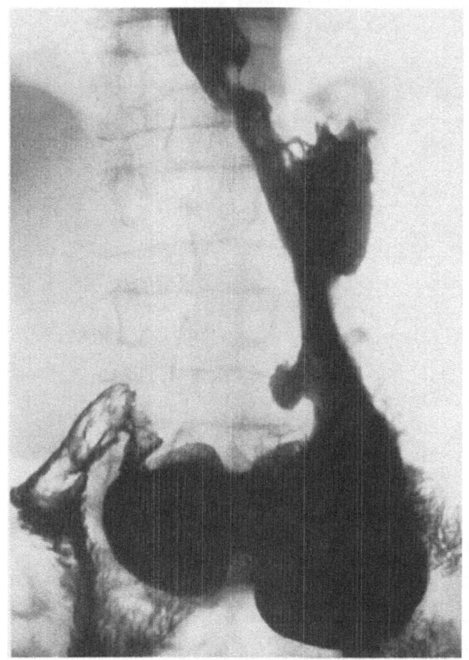 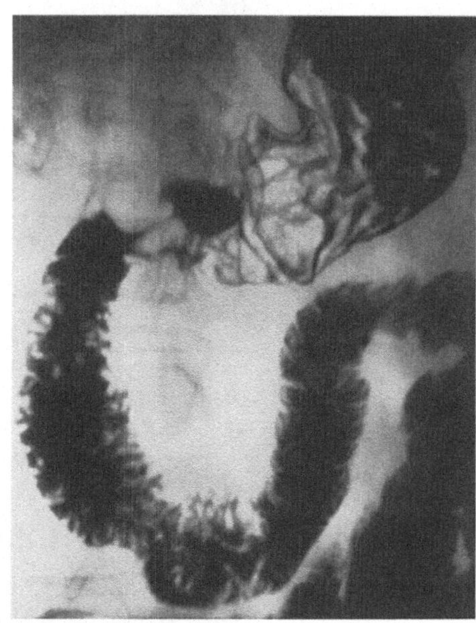

Abb. 220   Abb. 221

Abb. 220. Ulcus duodeni stenosans chronicum + Ulcus (ventriculi) mediale, sog. Dragstedt-Kombination. ♂, 54 Jahre

Abb. 221. *Ulcus* "ad pylorum" ventriculi?, duodeni? Klinisch und röntgenologisch Ulcus ventriculi. Histologisch Ulcus duodeni

der Theorie DRAGSTEDTs (1955) folgen müssen (vgl. S. 288). Wegen der protrahierten Entstehung sind es stets Patienten der höheren Altersgruppen (40—60 Jahre), welche wegen eines U.v. zur Operation kommen (BORG, 1959).

Die Kombinationsgeschwüre sind: 1. *Therapieresistent*, 2. zu *Blutungen* geneigt, 3. die Vorläufer *multipler Ulcera*, 4. Fälle, bei welchen trotz Vorhandenseins eines U.v. die Sekretionsverhältnisse eines U.d. bestehen. In den Funktionstests wird eine reaktive Hyperacidität in beiden Phasen zu finden sein.

Schließlich gehört hierher die Kenntnis der Untersuchungen von OI, HOSHIKO und FUNATSU (1958) und von deren These der Ulcuslokalisation im sog. „*Übergangszonenbereich*" (vgl. S. 290). Rö-logisch und intraoperativ werden Ulcera ad pylorum nicht selten für U.v. gehalten (Abb. 221). Mikroskopisch zeigt sich jedoch, daß es sich um U.d. mit präpylorischer Lokalisation handelt, weil sich die Übergangszone zwischen Pylorus- und Duodenaldrüsen schon im Pyloruskanal befindet Jede Übergangszone, auch die zwischen Pylorus- und Fundusdrüsen, stellt einen Locus minoris resistentiae für die Entstehung eines U.d. bzw. U.v. dar; dies vor allem, wenn die Verteilung und Dichte der Belegzellen nicht der Sekretionsleistung adaequat ist. Letzteres ist im Bereich der „Übergangszonen" häufig der Fall. Mit der Frage der Verteilung der Belegzellen im Magen haben sich vor allem BERGER (1934) und OI u. Mitarb. (1958) befaßt (vgl. Abb. 29, 30). Bei jeder Operation muß auch dieses Verteilungsschema Berücksichtigung finden. Für das *Kombinationsulcus* raten wir zur *selektiven proximalen Vagotomie + mediale partielle (20%) Resektion* (evtl. nur Excision des U.v.) + *Pyloroplastik* (evtl. mit Excision des U.d.). Bei sehr weit distal gelegenem U.v. dürfte eine distale, partielle Resektion die Methode der Wahl sein. Das initial abgelaufene U.d. kann außerdem die Ursache nicht nur eines U.v., sondern auch von multiplen Ulcera, Ulcus oesophagi, Hiatushernie, Oesophagitis u. ä. sein. Man wird daher bei solchen Störungen immer nach Veränderungen am Duodenum fahnden und sie möglicherweise auf eine chronische Entleerungsverzögerung beziehen müssen.

Dies gilt unter anderen Vorzeichen auch für das sog. „*pyloric channel syndrome*" (BUTSCH, BURGE u. Mitarb., 1960), eine funktionelle Störung nach Art eines Erwachsenenpylorospasmus. Die Magenentleerung ist verzögert. Die Folgen können U.v. und Oesophagitis u. ä. sein. Damit ist das „pyloric channel syndrome" in die Reihe der zum U.v. praedisponierenden Faktoren einzureihen. Die *Therapie der Wahl* für alle durch Entleerungsverzögerung im Pylorusbereich hervorgerufenen Störungen ist eine *entleerungsverbessernde* Operation (Pyloroplastik, Gastro-Enterostomie) mit Vagotomie.

γ) Das Zollinger-Ellison-Syndrom

Die Koinzidenz eines Inselzelladenoms, bestehend aus „atypischen Betazellen", mit hartnäckig rezidivierenden Ulcera peptica, wurde schon von STRØM (1952) beobachtet. Es handelte sich um einen Fall, bei welchem die Rezidivgeschwüre drei chirurgische Eingriffe innerhalb von 3 Jahren erforderlich machten. Schließlich wurde Heilung durch Resektion eines 8 g schweren Tumors aus dem Pankreasschwanz erzielt. Ein ähnlicher Fall wurde von FORTY und BARRETT (1952) mitgeteilt. Im Zusammenhang dargestellt wurde das Krankheitsbild von R. ZOLLINGER und E. ELLISON (1955). Anhand von zwei eigenen und 7 Fällen aus der Literatur wurde es als klinische Einheit erkannt und inzwischen an über 100 kasuistischen Beobachtungen bestätigt.

Nach allgemeinem Übereinkommen trägt es seither den Namen „*Zollinger-Ellison-Syndrom*". Es besteht:

1. Aus fulminant auftretenden *Ulcerationen im oberen Gastro-Intestinaltrakt*.

2. Aus *exzessiver Hypertrophie der säuresezernierenden Magenschleimhautbezirke*, Hypersekretion und Hyperacidität. Die Ulcera sind ziemlich wahllos über das Magenantrum, Pars I—IV duodeni und das oberste Jejunum verstreut. Sie kommen auch im caudalen Oesophagus, so gut wie nie aber auf der Schleimhaut des Corpus- und Fundusbezirks vor.

3. Aus einem oder mehreren *Inselzelladenomen des Pankreas*, gewöhnlich *vom „Nicht-Betazell-Typ"*. Sie sind oft maligne und können metastasieren (etwa 30% der Fälle nach ELLISON, 1959). Die Metastasen finden sich in den Lymphknoten und in der Leber. Der Malignitätsgrad ist gering, gemessen am histologischen und biologischen Verhalten. Selbst wenn keine Malignität vorliegt, können die Adenome multipel vorkommen oder benigne und maligne Tumoren gleichzeitig im gleichen Pankreas gefunden werden. Oft bestehen simultane Adenome anderer endokriner Drüsen, z.B. der Nebenschilddrüsen, des Hypophysenvorderlappens oder der Nebennierenrinde. Auch sie können endokrin aktiv sein, so daß klinisch

das Bild einer pluriglanduläreren Hyperfunktion vorliegt. Ellison bezeichnet diese Tumoren als „*ulcerogene Inselzelltumoren des Pankreas*".

Die *Ätiologie* ist noch nicht geklärt. So bleibt z.B. auch nach vollständiger Excision des Inseladenoms die Ulcusbereitschaft bestehen. Einige Autoren (Poth u. Mitarb., 1950; Oberhelman u. Mitarb., 1958) haben die Existenz eines „ulcerogenen Hormons" angenommen, jedoch bisher keinen schlüssigen Beweise für ein solches Hormon beibringen können.

Auch ein Zusammenhang mit Insulin (Janowitz u. Mitarb., 1951), Glucagon (Zollinger u. Ellison, 1955), Lipocain (Dragstedt, 1942) ist unwahrscheinlich.

Sofern ein definierbares Einzelhormon hier überhaupt in Frage kommt, hat nur die Feststellung von Gregory (1961) eine Bedeutung, welcher in 4 Fällen aus den Adenomen selbst *eine gastrinähnliche Substanz* isolieren konnte. Er nimmt an, daß die Leber zwischen natürlichen und unnatürlichen Hormonen unterscheiden kann und glaubt, daß sie in der Lage ist, die Passage von Histamin zu unterbrechen, die von Gastrin jedoch nicht.

Eine *pluriglanduläre Hyperfunktion* besteht in etwa 25% der Fälle. Für das Zustandekommen der großen Zahl und Dichte von Belegzellen in der Fundus-Corpusschleimhaut spielt möglicherweise die allgemeine wachstumsbegünstigende Wirkung des hyperplasierten Hypophysenvorderlappens eine Rolle.

Bedeutung des Pankreas: Eiseman u. Mitarb., 1956; Ellison, 1956; Oberhelman u. Mitarb., 1958; Hendrick u. Mitarb., 1959; Summerskill, 1959; Fahrländer u. Mitarb., 1961; Zbinden, 1960. *Pluriglanduläre Hyperfunktion:* Oberhelman u. Mitarb., 1958; Ellison, 1959; Biggart u. Mitarb., 1959; Hicks, 1960; Ellison, 1960. *Bedeutung der Nebenschilddrüsen:* Robinson u. Mitarb., 1951; Albright u. Kerr, 1952; Rogers u. Mitarb., 1947; Jackson, 1959; Morse, 1960; Spiro, 1960; Hellström, 1959; Fromm u. Mitarb., 1959. *Bedeutung der Hypophyse:* Russfield u. Mitarb., 1956. *Bedeutung des Hypothalamus:* Waddell u. Mitarb., 1959; Roth, 1960. *Bedeutung der Nebennieren:* vgl. Harkins-Nyhus, Surgery of the Stomach and Duodenum, S. 250, Abschnitt 7ff.).

Therapie: Die wichtigste Voraussetzung jeder Therapie ist es zu erkennen, daß eine therapieresistente Form des Ulcus pepticum vorliegt. Bei jeder Laparotomie wegen Ulcus pepticum sollte das Pankreas auf das Vorhandensein von Adenomen untersucht werden. Besonders unerläßlich ist dies:

1. Bei weiblichen Patienten.
2. Bei therapieresistenter Ulcusbereitschaft.
3. Bei atypischer Ulcuslokalisation.
4. Bei multiplen Ulcera.
5. Bei Anastomosen- und Recidivulcera.

Die unmittelbar säureeliminierenden Eingriffe am Magen selbst spielen eine zwar wichtige, aber sekundäre Rolle. Im Vordergrund steht die Entdeckung eines oder mehrerer Inselzelltumoren. Diese müssen total exstirpiert werden. Unser Vorgehen muß sein wie bei jedem Neoplasma mit potentieller Malignität und Metastasierung; außerdem dient die Tumorexstirpation der Ulcusheilung. Schon die alleinige Tumorexstirpation reduziert die Ulcusbereitschaft oder bringt eindeutige Besserung. Findet man zusätzlich zur *praeoperativ getesteten extremen Säure-Pepsinsekretion intraoperativ ein Pankreasadenom,* so wird die Behandlung schwierig und es ratsam sein, *besonders radikale chirurgische Maßnahmen* zu ergreifen. Von Zollinger und Craig (1960) wurde die *totale Magenresektion* als Therapie der Wahl angeraten. Zollinger kam zu dieser Ansicht, weil er bei einer epikritischen Untersuchung von 30 Fällen eine Mortalität von 90% nach partiellen Resektionen (21 Fälle), aber von nur 11% nach Totalresektion (9 Fälle) fand. Ob die *Totalresektion stets richtig* ist, ist eine noch offene Frage (Pernod u. Mitarb., 1962). Sicher ist zumindest eine subtotale Resektion mit einer kompletten Vagotomie angezeigt, um vollständige *Achlorhydrie* zu erreichen. Von einigen Autoren wird geraten, zunächst den Versuch mit einer weniger radikalen Methode zu machen. Wir selbst teilen diese Ansicht und zögern mit der totalen Magenresektion. Aus prinzipiellen Erwägungen empfehlen wir, *eine proximale subtotale Resektion* zunächst zu versuchen. Gelingt die radikale Entfernung der fundusdrüsentragenden Corpus-Fundusschleimhaut, so muß die Ulcusbereitschaft zum Stillstand kommen. Schnellschnittkontrolle ist angezeigt (!), um sicherzugehen, daß keine belegzellenhaltige Schleimhaut zurückgelassen wird. Unter dieser Voraussetzung ist eine *echte Indikation für eine klassische subdiaphragmale Fundektomie + kompletter Vagotomie + Pyloroplastik* gegeben.

Noch fehlen beweiskräftige eigene Erfahrungen mit der Fundektomie bei Z.E.S., so daß dieses Vorgehen nur theoretisch in Vorschlag gebracht werden kann.

Kommentar

Zur Pathogenese des Gastroduodenalulcus

Von L. Zukschwerdt und F. Stelzner

Geschwüre, die in Form und Bau denen des Magenzwölffingerdarms gleichen, kommen an allen Geweben vor, auf die Magensaft einwirken kann, z.B. beim postoperativen Ulcus pepticum jejuni, beim Anastomosengeschwür nach Billroth I, beim Geschwür im Meckelschen Divertikel mit dystopischer Magenschleimhaut und im Oesophagus mit versprengten Inseln von Magenschleimhaut und bei Cardiainsuffizienz. Das Geschwür kann aus vielen Gründen *nicht als örtliche Erkrankung* angesehen werden, sondern als lokale Manifestation einer übergeordneten Störung. Die meisten Forscher betrachten es letzlich als Reaktion auf eine salzsäure-pepsinbedingte Proteolyse. Die gesunde Magenschleimhaut ist gegen Selbstverdauung geschützt. Daher wurde der Wegfall von im Magen gelegenen oder extragastraler Schutzmechanismen (Speichel, Mundschleim etc.) als Ursache der Geschwürsbildung angeschuldigt. Der Nachweis konnte aber nicht in genügender Breite geliefert werden.

Ebensowenig besteht bei der Geschwürsentstehung eine über die physiologischen Möglichkeiten hinausgehende gesteigerte Verdauungskraft des Magensaftes, sowohl in bezug auf die Salzsäure als auch auf die Pepsinproduktion.

Die Magensaftabsonderung ist sehr genau an die jeweils zugeführte Nahrung angepaßt. Dies zeigte sich auch bei entsprechender Suggestion in Hypnose (DELHOUGNE). Ein Regulationsmechanismus muß vorhanden sein. Die Ansicht der Geschwürsentstehung als Regulationsstörung der Magensafterzeugung geht auf ROKITANSKY zurück, der pathologische Bedingungen im Vagus vermutete und damit eine Flut von in den Ergebnissen sich widersprechender Tierversuche auslöste (Lit. v. REDWITZ-FUSS). Heute ist geklärt, daß die *sympathischen Fasern* sich zwischen den Muskellagern des Magens verzweigen, die Sekretion wenig beeinflussen (außer über Einwirkung auf Schleimhautdurchblutung), aber einen hemmenden Einfluß auf die Magenmotorik haben. Die Sphincteren bleiben hiervon unbeeinflußt. Die *Vagusfasern* haben enge Beziehungen zum Plexus myentericus. Vagusdurchtrennung reduziert den Magensaftfluß erheblich, je nach Versuchstier um 30—90% (HARTZELL; SHAY u. M. RUFFIN und WHITE) und beim Menschen besonders die Nüchtern- und Nachtsekretion (WINKELSTEIN). Gleichzeitig verschwindet die auf psychische Erregung erfolgende Vermehrung von Durchblutung (BEAUMONT) und Motorik des Magens (WOLF und ANDRUS).

Eine zentrale Regulation der Magensafterzeugung geht wahrscheinlich über die cerebralen Stationen des vegetativen Systems, die für das funktionsangepaßte Gleichgewicht sympathischer und parasymphatischer Innervation sorgen. Das Entstehen von Ulcera bei experimentell erzeugtem Druck gegen den Hypothalamus und beim Menschen bei entsprechenden Blutungen z.B. nach Hirnoperationen (CUSHING) spricht ebenfalls für eine zentrale Auslösungsmöglichkeit der Geschwürsentstehung.

Vor einseitiger Überschätzung des neurogenen Momentes sollte die lebhafte Sekretion nach Nahrungsaufnahme an in die Brustdrüse transplantierter — sicher denervierter — Magenschleimhaut warnen (JOY und FARREL).

Andererseits weist die experimentelle Geschwürserzeugung nach intraperitonealer Injektion eines Hypophysenvorderlappenextraktes (SAEGESSER; LÜTHI) auf die Möglichkeit der

Auswirkung *hormoneller Faktoren* hin. Beim Menschen passen dazu die Häufigkeit von Geschwüren bei Adenomen von Epithelkörperchen (Rossier, Rogers, Crain, Marshall) und beim Zollinger-Ellison-Adenom des Pankreas. Bei diesem fand sich eine außerordentliche Erhöhung der interdigestiven Magensaftsekretion.

Schon frühzeitig schien eine psychosomatische *Ulcusgenese* (v. Bergmann) wahrscheinlich. Psychisch-emotionell bedingt soll eine vermehrte Irritation des vegetativen Regulationssystems des Magens zustande kommen. v. Bergmann vermutete unter Hinweis auf eine Ulcuskonstitution „funktionell bedingte Durchblutungsänderungen" infolge Hyperaktivität der Magenmuskulatur. V. Hofmann u. Mitarb. schuldigten organische Gefäßveränderungen im Ulcusbereich ursächlich an. Der Anatom Staubesand stellte in Stufenschnitten allerdings fest, daß es sich hierbei um Fehldeutungen handelte. Dragstedt, Winkelstein u. a. sahen die neurogene Auswirkung bei der Ulcusgenese in Vermehrung eines hochaktiven — der psychischen Phase der Magensaftsekretion entsprechenden — Verdauungssaftes in der interdigestiven Verdauungsphase, besonders nachts (vgl. S. 288).

Die meisten dieser Vorstellungen gehen auf Fakten zurück, die — nicht immer unwidersprochen — nach Vagotomie an Tier und Mensch gefunden wurden.

Die Möglichkeit der Geschwürserzeugung von ganz verschiedenen Angriffspunkten aus zwang, nach einem gemeinsamen Auswirkungsmechanismus am Magen zu suchen.

Ein neuer Weg zum Verständnis der Ulcuspathogenese entwickelte sich aus der Erfahrung der äußerst *verschiedenen Häufigkeit des Anastomosengeschwürs* nach verschiedenartigen therapeutischen Eingriffen am Magen. Die sog. v. Eiselsbergsche *Pylorusausschaltung* — die präpylorische Durchtrennung des Magens mit Gastrojejunostomie zur Ausschaltung des Ulcus duodeni von der Speisepassage — führte zwar zu dessen Ausheilung, aber auch stets zu einem Anastomosengeschwür (Enderlen). Winkelbauer und Starlinger fanden diese Erfahrung auch beim Hund beim gleichen Eingriff bestätigt. Damit war ein stets reproduzierbares Modell gegeben für die Analyse der Funktionsänderungen des Magens, welche der Geschwürsentstehung vorangehen, sie begleiten oder ihr folgen. Bei Anlegung eines Pawlow-Magens zeigte sich, daß die „Pylorusausschaltung" schon *vor* der Ulcusentstehung zu einer erheblichen Verlängerung der „chemischen" Phase der Magensaftsekretion führt und daß es hierdurch zur „Leersekretion" (Langenskjöld) kommt, d. h. zur Absonderung von Magensaft in der interdigestiven Phase (Zukschwerdt, 1931). Die Antrumschleimhaut des Magens — der Produzent des Gastrins (Edkins) konnte als Auslösungsort dieser Sekretionsanomalie nachgewiesen werden (Zukschwerdt und Becker, 1933).

Zuvor hatten Enderlen, Freudenberg und v. Redwitz bereits gezeigt, daß die Antrumresektion zum Verlust der chemischen Phase der Magensaftsekretion führt. Trotz gleicher Sekretionsänderung im „großen" und im Pawlow-Magen nach „Pylorusausschaltung" entsteht in diesem — nach außen drainierten — kein, im „großen Magen" stets ein Geschwür. Wird aber der Pawlow-Magen mit einer Jejunumschlinge anastomosiert, so entsteht auch an dieser Anastomose ein Ulcus. Nicht gebundener, hochaktiver Magensaft führt an Pylorus und im Anastomosenbereich zu einer spastischen Entleerungsstörung. Der ungebundene Magensaft wirkt auf die Schleimhaut der distalen Magenhälfte langdauernd ein und erzeugt zunächst eine massive Schleimproduktion. Die feine Abstimmung von Sekretion und Entleerung des Magens ist gestört. Die bei diesen Versuchen gewonnenen Präparate zeigen das Vorangehen einer hypertrophischen, später erosiven Gastritis vor der Bildung callöser Geschwüre. Mit Ausbildung eines chronischen Geschwürs, vorwiegend an Stellen besonderer mechanischer Inanspruchnahme heilen die übrigen Erosionen zumeist aus. Diese Versuche gaben einen neuen Hinweis auf die *Rolle des Antrums, der Produktionsstelle des Gastrins als Regulationsstelle der Magensaftsekretion.* Die Ausschüttung von Gastrin, das über den großen Kreislauf die Fundussekretion in Gang setzt, wird während der ersten, der „psychischen" Phase der Magenverdauung in Gang gebracht. Der hierbei erzeugte, besonders verdauungsaktive Magensaft führt zu Spaltprodukten der zugeführten Nahrung, die durch Einwirkung auf das Antrum die Umwandlung des Prosekretins in Gastrin bewirken. Hierdurch wird eine auf die jeweiligen Nahrungsbestandteile abgestimmte Magensaftproduktion gewährleistet und diese mit der Entleerung des Magens beendet. Andererseits hemmt die Berührung der Antrumschleimhaut durch freie Salzsäure — „*Säurebad der Antrumschleimhaut*" — die Fundussekretion (Sokolow, Dragstedt u. Mitarb., Harrison u. Mitarb., Jordan u. Mitarb.). Ähnlich wird auch die „Duodenalbremse" der Fundussekretion (Uvnäs) ausgelöst.

Auch *Distension* des Antrums führt zu Fundusdrüsensekretion (Joy u. Mitarb.). Dragstedt erklärt hierdurch die Geschwürsentstehung nach Transplantation des Antrums in das Querkolon (Quigley, Grossmann u. a.). Weitere Regulationsmechanismen der Magensaftproduktion sind der Rückfluß alkalischen Duodenalsaftes, die amphotere Wirkung des Magenschleims, die Änderung des Verhältnisses HCL/Neutralchlorid-Ausscheidung (Hunt). (vgl. Kap. B).

STELZNER (1964) stellte einen *Regulationsmechanismus des Gastrinstoffwechsels in der Leber* fest. Die Pylorusausschaltung nach WINKELBAUER und STARLINGER führt zu keiner Bildung von Anastomosengeschwüren bei Entfernung der gesamten Antrumschleimhaut (ZUKSCHWERDT und BECKER). Wird jedoch zusätzlich mittels CCL$_4$ eine Lebercirrhose erzeugt, so entstehen Geschwüre. Mit Dopamin als Modell, das zum Abbau in der Leber der gleichen Fermente bedarf wie z.B. Histamin, konnte das Regulationsversagen der cirrhotischen Leber für den Gastrinstoffwechsel noch wahrscheinlicher gemacht werden. Für diese Regulationsaufgabe der Leber sprechen weiter die bereits von HANOT 1895 bei der Lebercirrhose festgestellten hohen Säurewerte im Magen, ebenso wie im Experiment nach portocavaler Anastomose (LEBEDINS-KAJA u. a.), bei umgekehrter Eckscher Fistel — auch trotz Antrumresektion (CLARKE) —, nach experimenteller Pfortaderstenose (GEREZ und WEISS u. a.) und beim Menschen nach intragastraler Histaminverabreichung und zwar nur bei Lebercirrhose (BENEDETT u. Mitarb.).

Die Einschaltung der Leber als *Regulationsorgan in den Gastrinstoffwechsel* macht den komplizierten Blutweg des im *Antrum* produzierten Gastrins verständlich, das sich im unmittelbar angrenzenden *Fundus*abschnitt auswirkt. Das Magenulcus bei Lebercirrhose entsteht also sekundär! (vgl. S. 135).

Das Bestehen einer *intestinalen Phase der Magenverdauung* zeigten die Hundeversuche von ENDERLEN und ZUKSCHWERDT (1931). Ein gastrinähnlicher Effekt geht möglicherweise vom Pankreas aus. Das Verhalten der Magensaftsekretion und die Geschwürsentstehung bei Zollinger-Ellison-Adenomen des Pankreas spricht dafür. Die Geschwürsbildung nach Dauerverabreichung von Histamin in Depotform (BÜCHNER) ist ein Modell dafür, daß bei pathologischen Dauerreizzuständen der Fundussekretion alle Regulationsmechanismen versagen können. In der menschlichen Pathologie gilt für das Ulcus beim Zollinger-Ellison-Adenom das gleiche.

Spielt für die Geschwürsentstehung die Störung der Harmonie zwischen Magensekretion und -entleerung eine Rolle, so war die Auswirkung der experimentellen Pylorusstenose zu untersuchen (ZUKSCHWERDT, 1931). Bei dem aus dem Pawlow-Magen hierbei aufgefangenen Magensaft zeigte sich eine erhebliche Verlängerung der chemischen Phase der Magenverdauung mit Vermehrung der Gesamtmenge des auf eine bestimmte Standardnahrung abgeschiedenen Saftes. Als Ursache konnte verlängerte Einwirkung von Nahrungsbestandteilen auf die Antrumschleimhaut nachgewiesen werden. Daß hierdurch eine verlängerte Gastrinproduktion zustande kam, zeigten Bluttransfusionen von standard-gefütterten Hunden auf nüchterne mit Pawlow-Mägen in bestimmten Zeitabständen. Parallel mit der Sekretionsverlängerung ging in den pylorusstenosierten Mägen die Entwicklung chronischer Ulcera. Diese Auswirkung der Stenosierung des Pylorus wurde später von ROE und DYER (1939) und SHAY u. Mitarb. (1945) in akuten Versuchen bestätigt. Den Gastrinnachweis mittels Bluttransfusion hatten bereits IVY und in Parabioseversuchen IVY, LIM u. Mitarb. vergeblich zu führen versucht. Eine Bestätigung unserer Versuche gelang erst UVNÄS (1942) mittels gekreuzter Zirkulation.

Andererseits zeigten auch die Versuche mit künstlicher Stenosierung, daß mit der Ausbildung der Leersekretion eine zusätzliche Entleerungsbehinderung des Magens einhergeht. Die hohe freie Acidität des Magensaftes bei der Leersekretion verzögert z.B. die Pylorusöffnung. Hierdurch wird durch die im Magen noch vorhandenen Nahrungsreste die chemische Sekretionsphase verlängert. *Motilitäts- und Sekretionsstörung vereinigen sich zu einem Circulus vitiosus.* Hierin erscheint uns der gemeinsame Schnittpunkt der zum Geschwür führenden Faktoren zu liegen. Der Angriffspunkt kann von der motorischen oder, beim menschlichen Ulcus wohl häufiger von der sekretorischen Seite ausgehen. Oder anders ausgedrückt: *Die Störung der Harmonie zwischen Sekretion und Motorik schafft die Disposition zum Ulcus.*

Es mag eingewendet werden, daß bei dieser Deutung der Ulcuspathogenese die Ergebnisse von Tierversuchen eine erhebliche Rolle spielen. Andererseits haben gerade die chirurgischen Erfahrungen am Menschen z.B. in bezug auf das Ulcus pepticum jejuni nach „Resektion zur Ausschaltung eines Ulcus duodeni" mit Zurücklassung von Resten von Antrumschleimhaut die Ergebnisse der Tierversuche auf das eindringlichste bestätigt.

Literatur

STELZNER, F.: Langenbecks Arch. klin. Chir. **305**, 371—396 (1964).

ZUKSCHWERDT, L.: Exp. Med. **79**, 578 (1931).

—, u. TH. BECK: Dtsch. Z. Chir. **237**, 457 (1932).

—, u. E. BECKER: Dtsch. Z. Chir. **241**, 39 (1933).

—, u. H. HORSTMANN: Ergebn. Chir. Orthop. **29**, 440 (1936).

—, u. TH. O. LINDENSCHMIDT: Magen-Duodenum. In: Klinische Chirurgie für die Praxis, Bd. 3, S. 149. Stuttgart: Georg Thieme 1960.

IV. Ulcus ventriculi (U. v.)

1. Überlegungen zur Indikation und Verfahrenswahl

Die Häufigkeit des U.v. in den einzelnen Magenregionen zeigt Abb. 222.

a) Malignität bei U. v.

An der Möglichkeit der malignen Entartung eines U.v. wird nicht mehr gezweifelt (FINSTERER, 1953; DENK und SALZER, 1957; REIFFERSCHEIDT und SCHREIBER, 1960; VIIKARI, 1962). Die Angaben über die *Häufigkeit maligner Entartung* beim chronischen U.v. schwanken zwischen 1—2% (REIFFERSCHEIDT und SCHREIBER, 1960; RANSOM, 1947) und 25% (DIETRICH, 1938; DUHAMEL u. Mitarb., 1963). Die höchste Malignitätsrate besitzen die Riesenulcera mit seltener Lokalisation (29% nach VIIKARI, 1962), sowie mit mehr als 4 cm Durchmesser (37,5% COHN u. Mitarb., 1959). Bei den Ulcera der kleinen Curvatur muß mit einer Malignitätsrate von 6—7% gerechnet werden (KEMP, HARPER u. GREEN, 1961).

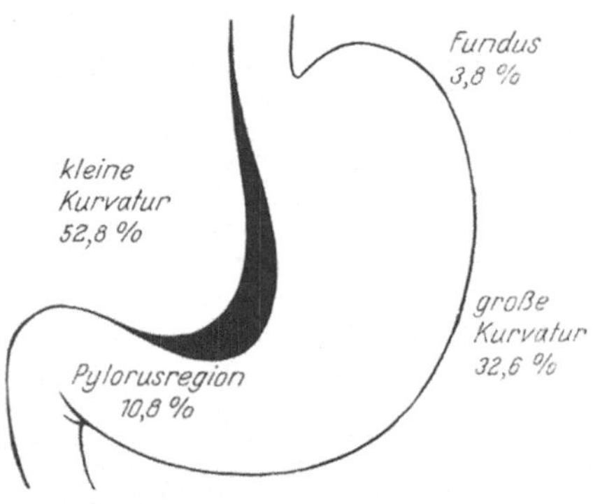

Abb. 222. Relative Häufigkeit der Lokalisation des U.v. B. IHRE, IInd World Congr. of Gastroenterology, Munich, vol. II, p. 290 (1963). Panel-Discussion, Peptic Ulcer

Die optimistischen Angaben bezüglich Treffsicherheit der diagnostischen Mittel (99,3%! nach ARNOLD u. Mitarb., 1960) können wir nicht bestätigen. Trotz Aufbietung aller modernen Mittel (endogastraler Rö-Spray, Saugbiopsie, Gastroskopie, Gastrocamera) fand sich unter 16 Fällen, welche für benigne U.v. gehalten wurden, 5mal im Schnellschnittpräparat ein Carcinom, so daß ausgedehnter operiert werden mußte, als dies bei U.v. benignum erforderlich wäre. Deshalb leiten wir immer, wenn die klinische Diagnostik ein benignes Ulcus erwarten läßt, eine *kurzdauerende internistische Intensivbehandlung* ein. Bleibt die Nische innerhalb 3 Wochen unbeeinflußt, so ist die Operation angezeigt. Die Gefahr der Malignität sowohl als die hohe Rezidivrate (mindestens 35% nach DUHAMEL u. Mitarb., 1963) rechtfertigt dieses Vorgehen.

Die Sicherung der Diagnose durch intraoperative Schnellschnittuntersuchung ist für eine adäquate Verfahrenswahl unerläßlich. Resektionen „auf Verdacht" oder auch *prophylaktische Resektionen* verbieten sich ebensosehr wie längere Verlaufsbeobachtungsfristen. Diese Auffassung findet volle Unterstützung durch viele gleichlautende Beobachtungen.

RUNYEON u. HOERR (1957) fanden in einer Serie von 24 Patienten mit der *praeoperativen Diagnose eines benignen Ulcus ventriculi,* welches sich intraoperativ als Carcinom herausstellte, eine 3- bis 5-Jahres-Überlebenszeit von 46%. 80% dieser Patienten waren kurativ reseziert worden. Dagegen erreichten 99 Patienten mit *praeoperativer Carcinomdiagnose* nur in 10% eine 5-Jahres-Überlebenszeit. OLSSON und ENDRESEN (1955) fanden eine 3-Jahres-Überlebenszeit von 64% in der Gruppe *praeoperativ* für *benigne* gehaltener, intraoperativ als maligne erkannter U.v. Die Überlebenszeit der bereits *praeoperativ* als *maligne* erkannten Ulcera betrug 42%. Nach BROWN u. Mitarb. (1961) kann durch frühzeitige Behandlung eine 5-Jahres-Überlebensrate von 92,3%, bei Verschleppung nur eine solche von 60% und weniger erreicht werden. COMFORT u. Mitarb. (1954) haben die Beziehungen zur Ulcusgröße studiert. Die 5-Jahres-Überlebensrate eines malignen U.v. von weniger als 1,1 cm Durchmesser beträgt 82,4%. Je kleiner die Veränderung ist, desto geringer ist die Wahrscheinlichkeit einer malignen Entartung. Von den großen und Riesengeschwüren des Magens sind nur 71%

benigne (COHN und SARTIN, 1958). Bedenkt man außerdem die Rezidivrate von 35% nach konservativer Behandlung, so wird man einem internistischen Behandlungsversuch zwar zustimmen; dieser muß aber auf 2—3 Wochen begrenzt werden und in dieser Zeit zu einer Verkleinerung der Nische um etwa 50% führen (PAUSTIAN u. Mitarb., 1960).

Nachdem leider die monatelange, unter Umständen jahrelange Verschleppung geradezu die Regel ist, wenn erst einmal konservative Langzeitbehandlung begonnen wurde, muß man erfahrenen Klinikern (RAVDIN und HORN, 1953; VIIKARI, 1962; DRAGSTEDT, 1963) zustimmen, welche sämtliche das *Ulcus ventriculi* zuvörderst für *ein chirurgisches Problem* halten.

Versucht man eine „*Gewinn-Verlust-Bilanz*" zwischen operativer und konservativer Therapie aufzustellen, so müssen Vergleiche zwischen Morbidität und Mortalität der operierten bzw. nichtoperierten Patienten angestellt werden.

Solche wurden neuerdings von U. KRAUSE (1963) vorgenommen. Voraussetzung der Untersuchung ist eine lückenlos dokumentierte *Beobachtungszeit*, von wenigstens *25 Jahren*. Setzt man die Beschwerden durch eine Operation den Beschwerden von 2 Recidiven gleich, so ergibt sich, daß die *Operation zum Zeitpunkt des ersten Rezidivs* das *Verfahren der Wahl für jüngere Patienten* (unter 60 Jahren) ist. Für Patienten über 60 Jahren ist es ratsam, die Operation so lange als möglich aufzuschieben oder sie ganz zu unterlassen. Das gleiche gilt für das *blutende Ulcus ventriculi* (vgl. G, XII). Die Regel wird durch das *Risiko der malignen Entartung* und die Unsicherheit der Krebsdiagnose entscheidend verändert, indem hier stets die Frage der *Operation zum frühest möglichen Zeitpunkt* ernstlich erwogen werden muß. 80% aller U.v. erleiden wenigstens ein Recidiv (DWORKEN u. Mitarb., 1957). Setzt man diese Morbiditätsrate in Beziehung zur postoperativen Morbidität von etwa 5%, so spricht vieles für die *Durchführung elektiver Operationen beim benignen* U.v. Ausgesprochene *Kontraindikationen* gegen ein operatives Vorgehen bestehen nicht, wenn man die Überlebenszeit der Operierten oder Nichtoperierten oder die Recidivquote beider Therapieformen vergleicht.

Einer *grundsätzlich konservativen Behandlung* des U.v. kann chirurgischerseits nur zugestimmt werden, wenn 1. der Patient die Operation strikt verweigert oder bei ausgesprochenem Risikofall; 2. wenn Malignität durch eine vollständige Röntgenuntersuchung, Gastroskopie und cytologische Untersuchung ausgeschlossen ist und eine zweiwöchige interne Intensivbehandlung (PAUSTIAN u. Mitarb., 1960) einen deutlichen Erfolg erbrachte; 3. keine Vorgeschichte oder Symptomatologie einer Blutung oder Stenose oder einer Hospitalisation wegen dieser Komplikationen vorhanden ist; 4. kein besonders großes oder gar Riesenulcus vorliegt. Unter diesen Kriterien bleiben nur die klinisch *symptomarmen Ulcera ventriculi* mit kurzer Vorgeschichte und deutlichem Ansprechen auf kurzfristige interne Intensivmaßnahmen sowie die Ulcera beim über 60jährigen ohne Malignitätsverdacht für die *konservative* Behandlung übrig.

b) Operative Verfahrenswahl

Da die konventionelle Ulcuschirurgie die pathogenetische Einheit des Gastro-Duodenalulcus stark betonte (v. REDWITZ u. FUSS, 1928), blieb auch die Differenzierung der Verfahrenswahl für beide Ulcusformen gering. Im Grunde wurde vorwiegend nach technischen Gesichtspunkten variiert, indem bei *U.d. die Resectio Billroth II* wegen der oft schwierigen Verhältnisse am Duodenum, für das *U.v. die Resectio Billroth I* wegen des intakten Duodenums bevorzugt wurde. Die Tatsache, daß bei gleichgroßer distaler partieller Resektion die Resectio Billroth II wegen U.v. viel seltener zum U.p.j. führt als die gleiche Operation bei U.d. (vgl. Abb. 209), löste keineswegs die einzig logische Konsequenz aus, nämlich nach verschiedenen Methoden für die beiden Ulcusformen zu suchen. Jedenfalls wurde im deutschsprachigen Schrifttum als Methode der Wahl für beide Formen des Ulcus pepticum die subtotale (60—75%) Resectio Billroth II propagiert und praktiziert (WENZ u. Mitarb., 1960; DORN, 1961 davon Typ Reichel-Polya für 85%, das ist sieben Achtel aller Eingriffe wegen U.v. und U.d.).

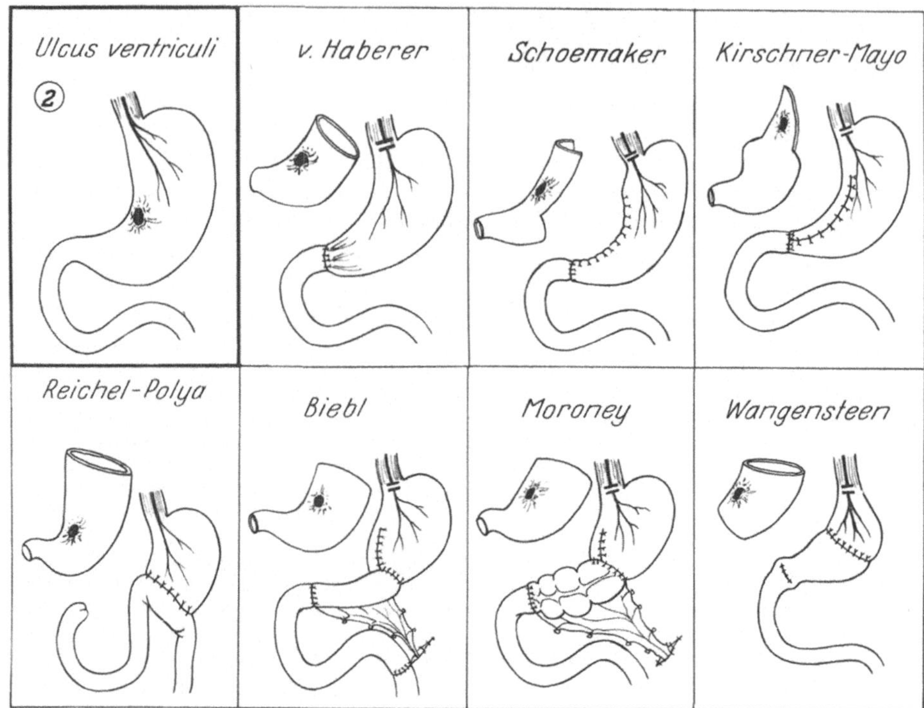

Abb. 223. Verschiedene resezierende Verfahren bei U.v. distale oder mediale. *Methode nach* v. HABERER, *1927—1933:* (50—60%) Resektion + Gastro-Duodenostomie. *Methode nach* SCHOEMAKER, *1911:* Treppenförmige Resektion(bis 75%) der kleinen Kurvatur nebst Ulcus + Duodenostomie. *Methode nach* KIRSCHNER-MAYO-PAUCHET, *1920—1923:* Lappen- oder bogenförmige Resektion der kleinen Kurvatur nebst Ulcus + Gastro-Duodenostomie (bei kurzem Magenstumpf auch Gastro-Jejunostomie). *Methode nach* REICHEL-POLYA-HOFMEISTER-FINSTERER, *1911, 1914, 1923:* Typische subtotale (65—75%) Resektion + Gastro-Jejunostomie. Indikation: Bei U.v. nur wegen zu kurzem Magenstumpf. *Methode nach* BIEBL, *1947:* Resektion des Antrums und der ulcustragenden distalen Abschnitte des Korpus. Indikation: Wiederherstellung der Duodenalpassage bei kurzem Magenstumpf durch Jejunuminterposition. *Methode nach* MORONEY, *1951:* Analog Methode nach BIEBL mit Zwischenschaltung eines Colonsegmentes. *Methode nach* WANGENSTEEN, *1935:* (50%) „Segmentresektion" des ulcustragenden Magenteils + Gastro-Gastrotomie + Pyloroplastik. Indikation: Ulcera in Magenmitte bei Sub- und Normacidität. *Merke:* In Kombination mit einer Vagotomie kann bei allen Verfahren die Resektion klein gehalten werden

Im anglo-amerikanischen Schrifttum wird schematisches Vorgehen in der Ulcuschirurgie schon seit geraumer Zeit (1943) kritisiert und der Versuch unternommen, zu physiologischen Verfahren überzugehen. Die mit *Vagotomie kombinierten, nichtresezierenden und resezierenden Verfahren,* über welche die Diskussion auch dort lange Zeit unentschieden hin und her schwankte, haben sich dort durchgesetzt, wenn auch über die Verfahrenswahl noch nirgendwo volle Übereinstimmung herrscht.

Für das *Ulcus ventriculi* distale bedeutet eine subtotale (60—75%) distale partielle Resektion, wie sie zwecks sicherer Ausschaltung der Säurebildung und -weckung lange Zeit für erforderlich gehalten wurde, eine völlig unnötige Verstümmelung. Wir sind uns heute völlig darüber klar, daß das U.v. distale durch eine (40—50%) Antrektomie (B I oder B II) ohne Vagotomie geheilt und die Resektion noch kleiner (ca. 20%) gehalten werden kann, wenn sie mit einer

Vagotomie kombiniert wird. Recidivulcera werden in weniger als 1%, befriedigende funktionelle Resultate in ca. 90% erreicht werden. Die Mortalität schwankt zwischen 2 bis höchstens 5%. Der Umstand, warum die Mortalitätsziffer oft höher (5—10%) angegeben wird, liegt darin, daß der Eingriff häufig als Routinemaßnahme vorgenommen wird ohne Unterschied, ob bei akuten oder chronischen Fällen, ob als Notoperation oder als elektiver Eingriff.

Wie ist vorzugehen, wenn man besser individualisieren will? Indem die *Verfahrenswahl* an der *Ulcuslokalisation* und *morphologischen Veränderung* sowie am Grad der *Funktionsstörung* bemessen wird. Daß das U.v. relativ selten von einem U.p.j. oder Recidivulcus gefolgt ist, auch wenn nur kleine Eingriffe vorgenommen werden, ist eine altbekannte Tatsache. STRAUSS (1924) hatte schon mit einer einfachen Ulcusexcision durch Längsresektion der kleinen Kurvatur und

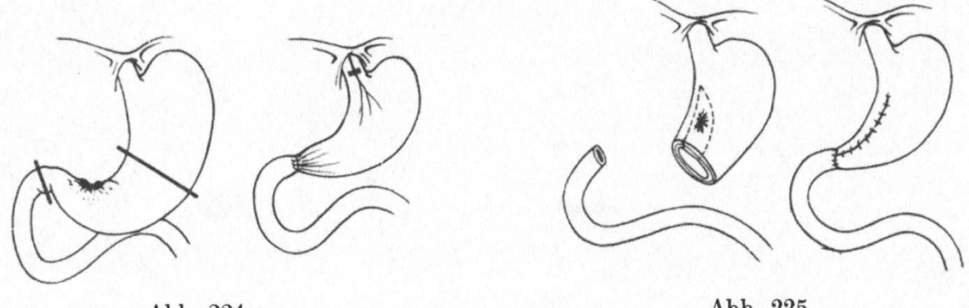

Abb. 224   Abb. 225

Abb. 224. Resectio Billroth I bei Ulcus ventriculi distale (nach v. HABERER, 1927—1933, heute meist mit Vagotomie)

Abb. 225. Resectio Billroth I bei U.v. in Magenmitte und subkardiale: SCHOEMAKER (1911). — Modifiziert nach SCHMIEDEN, 1921 mit bogenförmiger Excision der kleinen Kurve. — Modifiziert nach PAUCHET, 1923 mit lappenförmiger Excision der kleinen Kurve. (Technik vgl. Abb. 240)

Pyloroplastik bei 21 Fällen sehr gute Erfolge (Mortalität 0, Recidivulcus 0, Beobachtungszeit 8 Jahre). WALTON (1934) führte eine Keilexcision mit Gastro-Jejunostomie bei 325 Patienten aus (Rezidivrate 1,8%). Ähnliche Erfolge erzielte auch EUSTERMAN und BALFOUR (1935, 1202 Patienten) durch Ulcusexcision mit und ohne Drainageoperation. Vielerorts behaupten sich auch beim U.v. dist. et med. noch die resezierenden Verfahren (s. Abb. 223). So z.B. die *distale partielle (50—60%) Resectio Billroth I* (nach v.HABERER, 1933) für das Ulcus ventriculi distale (Abb. 224), die *treppenförmige Resektion* unter Mitnahme der gesamten kleinen Kurvatur nebst Ulcus (nach SCHOEMAKER, 1911; KIRSCHNER-MAYO-PAUCHET, 1920—23) bei Ulcus ventriculi mediale und subcardiale (Abb. 240, 241). Die Methode findet ihre Grenze beim großen Ulcus ad cardiam, welches durch diese Methode ohne Gefährdung der Kardiapassage nicht mehr entfernbar ist.

Die distalen Interpositionsmethoden nach SACHAROW (1936), BIEBL (1947), MORONEY (1951) werden erforderlich, wenn der Magenrest sehr klein wurde und zur Vergrößerung des Reservoirs ein Substitut aus Jejunum bzw. Colon zwischengeschaltet werden soll; die *Segmentresektion nach* WANGENSTEEN (1935), heute wie die meisten Eingriffe dieser Art nur noch in Kombination mit Vagotomie und Pyloroplastik und als Bestandteil elektiven bzw. form- und funktionsgerechten Operierens (vgl. G, XVII). Für das *U.v. proximale ad und intra-kardiam* (vgl. Abb. 226) galt lange Zeit die Palliativresektion nach KELLING (1918)-MADLENER (1923) (vgl. Abb. 226,2) unter Belassung des Ulcus, d.h. die Durchführung eines

Routine-Billroth II als ausreichende Behandlung. Die nicht seltene Notwendigkeit, ein ursprünglich nach KELLING-MADLENER palliativ reseziertes Ulcus ad cardiam wegen Progredienz oder maligner Entartung schließlich doch noch radikal, d.h. dann total resezieren zu müssen (WENZ u. Mitarb., 1960), ließ nach anderen Methoden Umschau halten. Diese müssen als zu radikal bezeichnet werden, wenn sie z.B. als subtotale (75—85%) proximale antrumerhaltende

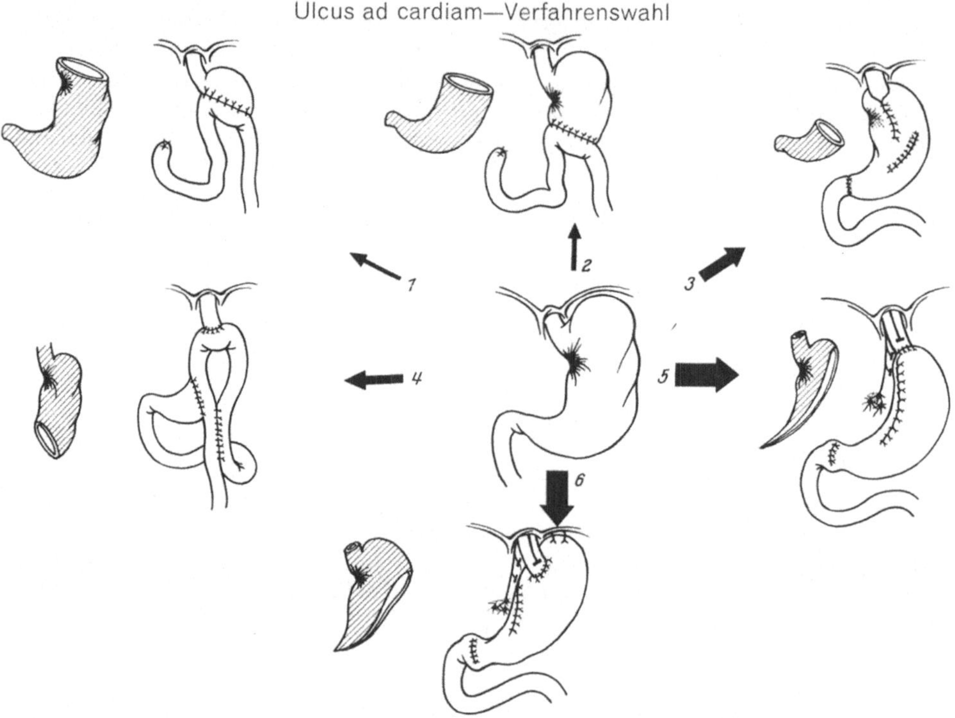

Abb. 226. Häufigste Verfahrenswahl bei Ulcus ventriculi proximale ad und intra cardiam. *1* Subtotale (60—90%) distale Resektion. *2* Partielle, distale (40—60%) Resektion nach KELLING, 1918; MADLENER, 1923. *3* Gastrotomie + Ulcusmobilisation + Fundoplicatio + Antrektomie + Gastro-Duodenostomie nach NISSEN, 1964. *4* Antrumerhaltende, proximale (70—90%) Resektion nach NISSEN, 1952. *5* und *6* Form- und funktionsgerechte proximale Resektion nach HOLLE u. Mitarb., 1954—1965

Resektion, von NISSEN nur für das Carcinom im Fundusabschnitt empfohlen (vgl. Abb. 226, 4), vorgenommen wird; oder wenn eine subtotale (70—80%) Segmentresektion oder eine subtotale, distale (70—80%) Resectio Billroth II (vgl. Abb. 226, 1, 227, NISSEN-GÜTGEMANN, 1962) oder, was bei übermäßiger Resektionsfreudigkeit nicht selten geschieht, sogar eine Totalresektion praktiziert wird (Abb. 228b). Aus der Erkenntnis, daß solche supraradikale Maßnahmen, bei benignen U.v. fehl am Platze sind und oft nur aus technischer Konvention erfolgen, haben wir (HOLLE u. Mitarb., 1954, 1956, 1960, 1963, 1965) *die subdiaphragmatische Fundektomie* (vgl. G, XVI, 7) für das große, malignitätsverdächtige, komplikationsgefährdete Ulcus ventriculi ad cardiam ausgearbeitet. Nach weiterer Ausfeilung der Technik wurde das Verfahren schließlich mit Erfolg in die Methodik des form- und funktionsgerechten Operierens aufgenommen (HOLLE u. HART, 1965, Abb. 226, 5 u. 6). NISSEN (1964) hat eine Kombinationsoperation (Abb. 226, 3) angegeben, welche das Ulcus über eine Gastrotomie

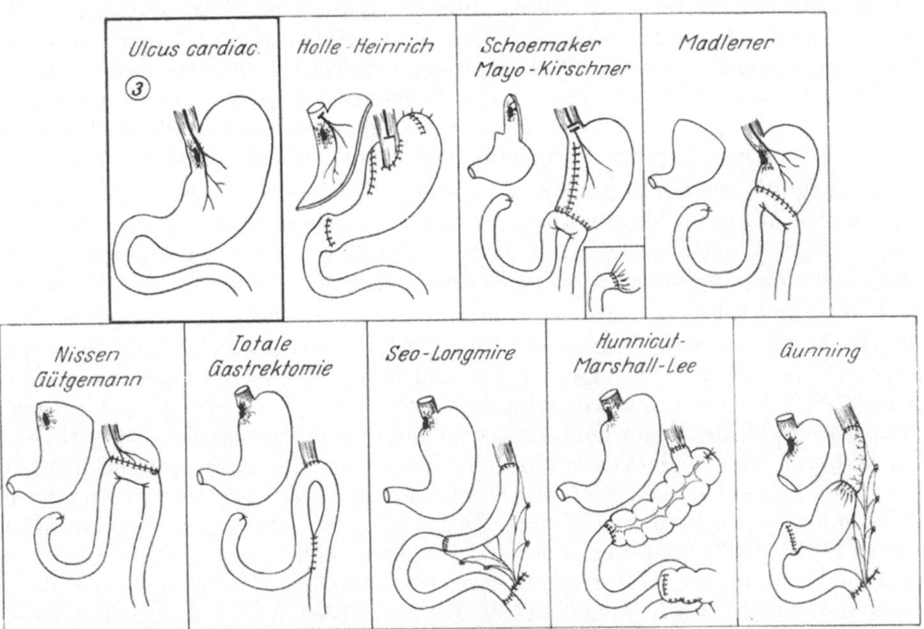

Abb. 227. Verschiedene resezierende Verfahren bei U. v. proximale

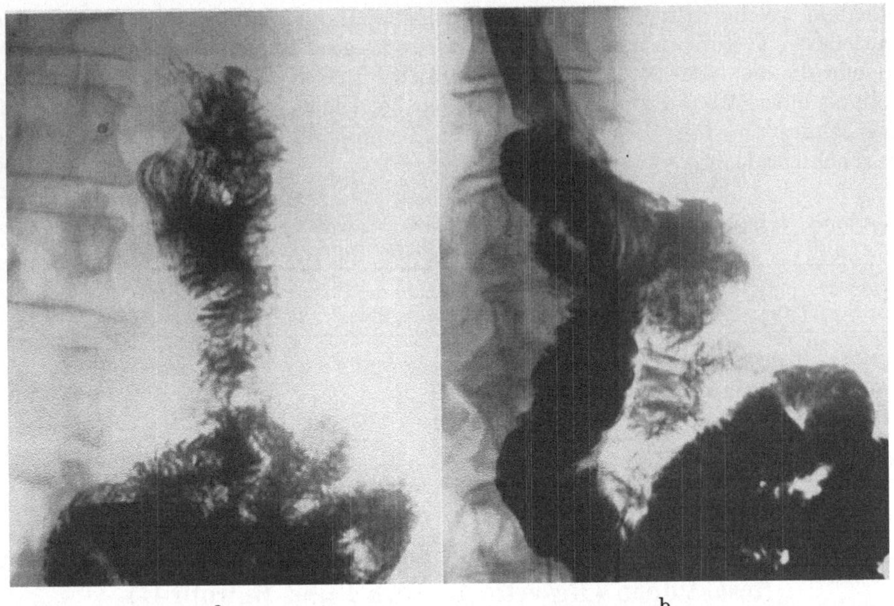

Abb. 228a u. b. Ulcus ventriculi ad cardiam benignum (!). a Zustand nach distaler subtotaler (90%) Resectio Billroth II. b Zustand nach totaler (100%) Resektion-Oesophago-Jejunosto-mie. Subradikale Resektionen dieser Art waren früher nicht selten in der operativen Therapie des Ulcus ad cardiam. Sie waren die unlogische Folge der subtotalen Resektionstherapie des U. d. An die Stelle derart verstümmelnder Operationen sind heute die mit Vagotomie kombi-nierten proximalen partiellen Resektionen oder nichtresezierende Verfahren getreten (vgl. G, XVII)

freilegt, von der Hinterwand ablöst, unter Umständen excidiert und den Defekt durch eine Fundoplicatio deckt. Die Sekretion wird durch eine kleine Antrumresektion korrigiert und die Passage durch eine Gastro-Duodenostomie wiederhergestellt. Dieses Vorgehen nähert sich bereits den Prinzipien form- und funktionsgerechten Operierens unter Abkehr von den supraradikalen Maßnahmen. Jedoch ist die resultierende Formveränderung noch zu umfangreich.

Gleichgültig, welche Verfahren im einzelnen Verwendung finden: Alle benignen U.v. heilen ab, wenn die abnormalen Passage- und Sekretionsverhältnisse anhaltend korrigiert werden. Die Korrektur muß bestehen aus: 1. *Vagotomie.* 2. *Die Magenentleerung begünstigendes nichtresezierendes oder resezierendes Verfahren.* 3. *Ulcusentfernung.*

Die Methoden von WEINBERG (Abb. 292), HARKINS (Abb. 315), WANGENSTEEN (Abb. 322) und das eigene form- und funktionsgerechte Operieren (Abbildung 350ff.) folgen diesen Grundsätzen. Das bedeutet für das *Ulcus ventriculi distale et mediale* die Vagotomie + Ulcusexcision + Pyloroplastik, gelegentlich + Antrektomie oder Segmentresektion; für das *Ulcus ad et intra-cardiam* ebenfalls die Vagotomie + Ulcusexcision oder subdiaphragmale Fundektomie in ihren form- und funktionsgerechten Variationen. Das *Palliativverfahren von* KELLING-MADLENER (1918, 1923) kann nur angewendet werden, wenn die intraoperative histologische Untersuchung Gutartigkeit ergab und wenn der Eingriff mit einer Vagotomie kombiniert wird (ZOLLINGER u. Mitarb., 1958). Unter diesen Voraussetzungen sind die obengenannten Verfahren schonender und zuverlässiger, so daß für das Kelling-Madlener-Verfahren kaum noch Raum bleibt. U.d. und U.v. sind durch eine Reihe eigenständiger pathogenetischer Wesenszüge voneinander geschieden, welche differenzierende Operationsmethoden erfordern. Solange diese spezielleren Techniken noch nicht Allgemeingut geworden sind, wird die konventionelle distale (40—50%) Resectio Billroth I (nach v. HABERER) die Vorrangstellung innerhalb der Operationsmethoden bei Ulcus ventriculi distale (et mediale) behaupten. Die Beherrschung ihrer Technik ist eine der Grundlagen der Magenchirurgie (vgl. Abb. 231ff.).

Tabelle 13. *Häufigkeit maligner Operationsbefunde in Fällen, die röntgenologisch als Ulcus ventriculi diagnostiziert wurden*

Autor	Anzahl der Operierten	Carcinome	%
FINSTERER (1939)	628	96	15,2
WALTERS and CLEVELAND (1940)	100	19	19,0
SMITH and JORDAN (1948)	255	44	17,2
STEWART (1953)	935	103	11,0
IHRE (1956)	593	37	6,2

2. Spezielle Indikation und Technik der klassischen distalen partiellen Resektionen (Resectio Billroth I und Billroth II)

a) Definition und Nomenklatur

Im deutschen Schrifttum werden die resezierenden Eingriffe am Magen als „*Magenresektion*" bezeichnet. Im anglo-amerikanischen Schrifttum steht als Synonym „*Gastrektomie*", was eigentlich „Ausschneidung des (ganzen) Magens" bedeutet. Um Mißverständnisse zu vermeiden, ist es unerläßlich die Adjektiva „partielle", „distale" oder „proximale" (Magenresektion bzw. Gastrektomie) oder

„totale" (Magenresektion bzw. Gastrektomie) hinzuzufügen. Außerdem ist es notwendig, die Ausdehnung der Resektion in prozentualen Meß- oder Schätzwerten hinzuzufügen (Abb. 229). Für die distalen partiellen Magenresektionen werden folgende Bezeichnungen gebraucht: 1. *Sphinkterektomie* = distale (10—15%) Resektion (AA—BB). Nur der Pylorusmuskel und etwas prae- und postpylorisches Gewebe wird entfernt. 2. *Pylorektomie* = distale (15—25%) Resektion mit weitgehender Entfernung des Canalis pyloricus (AA—CC). 3. *Distale partielle Gastrektomie* (Antrektomie) = distale (40—50%) Resektion mit vertikal (AA—DD), schräg (AA—DE) oder quer (AA—II) zur Magenachse verlaufender Durchtrennungslinie. Die vertikalen Durchtrennungslinien reichen bis in den subcardialen Bereich und entfernen dadurch mehr von der kleinen Curvatur, die schrägen und queren Durchtrennungslinien entfernen weniger von der kleinen,

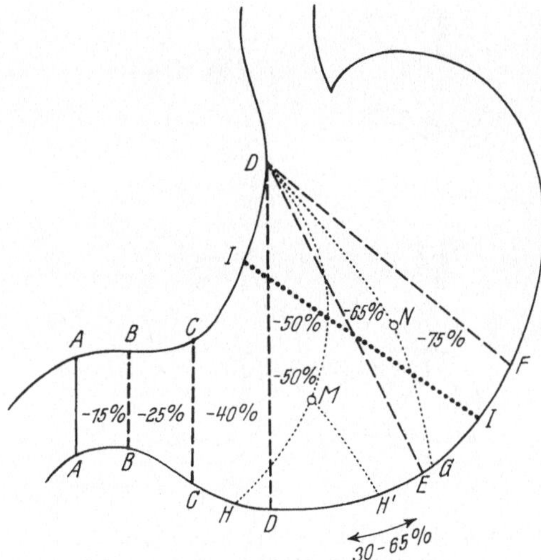

Abb. 229. Ausdehnung und Bezeichnung der gebräuchlichen distalen, partiellen Resektionen: *AA—BB* Sphincterektomie; *AA—CC* Pylorektomie; *AA—DD, AA—DE, AA—II, AA—DNG* Distale partielle (40—65%) Gastrektomie (Antrektomie = 40—50% Resektion); *AA—DF* Distale, subtotale (65—75%) Gastrektomie; *AA—DMH (H')* Distale bogen- oder treppenförmige (30—65%) Resektion mit zweigeteilter proximaler Resektionslinie; *DD* sog. Hartmann-Linie (ca. 40%); *DE* sog. Mikulicz-Linie (ca. 50%); *DMH—H', DNG* sog. Schoemaker-Linie (ca. 65%); *DF* sog. Mayo-Linie (ca. 75%); *II* Fundektomielinie

dafür mehr von der großen Curvatur. Je nachdem, ob durch die Resektion mehr vom Antrum, d.h. von der Pylorusdrüsenzone, oder vom Magencorpus, d.h., von der Fundusdrüsenzone, entfernt werden soll, wird den vertikalen bzw. schräg und horizontal gelagerten Durchtrennungslinien der Vorzug zu geben sein. Quere Durchtrennungslinien (II) mit Resektionen <40% sind nur vertretbar, wenn sie mit einer zuverlässigen Vagotomie kombiniert werden. Außerdem setzen sie das Vorliegen von Hyp- oder Normacidität voraus. Bei Hyperacidität ist das Risiko größer. In der Regel wird die Resektionslinie DD oder DE (Hartmann-Mikulicz-Linie) gewählt. 4. *Distale, subtotale Gastrektomie = distale (60—75%) Resektion* (AA—DF), d.h. Pylorus und Großteil des Magenkörpers werden bis zur Mayo- bzw. Schoemaker-Linie (DNG) entfernt. 5. *Bogen- oder treppenförmige distale Resektion* = distale (30—65%) Resektion mit zweigeteilter proximaler Abtrennungslinie, wovon die erste bogenförmig von der Kardia durch den Magenkörper bis zur großen Curvatur verläuft (DH). Die zweite Linie (MH') ist variabel. Sie kann bis zur Schoemaker-Linie hinaufgeführt werden und gestattet so eine beliebige Verkleinerung des Magenkörpers von 30—65%. 6. Die *ringförmige oder Segmentresektion*, wenn die Magenmitte, vorwiegend der Magenkörper, entfernt wurde und 7. die *partiellen proximalen Resektionen*, wenn der Magenfundus und Teile des proximalen Magenkörpers entfernt werden. Diese bedienen sich einer queren Absetzungslinie (II).

V. Resectio Billroth I
(Abb. 230)

1. Geschichtliches

Die distale partielle Resektion mit Gastro-Duodenostomie galt zunächst der Entfernung des Carcinoms im Antrumbereich (MERREM, 1810; GUSSENBAUER-VON WINIWARTER, 1876; PÉAN, 1879; RYDYGIER, 1880; BILLROTH, 29. 1. 1881). In Fällen von Carcinom wird sie aus Gründen der Radikalität nur noch ausnahmsweise ausgeführt; vielmehr wird sie dem Gastro-Duodenalulcus vorbehalten. RYDYGIER (21. 11. 1881) führte die erste Pylorektomie mit Gastro-Duodenostomie wegen benignem Ulcus ad pylorum aus. Sein Bericht über seinen erfolgreich operierten Fall fand keine Anerkennung. KOCHER (1895) implantierte das Duodenum End-zu-Seit

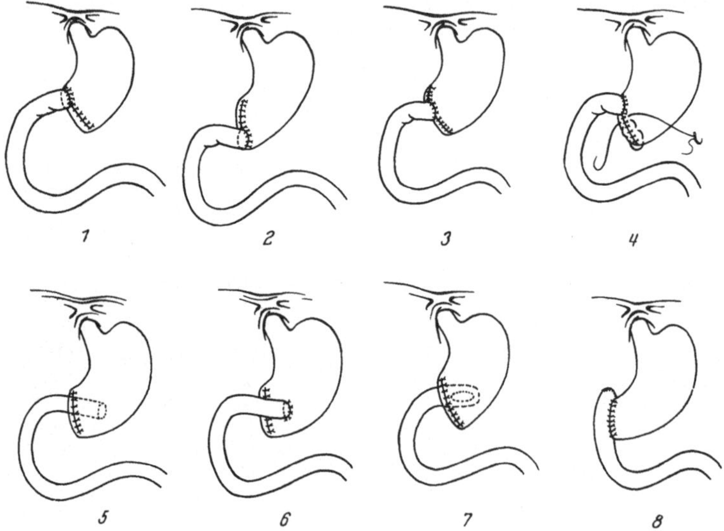

Abb. 230. Verschiedene Arten der gastro-duodenalen Anastomose bei klassischer Resectio Billroth I: *1* Gastro-Duodenostomia termino-terminalis superior (nach GUSSENBAUER-WINIWARTER, 1876; RYDYGIER, 1880). *2* Gastro-Duodenostomia termino-terminalis inferior (1. Modifikation, Original Billroth I, 1881). *3* Gastro-Duodenostomia termino-terminalis medialis. *4* Methode nach J. SHELTON-HORSLEY (1926) mit Einstülpung des caudalen Magenstumpfwinkels. *5* Gastro-Duodenostomia latero-terminalis posterior (nach KOCHER, 1895). *6* Gastro-Duodenostomia latero-terminalis anterior (KUSTSCHA-LISSBERG, 1925). *7* Gastro-Duodenostomia latero-lateralis posterior (nach ITO und SOYESIMA, 1926; ALESSANDRI, 1924; LERICHE, 1927). *8* Gastro-Duodenostomia termino-lateralis totalis (nach v. HABERER-FINNEY, 1922—1924). Gastro-Duodenostomia termino-lateralis partialis (nach FINSTERER, 1923)

in den blind verschlossenen Magenrest an dessen Rückwand, um die Schwierigkeiten der sog. „Jammerecke" zu vermeiden. Ähnliche Modifikationen mit End-zu-Seit bzw. Seit-zu-Seit-Implantationen stammen von ITO und SOYESIMA (1926), KUSTSCHA-LISSBERG (1925 v. HABERER (1922) und FINNEY (1924) nahmen eine End-zu-Seit Gastro-Duodenostomie mit der Pars II des Duodenums vor. FINSTERER (1923) modifizierte das Vorgehen von HABERER'S, indem er eine Gastro-Duodenostomia termino-lateralis partialis vornahm. SHELTON-HORSLEY (1926) spaltete die Vorderwand der Duodenalwand, um die gastroduodenale Anastomose hierdurch zu erweitern. Das erweiterte Lumen des Duodenums verband er mit der kleinen Curvaturseite des Magenrestes. Der nach der großen Curvatur ausladende Blindsack des Magenrestes wurde durch eine einstülpende Naht verkleinert bzw. beseitigt.

v. HABERER verwandte schließlich eine End-zu-End Gastro-Duodenostomie, bei welcher die verschieden weiten Lumina des Duodenums und des Magenstumpfes durch Raff-Nähte der Mukosa des Magenstumpfes einander angeglichen wurden. Er führte das Verfahren 6 Jahre lang (1927/33) durch, bevor er darüber Mitteilung machte. Es hat im deutschen Sprachraum weite Verbreitung gefunden. Auch in der eigenen Erfahrung hat es sich hervorragend bewährt, speziell für die distalen U. v. bei hyp- oder normazidem Magen (vgl. Abb. 231—238).

SCHOEMAKER (1911) war der erste, welcher sich mit den Problemen des Ulcus ventriculi mediale und subkardiale an der kleinen Curvaturseite befaßte (vgl. Abb. 240ff). Er löste das Problem dadurch, daß er die Resektionslinie bis in den subkardialen Bereich hinaufführte und etwa in Magenmitte so abbog, daß ein nach kranial offener Winkel entsteht. Auf diese Weise bleibt der Magenrest an der großen Curvaturseite lang genug, um eine End-zu-End Gastro-Duodenostomie auszuführen. SCHOEMAKER verwendete das Verfahren sowohl für benigne und maligne Veränderungen des Magens als auch für das U.d., für welches er sich durch die radikale Verkleinerung des distalen Magens Heilung erhoffte. Andere Autoren haben sich speziell für das Ulcus ventriculi mediale und subkardiale des Schoemakerschen Verfahrens bemächtigt und dieses von der Lage des Falles dirigiert, entsprechend modifiziert. So z.B. in Form einer treppenförmigen Excision der kleinen Curvatur (SCHMIEDEN, 1921) oder mit bogen- und lappenförmiger Excision der kleinen Curvatur (PAUCHET, 1923, vgl. Abb. 223, 242).

Tabelle 14. *Die klassische Resectio Billroth I und ihre Modifikationen*

1. *Gastro-Duodenostomia termino-terminalis:* PÉAN (1879), RYDYGIER (1880), BILLROTH (1881).
Die Ersteren operierten nach dem „superior" Modus (BILLROTH nach dem „inferior" Modus), welcher heute als „klassische oder typische" Resectio Billroth I bekannt ist.
Variationen davon sind:
Nach GOEPEL (1923); nach SHELTON-HORSLEY (1926); nach BABCOCK (1926); nach v. HABERER (1927—1933).
Variationen mit Excision der kleinen Curvatur:
Treppenförmig nach SCHMIEDEN (1921); nach LUQUET und PAUCHET (1923); abgewinkelt oder bogenförmig nach SCHOEMAKER (1911—1929).

2. *Gastro-Duodenostomia latero-terminalis posterior:* KOCHER (1895); *anterior:* Nach KUSTSCHA-LISSBERG (1925); POTOTSCHNIG (1930).

3. *Gastro-Duodenostomia termino-lateralis:* Nach v. HABERER, FINNEY (1922); FINSTERER (1923); WINKELBAUER (1927).

4. *Gastro-Duodenostomia latero-lateralis:* Nach ALESSANDRI, OLIANI (1924); LÉRICHE (1927), ITO und SOYESIMA (1926).

2. Spezielle Indikationen zur klassischen Resectio Billroth I

Bei U.v. distale ist die Resectio Billroth I in etwa 70—80% ohne Schwierigkeiten durchführbar. Auch das *U.v.mediale* kann meist noch durch einen Resectio Billroth I (mod. HABERER) gut versorgt werden. Bei *U.v.subcardiale* kann die Resektion der kleinen Curvatur nebst Ulcus in der von SCHOEMAKER (1911) angegebenen Weise oder einer ihrer Variationen (nach SCHMIEDEN, PAUCHET) ausgeführt und die Anastomose meist in Form einer End-zu-End Gastro-Duodenostomie gestaltet werden. *Die Direktvereinigung nach dem Modus Billroth I sollte aber niemals erzwungen werden.* Bestehen Anzeichen dafür, daß die Naht unter stärkere Spannung gerät und der Magenrest kleiner als 50% wird, so besteht die einfachste Lösung in der Anastomosierung ad modum Billroth II. Verfügt der Operateur über die notwendigen speziellen Kenntnisse, so ist die Rekonstruktion im Sinne einer der form- und funktionsgerechten Operationen in mindestens 85% der Fälle möglich und vorzuziehen.

Für das *Ulcus duodeni* hat die Resectio Billroth I ebenfalls große praktische Bedeutung. Kleine, nicht deformierende Ulcera werden stets durch eine mit Vagotomie kombinierte, nichtresezierende Operation behandelt. Größere und penetrierende U.d. werden durch eine mit Vagotomie kombinierte distale, partielle Resektion entfernt und ad mod. B I oder II versorgt. Bei schwerer Deformation des Duodenums und noch floriden periduodenalen Entzündungserscheinungen ist die palliative Operation nach DRAGSTEDT (vgl. Abb. 310) eine gute Maßnahme. Mitunter wird man auch zu einer Resectio Billroth II greifen. Die Schwierigkeiten eines zuverlässigen Duodenalverschlusses sind dabei nie zu unterschätzen. Man vergesse auch nie, daß der B I ohne Vagotomie genau so wie der B II eine distale partielle (65—75%) Resektion erfordert. Außerdem muß die Hälfte der Pars I duodeni, bei Vernarbung auch noch mehr, weggenommen werden (vgl. S. 334). Eine so starke Verstümmelung des Magens wegen eines gutartigen Leidens ist freilich höchst unbefriedigend. Diesbezüglich hat die Vagotomie eine grundlegende Verbesserung gebracht, indem bei Kombination mit Vagotomie der Umfang der Resektion auf eine distale partielle Resektion von 20—30% (= Pylorektomie) reduziert werden kann, *ohne daß* es zu einer Erhöhung der Recidivquote kommt (vgl. G, XIV). Auch die alte Streitfrage des Anastomosierungsmodus verliert jede Bedeutung, weil praktisch kein funktioneller Unterschied der Anastomosierungsformen mehr besteht, wenn zuverlässig vagotomiert wurde. In beiden Fällen werden gute Resultate in über 90% erreicht. Die alte Kontroverse über das „pro und contra" des Billroth I bzw. Billroth II kann ad acta gelegt werden. Sie gewinnt allenfalls wieder an Bedeutung, wenn wir die postoperative Pankreasfunktion noch sicherer zu erfassen gelernt haben.

3. Spezielle Technik der klassischen Methoden der Resectio Billroth I

Zugangswege: Die zuverlässigsten Schnittführungen sind für das U.v. der linksseitige, für das U.d. der rechtsseitige Paramedianschnitt. Außerdem: 1. Die mediane epigastrische Laparotomie, 2. der vertikale Transrektalschnitt, 3. der Transversalschnitt, 4. der subcostale umgekehrt V-förmige Oberbauchschnitt (vgl. Abb. 123, 126). Die Transversalschnitte kommen vorwiegend für Operationen in Frage.

Allgemeine Maßnahmen: Jede Operation wegen U.v. oder U.d. beginnt mit einer routinemäßigen Revision der gesamten Bauchhöhle. Die Reihenfolge ist: 1. Kardia, Hiatus und abdomineller Oesophagus, 2. Milz, 3. Leber-Gallenblase-Gallenwege, 4. Magen und Duodenum, 5. Foramen Winslowi-Bursa omentalis — Pankreas, 6. Flexura duodeno-jejunalis und gesamter Dünndarm, 7. terminales Ileum, Regio ileocoecalis — Appendix — Coecum, 8. gesamtes Colon, 9. Douglas und Beckeneingeweide, 10. Harnblase und Adnexe.

Die Feststellung einer *Hiatushernie* ist wichtig, weil sich die Symptomatologien überschneiden können (vgl. H, I).

Größe, Konsistenz und Beweglichkeit der *Milz* muß festgestellt werden, weil es zu Milzeinrissen kommen kann, wenn an einer durch Adhäsionen fixierten Milz(-Kapsel) direkt oder indirekt gezogen wird. Kommt es zu einer Milzverletzung so ist dies gleichbedeutend mit einer *sofortigen Splenektomie.* Die *Gallenblase* und der Anfangsteil des *Duodenums* muß von sämtlichen Adhäsionen befreit werden, damit der *Ductus choledochus,* der *Pylorus und der Bulbus duodeni* gut überblickt werden können. Selbstverständlich ist es, den *ganzen Magen* und das *Duodenum* methodisch abzusuchen. Magenvorderwand, große und kleine Curvatur, die *4 Lymphabflußgebiete,* Kardia und Pylorus werden sorgfältig palpiert. Die *Magenhinterwand* wird durch eine Öffnung im Lig. gastrocolicum sichtbar und zugänglich gemacht. *Zu warnen ist vor unbedachten Durchtrennungen des kleinen Netzes,* weil in ihm die *extragastrale, vagale* Mageninnervation verläuft. Das *Duodenum* wird häufig nach der Methode von KOCHER 1903 *mobilisiert* werden müssen, um eine vollständige Beurteilung möglich zu machen. Tiefe Ulcuskrater der Hinterwand des Magens bzw. Duodenum können durch die Vorderwand hindurchgetastet werden. Kann ein Ulcus entgegen der praeoperativen Diagnostik bei der Operation nicht ausgemacht werden, was in etwa 4% der Fälle eintritt, so ist eine *Direktbesichtigung über eine Duodenotomie mit Querdurchtrennung des Pylorusmuskels* angezeigt, um die Hinterwand der Pars I duodeni bis in die Papillenregion genau zu überblicken. Die Incision wird als *Pyloroplastik nach* HEINECKE-MIKULICZ-WEINBERG verschlossen. Im Falle eines negativen Ulcusbefundes kann die Pyloroplastik schon eine Funktionsverbesserung herbeiführen. Dies vor allem bei vagushypotonen Langmägen mit „pyloric channel syndrome". Die *oberste Jejunumschlinge* wird mit einem Catgutfaden angeschlungen, um sie im Bedarfsfall (mod. B II) sofort bereit zu haben. Die gesamte *Leberoberfläche* wird abgetastet, um ihr Relief und ihre Konsistenz festzustellen. Es hat sich als sehr aufschlußreich erwiesen, in allen Fällen von *chronischem Ulcus pepticum eine Leber-Probeexcison* zur histologischen Untersuchung zu entnehmen. Die Feststellung des intraoperativen Zustandes dieses über Rekonvaleszenz und weitere Prognose entscheidenden Organs ist von großem praktischem und wissenschaftlichem Interesse (vgl. S. 135). *Gallenblase und Gallenwege* werden nach entzündlichen Veränderungen, Vorhandensein von Konkrementen und Durchgängigkeit durch Ausdrücken der Gallenblase untersucht. Das *Pankreas* bedarf der sorgfältigen Palpation und Inspektion, um im Falle des *Verdachtes auf ulcerogene Tumoren* auch hier eine *Biopsie* vorzunehmen (Zollinger-Ellison-Syndrom, S. 303). Dickdarm und Beckeneingeweide werden als letzte der Reihe nach abgetastet.

a) Technik der Resectio Billroth I (modif. nach v. Haberer, 1933)

Am besten ist diese Form des B I für das U. v. distale geeignet. Häufig penetriert es in das Pankreas bei Sitz an der Magenrückwand, in die Leberunterfläche bei Sitz an der Vorderwand. Will man vor Recidiven ganz sicher sein und kennt

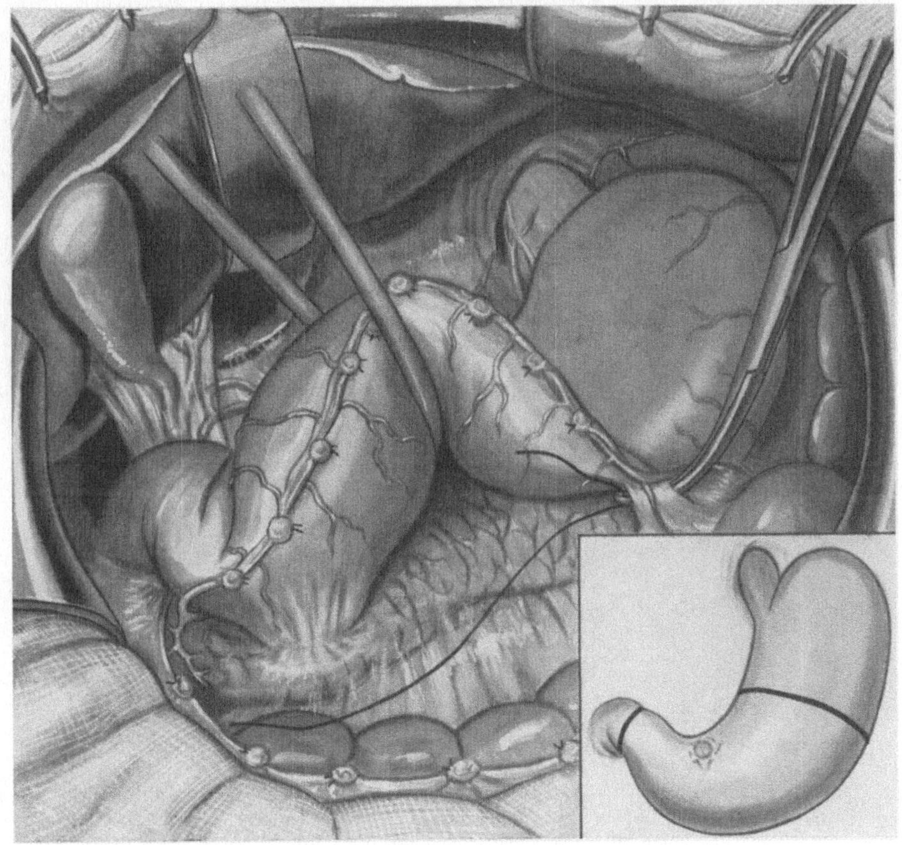

Abb. 231. Resectio Billroth I — v. HABERER (1933). 1. Akt: Mobilisation. Insert: Ausdehnung der Resektion und Verlauf der Resektionslinie speziell bei Ulcus ventriculi distale mit Norm- oder Hypacidität. In Zweifelsfällen ist eine relativ „kleine (30—40%) Resektion" mit Vagotomie zu kombinieren

man die Sekretionsverhältnisse des Falles nicht, so muß eine distale (65—75%) Resektion (MAINGOT, 1961) erfolgen. Sie kann kleiner gehalten werden, unter folgenden Bedingungen:

1. U.v. distale bei Norm- bzw. Hypacidität; es genügt eine distale (40%) Resektion ohne Vagotomie.

2. U.v. distale bei Hyperacidität. In Verbindung mit einer kompletten Vagotomie genügt eine distale (20—40%) Resektion.

3. U.d. bei Hyperacidität; *B I nur in Verbindung mit einer Vagotomie erlaubt.*
Die Resektion sollte 30—40% keinesfalls unterschreiten.

4. Fälle, in welchen Zweifel über eine genügende Ausdehnung der Resektion
bestehen, sollten stets mit einer Vagotomie kombiniert werden.

1. Akt: Mobilisation (Abb. 231, 232). Abstopfen des subphrenischen Raums
links mit Tüchern zur Anhebung von Milz und Magenfundus nach vorne; Caudal-

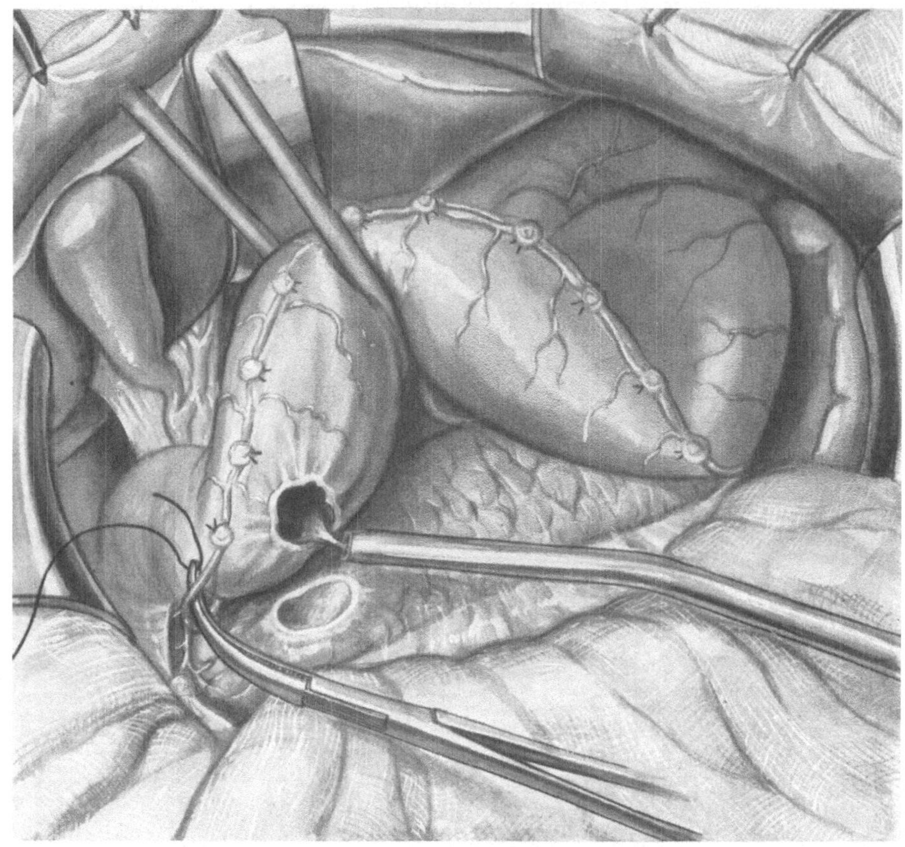

Abb. 232. Resectio Billroth I — v. HABERER (1933). 1. Akt: Mobilisation. Ablösen des Ulcus
vom Pankreas (oder der Leber) geht meist mit der Eröffnung des Magens einher; deshalb
sorgfältige Abdeckung rings um die Penetrationsstelle (hier nur angedeutet!) und Bereithalten
eines Saugers!

verziehung von großem Netz und Colon transversum. Beginn der Durchtrennung
des Lig. gastrocolicum am „Miculiczpunkt", an dem sich Vasa gastro-epiploica
dextra und sinistra treffen. Wenn man sicher ist, daß der Magenstumpf über die
Vasa brevia und die A. gastrica sinistra genügend ernährt wird, können die Vasa
gastro-epiploica ligiert werden (vgl. Abb. 232). Ist man sich über den Umfang der
Mobilisation zunächst im unklaren und könnte eine Milzexstirpation oder (und)
Ligatur der A. gastrica sinistra im Stamm nötig werden, so wird man die Vasa
gastro-epiploica erhalten, weil sie unter Umständen die Gesamtdurchblutung des
Restmagens übernehmen müssen. Keinesfalls darf die Skeletierung am Duode-
num beginnen. Das Ligament ist dort sechsschichtig und daher schwer Übersicht

zu gewinnen. Vielmehr wird die Skeletierung vom Miculicz-Punkt nach rechts und links vorgetrieben und die Öffnung so sehr erweitert, daß die ganze Bursa überblickbar ist. Der Magen wird mit einem Gummiband unter Schonung des kleinen Netzes angeschlungen oder mit einem Spatelhaken angehoben. Colon transversum, Mesocolon und das Pankreas werden nach caudal gezogen; was die Ablösung eines nach dorsal penetrierenden Ulcus sehr erleichtert. Insbesondere

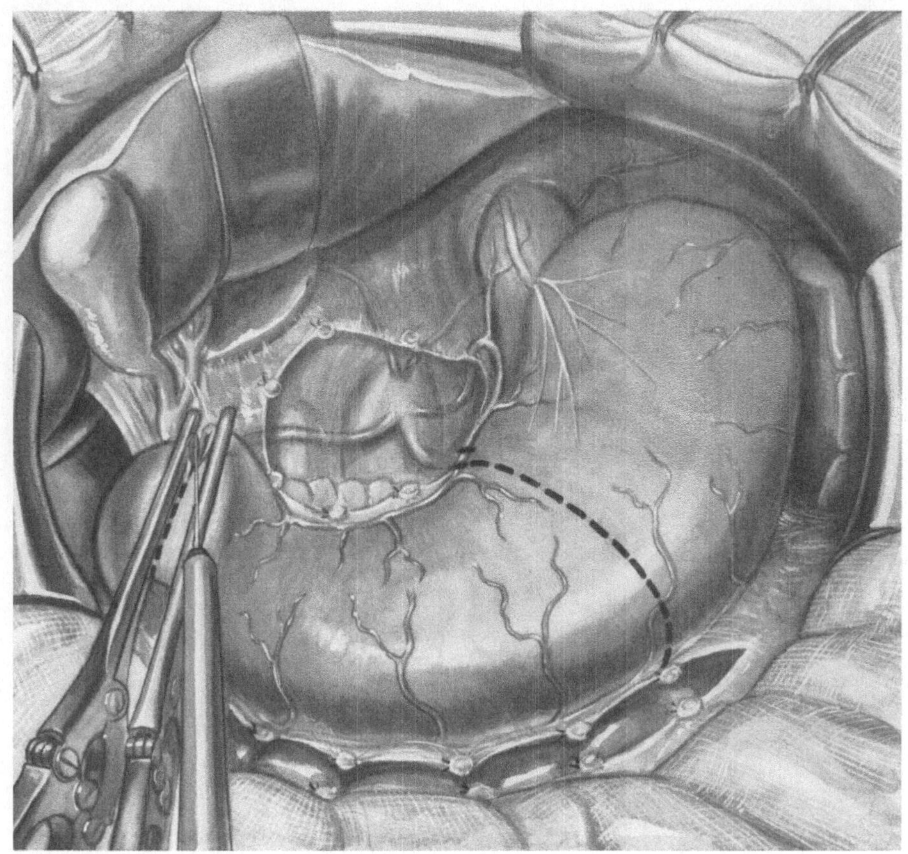

Abb. 233. Resectio Billroth I — v. HABERER (1933). 2. Akt: Resektion. Durchtrennung des Duodenums 2—3 cm aboral des Pylorus zwischen 2 Payr-Klemmen mit dem elektrischen Messer

können die Beziehungen des Ulcus zur A. colica media geklärt werden. Nach rechts wird soweit skeletiert, daß die Hinterwand des Antrums und Pyloruskanals und der Pars I duodeni nebst Verlauf der A. gastro-duodenalis überblickt werden können. Das Ulcus wird nun mit dem Zeigefinger von der Unterlage abgedrückt, was fast immer mit einer Eröffnung des Magens einhergeht (Abb. 232). Austretender Mageninhalt wird sofort mit einem Sauger aufgefangen und das Loch mit Streifen abgestopft. Der Ulcuskrater bleibt unberührt. Durch Coagulation oder Verätzung des Ulcuskraters, kann die Entstehung von Pankreasfisteln begünstigt werden. Ist die Fesselung durch das Ulcus behoben, so wird die Skeletierung vervollständigt, bis der Abgang der A. gastro-epiploica dextra einerseits und ihr Übergang in die gastro-epiploica sin. andrerseits deutlich werden. Jetzt erst kann man entscheiden, ob die Vasa gastro-epiploica unterbunden oder geschont werden müssen. Man wendet sich nun der *Mobilisation des Duodenums nach* KOCHER zu, welche bei der klassischen Resectio Billroth I fast immer notwendig wird. Die Mobilisation ist ausreichend, wenn die V. cava caud. über eine längere Strecke gut zu übersehen ist.

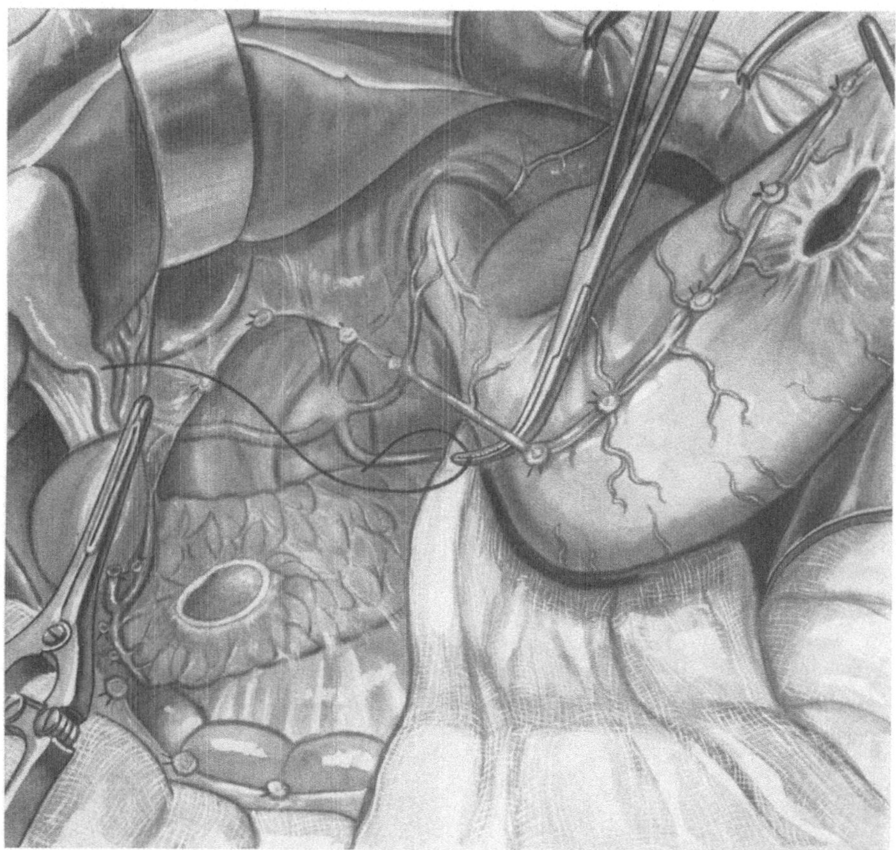

Abb. 234. Resectio Billroth I — v. HABERER (1933). 2. Akt: Resektion — Skeletierung der kleinen Kurvatur. Durchtrennung des Rs. desc. Ae. gastricae sin.

Bei der klassischen Methode wird das Omentum minus ligiert oder, wenn es sehr dünn ist, stumpf eingerissen. Beabsichtigt man eine selektive Vagotomie, so dürfen die Strukturen des Omentum minus nicht so brüsk zerstört werden (G, XIV, 5, d, e). Auch die Minorseite des Bulbus und der Pars I des Duodenums muß mobilisiert werden, weil dies die Gastro-Duodenostomie vereinfacht.

2. Akt: Resektion (Abb. 233—234). Nach beendigter Mobilisation des Duodenums wird die Pars I duodeni 2—3 cm aboral des Pylorus zwischen 2 geraden Klemmen quer durchtrennt. Ist das Duodenum kurz, muß viel gesundes Gewebe an der Hinterwand stehengelassen werden, damit die hintere Sero-Serosanaht gut angreifen kann. Das mit Klemmen verschlossene Duodenum bleibt zunächst liegen und wird mit feuchten Tüchern bedeckt. Man wendet sich der endgültigen

Präparation des Magenstumpfes zu. Es sei nochmals betont, daß die klassische Resectio Billroth I speziell für das U.d. eine große (65—75%) Resektion erfordert. Dementsprechend muß der Magenstumpf weit nach cranial mobilisiert werden wie dies Abb. 234 zeigt. Bei der distalen kleinen (40%) Resektion mit Vago-tomie ist es erlaubt, die Resektionslinie quer zur Magenachse zu legen, also einen Teil der kleinen Curvatur stehen zu lassen. Die A. gastro-epiploica sin. wird

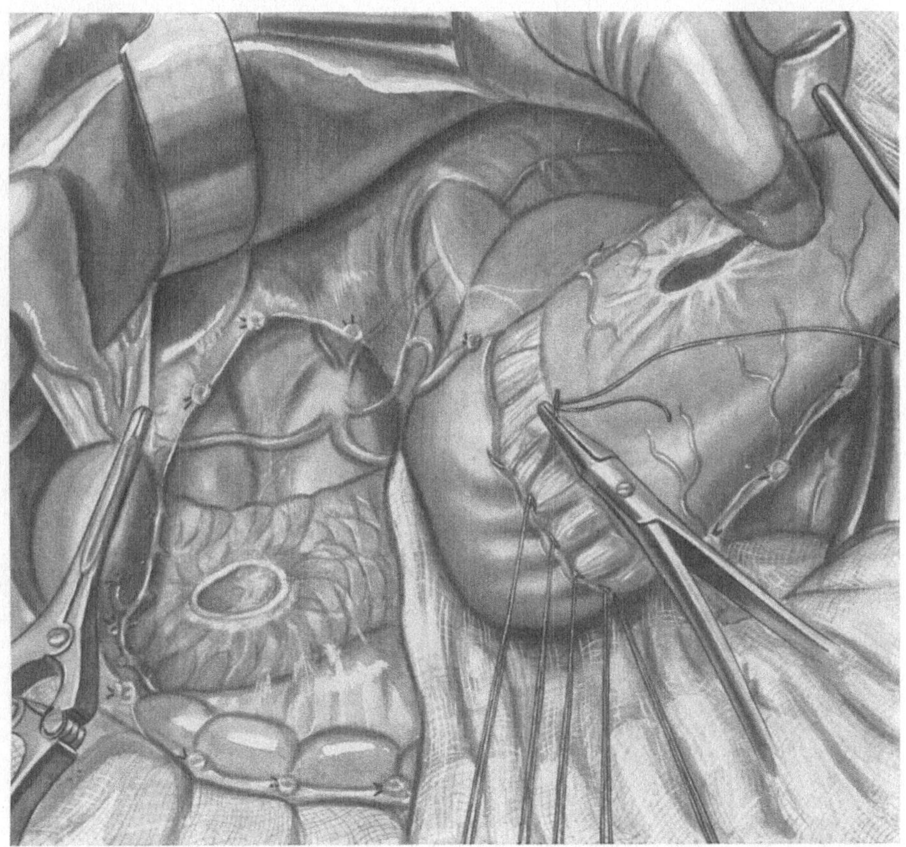

Abb. 235. Resectio Billroth I — v. HABERER (1933). 2. Akt: Resektion — „Raffnähte" an der Hinterwand

ligiert, die Vasa brevia bleiben erhalten. Der R. desc. der A. gastrica sin. wird in seinem Anfangsteil durchtrennt (Abb. 234). Als „kleine" (40%) Resektion mit Vagotomie ist der B I-HABERER einfach und zuverlässig. Soll hingegen eine (65—75%) Resektion ohne Vagotomie erfolgen, so kann die Direktvereinigung mit dem Duodenum schwierig und unsicher werden. Die Modifikationen von SCHOE-MAKER, SCHMIEDEN, HARKINS-NYHUS sind dann vorzuziehen. Das Kernstück des B I von HABERER ist die Angleichung des Magenlumens an das des Duodenums. Die Raffnähte (Abb. 235) werden breitfassend, die gesamte Mucosa und Submu-cosa durchgreifend ausgeführt. Zuerst wird die Seromuscularis in Höhe der Resek-tionslinie bis auf die Submucosa durchtrennt und nach oral abgeschoben, so daß die in der Submucosa verlaufenden Gefäße bloßliegen. Die durchgreifenden Nähte

21*

fassen sie einzeln oder paarweise zusammen. Auf diese Weise wird erst die Magenrückseite (Abb. 235), anschließend die Vorderseite (Abb. 236) versorgt und endlich die Schleimhaut aboral von den Raffnähten abgetrennt.

3. Akt: Anastomose (Abb. 237). Der mobilisierte Duodenalstumpf wird an die Magenrückwand angenähert und die seromuskuläre Hinterwandnaht nach der „Klöppelnahttechnik" angelegt; d.h. die Fäden werden vorerst nicht geknüpft, sondern so verteilt, daß durch ihre Angriffspunkte zusätzlich eine Angleichung

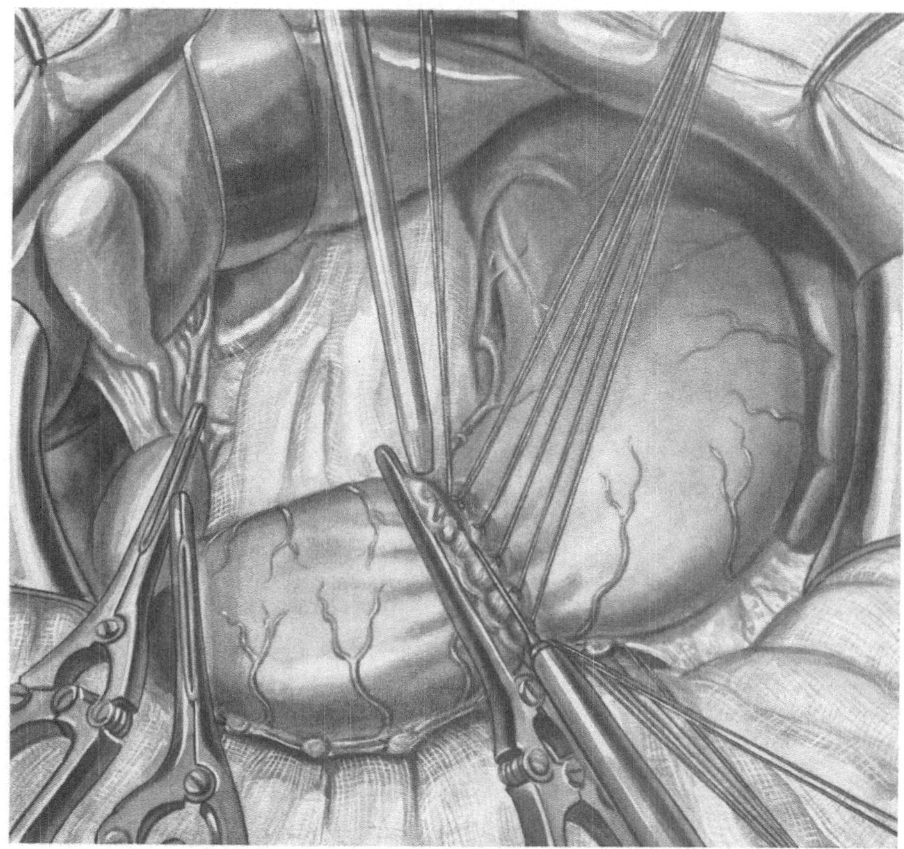

Abb. 236. Resectio Billroth I — v. HABERER (1933). 2. Akt: Resektion — Abtrennung des Resektionspräparates. Ende der Resektion

der Lumina erfolgt. Aus dem gleichen Grunde wird mit der offenen Anastomosierungstechnik gearbeitet. Sie ist besonders an der zarten Duodenalwand wichtig. Die Verschlußklemme am Duodenum wird geöffnet, sobald die hintere Nahtreihe geknüpft ist (Abb. 237, Insert). Die Anastomose wird zweischichtig mit Einzelknopfnähten ausgeführt. Nur die vordere Schleimhautnaht kann auch fortlaufend (SCHMIEDENNAHT o. ä.) genäht werden. Eine einschichtige Nahttechnik wie z. B. für die Pyloroplastik nach WEINBERG, empfiehlt sich nur bei einwandfreier Beherrschung der Technik. Der Nahtschluß an der kleinen Curvaturseite wird am besten in der Weise ausgeführt, wie es Abb. 135—137 zeigen. Eine einstülpende

Tabaksbeutelnaht kann die Anastomose einengen und ist zu vermeiden. Solange das Lumen des Duodenums offen steht, muß vorquellende Galle sofort abgefangen werden. Eine Überflutung des Operationsfeldes mit Galle darf nicht stattfinden. Nach Beendigung der Anastomose wird sie mit einem Netzzipfel locker gedeckt. Fixierung des nunmehr im Überschuß vorhandenen Lig. gastrocolicum und eventuelle Zieldrainage in die Gegend der Anastomose beendet den Eingriff (Abb. 238).

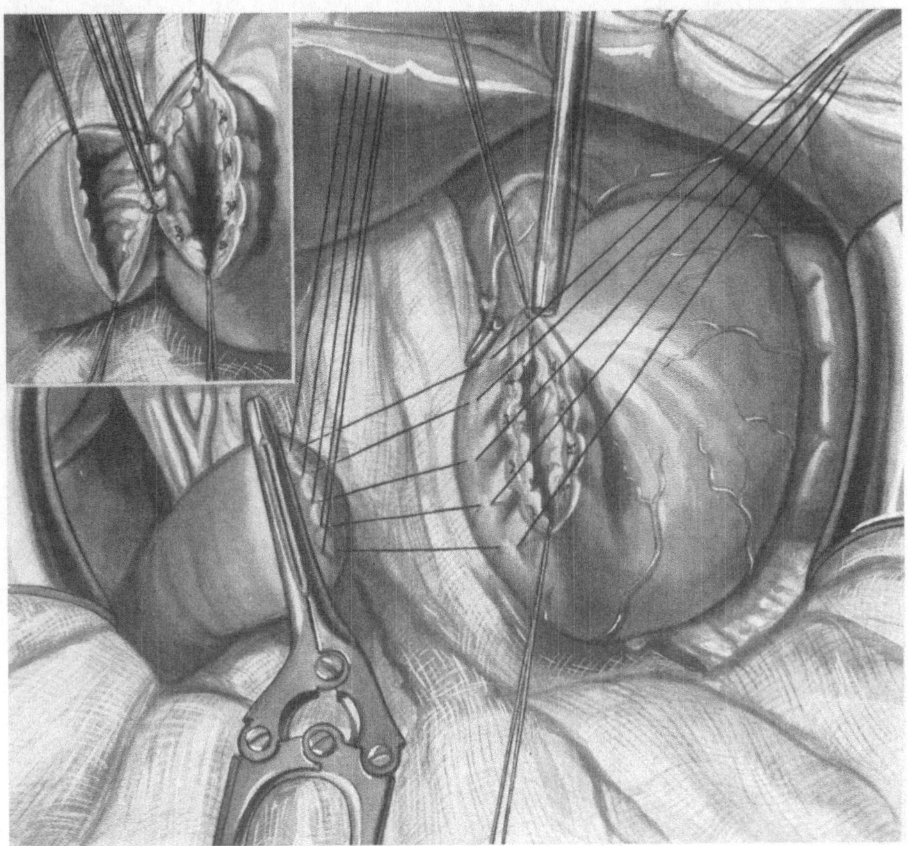

Abb. 237. Resectio Billroth I — v. Haberer (1933). 3. Akt: Anastomose — „Klöppelnaht" der hinteren Seromuscularisnaht, offene Anastomosierungstechnik

Wird er zusätzlich mit einer *Vagotomie* ausgeführt, so wird diese am besten dem eigentlichen Eingriff am Magen vorausgeschickt. Hat man zunächst die Resektion vorgenommen und will man abschließend die Vagotomie nachholen, so wird man nur eine trunkuläre Vagotomie ausführen können. Zu bevorzugen ist aber eine selektive Vagotomie (vgl. G, XIV, 5), die nur in völlig blandem Gewebe erfolgreich vorgenommen werden kann. Vorausgegangene Traumatisierung des Magens und des kleinen Netzes vereitelt jede selektive Denervierung. Abb. 239a, b zeigt 2 Parallelfälle von Resectio Billroth I (v. Haberer) je 4 Wochen postoperativ mit bzw. ohne trunkuläre Vagotomie. Der Vagotomieeffekt wird deutlich.

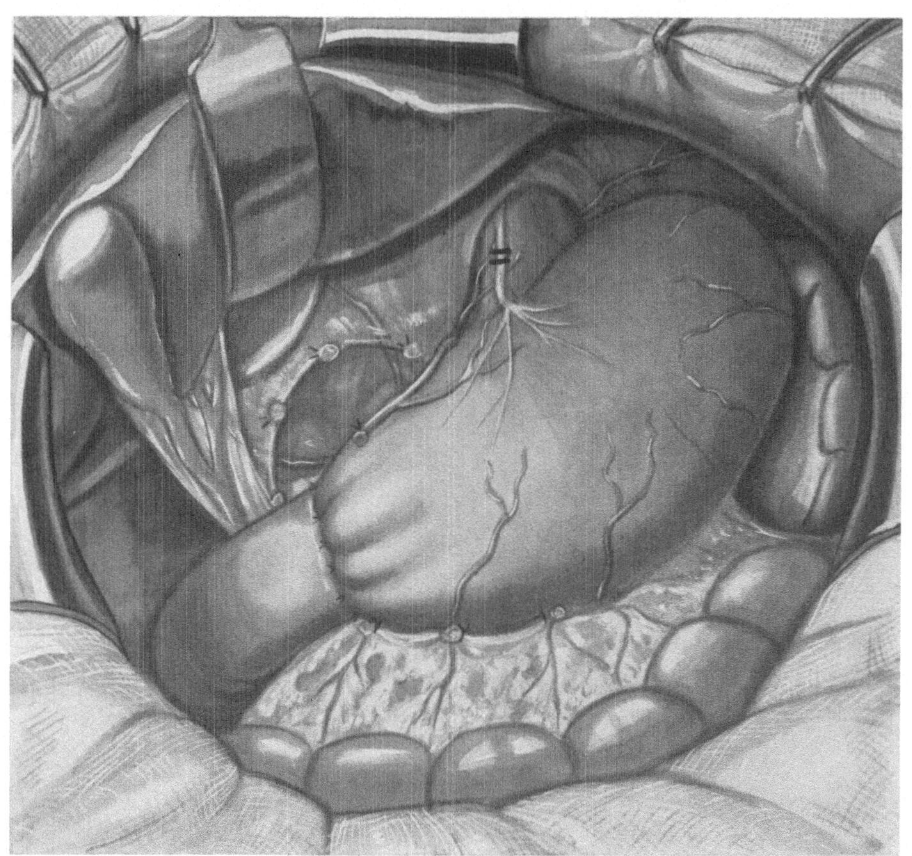

Abb. 238. Resectio Billroth I — v. HABERER (1933). 3. Akt: Anastomose beendet tr. Vagotomie in Abhängigkeit von der Ausdehnung der Resektion und der Funktionstestung

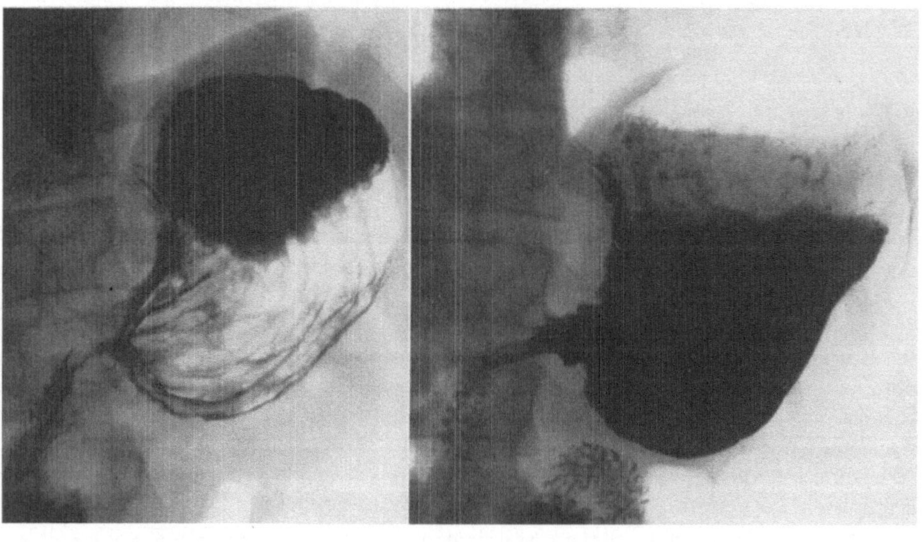

ab

Abb. 239a u. b. Klassische Resectio Billroth I — v. HABERER. a Zustand 4 Wochen post operativ *ohne* Vagotomie. b Zustand 4 Wochen post operativ *mit* Vagotomie

b) Technik der Resectio Billroth I (modifiziert nach Schoemaker, 1911)
(Abb. 240—242)

1. Akt: Mobilisation. Die Mobilisation unterscheidet sich nicht wesentlich von der v. Ha-
bererschen. An der kleinen Curvatur muß sie höher hinaufgeführt werden; denn es ist die Absicht dieser Operation, die kleine Curvatur praktisch vollkommen zu excidieren und dort
gelegene Ulcera zu entfernen. SCHOEMAKER war der erste, welcher eine so hoch hinaufreichende
Resektion wagte. Seinem Vorgehen folgten viele Autoren mit geringfügigen Abwandlungen
seiner Technik. Je höher das Ulcus gelegen ist, desto schwieriger kann die Mobilisation werden.
Vor allem die Darstellung der A. gastrica sinistra kann langwierig sein, wenn sie in entzündliche
Schwielen eingebettet liegt. Man orientiert sich dazu nach dem ersten dorsalen Magenast der

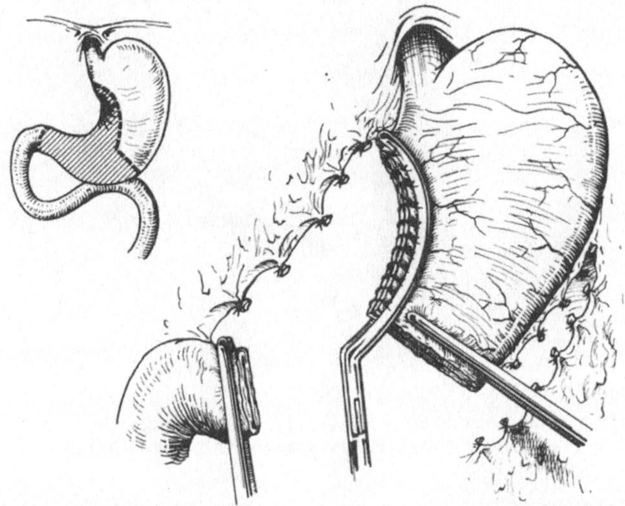

Abb. 240. Resectio Billroth I (modifiziert nach SCHOEMAKER, 1911) mit bogenförmiger
Resektion der kleinen Kurvatur. Im offenen Vorgehen entspricht dieses Verfahren dem Vor-
schlag von PAUCHET (1923); mit treppenförmiger Excision dem von SCHMIEDEN (1921; vgl.
Abb. 259). In der hier gezeigten Art ist es das Modell für viele moderne Variationen des
Billroth I (HARKINS, BELCHER, YAMAGISHI)

A. gastrica sin. Das Hauptgefäß findet sich dann im Winkel zwischen kleiner Curvatur und
Pankreas. Nach vollständiger Skeletierung der kleinen Curvatur, welche wieder peritonealisiert wird, ist der Magen resektionsbereit.
    2. Akt: Resektion. Die Resektion nach SCHOEMAKER erfolgt in der Schoemaker-Linie
(vgl. Abb. 229, AA—DG). Diese zerfällt in zwei Abschnitte (DM—MH' oder DN—NG).
DM oder DN kann gerade oder bogenförmig angelegt werden (letzteres Abb. 240). Durch die
bogenförmige Resektion kann noch mehr von der kleinen Curvatur entfernt werden; doch darf
der Radius nicht zu klein geraten, weil dann die Kardiapassage gefährdet werden kann. Dies
gilt auch besonders für die treppenförmigen Modifikationen (SCHMIEDEN, 1921; vgl. Abb. 242).
    Wir selbst verwenden eine bogenförmige Resektion unter Benutzung einer Spezialklemme
(vgl. Abb. 240) oder eines gebogenen Petzapparates (vgl. Abb. 120).
    Das Vorgehen ist dabei folgendermaßen: An der Stelle der Magendurchtrennung wird
großkurvaturseitig ein Haltefaden angelegt (Punkt G); desgleichen an der kleinen Curvatur
dicht unterhalb der Kardia (Punkt D). Von G aus wird eine Payr-Klemme quer zur großen
Curvatur etwa 6—7$^1/_2$ cm tief in den Magenkörper hineingelegt. Die Spitze der Klemme bezeichnet den Punkt M, wo sich die beiden Resektionslinien treffen. Eine gerade große Klemme
wird distal von der Payr-Klemme quer durch den ganzen Magen gelegt und der aborale
Magenabschnitt abgetrennt. Von Punkt M bis zu Punkt D wird eine gebogene Spezialklemme
oder ein gebogener Klammernähapparat angelegt und die Bogenlinie DM hergestellt. Zwischen
den Petzklips wird das kleine Curvatur enthaltende Restpräparat abgetrennt. Die neu geschaffene Curvatur wird mit Einzelcatgutnähten verstärkt und mit Lembert-Nähten gedeckt
(keine fortlaufenden Nähte wegen Schrumpfungsgefahr der kleinen Curvatur!). Natürlich
kann an Stelle der gebogenen Instrumente auch von Punkt M nach D eine gerade Kocher-
Klemme gelegt werden, wenn auf diese Weise das Ulcus ebenso sicher entfernt werden kann

(Original SCHOEMAKER). Durch Zug am Magenquerschnitt erfolgt Anlagerung an den Duodenalquerschnitt und Feststellung, ob eine Adaptation ohne Spannung erfolgen kann.

    3. Akt: Anastomosierung (Abb. 135—137). Die Anastomosierung kann entweder mit offener
Technik (vgl. Abb. 237) oder, wenn der Zug am Magenquerschnitt hierfür zu groß ist, unter

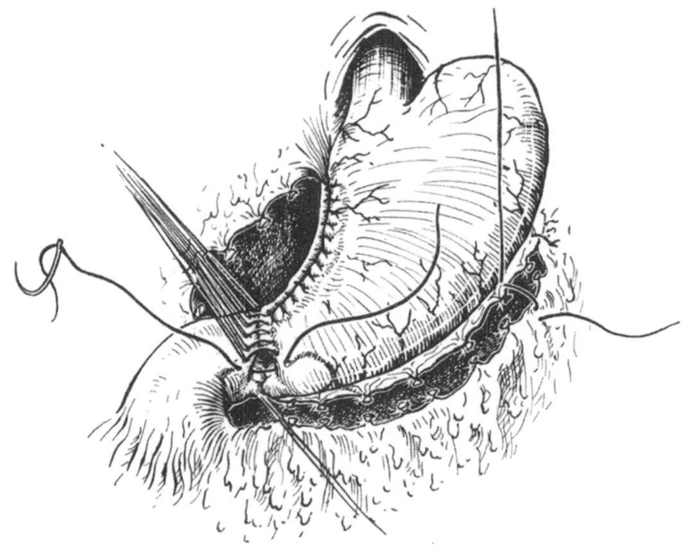

Abb. 241. Modifiziert nach SCHOEMAKER (1911). Herstellung der Gastro-Duodenostomia
termino-terminalis (vgl. auch Abb. 135—137)

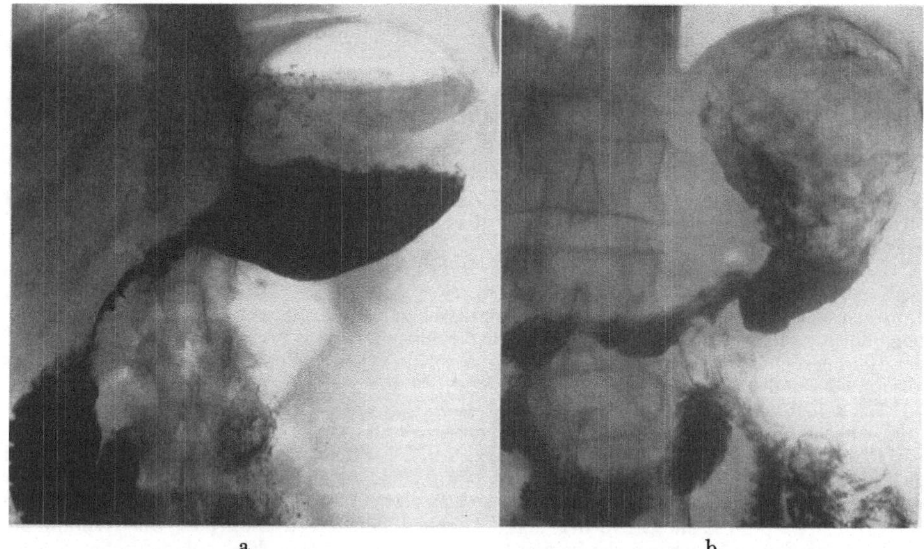

a   b

Abb. 242a u. b. Zustand nach treppenförmiger Resektion (nach SCHOEMAKER, 1911;
SCHMIEDEN, 1922). a 3 Wochen post operativ. b 3 Monate post operativ

vorläufiger Belassung der Payr-Klemme erfolgen. Im letzteren Fall wird parallel zur Payr-
Klemme die Seromuscularis der Hinterwand bis auf die Submucosa durchtrennt. Vor deren
Eröffnung werden die Submucosagefäße einzeln gefaßt und ligiert (000 Catgut). In gleicher
Weise wird an der Vorderwand des Magens vorgegangen. Ist die Blutstillung erfolgt und alles

in Ordnung, so wird der schmale, von der Payr-Klemme gequetschte Gewebsrest entfernt und die erste hintere Nahtreihe mit Einzelknopfnähten angelegt. Der Magenrest wird durch Absaugung völlig entleert. Die hintere Mukosanahtreihe wird mit Catguteinzelknopfnähten, die vordere Mukosanahtreihe mit einer einstülpenden Nahttechnik (SCHMIEDEN, CONNELL o. a.) ausgeführt. *Sie muß einen wasserdichten Verschluß gewährleisten.* Die Seroserosanaht der Vorderwand erfolgt mit üblichen Seideneinzelknopfnähten. Falls erforderlich kann die „Jammerecke" mit einer zusätzlich einstülpenden, tabakbeutelartigen Ringnaht versehen werden; besser ist das Vorgehen wie auf Abb. 135—137. Nasogastralsonde und Zieldrainage sind stets ratsam. Abb. 242 zeigt eine treppenförmige Resektion (nach SCHOEMAKER-SCHMIEDEN) 3 Wochen und 3 Monate nach der Operation.

c) Die Technik der Resectio Billroth I (modifiziert nach Pauchet, 1923)
(vgl. Abb. 240 und 260ff.)

1. Akt: Mobilisation und Resektion. Diese Variation der Schoemakerschen Operation wird dann verwendet, wenn Ulcera o. ä. an der kleinen Curvatur so hoch gelegen sind, daß auch Spezialklemmen versagen. Dann muß bereits bei der Mobilisation zum offenen Verfahren übergegangen werden, was eben dem Pauchetschen Vorgehen entspricht. Die Mobilisation geschieht analog der Schoemakerschen Operation bis zu dem Zeitpunkt, zu welchem die kleine Payr-Klemme angelegt wird (GM). Bis zum Punkt M wird der Magen abgetrennt, nachdem vor dieser Durchtrennung die gesamte Umgebung gut abgestopft wurde. Der Rest der kleinen Kurvatur (Linie MD mit dem Ulcus) wird offen durch bogen- oder zungenförmige Ausschneidung der kleinen Kurvatur nebst Ulcus abgetragen. Dabei muß unter Umständen aus der Vorder- und Hinterwand ziemlich viel herausgeschnitten werden. Auch bis in die Kardia hineinreichende Ulcera können so noch entfernt werden. Ulcera, welche tief in die Umgebung (Pankreas) eingedrungen sind, sollen erst vollkommen abgelöst werden, bevor sie excidiert werden. Der Defekt wird sonst eventuell unverschließbar groß. Außerdem muß die Lage des Kardiamundes durch Einführen des Zeigefingers in den abdominellen Oesophagus geklärt werden. Es könnte zuviel von der medialen Wand des intraabdominellen Oesophagus entfernt oder dieser sogar ganz durchtrennt werden. Es bewährt sich immer, die Pauchetsche Operation bei liegendem dickem naso-gastralen Schlauch vorzunehmen. Die Excision wird Schritt für Schritt unter ständiger Absaugung des austretenden Mageninhaltes und Blutes vollführt. Jeder Schritt wird sofort mit einer durchgreifenden Chromcatgutnaht (0) versorgt, welche Vorder- und Hinterwand vereinigt. Erst dann wird die Abtrennung fortgesetzt und in gleicher Weise weiter verfahren.

2. Akt: Anastomose. Sie kann als Gastro-Duodeno- oder -Jejunostomie angelegt werden. Bei sehr erzwungenen Resektionen wird sich eine Gastro-Jejunostomie empfehlen. Tubuläre Magenreste dieser Art können funktionell Gutes leisten, selbst wenn die Excision bis zur Kardia reichte. Zu lange und völlig denervierte Magenschläuche können allerdings zu ernsten Passagehindernissen werden. Passagere dysphagische Beschwerden sind daher nichts seltenes.

Kardiastenosen lassen sich meist durch geduldige Bougierungen genügend dilatieren.

d) Technik der Resectio Billroth I
(modifiziert nach v. Haberer, 1922 und Finney, 1924)
(vgl. Abb. 230, 8)

1. Akt: Mobilisation und Resektion: Diese Variante soll die direkte Gastro-Duodenostomie auch in Fällen von 60—75% Resektion und von kurzem Duodenum ermöglichen. Dies wird dadurch erreicht, daß der Magenrest einerseits tubulär geformt wird und andererseits die 3 Abschnitte des Duodenums nebst Pankreaskopf durch eine vollständige Mobilisation nach KOCHER so beweglich gemacht werden, daß eine spannungsfreie Naht gelingt. Für die termino-laterale Direktvereinigung ist es zweckmäßig, das Magenlumen durch Raffnaht soweit einzuengen, daß die Anastomose etwa 2 cm weit wird.

2. Akt: Anastomose: Das Duodenum wird zunächst wie üblich blind verschlossen, speziell dann, wenn sich der Duodenalquerschnitt für eine End-zu-End-Anastomose als ungeeignet erweist. In der Pars II duodeni wird eine neue termino-laterale Verbindung mit dem Magenquerschnitt hergestellt. Die Anastomosierungstechnik ist die Gewohnte. Wenn sich herausstellt, daß das Duodenum zu kurz für eine Einstülpung und zu eng für eine termino-laterale Anastomose ist, so läßt sich die Situation durch eine Erweiterungsplastik des Duodenums retten (FLECHTENMACHER, 1942; MAINGOT, 1961). Dazu wird das Duodenum an der Vorderseite 3—4 cm weit incidiert und ein schmaler dreieckiger Streifen aus jeder Seite excidiert. Auf das weit eröffnete Duodenum wird das Magenlumen anastomosiert, also Verschluß des Duodenums und Anastomose kombiniert.

Über eine größere Erfahrung mit der Modifikation nach v. HABERER-FINNEY berichtete FALLIS (1955, 150 Fälle). Er beobachtete in seiner Serie (5 Jahre Beobachtungszeit) *einen* postoperativen Todesfall und 85% günstige Ergebnisse.

e) Technik der Resectio Billroth I (modifiziert nach Shelton-Horsley, 1926)
(vgl. Abb. 230, 4)

1. u. 2. Akt: Mobilisation und Resektion folgen den allgemeinen unter 1. und 2. erwähnten Grundsätzen.

3. Akt: Anastomose. Die Modifikation von HORSLEY betrifft nur die Anastomosierungstechnik. Es handelt sich um eine Original-Billroth-I-Anastomose auf der kleinen Kurvaturseite. HORSLEY glaubte, hierdurch die Magenperistaltik und Entleerung zu begünstigen. Außerdem suchte er den Schwierigkeiten der „Jammerecke" zu entgehen. Die Aussackung der großen Kurvatur wird durch eine breitfassende Tabaksbeutelnaht eingestülpt, so daß kein Blindsack mit Retention und kein „Gießkannenmechanismus" entstehen kann. Es handelt sich also bereits um eine Form der „eingeengten Anastomose", wie sie von HABERER zur Methode erhoben wurde. Aus Gründen einer Verbesserung der Entleerungsrhythmik und zur Vorbeugung eines Dumping-Syndroms wurde sie immer wieder variiert (SPATH, 1954; TOMODA, 1961; KRONBERGER, 1961, 1964). Von den letztgenannten Autoren ist klar gesagt worden, daß es darauf ankomme, eine „zeitlich und mengenmäßig fast normale Entleerung aus dem Resektionsmagen" zu schaffen. Nach SPATH u. Mitarb. gelingt dies durch Raffung und Bündelung der Magenmuskulatur, so daß sich ein Muskelwall bildet, welcher die Funktion eines „Anastomosensphinkters" annimmt (KRONBERGER und ZECHNER, 1959). Ähnliche Beobachtungen an Billroth I-v. HABERER resezierten Mägen konnten von uns (HOLLE und JANKER, 1957) im Röntgenkinematogramm gemacht werden. Nach diesen Untersuchungen sind alle Anastomosierungen, welche keine Normalisierung der Entleerung gewähren, d. h. eine zu rasche oder zu langsame Entleerung herbeiführen, ungünstig. Insbesondere vermögen exzentrisch angelegte oder mechanisch zu enge Anastomosen ebenso wie übermäßig weite Magen-Darmverbindungen nur selten einen befriedigenden Zustand zu schaffen. HORSLEY (1926) war dies im Prinzip schon klar; denn er strebte den möglichst gleichmäßigen Übergang der beiden ungleichen Lumina an. Er empfahl dazu einerseits die Einstülpung des Blindsackes am Magenrest, andrerseits eine Incision zur Erweiterung der Duodenalvorderwand. Auch das Anlegen einer *Gastrostomie nach* WITZEL, KADER oder STAMM zur Entlastung der gastroduodenalen Anastomose geht auf HORSLEY zurück. Somit gehört auch HORSLEY zu den Schrittmachern auf dem Gebiet der Resectio Billroth I.

VI. Resectio Billroth II

1. Geschichtliches und Übersicht

Die erste geglückte Magenresektion mit Blindverschluß des Duodenums, des proximalen Magenstumpfes und Wiederherstellung der Passage durch eine Gastro-Jejunostomia antecolica anterior wurde wegen eines Antrumcarcinoms von Billroth am 15. 1. 1885 ausgeführt. Er hatte zunächst wegen des schlechten Zustandes der Patientin geplant, die Operation in 2 Sitzungen (1. Sitzung: Gastro-Jejunostomia antecolica anterior, 2. Sitzung: Tumorresektion und Verschluß des proximalen Magenlumens und des Duodenums) durchzuführen. Nachdem der erste Operationsakt gut überstanden wurde, entschloß sich BILLROTH zur Resektion und zum Verschluß der offenen Lumina des Magens und des Duodenums bereits in der 1. Sitzung.

v. HACKER (1885) schlug bereits vor, die Operation dadurch zu vereinfachen, daß die Gastro-Jejunostomie als *termino-laterale Anastomose* ausgeführt wurde. Dies wurde von KRÖNLEIN am 24. 5. 1887 in die Tat umgesetzt. In der *Pionierzeit* der distalen Magenresektionen herrschte *die antekolische Anastomose* bei weitem vor. Erst im Laufe des ersten Jahrzehnts des 20. Jahrhunderts wurde sie durch die retrokolischen Anastomosen verdrängt. Von EISELSBERG (1889) engte als erster die termino-laterale Gastro-Jejunostomie ein, indem er das

Magenlumen von der Kleinen-Kurvatur-Seite her um die Hälfte blind verschloß und nur das nach
der Großen-Kurvatur-Seite gelegene Restlumen mit der proximalen Jejunumschlinge antekolisch verband. Dieses Vorgehen wurde von BRAUN und JABOULAY (1892) modifiziert. Sie verban-
den die zu- und abführende Jejunumschlinge durch eine Enteroanastomose (,,*Braunsche Enteroanastomose*“, ,,*Fußpunktanastomose*“).

Die *retrokolischen Anastomosen* wurden durch v. HOFMEISTER (1896) inauguriert. Er engte
den Magenquerschnitt von der Kleinen-Kurvatur-Seite her um $^1/_3$ bis $^1/_2$ ein und verband die
erste Jejunumschlinge mit dem Magen termino-lateral in der Weise, daß der zuführende
Schenkel an die kleine Kurvatur herangeführt, der abführende nach der Großen-Kurvatur-Seite
gelegt wurde. Den Mesocolonschlitz nähte er rings um die Anastomose zu deren Verstärkung.
Das gleiche Verfahren wurde von FINSTERER (1914) für die Praxis ausgebaut und zur Methode
der Wahl erhoben.

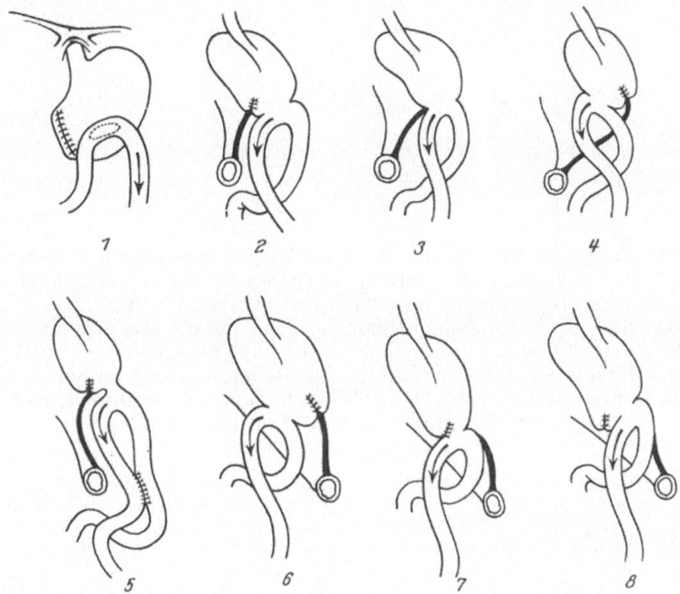

Abb. 243. Methodische Variationen des Billroth II — *latero-laterale Gastro-Jejunostomien.*
1 Original Resectio Billroth II — Gastro-Jejunostomia antecolica anterior (BILLROTH, 1885).
2 Original Resectio Billroth II (seitliche Ansicht). *3* Gastro-Jejunostomia antecolica inferior.
4 Gastro-Jejunostomia antecolica posterior (v. EISELSBERG, 1899). *5* Gastro-Jejunostomia
antecolica anterior mit Enteroanastomose (nach BRAUN, JABOULAY, 1892). *6* Gastro-Jejunostomia retrocolica posterior, BRAUN, v. HACKER, 1894). *7* Gastro-Jejunostomia retrocolica
inferior (MIKULICZ, 1887). *8* Gastro-Jejunostomia retrocolica anterior (DUBOURG, 1898)

REICHEL (1908) und POLYA (1911) modifizierten die retrokolische Anastomose, indem sie
den gesamten Magenquerschnitt terminolateral mit der ersten Jejunumschlinge vereinigten.
Von HOFMEISTER (1908) und FINSTERER (1914) modifizierten den Eingriff noch einmal dadurch, daß sie die obere Hälfte des Magenquerschnitts verschlossen und die caudale Hälfte
des Lumens terminolateral mit dem Jejunum vereinigten und zusätzlich den kurzen zuführenden Jejunumschenkel auf die Verschlußnaht der oberen Magenhälfte von außen auf-
steppten, um einen Klappenmechanismus zur Vermeidung eines gastroduodenalen Refluxes
zu erzeugen. Praktisch wurde also schon von HOFMEISTER und FINSTERER die Aufhängung
der zuführenden Schlinge hoch an der kleinen Kurvatur (KAPELLER, 1919) vorweggenommen.
Die dergestalt ausgereifte Operation ist die subtotale Resectio Billroth II ad mod. REICHEL-
POLYA-HOFMEISTER-FINSTERER (vgl. Abb. 246ff.).

BALFOUR (1917) modifizierte die Krönleinsche Operation durch Anlegen der Gastro-
Jejunostomia antecolica anterior nicht als partielle, sondern als totale Anastomose. Dieses
Vorgehen wurde zur Methode der Wahl für die distale partielle oder subtotale Resektion wegen
Antrumcarcinom. MOYNIHAN (1923) legte die zuführende Schlinge an die Große-Kurvatur-
Seite, die abführende an die Kleine-Kurvatur-Seite und die Resektionslinie nahezu quer durch
den Magen. Dabei soll die proximale Jejunumschlinge möglichst kurz sein, d.h. nicht mehr

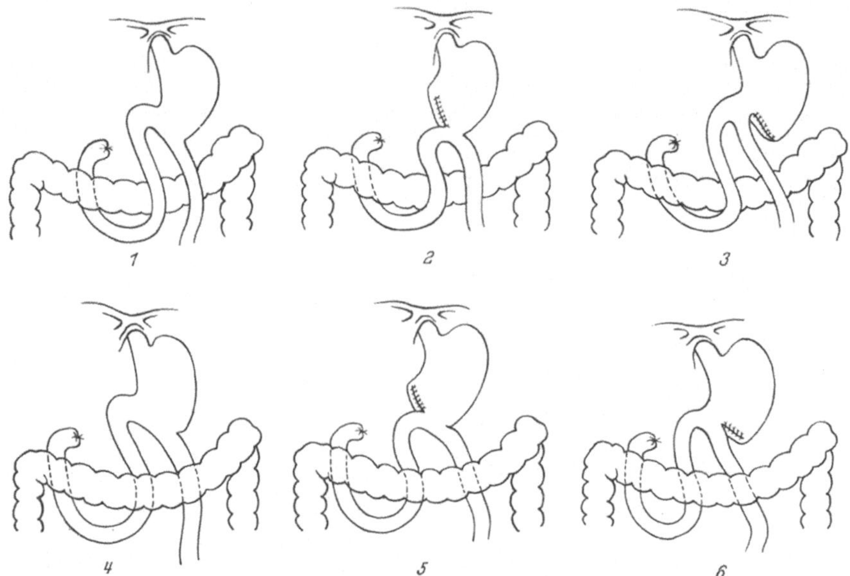

Abb. 244. Methodische Variationen des Billroth II — *termino-laterale Gastro-Jejunostomien.* Antecolisch: *1* Gastro-Jejunostomia termino-lateralis oralis totalis (KRÖNLEIN, 1887; BALFOUR, 1917); *2* Gastro-Jejunostomia termino-lateralis oralis partialis inferior (v. EISELSBERG, 1889; v. MIKULICZ); *3* Gastro-Jejunostomia termino-lateralis oralis partialis superior (W. MAYO). Retrocolisch: *4* Gastro-Jejunostomia termino-lateralis oralis totalis (REICHEL, 1908; POLYA, 1911; v. BERGMANN, DELAGENIÈRE); *5* Gastro-Jejunostomia termino-lateralis partialis inferior (HOFMEISTER, 1896; FINSTERER, 1914; WILMS, 1911); *6* Gastro-Jejunostomia termino-lateralis partialis superior (SCHMIEDEN, 1921)

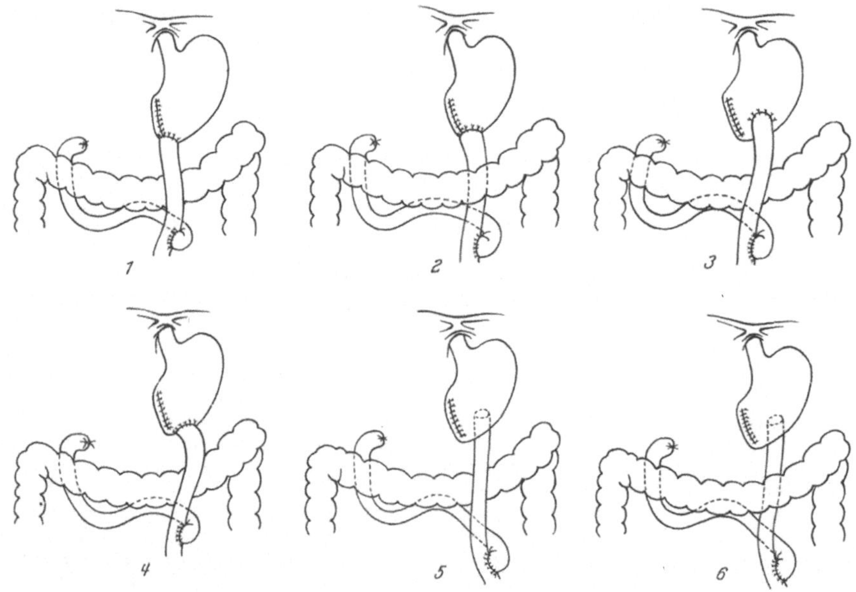

Abb. 245. Methodische Variationen des Billroth II — *Gastro-Jejunostomia ypsiloniformis.* Sie werden vorwiegend bei Rezidiv- und Korrekturoperationen gebraucht (vgl. Abb. 561). *1* Gastro-Jejunostomia termino-terminalis antecolica (RYDYGIER II, 1904). *2* Gastro-Jejunostomia termino-terminalis retrocolica (RYDYGIER I, 1904; MOSKOWICZ, 1908; SORESI, 1921). *3* Gastro-Jejunostomia termino-lateralis antecolica anterior (SCHIASSI, 1913). *4* Gastro-Jejunostomia termino-lateralis antecolica inferior (CUNÉO, 1909). *5* Gastro-Jejunostomia termino-lateralis antecolica posterior. *6* Gastro-Jejunostomia retrocolica posterior (ROUX, 1893)

als 10—14 cm vom Treitzschen Band messen. Schließlich wurde es üblich, auch dieses Verfahren mit einer einengenden Anastomose zu verbinden, um die Gefahr der Sturzentleerung zu verringern.

Den Pionieren der Anfangszeit folgte die große Zahl der eigentlichen *Resektionisten*, welche durch zahllose Verbesserungen technischer Details die Resectio Billroth II zu jenem risikoarmen, auf die verschiedensten Situationen der Magenchirurgie anwendbaren Verfahren machten, welches es auch heute noch ist (v. HABERER, 1927—1950, NISSEN seit 1921; STRAUSS u. Mitarb., 1928; v. REDWITZ und FUSS, 1928; ENDERLEN, FREUDENBERG und v. REDWITZ, 1923; BSTEH, 1933—1949; BANCROFT, 1932; SAUERBRUCH und SCHMIEDEN, 1933; LEWISOHN, 1923—1927; ZUKSCHWERDT u. Mitarb., 1931—1936; TANNER, 1947—1954 u. a.). Auch heute wird von zahlreichen namhaften Autoren und Kliniken grundsätzlich an der subtotalen Resectio Billroth II festgehalten [NISSEN (1962), BRUNNER (1964), ZENKER (1964), SAEGESSER (1964), SALZER (1964), McKEOWN (1964), WENZ u. Mitarb. (1960), ÜBERMUTH (1950, 1951), SCHINK (1957). Die Genannten u. v. a. betrachten die subtotale Resectio Billroth II als Standardoperation, speziell für das U.d. Die mit Vagotomie kombinierten kleineren Resektionen vermögen dagegen im deutschsprachigen Gebiet bisher nur langsam Fuß zu fassen. Man hat jedoch den Eindruck, daß sich die in Amerika bereits weit fortgeschrittene Entwicklung auch hierzulande anbahnt.

Tabelle 15. *Resectio Billroth II und ihre Modifikationen (Abb. 243—245)*

1. termino-terminalis	anterior	antecolika	BILLROTH II (1885)
			SCHIASSI (Y-Methode, 1913)
		retrocolika	DUBOURG (1898)
	posterior	antecolika	v. EISELSBERG (1899)
		retrocolika	BRAUN (1894)
			v. HACKER (1894)
	marginalis	—	v. MIKULICZ (1887)
2. latero-terminalis	posterior	retrocolika	ROUX (Y-Methode, 1893)
3. termino-terminalis	—	retrocolika	RYDYGIER (Y-Methode, 1904)
			MOSZKOWICZ (1908)
			SORESI (1921)
4. termino-lateralis	oralis totalis	antecolika	KRÖNLEIN (1887)
			BALFOUR (1917)
			MOYNIHAN II (1923)
		retrocolika	REICHEL (1908)
			POLYA (1911)
			MOYNIHAN I (Y-Methode)
	oralis partialis	antecolika	v. EISELSBERG (1888)
			CUNÉO (Y-Methode, 1909)
		retrocolika	v. HOFMEISTER (1905)
			WILMS, FINSTERER (1911)
	oralis inferior		
	oralis superior		SCHMIEDEN (1921)

2. Spezielle Indikation für die subtotale Resectio Billroth II

a) Bei Ulcus duodeni

Die distale subtotale (65—75%) Resectio Billroth II leistet Gutes beim chronisch rezidivierenden U.d. des hyperaciden Hypersekretors. Auch nach vorausgegangenen nicht erfolgreichen Maßnahmen (z.B. Vagotomie + Pyloroplastik) vermag sie die Recidivgefahr definitiv zu beheben. Sie wird am häufigsten nach der Methode REICHEL-POLYA-HOFMEISTER-FINSTERER oder nach SCHOEMAKER mit einer retrokolischen oder auch antekolischen Anastomose ausgeführt. In 80% der Fälle von Ulcus duodeni kann die klassische Technik eingehalten werden. Wichtig ist es bei den antekolischen Anastomosen die zuführende Schlinge so kurz als möglich zu nehmen (10 cm). Bei den retrokolischen Anastomosen muß das Prinzip der kurzen zuführenden Jejunumschlinge immer besonders sorgsam beachtet werden.

b) Bei Ulcus ventriculi

wird die subtotale Resectio Billroth II nur verwendet, wenn die allgemein bevorzugte Resectio Billroth I keine risikofreie Anwendung erlaubt (z. B. bei maligner Entartung des U. v., bei Kombinationsulcera oder multiplen Ulcera). Nachdem die Gefahr des Ulcusrecidivs beim U. v. ohnehin geringer ist als bei U. d., sollte der Entschluß zum Billroth II, vergleichbare Sekretionsverhältnisse vorausgesetzt, nicht schwerer fallen als bei U. d. Auch in dieser Frage läßt sich die geeignete Verfahrenswahl nur an Hand der Funktionsteste treffen.

c) Bei Magencarcinom

sollte möglichst eine distale subtotale (65—85%) Resektion ad mod. Billroth II-KRÖNLEIN-BALFOUR, also mit Gastro-Jejunostomia termino-lateralis antecolica oralis totalis, eventuell mit Braunscher Enteroanastomose und Milzexstirpation ausgeführt werden (vgl. Abb. 421). Die retrocolischen und partiellen Anastomosen sind aus Gründen der Radikalität und Dauer der Passagefreiheit nicht empfehlenswert.

3. Spezielle Technik der Resektionsmethoden nach Billroth II

a) Die Methode nach Reichel (1908), Polya (1911), Hofmeister, Finsterer (1914)

Es wird eine distale subtotale (65—75%) Resektion des Magens ausgeführt und der Magenrest, nachdem er von der kleinen Kurvatur her um $^1/_3$ bis $^1/_2$ eingeengt wurde, mit der ersten Jejunumschlinge retrokolisch, d. h. nach Anlegen eines Schlitzes im Mesocolon anastomosiert und zwar so, daß der kurze zuführende Schenkel an die kleine Kurvatur herangeführt wird.

1. Akt (Abb. 246, Insert.): Durchtrennung des kleinen Netzes und des Lig. gastrocolicum. Das kleine Netz kann entweder stumpf durchrissen werden oder es wird in mehreren Schritten ligiert; auf größere zur Leber ziehende Gefäße (A. hepato-gastrica) ist dabei zu achten! Die vagalen Nervenelemente bleiben unberücksichtigt, was eine weitgehende Denervierung des Antrums zur Folge hat. Die Skeletierung der großen-Kurvatur erfolgt mit größerer Sorgfalt. Die Va. gastro-epiploica können geschont oder geopfert werden. Beabsichtigt man eine sehr hohe subtotale Resektion mit nur noch über die V. brevia versorgtem Magenrest, sollen die Va. gastro-epiploica erhalten bleiben, damit die Ernährung über die Anastomosen der gastro-epiploica sin. verbessert wird. Die Skeletierung erfolgt vom Mikulicz-Punkt aus. Der Zugang in die Bursa omentalis und der Einblick in die retrogastralen Bezirke, ist hier am günstigsten.

2. Akt (Abb. 247): Mobilisation und Durchtrennung des Duodenums wenigstens 2—3 cm postpylorisch und möglichst aboral des Ulcus. Schrittweise werden die Gefäßverbindungen, welche von allen Seiten an das Duodenum herantreten, versorgt. Liegt ein penetrierendes Hinterwandgeschwür vor, so muß die Ablösung vom Pankreas besonders vorsichtig erfolgen, damit eine Blutung aus der A. gastro-duodenalis vermieden wird. Auch an der cranialen Circumferenz des Duodenums wird die Mobilisation so lange fortgesetzt, bis der D. choledochus und die A. gastrica dextra übersehen werden können. Erst wenn beide Gebilde klar voneinander unterscheidbar sind, darf die A. gastrica dextra durchtrennt werden. Unbeabsichtigte Verletzungen des D. choledochus geschehen meist in diesem Operationsakt, z. B. bei Durchtrennung der A. gastrica dextra durch Massenligatur und gleichzeitiger Verlagerung des D. choledochus durch entzündliche Veränderungen. Versuche, einen Ulcuskrater am Pankreas zu excidieren, sind nicht nur nutzlos, sondern beschwören auch die Gefahr einer Pankreatitis oder Pankreasfistel herauf. Man tut besser den Ulcusgrund zu belassen und bereits intraoperativ mit Trasylol zu beginnen. Am Duodenum braucht man 2—3 cm gesundes Gewebe, um einen zuverlässigen D.-Stumpfverschluß zustande zu bringen. Wir durchtrennen mit dem elektrischen Messer und decken den oralen Stumpf durch Aufnähen einer Kompresse ab. Der Magen wird nach links herausgelagert und abgedeckt. Man wendet sich der Versorgung des Duodenalstumpfes zu.

3. Akt: Duodenalstumpfverschluß. Es gibt *leicht, schwer und nicht verschließbare Duodena,* sowie zahlreiche Methoden, um der jeweiligen Situation gerecht werden zu können. Im Regelfall verwenden wir das Einstülpungsverfahren durch doppelte Tabaksbeutelnaht. Es ist eine zuverlässige, einfache Verschlußmethode (Abb. 248, 249), bei welcher nur darauf geachtet werden muß, daß die Mobilisation weit genug in die Pars II hinein fortgesetzt wird (Abb. 249a), damit einerseits alle Antrumschleimhaut sicher entfernt wird und andererseits genügend mobilisierte Duodenalwand für eine doppelte Einstülpung zur Verfügung steht. Wichtig ist, daß bereits die erste

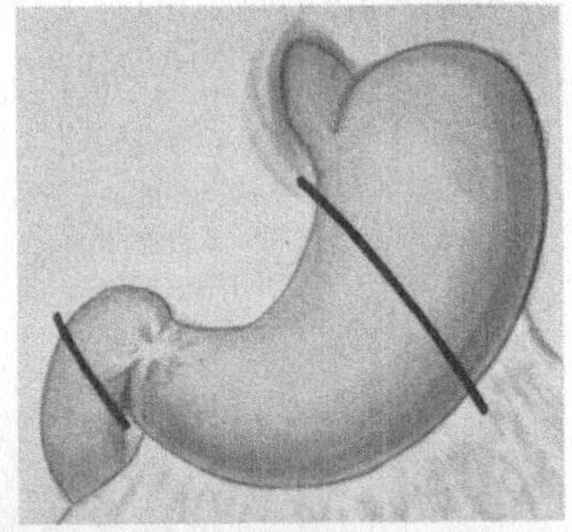

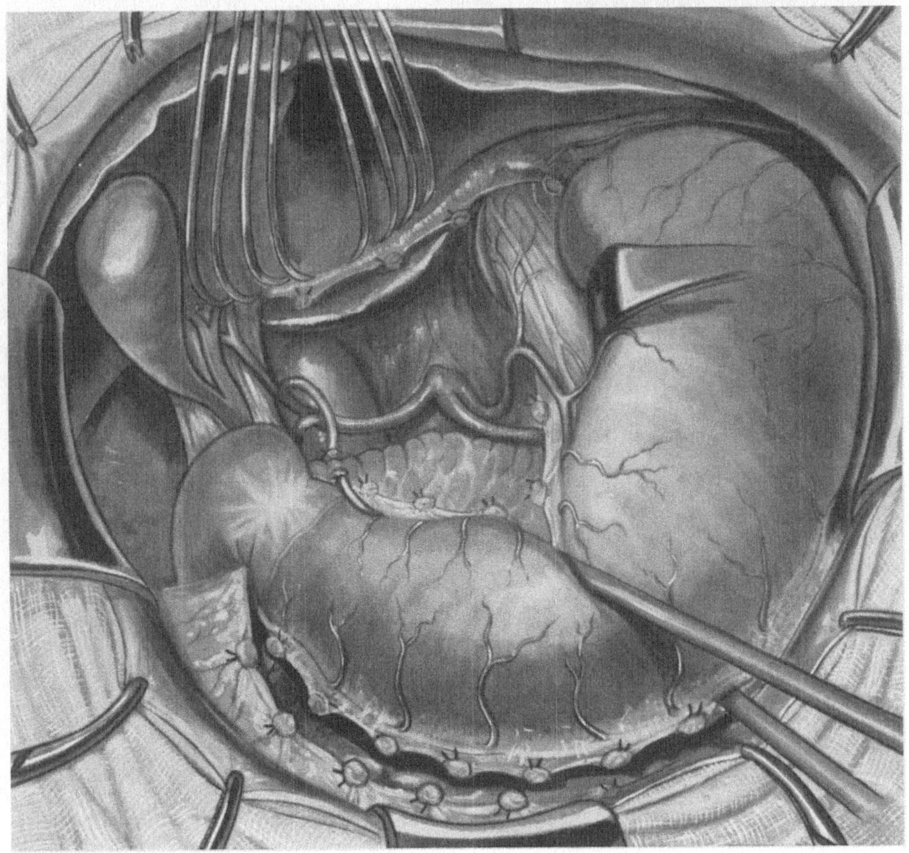

Abb. 246. Resectio Billroth II — REICHEL-POLYA-HOFMEISTER-FINSTERER. Insert: Ausdehnung der Resektion 65—75%. Hauptbild. 1. Akt: Mobilisation des Magens von caudal nach cranial

Tabaksbeutelnaht alle Schleimhaut versenkt und kein Schleimhautrest im Knoten eingeklemmt bleibt. Er könnte zum Ausgangspunkt eines Stumpfabscesses und einer späteren Stumpfinsuffizienz werden.

Eine andere bereits auf MIKULICZ zurückgehende Verschlußmethode ist die über eine am Duodenum liegende Klemme ausgeführte, einfache überwendliche Naht oder fortlaufende U-Naht (vgl. Abb. 250). Durch Zug am Faden nach beiden Seiten, wird die Mucosa eingestülpt und die Naht auf einen kleinen Bürzel zusammengezogen, so daß Anfangs- und Endfaden geknüpft werden können. Der Bürzel wird durch eine Tabaksbeutelnaht versenkt.

Andere Methoden (nach LAHEY, Allis-Klemmenmethode) zeigt Abb. 251.

4. Akt (Abb. 252). Er beginnt mit der Ligatur des R. desc. der A. gastrica sin. in Höhe des Abganges ihres ersten, an die Magenhinterwand herantretenden R. gastricus.

Bei U. v. kann die Ligatur infolge Verwachsungen mühevoll sein. Größere akzessorische Leberarterien (A. hepatogastrica) dürfen nicht durchtrennt werden. Die günstigste Durchtrennungsstelle der A. gastrica sin. liegt 3—5 cm caudal von der Kardia (vgl. Abb. 252). Die Ligaturversorgung der Gefäße führt oft zu einer Entblößung der Muscularis. Entperi-

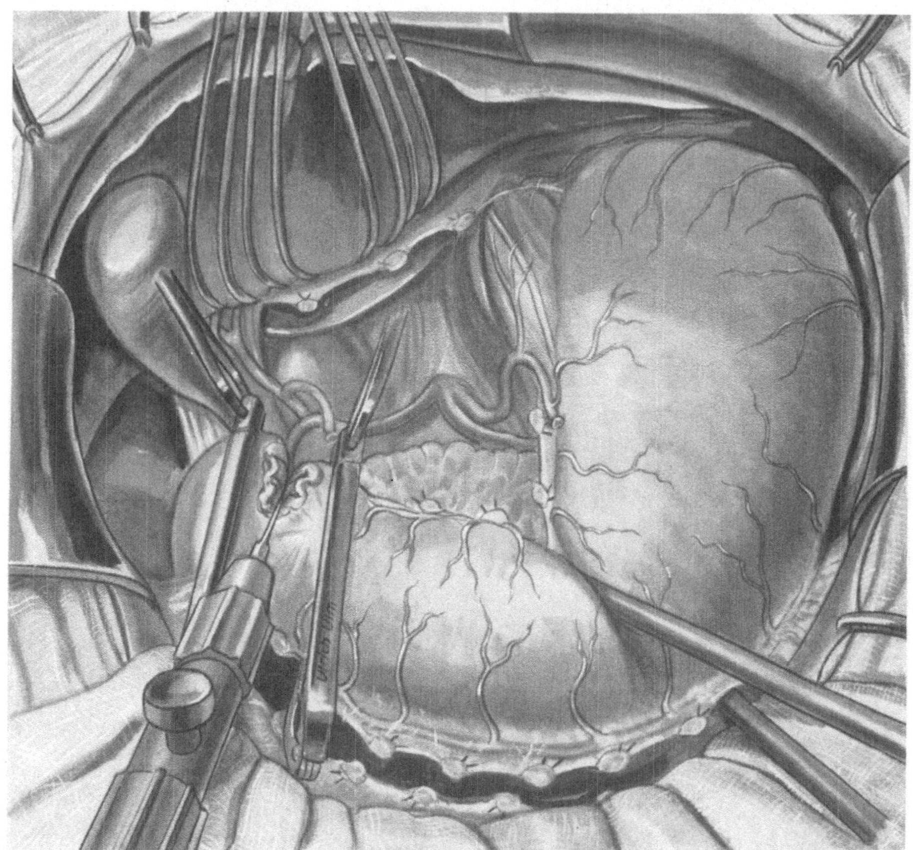

Abb. 247. Resectio Billroth II — REICHEL-POLYA-HOFMEISTER-FINSTERER. 2. Akt: Retrobulbäre Durchtrennung des Duodenums und weitere Duodenalmobilisation

tonealisierte Wandabschnitte müssen reperitonealisiert werden. An der großen Kurvatur wird man nicht selten über den Mikulicz-Punkt hinauf die gastroepiploischen Verbindungen zur Milz ligieren müssen (vgl. Abb. 252). Der retrokolische Dünndarmdurchzug wird durch einen Schlitz im Mesocolon transv. an einer möglichst gefäßarmen Stelle vorgenommen. Der Schlitz soll 4—5 cm lang sein und dorsal bis an den Mesocolonansatz, ventral nicht ganz bis an die Gefäßarkade reichen. Der linksseitige. Rand des Mesocolonschlitzes wird an die Magenhinterwand oberhalb der künftigen Anastomose fixiert und die proximale Jejunumschlinge durch den Schlitz in den Oberbauch heraufgezogen. Die kurze zuführende Schlinge wird der kleinen, die abführende lange Schlinge der großen Kurvatur angelagert.

5. Akt: Die Anastomose kann mit oder ohne Klemmen und mit 2-, 3- oder 4schichtiger Naht ausgeführt werden. Wir bevorzugen die klemmenlose Anastomosierung mit zweischichtiger Naht (Abb. 253).

Erste Nahtreihe ist eine seromusculäre Hinterwandnaht aus Seiden-Einzelknopfnähten. Zweite Nahtreihe ist eine fortlaufende, alle Wandschichten durchgreifende Catgutnaht der hinteren Schleimhaut. Die dritte Nahtreihe vereinigt die vordere Schleimhaut durch eine fort-

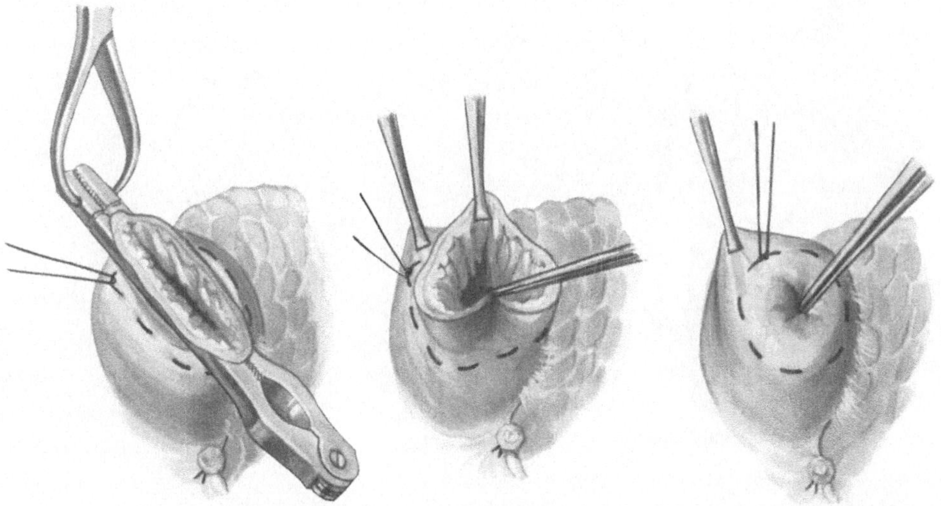

Abb. 248. Resectio Billroth II — Reichel-Polya-Hofmeister-Finsterer. 3. Akt: Duodenalstumpfverschluß mit doppelter Tabaksbeutelnaht

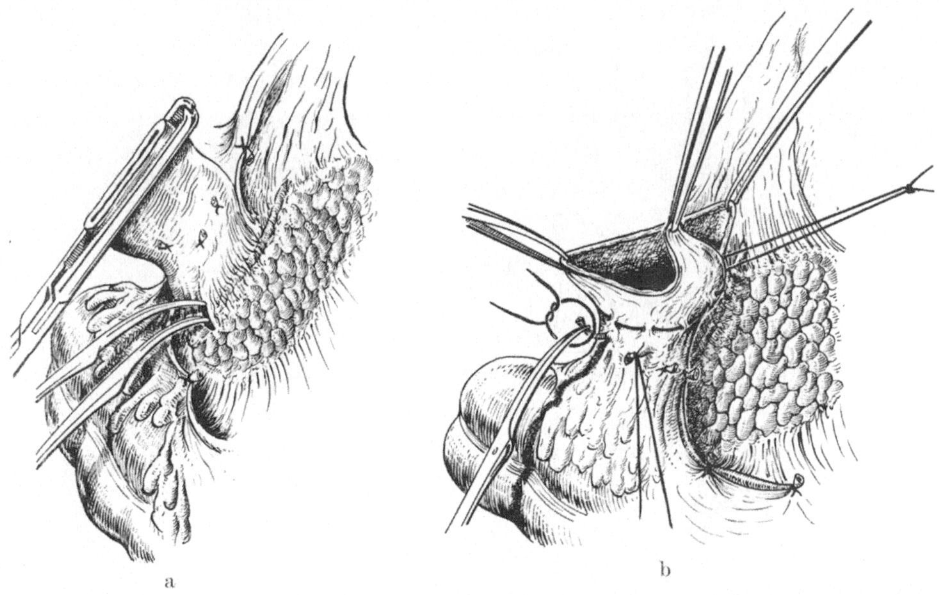

Abb. 249a—d. *Leicht verschließbares Duodenum.* Typischer Verschluß des Duodenalstumpfes durch Tabaksbeutelnaht. Sofern genügend gut ernährte Duodenalwand vorhanden ist, sehr zuverlässige, einfache Verschlußmethode

laufende Catgutnaht mit einstülpender Nahttechnik. Die vierte und letzte Nahtreihe adaptiert die Seromuscularis wiederum mit Einzelknopfnähten aus Seide.

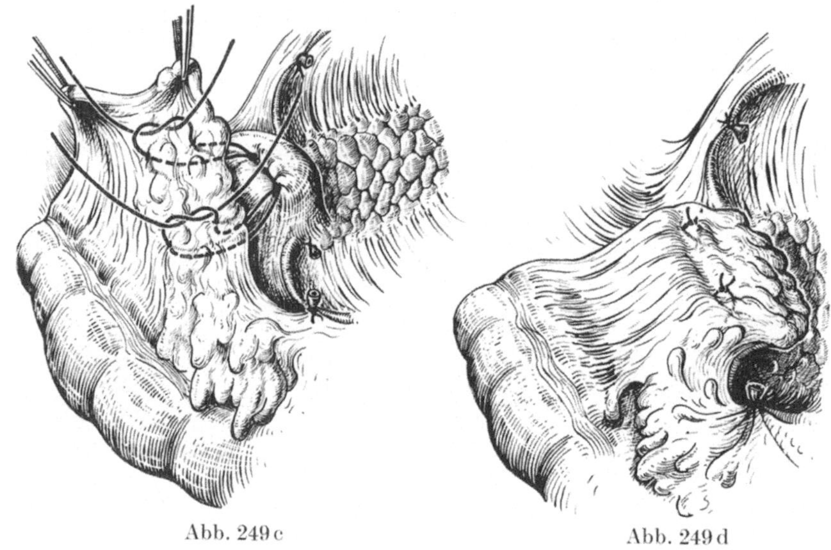

Abb. 249 c   Abb. 249 d

Zur Technik der Blutstillung ist zu sagen, daß manche Operateure die Submucosagefäße mit feinen Einzelumstechungen versorgen. Sie halten dies für die sicherste Blutstillungsmethode. Wir finden die Blutstillung für ebenso zuverlässig, wenn sie durch eine fortlaufende, alle Wandschichten durchgreifende Naht erfolgt. Wir haben mit dieser Technik seit Jahren keine Nachblutung erlebt, welche auf mangelhafte Nahttechnik zurückzuführen gewesen wäre. Bei

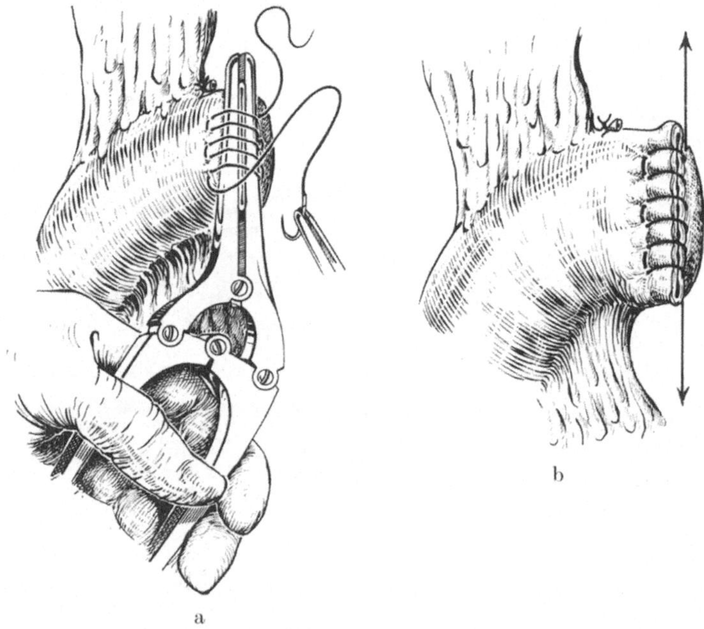

Abb. 250a u. b. *Leicht verschließbares Duodenum*. Typischer Verschluß nach MIKULICZ-MAYO. a Fortlaufende U-Naht über einer kleinen Darmklemme nach PAYR. b Zug am Faden nach beiden Seiten zieht die Naht zusammen. — Einstülpung der geknüpften 1. Naht. — 2. Naht Tabaksbeutelnaht (modifiziert nach QUÉNU — Traite des Technique chirurg. Bd. VI)

Verwendung der konventionellen Klemmentechnik (Abb. 254) läßt sich die Lage und Länge der Anastomose genauer bemessen und routinemäßiger ausführen. Die Verwendung von Klemmen wird daher vielfach dem Anfänger und weniger Geübten empfohlen. Bei der Variante nach Hofmeister-Finsterer wird der Magenquerschnitt zur Hälfte blind verschlossen und die Incision des Jejunums nur so lang gemacht, als es für diese Anastomosierung notwendig ist (vgl. Abb. 253). Die partielle Anastomose soll die unerwünschte Überfüllung der zuführenden

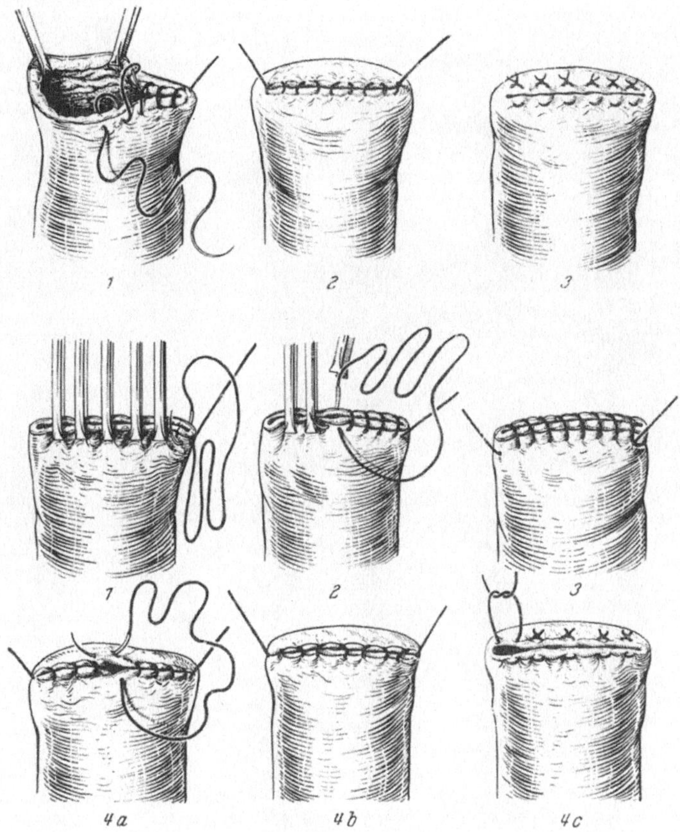

Abb. 251. *Leicht verschließbares Duodenum.* Verschiedene Verschlußmethoden (aus R. Maingot, Abdominal Operations, 4. Ed., Appleton Century Crofts). Oben: *Lahey-Methode.* Fortlaufende einstülpende U-Naht (*1, 2*); Verstärkung durch 2. Nahtreihe aus Einzelknopf-Lembert-Nähten oder besser Einzel-U-Nähten (*3*). Mitte. *Allisklemmenmethode:* Fortlaufende überwendliche Naht (*1*) von der großen Kurvaturseite zur kleinen Kurvaturseite vorrückend (*2, 3*). Unten. Fortsetzung von Mitte: 2. Nahtreihe fortlaufende Sero-Serosanaht (*4a, 4b*) oder Einzelknopf-U-Nähte (*4c*)

Schlinge („afferent loop syndrome") unmöglich machen. Die Ausdehnung der Resektion beträgt 65—75% des Gesamtmagens; ein Wert, welchen der geübte Operateur recht genau zu treffen vermag, indem er in der Mikulicz- bzw. Mayollinie absetzt.

Ist man nicht sicher oder weicht die Magengröße stark vom Normalen ab, so kann eine Schablone aus steifem Baumwollstoff als Vermessungshilfe dienen. Damit kann der zurückbleibende, wie der resezierte Magenabschnitt vermessen und später mittels eines polaren Planimeters ausgemessen werden (Olch und Harkins, 1960). Auch die Wägung des Resektates ist brauchbar. Gewisse Komplikationsgefahren birgt die Einstülpung des blind verschlossenen Magenteils. Die Einstülpung erfolgt am besten mit einer nicht zu weit fassenden Tabaksbeutelnaht, welcher noch 2—3 Einzelnähte folgen. Die Einstülpung darf nicht zu tief sein, damit keine Passagestörung resultiert. Zu tief eingestülpte Magenwinkel rufen im Röntgenbild den sog. „*Hofmeister-Defekt*" hervor (PRÉVOT, 1933; SCHINZ u. Mitarb., 1954; BECK, 1958; FISHER, 1960). Eine Verwechslung mit einem Stumpfcarcinom ist möglich, wenn dem Untersucher dies technische Detail nicht bekannt ist (vgl. Abb. 108). Auch die sorgfältige Herstellung der Dreistichnaht (Abb. 255) im oberen Magen-Jejunumwinkel ist wichtig. Sie muß so gelegt werden, daß sich die am Jejunum bildende Falte in den Magenwinkel vollkommen adaptiert.

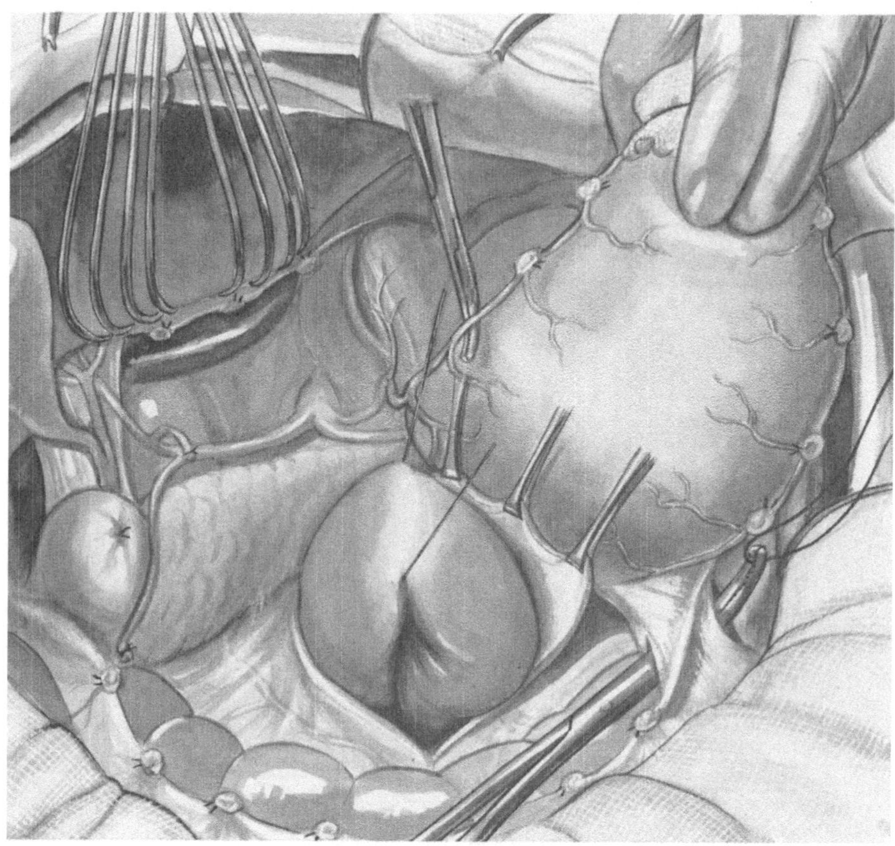

Abb. 252. Resectio Billroth II — REICHEL-POLYA-HOFMEISTER-FINSTERER. 4. Akt. Hochschlagen des mobilisierten Magens nach links. Ligatur des Rs. descendens Ae. gastric. sin. Vervollständigung der Skeletierung der großen Kurvatur. Anlegen eines Mesocolonschlitzes und Durchziehen der proximalen Jejunumschlinge

Die Bedeutung des Hochnähens der zuführenden Schlinge über die Magenverschlußnaht, die sog. Aufhängungsnaht nach KAPELLER, 1919, dürfte lange Zeit überschätzt worden sein. Doch gibt es Situationen, bei welchen sich eine solche Deckung zwanglos anbietet.

6. Akt: Die Operation wird beendet, indem das Mesocolon hochgeschlagen, die gastrojejunale Anastomose wieder submesocolonisch verlagert wird und der freie rechtsseitige Mesocolonrand an den Magenstumpf 2—3 cm oberhalb der Anastomosennahtreihe fixiert wird (Abb. 256). Durch diese Naht ist der Mesocolonschlitz wieder ringsum verschlossen. Im Endzustand zieht nach einer (65—75%) Resektion das Mesocolon nach Reposition des Colons zeltförmig nach cranial an den Magenstumpf hinauf (Abb. 257).

Naso-gastralsonde und Zieldrainage wie üblich. Abb. 258 zeigt einen Zustand nach typischer Resectio Billroth II (Typ REICHEL-POLYA-HOFMEISTER-FINSTERER wegen U.d.). Wie häufig sind deutliche Zeichen einer Jejunitis zu sehen.

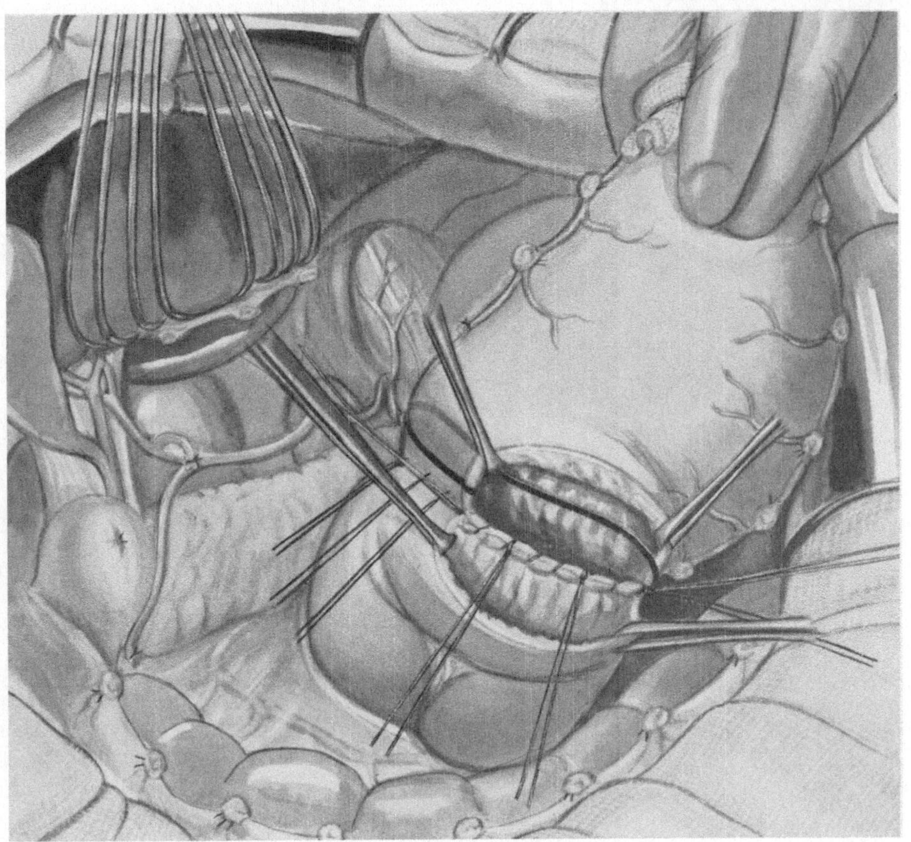

Abb. 253. 5. Akt. *Anastomosierung* (Hinterwandnaht) mit 2-schichtiger Nahttechnik.
Abtrennungslinie des Magens eingezeichnet

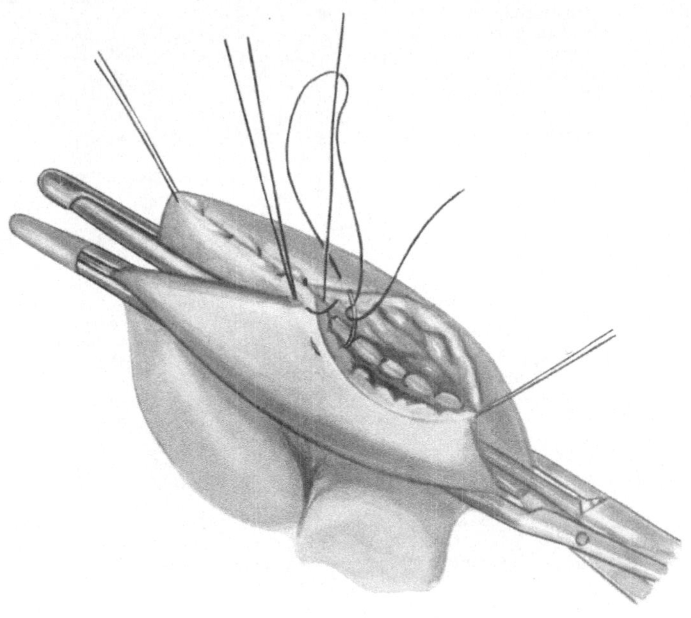

Abb. 254. Anastomosierung, Klemmentechnik — Vorderwandnaht

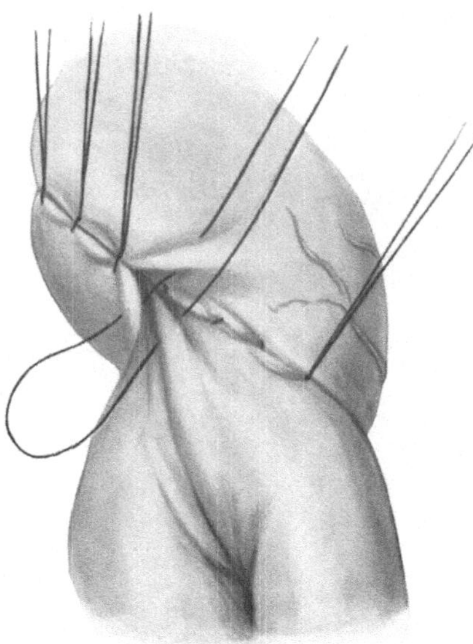

Abb. 255. 3-Stichnaht im oberen Magen-Jejunumwinkel

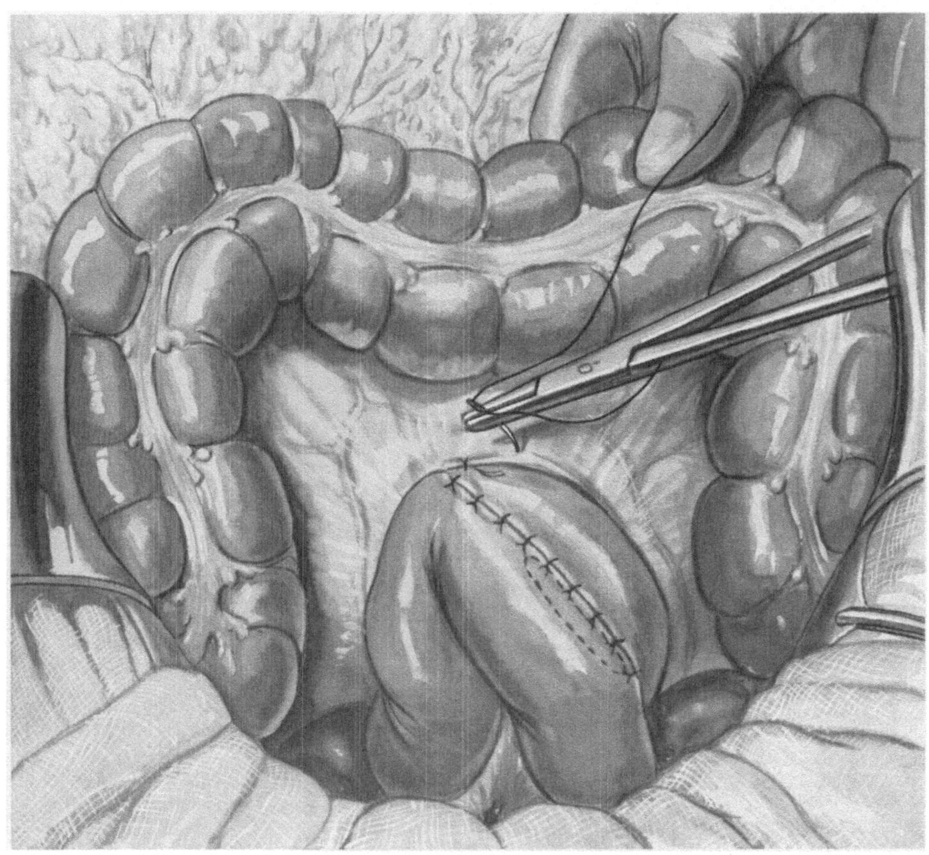

Abb. 256. 6. Akt: *Schlußakt*. Annähen des rechten freien Mesocolonrandes an den Magenstumpf, direkt oberhalb der Anastomose

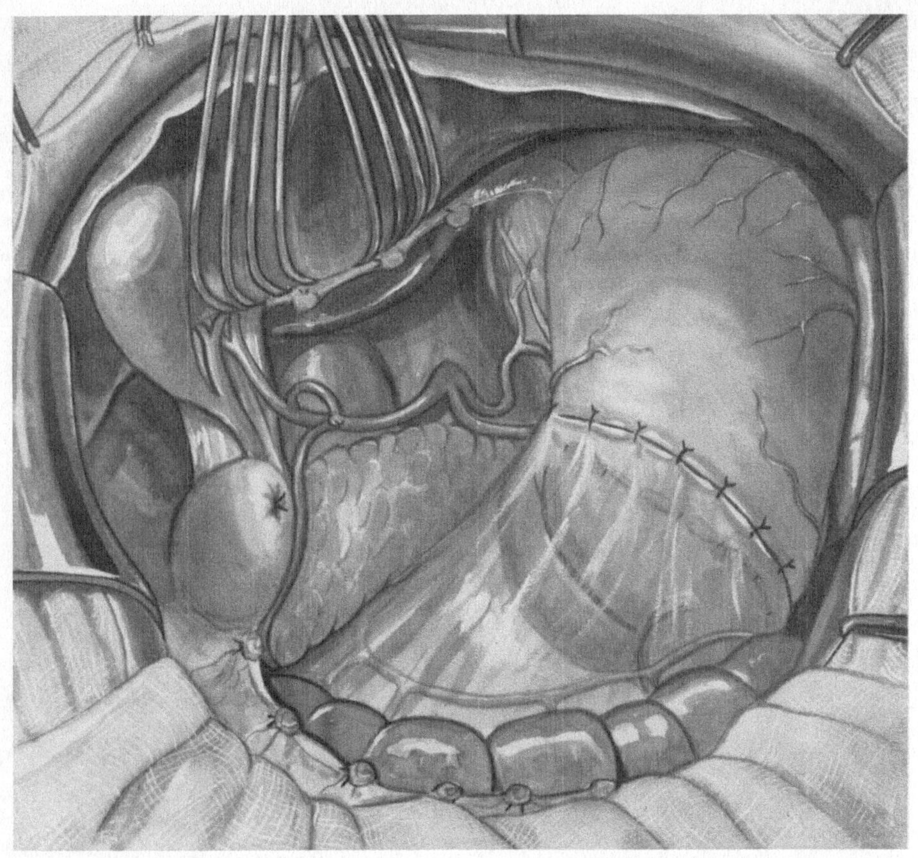

Abb. 257. Endzustand einer retrokolischen
²/₃ Resectio Billroth II

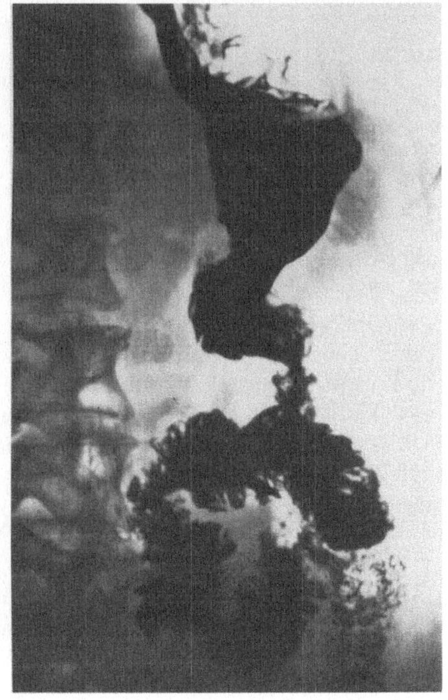

Abb. 258. Klassische Resectio Billroth II —
Reichel-Polya-v. Hofmeister-Finsterer

b) Die Methode der treppenförmigen Resektion Billroth II nach Schmieden (1921), Pauchet (1923)

Ein in Magenmitte oder kardianahe gelegenes U.v. kann durch eine distale partielle Resektion beseitigt werden, wenn man eine bogen- oder treppenförmige Resektion der kleinen Kurvatur vornimmt. Man kann dadurch die radikale subtotale Methode nach SCHOEMAKER vermeiden und ein gewisses Magenreservoir erhalten. Für benigne U.v. ist diese Maßnahme nach heutiger Auffassung übertrieben ausgedehnt; für das maligne U.v. besitzt der Eingriff jedoch eine wohlbegründbare Indikation. Die Technik des Eingriffs geht aus Abb. 259 hervor.

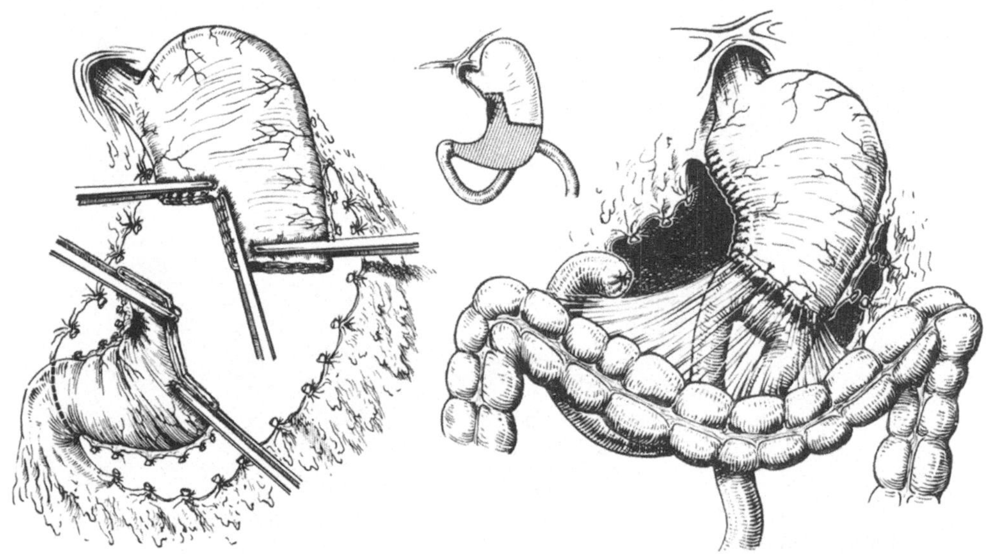

Abb. 259. Treppenförmige Resektion nach SCHMIEDEN, 1921; PAUCHET, 1923. Indikation: Ulcus ventriculi in Magenmitte und ad cardiam. Prinzip: Excision der kleinen Kurvatur nebst Ulcus durch Z-förmige Schnittführung (treppenförmig) im Magenkörper. Wiederherstellung durch Gastro-Jejunostomia retrocolica oder antecolica, unter Umständen kann auch durch Gastro-Duodenostomie anastomosiert werden (vgl. Abb. 240)

c) Die Methode der subtotalen (75—85%) Resectio Billroth II (modifiziert nach Schoemaker-Pauchet-Toupet)
(vgl. Abb. 260—262)

Für die kardianahen Ulcera gibt es abgesehen von der Originalmethode der bogen- und lappenförmigen Resektionen (vgl. Abb. 223) die Möglichkeit eines subtotalen extremen Vorgehens (bis zu 85% Resektion) durch Kombination der Methoden von SCHOEMAKER-PAUCHET-TOUPET. Dabei ist klemmenlos zu arbeiten, weil nur so die Excision des Ulcus unter Sicht erfolgen und nahe an die Kardia herangeführt werden kann, ohne diese zu gefährden.

Es empfiehlt sich auch, nicht mit der Durchtrennung am Duodenum zu beginnen, sondern zunächst die Vorderwand in Höhe der Resektionslinie ein Stück weit quer zu eröffnen (Abb. 260) um die Situation rasch übersehen zu können. Nur so läßt sich auch die Distanz zwischen Ulcus und Kardiamund sicher beurteilen. Sie muß mindestens 2—3 cm betragen, sonst ist die Methode nicht möglich. Andere Methoden der Entfernung des kardianahen Ulcus (nach NISSEN, vgl. Abb. 279, Fundektomie, vgl. Abb. 278) müssen herangezogen werden. Ist die subtotale Resektion möglich, wird die Eröffnung der Vorderwand mit bogenförmig-konkaver Schnittführung vervollständigt. Das gleiche geschieht an der Hinterwand unter Umschneidung des Ulcus.

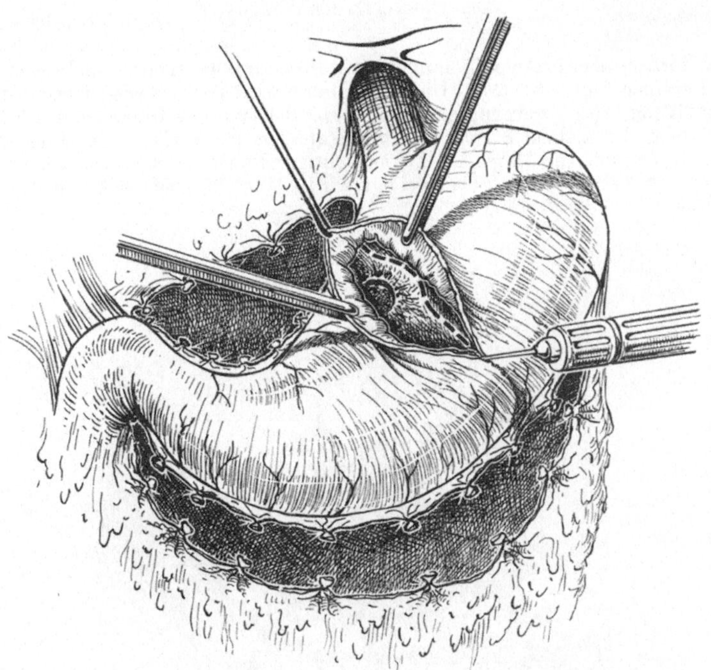

Abb. 260. Subtotale Resectio Billroth II — SCHOEMAKER-PAUCHET-TOUPET, in offener Technik, d.h. Abtrennung und Anastomosierung ohne Klemmen. Die Klemmen werden durch Haltefäden, Allis-Klemmen u.ä. ersetzt. Verfahren gestattet sicherere Blutstillung, elastischere Anpassung an die Situation, geringeres Gewebstrauma trotz ausgedehnter Resektion. *Resektion:* 1. Akt. Vorderwandincision zur Freilegung des Ulcus

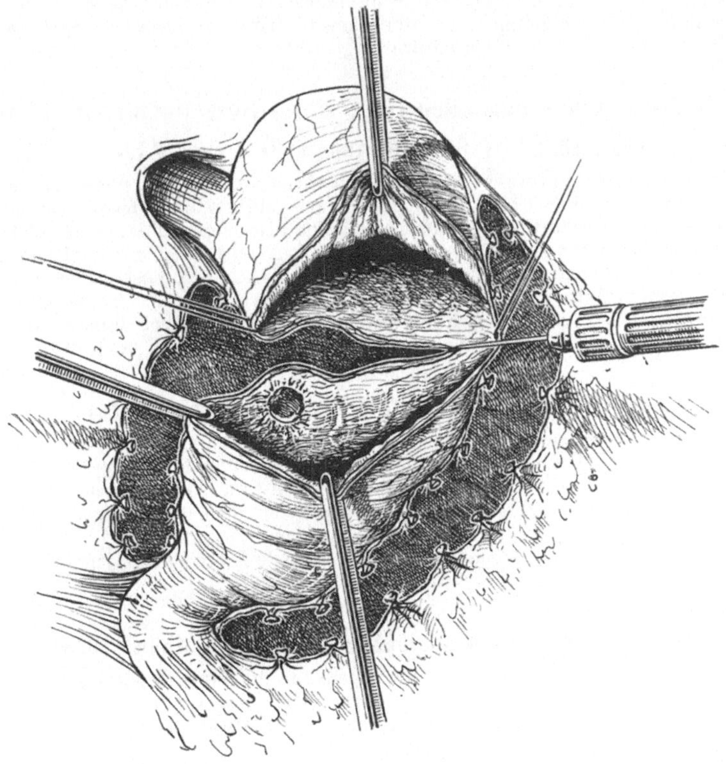

Abb. 261. Subtotale Resectio Billroth II — SCHOEMAKER-PAUCHET-TOUPET, offene Technik. *Resektion:* 2. Akt. Hinterwanddurchtrennung mit Ulcusumschneidung

Penetriert es dort, muß es erst völlig mobilisiert werden, um die Hinterwandresektion vervollständigen zu können (vgl. Abb. 261). Die Anastomose wird vorzugsweise eine Gastro-Jejunostomie sein. Es folgt die Absetzung am Duodenum, der typische Duodenalverschluß und die Wiederherstellung der kleinen Kurvatur. Vom cranialen Wundwinkel des Magens aus wird Vorder- und Hinterwand des Magens in zweischichtiger Nahttechnik soweit verschlossen, daß die Magenöffnung auf ca. 2—3 QF eingeengt wird (Abb. 262). Die Schlingenführung kann retrocolisch oder antekolisch sein.

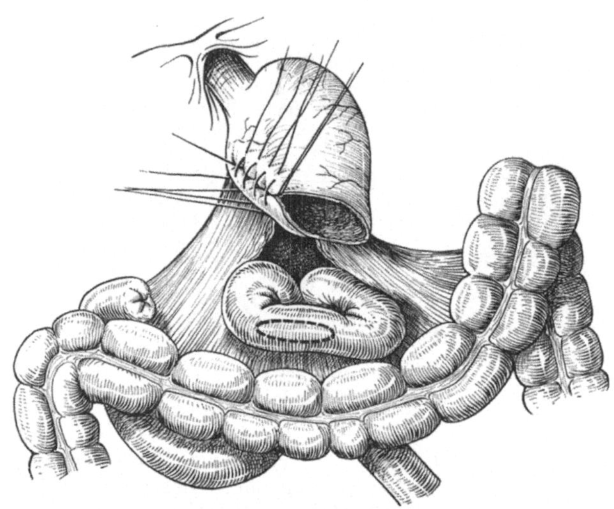

Abb. 262. Subtotale Resectio Billroth II — Schoemaker-Pauchet-Toupet, offene Technik. Die Anastomose kann retrokolisch (hier dargestellt) oder antekolisch mit Enteroanastomose (Balfour, 1917) oder ohne Enteroanastomose (Krönlein, 1887; Moynihan, 1923) angelegt werden. In jedem Falle ist die zuführende Jejunalschlinge so kurz als möglich zu wählen. Eine Gastroduodenostomie gelingt nur, wenn eine tubuläre Umformung des Magenstumpfes möglich war (vgl. Abb. 225)

d) Methode der distalen, partiellen (65—75 %) Resectio Billroth II antecolica

α) Nach Krönlein (1887), Balfour (1917) (vgl. Abb. 244, 1)

Es wird eine distale subtotale (65—75%) Resektion des Magens vorgenommen und das proximale Jejunum *vor* dem Colon transversum hochgeführt. Die Anastomose ist *oral-total*. Die Jejunumschlinge verläuft von rechts nach links, also isoperistaltisch. Zum Unterschied von Balfour nimmt Krönlein die zuführende Schlinge extrem kurz (10—12 cm), Balfour etwas länger (bis zu 20 cm). Balfour legt eine Fußpunktanastomose an, Krönlein nicht. Eine Fixierung des zuführenden Schenkels an den Resten des kleinen Netzes oder Pankreaskapsel ist zweckmäßig, um eine Schlingendrehung zu verhindern. Innere Hernien durch Einklemmung einer Schlinge kommen vor, wenn auch selten (vgl. K, I, 4).

β) Nach v. Eiselsberg (1889), v. Hofmeister (1914)

Hierbei wird nach der Resektion die Hälfte des proximalen Magenlumens blind verschlossen. Das Restlumen wird mit einer möglichst kurzen proximalen Jejunumschlinge terminolateral anastomosiert. Wiederum erfolgt die Schlingenführung von rechts nach links. Die Vorstellung von der isoperistaltischen Verlaufsrichtung spielt jedoch eine geringere Rolle als die Meinung, der blind verschlossene Magenabschnitt könne zusammen mit der Wand der zuführenden Schlinge einen Klappenmechanismus bilden, welcher den Chymus hindert, in den zuführenden Schenkel einzudringen.

γ) Methode nach Schoemaker (1911), Moynihan (1923)

Wenn auch die Schoemakersche Standardoperation mit einer Gastro-Duodenostomie beendet wird, so wird der nach Schoemaker hergerichtete Magenstumpf nicht selten auch für eine antecolische Anastomose ad modum Billroth II-Moynihan verwendet. Die Anastomose wird nach MOYNIHAN von links nach rechts, also anisoperistaltisch angelegt. Von den Verfechtern dieser Methode wird auf die Bedeutung einer entlastenden Tabaksbeutelnaht an beiden Winkeln der Gastro-Jejunostomie hingewiesen, um die dort herrschenden Distensions- und Zugkräfte auszuschalten.

Die funktionellen Ergebnisse mit „rechts-links-läufigen" Anastomosen sind von anderen nicht signifikant verschieden. Diese Tatsache ist ein Beispiel dafür, wie bedeutungslos diese kleinen technischen Unterschiede sind, über welche früher manchmal mit Heftigkeit, ja sogar Erbitterung, diskutiert wurde.

4. Modifikationen der Resectio Billroth II bei schwierigen Duodenalgeschwüren

a) Die Mobilisation des Duodenums (nach Kocher, 1903) und die Durchtrennung des Duodenums zur Direktsichtversorgung des Hinterwandgeschwürs (nach Strauss, 1930)
Abb. 263, 264

Einer der wertvollsten technischen Beiträge in der Resektionstechnik des Duodenalulcus ist die von KOCHER (1903) beschriebene Mobilisation des Duodenums. In die Routine der Resektionstechnik wurde diese Maßnahme durch v. HABERER (1922), FINNEY (1924), WILKIE (1930) eingeführt. Heute beginnen wir bei allen Fällen, in welchen ein postbulbär oder in der Pars II duodeni gelegenes Ulcus festgestellt wurde, den Eingriff zunächst mit einer Kocherschen Mobilisation. Dazu wird der Peritonealüberzug längs der Convexität des Duodenalbogens incidiert und zwar bis zum Übergang der Pars II in die Pars III duodeni. Danach läßt sich Duodenum und Pankreaskopf mühelos von den dorsal davon gelegenen Gebilden, speziell der V. cava caud. abschieben.

Nach kompletter Duodenalmobilisation muß man den Verlauf der V. cava in diesem Bereich überblicken können. Das Duodenalbett wird austamponiert, so daß das Duodenum und der Pankreaskopf nach vorne angehoben werden. Der D. choledochus wird dadurch überblickbar und die Resezierbarkeit des Ulcus beurteilbar. Die meisten Ulcera sind damit ebenfalls schon soweit mobilisiert, daß es nur noch der Skeletierung der großen Kurvatur und der Mobilisation der Pars I duodeni von links her bedarf (Abb. 263), um die gesamte Pars I nebst Ulcus abtrennen zu können, ohne das Pankreas zu verletzen. Bei tiefer Penetration des Ulcus und drohender Gefahr der Eröffnung der Pankreasgänge kann an Stelle des Vorgehens von links das sog. „Straussche Manöver" treten, welches ein Vorgehen von rechts ist (Abb. 264). Es besteht darin, daß zuerst die Duodenalvorderwand von rechts her eröffnet und die Lage des Ulcus von innen her kontrolliert wird.

Aboral vom Ulcus wird die Hinterwand von innen nach außen vorsichtig durchtrennt. Das Risiko der Verletzung von Nachbarorganen, speziell des Ductus choledochus wird also auf ein Minimum reduziert. Wegen der entzündlichen Adhaesionen am Pankreas kann meist nur die Schleimhaut von der Hinterwand abgelöst werden, während die Sero-Muscularis im Zusammenhang mit der Ulcusnarbe bleiben muß. Solche Duodenalstümpfe eignen sich für eine End-zu-End-Anastomose nicht mehr. Sie müssen atypisch verschlossen werden. Fast immer gelingt es mit dieser Technik, die frischen Duodenalulcera vollständig zu entfernen. Liegen sie tiefer als 3 cm im Duodenum, wird stets der Choledochus und die Papille gefährdet sein. Es ist dann klüger, das Ulcus in situ zu belassen und eine Umgehungsoperation zu machen. Niemals darf der Ulcuskrater aus dem Pankreas excidiert werden. Er verhält sich wie eine Granulationsfläche, die nach Isolierung rasch abheilt, während Excisionsversuche Komplikationen von seiten des Pankreas zeitigen. Die Gegend des Ulcuskraters soll mit einem Zieldrain versehen werden, das alles anfallende Sekret ableitet (NISSEN, 1952).

Während des Strausschen Manövers halte man sich stets die Entfernung des Duodenalquerschnittes von der Papilla vateri vor Augen. Sie beträgt vom Pylorus bis zur Papille im Durchschnitt 7,9 cm; vom Duodenalquerschnitt bis zur Papille durchschnittlich 5,3 cm. Verwechslungen der Papilla vateri mit der Mündung des Ductus Santorini oder einem prominenten Pankreasläppchen sind möglich. Deshalb sind auch die Distanzen vom Pylorus zur A. gastro-duodenalis (als jener Stelle, an welcher die retro-peritoneale Fixierung des Duodenums beginnt) sowie von der A. gastro-duodenalis bis zum Ductus Santorini wichtig. Erstere beträgt im Durchschnitt 3,9 cm (Schwankung 2,5—5 cm), letztere 4 cm (Schwankung 3—5 cm).

Die Gesamtentfernung Papille—Pylorus (7,9 cm) kann bei vernarbtem Duodenum sehr verkürzt sein (6 cm und weniger). Eine Hinterwandmobilisation, zu forsch gemacht, kann eine teilweise oder totale Desinsertion der Papille hervorrufen, ein folgenschweres Ereignis, weil es schwierige und im Erfolg unsichere Wiederherstellungsmaßnahmen erfordert (vgl. K, I, 5). Über die endgültige Versorgung des Duodenums darf stets erst nach der zugehörigen Resektion entschieden werden. Erweist es sich für eine Direktverbindung als ungeeignet, so wird man seine Zuflucht zu einem atypischen Duodenalstumpfverschluß nehmen.

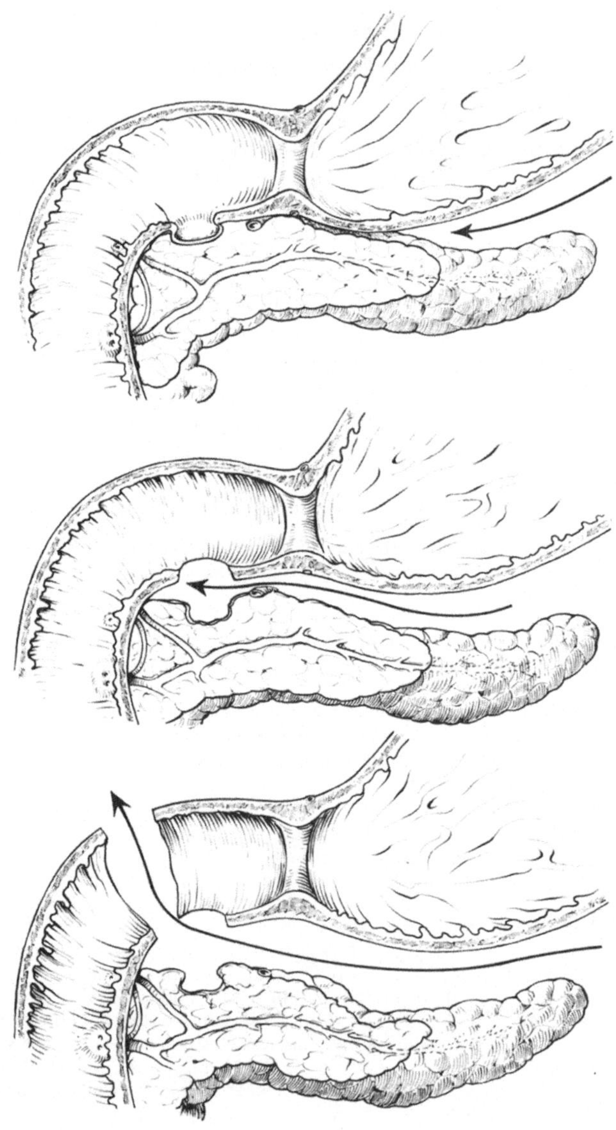

Abb. 263. Übliche Mobilisation der Pars I duodeni und des Duodenalulcus „von links" eventuell nach vorausgegangener Mobilisation des Duodenums nach KOCHER. Die Beziehung des Duodenalulcus zu D. choledochus und pankreaticus ist oft schwer beurteilbar. Unbeabsichtigte Papillendesinsertion kann eintreten! (nach HARKINS-NYHUS, Surgery of Stomach and Duodenum, Little Brown 1962)

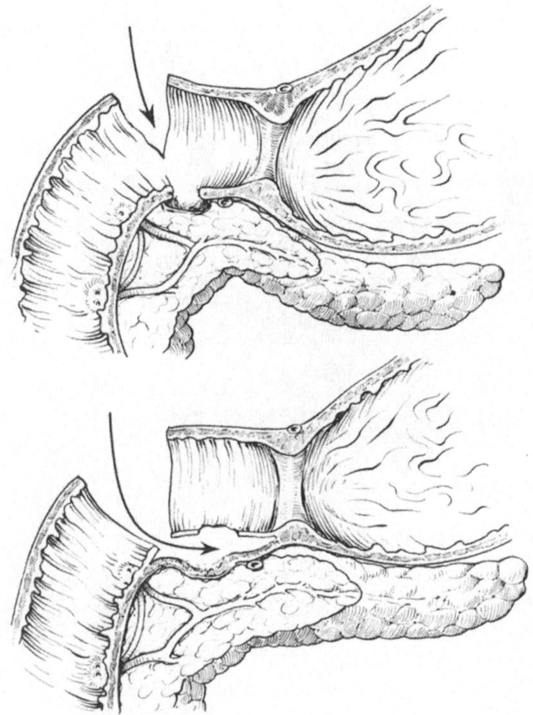

Abb. 264. Sogenanntes „Straussches Manöver" bei papillennaher Lage des Ulcus. Vorgehen „von rechts" mit Eröffnung der Duodenalvorderwand und transduodenal ausgeführter submuköser Auslösung der Hinterwand der Pars I duodeni. Geringe Gefahr der Verletzung der Galle-Pankreasgänge. Nach HARKINS-NYHUS, Surgery of Stomach and Duodenum. Little, Brown & Co 1962

b) Der atypische Verschluß des schwer verschließbaren Duodenums nach Nissen (1932), Bsteh (1933)

Versuche, die Versorgung des Duodenums bei schwer resezierbaren Duodenalulcera zu methodisieren, sind außerordentlich zahlreiche unternommen worden (NISSEN, 1932; BSTEH, 1933; v.HABERER, 1933; GOHRBANDT, 1933; STEINBERG, 1936; R. GRAHAM, 1938; WANGENSTEEN, 1940; McNEALY, 1942; GINZBURG, 1954; CARTER u. Mitarb., 1957 u. a.). Bei der äußerst variablen Situation ist eine exakte Definition für das Vorgehen im Einzelfall problematisch. Etwa darf man sagen, daß das Manöver von STRAUSS und die Methode von NISSEN eine gangbare Alternative ist. Der Unterschied ist, daß beim Strausschen Manöver die Ulcusentfernung durch eine technisch nicht ganz einfache Manipulation erreicht wird, während nach NISSEN-BSTEH ein technisch relativ einfacher Verschluß um den Preis der Belassung des Ulcus erkauft wird.

NISSEN u. REITER (1954) haben als wesentliche Züge ihrer Technik hervorgehoben: *„Die entsprechende Mobilisierung der Duodenalvorderwand, die ausgiebige Darstellung des Ulcuskraters und die Vermeidung jeglicher chirurgischer Manipulation an der Hinterwand".* Hieraus geht deutlich hervor, daß sie im Gegensatz zu STRAUSS die Hinterwand und den Geschwürskrater wegen der Gefährdung der Nachbarorgane (Choledochus, Pankreas) unberührt lassen. STRAUSS dagegen hat gezeigt, daß eine Ablösung der Duodenalhinterwand in der Mehrzahl der Fälle doch noch gelingt und dadurch ein sicherer Verschluß möglich wird, als wenn die Hinterwand starr am Ulcuskrater fixiert bleibt. Der Duodenalstumpfverschluß selbst wird nach NISSEN-BSTEH folgendermaßen ausgeführt (Abb. 265a—d). Nach Durchtrennung des Duodenums in Höhe des Ulcus oder etwas distal davon kann man beurteilen, ob eine typische Einstülpung möglich ist. Ist dies der Fall,

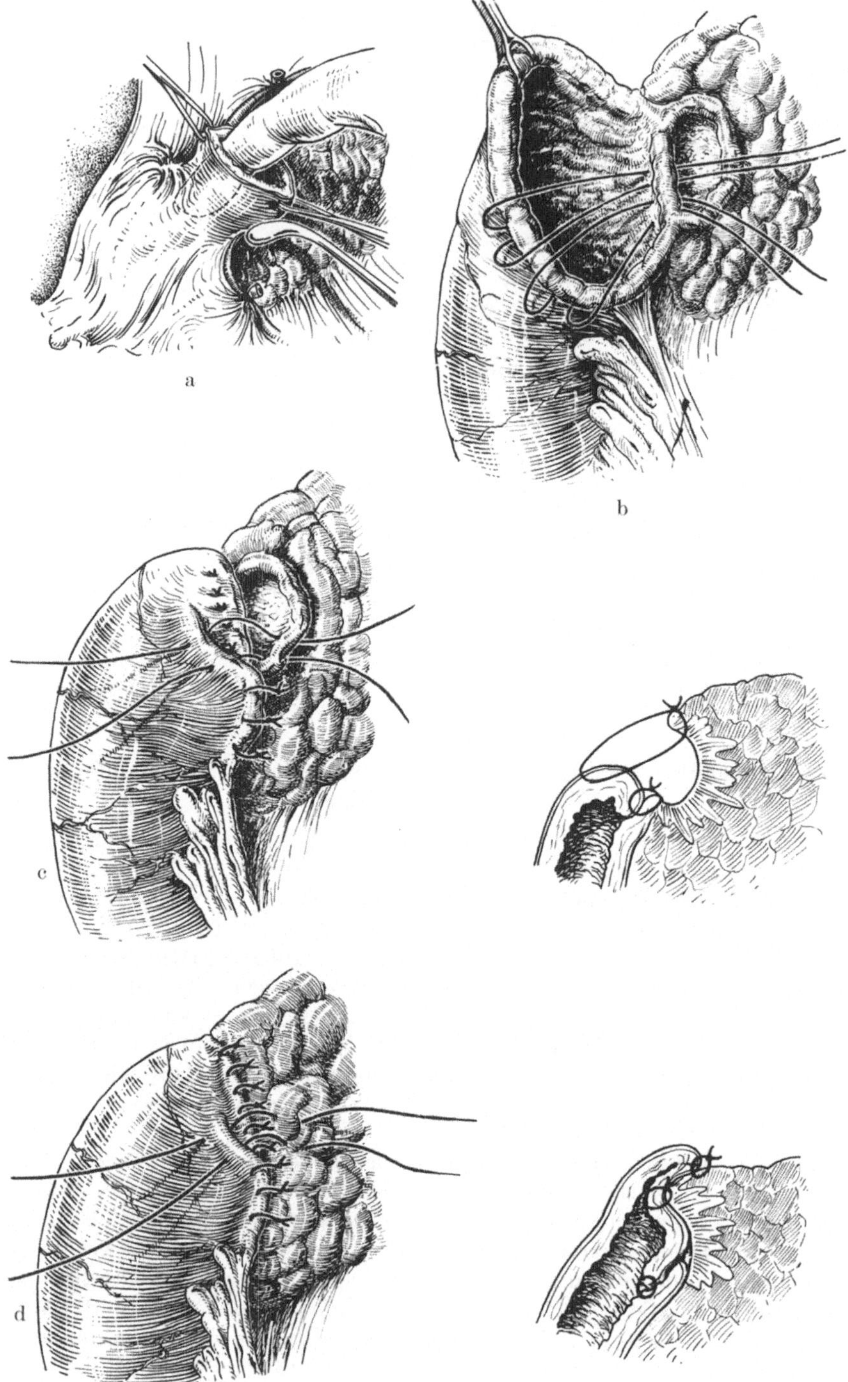

Abb. 265a—d. *Schwer verschließbares Duodenum. Atypischer Duodenalstumpfverschluß* (nach NISSEN, 1932; BSTEH, 1933) bei Aufbrauch der Duodenalhinterwand durch Ulcusschrumpfung, Penetration und Entzündung. Nur anwendbar, wenn genügend intaktes Vorderwandgewebe zur Verfügung steht

wird man die Situation durch einen *atypischen Verschluß* retten können. Nach Dilatation des verengten Duodenums wird mit einer ersten Reihe von Catgut-Einzelknopfnähten die Duodenalvorderwand mit dem duodenalwärtigen Rand des Ulcuskraters vereinigt (Abb. 265a, b) und ein provisorischer Verschluß geschaffen. Durch eine zweite Nahtreihe aus Seideneinzelknopfnähten wird Vorderwandmaterial mit dem duodenalfern gelegenen Rand des Ulcuskraters vereinigt (Abb. 265c). Die so gebildete Falte der Duodenalvorderwand legt sich tamponierend in die Ulcusnische. Eine dritte Nahtreihe (Abb. 265d) überdeckt die vorausgehende Nahtreihe nochmals, indem sie Duodenalvorderwand an die Pankreaskapsel adaptiert. Cave! Verletzung der A. gastro-duodenalis und pancreaticoduodenalis. Im Falle eines blutenden U.d. wird die A. gastro-duodenalis dicht hinter ihrem Abgang aus der A. hepatica und die A. pancreatico-duodenalis dicht vor dem Abgang der A. gastro-epiploica dextra ligiert. Eine besondere *Komplikation* ist die Mündung eines akzessorischen Pankreasganges oder des Ductus Santorini in den Geschwürsgrund. Wird das Geschwür in der beschriebenen Weise gedeckt, so kann sich Pankreassekret ansammeln und die Nähte insuffizient werden lassen. NISSEN (1954) legt in solchen Fällen ein verlorenes Drain zwischen die Nahtschichten, das das Sekret in das Duodenum ableitet.

c) Andere Methoden des schwierigen Duodenalstumpfverschlusses

Auf die zahlreichen von der Nissenschen Methode nur geringfügig abweichenden Verfahren sei nicht eingegangen. Methodisch abweichende, gelegentlich für Einzelsituationen brauchbare Verschlüsse, sind:

α) Der Verschluß nach Pauchet und Hustinx

Das Geschwür muß dazu völlig entfernbar sein und ein schmaler Saum gesunder Hinterwand stehenbleiben. Aus dem offenen Duodenum wird nun in der submukösen Schicht die Schleimhaut auf einer Strecke von 2—3 cm herauspräpariert und wie beim Wurstzipfelverschluß mit 1 Ligatur abgebunden. Der Schleimhautzylinder wird also ebenso versorgt wie bei der Ausschaltungsresektion nach BANCROFT und PLENK (vgl. Abb. 271). Die Seromuscularis wird mit einer zirkulären oder zwei halben Tabaksbeutelnähten versorgt. In dritter Schicht werden noch sero-seröse Knopfnähte darüber gedeckt.

β) Der Verschluß nach Pauchet (1931) (Abb. 266)

Ulcera auf der Minorseite des Bulbus duodeni werden knapp aboral umschnitten und von der A. gastro-duodenalis freigemacht. Die Incision zieht sodann schräg nach caudal durch den Pylorus zur großen Kurvatur und bildet dadurch einen Zipfel, welcher eingestülpt das Duodenum bereits zu zwei Drittel verschließt (Abb. 266b). Die nach Invagination des Muscularislappens gelegte erste fortlaufende Naht (Abb. 266c) verschließt schon zuverlässig. Eventuell kann die erste Nahtreihe noch durch eine zweite aus Pankreaskapsel gedeckt werden.

γ) Der Verschluß nach Pauchet-Luquet (Abb. 267)

Auch dieser dient der Versorgung von Ulcera auf der Minorseite. Die Durchtrennung erfolgt knapp praepylorisch. Der stehengebliebene pyloro-duodenale Kanal wird an der Vorder- und Rückwand in der Längsachse bis in den Anfangsteil der Pars II duodeni incidiert und dadurch 2 Lappen gebildet, von denen der eine schlechter beweglich (Minorseite), der andere gut beweglich (Majorseite) ist. Aus beiden wird die Antrummucosa ausgelöst und zunächst der Lappen der Minorseite tief in das Duodenum eingestülpt. Er wird dort durch den nachfolgend invaginierten Lappen der Majorseite festgehalten. Das Invaginat wird durch 2—3fache seromuskuläre Naht fixiert. Wichtigstes Gefahrenmoment der Pauchetschen Verschlußmethoden ist das Recidivgeschwür, falls pylorusdrüsentragende Schleimhaut zurückblieb.

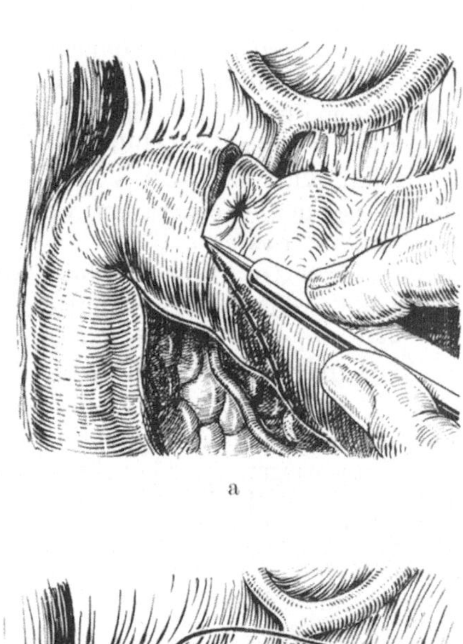
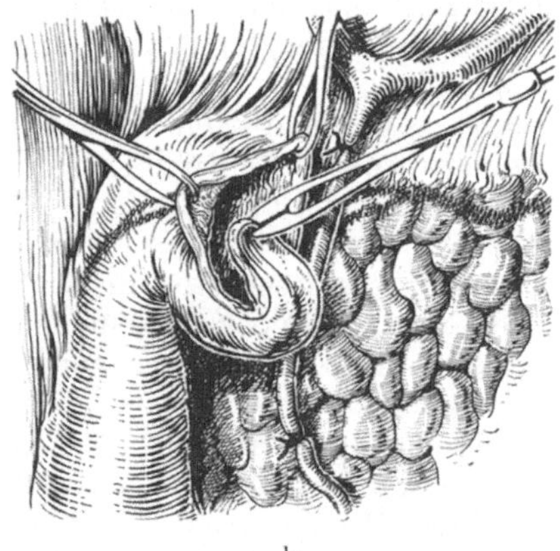

a

b

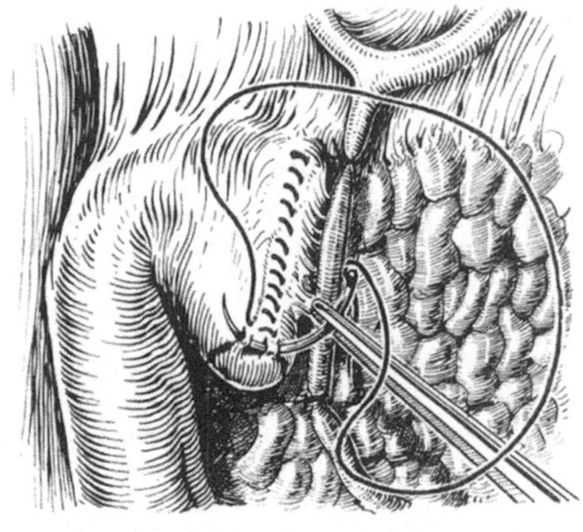

c

Abb. 266a—c. *Schwer verschließbares Duodenum: Atypischer Verschluß nach* Pauchet (1931). Nach R. Michel-Béchet, Atlas de Techniques Chirurgicales, p. 274: Speziell für penetrierende Ulcera auf der Minorseite des Bulbus. Paris: Gaston Doin 1958

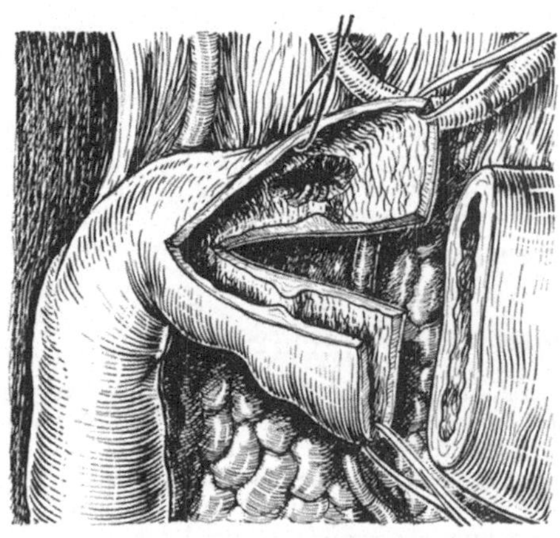
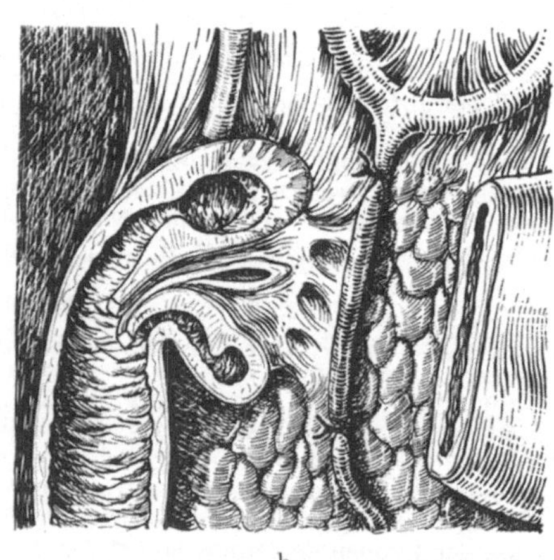

a

b

Abb. 267a u. b. *Schwer verschließbares Duodenum: Atypischer Duodenalverschluß nach* Pauchet-Luquet. Speziell für Ulcera der Minorseite des Bulbus. Nach R. Michel-Béchet, Atlas de Techniques Chirurgicales. Paris: Gaston Doin, 1958

δ) Versorgung des nicht verschließbaren Duodenalstumpfs durch termino-laterale Duodeno-Jejunostomie nach Nissen (1954) (Abb. 268)

Ging bei der Mobilisationsarbeit von der Duodenalwand so viel verloren, daß weder für eine Einstülpung noch für einen atypischen Verschluß genügend Material übrigbleibt, so kann das Lumen des Duodenums durch eine termino-laterale (unter Umständen auch termino-terminale) Anastomose mit dem Jejunum vereinigt und geschlossen werden. Die Anastomose hat obendrein den Vorteil die Duodenalsekrete in das Jejunum abzuleiten. Die Gefahr der Sekretverhaltung und Insuffizienz durch Distension des Duodenums ist ausgeschaltet. Selbst extrem kurze Duodenalstümpfe können noch so versorgt werden; denn der Gewebsbedarf für jede Form eines atypischen Verschlusses ist weitaus größer als für eine Anastomose. NISSEN zeigte wie leistungsfähig diese Methode ist. Sie sollte viel häufiger gebraucht werden, ehe daß freie Improvisationen unsicherer Blindverschlüsse versucht werden. Ganz besonders gilt letzteres für Re- und Umwandlungsoperationen, bei welchen voroperierte und stark gekürzte Duodena wieder eingeschaltet werden müssen. Durch eine geschickt ausgeführte Anastomose mit dem Jejunum gelingt dies fast immer.

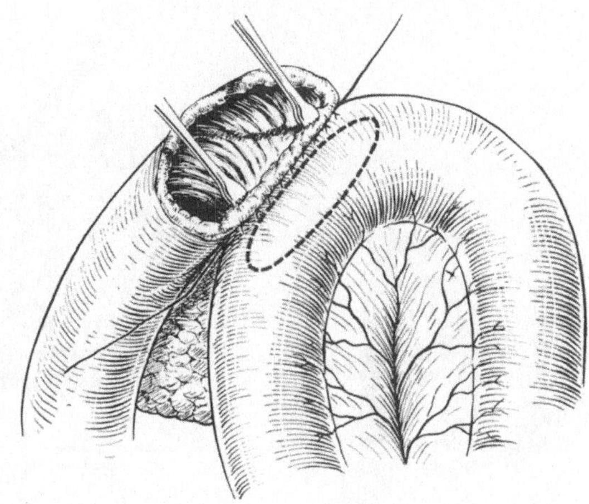

Abb. 268. *Nicht verschließbares Duodenum: Versorgung durch termino-laterale Duodeno-Jejunostomie* (nach NISSEN-REITTER, 1954). Auch termino-terminale Anastomosierung kommt in Frage

Andere Methoden der Duodenalversorgung durch innere Anastomose, welche jedoch nur in extremen Notfällen Verwendung finden sollten, sind die Verbindung des Duodenalstumpfes mit der Gallenblase nach GEISSENDÖRFER (1948); die Deckung mit einem Lappen aus parietalem Peritoneum nach LAUBER (1944); die Extraperitonealisierung des Duodenalstumpfes nach C. BRUNNER (1905) und W. BURK (1932). Diese Methoden sind unbefriedigend wegen der großen Zahl von Komplikationen und Nachoperationen. Sie sind nur als Notlösungen zu betrachten. DOBERER (1936) erzielte an einem ausgewählten Krankengut schwieriger Duodenalulcera eine Mortalität von 6,49 % ; eine Ziffer, welche sich seither noch verbessern ließ und heute im Durchschnitt unter 5 % liegt.

d) Die offene Behandlung des Duodenalstumpfes nach Welch (1946)

Die Methode der offenen Duodenalstumpfbehandlung mittels primärer Katheterdrainage über eine Duodenostomie findet im deutschen Schrifttum nur selten Erwähnung. Mitunter erfährt sie sogar ausgesprochene Ablehnung (NISSEN-REITTER, 1954). In Amerika wurde sie außer von WELCH, auch von I. T. PRIESTLEY und D. B. BUTLER, 1951, propagiert. Die größte Erfahrung besitzt in dieser Frage C. WELCH, der sie im folgenden Abschnitt zusammenfassend darstellt:

Open Treatment of the Duodenal Stump*
(see Fig. 269a—c)

The open treatment of the duodenal stump is a procedure that for all practical purposes is used only after a Billroth II type of gastrectomy for duodenal ulcer. Nearly all other types of pathology for which gastric resection is indicated will permit accurate suture closure of the duodenum.

* Bearbeitet von CLAUDE E. WELCH.

For many years there was a great deal of opposition to any type of deliberate duodenostomy. This is somewhat surprising since surgeons, for many years, have been cognizant of the value of such diverse operations as cholecystostomy and colostomy that are based upon the same principle. From the historical point of view, enterostomies performed in the high jejunum, or duodenostomies, were found to be effective, but to carry a number of hazards that made them so lethal in practice that they were discarded.

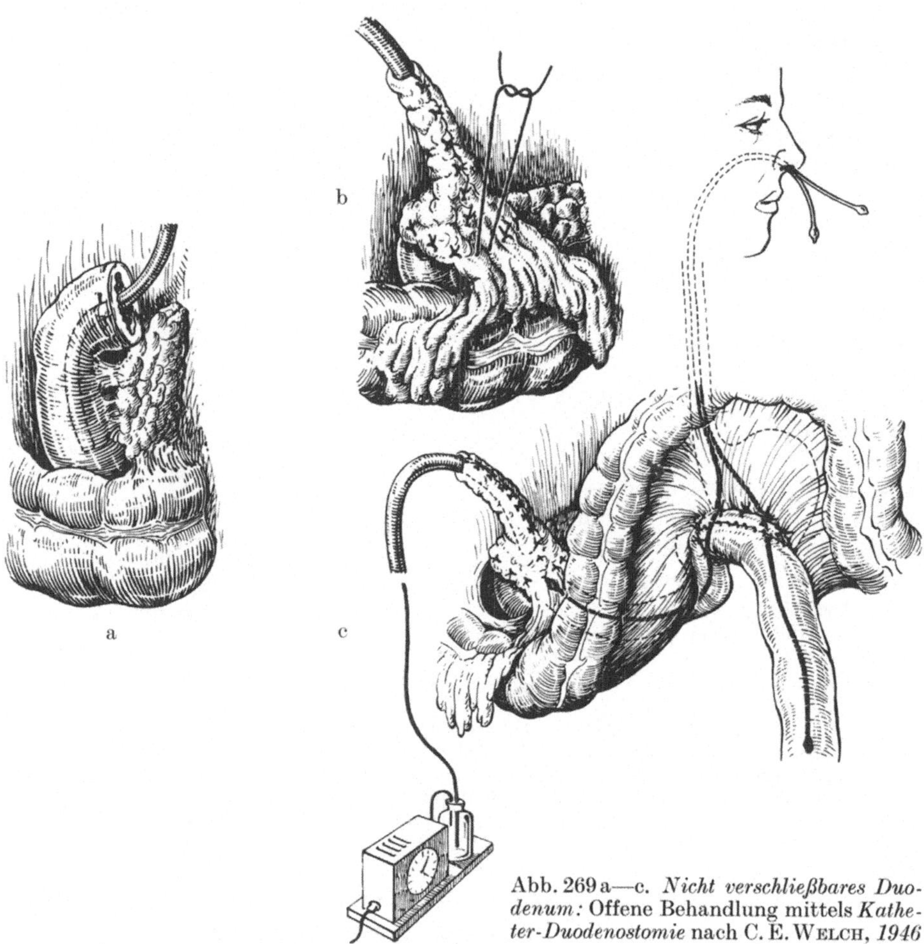

Abb. 269 a—c. *Nicht verschließbares Duodenum:* Offene Behandlung mittels *Katheter-Duodenostomie* nach C. E. WELCH, *1946*

Thus duodenostomy, introduced by Langenbuch, in 1875, was revived by Friedemann in 1932, but acquired no great degree of popularity. Cognizant of its isolated use by others, I revided the operation in 1946. In the last 20 years it has been used with great success by many surgeons. Our methods and results in the Massachusetts General Hospital have been published in a series of papers (WELCH and RODKEY; AUSTEN and BAUE). Increased familiarity with the technique has increased our confidence in the method. It now can be recommended as a safety measure of the greatest importance, and, in the opinion of many men who have used it, the safest method to deal with the difficult duodenal stump.

At the outset it should be made clear that no one would recommend the open treatment for a stump that can be closed easily and accurately. Hoerr did try this method a few years ago as a routine after gastrectomy but abandoned it, because it does increase the length of convalescence in patients with essentially normal duodenums. On the other hand, when dissection is difficult because of edema, fibrosis, or pancreatitis, the risks associated with a deep dissection increase. Every experienced surgeon can decide easily for himself when an increased risk is assumed. Some men may prefer to keep themselves out of trouble by performing a vagotomy and gastro-enterostomy. The author, in common with many others, has no particular love for this type of drainage operation, and prefers gastric resection with duodenostomy when it is necessary.

In general terms, there are several types of ulcers for which this method should be considered to be applicable. Post-bulbar ulcers become increasingly dangerous from the point of view of excision, the closer they are to the ampulla. Fortunately, in most instances, the duodenum may be closed above the ulcer, but this may not always be possible. In other cases the ulcer bed may be very large and there is often associated hemorrhage from the gastro-duodenal artery; the surgeon may control the bleeding by suture ligature, and without separating the duodenum from its bed in the pancreas, can close the stump about a catheter.

Post-bulbar ulcers also may lead to such extensive fibrosis that it is impossible to invert the stump satisfactorily. Such a duodenum is essentially made to order for this method since the catheter will block the lumen almost without additional sutures.

In my opinion this is the safest way to deal with the very difficult duodenal stump after gastrectomy. In this brief comment it is not necessary to rehearse all of the methods that have been used. Suffice it to say that in about 5% of gastrectomies for duodenal ulcer this method now is used in our hospital.

The technic of the operation is simple. The catheter may be inserted in either of two ways- through the open stump, or into the lateral side of the duodenum after a somewhat tenuous and not particularly satisfactory closure has been obtained. The first method theoretically should be the safest since the hazards of pancreatitis are diminished by the minimal dissection; however, in practice it must be admitted that convalescence has been faster after the second method.

It is important to realize that the catheter is inserted for decompression and not for wide drainage. A 16 whistle tip catheter therefore is preferred; a large tube should be avoided since a dangerously large fistula may result when the tube is withdrawn. The closure about the catheter must be meticulous, and the patency of the catheter determined at various times during the closure, by irrigation through a syringe.

Since some leakage about the catheter is not uncommon, it is well to place a second drainage tube or wick in Morison's pouch. This drain should not be in contact with the duodenal stump.

The worst complication that can occur from this procedure is a duodenal fistula that is so large it may lead to severe electrolyte imbalance. It was this complication that prevented acceptance of this principle many years ago. Of course present day methods make it unlikely that this should be fatal, because the intravenous replacement of electrolytes can be done effectively. However, it was this fact that led the author, at the outset, to advise ancillary methods to combat the effects of a fistula, should one occur. The most likely cause would be, of course, stomal obstruction, either at the afferent or efferent limbs of the gastro-jejunostomy. The use of double jejunostomy tubes, by the technic of ALLEN and

DONALDSON, therefore was advised. They were inerted just distal to the anastomosis. The first catheter, directed back into the stomach, served to decompress the stomach; the second catheter, directed distally, served for jejunal alimentation. The duodenal output was returned to the bowel through this catheter.

Other men have found this additional precaution unnecessary since stomal obstruction only occurs in about 5% of patients after Billroth II resections, and actually the flow of duodenal contents past the stoma may not be impaired even in the presence of stomal obstruction. A review of 42 of our patients with duodenostomy showed stomal obstruction had occurred only in 1. The evidence would seem to be, therefore, that the double jejunostomy technic is not necessary in all cases; in the old or seriously depleted patients it should be considered.

Postoperatively, the catheter is allowed to drain by gravity. Usually only about 500 cc will drain from it daily so that little additional intravenous therapy is required. If the patient is depleted, careful attention should be paid to blood and protein, as well as electrolyte replacement. Usually the wick is removed on the seventh postoperative day and the catheter on the tenth. Frequently there is only minimal drainage, so that protection of the skin with karaya powder for a few days is all that is necessary; if drainage is profuse, it is well to insert a tiny sump drain down close to, but not into, the duodenal stump, and apply strong suction until the drainage tract becomes much smaller, or drainage ceases. The stump will not close if there is an abscess cavity adjacent to it, so, in some way, this liquid or necrotic debris must be evacuated. On the other hand, since closure of the fistulous tract occurs from contraction of granulation tissue of its margins, large incisions for drainage must be avoided.

The postoperative complications include those common to any gastric resection, with the exception of those associated with the inadequately closed fistula itself. In this respect it is interesting to compare the mortality rates of duodenal fistulae that occur after the standard Billroth II gastrectomy with those that are intentionally produced by the surgeon in the way described here. Perforation of the duodenal stump after the standard gastrectomy occurs in about 1% of the cases in any large series, and the mortality rate is about 50% when it does occur. In our own hospital those exact figures were in 2648 resections, 26 perforations of the stump, and deaths due to this complication, 13. On the other hand, in 52 patients who had duodenostomy carried out according to the plan described here, there was only 1 death (PRIESTLEY and BUTLER, 1951).

One of the most interesting studies of the beneficial effects of duodenostomy that has been published appeared recently from the Massachusetts General Hospital; in it, AUSTEN and BAUE, described their experiences with 162 consecutive gastrectomies done in the ward service for duodenal ulcer; about a third of these patients were operated on for acute massive hemorrhage. Their mortality rate was 0.6%. Duodenostomy was used in 24 of the cases, and it was to this maneuver that they attributed their unusually low mortality.

Many similar enthusiastic reports have appeared in the literature. The reader may refer, for example, to the papers of PRIESTLEY, GASTON, et al., and of PEARSON, et. al.

While the non-fatal complications that follows this operation usually are not serious, mention should be made of some of the unusual ones that have been observed. Adequate drainage about the catheter by a single wick or tube will prevent early collection of fluid about the stump. The catheter must not be withdrawn until a sinus tract has formed; thus, in one case, a disoriented patient pulled out a Foley catheter the night after operation; the dehiscence that occurred from the trauma of the inflated bag was fatal. In one interesting case published by ROBERTSON, the drainage of large amounts of alkaline duodenal contents led to an early anastomotic ulcer that caused death from hemorrhage.

The reader may ask whether or not a duodenostomy could be done in the fashion described here if a perforation of the stump should occur after the standard gastrectomy. The author has believed that this is unlikely since, under these conditions, the trauma that would occur from the dissection required, and the fact that healing about the catheter would be somewhat questionable in this contaminated field, would make simple drainage of the peri-duodenal abscess all that is necessary, or wise.

The postoperative hospital stay of our patients with duodenostomy varied from 13 to 42 days, with an average of 18 days.

The advantages of duodenostomy are therefore that it is a safe way to handle the duodenal stump in a simple manner. If the surgeon can estimate the danger of the classical dissection at once and use a duodenostomy before he has traumatized the pancreas and duodenum by unsuccessful attempts at closure, he may expect a smooth convalescence.

e) Die Resektionen zur Ausschaltung schwer- und nichtresezierbarer Duodenalulcera

α) Die Methode nach Finsterer-Drüner (1931)

Ohne Zweifel sind die Ausschaltungsoperationen bei Duodenalulcus nicht erlaubte Eingriffe, wenn sie ohne Ausrottung der Antrumschleimhaut und des Anfangsteils des Duodenums vorgenommen werden. FINSTERER selbst (1934) gab zu, daß seine ursprünglich ohne Schleimhautausrottung vorgenommene Ausschaltungsoperation (FINSTERER, 1918) von einer so hohen Zahl von Anastomosengeschwüren gefolgt war, daß er sie aufgab und eine subtotale (65%) Resektion mit Entfernung der Schleimhaut kombinierte (Abb. 270). Die Verbesserung der Resultate erklärt sich aus der subtotalen Resektion und der Vernichtung des Gastrinmechanismus. Wird nicht so vorgegangen, sondern nach Blindverschluß des Antrumrestes nur eine Gastro-Jejunostomie ausgeführt (v. EISELSBERG, 1895) oder wird die Resektion zu klein gelassen oder zu weit proximal ausgeführt, so daß ein fundusdrüsenhaltiger Schleimhautrest mit dem Antrum im Zusammenhang bleibt (DEVINE, 1925; KAY, 1958), so resultiert eine hohe Recidivquote. Selbst mit Vagotomie (WADDELL, 1959) vermag die kleine distale Resektion mit Zurücklassung von Antrumschleimhaut die ulcerogenen Faktoren nicht völlig auszuschalten. Nach unserer Ansicht (HOLLE u. Mitarb., 1967) ist der wesentliche Faktor die Antruminnervation. Die Ausschaltungsresektion muß versagen, wenn 1. denervierte Antrumschleimhaut in Verbindung mit dem Duodenum bleibt; 2. die duodenalen Hemmfaktoren ausgeschaltet werden und 3. die kephalische Phase nicht eingeschränkt wurde. Die Technik sieht eine Durchtrennung des Antrums etwa 2 QF vor dem Pylorusring vor. Die aus dem Muskeltrichter prolabierende Antrummucosa wird mit Allis-Klemmen vorgezogen. Sie läßt sich in der submukösen Schicht aus dem Seromuscularismantel leicht aushülsen. Erst im Anfangsteil der Pars I duodeni wird der Mucosaschlauch durch Einzelnähte blind verschlossen. Die Muscularismanschette wird durch Nähte verschlossen, welche die Vorder- und Rückwand breit adaptieren, um Hohlraum- und damit Fistelbildung zu vermeiden. Die Resektion folgt im übrigen der Technik der distalen (65%) Resectio Billroth II.

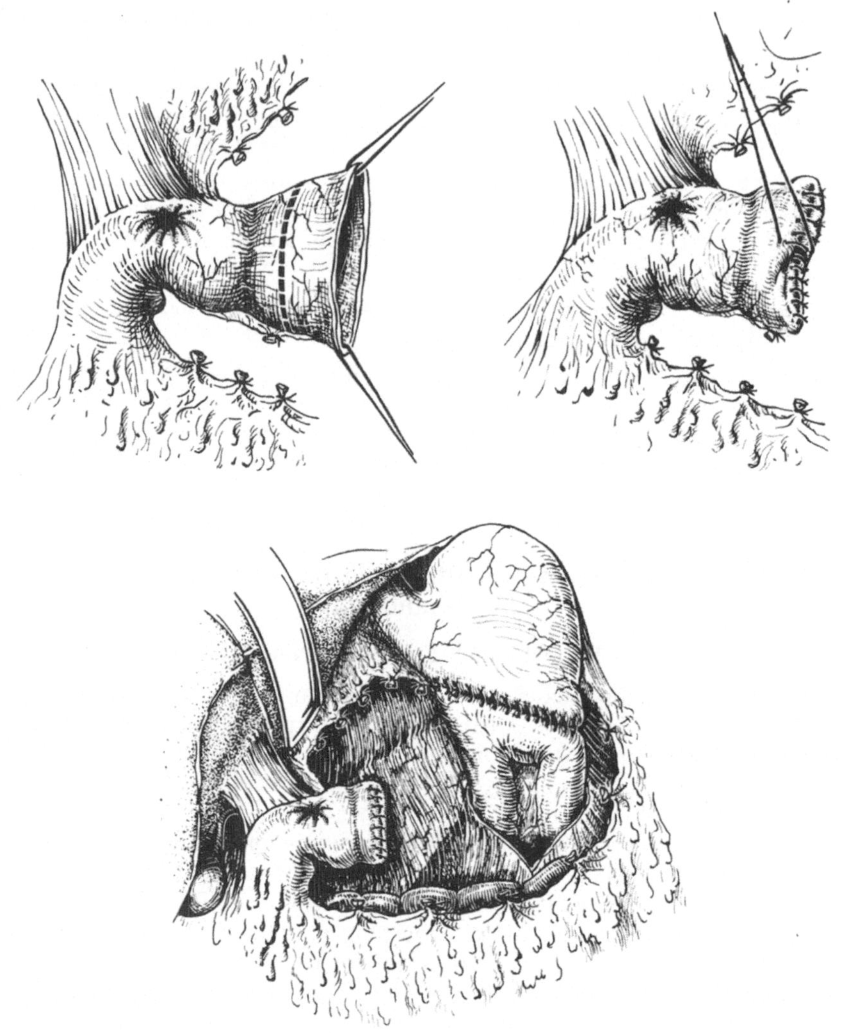

Abb. 270. *Schwer resezierbares Ulcus duodeni:* Ausschaltungsresektion nach FINSTERER, DRÜNER, 1931

β) Die Methode nach Bancroft (1932), Plenk (1936)

Eine weitere erlaubte Form der Ausschaltungsresektion, weil mit Ausrottung der Antrumschleimhaut einhergehend, ist das Vorgehen nach BANCROFT und PLENK (Abb. 271). Der Unterschied vom Vorgehen nach FINSTERER, DRÜNER (1931) geht aus der Abbildung hervor. Durch den Zug an dem Schleimhautkegel gelingt die Schleimhautentfernung viel radikaler als bei der Methode FINSTERER-DRÜNER. Auch der Verschluß ist zuverlässiger. Trotzdem droht auch hier die Stumpfinsuffizienz durch Ausstülpung oder Leckwerden des Antrumstumpfes. Diese Gefahr ist besonders groß, wenn das belassene Ulcus stenosiert, also eine Retention von Duodenalinhalt zwischen Stumpfende und Duodenalstenose verursacht. Deshalb wurden zahlreiche technische Modifikationen des Stumpfverschlusses angegeben (WOLFSON u. Mitarb., 1938; ALLEN u. WELCH, 1942; WAN-

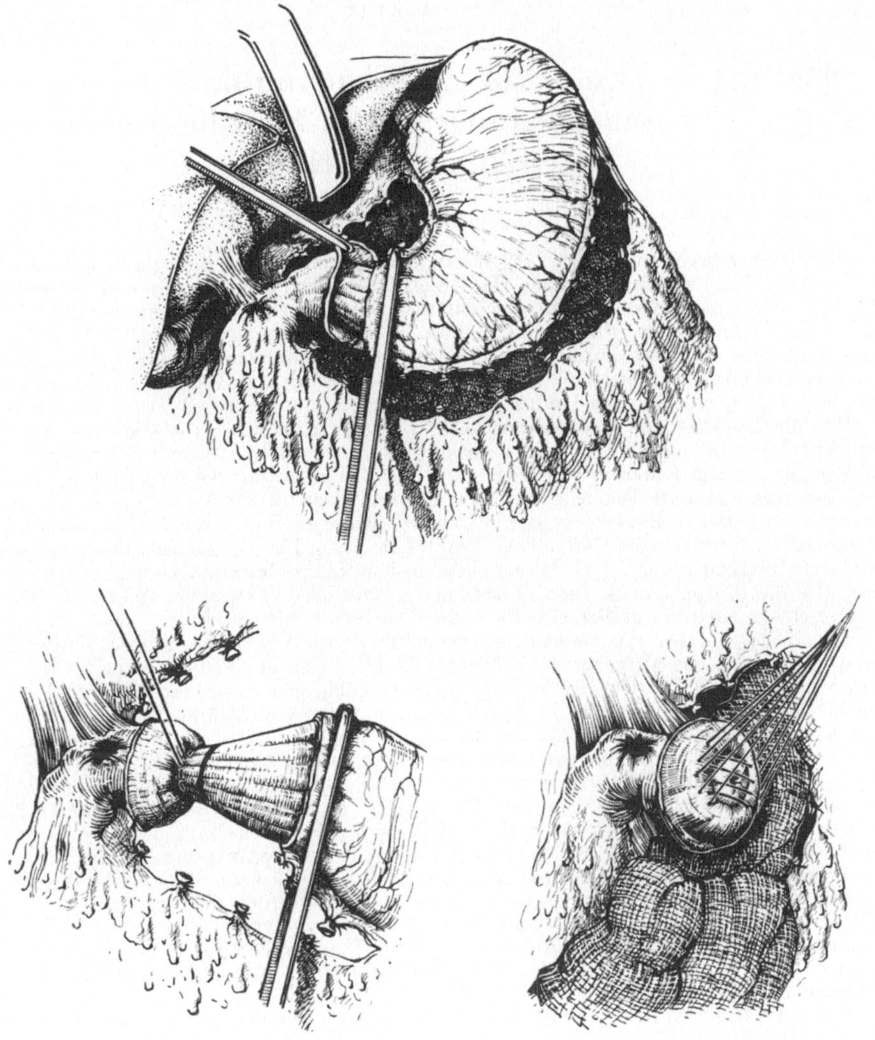

Abb. 271. *Schwer resezierbares Ulcus duodeni:* Ausschaltungsresektion nach BANCROFT, 1932; PLENK, 1936. Günstiger als die Resektion zur Ausschaltung nach FINSTERER wegen zuverlässigeren Stumpfverschlusses

GENSTEEN, 1942). Der bemerkenswerteste Vorschlag stammt von HARVEY (1961), welcher die Verwendung einer Katheter-Duodenostomie empfiehlt, um das Aufgehen des Stumpfes durch Retention und Distension zu vermeiden. Nach unserer Erfahrung genügt es, wenn dem Stumpfverschluß eine Sprengung der Stenose mit dem Zeigefinger oder auch mit Hegar-Stiften vorausgeschickt wird.

Bei Einhaltung aller technischen Details besitzt die Ausschaltungsresektion durchaus einen bestimmten Platz innerhalb der Chirurgie des Duodenalulcus, speziell für das tiefsitzende, penetrierende schwerresezierbare U.d. Allerdings bevorzugen in solchen Situationen heute viele Chirurgen — wegen seiner technischen Einfachheit — das nichtresezierende Vorgehen nach DRAGSTEDT, 1947 (vgl. Abb. 310).

Kommentar

Sind die Resektion zur Ausschaltung nach Finsterer und die Pylorusausschaltung nach v. Eiselsberg heute noch berechtigte Eingriffe?

Von H. Kunz

Die Pylorusausschaltung nach v. Eiselsberg muß heute bei der chirurgischen Behandlung der Ulcuskrankheit wegen der großen Häufigkeit eines Ulcus pepticum jejuni abgelehnt werden. Ich könnte mir höchstens vorstellen, daß man sich ganz ausnahmsweise einmal bei einem inoperablen, stenosierenden Pylorus-Carcinom in der Hoffnung zu diesem Eingriff entschließen könnte, daß man damit die Nachteile der Gastroenterostomie bei einem verjauchenden, eventuell blutenden Carcinom umgehen würde. *Im übrigen muß aber diesem Eingriff heute jede Berechtigung abgesprochen werden.*

Was die Resektion zur Ausschaltung nach H. Finsterer betrifft, so ist die Frage nach der Berechtigung zu diesem Eingriff meiner Meinung nach folgendermaßen zu beantworten: Beim tiefsitzenden, in das Pankreas penetrierenden Duodenalgeschwür, bei dem nach der Magenresektion keine gesunde Duodenalhinterwand zum Verschluß zur Verfügung steht, ist das von R. Nissen und O. Bsteh vor über 30 Jahren angegebene Verfahren für die meisten Chirurgen und auch für uns die Methode der Wahl. Um diesen Duodenalverschluß aber einwandfrei durchführen zu können, benötigt man bekanntlich eine gesunde und mobilisierbare Vorderwand des Zwölffingerdarmes. Besteht aber neben dem ins Pankreas penetrierenden Hinterwandgeschwür auch ein großes Geschwür der Duodenalvorderwand, oder eine alte, durch anliegende Organe, wie die Gallenblase, gedeckte Perforation eines solchen Vorderwandgeschwüres, so ist das Vorgehen nach Nissen-Bsteh wegen des Fehlens einer für den Verschluß brauchbaren Duodenalvorderwand nicht möglich oder zumindest riskant. Auch bei den in das Ligamentum hepato-duodenale penetrierenden Geschwüren kann das Vorgehen nach Nissen-Bsteh auf Schwierigkeiten stoßen. In allen diesen schwierigen Fällen entschließe ich mich ohne Bedenken zur *präpylorischen Resektion zur Ausschaltung.* In Konkurrenz mit der Resektion zur Ausschaltung könnte bei so schweren pathologischen Veränderungen wohl die Vagotomie mit zusätzlicher Gastroenterostomie treten, da eine Pyloroplastik bei diesen Fällen natürlich undurchführbar ist. Ob dann die Resektion zur Ausschaltung oder die Vagotomie bessere Dauerresultate gibt, kann ich nicht beurteilen, da wir die Anzeige zur Vagotomie meist nur beim Ulcus pepticum jejuni und nur dann stellen, wenn beim Ersteingriff die Magenresektion genügend ausgedehnt vorgenommen wurde. Wir führen die Vagotomie bei diesen Fällen stets transthorakal durch. Ich glaube, daß man durch rechtzeitigen Entschluß zur Vornahme der Resektion zur Ausschaltung es vermeiden kann, in eine Notsituation zu gelangen, in der auf einen Verschluß des Duodenum verzichtet werden muß und als Ausweg nur mehr die Duodeno-Jejunostomie oder die Anlegung einer Duodenostomie übrig bleibt.

Wenn die Resektion zur Ausschaltung ohne Risiko und mit guten Aussichten auf einen Dauererfolg ausgeführt werden soll, müssen folgende Richtlinien beachtet werden:

1. Mit dem Entschluß zur Resektion zur Ausschaltung darf nicht zugewartet werden bis der pylorusnahe Teil des Antrum skelettiert und damit seiner einwandfreien Blutversorgung beraubt ist, da dann die Gefahr einer Stumpfinsuffizienz groß ist. Es ist ein schwerer Fehler sich zur Resektion zur Ausschaltung erst dann zu entschließen, wenn sich Schwierigkeiten mit dem Verschluß nach Nissen-Bsteh ergeben. Führt man die Resektion zur Ausschaltung unter dieser fehlerhaften Anzeigestellung zur Bereinigung eines intraoperativen Zwischenfalles aus, dann sind postoperative Komplikationen mehr oder weniger unausbleiblich.

2. Das Antrum muß mindestens 3—4 Querfinger oral vom Pylorus unter Erhaltung der ernährenden Gefäße durchtrennt werden, damit genügend Magenwand für den Verschluß zur Verfügung steht.

3. Eine Maßnahme von größter Bedeutung für den Dauererfolg ist die exakte Ausschneidung der Magenschleimhaut des Antrumrestes bis über den Pylorus hinaus in den Bulbus duodeni. Von der Exaktheit dieser leicht durchführbaren Schleimhautausrottung hängt es ab, ob der Kranke in Zukunft von seinem Ulcusleiden befreit sein wird oder Gefahr läuft, ein Recidiv in Form eines Ulcus pepticum jejuni zu bekommen. Da gerade bei diesen Ulcusträgern die säureproduzierende Antrumschleimhaut oft bis in den Anfangsteil des Duodenum reicht, ist ihre Excision unbedingt bis hinter den Pylorus zu fordern. Die Blutung aus den eröffneten Gefäßen des Seromuscularis-Schlauches des Antrumbürzels kann diese Arbeit manchmal wohl etwas erschweren, ist aber eine Gewähr für die ausreichende Durchblutung des Stumpfes, auf keinen Fall ein Gegengrund gegen diesen Eingriff.

4. Nach der Excision der Schleimhaut wird der belassene Antrumrest blind verschlossen. Dies kann meistens durch Einstülpungsnähte vorgenommen werden. Nur ausnahmsweise wird es notwendig sein, die schleimhautlose Manschette mit durchgreifenden Nähten zu verschließen. Zur Sicherheit empfiehlt es sich den verschlossenen Antrumstumpf mit einem Netzzipfel zu decken und überdies ein subhepatisches Drain einzulegen.

5. Zur Recidivprophylaxe ist die Magenresektion selbstverständlich in genügender Ausdehnung durchzuführen.

6. Die Resektion zur Ausschaltung ist natürlich kontraindiziert bei der Operation eines Duodenalgeschwürs im Zustand der massiven Ulcusblutung, da bei diesem Vorgehen eine direkte Blutstillung nicht möglich ist.

Da so schwere pathologische Veränderungen im Duodenum in unseren Gegenden nur selten vorkommen, wird die Anzeige zur Resektion zur Ausschaltung nur relativ selten gestellt. Dies trifft wohl auch für die anglo-amerkanischen Länder zu, in denen Mitteilungen über dieses Verfahren praktisch vollkommen fehlen. Im Gegensatz hiezu scheinen auf dem Balkan so schwere Zwölffingerdarmgeschwüre recht häufig zur Beobachtung zu kommen. Dies geht unter anderem daraus hervor, daß KOURIAS in Athen in 20% und PARASKEVAS in Piräus in 40% der Fälle wegen nicht- oder schwerresezierbarer Ulcera duodeni die Resektion zur Ausschaltung nach FINSTERER durchführten. Auch auf Cypern schätzt MARANGOS die Häufigkeit derartiger Ulcusfälle auf 20—30%. R. NISSEN beobachtete während seiner Tätigkeit in der Türkei Ulcuspenetrationen in einem Umfang, wie sie in Mitteleuropa und in Amerika kaum vorkommen. Es ist daher verständlich, daß die genannten griechischen Chirurgen die Resektion zur Ausschaltung recht häufig und zwar ohne erhöhte Mortalität gegenüber den anderen Magenresektionen zur Anwendung bringen. Auch was die Dauerergebnisse betrifft, konnten PARASKEVAS und SAPKAS bei der Nachuntersuchung des großen Krankengutes von MAKAS und MARANGOS in 95% ein befriedigendes Resultat feststellen.

In meinem Krankengut wurde die Resektion zur Ausschaltung in früheren Jahren relativ häufig und zwar in 8,9% der wegen eines Ulcus duodeni vorgenommenen Operationen ausgeführt. Bei der Nachuntersuchung von 61 Operierten, bei denen dieser Eingriff 2—20 Jahre zurückliegt, konnte festgestellt werden, daß praktisch alle beschwerdefrei waren. Bei keinem konnte ein Ulcus pepticum jejuni nachgewiesen werden. In den letzten Jahren wird die Anzeige zur Resektion zur Ausschaltung eigentlich nur mehr ausnahmsweise dann gestellt, wenn uns das Vorgehen nach NISSEN-BSTEH zu riskant erscheint. Ist dies der Fall, dann entschließen wir uns ohne Bedenken und mit gutem Gewissen zu diesem Eingriff.

γ) Die zweizeitige Operation des schwer resezierbaren Duodenalulcus nach McKittrick u. Mitarb. (1944)

Von McKITTRICK, MOORE und WARREN (1944) wurde die Operation des schwer resezierbaren Duodenalulcus in 2 Sitzungen unterteilt, die in einem zeitlichen Abstand von 6—8 Wochen ausgeführt werden sollen.

1. Sitzung: Ausschaltung des Duodenums durch vollständige Durchtrennung des Magens im Bereich des Antrums und Blindverschluß des präpylorischen Antrumrestes. Der proximale Magenteil wird partiell (40—50%) nach Billroth II reseziert. Bekanntlich prädestiniert diese Präparation, wenn ohne Excision der Antrummucosa und mit Vernichtung der Antruminnervation ausgeführt, zur Bildung eines Anastomosengeschwürs. Es kann bereits nach 3 Wochen auftreten. Wenn dies auch nicht häufig der Fall sein dürfte, so wird man doch die 2. Sitzung keinesfalls später als nach 6—8 Wochen folgen lassen. Auch wenn die Patienten, da sie sich zunächst wohlfühlen, einer 2. Sitzung aufschieben wollen, sollte man dem nicht nachgeben, sondern auf eine 2. Sitzung bestehen. Wie bei allen Ausschaltungsresektionen, ist es entscheidend, daß die Ernährung des Duodenums und des präpylorischen Antrumrestes keinesfalls durch zu weitgehende Mobilisierung beeinträchtigt wird. Deshalb sind die gastro-epiploischen Gefäße und die A. gastrica sinistra und dextra zu schonen.

2. Sitzung: Nachresektion des Antrumrestes und der Pars I duodeni, sobald man annehmen kann, daß das Ulcus abgeheilt und die Umgebungsreaktion abgeklungen ist. Das ist frühestens in der 3., spätestens in der 8. Woche der Fall. Der Duodenalstumpfverschluß wird trotzdem oft genug nur nach einer der atypischen Verschlußmethoden ausgeführt werden können.

δ) Die Sicherung der Gallenwege nach Lahey (1942) (Abb. 272, 273)

Für Fälle, in welchen infolge Übergreifens des Ulcus auf die retro-duodenalen Bezirke der D. choledochus durch scharfe oder stumpfe Verletzung, Ligatur oder Durchstechungsnaht besonders gefährdet sein könnte, hat LAHEY das prophylaktische Einlegen einer T-Drainage empfohlen. Ihr proximaler Schenkel soll nicht länger als der gemeinsame Gallengang sein, ihr distaler Schenkel aber bis in das Duodenum reichen. Wir selbst verwenden dieses prophylaktische Manöver in der Weise wie es die Abb. 272, 273 zeigen. Wir sahen wiederholt, daß Verziehung und Einengung des retro-duodenalen Choledochus das orthograde Einlegen des T-Drains unmöglich machen. Die von proximal vorgeschobene Sonde durchstößt und verletzt

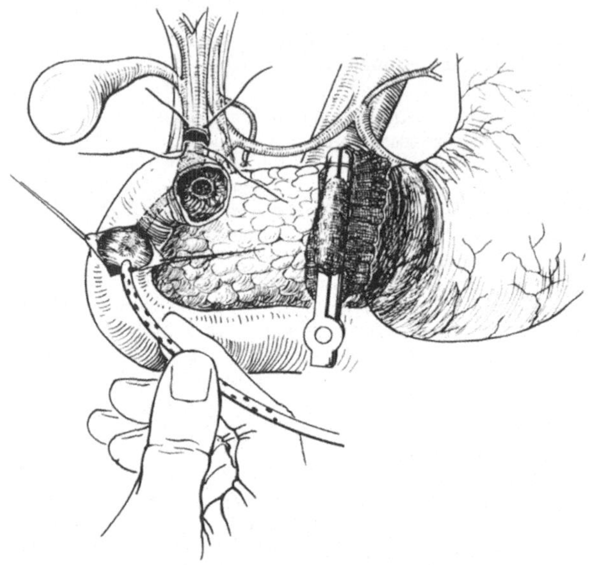

Abb. 272. Sicherung des retro-duodenalen Choledochus durch Einlegen einer T-Drainage (modifiziert nach LAHEY, 1945). Duodenotomie-retrograde Sondierung von der Papille aus

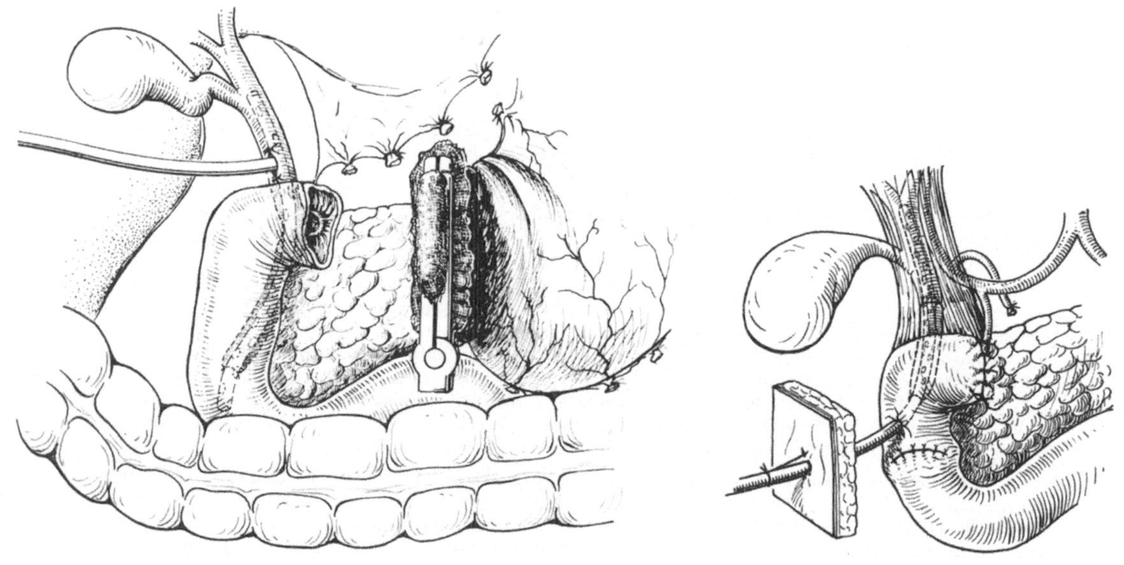

Abb. 273a   Abb. 273b

Abb. 273a. Einlegen der T-Drainage über eine Choledochotomie unter Führung der retrograd durch die Papille vorgeschobenen Pilotsonde

Abb. 273b. In geeigneten Fällen kann anstelle der T-Drainage auch eine transduodenale Drainage Verwendung finden

den verlagerten Choledochus im Ulcusbereich sehr leicht, was unter allen Umständen vermieden werden muß. Wir gehen daher so vor, daß nach Abtrennung des Duodenums eine Duodenotomie an der für die Aufsuchung der Papille typischen Stelle vorgenommen wird und der Choledochus von der Papille her sondiert wird. Durch diese retrograde Sondierung gelingt es fast stets die Enge bzw. Knickung zu überwinden. Von einer Choledochotomie aus wird mit Hilfe der Pilotsonde der abführende T-Schenkel sicher in das Duodenum eingelegt und Choledochtomie- sowie Duodenotomiewunde verschlossen. Die weitere Mobilisations- und Stumpfverschlußarbeit kann nunmehr wesentlich zügiger voranschreiten. Die T-Drainage wird bis zum 18.—21. postoperativen Tag belassen.

ε) Die Ausschaltungsresektion nach Kelling (1918), Madlener (1923) bei Ulcus ventriculi mediale et ad cardiam

Kritisches zur Indikation dieses Verfahrens ist im allgemeinen Teil gesagt (vgl. S. 311). Der günstige Einfluß der Palliativresektion nach KELLING-MADLENER (Abb. 274), welcher gelegentlich berichtet wird, ist auf die vollständige Beseitigung des Gastrinmechanismus durch

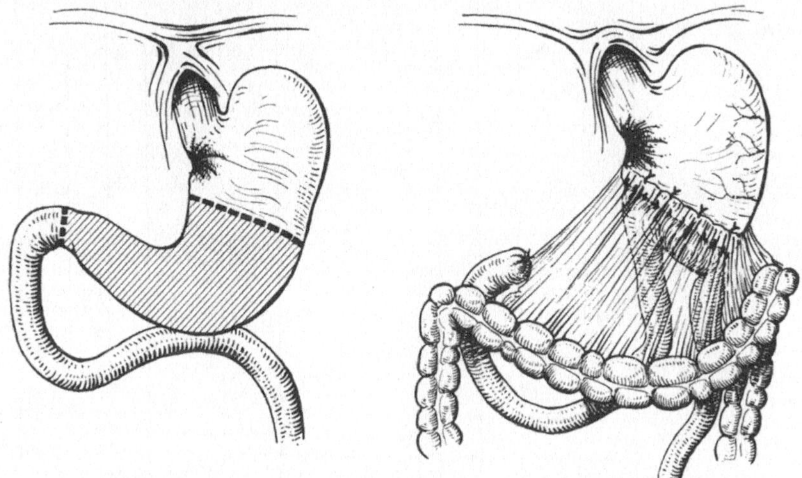

Abb. 274. Die Palliativresektion nach KELLING (1918) und MADLENER (1923) bei Ulcus ventriculi mediale et ad kardiam unterscheidet sich technisch nicht von einer distalen, partiellen (40—65%) Resection Billroth II retro- oder antecolica

distale (40—65%)-Resektion zurückzuführen. Gelingt sie nicht ganz, so bleibt das Ulcus bestehen. Wegen der Komplikationen (Malignität, Blutung, Stenose), sollte der palliative Eingriff keinesfalls zur Methode der Wahl erhoben werden. Das Verfahren kommt aber in Frage:
1. Bei alten Patienten.
2. Bei nachgewiesener Hypacidität.
3. Bei intraoperativ histologisch gesicherter Benignität.
Über die heute bevorzugten Methoden zur Heilung des Ulcus ad cardiam (vgl. S. 374). *Die Technik* geht aus Abb. 274 hervor.

VII. Resultate der klassischen distalen Resektionen bei Gastro-Duodenalulcus (Tabelle 16)

Die Angaben über die Resultate mit den klassischen (65—75%) distalen Resektionen sind sehr divergent. Am wenigsten widersprechend sind die *Mortalitätsziffern*, welche zwischen ca. 1,0—10% schwanken. Für die elektiven Verfahren sollte *1,0*% nicht überschritten werden. Unter Einbeziehung aller, also auch der schwierigen und gefährdeten Fälle liegt der Grenzwert bei *etwa 5,0*%. Für die *Recidiv- und Anastomosengeschwüre* schwanken die Zahlen zwischen *0,5*%

Tabelle 16. *Übersicht der Resultate der klassischen distalen Resektion*

Autor und Jahr und Beobachtungsdauer	Zahl der Fälle		Operationsmethode				Mortalität			Postoperative Komplikationen							
	U.d.	U.v.	B I	B II	Rz AF	Rz AM	U.d.	U.v.	U,p.j.	Rec-U (%)	Ana-U	Insuffizienz	Peritonitis	Ca.	Anämie	Postoperative Blutungen	Embolie
STARLINGER (1930)			7789	14,273						0,9 0,6							
V. HABERER (1952)			1644	1111						0,7 0,5							
V. REDWITZ (1955)			—	—						0,7 0,9							
HARKINS-NYHUS (1961)			245	106						3,7 7,5							
WALLENSTEN (1954)			111	190						12,6 1,0							
FISHER-JORDAN (1958)			84	136						13,1 3,7							
EDMUNDS u. Mitarb. (1960), 1937—1958				—			37,2%					118					
HARVEY (1961)	1488	448					2,9%			7—10 1,5				1%			
KELLNER (1964)	?	?															
BOHMANSSON (1950—1953)			1400														
BRUUSGAARD (1946)				364						0,6							
GOLIGHER u. Mitarb. (1952)			45	165						1,9							
NISSEN (1952)			—	—													
MOORE-HARKINS (1954)			126	62													
WELLINGTON (1951)				111													
WALLENSTEN u. Mitarb. (1953)			293														
O'NEILL (1950)				117													
KIEFER (1958)				508													
DUTHIE (1960) 1953—1959				96													
DEMOLE u. Mitarb. (1964), 1962—1963	35		—	—													
MOESCHLIN u. Mitarb. (1964)	254														2%		
HOTZ (1964)	221	?													11,5% 5,4%		
SCHOLER (1964) 1953—1962	237		209							0	0						
MANGOLD (1964) 1945—1954	75 100	25	2	98	(30 Not. 70 elektiv		6	(4)			7	3				3	2
POSTLETHWAIT (1963)	<1000						5,8%										

(B-I, B-II und Variationen) bei Gastro-Duodenalculus

| Postoperative Funktion | | | | | | | | Arbeitsfähigkeit | | | | Nachoperation |
| gut | befriedigend | schlecht | Dumping | | Gewicht | | | keine Rente voll | Berufswechsel bedingt | Teilrente | Rente über 50% u. a. | |
			l	s	+	/	—					
					74%	12%	14%					
			2,7%	1,6%	63%		32 %	88%		6%	6%	
											2 %	
			10%	2%								
			vereinzelt									
			15,6%									
			73,3% 69,2—75,0%									
			selten 8,0%									
			39,6% 44,3%		44% 26,7%	32% 26,7%	24% 46,6%					
			16,0%									
			10,3%									
			20,5%									
			13,9%									
			47% 7%									
63%	28%	9%			30% (18%	15%	61% 67%					
					vgl. zum Idealgewicht)							
							21,3% 30,4%					
95%	5%	0	22,1%						26%	10%	2%	postop. Funktion
			(36) 34 spät 9									
80% (65%)			6,5%									

Tabelle 16

Autor und Jahr und Beobachtungsdauer	Zahl der Fälle		Operationsmethode				Mortalität			Postoperative Komplikationen							
	U.d.	U.v.	B I	B II	Rz AF	Rz AM	U.d.	U.v.	U.p.j.	Rec-U (%)	Ana-U	Insuffizienz	Peritonitis	Ca.	Anämie	Postoperative Blutungen	Embolie
Miller u. Mitarb. (1964) 6 Mo.—48 J.	221 165	56									20,7% 3,6%			a.Z. 3	11,5% 5,4%		
McKeown u. Muller (1964) 1950—1958	998 794	204	78 124	716 80				0,6—0,9 %		1,3					0,5%		
Salzer (1964) 1936—1957	2488 1704	631	631	1704			4,9%	6,39% 4,2%						2,5%			
Rueff (1964) 1950—1961	636							5 %		1							
Dorn (1961) 1937—1956	1595 942	653	39 118	903 535	227	16	2,05%	6,09% 3,2%		1,55							
Krause (1963) 1925—1934	323		71	220	25			5 % 4 %		2,4 19	4,2% (n.RzA)						
Wenz u. Mitarb. (1960) 1943—1959	2522 1839	1029		85%				11,7—2 %			3		7% 536 Gesamtkomplikationennen				
Nussbaumer (1961) 1952—1958	804 475	249	17% 45%	76% 45%				4,14 %		1,2 (1,5)				1,54% nach 1 Jahr (3,4)% nach 5 Jahren			
Ciminata (1960) 1940—1959	1262							(4,20 %) 4,06 %									
Lindenschmidt (1962)	570																
Nyhus u. Mitarb. (1963)	?		?				3 %				2—5 %						
Bellmann u. Mitarb. (1959) 1951—1958						36	1										
Palumbo (1960) 1946—1958	700							4 % (2,28 %) electiv		0,4			27,39 %				
Mathieson (1960) 1945—1958	763	388	375							10,1 1,1	(39 F)						

(v. Haberer, 1952) und *ca. 20%* (Miller u. Mitarb., 1964). Vollends verwirrend sind die Angaben über die *postoperative Funktion*. Die Unsicherheit in dieser Frage geht aus den Zahlen über das Vorkommen eines Dumping-Syndroms hervor. Die Schwankungsbreite reicht von 4% (Dorn, 1961; Rueff, 1964) bis 75% (Muir, Goligher, 1952). Diese weite Diskrepanz besagt zunächst nichts anderes, als daß noch immer keine definitiven Aussagen über den Wert der Verfahren möglich sind. Aussagen, daß die „klassischen Verfahren" dasselbe leisten wie die „physiologischen Methoden" (Rueff, 1967) lassen sich aber nicht mehr aufrecht erhalten (vgl. Tabelle 46).

Die Unterschiede der Resultate sind hervorgerufen

1. durch mangelhafte Aufschlüsselung des Krankengutes, insbesondere keine Unterteilung in Ulcus duodeni und Ulcus ventriculi;

2. durch Ungenauigkeiten der Indikation und Technik (Verlegenheitsresektionen, fehlende Vermessung der Größe des Resektionspräparates);

(Fortsetzung)

Postoperative Funktion			Dumping		Gewicht			Arbeitsfähigkeit				Nachoperation
gut	befriedigend	schlecht	l	s	+	/	—	keine Rente voll	Berufswechsel bedingt	Teilrente	Rente über 50% u. a.	
47,8%		41,2%	12%	12%	13,3%	61,7%	21,3%					13,1%
58,9%		25,7%			25,0%	44,6%	30,4%					
80%	14%	6%	2,4%				0,1%					
96,2%		3,8%										
98%		2%										
	85%			4%								
94,1%	5,9%			4,45%	38,8%	50,4%	10,8%					
			10,5%									
			6,4%									
88,5%	7,7%	3,8%	14 F.					73,5%	19,0%		7,5%	
41% (35)	29% (38)	30% (27)	28%		52%	24%	24%					
								48,5%	34,5%		2—3%	
					< fair >							
21	8	1										
83%			15%	12%	33%	27%	40%	66,6%	24,4%		9%	
												21 F.

3. durch Ungenauigkeiten in der Nachuntersuchung (Ausfall der nicht wiederkehrenden Fälle für jede Nachuntersuchung, keine persönliche Nachuntersuchung, keine sorgfältige Befunderhebung, keine Verwendung objektiver Methoden zur Prüfung der postoperativen Funktion, ausschließliche Verwendung von Fragebogenangaben);

4. durch Verschiedenheiten der Alterszusammensetzung des Krankengutes;

5. durch Verschiedenheiten der geographischen und ethnographischen Voraussetzungen.

Eine Ausmerzung der Fehlerquellen kann nur erreicht werden, wenn eine übereinstimmende Dokumentation benutzt wird. Die derzeitige Aufgabe besteht in einer weltweiten Befunderhebung nach gleichen Prinzipien und in deren Auswertung (vgl. Kap. L).

Resectio Billroth I: Die Beurteilung ist sehr unterschiedlich. Das nimmt nicht wunder, wenn man bedenkt, wie verschiedenartig gerade diese Resektion ausgeführt werden kann. Nach unserer Meinung spielt hier die Berücksichtigung der vagalen Innervation der einzelnen Magenabschnitte in Zukunft die größte Rolle (Tabelle 17). BOHMANSON (1926) sah kein einziges Rezidivulcus (Beobachtungszeit

6 Monate bis 3 Jahre); NORRMAN (1946) 11% Rezidivgeschwüre (64 Fälle, Beobachtungszeit 2—14 Jahre); MEURLING (1953) 10,4% Rezidive (123 Fälle, Beobachtungszeit 3—7 Jahre); ORDAHL u. Mitarb. (1955) bei 57 B I-Fällen wegen U.d. eine Rezidivrate von 28,6%. Letztere liegen weit an der Spitze. Ein gut

Tabelle 17. *Rezidivquoten nach Operationen des Typs B I und B II beim Ulcus duodeni*

Autoren	B I			B II		
	Anzahl der Fälle	Rezidive Nr.	%	Anzahl der Fälle	Rezidive Nr.	%
BOHMANSSON (1926)	83	0	0,0	34	0	0,0
STARLINGER (1930)	7789	—	0,9	14273	—	0,6
HUBER (1949)	109	—	3,5	1393	—	0,7
NISSEN (1952)	—	—	0,0	—	—	2,0
v. HABERER (1952)	1644	—	0,7	1111	—	0,5
WALLENSTEN und GÖTHMAN (1953)	330	—	4,0	—	—	—
MOLONEY (1954)	49	0	0,0	37	1	2,8
SCHÜMANN (1954)	430	—	1,5	—	—	—
v. REDWITZ (1955)	—	—	0,7	—	—	0,9
HARKINS u. NYHUS (1961)	245	9	3,7	106	8	7,5
WALLENSTEN (1954)	111	14	12,6	190	2	1,0
ORDAHL, ROSS, and BAKER (1955)	57	10	28,6	64	4	6,2
GOLIGHER, MOIR, and WRIGLEY (1956)	80	14	17,5	—	—	—
WALTERS and LYNN (1956)	32	7	21,9	—	—	—
HICKINBOTHAM (1956)	100	10	10,0	—	—	—
FISHER and JORDAN (1958)	84	11	13,1	136	5	3,7
LOCALIO and DWYER (1959)	75	8	10,6	—	—	—
HUTCHINSON and KIRILUK (1960)	61	6	10,0	—	—	—

durchuntersuchtes Material hat WALLENSTEN (1954) vorgelegt (203 Fälle, 8,4% Rezidive, Beobachtungszeit 4—21 Jahre!). KRAUSE (1963) gibt in einer gründlich durchuntersuchten, wenn auch kleinen Serie eine *Rezidivrate von 26% für das Ulcus duodeni* und *4,5%* für das *Ulcus ventriculi* an. Diesen hohen Ziffern stehen die erstaunlich niedrigen Ziffern z.B. von v. HABERER (1952), v. REDWITZ (1955) und STARLINGER (1930) gegenüber, welche sämtliche unter 1% liegen. Man kann sich des Eindrucks nicht erwehren, daß in jüngerer Zeit durch differenziertere Nachuntersuchung der Einzelfall gründlicher erfaßt und eine höhere Frezquenz von der Norm abweichender Befunde erzielt wird.

Resectio Billroth II. Hier ist die Streuung enger als nach B I. *Rezidivulcera* fanden v. HABERER (1952), BRUUSGAARD (1946), GUNN u. WATT (1955), NISSEN (1954) bei weniger als *1%*. NORRMAN (1946), REINHOFF (1945), GOLIGHER u. Mitarb. (1952), WALTERS u. Mitarb. (1957), KRAUSE (1963) geben ca. 1—6% an. Im Durchschnitt dürfte sich bei einem gemischten Material von Ulcus duodeni u. ventriculi heute die Rezidivziffer zwischen *1—4%* bewegen (KRAUSE, 1963).

Resektion zur Ausschaltung. Auch hier liegen hinsichtlich der *Rezidivrate* widersprüchliche Angaben vor. KUNZ, 1965; KRAUSE, 1963 zeigten, daß die Rezidivzahl nicht größer ist als nach jeder typischen Resectio Billroth II, wenn nur die Antrumschleinhaut zuverlässig entfernt wurde. KRAUSE (1963) fand unter diesen Voraussetzungen eine *Rezidivrate von 4,2%* (212 Fälle) verglichen mit 4,1% Rezidiven bei Mitentfernung des Ulcus. Dies ist sehr bemerkenswert, zumal es vorwiegend „schwerresezierbare" Ulcera sind, welche durch Ausschaltungsresektion behandelt werden (vgl. S. 357).

Postoperative Funktion. Bezüglich der postprandialen Symptome zeigen die Untersuchungen der letzten Jahre keine schwerwiegenden Unterschiede zwischen Billroth I — Billroth II, was ihre Häufigkeit angeht. Doch zeigten eine Reihe von Autoren, daß die postoperative Nahrungsverwertung nach Billroth I günstiger ist als nach Billroth II (MEURLING, 1953; WALLENSTEN, 1954; GOLIGHER u. Mitarb., 1956; ANDREASSEN, 1960; HOLLE u. Mitarb., 1955—1965). Auch gegenteilige Meinungen werden vertreten (NUSSBAUMER, 1961).

Ein Vergleich des Krankenguts ist fast unmöglich, weil: 1. der subjektive Faktor in der Beurteilung postprandialer Beschwerden sowohl durch den Patienten als auch durch den Arzt groß ist; 2. die Unterschiede der Indikation, Verfahrenswahl und Technik von Billroth I und Billroth II sehr verschieden sind; 3. die Unterschiede in der Beobachtungszeit groß sind und postprandiale Beschwerden kurz nach der Operation besonders hervorstechen, während sie vom Beginn des zweiten postoperativen Jahres an zurückgehen. Am wichtigsten ist der *Faktor der Indikation* und Verfahrenswahl. Bei Patienten, welche präoperativ „psychologisch unreif" (KRAUSE, 1963) waren, wird die Häufigkeit postprandialer Symptome hoch sein. Bei strenger Indikation und einheitlicher Operationstechnik werden sich keine Unterschiede der postprandialen Beschwerden zwischen U.v. und U.d. einstellen (MEURLING, 1953). KRAUSE (1963) findet allerdings 10,2% postprandiale Beschwerden bei den U.d. und 20,8% bei den U.v. In einer Auswertung des Krankengutes von 4 Münchner Kliniken (R. PETER, 1965, 1740 Fälle, Beobachtungszeitraum 1945—1965) ergab sich:

61% der Magenoperierten erfuhren eine entscheidende, 23% nur eine merkliche Besserung.

15% der Operierten weisen einen schlechten postoperativen Zustand und in 14% starke Restbeschwerden auf.

48% klagen über Unverträglichkeit von Speisen,

52% der Patienten stellen eine Gewichtszunahme (Tabelle 18),

24% eine Gewichtsabnahme fest. Bei Frauen ist das Ergebnis schlechter als bei Männern.

9,5% klagen über gelegentliche Blutungen,

6,0% über wiederholte Blutungen.

Einen entscheidenden Einfluß auf Lebensführung und Beruf durch die Erkrankung gaben an (Tabelle 19):

35% aller Patienten.

20% sind zum Zeitpunkt der Befragung arbeitsunfähig.

17% aller Patienten sind aufgrund des Magenleidens arbeitsunfähig.

20% der Ulcuskranken mußten vorzeitig invalidisiert werden.

40% der Rentner sind zwischen 50—100% erwerbsgemindert.

78% geben trotz dieses hohen Anteils von Frühinvalidität und Erwerbsminderung einen beschwerdefreien Zustand an.

Tabelle 18. *Postoperatives Gewichtsverhalten nach BI und BII*
(Zusammenstellung: HEYMANN-München)

Autor	Anzahl der Fälle	Operation	Verhalten des Körpergewichtes		
			Rückgang	unverändert	Zunahme
ALLEN u. WELCH (1946)	129	B II	61%	16%	23%
RANSOM (1947)	112	B II	75%	12%	13%
GAVISIER (1948)	352	B II	35%	7%	57%
MUIR (1949)	86	B II	40%	50%	10%
WELLS u. WELBOURN (1951)	100	B II	41%	59%	—
PALUMBO (1952)	71	B II	—	—	68%
PULVERTAFT (1952)	449	B II	48%	44%	8%
STRAUSS et al. (1952)	1200	B II	—	—	95%
ELLISON (1955)	100	B II	61%	—	—
SHINGLETON et al. (1956)	50	B II	70%	—	—
EVERSON et al. (1957)	318	B II	82%	6%	12%
ROSS u. MEADOWS (1952)	91	B II	16%	20%	64%
	65	B I	8%	23%	69%
MOORE u. HARKINS (1954)	45	B II	47%	27%	26%
	100	B I	24%	32%	44%
WALLENSTEEN u. GÖTHMAN (1953)	279	B I	14%	12%	74%

Tabelle 19. *Rentenhäufigkeit nach Magenresektionen zur Beurteilung der Spätergebnisse*
(Zusammenstellung: HEYMANN-München)

Autoren	Operationen	Keine Rente	Teilrente	Rente über 50%
PALUMBO (1960)	B I/B II	66%	24%	9%
WENZ (1960)	B I/B II	73%	Berufswechsel 20%	7%
HARVEY (1961)	B I/B II	88%	6%	6%
LINDENSCHMIDT (1962)	B I/B II	49%	35%	3%
MANGOLD (1964)	B I/B II	26%	10%	2%

Diese Divergenz der Antworten auf die sich gegenseitig absichernden Fragen legt nahe, daß die routinemäßige Einschätzung des Minderungsgrades erheblich von dem tatsächlichen Befund des „Ulcusinvaliden" abweicht (R. PETER, 1965).

Aus der Langzeitbeobachtung konservativ und operativ behandelter Gastro-Duodenalulcera ergibt sich, daß die konventionelle Ulcustherapie den Verlauf des Ulcusleidens keineswegs immer in Richtung auf eine günstige Spätprognose zu wenden vermag. Ein großer Teil der Erkrankten leidet an einem sich über Jahrzehnte hinziehenden, chronischen Beschwerdebild, welches zu wiederholter ärztlicher Behandlung und unter Umständen plötzlich auftretenden lebensbedrohlichen Komplikationen führen kann. Das Problem des zunächst stets gutartigen Ulcusleidens kann erst dann als bewältigt gelten, wenn eine Therapie gefunden ist, welche vollkommene Heilung garantiert. Die bisherige Therapie vermochte dies nicht. Die Bemühungen um verbesserte Methoden müssen fortgesetzt werden (vgl. Kap. G., XVII).

Kommentar

Unsere Erfahrungen mit der Resectio Billroth II, Typ Graser-Finsterer-Hofmeister bei Ulcus ventriculi oder duodeni

(Eine kurze epikritische Studie)

Von R. ZENKER

Als das Wesentliche der Entwicklung eines Geschwürs im Magen oder Zwölffingerdarm ist, wie ZUKSCHWERDT mit Recht hervorhebt, ein Ineinandergreifen einer Sekretions- und Motilitätsstörung des Magens aufzufassen, die nervöser, chemischer oder mechanischer Natur sein kann. Demnach muß das Ziel der chirurgischen Behandlung eines Magen- und Zwölffingerdarmgeschwürs die Verminderung der Magensaftsekretion und die Schaffung günstiger Entleerungsbedingungen des Magens sein.

Die klassische 2/3-Resektion des Magens mit Anastomosierung zumeist nach Billroth II, aber auch nach Billroth I, deren Befürworter im deutschen Sprachgebiet vor allem v. HABERER war, entwickelte sich allmählich nach Mißerfolgen mit der Ausschneidung des Geschwürs, der Querresektion des Magens, der Gastroenterostomie, der Pyloroplastik und der Pylorusausschaltung auf Grund der Erkenntnisse über die Physiologie der Magensekretion (PAVLOW, EDKINS), experimenteller Untersuchungen über die Pathologie der Magensekretion (ENDERLEN, v. REDWITZ, ZUKSCHWERDT, MANN, WILLIAMSON u. a.) und empirischer klinischer Erfahrungen (v. EISELSBERG, v. HABERER, FINSTERER u. a.). Aus zahlreichen Experimenten am Hund wissen wir, daß in der Versuchsanordnung von MANN-WILLIAMSON, die regelmäßig zur Entstehung peptischer Jejunumgeschwüre führt (vgl. Abb. 42), das Auftreten von Erosionen und Geschwüren nur verhütet werden kann, wenn entweder mehr als 50% des aboralen Magen — also das Antrum mit einem Teil der Corpusdrüsen — entfernt werden oder eine Antrumresektion mit der doppelseitigen Vagotomie kombiniert wird. Die doppelseitige Vagotomie allein verhindert die Geschwürsbildung nicht, verzögert sie nur etwas (BĚLA TÖRÖK).

Danach würde die 2/3-Resektion des Magens der Pathogenese der Geschwüre von Magen, Duodenum und Anastomose Rechnung tragen.

Klinisch hat vor allem FINSTERER schon 1918 gezeigt, daß nach einer 2/3-Resektion sogar im Duodenum zurückgelassene Geschwüre vernarben, wenn die gesamte Antrumschleimhaut bis in den Anfangsteil des Duodenums oder mindestens bis zum Pylorusringmuskel entfernt wurde (Resektion zur Ausschaltung nach FINSTERER). Auch die Erfolge der sog. Palliativ-resektion nach KELLING-MADLENER beim cardianahen Geschwür beweisen die Wirksamkeit der Entfernung des Antrum als der Hauptbildungsstätte des Gastrins zusammen mit einer Reduzierung der Corpusdrüsen, der Bildungsstätte des sauren Magensaftes.

Problematisch an der 2/3-Resektion ist die Vollständigkeit der Beseitigung der Antrum-drüsen nach oral, die nach den Untersuchungen von RUDING und HIRDES an Magenpräparaten des Menschen weit funduswärts reichen können. Praktisch genügt es nach unseren Erfahrungen, wenn man den Magen in einer Linie absetzt, die von der Aufteilung der A. gastrica sinistra an der kleinen Kurvatur bis zum Übergang der A. gastro-epiploica sinistra in die A. gastro-epiploica dextra an der großen Kurvatur verläuft. Je nach der Menge der Acidität des 12stün-digen Nüchternsekretes des Magens (normal: < 60 ml) reseziert man an der großen Kurvatur mehr oder weniger ausgedehnt, um so die Produktion des sauren Magensaftes individuell zu beeinflussen.

Nach der Resektion des distalen Magenabschnittes wäre es sinnvoll, den Magenrest mit dem Duodenum zu vereinigen, um so die Duodenalpassage zu erhalten und möglichst physio-logische Verhältnisse wieder herzustellen. Beim chronischen Geschwür des Magens, bei dessen Genese die Störung der Magensekretion nicht die überzeugende Rolle spielt, sondern auch mechanische Faktoren wesentlich mitwirken (ASCHOFF, K. H. BAUER, ORATOR), ist dieses Vorgehen deshalb zweckmäßig und zumeist durchführbar, da die Resektion der Hälfte des Magens genügt und zur Anastomosierung ein normales Duodenum zur Verfügung steht. Beim Duodenumgeschwür dagegen sind wegen der erforderlichen ausgedehnten Resektion und des entzündlich veränderten Duodenalbus selbst bei einem erfahrenen Operateur (v. HABERER) die unmittelbaren Risiken des Billroth I (Letalität, Nahtinsuffizienz) größer und seine Spät-störungen (Stenose, Anastomosengeschwür) häufiger. Man sollte den Billroth I beim Duode-numgeschwür deshalb nur ausnahmsweise bei mageren Frauen, die erfahrungsgemäß weniger zu Recidiven, aber häufiger zu Dumping-Erscheinungen neigen, anwenden und auch dann nur in der Modifikation nach v. HABERER (termino-laterale Anastomose), die eine bessere Heilung verspricht.

Beim Duodenumgeschwür hat sich mir seit mehr als 20 Jahren die 2/3-Resektion mit retrocolischer Anastomosierung nach Billroth II in der Modifikation nach GRASER-FINSTERER-HOFMEISTER bewährt. Ich bevorzuge sie vor der Anastomosierung nach REICHEL-POLYA, da man an der kleinen Kurvatur ausgedehnt nach der Cardia resezieren kann, ohne die Ver-lagerung der Magen-Jejunum-Anastomose unter das Mesocolon zu erschweren. Auf Einzel-heiten der Technik brauche ich nicht einzugehen. Es sei nur darauf hingewiesen, daß die iso-lierte Abbindung oder Umstechung der Gefäße der Magenschleimhaut nach v. HABERER und DOBERER zur Verhütung einer Nachblutung und damit für einen glatten postoperativen Verlauf sehr wichtig ist.

Hinsichtlich der Ergebnisse dieser und anderer bisher üblichen Formen der Resektion beim Magen- und Duodenumgeschwür muß man bekennen, daß sie, wie eine Zusammenstel-lung aus dem Weltschrifttum zeigt (Abb. 275) selbst in unkomplizierten Fällen immer noch mit einer Letalität bis zu 4% belastet sind. Nur wenige Chirurgen können an größeren Serien bei unkomplizierten Fällen eine Letalität unter 2% aufweisen. Unter Einbeziehung der Ein-griffe bei komplizierten Fällen, also bei massiver Blutung, freier Perforation, Rezidivopera-tionen und Kranken über 70 Jahren erhöht sich die Letalität auf 7%. Eine Zusammenstellung (Abb. 276) der Magenresektionen beim peptischen Geschwür in den von mir seit 1948 ge-leiteten Kliniken in Mannheim, Marburg und München ergibt bei 1117 Eingriffen eine Letalität von 3% in unkomplizierten Fällen, von 8,6% in komplizierten Fällen und eine Gesamtletalität von 4,8%. Die entsprechende Letalität nach von mir persönlich ausgeführten Operationen betrug 2,5%, 1,2% und 5,3%. Todesursachen waren Duodenalstumpfinsuffizienz, Bauchfell-entzündung, die gelegentlich von einer Pankreatitis ausging, Stenosen der Magen-Darm-anastomose, Bauchdeckendehiszenz, Embolie und Pneumonien, denen zumeist kleine Embo-lien zugrunde lagen.

Die *Spätergebnisse der Magenresektion nach Billroth II* beim peptischen Geschwür sind, wie aus einer Zusammenstellung etwa vergleichbarer Veröffentlichungen hervorgeht (Abb. 277) und wie ich aus persönlichen Nachuntersuchungen schließen kann, durchaus be-friedigend. Mit sehr guten und guten Ergebnissen kann man in etwa 91,6% (RUEFF) rechnen. Die Mißerfolge belaufen sich auf etwa 10%. Unbeeinflußbare postoperative Beschwerden im Sinne eines Dumping-Syndroms in der Frühform sind nach meinen Erfahrungen seltener, als sie in manchen Statistiken verzeichnet werden. Sie bessern sich häufig mit der Zeit und auf

24*

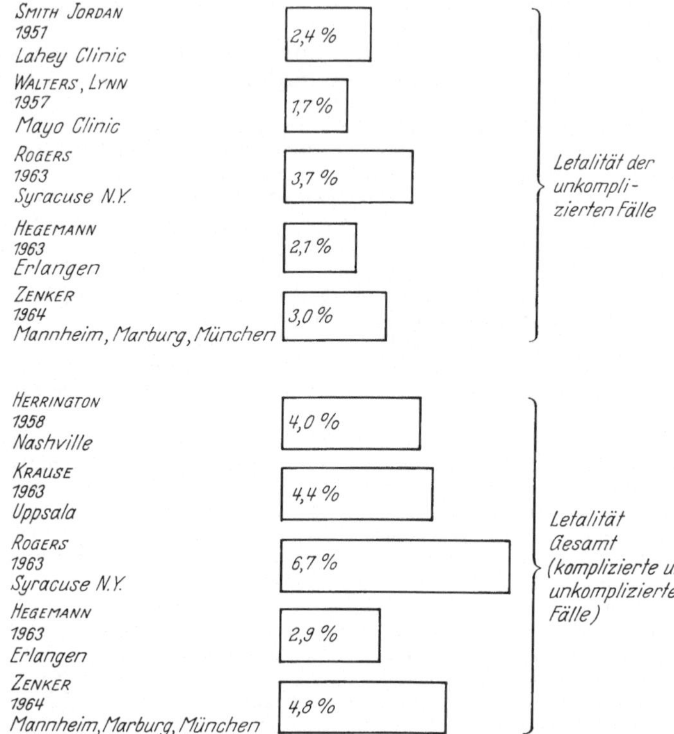

Abb. 275. Letalität bei Resektionstherapie des Gastro-Duodenalulcus (Zusammenstellung aus dem Weltschrifttum)

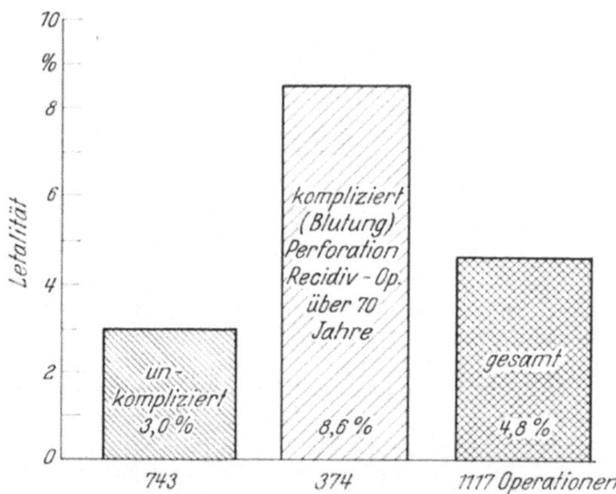

Abb. 276. Postoperative Letalität unkomplizierter und komplizierter Fälle (1117) von Gastro-Duodenalulcus (Zenker, 1948—1966)

entsprechende Diätanweisungen. Von 444 nachuntersuchten, in der Chirurgischen Klinik München nach Billroth II resezierten Ulcusträgern hatten 30 Kranke (6,5%) in den ersten Monaten nach der Operation Beschwerden im Sinne eines Dumping-Syndroms; aber nur bei 17 Kranken (3,7%) hielten die Erscheinungen an. Von ihnen konnten 9 Kranke durch entsprechende Maßnahmen und Diät stärkere Beschwerden weitgehend unterdrücken. Die Zahl der Operierten mit Dumping-Beschwerden ist in unserem Krankengut vielleicht deshalb gering, weil Resektionen bei jüngeren Kranken und bei kurzer Ulcusanamnese unterlassen werden.

Die Angaben über Rezidive nach Billroth II schwanken zwischen 0,5 und 5%. Im Krankengut der Chirurgischen Universitäts-Klinik München fand RUEFF unter 444 Nachuntersuchungen 1,3%, darunter 1 Kranken mit einer Magen-Colonfistel, der erfolgreich operiert wurde. Die Rezidivquote nach einer Billroth II-Resektion ist demnach niedrig.

Zusammenfassung. Nach eigenen Erfahrungen weist die 2/3-Resektion nach Billroth II in der Modifikation von GRASER-FINSTERER-HOFMEISTER beim Magen- und Zwölffingerdarmgeschwür durchaus befriedigende Ergebnisse auf, so daß dieses bewährte Resektionsverfahren der Allgemeinheit der Chirurgen auch heute noch empfohlen werden kann. Zu erwägen ist allerdings künftig ein differenziertes Vorgehen: beim Magengeschwür entsprechend der ihm

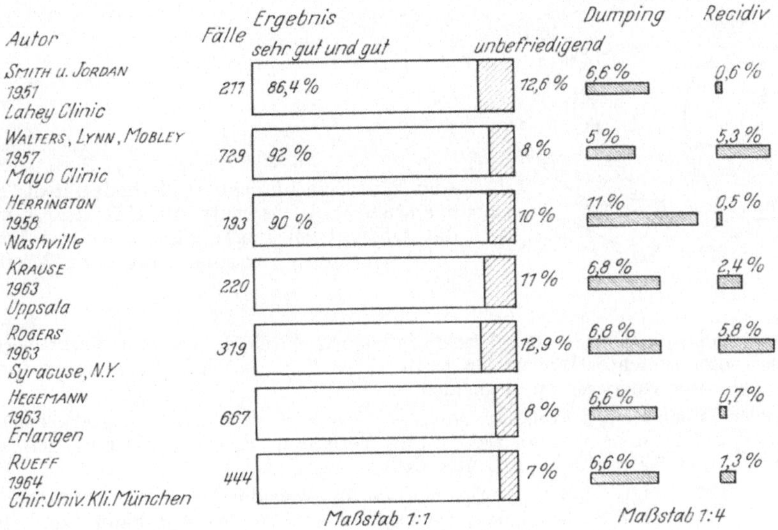

Abb. 277. Postoperative Funktion nach Resektionstherapie des Gastro-Duodenalulcus

eigenen Pathophysiologie und Pathogenese eine aborale Hemigastrektomie mit abschließender Anastomosierung nach Billroth I zur Erhaltung der Duodenalpassage; beim Duodenumgeschwür die doppelseitige Vagotomie mit Hemigastrektomie und Billroth II, womit an der Mayo-Klinik [BARBER, JUDD, STAUFFER (1963)] die Ergebnisse bei einer Beobachtungszeit von durchschnittlich 5 Jahren hinsichtlich Senkung der Letalität und Verhütung des Dumping-Syndroms etwas verbessert werden konnten.

Literatur

RUEFF, F.: Probleme bei der chirurgischen Behandlung des Magen- und Zwölffingerdarmgeschwürs. Münch. med. Wschr. **106**, 585—591 (1964).

TÖRÖK, B.: Experimentelle Untersuchungen über die Antrektomie und Vagotomie. Bruns' Beitr. klin. Chir. **205**, 392 (1962).

ZENKER, R.: Die Eingriffe in der Bauchhöhle. Operationslehre Kirschner-Zenker. Berlin-Göttingen-Heidelberg: Springer 1951.

— F. RUEFF, H. M. BECKER u. R. THURMAYR: Chirurgie des peptischen Geschwürs von Magen, Duodenum und Anastomose. Langenbecks Arch. klin. Chir. **308**, 336—349 (1964).

VIII. Proximale und mediale Resektionen bei Ulcus ventriculi mediale ad cardiam; sowie atypische Techniken

Für das wirklich ad oder intra cardiam gelegene U.v., welches wegen Größe, Passagegefährdung, Blutungs- und Malignitätsgefahr resektionsbedürftig ist und mit einer der distalen Resektion (vgl. S. 374) nicht entfernbar ist, wurde von uns wiederholt die proximale Resektion auf rein abdominellem Weg in Form der subdiaphragmatischen Fundektomie empfohlen (HOLLE u. Mitarb., 1954, 1958, 1960, 1963, 1965) (Abb. 278).

Indikation und Modifikation der Technik der Fundektomie sind in Abb. 328 ff. dargestellt. Die Methode ist physiologisch begründet und technisch heute als ausgereift zu bezeichnen.

Querresektionen bei Ulcera ventriculi med. wurden hingegen schon früher vorgenommen (RIEDEL, PAYR, 1909; v. REDWITZ, 1918; WANGENSTEEN, 1935; NISSEN, 1951). Die Resultate der Resektionen aus der Magenmitte waren oft unbefriedigend, weil die Passage durch einen Pylorospasmus, unter Umständen auch eine konzentrische Schrumpfung des Canalis pyloricus und Auftreten von Anastomosenulcera behindert wird. Wird die Resektion auf über 50% ausgedehnt, also ein kleiner Fundusrest mit einem kleinen Antrumrest anastomosiert (NISSEN,

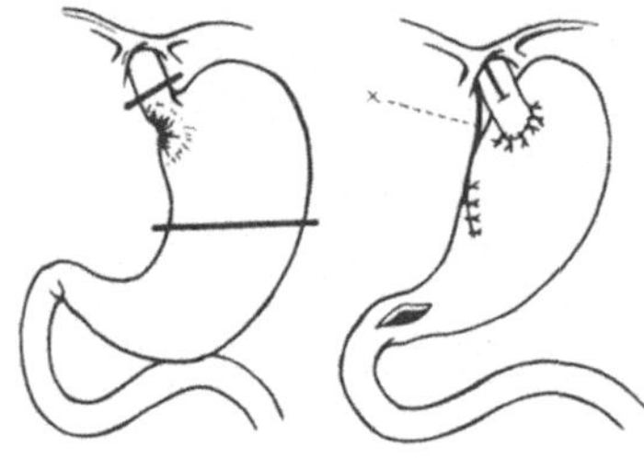

Abb. 278. Eine brauchbare Methode für die Radikal-operation des Ulcus ventriculi ad et intra kardiam ist die *subdiaphragmatische Fundektomie* in ihren verschiedenen Variationen (vgl. Abb. 328 ff.)

1951), so werden die Vorteile der Direktvereinigung durch die extreme Verkleinerung des Magenreservoirs zunichte. Wir wissen heute diese Begleiterscheinungen durch form- und funktionsgerechtes Operieren zu vermeiden.

In vielen Fällen ist die *lokale Excision des Ulcus in Kombination mit selektiver Vagotomie* und *Pyloroplastik* ein heute sehr viel geübtes Verfahren (FARRIS u. SMITH, 1961; NYHUS, 1962; HOLLE und HART, 1967) (vgl. Abb. 349).

NISSEN (1937) zeigte, daß ein *juxtaoesophageales Ulcus* durch eine *transpleurale Resektion der Kardia* auf rein linksthorakalem Zugangsweg entfernt werden kann (vgl. Abb. 466). Jedoch ist der transthorakale Weg zugunsten der einfacheren, subdiaphragmalen Verfahren

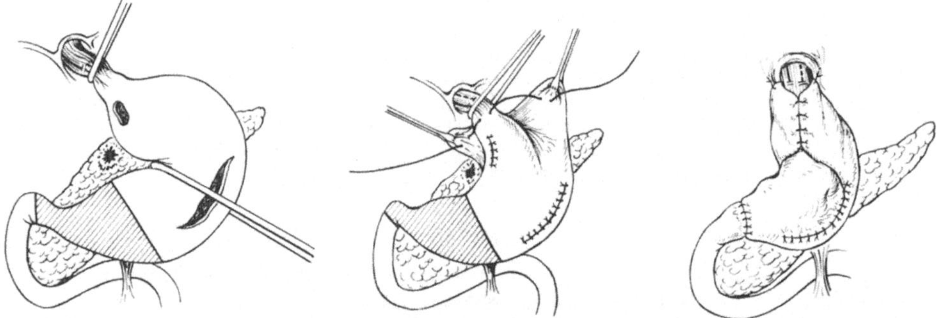

Abb. 279. Kombinationsoperation für das kardianahe Ulcus (nach NISSEN, 1964): Gastrotomie — Vagotomie — Ulcusmobilisation (Probeschnitt!) — Ulcusverschluß + Fundoplicatio — Verschluß: Gastrotomie — Antrektomie — Gastro-Duodenostomie

verlassen worden. Aus ähnlichem Bestreben gab NISSEN (1964) eine abdominelle Kombinationsoperation an. Sie besteht aus 1. Gastrotomie zur Revision des Ulcus und evtl. Probeexcision + 2. Vagotomie + 3. Ablösung des Ulcus von der Hinterwand evtl. Ulcusexcision + 4. Fundoplicatio zur Deckung des excidierten Ulcus + 5. Antrektomie + 6. Gastro-Duodenostomie (Abb. 279). Das Vorgehen bestätigt die moderne Tendenz Verfahren der direkten Beseitigung der kardianahen Ulcera kombiniert mit einer Vagotomie zu entwickeln. Mitteilungen über Resultate fehlen noch. Die Kritik richtet sich hier gegen die Antrektomie und Fundoplicatio, welche unnötige Formveränderungen bedeuten, sofern Vagotomie + Pyloroplastik richtig gemacht werden.

IX. Atypisches Vorgehen bei multiplen Ulcera und schwer deformierenden benignen Prozessen sowie Riesenulcera

Die Zahl der benignen Veränderungen, welche so schwerwiegend sind, daß Teileingriffe unmöglich werden, vielmehr eine Totalresektion notwendig wird, sind gering. Am häufigsten steht man dem Problem der Wiederherstellung nach *Verätzungen* im Kindesalter gegenüber (vgl. S. 268). Gerade hier muß vor voreiligen Totalresektionen dringend gewarnt werden. Die verschiedensten Möglichkeiten sind denkbar (Abb. 280). Bei Stenosen am Magenein- und -ausgang wird man zunächst mit einer Gastrostomie und Pyloroplastik auszukommen versuchen. Über die Gastrostomie werden Gummiballons eingeführt und eine langsame Magendistension erreicht. Auch die im Kardia-Oesophagusbereich gelegene Stenose kann durch

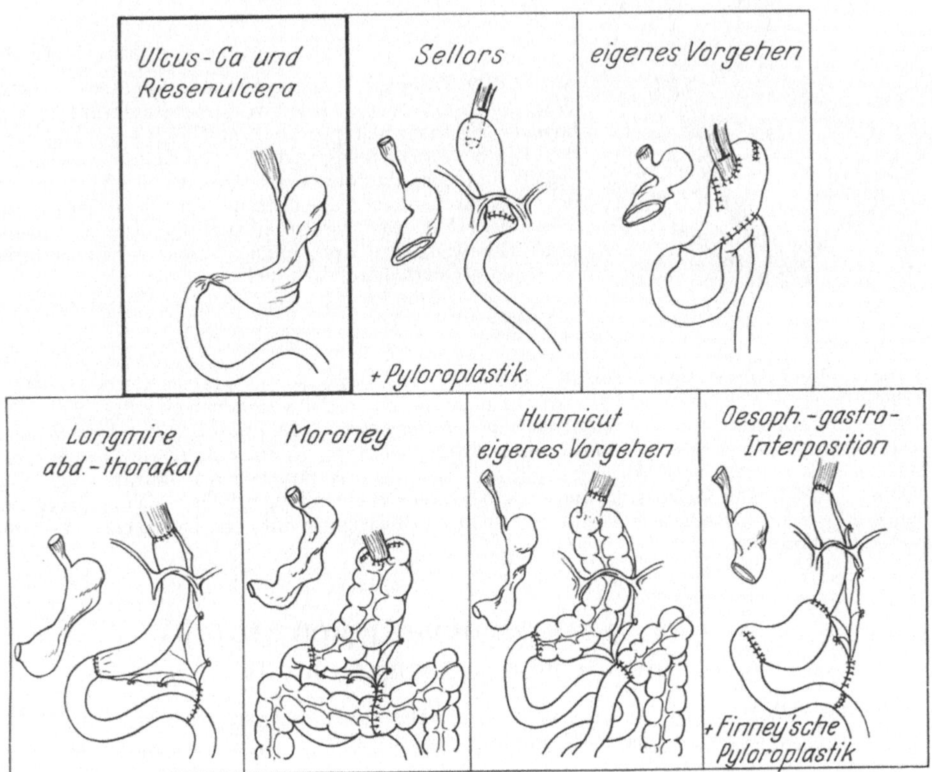

Abb. 280. Seltene und atypische Verfahren bei multiplen und Riesenulcera, sowie multiplen Stenosen (Verätzungsfolgen!). Die Verfahrenswahl muß sich ganz dem Einzelfall anpassen. Partielle und palliative Maßnahmen vorziehen! Totalresektionen nur im äußersten Notfall!

Bougierungen auf normale Weite gebracht werden. Von Seiten des Patienten ist Einsicht und Geduld, von seiten des Arztes ein sinnvoller Behandlungsplan und dessen schrittweise Realisation nötig. Wir konnten am Magenein- und -ausgang gelegene Stenosen nach Ulcera duodeni et oesophagi durch kleine proximale Resektion und Gastroenterostomie dreimal erfolgreich behandeln. Ist Totalresektion unvermeidlich, so raten wir zur Substitution des Magens durch ein 25 cm langes Dickdarmsegment.

Atypische Ulcera ventriculi an der großen Curvaturseite oder durch Duodenalstenose elongierte und dilatierte Mägen, auch die Ptose des Magens durch Hypotonie können zu einer Verkleinerung des Magens in Längsrichtung zwingen. Für solche Fälle eignet sich die tubuläre Längsresektion des Magens (nach WANGENSTEEN, 1940; Abb. 281). Das zunächst von WANGENSTEEN für die Behandlung des Duodenalulcus angegebene Verfahren der tubulären Längsresektion mit querer Vereinigung des weit eröffneten Magenlumens ist allerdings für diese Indikation ungeeignet, was von WANGENSTEEN selbst (1957) erkannt wurde. Die Hauptschuld an der hohen Versagerquote trug die Unterlassung einer Vagotomie. In Verbindung mit Vagotomie + Pyloroplastik besitzt die Methode das oben umrissene Indikationsgebiet. Hypotone Sackmägen können formgünstiger gestaltet werden. Langzeitbeobachtungen fehlen noch.

Bei Riesenulcera ändert sich die Situation vollkommen, weil das übergroße Ulcus ventriculi stets als malignitätsverdächtige Laesion betrachtet werden muß. Zwar sind die Angaben über diese Frage noch unterschiedlich. STRANGE (1963) kommt anhand von 78 Riesen-Ulcera

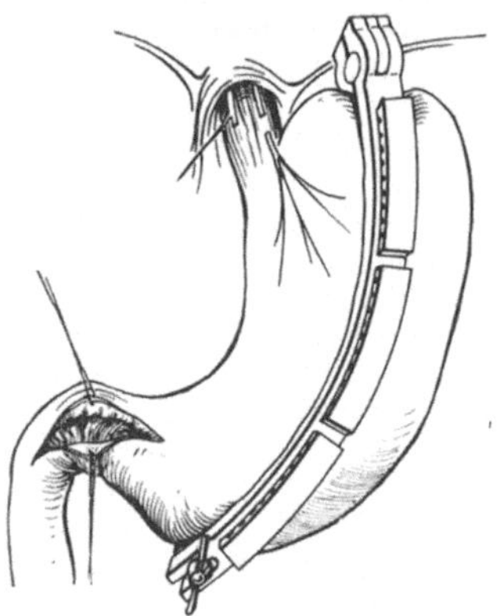

Abb. 281. Tubuläre Längsresektion (modifiziert nach WANGENSTEEN, 1940). Hier wird zur Resektion ein gebogener Klammernähapparat (Fa. Ulrich/Ulm) verwendet. Die Serosanahtreihe wird über die Klammernahtreihe gelegt. Im Originalverfahren erfolgte eine quere Vereinigung des weit klaffenden Magenlumens, um Stenosierung zu vermeiden. Mit selektiver proximaler Vagotomie + selektiver Erhaltung der Antruminnervation + Pyloroplastik kombiniert, kommt es nicht zu einer solchen

zu dem Schluß, daß sie, wenn sie an der kleinen Kurvatur liegen, selten entarten. COHN u. Mitarb. (1959) finden hingegen bei 553 Ulcera von über 2,5 cm, bei 230 Ulcera von über 3,0 cm und bei 136 Ulcera von über 4 cm Durchmesser eine *Malignitätsrate von 28,3 bzw. 30,8 bzw. 37,5%*. Dies besagt, daß bei *U.v. mit zunehmender Größe und Alter mit einer Malignitätsrate von ca. 30% gerechnet werden muß*. Ähnliches gilt für die übrigen Komplikationen. Daraus folgt, daß große U.v., falls eine kurzfristige konservative Intensivbehandlung erfolglos blieb, chirurgisch entfernt werden müssen. Die Techniken zu ihrer Beseitigung unterscheiden sich nicht vom typischen Vorgehen.

X. Das Ulcus pepticum jejuni (U.p.j.) oder Anastomosengeschwür

Unter *Ulcus pepticum jejuni oder Anastomosengeschwür* versteht man alle Ulcerationen, welche in der Nähe einer gastro-jejunalen (-duodenalen) Anastomose auftreten. Die Bezeichnungen stehen als Synonyme für „*postoperatives, „marginales*" oder „*Recidivulcus*". Das Anastomosengeschwür folgt in über 90% der Fälle einer Resektion wegen U.d. Nur in 1,4—3% der Fälle tritt es nach einer Resektion wegen U.v. auf (PRIESTLEY u. Mitarb., 1948; MADDOCK, 1956; vgl. Tabelle 11). Dabei wird eine etwa gleichgroße Ausdehnung der Resektion vorausgesetzt (Abb. 209). Die Ursachen liegen in zu schematischer Technik. Die Zahl der durch Zollinger-Ellison-Syndrom verursachten Recidivgeschwüre, tritt dagegen weit in den Hintergrund (ZOLLINGER, 1960). Folgende technische Fehler verschulden das U.p.j. (vgl. Abb. 282).

1. Relativ „Zu kleine" Resektion, 2. Zurücklassen von denervierter Antrummucosa am Duodenum, 3. Zurücklassen denervierter Antrummucosa am Fundus, 4. unterlassene Vagotomie, 5. eine zu lange zuführende Schlinge bei Gastro-Jejunostomie, 6. eine zu hoch am Magen implantierte Jejunumschlinge bei Gastroenterostomie.

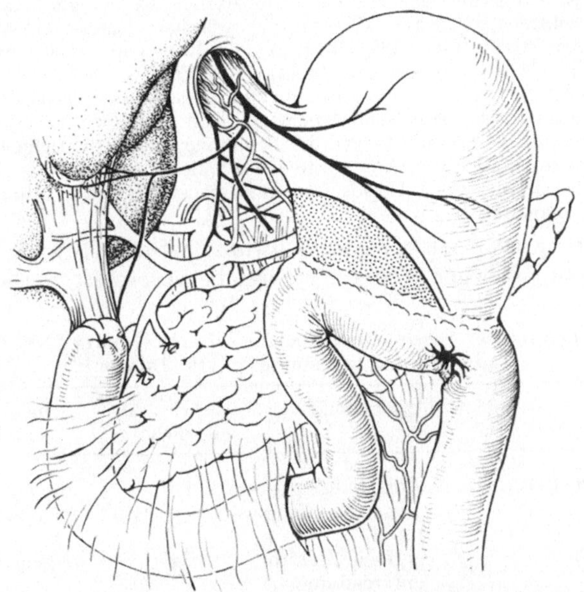

Abb. 282. *Ursachen des U.p.j.* nach klassischer distaler Resektion (mod. REICHEL-POLYA-HOFMEISTER-FINSTERER); Häufigkeit bei (65—75%) Resektion 2—3%, bei zu „kleiner" Resektion bis 40% : a) Anatomisch großes Antrum, b) Resektion relativ zur Antrumgröße zu klein, c) vagal denerviertes Restantrum, d) gastrinstimulierte Nüchternsekretion, e) intakte proximale vagale Innervation, f) Mißverhältnis zwischen Säurestimulation und -hemmung, g) Abschaltung der duodenalen Hemm-Mechanismen, h) überschüssige Säure-Pepsin-Produktion, i) ungenügende Neutralisation im Anastomosenbereich

1. Pathogenese

Der experimentelle Prüfstein und die Erklärung für die Entstehung des Anastomosengeschwürs waren die Versuche von EXALTO (1911), MANN und WILLIAMSON (1923), (Ableitung des Duodenums in das untere Ileum + Gastro-Jejunostomie ohne Resektion (vgl. Abb. 42), McCANN (1929), MATTHEWS und DRAGSTEDT (1932), STORER u. Mitarb. (1952), HAY u. Mitarb. (1942), DRAGSTEDT u. Mitarb. (1935—1954). Aus letzteren wurde klar, daß die Sekretableitung allein nicht der einzige Grund für das U.p.j. sein kann. Die Säuresekretion wird ulcerogen, wenn ein Grenzwert von pH 3,0 dauernd unterschritten wird (WILHELM u. Mitarb., 1937). Bis zum Erreichen des Grenzwerts bleibt die Säurestimulation in Gang. Mit Erreichen des Grenzwerts setzen Hemmfaktoren ein und bremsen eine weitere Säuresekretion *(Gastrinbremse)*. Aus dem klinischen Experiment darf man schließen, daß es die Störungen der Hemmfaktoren sind, welche den ulcerogenen Einflüssen das Übergewicht verleihen. So ruft z.B. die einfache Gastroenterostomie eine profuse Sekretion hervor, wenn sie in fundusdrüsentragenden Wandabschnitten angelegt wird; nicht jedoch, wenn sie in pylorusdrüsentragende Schleimhaut, also pylorusnahe, gelegt wird.

Die Versuche von DRAGSTEDT u. Mitarb., 1951 (Antrumtransplantation in das Colon), HAY u. Mitarb., 1942 (Gastrinstimulierung durch intramuskuläre Injektion von Histamin in Bienenwachs), lehren, daß der Erfolg der Wirkung des humoral wirkenden Gastrins zugeschrieben werden muß und daß den vom Duodenum ausgehenden humoralen Hemmfaktoren eine große Bedeutung zukommt; ferner daß die humorale Hemmung zusätzlich durch eine nervale Hemmung unterstützt wird. Nach Untersuchungen unserer Arbeitsgruppe (vgl. S. 55), verlaufen in den Ri. antrales hemmend wirkende Fasern. Sobald diese „Gastrinbremse" zerstört oder geschädigt wird, geht die Regulierung der Säuresekretion verloren. Überschüssige Säurebildung kann die Folge sein. *Das „Exalto-Mann-Williamson-Ulcus" ist nicht nur die Folge fehlender Neutralisation durch den Duodenalsaft, sondern auch einer ungehemmten Säureproduktion*, welche ein Produkt der Operation sein muß.

Nach unserer Meinung sind die *„zu kleine" Resektion, die extragastrale Denervierung zurückbleibender Antrummukosa* und *eine zu lange zuführende Jejunumschlinge* die Hauptgründe für das Anastomosengeschwür nach Resectio Billroth II wegen Ulcus duodeni. Für das U.v.

gilt das gleiche, jedoch ist die Ausdehnung der Resektion hier weniger bedeutsam. Durch Vermessung des Resektionspräparates läßt sich eine adäquate Resektion erreichen. Dann wird die Gastro-Duodenostomie nicht mit einer höheren Rate von Anastomosengeschwüren belastet sein als die Gastro-Jejunostomie (HARKINS, 1960).

Darüber hinaus vertreten wir die Ansicht, daß *die selektive proximale Vagotomie*, welche den Corpus-Fundusbereich extragastral denerviert, jedoch die Funktion der „Gastrinbremse" erhält, der kompletten Vagotomie, wegen der Schonung dieses wichtigen Hemmfaktors überlegen ist. Doch vermag auch eine komplette Vagotomie + Antrektomie + Gastro-Duodenostomie bzw. Gastro-Jejunostomie Recidivfreiheit zu sichern (SCOTT u. Mitarb., 1960, 800 Fälle, 4 Anastomosengeschwüre).

Die *Häufigkeit* des Anastomosengeschwürs darf etwa 3% nicht überschreiten. Ist dies der Fall, so liegen Fehler vor, welche verbessert werden müssen.

Tabelle 20. *Häufigkeit des Anastomosengeschwürs.* (Nach HARKINS-NYHUS, Surgery of the stomach and duodenum, p. 119, Tabelle 16)

Autor	Operation	Rezidiv-ulcus	Bemerkung
ALLEN u. WELCH (1942)	Ausschaltungsoperation nach v. EISELSBERG	80%	übereinstimmende Feststellung
LEWISOHN (1925)	einfache Gastroenterostomie	34%	allgemeine Feststellung
BURGE (1959)	Vagotomie + Gastroenterostomie	3,8%	niedriger als andere Berichte (DRAGSTEDT ca. 10%)
HARKINS u. NYHUS (1956)	distale subtotale (75%) Resectio B I	3,5%	nach B I wegen Duodenalulcus in anderen Berichten meist höhere Rezidivrate
BURGE (1959)	Vagotomie + Pyloroplastik	3,1%	niedriger als andere Berichte
MARSHALL u. REINSTINE (1955)	distale subtotale (75%) Resectio B II	2,3%	Standardbeobachtung
WANGENSTEEN (1957)	tubuläre Resektion	2%	geringe Fallzahl, in dieser Form von WANGENSTEEN als Routineverfahren abgelehnt
HARKINS u. Mitarb. (1960)	Vagotomie + distale partielle (40—50%) Resectio B I	0,5%	Standardbeobachtung
WANGENSTEEN (1957)	Segmentresektion	0%	Frühbeobachtung

Wegen der Häufigkeit der Anastomosengeschwüre und der hohen Frequenz von Magenresektionen, welche für eine Bevölkerungsziffer von 50 Millionen bei täglich ca. 100 Resektionen liegt (DAVEY, 1959), müssen von vorneherein alle Operationen unterbleiben, welche erfahrungsgemäß unbefriedigende Resultate liefern. Es sind dies:

1. *Die Pylorusausschaltung nach* v. EISELSBERG *und die Resektionen zur Ausschaltung ohne komplette Entfernung der Antrumschleimhaut.*

2. *Die kleinen Teilresektionen des Magens* (Keilexcision, Segmentresektion unter 50%, Antrektomie unter 50%), *ohne Vagotomie.*

3. *Die diversen Anastomosierungen ohne und mit Resektion* (Gastroenterostomie, partielle Resektion + Gastro-Jejunostomie vom Y-Typ, die Interpositionsoperationen mit Dünn- und Dickdarm) *ohne Vagotomie.*

Erst durch eine zuverlässige Vagotomie werden reservoirerhaltende Verfahren erfolgreich. Verfügt der Operateur über keine Übung in der Vagotomie, so wird er das Anastomosengeschwür am sichersten vermeiden, wenn er die konventionelle

Standardtechnik der *distalen, subtotalen (65—75%) Resectio Billroth II ohne Vagotomie für das Ulcus duodeni* und *der distalen partiellen (40—50%) Resectio Billroth I ohne Vagotomie für das Ulcus ventriculi* verwendet. Will er dieses enge Schema überwinden, so muß er sich die Technik der mit Vagotomie kombinierten resezierenden und nichtresezierenden Verfahren (s. Kap. G., XVII) aneignen.

Die einzige Ausnahme hierin macht das Zollinger-Ellison-Syndrom. In jedem Fall von Therapieresistenz und hartnäckigen Recidivulcera trotz sachgemäßer Voroperation muß an das Zollinger-Ellison-Syndrom gedacht und nach Pankreasadenomen gesucht werden (vgl. S. 303).

2. Symptome und Diagnose

Die charakteristischen Symptome des U.p.j. sind *Schmerz, Erbrechen, Gewichtsverlust* (vor allem bei Ausbildung innerer oder äußerer Fisteln), *Blutung, Penetration* und *Perforation.* Der *Schmerz* ist ein heftiger Oberbauchschmerz, der

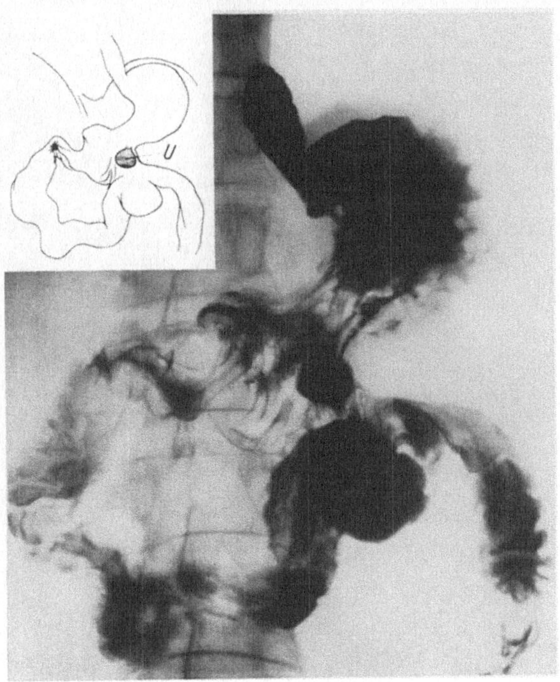

Abb. 283. U.p.j. bei chronisch rezidivierendem U.d. und 10 Jahre alter GE, ♂, 54 J., Zustand präoperativ

den des primären Ulcus an Intensität übertrifft. Er strahlt in die unteren Thoraxpartien, in Rücken und Schultern aus. Im Gegensatz zu dem periodischen Schmerz des U.v. oder U.d. ist er kontinuierlich und in 30—50% der Fälle auch nachts vorhanden. Bei zwei Drittel der Fälle besteht Erbrechen, das Kotgeschmack annimmt, wenn sich eine gastro-jejuno-kolische Fistel ausbildet. Außerdem kommt es dann zu Durchfällen. Das *Leitsymptom* des Anastomosengeschwürs ist *die Blutung.* Klinisch manifestiert sie sich als Melaena, selten als Hämatemesis. Sie ist oft eine scheinbar geringfügige Sickerblutung, welche aber eine gefahrbringende Anämie, ja sogar protrahiertes Schock-Kollaps-Syndrom auslösen kann, bevor die wahre Ursache erkannt wurde.

Die wichtigste *diagnostische Hilfe* ist die *Gastrocamera- und Röntgenuntersuchung* (Abb. 283). Nahezu immer findet sich das Ulcus im abführenden Jejunumschenkel dicht hinter der Anastomose. Die Röntgendiagnose kann Schwierigkeiten bereiten. Die Treffsicherheit der Röntgendiagnose beträgt zwischen 40 und 70% (WALTERS u. Mitarb., 1955; Lahey-Klinik, 1957).

3. Komplikationen

Die geläufigsten Komplikationen sind: 1. *Penetration und Perforation*, 2. *Blutung*, 3. *Stenose und Verschluß*, 4. *gastro-jejuno-kolische Fistelbildung*.

Die akute Perforation wird einfach übernäht, falls ein größerer Erguß und schlechtes Allgemeinbefinden vorliegt. Nach Überwindung des akuten Ereignisses,

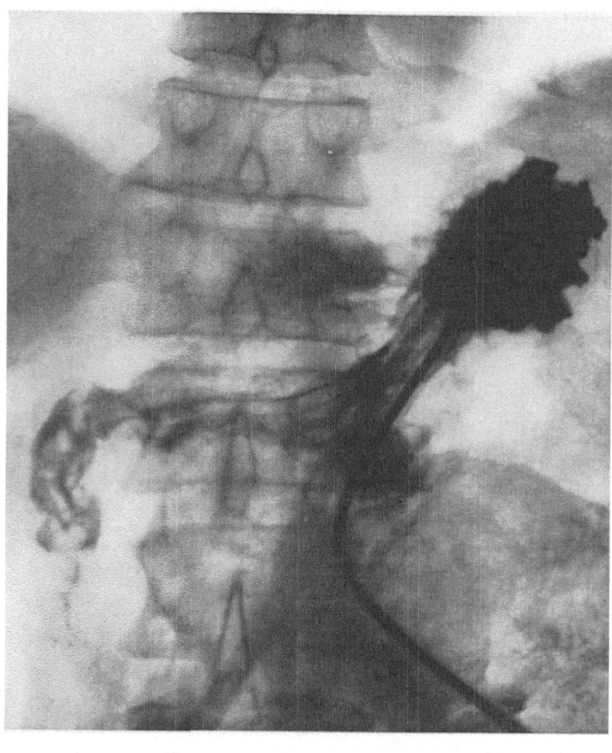

Abb. 284. Gastro-jejuno-kolische Fistel nach Gastroenterostomia antecolica anterior mit breiter Perforation der vorderen Bauchwand. Rö-Darstellung über 2 Drains (×, ×), welche durch den Bauchwanddefekt eingeführt sind

muß der Patient der elektiven Operation zur endgültigen Behebung des Ulcus und seiner Ursachen zugeführt werden. Die Operationsmortalität der Gastrorrhaphie des U.p.j. beträgt ca. 4% (MAINGOT, 1961).

Die Blutung kann so schwer sein, daß sie eine Notoperation bzw. elektive Frühoperation erfordert. Häufig gelingt es, durch intensive konservative Behandlung die Blutung zum Stehen zu bringen und den Patienten einer elektiv-definitiven Operation zuzuführen.

Die Stenose und der Verschluß der Anastomose tritt in 4—8% der Fälle ein. In etwa 80% der Fälle ist das Anastomosengeschwür der Grund einer Stenosierung

(EUSTERMAN u. Mitarb., 1942). Andere Ursache siehe bei postoperativen Komplikationen (K, I, 4).

Die gastro-jejuno-kolische Fistel ist die schwerste durch U.p.j. hervorgerufene Komplikation. Sie kann noch viele Jahre nach der Erstoperation manifest werden (MAINGOT, 1952).

Geschichtliches. Der erste Bericht von einer gastro-jejuno-kolischen Fistel nach Gastroenterostomie stammt von CZERNY u. Mitarb. (1903). Die Angaben über ihre Häufigkeit schwanken zwischen 8,7% (JUDD u. Mitarb., 1935), 22,4% (LOWDON, 1948), 15,1% (MARSHALL u. Mitarb., 1957). Durchschnittlich kann mit 10—17% Anastomosengeschwüren nach den Operationen wegen Ulcus duodeni gerechnet werden (RANSOM, 1945). Fast ausschließlich werden Männer nach Operationen wegen Ulcus duodeni betroffen. Nach Operationen wegen Ulcus ventriculi oder nach allen Formen palliativer oder radikaler Operationen wegen Magencarcinom ist sie unbekannt. Die Ursache ist meist eine fehlerhafte Ausführung der Operation: z. B. Gastroenterostomie ohne Vagotomie oder zu kleine Resectio Billroth II ohne Vagotomie wegen Ulcus duodeni.

Symptome und Diagnose: Die gastro-jejuno-kolische Fistel erkennt man an der Symptomentrias: *Diarrhoen, starker Gewichtsverlust, faulig-kotiger Foetor ex ore mit Kotbrechen.* Die Klärung bringt ein retrograder Kontrasteinlauf. Er kann durch einen Breischluck per os ergänzt und so die Verbindung des Magens mit dem Colon lokalisiert werden. Nicht selten perforiert das Ulcus die vordere Bauchwand, so daß durch eine über die Fistel vorgenommene Kontrastdarstellung, die Situation sofort klar wird (Abb. 284). Die Entstehungszeit einer gastro-jejunokolischen Fistel beträgt durchschnittlich 6 Jahre nach der Erstoperation (MARSHALL u. Mitarb., 1957).

4. Technik der operativen Behandlung des U.p.j. oder Anastomosengeschwürs

Folgenden Situationen sieht sich der Chirurg gegenübergestellt (Abb. 285):

Abb. 285, *1a—d:*   Anastomosengeschwür nach Gastroenterostomie.
Abb. 285, *2, 3a—d:* Anastomosengeschwür nach Resectio Billroth II.
Abb. 285, *4a—d:*   Anastomosengeschwür mit gastro-jejuno-kolischer Fistel.
Abb. 285, *5a—d:*   Anastomosengeschwür nach Resectio Billroth I.
Abb. 285, *6:*   Anastomosengeschwür nach Vagotomie und Drainageoperationen.

a) Anastomosengeschwür nach Gastroenterostomie
(vgl. Abb. 285, *1*)

Theoretisch müßte die alleinige Vagotomie zur Heilung führen. Dies ist jedoch nur der Fall, wenn die Anastomose pylorusnahe lokalisiert ist. Am vorteilhaftesten ist die Gastro-Jejunostomia retrocolica posterior. Doch berichtet auch DRAGSTEDT bei dieser Anastomosierung (vgl. Abb. 310) eine Rezidivquote von ca. 10%. Noch ungünstigere Resultate hatten WELLS (1954), OSNES (1955), McBURNEY u. Mitarb. (1958). Man muß daraus das Vorliegen eines Hypersekretionsmechanismus annehmen, für dessen Beseitigung die klassische subtotale (65—75%) Resektion + Vagotomie die verläßlichste Methode darstellt. WALTERS u. Mitarb. (1955, 111 Fälle), plädieren ebenfalls für dieses Vorgehen. Ihre Mortalitätsquote betrug 0,5%, die funktionellen Resultate waren sehr gut in 87% ohne Vagotomie. Die zusätzliche Vagotomie vermag die guten Resultate im Durchschnitt auf über 90% zu steigern.

Die *Technik der Entfernung eines U.p.j. nach Gastroenterostomia antecolica anterior zeigt Abb. 286.*

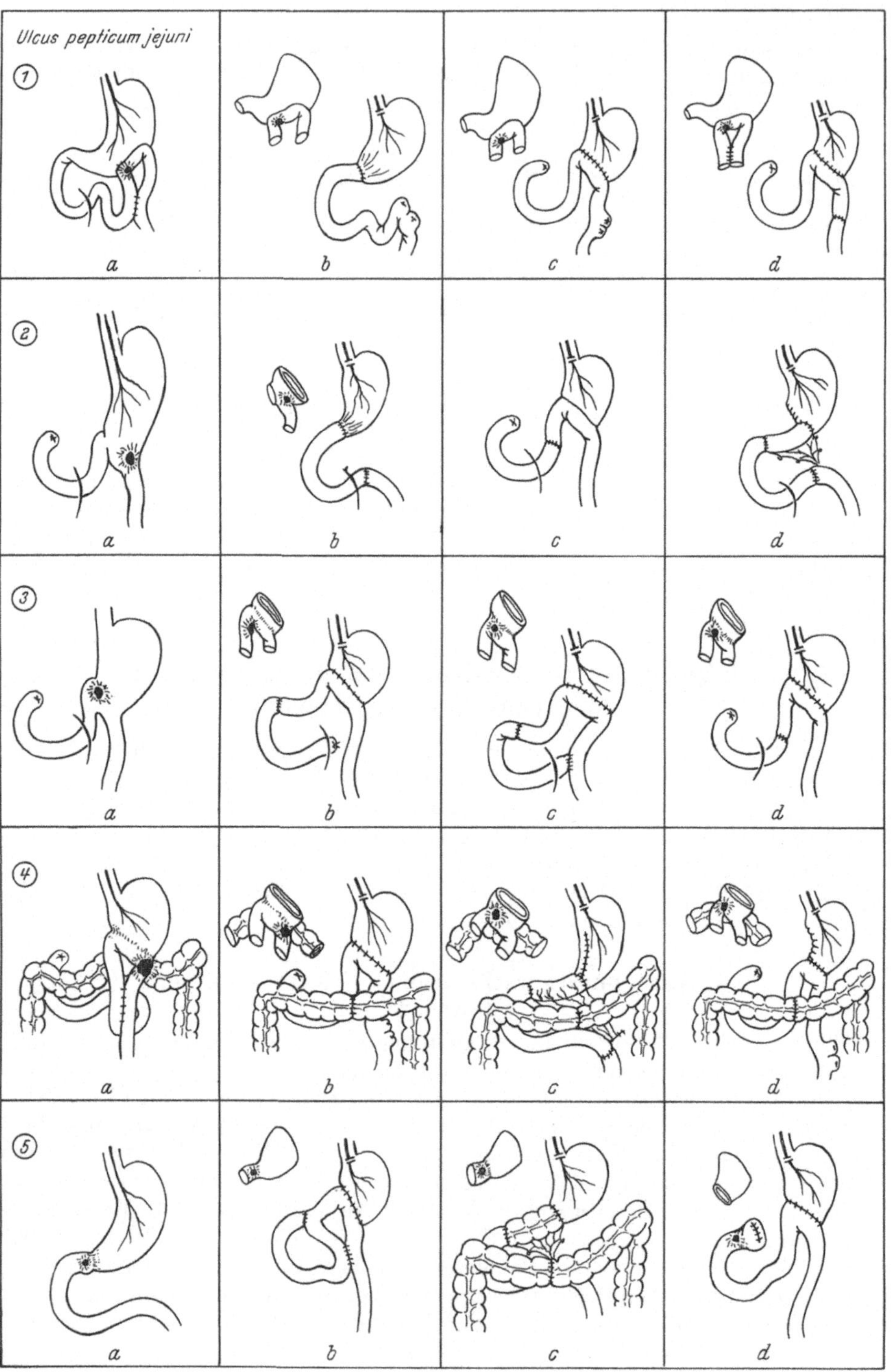

Abb. 285

Abb. 285. *Ulcus pepticum jejuni (duodeni):* Brauchbare Varianten der Radikaloperationen des U. p. j. *stets kombiniert mit Vagotomie* (eigene Beobachtungen)

1a) U.p.j. nach Gastroenterostomia antecolica anterior (lange afferente Schlinge)

1b) 40—50% Resektion nebst ulcustragender Anastomose — Enteroanastomose wird belassen — Gastro-Duodenostomie

1c) 65—75% Resektion nebst ulcustragender Anastomose — Enteroanastomose wird belassen — Gastro-Jejunostomie

1d) 65—75% Resektion nebst ulcustragender Anastomose und Enteroanastomose — Gastro-Jejunostomie und Jejuno-Jejunostomie im efferenten Schenkel

2a) U.p.j. nach Resectio Billroth II (antecolica)
(zu kleine Resektion — zu lange afferente Schlinge)

2b) 40—50% Resektion des Magens nebst ulcustragender Anastomose und Ende der afferenten sowie Anfang der efferenten Schlinge — Gastro-Duodenostomie und Jejuno-Jejunostomie

2c) 65—75% Resektion des Magens — Gastro-Jejunostomie und Jejuno-Jejunostomie im afferenten Schenkel

2d) 65—75% Resektion des Magens — Gastro-Duodenostomie durch Interposition (z. B. eines Jejunalsegmentes nach BIEBL) und Jejuno-Jejunostomie im efferenten Schenkel

3a) U.p.j. nach Resectio Billroth II (retrocolica)
(Typ REICHEL-POLYA, kurze afferente Schlinge)

3b) 65—75% Resektion des Magens nebst ulcustragender Anastomose und Ende der afferenten sowie Anfang der efferenten Schlinge — aboraler Blindverschluß des Duodenums an der Flexur — orale Duodeno-Jejunostomie — Gastro-Jejunostomie (nach NISSEN, 1958; vgl. Abb. 288, 289a)

3c) wie *3b)*, jedoch mit termino-lateraler Duodeno-Jejunostomie zur Entlastung des Duodenums, sofern die Länge des Duodenums an der Flexur dies zuläßt (eigenes Vorgehen)

3d) 65—75% Resektion nebst ulcustragender Anastomose — Gastro-Jejunostomie und Jejuno-Jejunostomie in der afferenten Schlinge; nur möglich, wenn durch Mobilisation der Flexur dort genügend Material zur Anastomosierung gewonnen wird. Da dies nach REICHEL-POLYA nur selten zwanglos gelingt, kommt diese an sich naheliegende Version meist nicht in Frage

4a) U.p.j. mit gastro-jejuno-kolischer Fistel; häufig nach antekolischer Gastroenterotomie oder zu kleiner Resectio Billroth II ante- oder retrocolica

4b) Ulcus an der großen Curvaturseite: 75% Resektion nebst ulcustragender Anastomose und Quercolonsegment — Gastro-Jejunostomia retrocolica — Enteroanastomose wird belassen — Colo-Colostomie — Coecostomie

4c) Ulcus an der kleinen Curvaturseite: 65—75% Resektion nach SCHOEMAKER nebst ulcustragender Anastomose und Quercolonsegment — Enteroanastomose wird belassen; sie kommt jedoch bei Isolierung eines Jejunalsegmentes zur Interposition meist in Wegfall — Gastro-Segmentojejuno-Duodenostomie — Colo-Colostomie — Jejuno-Jejunostomie im efferenten Schenkel. — Coecostomie

4d) Ulcus an der kleinen Curvaturseite: Bogenförmige Resektion bis zur Kardia nebst ulcustragender Anastomose und Quercolonsegment — bei langer afferenter Schlinge kann eine retrocolische Gastro-Rejejunostomie mit der afferenten Schlinge unter Belassung der alten Enteroanastomose gelingen — Colo-Colostomie — Coecostomie. (Über mehrzeitige Operationen vgl. S. 386)

5a) Anastomosenulcus nach Resectio Billroth I mit Aufbrauch des Duodenums:
5b) 65—75% Resektion nebst ulcustragender Anastomose. Bei weitgehendem Aufbrauch des Duodenums, so daß zuverlässiger Blindverschluß oder Gastro-Duodenostomie nicht mehr möglich sind — Zwischenschaltung einer Jejunumschlinge, die im Zusammenhang hochgeführt wird — Versorgung des Duodenums durch Duodeno-Jejunostomie (nach NISSEN, 1954) — Gastro-Jejunostomie mit derselben Schlinge — Enterostomie der afferenten und efferenten Schlinge. Soll die Duodenalpassage wiederhergestellt werden, kann oberhalb der Entero-Enterostomie die afferente und efferente Schlinge durch Ligatur unpassierbar gemacht werden.

5c) Zunächst 65—75% Resektion wie *5b.* Erweist sich das Duodenum für termino-terminale oder -laterale Anastomosierung noch als geeignet, so erfolgt entweder eine direkte Gastro-Duodenostomie oder eine Interposition aus Colon (hier gezeigt!) oder auch aus Jejunum (vgl. *2d, 4c)*

5d) Definitiv nichtresezierbare U. p. d. sollten nicht erzwungen radikal exstirpiert, sondern durch Ausschaltungsresektion nach FINSTERER, PLENCK-BANCROFT behandelt werden

6) Anastomosenulcus nach Vagotomie + Drainageoperation (Pyloroplastik oder Gastroenterostomie): Die Situation ist ähnlich wie *5)*. In jedem Fall ist die Vagotomie zu ergänzen und die Drainageoperation durch eine Resektion (evtl. Resektion zur Ausschaltung) zu ersetzen

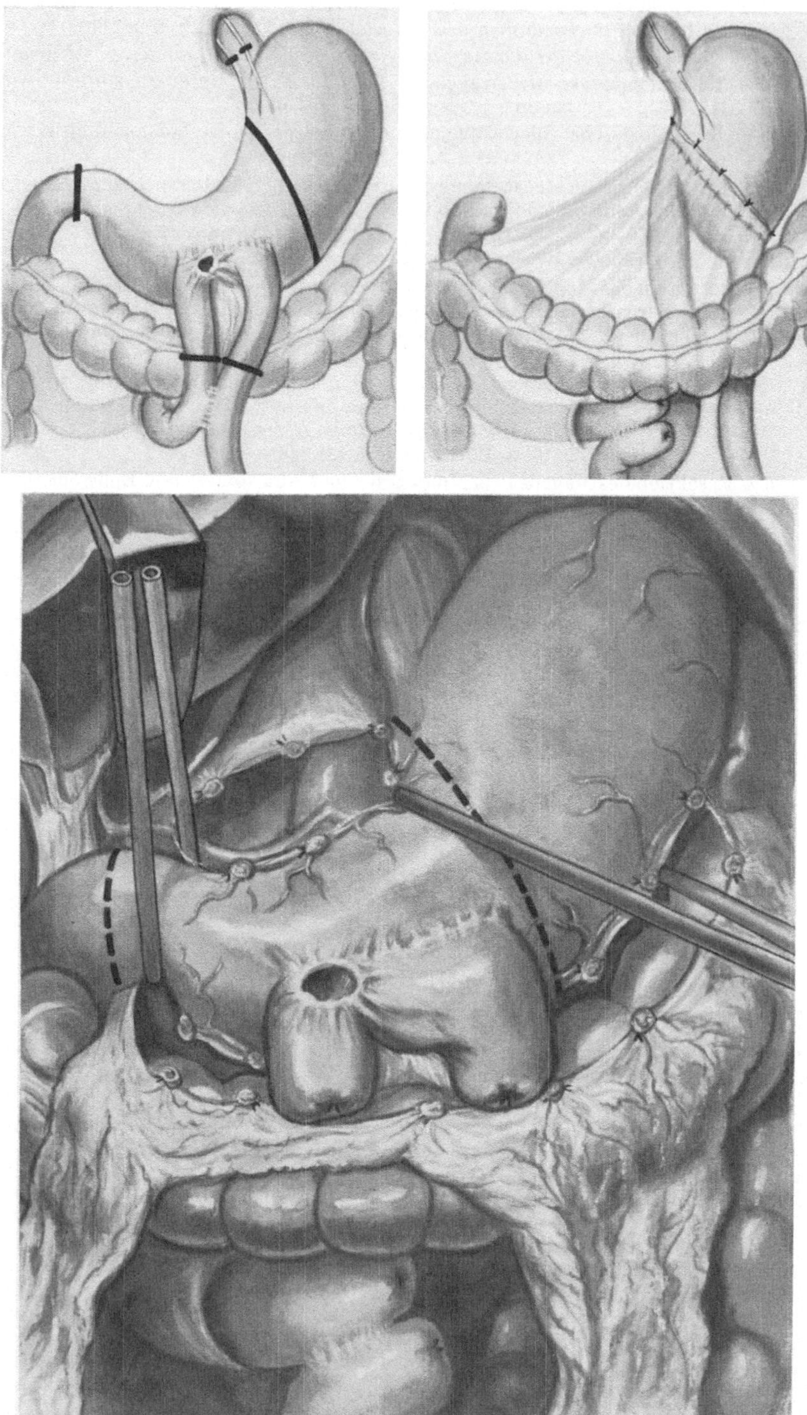

Abb. 286. Radikaloperation des Anastomosengeschwürs nach Gastro-enterostomia antecolica anterior

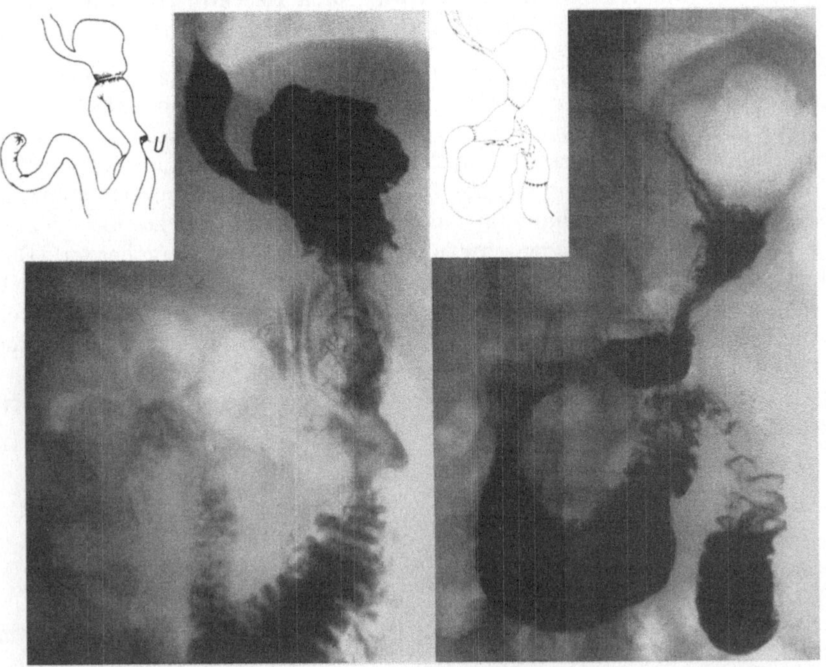

a   b

Abb. 287a u. b. U.p.j. nach Resectio Billroth II antecolica nach Moynihan, ♂, 43 J.
a Zustand präop. b Zustand postop. Umwandlungsoperation mit Interpositionsoperation
nach Biebl

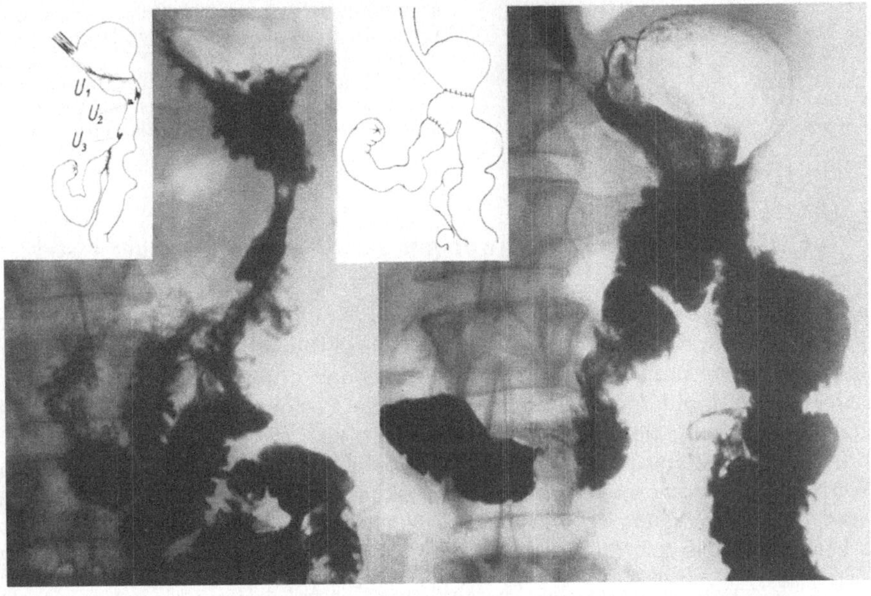

a   b

Abb. 288a u. b. U.p.j. in einer Resectio Billroth II Y-formis nach Roux (dreimalige Voroperation wegen U.d.). a Zustand präoperativ, ♂, 29 J. b Zustand nach Nachresektion +
Vagotomie

b) Das Anastomosengeschwür nach Resectio Billroth II
(vgl. Abb. 285, *2—4*)

Der Grund des Anastomosengeschwürs ist häufig in der zu kleinen Resektion ohne Vagotomie oder in zu langer afferenter Schlinge (Abb. 285, 1) zu suchen. Deshalb ist Nachresektion und Komplettierung bzw. Nachholung der Vagotomie nötig. Damit werden in nahezu 100% der Fälle gute Resultate erzielt (WALTERS u. Mitarb., 1955). Man vergesse nie die Revision des Duodenalstumpfes! Zurückgelassene Antrumschleimhaut im Duodenalstumpf ruft bis zu 40% der Anastomosengeschwüre nach Magenresektion wegen Ulcus duodeni hervor (BOLES u. Mitarb., 1960). Der Stumpf muß entweder gekürzt oder in die Passage wieder eingeschaltet werden, wenn das Ulcus in dem kurzen afferenten Schenkel eines retrokolischen B II (vgl. Abb. 285, *3*) oder in einer Resectio B II Y-formis nach ROUX (Abb. 288) lokalisiert ist. Das Ulcus penetriert in Richtung auf die A. mesenterica cran.; der zuführende Schenkel kann so kurz sein, daß eine Anastomose schwierig wird.

Die Technik des Regelfalles dieser Art zeigt Abb. 289 (a—d).

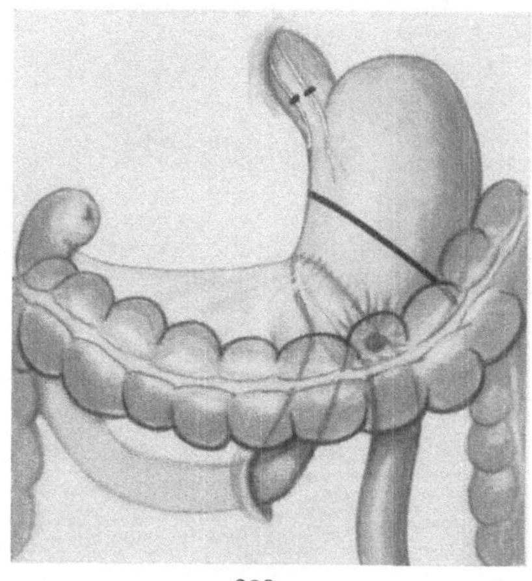

289 a

Abb. 289a—d. Radikaloperation des Anastomosengeschwürs nach Gastro-Jejunostomia retrocolica (Typ Reichel-Polya-Hofmeister-Finsterer). Insert c: Aboraler Duodenalstumpf, kurz — orale Duodenalableitung (nach NISSEN (Abb. 288). Insert d: Aboraler Duodenalstumpf, lang — beidseitige Duodenalableitung (eigenes Vorgehen)

c) Das Anastomosengeschwür mit gastro-jejuno-kolischer Fistel
(Abb. 285, *4*)

Die gastro-jejuno-kolische Fistel findet sich am häufigsten nach antekolischer Gastroenterostomie oder nach zu kleiner Resectio Billroth II ante- oder retrocolica. Die Penetration kann sich nach vorne durch das Colon transversum bis in die vordere Bauchwand fortsetzen und eine breite Perforation der Bauchwand hervorrufen (vgl. Abb. 284). In solchen Fällen ist es nicht ratsam die Radikaloperation in einer Sitzung zu erzwingen. Der meist sehr schlechte Allgemeinzustand erfordert ein *Vorgehen in mehreren*, wenigstens zwei Sitzungen (*1. Notoperation, 2. endgültige Versorgung*). Dies ist bei Betrachtung der Schemata Abb. 285, *4a—d* zu berücksichtigen.

Die Notoperation strebt die Ausschaltung des fistelnden Colonabschnittes an, so daß die Kotirritation des Jejunums wegfällt (WILKIE, 1934; PFEIFFER und KENT, 1939). In der *2. Sitzung muß die definitive Korrektur der ulcerogenen Faktoren* nach den üblichen Grundsätzen folgen.

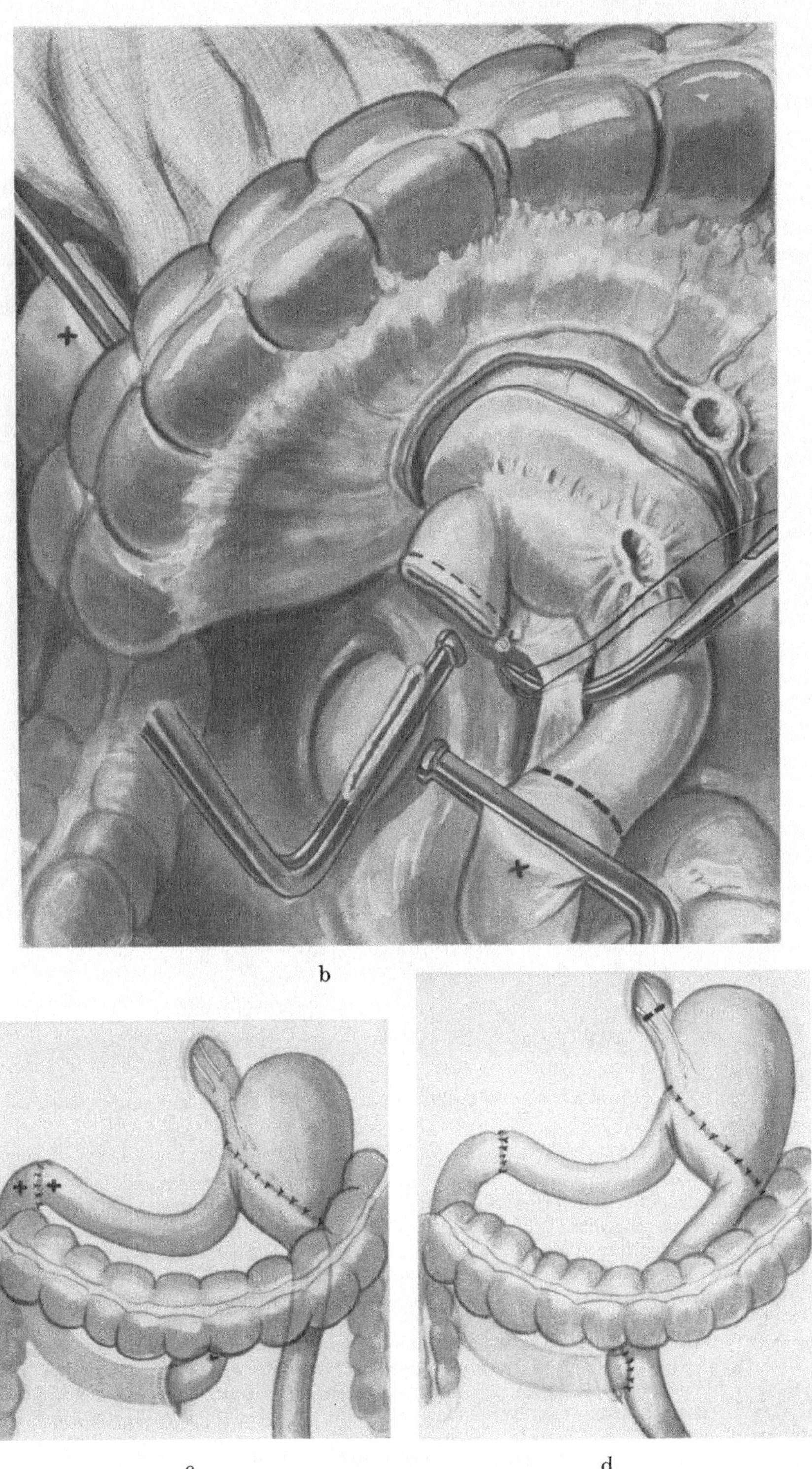

b

c

d

Abb. 289 b—d

Für die *1. Sitzung* kommen in Frage:

1. Die *Coecostomie oder Colostomie* im Colon ascendens (PFEIFFER u. KENT, 1939) oder die Colostomie im proximalen Colon transversum (HARKINS u. NYHUS, 1962).

2. Eine *Ileo-Sigmoideostomie* (LAHEY, 1936), welche nach Ansicht mancher Autoren auch als definitive Maßnahme belassen werden kann, sofern der Patient symptomfrei bleibt. Dieser Meinung muß energisch widersprochen werden. Es ist unerläßlich, durch definitive Maßnahmen die Ulcusbereitschaft zu beseitigen.

3. *Die Coecumdrehung* (nach DEUCHER, 1963). Dabei wird das Colon ascendens mobilisiert, durchtrennt, um 180° gedreht und mit dem aboralen Lumen des durchtrennten Sigma anastomosiert. Durch Fistelung des aboralen Ascendens und des oralen Descendens nach außen, wird das gesamte Colon von der Mitte des Ascendens bis zum Ende des Descendens ausgeschaltet. *In der 2. Sitzung* folgt die en bloc-Resektion des fisteltragenden Magen-Jejunum-Colon-Konglomerates. *Sie wird stets sehr belastend sein.* Trotzdem ist die *Zwei-*

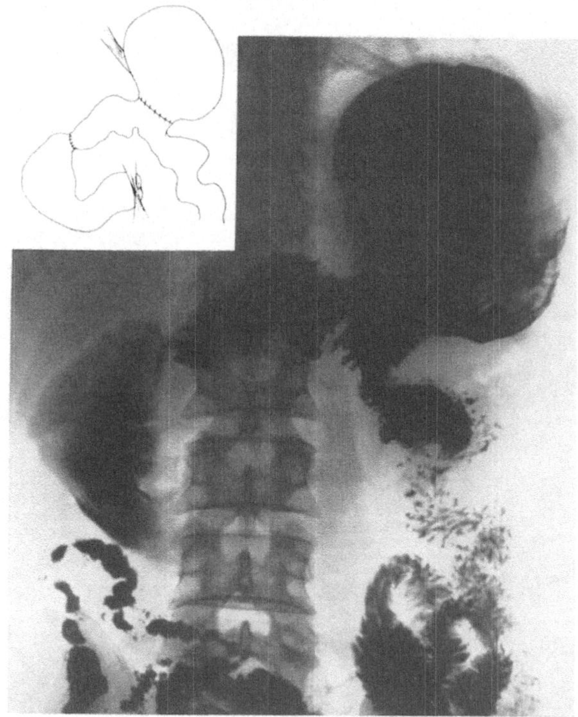

Abb. 290. U.p.j., Fall wie Abb. 289, Zustand nach Operation nach NISSEN

teilung der Radikaloperation in allen gefährdeten Fällen zu empfehlen, weil die initiale Colonausschaltung den Säfteverlust durch die Diarrhoen beseitigt und eine, wenn auch befristete, Erholung ermöglicht. Nur in einfachen Fällen kann die Radikaloperation in einer Sitzung ausgeführt werden (vgl. Abb. 285, 4a—d). Die *Radikaloperation* muß so angelegt werden, daß die fisteltragenden Magen-Darmabschnitte entfernt und die Ulcusbereitschaft ausgeschaltet wird. Das erfordert zumindest eine distale subtotale (65—75%)-Resektion unter Mitnahme der in die Fistelbildung einbezogenen Dünndarm- und Dickdarmabschnitte. Ein großer Nachteil der Ileo-Sigmoideostomie sowie der Coecumdrehungsoperation ist der 50 bis 75% Dickdarmverlust, welcher nie kompensiert wird; zumal nicht, wenn noch eine 75% Magenresektion hinzukommt. Die Magen- und Darmresektion muß also so klein als möglich gehalten werden und durch Vagotomie das wettgemacht werden, was durch die Resektion verlorenging. Große Colondefekte können gelegentlich durch ein zwischengeschaltetes Dünndarmsegment überbrückt werden (NISSEN, 1958). Bei unseren Fällen kamen wir stets mit den Resektionsvarianten 4b—d aus (vgl. Abb. 285).

d) Anastomosengeschwür nach Resectio Billroth I
bzw. Vagotomie + Drainageoperation
(vgl. Abb. 285, 5)

Ist eine *Resectio Billroth I ohne Vagotomie* vorausgegangen, dürfte stets die zu kleine Resektion die Ursache des Recidivgeschwürs sein. Eine distale, subtotale (65—75%) Resectio Billroth I + Vagotomie wird oft noch herstellbar sein. Nicht ist dies möglich, wenn das durch die Voroperation bereits gekürzte Duodenum durch das Recidivulcus soweit aufgebraucht ist, daß es für termino-terminale Anastomosen oder typische Stumpfverschlüsse nicht mehr geeignet ist (vgl. Abb. 285, 5). Wir haben in solchen Fällen mit Erfolg von der klassischen Resektion zur Ausschaltung nach Finsterer Gebrauch gemacht (Abb. 285, 5d). Doch sind auch andere Möglichkeiten denkbar (vgl. Abb. 285, 5b u. c).

Nach Vagotomie + Drainageoperation ist wenig Unterschied, ob eine Pyloroplastik oder Gastroenterostomie vorliegt. Die beste Behandlung besteht in der distalen subtotalen (65—75%) Resectio Billroth I (B II) + Vagusrevision (evtl. Komplettierung der Vagotomie). Nachdem die Zahl technisch unvollkommener Vagotomien + Drainageoperationen zukünftig zunehmen wird, wird auch dieses Problem bedeutungsvoll. Jedenfalls muß hier eine besonders exakte präoperative Magenfunktionstestung vorausgeschickt werden, die über die Qualität der früheren Vagotomie unterrichtet. Daß die Nachresektion in diesen Fällen nicht die ultima ratio sein muß, hat Rigler (1959) gezeigt. Von 77 Fällen mit Rezidivulcus nach Vagotomie + Gastroenterostomie konnten durch konservative Behandlung 43 Patienten, durch Bestrahlung des Magenfundus weitere 19 symptomfrei gemacht werden. Nur bei 15 Patienten wurde die definitive Nachresektion notwendig.

Kommentar

Conversion and Intestinal Replacement Operations in the Treatment of Anastomotic Ulcer

Von Waltman Walters

The results of operative treatment of peptic ulcer, especially of the duodenum, have been changed greatly by the addition of vagotomy to the various operative procedures, conservative and radical. Since the effects of vagotomy, alone and in combination with other procedures, are discussed in detail elsewhere in this volume (vgl. G., XIV.), only the discussion of it as an adjunct operation in the treatment of recurring peptic ulcer will be made in this chapter. Neither will there be a detailed description of the symptoms and diagnosis of recurring peptic ulcer or of the islet cell tumors of the pancreas producing the Zollinger-Ellison syndrome, other than to emphasize some of the lesser known features of both.

The two most frequent causes of failure to recognize recurring ulcer after either a gastroduodenal or gastrojejunal anastomosis (whether as a primary operation with or without vagotomy or as an operation secondary to a gastric resection) are that the symptoms vary from those usually associated with peptic ulcer and that there is an error of approximately 33% in the roentgenographic diagnosis and demonstration of recurring ulcer. Recurring posterior-wall duodenal ulcers and ulcers of the posterior gastrojejunal anastomotic region may cause sudden severe attacks of pain and may fail to be recognized roentgenographically, even if the ulcer crater is deep but especially if it is shallow. Bizarre symptoms are associated with such lesions. In our cases, the diagnosis of the condition was based on previous experiences with lesions of this type in which typical ulcer symptoms were not present but the pain was of sufficient severity that a posterior-wall peptic ulcer was suspected, operation advised, and the lesion found. Duodenal ulcers in such cases sometimes are found only after opening the duodenum.

Recurring peptic ulceration may occur after the following operations: (1) gastroenterostomy (both posterior and anterior to the colon), (2) gastroduodenostomy or pyloroplasty, and (3) gastric resections-Billroth II type (with a gastrojejunal anastomosis), Billroth I type (with gastroduodenal anastomosis), and limited gastrectomy with vagotomy.

Whether there has been a history of vagotomy at the time of the initial operation for peptic ulcer or not, one should search the lower esophagus for remaining intact strands or branches of the vagi[1] and the pancreas for possible islet cell tumors. On several occasions, I have found one or more branches of the vagi in patients operated on previously by skilled and experienced gastric surgeons who had thought that a complete division of vagus-nerve branches to the stomach had been made. There is, of course, a greater likelihood of this, in my opinion, if a selective gastric vagotomy (division of branches of vagi to the stomach only) is made instead of a truncal vagotomy.

If a recurring ulcer has occurred after a gastric resection of the Billroth II type (gastro-jejuno-anastomosis), one should carefully search the closed end of the proximal duodenum to be sure that a portion of the pyloric end of the stomach does not remain; for, if it does, as Dragstedt showed, the stimulation of an obstructed pyloric segment of stomach on gastric secretions is followed by a high incidence of gastrojejunal ulcer after gastroenterostomy with and without vagotomy. This operation and the pyloroplasties done without vagotomy have been followed by an incidence of recurring ulceration of from 5% to 16% with an additional percentage being suspected but not proven. In recent years, the number of these operations without vagotomy has decreased to a minimum, but it must be remembered that the same conditions may exist if the vagotomy has not been complete. In 1959 [6], I reported a series of 186 cases in which gastrojejunal ulcer developed after gastro-enterostomy. Excellent results occurred in 86.5% of 111 traced cases in which gastric resection (partial gastrectomy, mostly Billroth II) had been done, as compared to 77.8% in cases in which vagotomy alone had been done. If a recurring ulcer develops after a gastroduodenostomy or a pyloroplasty, frequently so much of the remaining first portion of the duodenum is involved in the inflammatory process — making a gastroduodenal anastomosis hazardous — that a Billroth II type of resection is preferable to a Billroth I. Moreover, in both of these groups of cases, the posterior Polya[2] type of gastric resection with a short afferent loop (or an anterior Polya if a short afferent loop of jejunum can be used) have given results superior to the Billroth I resection. This is particularly true if a complete gastric vagotomy has not been done or if there is uncertainty that a complete one was being done at the time of the operation for gastrojejunal ulcer. For, without vagotomy, the incidence of recurring ulcer is several times greater after the Billroth I than after the Billroth II. If the gastrojejunal ulcer occurs in a gastroenterostomy and it is sufficiently small so that its healing would not be likely to obstruct the anastomosis, vagotomy may be done for certain patients not in good condition; but, in my experience, only 70.5% of 78 such cases so treated had excellent results. This contrasts unfavorably with the rate of 86.5% for patients who had gastric resections of the Billroth II type (without vagotomy) instead.

Recurring Ulcer After Billroth II Gastric Resection. — When a gastrojejunal ulcer develops after an adequate resection (two thirds or more of the stomach removed), vagotomy can be expected to give excellent results in more than 70% of cases, which results are much better than those after reresection without vagotomy. If the patient's preoperative acids have been high and the patient is of the active, energetic ulcerogenic type, it has been my custom to do a reresection with vagotomy. If, on the other hand, the resection has been adequate and there is a small or medium-sized gastrojejunal ulcer (less than 2 cm in diameter), I frequently have excised it and reconstructed the gastrojejunal anastomosis and performed a vagotomy. If the gastrojejunal ulcer is large and perforated and its healing might obstruct one or both loops of the jejunum at the stoma, I have removed it and either reconstructed the gastrojejunal anastomosis and performed vagotomy or performed a larger gastric resection and vagotomy. When a recurring anastomotic or duodenal ulcer has occurred after a Billroth I gastric resection, I have preferred to convert the Billroth I anastomosis to a Billroth II and do a vagotomy; or, if there was a history of a vagotomy having been done previously and a search of the lower esophagus revealed no intact branches of the vagi, I have removed all but one fourth of the stomach and converted the Billroth I to a Billroth II. When reresection of the stomach is done the best results have followed the Billroth II Polya procedure. The incidence of recurrence after this type of operation is only half that after the Billroth I type. When vagotomy is added to this, the recurrences are decreased appreciably, but still the Billroth II has a less frequent incidence of ulcer recurrence than the Billroth I.

---

[1] In 1947 WALTERS, NEIBLING, BRADLEY, SMALL, and WILSON [9, 10] studied vagus nerve distribution at postmortem examination in 111 cases. They found multiple fibers in more than 10% of cases, indicating the difficulty of completely vagotomizing the stomach.

[2] There are many modifications of the Billroth II operation, the most frequently used being that of Polya modified by HOFMEISTER, FINSTERER, and others.

Recurring Ulcer After Billroth I Gastric Resection. — Although it is true that fewer functional disturbances have developed after high gastric resections of the Billroth I type than after those of the Billroth II type, the higher incidence of ulcer recurrence after the former has always led me to choose the Billroth II as a preferable procedure. Yet, unquestionably there is a place for the Billroth I resection when combined with vagotomy. The decision of which to use has to be based on the individual surgeon's experience and on his judgment as to whether or not the possibility of severe postoperative functional results such as loss of weight, malabsorption, steatorrhea, and the dumping syndrome might occur more frequently after a Billroth II type of anastomosis than after a Billroth I. The decision is also based on his judgment that the chance is worth taking because of the much lesser possibility of recurring ulcer, even if the Billroth I procedure with vagotomy is used, remembering that in at least 10% of the cases complete vagotomy is anatomically unlikely.

Gastrojejunal Ulcer Associated With the Zollinger-Ellison Syndrome. — The Zollinger-Ellison syndrome in which hyperfunctioning non-beta, non-insulin-secreting islet cell tumors

Table 21. *Zollinger-Ellison Syndrome: Operations and Findings in Eight Cases*

Case	Sex	Age, yr	Ulcer	Pancreatic lesion	Procedure[a] (date)	Remarks
1	M	58	Gastro-jejunal	Islet cell tumor (in duodenum)	Total gastrectomy, Roux-Y anastomosis, esophagojejunostomy (4–15–64)	Well (1–4–65)
2	M	36	Duodenal	Islet cell tumor (in liver)	Total gastrectomy, esophagojejunostomy, jejunojejunostomy (4–25–60)	No complaints (5–17–63)
3	F	27	Gastro-jejunal; jejunal	No tumor found	Total gastrectomy, esophagojejunostomy, partial pancreatectomy (11–13–61)	Satisfactory progress (6–13–62)
4[b]	M	36	Gastro-jejunal	No tumor found	Total gastrectomy, Roux-Y anastomosis, esophagojejunostomy (10–9–63)	No follow-up information
5	F	53	Gastro-jejunal	Islet cell tumor; hepatic metastasis	Total gastrectomy, esophagojejunostomy, jejunojejunostomy (11–24–64)	Feels well and eating (7–20–65)
6	M	56	Gastro-jejunal ("huge")	No gross evidence of pancreatic lesion	Total gastrectomy, Roux-Y anastomosis, esophagojejunostomy (10–20–64)	Slight abnormalities of serum calcium and phosphorus; depression (9–3–65)
7[c]	F	48	Gastro-jejunal	Unsatisfactory exploration of pancreas	Total gastrectomy, Roux-Y anastomosis, esophagojejunostomy (2–14–62)	Continuing good health (1–2–64)
8[d]	M	54	Duodenal	Islet cell adenoma[e]	Total gastrectomy, Roux-Y anastomosis, esophagojejunostomy-jejunojejunostomy (4–17–61)	Has dumping syndrome; eats slowly (5–18–65)

[a] Total gastrectomy was primary procedure in cases 2 and 8; other patients had had one to five prior gastric operations.

[b] Patient also had gastrocolic fistula.

[c] Patient had two gastric resections for gastrojejunal ulceration.

[d] Patient had hyperfunctioning parathyroid adenomata removed and a total thyroidectomy 1961–62.

[e] Pancreatic tumor not removed.

or tumors of the pancreas have produced among other things a marked hyperacidity of the stomach and severe repeated peptic ulceration — which has been unresponsive to both extensive partial gastrectomy and vagotomy — has been discussed elsewhere in this volume (S. 303). However, I want to mention eight cases in which the conditions comprising the Zollinger-Ellison syndrome were present. In these eight cases, total gastrectomies were performed at the Mayo Clinic from 1960 to 1964, inclusive (Table 21). All but two of the patients had had previous gastric resections and what were thought to be complete gastric vagotomies. All of these patients recovered from their operation. There were no postoperative deaths in the series.

Tabelle 22. *Surgical Procedures for Gastrojejunal, Ulcer in Successive 4-Year Periods*

Procedure	Number of cases, according to period of time		Operative deaths (1960–1964)
	1951–1956	1960–1964	
Subtotal or partial gastrectomy	67	66	3
Partial gastrectomy and vagotomy	37	55	0
Total gastrectomy	1	6[a]	0
Pyloroplasty and vagotomy	0	1	1
Closure of perforation and vagotomy	2	3	0
Closure of perforation	0	2	2
Excision and vagotomy	7	0	0
Excision	1	0	0
Vagotomy and other procedures	4	0	0
Total	119	133	6 (4.5%)

[a] Table 21 gives additional information on these six cases and on additional cases. (Zollinger-Ellison syndrome was present in each case.)

Table 22 enumerates the types of surgical procedures done in the treatment of gastrojejunal ulcer at the Mayo Clinic in the periods of 1956 through 1959 and 1960 through 1964. It will be noted that the greatest number of surgical procedures were performed in the first three or four categories. Concerning the two cases in which the operation consisted of closure of the perforated gastrojejunal ulcer, it is noteworthy that one of the patients was in his late seventies and had had a previous exploratory intracranial operation because of the history of increased intracranial pressure and of vascular disturbance of uncertain origin.

Gastrojejunal-Colic Fistula. — In every large series of cases of gastrojejunal ulcer, especially if an appreciable number have occurred after a gastroenterostomy has been made posterior to the colon (with and without partial gastrectomy)[1], there will be a percentage of patients who develop a gastro-jejunal-colic fistula. In the follow-up study of 301 cases of gastrojejunal ulceration in which operation had been performed at the Mayo Clinic, WALTERS, CHANCE, and BERKSON [7] found that recurrent ulcer had developed in 115 cases after gastric resection and in 186 after gastroenterostomy. Among the patients in this group were 20 who had gastrojejunal-colic fistulas. In 16 cases, the fistulas occurred after gastroenterostomy and in 4 after gastric resection. There were no operative deaths. Follow-up on 15 patients (for from 1 to 8 years after operation) revealed that none of the 15 had had a recurrence of fistula.

There are a few points concerning the surgical treatment of gastrojejunal-colic fistula, which I believe have reduced the mortality rate. I have found the following surgical procedure for the correction and closure of these fistulas to be very successful: (1) Separate the structures forming the three-way communication — stomach, jejunum, and colon. (2) Close the opening in the colon with three rows of sutures as nearly vertically as possible, the last row of sutures being composed of interrupted silk sutures. (3) Wrap the gastrocolic omentum around the colon in the region of involvement — to act as a patch and also to prevent leakage at the suture line secondary to distension by gas of the portion of colon proximal to it. (4) Close the fistulous opening at the gastrojejunal anastomosis if an adequate amount of stomach has been resected previously and the fistulous opening between it and the attached jejunum can be closed without too much deformity of the anastomosis. (5) Do a vagotomy. If the gastrojejunal-colic fistula has followed a gastroenterostomy, the jejunum is detached from the stomach,

---

[1] When the gastrojejunal anastomosis has been made anterior to the colon and an anastomotic ulcer occurs and perforates, it does so to the anterior abdominal wall.

its opening closed, and a two-thirds gastric resection of the Polya type performed. If a limited gastric resection has been done previously, I frequently have resected more of the stomach and added vagotomy. In one case it was necessary to do both of these procedures on separate occasions — in the second instance, to correct recurrence of the fistula, at which time most of the remaining stomach was removed. There was no recurrence afterwards.

In cases of gastrojejunal ulcer and colonic fistula in which the operation was done in one stage, Dr. WILL MAYO occasionally would bring up the anterior portion of the transverse colon proximal to the point of colonic closure; and, attaching it to the peritoneum with two sutures of silk left with long ends, he would close the incision around it except for a small part of the anterior wall from which the ends of the silk suture were allowed to protrude. The fascia and skin were allowed to remain unsutured in this region (about 2 cm in diameter). Should gaseous distension of the proximal portion of the colon become apparent 3 or 4 days after operation, either on palpation or on the basis of roentgenographic evidence of gas being blocked in the colon (proximal to the suture line for the most part), the incision at the site of the colonic attachment to the peritoneum could be separated and a small opening punctured in the wall of the colon by means of electrocautery or surgical diathermy — the long ends of the attached silk sutures serving as a guide to the colon. This would allow the gas to escape and relieve the tension on the anastomosis. Such openings in the colon heal promptly after colonic continuity beyond them becomes normal due to the subsiding of the inflammation in the vicinity of closure of the colonic fistula. (I have attached a small knuckle of colon to the peritoneal opening in this manner many times but fortunately have not had to puncture the attached portion of the colon, although I have had to do so on other occasions when it was used as an adjunct procedure for a primary low anterior resection of the rectum.)

Should an anterior gastrojejunal ulcer develop and perforation occur, the ulcerated tissue usually attaches itself to the anterior abdominal wall, causing an increased amount of anterior abdominal pain and quite marked tenderness to palpation in the region of the perforation. As mentioned earlier roentgenographic and fluoroscopic examination may not demonstrate the craterous ulcer, but it may be visualized on gastroscopic examination.

In my surgical experience, the posterior Polya Billroth II type of gastric resection or one of its modifications, in which two thirds of the stomach is removed for chronic recurring duodenal ulcer or for chronic gastric ulcer, has given the best results of any type of surgical procedure for peptic ulcer. The same applies to the treatment of gastrojejunal ulcer after primary gastroenterostomy. The extent of the gastric resection is important, although I have seldom found it necessary to resect more than two thirds of the stomach as a primary operation. Also, in these cases, I have not routinely done a vagotomy, although there are patients who have increased hypergastric secretion and hyperacidity on whom an associated vagotomy should be done. If there has been a recurring ulcer after such a procedure, I think that more of the stomach should be resected and that the lower esophagus should be searched carefully for overlooked branches of the vagus nerve.

I hold to the concept that the percentage of patients developing severe nutritional disturbances associated with steatorrhea or dumping after a two-thirds gastric resection is so small compared with the very great number (98%) who do not have it that the small risk of a recurring ulcer after a Billroth II type of resection with or without gastric vagotomy (3%) makes this procedure preferable to a Billroth I in which the incidence of recurring ulcer is much greater. I hold this to be true even though the "moderate" postoperative symptoms referred to occur less frequently after the Billroth I procedure.

The incidence of recurring ulceration after partial gastrectomy either of the Billroth II or the Billroth I type for gastric ulcer occurs very infrequently in comparison with its recurrence after comparable operations for chronic recurring duodenal ulcer and the results have been almost equally good following both procedures. Tanner reported a thousand gastrectomies for gastric ulcer before seeing a single recurrence! From 1956 to 1959, at the Mayo Clinic, subtotal gastrectomy was performed in 90% of the cases of gastric ulcer chosen for operation. From 1959 through 1961, largely due to the influence of SMITHWICK [5], EDWARDS and HERRINGTON [1], SCOTT and HERRINGTON [4], and JESSEPH [3], there was a decrease in the percentages of subtotal gastrectomies performed and instead limited gastrectomy and vagotomy was performed. It is too early to contrast the results of the limited gastrectomy and vagotomy with those of subtotal gastrectomy. I, therefore, prefer to confine my opinion to the follow-up study which WALTERS and LYNN [8] made in 1957, 6 to 10 years after partial gastrectomy for peptic ulcer. We reported a 6- to 10-year study of 139 patients who had had the Billroth II operation and of 113 who had had the Billroth I operation for gastric ulcer (all without vagotomy). After the Billroth II procedure, 64% of the patients obtained excellent results, 32% good, 1% fair, and 3% unsatisfactory; after the Billroth I operation, 59% had excellent results, 34% good results, 3% fair, and 4% unsatisfactory. If excellent and good results were added together the total was 96% after the Billroth II and 93% after the Billroth I operation. No women had recurrences after the Billroth II operation, but there were recurrences after the Billroth I operation. I mention this data to indicate the infrequency with which, in our experience, recurring ulcer has occurred after a properly performed gastric resection without vagotomy for chronic recurring gastric ulcer. Certainly, if recurrence takes place in the group of cases who have been subjected to the less radical procedure of limited gastrectomy and vagotomy, or excision of the ulcer and gastroenterostomy with vagotomy, or excision of the ulcer and pyloroplasty with vagotomy, or pyloroplasty with vagotomy (after multiple biopsies to exclude malignant degeneration or other malignant cells in the ulcerating gastric lesion), then I think the best procedure to follow is that similar to what I have described for the treatment of gastrojejunal ulcer occurring after operation for chronic duodenal ulcer. Namely, a partial gastrectomy of the Billroth II type should be performed and a diligent search should be made of the lower part of the esophagus to find and remove any remaining vagus fibers to the stomach. In these cases, whether or not vagus fibers remain, I proceed with a partial gastrectomy of the Billroth II type, removing no more than two thirds of the stomach. If a two-thirds resection had been done and a Billroth I operation performed and if there were no remaining vagus fibers to divide, I would do a resection of the stomach with a posterior Polya type of Billroth II anastomosis. In every case, I would search the pancreas for hyperfunctioning non-beta, non-insulin-secreting islet cell tumor, especially if there were preoperative hyperchlorhydria with an increase in the quantity of gastric secretion.

Comment. As I indicated in Part 1 of this chapter, I have not thought it necessary to use an interposed loop of intestine except in two cases, in both of which previous partial gastrectomies of the Billroth II type had been done and in neither of which had a gastrojejunal ulcer developed. The jejunal loop was used to supplement the extremely small partion of stomach remaining largely to relieve the vomiting of bile as indicated in the two case reports.

References

[1] EDWARDS, L.W., and J.L. HERRINGTON jr.: Cit. by J.L. HERRINGTON jr. [2].

[2] HERRINGTON jr., J.L.: Vagotomy and antral resection. In: H.N. HARKINS, and L.M. NYHUS: Surgery of the stomach and duodenum, p. 487—504. Boston: Little, Brown & Co. 1962.

[3] JESSEPH, J.E.: Miscellaneous operations for peptic ulcer. In: H.N. HARKINS, and L.M. NYHUS, Surgery of the stomach and duodenum, p. 518—519. Boston: Little, Brown & Co. 1962.

[4] SCOTT jr., H.W., and J.L. HERRINGTON jr.: Cit. by J.L. HERRINGTON jr. [2].

[5] SMITHWICK, R.H.: Cit. by J.L. HERRINGTON jr. [2].

[6] WALTERS, WALTMAN: Prognosis when patient develops marginal ulcer after subtotal resection for duodenal ulcer. Arch. Surg. 78, 516—517 (1959).

[7] WALTERS, WALTMAN, D.P. CHANCE, and J. BERKSON: A comparison of vagotomy and gastric resection for gastrojejunal ulceration: A follow-up study of 301 cases. Surg. Gynec. Obstet. 100, 1—10 (1955).

[8] WALTERS, WALTMAN, and T.E. LYNN: The Billroth I and Billroth II operations: Comparison of results six to ten years after operation for gastric, duodenal, and gastrojejunal ulcers. Arch. Surg. 74, 680—685 (1957).

[9] WALTERS, WALTMAN, H.A. NEIBLING, W.F. BRADLEY, J.T. SMALL, and J.W. WILSON: Anatomic distribution of the vagus nerves at the lower end of the oesophagus: Relation to gastric neurectomy for ulcer. Arch. Surg. 55, 400—422 (1947).

[10] WALTERS, WALTMAN, H.A. NEIBLING, W.F. BRADLEY, J.T. SMALL, and J.W. WILSON: A study of the results, both favorable and unfavorable, of section of the vagus nerves in the treatment of peptic ulcer. Trans. Amer. surg. Ass. 65, 299—306 (1947).

[11] ZOLLINGER, R.M., and E.H. ELLISON: Primary peptic ulcerations of the jejunum associated with islet cell tumors of the pancreas. Ann. Surg. 142, 709—723 (1955).

XI. Das akute Ulcus

Obwohl es logisch wäre, die Betrachtung über das akute Ulcus an den Anfang des Gesamtkapitels zu setzen, wurde bewußt nicht so, sondern nach klinischen Belangen eingeteilt, um den Eindruck zu vermeiden, als handle es sich um eine Kausalkette, welche mit dem akuten Ulcus beginnt und mit den Komplikationen des chronischen Ulcus endet. Dem scheint nicht so zu sein. Vielmehr gilt für die akute Ulceration eine andere Pathogenese wie für das Ulcus pepticum, d.h. die

Säuretheorie hat hier offenbar nicht die überragende Bedeutung. Bei Diskussionen über die Pathogenese wird häufig übersehen, daß das akute Ulcus nicht identisch mit dem U. pepticum ist.

1. Ätiologie

Das *akute Ulcus* ist ein oberflächlicher, wenig entzündlicher Schleimhautdefekt, der flüchtig auftritt und in längeren oder kürzeren Zeitabständen rezidiviert. Die Begleitsymptome sind gering. Jedem akuten Ulcus haftet die Gefahr der Blutung und Perforation an. Weder für das akute noch für das peptische Ulcus genügt es heute noch, sich auf die älteren Auffassungen der Ulcusätiologie zu stützen (VIRCHOW, 1857; ASCHOFF, 1904, 1912; PAYR, 1909, 1914; ENDERLEN, FREUDENBERG, v. REDWITZ, 1923; v. BERGMANN, 1913, 1918; K.H. BAUER, 1920; SCHMIEDEN, 1921; KONJETZNY, 1923; GÜNSBURG, 1924; HAUSER, 1926, 1927; und viele andere mehr).

In den letzten drei Jahrzehnten wurde klar, daß ein *akutes Ulcus eine Manifestation von Streß-Situationen* ist. Es häuften sich die Mitteilungen über akute Ulcerationen nach den verschiedensten Aggressionen *(Unfall- und Operationstrauma,* WINIWARTER, 1911; DALGAARD, 1957, 1958, 1959; ZSCHOCH, 1960; BERNDT, 1962; KONRAD, 1962; *psychische Emotionen,* ZEVRAT u. ZAMBERT, 1959; DEMLING u. Mitarb., 1963; *schwere Infektion oder Verbrennung,* ALLGÖWER u. SIEGRIS, 1957; REGENBRECHT, 1959, 1961; BUFFAT, 1960; *plötzliche Temperaturschwankungen, Myokardinfarkt, extreme Muskelarbeit* und anschließende Erschöpfung, *Strahlenschädigung, Gebrauch bestimmter Drogen,* z.B. Insulin, Histamin, ACTH und Glucocortikoide, Serotonin, Cyanokobalamin usw.; SELYE u. Mitarb., 1950, 1960; RÄSANEN, 1960, 1963; CHEMNITIUS u. Mitarb., 1962; HEDINGER u. VERAGUT, 1957, 1962). Der gemeinsame Faktor all dieser aggressiven Noxen ist der *Stress mit Überforderung des hormonalen Hypophysen-Nebennierenrindensystems oder (und) der neuralen hypothalamisch-vagalen Reizübertragung.* Stress (SEYLE, 1950) muß daher als ulcerogenes Prinzip gelten. Das ist freilich nicht neu. Die Klinik kennt schon seit CURLING (1842) die akuten Duodenalgeschwüre nach Verbrennungen. Auch sonst fehlt es nicht an Hinweisen auf die neurogenen Beziehungen zwischen Verbrennung und Ulcusentstehung (ANDRAL, 1830; JEZ, 1900; v. REDWITZ und FUSS, 1928), jedoch wurde in Unkenntnis des Stress-Mechanismus eine definitive Stellungnahme zur Ätiologie des akuten Ulcus umgangen bzw. diese infektiösen und bakteriotoxischen Momenten zugeschrieben (v. REDWITZ und FUSS, 1928). Toxische Einflüsse sind indes nur selten maßgebend. Größte *Bedeutung besitzt aber der neurale, hypothalamisch-vagale* und der *hormonale, hypothalamisch adrenocorticale Übertragungsmechanismus* (vgl. Abb. 12).

Nach HARKINS (1938), FRIESEN (1950), PORTER u. Mitarb. (1953), FLETCHER und HARKINS (1954), HARKINS und NYHUS (1962) sind die wichtigsten *ätiologischen Momente für das akute Ulcus: 1. Eine gestörte hormonale hypothalamisch-adrenocorticale Funktion (via hinteren Hypothalamus), 2. eine gestörte neurale, hypothalamisch-vagale Funktion (via vorderen Hypothalamus), 3. ein gestörter Schutzmechanismus der Schleimhaut, hervorgerufen durch die Wirkung der adreno-corticalen Hormone* (COOPER u. Mitarb., 1961). Diese drei Kategorien der Ätiologie des akuten Ulcus können sich der Ätiologie des chronischen Ulcus beiordnen. Sie können aber auch eigenständig wirksam werden.

a) Die Störung der hormonalen Funktion als Ursache eines akuten Ulcus

Freilich gilt auch hier die Maxime von SCHWARZ (1910) „ohne Säure kein Ulcus". Es bleibt aber die Frage offen, wie es zu so rapider Säureüberproduktion kommt. SHAY (1954) und SHAY und SUN (1954) nehmen eine verlängerte Reaktion des dorsalen Hypothalamus nach Stress an. Sie aktiviert über den Hypophysen-Hinterlappen eine übermäßige *Adrenalinausschüttung*. Außerdem wird über den Hypophysen-Vorderlappen (Corticotropin) aus der Nebennierenrinde *Cortison* freigesetzt. Beides erhöht die Sekretion von Magensäure und Pepsin.

GRAY u. Mitarb. (1951, 1956, 1958, 1960) vertreten die Auffassung, daß diese hypothalamisch-adrenocorticale Funktionsstörung der letzte Grund für die Bildung eines Stress-Ulcus sei. Sie fanden auch andere Stressformen, z. B. die akute körperliche Überanstrengung, welche zu vermehrter Salzsäureproduktion und Uropepsinausscheidung führen.

Eine vermehrte Säuresekretion wurde nach *Operationen* (DRYE u. Mitarb., 1953) und nach *Cortison* (ZUBIRAN u. Mitarb., 1952; NICOLOFF u. Mitarb., 1961; D. R. COOPER u. Mitarb., 1961) gefunden. Auch am Menschen konnte eine ulcus-induzierende Wirkung der Nebennierensteroide beobachtet werden (SLOAN u. Mitarb., 1951; DAVIS u. ZELLER, 1952; BRUSH u. Mitarb., 1957; BENTON u. BRAMLITT, 1959). Vermutlich besitzt *Cortison eine die Belegzellen direkt stimulierende Wirkung* (ZUBIRAN, 1952).

GRAY (1957) nimmt eine gegensinnige Funktion der Nebenniere an, indem 1. *überhöhte Blutsteroidspiegel* den Magen gegenüber Schädigungen *sensibilisieren* könnten, 2. *Nebennierenüberfunktion* eine durch Stress-Wirkung *überhöhte Magensekretion verträglich machen* könnte. GRAY hält die hormonal übertragene protrahierte Hypersekretion von Salzsäure für unabhängig von N. vagus und Gastrin; allein durch Adrenalektomie kann sie ausgeschaltet werden. Er stützt seine Theorie darauf, daß 1. Corticotropin die Uropepsinausscheidung steigert, 2. Addison-Patienten eine herabgesetzte Magensekretion und Uropepsinausscheidung aufweisen; durch Corticotropin läßt sich auch bei ihnen die Magensekretion steigern, 3. nach bilateraler Adrenalektomie die Magensekretion herabgesetzt ist, 4. Cushing-Kranke zur Hypersekretion nach einer Testmahlzeit neigen, jedoch nach Adrenalektomie normale Reaktion aufweisen. Nach Ansicht von MOORE (1956), GRAY (1957) ist die Steuerung der Magensekretion vom Gleichgewicht bzw. den Störungen innerhalb des hypothalamisch-adrenocorticalen Systems abhängig. Stress-Situationen (vermehrte Nebennierenrindentätigkeit) können die Magensekretion so sehr steigern, daß Ulcera entstehen.

DRAGSTEDT u. Mitarb. (1956) fanden keine vermehrte Salzsäureproduktion nach Gabe von ACTH, Cortison und Adrenalin. Sie folgern, daß akute Ulcera durch einen anderen Mechanismus als durch einfache Hypersekretion und Hyperacidität hervorgerufen werden. Für die „Cortisonulcera" dürfte die Ansicht zutreffen, daß zu einer protrahiert-exzessiven Säureproduktion noch eine fehlende oder fehlerhafte Pufferwirkung des Magensaftes hinzutreten muß (DRYE u. SCHOEN, 1958; DRAGSTEDT, 1961).

Solche Ulcera sind vermutlich einerseits die *Folge einer vermehrten Angreifbarkeit der Schleimhaut* und *gesteigerten Aggressivität des Magensaftes*, andrerseits das *Resultat eines verzögerten Heilungsvorganges*. Inwieweit diese Deutung für die Ätiologie aller akuten Ulcera zutrifft, ist dahingestellt.

b) Die Störung der neural-vagalen Funktion als Ursache des akuten Ulcus

Akute Ulcerationen können auch durch *psychischen Stress* (LEVRAT und LAMBERT, 1959; LILLEHEI u. Mitarb., 1951), *durch Infektion* oder durch *Verletzungen, Neoplasmen* und *Operationen* am Zentralnervensystem hervorgerufen werden (CUSHING, 1932; GLOBUS und RALSTON, 1951; KING und REGANIS, 1953; SCHABERG u. Mitarb., 1954; DAVIS u. Mitarb., 1955; DALGAARD, 1957, 1959; SPENCER u. Mitarb., 1959; ZSCHOCH, 1960). Ob für ihre Entstehung ausschließlich der neural-vagale Übertragungsmechanismus verantwortlich zu machen ist, ist kaum zu beantworten; denn die Zuordnung bestimmter hypothalamischer Bezirke (CUSHING, 1932) ist schwierig. KING und REGANIS (1953) konnten keinen definierbaren Abschnitt des Gehirnes finden, welcher in direkter Beziehung zur Entstehung akuter Ulcera steht. PORTER u. Mitarb. (1953) fanden hingegen eine *prompte Hypersekretion von Salzsäure nach elektrischer Reizung des ventralen Hypothalamus. Dieser Effekt kann durch Vagotomie ausgeschaltet werden. Die Rei-*

zung des dorsalen Hypothalamus ruft eine Verzögerung der Säuresekretion hervor, welche durch Adrenalektomie eliminiert werden kann. GRAY (1957) ordnet das Ulcus durch Psychostress einer Reizung des ventralen Hypothalamus mit nachfolgender Reizübertragung in die Vaguskernzentren zu. Von dort erfolgt die *vagale Stimulation des Magens mit unmittelbarer Hypersekretion von Salzsäure und Pepsin.* Dieser *neural-vagale Effekt (das ist die kephalische Sekretionsphase)* kann durch Vagotomie aufgehoben werden. *Stress jeder Art führt im vagotomierten Magen zu keiner Reaktion.* Der Magen ist abgeschaltet (DRAGSTEDT u. Mitarb., 1943, 1956) und läßt neural-vagale Erregungen unbeantwortet.

c) Die Störungen der Schleimhautregeneration und -protektion als Ursache des akuten Ulcus

Das gesamte Oberflächenepithel des Magens und Duodenums wird schätzungsweise innerhalb 24—72 Std vollständig erneuert (ALTSCHULE, 1959). Jede Störung der Schleimhautprotektion und -regeneration schafft Angriffspunkte für die Säure-Pepsinwirkung, die zu Ulcerationen führen kann.

Die lokale Durchblutungsstörung wird ebenfalls zur Erklärung der Ulcusentstehung herangezogen, sei es in Form einer lokalen Stase (KAPSINOW, 1934), sei es als Folge einer Hämokonzentration (FRIESEN, 1950; DAHL, 1959) oder auch in Gestalt eines Infarktes (V. HOFFMANN, 1962). Die lokale Hypoxämie ist der diesen Vorstellungen gemeinsame Faktor. Ein beweiskräftigerer gemeinsamer Nenner ist das Vorliegen eines lokalen Mucosadefektes als Voraussetzung für das Angehen einer Ulceration, ein Faktor, der bedeutungsvoller werden kann als das Vorhandensein von freier Säure im Überschuß (BEAL und MARTIN, 1958; PALMER und SHERMAN, 1958). Letztere machen, wie V. HOFFMANN (1939, 1962, 1963), arterio-venöse Anastomosen für die Entstehung von Mukosadefekten verantwortlich. An der Existenz arteriovenöser Anastomosen kann nicht gezweifelt werden (WOMACK u. PETERS, 1958; MANDELBAUM u. Mitarb., 1962; V. HOFFMANN, 1962); auch nicht daran, daß die Durchblutung der Magenschleimhaut unter humoral-neuraler Kontrolle steht, woran die arterio-venösen Anastomosen bedeutenden Anteil haben. Ähnliches gilt für die Gastrinbildung und -wirkung (WHITE, 1958). Vermutlich kann deshalb auch die Stase bei portaler Hypertension zur ulcerogenen Noxe werden. Über die Häufung von Ulcus bei Lebercirrhose wird neuerdings häufig berichtet (SCHREIBER, 1962, 1964; SCHRIEFERS u. Mitarb., 1963; STELZNER, 1964). Nach portocavalem Shunt kann die Sekretionssteigerung im Magen besonders stark werden. Antrektomie verringert sie nicht (CLARKE u. Mitarb., 1958). CLARKE vermutet daher das Vorhandensein einer sekretionsanregenden (gastrinähnlichen?) Substanz, welche nach Shuntoperation in der Leber nicht mehr abgebaut wird. Die Bedeutung lokaler Schleimhautschädigungen geht schließlich aus der Möglichkeit akute peptische Ulcera durch bestimmte Medikamente (z.B. Butazolodin) zu erzeugen hervor. Ihre Häufigkeit im Tierexperiment beträgt ca. 65% (KIRSNER und FORD, 1955; VARRO u. Mitarb., 1959).

Trotz aller Beobachtungen konnte der Beweis, daß das akute Ulcus durch lokale Herabsetzung der Widerstandsfähigkeit der Schleimhaut entsteht weder klinisch noch experimentell erbracht werden. Die Mehrzahl folgt daher DRAGSTEDT und erblickt in der plötzlichen Hypersekretion von Salzsäure-Pepsin für das akute Ulcus die entscheidende Entstehungsursache (DRAGSTEDT, 1959; persönliche Mitteilung, 1967).

2. Häufigkeit des akuten Ulcus

Sie beträgt etwa 0,15—0,38% (GRAY, 1957). Die Lokalisation ist *im Magen* $1^1/_2$*mal häufiger als im Duodenum*, während umgekehrt das Duodenum im Verhältnis von 1,7 zu 1 der Sitz *chronischer* Ulcerationen ist. Die Tatsache, daß *chronische* Ulcera selten unter dem 30. Lebensjahr zur Beobachtung kommen, während *20% der akuten Ulcera* gerade *in den ersten 3 Dezennien* vorkommen, spricht dafür, daß dem *chronischen* Ulcus Schübe *akuter* Ulcerationen vorausgegangen sein dürften. HARKINS (1938) und NYHUS (1953) geben eine Häufigkeit des „Curling-Ulcus" von 3,8% an. Unter 4102 Autopsien fanden FLETCHER und

HARKINS (1954) eine Häufigkeit von 1% akuter Ulcera. Die auffällige Häufung akuter Ulcera bei Hirnverletzten ist bekannt. DALGAARD fand unter 4317 Autopsien Hirnverletzter, insgesamt 385 peptische Ulcerationen, davon 208 akute Ulcera. Das Risiko des akuten Ulcus wird durch den Gebrauch von Cortison und Butazolidin vermehrt (KERN u. Mitarb., 1957). 12,5% derart behandelter Patienten entwickelten eine Ulceration. Das ist nahezu das Doppelte der Erwartungsrate (6,8%). GRAY (1957) gibt in einer Sammelstatistik von 1361 Fällen mit Steroidbehandlung eine durchschnittliche Häufigkeit peptischer Ulcera von 7% (Schwankungsbreite 1,2—17,5%) an.

3. Therapie des akuten Ulcus

Die Symptome des akuten Ulcus sind oft geringfügig. Es ist erst die plötzlich eintretende Komplikation, *große Blutung oder Perforation*, welche das Ulcus klinisch manifestiert. Die Behandlung besteht aus: *1. Prophylaxe, 2. aktiver interner Behandlung bei akutem Ulcus ohne Komplikationen, 3. Maßnahmen bei akutem Ulcus mit Komplikationen.* Eine wichtige *prophylaktische Maßnahme* ist die erhöhte Aufmerksamkeit des Klinikers bei allen Patienten in Stress-Situationen. Dazu kommen *Antacida* (z.B. Aluminium-Silicatpräparate), welche bis zum Abklingen der Stress-Situation gegeben werden müssen. Also steht auch unter den konservativen Methoden die Beseitigung der Hyperacidität an erster Stelle. Hinzu kommen *Anticholinergica zur Vagusblockade z. B. Belladonnapräparate* (Bellafolin). Eine gesteigerte psychische Erregbarkeit wird durch *zentrale Sedativa* (Valium etc.) bekämpft. Der schrittweise *Entzug sämtlicher ulcusprovozierenden Medikamente* (Corticosteroide, Butazolidin u. ä.) ist nicht zu vergessen. Die Indikation zur *operativen Behandlung des komplizierten akuten Ulcus* kann schwierig sein. Bei geringer Blutung ohne Zeichen des Kreislaufversagens wird man mit exakt bilanzierter Infusionstherapie auskommen. Bei *massiver Blutung und freier Perforation* besteht der Symptomenkomplex des *akuten Abdomens.* Der Patient bedarf der sofortigen Unterbringung in einer Intensivpflegestation (Wachstation), wo alle diagnostischen und therapeutischen Notmaßnahmen unverzüglich eingeleitet und die Entscheidung über konservativ-abwartendes oder baldiges (Notoperation) oder gezieltes chirurgisches Vorgehen nach gestellter Organdiagnose und beherrschtem Schock (elektive Operation) vom Chirurgen, Anaesthesisten und Internisten gemeinsam gestellt wird.

XII. Die akute große Ulcusblutung

Das Risiko der Blutung (und Perforation) nimmt mit zunehmendem Alter zu (Abb. 291). Die große Blutung kommt in ungefähr 25% peptischer Ulcera vor. Sie ist die häufigste Todesursache des chronischen peptischen Ulcus (CROHN, 1953). Seltenere Blutungsursachen sind das akute Ulcus und das Ulcus bei Lebercirrhose; ferner die „akute solitäre Mikroulceration" (DIEULAFOY, 1897; GIERSBERG, 1962), welche bevorzugt im Magenfundus lokalisiert ist (HELM und MARKERT, 1963); schließlich auch solche aus Aneurysmen der Aorta (ROTTINO, 1943), der A. hepatica (FRIEDENWALD und TANNENBAUM, 1923; MALLOY und JASON, 1942). In 70% der letzteren Fälle erfolgt die Ruptur in die Pars III duodeni (PENDOWER, 1957) und ist abundant.

Die große Blutung bei Ulcus verläuft unter dem klinischen Bild eines Kreislaufversagens bei akutem Abdomen. Solche Fälle müssen sofort auf eine Intensivpflegestation (Wachstation) aufgenommen werden, wo gemeinsam mit Internisten und Anaesthesisten die Indikation zu abwartendem bzw. operativem Vorgehen gestellt wird (vgl. Abb. 196).

Unter einer großen Blutung versteht man den plötzlichen Blutverlust von 1000 cm³ und mehr. Die Beurteilung des Kreislaufversagens erfolgt an den Kreislaufgrößen (systolischer, diastolischer *Blutdruck, Pulsfrequenz*), an der *Urinausscheidung* sowie am Abfall des *Hämatokritwerts*, der *Erythrocytenzahl* (unter 3 Mill.), des *Hämoglobins* (unter 8,5%) und der Verringerung der zirkulierenden Blutmenge (30% und mehr). Selten ist der Chirurg in der Lage, die Auswertung der Kreislaufgrößen allein vorzunehmen. Zusammenarbeit mit hierin erfahrenen Internisten ist unerläßlich.

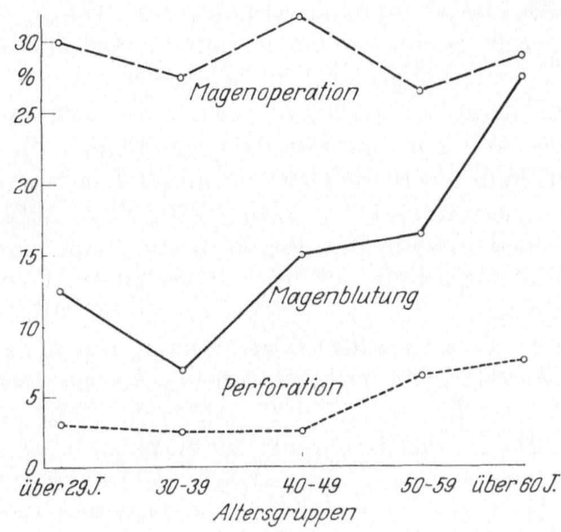

Abb. 291. Anstieg des Risikos von Blutung und Perforation des Gastro-Duodenalulcus mit zunehmendem Alter (694 Fälle, nach PULVERTAFT, 1963)

1. Diagnose

Die Diagnose stützt sich auf *Anamnese* und unter gleichzeitiger Durchführung der Schockbekämpfung auf die Zu- bzw. Abnahme der Bauchsymptome (vgl. Abb. 196, HOLLE, 1962; STREICHER u. Mitarb., 1964). Lassen sich andere häufige Blutungsursachen (Magen-Oesophagusvaricen, Gastritis, Tumor) ausschließen und findet sich im Epigastrium deutliche Abwehrspannung, so kann ein peptisches Ulcus als Ursache angenommen werden. Blutende *Magen*ulcera und *Oesophagus*varicen führen häufiger zu *Hämatemesis* als zu Meläna. Beim blutenden Duodenalulcus steht die *Meläna* im Vordergrund. In Zweifelsfällen ist *die Oesophago-Gastroskopie* angezeigt (TANNER u. DESMOND, 1950).

Zahlreiche Autoren (HAMPTON, 1937; SCHATZKI, 1946; TANNER und DESMOND, 1950; JONES und KING, 1953; SCOTT jr., 1959; P. SOILA, 1959; WIESER u. Mitarb., 1962) konnten zeigen, daß die innerhalb der ersten 2—48 Std erfolgende Röntgenuntersuchung bzw. Endoskopie die Blutungsquelle aufzudecken vermag, ohne daß das Risiko dadurch nennenswert erhöht würde. Die Treffsicherheit beträgt ca. 65% für die chronischen Ulcera (P. SOILA, 1959), für die akuten ist sie geringer (PATTON, 1960). Auch ungewöhnlich lokalisierte oder nicht erwartete Blutungsquellen können durch aktive Diagnostik aufgedeckt werden. SCOTT jr., (1959) konnte unter 85 Patienten 11 Fälle (12,9%) sichern, bei welchen eine unerwartete Blutungsquelle vorlag und die Fortsetzung der eingeleiteten Therapie unnütz, ja sogar gefährlich gewesen wäre. Die alte *Einhornsche Wollfadenprobe* leistet gelegentlich Gutes. Sie ist in Form des *Fluorescinfadentests* wiederbelebt worden.

In der dringlichen Situation bedenke man aber stets, daß die Diagnostik nicht zu zeitraubend werden oder gar zur Verschleppung der Operation über den optimalen Zeitpunkt hinaus führen darf. Im Vertrauen auf die Wirkung der Plasma- und Bluttransfusionen (WOLLHEIM u. Mitarb., 1960) werden vom weniger Erfahrenen allzuleicht nicht nur energische diagnostische Maßnahmen, sondern auch der optimale Zeitpunkt zum operativen Eingriff versäumt (PATTERSON u. Mitarb., WACHSMUTH u. HÜNER, 1961).

2. Therapie
(vgl. Abb. 196)

a) Sofortmaßnahmen

Die wichtigste Sofortmaßnahme besteht im möglichst raschen Ersatz verloren-gegangenen Volumens. Alle Maßnahmen einer optimalen Schocktherapie müssen sofort ergriffen werden.

b) Konservative Weiterbehandlung

Glücklicherweise kann die Blutung in einem hohen Prozentsatz der Fälle (75% nach TODD, 1956; 98,5% (!) nach WOLLHEIM u. Mitarb., 1960) unter konservativer Behandlung zum Stehen gebracht werden. Deshalb muß zunächst versucht werden, die Blutung konservativ zu beherrschen, auch wenn es sich dabei um keine definitive Therapie handelt. *Die Dauer und Schwere der Blutungsanamnese spielt eine große Rolle. Die erste Blutung ist gewöhnlich die Schwerste.* Sie kann bei Fortsetzung rein konservativer Therapie mit hoher Mortalität belastet sein (bis zu 78% nach BLACKFORD und WILLIAMS, 1940; bis zu 30% nach WACHSMUTH u. Mitarb., 1961). Auch die zweite Blutung besitzt noch eine hohe Mortalität, während die weiteren Blutungsschübe selten letal verlaufen. Daher besteht die Bedrohung eines Patienten, welcher eine erste oder mehrere Blutungen überstanden hat, nicht mehr so sehr in der Blutung selbst, als darin, daß der protrahierte Schock eine Ischämie lebenswichtiger Organe herbeiführt (z. B. des Myocards, MANDELBAUM und BRACKUP, 1959; der Leber, LeVEEN u. Mitarb., 1952). Ein Leck in einem lebernahen Gefäß setzt die Durchströmung der A. hepatica so sehr herab, daß bei Blutdruckwerten unter 100 mmHg die Leberdurchblutung stark verringert und die Hypoxämie der Leber zu einem Leberzellschaden und Leberversagen führen kann. Es muß *jede* Anstrengung unternommen werden, einen über 100 mmHg gelegenen Blutdruck wiederherzustellen.

Die Angaben über *Rezidivblutungen* schwanken zwischen 46 und 77% (WENCKERT u. Mitarb., 1960; WILKINSON und TRACY, 1946).

Während der konservativen Therapie sind bezüglich *Nahrungszufuhr und Medikation* die Regeln von VOLWILER u. HARKINS (1952) zu beachten:

1. *Absolute orale Nahrungskarenz* bei schweren Blutungen, bei gehäuftem Erbrechen, im Schock oder wenn innerhalb der folgenden 3 Std operiert werden soll! 2. *Orale stündliche Gabe von Antacida* (Aluminiumsilikatpräparate)! 3. Zur *oralen Ernährung* (nicht als Antacidum) nach beherrschtem Schock und bei Entschluß zur konservativen Weiterbehandlung *stündliche Gabe von 90—120 cm³ Milch oder Milchgetränken. 4. Hohe Einläufe* frühzeitig um Stuhlretention zu vermeiden!

Medikamentös:Cave! Morphin und seine Derivate; dagegen *zentrale Sedierung* (Valium o. ä.). Verstärkte Unruhe spricht stets für Fortdauer der Blutung und Anoxämie! bei akuten Ulcusblutungen *Anticholinergica.*

Darmentkeimung durch Coli- und Enterococcen-wirksame Antibiotica (Nebacetin, Humatin).

Vasopressin 0, 1E/kg Körpergewicht/min. *Transnasale Magensonde* zur Feststellung des Schweregrades der Blutung und zur Magendekompression, vor allem bei peritonitischen Symptomen.

Schluckthrombin und andere lokalwirksame Coagulantien per os.

Lokale Magenunterkühlung (WANGENSTEEN u. Mitarb., 1959; SANDLER u. Mitarb., 1960) bei Risikofällen, um die Magensekretion zu unterdrücken und die Durchblutung herabzusetzen (vgl. Kommentar WANGENSTEEN u. Mitarb., S. 413).

Bei Fortdauer der Blutung (nach VOLWILER und HARKINS, 1952):
1. *Intensivierung der klinischen Registrierung* am besten durch Verwendung eines *automatischen Kreislaufüberwachungsapparates. 2. Regelmäßige Palpation und Auskultation des Abdomens*; anhaltend lebhafte Peristaltik spricht für Fortdauer der Blutung. Nachlassen der Peristaltik für Stillstand der Blutung (GORDON-TAYLOR, 1937). 3. Sammlung und Untersuchung aller Exkrete. 4. *Wiederholung des Hämatokrit* 1—2mal täglich. 5. *Vermeidung jeder*

Übertransfusion. 6. Gezielte *Anwendung von Herzglykosiden,* insbesondere beim vorgeschädigten Herzen. Sie sollte nur in enger Zusammenarbeit mit dem Internisten erfolgen. In einfachen Fällen wird kurzfristige Vollsättigung mit rasch wirkenden Digitalispräparaten zweckmäßig sein, speziell wenn eine chirurgische Intervention geplant ist.

c) Operationsindikation

Die Kriterien zu operativem Vorgehen sind: *1. Unbeherrschbare Blutung trotz massiver Volumensubstitution. 2. Rezidivblutung in der Klinik* nach anfänglich beherrschtem Schock. *3. Fortgeschrittenes Alter und Arteriosklerose* machen frühzeitigeren Entschluß zur Operation notwendig. *4. Mangel an genügend Blutkonserven oder -spendern. 5. Übergroße Mengen von Vollbluttransfusionen,* welche die Blutungsgefahr infolge Gerinnungsstörungen vergrößern (T. B. Patton, 1960; Koster, 1962).

Alter: Das *40.—45. Lebensjahr ist ein Grenzwert.* Die Notwendigkeit operativ vorzugehen ist im höheren Alter größer als bei jüngeren Patienten. Die Beziehung von Alter und Prognose hat Jones (1947) an 615 Fällen blutender Ulcera, sowie Elliott u. Mitarb. (1958) klargestellt. Die Mortalität beträgt unter 45 Jahren 2%, von 45—59 Jahren 6%, von 60—69 Jahren 12%, über 70 Jahren 21%. Die große Blutung kann beim alten Menschen rasch deletär werden. Auftreten von *Haematemesis* ist stets gleichbedeutend mit einer *großen Blutung. Meläna* hingegen entsteht bei *langsamen Sickerblutungen.* Bei Patienten mit Bluterbrechen wird die Notoperation häufiger, bei Patienten mit Meläna seltener erforderlich werden. Die *Recidivblutung im Krankenhaus* nach anfänglich beherrschtem Schock ist ein Zeichen, daß der Patient voraussichtlich weiterbluten wird. Das Ereignis muß darum zu den wichtigen Kriterien für eine baldige Operation gezählt werden (Zukschwerdt, 1955; Patton, 1960; Wachsmuth, 1961). Das Risiko der Rezidivblutung ist in allen Lebensaltern etwa das gleiche (Smith und Farris, 1958). Etwa 45% der Patienten mit Blutungsanamnese werden innerhalb der folgenden 5 Jahre weitere Blutungen erleiden, sterben oder operiert werden müssen. Zu den genannten Gesichtspunkten treten noch hinzu: 1. Das *Fortbestehen von Ulcusschmerzen* bei und nach einer Blutung; 2. der *Nachweis einer Pylorus-* oder *Duodenalstenose oder Sanduhrstenose* des Magens (Gordon-Taylor, 1946). 3. Die *relativ beste Prognose* liegt in den Altersgruppen *unter 30 und über 70 Jahren* ohne schwereren Schock und mit nicht diagnostizierbarer, flüchtiger Blutungsquelle (Welch, 1958). Die flüchtig blutenden Läsionen verschwinden häufig sogar dann, wenn die erste Blutung alarmierend war. 4. Die *Dauer der Ulcusanamnese* ist der letzte wichtige Indikationsfaktor. In Fällen mit *langer Vorgeschichte* beträgt die *Mortalität 33%* gegenüber *19%* bei Patienten mit *leerer Vorgeschichte* (Cammock u. Mitarb., 1962).

Aus diesen Gesichtspunkten setzt sich schließlich die *Operationsindikation* zusammen. Über sie besteht heute in großen Zügen Einmütigkeit. Nur im Detail und in der Nomenklatur werden etwas abweichende Ansichten vertreten (Finsterer, 1949; Markoff, 1950; Welch u. Mitarb., 1951; Nissen u. Mitarb., 1951; Ivy u. Mitarb., 1951; Zukschwerdt u. Griebel, 1956; Jones, 1956; Ungeheuer, 1956; Holle 1958; Patton, 1960; Wachsmuth u. Mitarb., 1961; Poilleux u. Mitarb., 1962; Harkins u. Nyhus, 1962). Einen aktiven Standpunkt verficht Finsterer (1949). Die sog. ,,Finsterer-Regel" lautet: 1. Patienten mit *akuter gastrointestinaler Blutung und nachweislicher Ulcusanamnese* werden *der Frühoperation* unterzogen. 2. Patienten mit *akuter gastrointestinaler Blutung ohne Ulcusanamnese* werden zunächst *konservativ* behandelt. Das *Andauern der Blutung trotz Schockbehandlung oder die Rezidivblutung* ist eine *Indikation für chirurgisches Vorgehen.* Diese einfache Indikationsregel ist leicht verständlich und besitzt daher größten praktischen Wert (Tanner und Desmond (1950) konnten bei 183 Fällen die Mortalität von 20 auf 7% nach Einführung der „*Finsterer-Regel*" senken. Inzwischen bemüht man sich um Differenzierung des einfachen Modells FINSTERERs.

Wir verwenden zur Zeit folgende Regel (HOLLE, 1967, in Anlehnung an WACHSMUTH 1961):

a) *Die Sofortoperation*, welche aus vitalen Gründen bei nicht beherrschbarem Schock ausgeführt werden muß, um eine große Blutungsquelle um jeden Preis aufzufinden und die Blutung zum Stehen zu bringen.

b) *Die Notoperation*, das ist ein operatives Vorgehen nach vorläufiger Beherrschung des Schockzustandes, jedoch ohne sichere Kenntnis der Blutungsursache und des Blutungsortes.

c) *Die elektive Frühoperation*, das ist die definitive Versorgung, sobald der Schock zuverlässig beherrscht und die Natur des Grundleidens sowie die Lokalisation der Blutung erkannt ist.

d) *Die elektive Spätoperation*, das ist eine definitive operative Versorgung, welche erst dann erfolgt, wenn die Kreislaufverhältnisse absolut sicher stabilisiert sind und der Patient in einen Zustand gebracht wurde, in welchem ihm jede Form einer elektiven Operation zugemutet werden kann.

Sie wird nach völliger Genesung ausgeführt. Jedoch darf bei Patienten mit Blutungsanamnese die Wartezeit nicht zu lang sein. Auch heute gibt es noch Chirurgen, die jeden Fall von großer Ulcusblutung früh operieren (STEWART u. Mitarb., 1952, 1960; Mortalität 11%). Die *einzige klare Kontraindikation* gegen eine Operation ist die cardio-pulmonale Dekompensation beim älteren Patienten. Die beiden *verhängnisvollsten Fehler*, die immer wieder begangen werden, sind: 1. *Verabsäumung einer intensiven Schockbekämpfung*; 2. Verschleppung der Operation bei schwerer Blutung, die länger als 48 Std anhält; d.h. bei reduziertem AZ erscheint das Risiko der Notoperation zunächst zu groß. Man erhofft sich Besserung von weiterem Abwarten. Erweist sich der Schock schließlich doch als unbeherrschbar, so wird die Notoperation als ultima ratio versucht. Die Erfolge werden entmutigend sein. Der Fehler liegt an der falschen Einschätzung der Gefahr und an der Unfähigkeit den rechten Zeitpunkt zur Operation zu erfassen.

Nachdem die *Kernfrage: „Wird der Patient wieder bluten und wann ?"* prinzipiell unbeantwortet ist, ist in den Indikationsüberlegungen über obige der Erfahrung entstammenden Kriterien nicht hinauszugelangen.

d) Operatives Vorgehen und Verfahrenswahl

Für die Notoperation ist der *beste Zugangsweg* der, mit welchem der Operateur am besten vertraut ist, vor allem die Oberbauchlängs- und -querschnitte (PATTON, 1960). Es folgt die systematische *Inspektion* und *Palpation* und die Feststellung, ob ein *akutes Ulcus* ohne Wandveränderungen oder ein *chronisches wanddeformierendes Ulcus* vorliegt. Je nachdem wird man ein nichtresezierendes bzw. resezierendes Verfahren wählen. Am dringlichsten aber geht es darum, die Blutung zu Stehen zum bringen. Läßt sich die Lokalisation des Ulcus von außen nicht erkennen, muß sein Sitz zunächst durch *Gastrotomie im Pylorusbereich* (TANNER, 1960) oder evtl. durch *höhersitzende Gastrotomie* in Verbindung mit einer Ausstülpung eines Großteils der Fundus-Corpusschleimhaut durch die Gastrotomiewunde hindurch, aufgesucht werden (STARZL u. SANDERS, 1963). Eine bewährte Technik für die *Notoperation zur Blutstillung* eines blutenden chronischen Duodenalgeschwürs ist das *Vorgehen von* ILLINGWORTH (1953). Die chronischen Duodenalgeschwüre entwickeln sich nach dorsal und penetrieren in den Pankreaskopf. *Die Blutung* stammt meist *aus der A. gastro-duodenalis oder pankreatico-duodenalis* oder einem Seitenast dieser Gefäße. Hat man das Ulcus chronicum im Duodenalbereich getastet, eröffnet man die Bursa omentalis durch das Lig. gastro-colicum und dringt von dorsal rasch auf den indurierten Ulcuswall vor. Der chronisch-entzündlich veränderte Ulcusrand wird mit dem Finger eingedrückt und das Duodenum damit eröffnet. Die Blutungsquelle kommt sofort zu Gesicht und wird mit 1—2 Seidennähten provisorisch umstochen. Die gleiche Technik kann natürlich auch beim blutenden und nach dorsal penetrierenden Magengeschwür ausgeführt werden.

Das Vorgehen nach ILLINGWORTH schließt freilich einen elektiven nicht-resezierenden Eingriff (z.B. Vagotomie + Gefäßligatur + Pyloroplastik) fast immer aus.

Im Drange einer Notfallsituation lege man sich niemals sofort auf ein bestimmtes Verfahren fest, sondern versuche, sich bis zur völligen Klärung der Situation freie Hand zu lassen. Dazu schlug TRIMBLE (1957) vor, oral und aboral vom Ulcus einen Gummischlauch um den Magen zu legen und damit das Magen-Darmlumen einzuengen. Die Blutung wird damit auf einen kleinen Raum beschränkt. Der intraluminal ansteigende Druck in dem abgeschnürten Segment bringt die Blutung zum Stehen. Der Operateur gewinnt Zeit für die Schockbekämpfung und für die Auswahl des geeignetsten Verfahrens (Überführung des Noteingriffes in eine elektive Operation, nach FARRELL u. Mitarb., 1962). Als elektive Verfahren verwenden wir (HOLLE, 1967) folgende:

Die in Frage kommenden Verfahren müssen nach Möglichkeit die Blutungsquelle beseitigen und die Blutungsbedingungen einschränken, ohne die Form und Funktion des Magens unnötig stark zu verändern. Seitdem durch die Untersuchungen von LEONARD (1964), NYHUS und RUDICK (1964) bewiesen wurde, daß die Vagotomie das Durchblutungsvolumen der Magenwand um über die Hälfte reduziert (vgl. S. 407), wird analog zur Ulcuschirurgie jeder Eingriff mit einer Vagotomie, am besten in der Form der selektiven proximalen Vagotomie, kombiniert. Es kommen in Frage:

a) Bei Ulcus duodeni und Ulcus ventriculi simplex (sowie bei Gastritis erosiva) — selektive proximale Vagotomie + Ulcusexcision + Pyloroplastik (vgl. Abb. 292).

b) Bei Ulcus ventriculi distale und chronischem Ulcus duodeni — selektive proximale Vagotomie — distale partielle (20—30%) Resektion mit Gastro-Duodenostomie, evtl. auch Gastro-Jejunostomie.

c) Bei Ulcus ventriculi mediale — selektive proximale Vagotomie + Ulcusexcision (oder Segmentresektion nebst Ulcus) + Pyloroplastik.

d) Bei Ulcus ventriculi proximale — selektive proximale Vagotomie + Ulcusexcision (oder Fundektomie) + Pyloroplastik.

Die Fundektomie als elektive Operation kommt außerdem für die Blutungen aus Magen-Oesophagusvaricen in Betracht.

e) Vorgehen bei unbekannter Blutungsquelle

Nicht selten müssen Patienten *ohne gesicherte Diagnose* und *ohne Lokalisation der Blutungsquelle* operiert werden. Dann muß der gesamte Magen-Darmtrakt sorgfältig abgesucht werden. Je höher die Blutungsquelle im Oesophagus, Magen oder Duodenum gelegen ist, um so mehr Blut findet sich auch in den oberen Dünndarmabschnitten. Über das Vorgehen bei Magen-Oesophagusvaricen als Blutungsursache (vgl. Kap. H., III., 3., d.).

Die Exploration des Mageninneren mit einem Proktoskop (LOE, 1950) kann die Auffindung sehr erleichtern. Eine *Gastrotomie* in der Magenlängsachse sollte niemals unterlassen werden, bevor etwa der schwerwiegende Entschluß zu einer „blinden Magenresektion" gefaßt wird. Wird die Gastrotomie kardiawärts hoch genug hinaufgeführt, so kann eine im Fundus-Kardiabereich gelegene blutende Läsion (Ulcus Dieulafoy, Rhagaden bei Mallory-Weiß-Syndrom, Varixknoten, GIERSBERG u. VOTH, 1962) durch einfache lokale oder bis in den Oesophagus hinaufreichende fortlaufende Umstechungsnähte gestillt werden (vgl. Abb. 405) (WELCH, 1951; RÖDING, 1963; BÖRGER, 1963).

Erst wenn die Suche trotz größter Sorgfalt ergebnislos blieb, kann die „blinde Magenresektion" unvermeidlich sein. Obwohl dieses Vorgehen allen chirurgischen

Grundregeln zuwiderläuft, sind die Resultate bei entsprechender Auswahl der Fälle nicht schlecht (CROHN u. Mitarb., 1948; COOPER u. Mitarb., 1953; WACHS-MUTH, 1953; THIEME, 1954; GILCHRIST u. Mitarb., 1954; BRUCE und DUDLEY, 1959, Mortalität 10%, rezidivfrei 75%). WACHSMUTH (1953) hat die ,,blinde Resektion'' speziell für Fälle von ,,weinender Schleimhaut'' propagiert, d.h.

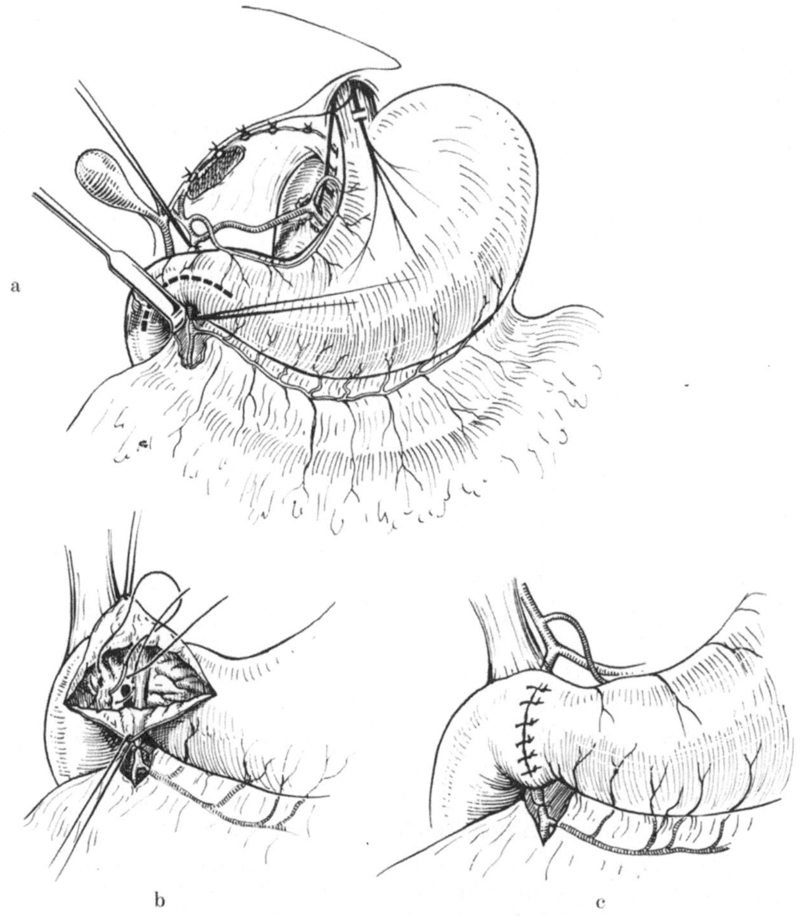

Abb. 292a—c. *Akute Blutung eines U.d.* Selektive proximale Vagotomie — Ligatur der A. gastro-duodenalis und pankreatico-duodenalis — Ulcusumstechung — Pyloroplastik

für diffuse Hämorrhagien, wie sie z.B. nach allergisch-toxischen Stress-Situationen als sog. Reilly-Phänomen vorkommen und auch experimentell erzeugt werden können (WACHSMUTH, 1953; HOLLE, 1958). Auch mit den Bezeichnungen ,,idiopathische hämorrhagische Gastritis'' (CASTAGNO u. Mitarb., 1958), ,,Gastritis erosiva'' (KONJETZNY, 1955) definiert man derartige diffuse Blutungen und unterzieht sie mitunter der subtotalen, distalen Magenresektion. Die Blutung kommt danach häufig zum Stehen.

Zur Beherrschung der sehr häufigen *Blutung eines Duodenalulcus* hat sich die *selektive Vagotomie + Umstechungsligatur + Pyloroplastik* als wirkungsvoll erwiesen (SMITH u. FARRIS, 1958, 1960; WEINBERG, 1961, 1962; FARRELL u. Mitarb., 1962).

Wir selbst (vgl. Abb. 292) verwenden stets eine selektive proximale Vagotomie und fügen eine Ligatur der A. gastro-duodenalis und pankreatico-duodenalis am Ort der Wahl hinzu. Unterläßt man die Ligatur der zuführenden Arterien, so bleibt die Nachblutungsgefahr groß, was ein Grund sein mag, warum der Prozentsatz der Rezidivblutungen relativ hoch bleibt (20% nach CAMMOCK u. Mitarb., 1962). Abb. 293a zeigt einen derartig operierten Fall 3 Wochen postoperativ.

Die *subtotale Resectio Billroth II* als Standardoperation bei der massiven Blutung aus einem Magen-Duodenalulcus ist bis heute noch immer sehr verbreitet. Nach unserer Meinung sollte sie nicht mehr schematisch angewendet,

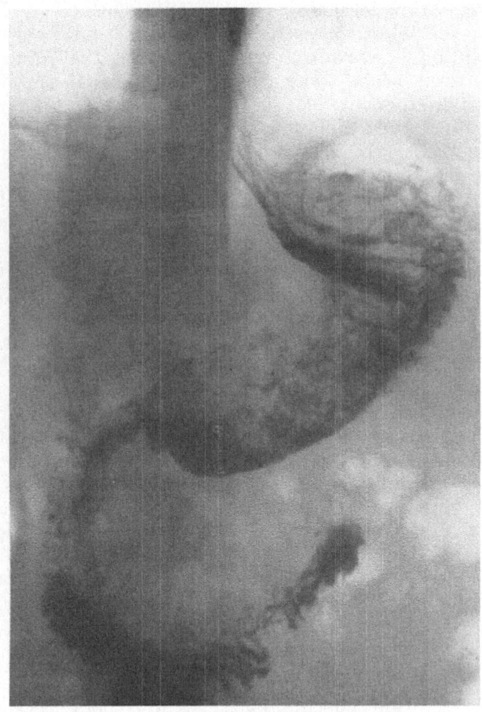

Abb. 293a. Große Blutung eines U.d. — Zustand nach sektiver proximaler Vagotomie + Pyloroplastik + Ulcusumstechung + Gefäßligaturen (♂, 26 J., Gastrografindarstellung, 3 Wochen postoperativ)

sondern den komplizierten Fällen, z.B. von *gleichzeitiger Blutung und Perforation* oder Blutung + schwerster Deformität, vorbehalten werden (GORDON-TAYLOR, 1937, 1946; SLATER, 1951). In allen geeigneten Fällen sollten die physiologischen, weniger eingreifenden Verfahren bevorzugt werden.

Auch *Magendivertikel* können massiv bluten. Sie werden entweder abgetragen (TRACEY und COLOCK, 1951) oder kreuzförmig umstochen und doppelt eingestülpt (vgl. Abb. 204). *Duodenaldivertikel* sollten, sofern sie die Ursache massiver Blutungen sind, durch Excision entfernt werden (HARKINS-NYHUS, 1962).

Divertikel des Jejunums als Blutungsquelle sind nicht so selten wie vermutet wird. Bei wiederholten großen Blutungen unbekannter Herkunft muß man an die Jejunaldivertikulose denken.

Die *retrograde jejuno-gastrische Intussusception* als Begleiterscheinung der einfachen Gastroenterostomie (81 Fälle nach FOSTER, 1956), kann zur Ursache großer gastrointestinaler Blutungen und zum Anlaß von Verwechslungen mit einem U.p.j. werden.

Kommentar

The Treatment of Massive Gastroduodenal Hemorrhage: Vagotomy and Pyloroplasty

By Lloyd M. Nyhus and Jack Rudick

Emergency operation for the control of massive gastroduodenal hemorrhage remains a serious problem. Although the ideal management of hematemesis provokes considerable controversy, unanimity of opinion has been reached on some points, namely, a combined approach by internist and surgeon, and indications for surgery.

The first successful operation for hematemesis was performed by Mikulicz in 1887. A period of conservatism nevertheless followed because of the extremely high mortality rate following surgical intervention. Finsterer in Austria (1939, 1947) and Gordon-Taylor in Britain (1937, 1946), however, broke away from the traditional approach to this problem by operating on cases of gastroduodenal bleeding at an earlier stage. They contended that late surgery most certainly did carry a high operative mortality, but that with early surgical intervention, operative mortality could be considerably lowered. In spite of the validity of this argument, questions regarding early intervention naturally arose. Which cases should be treated by surgery and which cases would recover without surgery? In time, the common indications for surgery became established, viz., recurrent bleeding while in hospital, or continued bleeding despite adequate conservative treatment.

Surgical arrest of hemorrhage demands both control of the bleeding point and blood volume replacement. If one applies these demands to gastroduodenal hemorrhage, it seems logical to treat bleeding duodenal ulcers by ligating the bleeding point. Unfortunately, what appears logical is not necessarily practical. Hyperacidity associated with duodenal ulcers will often result in redigestion of the ligated vessel with renewed bleeding (Albright and Kerr, 1955). Partial gastrectomy, on the other hand, by reducing acid secretion can prevent recurrence. It must be remembered, however, that most patients are poorly prepared to withstand the stress of a prolonged traumatizing procedure. It is far preferable, in such a critical situation, that the operation be one that can be performed in a minimum of time and with a minimum of trauma. The simpler procedure of vagotomy and pyloroplasty with suture ligation of the ulcer, as popularized by Weinberg (1961, vgl. Abb. 292, 293) is a less traumatizing procedure than gastric resection, and, at the same time, achieves control of the ulcer diathesis while allowing direct visualization of the bleeding point. Simplicity and brevity become prime considerations if both surgical mortality and morbidity are to be lowered during this period of stress.

Physiologic considerations

It is already known that vagotomy eliminates tonic hypersecretion due to vagal overactivity and reduces responsiveness of the antrum and of the parietal cell mass to all postcibal phasic stimuli. Little attention, however, has been paid to the effects of vagotomy on gastric blood flow. It is generally appreciated that the sympathetic nervous system is vasoconstrictor to the abdominal viscera, but studies of vagal vasomotor influence on the gastrointestinal tract have produced conflicting results.

Utilizing the pulsed ultrasonic flowmeter, we have studied the neural regulation of gastric blood flow in conscious animals. An over-all correlation between gastric blood flow and secretion appears to exist (Rudick et al., 1965). Vagal stimulation, either by sham feeding, insulin hypoglycemia or electrical stimulation, results in increased blood flow to the stomach, whereas electrical stimulation of the sympathetic nerves results in a decreased blood flow. Transection of the thoracic vagi by snares reduced gastric blood flow by 45—60 per cent (Fig. 293b) (Rudick et al., 1965). Ballinger (1965) also noted a 42 per cent decrease in mesenteric blood flow following truncal vagotomy. The reduction in blood flow may be a direct vagal effect or it may be due to the reciprocal function of the sympathetic: parasympathetic components of the autonomic nervous system, inhibition of one permitting unopposed activity of the other.

The presence of arteriovenous anastomoses in the submucosa of the stomach has been demonstrated by Barclay and Bentley (1949) and Barlow et al. (1951). Using microangiography and microsphere perfusion, they were able to show that opening of the arteriovenous shunts reduced the blood flow to the gastric mucosa. The effects on mucosal blood flow are thus of paramount importance. The inhibitory effect of vagotomy on gastric mucosal blood flow has been demonstrated in rats (Nylander and Olerud, 1961; Schnitzlein, 1957) and in dogs (RUDICK *et al.*, 1964). In the latter study, the reduction in mucosal blood flow was still present after two weeks. However, it is not clear whether the reduction in mucosal blood flow is due primarily to constriction of mucosal arterioles or to the opening up of submucosal arteriovenous shunts.

The report by SULLIVAN *et al.* (1964) that vagotomy and pyloroplasty resulted in an immediate cessation of bleeding in patients with hemorrhagic gastritis adds clinical evidence that there is a vagal controlling mechanism of utmost importance to gastric blood flow.

A further observation is worth mentioning. BENJAMIN *et al.* (1956), while measuring gastric mucosal flow during laparotomy, found a decrease in blood flow at the time of skin incision and a further drop when the stomach was handled. This finding explains the frequently made observation of an absence of active bleeding at the time of laparotomy despite an exsanguinating hemorrhage in the immediate preoperative period.

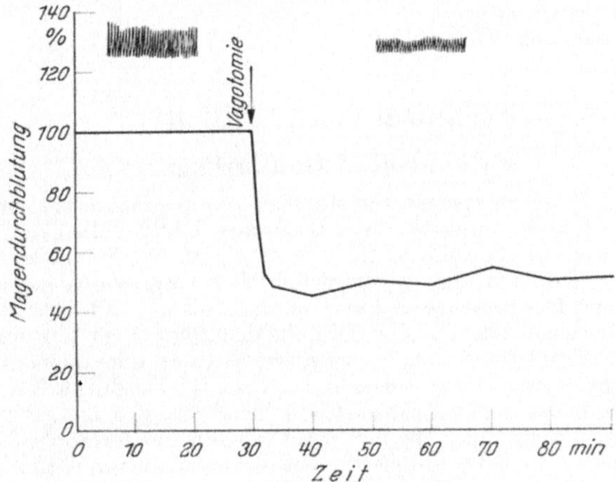

Fig. 293 b (Dog T-2). Effect of vagal denervation on gastric blood flow. There was no reduction in systemic blood flow or blood pressure

Two important points emerge from these observations. First, acid secretion may be regulated by reducing gastric blood flow. Secondly, gastric hemostasis may be achieved by a reduction in gastric blood flow which relieves the "head of pressure". There is thus a physiological explanation why vagotomy is a sound procedure for the control of bleeding in diffuse hemorrhagic gastritis, as well as in duodenal and gastric ulceration.

Diagnosis

The commonest causes of hematemesis remain duodenal and gastric ulceration, esophageal varices and hemorrhagic gastritis. However, MALLORY-WEISS tears of the esophago-gastric junction are not as rare as was once thought, and the rupture of aorta-to-graft anastomosis (following arterial surgery) (TOLSTEDT and BELL, 1961) into the duodenum with massive, hemorrhage has occurred often enough to warrant inclusion in the differential diagnosis of massive hematemesis. It is disturbing that there is an increasing incidence of hematemesis due to superficial erosions following the ingestion of analgesics.

Management

Whatever policy is adopted in regard to the use of surgery in gastroduodenal hemorrhage replacement by transfusion of blood lost in the mainstay of treatment. Early roentgen studies (O'NEAL and HIRSH, 1962), even during active bleeding, are advisable in order to elucidate the source of the bleeding, with particular attention being paid to the differentiation of esophageal varices. Gastroscopy and esophagoscopy (TANNER and DESMOND, 1950; SCOTT, 1959) are also useful adjuncts in establishing a preoperative diagnosis.

Our indications for surgery are essentially those previously described (NYHUS, 1962, 1965):

A. Absolute indications:
    1. After initial stabilization there is need for over 1500 ml. of whole blood transfusion in any 24-hour period.
    2. Continuation of bleeding for more than 48 hours from onset (in patients over 60 years of age, if bleeding continues over 24 hours from onset).
    3. Recurrence of bleeding after initial cessation while the patient is under hospital medical treatment.
    4. Coincident perforation and hemorrhage.

B. Relative indications:
    1. Patients over 50 years of age.
    2. A history of hematemesis during the current episode.
    3. A history of chronic ulcer disease or of previous hemorrhage.
    4. A history of severe pain preceding the hemorrhage, or pain persisting during the hemorrhage.
    5. A diagnosis of gastric ulcer.
    6. A shortage of available whole blood.

Technical Considerations

a) Control of Hemorrhage

Once the abdomen has been opened, the stomach and duodenum are carefully inspected for evidence of ulceration. Rubbing the serosal surface lightly with gauze will frequently result in small petechiae, which indicate the site of ulceration. Small, lesser curve gastric ulcers which cannot be palpated may be suspected when large lymph nodes are felt in the gastrohepatic omentum. The presence of blood in the stomach and upper small bowel will also be confirmed at this time. When a long gastroduodenotomy 5 cm. long on each side of the pyloric sphincter is performed occasionally an ulcer which appears in the mid-anterior wall of the duodenum can be excised. If, as is usually the case, the bleeding arises from a posterior ulcer, the offending vessel (a branch of the gastroduodenal artery) is ligated by nonabsorbable sutures which are passed deeply into the indurated tissue which forms the base of the ulcer. While the bleeding vessel must be completely encompassed by the suture, a small muscle graft may be used as reinforcement. BERNE (1964) however states that simple suture ligation of the vessel in the ulcer will not suffice. He suggests that re-bleeding is due to the presence of a branch of the gastroduodenal artery which enters the bleeding vessel opposite to the defect in the artery, and that an additional transverse mattress suture to encompass this perpendicular branch is required.

If no duodenal or prepyloric ulcer is found, it seems reasonable to perform a wide gastrotomy, searching for the source of bleeding by sigmoidoscop or by direct examination of the mucosa. While it slightly prolongs the operation, the gastrotomy has the advantage of removing all the blood clot, although, with the stomach collapsed, the mucosa has to be stretched out by the surgeon in order not to miss a small erosion which could be hidden among the gastric rugae. Everting the gastric mucosa by a sponge-stick placed against the serosal wall opposite the gastrotomy incision (STARZL and SANDERS, 1963) is a useful maneuver. Because bleeding from MALLORY-WEISS tears of the esophago-gastric junction as well as from peptic esophagitis (DEVITO et al., 1959) is not uncommon, particular attention must be directed to the esophageal hiatus.

b) The Pyloroplasty

The gastroduodenostomy incision is closed transversely, utilizing the HEINEKE-MIKULICZ or the FINNEY principle. When performing the closure, care must be taken to avoid excessive infolding of tissues, thereby reducing the possibility of antral stasis. The presence of pyloric obstruction or of duodenal induration should not necessarily favor gastroenterostomy or gastrectomy, as these are eminently suitable for pyloroplasty. If, at the completion of the closure, the surgeon be fearful of tension at the suture line, mobilizing the duodenum by a KOCHER maneuver should relieve this tension.

c) The Vagotomy

Whatever type of vagotomy is performed, it is important that it be complete. In general, we favor a selective gastric vagotomy because it reduces acid gastric secretion with as little interference as possible to the innervation of other organs. It also enables a more complete vagotomy to be performed and adds very little to the operating time. However, if the patient's condition is critical, or the surgeon inexperienced in this technic, a standard truncal vagotomy is then more expedient. The possible dangers of mediastinitis following the mobilization of the esophageal hiatus in performing vagotomy in patients with perforation have not materialized, and thus are unlikely to constitute a problem in performing vagotomy after the stomach and duodenum have been opened.

Results

Advantages of Vagotomy and Pyloroplasty

While it is undeniable that vagotomy and pyloroplasty offer a lesser procedure than gastrectomy in the surgical management of massive gastroduodenal hemorrhage, it must nevertheless fulfill certain criteria. What are the criteria for the ideal operation? It must stop the bleeding, prevent the recurrence of bleeding, and have a low mortality rate.

a) Control of Bleeding

The knowledge that vagotomy reduces gastric blood flow has prompted us to use this technic in order to achieve hemostasis in most conditions causing gastroduodenal hemorrhage. The protagonists of gastric resection incorrectly claim that vagotomy does not adequately control bleeding, but it must be remembered that a duodenal ulcer that bleeds is often unresectable. PALUMBO et al. (1964), employing distal antrectomy with vagotomy, were only able to resect the ulcer in 59 per cent of patients with active bleeding at the time of surgery.

Vagotomy has also been very effective in the control of bleeding from diffuse gastric hemorrhage (GILCHRIST and CHUN, 1954; MIXTER and HINTON, 1957; FARRELL et al., 1962; SULLIVAN et al., 1964). SULLIVAN et al. reported ten patients with hemorrhagic gastritis treated by vagotomy and pyloroplasty, and noted "a prompt, often dramatic, cessation of bleeding immediately following vagotomy". There was no indication of further bleeding in any of the ten patients.

b) Recurrence of Bleeding

The recurrence of bleeding in patients suffering from hematemesis is no higher following vagotomy than it is following subtotal gastrectomy (Table 23). The possibility arises that there will be more occurrences of incomplete vagotomy in this emergency than there would be in less urgent situations, which may account for some of the cases of rebleeding. Yet even gastrectomy does not give a certain guarantee that hemorrhage will not recur.

Table 23. *Incidence of recurrent hemorrhage following operative intervention*

Author	No. of cases	Partial gastrectomy (per cent)	Vagotomy-pyloroplasty (per cent)	Vagotomy + resection (per cent)
BOLES et al. (1958)	125	15.2	—	—
DONALDSON et al. (1958)	48	22.9	—	—
DORTON (1961)	100	—	0 (early)	—
			6.5 (late)	—
FARRIS and SMITH (1960)	30	—	0 (early)	—
			3.3 (late)	—
GRACE and MITTY (1962)	82	6.0	—	—
LAHEY and MARSHALL (1952)	186	8.6		
	306		6.5[a]	
	138			4.3
PALUMBO et al. (1964)	121	—	—	0[b]
SULLIVAN et al. (1964)	10	—	0[c]	—
THORNE and NYHUS (1965)	77	7.8	—	—
WEINBERG (1961)	47	—	4.2 (early)	—
			10.0 (late)	

[a] Vagotomy + Gastroenterostomy.
[b] Vagotomy + Distal Antrectomy.
[c] Operated on for Hemorrhagic Gastritis.

c) Mortality

Our figures for gastric resection in massive gastroduodenal hemorrhage show the mortality rate to be disconcertingly high (20.8%) (THORNE and NYHUS, 1965). The operative mortality for vagotomy and pyloroplasty and for gastric resection as an emergency tactic is summarized in Table 24. These figures, in which only the operative management of massive hemorrhage

Table 24. *Mortality rate reported following operative treatment of massive gastroduodenal hemorrhage*[a]

Author	No. of cases	Partial gastrectomy (per cent)	Vagotomy-pyloroplasty (per cent)	Vagotomy + resection (per cent)
BROOKS and ERAKLIS (1964)	76	21	—	—
DORTON (1961)	100	—	0	—
FARRIS and SMITH (1960)	30	—	6.6	—
FOSTER *et al.* (1964)	100	32		—
	77		11.7	
JONES and GUMMER (1960)	175	20	—	—
PALUMBO *et al.* (1964)	121	—	—	3.3[b]
SULLIVAN *et al.* (1964)	10	—	10.0[c]	—
THORNE and NYHUS (1965)	77	20.8	—	—
WEINBERG (1961)	47	—	2.1	—

[a] We have only considered those series which conform to the usual criteria for the definition of a massive bleeder (STEWART *et al.*, 1950).

[b] Vagotomy + distal antrectomy.

[c] Operated on for hemorrhagic gastritis. Patient died from hepatic failure.

as an *emergency procedure* is considered, clearly demonstrate that the mortality rate of vagotomy and pyloroplasty is considerably lower than for gastric resection. Very few surgeons can claim to achieve a similarly low mortality rate for gastric resection performed for hematemesis[1].

In assessing the relative merits of these two procedures, we have compared over-all mortality and morbidity rates. Also, in view of the falling mortality figures from improved supportive treatment, we have not compared the results of series reported recently with those reported many years ago. Age and selection of patients played no part in determining the type of operation in the series reviewed.

Other Methods

Other methods of reducing gastric blood flow, *e. g.*, gastric cooling (NICOLOFF *et al.*, 1962) and pitressin, may have a place in temporarily controlling the bleeding, but they do not correct the basic cause of the hemorrhage. The chief merit of gastric hypothermia (as opposed to gastric freezing) is that it provides a period during which the patient may be prepared for definitive surgery (SCHALLER *et al.*, 1965), thus converting an *emergency* to an *elective* procedure. The recurrence rate of bleeding after cessation of cooling is as high as 70 per cent in the immediate post-cooling period (TURNER *et al.*, 1963), but this can be appreciably reduced by cooling for a further 12—24 hours (WANGENSTEEN and SMITH, 1964). Failure to control hemorrhage may also result from large amounts of clotted blood insulating the gastric wall from the cooling ballon. If gastric hypothermia is used in the management of hematemesis, it should be part of a planned definitive program, and not merely to bide time while the surgeon procrastinates!

Conclusions

Hemorrhage is the most serious complication arising from gastroduodenal ulcers, and its surgical management is still problematic. A change away from conservatism, in which surgery was reserved for "salvage" cases only, led to a significant decrease in the mortality rate

[1] We have thus embarked on a program of vagotomy and pyloroplasty for gastroduodenal hemorrhage, and are pleased with the early results, but it is still too premature to present these figures.

for gastrectomy in the acutely bleeding patient. However, despite well-defined criteria for operation and advances in patient management, the mortality rate of gastric resection remains alarmingly high. The addition of vagotomy and pyloroplasty to the surgical armamentarium in the management of this complication has reduced these statistics considerably.

It is undeniable that a large proportion (about 75% — Todd, 1956) of patients with gastroduodenal bleeding will stop bleeding spontaneously without recourse to surgery. Because of this possibility, internists are reluctant to advocate gastrectomy which is not a completely satisfactory operation. The lower mortality rate of vagotomy and pyloroplasty suggests that this operation may be used at an earlier stage during the bleeding episode, thus allowing fewer patients to become massive bleeders by the old criterion. The beneficial effects of a policy of earlier surgery are well demonstrated in Table 25. If a policy of earlier operation

Table 25. *Comparison of mortality rates for "early" (within 48 hours) and "late" (after 48 hours) surgical intervention for massive gastroduodenal hemorrhage. The surgical procedure in these series was generally gastric resection*

Author	No. of Cases	Early Surgery (per cent)	Late Surgery (per cent)
Darin et al. (1961)	128	12	28
Finsterer (1939)	112	5.1	33.3
Gordon-Taylor (1946)	25	5.5	5.9
Heuer (1946)	31	10	70
Welch (1949)	113	15	54

is adopted, the operative mortality rate of all cases of hematemesis will be further reduced, although it must be conceded that many patients would be subjected to surgery who would otherwise have stopped bleeding spontaneously.

It is worth reemphasizing the merits of vagotomy and pyloroplasty in the surgical management of hemorrhagic gastritis, where resection all too frequently results in virtually a total gastrectomy. Such a procedure would seem to exceed the physiologic demands occasioned by hemorrhagic gastritis.

Summary. The rationale for the use of vagotomy and pyloroplasty in the surgical management of gastroduodenal hemorrhage has been studied both experimentally and clinically. Transection of the vagus nerves reduces blood flow to the stomach, and allows hemostasis to occur. The operative mortality and morbidity for vagotomy and pyloroplasty have been reviewed and found to be superior to gastric resection in the surgical management of gastroduodenal hemorrhage.

References

Albright, H. L., and R. C. Kerr: Suture control of bleeding duodenal ulcer. Arch. Surg. **71**, 803 (1955).

Ballinger, II, W. F., R. T. Padula, and R. C. Camishion: Mesenteric blood flow following total and selective vagotomy. Surgery **57**, 409 (1965).

Barclay, A. E., and F. H. Bentley: The vascularization of the human stomach. Gastroenterology **12**, 177 (1949).

Barlow, T. E., F. H. Bentley, and D. N. Walder: Arteries, veins, and arteriovenous anastomoses in the human stomach. Surg. Gynec. Obstet. **93**, 657 (1951).

Benjamin, H. B., M. Wagner, W. Zeit, and R. Ausman: Thermogenesis during surgical anesthesia. Rev. canad. Biol. **15**, 95 (1956).

Berne, C. J.: Personal communication 1964.

Boles, R. S., W. J. Cassidy, and S. M. Jordan: Medical versus surgical management for the complication of hemorrhage in duodenal ulcer. Gastroenterology **32**, 52 (1957).

Brooks, J. R., and A. J. Eraklis: Factors affecting the mortality from peptic ulcer. New Eng. J. Med. **271**, 803 (1964).

Darin, J. C., M. A. Polacek, and E. H. Ellison: Surgical mortality of massive hemorrhage from peptic ulcer. Arch. Surg. **83**, 55 (1961).

Donaldson, R. M., J. Handy, and S. Papper: Five-year follow-up study of patients with bleeding duodenal ulcer with and without surgery. New Eng. J. Med. **259**, 201 (1958).

Dorton, H. E.: Vagotomy, pyloroplasty and suture — A safe and effective remedy for the ulcer that bleeds. A progress report on 100 consecutive cases. Ann. Surg. **153**, 378 (1961).

FARRELL, J. J., N. S. KANTOR, and K. B. RICHMOND: Massive upper gastrointestinal bleeding necessitating emergency surgery. Amer. Surg. 28, 362 (1962).

FARRIS, J. M., and G. K. SMITH: Vagotomy and pyloroplasty: A solution to the management of bleeding duodenal ulcer. Ann. Surg. 152, 416 (1960).

FINSTERER, H.: Surgical treatment of acute profuse gastric hemorrhages. Surg. Gynec. Obstet. 69, 291 (1939).

— Der Wert der Frühoperation bei akuten Magenblutungen aus einem chronischen Ulkus. Wien. med. Wschr. 97, 3 (1947).

FOSTER, J. H., T. K. HUNT, and J. E. DUNPHY: Emergency operation for massive upper gastrointestinal hemorrhage. Brit. J. Surg. 51, 757 (1964).

GILCHRIST, R. K., and N. CHUN: Severe hemorrhage in presumed peptic ulcer. Arch. Surg. 69, 366 (1954).

GORDON-TAYLOR, G.: The problem of the bleeding peptic ulcer. Brit. J. Surg. 25, 403 (1937).

— The present position of surgery in the treatment of bleeding peptic ulcer. Brit. J. Surg. 33, 336 (1946).

GRACE, W. J., and W. F. MITTY: Does subtotal gastrectomy in bleeding peptic ulcer prevent recurrence of bleeding? Amer. J. dig. Dis. 7, 69 (1962).

HEUER, G. J.: Surgical aspects of hemorrhage from peptic ulcer. New Eng. J. Med. 235, 777 (1946).

JONES, F. A., and J. W. P. GUMMER: Clinical gastroenterology. Oxford: Blackwell Sci. Publ. 1960.

LAHEY, F. H., and S. J. MARSHALL: The surgical treatment of peptic ulcer. New Eng. J. Med. 246, 115 (1952).

MIXTER jr., G., and J. W. HINTON: Gastroduodenal hemorrhage diathesis. A report of ten cases treated by vagectomy. N. Y. St. J. Med. 57, 3808 (1957).

NICOLOFF, D. M., W. O. GRIFFEN jr., P. A. SALMON, E. T. PETER, and O. H. WANGENSTEEN: Local gastric hypothermia in the management of massive gastrointestinal hemorrhage. Surg. Gynec. Obstet. 114, 495 (1962).

NYHUS, L. M.: Massive upper gastrointestinal hemorrhage. In: Surgery of the stomach and duodenum. H. N. HARKINS and L. M. NYHUS, eds.). Boston: Little, Brown & Co. 1962.

— Massive upper gastrointestinal hemorrhage: Recent developments in diagnosis and treatment. Presented at the 65th Congr. of the Japanese Surgical Society, Tokyo, Japan (April 1965).

NYLANDER, G., and S. OLERUD: The vascular pattern of the gastric mucosa of the rat following vagotomy. Surg. Gynec. Obstet. 112, 475 (1961).

O'NEAL, W. J., and M. A. HIRSH: Emergency barium study of severe hematemesis. Surgery 52, 592 (1962).

PALUMBO, L. T., W. S. SHARPE, D. J. LULU, M. H. BLOOM, L. R. DRAGSTEDT II, and L. J. LAWSON: Distal antrectomy with vagectomy. Results in 265 cases of chronic duodenal ulcer with hemorrhage. Arch. Surg. 89, 637 (1964).

RUDICK, J., G. BELL, and A. M. HARPER: Effects of vagal nerve section on blood flow through the gastric mucosa. Proc. of Wellcome Research Society, Glasgow, Scotland (1964).

— L. S. SEMB, W. G. GUNTHEROTH, G. L. MULLINS, H. N. HARKINS, and L. M. NYHUS: Gastric blood flow and acid secretion in the conscious dog under various physiological and pharmacological stimuli. Surgery 58, 47 (1965).

— W. G. GUNTHEROTH, and L. M. NYHUS: The neural regulation of gastric blood flow. Presented at the VIIIth Assembly of the West, Guadalajara, Mexico (November 1965).

SCHALLER jr., R. T., E. A. HESSEL II, L. T. KING, and J. K. STEVENSON: The treatment of massive upper gastrointestinal hemorrhage with gastric hypothermia. Presented to the Seattle Surgical Society 16th January 1965.

SCHNITZLEIN, H. N.: Regulation of blood flow through the stomach of the rat. Anat. Rec. 127, 735 (1957).

SCOTT jr., N. M.: Experience with the "vigorous diagnostic approach" to upper gastrointestinal hemorrhage. Ann. Intern. Med. 51, 89 (1959).

STARZL, T. E., and R. J. SANDERS: A maneuver for detection of the site of gastric hemorrhage. Surg. Gynec. Obstet. 116, 121 (1963).

STEWART, J. D., C. RUDMAN, C. CITRET, and H. W. HALE jr.: The definitive treatment of bleeding peptic ulcer. Ann. Surg. 132, 681 (1950).

SULLIVAN, R. C., R. B. RUTHERFORD, and W. R. WADDELL: Surgical management of hemorrhagic gastritis by vagotomy and pyloroplasty. Ann. Surg. 159, 554 (1964).

TANNER, N. C., and A. M. DESMOND: The surgical treatment of haematemesis and melaena. Postgrad. med. J. 26, 253 (1950).

THORNE, F. L., and L. M. NYHUS: Treatment of massive upper gastrointestinal hemorrhage. Amer. Surg. 31, 413 (1965).

TODD, M. H.: Massive bleeding from peptic ulcer. Virginia med. Mth. 83, 55 (1956).

Tolstedt, G.E., and J.W. Bell: Aortico-duodenal fistula after aortic homograft without aneurysm formation. New Eng. J. Med. **264**, 816 (1961).

Turner, G.R., D.B. Hinshaw, R. Carter, and R.S. Vannix: Local gastric hypothermia in management of massive upper gastrointestinal hemorrhage. Surgery **53**, 609 (1963).

Vito, R.V. De, M.B. Listerud, L.M. Nyhus, K.A. Merendino, and H.N. Harkins: Hemorrhage as a complication of reflux esophagitis. Amer. J. Surg. **98**, 657 (1959).

Wangensteen, S.L., and R.B. Smith: Intragastric cooling for upper gastrointestinal bleeding. Ann. N.Y. Acad. Sci. **115**, 328 (1964).

Weinberg, J.A.: Treatment of the massively bleeding duodenal ulcer by ligation, pyloroplasty and vagotomy. Amer. J. Surg. **102**, 158 (1961).

Welch, C.E.: Treatment of acute massive gastroduodenal hemorrhage. J. Amer. med. Ass. **141**, 1113 (1949).

Kommentar

Gastro-Esophageal Hypothermia

By Owen H. Wangensteen, Wallace P. Ritchie jr., John P. Delaney and Robert L. Goodale jr.

Decreased visceral temperature has long been recognized to have a profound effect on the physiologic processes of gastric acid and pepsin secretion. William Beaumont (1833) found that the gastric juice of his patient, Alexis St. Martin, had less digestive power at room than at body temperature. Schwann (1836) confirmed Beaumont's suggestion of the presence of a ferment in gastric juice and observed that heat above 60° C. destroyed its digestive power. Schwann named the active ferment pepsin. Kühne (1874) coined the word enzyme to describe the strong proteolytic activity of his newly found digestive ferment, trypsin, thereby bringing additional evidence to the important role of enzymes in digestion.

Ewald (1905) suggested use of gastric lavage with ice water to control massive gastric hemorrhage, which suggestion many years later found its warmest advocate in E.D. Palmer (1957). Observations of the influence of temperature upon gastric digestion were extended in this laboratory (1958) to indicate that when the gastric mucosal temperature was depressed and maintained well below the optimal point for peptic activity, frogs with an attached oxygen line could be maintained in good condition within the cooled stomach of the larger frog host for long hours without evidence of injury [1]. These observations led to use of an inlying gastric balloon and circulation of a cold perfusant to control massive gastric hemorrhage in a number of threatening situations. Arrest of hemorrhage attending the circulation of a cold fluid through a gastric balloon is owing to two circumstances: 1. Ablation of peptic activity of gastric juice of man and dog at mucosal temperatures below 30° C. 2. Reduction of arterial inflows to 30—40% of normal when the gastric mucosal temperature is maintained at approximately 15° C [2].

Gastric Cooling for Massive Gastric Hemorrhage

An experience of more than 7 years has confirmed those observations and today gastric cooling for massive gastric or duodenal hemorrhage as well as cooling of the esophagus for bleeding esophageal varices is finding wide usage and warm acceptance.

Indications

Patients with hematemesis who bleed massively and have a low hemoglobin or present evidences of clinical shock with a systolic blood pressure less than 90 mm. Hg. with hurried pulse despite multiple blood transfusions constitute the group accepted as candidates for gastric and/or gastroesophageal cooling.

Our experience suggests that the surgeon should decide within a period of to 4 hours following institution of cooling whether or not the cooling should be continued or resort should be had to operation [3]. If the bleeding stops and the vital signs improve with rise of blood presure and decrease in the pulse rate without necessity for further transfusions, it is obvious that a satisfactory result is being achieved. If, however, returns from the nasogastric tube lying within the stomach show evidence of continued bleeding and if improvement in vital signs has not attended a two four hour period of gastric cooling, emergency operation is indicated.

Vasopressin (Pitressin) given intravenously at a rate of 0.1 clinical units per kilogram body weight per minute preferentially reduces arterial inflow [*4, 5, 6*] to the splanchnic organs, including stomach and intestine by approximately 60 to 70 per cent. Recently this simple expedient has been employed as initial therapy in all patients with massive upper gastrointestinal hemorrhage and appears to have lessened somewhat the need for gastric cooling. Local hypothermia, however, continues to be a very useful therapeutic tool which deserves trial before emergency surgery is undertaken in most conditions that give rise to massive upper gastrointestinal hemorrhage. *Gastroesophageal cooling combined with vasopressin* remains the *agent of choice in the management of massive hemorrhage from esophageal varices*, and in fact, has supplanted use of the Sengstaken-Blakemore Tube for this purpose in this and a number of other clinics.

We have been content, under many circumstances, to invoke cooling when it might prove helpful to garner additional evidence which would help resolve the actual nature and source of bleeding. Our own feeling has been that gastroscopy during massive gastric hemorrhage is unwarranted and we are reluctant to transport critically ill patients to another hospital floor for x-ray examination. Preliminary gastric lavage with an Ewald Tube (35 FR), employing ice cold water to hemolyze any blood clots which may have accumulated in the stomach, is essential to the success of the procedure. When the returns are clear the throat is lightly anesthetized with a topical anesthetic spray, the gastric cooling balloon is passed by mouth, and perfusion is begun. A 15 per cent alcohol solution is a satisfactory perfusant to achieve the necessary temperature depression in gastric cooling. The balloon surface temperature is not measured routinely during these perfusions. A few determinations suggest that a balloon surface temperature of approximately 15° C. is maintained during such perfusions. We are content to monitor the inflow and outflow temperatures which are maintained in the area of 0° to 8° C. (inflow) and 5° to 10° C. (outflow) with a perfusion rate of 1500 cc. per minute.

Results

Table 26 indicates the success rate of gastric and/or esophageal cooling in the control of massive gastric hemorrhage. The hospital mortality of massive gastric hemorrhage is still large. Increased acquaintance with the advantages and limitations of the method has definitely improved the accomplishment of this hospital with these tragic occurrences. Currently (January, 1964 to August, 1965) the hospital mortality for massive upper gastrointestinal bleeding using this technique, eliminating from consideration patients admitted in a moribund condition, is 17.6 per cent. Modest as this accomplishment is, it constitutes considerable improvement over the experience of the pre-cooling era.

Table 26. *Gastric hypothermia for hemorrhage* (8–1–65)

Diagnosis	No. of Patients	No. controlled	Hospital[a] mortality
Duodenal ulcer	36	26 (72%)	6 (16.6%)
Gastric ulcer	24	13 (54%)	8 (33.3%)
Gastric carcinoma	6	4 (67%)	2 (33.3%)
Esophageal varices	29	21 (73%)	13 (44.8%)
Hemorrhagic gastritis	8	5 (63%)	5 (63%)
Postoperative bleeding	33	21 (64%)	6 (18.3%)
Steroid ulcer	11	8 (73%)	2 (18.2%)
Esophageal ulcer	2	2 (100%)	1 (50%)
Hemorrhagic dyscrasis	7	5 (71%)	2 (28.6%)
	156	105 (67%)	45 (28.8%)
Experience from 1–1–64 to 8–1–65	34	20 (59%)	6 (17.6%)

[a] Patients admitted in moribund condition are not included.

Gastric Freezing

The objective of gastric freezing is to produce controlled physical injury of the gastric mucosa through the agency of such profound cold that tissue water is crystallized. Ideally the temperature of each mucosal cell should be reduced to an optimal level, with none subjected to excessive cold. While simple in concept, such an aim is difficult to accomplish. Our investigations have been directed toward definition and achievement of gastric mucosal temperature depressions wich are tolerated without serious injury and which are adequate to procedure protracted periods of relative unresponsiveness of the gastric secretory cells. The real biologic potential of gastric freezing will be realized only when uniform gastric mucosal temperature depressions can be routinely induced.

1. Experimental Basis for Gastric Freezing

Canine Gastric Pouches

To date, uniform mucosal temperature depression has been achieved only in isolated canine gastric pouches. Such pouches subjected to freezing for one hour with tissue temperatures reaching $-6°$ to $-10°$ C. are usually (85%) achlorhydric to all secretory stimulants [7]. Temperature depressions of this magnitude and duration are, however, not well tolerated by the intact stomach. When Heidenhain pouch mucosa is kept at $-4°$ C. for 25 minutes maintaining the temperature below $0°$ C. for 45 minutes, the length of achlorhydria to a meal averaged over 16 weeks (Table 27).

Table 27. *Mean duration of achlorhydria to a meat meal stimulus following heidenhain pouch freezing*

Inflow temp. (°C)	Tissue temp. (°C)	Freezing time (min)	Achlorhydria (weeks)
—	-2 to -4	20	0.7
—	-2 to -4	40	16.2
—	-6 to -8	20	4.6
—	-6 to -8	40	13.6
—	near 0	60	7.2
-17 to -20	—	45	27.6
-17 to -20	—	60	62.1

These findings, coupled with the observation that a large proportion of ulcer craters disappeared following freezing and that most patients experienced complete symptomatic relief initially accounted for the early over optimism attending this procedure. Increased experience indicates that protracted achlorhydria is rarely observed following freezing of the intact stomach of man or dog using conventional techniques.

Table 28. *Mean changes in mucosal cellular populations following gastric freezing*

	Heidenhain pouch 1—30 months after freezing	Intact dog stomachs 3 weeks after single freeze	Intact dog stomachs 6 months after a series of 8 freezes
Mucous neck cells	0% (no change)	$+64\%$	$+46\%$
Parietal cells	-80%	-57%	-35%
Chief cells	-80%	-59%	-39%
Nerve Plexuses	-19%	-29%	-27%

Freeze of the Intact Rat Stomach

Following a single freeze of the rat stomach, prolonged periods of achlorhydria develop. The effectiveness of the procedure in this species is related to several factors: the organ is basically ovoid in shape and is, therefore, susceptible to freezing with a round balloon. This balloon type has been shown to possess a high heat transfer efficiency, has a uniform thickness throughout, and approximates itself evenly to all parts of the acid-pepsin secreting mucosa. In addition, the technique employed dictates that the intact stomach be frozen on the anterior abdominal wall, so that the insulting effects of surrounding organs are minimized. A rapid freeze for a precise period of time results. The prolonged duration of ensuing achlorhydria gives a good indication of the biological potential of gastric freezing.

Histologic Observations

Table 28 indicates one of the ways by which gastric freezing effects a reduction in the production of gastric acid. It is to be noted that an increase of mucous neck cells and a corresponding decrease in parietal and chief cells attends gastric freezing. A reduction of the number of cells in AUERBACH's and MEISSNER's nerve plexuses is also observed. Most of the changes appear to be temporary. Following isolated canine pouch freezing, however, the reduction in parietal and chief cells, as well as the achlorhydria seem to be persistent.

Heat Transfer

Experimental evidence regarding the importance of balloon shape and dispersion patterns was obtained in a series of in vitro experiments. Fig. 294 shows the relative efficiencies of the different systems tested. It is readily apparent from the data that the end-hole inflow tube makes far more rapid heat transfer than the side hole disperser. Similarly, with all other conditions remaining identical, the round balloon proved more efficient than the stomach

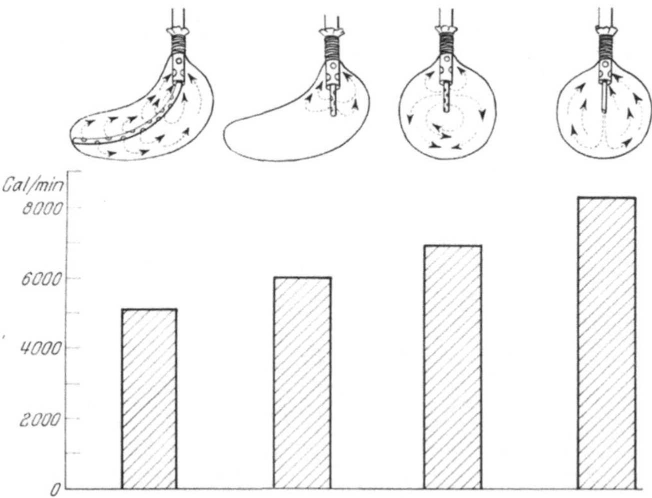

Fig. 294. Heat transfer efficiency of the various inflow dispersion-balloon combinations

shaped counterpart. The same point was demonstrated in canine experiments in which a higher mortality rate (and a somewhat longer period of achlorhydria to standard secretory stimuli) attended gastric freezing employing a round balloon.

It is apparent from these and other studies that the round balloon is an extremely efficient freezing device. Not only does it possess a high coefficient of heat transfer but also, unlike the stomach shaped balloon, it has a uniform thickness when distended and approximates itself evenly to all parts of the acid pepsin secreting mucosa. The obvious inability of the round balloon to make contact with the antrum would not appear to be a serious disadvantage, since, as previously noted, the gastrin release mechanism is resistant to effective freezing a temperatures readily tolerated by the gastric corpus. The major obstacle to routine employment of the round balloon clinically has been the observed higher mortality associated with its use in dogs. This circumstance has led us to be cautious in clinical use of the round balloon, while trying to define safe base lines of temperature depression and duration of freezing in the experimental laboratory. In patients with stomal ulcer following prior gastric resection, however, we have had a fairly large and satisfactory experience with the round balloon employing conventional freezing techniques.

Coolant Dispersion Patterns:

To achieve uniform mucosal temperature depression the interior of the balloon should maintain a uniform temperature during the freeze. This achievement depends on good dispersion of the coolant throughout the balloon, every area having equal flow of the perfusing fluid past its surface. A simple end-hole inflow tube results in a jet stream striking one portion of the surface of the balloon, causing both an extremely cold spot and areas of inadequate perfusion. Perfusion irregularities can be very materially corrected by soft rubber inflow tube extending the full length of the balloon (Fig. 295).

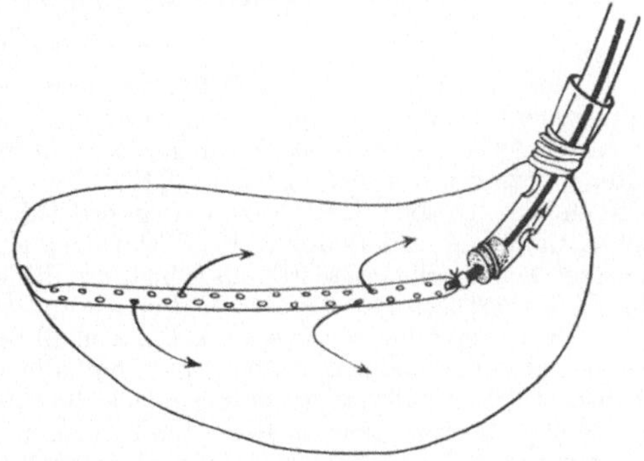

Fig. 295. Schematic diagram of the balloon and dispersion device currently in use. The inflow tube is a thin soft rubber tube (Penrose) with 40 side hole perforations, each having a diameter of approximately 3 mm., which is affixed to the distal end of the balloon

Rewarming

Fuson emphasized the value of rewarming the stomach at the end of the perfusion. A series of experiments in our laboratory has confirmed the efficacy of rewarming the stomach at the end of the freeze, a practice which we also have implemented in all clinical gastric freezes. A coil is interposed in series in the inflow side of the circuit, and immersed in a dry ice alcohol bath (see Fig. 296). At the end of the perfusion a second coil in a controlled tem-

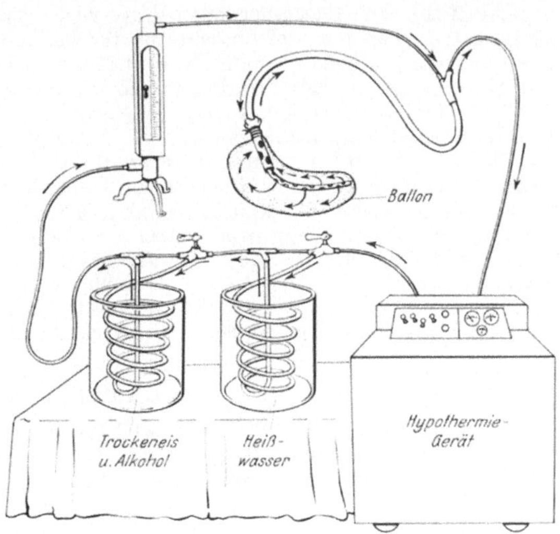

Fig. 296. Schematic diagram of the freezing apparatus currently in use. The rotameter flowmeter in the inflow line permits continuous monitoring of perfusion rate. Two booster coils are placed in the system, one immersed in a dry ice alcohol bath, the other in a constant temperature hot water bath for rewarming the stomach at the conclusion of the procedure. The manually operated valves on the inflow line allow fluid to be circulated through a single coil or to bypass it. An inert silicone fluid, with a density equal to alcohol is used in both experimental and clinical gastric freezing

perature hot water bath, kept at approximately 50° C., is brought into the circuit via a valve system on the inflow line which allows the operator to divert the fluid through the coil or to bypass it. Thus balloon-mucosal interface temperatures can be rapidly and effectively controlled. The addition of rewarming delineating more precisely the duration of the freeze, has virtually eliminated death from necrosis following experimental freezing, employing balloon surface temperature depressions in the range of −2° C. to −4° C. for 25 minutes.

Vasopressin and Dextran

Although vasopressin has been employed as an adjunct to gastric freezing in order to reduce gastromesenteric blood flow [6], its use can result in excessive cold injury and has consequently been abandoned.

Low molecular weight dextran has been shown experimentally to provide some measure of protection against excessive freeze injury [8] but its use appears less necessary when rewarming is added to the conventional freezing procedure.

2. Clinical Practice and Results

Current Clinical Practice

Techniques of clinical gastric freezing have improved considerably following the routine employment of thermocouples to monitor mucosal temperatures, rewarming of the stomach at the conclusion of the freeze, with employment of flow rates in the range of 2500—3000 cc/minute. Freezing the intact stomach of the ulcer patient in our clinic is currently carried out with the conventional latex stomach shaped balloon. The patient is premedicated with morphine, thorazine, and atropine. The latter drug lends comfort to the procedure since it averts the problem of salivary secretions which are difficult to swallow with the tube in place. The throat is anesthetized with a topical spray and the stomach is aspirated with a nasogastric tube. The freezing balloon is wrapped in a small bolus around the tube and is passed down the esophagus under fluoroscopic control. The balloon is then filled until the patient complains of discomfort, usually at a volume of 800 to 1000 cc.

Coolant outflow temperature and balloon mucosal interface temperatures are continuously monitored and recorded on a Honeywell Recorder. The commercial Swenko gastric hypothermia unit has been modified by a series of coils, one immersed in a dry-ice alcohol bath the other in a controlled temperature heating bath (Fig. 296). This system provides greater cooling capacity, more flexible control of coolant temperature and ready reheating of the stomach at the end of the procedure, as already described. Currently, a balloon perfusion rate of 2500 cc. to 3000 cc. per minute is being used. The coolant is directed through these so called "boosters" or can be diverted past them as needed to obtain the desired temperature on the balloon mucosal interface thermocouples.

Perfusion is ordinarily begun with a coolant return temperature of approximately $-40°$ C. No surface thermocouple is allowed to get below $-5°$ C. If, at the start of the perfusion, one or more of the surface thermocouples drops very rapidly and seems to reflect coolant temperature rather than mucosal temperature the balloon is deflated and its position readjusted. Our objective has been to maintain all balloon surface thermocouples between $-2°$ C. and $-4°$ C. for approximately 25 minutes and we limit the period of perfusion below $0°$ C. to a total of 35 minutes. Unfortunately, we rarely succeed in achieving this ideal pattern of balloon-mucosal temperature depression. If two or three thermocouples are kept within the specified ranges over the periods of time outlined, we feel we have had a reasonably successful perfusion. Rewarming has become standard practice in the patient freezing protocol and has reduced the incidence of complications. Our current experimental studies tend to suggest that a "quick freeze" with mucosal temperature depression in the $-10°$ C. to $-15°$ C. range sustained for 5 to 6 minutes may offer advantages over and come to supplant the clinical freeze currently in use ($-2°$ C. to -4 C. for 25 minutes). An inert silicone fluid[1] has been substituted for alcohol to avoid poisoning in the event of balloon rupture, which, with alcohol, could be a disastrous occurrence, but which accident has not occurred in our experience.

Clinical Results

As of August 1, 1965, 690 patients have been subjected to 957 episodes of profound gastric hypothermia. Table 29 gives the indications for freezing. Selection of patients has been essentially on the same basis as previously outlined, that is, the patients have in general been failures of medical management and candidates for ulcer surgery [9]. The largest number of patients have been treated for duodenal ulcer disease. A second sizeable group has been frozen for recurrent ulcer following operation. While the results in treating gastric ulcer have been quite satisfactory, the obvious difficulties in establishing the benignity of the process have limited our use of gastric freezing for treatment of this lesion.

Table 29. *Indications for gastric freezing*

562	Duodenal ulcer
67	Stomal ulcer
23	Gastric ulcer
14	Hiatus hernia and esophagitis
24	Miscellaneous
690	957 Freezing episodes

Relief of Pain and Healing of Ulcer Craters Attending Gastric Freezing

Almost uniform relief of pain follows gastric freezing in patients with chronic duodenal ulcer. Healing of a large percentile of duodenal ulcer craters demonstrated by x-ray examin-

---

[1] Medical Fluid Number 360, 1.5 centistoke, Dow Corning, Midland, Michigan.

ation a few weeks after gastric freeze has been observed by us as well as other observers. Dr. HAROLD PETERSON, Chairman of the Department of Roentgenology, and his Staff have critically examined the situation in a group of patients approximately 3 months after gastric freezing. Healing was observed at 3 months in approximately 50 per cent of instances. An additional number of craters were smaller. These two occurrences, relief of pain and healing of ulcer craters complemented by the circumstance that isolated gastric pouches and intact rat stomachs were found to remain achlorhydric after freezing for long periods of time, lent a note of over-optimism in our early experience with freezing in the management of patients with duodenal ulcer.

Table 30 indicates the current symptomatic status of the different patient groups. Symptoms have been satisfactorily controlled in 30 to 50 per cent of the patients treated. Sixteen per cent of duodenal ulcer patients have undergone subsequent definitive operation for their disease after gastric freezing. This high operative rate is occasioned in part by the circumstance that almost all patients are essentially candidates for operation with strong manifestations of the peptic ulcer diathesis. The need for this percentile of patients to such operative relief also points up failure of the freezing procedure to control symptoms in many patients.

Complications

Post freeze gastric ulcer occurred in 29 patients following 957 freezing episodes, an incidence of 3.0 per cent. The majority of these were superficial ulcers, but 10 were classified as penetrating. Three resulted in free perforation, one of which occurred in a patient on steroid medication. Significant post freeze bleeding occurred in 44 patients, an incidence of 4.5 per cent. Of these, 13 required transfusion. Bleeding was considered significant when it was of such a magnitude as to require hospital observation or transfusion, or when gross hematemesis occurred. Employing the "quick" freeze, with balloon-surface temperature depression in the range of $-10°$ C. to $-15°$ C. for 5 to 6 minutes with subsequent rewarming, attending which the balloon-surface temperature attains normothermic values within 2 minutes, no complications have been observed in the last 21 episodes of clinical gastric freezing.

It is to be observed that no hospital mortality has attended employment of gastric freeze in 690 patients, representing 957 episodes of freezing. Additionally, ten patients have been subjected to 56 episodes of esophageal freezing for esophageal varices in the non-bleeding phase without mortality.

Five patients have died of problems related to ulcer remotely after a gastric freeze, which obviously failed to control the disease. Three of these deaths occurred following ulcer operations at other hospitals, the fourth secondary to hemorrhage and the last from a perforated gastric ulcer in a patient continued on steroid medication for rheumatoid arthritis.

Summary and Conclusions

Gastric and/or esophageal cooling has proved to be a helpful device in the management of massive gastric and/or esophageal hemorrhage. In a fairly large number of instances, this mode of therapy has precluded the necessity of emergency surgery. The mortality of massive hemorrhage from all causes has been materially reduced in the experience of this hospital by the use of local gastric hypothermia. A number of patients have been managed quite satisfactorily by intravenous administration of vasopressin (pitressin) alone, thereby lessening the need for gastro-esophageal cooling. Neither gastric nor esophageal freezing has been employed by us as initial therapy for acute massive hemorrhage.

Gastric freezing as a device to impair the capacity of the stomach to secrete a potent digestive juice has been under study for almost 4 years. Both the virtues and limitations of the method are becoming increasingly apparent. Relief of pain and healing of ulcer craters occur quite uniformly. However, depression of gastric secretory responses is shortlived and is observed only over protracted periods of time following freezing of isolated canine gastric pouches or intact rat stomachs.

Of patients with duodenal ulcer who were failures of medical management and had satisfactory indications for operation, approximetely 45 per cent have remained asymptomatic or consider themselves greatly improved. In approximately one third of the patients symptoms have returned. Sixteen per cent have sought relief in operation. The incidence of asymptomatic patients following gastric freezing is somewhat higher in those with hiatus hernia and gastric ulcer. Because of the concern of surgeons over the benignity of unhealed gastric defects, perhaps more patients than necessary with gastric ulcer, not healing quickly after freezing, have been subjected to operation. Of 14 patients subjected to freezing for hiatal hernia only one has undergone operation.

27*

Table 30. *Current[a] symptomatic status of all patients frozen between 10–61 and 8–65*

I. Duodenal ulcer

	No. pts.	Asymptomatic	Minimal[b] symptoms	Symptomatic	Subsequent definitive operation	Dead	No follow-up	No. pts. re-frozen	Total no. refreezing episodes
10–61 thru 6–62	54	7 (13%)	8 (15)%	20 (37%)	14 (25%)	5 (10%)	0	26 (48%)	46
7–62 12–62	133	39 (29%)	21 (16%)	45 (33%)	21 (15%)	7 (6%)	0	43 (32%)	62
1–63 6–63	163	31 (19%)	27 (17%)	52 (32%)	41 (25%)	9 (6%)	3 (1%)	68 (42%)	82
7–63 12–63	101	22 (21%)	21 (21%)	33 (32%)	21 (21%)	2 (2%)	2 (2%)	19 (19%)	22
1–64 6–64	71	21 (30%)	15 (21%)	26 (37%)	5 (6.5%)	1 (2%)	3 (3.5%)	6 (8%)	8
7–64 12–64	22	7 (32%)	8 (37%)	5 (22%)	2 (9%)	0	0	1 (5%)	1
1–65 7–65	18	6 (33%)	6 (33%)	3 (17%)	1 (6%)	0	2 (11%)	0 (0%)	0

II. Other

Diagnosis	No. pts.	Average duration follow-UP	Asymptomatic	Minimal[b] symptoms	Symptomatic	Subsequent definitive operation	Dead	No follow-up	No. pts. re-frozen	Total no. refreezing episodes
Hiatus hernia & esophagitis	14	18.5 mo.	6 (43%)	0	6 (43%)	1 (7%)	1 (7%)	0	4 (29%)	4
Gastric ulcer	23	13.8 mo.	11 (48%)	1 (4%)	3 (13%)	6 (26%)	2 (9%)	0	3 (13%)	3
Stomal ulcer	67	19.9 mo.	22 (33%)	7 (11%)	21 (31%)	19 (13%)	8 (2%)	0	23 (34%)	39

[a] November, 1965.

[b] Those patients who require no regular medication (including milk), and have only occasional, mild symptoms, promptly relieved by antacids.

This report obviously documents a modest accomplishment. However, that so large a number of patients with indications for operation have been managed without operation speaks well for the method, justifying continued pursuit of improvement of the freezing procedure.

The occurrence of complications after gastric freezing may never be completely eliminated. Our objective is to diminish their frequency, as well as seriousness. In 20 "quick" freezes (5 minute freeze with balloon surface temperatures at $-11°$ C.), no complications of any kind have been observed. In more than 1,000 episodes of gastric and esophageal freezing in this hospital, there has been no hospital mortality.

The future of gastric freezing as an adjunct to ulcer management awaits further demonstration of its usefulness. In older patients who are poor risks for operation and who are incompletely relieved by other methods of treatment, recourse to gastric freezing is certainly warranted. Our experience suffices to suggest too that a fairly large number of good risk patients who are candidates for operation may be satisfactorily controlled without need for surgical intervention.

Achieving injury of the neural and secretory mucosal cells, responsible for sustaining the ulcer diathesis, by physical means (cold), obviating the necessity for operative intervention in many patients, still emerges as a likely possibility. Continued experimental pursuit of the problem affords promise of developing freezing techniques which may lead to better accomplishment.

References

[1] WANGENSTEEN, O.H., H.D. ROOT, C.B. JENSON, K. IMAMOGLU, and P.A. SALMON: Depression of gastric secretion and digestion by gastric hypothermia: Its clinical use in massive hematemesis. Surgery **44**, 265 (1958).

[2] SALMON, P.A., W.O. GRIFFEN jr., J.R.S. PATERSON, F. FATTAH, and O.H. WANGENSTEEN: Effect of intragastric temperature changes upon gastric blood flow. Proc. Soc. exp. Biol. (N.Y.) **101**, 442 (1959).

[3] NICOLOFF, D.M., R.L. GOODALE jr., and O.H. WANGENSTEEN: Gastric cooling: A method for control of massive gastric hemorrhage. Current surgical management III, 1965.

[4] PETER, E.T., D.M. NICOLOFF, H. SOSIN, E.F. BERNSTEIN, and O.H. WANGENSTEEN: Observations upon portal hemodynamics during vasopressin (pitressin) administration in dogs. J. Surg. Res. 2/6, 370—372 (1962).

[5] DELANEY, J.P., R.L. GOODALE jr., J. CHENG, and O.H. WANGENSTEEN: Effects of pitressin in mesenteric capillary blood flow. Physiologist **7**, 115 (1964).

[6] WANGENSTEEN, O.H., R.L. GOODALE jr., J.P. DELANEY, R.C. DOBERNECK, J.C. ENGLE, and F.A. LARGIADER: Gastric freezing for duodenal ulcer: Potentiation with vasopressin. Ann. intern. Med. 61/4, 636—644 (1964).

[7] GOODALE jr., R.L., J.P. DELANEY, J.C. ENGLE, F.A. LARGIADER, W.P. RITCHIE jr., A. BARZILAI, and O.H. WANGENSTEEN: The duration of achlorhydria attending freezing of the isolated canine gastric pouch. J. surg. Res. **5**, 370—376 (1965).

[8] GOODALE, R.L., Z. EYAL, F.A. LARGIADER, J.P. DELANEY, and O.H. WANGENSTEEN: Protection afforded by low molecular weight dextran against post-freeze gastric ulcer in the dog. J. surg. Res. **9**, 403 (1964).

[9] BERNSTEIN, E.F., R.L. GOODALE jr., A.S. McFEE, A.J. MADSEN, E.A. ALLCOCK, and O.H. WANGENSTEEN: Rationale and results of gastric freezing for peptic ulcer. Am. J. Surg. **107**, 268—276 (1964).

[10] SANDER, S.: Histological and histochemical examination of the gastric mucosa in rats following vagotomy. Acta chir. scand. **129**, 81—85 (1965).

XIII. Die Ulcusperforation

Geschichtliches und Häufigkeit

Die Perforation ist in 8,8% der Fälle Ursache eines akuten Abdomens (ALNOR u. WERNER, 1959) und tritt in 13,2% (von 33439 Fällen, DEBAKEY, 1940) der Fälle von Gastro-Duodenalulcus ein. ALNOR u. Mitarb. (1959) rechnen für die Bundesrepublik jährlich mit 5000 Perforationen. Die Mortalität der Operierten nahm im letzten Jahrzehnt deutlich ab (1952 -4%, Avery JONES, 1957; 1960 $->2\%$, R. MAINGOT, 1961). Im allgemeinen perforiert das Magenulcus seltener als das Duodenalulcus. Etwa 21% Perforationen entstehen ohne Ulcusanamnese, 27% haben eine kurze Anamnese (bis zu einem Jahr). Die restlichen 52% haben eine langfristige Magenanamnese, welche auf die Ursache direkt hinweist.

Die erste operative Behandlung eines perforierten Ulcus geht auf MIKULICZ (1880) zurück. Es handelte sich um eine einfache Übernähung. Der Patient überstand die Operation nur 3 Stunden. Der erste Überlebensfall nach Übernähung stammt von KRIEGE (1892). Die erste Pylorektomie gelang KEETLEY (1899). Als Methode der Wahl wurde die primäre Resektion von v. HABERER (1919) empfohlen und erstmalig an 2 Fällen in Form einer Resectio Billroth I durchgeführt. Sammelstatistiken aus den Dreißigerjahren (937 Fälle von YUDIN, 1939) berichten mit diesem Vorgehen eine Mortalität von 8,8%. Diese Mortalitätsziffer lag damals niedriger als die aller übrigen Methoden. Das Vorgehen wurde daher speziell in Europa zur Methode der Wahl erhoben. In den anglo-amerikanischen Ländern blieb die einfache Übernähung das bevorzugte Vorgehen. Die primäre Resektion führte sich dort erst viel später ein (EMMETT und OWEN, 1953; JONES und DOLL, 1953; MOORE u. Mitarb., 1954; COOLEY u. Mitarb., 1955; TAYLOR, 1957). Großes Interesse wurde hingegen der kontinuierlichen Absaugung gewidmet (LANE, 1931; WANGENSTEEN, 1935; MULLEN, 1939; BEDFORD-TURNER, 1945; TAYLOR, 1946; SEELEY, 1951, 1956; SEN u. DEODHAR, 1959). Die Methode fand auch in Frankreich Anhänger (QUENU, 1951; ISELIN, 1952; FONTAINE, 1954). Im deutschen Schrifttum wird sie als initiale Maßnahme bis zur endgültigen Verfahrenswahl anerkannt, an der operativen Behandlung der Ulcusperforation jedoch grundsätzlich festgehalten (KUNZ, 1960). In letzter Zeit beginnen die nichtresezierenden und resezierenden mit Vagotomie kombinierten Verfahren auch in der Therapie der Ulcusperforation von sich reden zu machen (Vagotomie + Gastroenterostomie, CHALNOT et al., 1961; RYNSKI, 1959; Vagotomie + Antrektomie, JORDAN und DEBAKEY, 1963). Wir selbst verwenden in geeigneten Fällen bevorzugt eine selektive, proximale Vagotomie + Ulcusexcision + Pyloroplastik.

1. Klinik

Ausgezeichnete neuere Darstellungen über die Klinik der Ulcusperforation finden sich bei QUAST (1955), STEVENSON und HARKINS (1957), PALUMBO et al. (1957), BERNE und MIKKELSEN (1958), KAY (1959), WEIR und WEBSTER (1959), NORBERG (1959), ROGERS (1960), WEIR (1960), KUNZ (1960). Die meisten Perforationen finden sich 2 cm aboral des Pylorus, in der Grenzzone zwischen Pylorusdrüsen und Brunnerschen Drüsen (Variationsgrenzen: von 5 cm aboral bis 3 cm oral vom Pylorus). Auch die Perforationen des distalen Magenulcus sind meist an der Magenvorderwand lokalisiert (Variationsgrenzen: 2—8 cm oral des Pylorus).

Auch sie liegen in einer Übergangzone (nämlich zwischen Pylorusdrüsen und Fundusdrüsen). (Variationsgrenzen: je nach Ausdehnung des Antrums sehr variabel, vgl. Abb. 28). Duodenalperforationen sind häufig mit Malignität vergesellschaftet (7,3% nach McCAUGHAN und BOWERS, 1957; 21% nach TAYLOR, 1957).

2. Die Einteilung in chronische

(d.h. mit verdicktem, callösem Randwall und Umgebungsentzündung)

und akute Ulcera

(d.h. „ausgestanzte" Defekte ohne Umgebungsreaktion) ist wichtig.

Das pylorusnahe, *chronische Ulcus* ist immer *mit einer absoluten oder relativen Stenose* kombiniert, das *akute Ulcus* niemals. Dem entspricht die Anamnese stets, so daß nach diesen einfachen klinischen Gesichtspunkten eingeteilt und behandelt werden kann.

3. Komplikationen und seltenere Perforationsformen

Eine *Kombination von Blutung und Perforation* fanden S.W. MOORE und FULLER (1959) in folgender Häufigkeit:
12mal Perforation + Blutung,
15mal Perforation + Stenose,
5mal Perforation + Blutung + Stenose.
Die mehrfache Kombination von Komplikationen ist der Beweis für ein unbeeinflußbares Ulcusleiden. Hier ist die definitiv, operative Behandlung als primäre Maßnahme meist in besonderem Maße angezeigt.
Seltenere Formen der Perforation eines peptischen Ulcus sind:

a) Das Ulcus ventriculi ad und intra cardiam

das *dann* in Kardianähe entsteht, wenn Pylorusdrüsen bis zur Kardia hinaufreichen. Das Ulcus perforiert nach dorsal und gedeckt unter den Zeichen eines schubweisen, akuten Oberbauchsyndroms.

b) Das Ulcus oesophagi

entsteht auf Magenschleimhaut, welche in den distalen Oesophagus hinaufreicht *(Barret-Ulcus)*. Es perforiert ins dorsale Mediastinum, in die Pleurahöhle oder den subphrenischen Raum.

c) Das Ulcus bei Refluxoesophagitis

entsteht auf dem Plattenepithel des distalen Oesophagus. Seine freie Perforation ist seltener als die des Barret-Ulcus, obwohl es häufiger vorkommt als das Barrett-Ulcus. *Die Notoperation* besteht bei Perforation ins dorsale Mediastinum in einer transthorakalen, bei Perforation in das Subphrenium in einer transabdominalen Drainage und, wenn das Ulcus erreichbar ist, in einer einfachen Übernähung. Die *elektive Operation* in Form einer Vagotomie + Ulcusexcision + Pyloroplastik wird man nur bei gutem Allgemeinzustand ausführen können; ebenso die Vagotomie + Fundektomie + Pyloroplastik, welche überdies von der technischen Routine abhängig ist.

d) Das Anastomosengeschwür

(nach Gastroenterostomie oder Resectio Billroth I ohne Vagotomie) entsteht so langsam, daß eine freie Perforation kaum zu befürchten ist (ORDAHL u. Mitarb., 1955; 10 Fälle; GOLIGHER u. Mitarb., 1956; 14 Fälle; WALTERS und LYNN, 1956; 7 Fälle). In allen Fällen fand sich kein Anhalt einer freien Perforation. In Verbindung mit einer selektiven (proximalen) Vagotomie sind die Rezidiv- und Anastomosengeschwüre bedeutend geringer.

Die Resektionen wegen Ulcus ventriculi sind nur wenig mit Anastomosengeschwüren belastet (TANNER $1^0/_{00}$). Also ist die Zahl der Perforation von Anastomosengeschwüren verschieden groß. Die operative Behandlung des perforierten Anastomosengeschwürs läßt gute Resultate erwarten (HARKINS und NYHUS, 1962). Diese Autoren kombinieren die Übernähung mit einer Vagotomie. Nach unserer Meinung kann dies nur eine Notoperation sein, denn sie korrigiert die gastrisch bedingte Hyperacidität nicht ausreichend. Mit einem Rezidiv, unter Umständen Reperforation, muß gerechnet werden. Die elektive Operation muß daher sobald es der Allgemeinzustand erlaubt, nachgeholt werden. In jedem Fall hartnäckiger Anastomosengeschwüre ist das Vorhandensein von Zollinger-Ellison-Tumoren oder deren Metastasen zu überprüfen.

e) Das Gastro-Duodenalgeschwür des Neugeborenen

ist nicht so selten wie häufig geglaubt wird. Die Spontanperforation bei Kindern unter 2 Monaten beträgt 0,25 % (McCORMICK zit. nach JANSEN, 1959). Berichte über erfolgreiche operative Behandlung (einfache Übernähung) ermutigen zu aktiv chirurgischem Vorgehen (LEGAR et al., 1950; BEATTIE und BOHAN, 1952; SNARR, 1958; LYDAY u. Mitarb., 1959; JANSEN, 1959).

f) Das medikamentös-induzierte Ulcus

Über die ulcusprovozierende Wirkung von Butazolidin und Corticosteroiden herrscht Einigkeit. Seit der Zusammenhang geklärt ist, haben sich die Beobachtungen über akute Perforationen durch Stress oder medikamentöse Einflüsse (FLETCHER und HARKINS, 1954; 9 Perforationen von 42 akuten Ulcera; BENTON und BRAMLITT, 1959; FINK und GRAY, 1959; DANISH und LANDMAN, 1960) gehäuft.

g) Ulcus in einem Meckelschen Divertikel

BERMAN u. Mitarb. (1954) stellten unter 25 Fällen von Meckelschem Divertikel 16 % Perforationen fest. Die Symptome sind mehr die einer bakteriellen als einer chemischen Peritonitis. Die Behandlung ist, analog der einer Darmperforation, die Divertikelabtragung.

4. Symptome und Diagnose

Die *Symptomatologie der freien Ulcusperforation* ist so alarmierend, daß sie unverkennbar ist. Sie verläuft in vier klinischen Stadien. *1. Stadium der Perforation. 2. Stadium der peritonealen Reaktion. 3. Stadium der beginnenden Peritonitis. 4. Stadium der diffusen Peritonitis.*

Die Schwere der Symptome macht es erforderlich, den Patienten wie jedes akute Abdomen auf eine Intensivpflegestation (Wachstation, Schockbekämpfungsstation o. ä.) zu legen. Dort wird nach Schockbekämpfung und Beobachtung (2—4 Std) die Verfahrenswahl getroffen. *Im 1. Stadium* steht der *Schmerz* im

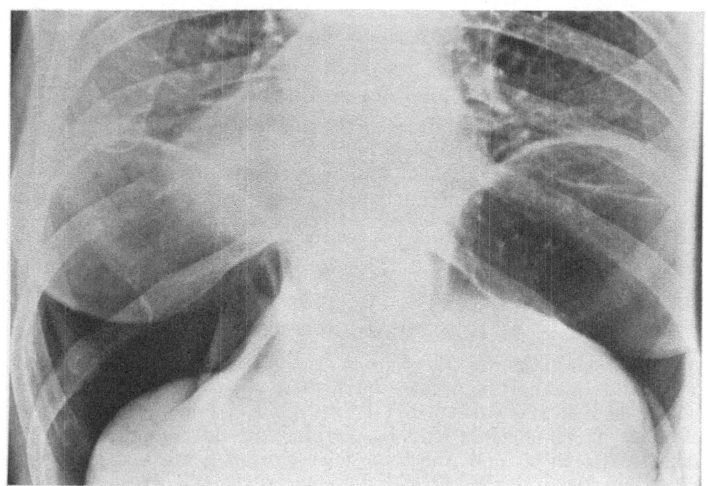

Abb. 297a. Freie Perforation. Spontane Tumorperforation, ♀, 61 J. bei Corpus-Fundus-Ca.

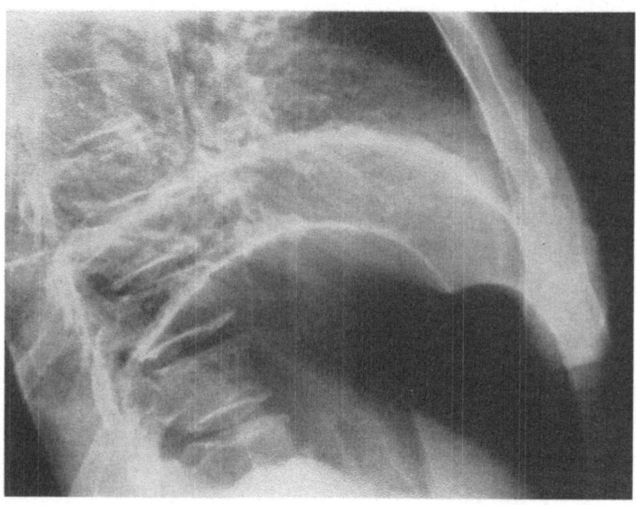

Abb. 297b. Seitlicher Strahlengang

Vordergrund. Er beginnt lanzinierend im Oberbauch und wandert nach *rechts* bei *Duodenal*perforationen, nach *links* bei *Magen*perforation. Mit zunehmender Ausbreitung der *peritonealen Reaktion* setzt das *2. Stadium* ein. Die Irritation des Peritoneums ruft reflektorische Erscheinungen hervor. Der Leib ist *bretthart, kahnförmig* eingezogen. Der Patient ist unruhig; in 40% der Fälle besteht *Erbrechen*. Der Kreislauf ist zentralisiert. Alles deutet auf das *Vorliegen eines akuten*

Abdomens hin. Sämtliche Maßnahmen zu seiner Bekämpfung sind unverzüglich einzuleiten (vgl. Abb. 196). Nach Ablauf von ca. 6 Std beginnt das *3. Stadium,* in welchem *die Peritonitis* manifest wird. Erbrechen und Unruhe nehmen zu. Ein *Schulterschmerz* (nach rechts bei Duodenalperforation, nach beiden Seiten bei freier Perforation eines Magenvorderwandgeschwürs) wird in ca. 20% der Fälle beobachtet. Die Temperatur kann subnormal sein. Die Atmung ist stets gesteigert. Die Bauchdeckenspannung wird mit zunehmender Peritonitis immer intensiver. In den rechten Unterbauch abfließendes Sekret kann eine akute Appendicitis vortäuschen. Durch intensive Schockbekämpfung kommt es in diesem Stadium stets zu einem Abklingen der heftigen Initialsymptome, was nicht dazu verleiten darf, mit der gespannten Beobachtung nachzulassen. Mit Vorteil wird die Besserung dazu verwendet, eine *Röntgenuntersuchung* vorzunehmen.

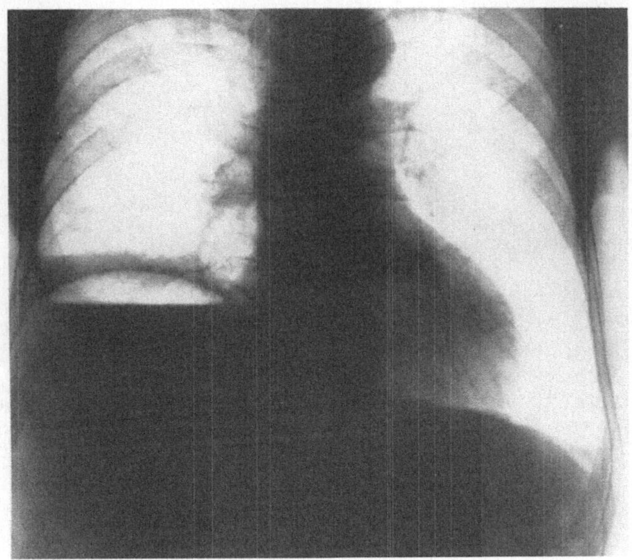

Abb. 298. Typische Luftsichel bei freier Ulcusperforation. ♂, 27 J., Ulcus ventriculi distale, Vorderwandperforation

Von allen diagnostischen Maßnahmen ist sie die wichtigste! Ins Abdomen austretende Luft läßt sich als ,,*Luftsichel*'' unterhalb des Zwerchfells in 60—80% der Fälle nachweisen (Abb. 297, 298). Eine Kontrastdarstellung der Perforationsstelle darf nur mit Gastrografin, nicht mit gewöhnlichem Bariumbrei erfolgen (BERNE und MIKKELSEN, 1958). Mit Gastrografin ist sie harmlos und sowohl zum Nachweis der Ulcus- wie der Tumorperforation brauchbar. Der Nachweis freier Luft im Abdomen muß im Stehen erfolgen. Er soll durch eine Aufnahme in Linksseitenlage ergänzt werden. Wegen des größeren Defektes und der stärkeren Gasbildung, sind die Luftansammlungen bei Tumorperforation größer als bei Ulcusperforation (Abb. 297, 298). Luft im Subphrenium spricht in 99% der Fälle für eine Perforation (BOCKUS, 1944). Andererseits fehlt bei 20—40% der Perforationen der Nachweis freier Luft, d.h., ein röntgenologisch negativer Nachweis von Luft schließt das Vorhandensein einer freien Perforation keineswegs aus. An die Möglichkeit einer subphrenischen Verlagerung von Dickdarm (Chilaiditi-Syndrom) ist bei jeder Luftansammlung im Subphrenium zu denken (Abb. 299). Das *4. Stadium der diffusen Peritonitis* setzt nach 12 Std ein und dauert etwa 24 Std bis zur vollen Ausbildung einer peritonitisch-bakteriellen Allgemeininfektion und -intoxikation. Eine jetzt erst einsetzende aktive Therapie kommt fast stets zu spät. Der Tod im Delirium oder Koma tritt meist im Laufe des 4.—5. Tages nach der Perforation ein.

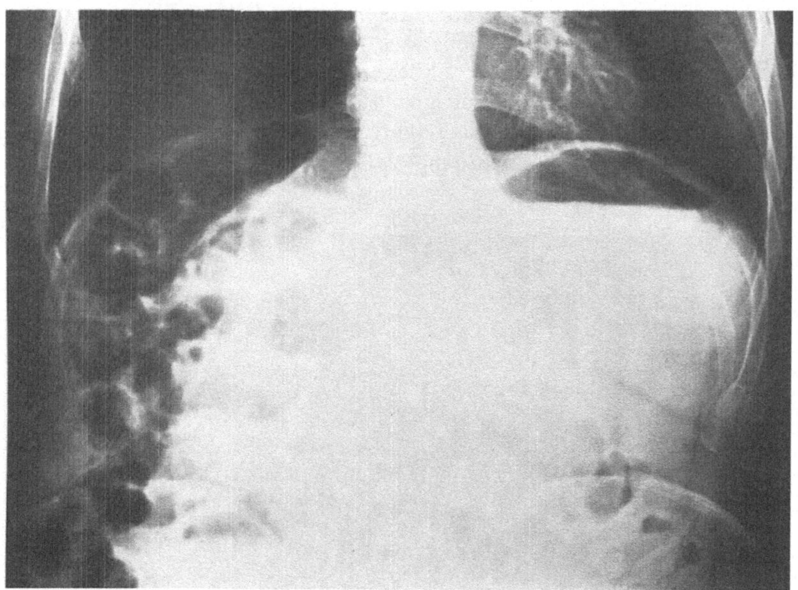

Abb. 299. *Typisches Chilaiditi-Syndrom.* Die Luft in dem subphrenisch verlagerten Dickdarm unterscheidet sich von der freien Luftansammlung bei Perforation durch die deutlich erkennbare Darmhaustrierung

5. Therapie und Verfahrenswahl

In der Behandlung der Ulcusperforation kommen 4 verschiedene Verfahren in Betracht: *1. Die einfache Übernähung. 2. Die Dauersogbehandlung. 3. Die elektiven, d.h. primär-definitiven Operationen der Wahl.* Unter letzteren: a) Die selektive, proximale Vagotomie + Ulcusexcision (oder Übernähung) + Pyloroplastik. b) Die primären Resektionen je nach Ulcuslokalisation + selektive Vagotomie (vgl. S. 428).

Die Autorität einflußreicher Wortführer ist ein Grund dafür, daß die einzelnen Verfahren in den verschiedenen Ländern eine so unterschiedliche Beurteilung fanden. So kann man vereinfachend sagen, daß die *Übernähung in Anglo-Amerika* besonders gepflegt wurde (CELLAN-JONES, 1929; R. GRAHAM, 1937; PALUMBO und RUGITIV, 1953; ROBERTSON und AKERS, 1954; BOWERS, 1957; McCAUGHAN und BOWERS, 1957; BAILEY, 1958; BARROW u. Mitarb., 1958; FIRME u. Mitarb., 1959; LOCALIO und BOSTEL, 1959; WEBSTER, 1960). Die *Dauersogbehandlung* wurde vor allem *in England* unter dem Einfluß von TAYLOR (1946, 1957) propagiert. In der *deutschsprachigen Literatur* wurde bis heute der konventionellen, distalen partiellen oder *subtotalen Resectio Billroth II* (Typ Reichel-Polya o. ä.) das Wort geredet (KUNZ, 1954, 1960; KINDLER et al., 1957; NISSEN, 1959; RICHTER, 1956; ALNOR et al., 1959). Die nicht resezierenden Verfahren wurden zuerst von nordamerikanischen Chirurgen auch für diese Indikation erprobt (WEINBERG, 1960; HARBRECHT und HAMILTON, 1960; PIERANDOZZI u. Mitarb., 1960; JORDAN und DE BAKEY, 1963) und dann andernorts, so auch von uns übernommen (RYNSKI, 1959; CHALNOT et al., 1961; DEROM et al., 1962; HOLLE u. Mitarb., 1961—1967).

Als allgemeine Anhaltspunkte für die Verfahrenswahl können folgende gelten:

a) Die einfache Übernähung

Natürlich wurden auch von kritisch denkenden, amerikanischen Autoren (HARKINS u. NYHUS, 1962) gegenüber einem schematischen Gebrauch der Übernähung Zweifel laut; und zwar wegen der *hohen Morbiditätsrate* (Rezidivulcus, Reperforation, Stenosierung, Reoperation usw.) und weil die *unmittelbare Mortalität nicht geringer* ist als nach der Resektion (10,8% nach Resektion, 10,6% nach Übernähung, HÖYER, 2224 Fälle, 1937). Eine gelegentlich mitgeteilte Diskrepanz in den Mortalitätsziffern (z.B. 0,5% nach Resectio Billroth II, 13,8% nach Übernähung, DE BAKEY und Mitarb., 1962) rührt wohl daher, daß richtigerweise die Verfahrenswahl dem Gefährdungsgrad des Patienten angepaßt und nicht jeder Patient der gleichen Routine unterworfen wurde. Es geht also um die zutreffende Auswahl. Diese, sowie eingehende Vorsorge und Indikation, ist für den Gesamtverlauf wichtiger als die Einhaltung einer bestimmten Technik (DE BAKEY u. Mitarb., 1962). So kann über die Notwendigkeit des operativen Vorgehens kein Zweifel sein, wenn die Erholung im 2. und 3. Stadium des postperforativen Verlaufes nicht überzeugend ist. Vorherrschend wird dann die Frage, ob es sich um ein *chronisches* oder um ein *akutes Ulcus* ohne Vorgeschichte handelt. Die Übernähung ist besonders geeignet, wenn es zunächst gilt, die Perforationsstelle zu verschließen, um das Leben zu retten. Eventuell dadurch hervorgerufene sekundäre Komplikationen (Chronizität, Pylorusstenose usw.) wird man demgegenüber geringer achten. Die unmittelbare *Mortalität* zwischen 2—12% ist relativ *niedrig*; die nachfolgende *Morbidität ist mit ca. 66% außerordentlich hoch.* Völlige Beschwerdefreiheit wird nur in ca. 30% erreicht. *Die Übernähung ist daher eine brauchbare Notoperation, jedoch keine definitive Maßnahme.*

b) Dauersogbehandlung

WANGENSTEEN (1935) war der erste, welcher über drei erfolgreich mit Dauersog behandelte Duodenalperforationen berichtete. Die Methode blieb umstritten. Ihre Anhänger (TAYLOR, 1946, 1957; HESLOP, 1952; SEELEY u. CAMPBELL, 1956; ELLIOTT u. LANE, 1959) erkannten, daß das konservative Verfahren keine höhere Mortalität als die operativen Methoden besitzt (9,6% TAYLOR, 1957; 1—7% TAYLOR u. WARREN, 1956; 1,3% ELLIOTT und LANE, 1959), daß es aber von einer *hohen Morbiditätsrate* gefolgt ist (15% Komplikationen, 34% Nachoperationen, 33% weitere Behandlungsbedürftigkeit, SEELEY, 1951). Soviel man auch gegen die Methode eingewandt hat (BERTRAM, 1957), immerhin hat man aus ihr gelernt, daß man die Ausbreitung der peritonealen Reaktion und der Peritonitis eindämmen, also Zeit gewinnen kann für eine sorgfältige Verfahrenswahl (NISSEN, 1959). Man wird sie daher mit Vorteil in die Vorbereitungsphase einbauen. Eine Operation kann vorerst unterbleiben, wenn die 6—12 Std nach Beginn angefertigte Röntgenaufnahme 1. eine gute Lage der Sonde im Magen (speziell im Magenfundus), 2. das Fehlen eines Flüssigkeitsspiegels im Magen, 3. eine Verminderung oder jedenfalls keine Vermehrung der freien subdiaphragmalen Luftansammlung ergibt, und sich eine Besserung des Allgemeinbefindens feststellen läßt. Ist dies nicht der Fall, so muß die Perforationsstelle nunmehr operativ verschlossen werden. Im übrigen läßt sich die Absaugung vertreten, wenn schwere Krankheitserscheinungen fehlen oder das Krankenhaus nicht so organisiert ist, daß die Fälle von erfahrenen Ärzten ständig überwacht werden können (HESLOP, 1952; KUNZ, 1960).

c) Die selektiven, d.h. primär-endgültigen Operationen der Wahl

Methodisch können dies sein: 1. Subtotale, distale Resectio Billroth II oder Billroth I ohne Vagotomie (konventionelle Methoden). 2. Vagotomie + Übernähung (JELINEK, 1953). 3. Vagotomie + Pyloroplastik + Ulcusübernähung (DRAGSTEDT, 1959; WEINBERG, 1960; HARBRECHT und HAMILTON, 1960; PIERAN-DOZZI u. Mitarb., 1960). 4. Vagotomie + Antrektomie (HARKINS und NYHUS, 1962). 5. Vagotomie + Ulcusübernähung + Gastroenterostomie (CHALNOT et al., 1961). 6. Selektive proximale Vagotomie + Ulcusexcision (oder Übernähung + Pyloroplastik (nach HOLLE u. Mitarb., 1954—1967, vgl. G., XVII.).

6. Resultate

Tabelle 31. *Mortalität nach Übernähung (Auswahl nach* NORBERG, *1959)*

Autor und Jahr	Berichtszeit	Zahl der operierten Fälle	Zahl der Todesfälle	Prozent-satz
JONES u. DOLL, 1953	1947—1951	301	10	3,3
ARMITAGE, 1954	1948—1952	423	32	7,6
LEWIS u. HAMILTON, 1956	1946—1955	178	5	2,8
BENTZEN, 1957	1947—1956	124	3	2,4
AMERSON, 1957	1947—1956	344	20	5,8
BLOMQUIST u. FOCK, 1957	1946—1955	227	21	9,2
ALNOR u. WERNER, 1959	1952—1956	41	7	17,0

Mortalität nach primärer Resektion (Auswahl nach NORBERG, *1959)*

Autor und Jahr	Berichtszeit	Zahl der operierten Fälle	Zahl der Todesfälle	Prozent-satz
BJÖRKROTH, 1945	1922—1940	106	17	16,0
SAXHOLM, 1946	1936—1944	64	4	6,2
GRÖNN, 1956	1940—1955	40	0	0
RICHTER, 1956	1936—1955	236	27	11,4
HEUCH u. HÖSTRUP, 1958	1950—1957	45	3	6,7
ALNOR u. WERNER, 1959	1952—1956	42	2	4,7

Wirklich vergleichbare Serien einer größeren Zahl von Übernähungen einerseits — primären Resektionen andererseits — findet man im Schrifttum nur vereinzelt. Am ehesten entsprechen den Bedingungen statistischer Signifikanz die Reihen von HÖYER, 1957 und NORDIJK, 1953. Ersterer verglich die Ergebnisse von *8 Kliniken,* die bevorzugt *primär resezieren,* mit *5 Kliniken,* welche vorwiegend *übernähen.*

Letzterer *verglich* die Ergebnisse der *,,Resektionskliniken"* mit denen der *,,Übernähungskliniken" in Holland.*

Beide kommen zu dem Schluß, daß in der *Gesamtmortalität kein großer Unterschied* besteht.

Die Mortalitätsziffern sind:

HÖYER	prim. Res. (709 Fälle)	Übernähung (1262 Fälle)
1957	10,8%	10,6%
(gesamt 1971 Fälle)		
NORDIJK		
1953	12,2%	12,6%
(gesamt 2551 Fälle)		

NORDIJK bemühte sich sehr um den Vergleich ,,äquivalenter Serien". Er fand auch dann keinen deutlichen Unterschied zwischen beiden Methoden. Lediglich die günstigeren Spätergebnisse der primären Resektion brachten ihn zu der *Schlußfolgerung, daß die primäre Resektion vorzuziehen und die Übernähung nur als Notoperation bei gefährdeten Fällen anzuwenden sei!*

7. Stellungnahme des Autors

An der Klinik des Autors wird folgendermaßen verfahren:

1. Jedem Entschluß zu einer bestimmten Therapieform bei perforiertem Gastro-Duodenalulcus soll eine *klare Unterscheidung zwischen akutem und chronischem Ulcus* vorausgehen.

2. In den Fällen von *akutem Ulcus* entscheide man sich eher für *nicht-operative* oder *operative nicht-resezierende Verfahren*, also im wesentlichen für die einfache *Übernähung* oder die *Vagotomie + Drainageoperation.*

3. In den Fällen von *chronischem Ulcus* ist die Entscheidung für ein *operatives (möglichst elektives) Vorgehen* leichter. Es ist nur zu entscheiden, ob resezierend oder nicht resezierend und ferner, ob mit oder ohne Vagotomie vorgegangen werden soll.

4. Außerdem hängt die Entscheidung von dem *Allgemeinzustand*, dem *Alter und Schweregrad der Beeinträchtigung* des Gesamtorganismus ab.

5. *Schwerkranke* Patienten, z.B. mit sich ausbreitender Peritonitis, schwer beherrschbarem Schock usw. (etwa 5% der Fälle nach TAYLOR), werden bevorzugt der *einfachen Übernähung* zugeführt.

6. *Perforationen in Kombination mit schwerer Nebenerkrankung* (ca. 5%) sind die Domäne der *Dauersogbehandlung.*

7. *Leichtkranke* mit Perforation eines *akuten Ulcus* (bei fehlender Ulcusvorgeschichte) (30% der Fälle) kommen ebenfalls für eine *Dauersogbehandlung* in Alternative zur *Vagotomie + Ulcusexcision + Pyloroplastik* in Frage.

8. *Leichtkranke* mit *akutem perforiertem Ulcus in Kombination mit Blutung oder (und) Pylorusstenose* oder mit *chronischem Ulcus mit oder ohne Komplikationen* (60% der Fälle) eignen sich speziell für eine *primäre, definitive Operation* (z.B. Vagotomie + Drainageoperation, Vagotomie + Antrektomie, *form- und funktionsgerechte Operation*).

8. Technik bei gastro-duodenaler Perforation

a) Die Dauersogbehandlung (LANE, 1931; WANGENSTEEN, 1935)

Besteht in a) Trockenlegung des Mageninneren durch kontinuierliche Dekompression des Magens mittels einer Sonde (Typ Levine, WANGENSTEEN).

b) Sorgfältige Bilanzierung des Wasser- und Elektrolythaushaltes sowie der Calorienzufuhr.

c) Bekämpfung der bakteriellen Infektion zur Peritonitisprophylaxe.

d) Vorbeugung und Behandlung von Komplikationen.

Bei Aufnahme eines perforationsverdächtigen Patienten wird eine *transnasale Aspirationssonde* eingelegt und mit einem Saugaggregat verbunden. Der Mageninhalt muß fortlaufend völlig entleert werden. Die Durchgängigkeit der Sonde wird stündlich kontrolliert. Die *Wasser- und Elektrolytsubstitution* erfolgt nach der Regel: 2000—3000 cm³ je nach Körpergröße + dem Volumen der aspirierten Flüssigkeit/24 Std. Das Verhältnis von Glucose zu Kochsalzlösung ist ca. 2:1. Bei Darniederliegen der Peristaltik sind *kaliumhaltige* Infusionslösungen zuzusetzen, außerdem *Vitamin B Komplex, Vitamin C.* Die *antibakterielle Therapie* besteht aus: 1. 5 bis 10 Megaeinheiten kristallinisches *Penicillin* alle 6 Std, 2. *Streptomycin*, 0,5 g 2mal täglich; 3. *Breitspektrum-Antibioticum* (Paraxin, Humatin, Sulfadiazin 1,0 g täglich).

Oral völlige Karenz für *24 Stunden*, dann stündlich 10—15 cm³ 5%ige Glucoselösung. Nach *Wiederkehr der Peristaltik* Zufuhr kleinerer Mengen von Milchgetränken, alle 2—3 Std.

Läßt sich die Peritonitis nicht beherrschen und kein Rückgang der Symptomatologie erzielen, muß operiert werden. Mit einem Versagen der konservativen Therapie muß man rechnen, wenn die Perforation so groß ist, daß keine Abdeckung zustande kommt; ferner wenn die Sonde durch die Perforation in die Bauchhöhle austritt oder wenn die Diagnose fehlging (akute Appendicitis, Cholecystitis, Pankreatitis o. ä.); schließlich bei Tumorperforation.

b) Die Übernähung des Magens (Gastrorrhaphie)

kommt in Betracht: a) bei Magenverletzungen; b) bei der freien Perforation des Gastroduodenalulcus; c) bei der Tumorperforation.

α) Die Übernähung bei Magenverletzungen
(vgl. Abb. 197)

β) Die Übernähung bei perforiertem Gastro-Duodenalulcus

Die häufigste Indikation für die Übernähung liefert die freie Perforation des Gastro-Duodenalulcus. Sie ist gewöhnlich in der Einzahl, nur ausnahmsweise in der Mehrzahl vorhanden. *Prädilektionsort* ist der *Pyloruskanal* bzw. das *Duodenum*. Die *Größe der Perforation* variiert von Stecknadelkopfgröße bis zu mehreren Zentimetern Durchmesser. Die Perforationsränder sind beim *akuten Ulcus* reaktionslose ausgestanzte Defekte, beim *chronischen Ulcus* sind sie aufgeworfen und brüchig, so daß Nähte sehr leicht durchschneiden. Der ausgetretene *Mageninhalt* ist bis zur *12. Stunde* nach der Perforation *keimarm* bis *keimfrei*. Erst danach beginnt die Besiedelung mit Keimen intestinaler Herkunft.

Vorbereitung

Sie besteht in der Entleerung des Magens über eine *transnasale Sonde*.

Die Technik der Übernähung ist verschieden je nachdem, ob die Perforation an der Vorder- oder Hinterwand des Magens gelegen ist.

Die einfache Übernähung kann in folgenden Variationen ausgeführt werden:

1. Als zweischichtiger Verschluß durch 2—3 durchgreifende Einzelnähte in erster Reihe, über welche eine zweite Reihe von seromusculären Nähten quer zur Längsachse gelegt werden (Abb. 300c).

2. Durch eine seromusculäre Tabaksbeutelnaht aus Seide oder Leinenzwirn in erster Schicht und deren Deckung durch eine zweite Schicht von Lembert-Einzelnähten (Abb. 300b und c). Die beiden Methoden sind für kleine Perforationen mit unveränderten Rändern geeignet.

Technik

1. Akt: Zugang über einen Oberbauchlängs- oder Querschnitt. Absaugung und Austupfen des ausgelaufenen Mageninhaltes. Aufsuchen der Perforation, welche in 70% der Fälle an der kleinen Curvaturseite in Pylorusnähe gefunden wird.

Nur in 15% liegt sie in Kardianähe. Der Rest liegt an der Hinterwand oder in Nähe der großen Curvatur. Oft ist die Perforation durch Netz spontan abgedeckt. Ist die Perforation durch Inspektion allein nicht aufzufinden, so kann man durch leichten Druck auf den Magen den Inhalt auspressen und die Perforationsstelle entdecken.

2. Akt: In erster Nahtreihe werden 2 oder 3 Einzelnähte (Chromcatgut Nr. 1) durch alle Wandschichten gelegt und die Wundränder vorsichtig adaptiert. Zur Verstärkung der ersten Nahtreihe wird eine 2. Reihe von Einzelnähten gelegt, welche die Seromuscularis erfassen (vgl. Abb. 300c).

An Stelle der Einzelnähte kann die erste Schicht auch durch eine Tabaksbeutelnaht versorgt werden, wodurch zugleich mit dem Verschluß eine Einstülpung der Perforationsstelle erreicht wird.

Die Übernähung mit zusätzlicher Netzdeckung kann so erfolgen, daß nach der Übernähung das Netz auf die Übernähungsstelle breit aufgesteppt wird (nach GRAHAM, 1937) (Abb. 300d). In Pylorusnähe kann dieses Vorgehen zur Stenose führen.

Ist der Ulcusrand stark induriert und ein Verschluß durch Nähte nicht möglich, so kommt die *Netztamponade* (nach CELLAN-JONES, 1929) in Betracht. Ein Netzzipfel wird nach Art eines Tampons in die Perforationsstelle gesteckt und durch weitgefaßte seromusculäre Einzelnähte im Ulcusrand fixiert. Auch dieser Methode droht die Stenose, wenn sie in Pylorusnähe angewandt wird.

Die Netzmanschette (nach Neumann, 1909) ist eine weitere Möglichkeit starre Ulcera abzudichten. Durch die Perforationsstelle wird ein genau passender

Kunststoffkatheter in das Lumen eingeführt. Zur Abdichtung wird — ähnlich wie bei der offenen Duodenalstumpfbehandlung (vgl. Abb. 269) — eine Netzmanschette gebildet, welche den Katheter bis zum Peritoneum parietale einhüllt. Der *Vorteil* ist, daß sogar Riesenulcera rasch versorgt werden können und außerdem frühzeitig eine enterale Ernährung begonnen werden kann. Der *Nachteil* ist die Unsicherheit des Verschlusses. Außerdem kann eine gastro-(duodenale)

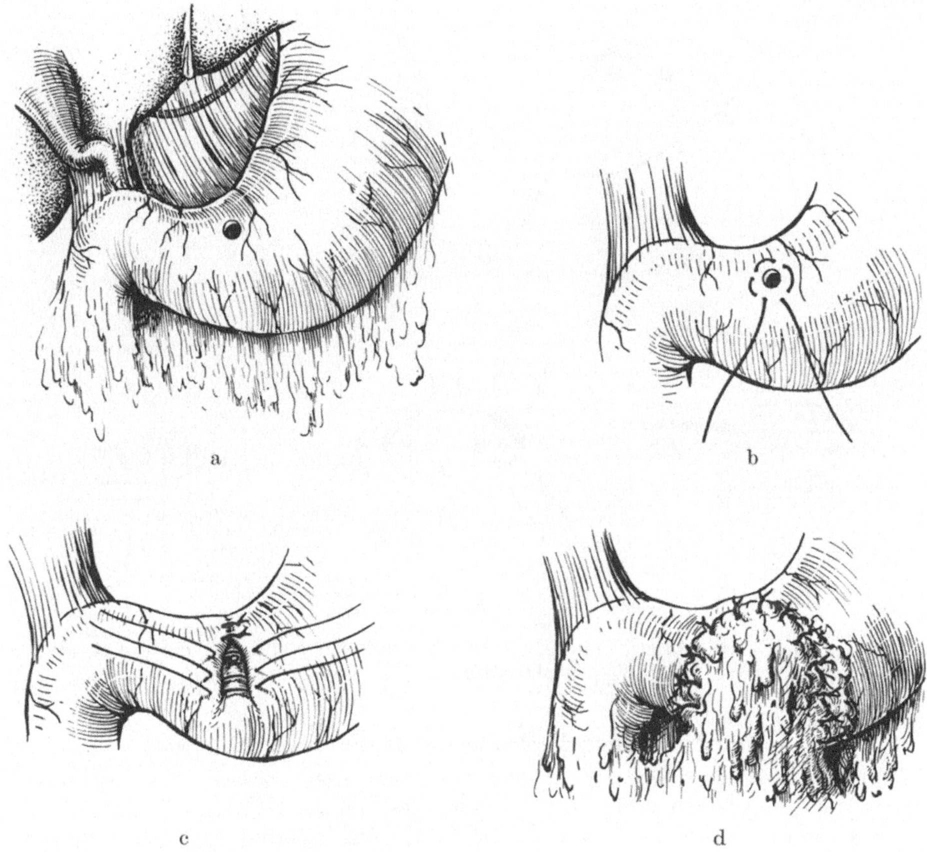

Abb. 300a—d. Verschiedene Methoden der Übernähung des Ulcus ventriculi (oder duodeni) an der Vorderwand

Lippenfistel mit allen ihren Konsequenzen entstehen. Die Netzmanschette ist nur als Notoperation brauchbar.

Die dreischichtige Versorgung (nach Chaton) eignet sich auch für Ulcera mit callösen Rändern in den beweglichen Magenabschnitten (Abb. 301a—e).

Das Ulcus wird in der seromuskulösen Schicht umschnitten und in der submukösen Schicht mobilisiert und vorluxiert (Abb. 301 a, b). Das veränderte Gewebe wird abgetragen und die Schleimhaut verschlossen (Abb. 301 c). Die Schleimhautnahtreihe wird versenkt und mit einer Seromuscularisnaht gedeckt (Abb. 301 d). Über diese wird noch eine seroseröse Nahtreihe gelegt (Abb. 301 e). CHATON kombiniert die Operation mit einer Gastroenterostomia post. möglichst nahe dem Pylorus.

Als Notoperation bei sehr schlechtem Allgemeinzustand kann die *Burksche Methode* angewendet werden. Dazu wird die perforationstragende Magenwand mit zwei durch die Bauchwand hindurchgeführten Nähten hochgenäht und an das Peritoneum parietale adaptiert. Die Gefahr des vorzeitigen Durchschneidens der Nähte besteht.

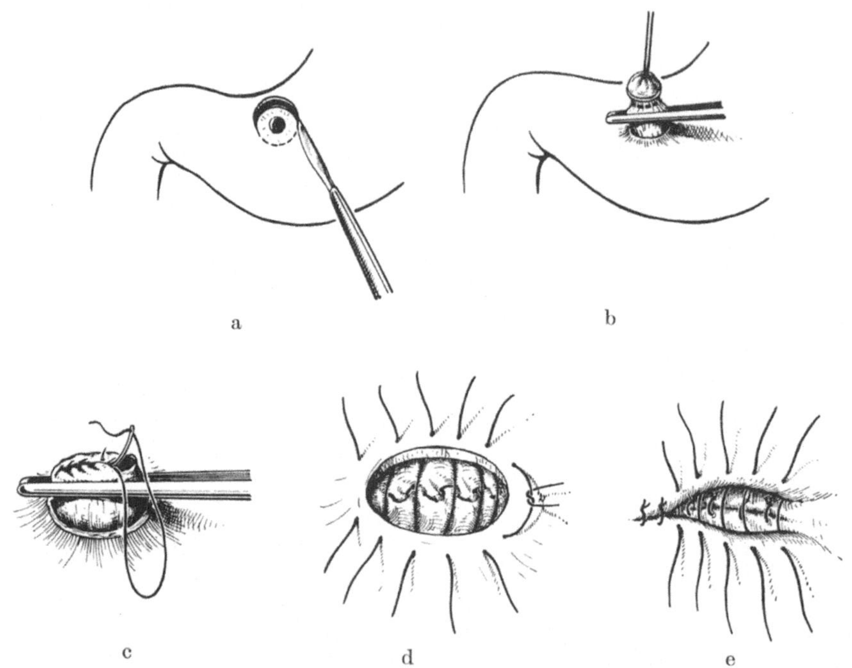

Abb. 301a—e. Dreischichtige Versorgung. (Nach CHATON, modifiziert nach JEANNENEY-MAGENDIE, 1956)

γ) Die Versorgung der Hinterwandperforation (Abb. 302)

erfolgt am raschesten über die Bursa omentalis (Abb. 302a). Durch Abwärtsziehen des Colon transversum und Anheben des Magens läßt sich die Magenrückwand rasch darstellen. Bei gut beweglicher Magenrückwand wird erst eine seromuskuläre Tabaksbeutelnaht aus Seide oder Leinenzwirn angelegt und eine quere Lembert-Nahtreihe darübergedeckt. Bei großen, ins Pankreas penetrierenden Hinterwandulcera kann das Ulcus manchmal nur über eine Gastrostomie erreicht (Abb. 302b) und die Versorgung nur von innen vorgenommen werden (Abb. 302c).

c) Übernähung + Vagotomie + Gastro-Enterostomie

Die Übernähung mit einer Gastroenterostomie wurde schon von BRAUN (1897), später von HARTMANN, MOYNIHAN u. a. vorgenommen. Sie wollten damit die Stenose beim pylorusnahen Geschwür vermeiden. Wegen der hohen Rate von Ulcera peptica jejuni kam die Methode außer Gebrauch. Erst durch DRAGSTEDT wurde das Verfahren in Verbindung mit einer Vagotomie wiederbelebt und auch für das perforierte pylorusnahe Ulcus empfohlen (RYNSKI, 1959; CHALNOT u. Mitarb., 1961; DEROM u. Mitarb., 1962; JELINÉK, 1953 — erstmalige Übernähung + Vagotomie ohne Drainageoperation!). Das Verfahren entspricht einer „Dragstedt-Operation" + Ulcusübernähung (vgl. Abb. 310).

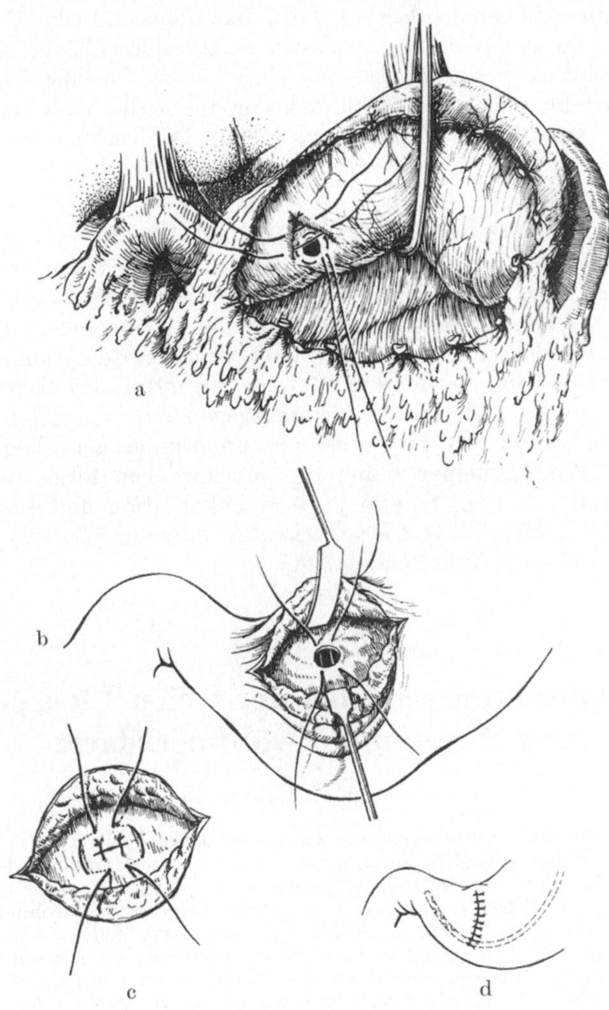

Abb. 302a—d. Versorgung der Hinterwandperforation entweder von außen (a) über die Bursa omentalis oder von innen (b, c) über eine Gastrotomie der Vorderwand

d) Ulcusexcision + Vagotomie + Pyloroplastik

Die Methode der Ulcusexcision und der Verschluß des Defektes durch eine Pyloroplastik wurde von DOWDEN, 1909, angewandt. Erst in Kombination mit einer Vagotomie wurde schließlich die Überlegenheit dieser Kombination gegenüber der Vagotomie + Gastroenterostomie erkannt und experimentell unterbaut (HEUPEL u. Mitarb., 1960, 1963). Heute wird dieses Vorgehen auch für das perforierte, pylorusnahe Ulcus nachdrücklich empfohlen (WEINBERG, 1960; HARBRECHT und HAMILTON, 1960, 1962; PIERANDOZZI u. Mitarb., 1960). Da die perforierten Duodenalgeschwüre an der Vorderwand liegen, ist es ziemlich einfach eine Excision vorzunehmen und eine Pyloroplastik auszuführen, welche zugleich den Defekt verschließt (vgl. Abb. 292). Auch die Finneysche Pyloroplastik kann verwendet werden (vgl. Abb. 157a—c). HENDRY schließt sein Vorgehen (tr. Vagotomie + Finneysche Pyloroplastik) stets mit einer Gastrostomie ab (vgl. Abb. 158e).

Die Pyloroplastiken haben den Vorteil, daß 1. das Ulcus und seine Randinduration völlig entfernt wird, so daß die Pyloroplastik praktisch in völlig gesundem Gewebe durchgeführt wird. 2. Der Zeitaufwand geringer ist als für eine Gastroenterostomie. 3. Die Gefahr einer Oberbauchinfektion durch die Vagotomie nicht vergrößert wird (Harbrecht und Hamilton, 1962). Die Technik der Pyloroplastik und Vagotomie unterscheidet sich in nichts von der üblichen (s. dort).

e) Elektive definitive Operationen

Die subtotale 2/3- bis 3/4-Resektion ohne Vagotomie wird noch vielerorts als Methode der Wahl für die primäre sowohl wie für die elektive Versorgung des perforierten Ulcus in der unteren Magenhälfte angesehen. Die Einwände dagegen sind zahlreich. Sie betreffen für die primäre Resektion vor allem die Tatsache, daß eine „blinde Resektion" ohne Kenntnis der Sekretionsverhältnisse ausgeführt wird. Aber auch mit vorausgegangener Sekretionsanalyse wird die 2/3-Resectio Billroth II fast stets ein unnötig großer Eingriff in dieser Situation sein. Wir empfehlen daher die verschiedenen form- und funktionsgerechten Operationen (vgl. S. 496) je nach Lokalisation und Lage des Falles. *Im Zweifelsfall wird das frische Ulcus perforatum stets nur übernäht und die form- und funktionsgerechte Operation nachgeholt.*

Kommentar

Operative Verfahrenswahl bei der freien Ulcusperforation von Magen und Zwölffingerdarm

Von H. Kunz

Es kann keinem Zweifel unterliegen, daß wir uns bei der operativen Versorgung des freien Durchbruches eines Magen-Zwölffingerdarmgeschwüres in erster Linie mit dem Durchbruch als solchem und mit seiner unmittelbaren, das Leben bedrohenden Folge, der Bauchfellentzündung, zu befassen haben. Der sicherste und einfachste Weg diesen bedrohlichen Zustand zu beherrschen, besteht im operativen Verschluß der Perforationsstelle, um so das Auftreten einer Bauchfellentzündung zu verhüten, bzw. das Fortschreiten einer schon bestehenden zu bekämpfen. Von vielen Chirurgen wird daher der Standpunkt vertreten, daß *im Zustand des freien Durchbruches die Übernähung der Perforationsstelle als die Methode der Wahl* angesehen werden muß und die Behandlung des peptischen Geschwürs im Hinblick auf ein möglichst günstiges Dauerresultat erst in zweiter Linie berücksichtigt werden darf. Seitdem H. v. Haberer gezeigt hat, daß unter bestimmten Bedingungen die Magenresektion auch im Zustand des freien Durchbruches möglich ist und gute Ergebnisse bringt, vertrete ich die Ansicht, daß man *die Magenresektion an Stelle der konservativen Übernähung zumindest anstreben soll.* Für diesen Standpunkt können mehrere Gründe angeführt werden: In der Mehrzahl der Fälle handelt es sich um durchgebrochene Geschwüre an der Vorderwand des Duodenums oder der Pars pylorica des Magens. Bei diesen Geschwüren bereitet die Radikaloperation operativ technisch meistens keinerlei Schwierigkeiten und läßt sich sogar wegen der oft bestehenden ödematösen Durchtränkung der Gewebe besonders leicht und ohne größeres Risiko ausführen. Nach der Übernähung perforierter chronischer Magen-Zwölffingerdarmgeschwüre bestehen erfahrungsgemäß in einem hohen Hundertsatz der Fälle die Ulcusbeschwerden weiter, so daß späterhin die Resektion als zweiter Eingriff notwendig wird. Bei der Perforation chronischer Magengeschwüre spricht die Häufigkeit der malignen Entartung, die sehr oft erst durch die histologische Untersuchung erkannt werden kann, ebenfalls für die sofortige Resektion.

Auch die Erfahrung, daß Blutung und freier Durchbruch in enger Beziehung zueinander stehen, muß in Betracht gezogen werden. Ich sah Fälle, die wenige Tage nach der Übernähung der Perforation aus dem Ulcus verbluteten und andererseits Kranke, bei denen kurze Zeit nach einer durch konservative Maßnahmen zum Stillstand gekommene Ulcusblutung plötzlich die freie Perforation eintrat. Dieses Zusammentreffen von freiem Durchbruch und Blutung wird auch im Schrifttum immer wieder betont (R. Zenker u. a.). Verständlicherweise ist die Letalität beim Zusammentreffen dieser Komplikationen hoch. Von G. Armitage wird sie mit

50% angegeben. Für die primäre Resektion spricht schließlich noch die Erfahrung, daß nach der Übernähung Rezidivperforationen beobachtet werden. In einer Sammelstatistik von I. A. JAFFE fanden sich unter 1363 Geschwürsperforationen 118 Rezidiv-Durchbrüche. Der Standpunkt, beim Durchbruch chronischer Geschwüre die Resektion anzustreben, kann auch deshalb mit gutem Gewissen vertreten werden, als der postoperative Verlauf erfahrungsgemäß bei guter Anzeigestellung in der Regel überraschend günstig ist und außerdem in einem hohen Prozentsatz ein sehr befriedigendes Dauerergebnis erzielt werden kann.

Trotz der angeführten Gründe darf die Resektion niemals erzwungen werden. Im Zweifelsfalle ist der Übernähung der Vorzug zu geben. Es kommt alles auf die richtige Anzeigestellung und auf die Auswahl der Fälle an.

Bei der Indikation zur Resektion ist vor allem zu berücksichtigen, ob es sich um den Durchbruch eines seit Jahren bestehenden, chronisch rezidivierenden Geschwürs oder um die Perforation eines akuten Ulcus ohne längere Magenanamnese handelt. Bei letzterem ist die Resektion nicht angezeigt und auch nicht notwendig, da in einem sehr hohen Prozentsatz die Ulcusübernähung bei diesen Fällen zu einer Dauerheilung führt. Der Durchbruch akuter Geschwüre ist nicht so selten, wie allgemein angenommen wird. Nach meiner Erfahrung handelt es sich bei den freien Durchbrüchen der Magen-Zwölffingerdarmgeschwüre in fast 20% um akute Ulcera. Weiters ist es selbstverständlich, daß man die Anzeige zur Radikaloperation auch vom Alter und Allgemeinzustand des Kranken abhängig machen wird. Allgemein wird die Zeitspanne, innerhalb der die Magenresektion noch erlaubt ist, mit 6—8 Std angegeben. Ich glaube aber, daß die Indikation zur Resektion nicht so sehr von dieser 6—8 Std-Grenze, sondern vielmehr vom Allgemeinzustand des Kranken, von den Kreislaufverhältnissen und vom Grad der Peritonitis abhängig ist. Die seit dem Durchbruch verstrichene Zeit gibt oft ein falsches Bild, da einerseits die Perforation sehr oft in Etappen erfolgt, wobei es vorübergehend zum spontanen Verschluß im Sinne der sogenannten gedeckten Perforation kommen kann. In solchen Fällen habe ich die Resektion noch nach 24 Std und darüber mit Erfolg ausführen können. Andererseits können Patienten schon innerhalb der ersten 6 Std nach dem Durchbruch in einem derart schlechten Allgemeinzustand zur Operation kommen, daß eine Magenresektion völlig unmöglich ist. Bei der Resektion eines perforierten Magengeschwürs wird die Methode Billroth I in der Modifikation nach v. HABERER angestrebt, beim Durchbruch eines Ulcus duodeni wird sie grundsätzlich als Billroth II-Resektion ausgeführt, wobei ich das Verfahren nach HOFMEISTER-FINSTERER bevorzuge.

Es ist abzulehnen, im Zustand des freien Durchbruches die Magenresektionen bei einem für diesen Eingriff nicht geeigneten Kranken vorzunehmen, weil sich die Perforationsstelle angeblich nicht übernähen läßt, da wir Maßnahmen zur Verfügung haben, mit denen die Perforationsstelle in einer derartig schwierigen Situation einwandfrei versorgt werden kann.

Ist infolge hohen Alters, schlechten Allgemeinzustandes, fortgeschrittener diffuser Peritonitis die Magenresektion kontraindiziert, dann ist die Übernähung der Perforationsstelle die Methode der Wahl. Sie muß zur Vermeidung von Stenosen in querer Richtung durchgeführt werden. Die Übernähungsstelle wird zweckmäßig mit einem Netzzipfel gedeckt und mit einem Drain abgesichert. Vom 7. Tag an kann dieses Drain schrittweise gekürzt und entfernt werden. Führt die Übernähung eines Geschwürs am Duodenum oder Pylorus zu einer relativen Stenose oder bestand eine solche bereits, dann ist von der Anlegung einer zusätzlichen Gastroenterostomie abzuraten, da die Wahrscheinlichkeit des Auftretens eines Ulcus pepticum jejuni sehr groß ist. Erfahrungsgemäß ist die Gastroenterostomie, sofern es sich nicht um eine hochgradige Stenosierung handelt, überflüssig.

Ergeben sich bei der Übernähung Schwierigkeiten wegen Durchschneidens der Nähte in der starren Umgebung der Perforationsstelle, dann läßt sich eine einwandfreie Versorgung mit Hilfe der *Neumannschen Netzmanschette* durchführen, die über ein durch die Perforationsöffnung in den Magen oder in das Duodenum eingeführtes Drain angelegt wird.

Die *Vagotomie* als zusätzliche Operation nach der Übernähung eines Ulcus duodeni habe ich bisher nicht ausgeführt, da eine Pyloroplastik im Zustand des freien Durchbruches kaum ohne großes Risiko möglich ist und andererseits eine zusätzliche Gastroenterostomie kaum ein kleineres Risiko als eine primäre Magenresektion beinhaltet. Nur bei *Spätfällen in schlechtem Allgemeinzustand* bei denen sich trotz energischer zielstrebiger Vorbehandlung jeder chirurgische Eingriff verbietet, kommt der Versuch der *rein konservativen* Behandlung nach O. H. WANGENSTEEN-HERMON TAYLOR in Frage. Wir haben bei derartigen verzweifelten Fällen eine vorübergehende Besserung, aber keine Heilung erzielen können. Hingegen konnte bei einem Kranken mit kurze Zeit zurückliegender Perforation, bei dem wegen eines frischen Herzinfarktes eine Laparotomie absolut kontraindiziert war, mit der konservativen Behandlung ein voller Erfolg erreicht werden. Das konservative Vorgehen mit Anlegung einer Magendauersaugdrainage kommt vor allem dann in Frage, wenn bei unsicherer Diagnose vorerst eine weitere Beobachtung des Kranken zweckmäßig erscheint oder wenn der Verdacht auf die seinerzeit von J. SCHNITZLER beschriebene, sogenannte gedeckte Perforation besteht. Konser-

28*

vativ gehen wir vorerst auch dann vor, wenn bei röntgenologisch nachgewiesener subphrenischer Luftsichel und fehlenden Zeichen von Peritonitis eine solche gedeckte Perforation mit Sicherheit angenommen werden kann. Treten aber Symptome auf, die dafür sprechen, daß sich aus der gedeckten Perforation ein freier Durchbruch entwickelt, dann wird augenblicklich die Anzeige zur Laparotomie gestellt.

XIV. Die Vagotomie in der Behandlung des peptischen Ulcus

Geschichtliches: Eine komplette Durchtrennung der Vagusnerven epi- oder subdiaphragmal hebt die cephalische Phase der Magensekretion auf, reduziert die Gesamtmenge der Saftsekretion sowie den Tonus und die Motilität des Magens. Jede komplette Vagotomie ist von einem Pylorospasmus, d.h. gestörter Magenentleerung gefolgt. Daher muß jede *Vagotomie* zumindest mit einer *Drainageoperation* (Pyloroplastik, Gastroenterostomie) kombiniert werden. Mit dieser Indikation und Technik wurde die Vagotomie von DRAGSTEDT u. Mitarb. (1943) in die Ulcuschirurgie eingeführt. In der Zwischenzeit umfaßt seine Erfahrung ca. 1500 Patienten (DRAGSTEDT u. Mitarb., 1947, 1959, 1964/65, persönliche Mitteilung). Zwar wurde die Vagotomie auf abdominellem Wege schon von EXNER und SCHWARTZMANN (1914) wegen tabischer Magenkrisen vorgenommen und auch der Gedanke, durch Vagotomie das Magengeschwürsleiden zu beeinflussen, wurde schon vor DRAGSTEDT zu realisieren versucht (DUCCESCHI, 1917; BIRCHER, 1920; LATARJET und WERTHEIMER, 1920). Nach den Beschreibungen zu schließen, war aber die Anatomie der vagalen Magenversorgung nicht genügend bekannt, als daß gezielte Nervendurchtrennungen erreicht worden wären. Auch fehlte es an Testen, um die Vollständigkeit der Vagotomie zu überprüfen. Nach den Erfahrungen von DRAGSTEDT führt die komplette Vagotomie in Verbindung mit einer Drainageoperation zu Abheilung des Ulcus, so daß das Vorgehen sicher schon früher Anerkennung gefunden hätte, wenn seine Bedeutung erkannt worden wäre. Dies war jedoch erst nach den mit beispielhafter Konsequenz durchgeführten tierexperimentellen Untersuchungen möglich, welche das Werk PAWLOW's zum Abschluß und DRAGSTEDT (1943) auf den Gedanken brachten, *Vagotomie und Drainageoperation (Gastroenterostomie)* für die Behandlung des Ulcus pepticum vorzuschlagen. Seither ist dieses Vorgehen als „*Dragstedt-Operation*" bekannt (vgl. Abb. 310).

1. Vagus und Ulcusätiologie

Im gesunden Magen unterliegt weder die Magen- noch die Duodenalschleimhaut einer digestiven Verdauung.

Findet excessive Säuresekretion ohne ausreichende Pufferung statt und (oder) ist die Einwirkungsdauer verlängert, so erreicht der Mageninhalt peptische Verdauungskraft, die der einer reinen Fundusdrüsensekretion gleichkommt. DRAGSTEDT (1962) *hält dies für den Schlüssel zur Ätiologie des peptischen Ulcus.* Reines unverdünntes, nicht gepuffertes Fundusdrüsensekret hat die Fähigkeit, alle lebenden Gewebe anzudauen einschließlich der Magen-Duodenalwand selbst (DRAGSTEDT, 1935).

DRAGSTEDT[1] sieht die *Beweise* für seine Ansichten in folgendem:

1. *Die nächtliche 12-Stunden-Nüchternsekretion des Duodenalulcusträgers ist 3—20mal so groß wie die des Gesunden* (Tabelle 32).

Tabelle 32. *Nächtliche 12-Stunden-Nüchternsekretion. (Nach DRAGSTEDT, 1965)*

	Zahl der Patienten	Sekretmenge cm³	Freie Säure Cl-Einheiten	HCl m.-Äqu.
Normalperson	81	551	33	18
Strafgefangene	23	621	44	30
Duodenalulcus	309	1085	52	63
Duodenalulcus nach Vagotomie	309	521	10	5
Magenulcus	35	607	20	12
Kombiniertes Magen-Duodenalulcus (Dragstedt-Kombination)	15	985	42	40
Ulcerogene Tumoren	9	1100—3000	60—100	100—300

[1] Nach einem Vortrag von L.R. DRAGSTEDT in der Chirurgischen Universitäts-Poliklinik München, am 22. 6. 1965.

2. *Tierexperimentell erzeugte Hypersekretion dieses Ausmaßes ruft Ulcera hervor, welche den klinischen Veränderungen entsprechen* (VARCO u. Mitarb., 1941).

3. *Vagotomie beseitigt die Nüchternsekretion.* Diese muß also nervösen Ursprungs sein und über den Vagus übertragen werden.

4. *Die Reduktion der nächtlichen Nüchternsekretion durch Vagotomie beim Duodenalulcuskranken beträgt 80—100%* (Tabelle 33).

Tabelle 33. *Durchschnittliche nächtliche Nüchternsekretion bei 85 Duodenalulcera vor und nach Vagotomie. (Nach DRAGSTEDT, 1965). (12-Stunden-Produktion freier HCl in mÄq.)*

Vor Vagotomie			Nach Vagotomie				
−3 Tage	−2 Tage	−1 Tag	+1 Tag	+2 Tage	+3 Tage	+4 Tage	+5 Tage
48,48	47,92	67,57	3,32	3,84	5,07	6.04	6,11

Dies bedeutet für:

a) Das Ulcus duodeni

Das Ulcus heilt rezidivfrei aus, wenn die Vagotomie komplett war und die Passage infolge Drainageoperation rhythmisch und zeitgerecht erfolgen kann. Die Dragstedt-Operation (1943) hat heftigen Widerspruch erregt. Heute zweifeln nur Unbelehrbare noch an dem günstigen Effekt der Vagotomie + Drainageoperation bei U.d. Er ist direkt proportional der Verminderung der Magensekretion und der Normalisierung der Entleerung. Zur Diskussion steht heute nur noch die Frage, welche Form der Drainageoperation die günstigste ist, und ob die vollständige extragastrale Vagusunterbrechung richtig ist. Wegen der offenbar ebenfalls über den Vagus vermittelten antralen Säurehemm-Mechanismen ist diese Frage elementar wichtig.

b) Für das Ulcus ventriculi

Die Gastrinhypothese von EDKINS (1904), welche besagt, daß der Gastrinmechanismus vom Magenantrum ausgelöst wird, hat an Gültigkeit nichts verloren, wenn wir auch den genauen Entstehungsort des Gastrins noch nicht kennen. Die Bedeutung des Antrums für die Magenchirurgie (SMIDT, 1923; ENDERLEN und ZUKSCHWERDT, 1931) findet ihre Rechtfertigung. Die seinerzeit abgeleiteten chirurgischen Konsequenzen bedürfen aber einer Einschränkung insofern, als das konventionelle Postulat, jedes Gastro-Duodenalulcus sei nur durch Antrumausrottung zu heilen, korrigiert werden muß. Die 3—4 Phasen der Magensekretion sind direkt oder indirekt an die Vagusfunktion gekoppelt. Sie können also nicht nur vom Antrum, sondern auch vom Vagus her beeinflußt werden. Das Antrum besitzt einen Autoregulationsmechanismus der gesteuert wird: 1. von der pH-Konzentration im Antrum selbst, 2. vom Kontakt der Antrummucosa mit dem Bolus, 3. durch die Distension und Motilität des Antrums, also durch die Geschwindigkeit der Entleerung.

Es spricht alles dafür, daß eine anhaltende Entleerungsverzögerung des Magens Magenulcera hervorruft.

c) Das gastro-duodenale Kombinationsulcus

In etwa 20% ist das Magenulcus die Folge einer Pylorusstenose, welche durch ein vorausgegangenes Duodenalulcus entstand. Hypermotilität, vermehrte Antrumdistension, Magendilatation haben chronische Gastrinstimulation und diese schließlich ein Ulcus ventriculi erzeugt. Auch die Stase durch herabgesetzte Magenmotilität und Tonus z. B. nach Vagotomie kann eine humorale Hypersekretion in Gang setzen, welche schließlich zum Magenulcus führt (DRAGSTEDT u. Mitarb., 1954).

Es ist die Aufgabe der Therapie, die gestörte „Form und Funktion" (vgl. Abb. 210) durch adaequate Maßnahmen so zu ändern, daß die Verhältnisse der Norm so nahe als möglich gebracht werden. Hiezu bedarf es des sinnvollen Gebrauches der Vagotomie in Kombination mit Entleerungsnormalisierung.

2. Indikation zur Vagotomie

Die Vagotomie ist angezeigt,

1. wenn bei einem Gastro-Duodenalulcus ein *nichtresezierendes Verfahren (Drainage-Operation)* zur Verwendung kommen, also das *ganze Antrum belassen* werden soll;

2. wenn zum Zwecke der Erhaltung eines größeren Magenreservoirs nur eine kleine Resektion ausgeführt, also das *Antrum teilweise belassen* werden soll;

3. wenn die *Magenfunktionsteste* einen Anstieg der *nächtlichen Nüchternsekretion von normal 10—20 mÄq HCl auf Werte zwischen 40—150 mÄq ergeben.* Werte von mehr als 100 mÄq sind verdächtig auf ein Zollinger-Ellison-Syndrom. Im letzteren Fall schützt auch die Vagotomie nicht mehr vor dem Rezidiv.

4. Wenn der operierte Magen wegen Rezidivulcus u. ä. nachoperiert werden muß und bei der Erstoperation eine Vagotomie unterlassen oder unsachgemäß ausgeführt wurde.

Als *grobe Regel* gilt, daß für das *Duodenalulcus* die Vagotomie in Verbindung mit einer Drainageoperation oder kleiner Antrumresektion heute an die Stelle der klassischen ausgedehnten subtotalen 2/3 bis 3/4-Resectio Billroth II (Typ Reichel-Polya-Hofmeister-Finsterer-Graser) getreten ist.

Bei *Ulcus ventriculi* kann wegen der geringen Säure der Eingriff klein gehalten werden, wenn er mit einer Vagotomie und Drainageoperation kombiniert wird. Selbst Minimaleingriffe wie Keilexcision des Ulcus, Segmentresektion, ja sogar ulcusbelassende Palliativeingriffe können riskiert werden. Die Vagotomie hat also auch für das Ulcus ventriculi eine Bedeutung.

In den Fällen von *kombiniertem Gastro-Duodenalulcus* (Dragstedt-Kombination), bei welchen sowohl kephalische als auch gastrische Sekretionsphase gesteigert ist, wird die Vagotomie mit einer ulcusentfernenden Resektion verbunden werden müssen. Bei nicht deformierenden pylorusnahen Ulcera wird die Kombination von *Vagotomie + Pyloroplastik* ausreichend sein (WEINBERG et al., 1956; DRAGSTEDT et al., 1959; HENDRY, 1961). Die Pyloroplastik muß hinsichtlich ihrer Drainagewirkung als günstig bezeichnet werden und auch der Dragstedt-Operation als überlegen (HEUPEL, 1964). Letztere wird dort bevorzugt, wo eine gut funktionierende Pyloroplastik nicht herstellbar ist. Bei der Vagotomie + distalen Resektion + Gastro-Duodenostomie besteht das Hauptproblem in der Schaffung einer Anastomose, durch welche die Entleerung normal erfolgt. Eine *etwas* verzögerte Entleerung scheint dabei günstiger zu sein als eine zu rasche Passage. Jedoch darf es keinesfalls zu längerdauernder *Stase des Mageninhaltes* kommen, weil sonst ein *Ulcus ventriculi* droht.

Eine besondere Problematik besitzen die *Resektionen in der Magenmitte und im proximalen Magenabschnitt.* Bei der medialen Resektion ist es zweckmäßig, die Vagotomie als selektive Denervierung des Magenfundus auszuführen, hingegen die über die Ri. antrales (vgl. Abb. 350) erfolgende Antruminnervation intakt zu lassen.

Für die *proximale partielle Resektion* gilt ähnliches. Die selektive Vagotomie ist hier aus methodischen Gründen obligatorisch. Dem Geübten gelingt es auch hier nur den Fundus-Corpusabschnitt zu vagotomieren und die Innervation des Antrum zu erhalten. Zunächst schien uns diese *selektive proximale Vagotomie* nur für die Antrummotilität bedeutungsvoll (HOLLE, 1960). Mit zunehmender Erfahrung in der Funktionstestung wurde jedoch klar (HART, 1966), daß über die extragastrale-vagale Antruminnervation eine Hemmung der Gastrinfreisetzung stattfindet, so daß die Schonung der antralen Innervation zu einem integrierenden Bestandteil des form- und funktionsgerechten Operierens geworden ist (vgl. S. 496 ff).

Zu gelegentlich geäußerten Zweifeln am Wert der *selektiven Vagotomie* ist zu bemerken, daß sie mit größerer Sicherheit eine extragastrale Denervierung garantiert als dies die einfache trunculäre epi- oder subdiaphragmale Methode vermag. Die Kontrollen der Vollständigkeit der Vagotomie (GRIFFITH, 1962) und eigene Untersuchungen (vgl. S. 73 ff) beweisen dies eindeutig. Damit ist uns auch das Mittel in die Hand gegeben partielle Vagotomien auszuführen. Da es im Grunde stets um die Beseitigung der kephalischen Säurestimulation geht, ist die selektive Vagotomie des proximalen Magenabschnitts eine für die Ulcuschirurgie besonders geeignete Form der Vagotomie (vgl. S. 500). Eine Verbesserung der Vollständigkeit der Vagotomie kann durch intraoperative elektrische Reizung der Vagusfasern erzielt werden (BURGE, 1958). Die vor der Vagotomie auslösbaren, deutlich erkennbaren Kontraktionen sind nach selektiver Vagotomie nicht mehr nachweisbar.

3. Komplikationen nach Vagotomie

Intraoperative Unglücksfälle bei Vagotomien entstehen fast stets durch unroutinierte Technik (Oesophagusperforation, Pleuraeröffnung, Milzruptur, akuter Herzstillstand). HARKINS u. NYHUS (1962) haben bei ihrer großen Zahl von Vagotomien *2 Fälle von sicherem Herzstillstand* beobachtet. Wird die Komplikation sofort erkannt, so ist ihre Behebung relativ unproblematisch. Nicht selten dürfte es sich beim sog. Vagustod eher um einen Narkosezwischenfall als um die Folgen einer direkten Traumatisierung des N. vagus handeln.

Größere Bedeutung besitzen die *postoperativen Funktionsstörungen* des Magen-Darmtraktes. (Nahrungsretention im atonischen Magen, Gärungs- und Fäulnisdypepsie, Gasbildung, Borborygmi, Diarrhoe). Sie sind Folge einer nicht genügend intensiven Entlastung des Vagotomiemagens, sei es durch *Gastrostomie*, sei es durch *transnasale Dauersonde*. Die relative Magenatonie nach Vagotomie und der verzögerte Transport der Ingesta bei gleichzeitigem Fehlen von Salzsäure führt zur Überwucherung des Magen-Darmtraktes mit einer die Gärung und Fäulnis begünstigenden Darmflora. Durch starke Gasbildung kann das Syndrom für den Patienten sehr lästig werden. BURGE (1960) fand diese störenden Erscheinungen in ca. $^1/_3$ der Fälle. Nach Meinung von HARKINS, GRIFFITH u. a., sind sie die Folge einer Innervationsstörung des Pankreas, welche nur durch selektive Vagotomie vermieden werden kann. Nach unserer Erfahrung wird eine ausreichende Peristole, konsequente Dekompression vorausgesetzt, nach 3—5 Wochen wieder erreicht. Wir sind stets mit der transnasalen Dauerabsaugung für 5—10 Tage ausgekommen und bedurften der Gastrostomie nicht. Auch können wir die Untersuchungen von PFEFFER et al. (1952) bestätigen, wonach die für eine *Pankreassekretionsstörung* sprechenden Stuhlunregelmäßigkeiten nach trunculärer Vagotomie häufiger auftreten als nach selektiver (BURGE, GRIFFITH, 1960). Wir erblicken die Hauptursache für die ungeregelte Entleerung in der segmentalen Denervierung des ganzen Darmtraktes nach trunkulärer Vagotomie.

Die *Störung der Motilität der Gallenwege* betrifft eine Erweiterung der Gallenblase und deren Entleerungsverzögerung. Auch duodeno-biliärer Reflux kann auftreten (WALLACE, 1960). *Cholostase und Reflux* sollen eine Häufung von Cholelithiasis begünstigen (REYNOLDS, OLSON, 1961). Auch vermehrte entzündliche Komplikationen in den Gallenwegen müssen erwartet werden. Bei anhaltender Magenatonie mit Retention großer Flüssigkeits- und Speisemengen muß intensiv behandelt werden. Zur transnasalen Dauerabsaugung treten Eiswasserspülungen und Cholinergica (Prostigmin; Ubretid in 3tägigen Abständen), bei letzterem ist die Dosierung von Kontrollen der Cholinesteraseaktivität abhängig zu machen. *Paspertin* in individueller Dosierung (1—4 Tabletten täglich) wirkt tonusregulierend. Perorale *Chemotherapie (Sulfasuccidin, Humatin, Neomycin)* zur Unterdrückung der bakteriellen Überwucherung der dilatierten Darmabschnitte ist anzusetzen. *Umstellung der Nahrungszufuhr* auf eine hochcalorische halbfeste Breikost 5—8mal täglich bei Einschränkung der Trinkmenge. Die sehr oft an abusus grenzenden Essens- bzw. *Trink*gewohnheiten der Wohlstandsgesellschaft können nach Vagotomie zu einem ernsten Problem werden. Daher wurde *die Gastrostomie* zur Magendekompression von DRAGSTEDT zur Regel erhoben. HARKINS nimmt einen vermittelnden Standpunkt ein. Er fordert jedoch eine Magenentlastung durch transnasale Dauerabsaugung für wenigstens 5 Tage. Dieser Meinung schließen wir uns an. Einige Autoren glauben ohne jede Sonde auszukommen (THOMAS u. Mitarb., 1961).

Eine klinisch bedeutsam werdende *Vagusregeneration* ist nach kompletter Vagotomie nicht zu erwarten (DRAGSTEDT, HARKINS u. Mitarb., BURGE, 1960). Diesbezügliche Tierversuche, welche eine Regeneration nachgewiesen zu haben glauben (EVANS u. Mitarb., 1954), lassen sich auf den Menschen nicht ohne weiteres übertragen. Sicherste Prophylaxe einer Regeneration ist die beidseitige Ligatur der Vagusstümpfe, eventuell mit Clipsapparat.

4. Resultate

a) *Die trunculäre bilaterale Vagotomie* vermehrt die Sekretion in einem Heidenhain-Beutel (SCHMITZ, HARKINS u. Mitarb., 1952). *Magenatonie und Pylorospasmus verzögern den duodenalen Hemm-Mechanismus.* Durch *Stase der Nahrung im Antrumbereich* wird die gastrische Phase langdauernd stimuliert. Erst nach Erreichen des Limit von pH-3 kommt nach vollständiger Säuerung der auto-regulative Hemm-Mechanismus des Antrums in Gang.

b) *Trunculäre Vagotomie + Gastroenterostomie (Dragstedt-Operation)* verringert die Sekretion aus einem Heidenhain-Beutel. Die Gastroenterostomie *verkürzt die antrale Phase*; der *Pylorospasmus verzögert den duodenalen Hemm-Mechanismus.* Saurer Chymus gelangt in das Jejunum. Das Antrum wird durch alkalischen Duodenalsaft stimuliert. Die *Säuerung des Jejunums steigert die Magensekretion* über die intestinale Phase (IVY, LIM, McCARTHY und SIRCUS, 1925).

c) *Trunculäre Vagotomie + Gastroenterostomie + Pylorusausschaltung* führt zu völligem *Ausfall der duodenalen Hemm-Mechanismen,* also zu *gesteigerter Magensekretion* infolge Fehlens der duodenalen Hemmung und vermehrte Stimulation des Antrums durch Rückfluß alkalischen Duodenalsaftes sowie durch vermehrte Stimulation der intestinalen Phase.

Hieraus folgt (modifiziert nach HEUPEL, 1964):

Nicht erlaubte Operationen sind:	*Erlaubte Operationen sind:* (stets bezogen auf trunkuläre Vagotomie)
1. Alleinige Vagotomie	1. Vagotomie + Gastroenterostomie
2. Alleinige Pyloroplastik	2. Vagotomie + 20—50% Antrumresektion + Gastro-Duodenostomie (oder Gastro-Jejunostomie nach 30—50% Antrumresektion)
3. Vagotomie + Gastroenterostomie + Pylorusausschaltung	3. Vagotomie + Pyloroplastik

Die *alleinige Vagotomie* ist *nicht erlaubt,* weil es durch Magenatonie und Pyloro-spasmus zur vermehrten Stimulierung der gastrischen Phase kommt. Die *alleinige Pyloroplastik* ist *nicht erlaubt,* weil die cephalische Phase zu stark bleibt und Duodenalulcera die Folge sein können.

Die *Vagotomie + Gastroenterostomie + Pylorusausschaltung* ist *nicht erlaubt,* weil die duodenalen Hemm-Mechanismen völlig ausgeschaltet und die gastrische sowie intestinale Phase vermehrt stimuliert werden. Ähnliche Verhältnisse be-

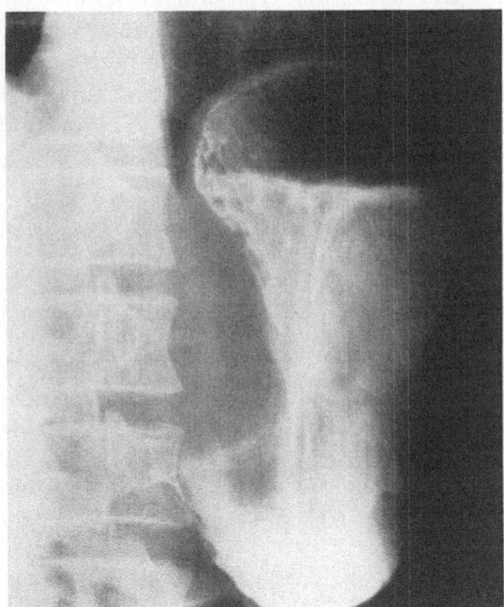
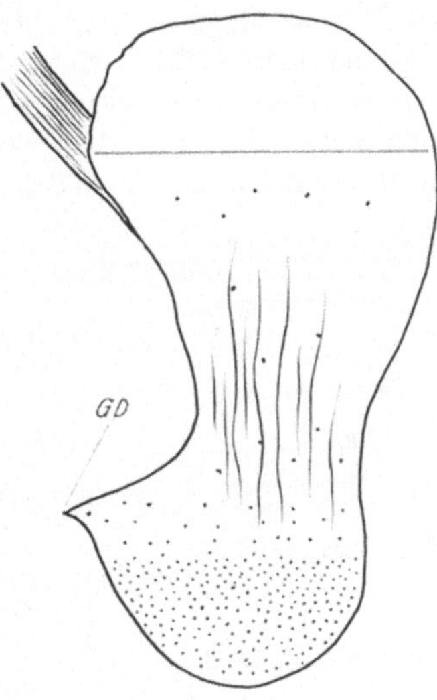

Abb. 303. Zustand nach bilateraler, trunculärer Vagotomie + distaler (30%) Resektion + Gastro-Duodenostomie — 10. postop. Tag, allseitige Magenatonie ohne jede aktive Entlee-rung erfordert zweimal täglich Entlastungssondierung, Eiswasserspülung. Solche Zustände kommen nach selektiver proximaler Vagotomie nicht mehr zur Beobachtung (vgl. S. 348b) (Ulcus duodeni, ♂, 57 J.)

stehen auch noch bei Gastro-Jejunostomie nach zu kleiner (<30%) Antrum-resektion.

Die *Vagotomie + Gastroenterostomie* ist *bedingt erlaubt,* wenn die Vagotomie komplett und die Anastomose pylorusnahe an der Rückwand angelegt wird. Ge-schieht dies nicht richtig, so kann es durch Verkürzung der antralen Phase, Ver-zögerung der duodenalen Hemmung und Übertreten sauren Chymus in das Jeju-num zur Sekretionssteigerung kommen.

Die *Vagotomie + Pyloroplastik* ist das bevorzugte Verfahren, weil die cepha-lische Phase beseitigt, die gastrische Phase stark reduziert und falls noch HCl ge-bildet wird, die duodenalen Hemmfaktoren wirksam werden können, um eine übermäßige HCl-Bildung zu unterdrücken. Duodeno-gastraler Reflux kann die gastrische Phase stimulieren.

Vagotomie + Antrektomie (20—50%) besitzt noch zuverlässigere säureelimi-nierende Wirkung, wenn sie als *Gastro-Duodenostomie* abgeschlossen wird, weil die duodenalen und antralen Hemm-Mechanismen wirksam bleiben.

Nach *Vagotomie + Drainageoperation* ist mit einer *Rezidivulcusrate* von *5—10%* zu rechnen.

Sie beträgt bei:

BURGE und PICK (1958)   (Beobachtungszeit 7—9 Jahre, 301 Fälle) 4,25%
WEINBERG (1958)   (Beobachtungszeit 2—10 Jahre, 596 Fälle) 5,0%
DRAGSTEDT u. Mitarb. (1958) (Beobachtungszeit 1—15 Jahre, 858 Fälle) 5,5%

Für die *selektive Vagotomie + Antrektomie* liegt die Rezidivrate wesentlich niedriger (HARKINS, 1965; 154 Fälle <1%).

Die Berechtigung für die *selektive proximale Vagotomie* (HOLLE u. Mitarb., 1967) in Verbindung *mit form- und funktionsgerechten Operationen* leitet sich aus den Tatsachen ab, daß 1. die cephalische Phase völlig eliminiert wird, 2. alle Hemm-Mechanismen erhalten werden, wenn die Duodenalpassage bestehen bleibt oder wieder hergestellt wird und die extragastrale Antruminnervation geschont wird. (Alle Resektionen können klein gehalten werden); 3. reaktive Säurebildung möglich bleibt. Bei 235 Fällen war die Mortalität 1,7%, Rezidivulcera 1, Funktion gut in 96%, befriedigend in 4% (vgl. Tabelle 46).

Tabelle 34. *Häufigkeit von Diarrhoe nach Vagotomie. (Nach HARKINS, 1963)*

Autor	Trunculäre komplette Vagotomie	Selektive Vagotomie
BURGE, 1960	trunkuläre Vagotomie und Gastroenterostomie 40% (25 Fälle)	selektive Vagotomie + Gastroenterostomie 6% (18 Fälle)
KRAFT u. FRY, 1962	trunkuläre Vagotomie + Drainageoperation 38% (32 Fälle)	selektive Vagotomie + Drainageoperation 19% (26 Fälle)
FARRIS u. SMITH, 1963	trunkuläre Vagotomie + Pyloroplastik 28% (100 Fälle)	selektive Vagotomie + Pyloroplastik 14% (40 Fälle)
HARKINS u. GRIFFITH, 1963	trunkuläre Vagotomie + Antrektomie 68% (60 Fälle)	selektive Vagotomie + Antrektomie 29% (52 Fälle)

Das Vorkommen von Diarrhoen ist nach selektiver Vagotomie etwa halb so häufig als nach trunkulärer Vagotomie. Nach selektiver proximaler Vagotomie tritt es nur vereinzelt auf.

Lautet die Unterscheidung: Diarrhoe-Dumping nach Vagotomie, so gilt folgendes:

Tabelle 35. *Häufigkeit von Diarrhoe nach kompletter trunkulärer Vagotomie + Antrektomie (60 Fälle) und selektive Vagotomie + Antrektomie (52 Fälle). (Nach HARKINS u. Mitarb., 1963)*

Operationsverfahren	Diarrhoe		Dumping allein	Kein Dumping Keine Diarrhoe
	mit Dumping	allein		
Komplette trunkuläre Vagotomie + Antrektomie	18 30%	23 38%	5 8%	14 24%
	zusammen 68%			
Selektive Vagotomie + Antrektomie	14 27%	1 2%	10 19%	27 52%
	zusammen 29%			

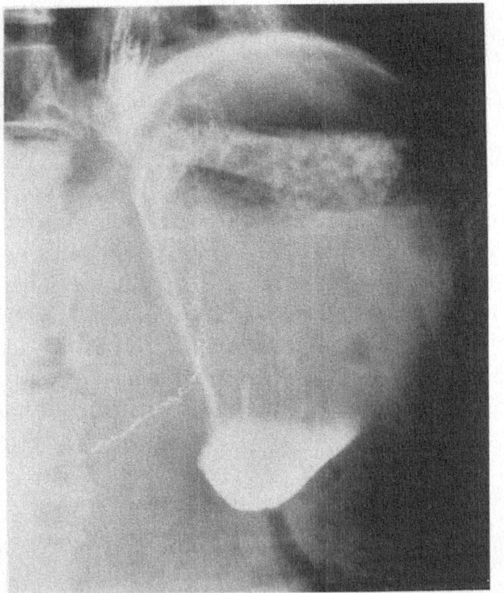
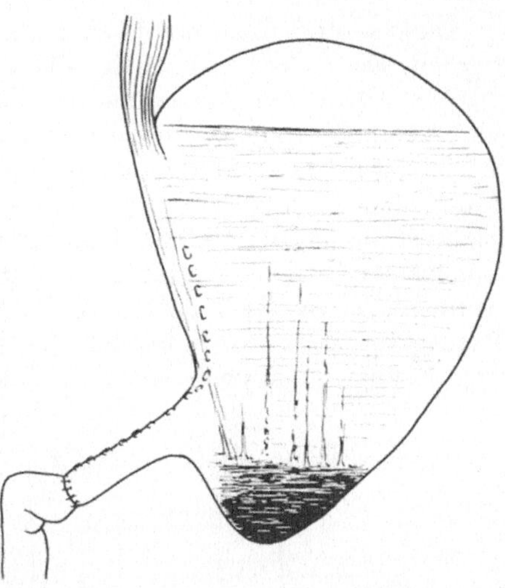

Abb. 304a. ♂, 43 J., U.d. selektive Vagotomie + distale (30%) Resektion + Gastroduodenostomie 8. Tag postoperativ (tägliche Spülungsbehandlung, Paspertin)

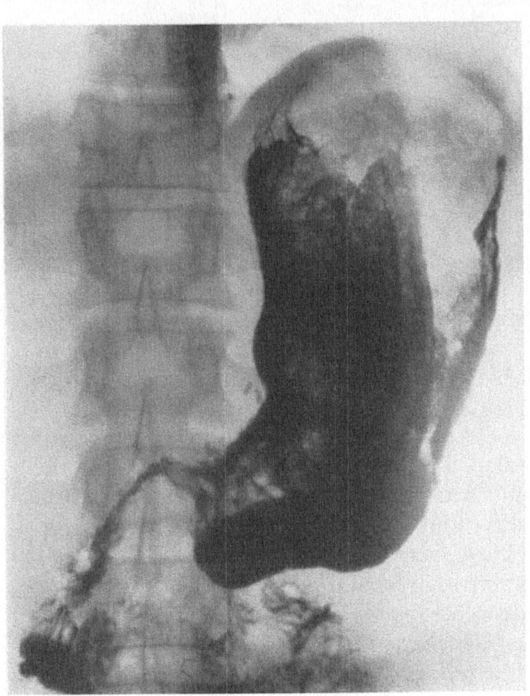
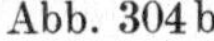
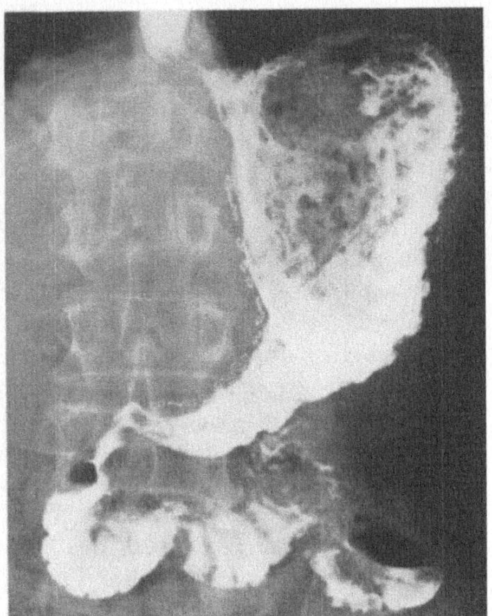

Abb. 304b   Abb. 304c

Abb. 304b. Gleicher Fall wie a. 5. Woche postoperativ. Beginnende aktive Entleerung, jedoch
noch verzögert (noch Paspertin)

Abb. 304c. Gleicher Fall wie a u. b. 16. Woche postoperativ. Distale Magenabschnitte gut
tonisiert, regelmäßige Entleerung

Abb. 304a—c. Verlaufserie nach selektiver (kompletter) Vagotomie + distaler (30%) Resektion + Gastro-Duodenostomie zeigt die langsame Wiederkehr des Tonus und aktiver Entleerung. Letztere bleibt noch lange Zeit verzögert (!) In dieser Hinsicht ist die Situation
gegenüber der trunkulären Vagotomie nicht wesentlich verbessert

5. Technik der Vagotomie

Die Vagotomie kann entweder transthorakal oder rein abdominell ausgeführt werden. Der linksthorakale Zugang wurde zunächst bevorzugt (DRAGSTEDT und OWENS, 1943). Mit Ausnahme der Fälle (Rezidivulcera trotz vorausgegangener Vagotomie, Korpulenz etc.), bei welchen auf einfacherem Wege nicht beizukommen ist, wird der transthorakale Zugang nicht mehr ausgeführt. Durch den abdominellen Zugang wird die Kombination mit Eingriffen am Magen sehr erleichtert. Je nachdem ob die Durchtrennung an den Trunci oder an den speziellen Magenästen erfolgt, spricht man von *trunkulärer oder selektiver Vagotomie*. Die Schwierigkeiten der trunculären Vagotomie beginnen mit der Variabilität der Vagusstämme im Kardiabereich. Es finden sich keineswegs immer leicht erkennbare Trunci (2 dünnere ventrale, 1 stärkerer dorsaler), sondern die Aufteilung

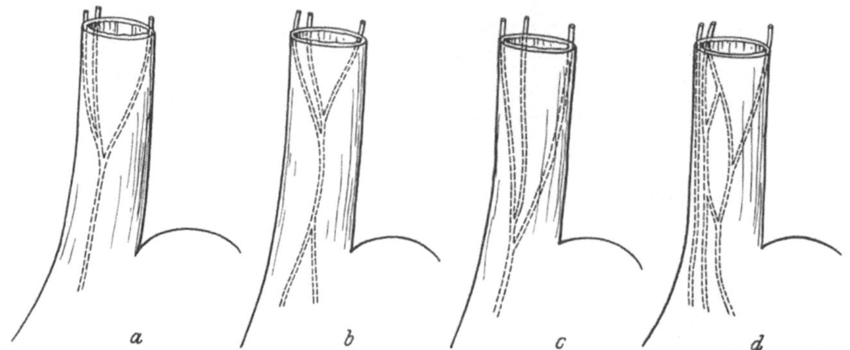

Abb. 305. Variationen des Truncus dorsalis Ni. vagi. (Nach HARKINS, CHAPMAN, NYHUS u. a., 1962)

kann hier, wie schon am caudalen Oesophagus, plexusähnlich sein. Aus der Vielzahl der Möglichkeiten lassen sich 3 Variationen abgrenzen (HARKINS, CHAPMAN, NYHUS u. Mitarb., 1962) (Abb. 305), welche den Truncus dorsalis betreffen. Da er nicht nur die Magenrückwand, sondern die übrigen Baucheingeweide präganglionär bzw. nach Umschaltung im Ganglion coeliacum und mesentericum craniale postganglionär versorgt, besteht hier besonderer Anlaß die Variationen zu kennen, um bei Bedarf nur die gastrischen Äste durchtrennen zu können *(selektive Vagotomie)* und die Äste zum Plexus coeliacus, zum Pankreas, sowie Dünn- und Dickdarm zu schonen. Für den ventralen Truncus gilt ähnliches bezüglich des *Rs. antro-hepato-pyloricus*, welcher zum Antrum, der Leber und dem Pylorus zieht und dessen Schonung für die form- und funktionsgerechte Ulcuschirurgie höchst bedeutungsvoll ist. Für die selektive, *speziell die selektiv-proximale Vagotomie,* sind die Präparationen von LÖWENECK aufschlußreich. Sie lehren uns, daß eine selektive Denervierung des fundusdrüsentragenden cranialen Magenabschnitts realisierbar ist, weshalb *die Variationen der Verteilung der speziellen Ri. gastrici* zu kennen heute noch wichtiger ist als jene der Trunci. Es sei dazu auf den Kommentar LÖWENECK (vgl. Abb. 17—25) verwiesen.

a) Die linksthorakale trunkuläre Vagotomie (Dragstedt u. Owens, 1943)
(Abb. 306, 307)

In Rechtsseitenlage Thorakotomie im 7. ICR. Abtrennung des Lig. pulmonale inf. und Retraktion der Lunge nach cranial. Pleuraincision von 8—10 cm Länge, wodurch der caudale Oesophagus freigelegt wird. Er wird aus seinem Bett luxiert und angehoben (Abb. 306). Dabei kommt der Plexus oesophageus zu Gesicht. Die einzelnen Vagusfasern werden mit Häkchen vorgezogen. Es läßt sich meist ein ventraler und dorsaler Hauptstamm finden, welche durch schräg und querverlaufende Anastomosen zu einem weitmaschigen Netz vereinigt werden. Sämtliche

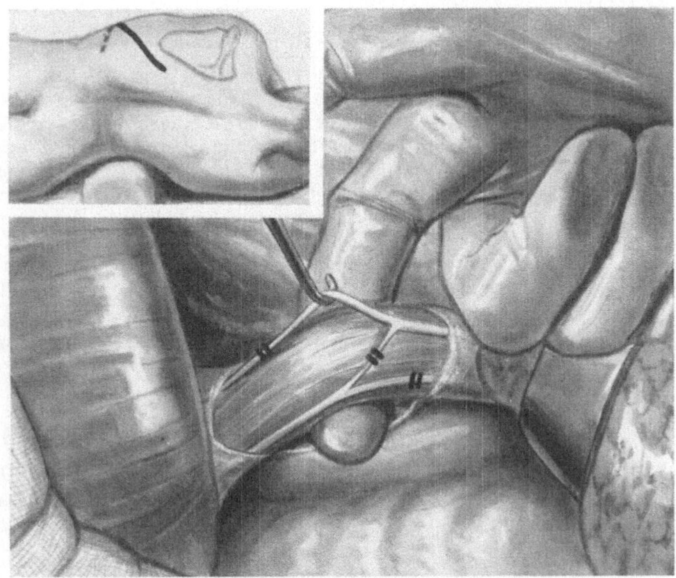

Abb. 306. *Linksthorakale trunkuläre Vagotomie (I).* Zugangsweg (Insertbild) und Isolierung der Vagusäste im Bereich des mobilisierten caudalen Oesophagus

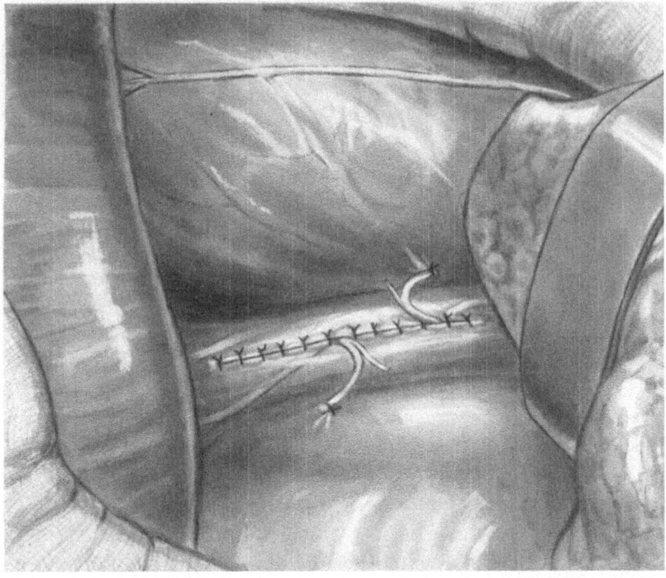

Abb. 307. *Linksthorakale trunkuläre Vagotomie (II).* Die durchtrennten Vagusstämme sind mit Seidenligaturen versehen und nach Verschluß der Pleura mediastinalis in möglichst weitem Abstand voneinander intrapleural fixiert

Äste werden durchtrennt. Die Hauptstämme werden so weit als möglich caudal bzw. cranial durchtrennt und ligiert. Durch die nichtresorbierbare Ligatur soll eine Regeneration verhindert werden.

Außerdem werden die Stümpfe nach cranial bzw. caudal umgeschlagen und intrapleural in möglichst weiter Entfernung voneinander fixiert.

b) Die transabdominelle epidiaphragmale trunkuläre Vagotomie (Dragstedt et al., 1947)

Schon DRAGSTEDT verließ die transthorakale Vagotomie zugunsten eines transabdominellen epi- und transdiaphragmalen Vorgehens. Der Zugang ist eine lange mediane Oberbauchlaparotomie. Eventuell wird das Xiphoid reseziert. Das Lig. coronarium des linken Leberlappens wird incidiert. 1 cm vor dem Hiatus wird das Diaphragma soweit eröffent, daß der caudale Oesophagus mit dem Zeigefinger herabgezogen werden kann. Die beiden Trunci werden auf 6—8 cm freigelegt, reseziert und die Stümpfe mit Seide ligiert. Der Oesophagus soll von allen Fasern befreit werden. Kleine straffe Fasern innerhalb der Längsmuskulatur sind oft accessorische Vagusfasern. Perforationen der Pleura und des Oesophagus können auftreten. Sie müssen versorgt werden.

c) Die transabdominelle, subdiaphragmale trunkuläre Vagotomie (Abb. 308, 309)

Eine wegen Gastro-Duodenalulcus erforderliche Vagotomie sollte auf dem gleichen Zugang wie der Eingriff am Magen selbst ausgeführt werden. Nach unserer Erfahrung läßt er sich abdominell-subdiaphragmatisch durchführen, ohne

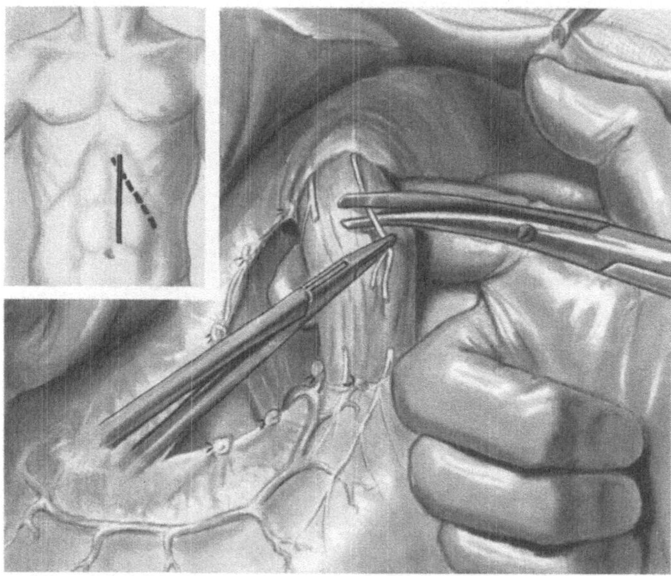

Abb. 308. *Transabdominelle subdiaphragmale, trunkuläre Vagotomie.* Zugangswege (Insertbild) und Durchtrennung der Trunci ventrales N. vagi

daß die Zuverlässigkeit leidet. Der Zugang ist links paramedian oder Rippenbogenrandschnitt links oder lange Medianincision je nach Thoraxkonfiguration (vgl. Abb. 308 insert). Mit Hilfe eines weitaufhaltenden Bauchdeckensperrers (Rochart-Haken, modif. Kirschner-Rahmen, vgl. Abb. 111), gelingt ein breiter Überblick über den gesamten Oberbauch. Eine Incision des Lig. triangulare ist nur bei hypertrophen Lebern erforderlich. Die subdiaphragmale Technik ist schonender als die transdiaphragmale; denn es wird lediglich das Lig. gastro-phrenicum quer durchtrennt, der Oesophagus durch stumpfe Präparation vorsichtig mobilisiert, angeschlungen und vorluxiert. Seine Mobilisation auf eine Distanz von 5—8 cm ist immer möglich. Man vermeide jedoch unnötig ausgedehnte Skeletierungen. Man erreicht zunächst den (die) Truncus ventralis N. vagi, welcher von der Vorderseite des Oesophagus auf die Magenvorderwand ausstrahlt. Auf die Variationen muß auch beim ventralen Stamm geachtet werden (2—3 Stämme, hohe Teilung usw.) (vgl. Abb. 305). Der Truncus dorsalis N. vagi läßt sich zwischen Hinterwand des Oesophagus und Aorta etwa dem Verlauf des rechten Oesophagusrandes fol-

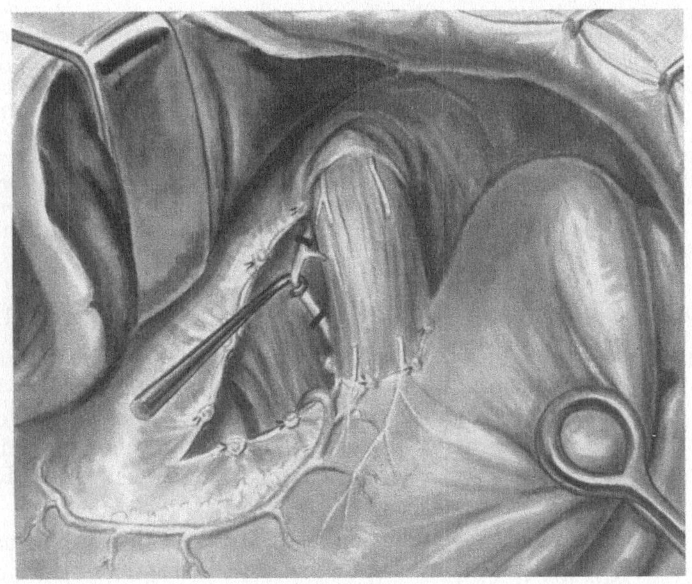

Abb. 309. *Transabdominelle, subdiaphragmale, trunkuläre Vagotomie.* Isolierung und Resektion des Truncus dorsalis N. vagi

gend finden. Er ist wesentlich stärker als die Trunci ventrales. Auch er wird auf eine Distanz von 6—8 cm isoliert (vgl. Abb. 309) und durchtrennt. Die Stümpfe werden mit nichtresorbierbarem Nahtmaterial ligiert. Ein Teil des resezierten Nerven wird zur neurohistologischen Untersuchung gegeben. Etwa noch in der Oesophagus-Längsmuskulatur gelegene Fasern lassen sich als unelastische Saiten tasten und gesondert durchtrennen. Die cranialen Stümpfe läßt man zurückschlüpfen. Die caudalen Nervenendigungen werden zusätzlich mit Serosa überdeckt, so daß eine Reinnervation durch Aussprossung nicht stattfinden kann (MURRAY, 1959, 1962). Soll die Vagotomie, wie meist, mit einer resezierenden oder nichtresezierenden Operation kombiniert werden, wird man sie dem eigentlichen Eingriff am Magen aus Gründen der Asepsis vorausschicken.

d) Die selektive Vagotomie

(FRANKSSON, 1948; JACKSON, 1948; GRIFFITH und HARKINS, 1957; GRIFFITH, 1960; BURGE, 1960) (vgl. Abb. 17—25)

Durch die trunculäre Vagotomie wird eine komplette zentral-vagale Dekonnexion der meisten abdominellen Eingeweide erzeugt. Sie betrifft den Magen-Darmtrakt bis zum Cannon-Boehmschen Punkt. Durch die *selektive Vagotomie* soll nur der Magen denerviert werden. Die vagale Versorgung der übrigen abdominellen Eingeweide soll intakt bleiben. Streng zu unterscheiden von der selektiven ist die *partielle Vagotomie*. Das ist eine solche, bei welcher bewußt nur bestimmte Vagusäste durchtrennt werden (z.B. der linke ventrale nach WINKELSTEIN und BERG, 1938, oder die proximalen zum Fundus und Corpus ziehenden Ri. gastrici allein, = selektive proximale Vagotomie (nach HOLLE u. Mitarb., 1960, 1965, 1967).

Technik: Eine selektive vagale Denervierung des Magens allein wird durch Durchschneidung aller an die Magenvorderwand und -hinterwand herantretenden speziellen Rami gastrici erreicht. Dies erfordert minutiöses Vorgehen. Der Zugang erfolgt über eine lange mediane oder paramediane linksseitige Oberbauchlaparotomie eventuell mit Resektion des Schwertfortsatzes. Die Freilegung des abdominellen Oesophagus muß sehr schonend sein, damit keine Hämatombildung eintritt. Am besten wird der abdominelle Oesophagus nur mit Stieltupfern verschoben, um die Vagusfasern darstellen zu können; d.h. man verzichtet auf die komplette Luxation, welche die Ursache einer Kardiainsuffizienz werden kann. Man sucht den Abgang des Rs. antro-hepato-pyloricus aus dem Truncus ventralis auf, zieht ihn nach rechts und durchtrennt einzeln alle von dort nach links zum Magen ziehenden Ri. gastrici. Auch die Äste zum Antrum werden mit durchtrennt. Nach Aufsuchen des Tr. dorsalis wird dessen Teilung in die gastrischen und coeliacalen Äste ausgemacht. Die gastrischen (meist 2—3) werden durchtrennt. Der coeliacale Ast wird geschont. Diese Form der kompletten selektiven gastrischen Vagotomie führt zur Denervierung des Magens mit Ausnahme des Pylorus und Duodenums (HARKINS u. Mitarb., 1964).

e) Die selektive proximale Vagotomie (Holle 1960, Holle u. Hart, 1965, 1967)

ist eine partielle gastrische Vagotomie, bei welcher die säureproduzierenden Magenabschnitte (Fundus und Corpus) extragastral vagal denerviert, die antralen Bezirke innerviert bleiben. Über die Begründung dieser wichtigen Vagotomieform (vgl. S. 73). Die Schonung der Ri. antrales kann sehr schwierig sein und bei Antrektomie unmöglich werden. Bei weiter proximal gelegenen Resektionen (Segmentresektion, Fundektomie) gelingt sie leichter.

Speziell die Schonung der dorsalen Ri. antrales kann problematisch sein (vgl. Abb. 17—25). Eine gute Hilfe ist es, den Tr. dorsalis mit einem Häkchen anzuspannen. Die Fasern straffen sich dadurch mehr als das übrige Gewebe und lassen sich bis an die Magenwand verfolgen. Meist sind es 2—4 dünne Fasern. Der Rs. coeliacus ist wesentlich dicker als jeder Rs. gastricus und dadurch, sowie durch seine Verlaufsrichtung steil nach hinten, unterscheidbar. *Alle* aus den Hauptstämmen *nach links abzweigenden Seitenäste* müssen als *Ri. gastrici* angesehen und sorgfältig entfernt werden. Bei Beendigung der selektiven proximalen Vagotomie muß der abdominelle Oesophagus und die Fundus-Corpusregion von allen vagalen Verbindungen mit den Trunci befreit sein, ohne völlig skeletiert zu sein, was einer gleichzeitigen Devascularisation und Desympathisation entsprechen würde, deren Wirkung noch nicht völlig geklärt ist. Der seiner Ri. gastrici beraubten Tr. ventralis muß sich in einen intakten Rs. antro-hepato-pyloricus, der Tr. dorsalis in einen intakten Rs. coeliacus fortsetzen.

f) Die technischen Fehler und Komplikationen der Vagotomie

sind (GRIFFITH u. HARKINS, 1962):

1. *Pneumothorax* durch Pleuraverletzung,
2. *Mediastinitis und Allgemeininfektion* durch Oesophagusverletzung,
3. *Blutung* durch Verletzung der Oesophagusgefäße, der V. brevia und der Milz,
4. *Hiatushernie* bei vergessenem oder mangelhaftem Nahtverschluß des Lig. phreno-oesophagicum,

5. *Dysphagie* bei übermäßig weit getriebener vagaler Denervierung oder brüsker Traumatisierung des caudalen Oesophagus,

6. *Persistenz oder frühzeitiges Rezidiv eines Ulcus* bei Mißlingen der Vollständigkeit der selektiven Vagotomie.

Die Beziehungen von Verfahrenswahl zur Spätmorbidität nach kompletter Vagotomie des Magens sind (GRIFFITH u. HARKINS, 1962):

1. *Hypotonie und Hypomotilität des Magens nebst Stase des Mageninhalts:* unter Umständen Gastro-Jejunostomie, oder Pyloroplastik, oder Antrektomie erforderlich.

2. *Dumping-Syndrom:* Folge von Drainageoperationen oder Hemigastrektomie.

3. *Hypomotilität und Stase der ableitenden Gallenwege:* Bildung von Gallensteinen.

4. *Herabsetzung der Pankreassekretion:* Pankreasstühle, Fettstühle.

5. *Hypomotilität und Stase des Darmtraktes:* Unbestimmte intestinale Beschwerden, Blähungen, Diarrhoe.

6. *Rezidivulcus:* Folge einer inkompletten Vagotomie, einer vagalen Reinnervation oder (und) Stase des Mageninhalts (bei nichtfunktionierender Drainageoperation oder zu enger Gastro-Duodeno-Anastomose).

Die *Postvagotomiebeschwerden* nach selektiver Vagotomie sind gegenüber denen nach kompletter trunculärer Vagotomie ohne Zweifel deutlich geringer (vgl. Tabellen 34, 35). Die selektive proximale Vagotomie ist in dieser Hinsicht noch günstiger (3% Reststörungen im eigenen Krankengut).

In der frühen *Nachbehandlung* nach Vagotomie ist die ständige Dekompression des erschlafften Magens für 3—6 Tage die wichtigste Maßnahme. Sie kann entweder über einen *nasogastralen Dauersog* oder eine *temporäre Gastrostomie* erfolgen. Wir begnügen uns mit der nasogastralen Absaugung. Die Substitution von ca. 3000 ml Kochsalzlösung intravenös pro 24 Std ist lebenswichtig. Vom 3. postoperativen Tage darf stündlich ein Schluck genommen werden; je nach Intensität von Peristaltik, Stuhlgang usw. wird schrittweise von flüssiger auf halbflüssig-halbfeste und schließlich feste Kost übergegangen. Zähflüssige Breikost (z.B. Beefsteak Tartar) wird am besten transportiert. Bei lang anhaltender Atonie und Motilitätsstörung bewährt sich die Gabe von Ubretid in 2—3tägigen Abständen (Dosierung entsprechend Kontrolle der Cholinesteraseaktivität). Ebenso hat sich *Paspertin* in 2—3tägigen Abständen (1—3 Amp. p.d., oder 1—4 Tabl.) bewährt. Magenfunktionsteste werden in regelmäßigen Abständen (3, 6, 12, 24 Monate) durchgeführt. Der Patient wird voraussichtlich rezidivfrei bleiben, wenn der komplette Magenfunktionstest eine Reduktion der Basis-pH-Werte auf subnormale Werte nachweist. Das Bestehenbleiben einer Säurebildung auf nutritive Reize ist erwünscht. Bei Aufrechterhaltung aller Hemm-Mechanismen stellt es keine ulcerogene Bedrohung dar (vgl. S. 73ff.). Wird die Einstellung auf subnormale Werte nicht erreicht, so muß eine Komplettierung der Vagotomie durch Zweiteingriff erwogen und ein Zollinger-Ellison-Syndrom ausgeschlossen werden.

Kommentar

Gastric Vagotomy in Duodenal Ulcer[1]

By L.R. DRAGSTEDT

The employment of gastric vagotomy in the definitive surgical treatment of duodenal ulcer is based upon the concept that this lesion is usually caused by a hypersecretion of gastric juice of nervous origin. The evidence in support of this view may be summarized as follows:

1. If adequate methods of measurement are used, duodenal ulcer patients will usually be found to secrete from three to twenty times as much acid in the fasting stomach at night as do normal people.

2. If a hypersecretion of this degree is reproduced in experimental animals, they regularly develop duodenal ulcers.

[1] This work has been aided by Grant No. AM-04178 from the Division of Research Grants and Fellowships of the National Institutes of Health, United States Public Health Service.

3. If the vagus nerves to the stomach in duodenal ulcer patients are completely divided, the hypersecretion of gastric juice in the empty stomach is abolished, indicating that it is of nervous origin.

4. If the gastric vagotomy in duodenal ulcer patients is combined with removal of the antrum of the stomach or with an adequate drainage procedure which prevents stasis of food in the antrum, the duodenal ulcers heal and remain healed.

The cause of the hyperactivity of the vagus nerves in duodenal ulcer patients is only partly in view. Clinical observation suggests that in some way the tensions and strains of competitive modern life increase the tonus of the vagus nerves with resultant continuous stimulation of the motor and secretory functions of the stomach. The continuous gastric secretion in the empty stomach of duodenal ulcer patients is markedly exaggerated on the night before a surgical operation, perhaps because of anxiety or apprehension at the coming surgical ordeal. The recent discovery that there are a greater number of gastric glands in duodenal ulcer patients than in normal people is of great interest. It appears likely to me that this hyperplasia is a result of the continuous stimulating action of the vagus nerves, perhaps similar to the work hypertrophy well recognized in other areas. The increased number of parietal cells could account for the hypersecretion of duodenal ulcer patients in response to food or other gastric stimulants but it cannot explain the hypersecretion in the fasting empty stomach, which is the characteristic abnormality in duodenal ulcer patients. The persistence of this hypersecretion during deep sleep suggests that it is not readily amenable to psychotherapy, but nevertheless the trial ought to be made.

Success in the treatment of duodenal ulcer patients by gastric vagotomy is the final proof that hypersecretion of gastric juice of nervous origin is a sufficient cause for the lesion. It is no longer necessary to search for factors such as diminished mucosal resistance, absence of protective mucus, or vascular impairment to account for its development. While it is true that pure gastric juice or a gastric content consisting of approximately pure gastric juice can digest the normal mucosa, obviously a damaged area will succumb more readily. The important point is that the gastric content of normal people in the absence of hypersecretion is a quite innocuous material and cannot prevent or indeed significantly delay the healing of even large lesions in the gastric mucosa.

In the experience of my own clinic approximately 1500 patients with various types of peptic ulcer have been treated by gastric vagotomy alone, vagotomy combined with gastro-enterostomy or pyloroplasty, or vagotomy combined with antrum resection. The majority were treated by vagotomy and gastro-enterostomy. Many surgeons in other parts of the world have also reported large series of patients treated by one or the other of these methods. From these reports the following conclusions appear to be justifiable:

1. The operation is relatively safe, the mortality usually reported being about 0.5 per cent.

2. From 85 to 95 per cent of patients remain free of further ulcer disease.

3. The complications of the operation are chiefly trivial and annoying and rarely serious.

4. The nutrition of the patient is rarely seriously impaired.

In my own experience the chief causes of failure in the order of importance are as follows:

1. An inadequate drainage operation which permits stasis of food in the antrum of the stomach.

2. Incomplete division of the vagus nerves to the stomach.

3. The presence of an undiagnosed ulcerogenic tumor of the pancreas or duodenum, of the type described by ZOLLINGER and ELLISON.

Recurrence of ulcer because of stasis of food in the antrum is probably due to the continued release of gastrin and consequent stimulation of gastric secretion. It can be avoided by combining antrum resection with vagotomy, a procedure that is popular with many surgeons. Statistics suggest that the recurrence of ulcer after this combined operation is very low, perhaps less than 1 per cent. However, to achieve this lower recurrence rate one must accept the greater risk associated with gastric resection as well as its more serious and disabling complications. I believe the direction of further progress lies rather in the improvement of technical procedures for preventing antrum stasis. Recurrence of a non-malignant disease is not sufficiently serious so that all patients should be subjected to more surgery than they require in order to prevent further trouble in a relatively small number. This less fortunate group can still be treated by medical means and if this fails by gastric resection.

Gastric Vagotomy in Gastric Ulcer

I was formerly of the opinion that vagotomy should be performed only in those patients with gastric ulcers who also have co-existent duodenal ulcers. These patients display a fasting hypersecretion of nervous origin and are prone to develop stoma ulcers if the hypersecretion is not abolished by vagotomy. The majority of gastric ulcer patients secrete less acid in the fasting nocturnal secretion than do normal people. Vagotomy is helpful in these patients because it reduces markedly the gastric secretory response to such humoral agents as histamine and gastrin. Although of minor importance the nervous phase of secretion and the "vagal release of gastrin" are also abolished.

I am persuaded that most gastric ulcers are caused by a hypersecretion of gastric juice of hormonal or gastrin origin due to stasis of food in the stomach. Evidence in support of this view has come from both the clinic and the experimental laboratory. Gastric vagotomy in rabbits was found to cause chronic gastric ulcers in many of these animals. When vagotomy was first employed in the treatment of duodenal ulcer, gastric stasis and gastric ulcer were a not infrequent complication. The addition of a drainage procedure such as gastroenterostomy or pyloroplasty to the vagotomy practically abolished this complication in both animals and man. These gastric ulcers cannot be ascribed to gastric hypersecretion of vagus origin since these nerves have been previously divided. Experimental data are adequate to show that stasis of food in the stomach due to hypomotility causes a prolonged liberation of the hormone gastrin and resultant prolonged stimulation of gastric secretion. Gastric ulcers have been noted as a complication of longstanding duodenal ulcers producing pyloric stenosis and gastric retention. Experimental pyloric stenosis in animals has been found to cause gastric stasis with hypersecretion of gastric juice of hormonal origin and chronic progressive gastric ulcers.

Surgical experience is in harmony with these views of the different pathogeneses of duodenal and gastric ulcers. Resection of the gastric antrum, the Kelling-Madlener operation, was found to cure many high-lying gastric ulcers left in situ probably because the source of gastrin was removed. A similar explanation probably accounts for the exceedingly low incidence of stoma ulcer after gastric resection for gastric ulcer. On the other hand low gastric resection for duodenal ulcer has often been followed by gastro-jejunal ulcers. The healing of these lesions after simple vagotomy indicates that they were caused by a hypersecretion of nervous origin which was not abolished by removal of the antrum.

Several years ago immediate sub-total gastric resection was recommended in the treatment of gastric ulcers for two reasons. It was felt that in spite of improvements in diagnosis some of these ulcers were early cancers and the only hope of cure lay in early removal. It was also believed that chronic gastric ulcer was a pre-cancerous lesion. This latter view has been abandoned. Internists in general rejected this plea of the surgeons on the grounds that their errors in diagnosis were small, the mortality and morbidity of sub-total gastric resection were high, and the surgical treatment of gastric cancer was not very good anyway since only 5 to 10 per cent of patients survived for five years or more. It has proved difficult to persuade the internist to subject his gastric ulcer patient to such radical treatment when the lesion might well be benign and fairly amenable to medical management. Recurrence of gastric ulcer under medical treatment is however frequent and troublesome and so a safer more conservative type of surgical treatment might be more acceptable. Acting on the concept that most gastric ulcers are caused by a hypersecretion of gastric juice of hormonal origin due to stasis of food in the stomach, I have proposed that patients with chronic gastric ulcers be subjected to surgical exploration at an early stage in the disease. The stomach is opened and the ulcer exposed to view. Biopsies are secured from each quadrant of the ulcer and all suspicious areas. If microscopic examination reveals that the lesion is malignant, a radical cancer operation is performed. If however microscopic proof that the ulcer is a cancer cannot be secured, the stomach is closed and a vagotomy combined with gastroenterostomy, pyloroplasty, or antrum resection is performed. This procedure involves a low operative risk and postoperative nutritional disturbances and symptoms are minimal. Stasis of food in the stomach is corrected, the nervous phase of gastric secretion abolished, and the response of the gastric glands to humoral stimulation markedly reduced. Experience to date indicates that this is a safe effective operation for chronic gastric ulcer.

XV. Mit Vagotomie kombinierte nichtresezierende Operationen

1. Trunkuläre Vagotomie + Gastro-Enterostomia posterior (= Dragstedt-Operation)

Nach DRAGSTETD u. OWENS (1943) (Abb. 310)

a) Physiologie

Während in Amerika die einfache Gastro-Jejunostomie (WÖLFLER, 1881) bis etwa zum Jahre 1940 das Verfahren der Wahl in der Behandlung des Ulcus pepticum blieb (MYLAND et al., 1956), wurde sie in den deutschsprachigen Ländern wegen der hohen Rate von Recidivulcera wesentlich früher zugunsten der distalen subtotalen Resektionen verlassen (ENDERLEN, FREUDENBERG und v. REDWITZ, 1923; FINSTERER, 1918—1926; v. REDWITZ u. FUSS, 1928). Die schlechten Resultate mit der alleinigen Gastroenterostomie waren ein Grund, warum sich die Resektionstherapie zur alleinbeherrschenden Methode erhob. Es ist auch nicht die Lage des Gastro-Jejunostoma am Magen allein schuld an der gesteigerten Säure- und Sekretbildung. Vielmehr ist Lage und Größe der Anastomose gleichermaßen bestimmend für die Menge der Saftsekretion (STEVENSON et al., 1957). Außerdem ist die Korrelation zur vagalen Innervation entscheidend. Trotz korrektester Lokalisation der Gastro-Jejunostomie und sorgfältigster Vagotomie bleibt die Rate des Rezidivulcus (mit 5—13%) noch deutlich höher als nach subtotalen distalen Resektionen (ca. 2—5% nach STAFFORD et al., 1959; WALTERS et al., 1957). Die Gründe wurden im Kapitel über Vagotomie dargelegt.

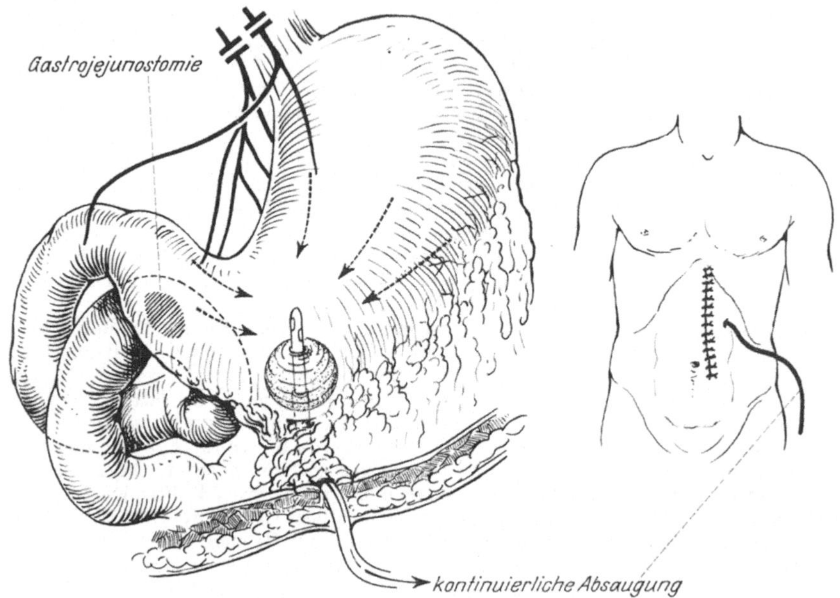

Abb. 310. *Trunkuläre Vagotomie + Gastroenterostomia posterior retrocolica* (Dragstedt-Operation). Temporäre Gastrostomie zur postoperativen Magenentlastung

b) Indication

Trotz der relativ hohen Rezidivrate werden in ca. 90% der Fälle gute bis sehr gute Resultate erzielt (DRAGSTEDT, 1959). Da zudem die Mortalität (0,4%, 500 Fälle, nach DRAGSTEDT, 1959) und postoperativen Beschwerden geringer sind als nach der Kombination Vagotomie + distale partielle Resektion (S. 464) wird man den risikoärmeren Eingriff vorziehen bei schwer deformierenden Ulcera ad pylorum und U.d., bei welchen sowohl die Pyloroplastik als auch die Resektion ein erhöhtes Risiko bedeutet.

c) Technik

1. Transabdominelle, epidiaphragmale trunkuläre Vagotomie (vgl. S. 446) oder (besser) selektive proximale Vagotomie.

2. Gastroenterostomie in Form einer quer zur Magenachse angelegten Gastroenterostomia posterior retrocolica transmescolica mit besonders kurzer zuführender Schlinge („no-loop-anastomosis"). Die Anastomose soll pylorusnahe, d.h. ca. 3 cm vor dem Pylorusring angelegt werden. Sie soll nicht weiter als *1—2 cm im Durchmesser* sein. Die kleine Anastomose soll Häufigkeit und Schweregrad des Dumping, sowie des jejuno-gastralen Refluxes verringern.

3. DRAGSTEDT empfiehlt den vagotomierten Magen durch eine temporäre *Gastrostomie* zu entlasten und zur Ableitung einen Foley-Katheter zu verwenden. Er wird durch eine kleine

Incision nahe der großen Kurvatur eingeführt (vgl. Abb. 310). Der Ballon wird mit 30 cm³ Wasser gefüllt, um ihn in situ zu halten. Die Magenwand wird mit 2 Tabaksbeutelnähten rings um den Katheter eingestülpt und dieser in eine Netzmanschette eingehüllt. Durch leichten Dauersog wird der Magen für 5 Tage ständig entleert. Die nächtliche 12-Stunden-Nüchternsekretion wird während der ersten 5 Tage gesammelt und gemessen. Die Säure muß auf Werte unter 10 mÄq fallen. Ist dies nicht der Fall (Werte weiterhin über 20 mÄq), so ist die Vagotomie nicht vollständig. Für die Dauer der Absaugung muß der Patient täglich ca. 3000 ml physiologische Kochsalzlösung intravenös erhalten.

Tabelle 36. *Trunkuläre Vagotomie + Gastroenterostomie (Dragstedt-Operation)*

Autor, Jahr	Zahl der operierten Fälle	Mortalität	Rezidivulcus	Dumping + Diarrhoen	Funktion			weitere Operationen
					gut	befriedigend	schlecht	
Dragstedt, 1958	848	0,4%	5,5%	—	90%	—	—	—
Walters, 1961	124	9,7%	13%	44%	32%	43%	2%	8%
Marshall, 1961 zitiert nach Stafford u. Finney, 1962	65	—	23,6%	—	—	—	—	—
Kippen u. Trueman, 1962	146	1 0,6%	5 3%	33 22,6%	106 82%	12 9%	12 9%	— —
E. Derom u. Fr. Derom, 1964	71	1,4%	—	—	86%	7%	7%	—

Resultate

Wenn die nächtliche Nüchternsekretion bei wiederholten Kontrollen (3 Monate, 6 Monate, 1 Jahr, 2 Jahre) unter 20 mÄq bleibt und die Röntgenuntersuchung keine Stase im Magenantrum aufweist, wird der Patient beschwerdefrei und rezidivfrei bleiben.

Eine Zusammenstellung der Resultate einiger Kliniken (Abb. Tabelle 36) ergibt eine beträchtliche Diskrepanz. Unseres Erachtens liegt dies an der verschiedenartigen Ausführung der Vagotomie. Es erscheint uns zweckmäßig keine trunculäre Vagotomie auszuführen, weil sie nicht nur die cephalische Phase eliminiert, sondern auch die vagal-antralen Hemm-Mechanismen zerstört. Abb. 219 zeigt eine einwandfrei funktionierende Dragstedt-Operation bei komplett stenosierendem, schwer resezierbarem U.d. und präoperativ stark reduziertem Kräftezustand. Postoperative Gewichtszunahme 20 kg.

2. Trunkuläre Vagotomie und Pyloroplastik (= Operation nach Weinberg, 1951)
(vgl. Abb. 158, 292)

Die Kombinationsoperation trunculäre Vagotomie + Pyloroplastik (Heineke-Mikulicz) wurde von Weinberg vorgesehen, um das Duodenalulcus mit geringstmöglicher Mortalität und Morbidität zur Heilung zu bringen. Experimentell zeigte sich (Heupel, 1964), daß sich durch trunkuläre Vagotomie + Pyloroplastik ein sicherer Schutz vor histamininduzierten peptischen Ulcera erreichen läßt. Durch das Verfahren wird die direkt-vagale Phase beseitigt, die vagal-antrale Phase stark reduziert und — falls noch HCl gebildet wird — die duodenalen Hemmfaktoren intakt gelassen. Die Operation ist erfolgreich, weil das Antrum im Säurestrom verbleibt, also seine Autoregulation bestehen bleibt, und weil die Drainage über den Pylorus derart verbessert wird, daß jede Stase vermieden wird. Was die Vagotomie anlangt, so ist es nach unseren Untersuchungen zweckmäßiger nicht trunkulär zu vagotomieren, sondern nur eine selektive proximale Vagotomie (vgl. S. 500) auszuführen. Es bleiben dadurch auch noch die vagal-antralen Hemm-Mechanismen der Gastrinfreisetzung erhalten. Nach meiner Meinung sollte *bei allen antrumerhaltenden Operationen dieses auch vagal innerviert bleiben.* Die technischen Feinheiten der Vagotomie + Pyloroplastik liegen 1. im *einschichtigen Nahtverschluß der* nach Modus HEINECKE-MIKULICZ ausgeführten *Pyloroplastik* (vgl. Abb. 158), 2. im Gebrauch einer *selektiven Vagotomie* (Abb. 311) oder einer selektiven proximalen Vagotomie (vgl. Abb. 501).

3. Trunkuläre Vagotomie + Pyloroplastik (Typ Finney), (Operation nach Hendry, 1961)

(vgl. Abb. 311, Insert)

HENDRY (1961) berichtete über 14 Fälle frischer Gastro-Duodenalulcera, welche er durch diese einfache Operation zur Heilung brachte. In der Indikation unterscheidet sich das Verfahren nicht von der Vagotomie + Pyloroplastik nach WEINBERG. Ein gewisser Vorteil ist die breite Übersicht über die Pars I + II duodeni speziell bei Blutung, Mitbeteiligung des Choledochus und Pankreaticus. Außerdem umgeht die Hendrysche Operation die Schwierigkeit der einschichtigen Naht, welche bei der Weinbergschen Pyloroplastik manchmal Schwierigkeit bereitet. Mit diesen Methoden weniger vertraute Operateure sollten sie als das risikoärmere Verfahren anwenden, bevor sie zur Weinbergschen Operation übergehen. Der Nachteil der Methode liegt in der breiten gastro-duodenalen Anastomose und dem starken duodeno-gastralen Reflux. Will oder muß man das Verfahren der Pyloroplastik nach FINNEY wählen, so wird man es jedenfalls nicht mit einer trunkulären, sondern mit einer selektiven, kompletten (vgl. Abb. 311) oder mit einer selektiven proximalen Vagotomie kombinieren (vgl. Abb. 501).

4. Die selektive komplette Vagotomie + Pyloroplastik

(Typ Heinecke-Mikulicz oder Finney) (vgl. Abb. 311)

ist die eigentliche Alternative zur selektiven Vagotomie + Antrumresektion. Entsprechend dem Ausfall der Funktionsteste wird man das nichtresezierende Vorgehen bei leichter bis mittlerer Hyperacidität, das resezierende Verfahren bei starker Hyperacidität wählen. Die Operation besitzt außerdem eine Indikation bei *blutendem Duodenalulcus* (vgl. Abb. 292) sowie bei *Ulcusperforation* (vgl. S. 433), also *bei akutem Ulcus* und dessen Komplikationen. Speziell bei der massiven Blutung kann sie in Verbindung mit der Umstechung des blutenden Ulcus und der Ligatur der zuständigen Gefäße eine lebensrettende Maßnahme sein. Schließlich ist sie beim sog. *Pyloruskanal-Syndrom* (BUTSCH) in Betracht zu ziehen. Darunter ist eine funktionelle, relative Stenose des Pylorus, also eine Achalasie des Magens, zu verstehen. Sie kann Folge eines Vagus-Hypotonus sein. In der Tat findet man Zeichen des *Vagushypotonus* und einer *verminderten Nüchternsekretion bei verzögerter Magenentleerung* sowie *Ulcera ventriculi* in der Mehrzahl dieser Fälle. Man kann annehmen, daß es sich um eine primär, vagusabhängige Funktionsstörung handelt. In allen Fällen eines Ulcus ventriculi mit gleichzeitiger Entleerungsverzögerung kann die selektive Vagotomie + Pyloroplastik als Methode zur Behebung der Störungen dienen (BURGE, 1964).

Technik

1. Vagotomie: Entspricht der im Kapitel Vagotomie gegebenen Beschreibung.

2. Pyloroplastik: Bevor sie unternommen wird, muß klargeworden sein, daß sie durchführbar ist. Sie ist gewöhnlich ungeeignet für frisch entzündlich-callöse Gewebe, welche keine Elastizität und Haltbarkeit besitzen. Eine Kochersche Mobilisation des Duodenums ist für das Gelingen einer Pyloroplastik meist Vorbedingung. Zu lange Incisionen sind ebenso unbefriedigend wie zu kurze. Ca. 3—4 cm ist die optimale Länge einer Pyloroplastik nach HEINECKE-MIKULICZ-WEINBERG. Längere Incisionen werden benötigt bei massiver Blutung, wenn nur

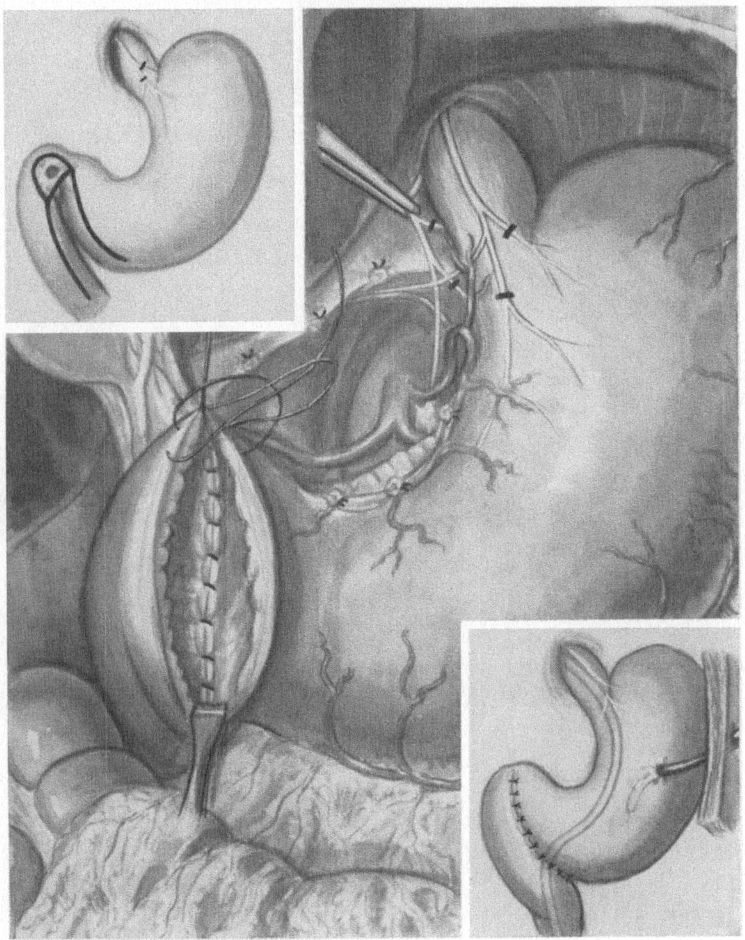

Abb. 311. Selektive komplette Vagotomie mit (oder ohne) Ulcusexcision + Gastro-Duodenostomie (nach FINNEY) + temporärer Gastrostomie bei Ulcus ad pylorum (= Operation nach
GRIFFITH, HARKINS, 1957). Die Incision wird nur ausnahmsweise so weit nach oral und aboral
geführt. Im Regelfall wird sie so angelegt, daß die Anastomose die Weite eines normalen
Pylorus erhält

dadurch eine genügende Freilegung für die Umstechung des Ulcus möglich wird. Die Incision
kann mit einer Ulcusexcision nach HORSLEY (1926) (Abb. 312a—c), oder JUDD (1922)
(Abb. 313a—d) kombiniert werden. Hinterwandulcera lassen sich nicht excidieren. Auch
die Excision nach der Minor- oder Majorseite gelegener Ulcera sollte nicht erzwungen werden,
um keine Nahtgefährdung zu riskieren. Nach Eröffnung des pyloro-duodenalen Kanals wird
er nach beiden Seiten mit dem Zeigefinger ausgetastet, um freie Durchgängigkeit nach oral
und aboral zu prüfen. Entschließt man sich zur Pyloroplastik, so wird die Incision durch Zug
in querer Richtung auseinandergezogen und eine einschichtige Verschlußnaht mit Einzelknopfnähten aus nichtresorbierbarem Material vorgenommen (vgl. Abb. 158). Wo damit
keine ideale Adaptation erreicht wird, kann die sogenannte Gambee-Naht (vgl. Abb. 158d)
verwendet werden. Die beste Adaptation gewährt nach unserer Erfahrung eine einstülpende,
einseitige Rückstichnaht nach vorheriger oral-konkaver Excision der Wundränder. Wir verwenden dazu Chrom-Catgutnähte und legen einzelne Seidennähte dazwischen, wo die Adaptation mangelhaft ist. Eventuell kann ein Netzzipfel lose über die Nahtlinie fixiert werden. Die
Frage der *temporären Gastrostomie* bzw. naso-gastralen Absaugung sowie die der *postoperativen
Nachsorge* ist die gleiche wie nach allen mit Vagotomie kombinierten Operationen.

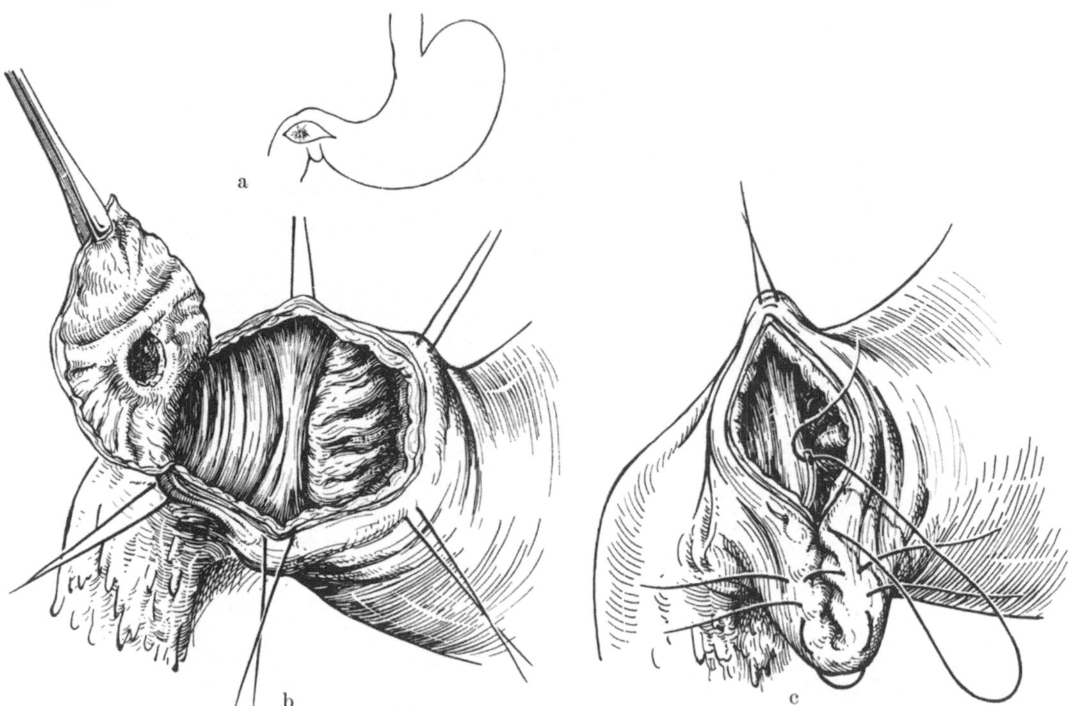

Abb. 312a—c. Pyloroplastik mit (oder ohne) Ulcusexcision (Methode nach HORSLEY, 1926) bei
Ulcus ad pylorum. Das Vorgehen hat nur in Verbindung mit Vagotomie eine Berechtigung

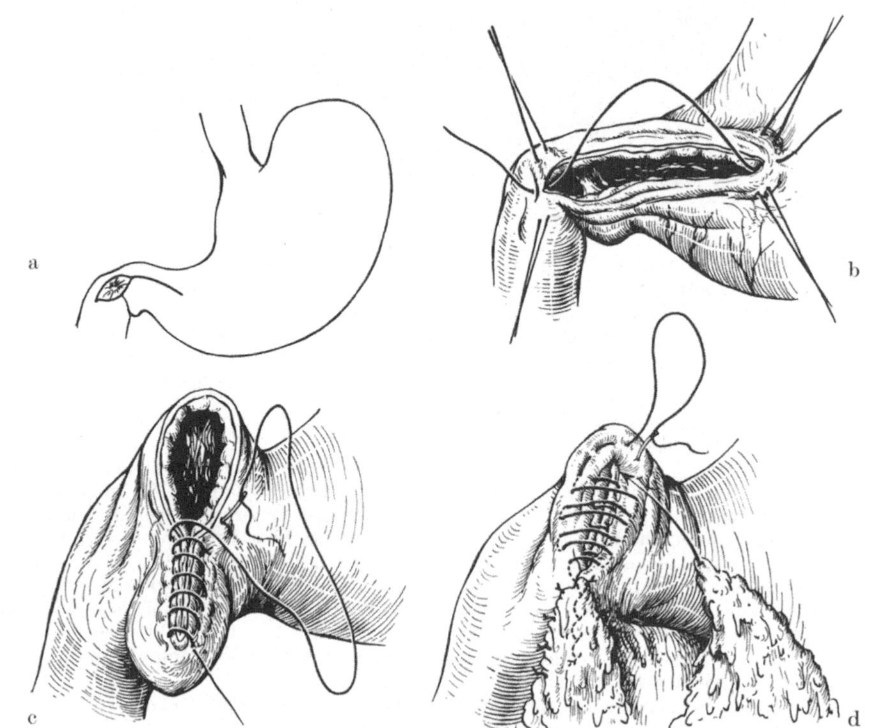

Abb. 313a—d. Pyloroplastik mit (oder ohne) Ulcusexcision (Methode nach JUDD, 1922) bei
Ulcus ad pylorum. Die zweischichtige Nahttechnik ist zugunsten der einschichtigen Naht
(nach WEINBERG) verlassen (vgl. Abb. 158)

5. Resultate der mit Vagotomie kombinierten nichtresezierenden Operationen (Vagotomie + Drainageoperation)

Bis heute läßt sich über den Wert der einen bzw. anderen Methode nur wenig Endgültiges sagen. MOORE (1963) hat betont, daß eine signifikante Verbesserung der Resultate gegenüber den subtotalen distalen Resektionen erst erwiesen ist, wenn *eine Serie von wenigstens 200 Patienten wenigstens 7 Jahre lang lückenlos nachuntersucht wurde und mehr als 90% der Patienten allen Kriterien eines günstigen Ergebnisses standhalten.* Diese Voraussetzungen erfüllen bis heute nur sehr wenige Berichte. Sicher ist, daß *Vagotomie + Gastro-Enterostomie* und *Vagotomie + Pyloroplastik* zwei fundamental verschiedene Operationen sind, welche zu Unrecht als „Drainageoperationen" zusammengefaßt wurden. HEUPEL (1964) hat diese Unterschiede tierexperimentell differenziert und definiert.

Die umfassendste Sammelstatistik der ganzen Frage stammt aus 12 Veterans-Hospitals der USA (zit. nach HEUPEL, 1964). In ihr wird eine Zahl von *2977 Operationen wegen peptischem Gastro-Duodenalulcus* innerhalb einer *Beobachtungszeit von 11 Jahren (1947—1958)* ausgewertet.

Eine gute Übersicht liefern folgende Tabellen.

Die Tabellen 37, 38 zeigen, daß die Weinbergsche Operation hinsichtlich der *funktionellen Resultate* nur von der *Vagotomie + kleiner (25—30%) Antrum-*

Tabelle 37. *(Nach* POSTLETHWAIT, *1961)*

Operationsmethode	Zahl der operierten Patienten	Funktionelles Resultat gut und sehr gut (%)	Klinikmortalität (% aller Patienten)
Vagotomie + Pyloroplastik	183	83,2	0,5
Vagotomie + Gastro-Enterostomie	201	72,5	1,0
Resectio Billroth I klassisch	135	80,0	1,5
Resectio Billroth II klassisch	1386	82,2	5,8
Vagotomie + Gastro-Duodenostomie (Resectio Billroth I)	55	80,0	3,6
Vagotomie + Gastro-Jejunostomie (Resectio Billroth II)	387	86,5	2,3

Tabelle 38. *Vergleich von Vagotomie + Pyloroplastik (nach* WEINBERG*) und Vagotomie + Gastro-Jejunostomie (Resectio Billroth II, nach* FARMER, COLP *u. a.).* (Nach WEINBERG, 1962)

Operationsmethode	Zahl der operierten Patienten	Klinikmortalität (%)	Nachweisliche Rezidive (% der Nachuntersuchten)
Vagotomie + Pyloroplastik nach WEINBERG	160	0,6	6,8
Vagotomie + Gastro-Jejunostomie (Resectio Billroth II)	184	1,1	22,4

resektion (B II) übertroffen wird *(83,2 zu 86,5%).* Bezüglich der *Klinikmortalität* liegt die *Weinbergsche Operation* gegenüber der Vagotomie + B II deutlich *günstiger (0,5 zu 2,3%).* Gemessen an der *Rezidivrate* hält die *Weinbergsche Operation (6,8%)* gegenüber der Dragstedtschen Operation (10,6%) und der Vagotomie + Antrumresektion (B II) (22,4%) *deutlich die Spitze.* Nur von der selektiven *Vagotomie + (40%) Antrektomie (= „combined-operation")* werden *noch günsti-*

gere Resultate mitgeteilt (Mortalität 0,7%, postoperative Funktionsstörungen ca. 2%, Rezidivrate weniger als 1%) (vgl. Kommentar HARKINS, S. 467). Die *Tendenz* innerhalb der mit Vagotomie kombinierten nichtresezierenden Verfahren *von der Dragstedtschen zur Weinbergschen* und innerhalb der mit Vagotomie kombinierten resezierenden Methoden *von der Vagotomie + (25—30%) Antrektomie (Resectio Billroth II) zur selektiven Vagotomie + (40%) Antrektomie (Resectio Billroth I = combined operation,* nach HARKINS) und von dort zur *form- und funktionsgerechten Operation* überzugehen, ist unverkennbar.

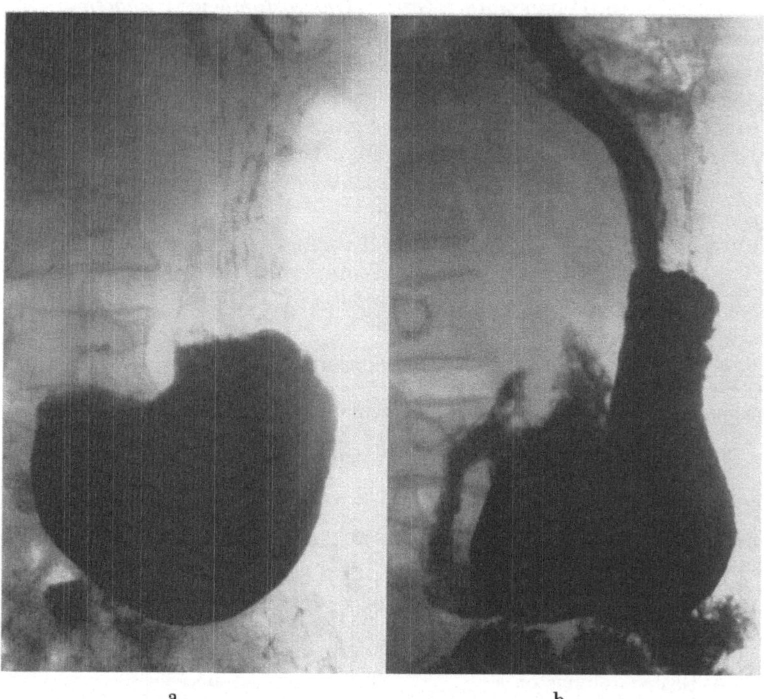

a   b

Abb. 314a u. b. Benigne Pylorusstenose (U.d.), ♂, 32 J. a Zustand präoperativ; nur tropfenweise Entleerung. b Zustand 3 Wochen postoperativ — trunculäre Vagotomie + Pyloroplastik (WEINBERG) — Entleerung gebessert, jedoch noch verzögert

DEROM u. Mitarb. (1963) berichten über 71 Fälle von Dragstedt-Operationen (1947—1959), davon 61 gute, 5 befriedigende, 5 schlechte Resultate, letztere mit klinischem Zeichen eines Rezidivs. DEROM bevorzugt seither die Vagotomie + Pyloroplastik nach WEINBERG. HOLT und LYTHGOE untersuchten von 100 Patienten mit Vagotomie + Gastro-Jejunostomie (Resectio B II) 84 Patienten nach. Ein Anastomosengeschwür bestand bei 1 Patienten, bei 11% bestanden hartnäckige Schmerzen, welche nur durch Antacida behoben werden konnten, ein Beweis für den hohen Prozentsatz fortbestehender Hyperacidität. MARSHALL und FREEDMAN (1961) untersuchten 207 Fälle von Kombinationsoperationen nach (Bericht seit 1945—1958); davon Vagotomie + Gastro-Enterostomie 65mal. Die Resultate waren schlecht bei 20 Patienten einschließlich 4 Todesfällen. Demgegenüber liegt die Vagotomie + Pyloroplastik (nach WEINBERG) im allgemeinen günstiger. Die Ulcusrezidivrate beträgt bei ihm unter mehr als 1000 Patienten ca. 5%, die Mortalität 0,7%.

DORTON (1963) berichtet eine Serie von 330 Patienten mit Vagotomie + Pyloroplastik (Berichtszeit 1947—1962), davon 3 Todesfälle, Nachuntersuchung in 309 Fällen, schlechte Resultate bei 12 Patienten (3,8%). Unter der letzten Serie von 138 Patienten kam es nur einmal zu einem fraglichen Rezidiv, die Mortalität war 0%. BURGE und CLARK bestätigen die Leistungsfähigkeit der Vagotomie + Pyloroplastik durch den Nachweis einer geringen Rezidivrate (3,2%) und Gleichbleiben dieses Ergebnisses bei Nachuntersuchung nach 5 und nach 10 Jahren. Außer WEINBERG (1947, 1962, 1963) haben sich auch andere Autoren (HEU-PEL und HAY, 1960; DORTON, 1960; HOERR, 1960) für die Weinbergsche Operation als Methode der Wahl erklärt. NYHUS benutzt sie als Alternative zur Vagotomie + Antrektomie, vor allem in bestimmten Fällen massiv blutender Duodenalgeschwüre (vgl. Kommentar NYHUS, S. 406).

Abb. 314 zeigt den Zustand eines 32jährigen Patienten mit nahezu kompletter benigner Magenausgangsstenose (präoperativ) und 3 Wochen nach klassischer Weinbergscher Operation. Die Entleerung ist noch verzögert, die Rückbildung der Atonie und Dilatation deutlich. Nach 3 Monaten war Normalisierung der Entleerung eingetreten.

Kommentar

Drainage Operations Versus Resection

By CLAUDE E. WELCH

The controversy concerning drainage operations versus resection has been joined on several fronts. At the present time there is great interest in the intractable duodenal ulcer, but attention should be given as well to the duodenal ulcer that is complicated by hemorrhage, perforation, or obstruction, and to the gastric ulcer. They will be discussed in order.

1. Intractable duodenal ulcer: This disease implies an active ulcer with a high gastric acidity. No one would claim that either pyloroplasty or gastroenterostomy alone could be satisfactory, because the incidence of postoperative recurrent ulcer would be prohibitive. The controversy therefore revolves about pyloroplasty or gastroenterostomy combined with vagotomy, versus some type of gastric resection, either with or without concomitant vagotomy. In brief, the author believes that, in the hands of the welltrained surgeon, the mortality rates will be essentially the same for any of these procedures. Furthermore, the postoperative sequellae will not be significantly different except in the incidence of recurrent ulcer. Finally, since the incidence of recurrent ulcer is related directly to the postoperative level of gastric acid secretion, the success or failure of any operation must be measured by the degree to which it controls such secretion.

This simple concept has been elaborated and subjected to analysis by a number of investigators. Some of the most significant figures have been provided by SMITHWICK.

He found, for example, that the incidence of insulin achlorhydria varies greatly after different operations. After vagotomy and hemigastrectomy it was 83%; after subtotal gastrectomy 66%; after vagotomy and gastroenterostomy 59%, and after vagotomy and pyloroplasty 35%. Anastomotic ulcers were found only in those patients with persistent gastric acidity after operation.

Such figures would lead one to doubt the efficacy of drainage operations compared with gastric resection. But surgery is essentially a pragmatic art, so that most surgeons believe that the only criterion of success is furnished by the postoperative result. It is therefore most important for the surgeon to discover the results of these various procedures. This is far from easy, however, for each surgeon is an enthusiastic supporter of his own favorite operation, and furthermore, many other factors, such as the type of patient and the length of follow-up studies vary widely. At the outset the author therefore freely admits that he is biased in favor of resection, and has made very little use of drainage operations.

Hence, results from other sources are necessary. Two reports may be cited briefly here. HOERR recently has found an 11% recurrence rate within one year after pyloroplasty and vagotomy; he had already discarded vagotomy and gastroenterostomy because of a 15% recurrence rate in 3 years. A cooperative study by POSTLETHWAIT, from twelve United States Veterans' Hospitals gave the following incidence of proved or suspected recurrent ulcer, after a two-year follow-up-after vagotomy and Billroth II, 4.5%; after Billroth II, 12%; after vagotomy and pyloroplasty, 15%; after vagotomy and gastroenterostomy, 22%.

The recurrence rate after distal gastric resection in our own series is 0.5% after 1 year, 1% after 2, and rises to a maximum of 8% 6 years after operation (WELCH, 1963), This is exactly the figure reported by HARVEY in his extensive follow-up studies from the Presbyterian Hospital in New York City. The incidence of recurrent ulcer was 4.5% at 5 years after a 70—75% gastrectomy, and higher when the resection was less extensive. Furthermore, the addition of vagotomy to partial gastrectomy lowers the incidence of postoperative ulcer significantly; none of our cases have developed recurrence after this combined procedure, though this series is small. However, a recent by HARRINGTON, of combined statistics from various clinics would indicate this rate of recurrence after antrectomy plus vagotomy is 1% or less at the end of 5 years.

These results would indicate that the antrum is an extremely important agent in the production of recurrent ulcer in man. This of course was proved in the past, as for example, in the very bad results that followed the antral exclusion operations of von Eiselsberg, and Finsterer when antral mucosa was not excised. It has been reaffirmed in the recent past by the failure of gastroenterostomy and vagotomy. The author believes it will be proved again in the future, and that the future of vagotomy and pyloroplasty is questionable, unless its use is restricted to those patients with ulcers of low virulence as established by preoperative acid studies, such as Kay's maximal histamine stimulation test.

There are two other questions glossed over in the above paragraphs that require elaboration. How, for example, can gastric resection be technically as safe as a drainage operation? Is it actually true that postoperative sequellae, with the exception of anastomotic ulcer, do not vary widely?

It would be impossible to enter upon a detailed discussion of the postoperative mortality following these various types of operations. In general terms, the mortality reported for a gastrectomy in the literature will vary from 0% to approximately 3% (Welch, 1964). The selection of cases of course plays an important role in this mortality rate. The author's mortality for gastric resection, including patients operated on for massive hemorrhage, is 1.4%, and if elective operations alone are considered, it is 0.9%. This figure from the Massachusetts General Hospital has been surpassed recently by a report of Austen and Baue, two of our residents operating upon ward cases. Their mortality was only 0.6%, even though nearly one-third of the patients had their operations for acute massive hemorrhage. The low mortality in these reports has to be ascribed to the rather generous use of catheter duodenostomy as a technical procedure in the care of the difficult duodenal stump. I believe if this is done, when it is indicated, that the well trained surgeon will have a mortality that will indeed be almost exactly the same that he would secure after any of the drainage operations.

The incidence of unhappy sequellae after gastrectomy or drainage operations also deserve comment. The complications that have been ascribed to partial gastrectomy, other than recurrent ulcer, are chiefly the dumping syndrome, anemia, and an inability to maintain weight. When vagotomy has been added to any operation the problem of postoperative diarrhea also must be considered. The experienced surgeon has already learned when he carries out a resection alone that females or thin males are much more likely to suffer a severe loss of weight after operation. He therefore has learned to modify his operations so that less extensive resections are carried out because there is no question but that the more extensive the resection the greater the chances of weight loss. It is obvious that a minimal resection may increase the incidence of anastomotic ulcer; therefore the surgeon who employs gastrectomy alone may be caught on the two horns of a dilemma. He can solve this problem more easily by the introduction of a vagotomy and resection that does not involve over 50% of the stomach. To attempt to apply a 75% resection to all patients would undoubtedly produce a number of gastric cripples merely from the point of view of loss of weight.

The problems associated with the dumping syndrome are less easy to understand. Dumping has occurred after all types of operations and occasionally may even be severe after a pyloroplasty and vagotomy. It does seem to be somewhat less likely to be significant if an anastomosis of the stomach is made with the duodenum than with the jejunum, and occasionally the conversion of II Billroth operations to I Billroth have been successful in relieving this syndrome. However, it must be recognized that any operation that destroys the integrity of the pyloric valve may be followed by dumping symptoms. They nearly always can be controlled by dietary measures so that it is most unusual for them to be of any great significance.

A high incidence of anemia has been suggested by some authors, notably Stammers and Williams, as an important sequel of subtotal gastrectomy. They have used very strict criteria and, by these standards, have discovered a significant anemia in almost half of the patients who have had the standard radical subtotal gastrectomy. However, under ordinary circumstances, it is difficult to detect the presence of this anemia, and, in most instances, if it is present, an increased intake of iron will relieve it.

The incidence of diarrhea after operation has been very low after gastrectomy, being in the neighborhood of only about 1%. After vagotomy has been added to any of the operations, the incidence has risen. Harkins believes that selective vagotomy will reduce the incidence of diarrhea markedly. In our experience, even with truncal vagotomy, diarrhea has not been a serious complication after the first few months, though it has been significantly more common than after the simple resection.

2. Duodenal ulcer complicated by hemorrhage or trauma: The duodenal ulcer that is complicated by hemorrhage, perforation or obstruction may be treated in any of several ways. In so far as perforation is concerned, most American surgeons continue to prefer simple closure, reserving a definitive operation if necessary for a later date. If an immediate definitive operation is necessary, as for example, because of concomitant hemorrhage, we have felt it to be safer to carry out a gastric resection, though recent figures by Hamilton, would suggest that vagotomy and pyloroplasty can be carried out as safely and that it does not introduce any

risk of mediastinitis because of the vagotomy. Patients who have an obstructing ulcer can be treated in either of several ways. Assuming that the obstruction is due to scar tissue, I have felt that elderly patients, with atonic stomachs from long continued obstruction are not likely to do as well if the vagotomy is superimposed because the gastric stasis may be more difficult to handle. For this complication, gastric resection has been very satisfactory, though it often is wise to add a double jejunostomy, according to the technic of ALLEN and DONALDSON, for alimentation and gastric decompression.

The most important complication in which there may be a choice between the two operations is furnished by acute massive hemorrhage. In recent years there have been trials of vagotomy, suture ligation of the bleeder, and a drainage procedure. It is obvious that these competing operations are still being evaluated and that no definite statement is yet warranted. The advantages of resection are clear. There is a much more definitive control of bleeding since the bleeding point will be excluded from the gastro-intestinal tract, and multiple points of hemorrhage are treated better by resection than by suture ligation; on the other hand, it must be admitted that the operation of resection is one of much greater magnitude. Pyloroplasty and vagotomy with suture ligation of bleeders can be done much more easily and therefore presumably with less risk, particularly in the older patients. The incidence of recurrent bleeding after the lesser procedure has been rather high in the hands of many surgeons and has been enough to be quite discouraging. This may be due to any of several factors, such as insecure ligation at the primary operation, the fact that a second bleeder has been overlooked, or that the control of the ulcer diathesis has not been as effective with this method of therapy as it would be with gastric resection.

The author believes that the first, and most important, criterion of every operation for massive hemorrhage is that it should control the bleeding; since he is certain that this can be accomplished by gastrectomy, he has continued to use it as the optimum operation, reserving other procedures as second best in poor risk patients who will tolerate only a very short procedure, and in whom the bleeding seems to be controlled adequately by the simple ligature.

3. It has been suggested by a number of surgeons that vagotomy and pyloroplasty might be a good operation for gastric ulcer. It is very difficult for the author to see why such an attitude should be correct. The cause of gastric ulcer of course is not known; many men believe it is due to some local fault at the area of ulceration, perhaps due to a deficient blood supply, others believe it is due to increased gastric secretion due to hyperactivity of the antrum. It is hard to see how vagotomy could influence either of these factors; furthermore, it might well make the situation worse because in the absence of adequate emptying of the stomach, stasis might be promoted by the vagotomy with an accentuation of the secretion of gastrin. To these theoretical objections also must be added the very important fact that certain numbers of ulcers, apparently benign, actually are cancer masquerading as ulcer. In our experience this has amounted to somewhere between 5 and 10% of apparently benign gastric ulcers. The great advantages of resection in this group are obvious.

In recapitulation then, the author believes that gastric resection that often must be combined with vagotomy nearly always is an operation of choice rather than vagotomy plus simple drainage. At times individual considerations will make one of the latter procedures wise. For patients with elective surgery vagotomy and drainage procedures essentially should be limited to those who have a mild ulcer diathesis with a low hydrochloric acid secretion. For benign gastric ulcer there is little reason to even consider drainage procedures rather than resection. In the presence of massive hemorrhage, gastric resection also is preferred, though in the poor risk patient vagotomy plus drainage may be used.

Bibliography

AUSTEN, G., and A. E. BAUE: Catheter duodenostomy for the difficult duodenum. Ann. Surg. 160, 781—787 (1964).

HARBRECHT, P. J., and J. E. HAMILTON: Vagotomy and emptying procedure in the treatment of acute perforated duodenal ulcer. Arch. Surg. 85, 682 (1962).

HARKINS, H. N., L. S. STAVNEY, C. A. GRIFFITH, L. E. SAVAGE, T. KATO, and L. M. NYHUS: Selective gastric vagotomy. Ann. Surg. 158, 448 (1963).

HARRINGTON, S. W.: Data presented at Meeting of Southern Surgical Association, Boca Raton, December 1964.

HOERR, ST.: Data presented at AMA Convention, San Francisco, June 1964.

POSTLETHWAIT, R. W.: Results of surgery for peptic ulcer. Philadelphia and London: W. B. Saunders Co.

SMITHWICK, R. H., D. A. FARMER, and H. W. HARROWER: Some comments on recurrent ulceration after various operations for duodenal ulcer based upon the acidity and peptic activity of the gastric contents. Amer. J. Surg. 105, 375 (1963).

STAMMERS, F.A.R., and J.A. WILLIAMS: Partial gastrectomy. London: Butterworth & Co.
WELCH, C.E., and S.E. HEDBERG: Traditional gastric resections in 1963. Billroth I and Billroth II. J. Amer. med. Ass. 187, 6, 136—139 (1964).
WELCH, C.E., and G.V. RODKEY: Partial gastrectomy for duodenal ulcer. Amer. J. Surg. 105, 3, 338 (1963).

XVI. Mit Vagotomie kombinierte resezierende Operationen

1. Allgemeine Regeln

Aus den experimentell erarbeiteten Erkenntnissen über die Pathophysiologie des Magens (vgl. S. 42ff.) ergibt sich, daß die klinische Empirie der Magenchirurgie keine allein maßgebende Basis für die Weiterentwicklung dieses Zweiges der Chirurgie sein kann. Moderne Resektionstherapie beruht vielmehr auf folgenden Leitsätzen:

1. Die Resektion ist nicht die einzige Möglichkeit zur wirkungsvollen Herabsetzung der Säureproduktion.

2. Eine Verkleinerung des Magenreservoirs über ein Drittel hat nachteilige Folgen für die Funktion.

3. Eine zu ausgedehnte Denervierung wirkt paralysierend nicht nur auf die stimulierenden, sondern auch auf die hemmenden Sekretionsmechanismen. Dies gilt in besonderem Maße für die direkt-vagale und die vagal-antrale Phase.

4. Die Ausschaltung des Pylorus beseitigt die duodenalen Hemmfaktoren und führt in Verbindung mit einer Gastro-Jejunostomie bei noch vorhandenen Antrumresten zu einer vermehrten Stimulierung von Säure im Restmagen.

5. Eine verlorengegangene Reservoirfunktion und der durch die Gastro-Jejunostomie geschaffene Magen-Dünndarmkurzschluß verhindert die zeitgerechte Auslösung des Sekretin-Pankreas-Gallenmechanismus und kann durch Übertritt hyperosmolarer Nahrungslösungen in den Dünndarm zur Ursache schwerer postprandialer Störungen werden.

Die Praxis der Resektionen richtet sich daher nach folgenden Regeln:

1. Eine wirksame Einschränkung der Säureproduktion ist das Kernproblem der operativen Ulcustherapie.

2. Säureelimination kann aber nicht nur durch komplette Entfernung des Magenantrums, sondern ähnlich wirksam durch eine Vagotomie erreicht werden.

3. Eine günstige Kombination säurereduzierender Maßnahmen ist die Verbindung von Vagotomie mit distaler (20—50%)-Resektion = ,,combined operation" nach HARKINS-NYHUS, 1953—1962.

4. Die Vagotomie soll selektiv vorgenommen werden; d.h. nur den Magen allein denervieren und die Innervation der übrigen Eingeweideorgane intakt lassen.

5. Das selektive Denervierungsverfahren erlaubt auch die Aufrechterhaltung einer partiellen Mageninnervation, z.B. des Antrums bzw. zurückgelassener Antrumteile. Wir treten für die Belassung der extragastralen Antruminnervation ein. NYHUS u. Mitarb. (1966) sprechen sich in allen Fällen für die Denervierung des Antrums aus.

6. Die Art der Anastomose (Gastro-Duodenostomie bzw. Gastro-Jejunostomie) steht in Beziehung zur Größe der Resektion. Wenn auch die diesbezüglichen Unterschiede zwischen B I und B II durch die Vagotomie nahezu aufgehoben werden, wird man doch guttun, die Ausdehnung der Resektion bei einer Gastro-Jejunostomie (Typ Billroth II) wegen U.d. größer zu halten als z.B. bei einer Gastro-Duodenostomie (Typ Billroth I) wegen U.v. Die Beziehungen der Resektionsgröße zu den beiden Hauptkomplikationen Dumping und U.p.j. zeigt Tabelle 39.

Tabelle 39. *Versagerquoten nach klassischer Resektionstherapie (B II) im Vergleich zu den Kombinationsoperationen wegen Ulcus pepticum*

	Ulcus duodeni (U.d.)	Ulcus ventriculi (U.v.)
Resektion „groß" (65—75%)	Dumping *bis zu 30%* U.p.j. 2—3%	Dumping *bis zu 30%* U.p.j. 0%
Resektion „klein" (20—50%)	Dumping 0—5% U.p.j. *bis zu 80%*	Dumping 0—3% U.p.j. 1,4—3%
Selektive Vagotomie + Drainage-Operation	Dumping 6% U.p.j. 5%	
Selektive Vagotomie + distale Resektion	Dumping 19% U.p.j. 0,5%	
Selektive proximale Vagotomie + form- und funktionsgerechte Operation	Dumping 2,8% U.p.j. 0%	

7. Die Gastro-Duodenostomie (Typ Billroth I + Vagotomie) *duldet eher das Zurücklassen größerer Antrumreste.* Sie erhält ein größeres Magenreservoir. Die *duodenalen Hemm-Mechanismen bleiben intakt.* Es gelingt so eine dauernde Säurereduktion zuverlässiger (ca. 93% der Fälle) als nach subtotaler Resektion (60—75% nach B II) (HOLLANDER, 1963; SMITHWICK, 1961). *Die Vagotomie + Antrektomie + Gastro-Duodenostomie hebt die Nachteile des zu kleinen Resektionsmagens* auf und bewahrt die Vorteile des großen Magenreservoirs und der direkten Duodenalpassage.

8. Die Probleme der Formkorrektur, Motilität und Entleerung sind ebenfalls teilweise von der Rekonstruktion nach B I oder nach B II abhängig. Die *Entleerung* ist vom Formalen her eine Frage des Anastomosenquerschnitts und -lokalisation. Eine Anastomose von ca. 2 cm lichter Weite kommt den Erfordernissen einer normalen Entleerung am nächsten. Funktionell ist die Entleerung am besten, wenn die Motilität und der Tonus des Restmagens postoperativ rasch wiederkehrt und wenn die Anastomose an Stelle oder in Nähe des natürlichen Pylorus sitzt.

9. Unter den mit Vagotomie kombinierten resezierenden Verfahren nimmt für das Ulcus duodeni die selektive komplette Vagotomie + (40—50%)-Antrumresektion + Gastro-Duodenostomie einen wichtigen Platz ein (GRIFFITH, HARKINS, NYHUS, 1960—1963). Eine weitere methodische Differenzierung bringt das form- und funktionsgerechte Operieren (vgl. S. 500), das aber eine vollständige Funktionsanalyse voraussetzt.

10. Für das Ulcus ventriculi gelten praktisch die gleichen Überlegungen mit dem Unterschied, daß wegen der geringen Säuresekretion weniger die Gefahr des Rezidivulcus droht, als daß es wegen seiner protrahierten Entstehung von einem erheblichen Prozentsatz (5—30%) maligner Entartung belastet ist. Dementsprechend kann bei gesicherter Benignität nichtresezierend oder mit kleiner Resektion vorgegangen werden. Größere Resektionen werden nur bei maligner Entartung mit Befall der regionären Lymphknoten erforderlich.

11. Die Spätresultate sind in funktioneller Hinsicht am besten bei der Kombinationsoperation: selektive Vagotomie + distaler (30—50%) Resektion (PALUMBO u. Mitarb., 1959; HOLLANDER u. Mitarb., 1963; NIETLISPACH u. Mitarb., 1964).

Was die *Wahl der Anastomose* anlangt, so tritt ein Teil der Chirurgen für die Bevorzugung der Gastro-Duodenostomie ein (GRIFFITH, HARKINS, 1953; KAISER, 1964; HOLLE u. HART, 1965). Andere kombinieren die Vagotomie mit einer Gastro-Jejunostomie, und zwar sowohl mit antekolischer Schlingenführung (PALUMBO u. Mitarb., 1960) oder mit retrokolischer Anastomose (EDWARDS, 1947; COLP, 1948;

FARMER, 1951; SMITHWICK, 1957; DEUCHER, 1964). Beide Rekonstruktionsmethoden werden mit Resektionen sehr wechselnder Größe kombiniert.

Im allgemeinen wird hinsichtlich der Resektionsgröße ein Mittelweg eingeschlagen, weil er gute Durchschnittsresultate sowohl hinsichtlich Mortalität als auch Spätfolgen erbringt. HARKINS u. Mitarb. (vgl. S. 467) haben für ihre *Methode der selektiven Vagotomie + Hemi-(40—50%)-Gastrektomie + Gastro-Duodenostomie* überragend gute Erfolgsziffern angegeben, so daß man in der praktischen Routine ihren Angaben über Technik und Verfahrenswahl bevorzugt folgen wird. Es sei jedoch ausdrücklich hervorgehoben, daß die Rekonstruktion mittels Gastro-Jejunostomie keineswegs verworfen wird, sondern in besonders gelagerten Fällen auch für die kombinierten Operationsverfahren herangezogen wird.

2. Selektive komplette Vagotomie + distale (40—50%) Resektion + Gastro-Duodenostomie

(= combined operation nach HARKINS u. Mitarb., 1953—1963)

Die Technik des Eingriffs im Prinzip zeigt Abb. 315. Im übrigen sei auf den Originalbeitrag von HARKINS (S. 467) verwiesen.

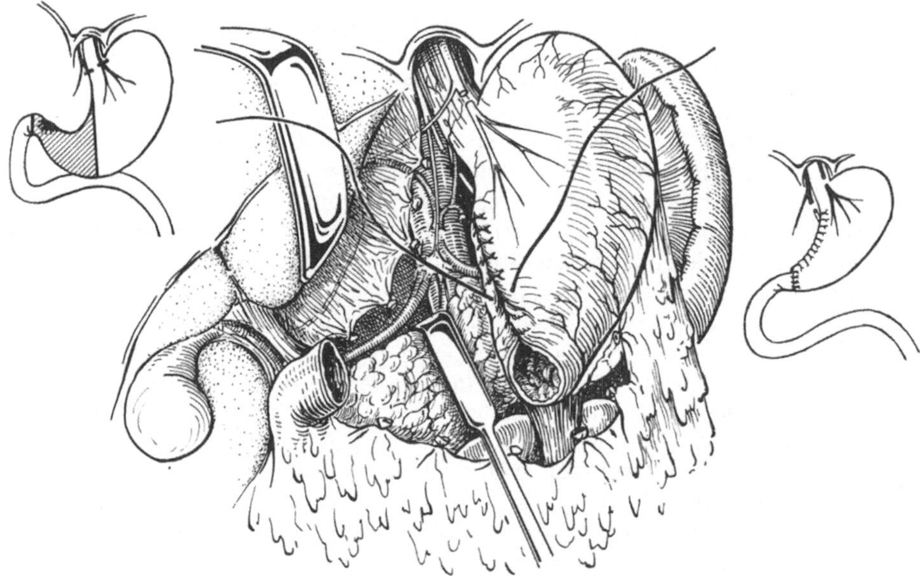

Abb. 315. *Selektive komplette Vagotomie + distale (40—50%) Resektion + Gastro-Duodenostomie* (HARKINS u. Mitarb., 1953—1963), sog. „combined-operation"

3. Vergleich der wichtigsten klinischen Resultate nach verschiedenen Arten der distalen partiellen Resektion
Tabelle 40

Eine differenzierte Wertung der einzelnen Verfahren, welche mathematisch signifikant wäre, ist nur schwer möglich. Folgendes kann schon heute gesagt werden:

Die Resultate der Vagotomie + distaler (40—50%)-Gastrektomie sind der subtotalen (65—75%)-Gastrektomie in jeder Hinsicht deutlich überlegen (SMITHWICK

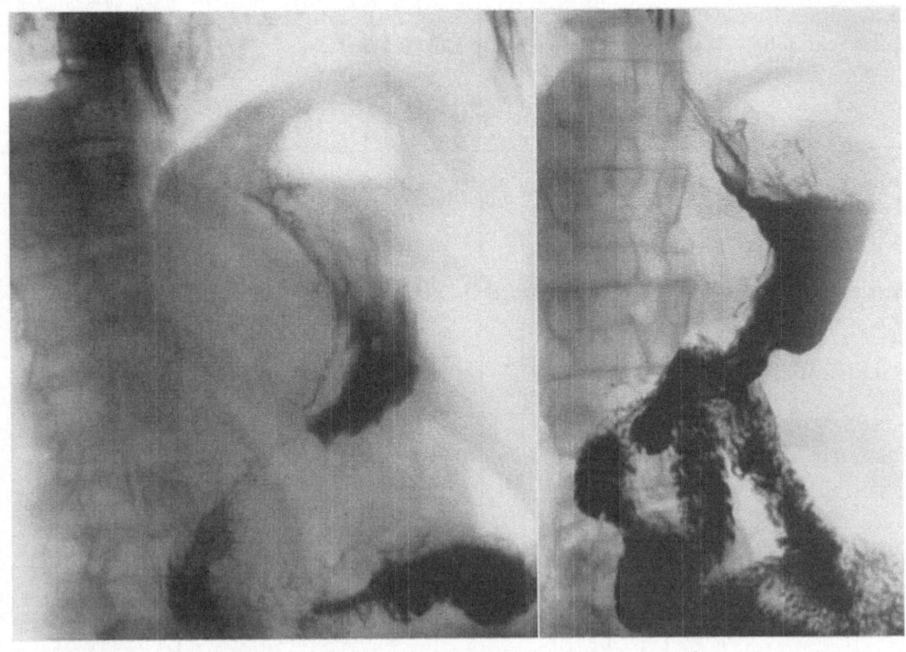

a   b

Abb. 316a u. b. Zustand nach *selektiver kompletter Vagotomie + distaler (50%) Resektion (bogenförmig) + Gastro-Duodenostomie („combined operation")* wegen U.d.; ♂, 28 J. a Zustand 3 Wochen postoperativ (Gastrografin), b Zustand 3 Monate postoperativ

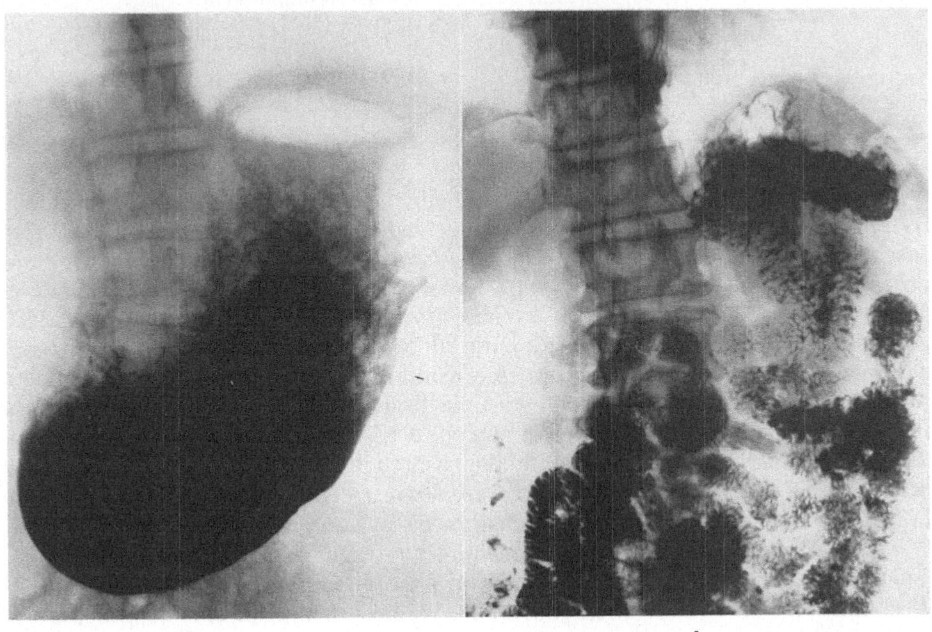

a   b

Abb. 317a u. b. Ulcus duodeni, benigne Pylorusstenose. a Zustand präoperativ; b Zustand postoperativ, distale subtotale (75%) Resectio Billroth II, Jejunitis, Sturzentleerung, Dumping

Tabelle 40. *Vergleich klinischer Resultate nach verschiedenen*

Autor und Jahr	Zahl der operier-ten Fälle		Beobach-tungszeit	Morta-lität	Art der Operation	Dumping		
	U.d.	U.v.				l	m	s
EDWARDS, HERRINGTON, 1961	1000		13 Jahre	2,7%	Vgt + (40—50%)-Hemigastrektomie + GD + GJ			
WALTERS, 1961	27 449	113 139	6–10 Jahre		subtotal (60–75%)-Resektion + GD + GJ			
HARKINS et al., 1960	137		7 Jahre	4 (2,8%)	Vgt + Hemi-(40–50%)-Ga-strektomie + GD			
JORDAN et al., 1961	100		1,5–3 Jahre	0	Vgt + Hemi-(50%)-Gastrektomie + GJ subtotale-(75%)-Resektion + GJ	16% 18%	11% 16%	0 2%
SMITHWICK et al., 1961	346 510		1–13 Jahre	2,0% 3,3%	Vgt + Hemi-(50%)-Gastrektomie + GJ sobtotal-(75%)-Resektion + GJ			
PALUMBO et al., 1962	300		0,5–5 Jahre	4 (1,3%) (0,3– 7,1%)	Vgt + (25%)-Antrektomie + antekol. GJ	1,7%		
D'ALONZO u. LEHMAN, 1964	82 310		11 Jahre	1,2% 0,64%	Vgt + Hemi-(50%)-Gastrektomie + GJ Vgt + (25%)-Antrektomie + GJ	20% 1%		
NIETLISPACH et al., 1964	126 (135)	3	1 Monat bis 2 Jahre	1 (0,7%)	Vgt + (25—30%)-Antrektomie + GJ GD			

et al., 1961). Die Wahl der Anastomose scheint bei dem kombinierten Operations-verfahren keinen ausschlaggebenden Unterschied zu machen. Soweit es ohne Zwang durchführbar ist, wird die *Gastro-Duodenostomie* der Gastro-Jejunostomie *vorzu-ziehen* sein. Was die Rezidive anlangt, so ist *die Vagotomie + Drainageoperation der Vagotomie + distalen (40—50%)-Resektion* oder (20—30%)-Resektion unter-legen, also bleibt nur die Frage offen, ob die *20—30%-Resektion wirklich ausreichend* ist. Dazu ist zunächst zu sagen, daß eine Kombination der klassischen subtotalen (60—75%)-Resektion mit einer Vagotomie freilich keine Verbesserung mit sich bringen kann, weil die sezernierende Magenoberfläche schon durch die Resektion allein so sehr verkleinert wurde, daß eine zusätzliche Vagotomie nichts mehr aus-richten kann. Der *Hauptvorteil der kombinierten resezierenden Operationen ist* es, daß die Größe der Resektion auf höchstens *50%, wenn möglich auf nur 20% redu-ziert werden kann*. Sichere Vagotomietechnik vorausgesetzt, gestattet solches Vor-gehen. Deshalb begnügt sich eine Reihe von Autoren mit einer distalen (20—30%)-Resektion. Es gibt dann auch theoretisch keinen Grund für eine ausgedehntere Antrumresektion, es sei denn, es liegt ein Zollinger-Ellison oder ein übermäßig großes Antrum vor. In über 1000 Fällen von HERRINGTON (1961) wurden glän-zende Erfolgsziffern (Mortalität 0,5%) berichtet. Auch im deutschsprachigen

Formen der partiellen distalen Resektion + Vagotomie

Postoperative Funktion			Rezidive	Andere Komplikationen	Anastomose	
gut	befriedigend	schlecht			B I GD	B II GJ
744	56		5 0,5%		85%	15%
U.d. 78% U.v. 93% / 92% 96%	U.d. 11% U.v. 3% / 3% 1%	U.d. 11% U.v. 4% / 5% 3%	U.d. 19% U.v. 8% / 9% 4%			
91	9	0	1 (0,7%)	7 (5,1%)	100%	
93%				13 (13%) (16,6%)		
71%	24%	5%	1,4%			95%
53%	28%	17%	5,7%			
95% (80—100%)	(6—16%)	(—4%)		19%		100%
97,5%	2,4%	0			2%	98%
98,3%	1,2%	0,3%				
87	12	3		20 (14,8%)	33%	66%

Schrifttum tauchen die ersten Mitteilungen mit den Kombinationsoperationen auf (NIETLISPACH, DEUCHER, KAISER, 1964; HOLLE u. HART, 1965; HOLLE, 1967).

Abb. 316 zeigt einen Zustand nach selektiver kompletter Vagotomie + distaler (50%)-Resektion + Gastro-Duodenostomie („combined operation") wegen U.d.

Abb. 317a, b und Abb. 318a, b zeigen 2 Fälle von U.d. mit benigner Pylorusstenose, von welchen der eine (Abb. 317) durch eine subtotale (75%), distale Resectio Billroth II in konventioneller Weise (Dumpingsyndrom), der andere (Abb. 318) durch eine selektive Vagotomie + distaler, partieller (50%) Resektion (= combined operation) behandelt wurde (funktionell sehr gut). Der Unterschied beider Methoden ist auch vom Formalen her augenscheinlich.

4. The Combined Operation with Selective Vagotomy for the Surgical Treatment of Duodenal Ulcer*

Abstract. Experimental studies on animals together with clinical studies of surgical patients have led to the synthesis of a new operative procedure for the surgical treatment of duodenal ulcer. This operation is known as the "Combined Operation Incorporating Selective Vagotomy" and includes three steps: antrectomy, selective gastric vagotomy, and gastroduodenal anastomosis. The historical background, scientific basis, and clinical application of each of these three

---

* Bearbeitet von HENRY N. HARKINS†.

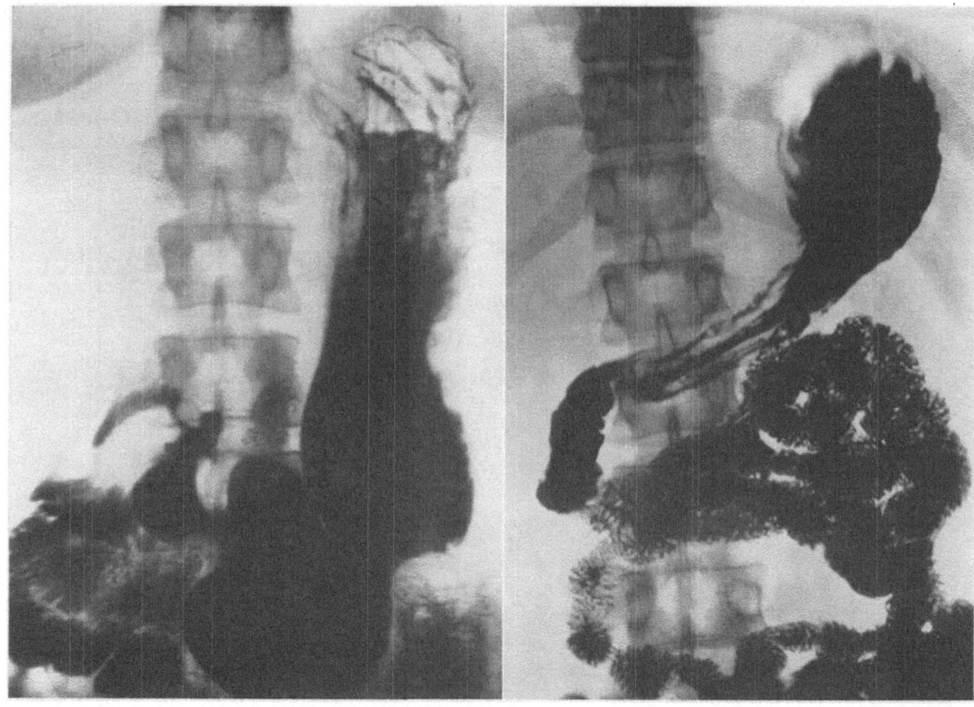

a　　　　　　　　　　　　　　　　　　　b

Abb. 318a u. b. Ulcus duodeni — benigne Pylorusstenose — starke Magendilatation — Hyper-
sekretionsgastritis (♀, 28 J.). a Zustand präoperativ; b Zustand 3 Monate postoperativ
selektive komplette Vagotomie + distale, partielle (50%) Resectio Billroth I (= combined
operation)

steps are discussed. The development of the operation is a practical example of application of
principles of *"form and function"*, in this instance the development of a surgical operation for
duodenal ulcer based on the *anatomy* of the vagal nerves and of the antrum and on the *physiology* of the regulation of secretion of hydrochloric acid from the parietal cells. Preliminary
results in 154 cases are favorable as to mortality, recurrence (stomal ulcer), dumping syndrome,
postvagotomy diarrhea, and incomplete vagotomy as demonstrated by a postoperative positive
Hollander insulin test. The "Combined Operation Incorporating Selective Vagotomy" for
duodenal ulcer as described in this paper is the most useful of any technic which we have
utilized for this condition.

Introduction

Modern surgery requires a joint experimental-clinical approach to surgical problems. This
is the method of advancing surgical progress in the best surgical clinics in Germany and in the
United States. The experimental approach requires the application of basic scientific knowledge
relating to *form and function* — anatomy, chemistry, physiology, bacteriology, etc. — as
requisite to the particular problem at hand. The clinical approach requires sufficient clinical
material to study the application of the experimental observations which have been made.
A proper balance between the two is essential. It is also important that the clinical investigator
be interested in both the experimental and clinical aspects of the problem.

The interest of the writer in gastric surgery was stimulated by a visit to Germany, Austria,
Hungary and the European countries in the year just before World War II. During this trip
he was fortunate in witnessing gastric resections by the following leaders of surgery: BAUER,
FINSTERER, KIRSCHNER, KONJETZNY, MAGNUS, and SCHMIEDEN. SAUERBRUCH did a gastro-
jejunostomy at the time of my visit. One of the greatest gastric surgeons, VON HABERER,
unfortunately only performed a thoracoplasty the day I visited him. In addition, DENK,
VON EISELSBERG, PAYR, POLYA, and VEREBELY were met, but did not operate at the time.
While there were exceptions — and I hope my American friends will forgive this frankness —

in my opinion, as far as gastric surgery was concerned, Germany was several years in advance of us at the time. There are exceptions, of course, including my own Chief, Professor DALLAS B. PHEMISTER, but as a general statement, I believe my comparison is correct.

Experimental studies on duodenal ulcer have been carried out in our Department of Surgery over a period of 20 years and have involved many animals. Our clinical observations involve over 1,200 operations for duodenal ulcer using previous technics (Table 41). The present

Table 41. *Accomplishment of purposes of four commonly used operations in controlling excess acid secretion in duodenal ulcer*

	Does the operation			Arbitrary net affirmative score
	Remove the antrum ?	Remove the parietal cells ?	Vagotomize the stomach ?	
1. Gastrojejunostomy	No	no	no	0.0
2. Subtotal (75%) resection	100%	64%[a]	no	1.64
3. Vagotomy + drainage procedure	No	no	100%	1.00
4. Vagotomy + antrectomy (combined operation)	100%	Approximately 10%	100%	2.10

[a] Assuming the antrum occupies 30 per cent of the stomach area.

paper presents a synthesis of these experimental and clinical studies into a new operative procedure for the surgical treatment of duodenal ulcer, the "combined operation incorporating selective gastric vagotomy" as used in 154 cases, especially during the past four years since 1961. Previous to 1961, our standard operation for duodenal ulcer was also a combined operation, but with standard truncal vagotomy. A few selective vagotomies have been done in our Clinic as long ago as 1958 on a trial basis. Today we give a follow-up report after greater clinical experience, further experimental studies, and a longer period of observation of our early cases.

The "combined operation", as developed and now utilized in our Clinic in Seattle, includes three important steps: 1. Antrectomy, 2. Selective gastric vagotomy, and 3. Gastroduodenal anastomosis *ad modum* Billroth I. The historical development of these three steps is shown pictorially in Fig. 319 (see also HOLLE, HART, and LICK, 1964, HOLLE, 1967). Each of these three steps will now be considered separately as to historical background, scientific basis, and clinical application.

a) Antrectomy

α) Historical Background

Subtotal gastric resection was advocated for the surgical treatment of duodenal ulcer by STRAUSS (1914) and VON HABERER (1915). Such a resection naturally included an antrectomy as well as a large portion of the parietal cell-bearing corpus of the stomach. The role of gastrin produced by the antrum was first postulated by EDKINS (1905) and finally proven by GROSSMAN et al. (1948), by DRAGSTEDT, WOODWARD, STORER, OBERHELMAN, and SMITH (1950), and by WOODWARD, LYONS, LANDOR, and DRAGSTEDT (1954).

β) Scientific Basis

Recent experiments have shown that mechanical, chemical, and vagal stimuli (HARKINS, CHAPMAN, and NYHUS, 1963) cause the antrum to increase its secretion of gastrin. The hormone, gastrin (ANDERSON, FLETCHER, PITTS, and HARKINS, 1962; TAUBER and MADISON, 1965), then passes by way of the blood stream to stimulate the parietal cells of the corpus and fundus of the stomach causing these cells in turn to secrete more acid. Thus, the antrum is an important cause of acid hypersecretion and its removal is of significance in our technic.

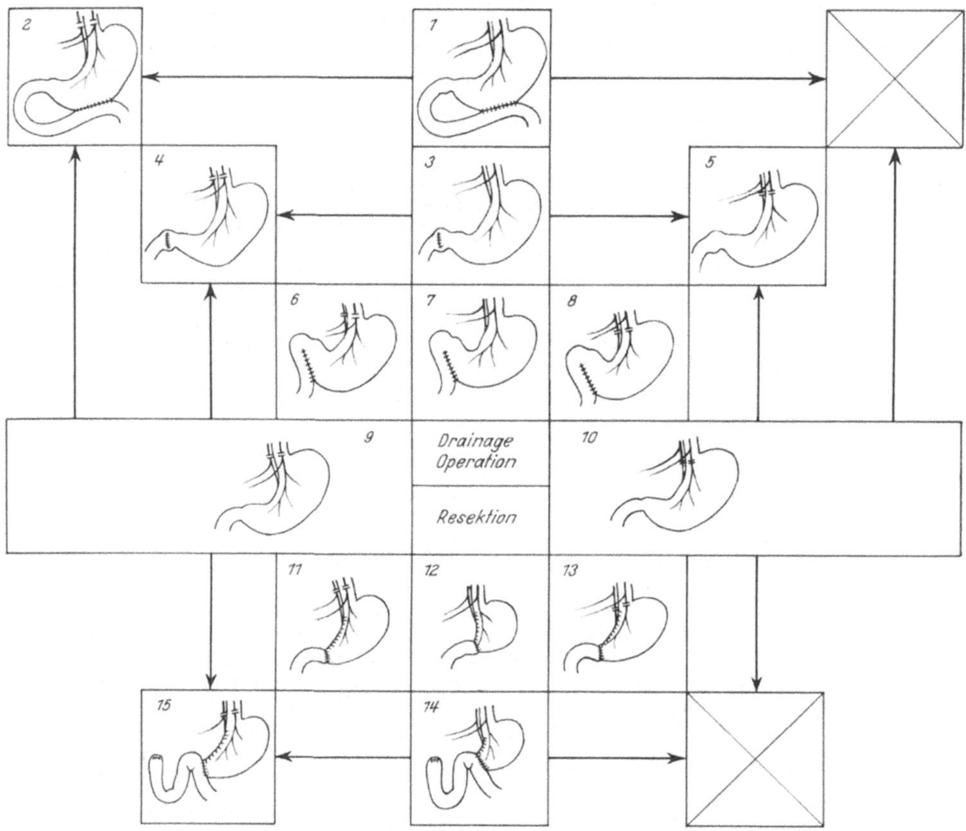

Fig. 319. Historical development of various surgical procedures for the treatment of *duodenal ulcer* including the „Combined operation incorporating selective gastric vagotomy"

1 Gastro-Jejunostomie (RYDIGIER, 1884). *2* Trunculäre Vagotomie + Gastro-Jejunostomie (DRAGSTEDT, 1946). *3* Pyloroplastik (HEINEKE, 1886; v. MIKULICZ, 1888). *4* Trunculäre Vagotomie + Pyloroplastik (HEINEKE-MIKULICZ) (nach WEINBERG, 1951). *5* Selektive Vagotomie + Pyloroplastik (HEINEKE-MIKULICZ) (nach FARRIS-SMITH, 1963). *6* Trunculäre Vagotomie + Pyloroplastik (FINNEY) (HENDRY, 1961). *7* Pyloroplastik (FINNEY, 1902). *8* Selektive Vagotomie + Pyloroplastik (FINNEY) (GRIFFITH, HARKINS, 1957). *9* Trunkuläre Vagotomie (DRAGSTEDT, 1943). *10* Selektive Vagotomie (JACKSON, FRANKSSON, 1947). *11* Trunculäre Vagotomie + Antrektomie (B I) (HARKINS, 1953). *12* Resectio B I (v. HABERER, 1915). *13* Selektive Vagotomie + Antrektomie (B I) (GRIFFITH, HARKINS, NYHUS, 1960—1963). *14* Resectio B II (POLYA, REICHEL, v. HOFMEISTER, STRAUSS, 1907—1914). *15* Trunculäre Vagotomie + Antrektomie (B II) (SMITHWICK, 1946; EDWARDS, 1947)

An interesting example of homeostatic action was shown in our laboratory (SCHMITZ, KANAR, STORER, SAUVAGE, and HARKINS, 1952). While vagotomy causes a *direct* decrease in acid secretion from the parietal cells, it also causes an *indirect* increase. This indirect increase is due to stasis in the antrum which leads to an increased output of gastrin. When the antrum is removed, this stimulatory effect of vagotomy is entirely prevented.

Not only is it important to know of the function of the antrum, but also to be precise as to its anatomic confines. To accurately perform an antrectomy, it is necessary to know the site of both its gastric and duodenal limiting margins. The work of Oı, Hoshiko, and Funatsu (1958), Oı, Sugimura, Motoyama, Kawa-mura, Komatsu, and Toriumi (1958), and Oı and Sakurai (1959) is the best demonstration of the location of the antrum (vgl. Abb. 29).

γ) Clinical Application

Despite the work of Moe, Nyhus, and Harkins (1963) who have attempted to delineate the margins of the antrum on the operating table, we generally perform a 40—45 per cent distal gastrectomy utilizing principles of gastric surgery developed during the past 85 years since the epoch-making paper of Billroth (1881). This insures with a margin of safety removal of all of the antrum if one goes high enough on the lesser curvature by the technic of Schoemaker (1911). We close the lesser curvature portion of the stomach with a stapling clamp and then measure the size of the segment of stomach remaining with a pattern. This area is then compared with the area of stomach removed giving a quantitative assessment of the percent resection. Interrupted silk sutures are then placed over the stapled closure line. A 5 cm. long opening at the greater curvature end of the transected stomach is then used for the anastomosis.

This 40 per cent resection removes a small portion of the parietal cell area. However, the 60 per cent portion of stomach remaining is much less apt to produce dumping (Moore, 1962) and other postgastrectomy syndromes than is the mere 30 per cent gastric stump following conventional 70 per cent subtotal resection.

(*Note: In actual practice we usually do the antrectomy after the selective vagotomy.* Here, the discussion of the antrectomy is placed first for historical reasons only.)

b) Selective Gastric Vagotomy

α) Historical Background

Truncal vagotomy was introduced by Dragstedt and Owens in 1943. It soon became evident that while some ulcers were cured by this procedure, the resultant stasis was trouble-some. Consequently, a drainage procedure (gastrojejunostomy, Dragstedt; or Heineke-Mikulicz pyloroplasty, Weinberg) was added about five years later.

A second complication of vagotomy began to be noticed in the late 1950's, namely, the rare but troublesome "postvagotomy diarrhea". Previous to this time a method of selective gastric vagotomy, but without a drainage procedure, had been introduced by Jackson and by Franksson, working independently, in 1947. This selective operation vagotomizes only the stomach and spares the two large extragastric branches, namely, the hepatic from the left vagus and the celiac from the right vagus. This procedure was studied on dogs in 1957 (Griffith and Harkins), and introduced clinically by our group (Griffith, 1960) in Seattle and by Burge's group in London in the late 1950's and early 1960's. Both groups used selective gastric vagotomy with a drainage procedure for the first time. We used an antrectomy (Harkins, 1962; Griffith and Harkins, 1964); Farris and Smith (1963) used a Heineke-Mikulicz pyloroplasty; while Kraft, Fry, and Ransom (1962) and Burge (1964) as well as Griffith of our own group advocate the Finney pyloroplasty.

β) Scientific Basis

The hepatic ramus of the left anterior vagus goes to the liver, gallbladder and pyloric region while the celiac ramus of the right posterior vagus innervates the pancreas, all of the small intestine, and the right half of the large intestine. Harkins, Stavney, Griffith, Savage, Kato, and Nyhus (1963) showed experimentally on dogs that electrical stimulation of the vagus nerves verifies this distribution of the nerves.

It is also known that many bad effects result from cutting the extragastric vagal fibers. These include dilatation of the gallbladder (Johnson and Boyden,

1952), possible increased incidence of gallstones (RUDICK and HUTCHISON, 1964), decreased response of the pancreas to various stimuli, dilatation and pooling in the small intestine, decreased mesenteric blood flow (BALLINGER, PADULA, and CAMISHION, 1965), etc. (See also VERDIN, MARTINEZ, AZURA, and CAMACHO CONTRERAS, 1964). One or more of these disturbances may be the cause of the "postvagotomy diarrhea" (BURGE, 1960, 1964; MARSHALL, 1964, and others). There is argument as to whether the diarrhea is due to cutting the hepatic or celiac ramus, or both.

It is also of interest that both the hepatic and celiac rami are in a vulnerable position when doing a high subtotal gastrectomy. Dr. GRIFFITH postulates therefore, that 1. many of these nerves may have been inadvertently cut when doing a gastric resection, and 2. that some of the so-called "postgastrectomy" symptoms may not be the fault of that operation itself but are due to the accidental extragastric vagotomy. In cancer surgery, of course, a cure is more important than prevention of diarrhea, but when the resection is performed for a benign condition, the symptomatic complications become significant. GRIFFITH terms this usually accidental operation an "antiselective vagotomy".

Although a knowledge of the effects of extragastric vagotomy is important, the interplay between the vagal phase of gastric secretion itself with the antral phase must also be considered. This relationship was postulated by UVNÄS (1942). The first demonstration of a homeostatic balance between these two was by SCHMITZ, KANAR, STORER, SAUVAGE, and HARKINS (1952) who showed in dogs that truncal vagotomy markedly increased gastric secretion from Heidenhain pouches (see also discussion of Antrum). A new experimental preparation, antroneurolysis, developed in our laboratory (JONES, DEVITO, NYHUS, and HARKINS, 1957) also delineated this relationship. Consequently, NYHUS, CHAPMAN, DEVITO, and HARKINS (1960) demonstrated in dogs that gastrin release is potentiated by vagal stimuli. Furthermore, STAVNEY, KATO, SAVAGE, HARKINS, and NYHUS (1964) showed that the parietal cells themselves are subject to an interplay of stimuli, so that a condition of "parietal cell reactivity" exists.

γ) Clinical Application

The hepatic rami comprise a group of fibers going from the main vagal trunk at the upper end of the lesser curvature towards the right on the anterior surface of the gastrohepatic omentum. In most patients the multiple hepatic rami are seen on the anterior surface of the gastrohepatic omentum as soon as the abdomen is opened and the left lobe of the liver is retracted. They may not be readily visible if there is a history of previous ulcer perforation or other cause of scarring in this region. The single celiac ramus, on the other hand, is found by feel rather than by sight. It passes from the main right posterior vagal trunk towards the right and downward, going parallel with the left gastric artery towards the celiac artery and pancreas.

Anterior selective gastric vagotomy (GRIFFITH and HARKINS, 1962) is accomplished by isolating the main left anterior vagal trunk along the anterior wall of the esophagus and by isolating the hepatic rami. All vagal connections to the left and inferior to this are going to the stomach and should be divided. Right posterior selective vagotomy is similarly accomplished by isolating the right posterior vagal trunk along the posterior wall of the esophagus and by isolating the celiac ramus. We believe that most incomplete vagotomies are due to missing the right posterior vagal trunk. A useful technic so as to always find the right trunk is to place the finger above the celiac ramus and to pull down caudally. This "GRIFFITH maneuver" tenses the right trunk and makes it easier to feel. After isolating the right trunk and celiac ramus, all fibers to the stomach go to the left or downward and are cut. The accompanying arteries and veins are divided after they have branched from the main left gastric artery and coronary vein.

The spared main left and right vagal trunks and respective hepatic and celiac rami are handled gently so as to preserve functional as well as anatomical continuity. The selective gastric vagotomy is now completed and the upper lesser curvature of the stomach is bare.

c) Gastroduodenal Anastomosis
α) Historical Background

First introduced by Billroth (1881) for carcinoma of the stomach, this anastomosis was used by VON HABERER (1915) for duodenal ulcer, and later advocated by BOHMANSSON (1926, 1934) and others. MOORE and HARKINS (1954) and HARKINS and NYHUS (1962) summarized the history of development of this operation.

β) Scientific Basis

Factors favoring gastroduodenal anastomosis as opposed to gastrojejunal anastomosis with gastric resection are as follows:

1. Preservation of duodenal acid inhibition (JONES and HARKINS, 1959).

2. Anastomosis into an area near the source of buffering bile and pancreatic juices, and

3. Anastomosis into an area protected by Brunner's glands (GRIFFITH and HARKINS, 1956).

γ) Clinical Application

After performing the antrectomy and selective gastric vagotomy as outlined in Fig. 320, we are ready for the final and third step as shown in Fig. 321. The

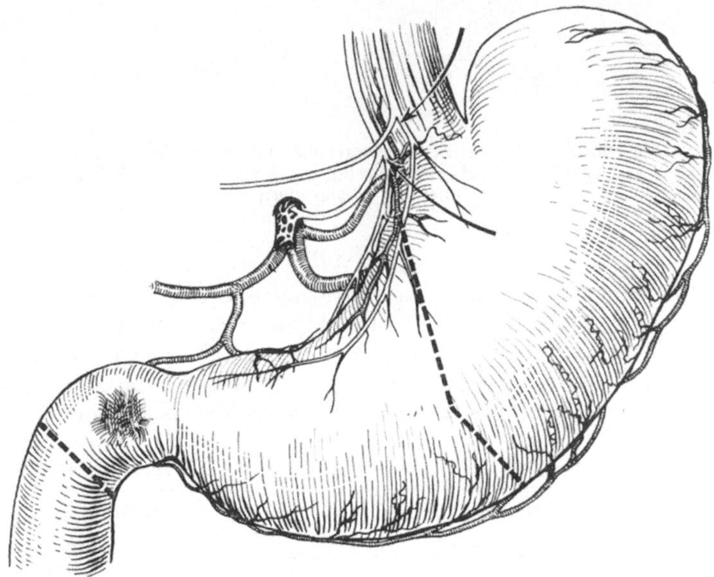

Fig. 320. Vagi and branches and outlined plan of resection (marked by dotted lines on corpus of stomach proximally and on duodenum distally)

duodenum is prepared for anastomosis after utilizing the KOCHER (1903) and the STRAUSS (1952) maneuvers. A two-layer end-to-end anastomosis is made, although occasionally we use the VON HABERER-FINNEY (1922, 1924) technic as later advocated by FALLIS and BARRON (1949). The posterior layer is buttressed to the fibrous capsule of the pancreas. The anterior layer is made without inversion. It is possible that this lack of inversion at the suture line is one reason for the low incidence of obstruction in our series.

We believe that gastroduodenal anastomosis is of less relative importance in our operation than are the other two steps: vagotomy and antrectomy. It is of interest, however, that HERRINGTON (1962), whose group has done over 1,000 combined operations (mostly with truncal vagotomy), has recently changed from Billroth II to Billroth I anastomosis in his technic.

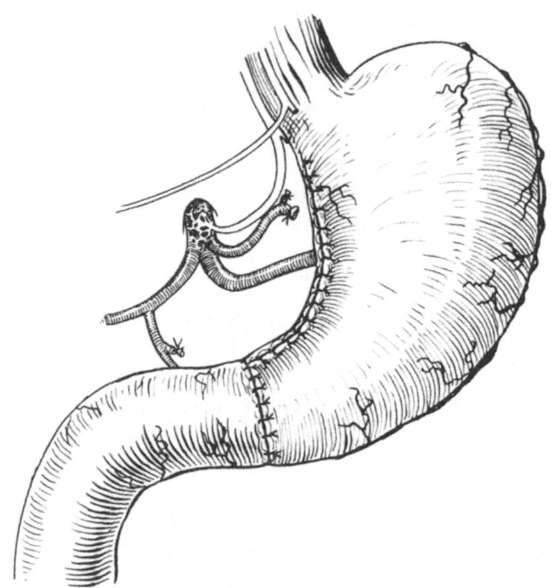

Fig. 321. Operation completed (showing 1. selective gastric vagotomy with extragastric vagal branches intact; and 2. gastroduodenal anastomosis after resection of portion of stomach outlined in Fig. 320)

d) Results

Our first combined operation incorporating selective gastric vagotomy was performed in 1958. Most of our 154 cases have been done within the past four years, hence a long-term follow up is not possible at this time and only a preliminary report of our results is possible. Some of our selective vagotomies were combined with pyloroplasty (Table 42) and three were done as a secondary procedure

Table 42. *Summary of clinical experience with selective vagotomy*

Procedure combined with selective vagotomy	Number of cases
Antrectomy + Billroth I Anastomosis ("combined operation")	88
Pyloroplasty	62
Vagotomy alone performed for post-resection stomal ulcer	4
Total	154

for stomal ulcer. In addition, we have performed about 400 combined operations with *total truncal* vagotomy which will not be considered in this paper.

Preliminary results in the 154 cases are as follows:

1. *Recurrence (stomal ulcer):* Less than 1 per cent (one questionable case).

2. *Dumping syndrome:* Low incidence; about the same as in the combined operation with truncal vagotomy and definitely lower than with subtotal 70 per cent gastrectomy (see HART, HOLLE, and HEYMANN, 1963).

3. *Postvagotomy diarrhea* (see BURGE, 1964): Definitely lower than in the combined operation with truncal vagotomy. When cases of increased stool frequency (not all actual diarrhea) in the absence of dumping are considered, the incidence was only two per cent as opposed to 38 per cent when truncal vagotomy was done (Table 43).

4. *Incomplete vagotomy as demonstrated by a positive Hollander insulin test postoperatively:* This incidence is six per cent, or only two per cent if only definitely positive tests are included. This is definitely lower than in almost any series of reported truncal vagotomies in the United States, *indicating that a selective gastric vagotomy is a complete vagotomy for the stomach.*

5. *Mortality:* One death occurred unrelated to the vagotomy (mortality rate of 0.7 per cent).

Table 43. *Alteration in bowel habits following two types of vagotomy*

Operation	Increased looseness or frequency of stools		
	per cent of total	With dumping	Without dumping
Total vagotomy + antrectomy (60 patients)	68	30	38
Selective vagotomy + antrectomy (52 patients)	29	27	2

e) Summary and Conclusions

1. Our "combined operation incorporating selective gastric vagotomy" includes three steps: antrectomy, the selective gastric vagotomy itself, and gastroduodenal anastomosis.

2. Each of these steps is described at the historical background, scientific basis, and clinical application.

3. Preliminary results in a series of 154 cases show that the operation has all the advantages of the combined operation with total truncal vagotomy which we formerly used. These include a low incidence of stomal ulcer (less than I per cent), a low incidence of dumping as compared to subtotal gastrectomy, and a low mortality (less than 1 per cent in this small series).

4. Preliminary results show that the selective technic reduces the incidence of postvagotomy diarrhea, especially that not associated with or caused by dumping.

5. The effectiveness of the selective technic in accomplishing its main purpose of adequate vagal denervation of the stomach is demonstrated by a low incidence of postoperative positive Hollander insulin tests.

6. The selective gastric vagotomy technic therefore spares important extragastric vagal branches but at the same time completely vagotomizes the stomach.

7. The development of the "combined operation incorporating selective gastric vagotomy" for the surgical treatment of duodenal ulcer demonstrates the advantages of a joint experimental-clinical approach to the solution of a clinical problem.

5. Die elektive chirurgische Behandlung des Duodenalgeschwürs, mit besonderer Berücksichtigung der segmentären Magenresektion*

Geschichte

Die segmentäre Resektion oder Segmentresektion des Magens, im deutschen Schrifttum häufig auch Querresektion oder quere, segmentale Resektion genannt, hat keine günstige

---

* Bearbeitet von OWEN H. WANGENSTEEN, HENRY SOSIN und FELIX LARGIADÈR.

Vorgeschichte. Nach Angaben VON HABERER (1953) hat BILLROTH als erster eine entsprechende Operation vorgenommen, und zwar im Jahre 1887, wahrscheinlich wegen eines Magencarcinoms. MIKULICZ in Breslau kommt das Verdienst zu, die Segmentresektion im Jahre 1897 in die Behandlung des Magengeschwürs eingeführt und ihr auch den Namen gegeben zu haben („Segmentäre Resektion"). Offenbar resezierte er aber nicht die ganze Magencirkumferenz, und er gab die Operation noch im selben Jahre wieder auf. Später übernahm RIEDEL in Jena den Eingriff. Er schrieb zwei begeisterte Publikationen (1909, 1912) über die Behandlung von Ulcera an der kleinen Kurvatur mit Segmentresektion (er nannte sie Querresektion). PAYR in Leipzig äußerte sich ebenfalls sehr positiv (1909, 1910) obwohl seine Erfahrungen etwas beschränkter waren. RIEDELs Vortrag am Deutschen Chirurgenkongreß von 1912 wurde eingehend und zustimmend diskutiert, aber bald darauf wurde der Eingriff von den deutschen Chirurgen wieder aufgegeben, und zwar vor allem wegen des Auftretens von Magenentleerungsstörungen sowie der Entwicklung von Uhrglasstrikturen an der Stelle der Gastroanastomose.

Retrospektiv können wir sagen, daß die segmentären Resektionen der damaligen Zeiten wahrscheinlich ungenügend waren, umfaßten sie doch oft nur 25% des Magens oder wenig mehr. Ein noch wichtigerer Grund für das Versagen der Operationen war aber ohne Zweifel die Tatsache, daß man damals nicht erkannte, daß die transversale Durchtrennung des Magens die vagale Innervation zum Antrum und zum Pylorus unterbricht. Als einer von uns (O.H.W.) 50 Jahre nach MIKULICZs ersten Bemühungen damit begann, eine etwas erweiterte Version dieser Operation zu erproben, erwies es sich als unerläßlich, die Magenentleerung durch eine zusätzliche Pyloroplastik sicherzustellen. Damit verschwanden alle Schwierigkeiten, mit denen die deutschen Chirurgen bei dieser Operation zu kämpfen hatten. Wären uns im Jahre 1949 alle diese bereits publizierten Schwierigkeiten und Enttäuschungen bekannt gewesen, so hätten wir uns wahrscheinlich gar nicht darauf eingelassen, die Leistungsfähigkeit der segmentären Magenresektion zu erforschen. Dazu ist allerdings noch zu bemerken, daß MIKULICZ und seine Nachfolger mit dieser Operation ausschließlich Magenulcera, *wir hingegen primär Duodenalulcera*, behandelt haben.

a) Theoretische Rechtfertigung der segmentären Resektion

Wir suchten damals nach einem operativen Eingriff, der es erlauben würde, die gelegentlich großen technischen Schwierigkeiten des Billroth II bei schwierigem duodenalem Ulcuskrater zu umgehen. Die guten Resultate der Oesophagoantrostomie nach totaler Resektion des säureproduzierenden Magenteils wegen Megaoesophagus (WANGENSTEEN, 1951) brachten uns auf den Gedanken, daß eine etwas modifizierte Operation, und zwar mit Belassung der proximalen Fundusportion, sich bei Duodenalgeschwüren günstig auswirken könnte. Bei den ersten in unserer Klinik durchgeführten Segmentresektionen wurde deshalb eine Fundusportion belassen, die nur 15 % des gesamten Magens entsprach.

Nachdem wir mit diesem Vorgehen keine Rezidive zu verzeichnen hatten und wir auch experimentell mit chronischer Histaminstimulation bei 75%iger Segmentresektion keine Ulcera erzeugen konnten (CROSS), begannen wir, das Ausmaß der Resektion zu verringern. Im übrigen zeitigte die ursprüngliche ausgedehnte segmentäre Resektion dieselbe Häufigkeit von postoperativem Dumping-Syndrom wie der Billroth II mit Dreiviertel-Resektion, so daß schon aus diesem Grunde eine Verringerung der Resektion angezeigt war.

Unsere nun über 15jährige Erfahrung berechtigt zur Annahme, daß die segmentäre Magenresektion eine *gute Operation für Duodenalgeschwüre ist. Und sie ist wahrscheinlich die beste Operation für gutartige Magenulcera*, die hoch genug an der kleinen Kurvatur liegen, um die Erhaltung des Antrums zu rechtfertigen. Jede distale Resektion würde solchen Patienten einen kleineren und weniger leistungsfähigen Magen belassen.

Kritiker der Segmentresektion haben die Operation abgelehnt, weil sie die Antrumerhaltung mit den ulcerogenen Potenzen der Antrumausschaltung verwechseln. Die Ausschaltung des Antrums allein (DOYEN; VON EISELSBERG, 1895; VON HABERER, 1913; DEVINE; OGILVIE, 1936; KAY) als Behandlung des Ulcus duodeni, nach Billroth II durchgeführt, ist von einer sehr hohen Frequenz peptischer Anastomosegeschwüre gefolgt (VON EISELSBERG, 1920; VON HABERER, 1921; OGILVIE, 1939). Durch Excision der Schleimhaut des belassenen Antrums (FINSTERER, BANCROFT) und Ergänzung dieser Operation mit Vagotomie werden die Resultate beträchtlich, aber doch nicht entscheidend gebessert (WADDELL, ROOT). Unsere klinischen Ergebnisse wie auch die experimentellen Resultate von STATE stützen demgegenüber die Hypothese, daß die Antrumerhaltung (in Kontinuität!) bei adäquater Segmentresektion die Ulcusdiathese nicht verstärkt, sondern im Gegenteil vor Rezidiven schützt. GROSSMAN hat eine sehr lesenswerte Zusammenfassung der das Antrum betreffenden Probleme geschrieben (vgl. S. 77). Nur wenige Chirurgen behandeln bei uns heutzutage ein Duodenalulcus mit einer Operation vom Billroth I-Typ, ohne gleichzeitig eine trunkale oder selektive Vagotomie, genauer gesprochen Vagektomie, durchzuführen. Die Vagotomie ist aber sogar in den Händen erfahrener Befürworter dieser Methode in 10% der Fälle nicht vollständig. Es ist also offensichtlich, daß der Erfolg eines Billroth I und in geringem Maße auch der Hemigastrektomie mit Billroth II von der Vollständigkeit der Vagotomie abhängt. HERRINGTON, ein eifriger Befürworter der Kombination von distaler Resektion und Vagotomie (1960), berichtet über eine Rezidivquote von nur 0,4% in einer großen Serie, wobei die Rekonstruktion nach Billroth I oder Billroth II durchgeführt worden war (1959). Dieses bemerkenswerte Resultat ist ein Ansporn für alle anderen Operationsverfahren (vgl. S. 470). Die Mortalität aller Billroth-Operationen bei Duodenalgeschwür beträgt aber in den Händen des Durchschnittschirurgen mindestens 3%, was den auf der günstigen Rezidivquote beruhenden Enthusiasmus etwas dämpft. In den letzten Jahren gaben allerdings verschiedene Publikationen für die Kombination von Vagotomie und Billroth-Operation eine etwas geringere Mortalität, zwischen 1 und 2% an.

VON HABERER empfahl im Jahre 1939, die Verwendung der Operation nach Billroth I wegen der hohen Rezidivquote einzuschränken. Er wiederholte diese Mahnung im Jahre 1943. In einem nach dem Rücktritt geschriebenen, wehmütigen Rückblick auf seine lebenslange Erfahrung in Magenchirurgie raffte sich VON HABERER (1953) hingegen zu einer entschlossenen Verteidigung der Billroth I-Operation auf. Er begründete dies damit, daß in allen seinen Fällen von Ulcusrezidiv nach Billroth I der ursprüngliche Operationsbericht die Bemerkung enthalten habe, daß die hintere Duodenalwand deutlich durch Narbengewebe verändert sei. Diese Beobachtung veranlaßte ihn, bereits 1922 die End-zu-End-Anastomose der originalen Billrothschen Technik zugunsten der End-zu-Seit-Anastomose aufzugeben. Die mit der End-zu-End-Anastomose verzeichnete hohe Rezidivquote war also der Grund dafür, daß VON HABERER 1939 die Billroth I-Operation ganz aufgab.

Der Erfolg der Segmentresektion bei Ulcus duodeni zeigt, daß VON HABERERs Begründung des Versagens der Billrothschen Operation nicht richtig ist. Eine eher annehmbare Erklärung (SALMON u. Mitarb.) liegt darin, daß die direkte Anastomose zwischen der Pepsin- und Säure-produzierenden Magenportion und dem Duodenum deshalb so ungünstige Resultate gibt, weil das pH des in Kontakt mit dem Stoma stehenden Magensaftes so niedrig ist[1]. Heute bleibt die 50%ige segmentäre Magenresektion mit selektiver Vagotomie in unserer Klinik die Operation der Wahl für das Duodenalulcus. Es soll aber betont werden, daß es sehr wichtig ist, eine funktionelle Pyloroplastik hinzuzufügen.

b) Technik
(Abb. 322 a—k)

Zugang (Abb. 322a, c): Eine lange obere mediane Laparotomie mit Excision des Proc. xyphoideus genügt in den meisten Fällen. Bei ungenügender Exposition wird zusätzlich eine extrapleurale Sternumspaltung vorgenommen; zu diesem Zweck wird das Sternum bis in Höhe des linken 4. Intercostalraum mit dem Lebscheschen Sternalmesser gespalten. Dieser Kniff ergibt eine ausgezeichnete Darstellung des Epigastriums. Incision des Diaphragmas und des diaphragmalen, fibrösen Perikards verbessert den Zugang noch mehr (c). Eine andere einfache Möglichkeit zur Verbesserung des Zugangs ist die Resektion des Proc. xyphoideus mit je einem Stück des 9. Rippenknorpels auf beiden Seiten. Die Wiedervereinigung des Sternums geschieht mit einer einfachen Knopfnaht, mit doppelten Chromcatgut (0), unter Verwendung einer starken, scharfen Nadel. Nur selten ist zur Penetration des Sternums auf dieser Höhe eine Aale nötig.

Pyloroplastik (Abb. 322b, d, e, f): Die Vorderwand des Pylorus wird mit einer Allis-Klemme gefaßt und angehoben. Mit einer gebogenen Schere wird hierauf das anteriore Segment der Pylorusmuskulatur excidiert (b). Dies kann ohne große Schwierigkeiten, ohne Eröffnung der Mucosa durchgeführt werden (was bei anderen Voraussetzungen, z.B. Oesophago-gastrostomie, auch indiziert ist); bei Duodenalgeschwüren bevorzugen wir die offene Pyloro-plastik. Zu diesem Zweck wird eine transversale Pyloroduodenotomie ausgeführt. Die so geschaffene Öffnung erlaubt zuverlässige Inspektion des Duodenums und des Antrums.

Beim Verschluß dieser Öffnung wird zuerst die Magenschleimhaut der oralen Seite mit der ganzen Wanddicke der aboralen Seite mit feinen Chromcatgut-Einzelnähten vereinigt (e). Mit einer ebenfalls unterbrochenen 5-0-Seidennaht wird die Magenmuskulatur über die erste Nahtlinie hinausgezogen (f). Dieser Verschluß ergibt einen weit durchgängigen Pylorus; ein

---

[1] Meine Erklärung ist folgende: Durch die mit einer Segmentresektion verbundene Skeletierung der kleinen Kurvatur, geht, sofern nicht bewußt darauf geachtet wird, die extragastrale vagale Innervation des Antrums verloren. Wichtige Hemm-Mechanismen der Gastrinfreisetzung als ein Teil der Autoregulation des Antrums werden dadurch zerstört. Denervierte Antrumreste können zur Ursache ungesteuerter Gastrinfreisetzung werden, d.h. bei Überproduktion von Säure das Rezidivulcus bewirken (Anmerkung des Verfassers).

weiterer Vorteil der transversalen Incision ist die Abwesenheit der nach longitudinaler Incision (v. HEINIKE-MIKULICZ) immer auftretenden „Hundsohren" an den Nahtenden.

Vagotomie: Im Anschluß an die Pyloroplastik wird die Vagotomie durchgeführt, entweder als totale Vagotomie durch paraoesophageale Resektion beider Vagusstämme, oder als selek-

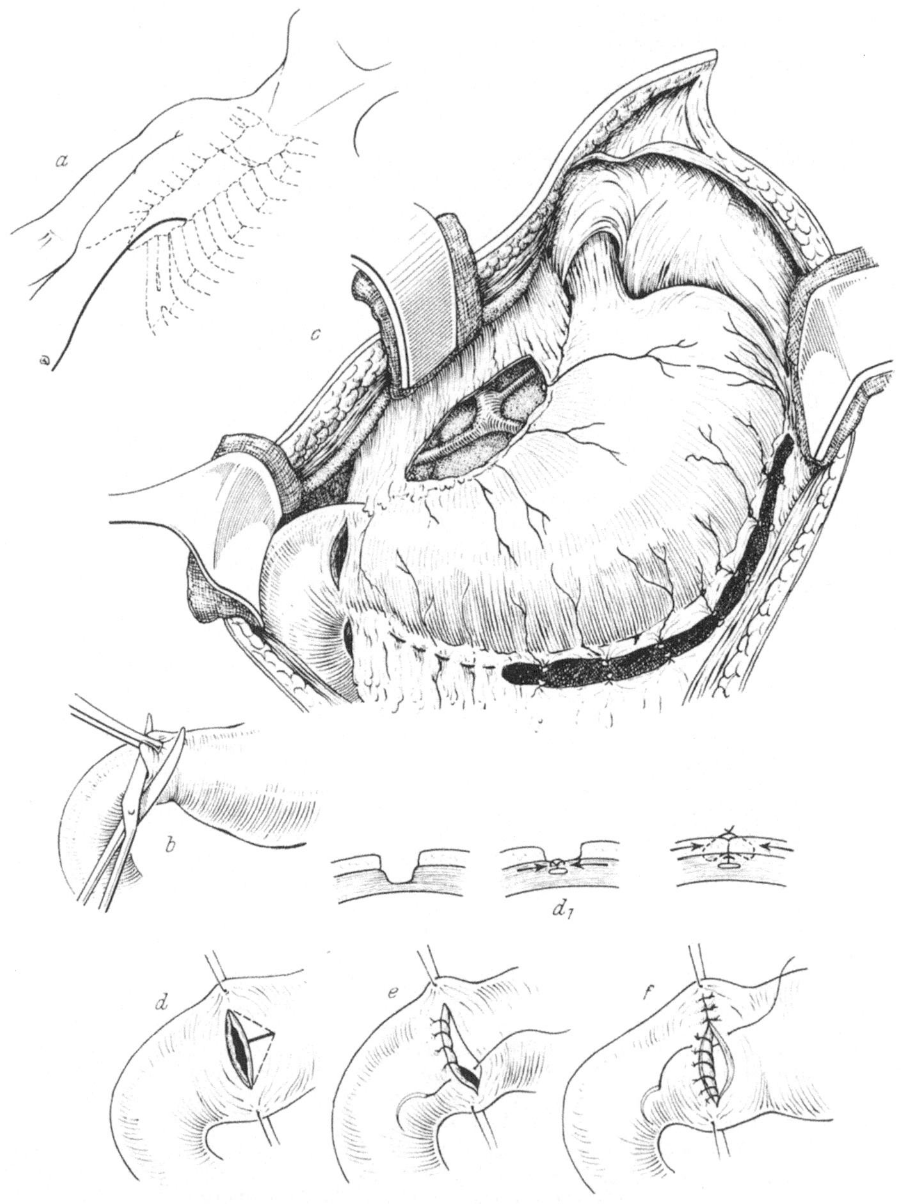

Abb. 322 a—f. Die Magen-Segmentresektion (nach RIEDEL-WANGENSTEEN) (I). *a* Zugang: obere mediane Laparotomie mit extrapleuraler Verlängerung in den 4. Intercostalraum. *b* Transversale Pyloroplastik: Pyloromyotomie. *d* transversale Pylorotomie mit Verlängerungsschnitt; d_{1-3} Verschluß eines blutenden duodenalen Ulcuskraters; *e* Pyloroplastik, erste Nahtreihe: Vereinigung der oralen Schleimhaut mit der gesamten aboralen Wand; *f* Pyloroplastik, zweite Nahtreihe: Vereinigung der Magenmuskulatur mit der ersten Nahtreihe. Aus: HARKINS-NYHUS, Surgery of the stomach and duodenum. Boston: Little, Brown & Co. 1962

tive Vagotomie, zusammen mit der Präparation der kleinen Kurvatur. Im letztgenannten Falle ist darauf zu achten, daß zwecks totaler Denervation des Antrums auch das hepatoduodenale Ligament vom Mageninfundibulum bis zum unteren Leberrand durchtrennt wird. (Merke! In den Abbildungen ist die Vagotomie nicht berücksichtigt.)

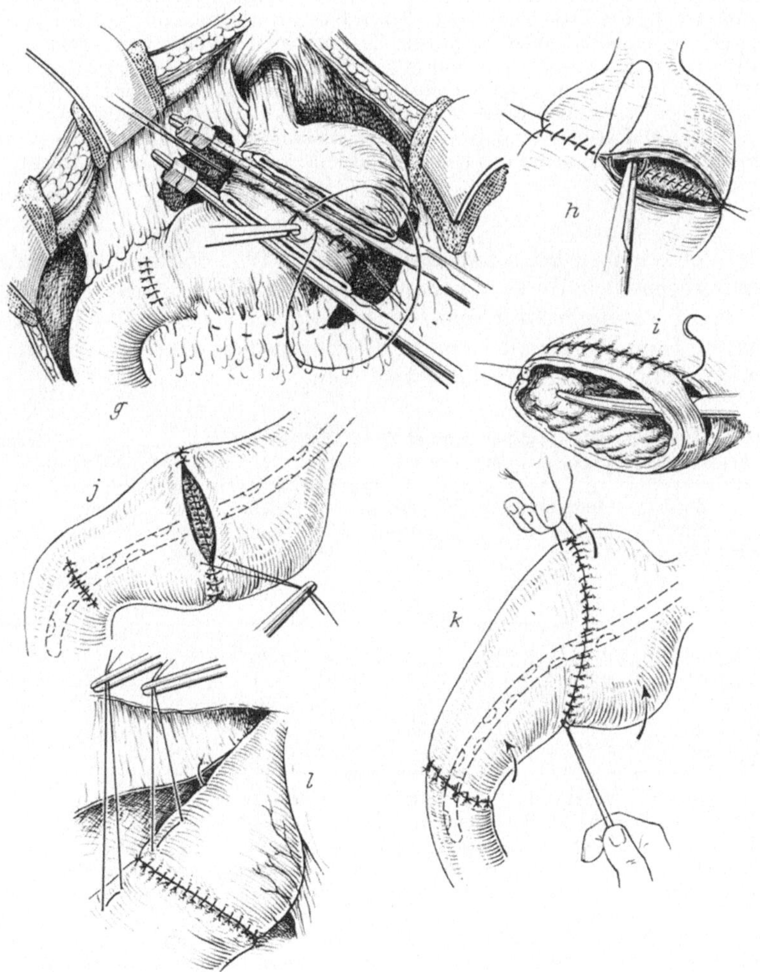

Abb. 322g—k. Die Magen-Segmentresektion (nach RIEDEL-WANGENSTEEN) (II). *g* Seromusculosubmukös, fortlaufende Naht der Hinterwand; *h* durchgreifende, einstülpende Naht der Vorderwand; *i* Serosanaht über der mit einem Stieltupfer nach außen gepreßten kleinen Curvatur; *j* Magenschlauch in das Duodenum vorgeschoben; Naht der Serosa der Vorderwand mit feinen Knopfnähten; *k* Naht der Serosa der nach vorn gedrehten Hinterwand; *l* Fixation des Omentum minus und des Lig. hepatoduodenale an der kleinen Curvatur. Aus: HARKINS-NYHUS, Surgery of the stomach and duodenum, Fig. 141, p. 452. Boston: Little, Brown & Co. 1962

Ausmaß der Segmentresektion (Abb. 322, c): Das gesamte Antrum sowie eine dem 3/4-Billroth entsprechende Fundusportion werden belassen. Die Vasa gastrica brevia zum Fundus müssen belassen werden. Auch entlang der großen und der kleinen Kurvatur werden die Gefäße sowohl proximal wie distal bis 10—15 mm an die Resektionslinie heran geschont. Die so abgegrenzten *50 Prozent des Magens* werden zwischen zwei Anastomoseklemmen (WANGENSTEEN, 1940) reseziert.

Anastomosierung (Abb. 322, g, h, i, j, k, l): Zwischen den Anastomoseklemmen wird die Hinterwand mit einer fortlaufenden, seromusculosubmukösen Naht mit Chromcatgut vereinigt (*g*, Stich 1). Hierauf werden die Klemmen entfernt und beide Magenportionen ausgesaugt. Es folgt die fortlaufende, durchgreifende Naht der Hinterwandschleimhaut, ebenfalls mit Chromcatgut (*h*, Stich 2). Hierauf wird die Vorderwand mit einer durchgreifenden, einstülpenden Chromcatgutnaht verschlossen (*h*, Stich 3). Bevor diese Naht vollendet ist, wird zwecks Verbesserung des Verschlusses der kleinen Kurvatur letztere mit einem Stieltupfer von der Innenseite her emporgehoben. In diesem Zustand werden einige feine (5-0 Seide) Serosanähte über die bereits liegende Naht gelegt (*i*). Hierauf wird der Magenschlauch durch die Pyloroplastik hindurch bis in das Duodenum vorgeschoben (*j*), dann wird der Verschluß der Vorderwand vollendet. Einige feine Serosanähte (5-0 Seide, Einzelknopfnähte) auf der Vorderwand (*j*, Stich 4) und Hinterwand (*k*) vollenden die Anastomose. Mit einigen Nähten wird darauf das Omentum minus und das hepatoduodenale Ligament wieder am Magen befestigt.

c) Resultate

An unserer Klinik wurden zwischen 1949 und 1952 56 ausgedehnte Segmentresektionen wegen Ulcus duodeni vorgenommen (Tabelle 44, Gruppe A). Bei einem einzigen dieser Patienten trat ein Ulcusrezidiv auf; wegen des häufigen Vorkommens von Dumping-Syndrom nach dieser ausgedehnten Operation wurde aber die Segmentresektion vorübergehend verlassen.

Tabelle 44. *Resultate der elektiven segmentären Magenresektion und Pyloroplastik beim Duodenalgeschwür (Resultate des University of Minnesota Medical Center)*

Ausdehnung der Resektion[a]	Zahl der Patienten[d]	Operative Mortalität	Sichere Recidive		Nicht bestätigte Rezidive		Durch Reoperation gesicherte Rezidive	Mit Magengefrieren behandelte Rezidive
A 1949—52	56	2/56 = 3,6%	1/25 = 4%		0/25 = 0%		0	0
B[b] 1955—57	70	2/70 = 2,8%	4/41 = 9,8%		1/41 = 2,4%		3	1
C 1957—58	87	1/87 = 1,1%	7/67 = 10,4%		6/67 = 8,9%		1	1
D Seit 1959	85	0/85 = 0%	4/73 = 5,4%		2/73 = 2,7%		0	3
Total[c]	298	5/298 = 1,7%	16/206 = 7,8%		9/206 = 4,4%		4	5

[a] A. Ausgedehnte Resektion, Belassung von nur 10—15% des Fundus.
 B. Sparsame Resektion, Belassung von 40—50% des Fundus.
 C. Gemäßigte Resektion, Belassung von ungefähr 25% des Fundus.
 D. Wie C, mit zusätzlicher totaler oder selektiver Vagektomie.
[b] In den Jahren 1952—55 wurden keine Segmentresektionen, sondern röhrenförmige Resektionen vorgenommen.
[c] Nicht inbegriffen sind 35 Fälle von Ulcus ventriculi, die mit Segmentresektion behandelt wurden (s. WANGENSTEEN, 1958). Unseres Wissens erlitt keiner dieser Patienten ein Rezidiv.
[d] Die Zahl der bis zum Tode oder bis zum heutigen Tag nachkontrollierten Patienten beträgt: A: 25; B: 41; C: 67; D: 73.

Zwischen 1952 und 1955 wurde ein neues Verfahren, die röhrenförmige Resektion oder tubuläre Resektion (nicht zu verwechseln mit der Schlauchresektion [Treppenresektion] des deutschen Sprachgebrauchs!) erprobt. Die Zahl der entsprechenden Eingriffe belief sich, unter Mitberücksichtigung der durch Assistenten operierten Fälle, auf ungefähr 200. Die Resektion entsprach im wesentlichen der zwischen 1938 und 1940 praktizierten; nur wurde 1952—1955 die Operation durch eine transversale Gastroplastik ergänzt. Auch diese Operation wurde wegen des Auftretens von Rezidiven wieder aufgegeben.

An ihre Stelle trat zwischen 1955 und 1957 eine etwas kleinere (nur 20—30%ige) Segmentresektion (Tabelle 44, Gruppe B). Nach 70 solchen Eingriffen wurden

4 Rezidive beobachtet, was uns eine leichte Vergrößerung des Umfanges der
Resektion nahelegte. In einem Falle wurde bei der Reoperation ein Fadengranulom
um eine Seidennaht gefunden (bis zu dieser Zeit wurde die Hinterwand von innen
mittels durchgreifenden Einzelknopfnähten mit 4—0-Seide anastomosiert). Seither brauchen wir für die Hämostase und die Anastomosierung eine fortlaufende
Catgutnaht; Seide findet nur noch für die oberflächliche Serosanaht (wenige
Einzelnähte mit 5—0) Verwendung.

Seit 1957 wurde eine wieder etwas erweiterte (50%ige) Segmentresektion
durchgeführt. Bei 87 solchermaßen behandelten Patienten (Tabelle 44, Gruppe C)
traten 7 sichere Rezidive auf.

Um die Leistungsfähigkeit der Methode zu erhöhen und gleichzeitig die nachteiligen Effekte einer noch ausgedehnteren Resektion zu vermeiden, wurde *in der
Folge zusätzlich routinemäßig vagektomiert* (was der von BERNE bevorzugten Operation entspricht). Seit 1959 wurden 85 Patienten mit dieser definitiven Technik
behandelt (Tabelle 44, Gruppe D). Die operative Mortalität war Null; die Zahl
der Rezidive betrug 4. Einer der letztgenannten Patienten betrieb chronischen
Aspirinabusus. Keines der Rezidive benötigte chirurgische Therapie: drei wurden
mit Magengefrieren beherrscht, und das vierte reagierte auf internistische Behandlung. Es ist in dieser Beziehung erwähnenswert, daß die totale Vagektomie
keine zuverlässige Behandlungsmethode für peptische Anastomosengeschwüre
nach Magenresektion ist, beträgt doch die Versagerquote nach verschiedenen Mitteilungen 16—40% (WELLS). Der gute Effekt des Magengefrierens (BERNSTEIN
u. Mitarb.) in diesen Fällen ist deshalb besonders bemerkenswert, doch nur die
Zeit wird über dieses Verfahren definitiv urteilen können.

d) Diskussion

Die segmentäre Magenresektion hat den wichtigen Vorteil, die normale gastro-
antro-duodenale Kontinuität zu bewahren, ohne der Ulcusdiathese im selben
Maße Vorschub zu leisten wie die Operation nach Billroth I. Tabelle 44
faßt die Resultate der gegenwärtig zur operativen Behandlung des Duodenalgeschwürs verwendeten Verfahren zusammen. Das Duodenalgeschwür ist ohne
Zweifel die problemreichste, für den Chirurgen schwierigste Manifestation der
peptischen Diathese. Die dabei mit der Segmentresektion erzielten Resultate
lassen sich neben allen anderen wohl sehen. Die Einfachkeit ist eine wichtige
Eigenschaft der Segmentresektion. Technisch schwierige duodenale Ulcuskrater
erschweren die Operation nicht, ein Duodenalverschluß ist nicht nötig, und die
Mortalität ist geringer als diejenige der Billrothschen Operationen. In allen unseren
zusätzlich vagotomierten Fällen von Segmentresektion (80 Patienten) war keine
Spitalmortalität zu verzeichnen. Das gleiche günstige Resultat erzielte FER-
GUSON am Minneapolis Veterans Hospital mit 185 konsekutiven, elektiven segmentären Resektionen, während in seiner Billroth II-Serie die totale Mortalität
4,5% betrug. Dabei ist zu beachten, daß FERGUSON eine sehr ausgedehnte Resektion bevorzugte (entsprechend Gruppe A in Tabelle 44), *dabei aber die Gebilde
der kleinen Kurvatur nicht durchtrennte, sondern nur abschob, was eine Erhaltung
der vagalen Antruminnervation zur Folge hatte* (! ?). Eine Pyloroplastik führte er nur
beim Vorliegen einer Pylorusstenose durch; in 72% der Fälle fand er diesen zusätzlichen Eingriff unnötig (FERGUSON, 1960). Die Häufigkeit von postoperativem
Dumping-Syndrom war aber wie in unserem Material von vergleichbarem Re-
sektionsumfang beträchtlich, und man kann daraus schließen, daß die Erhaltung
der Innervation von Antrum und Pylorus vor Dumping offenbar nicht zu schützen
vermag. Ohne Zweifel ist für das Auftreten dieser Komplikation die Größe des

geopferten Magensegmentes von primärer Bedeutung. Pe Thein und Schofield haben gezeigt, daß vagale Stimulation zur Gastrinausschüttung führt. Dieses Faktum mag dafür verantwortlich sein, daß in Fergusons Serie trotz der ausgedehnten Resektion bei 4% der Patienten Rezidive zu beobachten waren. Diese Rezidive fanden sich im weiteren ausnahmslos in der ohne Pyloroplastik behandelten Gruppe. In diesem Zusammenhang ist erwähnenswert, *daß auch bei der tubulären Resektion die Erhaltung der vagalen Antruminnervation zum Teil für die*

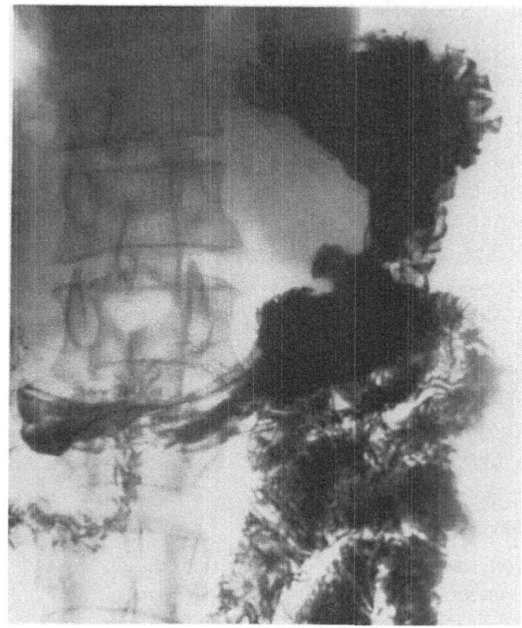 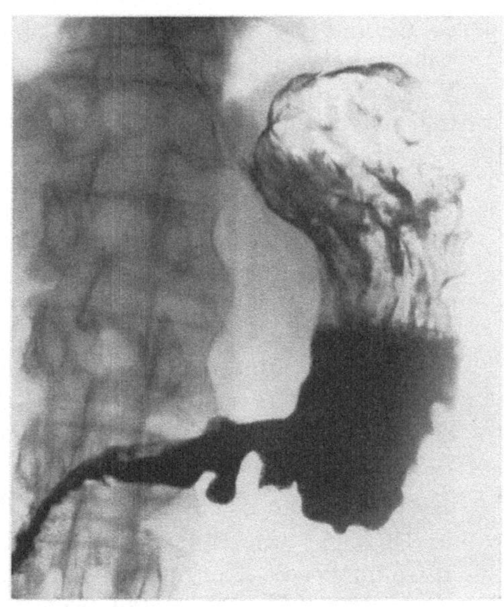

Abb. 323   Abb. 324

Abb. 323. Ulcus ventriculi mediale, ♂, 54 J., Hypersekretion — klinisch Malignitätsverdacht (histologisch nicht bestätigt!)

Abb. 324. Gleicher Fall wie Abb. 323, Zustand nach selektiver kompletter Vagotomie — Segmentresektion — Pyloroplastik. Unregelmäßige spastische Kontraktionen im antralen Segment führen zu Entleerungsstörung trotz Pyloroplastik. Sie sind auf die komplette Antrumdenervierung zurückzuführen. Seit Erhaltung der vagalen Antruminnervation (vgl. Abb. 343) treten solche Störungen nicht mehr auf

hohe Rezidivquote verantwortlich ist (Thal u. Mitarb.), neben der Begünstigung der Speiseretention und damit der Verlängerung der Gastrin-Phase durch die zeltförmige Ausziehung der kleinen Kurvatur bei dieser Operationsmethode.

In den letzten Jahren war an unserer Klinik das Magengefrieren die Hauptbehandlungsmethode für Duodenalgeschwüre (Delaney u. Mitarb.). Pylorusstenosen sowie Mißerfolge nach Gefrieren (25%) benötigen aber weiterhin chirurgische Behandlung. Für letztere ist gegenwärtig die Segmentresektion (50% des Magens) mit einer zusätzlichen (totalen oder selektiven) Vagotomie die Methode der Wahl. Die wenigen nach diesem operativen Verfahren auftretenden, rezidivverdächtigen Schmerzattacken oder Blutungsepisoden können nach unserer Erfahrung ohne weitere Operation beherrscht werden. Dies illustriert die hohe klinische Erfolgsquote des beschriebenen operativen Verfahrens. Insbesondere bei Fällen, die keine sichere und technisch befriedigende distale Magenresektion erlauben, ist die Segmentresektion allen anderen Verfahren überlegen.

Zusammenfassung. In den Vereinigten Staaten bevorzugen heutzutage viele Chirurgen bei der operativen Behandlung des Duodenalgeschwürs die Kombination eines auf Magenentleerungsverbesserung hinzielenden Eingriffs (Pyloroplastik) mit einer totalen oder selektiven Vagotomie. Der Vorteil dieses Verfahrens ist die niedrige operative Mortalität; die Rezidivquote hingegen bewegt sich in der Größenordnung von 5—13%. Wenn anstatt der Pyloroplastik eine Gastrojejunostomie durchgeführt wird, sind Rezidive noch häufiger.

Distale Magenresektionen zogen früher eine operative Mortalität von 3—5% nach sich, und die Rezidivquote nach Billroth II-Resektion betrug 4—7%. Neuerdings werden für die Kombination von distaler Magenresektion und Vagotomie geringere Mortalitätsziffern und niedrigere Rezidivfrequenzen sowie Fehlen von Resultatunterschieden zwischen Billroth I und Billroth II beschrieben. Die Erfolge der Vagotomie bei peptischen Anastomosegeschwüren sind nach den wenigen vorliegenden Mitteilungen nur mäßig, 16—40% der Fälle zeigen Rezidive.

Die segmentäre Magenresektion mit komplementärer Vagotomie und Pyloroplastik genügt den meisten Anforderungen, die an eine gute Operation des Ulcus duodeni gestellt werden müssen. Auch für alle anderen Formen der Ulcusdiathese, mit Ausnahme des antralen Geschwürs, ist dieses Operationsverfahren anwendbar. Die Spitalmortalität ist gering; sie betrug in unserem gesamten Material der vergangenen 16 Jahre nur 1,6%, und während der letzten 6 Jahre war überhaupt kein Todesfall zu verzeichnen. Als erfolgreichste und momentan ausschließlich praktizierte Variante dieser Operation hat sich die 50%ige segmentäre Resektion kombiniert mit Pyloroplastik und totaler (trunkaler) oder selektiver Vagotomie erwiesen. *Bei Magengeschwüren,* MIKULICZs ursprünglicher Indikation für die Operation, *hatten wir überhaupt kein Rezidiv zu verzeichnen.* In keinem der mit Vagotomie kombinierten segmentär resezierten Fällen von Ulcus duodeni war eine Reoperation wegen Rezidivs nötig, da entsprechende Symptome mit Magengefrieren beherrscht werden konnten.

Die beschriebene Operation verdient wegen der Leichtigkeit und Sicherheit, mit der sie durchgeführt, und zwar besonders auch bei schwierigen duodenalen Verhältnissen durchgeführt werden kann, die Aufmerksamkeit aller Chirurgen.

Abb. 323 und 324 zeigen einen Fall von Segmentresektion mit kompletter selektiver Vagotomie und Pyloroplastik wegen Ulcus ventriculi mediale und geben zugleich die Kritik des Verfassers an diesem Verfahren.

Zusammenfassung der Anwendungsmöglichkeiten der (50%)-Segmentresektion des Magens (s. Abb. 325).

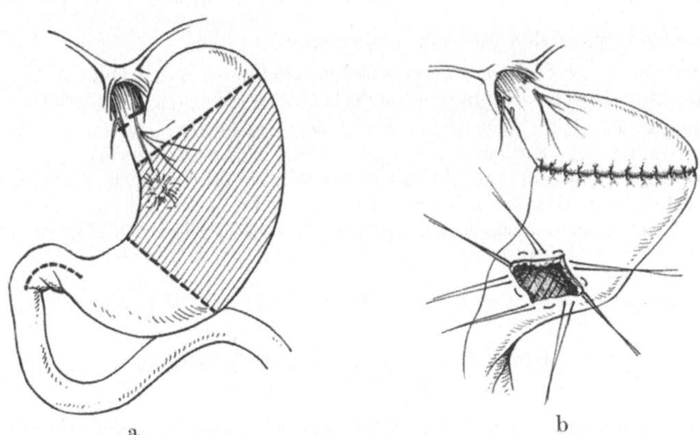

a b

Abb. 325a u. b. *Anwendungsmöglichkeiten der Segmentresektion.* a Als *alleinige Resektion* (MIKULICZ, 1897; RIEDEL, 1909; PAYR, 1909) auch für Ulcus ventriculi *unbrauchbar,* wegen fehlender Vagotomie und Pyloroplastik. b Als *Kombinationsoperation* mit Vagotomie + Pyloroplastik speziell *für Ulcus duodeni* (WANGENSTEEN, 1952). c (vgl. Abb. 349) Als *form- und funktionsgerechte Operation für das Ulcus ventriculi mediale* [selektive proximale Vagotomie + mediale (20—30%)-Segmentresektion + Pyloroplastik]

6. Interpositionsoperationen bei Gastro-Duodenalulcus

Physiologie

Die unerfreulichen Folgen der subtotalen (60—75%)-Resectio Billroth II haben frühzeitig Versuche angeregt, durch Vergrößerung des Magenreservoirs und Wiederherstellung der Duodenalpassage jene zu verhindern (KUPRIJANOV, 1924; SACHAROV, 1935).

Interposition eines Jejunumsegmentes nach distaler Resektion des Magens: BIEBL (1947) führte die Interposition bei distalen partiellen Resektionen sowohl wegen U.d. als auch U.v. durch (1950, 96 Fälle). Relativ hohe Operationsmortalität und die unmittelbaren Komplikationen führten zu scharfer Kritik (GULECKE, SAUERBRUCH). BIEBL resignierte vor ihr [„sie (die Kritiker) haben eben doch Recht behalten; ich habe mich getäuscht; vom Billroth II ist praktisch gesehen einfach nicht loszukommen", BIEBL, persönliche Mitteilung 1963]. HENLEY, 1952 und HEDENSTEDT, 1960 erprobten die Technik konsequenter und zwar speziell in der Behandlung des Postgastrektomie- und Dumping-Syndroms (vgl. Abb. 561). HENLEY (1961) berichtet über eine hohe Frequenz von *Anastomosengeschwüren (17%).* HEDENSTEDT kombinierte deshalb mit einer Vagotomie und operierte damit 125 Patienten ohne Recidivulcus. Aus dieser Erfahrung wird aufs neue die außerordentliche Bedeutung der Vagotomie für die meisten Probleme der Ulcuschirurgie ersichtlich. HEDENSTEDT (1967) propagiert heute die Jejunuminterposition sogar als Routinemaßnahme bei den distalen Resektionen. Seitdem erkannt ist, daß Interposita aus Dünndarm den Magen in seinen Funktionen nur sehr ungenügend ersetzen können (HART, 1965), engt sich m.E. die Indikation für die Interposition auf folgende Fälle ein:

1. Ulcus duodeni mit excessiver Säuresekretion, bei welchem eine subtotale (60—80%)-Resektion + Vagotomie unvermeidlich ist und die Wiederherstellung der Duodenalpassage dringlich ist.

2. Ulcus ventriculi, welches nach Lage, Größe und Komplikationsgefahren (Blutung, Malignität) eine so ausgedehnte distale partielle Resektion erfordert, daß die direkte Gastro-Duodenostomie technisch nicht möglich ist aber wünschenswert erscheint.

3. Umwandlungsoperationen des operierten Magens meist wegen *Ulcus pepticum jejuni (duodeni)* oder wegen Dumping-Syndromes.

4. Defektüberbrückungen der verschiedensten Ursachen, speziell nach Tumorresektionen.

Technik

a) Die distale Jejunuminterposition
(nach SACHAROV, 1935; BIEBL, 1947; HENLEY, 1952) (Abb. 326)

1. Akt: Selektive (oder trunculäre) Vagotomie in allen Fällen größerer Magenreste obligatorisch.

2. Akt: Resektion nach den üblichen Grundsätzen.

3. Akt: Die *Entnahme des Jejunalsegmentes* geschieht nach den Regeln der Operation von SEO-LONGMIRE zum Ersatz des Magens nach Totalresektion (vgl. Abb. 500).

Die anisoperistaltische Einschaltung der Jejunumschlinge, wie sie von BENEDINI-PIERI empfohlen wurde, um die Entleerung zu verzögern, ist nicht ratsam. Wir sahen danach so starke spastische Kontraktionen, daß die Passage ernstlich behindert war und eine Korrekturoperation erforderlich wurde. Nach isoperistaltischer Einschaltung kann sich der Entleerungsrhythmus am ehesten normalisieren (vgl. Abb. 327). In 27 Fällen von HENLEY (1961) konnten keinerlei Zeichen eines Dumping-Syndroms festgestellt werden. Das gleiche können wir von 11 eigenen Fällen berichten.

b) Die distale Coloninterposition
(nach MORONEY, 1951, 1953)

Die Interposition eines kurzen Colonsegmentes beruht auf der Vorstellung, daß Colon rein formal für den Magenersatz geeigneter sein würde als Jejunum. Hinzu kommt der Vorteil, daß es eine geringere Resorptionsfähigkeit besitzt als Jejunum, also Dumpingerscheinungen weniger zu befürchten sind als vom Dünndarminterpositum. MORONEY verwendet ein Quercolonsegment von ca. 15 cm Länge, welches er *anisoperistaltisch* in den Defekt einschaltet. Vor der anisoperistaltischen Schlingenführung sowie vor der Interposition ohne Vagotomie, wie zunächst von MORONEY angegeben, muß gewarnt werden. Es ist erstaunlich, daß MORONEY trotz Verzichts auf diese beiden wichtigen Sicherungsmaßnahmen in 143 Fällen (größtenteils Dumping-Syndrome) sehr zufriedenstellende Resultate über einen Zeitraum von mehr als $2^{1}/_{2}$ Jahren erzielte. Es kann sich dabei nicht um schwere Ulcuskrankheiten gehandelt haben. Doch auch ohne dieses Grundleiden kann das Colon von der Säure-Pepsinwirkung angegriffen werden und ein Ulcus pepticum colonis entstehen (NARDI u. GLOTZER, 1960). Trotz der theoretisch gut fundierten Begründung der Operation hat sie keine weitere Verbreitung gefunden. Auch im eigenen Krankengut wurde sie nur einmal mit der Indikation einer Umwandlungsoperation verwendet.

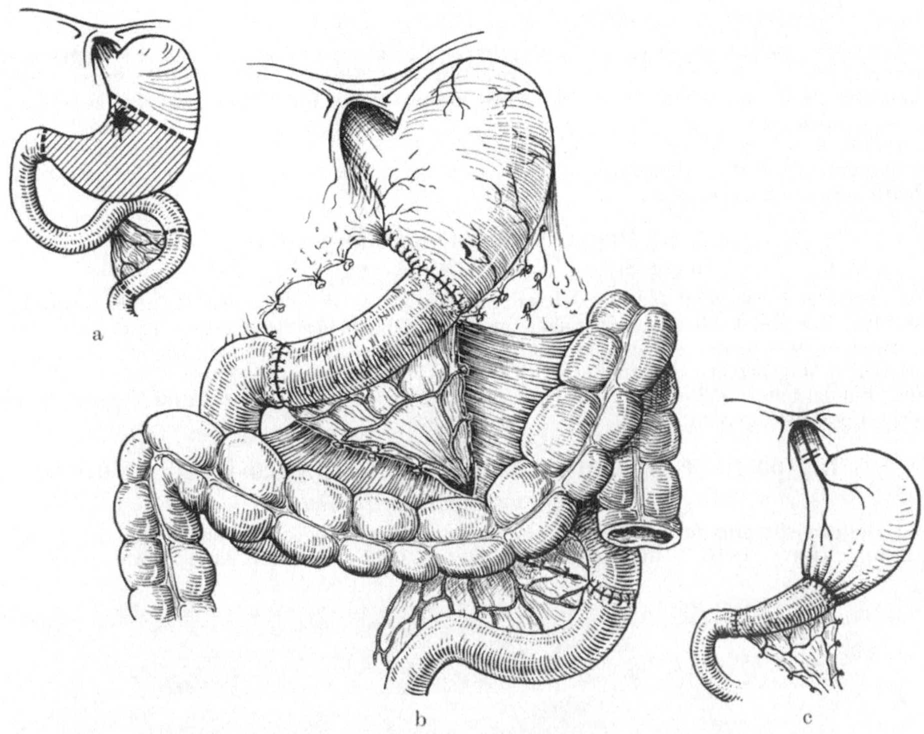

Abb. 326a—c. Jejunuminterposition nach SACHAROV, 1935; BIEBL, 1947; HENLEY, 1952.
In der Ulcuschirurgie nur in Kombination mit Vagotomie erlaubt

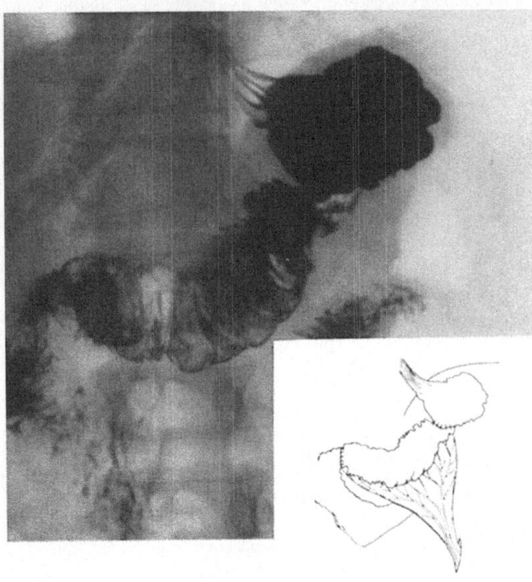

Abb. 327. Interpositionsoperation nach SACHAROW-BIEBL zur Wiederherstellung des Magenreservoirs nach distaler subtotaler (75%)-Resektion wegen Ulcus ventriculi malignum, ♂, 35 J.

c) Die proximale Jejunuminterposition
(nach GUNNING, 1962; vgl. Abb. 439)

dient dazu, Defekte nach proximaler partieller Resektion zu überbrücken. Als Magentotalersatz findet sie indessen häufiger Verwendung (vgl. BRAIN, 1953). Von GUNNING (1962) in erster Linie zur Bekämpfung des gastro-oesophagealen Refluxes angegeben, kann sie in allen Fällen verwendet werden, in welchen eine ausgedehnte proximale Resektion die direkte Oesophago-Antrostomie riskant erscheinen läßt. Das Ulcus ventriculi ad- und intrakardiam dürfte allerdings mittels einer form- und funktionsgerechten Operation befriedigender zu behandeln sein.

d) Die proximale Coloninterposition
(nach SIRAK, NAJARIAN u. a., vgl. Abb. 438)

ist ebenfalls vorwiegend für die Behandlung des gastro-oesophagealen Refluxes angegeben worden. Zur Defektüberbrückung nach proximaler partieller Resektion wird es nur selten verwendet. Wegen der einfacheren Mobilisierbarkeit des Colonsegmentes kommt es für einen partiellen Magenersatz eher in Betracht als das schwierig mobilisierbare Jejunum. Wie bei der Fundektomie sollte auch hier auf die selektive Schonung der antral-vagalen Innervation geachtet werden.

7. Die partielle proximale Resektion bei Gastro-Duodenalulcus
Physiologie und spezielle Indikation

Die partielle proximale Resektion des Magens diente zunächst ausschließlich der Tumorchirurgie (LEVY, 1894; MIKULICZ, 1896; BORCHES, 1928 u. a.). Man kann sie aber auch sehr

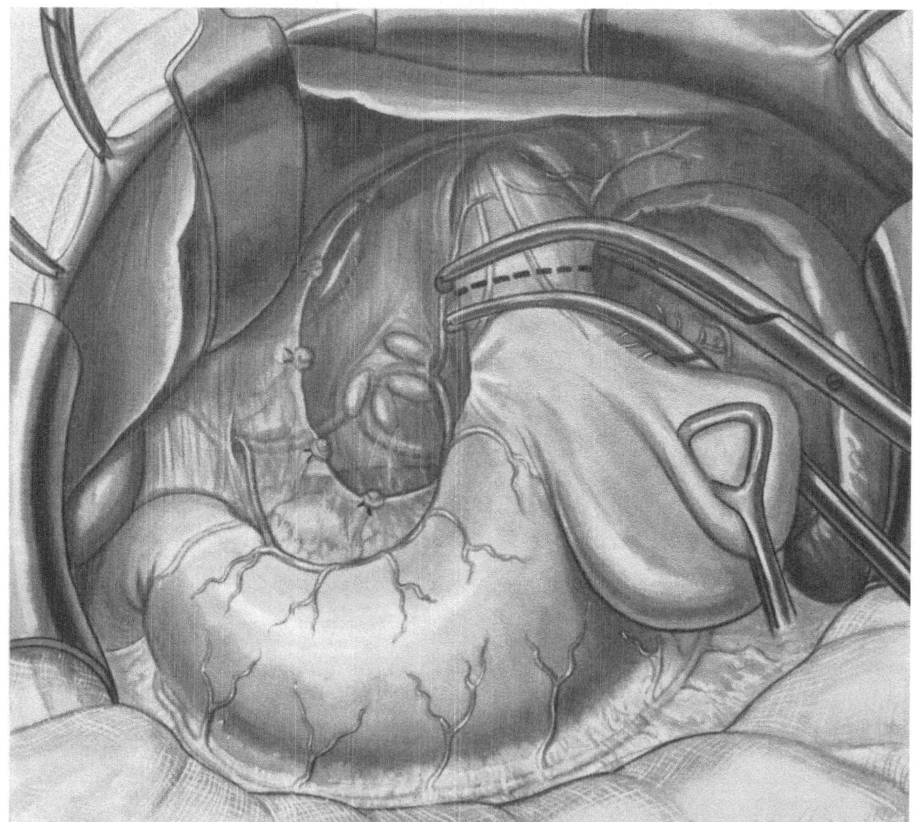

Abb. 328. Subdiaphragmatische Fundektomie — Variante I: *1. Akt:* Abklemmen des Oesophagus mit zwei Spezialklemmen. Will man den R. antro-hepato-pyloricus erhalten, so muß der Truncus ventralis isoliert, nach rechts freigehalten und vor der Abklemmung geschützt werden

gut für die Resektion des Ulcus ad und intra cardiam verwenden. Sie ist außerdem prinzipiell bedeutungsvoll, weil sie die einzige Methode ist, durch welche die Zone der maximalen Säurebildung (Corpus-Fundus) sowohl direkt verkleinert als auch mit Sicherheit selektiv denerviert werden kann. Durch diese nachhaltige Ausschaltung aller vagal-bedingten ulcerogenen Noxen, sowie durch die Möglichkeit der Verkleinerung der Säurezone, kann auch der Gastrinmechanismus so sehr reduziert werden, daß er kein Ulcus mehr hervorrufen kann, und zwar um so weniger, als die *proximale Resektion und Denervation mit einer Pyloroplastik kombiniert*

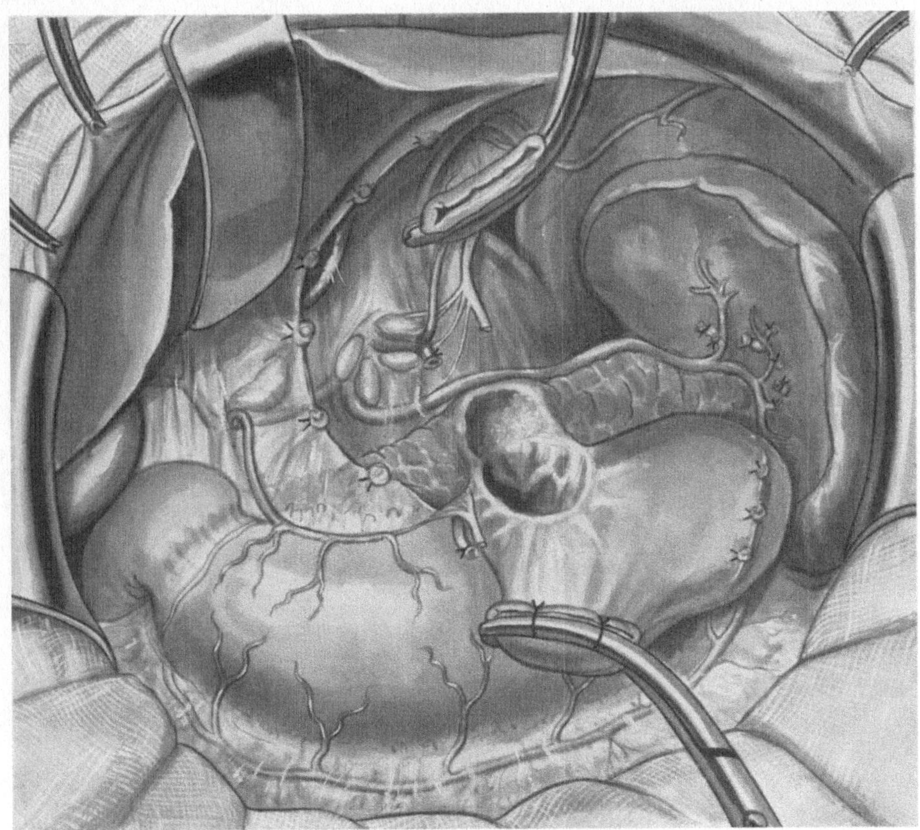

Abb. 329. Subdiaphragmatische Fundektomie — Variante I: *2. Akt:* Durchtrennen des Oesophagus, der A. gastrica sin. distal der Ri. oesophagici. Selektive Vagotomie der dorsalen Ri. gastrici zu Fundus und Corpus

wird. Aus den proximalen Resektionen wegen Ulcus haben wir die klinische Bedeutung der extragastralen antralen Innervation kennengelernt und gefolgert, daß über diese vagalen Äste nicht nur stimulierende, sondern auch hemmende Einflüsse für die Gastrinfreisetzung vermittelt werden. So wurde die Fundektomie zum Modell für das gesamte System der „form- und funktionsgerechten Operationen" (vgl. S. 496).

Ausgehend von ähnlichen Grundgedanken wie wir, hat DELOYERS (1951) unabhängig von uns eine proximale partielle Resektion zur Behandlung des Ulcus duodeni propagiert. Er führt sie auf dem klassischen Zugangsweg für die Kardiaresektion also linksthoraco-transdiaphragmal aus. *Wir haben uns von vornherein weder der Indikation von* DELOYERS *noch seiner Technik angeschlossen.* Wir halten die proximale Resektion nur für das große, fundusdeformierende, komplikationsgefährdete Ulcus ad und intra cardiam für indiziert. Wir zeigten, daß sich der Eingriff auf rein abdominellem Wege nahezu risikofrei durchführen läßt. Der Eingriff ist mit WANGENSTEENs segmentärer Resektion (vgl. S. 475) verwandt, indem sie eine nach cranial versetzte „Segmentresektion" darstellt. Sie ist außerdem eine echte Kombinationsoperation, denn sie besteht aus: *Selektiver proximaler Vagotomie + (20—50%) proximaler Resektion + Pyloroplastik.* Wir haben diesen Eingriff *subdiaphragmatische Fundektomie genannt* (HOLLE u. HEINRICH, 1954). Wir empfehlen die *Fundektomie nur für das Ulcus ad und intra-cardiam,* keinesfalls für das Ulcus duodeni. Die Operation entfernt das hochsitzende Ulcus radikal.

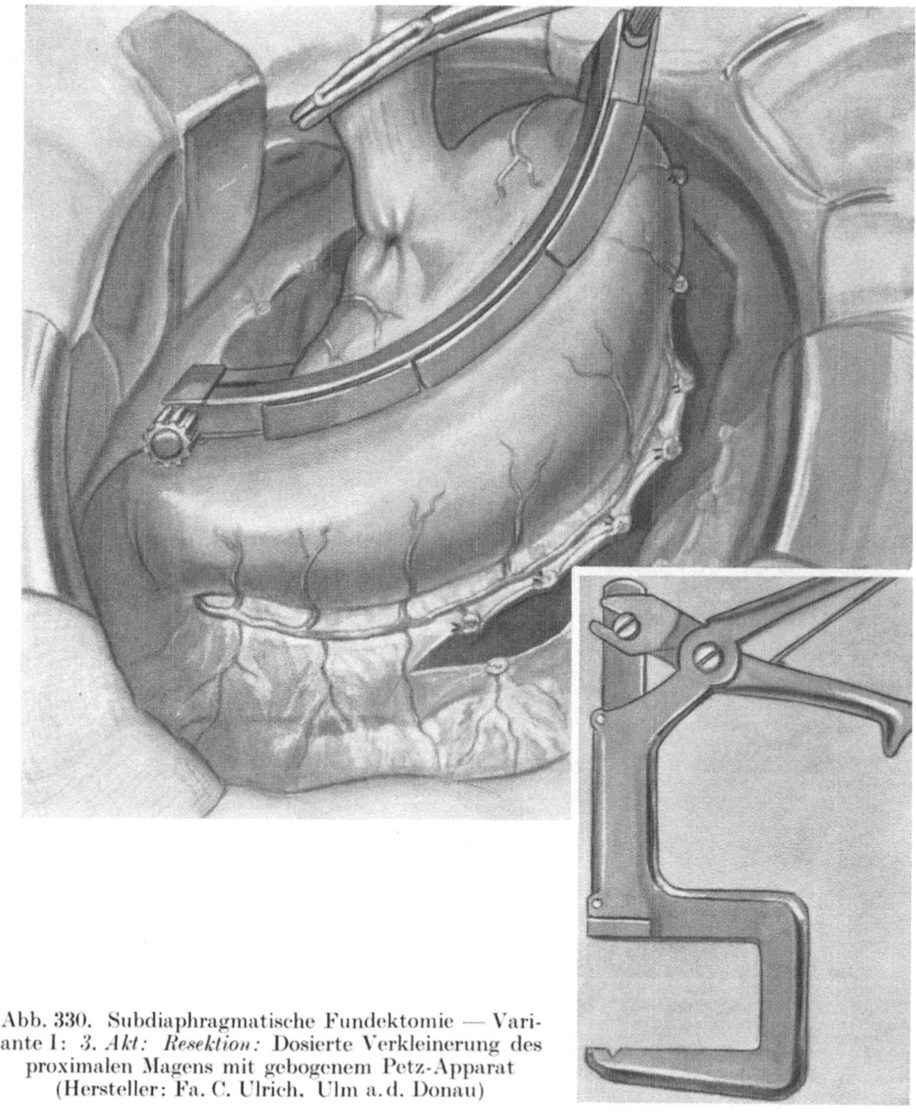

Abb. 330. Subdiaphragmatische Fundektomie — Variante I: *3. Akt: Resektion:* Dosierte Verkleinerung des proximalen Magens mit gebogenem Petz-Apparat (Hersteller: Fa. C. Ulrich, Ulm a.d. Donau)

Sie reduziert die Säurebildung durch selektive proximale Vagotomie und Teilresektion des Fundus-Corpus-Abschnitts optimal. *Ein Ulcusrecidiv* ist ausgeschlossen. Die Magenmotilität bleibt durch selektive Schonung der Antruminnervation aufrecht erhalten, so daß nach Pyloroplastik eine rhythmische und zeitgerechte Magenentleerung erfolgen kann. Der einzige Nachteil, welcher schwerwiegend werden kann, sind die Probleme der oesophagogastrischen Anastomose (vgl. S. 490). Wenn auch vitale Komplikationen nur noch zur extremen Seltenheit gehören, so lassen sich trotz subtiler Technik nicht alle Nachteile vollständig ausschalten. Zur Anpassung an den Einzelfall haben sich 3 Modifikationen bewährt. Sie werden hier und im Kapitel über Tumorresektionen aufgeführt.

Abgesehen vom Kardiaulcus kommt *die subdiaphragmatische Fundektomie* in Betracht:

1. *Bei mehrfach voroperiertem Kardiospasmus* mit resektionsbedürftiger Stenose;

2. bei *lokalen Blutungen im Fundus-Kardiabereich* (Ulcus Dieulafoy, Mallory-Weiss-Syndrom) (vgl. S. 582);

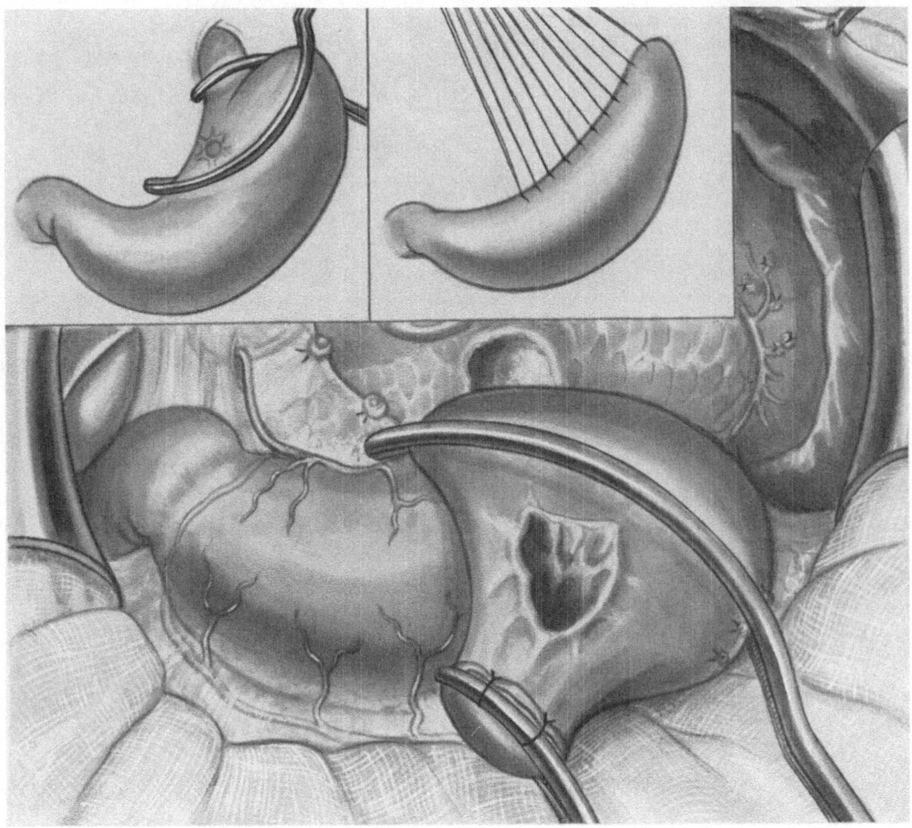

Abb. 331. Subdiaphragmatische Fundektomie — Variante I: *3a. Akt:* Resektionsvariante mit gebogener Magen-Darmklemme. Blindverschluß des Magenrestes

3. bei *blutenden Magen-Oesophagusvaricen* als sicherste und radikalste Methode der anhaltenden Durchtrennung aller azygoportalen Venenverbindungen (PETTINARI, 1960; HOLLE-SONNTAG, 1960).

4. *Bei allen resezierbaren pathologischen Prozesse im Fundus-Kardiabereich,* deretwegen früher aus technischen Gründen oft eine Totalresektion des Magens vorgenommen wurde. *Die Totalresektion des Magens wegen Ulcus ad cardiam gehört der Geschichte an.*

5. Bei *Zollinger-Ellison-Syndromen* sollte zunächst die (40—50%) *Fundektomie* mit kompletter Vagotomie versucht werden, bevor die Totalresektion des Magens vorgenommen wird (vgl. S. 303).

α) Die subdiaphragmatische Fundektomie
(Holle u. Heinrich, 1954), Variante I

Technik

1. Akt: (Abb. 328). Intratrachealnarkose, Muskelrelaxantien und kontrollierte Beatmung sind unerläßlich; mediane Incision links den Nabel umkreisend und soweit nach caudal reichend bis der gesamte Oberbauch gut überblickbar ist; eventuell Schnitterweiterung vom cranialen Wundwinkel nach links bis in den Rippenbogen, jedoch ohne Durchtrennung des-

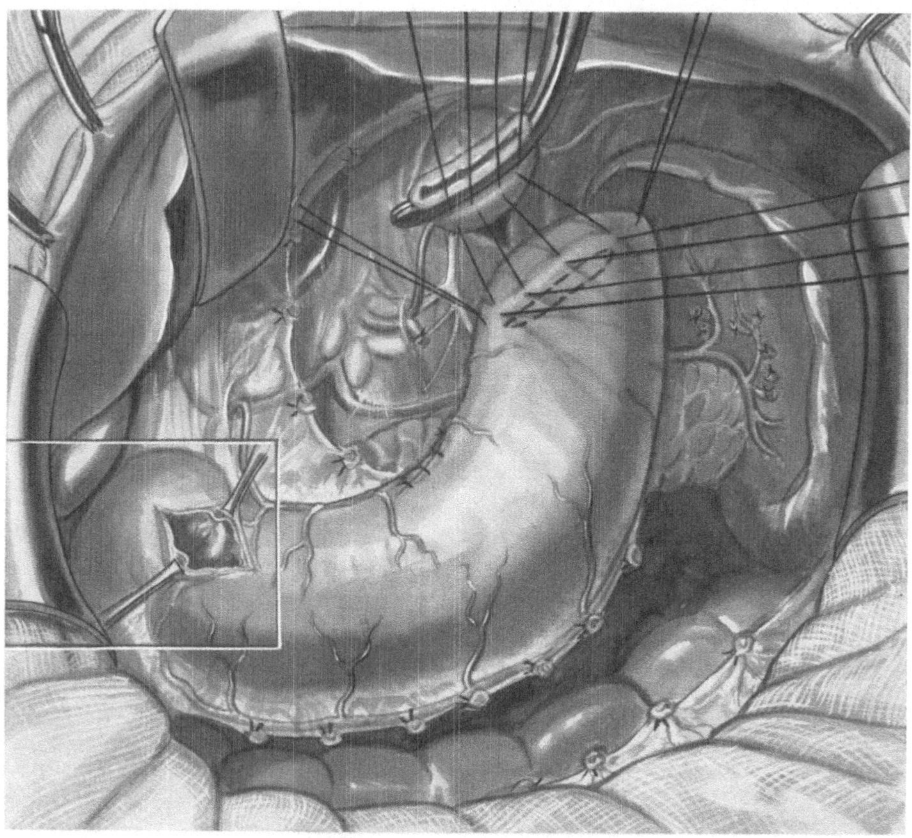

Abb. 332. Subdiaphragmatische Fundektomie — Resektionsvariante I: *4. Akt: Anastomose:* Termino-laterale oesophago-gastrische Verbindung mit zweischichtiger Hinterwand- und einschichtiger Vorderwandnaht

selben (vgl. Abb. 128). Nach Erhebung des Befundes und Entschluß zur Fundektomie folgt die Mobilisation des intraabdominellen Oesophagus und die Isolierung der Trunci nervi vagi. Die Vagotomie wird je nach Fall truncülär komplett oder selektiv proximal ausgeführt (vgl. Kap. Vagotomie). Im allgemeinen gelingt die Schonung der Trunci im Sinne der selektiven proximalen Vagotomie durchaus. Gleiches gilt für die Gefäßversorgung des intraabdominellen Oesophagus. Es ist daher prinzipiell richtig, die R. oesophagici zu erhalten, sofern dies die Ausdehnung des pathologischen Prozesses zuläßt. In vielen Fällen wird dies aber nicht möglich sein; dann muß die Arbeit am Oesophagusstumpf um so atraumatischer sein, um die Vascularisation nicht zu gefährden. Keinesfalls darf eine weit nach cranial geführte Aushülsung des Oesophagus aus seinem Bett stattfinden.

2. Akt: (Abb. 329). *Die cranio-caudale Richtung der Resektion ist der technische Angelpunkt der Fundektomie* schlechthin. Deshalb folgt nun sofort die Durchtrennung des intraabdominellen Oesophagus zwischen den beiden Klemmen. Danach kann der Magenfundus vorluxiert werden, wodurch man Einblick in die retrogastralen Bezirke erhält. Von cranial nach caudal fortschreitend werden die Vasa brevia ligiert. Die Ablösung eines nach dorsal penetrierenden Ulcus wird vorgenommen und die A. gastrica sinistra distal vom Abgang der R. oesophagici, sowie die R. gastrici trunci dorsalis nervi vagi durchtrennt. Sollte es nicht gelungen sein, den R. antro-hepatopyloricus des Truncus ventralis zu erhalten, so sollten doch die Verbindungen zum Ggl. coeliacum und die im dorsalen Blatt des kleinen Netzes verlaufenden antralen Vagusäste geschont werden. So wird eine selektive proximale Denervierung des Fundus-Corpus-Abschnittes des Magens bei Erhaltung der Antruminnervation erzielt. Ein exzessives

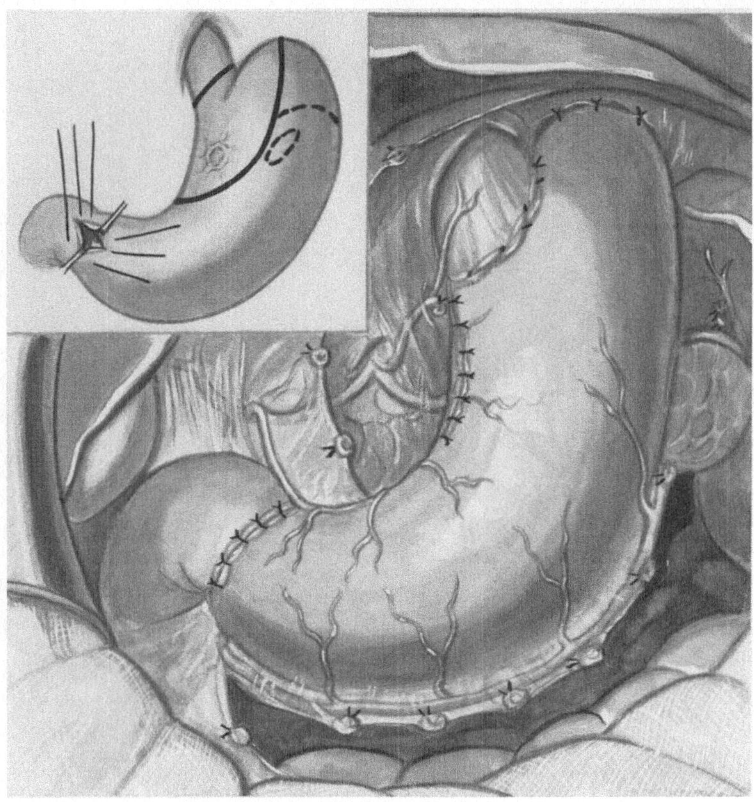

Abb. 333. Subdiaphragmatische Fundektomie — Resektionsvariante I: *5. Akt:* Pyloroplastik nach HEINECKE-V. MIKULICZ mit einschichtiger Nahttechnik nach WEINBERG. *Endzustand:* Kombinationsoperation: Selektive proximale Denervierung des Fundus-Corpus + erhaltener Innervation des Antrums — Pylorus + (20—30%) proximale Resektion + Pyloroplastik + Oesophago-Gastrostomie

Denervationssyndrom wird dadurch vermieden. Die Peristaltik kommt wie nach jeder normalen Laparotomie im Laufe des 3. postoperativen Tages in Gang. Eine *Pyloroplastik* ist unbedingt erforderlich. Manchmal kann man mit einer submukösen Pylorektomie (nach HEUPEL, 1964) auskommen. Die Mobilisation an der großen Kurvatur muß das Anlagern des Magenrestes an den Oesophagusstumpf spannungsfrei zulassen. Die A. gastroepiploica dextra muß geschont werden.

3. Akt: (Abb. 330). Die Resektion kann bei Ulcera formgünstiger gestaltet werden als bei Carcinomen. In Abhängigkeit von den präoperativen Sekretionstesten wird nur soviel reseziert, daß kein Säureüberschuß auftreten kann. Im allgemeinen genügt eine Verkleinerung um 25%. Dann bleibt auch ein genügend großes Magenreservoir erhalten, das sich formal dem anatomisch präformierten Magenbett anpaßt. Die Resektion wird bogenförmig und parallel dem Verlauf der großen Kurvatur vorgenommen. Wir bedienen uns eines gebogenen Klammernähapparates mit einem Radius von 12 cm (Herstellerfirma: C. Ulrich, Ulm a.d. Donau), vgl. Abb. 330. Mit ihm läßt sich eine formgerechte Resektion gut bemessen und aseptisch ausführen. Natürlich ist mit jeder anderen, entsprechend gekrümmten Klemme ähnliches zu erzielen (Abb. 331). Ein zu langer und spitzer Winkel am cranialen Ende des Magenrestes muß durch quere Abtragung gekürzt werden.

4. Akt: (Abb. 332). Die *Technik der Anastomose* hängt von der Länge des intraabdominellen Oesophagus, von der Beweglichkeit des Magenrestes sowie von der Ernährung der beiden Hohlorgane ab. Die Nachahmung einer normalen Cardiamündung gelingt am besten, wenn der

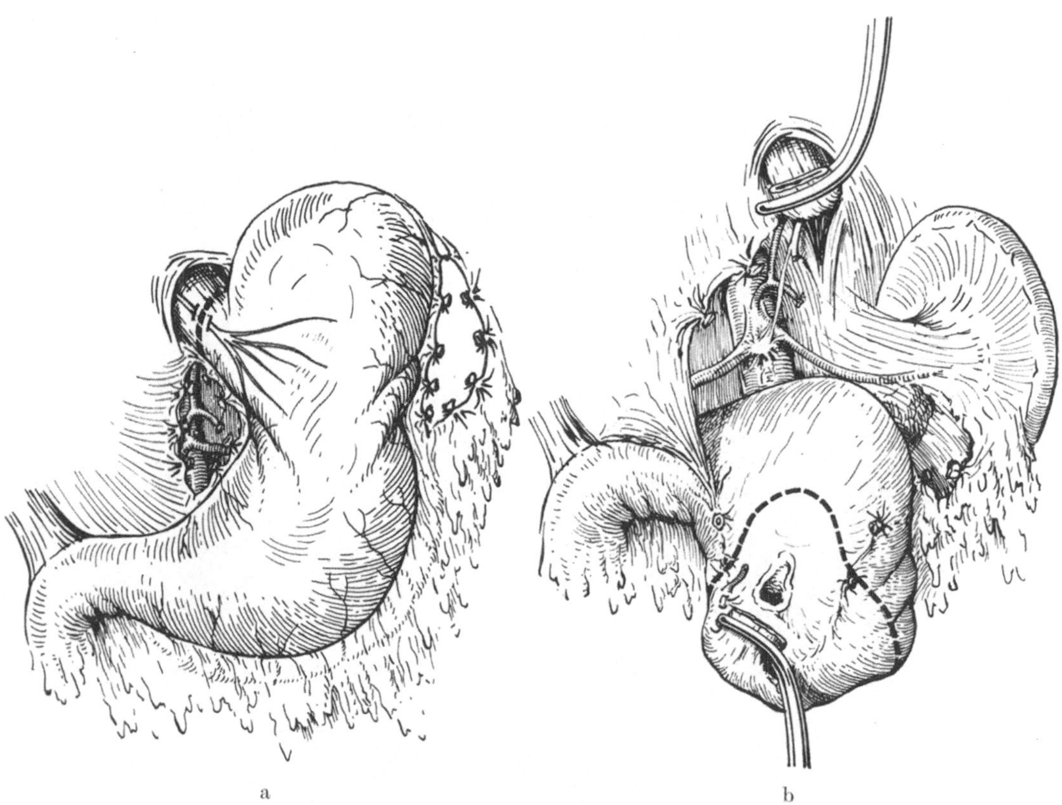

a   b

Abb. 334a u. b. Subdiaphragmatische Fundektomie — Resektionsvariante II: Klemmenloses Vorgehen. a *1. Akt:* Mobilisierung in cranio-caudaler Richtung. Selektive proximale Vagotomie. b *2. Akt:* Fundus freigemacht, Ulcus abgelöst; Fundus-Corpusexcision markiert; selektive Erhaltung der Antrum-Pylorusinnervation wird angestrebt

Oesophagus schräg von links cranial nach rechts caudal in die Vorderwand des Magenrestes implantiert wird (vgl. Abb. 332). Durch breite hintere Seromuscularisnaht und hintere durchgreifende Schleimhautnaht (Chromcatgut 2/0) wird aus dem reichlichen dorsalen Material eine Schleimhautfalte gebildet, welche eine plastische Wiederherstellung des Cardiamundes ergibt (vgl. Abb. 436). Die ventrale Nahtreihe ist einschichtig fortlaufend-einstülpend nach der Technik von SCHMIEDEN. Ist das Lig. triangulare lang genug, kann es zur vorderen Nahtdeckung verwendet werden. Die Anastomose muß der Retraktion des Oesophagus nach cranial folgen können. Daher keine unnachgiebige Fixierung des Neofundus an der Zwerchfellunterfläche! Bei richtig bemessener Resektion und Anastomosierung lagert sich der Magen (Abb. 333) gut in das Magenbett ein. Bei sehr kurzem intraabdominellem Oesophagus läßt sich wie in der Tumorchirurgie (vgl. Abb. 450), oft nur eine End-zu-End-Anastomose auszuführen, welche sich sofort nach epidiaphragmal retrahiert. Es muß dann mit einem stärkeren oesophagealen Reflux von vornherein gerechnet werden (plastische epidiaphragmale Fundektomie).

5. Akt: (vgl. Abb. 333). Jede Fundektomie muß mit einer *Pyloroplastik* kombiniert werden (vgl. Abb. 332, 333). Sie wird als letzter Akt ausgeführt. Man bevorzugt heute den Typ HEINEKE-V. MIKULICZ, mit einschichtigem Nahtverschluß nach WEINBERG (1960) (vgl. Abb. 158).

β) Die subdiaphragmatische Fundektomie, Variante II

ist wegen der klemmenlosen Technik sehr anpassungsfähig. Sie kommt bei extremer Formveränderung und beschränkten instrumentellen Möglichkeiten in Betracht. Die Technik zeigen die Abb. 334, 335.

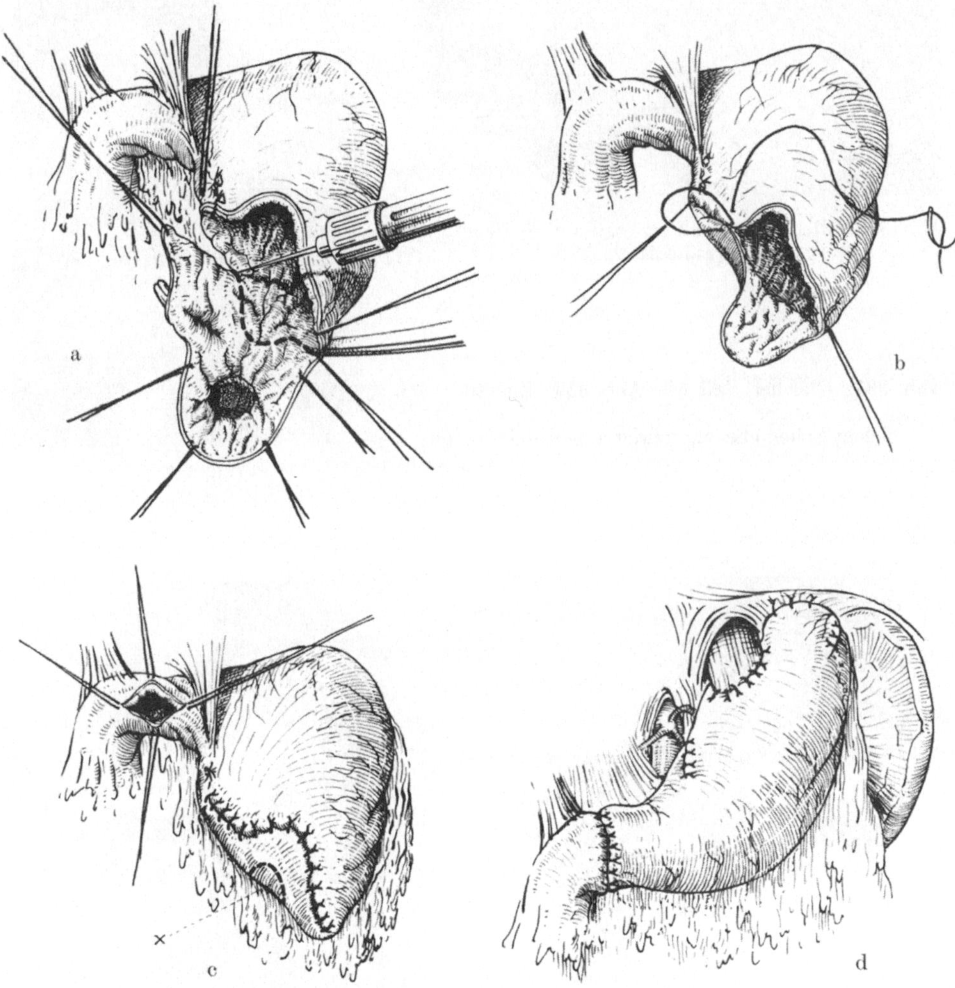

Abb. 335a—d. a *3. Akt:* Ulcusexcision nebst dosierter Verkleinerung der fundusdrüsentragenden Schleimhaut-Oberfläche. b *4. Akt:* Verschluß des Magenrestes; Formung eines Neofundus durch entsprechende Lappenbildung. c *5. Akt:* Der verschlossene Magenrest. Stelle der Oesophago-Neoimplantation in gut ernährtem Gebiet angemerkt (×). Pyloroplastik nach HEINEKE-V. MIKULICZ-WEINBERG. d *6. Akt:* Magen zurückverlagert, Oesophago-Gastrostomie beendet, Neofundus am Zwerchfell fixiert; Pyloroplastik beendet

Wie jede mit Vagotomie kombinierte Resektion wird auch die Fundektomie für 5 Tage durch transnasale Dauerabsaugung entlastet. Der Hohlraum zwischen Magenrest, Milz und Pankreas wird nach links pararektal drainiert. Diese Drainage ist eine notwendige Sicherung der Anastomose für den Fall einer Nahtinsuffizienz (vgl. K, I, 1d).

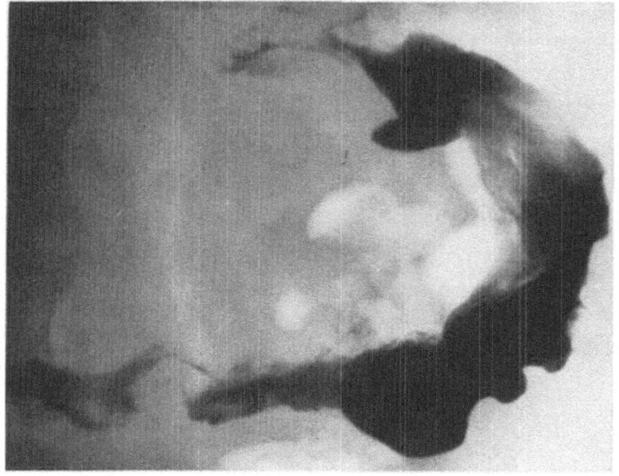

Abb. 336. Ulcus ventriculi ad cardiam — Penetration
in das Pankreas ♀, 54 J.

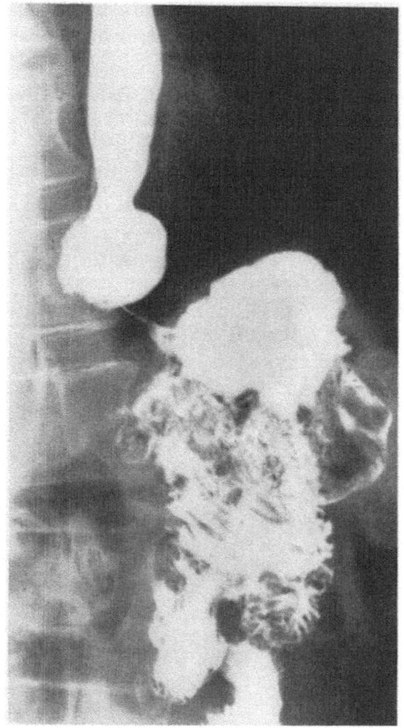

Abb. 337. Gleicher Fall wie Abb. 336, Zustand nach
subtotaler distaler (85%)-Resectio B II, wie sie in
solchen Fällen ehedem häufig angewandt wurde

Abb. 337

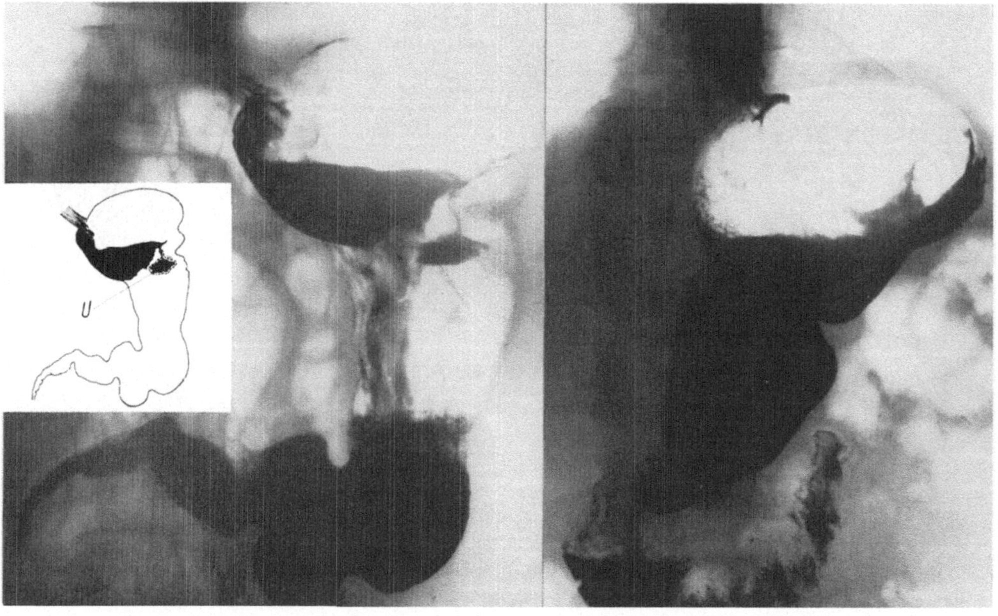

a   b

Abb. 338a u. b. Ulcus ventriculi proximale (ad cardiam) (♂, 43 J.). a Dorsal gelegenes Ulcus
ventriculi proximale. b Zustand nach plastischer subdiaphragmaler Fundektomie

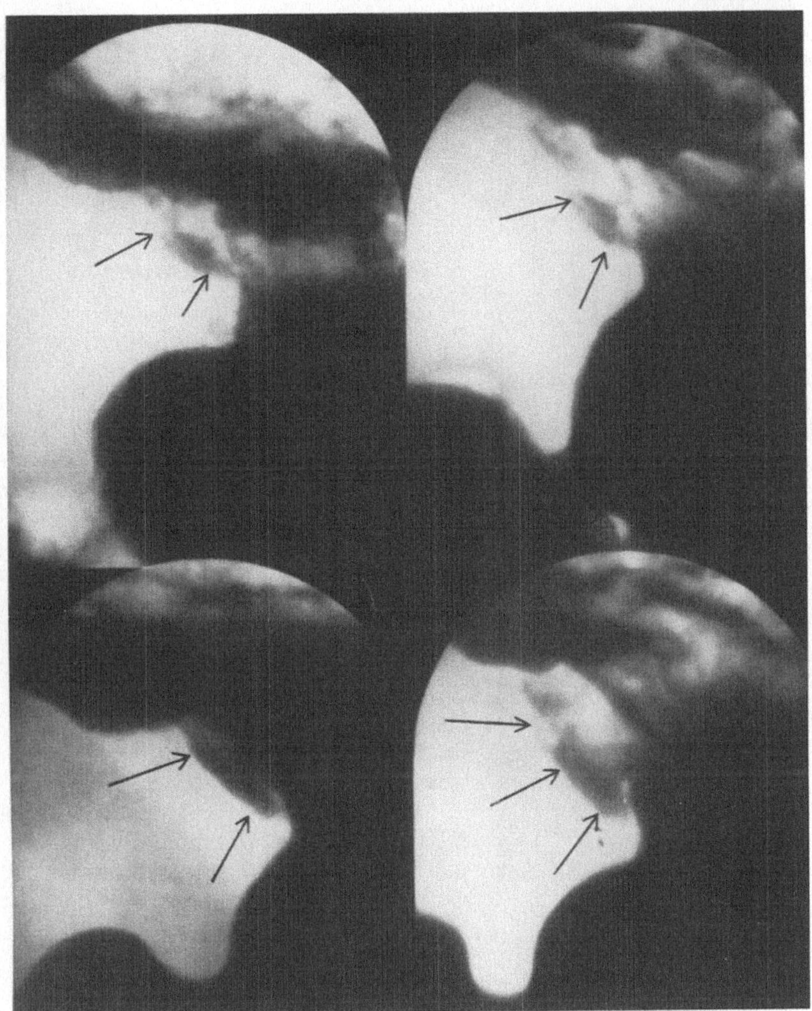

Abb. 338c. Ulcus ventriculi proximale mit angedeuteter „ niche en plateau“ (intraoperativ keine Malignität nachgewiesen), 56. J.

Resultate

Bei 31 subdiaphragmalen Fundektomien wegen Ulcus ad cardiam betrug die Klinikmortalität 1 Fall (3,2%). Im Gegensatz zu den wegen Carcinoms fundektomierten Patienten (vgl. Abb. 451) kam es bei den Ulcusfundektomien nur zu einer Nahtinsuffizienz. Der jüngste Patient war 38 Jahre alt. Bei den Nachuntersuchungen innerhalb 2—8 Jahren nach der Operation wurden festgestellt:

Röntgenologisch:

oesophagealer Reflux mit wechselnden subjektiven Beschwerden 23%

kein Reflux, beschwerdefrei 76%

Subjektive Beschwerden:

keine 67%

leichte bis mittlere 33%

schwere 0%

Körpergewicht:
    Zunahme 50%
    gleichbleibend 28,5%
    Abnahme 21,5%
Arbeitsfähigkeit:
    voll 78,7%
    bedingt 14,2%
    unfähig 7,1%

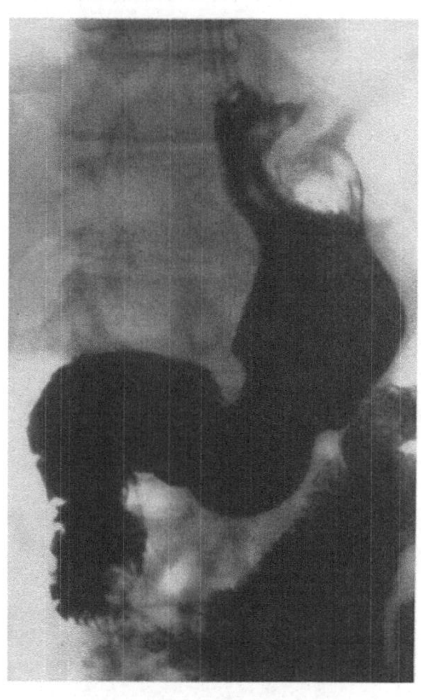

Abb. 338d. Gleicher Fall wie 338c
nach plastischer epidiaphragmatischer
Fundektomie

Funktionsuntersuchungen

Durchwegs gut und befriedigend, ohne Zeichen überstürzter Resorption, was für eine rhythmische Magenentleerung spricht. Wegen der guten funktionellen Leistung im Sekretions- und Resorptionstest, bei der Röntgenuntersuchung und der klinischen Nachuntersuchung kann die Fundektomie als geeignetes Verfahren bei Ulcus ad cardiam angesehen werden. Es ist sowohl der Totalresektion als auch der subtotalen distalen Resektion weit überlegen.

Abb. 336 und 337 zeigen ein subkardiales U.v. vor und nach der Entfernung durch subtotale (85%) Resectio B-II. Die Unangemessenheit dieses früher häufig geübten Verfahrens erhellt aus den Abbildungen ohne weiteres.

Abb. 338a, b und Abb. 338c, d) zeigen 2 Fälle von U.v. proximale vor und nach plastischer sub- bzw. epidiaphragmaler Fundektomie. Die Vorteile gegenüber den distalen Resektionen sind aus der Gegenüberstellung leicht zu erkennen.

XVII. Form- und funktionsgerechte Operationen in der Chirurgie des Gastro-Duodenalulcus (eigenes Vorgehen)

1. Definition

Die form- und funktionsgerechten Operationen sind die mit Vagotomie kombinierten nichtresezierenden bzw. resezierenden Verfahren, deren Auswahl anhand der präoperativ vorgenommenen Funktionstestung und der im röntgenologischen und endoskopischen Bild sowie intraoperativ festgestellten Formveränderungen getroffen wird. Die form- und funktionsgerechten Operationen vermögen den Schematismus in der Ulcuschirurgie zu überwinden. Sie streben danach, das zunächst stets benigne Leiden des Gastroduodenalulcus durch Ausschaltung der ulcerogenen Noxen bei möglichst geringer Formveränderung zu heilen. Das Ziel ist etwa ein ähnliches, wie es die „elective surgery" einiger angloamerikanischer Autoren (WOODWARD, 1959; HARVEY, 1961; ORR, 1962) für die Ulcuschirurgie anstrebt. Es geht über das der genannten Autoren noch einen Schritt hinaus, indem es mit Hilfe einer verfeinerten präoperativen Funktionstestung die für jeden Einzelfall optimale Verfahrenswahl und Operationstaktik zu bestimmen erlaubt.

Die Grundregeln form- und funktionsgerechten Operierens lauten daher:

a) Korrektur der Formveränderung:

1. Excision oder Resektion des Ulcus, 2. Beseitigung von Stenosen (speziell im Pylorusbereich), 3. Erhaltung oder Wiederherstellung der Duodenalpassage.

b) Korrektur der Funktionsstörung:

1. Reduktion überschießender Säure-Pepsin-Nüchternsekretion auf subnormale Werte, 2. Reduktion übermäßigen Magensaftvolumens, 3. Erhaltung ausreichender Säurebildung auf nutritive Reize, 4. Erhaltung der Säurehemmfaktoren, 5. rhythmische Entleerung in das Duodenum.

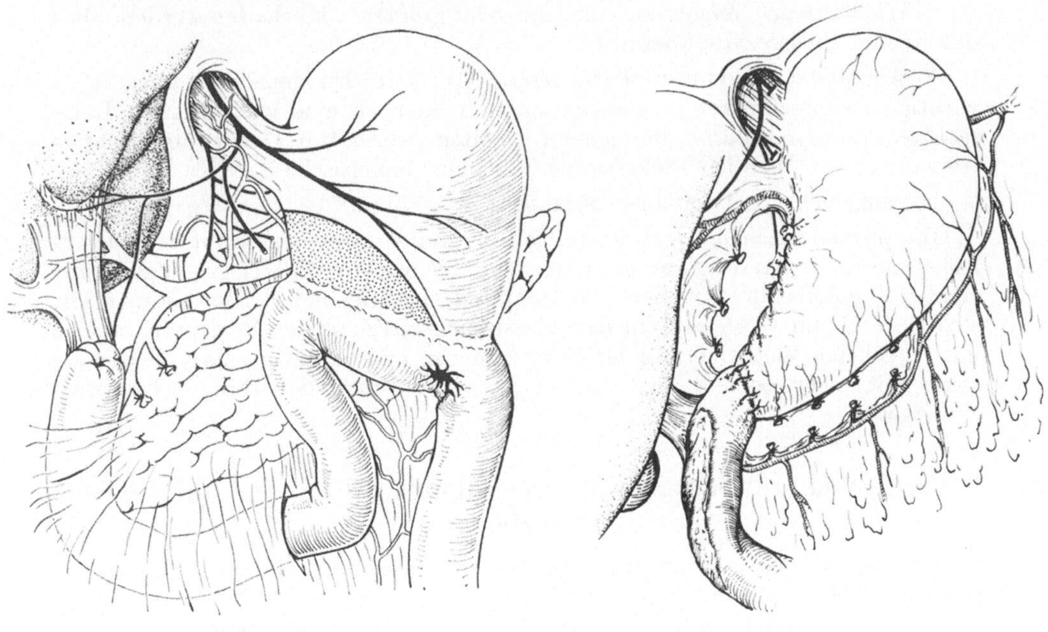

Abb. 339   Abb. 340

Abb. 339. Subtotale (65—75%)-Resectio B II ohne Vagotomie (bei U.d.) unter Umständen ein Mißerfolg wegen relativ zu großer Resektion (Dumping) und Zurückbleiben denervierter Antrumreste (U.p.j.)

Abb. 340. Distale, partielle (30—40%)-Res. B I in 3—19% ein Mißerfolg durch Dumping oder Rezidivulcus (bei U.d.) (vgl. S. 498 oben)

Nach form- und funktionsgerechten Operationen sind die Voraussetzungen für einen adäquaten Verdauungssynergismus am besten. Demgegenüber sind die klassischen subtotalen (65—75%) Resektionsverfahren deutlich weniger leistungsfähige Methoden, indem sie mit einer relativ hohen Zahl postoperativer Störungen der Nahrungsverwertung und Dumping-Symptomen (in 5—75%) belastet sind und indem sogar gelegentlich noch Rezidivulcera entstehen können. Die theoretischen Gründe dieser unerwünschten Folgen wurden im Kap. B und G eingehend erörtert. Hier sei nur noch einmal an zwei Situationen erinnert, die wegen ihres häufigen Vorkommens große praktische Bedeutung besitzen:

a) *Die subtotale (65—75%) Resectio B-II ohne Vagotomie* (vgl. Abb. 339=282) — in *ca. 20% ein Mißerfolg* durch *Dumping*beschwerden infolge zu großer Resektion; in *ca. 3—10% ein Mißerfolg durch U.p.j.* wegen Zurückbleibens denervierter Antrumreste.

b) *Die distale, partielle (30—40%) Resectio B-I* ohne Vagotomie oder mit kompletter, gastrischer Vagotomie wegen U.d. (vgl. Abb. 340) — *in 5—19% ein Mißerfolg durch Dumping* trotz kleiner Resektion, aber wegen zu weiter Gastro-Duodenostomie und Störungen der Oberbauchregulation; *in 3—5% Rezidivulcera wegen Enthemmung der Gastrinfreisetzung* infolge Zurückbleibens eines zu großen, denervierten Antrumrestes.

Dieses viel beklagte Dilemma läßt sich durch „form- und funktionsgerechtes" Operieren überwinden.

Folgende zwei Fragen müssen gestellt werden:

a) Wie kann das Magenreservoir ganz oder größtenteils erhalten werden, ohne daß es zum Ulcusrezidiv kommt?

b) Wie läßt sich die für die Pathogenese des Gastro-Duodenalulcus überragend wichtige Nüchternsekretion ausschalten und dennoch eine auf nutritive Reize reaktive Säureproduktion weitgehend erhalten, welche im Duodenum wichtige Aufgaben zu erfüllen hat (Sekretinmechanismus, biphasische Pankreassekretion).

Die allgemeine Antwort hierauf lautet:

Die physiologischen Operationsverfahren greifen vornehmlich an den Stimulationsmechanismen der Säureproduktion an. Sie belassen die Belegzellmasse ganz oder größtenteils und schonen alle Hemm-Mechanismen der Säurebildung. Sie stehen damit im Gegensatz zu den klassischen resezierenden Verfahren, welche mit erheblicher Verkleinerung der Belegzellmasse und damit des Magenreservoirs sowie mit mehr oder weniger unbewußter Zerstörung der Hemmechanismen einhergehen.

2. Form- und funktionsgerechte Operationen stützen sich auf folgende Prinzipien:

a) Eine *zuverlässig* geschätzte oder (besser) planimetrisch *vermessene Resektionsgröße* (Abb. 341).

b) Die *genaue Kenntnis der Dichte und Verteilung der Fundusdrüsen.* Resektionslinien müssen möglichst so gelegt werden, daß sie zur optimalen Verkleinerung des Antrums bzw. des Fundus-Korpusabschnittes führen (vgl. Abb. 341b).

c) Auf die Kenntnis der Physiologie des Antrums (vgl. S. 51).

d) Auf die *Kenntnis der extragastralen vagalen Innervation,* insbesondere der Fundus-Korpus- und der Antruminnervation (vgl. Abb. 17—25, 342). Aus oben (vgl. Kap. B) dargelegten Gründen vertreten wir die Auffassung, daß *für alle das Antrum ganz oder teilweise erhaltenden Operationen die Schonung der Rami antrales aus beiden Vagusstämmen angestrebt werden muß. Es muß als bewiesen gelten, daß sie eine kräftige Hemmung der Gastrinfreisetzung vermitteln* (HART u. Mitarb., 1967).

e) Auf die *Beherrschung der Technik und Deutung einer kompletten Sekretionsuntersuchung.*

f) Auf die *Kenntnis der chirurgischen Technik und Verfahrenswahl.*

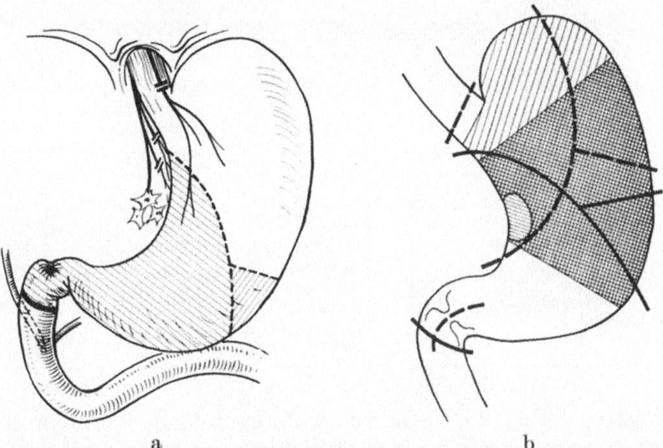

a   b

Abb. 341a. *Form- und funktionsgerechte Resektion. Distale, partielle (20—60%)-Resektion:* Innerhalb der schraffierten Zone kann eine (20—30%)-Pylorektomie und Antrektomie, eine (40—50%)-Hemigastrektomie oder eine subtotale (60%)-Resektion erfolgen. Zur genaueren Abmessung der Resektion empfiehlt sich die Verwendung eines Planimeters

Abb. 341b. *Form- und funktionsgerechte Resektion.* Engkariert = 100% (Corpus-Fundus), engschraffiert = 15% (kleine Kurvaturzone), weitschraffiert = 50% und weniger (Fornix). Resektionslinienverlauf für die distale partielle Resektion (ausgezogen), für die proximale partielle Resektion (gestrichelt)

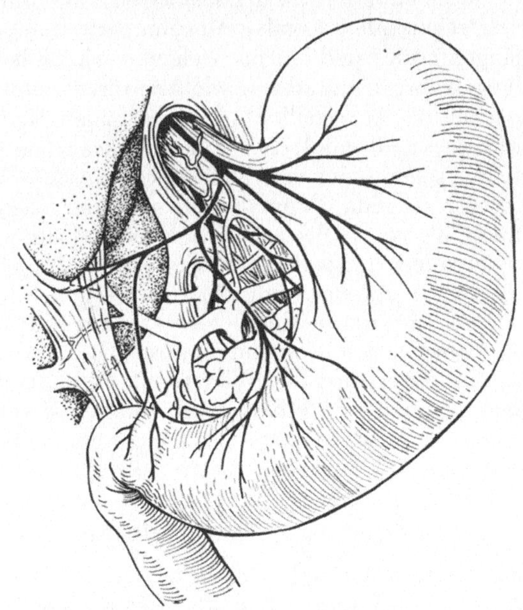

Abb. 342. Die extragastrale vagale Mageninnervation

3. Verfahrenswahl und Technik

Die Verfahrenswahl und Technik form- und funktionsgerechten Operierens, obwohl jedem Schema abhold, richtet sich dennoch nach einigen Grundtypen des methodischen Vorgehens (Tabelle 45).

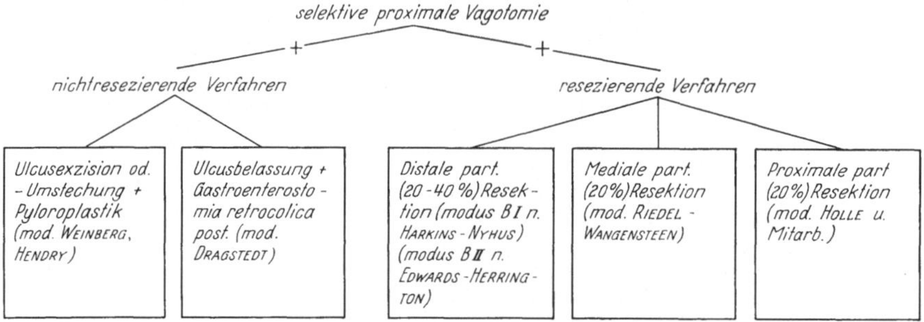

Die Faustregel für die Verfahrenswahl lautet: Je geringer die Form- und Funktionsstörung ist, desto eher wird nichtresezierend, je schwerer sie ist, desto eher wird resezierend vorgegangen. Sämtliche hierher gehörigen Eingriffe werden mit einer selektiven proximalen Vagotomie kombiniert. Jeder Eingriff beginnt mit der Vagotomie.

Technik

a) Selektive proximale Vagotomie

Voraussetzung für das Gelingen einer ausschließlich die fundusdrüsentragenden Magenabschnitte denervierenden Form der selektiven Vagotomie ist die Kenntnis der Anatomie der extragastralen vagalen Mageninnervation (Abb. 17—25, 342). Werden alle zum Magenfundus und -korpus ziehenden speziellen Rami gastrici aus den Trunci nervi vagi ventral und dorsal selektiv durchtrennt, so resultiert eine komplette Denervierung der belegzellhaltigen proximalen Magenabschnitte (also eine selektive proximale Vagotomie!). Die Pylorusdrüsenzone hingegen, also Antrum und Pyloruskanal, sollen innerviert bleiben, was durch Schonung der Ri. antrales erreicht wird. Die Gründe dafür wurden oben dargelegt. Diese Form der Vagotomie ist für alle Fälle von Ulcus duodeni oder ventriculi, unabhängig von der Art des formkorrigierenden Eingriffs, anzuwenden. Lediglich bei Ausführung partieller distaler Resektionen, oder wenn ein Ulcus ventriculi in das kleine Netz penetriert ist und die antrale Innervation bereits zerstört hat, kann die Erhaltung einer ausreichenden Innervation des Antrumrestes schwierig bzw. unmöglich werden. Gelang die selektive proximale Vagotomie mit Schonung der Antruminnervation zuverlässig, so kann jede Resektion, auch die distale, klein (ca. 20%) gehalten werden. Ging die antrale Innervation verloren, so werden größere Resektionen erforderlich (bis 50%, also komplette Antrektomie).

b) Nichtresezierende Verfahren

Sie bestehen aus der Kombination der selektiven proximalen Vagotomie mit einer Drainageoperation. Letztere kann als Pyloroplastik nach WEINBERG (Abb. 343) erfolgen. Liegt das Ulcus im Pylorusbereich an der Vorderwand, so läßt sich eine Ulcusexcision mit der Pyloroplastik kombinieren. Handelt es sich um ein Ulcus der Duodenalhinterwand, welches noch zu keiner schweren Deformierung oder tiefen Penetration geführt hat, so genügt dessen Umstechung vom Duodenallumen aus. Bei gleichzeitiger Blutung müssen die versorgenden Gefäße (A. gastro-duodenalis, A. pancreatico-duodenalis) extragastral aufgesucht und ligiert werden (vgl. Abb. 292). In Fällen von tiefsitzenden, schwer resezierbaren, penetrierenden Duodenalulcera, bei welchen sich ein resezierendes Vorgehen wegen des erhöhten Operationsrisikos der Resektion verbietet, kommt die pylorusnahe angelegte Gastroenterostomia posterior retrocolica mit kurzer Schlingenführung,

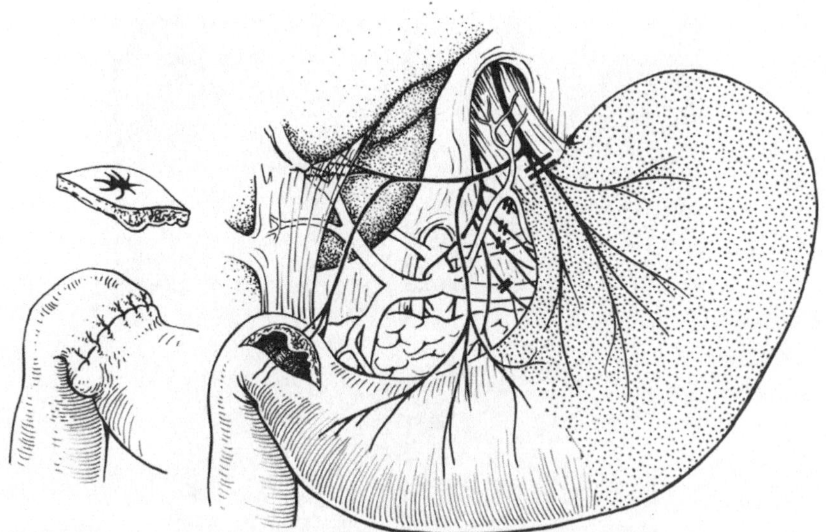

Abb. 343. *Form- und funktionsgerechte Operation. Nichtresezierendes Verfahren — U.d.:* Selektive proximale Vagotomie + Ulcusexcision + Pyloroplastik (nach WEINBERG)

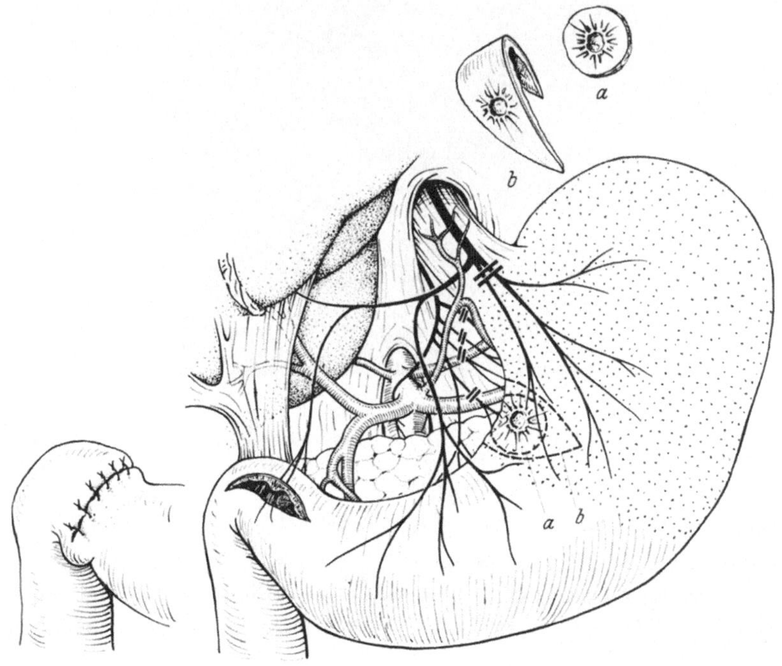

Abb. 344. *Form- und funktionsgerechte Operation. Nichtresezierendes Verfahren — U.v.:* gleiches Vorgehen wie Abb. 343, jedoch mit Ulcusexcision im Corpus- oder Fundusabschnitt

also die Operation nach Dragstedt in Betracht (vgl. Abb. 310). Auch sie sollte heute nur mehr in Verbindung mit einer selektiven proximalen Vagotomie vorgenommen werden. Besonders bei Ulcus ventriculi jeglicher Lokalisation genügt die mit

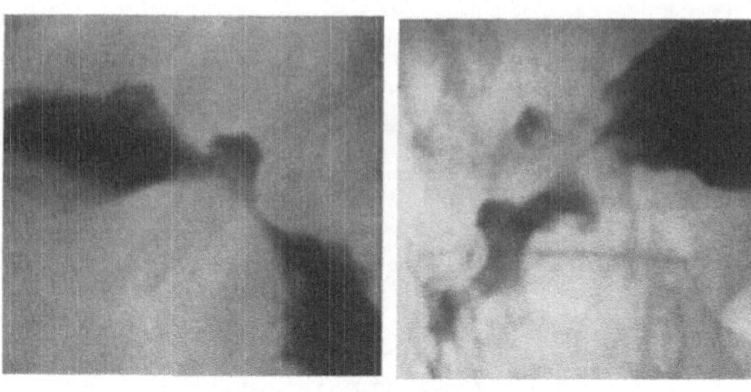

a

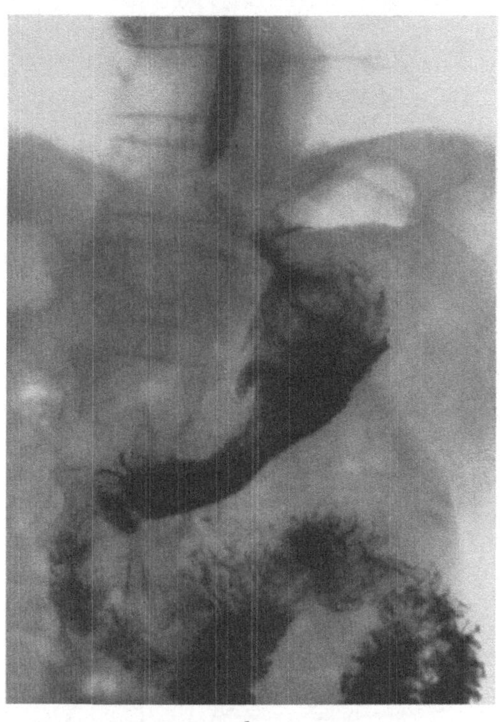

b

Abb. 345a u. b. Nichtresezierendes Vorgehen bei Ulcus duodeni. a Präoperativ, b postoperativ. Aus Holle-Hart, Neue Wege der Chirurgie des Gastro-Duodenalulcus. Med. Klin. **12,** 62 (1967)

Vagotomie + Pyloroplastik kombinierte Ulcusexcision, um die erwünschte Sicherheit vor Rezidiven zu gewährleisten (Abb. 344). Die Ulcusexcision kann kreisförmig, wetzsteinförmig oder keilförmig sein. Sie kann in jedem beliebigen Abschnitt des Magens ausgeführt werden. Auf Schonung der antralen Innervation bei dem Excisionsmanöver ist besonders zu achten. Nur schwerstdeformierende Riesenulcera des Magens werden heute noch zu ausgedehnten Resektionen oder gar zu Totalresektionen zwingen. Die Röntgenbilder (Abb. 345a, b) zeigen das Ergebnis der Formkorrektur durch nichtresezierendes Vorgehen bei Ulcus duodeni.

c) Resezierende Verfahren

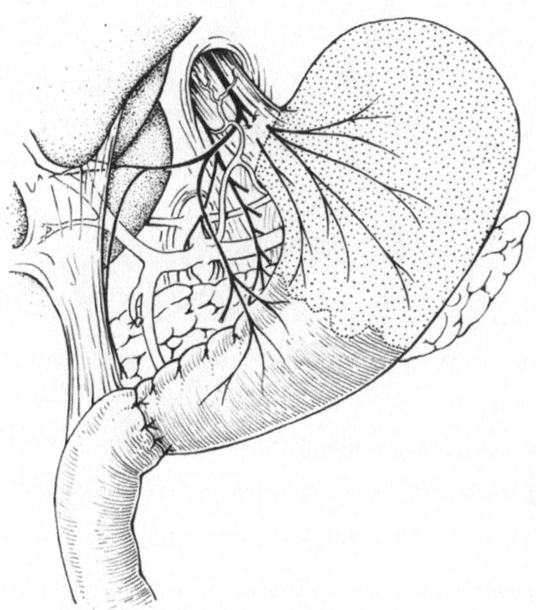

Abb. 346. *Form- und funktionsgerechte Operationen. Resezierende Verfahren:* Selektive proximale Vagotomie + distale partielle (20%)-Resektion + Gastro-Duodenostomie

α) Die distale partielle (20%)-Resektion
(Abb. 346)

ist eine Weiterentwicklung der selektiven Vagotomie + Antrektomie („combined operation" nach HARKINS u. NYHUS). Sie unterscheidet sich darin, daß die Resektion kleiner (20%) gehalten wird als bei der „combined operation" (50%), sofern die Schonung der vagalen Antruminnervation sicher gelang. Eine größere Resektion als 20% wird allenfalls noch erforderlich sein, wenn durch Zerstörung der Rr. antrales mit einer vermehrten gastrisch-hormonalen Nüchternsekretion gerechnet werden muß. Für die Entfernung des intra- oder postbulbär gelegenen Duodenalgeschwürs gelten im übrigen die Regeln der Resektionstechnik, d.h. die vollständige Entfernung des Geschwürs, u.U. durch Mobilisation des Duodenums nach KOCHER, welche durch ein „Straußsches Manöver" ergänzt wird. Die komplette Entfernung gelingt dann auch in etwa 80% der Fälle sog. „schwer- oder nichtresezierbarer Duodenalulcera" (Abb. 347). Die Herstellung der Gastro-Duodenostomie muß darauf bedacht sein, ein genügend weites Lumen herzustellen (2 cm bis $1^1/_2$ Finger breit), weil die Austreibungskraft des vagotomierten Magens herabgesetzt ist. Die postoperativ in den ersten Wochen zu beobachtende relative Entleerungsverzögerung bedeutet keinesfalls einen Nachteil. Sie sollte nicht zu vorschnellen Korrekturoperationen verleiten. Mit Wiederkehr einer stärkeren aktiven Peristaltik tritt auch die rhythmische Entleerung wieder ein (Abb. 348a, b).

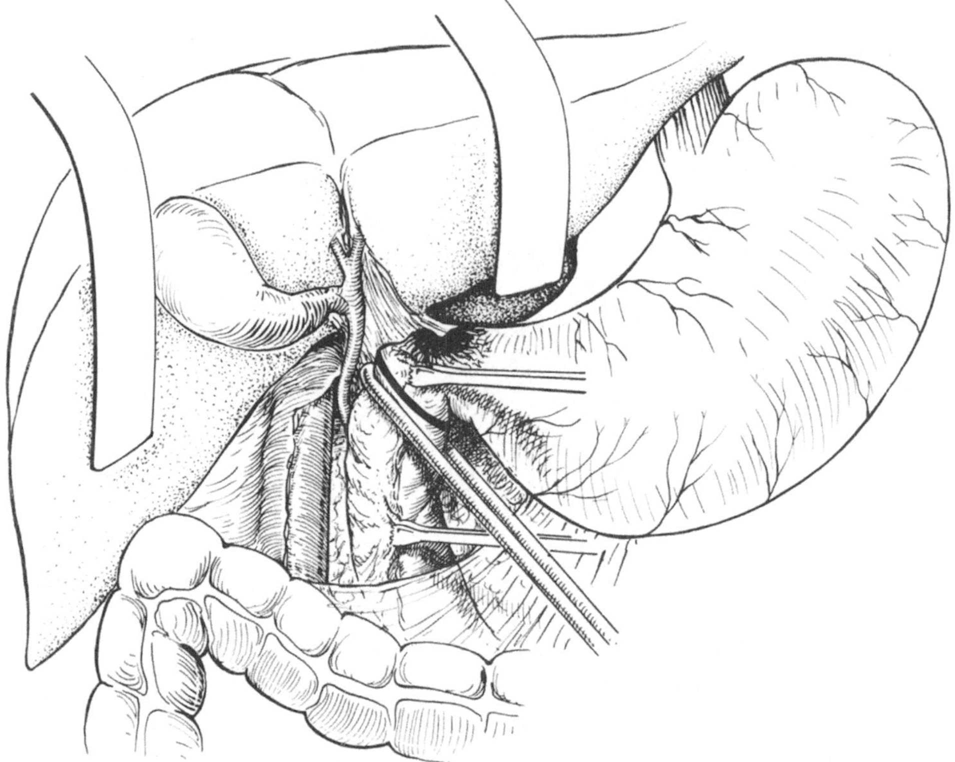

Abb. 347. *Form- und funktionsgerechte Operationen. Distale partielle Resektion:* Resektion eines „schwer resezierbaren" postbulbären Duodenalulcus durch Kochersche Mobilisation und Straußsches Manöver. Cave! Desinsertion der Papille. Eventuell muß der Ductus choledochus und pancreaticus prophylaktisch geschient werden

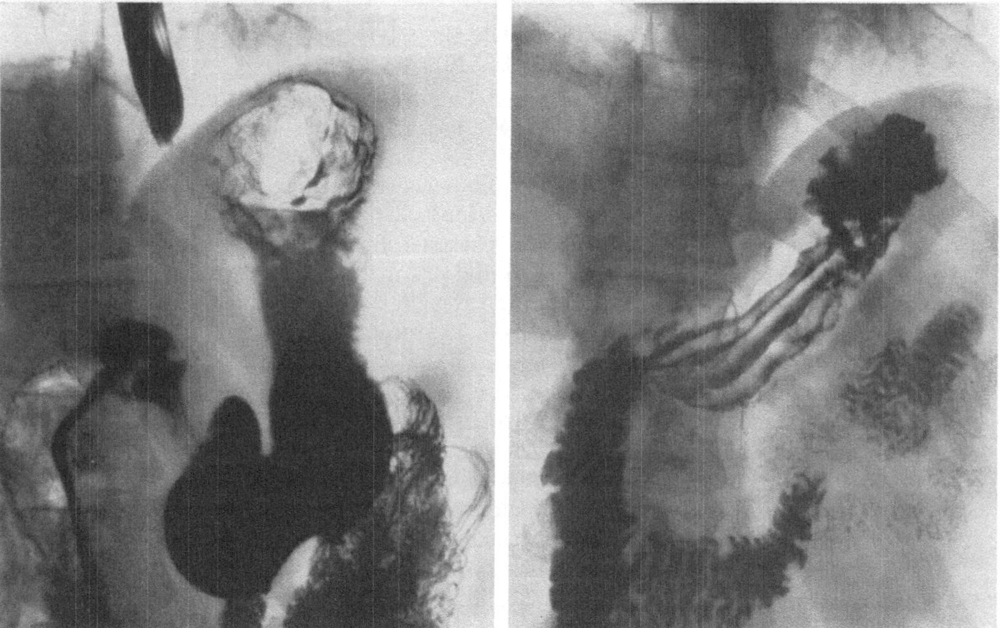

Abb. 348a u. b. Zustand nach distaler, partieller (20%)-Resektion. a Präoperativ, b postoperativ. Aus HOLLE-HART, Neue Wege der Chirurgie des Gastro-Duodenalulcus. Med. Klin. **12, 62 (1967)**

β) Die mediale partielle (20%)-Segmentresektion
(Abb. 349, 350)

stellt in Kombination mit einer selektiven proximalen Vagotomie und einer Pyloroplastik eine Verbesserung der Segmentresektion von PAYR-RIEDEL-WANGEN-

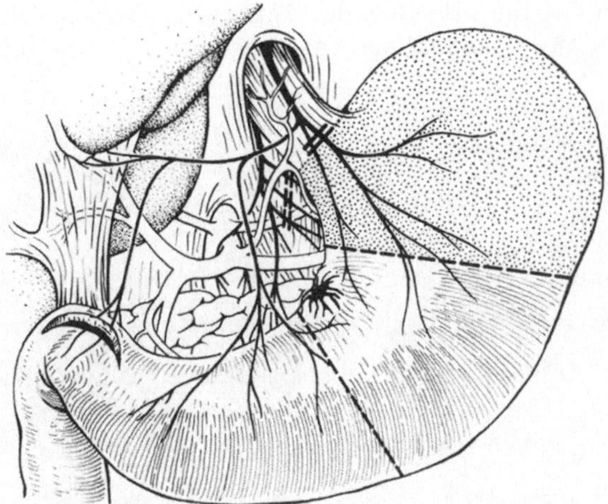

Abb. 349. *Form- und funktionsgerechte Operationen — resezierende Verfahren:* Bei U.V. mediale

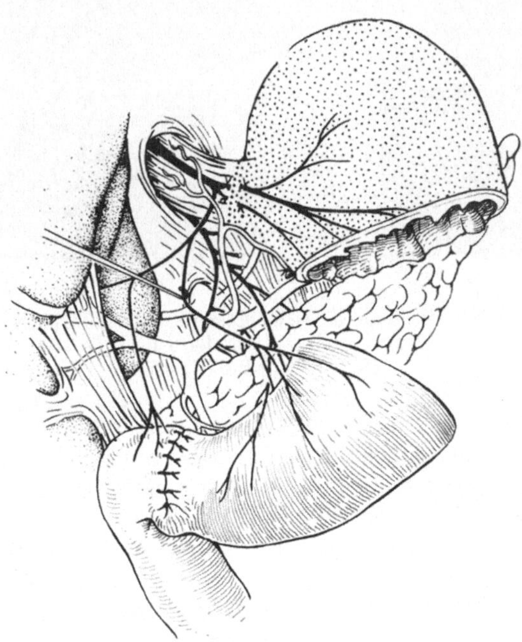

Abb. 350. Selektive proximale Vagotomie + (mediale 20%)-Segmentresektion + Pyloroplastik + Gastro-Gastrostomie

STEEN dar. Im Gegensatz zu WANGENSTEEN verwenden wir die Operation nicht mehr für das Ulcus duodeni; denn es müßte hierfür die Resektion zu weit ausgedehnt (40—50%) werden, wodurch alle Vorteile, welche die Vagotomie verschafft, wieder verlorengehen. Die mediale Resektion ist hingegen die form- und funktionsgerechte Operation für das Ulcus ventriculi in Magenmitte, sofern es sich nicht durch eine lokale Excision beseitigen läßt. Auch für das Kombinations-ulcus (abgeheiltes Ulcus duodeni + florides Ulcus ventriculi = Dragstedt-Kombination) ist der Eingriff geeignet. Auch hier ist die Voraussetzung für die kleine (20%) Resektion das Intaktbleiben der Antruminnervation. Die Pyloroplastik ist eine unerläßliche Zusatzmaßnahme. Die Gastro-Gastroanastomose wird nach der

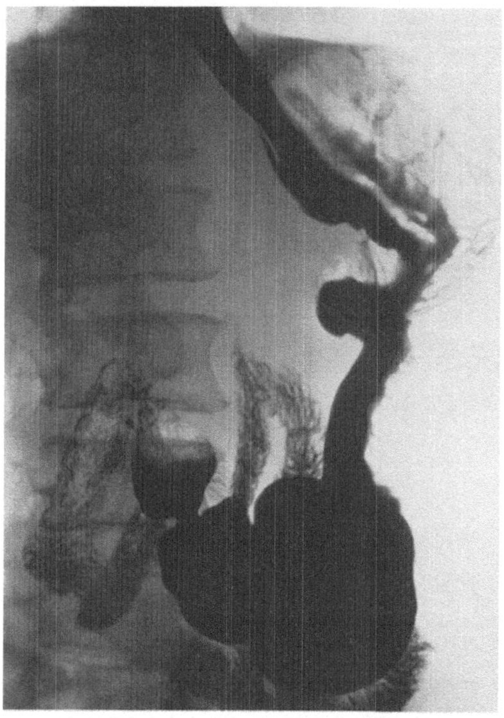
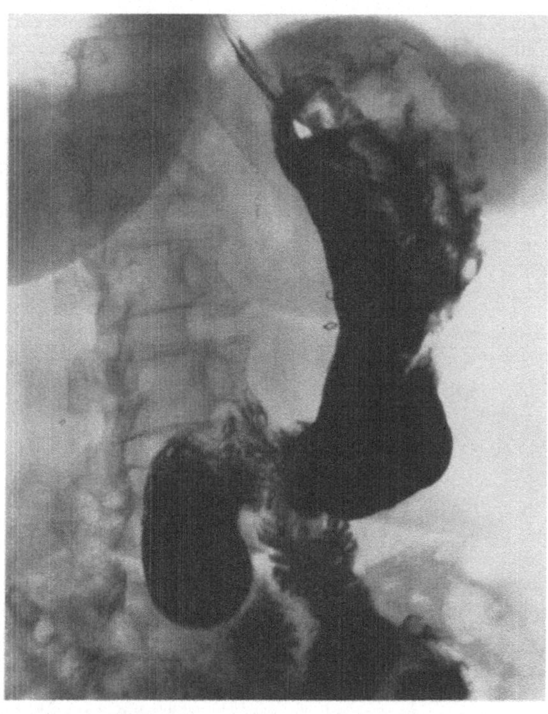

a   b

Abb. 351a u. b. Form- und funktionsgerechte mediale, partielle (20%)-Resektion. a Präoperativ, b postoperativ. Aus HOLLE-HART, Neue Wege der Chirurgie des Gastro-Duodenalulcus, Med. Klin. 12, 62 (1967)

üblichen zweischichtigen Nahttechnik ausgeführt. Starke Lumenunterschiede müssen durch einen plastischen Erweiterungsschnitt am engeren Lumen aus-geglichen werden. Die Strikturgefahr ist gering, wenn ein aktiv bewegliches An-trum erhalten bleibt. Das Röntgenbild (Abb. 351a, b) zeigt den Zustand einer form- und funktionsgerechten medialen, partiellen (20%) Resektion prä- und postoperativ.

γ) Die proximale partielle (20%)-Resektion
(Abb. 352)

folgt in methodischer Hinsicht allen technischen Einzelheiten der subdiaphragma-tischen Fundektomie (ad modum HOLLE et al.). Der Eingriff ist der Modellfall einer kompletten vagalen proximalen Denervierung bei intaktbleibender Inner-vation der antralen Magenabschnitte. Die an Fundektomien beobachteten Se-kretions- und Motilitätsverhältnisse waren der Anstoß, dem Wert einer intakten Antruminnervation nachzugehen. Die experimentellen Befunde von HART, 1966

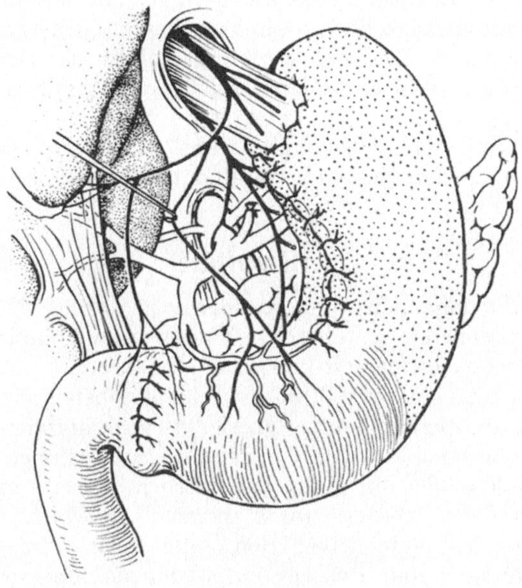

Abb. 352. Form- und funktionsgerechte Operationen — resezierende Verfahren — selektive proximale Vagotomie + proximale (20%)-Resektion + Pyloroplastik + Oesophago-Gastrostomie

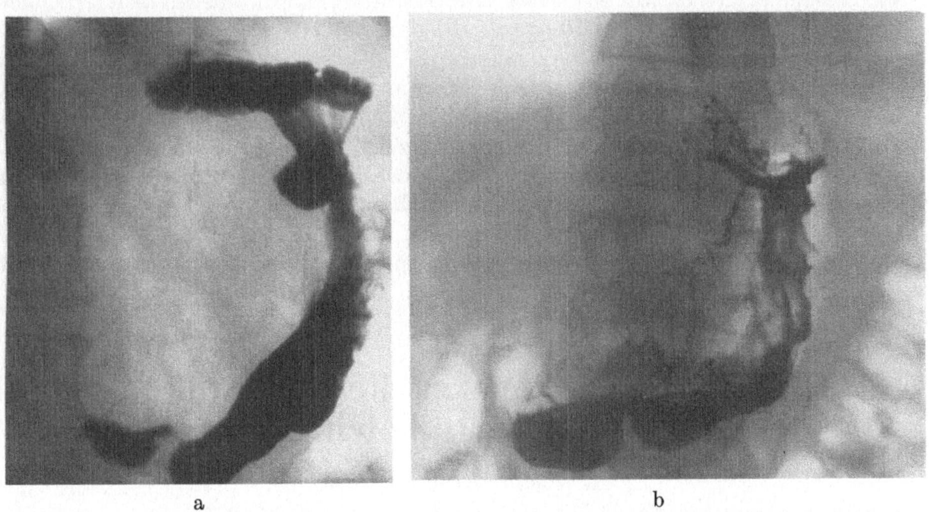

a   b

Abb. 353a u. b. Zustand nach proximaler partieller (20%)-Resektion. a Präoperativ, b postoperativ. Aus HOLLE-HART, Neue Wege der Chirurgie des Gastro-Duodenalulcus. Med. Klin. **12**, 62 (1967)

erhärteten die klinischen Beobachtungen und führten uns zu dem Postulat, die selektive Vagotomie nicht komplett, sondern nur proximal auszuführen. Der Eingriff der proximalen partiellen Resektion stößt wegen des angeblich erhöhten Operationsrisikos hin und wieder auf Ablehnung. Im eigenen Beobachtungsgut beteiligt sich die proximale Resektion an den Todesfällen mit der gleichen Zahl

(1 Fall) wie die distale Resektion (1 Fall). Auch aus der Carcinomchirurgie wissen wir, daß das Operationsrisiko der proximalen Resektion heute nicht mehr höher ist als das jeder anderen. Dieser Gesichtspunkt sinkt also zur Unwesentlichkeit herab, wenn man demgegenüber die Häufigkeit bedenkt, mit welcher das therapieresistente Ulcus ventriculi maligne entartet oder andere Komplikationen (Blutung, Stenose, Perforation) hervorruft, wenn es in situ belassen wird. Die Abb. 353a u. b zeigen den Zustand vor und nach partieller (20%) proximaler Resektion wegen Ulcus ad cardiam.

4. Resultate

Wegen Gastroduodenalulcus oder Rezidivulcus wurden 235 form- und funktionsgerechte Operationen ausgeführt. 171 Fälle wurden komplett nachuntersucht (Tabelle 46). Die Beobachtungszeit beträgt 2—7 Jahre.

Um unter Beweis zu stellen, daß über die beschriebenen Methoden hinaus das Prinzip form- und funktionsgerechten Operierens noch umfangreichere Gültigkeit hat, wurden auch die Resultate von Umwandlungsoperationen nach Operationen wegen Gastro-Duodenalulcus in die Nachuntersuchungsserie mit einbezogen. Die Kontrolluntersuchungen wurden durch persönliche Nachuntersuchung jedes einzelnen Patienten mit subjektiver Befragung sowie durch objektive Untersuchung der Sekretions- und Resorptionsleistung des operierten Magens sowie mittels Röntgenuntersuchung und Röntgenkinematographie vorgenommen. Die Mortalität betrug 1,75%. Ein Fall von distaler Resektion ging durch eine Thrombose des Truncus coeliacus und der A. mesenterica superior, welcher eine totale Ischämie sämtlicher Oberbauchorgane folgte, verloren. Ein Patient mit proximaler partieller Resektion starb an Nahtinsuffizienz mit anschließender Oberbauchperitonitis. Alle Todesfälle waren Risikofälle. 1 Rezidivulcus kam zur Beobachtung, Ursache war ein übersehener R. gastricus ant. In 5 Fällen wurden postprandiale Beschwerden beobachtet. Sie waren leichter Art und konnten durch Säuresubstitution (Mazur C) sowie durch Darmentkeimung und adsorptive Maßnahmen (Nebacetin, Enterotecnosal) in kurzer Zeit beherrscht werden. Nachoperationen waren nicht erforderlich. Die postoperative Leistung kann als gut in 96%, befriedigend in 4%, schlecht in 0% bezeichnet werden. Aufgrund dieser ersten geschlossenen Nachuntersuchungsserie sind wir der Meinung, daß weitere Verbesserungen der Ulcuschirurgie auf dem hier aufgezeigten Wege erhofft werden dürfen.

H. Die benignen chirurgischen Erkrankungen der oesophago-kardia-fundalen Übergangszone

Anatomie und Physiologie

Die oesophago-kardia-fundale Übergangszone hat chirurgische Bedeutung, weil sie die Verbindung zwischen den beiden Körperhöhlen Abdomen und Thorax darstellt. Die beide Räume verbindende Lücke, der *Hiatus oesophageus*, und der durch sie hindurchtretende Oesophagus sind der Sitz von kongenitalen Formanomalien, erworbenen Formveränderungen, sowie Funktionsstörungen, welche oft nur chirurgisch behoben werden können. Die Wichtigsten sind (I) *die Hiatushernien*, (II) *der Kardio-Spasmus*, (III) *die Magen-Oesophagus-Varicen bei portaler Hypertension*, (IV) *das Mallory-Weiss-Syndrom*. Deren Leitsymptome sind: gestörter Schluckakt und Kardiamechanismus, Refluxbeschwerden, retrosternale Schmerzen, Blutung und Anämie, Dysphagie, Dyspnoe. Die Kenntnis des normalen Schluckaktes und Kardiamechanismus ist die Voraussetzung für das Verständnis dieser Störungen (vgl. S. 90). Am Vorhandensein eines funktionellen Sphinkterapparates in der Übergangszone zweifelt heute niemand mehr. Sowohl anatomische (WILLIS, 1675; LAIMER, 1883; LERCHE, 1950;

Tabelle 46. *Resultate: Mortalität und postoperatives funktionelles Ergebnis nach 171* (235**) form- und funktionsgerechten Operationen wegen Ulcus duodeni oder ventriculi*

Operationsmethoden	Anzahl	% zur Gesamtzahl der Operierten	Mortalität		Postoperative funktionelle Ergebnisse			Kompli-kationen
			Zahl	%	gut	befriedigend	schlecht	
S.p.V. + (Ulcusexcision) + Pyloroplastik (oder andere Drainage-Operation)	64	37,3	1[a]	—	63	—	—	—
S.p.V. + *distale* partielle Resektion Typ B I	51	29,8	1[b]	—	49	1	—	1 Fall[d]
Typ B II	9	5,3	—	—	8	1	—	—
S.p.V. + *Segmentresektion* + Pyloroplastik	8	4,7	—	—	8	—	—	—
S.p.V. + *proximale* partielle Resektion + Pyloroplastik	21	12,3	1[c]	—	19	1	—	—
S.p.V. + *Umwandlungsoperationen* zur Wieder-herstellung der Duodenalpassage	18	10,6	—	—	15	3	—	1 Fall[e]
Insgesamt	171	100	3	*1,75*	162 (96%)	6 (4%)	—	—

* vollständig Nachuntersuchten (1. 12. 1961—1. 6. 1967).
** insgesamt Operierten (Stand vom 1. 1. 1968).

[a] ♂, W. 71 J., mehrfache schwere Blutungen, hepatorenales Versagen, künstliche Niere, Risikofall.
[b] ♀, P 53 J., Thrombose der A. coeliaca + mesenterica cran. bei gemeinsamem Stamm, Risikofall.
[c] ♂, H. 52 J., Ulcuscarcinom ad cardiam, Insuffizient, Herz-Kreislaufversagen, Peritonitis, Risikofall.
[d] ♂, L. 44 J., unvollständige Vagotomie, Ulcusrecidiv — in zweiter Sitzung Komplettierung der s.p.V. + 30% Antrektomie — Gastro-Duodeno-stomie — Heilung.
[e] ♂, T. 43 J., Zustand nach Operation nach BIEBL, Enge der Gastro-Jejunostomie, Erweiterungsplastik.

NAUTA, 1955), als auch physiologische (MAGENDIE, 1822; WOLF, MARSHAK, SOM, BRAHMS, GREENBERG, 1958; FLESHLER, HENDRIX, KRAMER, INGELFINGER, 1958) und klinische Untersuchungen an Mensch und Tier bestätigen ihn (KRONECKER und MELTZER, 1883; MIKULICZ, 1903; SOM, 1956). Zweifel bestehen über die Klemmwirkung des Zwerchfellschlitzes (den sog. „pinchcock-mechanism" nach JACKSON, 1922; ALLISON, 1951). Die Beeinflussung des Kardiamechanismus durch Pharmaka wurde eingehend untersucht (BETTARELLO, TUTTLE und GROSSMAN, 1960; ELLIS, KAUNTZE, TROUNCE, 1960; SCHENK und FREDERICKSON, 1961). Anticholinergika begünstigen einen Reflux. Cholinergika verbessern den Verschluß. Die Ringmuskulatur reagiert stark auf Acetylcholin. Atropin hebt diesen Effekt auf.

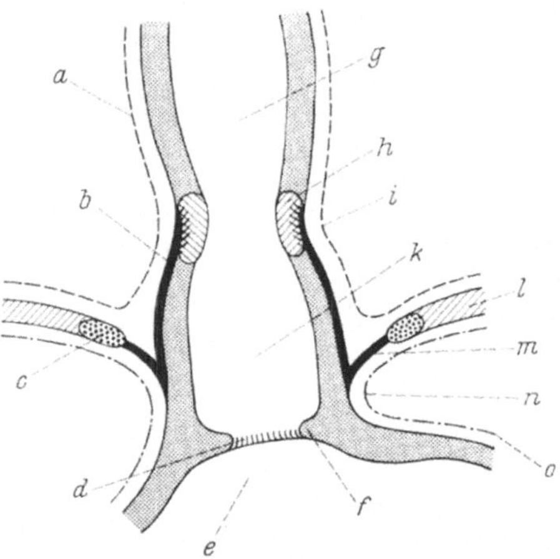

Abb. 354. Synonyma im Kardiabereich. (Nach MULLER-BOTHA, 1962.) (Die jetzt und im folgenden gebrauchten Bezeichnungen sind *kursiv* gedruckt.) *a* Pleura mediastinalis. *b, m* Lig. phreno-oesophagicum. *c* Hiatusrand (Crus dext.). *d* Cardia inf. (A. NEMOURS, 1955); Cardia inf. anatomica (ANDERS, 1932); Oesophago-gastrische Übergangszone (PALMER, 1952); Gastro-oesophageale Übergangszone (MULLER-BOTHA, 1962). *e* Fundus ventriculi; *Cardiamund.* *f* Gubaroffsche Klappe (1882). *g* Vormagen (LUSCHKA, 1857); *supradiaphragmatischer Oeso-phagus, supraampullärer Oesophagus*; Ampulla phrenica (HASSE u. STRECKER, 1905); Bulbus oesophagi (NEUMANN, 1933); Antrum cardiacum (A. NEMOURS, 1953); Ampulla epiphrenica (HILLEMAND, 1953); Ampulla oesophagi (HAFTER, 1954). *h, i* Laimersche Enge (1883); Hiatusfurche, Epikardia; Kardia superior (ANDERS, 1932); Sulcus hiaticus (FULDE, 1934); Sphinkter oesophagicus inf. (LERCHE, 1950; PALMER, 1952); *Constrictio oesophagica inf.* *k* Antrum kardiacum (ARNOLD, 1838; NEUMANN, 1933); Pars abdominalis oesophagi (VON HACKER, 1889); Epikardia (AKERLUND, 1926; JUTRAS, 1949); Ampulla phrenika (v. HAYEK, 1933); Vestibulum gastro-oesophageale (LERCHE, 1950); Vormagen (HILLEMAND, 1953); *Epiphrenische Ampulle, Vestibulum (Kardiae).* *l Zwerchfell.* *m* Sulcus cardiacus; *His'scher Winkel*; Kardiafurche; *Kardiawinkel.* *n* Sulcus Arnoldi (NEUMANN, 1933); *o Peritoneum*

Über die *anatomischen Bezeichnungen* herrscht noch kein völliger Consens. Am meisten Zustimmung findet die Nomenklatur von LERCHE (1950) (Abb. 354), sowie die von HAFTER (1953—1957 (vgl. S. 531).

Völlig andere anatomische Voraussetzungen haben bei Magen-Oesophagus-Varicen Geltung. Hier besitzt die kardio-fundale Übergangszone die Funktion einer Schleuse, welche den Querschnitt der azygoportalen Verbindungen nahezu vollständig zusammenfaßt. Von dort aus kann sie am wirkungsvollsten beeinflußt werden.

I. Die Hiatus- (und Zwerchfell-) Hernien

Zwerchfellhernie ist der Sammelbegriff für durch eine angeborene oder erworbene Lücke des Zwerchfells aus dem Abdomen in das Mediastinum oder den Thorax hinauftretende Hernien. Unter *Hiatushernien* versteht man speziell jene Brüche, welche ihren Weg durch den Hiatus oesophagicus nach cranial nehmen.

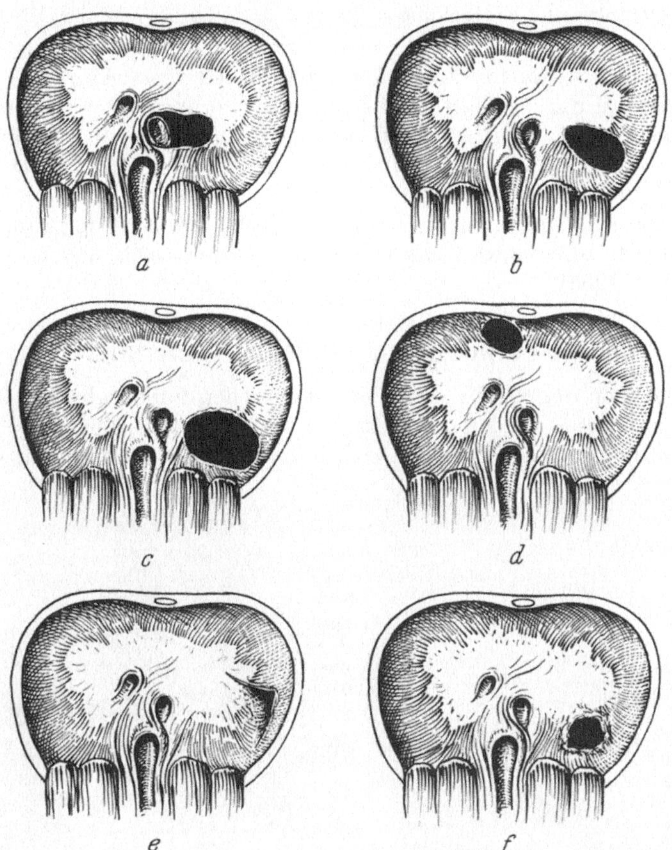

Abb. 355a—f. Klinisch bedeutsamste Lücken im Zwerchfell. (Nach Quénu, Traité de Technique chirurgicale VI, Masson, 1960). a Durch paraoesophageale Hernie erweiterter Hiatus oesophagicus. b Postero-laterale oder pleuro-peritoneale Lücke — Durchtrittstelle der pleuroperitonealen Hernie. c Lumbo-costale Lücke — entsteht aus dem Foramen Bochdaleck. d Sterno-costale Lücke — entsteht aus dem Foramen Morgagni (Larreysche Spalte). e Traumatische, f oder durch Entzündung hervorgerufene Lücken sind meist dorsal-lateral lokalisiert

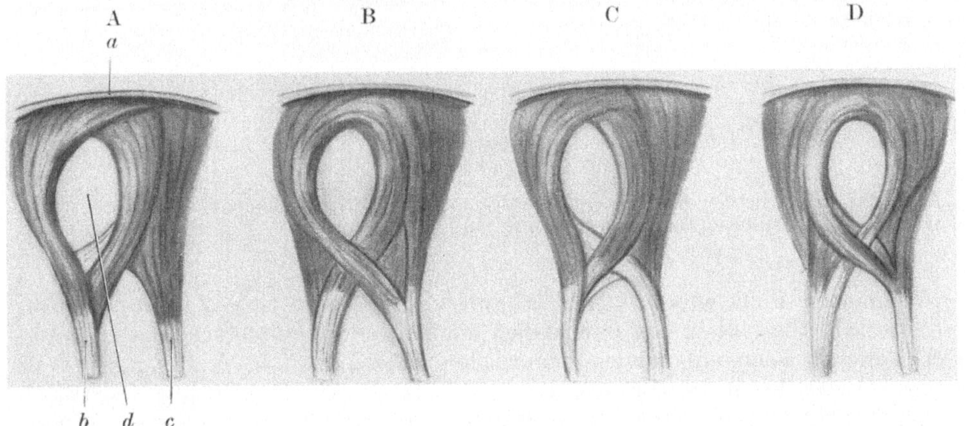

Abb. 356 A—D. Variationen des Hiatus oesophagicus. (Nach Listerud und Harkins, 1958.) a Centrum tendineum, b Crus dextrum, c Crus sinistrum, d Hiatus oesophageus. A Das Crus dextrum bildet den gesamten Hiatus (50% der Fälle). B, C, D Das Crus dext. beteiligt sich an beiden Hiatusrändern. Das Crus sin. beteiligt sich nur am rechten Hiatusrand (B 31%, C 9%, D 4%). Andere Variationen kommen nur gelegentlich vor

Die klinisch bedeutsamsten Lücken im Zwerchfell zeigt Abb. 355. Der *Hiatus oesophagicus* wird durch die Hiatushernie immer erweitert (vgl. Abb. 355a). Die übrigen Lücken (vgl. Abb. 355b—f) sind mit Ausnahme der traumatisch oder durch Entzündung hervorgerufenen Lücken anatomisch präformiert. Sie werden im folgenden nicht berücksichtigt.

Für die spezielle Magenchirurgie sind die *Hiatushernien* bedeutsam. Der *Hiatus oesophagicus* ist zahlreichen Variationen unterworfen (Abb. 356A—D, LISTERUD und HARKINS, 1958).

1. Vorkommen, Ätiologie, Einteilung

Sieht man von den relativ wenigen angeborenen Fällen ab, so ist die Hiatushernie ein erworbenes Leiden des mittleren und höheren Lebensalters. Die anatomischen Veränderungen entwickeln sich allmählich. Dem entspricht die langsam

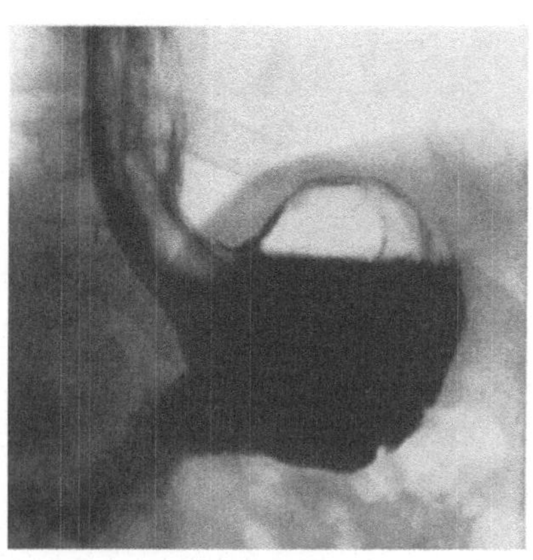

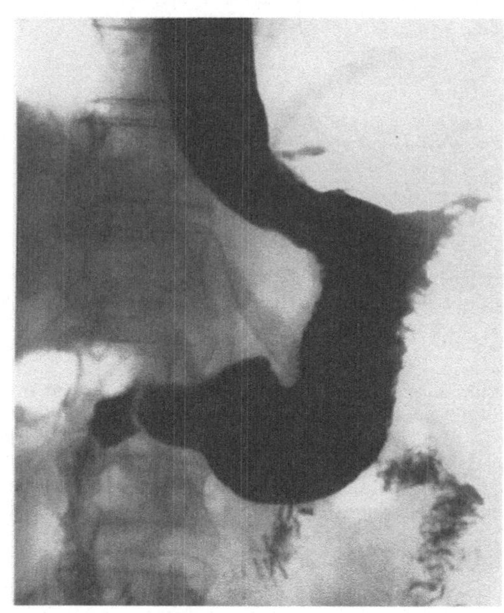

Abb. 357Abb. 358

Abb. 357. *Hiatusinsuffizienz* nach subtotaler Res. B I-SCHOEMAKER durch Aushülsung des Oesophagus und muskulärem Schaden des Hiatus — passiver Reflux im Stehen. Man beachte die Abflachung des His'schen Winkels

Abb. 358. Beginnende *Kardiainsuffizienz* ohne Hiatushernie bei „*malformation cardia tuberositaire*". Reflux im Stehen nur bei Pressen und Inspiration — His'scher Winkel intakt

zunehmende Funktionsstörung. Die Vorstufe ist meist eine *Hiatusinsuffizienz* (Abb. 357). Sie tritt in den Grenzfällen auf und erhielt entsprechend den unterschiedlichen Röntgenbefunden verschiedene Bezeichnungen (z.B. „*epiphrenale Glocke*" nach ANDERS und BAHRMANN, 1932; „*Bulbus-positive Gruppe*" nach NEUMANN, 1933; „*Malposition cardia-tubérositaire* nach LORTAT-JACOB, ROBERT, HOFFMANN, 1953, 1957) (Abb. 358). Der Hiatusinsuffizienz folgt die *Kardiainsuffizienz*, welche zunächst ein funktionelles Versagen des Verschlußmechanismus ist. Schließlich resultiert die komplette Insuffizienz mit dauerndem *oesophagealen Reflux*.

Nicht jede Kardiainsuffizienz muß mit einer Hiatushernie vergesellschaftet sein, doch dürfen Hiatushernie und -insuffizienz wohl als wichtigste Ursachen der Kardiainsuffizienz angesehen werden (BLAHA, 1961). Die *pathogenetischen Faktoren von Hiatusinsuffizienz und -hernien* sind (a) Faktoren, die das gesamte Zwerchfell betreffen (Tiefstand des Zwerchfells durch Emphysem, Dehnung des Zwerchfells bei Erweiterung der unteren Thoraxapertur, Nachlassen des Zwerchfelltonus, Überdehnung durch intraabdominelle Drucksteigerung, Abflachung des Hisschen Winkels, (b) Faktoren, die die muskuläre Umrandung des Hiatus oesophageus betreffen (z. B. Hiatuserweiterung durch Vergrößerung des Durchmessers der unteren Thoraxapertur, Dehnung durch intraabdominelle Prozesse, Abflachung des Hiatus durch Waagrechtstellung des Zwerchfells, lokale Erkrankungen und Operationen im Hiatusbereich); (c) Störungen im Zwischengewebe des Hiatus (Elastizitätsverlust, Ersatz des Zwischengewebes durch Fettgewebe, Schwund des Fettpolsters vgl. Abb. 354, Verlängerung bzw. Nachlassen der Elastizität des Lig. phrenico-oesophageum); (d) Einwirkungen der thorako-abdominalen Druckunterschiede (vermehrte thorakale Sogwirkung bei Erweiterung der unteren Thoraxapertur und Zunahme des intraabdominellen Druckes im Alter durch Adipositas, Miktionserschwerung usw.). Sie können sowohl zur Überdehnung des Lig. phrenico-oesophagicum als auch zu kolbenartigen Hin- und Herbewegungen des abdominellen Oesophagus im Hiatus führen (FULDE, 1934). Die Verschieblichkeit kann bis zu 5 cm betragen, ohne daß dies rasch zu einer Hiatushernie führen müßte. Doch entsteht eine Bruchanlage, aus der durch Zusammenwirken aller Faktoren der Bruch resultiert.

Einteilung und Definition haben sich erst in den letzten 40 Jahren entwickelt (Abb. 359). Sie basieren auf der bekannten Einteilung von ÅKERLUND (1926) (Typ I kongenital kurzer Oesophagus, Typ II paraoesophageale Hiatushernie, Typ III alle übrigen). Heute folgen wir der von NISSEN-ROSETTI (1959) gegebenen Einteilung, welche sich in der Praxis bewährt hat:

a) Die Gleithernie und ihre Vorstufe, die kardio-fundale Fehlanlage ("Malposition cardia-tubérositaire).

b) Die paraoesophageale Hernie.

c) Die gemischte Hernie.

d) Die Hernie bei *erworbenem Brachyoesophagus.*

e) Der *kongenitale Brachyoesophagus* (keine echte Hernie).

Die gleitende Hiatushernie. Im Normalfall ist die Kardia durch das Peritoneum und das zwischen Zwerchfell und Oesophagus ausgespannte Lig. phrenico-oesophagicum (Laimersche oder Bertellische Membran) so fixiert, daß zwischen aufsteigender Funduswand und abdominellem Oesophagus ein spitzer Winkel (Hisscher Winkel, 1903) gebildet wird. Bei Füllung des Magens wird die Incisura cardiaca durch den Zug des Schlingenmuskels (nach HELVETIUS) vertieft. Bei tiefer Einziehung bildet sich ein Schleimhautwulst (Klappe nach GUBAROFF, 1882), welcher in den Kuppelraum des Magens hineinragt. Sie wird von der Magenblase nach rechts gedrängt und verschließt die Kardia als pneumatisches Ventil. Geht die Fixierung der Kardia durch Erschlaffung oder Überdehnung des Lig. phrenico-oesophagicum verloren, so werden Teile der kardianahen Funduswand mitgenommen und der Hissche Winkel wird abgeflacht. Die Magenblase verkleinert sich; schließlich stellt sich oesophagealer Reflux ein. Es entsteht zunächst die *Vorstufe der Gleithernie*, die sog. *kardia-fundale Fehlanlage* (Malposition cardia-tuberositaire nach LORTAT-JACOB, ROBERT, HOFFMANN, 1953, 1957) (Abb. 359b). Schließlich gehen Magenblase und Hisscher Winkel ganz verloren. Jetzt dominiert das Leitsymptom der gleitenden Hiatushernie: *der oesophageale Reflux* und dessen Begleiterscheinungen (Abb. 359c).

Bei der paraoesophagealen Hiatushernie (Abb. 359d) ist der Hiatus einseitig (meist nach linkslateral erweitert). Die Kardia bleibt am Ort. Teile des Magenfundus hernieren neben der Kardia in das hintere Mediastinum. Es bildet sich ein Bruchsack aus Peritoneum und Teilen des ausgeweiteten Lig. phrenico-oesophagicum. Ein Extremfall der paraoesophagealen Hernie ist der *Upside-Down-Stomach* (vgl. Abb. 359e). Der gesamte Magen ist dabei herniert. Der Bruchsack besteht aus einer peritonealen Membran. Die Kardia bleibt einigermaßen am Ort fixiert. Erweitert sich der Hiatus allseitig, entsteht die *Mischform der gleitenden und der paraoesophagealen Hernie* (Abb. 359f). Die Kardia ist sehr beweglich. Große Teile des Magenfundus (und -korpus) können nach cranial hernieren, meist nach linkslateral. Der *kongenitale Brachyoesophajus* (Abb. 359g) kommt durch eine primäre Verkürzung der Speiseröhre mit thorakalem Magenanteil zustande. Die Kardia steht dabei am oberen Pol. Eine echte Hernie besteht nicht. Der *erworbene Brachyoesophagus* entsteht durch sekundär entzündliche Veränderungen im Bereich einer Gleithernie oder höher gelegener Oesophagusabschnitte. Die Folge ist eine Retraktion des Oesophagus mit Perioesophagitis, u. U. Ulcusbildung und Stenose im Bereich der Zick-Zack-Linie. Der Bruchsack verwächst mit der Umgebung, die Kardia wird im dorsal-caudalen Mediastinum fixiert (Abb. 359h). Der *kongenitale „Endobrachyoesophagus"* (Abb. 359i) ist eine kongenitale Anomalie, welche daran erkenntlich ist, daß der caudale Oesophagus mit Magenschleimhaut ausgekleidet ist. Ein Bruchsack fehlt. Der Serosaüberzug reicht nur bis zur peritonealen Umschlagfalte.

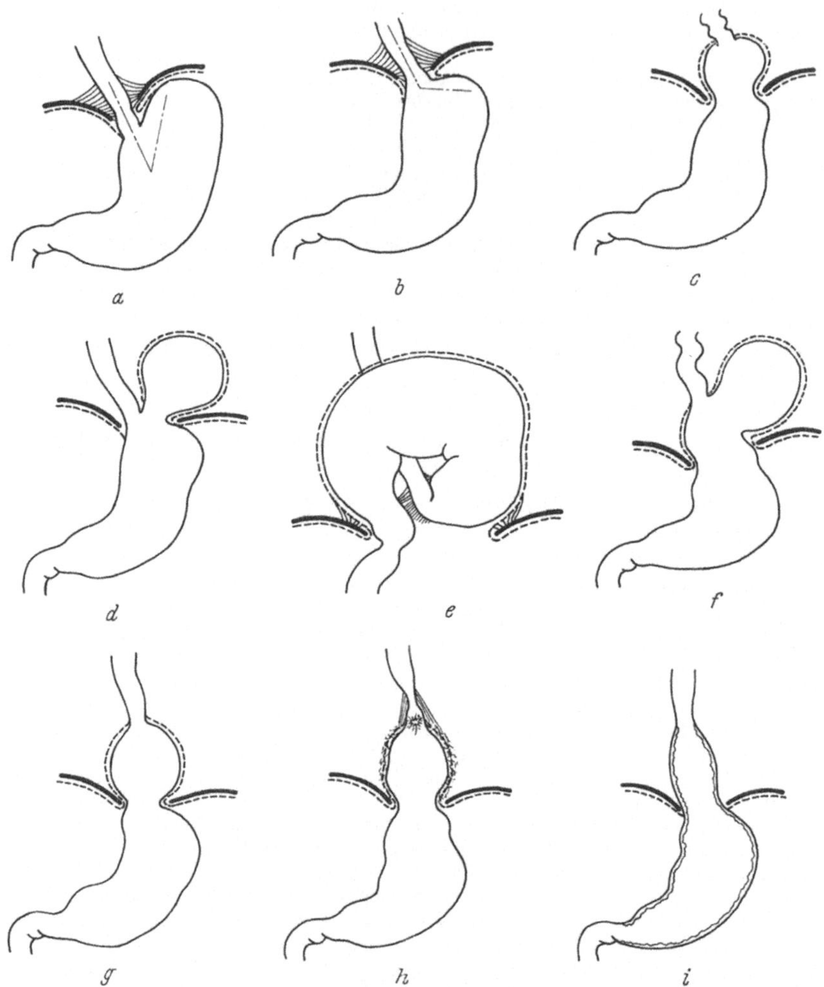

Abb. 359a—i. Einteilung der Hiatushernien. (Modifiziert nach ÅKERLUND und NISSEN-RO-SETTI, „Hiatushernien", S. 7, Abb. 1). a Normalfall, b Kardia-fundale Fehlanlage (Malposition cardia-tubérositaire), c gleitende Hiatushernie (häufig), d paraoesophageale Hiatushernie (seltener), e Upside-Down-Stomach, f Mischform der gleitenden und der paraoesophagealen Hernie (häufig), g congenitaler Brachyoesophagus, angeborene gleitende Hiatushernie, h erworbener Brachyoesophagus, i congenitaler Endobrachyoesophagus

2. Symptome und Diagnose

Die Beschwerden bei Hiatushernien sind vielfältig und oftmals farblos. SCHATZKI (1932) und HARRINGTON (1933) sprachen daher von einer „Maskerade des Oberbauchs". Bekannt ist die häufige Kombination mit Gallensteinerkrankung (NISSEN-ROSETTI, 1959) sowie die Larvierung der Beschwerden in Form einer allgemeinen gastrointestinalen Symptomatologie (ALLISON, 1951). Als *wichtigste*

Symptome kommen regelmäßig zur Beobachtung: *a) der oesophageale Reflux, b) epigastrisches und retrosternales Druckgefühl und Brennschmerz, c) Blutverlust in Form von Hämatemese, Meläna und Anämie, d) Dysphagie, e) pektanginöse Beschwerden, f) Dyspnoe, e) Subileus, Ileus und Incarceration* (WILSON, 1961).

Die *Refluxbeschwerden* verbinden sich mit *Unbehagen im Epigastrium* und *epigastrischen Schmerzen* zu einer *Symptomentrias*, deren anamnestische Erhebung und Analyse viel Sorgfalt erfordert. Der *protrahierte Blutverlust* wird nicht selten zur Ursache einer mikrocytären hypochromen Anämie. Unter 200 Fällen (WILSON, 1961) erfolgte die Klinikaufnahme bei 67 Fällen unter der Einweisungsdiagnose einer sekundären Anämie.

Pektanginöse Schmerzen können als Folge der Verdrängung des Herzens durch eine retrokardiale Hiatushernie hervorgerufen werden. Patienten mit einer Hiatushernie und pektanginösen Symptomen weisen im EKG häufig ein negatives T auf. Handelt es sich dabei um die einzige Veränderung im EKG, so darf man annehmen, daß die Hernie die Ursache der Symptome ist. Eine Unterscheidung der retrosternalen und epigastrischen Schmerzen von echter Angina pectoris ist dadurch möglich, daß erstere in den Rücken ausstrahlen, während letztere vorwiegend Oppressionsgefühl hervorruft.

Diagnose. Während das klinische Bild der Refluxoesophagitis so markant ist, daß ihre Diagnose leicht gestellt werden kann und nur manchmal noch der endoskopischen Verifizierung durch Oesophagoskopie bedarf (ALLISON, 1943, 1951, 1952; BARRETT, 1954, 1957; HARRINGTON, 1940, 1948; WELLS und JOHNSTON, 1955) muß jede klinisch vermutete Hiatushernie vor einer eventuellen Indikationsstellung zur Operation eindeutig auf dem Röntgenfilm zur Darstellung gebracht werden (HAFTER, 1957, 1959, 1961). Der Röntgennachweis großer Hernien stellt keine Probleme. Kleine Hernien aber, die besonders intensive Beschwerden verursachen können, sind nur mit besonderer Röntgentechnik zu erfassen (HAFTER, 1961) (vgl. S. 531). Die Abgrenzung einer epiphrenischen Ampulle oder eines Vestibulum (LERCHE, 1950) von einer Hernie geschieht durch die Beobachtung der von HAFTER beschriebenen drei *ringförmigen Einschnürungen* zwischen Oesophagus und Magen. Der Nachweis eines Refluxes allein ist noch kein pathognomonisches Symptom der Hiatushernie. Er kann bei Anwendung gewisser Kunstgriffe fast bei jedem Individuum provoziert werden (HAFTER, 1961). Deshalb ist die röntgenkinematographische Erfassung der Ringbildungen im Kardiabereich wichtig (IMDAHL und POELL, 1962), weil flüchtige Formabweichungen als Kontraktionsphase, welche ausschließlich vom Vestibulum gebildet wird, bzw. bereits als kleine Hernie erkannt werden können (IMDAHL, 1962).

3. Indikation und Verfahrenswahl

Eine Anzahl von Autoren setzt sich dafür ein, in der Mehrzahl der Fälle konservativ zu bleiben und nur ausgesprochen therapierefraktäre Fälle (mit Incarceration, rezidivierenden schweren Blutungen, stenosierender Oesophagitis usw.) der Operation zuzuführen (HAFTER, 1957; EDMUNDS, 1957; BERNING, 1958; CARRÉ, 1960; KAISER, 1959). Andere Autoren treten für eine Erweiterung der chirurgischen Indikation ein und operieren bei unbeeinflußbaren Oberbauchbeschwerden, rezidivierenden Blutungssymptomen und Anämie, Oesophagitis, Ulcus oesophagi, Dysphagie, Dyspnoe, Subileus, Ileus und Incarcerationserscheinungen (NISSEN-ROSSETTI, 1959; BLAHA, 1961; WILSON, 1961; REHBEIN und RÖPKE, 1962; IMDAHL, 1962; DERRA und REITER, 1959; BOEREMA und GERMS, 1955; ÜBERMUTH, 1957; WOODRUFF und JAMES, 1956). Für die Zwerchfell- und Hiatushernien im Kindesalter wird nicht selten die unbedingte Frühoperation befürwortet (OBERNIEDERMAYR und DEVENS, 1961; REHBEIN und RÖPKE, 1962).

Selbstverständlich besteht eine absolute Indikation bei der eingeklemmten paraoesophagealen Hernie, weshalb jede diagnostizierte paraoesophageale Hernie der chirurgischen Behandlung gehört (NISSEN und ROSSETTI, 1959). Weitaus

33*

Tabelle 47. *Acidilätsverhältnisse und oesophagealer Reflux bei Hiatushernien (26 Fälle, 1965)*

	Hyperacidität gesamt 12	Normacidität gesamt 7	Subacidität gesamt 7	Quersumme 26
Klinische Refluxsymptome	12	2		14
Röntgenologische Refluxsymptome	5	7	6	18
„Provozierter Reflux" pH-Metrie	10	3		13

schwieriger ist die Anzeigestellung bei der Gleithernie. Der Gleitbruch kann eine relativ harmlose Alterserscheinung darstellen, welche so lange keiner Behandlung bedarf, als die Beschwerden geringfügig und gleichbleibend sind. Nehmen sie an Intensität zu und treten die Merkmale des Refluxes der Stenose, Ulceration und Blutung in den Vordergrund, dann ist die operative Indikation gegeben (NISSEN und ROSSETTI, 1959). Dabei kann die *Etagen-ph-Metrie* mit Prostigminprovokation ein brauchbares Hilfsmittel zur Feststellung des Refluxes sein (vgl. Abb. 56). Auch die prä- und postoperative Kontinenz der Kardia läßt sich auf diese Weise am besten kontrollieren. Die Untersuchung muß im Stehen, in flacher Rückenlage und in Trendelenburg-Lagerung vorgenommen werden (MÉGEVAND, 1963). Eigene, während eines Beobachtungsjahres (1964/65) vorgenommene Etagen-ph-Metrien an 26 Fällen ergaben nur in einem Teil der Fälle nachweisbaren Reflux (Tabelle 47). Von diesen kamen 17 Fälle zur Operation, nämlich diejenigen, welche klinisch, röntgenologisch und pH-metrisch (Provokation) einen Reflux erkennen ließen. Diese Kriterien haben sich speziell für die Gleitbrüche bewährt. Bei *Brachyoesophagus* ist die Indikation noch schwieriger, weil eine Rückverlagerung der Kardia und ein annähernd normal funktionierender Kardiamechanismus nicht sicher erreichbar ist. Ist ein Brachyoesophagus mit einer Stenose des caudalen Oesophagusabschnitts und der Kardia oder mit Blutung und Ulceration kombiniert, so kann nur eine genügend ausgedehnte Kardia-Oesophagusresektion mit Verlagerung des mobilisierten Magens in den Thorax Beschwerdefreiheit sichern. Wir empfehlen dafür die abdomino-rechtsthorakale Kardia-Oesophagusresektion mit hoher intrathorakaler Oesophago-Gastrostomie in der rechten Thoraxhöhle (Abb. 360, 361).

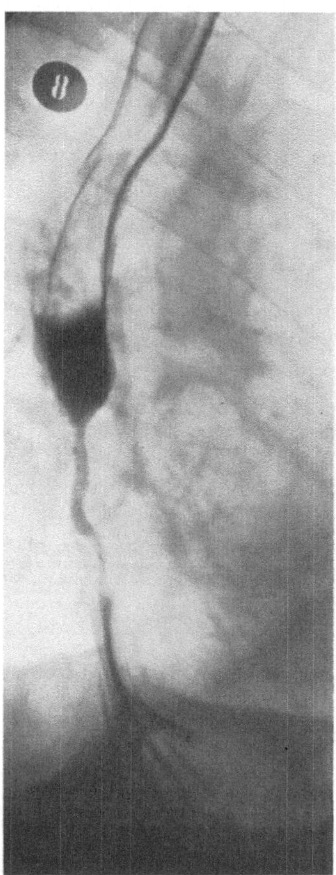

Abb. 360. Erworbener Endobrachyoesophagus. ♂, 53 J., Ätiologie ungeklärt, vermutlich entzündliche Fibrose

Insgesamt setzt sich die Frühoperation mehr und mehr durch (BEARDSLEY, 1962). Dies ist der Ausarbeitung von Operationsverfahren mit geringem Opera-

tionsrisiko zu verdanken (BOEREMA, 1955; NISSEN, 1955; HUSFELDT, 1952; BER-
MAN, 1959) sowie der Senkung der Rezidivrate, welche in erfahrenen Händen
heute weniger als 5% ist. Die Meinung, daß es sich um gefahrbringende und im
Erfolg fragliche Operationen handle, darf als überholt gelten.

Verfahrenswahl. Der Erfolg hängt davon ab, ob die Wiederherstellung der
Kardiakontinenz gelingt. Sie wird erreicht a) durch Reposition und Retention der
Kardia an normaler Stelle, b) durch Wiederherstellung des Hisschen Winkels,
c) durch Maßnahmen, welche die Kardiapassage partiell einengen, d) durch Ein-

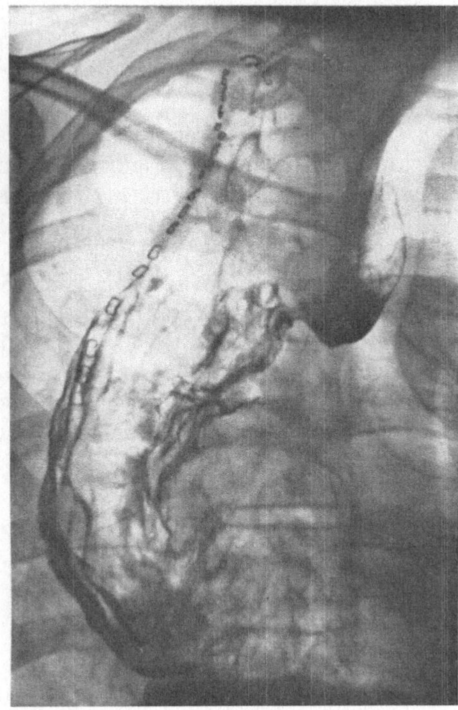
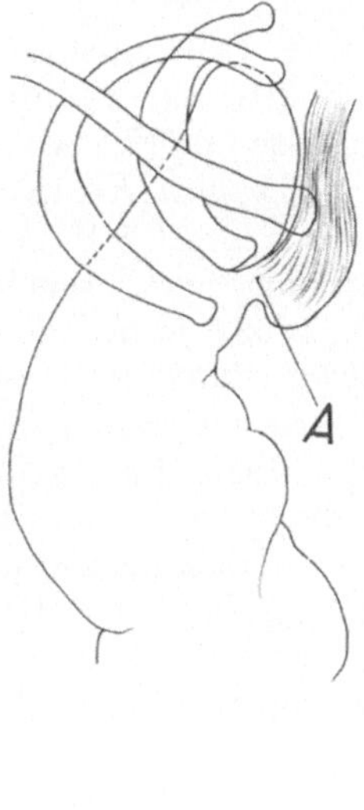

Abb. 361. Erworbener Endobrachyoesophagus. Gleicher Fall wie Abb. 360. Zustand nach
abdomino-rechtsthorakaler Oesophagusresektion und intrathorakaler Oesophago-Gastrostomie

engung eines abnorm ausgeweiteten Hiatus. Im Einzelfall ist zu prüfen, welche
Abweichung vom Normverhalten im Vordergrund steht. Aus den Äußerungen der
auf diesem Gebiet besonders erfahrenen Autoren (BEARDSLEY, 1951—1962,
314 Fälle; BOEREMA, 1958, 70 Fälle; NISSEN und ROSETTI, 1959, 120 Fälle) geht
hervor, daß der abdominelle Zugangsweg in der Mehrzahl der Fälle ausreichend ist
und dem linksthorako-diaphragmalen Vorgehen weitaus vorzuziehen. Letzteres
dürfte ausschließlich noch bei den thorakal fixierten Hernien Verwendung finden.
Freilich berichten Kliniken mit besonderer Erfahrung im transthorakalen Vorgehen Erfolge, welche denen des abdominellen Vorgehens nicht nachstehen
(SWEET, 1952, 1953; SEALY und CARVER, 1957; DERRA und REITTER, 1959,
107 Fälle). Trotzdem wird das abdominelle Vorgehen heute als Methode der Wahl
betrachtet und ihm als dem wesentlich einfacheren und risikofreieren Verfahren
der Vorzug gegeben.

4. Begleiterkrankungen und Komplikationen der Hiatushernien

Die Hiatushernien sind nicht nur durch eine Symptomatologie aufgrund mangelhaften Kardiaverschlusses charakterisiert, sondern oft mit folgenden für sie *typischen Begleiterkrankungen* vergesellschaftet: Gallenblasen- und Steinleiden 20%, Duodenalulcus 19%, Duodenitis 46%, Gastritis 30%. Diese überdecken die Symptomatologie der Hiatushernie oft so sehr, daß eine oder mehrere Oberbauchoperationen (Cholecystektomie, Magenresektion usw.) vorausgegangen sein können, ohne daß die Hiatushernie entdeckt wurde. So begründet sich die Forderung, bei Oberbauchbeschwerden nicht nur an den Magenausgang, sondern auch an den Mageneingang zu denken und bei jeder Magendurchleuchtung auch die Frage der Kardiainkontinenz und der Hiatushernien zu klären. Seltenere Begleiterkrankungen sind: Lebercirrhose (1,9%), Hämangiome der Leber (0,95%), Duodenaldivertikel (0,95%), rezidivierende Pankreatitis (4,7%), Magenulcus (3,8%), Gallenwegstenosen (2,8%).

Von den *vitalen Komplikationen* seien hervorgehoben: die Incarceration der Hernie mit folgender Magenwandnekrose, Mediastinitis, Pleuritis, pleuropulmonaler Eiterung, evtl. bronchialer Fistelbildung (MARKOWITZ und HERTER, 1960; OCHSNER, 1958); ferner die Perforation eines Magenulcus aus einer Hiatushernie *ins Perikard* (FREY, 1961) oder in die *A. pulmonalis* (SCHAPER, 1925). Schließlich ist das Zusammentreffen einer *Hiatushernie mit einem Carcinom* keine Seltenheit (SMITHERS, 1955, 108 Fälle). HÄRING (1963) gibt die Häufigkeit eines Kardia-Oesophaguscarcinoms mit Hiatushernie mit 7,2% an. ROSSETTI (1960) fordert darum, jede Hiatushernie mit Dysphagie außer der üblichen Röntgendiagnostik auch zu endoskopieren. Wir unterziehen jeden Fall einer Gastrokamerauntersuchung. Hiatushernien mit Dysphagie sind tumorverdächtig, also beschleunigt der Operation zuzuführen.

5. Operative Technik bei Hiatushernien und Refluxoesophagitis
Abb. 362, 363

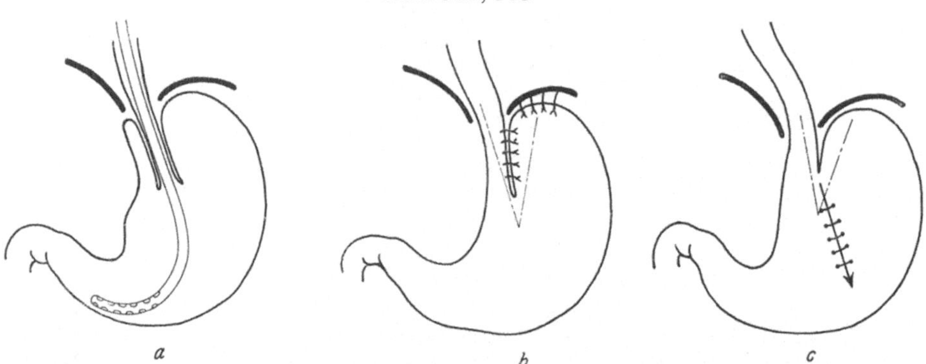

Abb. 362a—c. Operationen zur Wiederherstellung des His'schen Winkels und Behebung eines oesophagealen Refluxes. a Fundoplicatio (NISSEN, 1955). b Fundo-Oesophagopexie (HUSFELDT, 1952; LORTAT-JACOB, ROBERT, HOFFMANN, 1953). c Gastropexie (NISSEN, 1954)

Die wichtigsten operativen Techniken bei Hiatushernien sind:
a) Die Methode nach HARRINGTON (1948),
b) die Methode nach ALLISON (1951),
c) die Methode nach HUSFELDT (1952), LORTAT-JACOB, ROBERT, TH. HOFFMANN (1953) (Abb. 362b),

d) die Gastropexie nach Nissen (1954) (Abb. 362c),

e) die Fundoplicatio nach Nissen (1955) (vgl. Abb. 363d),

f) die Methode der „Balanced Operation" nach Berman und Berman (1959) (vgl. Abb. 371).

Hiemit verfügt man über ein Repertoir operativer Möglichkeiten, mit welchem man den meisten Eventualitäten gewachsen ist. Wie die Tabelle 49 ausweist, lassen sich mit den Methoden von Allison, Nissen und Berman die günstigsten Erfolge erzielen, während bei alleiniger Anwendung der Hiatusnaht (Harrington) sowie der Oesophago-Fundopexie (Husfeldt, Lortat-Jacob-Robert-Hoffmann) die Korrektur oft nicht optimal ist. Sehr bestechend, weil am einfachsten, sind die Methoden der *Gastropexie und Fundoplicatio nach* Nissen. In vielen Fällen aber gelingt die vollständige Korrektur nur durch eine Kombinationsoperation im Sinne der „balanced operation" von Berman.

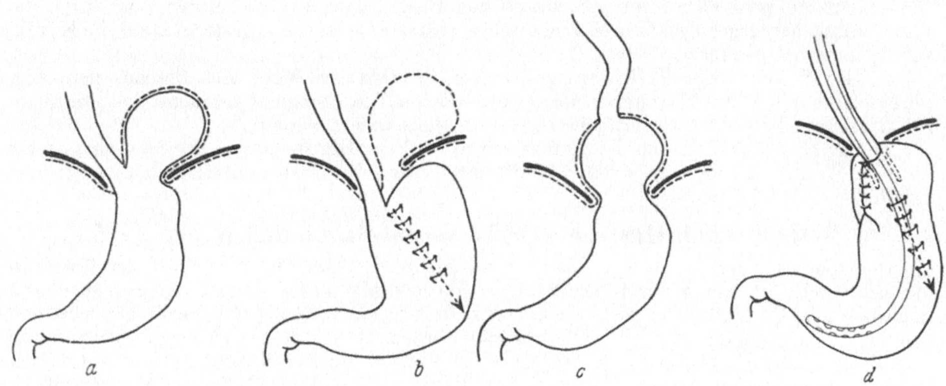

Abb. 363a—d. Anwendungsmöglichkeiten von Gastropexie (b) und Fundoplicatio allein oder in Kombination (d) bei paraoesophagealer (a) oder gleitender (c) Hiatushernie

a) Die Methode der Hiatusnaht nach Harrington (1948)

Harrington wählt den abdominellen Zugang, da die herniierten Eingeweideteile von Peritoneum umgeben sind, also dem Abdomen nach wie vor angehören und nur scheinbar intrapleural gelegen sind.

1. Akt: Zugang:
Rippenbogenrandschnitt links, caudal vom Schwertfortsatz bis zum rechten Rectus herüberreichend.

2. Akt: Darstellung des Hiatus oesophageus:
Die Freilegung des Hiatus kann Schwierigkeiten bereiten, was vom Umfang des Bruches und des linken Leberlappens abhängt. Es kann nötig sein, das Lig. triangulare zu durchtrennen.

3. Akt: Reposition des Bruchinhaltes:
Sie gelingt fast stets durch einen caudalwärts gerichteten Zug am Magen. Der Bruchsack folgt dem, weil er mit dem Peritonealüberzug des Magens zusammenhängt.

4. Akt: Umschneidung und Resektion des Bruchsackes:
Der Ansatz des Bruchsacks am Magen wird abgetrennt und der Bruchsack reseziert.

5. Akt: Hiatusnaht:
Im allgemeinen liegt die größte Ausweitung des Hiatus links vom Oesophagus. Erstreckt sie sich auch nach rechts, werden beiderseitige Einengungsnähte erforderlich. Besteht auch eine ventro-dorsale Ausweitung, so muß der Hiatus durch dorsal vom Oesophagus angeleget Pfeilernähte eingeengt und der Oesophagus nach vorne verlagert werden. Die Nähte sind einfache Seidenknopfnähte und sollen eine Einengung auf normalen Hiatusdurchmesser erzielen.

6. Akt: Exploration des Abdomens:
Vor dem Verschluß des Abdomens vergewissere man sich über eventuelle Begleiterkrankungen (Cholelithiasis, Magenulcus, Pylorospasmus), die in gleicher Sitzung bereinigt werden können, sofern eine derartige Ausweitung des Eingriffes zumutbar ist.

b) Methode der Hiatusplastik nach Allison (1951)

1. Akt: Linksthorakaler Zugang durch das Bett der 8. oder 9. Rippe nach Resektion der betreffenden Rippe.

2. Akt: Feststellung der Situation und Lokalanaesthesie des linken N. phrenicus und des Ganglion coeliacum.

3. Akt: Pleuraincision von der Höhe der linken unteren Lungenvene bis zum Hiatus zwischen Perikard vorne und Aorta hinten.

4. Akt: Isolierung des Oesophagus. Der Oesophagus darf dabei nicht allzusehr skeletiert werden; insbesondere sind die Trunci N. vagi zu schonen.

5. Akt: Zwerchfellincision: In die linke Zwerchfellkuppel wird eine Incision von 7—8 cm gelegt, welche etwa bis zum Rand der Milz, nicht jedoch bis in den Muskelring des Hiatus hineinreichen soll.

6. Akt: Exploration des Bruchsackes: Zeige- und Mittelfinger der linken Hand werden über die Phrenotomie eingeführt und tasten den Bruchsack aus. Die beiden Bruchsackblätter werden in ca. 2 cm Abstand von ihrem Ansatz am Oesophagus abgeschnitten.

7. Akt: Reposition der Kardia und des fundalen Magenabschnitts: Ein um den caudalen Oesophagus gelegtes Bändchen wird durch den Hiatus nach caudal geführt und durch die Phrenotomie herausgezogen. Durch Zug an ihm wird der Oesophagus gestreckt und die Kardia subdiaphragmal verlagert.

8. Akt: Subdiaphragmale Fixierung der Kardia: Dadurch wird auch die aus dem Lig. phrenico-oesophagicum bestehende Manschette nach subdiaphragmal gebracht, wo ihre freien Ränder nunmehr an der Unterfläche des Zwerchfells fixiert werden.

9. Akt: Hiatusnaht: Durch 2—3 Pfeilernähte wird der Hiatus hinter dem Oesophagus auf normale Weite eingeengt. In zweiter Nahtreihe werden die Pleuraschnittränder wieder vereinigt.

c) Methode nach Husfeldt (1952), Lortat-Jacob und Robert (1953)

Die Operation besteht in einer *Fundo-Oesophagopexie* (Abb. 362 b). Sie soll den Hisschen Winkel durch Vertiefung der Incisura cardiaca wiederherstellen. Sollten die phrenico- und lienogastralen Verbindungen nicht ausreichen, so können noch zusätzliche Nähte zwischen Fundus und Unterfläche des Zwerchfells gelegt werden. Das Vorgehen ist von LORTAT-JACOB und ROBERT zur Bekämpfung des Refluxes bei Malposition kardia-tubérositaire empfohlen worden. Allein gebraucht verhindert es den Reflux oft nicht vollständig; als zusätzliche Maßnahme (z. B. bei Gastropexie, „balanced operation") kann es gute Dienste leisten.

d) Die Methode der Gastropexie nach Nissen (1954)

Die Gastropexie als alleinige Maßnahme kann bei der paraoesophagealen sowie bei der gleitenden Hiatushernie (Abb. 364) Anwendung finden. Durch die Nahtreihe zwischen Magenvorderwand und linker vorderer Bauchwand wird ein nach links caudalwärts gerichteter Zug ausgeübt, welcher die Kardia subdiaphragmal verlagert und die Magenblase sowie den Hisschen Winkel wiederherstellt (vgl. Abb. 364, insert.). Die Magenblase kann nun wieder einen pneumatischen Druck auf die Gubaroffsche Klappe ausüben. Die Kardia wird wieder schlußfähig.

α) Technik bei paraoesophagealer Hernie

1. Akt: Zugangsweg:
Linksseitiger Rippenbogenrandschnitt oder Paramedianschnitt links.

2. Akt: Reposition der Hernie:
Revision des Abdomens hinsichtlich Begleiterkrankungen (Cholelithiasis, Ulcus duodeni usw.). Exploration des Hiatus hinsichtlich seiner größten Ausweitung. Durch Zug am Magenkorpus oder -fundus läßt sich die Beweglichkeit der Hernie rasch feststellen. Stärkere Verwachsungen sind relativ selten. Ist der Bruchinhalt cranial durch flächenhafte Verwachsungen fixiert, so kann Schnitterweiterung zur abdomino-linksthorakalen Incision erforderlich werden. NISSEN und ROSETTI (1959) hatten dies „unter vielen Hunderten von Zwerchfellhernien" nur einmal nötig.

3. Akt: Hiatusnaht:
Wenn auch eine Verengerung des Hiatus nicht absolut notwendig ist, da die Gastropexie das Hinaufgleiten des Magens zuverlässig verhindert, so kann sie bei sehr weiter Bruchpforte doch empfehlenswert werden. Bei typischer linkslateraler Ausweitung (vgl. Abb. 365) des Hiatus wird er durch kräftige Seideneinzelknopfnähte so weit eingeengt, daß der abdominelle

Oesophagus bequem Platz hat. Eine gesonderte Abtragung des entleerten Bruchsackes ist nicht nötig. Er obliteriert spontan.

4. Akt: Gastropexie (vgl. Abb. 364):

Die angeschlungene Kardia wird nach caudalwärts gezogen und in einer von der Incisura cardiaca zum Mikuliczschen Punkt verlaufenden Linie mit Einzelknopfzwirnnähten im Abstand von 1—1^1/$_2$ cm angelegt, welche einerseits die Seromuscularis der Magenvorderwand, andererseits das Peritoneum parietale nebst hinterer Rectusscheide und Rippenknorpel erfassen.

5. Akt: Der Bauchdeckenverschluß muß mit besonderer Sorgfalt erfolgen, um Nahtinsuffizienzen zu vermeiden, welche die Gastropexienähte in Gefahr bringen könnten.

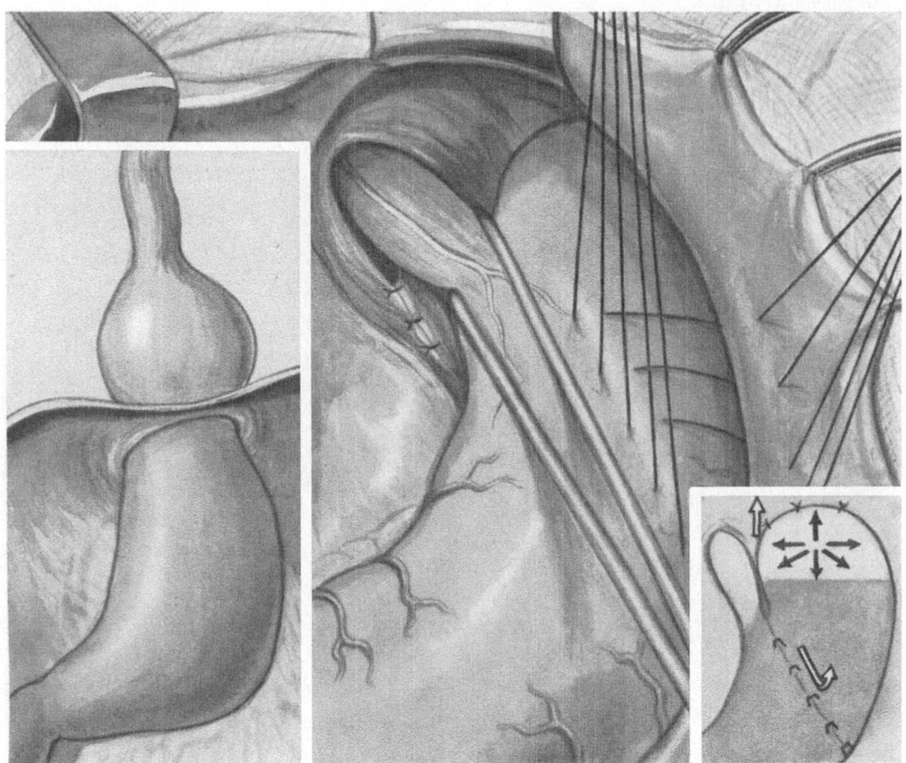

Abb. 364. *Gastropexie bei Hiatus-Gleithernie.* Durch entsprechend angelegte Nahtreihe zwischen Magenvorderwand und vorderer Bauchwand kann der His'sche Winkel und der Klappenmechanismus soweit wiederhergestellt werden, daß Kontinenz der Kardia erzielt wird

β) Technik bei gleitender Hiatushernie (vgl. Abb. 364)

1. Akt: Zugangsweg:

Der obere Paramedianschnitt links ist der Schnitt der Wahl. Die hintere Rectusscheide wird in etwa 1,5 cm Abstand von der Mittellinie incidiert, damit sie bei der Gastropexie sicher miterfaßt werden kann.

2. Akt: Exploration des Abdomens und evtl. Bereinigung von Begleiterkrankungen (wie oben ausgeführt).

3. Akt: Gastropexie:

NISSEN hält eine Incision des Bruchsackes und zusätzliche Hiatusnaht für sinnlos. Nach seiner Originalmethode bleibt beim Gleitbruch der Bruchring unberührt. Die Gastropexie, im übrigen so ausgeführt, wie oben beschrieben, muß nach Knüpfen der Fäden in der Lage sein, die Kardia subdiaphragmal zu retinieren.

Diese einfache Technik der Gastropexie befriedigt nicht in allen Fällen; vor allem *bei großen, gemischten Hernien mit stark ausgeweitetem Hiatus* kann wegen mangelhafter Wiederherstellung des Hisschen Winkels noch ein beträchtlicher oesophagealer Reflux bestehen bleiben. Wo dies befürchtet werden muß, ist es angezeigt, den peritonealen Überzug doch zu eröffnen und die Kardia mittels eines Gummizügels anzuschlingen und nach caudal zu ziehen. Nach Durchtrennung der peritonealen Membran gelingt dies wesentlich besser, als wenn sie intakt bleibt. Ein sehr ausgeweiteter Hiatus soll verengt werden, wobei es vom Einzelfall abhängt, ob die Einengungsnaht vor oder hinter dem Hiatus erfolgt. COLLIS (1960) empfiehlt den Hiatus so einzuengen, daß der Oesophagus den Hiatus möglichst weit dorsal passiert. Der Einmündungswinkel des Oesophagus in den Fundus wird dadurch verkleinert, was die Reflux-bekämpfung verstärkt.

   4. Akt: Bauchdeckenverschluß:
   Wie bei allen Gastropexien besonders sorgfältig durch Vereinigung von Peritoneum und hintere Rectusscheide mit Einzelknopfzwirnnähten, welche in die Lücken der Gastropexie-nähte gelegt werden.

e) Die Methode der Fundoplicatio nach Nissen (1955, 1960)
(Abb. 365—369)

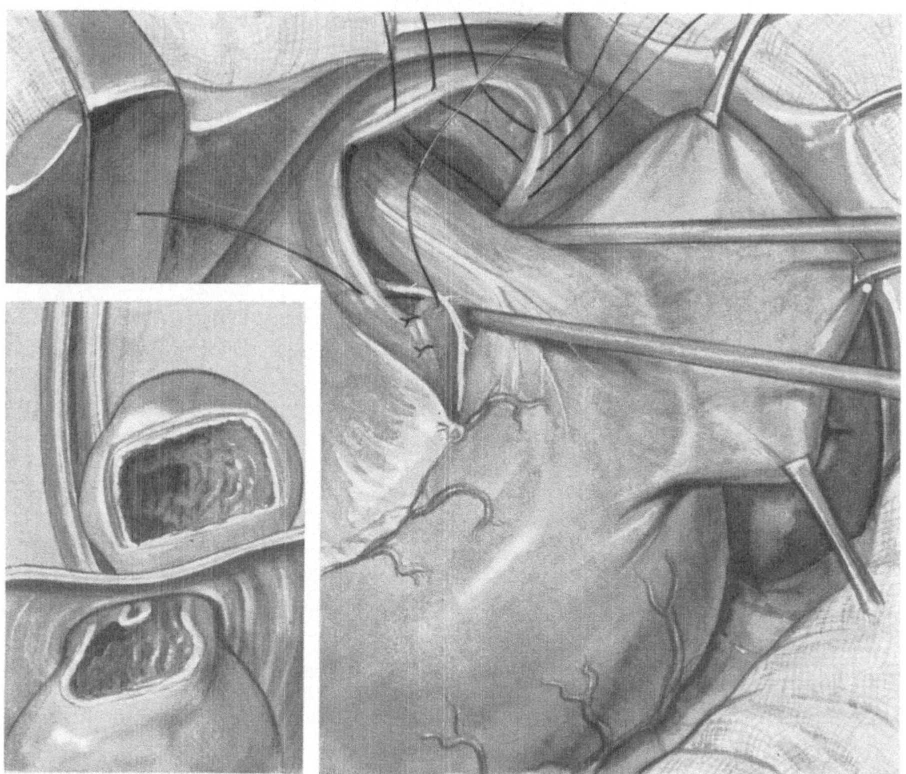

Abb. 365. *Fundoplicatio abdominalis (I)*. Bei paraoesophagealer Hernie kann der Hiatus so sehr erweitert und der hernierte Fundus so schlaff und distendiert sein, daß die alleinige Gastropexie zur Refluxbeseitigung nicht genügt. Hiatusnaht und Verwendung des dilatierten Fundusmaterials zur Fundoplicatio sichern Kontinenz und intraabdominelle Position der Kardia

   Die Fundoplicatio kann auf abdominellem und thorakalem Zugangsweg aus-geführt werden. Die *abdominelle Fundoplicatio* kommt für Hiatusbrüche in Be-tracht, bei welchen die Symptomatologie der Kardiainsuffizienz vorherrscht. Die *thorakale Fundoplicatio* (NISSEN, 1960) ist die Methode der Wahl für Rezidiv-hernien nach vorausgegangenen Hiatusplastiken (z. B. nach HARRINGTON, ALLISON oder SWEET); ferner bei intrathorakal fixierten Hernien und bei erworbenem kon-genitalem Brachyoesophagus sowie bei lange bestehenden Hernien, welche durch chronisch entzündliche oder malignitätsverdächtige Veränderungen kompliziert sind (Oesophagitische Strikturen, Hernienulcus, epiphrenale Divertikel mit Durchwanderung, Neoplasma).

α) Fundoplicatio abdominalis

1. Akt: Zugangsweg

Linksseitiger Rippenbogenrandschnitt oder linksseitige paramediane Oberbauchlaparotomie.

2. Akt

Freilegung der Kardia und Hernie; Anschlingen der Kardia mit einem Gummizügel, mit dessen Hilfe sie kräftig nach caudalwärts gezogen wird. Bei großen Hernien mit stark ausgeweitetem Hiatus und dilatiertem Magenfundus (vgl. Abb. 365) ist eine Hiatusnaht zweckmäßig und die Fundushinterwand so weit zu mobilisieren, daß die Vereinigung von Vorder-

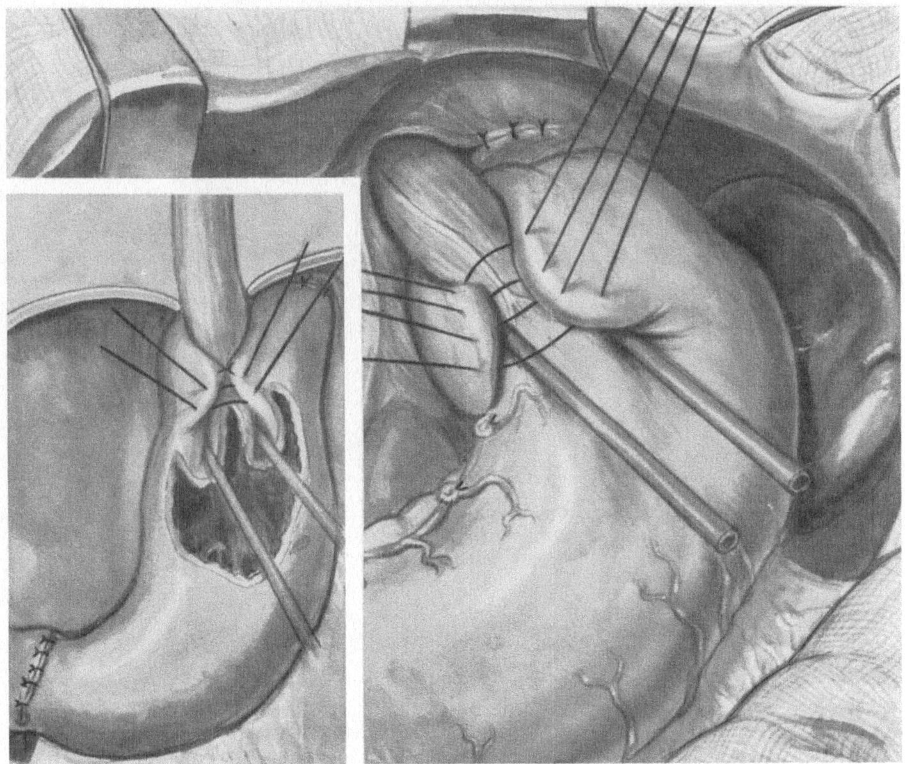

Abb. 366. *Fundoplicatio abdominalis (II)*. Die angeschlungene Kardia wird nach caudal gezogen. Der mobilisierte Fundus wird dorsal-medial um den abdominellen Oesophagus gelegt und ventral durch seromuskuläre Nähte vereinigt. Damit ist dessen intramurale Einbettung und ein in das Magenlumen vorspringender Kardiamund erreicht

und Hinterwand über Kardia und intraabdominellem Oesophagus ohne Spannung möglich ist, überschüssiges Fundusmaterial wird an der Unterfläche des Zwerchfells befestigt (vgl. Abb. 366). Während der Operation liegt ein Magenschlauch (Charrière 26—28), um übermäßige Einengung des Oesophagus zu vermeiden. Die dicke Sonde wird nach der Operation durch eine gewöhnliche transnasale Magensonde ersetzt.

Durch die Einbettung des intraabdominellen Oesophagus in die Fundusfalten wird die Kardiamündung tief in das Mageninnere verlagert (vgl. Abb. 366 Insert). Bei Zunahme des intragastralen Drucks wird der invaginierte Speiseröhrenabschnitt komprimiert und ein oesophagealer Reflux unmöglich. Der Vagus soll geschont werden. Wurde er stärker lädiert oder bewußt vagotomiert, wird eine Pyloroplastik angeschlossen.

3. Akt: Die Kombination von Fundoplicatio mit Gastropexie (vgl. Abb. 363 d) wurde von NISSEN zunächst befürwortet, dann wieder verlassen (NISSEN und ROSSETTI, 1963). Sie kann notwendig sein, wenn durch alleinige Fundoplicatio die subdiaphragmale Position der Kardia nicht gewährleistet ist. Auch eine einengende Hiatusnaht vermag nicht immer gegen ein Hernienrezidiv zu sichern. Die Gastropexie folgt den gleichen Grundsätzen wie oben beschrieben wurde.

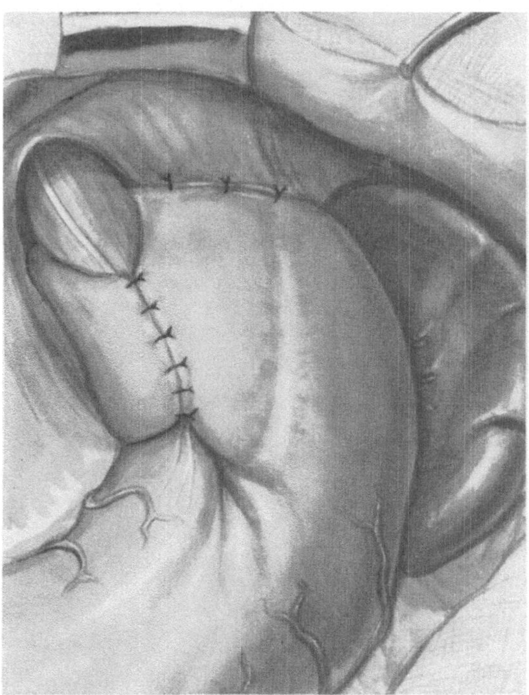

Abb. 367. *Fundoplicatio abdominalis (III).* Endzustand. Bei Steigerung des intragastralen Druckes wird der von Magenwand umhüllte caudale Oesophagus komprimiert und Kontinenz der Kardia erreicht

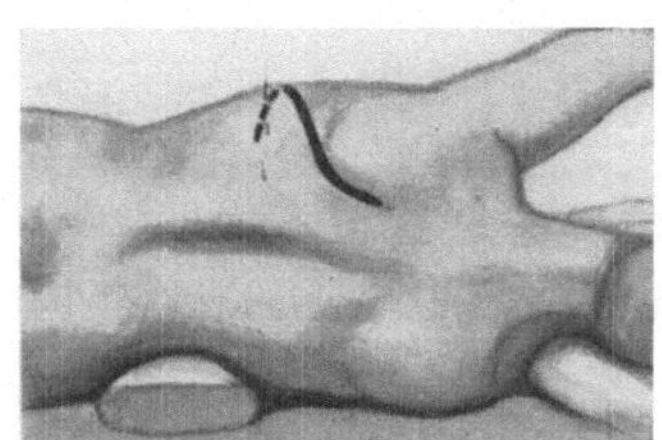
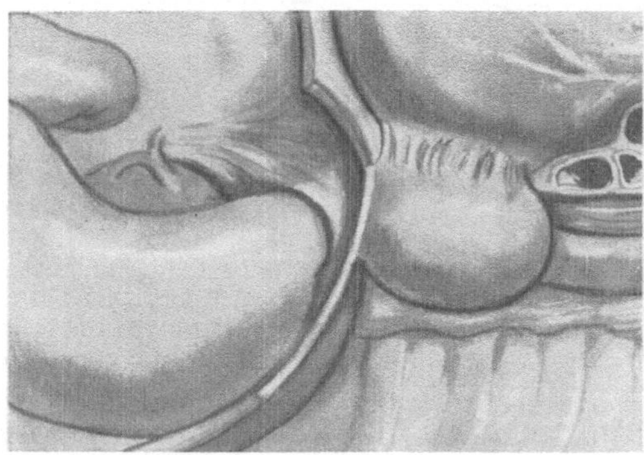

Abb. 368a u. b. *Fundoplicatio thoracalis (I).* Lagerung zur linksseitigen Thorakotomie bei fixierter, gemischter Hiatushernie (b)

β) Fundoplicatio thorakalis (Nissen, 1960)

Das Vorgehen ist aus den Abb. 368, 369, 370 ersichtlich.

Postoperative Komplikationen sind relativ selten. NISSEN und ROSSETTI (1963) haben Magenfistelbildung im Bereich der Fundoplicatio, intraoperative Milzverletzung mit nachfolgender Splenektomie und als relativ häufige funktionelle Störung die postoperative Stenose in Höhe der Fundoplicatio beobachtet. Die Passagebehinderung ist meist vorübergehend und kommt nach 4—6 Wochen zum Abklingen. Bei schwerer Dysphagie durch Stenose in Höhe der Fundoplicatio wird man mit geduldiger Sondendilatation zum Ziele kommen.

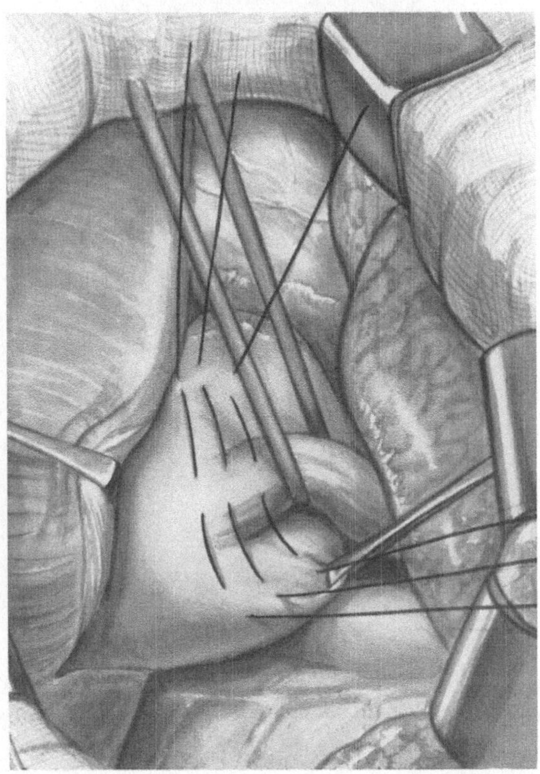

Abb. 369. *Fundoplicatio thoracalis (II)*. Von der freigelegten Hernie wird Fundusvorder- und Rückwand zur Invagination des caudalen Oesophagus verwendet. Der Hiatus ist nach lateral etwas eingekerbt

f) Die Methode der „balanced operation" nach J. K. Berman und E. J. Berman (1959)
(Abb. 371)

besteht aus einer Kombination mehrerer Maßnahmen (vgl. Tabelle 48)

Hierdurch soll eine normal-anatomische Lage, Normalisierung der Passage und Korrektur der Sekretion erreicht werden. Wir selbst kombinieren mit einer selektiven proximalen Vagotomie und verwenden das Verfahren im Rahmen form- und funktionsgerechten Operierens, und zwar sowohl für Gleithernien als auch für paraoesophageale und gemischte Hernien. Da Form und Funktion in optimaler Weise wiederhergestellt werden, ziehen wir sie allen anderen Methoden vor. Unsere bisherigen Erfahrungen sind sehr günstig. Abb. 373a, b zeigt einen Fall von gleitender Hiatushernie. Die gute Formkorrektur nach „balanced operation" ist unverkennbar.

Tabelle 48. *„Balanced Operation" der Hiatushernie. Nach* Berman *(1959)*

1. Lagekorrektur von abdominalem Oesophagus, Cardia und Magen. *(Gastropexie,* Hiatusnaht*)*
2. Beseitigung der Cardiainsuffizienz = Herstellung des Hisschen Winkels. *(Oesophago-Fundopexie)*
3. Korrektur einer Vagushyperfunktion durch *selektive proximale Vagotomie*
4. Korrektur einer Stase im Antrum durch *Pyloroplastik*
5. Behandlung anderer Oberbaucherkrankungen *(Cholecystektomie,* Ulcusexcision o. ä.)

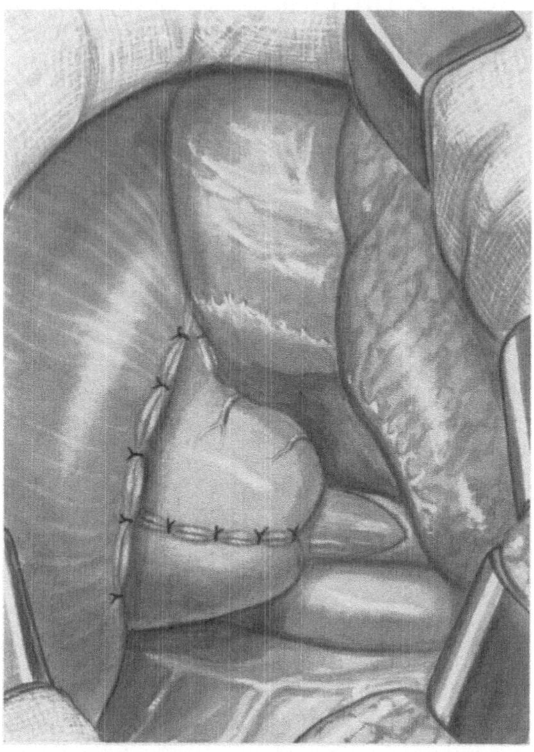

Abb. 370. Fundoplicatio thorakalis (III) Endzustand. Die Seromuscularis-Nähte sind geknüpft.
Der epidiaphragmale Magenprolaps ist in den erweiterten Hiatus eingenäht

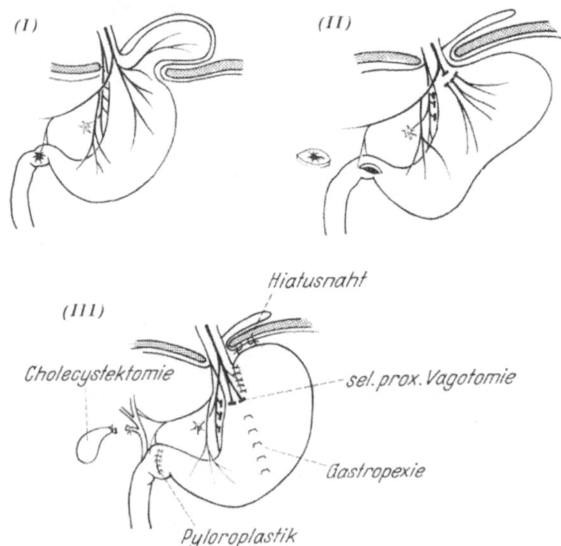

Abb. 371. „*Balanced operation*". (Nach BERMAN, 1959.) Hiatushernien sind oft mit Hypersekretion und Hyperacidität, Ulcus duodeni und Cholelithiasis kombiniert. Die Operation
nach BERMAN (1959) korrigiert alle Abweichungen von Form und Funktion. Wir empfehlen
ihre Kombination mit einer selektiven proximalen Vagotomie

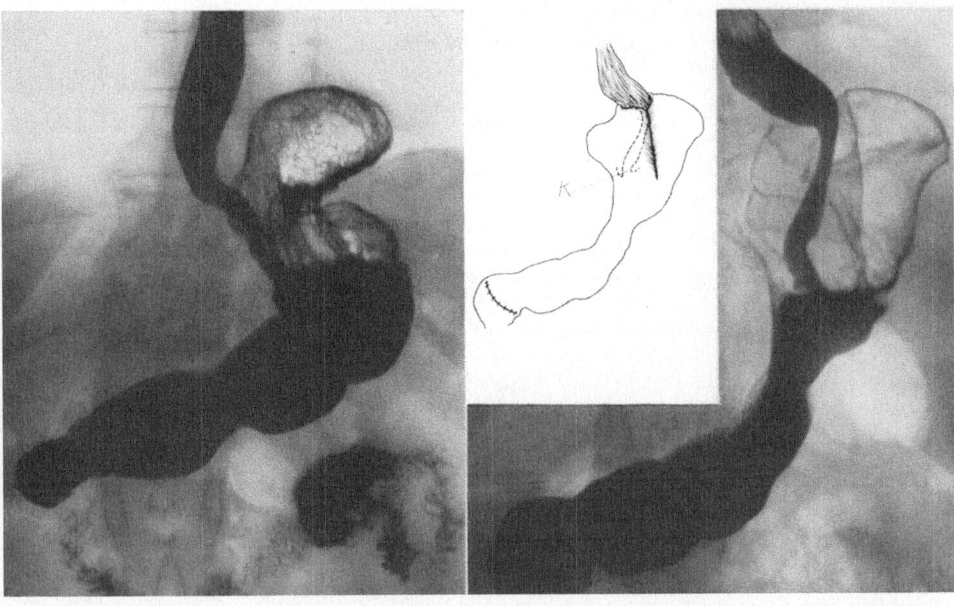

Abb. 372a u. b. *Paraoesophageale Hiatushernie.* a Zustand präoperativ. b Zustand postoperativ — Fundoplicatio + Pyloroplastik (♀, 52 J.). Die Caudalverlagerung des Kardiamundes in das Mageninnere ist gut erkennbar (vgl. Insert, K). Pyloroplastik wegen unbewußter
Schädigung der Trunci N. vagi unerläßlich

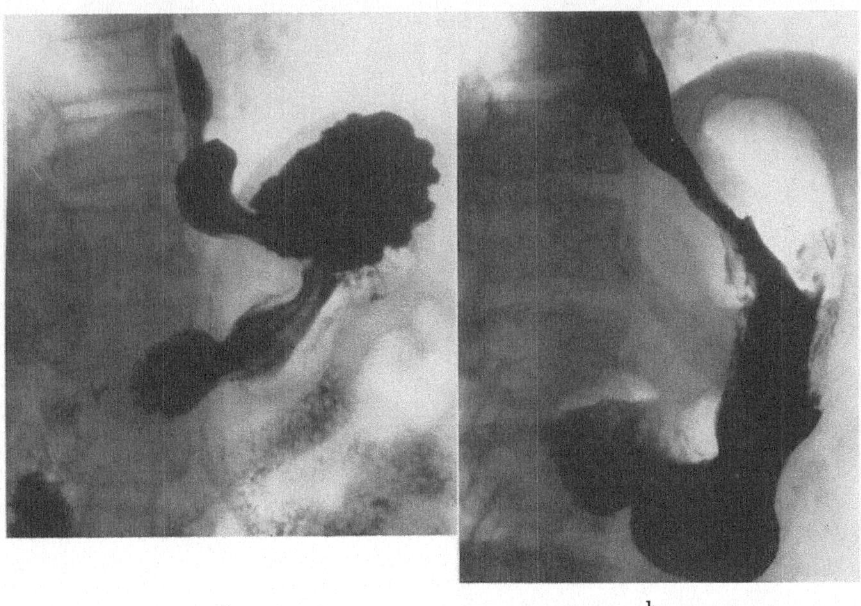

Abb. 373a u. b. *Gleitende Hiatushernie.* a Zustand präoperativ. b Zustand nach „balanced
operation“ mit Cholecystektomie. Die durch Streckung des abdominellen Oesophagus erzielte
Lagekorrektur des ganzen Magens wird deutlich (♂, 47 J.)

6. Resultate

Tabelle 49. *Behandlungsergebnisse bei Hiatus- und Zwerchfellhernien*

Autor	Bruchform	Zahl der diagnost. Fälle	Zahl der operierten Fälle	Operationsmethode	Postop. Mortalität	Postoperative Funktion				Rezidive
						geheilt	gut	befriedigend	schlecht	
SWEET u. WILKINS, 1962	GL. H. P. OE. H. GEM. H.	} 500	394	links-thorakal, abdominal- links thorakal, abdominal, Reposition, Bruchsackraffung oder Abtragung Hiatusnaht	4 0 0					31 (7,8%)
NUBOER, 1959	H. H.	264	248	links-thoraco-transdiaphragmal nach ALLISON und Oesophagus-Fundopexie	25		171	28	12	17 (211 F.) (8%)
NISSEN-ROSSETTI, 1963 (1955—1962)	GL. H. P. OE. H. Mp.-Kt. Br.-Oe.		452	Gastropexie, Fundoplicatio, Gastropexie und Fundoplicatio abdominal und thorakal	1 4 0	} 81% (101 F.) } 96% (109 F.)				35 (Rö.)
DERRA-REITTER, 1959 (1947—1958)	Br.-Oe. cgt. H. H. P. OE. GL. H.	8 11 7 81 } 115	107	links-thoraco-transdiaphragmale Reposition, Hiatusnaht, Oesophago-Hiatopexie	4 (3,7%)	86 (80,4%)		14 (13%)		5 (4,7%)
ADKINS-HUGHES-BLADES, 1961 (1954—1960)	H. H. GL. H. P. OE. H.		125	links-thoraco-transdiaphragmal nach ALLISON	2 (1,6%)	Oesophagitis und Reflux 89%		8%	3%	3 (89 F.)

Fortsetzung Tabelle 49

Autor	Bruchform	Zahl der diagnost. Fälle	Zahl der operierten Fälle	Operationsmethode	Postop. Mor- talität	Postoperative Funktion				Rezidive
						geheilt	gut	befrie- digend	schlecht	
BRINTNALL, BLOME, TID- RICK, 1961 (1947—1957)	H. H. Br. Oe.	109	100 7	links-thoraco-transdia- phragmale Reposition, Hiatusnaht, Oesophago-Hiato- bzw. Fundopexie	 2	45 (78 F.)	17 (78 F.)	16 (78 F.)		14 (Rö.) (29 F.) (48%)
BLAHA, SEIF- FERT, 1961 (1952—1960)	GL. H. H. H. P. OE.	43 62 19	27 44 17	abdominell, 23 links-thorakal- 3 abdominell, 14 Reposition, Hiatusnaht	2 5 3		17 (22 F.) 8 (12 F.)		1	4 4
IMDAHL, POELL, 1962 (1952—1961)	H. H.	47	27	abdominell, Reposition, Hiatusnaht mit anteri- orer Oesophagus-Ver- lagerung, Oesophago- Fundopexie	2	11 (18 F.)	1	4	2	8 (Rö.)
ALLISON, 1957			450							13
HUSFELDT, 1952			42							18
BERMAN, BER- MAN, 1961 (1951—1960)	H. H. Br. Oe.		105 2	„Balanced Op.“ abdominell, Reposition, Vagotomie, Hiatusnaht, Raffnaht des Bruchsacks, Oesophago-Fundopexie, Pyloroplastik, Cholecyst- ektomie	1	101		2		1 (Rö.)

Kommentar

Operative Behandlung der Hiatushernie

Eine kritische Übersicht

Von R. Nissen

Als der Autor der vorliegenden Monographie mich um diese kritische Übersicht bat, habe ich zunächst bezweifelt, ob ich dazu qualifiziert bin. Wenn man eine eigene Methode angegeben und ausgiebig benutzt hat, besteht die Gefahr der Voreingenommenheit. Ich hoffe indes daß ich die zur Behandlung des Themas notwendige Objektivität besitze.

Da ist zunächst einmal die Indikation zum chirurgischen Eingriff bei den *Gleitbrüchen* des Hiatus, welche die weit überwiegende Majorität der Hiatushernien darstellen. Man muß sich darüber klar sein, daß die meisten Gleitbrüche symptomlos bleiben, daß aber das Maß der Beschwerden nicht von ihrer Größe abhängt. Häufig ist der röntgenologische Befund der Hernie so augenfällig, daß man leicht geneigt ist, sie für Oberbauchsymptome oder kardiale Sensationen in Anspruch zu nehmen, die nichts mit ihr zu tun haben. Im Grunde genommen gibt es nur *ein* Symptom, das eine gezielte Behandlung rechtfertigt; das ist die Refluxoesophagitis mit ihren eindeutigen klinischen und röntgenologischen Erscheinungen. Fehlen sie, dann ist ein operativer Eingriff gegenstandslos; und sicherlich ist ein Teil der chirurgischen Miß-erfolge weniger dem Versagen der angewandten Methode als vielmehr dem indikatorischen Versagen des Operateurs zu verdanken.

Man muß im Rahmen einer Begrenzung der Anzeigestellung auf den in der Literatur immer wieder betonten Einklemmungsmechanismus hinweisen. So sicher diese Strangulation die große Gefahr der paraoesophagealen Hernie ist und hier *einschränkungslos* die operative Therapie rechtfertigt, so wenig kann dieser Mechanismus für den Gleitbruch in Anspruch genommen werden. Ich habe niemals die venöse Stauung im prolabierten Magenabschnitt beobachtet, die in einzelnen Lehrbüchern abgebildet wird. Blutungen, ein seltenes Begleit-symptom der Hernie, sind wohl immer der erosiven Oesophagitis zuzuschreiben, nicht dieser venösen Stauung. Wenn man den erweiterten Hiatus und seine Beziehungen zum anliegenden Magen untersucht, ist die Entstehung einer Strangulation kaum vorstellbar. Es gibt dagegen Zustände von Refluxoesophagitis ohne nachweisbare Hiatushernie (auch außerhalb des Symptomenkomplexes vom Magen-Duodenalulcus); das sind die Fälle, die uns Anlaß gegeben haben, eine später nachweisbare Hiatushernie als Folge, nicht als Ursache des Refluxge-schehens aufzufassen.

Zur Beurteilung von Fernresultaten der einzelnen chirurgischen Verfahren herrscht keine einheitliche Untersuchungsmethodik. Röntgenbild und Symptomatik haben gleiche Be-deutung für die Beurteilung des Ergebnisses. Sie sind darum Voraussetzungen jeder Nach-untersuchung. *Ein Versagen der Operation ist dann evident, wenn klinisch und röntgenologisch der oesophageale Reflux wiedergekehrt ist.*

Allerdings sind für die 2 Eingriffe, die in unserem Erfahrungsgut dominieren, für *die Fundoplicatio und für die Gastropexie*, gewisse postoperative Beschwerden zu nennen, die der Methode, nicht einem Rezidiv zuzuschreiben sind. Bei der Gastropexie kommt es selten einmal zu ziehenden Schmerzen im Bereich der Anheftungsstelle der Bauchwand. Sie können erst geraume Zeit nach der Operation auftreten und so intensiv werden, daß die Ablösung des Magens notwendig wird. Das haben wir einige Male tun müssen, dann allerdings mit der Konse-quenz, daß Hiatushernie und Refluxoesophagitis wiederkehrten. Es empfiehlt sich also, mit dieser Korrekturoperation die Fundoplicatio zu verbinden. In der Tat waren diese indirekten Versager der Gastropexie und einige Fälle von Refluxoesophagitis ohne Ulcus und *ohne* Hiatushernie der Grund, die Fundoplicatio an die Stelle der Gastropexie zu setzen. Die Fundusraffung führt in ca. 10% der Fälle zu *vorübergehenden* Stenoseerscheinungen im Kardia-bereich, selten und auch nur vorübergehend zu pylorospastischen Erscheinungen, die bei Luftschluckern unangenehme Sensationen von Magendehnung auszulösen vermögen. Der passagere Charakter der beiden Folgeerscheinungen macht im ersten Falle selten einmal wiederholtes Bougieren notwendig. Im zweiten Falle kann man daran denken, der Plikatur eine Pyloromyotomie hinzuzufügen, wenn die Aerophagie schon vor der Operation aufdringlich in Erscheinung trat.

Die *Pyloroplastik als Zusatzoperation* der Wahl zu betrachten, halte ich für abwegig, wie der Eingriff jetzt überhaupt eine Verbreitung gefunden hat, die weit über das eng begrenzte Gebiet seiner Leistungsfähigkeit hinausgeht (Ihr mechanischer Erfolg läßt oft schon im Be-ginn zu wünschen übrig, und später stellt sich nach jeder Form der Pyloroplastik — außer der Finneyschen — wiederum ein Sphinctermechanismus in Pylorushöhe ein).

Für die Interpretation des „Hernienrezidivs" darf ich noch auf eine Fehlbeurteilung hinweisen, welche *die Fundoplicatio* betrifft. Das wesentliche und einzige Ziel der Operation ist die Verhinderung des Refluxvorganges; Herniensack und Hiatus bleiben unberücksichtigt. Die Ergebnisse rechtfertigen diesen Standpunkt. Ob die Fundusmanschette durch den erweiterten Hiatus früher oder später zurückschlüpft, ist irrelevant; wir führen ja auch in besonderen Fällen (kurzer Oesophagus) intrathorakal die Fundoplicatio (Abb. 368—370) aus, verlagern also bewußt den Fundus thorakalwärts. Das muß der Röntgenologe bei der Beurteilung des Spätbildes berücksichtigen. Wenn trotzdem das Zurückschlüpfen nur selten erfolgt, dann liegt es wohl daran, daß die Fundusmanschette voluminös genug ist, um den Hiatus nicht passieren zu können.

Verkleinerung der Hiatuslücke halten wir bei der Fundoplicatio für unnötig, bei der Gastropexie für fehlerhaft.

Die Gastropexie zur Beseitigung paraoesophagealer Hernien (bei denen so gut wie jede Operationsmethode wegen des einfachen mechanischen Problems erfolgreich ist) wurde zunächst nur benutzt bei Patienten im hohen Alter (8. und 9. Lebensjahrzehnt) und solchen, die in sehr schlechtem Allgemeinzustand nach länger dauernder Incarceration zur Operation kamen. Die günstigen Fernergebnisse führten dazu, den kleinen Eingriff auch bei anderen Trägern paraoesophagealer Hernien anzuwenden.

Die längs gerichtete *Anheftung des Magenfundus an den unteren Oesophagus* (zur Rekonstruktion des Hisschen Winkels) ist in der Lage, eine wesentliche Voraussetzung des Refluxvorganges auszuschalten; die Vergrößerung des Hisschen Winkels ist aber nicht die einzige Ursache der Regurgitation. Meine eigenen Erfahrungen mit dem Eingriff (gering an Zahl) waren *nicht ermutigend*. Bei der Relaparotomie fand ich bei 2 Patienten, daß die Oesophagus-Fundus-Nahtverbindung (anscheinend infolge der respiratorischen Bewegung des Zwerchfells) sich wieder gelöst hatte.

Die *Fixation des Fundus am Diaphragma*, gleichgültig ob als zusätzliche oder alleinige Maßnahme ausgeführt, dürfte die Aussicht auf dauerhafte Wiederherstellung des Hisschen Winkels nicht verbessern.

Die *„balanced operation" von* BERMAN und BERMAN muß epikritisch nach ihren einzelnen Phasen, die eben beurteilt wurden, betrachtet werden. Eine bedenkliche Beigabe des Eingriffs scheint mir die doppelseitige Vagotomie zu sein. Ihre Anwendung sollte wesentlich sorgsamer bedacht werden, als es neuerdings in der Magenchirurgie üblich ist.

Die Allisonsche Operation war für mich die Methode der Wahl, bis ich nach 6jähriger Beobachtung eines 1948 mit Gastropexie behandelten Falles zu dieser Methode überging. Es ist sicher mein Fehler gewesen, daß ich mit dem in seinen anatomischen Voraussetzungen sorgsam ausgearbeiteten Allisonschen Eingriff eine symptomatische Rezidivquote von 50% hatte. Aber entsprechen die funktionellen Ergebnisse der Methode auch den klaren anatomischen Überlegungen? Ich wage es zu bezweifeln.

Mit dem *Verfahren von* COLLIS, das gewisse technische Schwierigkeiten zu bieten scheint, habe ich keine Erfahrungen. Es wirft wieder die Frage auf, ob eine Rekonstruktion des Hisschen Winkels allein genügend ist.

Kommentar

Zur röntgendiagnostischen Beurteilung des Kardiagebietes mit besonderer Berücksichtigung kleiner Hiatushernien[1]

Von E. HAFTER

Das geschluckte Kontrastmittel durchläuft bei der *Röntgenuntersuchung im Stehen* entsprechend seinem hohen spezifischen Gewicht rasch den Oesophagus und passiert die Kardia ohne Verzögerung. Läßt man den Patienten unmittelbar nach dem Schlucken maximal inspirieren und den Atem anhalten, so verursacht die Hiatusklemme eine Blockierung der Passage. Bei der folgenden Exspiration wird der Abfluß in den Magen wieder frei. Bleibt auch bei maximaler Inspiration die Verbindung zum Magen durchgängig, so bedeutet dies einen mangelhaften Hiatusschluß, bedingt durch einen abnorm weiten Hiatus und damit eine Disposition zu Hiatushernie. Eine kleine Hiatushernie ist in der Regel im Stehen nicht zu erkennen, da sie ins Abdomen zurückgleitet. Die Untersuchung soll deshalb in *Horizontallage* erfolgen, die die *Oesophaguspassage verlangsamt* und die Hernie zum Durchtritt bringt. Beim Schlucken in Horizontallage erfolgt die Propagation des Kontrastmittels durch die Peristaltik

---

[1] Die Abbildungen entstammen der Arbeit: E. HAFTER, Röntgendiagnose der Hiatushernie, Der Radiologe 1, 1965.

des Oesophagus. Hat die peristaltische Welle den distalen Oesophagus erreicht, so öffnet sich das in der Ruhe kontrahierte Vestibulum oesophago-gastricum und gibt die Passage in den Magen frei. Auch im Liegen wird bei maximaler Inspiration der terminale Oesophagus durch die Hiatuszwinge verschlossen und der Abfluß in den Magen blockiert. Dabei kommt es häufig zu einer kugeligen Aufblähung der das Vestibulum bildenden letzten 3 cm des Oesophagus, zur *epiphrenischen Ampulla oesophagi* (Abb. 374). Bei der folgenden Exspiration entleert sich die Ampulle, das geblähte Vestibulum kontrahiert sich wieder auf seinen Ruhetonus und wird zum funktionellen Sphincter oesophagi inferior.

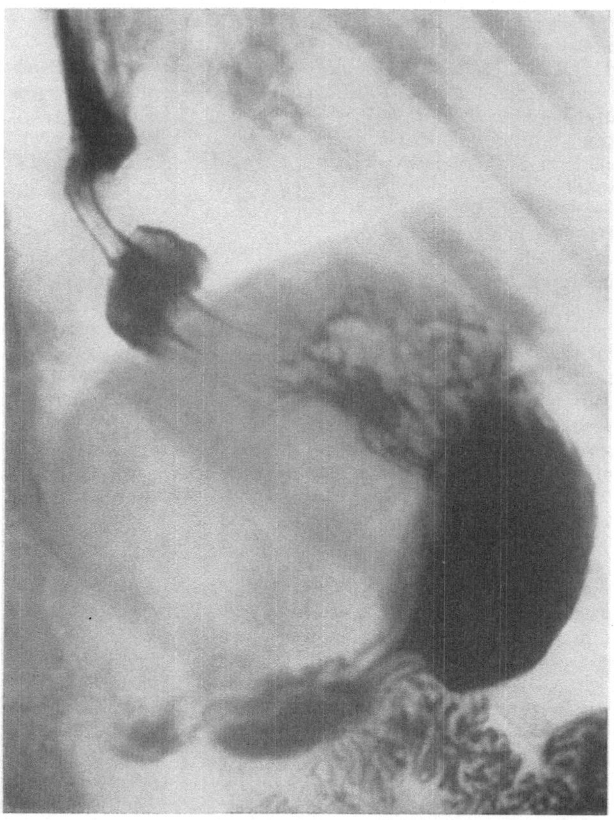

Abb. 374. Epiphrenische Ampulla oesophagi. Entsteht beim Normalen durch Blähung des inspiratorisch blockierten terminalen Oesophagus (Vestibulum oesophago-gastricum)

Die *Hiatushernie* tritt meist in Horizontallage aus. Kleine Hernien müssen jedoch durch eine besondere Technik zum Austreten gebracht werden. Durch Rücken-links-Kopftieflage (TRENDELENBURG) sammelt sich das Kontrastmittel in der Fornix und kann in der Exspirationsphase in die Hernie einfließen (Abb. 375). In Bauch- oder Bauchrechtslage auf dem Buckytisch wird bei adipösen Patienten durch die *Steigerung des intraabdominalen Druckes* die Hernie ebenfalls zum Austreten gebracht (Abb. 376). Bei mageren Individuen kann durch Unterlegen eines Schaumgummikissens der intraabdominale Druck erhöht und so der Austritt begünstigt werden.

Der Röntgennachweis einer Hiatushernie mißlingt, wenn das Herniengebiet — der terminale Oesophagus und der herniierte Magenteil — im Zeitpunkt der Aufnahme nicht mit Kontrastmittel gefüllt sind. Es empfiehlt sich deshalb vor der Aufnahme Kontrastmittel schlucken zu lassen, wobei berücksichtigt werden muß, daß flüssiges Kontrastmittel das Kardiagebiet schneller erreicht als Bariumpaste.

Die Aufnahme zur Darstellung einer Hiatushernie soll in der Regel *in Exspirationsphase* erfolgen, in der der Hiatus offen steht. Auf Bildern in Inspiration wird der herniierte Magen durch die Hiatusklemme vom subphrenischen Magenteil getrennt, was die Unterscheidung einer kleinen Hiatushernie von der physiologisch auftretenden inspiratorischen Erweiterung des Vestibulums und der epiphrenischen Ampulle, erschwert. Breite Magenschleimhautfalten im

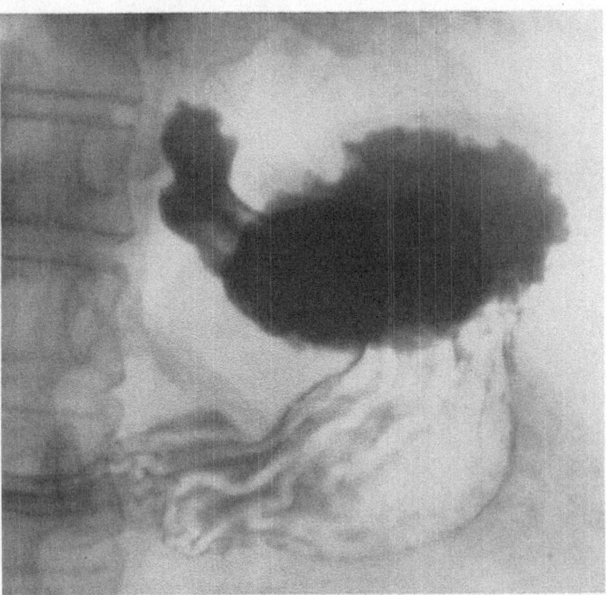

Abb. 375. Walnußgroße Hiatushernie in Rücken-Links-Kopftieflage (Zielgerät). Die distale Magenhälfte stellt sich durch Verlagerung der Luftblase ins Antrum mit Doppelkontrast dar

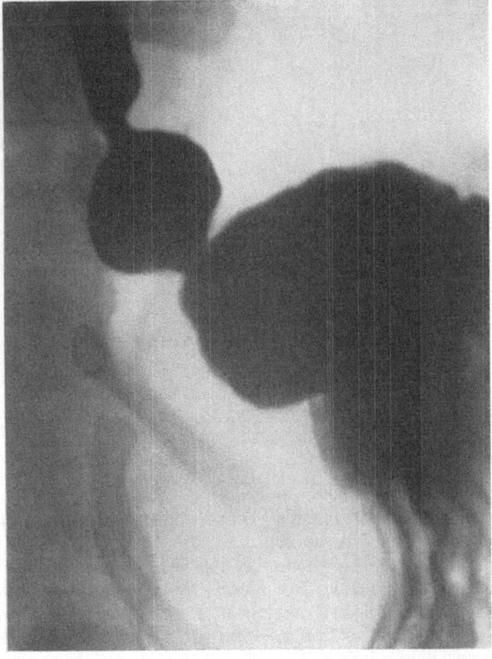

Abb. 376. Walnußgroße Hiatushernie in Bauch-Rechtslage (Buckytisch). Das Vestibulum proximal der Hernie ist durch Kontraktion vom weiter proximal gelegenen tubulären Oesophagus abgesetzt

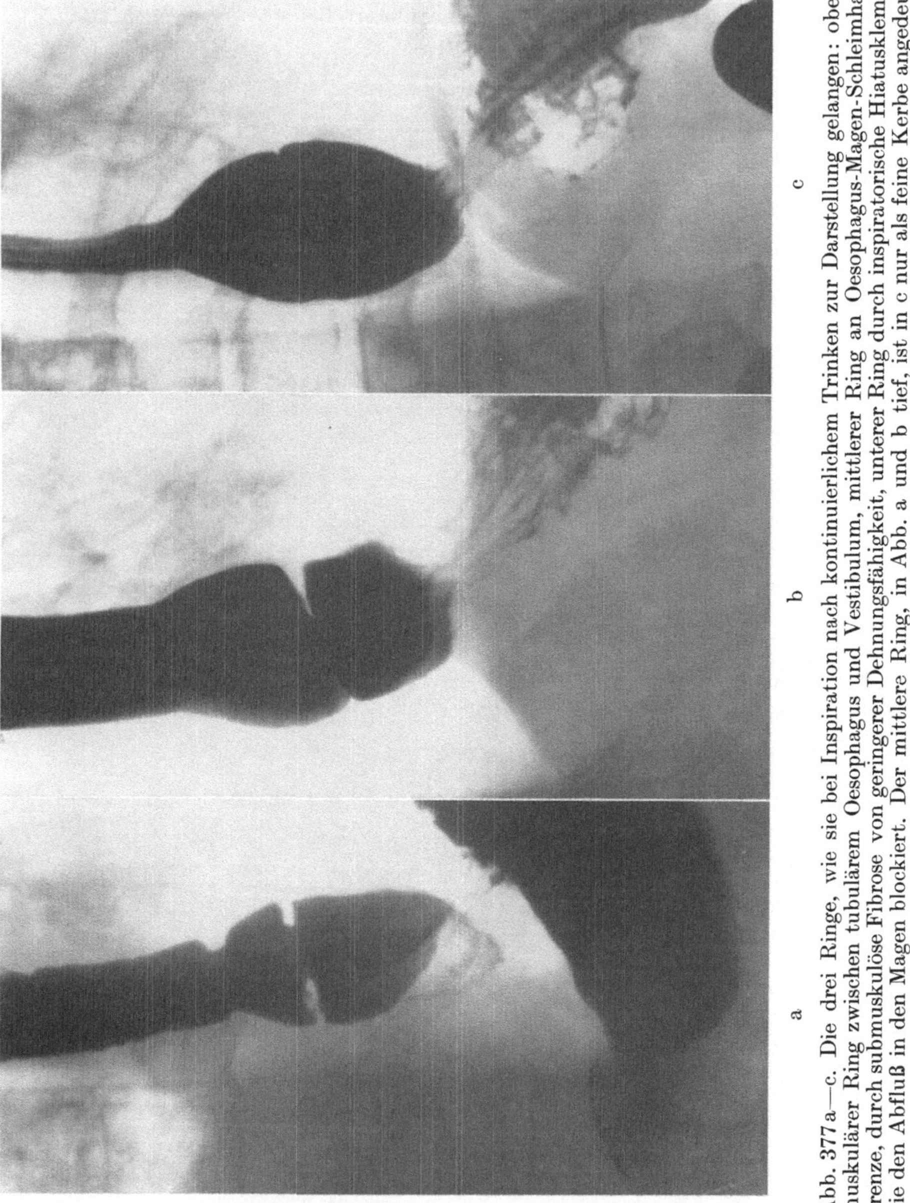

Abb. 377 a—c. Die drei Ringe, wie sie bei Inspiration nach kontinuierlichem Trinken zur Darstellung gelangen: oberer, muskulärer Ring zwischen tubulärem Oesophagus und Vestibulum, mittlerer Ring an Oesophagus-Magen-Schleimhautgrenze, durch submukulöse Fibrose von geringerer Dehnungsfähigkeit, unterer Ring durch inspiratorische Hiatusklemme, die den Abfluß in den Magen blockiert. Der mittlere Ring, in Abb. a und b tief, ist in c nur als feine Kerbe angedeutet

epiphrenischen Gebilde sprechen für Hernie. Wenn das Gebilde jedoch nur prall gefüllt zur Darstellung kommt, so muß zur Unterscheidung die Oesophagus-*Magen-Schleimhautgrenze* lokalisiert werden. Dies ist häufig möglich, da sich im Niveau der Schleimhautgrenze submukös vermehrt Bindegewebe findet, das einen *Bindegewebsring* bildet. Er wird jedoch radiologisch nur sichtbar, wenn die angrenzenden Partien, das Vestibulum und die Hernie, maximal gebläht werden. Dabei führt die verminderte Dehnfähigkeit des Bindegewebsringes an der Schleimhautgrenze zu einer Einziehung der Konturen. Eine maximale Blähung wird erreicht durch kontinuierliches Trinken von Kontrastmittel in Aufnahmestellung auf dem Buckytisch, wobei man den Patienten nach 5 Schlucken maximal inspirieren und den Atem anhalten läßt. Durch Blockierung des Abflusses werden Vestibulum und Hernie kugelig aufgebläht. Dabei kommen *3 quer verlaufende Ringe im Hiatusgebiet* zur Darstellung (Abb. 377): Ein *unterer Ring* durch die Hiatusklemme trennt den herniierten Magenteil vom subphrenischen Magen. Er verschwindet bei der folgenden Exspiration. Ein *oberer Ring* bildet sich zwischen tubulärem Oesophagus und Vestibulum. Er ist wenig ausgeprägt, inkonstant, wechselnd in seiner Tiefe und Breite, somit muskulärer Natur. Er entspricht dem oberen Rand des physiologischen „Sphincter oesophagi inferior". Endlich ein *mittlerer Ring*, konstant in Breite und Durchmesser, verursacht durch den *bindegewebigen Ring im submukösen Gewebe der Oesophagus-Magen-Schleimhautgrenze.* Er ist gelegentlich als tiefe Einziehung erkennbar und hat zu der *Fehldeutung eines "lower esophageal ring"* Anlaß gegeben. Wenn sein Durchmesser weniger als 13 mm beträgt, kann er Dysphagie verursachen. Oft ist er radiologisch nur als feine seitliche Kerbe zu erkennen, in einem Drittel der Fälle von Hiatushernie fehlt er ganz. Sein Nachweis erlaubt jedoch mit Sicherheit die Unterscheidung von einer epiphrenischen Ampulla oesophagi und damit die Diagnose einer kleinen Hiatushernie.

Daraus ergeben sich für die Röntgendiagnostik der kleinen Hiatushernie folgende *röntgentechnische Maßnahmen:*

1. Beurteilung der Hiatusklemme beim Schlucken von Kontrastmittel im Stehen mit nachfolgender maximaler Inspiration.

2. Untersuchung in Horizontallage.

a) Rücken-Links-Kopftieflage bei geringer Magenfüllung.

b) Bauch- oder Bauchrechtslage auf Buckytisch nach Prallfüllung des Magens. Bei mageren Individuen Schaumgummikissen unterlegen, um intraabdominalen Druck zu steigern.

3. Schlucken von Kontrastmittel in Aufnahmestellung, anschließend inspirieren, dann exspirieren lassen. Bei pastenartiger Konsistenz des Kontrastmittels Aufnahme nach zweiter, bei flüssigem Kontrastmittel nach erster Exspiration.

4. Soll eine kleine Hiatushernie mit Sicherheit gegen eine epiphrenische Ampulle abgegrenzt werden, so empfiehlt sich Aufnahme in Bauchlage wie unter Ziffer 2b, jedoch im Anschluß an kontinuierliches Trinken in Aufnahmeposition aus Schnabeltasse. Nach dem 5. Schluck Aufnahme in Inspirationsphase, wobei die drei Ringe zur Darstellung kommen.

5. In jedem Fall von radiologisch nachgewiesener Hiatushernie soll klinisch und radiologisch nach Begleitkrankheiten gesucht werden, um nicht wegen des eindrucksvollen Befundes einer Hiatushernie ein ernsteres Leiden, besonders ein Carcinom des Magen-Darmtraktes zu übersehen.

Literatur

HAFTER, E.: Röntgendiagnose der Hiatushernie. Radiologe 1, 141—147 (1965).
— Der sogenannte untere Oesophagusring. Dtsch. med. Wschr. 82, 2338—2342 (1964).

II. Kardiospasmus

1. Geschichtliches

THOMAS WILLIS (1674) beschreibt in den *"Pharmazeutika Rationalis"* als erster die Behandlung eines Kardiospasmus durch Bougierung. Verwendet wurde ein Stab aus Walfischbein mit einer schwammbewehrten Spitze. Es gelang WILLIS, die Bougierung ohne Perforation durchzuführen und den Patienten anzuleiten, sich selbst zu bougieren. v. MIKULICZ (1888) nahm einen Spasmus des Kardiasphincters, EINHORN (1888) ein Ausbleiben des Kadiaöffnungsreflexes als Ursache an. ROLLESTON (1896) und HURST (1913) prägten dafür die Bezeichnung *Achalasie des Oesophagus.* GOTTSTEIN (1901) schlug die extramuköse Kardiomyotomie an der Vorderseite der Kardia vor. HELLER (1913) führte die erste Kardiomyotomie auf abdominellem Wege an der Vorder- *und* Hinterwand der Kardia aus. Mit Recht wird also der Eingriff nach GOTTSTEIN und HELLER benannt. Zahlreiche andere Auffassungen über die Ätiologie der Erkrankung wurden im Laufe der Jahre vorgebracht. HELLER selbst (1921) berichtet über 16 Kardiomyotomien, HESSE (1929) über 29 in der Literatur erschienene Fälle. In den angloamerikanischen Ländern war BARLOW (1942) der erste, welcher 4 erfolgreiche Fälle berichtete. Heute wird mit wenigen Ausnahmen (REITTER, 1959) die Operation von GOTTSTEIN-HELLER und ihre Variationen für die Methode der Wahl angesehen (ALLISON, 1948; BERCHTOLD, 1956, 1960; T. HOLMES SELLORS, 1957; HEGEMANN, 1959; WULFF und MALM, 1960; TON, 1961; MAINGOT, 1961; NISSEN, 1963; GSCHNITZER und GRIESSER, 1963). Der Grund für die verzögerte Anerkennung der Kardiomyotomie liegt in der großen Zahl von Methoden, die — wenn auch wesentlich riskanter — günstige Anfangserfolge aufzuweisen schienen.

Die wichtigsten davon sind in den Abb. 378a—p zusammengefaßt. Außerdem wurde in Deutschland durch STARCK *die Sondendilatation* (Abb. 379) eingeführt, welche sich lange als nahezu alleinige Methode behauptete. Die Gottstein-Hellersche Kardiomyotomie wurde eigentlich erst wieder aufgegriffen, als ALLISON (1949), ALLISON und BARRETT (1949) die Nachteile der Anastomosenoperationen und Kardiaplastiken und als deren Folge die Refluxoesophagitis beschrieb. So kam die Gottstein-Hellersche Operation auf dem Umweg über die Niederlande (ZAAIJER, 1923; DELOYERS, 1950; SUERMONDT, 1953); Italien und Frankreich (LANZARA, 1946; FERRARI, 1950; JOYEUX, 1950; CESARE, 1955), England und USA (KAY, 1951; GRIMES, 1954; MAINGOT, 1955; BREWER, 1956; HAWTHORNE, 1956; SWEET, 1956; ELLIS, 1958; GAMMIE, 1958) in ihr Ursprungsland Deutschland zurück. Zunächst wurde stets

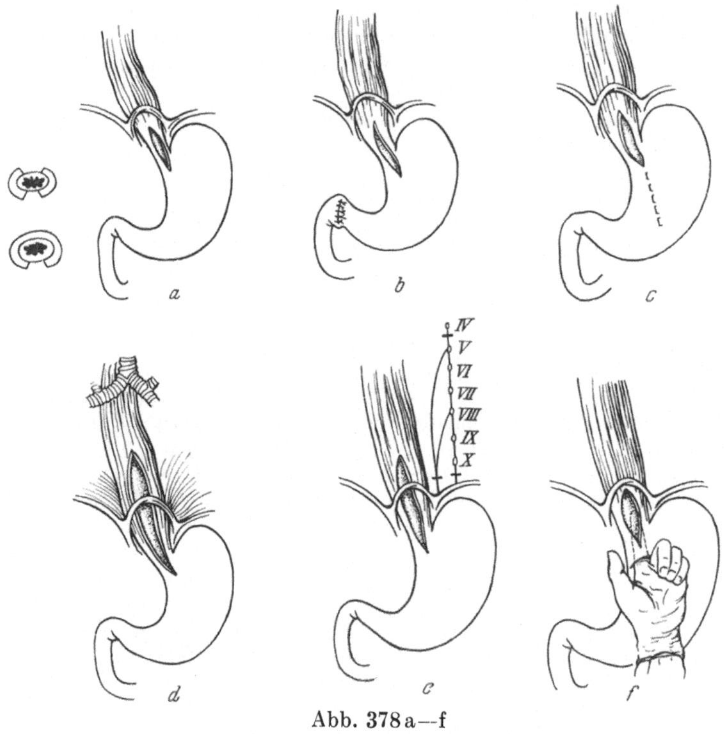

Abb. 378a—f

Abb. 378a—p. *Methoden der Kardiaomyotomie.* Die Variationen der Kardiomyotomie nach HELLER sind die derzeit gebräuchlichste Verfahrensweise bei Cardiospasmus. a Nach GOTTSTEIN (1901), HELLER (1913), ZAAIJER (1923) Muskeldurchtrennung an der Vorder- (und Hinter-)wand bis zur Freilegung der Mucosa. b Nach HAWTHORNE (1951). Myotomie der Kardia und Pyloroplastik. c Nach SUERMONDT, BOEREMA (1958); tiefe Myotomie bis auf die Magenmucosa (Durchtrennung des Schlingenmuskels der Kardia) und Gastropexie. d Nach FERGUSON (1960); thorakal begonnene und bis auf den abdominellen Oesophagus fortgesetzte Muskelexcision an der Vorderwand. e Nach FONTAINE (1950); thorakal durchgeführte Muskelexcision an der Vorderwand mit Resektion der Grenzstrang-Ganglien V—X. f Nach WANGENSTEEN (1951), AMBRUMJANZ: Abdominelle Myotomie auf dem über eine Gastrotomie eingeführten Zeigefinger. Nach HARDAWAY: dasselbe im thorakalen Vorgehen. g Methode nach WANGENSTEEN (1951); abdominelle Myotomie über einer durch Gastrotomie eingeführten Ballonsonde, Pyloroplastik. h Methode nach PEMBERTON-NARODIK; thorakale Myotomie über einer peroral eingeführten Ballonsonde. i Methode nach DORTENMANN-GSCHNITZER (1962); abdominelle Myotomie über einer peroral eingeführten Ballonsonde. k Methode nach RUDLER (1951); abdominelle Myotomie mit Deckung durch Fundusmaterial. l Methode nach LORTATJACOB (1953); abdominelle Myotomie mit Oesophago-Fundopexie zur Wiederherstellung des His'schen Winkels und Hiatopexie. m Methode nach D'ALLAINES-SANTY (1949); abdominelle Myotomie mit Oesophago-Fundopexie. (Variante zu l). n Methode nach TUTTLE (1958); Erweiterung durch Längsincision und Quernaht. o, p Methode nach PETROVSKY (1950); thorakale Myotomie und Umschneidung eines Zwerchfell-Lappens (o); Deckung der Myotomiewunde mittels des Lappens (p)

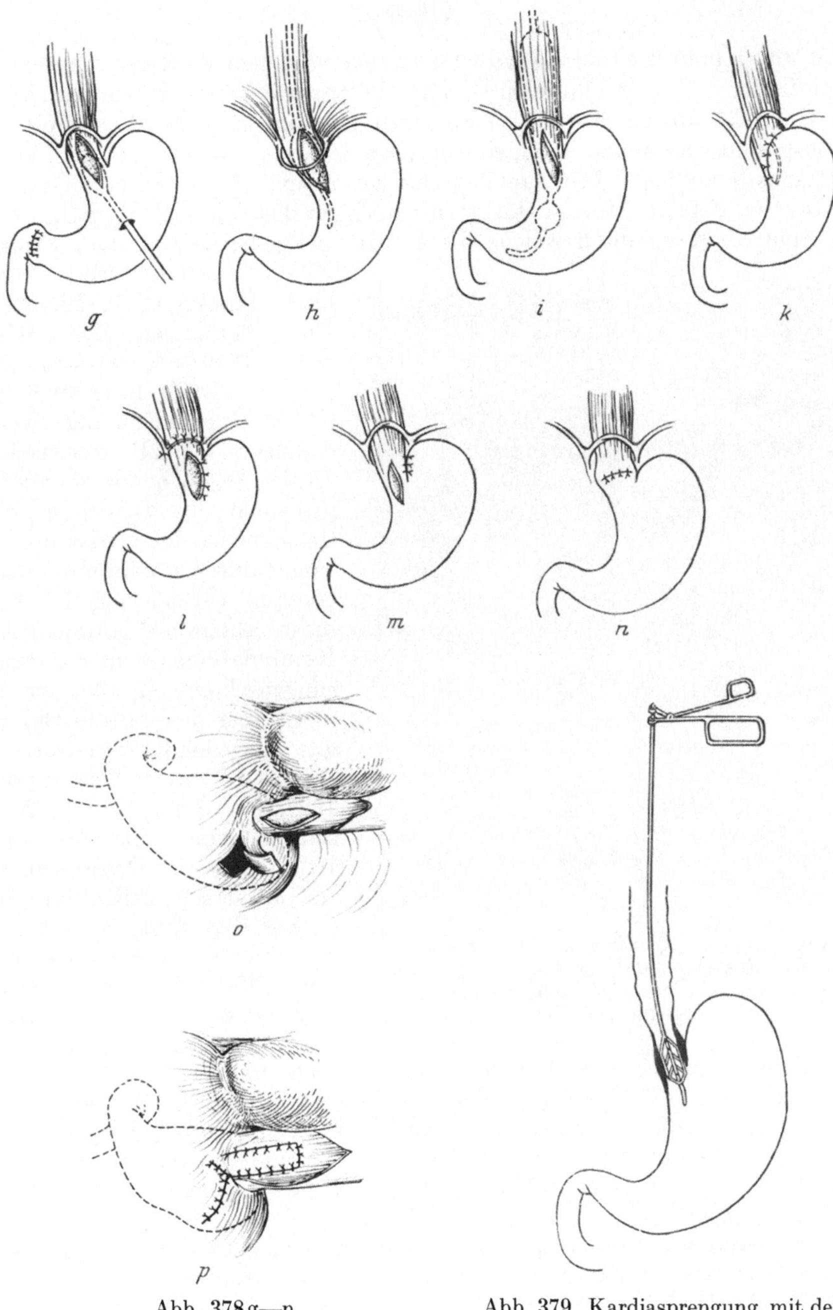

Abb. 378g—n

Abb. 379. Kardiasprengung mit dem Dilatator nach STARCK

abdominell operiert; Mißerfolge ließen zu einer Ausdehnung der Myotomie auf höhere Oesophagusabschnitte greifen. Die Ergebnisse wurden dadurch nicht wesentlich verbessert (Hiatushernien, Refluxerscheinungen; LORTAT-JACOB, 1953). Deshalb ist man zur abdominellen Operation zurückgekehrt (LORTAT-JACOB, 1953; RUDLER-MAINGOT, 1955). Transthorakales Vorgehen wird nur bei hoch auf den Oesophagus hinaufgreifendem Spasmus angewandt (POSTLETHWAIT und SEALY, 1961).

2. Ätiologie

Im Mittelpunkt des Interesses über die Ätiologie stehen die Experimente, durch welche Läsionen des intramuralen Ganglienzellapparates erzeugt wurden (ALNOR, 1956, Unterkühlung der Kardia — Degeneration des intramuralen Nervenplexus — Kardiospasmus; KÖBERLE, 1958, Kardiospasmus durch Infektion mit dem Erreger der Chagas-Krankheit). Die Ganglienzelldegeneration ist im ganzen Oesophagus nachweisbar (KAY, 1951), am stärksten jedoch im distalen Teil. Wichtig ist eine vegetative Neurose, durch welche die Kardia bei jeder psychischen Erregung in eine Dauerkontraktion gerät (SAUERBRUCH, 1937; HELMREICH, 1957; FAULKNER, 1940; WEISS, 1944, 1949; MCMAHON, 1951; FRIESEN, 1957). Aber auch völlig andere Zusammenhänge werden diskutiert, so z. B. zwischen cervicaler Osteochondrose und allgemeinen Tonusstörungen des Oesophagus (Herabsetzung des Tonus durch erhöhten Sympathicotonus, Vermehrung des Tonus durch erhöhten Vagotonus). Auch Kombinationen beider Tonusstörungen kommen vor; sie sind meist über den ganzen Oesophagus ausgedehnt (Syndrom von BARSONY-POLGAR-TESCHENDORF, 1927/28). SCHATZKI (1933) beschrieb eine charakteristische Kräuselung der Oesophaguskontur mit verschiedenen Synonyma (Pseudodivertikulose, segmentärer Spasmus, reflektorischer Spasmus, diffuse Oesophagusspasmen, Korkzieheroesophagus, Rosenkranzoesophagus usw., Abb. 380).

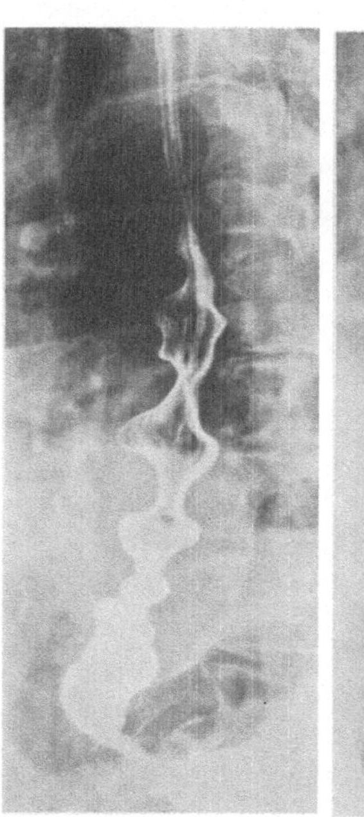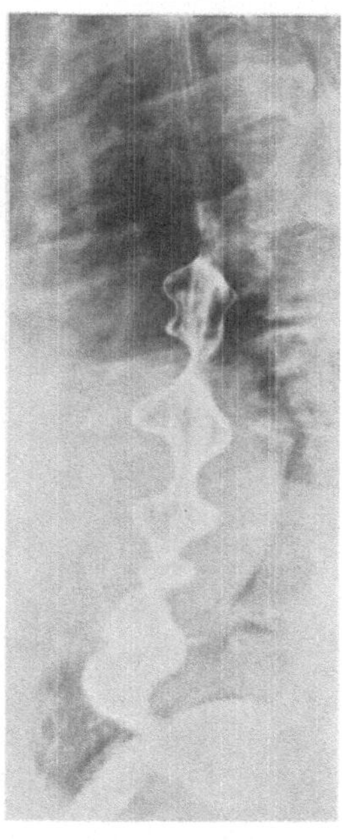

Abb. 380. *Diffuser Kardio-Oesophagospasmus* (♀, 66 J.). Die Spasmen sind segmental angeordnet. Sie verschwinden nach Kardiomyotomie und Gastropexie weitgehend

Nach MESSER und SIELAFF (1960) handelt es sich um eine Manifestation der segmentären Innervationsstörung einer Osteochondrose der HWS und BWS am Oesophagus. Bei 135 untersuchten Fällen überwog die hypotone Form (76 Fälle) gegenüber der hypertonen Form (11 Fälle); eine Veränderung des oesophagealen Tonus durch Extensionsbehandlung der Halswirbelsäule wurde röntgenkinematographisch nachgewiesen.

Andere Autoren glauben die Ursache der Störung des Schluckvorgangs im Kardiabereich im Vorhandensein eines sog. „Kardiasphincters" erblicken zu sollen (TON, 1961; LYONS, ELLIS und OLSEN, 1956). Doch herrscht hierüber keine volle Übereinstimmung (ATKINSON, 1957; CREAMER u. Mitarb., 1957; SCHLEGEL u. Mitarb., 1956; FYKE u. CODE, 1955; INGELFINGER, KRAMER u. SANCHEZ, 1954; KAY, 1951).

Über die derzeitige Auffassung vom Kardiamechanismus und seinen Störungen s. Kommentar IMDAHL, S. 90.

Nach REITTER (1959) ist die Störung der Kardiapassage Folge eines Dauertonus der Hiatuszwinge und daher nicht durch Kardiomyotomie, sondern durch eine Teildurchtrennung des hypertonischen Hiatusringes, d.i. *Hiatomyotomie*, zu beheben. Aus den Untersuchungen von Ton (1961) sowie den Druckmessungen im normalen Oesophagus muß man folgern (BERCHTOLD, 1962), daß eine „*Sphincterzone*" *vorhanden* ist mit selbständiger, von der Hiatuszwinge unabhängiger Sphincteraktion (PERT u. Mitarb., 1959; CREAMER, 1957, 1959).

Bei Kardiospasmus findet man:

a) das Fehlen einer normalen propulsiven Druckwelle im thorakalen Oesophagus und anstelle davon kleine unkoordinierte Drucksteigerungen;

b) das Ansteigen des Druckes im Bereich des physiologischen Kardiasphincters auf höheren Endwert als normalerweise, und sein sehr langsames Absinken. Außerdem das Auftreten simultaner Druckzacken im Oesophagus. Demnach fehlt der Öffnungsreflex der Kardia; statt dessen kommt es sogar zu einem kurzdauernden Hypertonus dortselbst.

Eigene Untersuchungen an intra operationem bei 25 Fällen von Kardiomyotomie entnommenen Excissaten (HOLLE, STOCHDORPH, BRÜCKNER, 1965) (vgl. Abb. 389) bestätigen das Vorliegen eines Ganglien- bzw. Nervenzellschwundes.

Eigene Beobachtungen bestätigen ferner die Ansicht von ELLIS, OLSEN, COLLIN, HOLMAN, CODE (1958), daß durch die chirurgische Behandlung die Kardia nur geschwächt, nicht aber völlig zerstört werden darf. Der Druck im Bereich des physiologischen Sphincters am Mageneingang soll nach dem Eingriff noch etwas über dem Mageninnendruck liegen, so daß er im Falle mangelhafter reflektorischer Erschlaffung doch vom statischen Druck des Oesophagusinhaltes überwunden werden kann.

OLSON, ELLIS u. Mitarb. (1957, 1958) haben mittels postoperativer Druckmessungen zeigen können, daß diese Forderungen von zwei Verfahren am besten erfüllt werden:

a) der unblutigen Dehnungsbehandlung (durch Starksche Sonde, Negusballon o.ä.);

b) der extramukösen Oesophago-Kardio-Myotomie nach GOTTSTEIN-HELLER *auf abdominellem oder links-thorakalem Wege.*

Alle operativen Methoden, welche die Kardia umgehen, ausschalten oder übermäßig erweitern, bewirken einen oesophagealen Reflux mit allen Komplikationen, von welchen die lästigste die sekundäre Stenose des caudalen Oesophagus ist.

3. Diagnose und Symptomatologie

Die Diagnose wird gestellt aus

a) der Erweiterung, b) *der Hypertrophie,* c) *der Elongation* des Oesophagus, d) *der konischen Einengung des terminalen Oesophagus.*

Leitsymptome sind *Dysphagie* (ausgelöst oder verstärkt durch *psychische Erregung), Husten, Sputum und pulmonale Eiterungen,* durch Aspiration von Oesophagusinhalt, *Gewichtsverlust, Schmerz* (in Form von quälendem Gefühl der Einschnürung hinter dem Brustbein bei Nahrungsaufnahme), *Regurgitation.* Das Leiden entwickelt sich in 3 Stadien, die an charakteristischen röntgenologischen Symptomen erkannt werden können. Im *ersten Stadium* sieht man die konisch zulaufende Einengung der Kardiaregion bei relativer Erweiterung der höheren Oesophagusabschnitte. Im *zweiten Stadium* erweitert sich der gesamte thorakale Oesophagus. Aktive peristaltische Bewegungen sind noch vorhanden (Abb. 387). Im *dritten Stadium* bleibt der abdominelle Oesophagus dauernd kontrahiert; oberhalb der Enge ist der gesamte Oesophagus erweitert und bewegungslos. Häufig wird das Leiden erst im dritten Stadium erkannt. Nur bei Diagnosestellung in den frühen Stadien ist volle Wiederherstellung der Oesophagusfunktion zu erwarten. Sind erst Dilatation, Fibrose und völlige Bewegungslosigkeit etabliert, können nur noch einzelne Symptome etwas gebessert werden.

Die wichtigsten Komplikationen sind:

a) Mäßige oder massive Blutung aus den exulcerierten Partien der Schleimhaut, b) die akute Perforation, c) die Stenose, d) die Ausbildung von Divertikeln, e) die Aspirationspneumonie oder Lipoidpneumonie, Pleuraerguß, Atelektase, pleuropulmonale Eiterung, Bronchiektasie und spontaner Pneumothorax; f) Mangel-

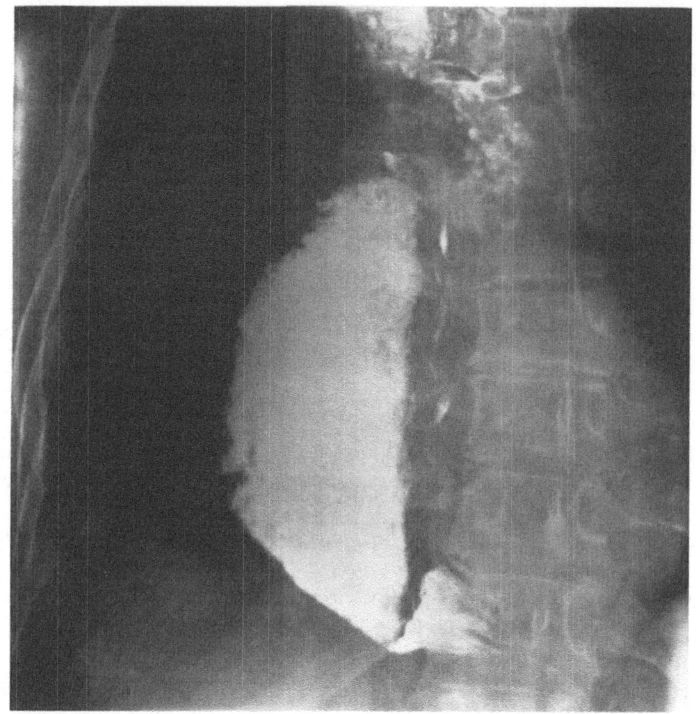

Abb. 381. *Kardiospasmus. III. Stadium:* Völlige Aperistaltik; kein primärer Megaoesophagus
(♂, 53 J.)

ernährung, speziell durch Mangel an Vitamin B und C; g) toxische Arthritis; h) selten die carcinomatöse Entartung des caudalen Oesophagusendes (ANDERSEN, 1953; ALLISON, 1956; BREWER u. Mitarb., 1956; ACHESON u. HADLEY, 1958; BERCHTOLD, 1960).

4. Therapie, Verfahrenswahl

In Betracht kommen: a) **Konservative Behandlung** in Form von α) vitaminreicher, schlackenarmer Diät; β) Psychotherapie; γ) Spasmolytica, z.B. Eumydrin, Amylnitrit, Octylnitrit, Atropin.

b) **Dehnungsbehandlung:** α) durch wassergefüllte Ballonsonde nach NEGUS, β) durch quecksilbergefüllte Ballonsonde nach HURST (letztere weitgehend verlassen). Auch aufblasbare Ballonsonden können in etwa 70% der Fälle eine Besserung erbringen; γ) durch den *Dilatator nach* STARCK (vgl. Abb. 379). Die Kardiasprengung mit dem Starckschen Dilatator wird am besten unter Röntgenkontrolle ausgeführt. Nach PROUD (1957) kann unter direkter oesophagoskopischer Beob-

Tabelle 50a. *Resultate verschiedener Verfahren der Behandlung des Kardiospasmus*
I. Starcksche Sonde (1934, 1952), auch Dilatatoren nach HURST (1915), TUCKER (1939),
BROWNE und MCHARDY (1941)

Autor	Zahl der operierten Fälle	nachuntersucht	postoperative Mortalität	Funktion		
				gut	befriedigend (Reflux, wiederholte Dilatation)	schlecht (Rezidiv, mehrfache Wiederholung)
VINSON, 1930	679		9	(70%)		
MOERSCH, 1933	804			(71%)	(16%)	
OLSEN-HARRINGTON u. Mitarb., 1951	601		2	(60,2%)	(8%)	(1%)
PALMER, 1957	24			2	22	
Duke-Serie (zit. nach POSTLETHWAIT, 1961)	53	43	2	9	17	10
REITTER, 1959 (1949—1956)	40			20 (50%)	14 (35%)	6 (15%)
GRIESSER u. GSCHNITZER, 1962	13	12		5	5	2
ALLISON, 1950	59	46		29	15	2

II. Gröndahl

Autor	Zahl der operierten Fälle	postoperative Mortalität	Funktion		
			gut	befriedigend (Reflux, Blutungen)	schlecht (Rezidive, Reoperationen)
BELL, 1946	10		8	2	
FRITZ, 1951	12		6	3	
KAY, 1951	32			23	9
GRIMES, 1953	26		13	13	
BREWER, 1956	10		3	2	5
III. Marwedel-Wendel					
WULFF, 1949	16	1	2	6	
EFFLER, 1955	12		3		9
IV. Heyrovsky (Sauerbruch)					
HEYROVSKY, 1913	2		2		
BARRETT, 1949	19		3	16	
FERRARI, 1950	23	1	21	1	
ALNOR, 1956	18		1	17	
RICHMAN, 1956	20		12	8	
REITTER, 1959	21 (transthorakal)	10%	14	2	2
V. Girard					
SWEET, 1956	28 (20)	2	8	4	
VI. Kardiaresektion					
SWEET, 1956	9		8	1	
RAPANT, 1957	6		4		
VII. Hiatomyotomie					
REITTER, 1959	2		2		

Tabelle 50 b. *Resultate der Oesophago-Kardiomyotomie nach* GOTTSTEIN-HELLER

Autor	Zahl der operierten Fälle		postoperative Mortalität	gut	befriedigend	schlecht
		nach- unter- sucht				
HELLER, 1913	1	1		1		
HEPP, 1949	13	9		5	4	
ALLISON, 1950	19	19		19		
BARRETT, 1950	11	11		10	1	
D'ABREAU, 1950	12	12		11	1	
NAVRATIL, 1950	16	16		16		
ANTTINEN, 1952	23	20	3	18		2
WOOLNER, 1952	23	23		22		1
SUERMONDT, 1953	37	36	1	32	4	
EFFLER, 1955	20	20		20		
MAINGOT, 1955	62	61	1	56	6	
HAWTHORNE, 1956	35	31	1 (3)	25	4	2
ACHESON, 1958	35	31	(2)	24	3	4
ELLIS, 1958	55	45		38	7	
GAMMIE, 1958	18	18		16	2	
MICHAUD-LA-TREILLE, 1955	156	156		134	5	11
GRIESSER u. GSCHNITZER, 1962	28	22	(1)	13	7	
HOLLE, 1967	47	43		38	4	1

achtung besonders sicher sondiert werden. Bei starker Elongation und S-förmigem Verlauf des caudalen Oesophagusabschnittes kann jegliche Bougierungsbehandlung unmöglich werden.

c) **Die Oesophago-Kardiomyotomie nach Gottstein-Heller und deren Variationen** (vgl. Abb. 382, 383). Andere Verfahren scheiden aus den oben angeführten Gründen praktisch vollkommen aus. Die *Indikation für die Kardiomyotomie* besteht, α) wenn die Dilatationsbehandlung infolge der starken Aussackung des caudalen Oesophagus zu gefährlich ist; β) bei Fehlschlagen der Dilatationsbehandlung; γ) im Kleinkindes- und Kindesalter, solange die Dilatationsbehandlung zu riskant ist; δ) bei Malignitätsverdacht der Stenose.

5. Resultate der Behandlung des Kardiospasmus
(Tabelle 50)

Epikritisch bietet die *extramuköse Oesophago-Kardiomyotomie nach* GOTTSTEIN-HELLER die *besten Erfolgsaussichten* bei geringstem Risiko. Die Indikation zu diesem Eingriff sollte vor allem in den fortgeschrittenen Stadien gestellt werden. Im Anfangsstadium, mit auf die Kardia beschränktem Spasmus, verdient die Starcksche Sonde den Vorzug. Größte Sorgfalt ist auf die Vermeidung eines postoperativen oesophagealen Refluxes zu legen. Dazu muß jede Traumatisierung des Hiatus vermieden werden. Überdehnung, Einkerbung und Erweiterung des Hiatus birgt die Gefahr der Kardiainsuffizienz und sekundären Hiatushernie. Die *Hiatomyotomie* kommt daher *nur in Ausnahmefällen* in Betracht, nämlich wenn sich der Hiatusring durch sekundäre Schrumpfung an der Stenose beteiligt. Weitere refluxverhütende Maßnahmen bestehen in der Beschränkung der Myotomie auf die Vorderwand, sowie der Kombination der Kardiomyotomie mit Maßnahmen zur Wiederherstellung eines spitzen Hisschen Winkels. ROSSETTI (1963) empfiehlt deshalb die Kombination der Myotomie mit einer Fundoplicatio. Nach unserer Erfahrung kann der Reflux durch eine *Kombination von abdomineller Kardiomyotomie mit Oesophago-Fundopexie*, evtl. Gastropexie, vermieden werden. Bei Hypersekretion (Testung!) ist die Vagotomie + Pyloroplastik ratsam.

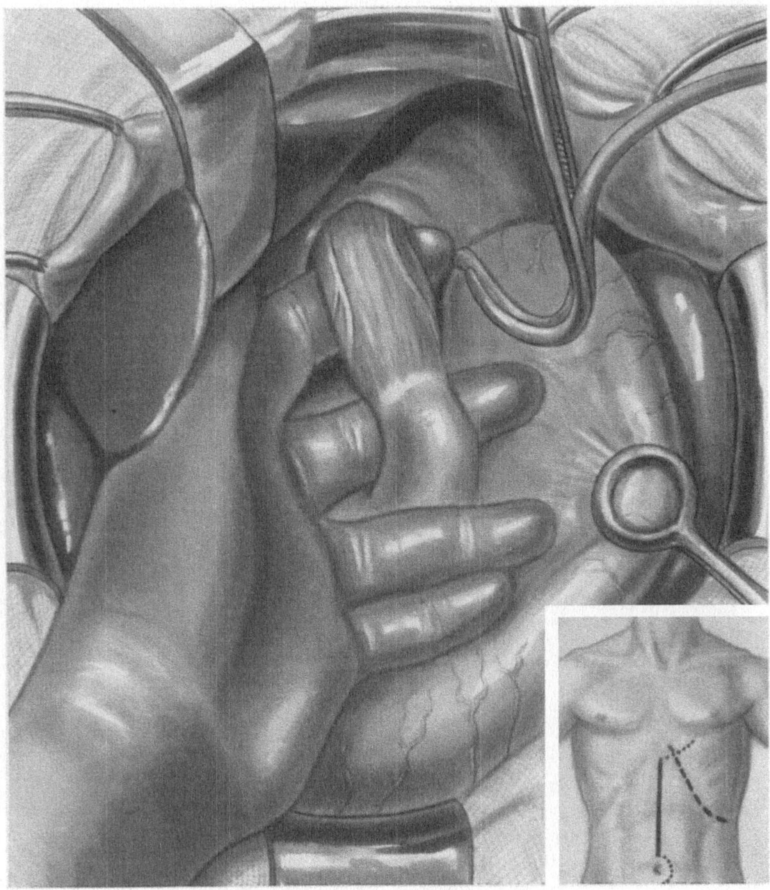

Abb. 382. Abdominelle Kardiomyotomie (modifiziert nach Gottstein-Heller),
1. Akt: Zugangsweg und Kardiafreilegung

6. Technik der Oesophago-Kardiomyotomie nach Gottstein-Heller (1901, 1913)

Vorbereitung

Präoperative, ein- bis zweimal täglich ausgeführte *Spülungen* des Oesophagus *mit schwacher Natrium-Bicarbonatlösung*, evtl. mit Zusatz von Penicillin, werden so lange durchgeführt, bis alle Zeichen der Oesophagitis zurückgegangen oder verschwunden sind. Die Ernährung erfolgt *ausschließlich mit flüssiger Diät*, welche kalorisch exakt berechnet ist. Vor Festsetzung des Operationstermins erfolgt eine Oesophagoskopie zur Kontrolle der Oesophagitis. Ist diese im Rückgang, so wird die Operation bestimmt, kurz vorher die Speiseröhre gründlich mit warmer Kochsalzlösung ausgespült und eine Naso-Gastralsonde eingelegt. Diese wird während der Operation und für die ersten postoperativen Tage belassen, jedoch keinesfalls längere Zeit, um keine Erosion im myotomierten Abschnitt zu riskieren.

a) Die abdominelle Kardiomyotomie
(Abb. 382, 383)

1. Akt, Zugang: Geht aus der Abbildung hervor.

Bei großem linkem Leberlappen muß das Ligamentum triangulare links einige Zentimeter weit abgelöst werden. Die vollständige Auslösung des Oesophagus aus dem Hiatus ist nach

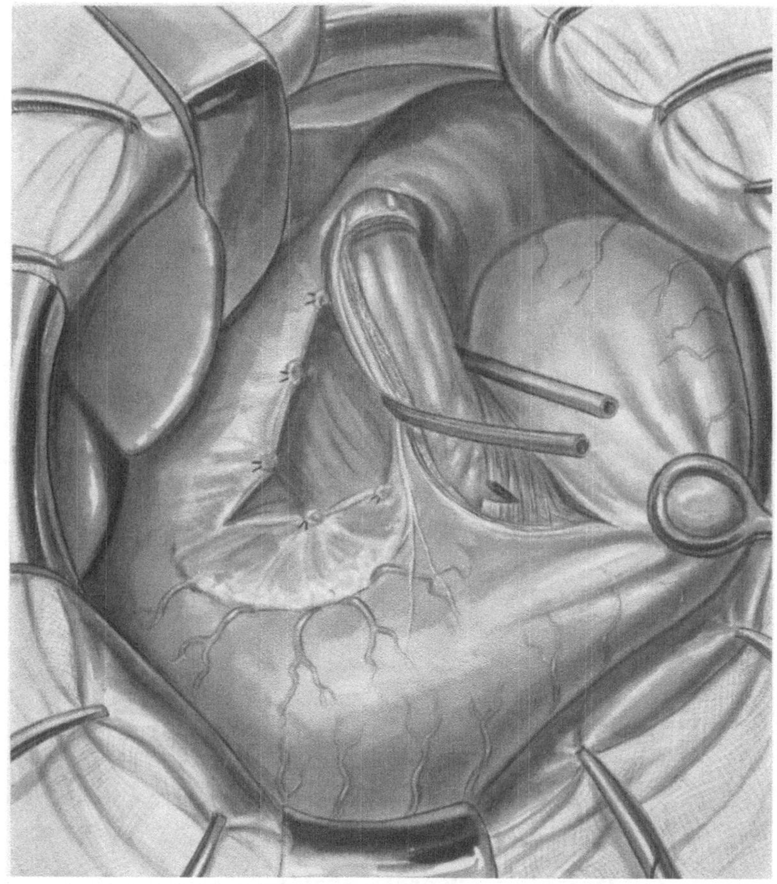

Abb. 383. *Abdominelle Kardiomyotomie. 2. Akt:* Myotomie der Kardiavorderwand

unseren jüngsten Erfahrungen nicht notwendig und besser zu vermeiden. Der Truncus ventr. N. vagi soll geschont werden. Eventuell wird eine selektive Vagotomie angeschlossen. Der Truncus dors. N. vagi, wird möglichst aus seinem Bett nicht luxiert. Es sei denn es soll vagotomiert werden. Eine Hyperacidität kann dies erforderlich machen. Dann muß natürlich auch eine Pyloroplastik hinzugefügt werden.

Der im Bereich des caudalen Oesophagus hypertrophierte Muskel schwillt u. U. auf eine erhebliche Dicke an. Die Stelle der stärksten Stenose wird als blasser Schnürring deutlich sichtbar (vgl. Abb. 382). Aber mitunter fehlt ein solcher auch vollkommen.

2. Akt, Kardiomyotomie (Abb. 383):

Anlegen einer Längsincision von ca. 8 cm Länge, welche den Muskelmantel durchsetzt und schrittweise bis in die Submucosa vorgeführt wird. Bei genauem Zusehen, evtl. unter Lupenkontrolle, läßt sich die äußere Längsmuskulatur und die darunter gelegene dünne zirkuläre Muskulatur mit ihren Verdichtungszonen des „*caudalen Oesophagussphincters*" und des „*Kardiasphincters*" deutlich erkennen. An einer Stelle dringt man auf die Schleimhaut vor und kann nun durch stumpfes Präparieren die Mucosa und die Muskelschicht leicht voneinander trennen und eine dosierte Entmuskelung der vorderen Circumferenz des intraabdominellen Oesophagus ausführen. Der schwierigste Akt ist die *Darstellung des Schlingenmuskels* von HELVETIUS (TON, 1961). Die Fibrae obliquae, welche sich kragenförmig um die Kardia legen, sollen nur teilweise durchtrennt werden (vgl. Abb. 383). Die Tiefe dieser Einkerbung ist rein von der Erfahrung abhängig. Im Zweifelsfall sei man mit der Incision eher zurückhaltend als zu freigebig. Zu ausgiebige Durchtrennung des Schlingenmuskels hat oesophagealen Reflux zur Folge; andererseits ist zur Behebung der Achalasie eine Schwächung dieser Muskelbündel erforderlich.

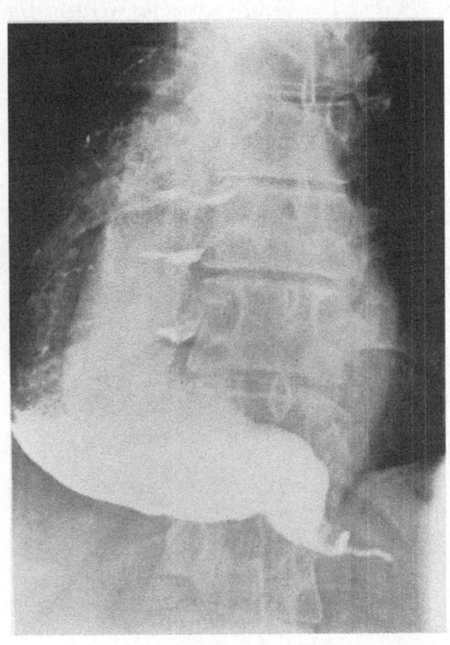

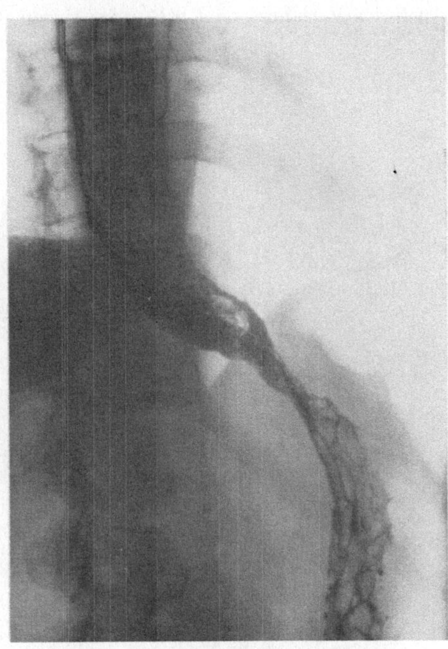

Abb. 384   Abb. 385

Abb. 384. *Kardiospasmus. Stadium III:* Mehrere vergebliche Dilatationsversuche, Oesophagusdilatation von Kinderarmdicke, Stenose von Stricknadeldicke (♂, 55 J.)

Abb. 385. *Kardiospasmus.* Gleicher Fall wie Abb. 384; 6 Monate nach Kardiomyotomie. Glatte Passage für jede Nahrung, Oesophagusdilatation gebessert, Gewichtszunahme 15 kg. Beschwerdefrei, kein Reflux

Die verschiedenen Zusatzmaßnahmen, welche für eine Verbesserung der Kardiomyotomie dienlich sein sollen, gehen aus den Abb. 378a—p hervor. Doch kann man nach unserer Erfahrung mit der hier beschriebenen Form der Kardiomyotomie auch fortgeschrittene Fälle entscheidend bessern (Abb. 381, 384, 385).

b) Die thorakale Oesophago-Kardia-Myotomie
(Abb. 386)

1. Akt, Zugangsweg:

Die Mehrzahl der Thoraxchirurgen führt die Operation immer auf linksthorakalem Zugangsweg durch das Bett der 8. oder 9. Rippe aus. Dieser Zugang ist nur angezeigt, wenn die spastische Verengerung bereits oberhalb des Zwerchfells beginnt (vgl. Abb. 386). In allen Fällen von typisch lokalisiertem Kardiospasmus wird der abdominelle Zugangsweg erfolgreicher sein, weil die reine Kardiomyotomie und die Zusatzmaßnahmen (Gastropexie, Fundo-Oesophagopexie, Hiatopexie, Vagotomie und Pyloroplastik) besser von abdominell vorgenommen werden.

2. Akt, Freilegung und Oesophago-(Kardio)-Myotomie:

Die Freilegung des caudalen Oesophagus von links erfolgt in typischer Weise. Nach der Pleuraspaltung orientiert man sich erst über den Verlauf der Trunci vagi, welche, sofern keine trunkuläre Vagotomie beabsichtigt ist, geschont werden. Nur querverlaufende Verbindungen werden durchtrennt. Es folgt die Längsincision des Muskelmantels in großer Ausdehnung. Unter Umständen muß auch der Hiatus etwas erweitert werden, um mit der Incision bis zum Schlingenmuskel vorzudringen. Nach kranial kann die Incision bis in Höhe des Lungenhilus hinaufgeführt werden, z. B. bei Vorliegen eines diffusen Oesophagospasmus. Im allgemeinen genügt eine Entmuskelung der halben Circumferenz auf 10—15 cm Länge (vgl. Abb. 386). Eine Schleimhautverletzung läßt sich weitaus schwieriger decken als bei abdominellem Vorgehen. Sie erfolgt am besten durch Aufsteppen eines Pleuralappens oder von Lunge. Auch das Verfahren nach PETROVSKY (vgl. Abb. 378 *o* und *p*) kann verwendet werden. Der

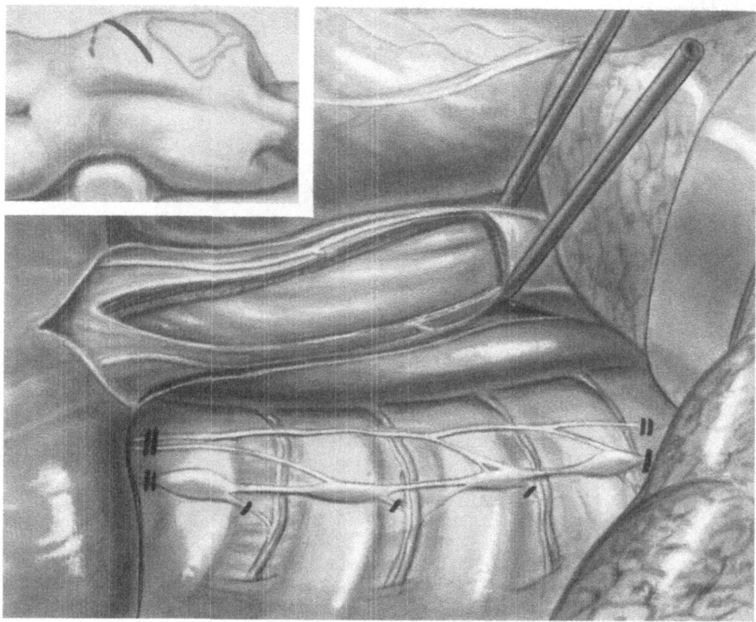

Abb. 386. Thorakale Oesophago-Kardia-Myotomie mit Grenzstrangresektion. (Nach HILLEMAND, 1942; FONTAINE, 1950)

Eintritt einer Schleimhautverletzung stellt den komplikationslosen Verlauf von vornherein in Frage. Es kann dort zur Insuffizienz oder erneuter Stenose kommen. Am besten scheint uns, die Schleimhautverletzung exakt mit feinen Catgutnähten zu versorgen und durch eine über mehrere Tage belassene Thoraxdrainage für eine vollständige Ausdehnung der Lunge zu sorgen.

HILLEMAND u. Mitarb. (1942), HEPP (1949), FONTAINE (1950) treten für eine zusätzliche Resektion der Nn. splanchnici nebst Truncus sympathicus von D 4—D 10 ein. An der Zweckmäßigkeit dieses Vorgehens ist zu zweifeln, da es in der Peripherie nach GOHRBANDT (1950) nur noch scheinbar einen Antagonismus, letzten Endes nur Synergismen gibt. Für die Vagotomie gilt diese Feststellung nicht (DRAGSTEDT u. Mitarb., 1942). Insgesamt wird die Oesophago-Kardia-Myotomie heute von den meisten Autoren (BARRETT, 1950; EFFLER und ROGERS, 1955; BREWER u. Mitarb., 1956; HAWTHORNE u. Mitarb., 1956; ALLISON, 1956; ACHESON u. HADLEY, 1958; MAINGOT, 1961; GSCHNITZER u. GRIESSER, 1963; BERCHTOLD, 1956, 1960) für das zweckmäßigste Verfahren in der Bekämpfung der Achalasie gehalten (Abb. 387). Die älteren, mit Kardiaplastik, Oesophago-Gastrostomie und Kardiaresektion einhergehenden Verfahren (Kardioplastik nach MARWEDEL-WENDEL, 1910; Kardioplastik nach GRÖNDAHL, 1916; Oesophago-Gastrostomie nach HEYROVSKY, 1912; oder SAUERBRUCH, 1905; WANGENSTEEN, 1949; WOMACK u. Mitarb., 1951; WULFF, 1949) zählen heute nicht mehr zu den Methoden der Wahl.

Die *Resektion* ist nur erlaubt, wo schwere, sekundäre Stenosen nach mehrfachen Dilatationen oder Voroperationen oder der Verdacht auf ein Carcinom vorliegen (Abb. 388).

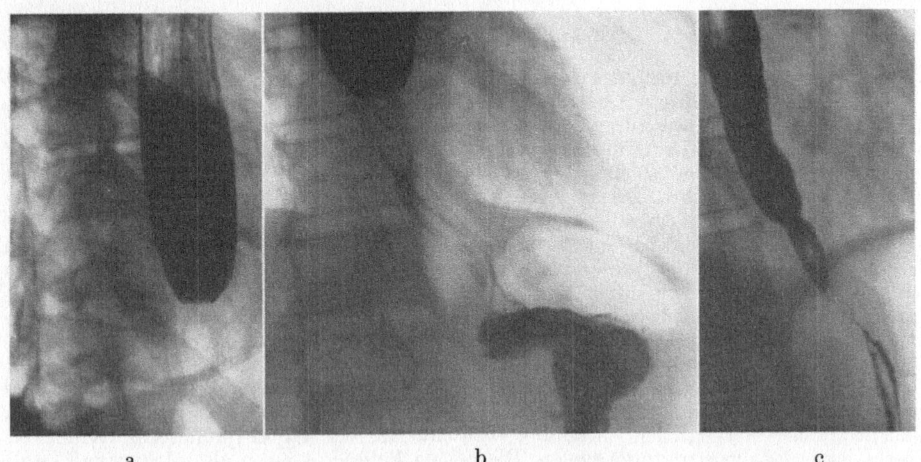

a   b   c

Abb. 387a—c. *Oesophago-Kardiospasmus.* a Kompletter funktioneller Verschluß 12 cm oberhalb der Kardia, Stadium I—II. b Zustand 10 Tage nach links-thorako-transdiaphragmaler Oesophago-Kardiamyotomie. c Zustand 3 Monate postoperativ, Passage frei, Beschwerdefreiheit (♀, 67 J.)

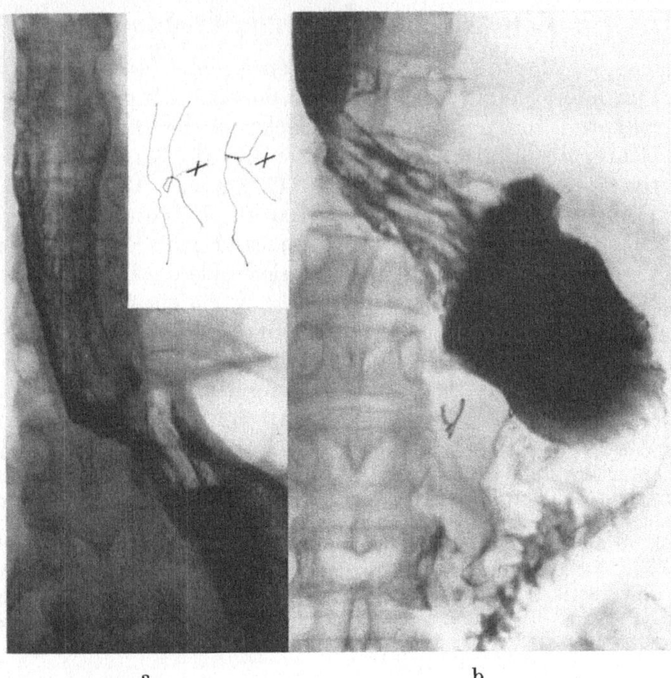

a   b

Abb. 388a u. b. *Kardiospasmus:* ♀, 34 J. a Zustand nach Oesophago-Fundusanastomose nach FREY-DUSCHL; Anastomose (×) stenosiert, Passage über normalen Weg, noch behindert, starke Beschwerden. b Zustand nach abdomino-linksthorakaler Resektion und Oesophago-Gastrostomie, freie Passage durch die direkte Oesophago-Gastrostomie (×), Passage frei, beschwerdefrei

Kommentar

Zur pathologischen Anatomie des Kardiospasmus

Von O. STOCHDORPH

Der kennzeichnende histologische Befund am Biopsiematerial beim Kardiospasmus ist a) eine weitgehende Reduktion der Zahl der Ganglienzellen des Plexus myentericus (AUER-BACH) bis zu völliger Abwesenheit und b) eine Sklerosierung des interstitiellen Bindegewebes der Tunica muscularis. Der Untergang der Ganglienzellen verläuft — ohne spezifische Erscheinungsbilder — über Quellung, Zerfall und reaktive Proliferation der Pericyten mit Ausgang in winzige Narben. Die ihrer Nervenzellen verlustig gegangenen Ganglienabschnitte sind meistens verdickt und von weiten Capillaren durchzogen. Die interstitielle Sklerose läßt sich als Folge wiederholter akut-entzündlicher Ödeme auffassen. Von Fall zu Fall findet man an den Strängen des Plexus myentericus umschriebene Rundzellinfiltrate; in anderen Fällen trifft man auf eine massive Infiltration mit eosinophilen Leukocyten. Solche Infiltrate entsprechen wohl akuten Schüben eines chronisch-rezidivierenden Entzündungsprozesses, dessen Ätiologie nicht ersichtlich ist. Dieser Prozeß kann im histologischen Befund von den Erscheinungen einer Stauungsoesophagitis überlagert sein. — Von dem für die Hirschsprungsche Krankheit charakteristischen Befund unterscheidet sich der Befund beim Kardiospasmus dadurch, daß der mit Ganglien durchsetzte Plexus voll ausgebildet ist und die vorhandenen Ganglien keine Nervenzellen enthalten, während bei der Hirschsprungschen Krankheit Plexus- und Ganglienstrukturen fehlen. Die beiden Befunde können als „Aganglionie" (bei der Hirschsprungschen Krankheit) und „Gangliocytopenie" (beim Kardiospasmus) einander gegenübergestellt werden (Abb. 389a—c).

III. Magen-Oesophagusvaricen

1. Geschichte, Ätiologie, Prognose

Die Ursache der Magen-Oesophagusvaricen ist eine Stauung des venösen Abflusses des Pfortadersystems. Sie führt zur portalen Hypertension. Die gefährlichste Komplikation des portalen Hochdrucks ist die Blutung aus Speiseröhre und Magen. Unter den Blutungen nehmen solche aus Magen-Oesophagusvaricen an Häufigkeit die zweite Stelle nach den Ulcera ein. Dies geht aus größeren Statistiken (WELCH, 1955; HILLEMAND, LEGER, LAGACHE, WEISS, 1957) klar hervor. Die Varicen finden sich zu 50% im caudalen Oesophagus, zu 28% im gesamten Oesophagus, zu 15% in der kardio-fundalen Übergangszone und im proximalen Magenabschnitt (WEINBERG, 1949). Nachdem der Magen in das pathologische Geschehen der Varicenentstehung unmittelbar einbezogen ist und auch das *klinische Leitsymptom, die große Blutung,* in erster Linie den Gastroenterologen und Magenchirurgen beschäftigt, muß die Klinik der Magen-Oesophagusvaricen im Rahmen einer speziellen Magenchirurgie abgehandelt werden.

Der Gedanke, die portale Stauung durch eine Fistelbildung zwischen Vena porta und Vena cava zu entlasten, stammt von ECK (1877). Die Fistel wurde im Experiment von PAVLOV (1893) und am Menschen von VIDAL (1903) ausgeführt. Ein besseres Verständnis der portalen Hypertension verdanken wir den Arbeiten von GILBERT und VILLARET (1906). Den entscheidenden Anstoß für die moderne Entwicklung gaben die amerikanischen Schulen (BLAKEMORE und LORD, 1945; WHIPPLE und HAWKINS, 1945; LINTON, 1948 u. 1951; ROUSSELOT, 1936, 1949, 1952). Erst durch die letztgenannten Autoren wurden die Grenzen der chirurgischen Behandlung abgesteckt. Sie richten sich in der Mehrzahl auf die *Beherrschung der Blutungen* aus Magen-Oesophagusvaricen und auf die *Beseitigung eines Ascites* in der Minderzahl.

Prognose

Die massive Blutung aus Oesophagusvaricen hat eine *schlechte Prognose* (RATNOFF und PATEK, 1942; DOUGLAS u. SNELL, 1950; MORTON und WHELAN, 1954; NACHLAS u. Mitarb., 1955; LUDINGTON, 1958; COHN und BLANDELL, 1958). An der ersten großen Blutung sterben ca. 41% (EDMUNDS u. WEST, 1962). Vorhandensein von Ascites verschlechtert die Prognose. *Mit Ascites* sterben an der ersten Blutung *65,7%, ohne Ascites* nur *27,4%*. Von den Überlebenden sterben 70—80% im Laufe

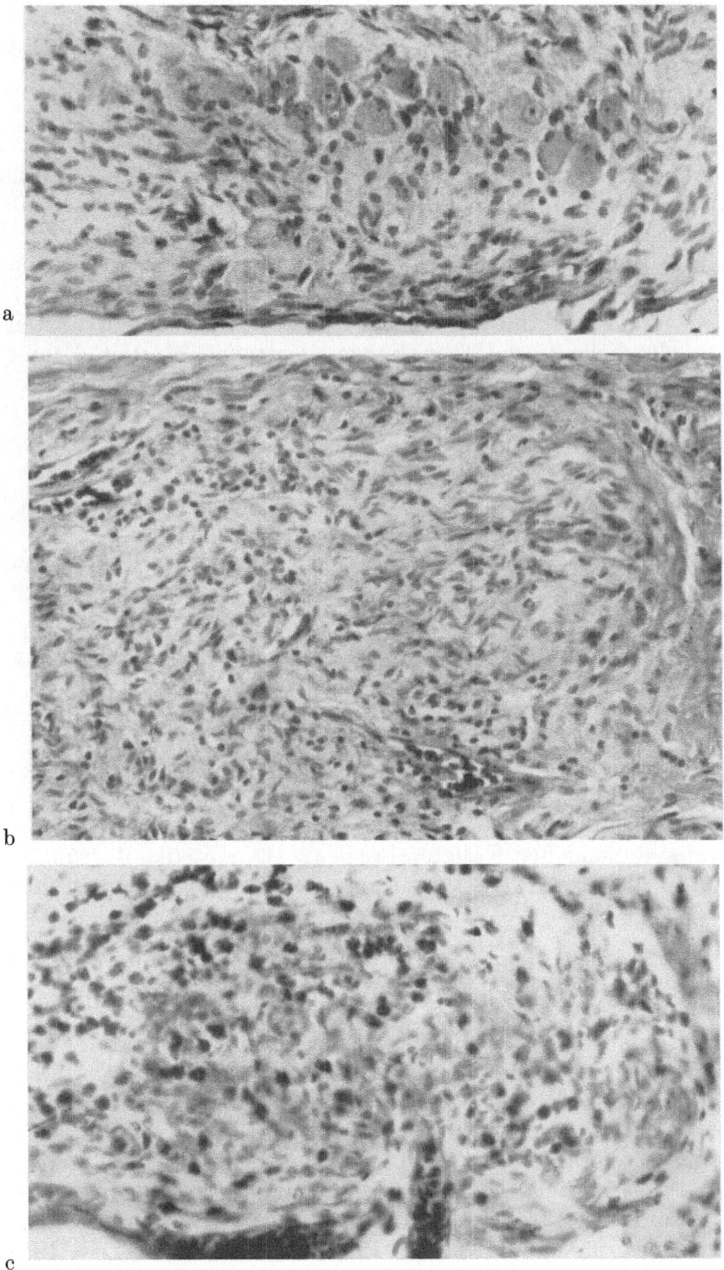

Abb. 389. a Normales Ganglion des Auerbachschen Plexus mit ca. 20 Nervenzellen. Häm.-Eosin. 270:1. b Vernarbtes Ganglion mit vollständigem Ausfall der Nervenzellen und lockerer Rundzellinfiltration bei Kardiospasmus. Häm.-Eosin. 270:1. c Eosinophile Leukocyten *(schwarz)* in infiltriertem Ganglion bei Kardiospasmus. Häm.-Eosin. Grünfilter. 270:1

des darauffolgenden Jahres (KLOPPER, 1960). Der Erfolg einer operativen Dekompression des Pfortaderkreislaufs besteht in einer *Verhinderung des akuten Blutungstods und von Ascites*. Der Gewinn an Lebenserwartung hängt vom Grundleiden ab. Er ist am geringsten bei schwerer Cirrhose. Deshalb ist die Varicenblutung infolge Lebercirrhose die gastrointestinale Blutung mit der ungünstigsten Prognose. Die Todesursache ist weniger in der *Ausblutung* (20% der Fälle, nach LUDINGTON, 1958), als in dem *Leberkoma durch Hypoxämie* (59% der Fälle, nach LUDINGTON) zu suchen.

2. Bemerkungen zur Physiologie und Anatomie

Der *normale Pfortaderdruck* beträgt *15—20 cm* Wassersäule (TAYLOR, 1954; EKMAN, 1957). Werte bis 30 cm Wassersäule sind nicht pathologisch. Bei Magen-Oesophagusvaricen werden Werte zwischen 25 und maximal 65 cm (PALMER, 1961) Wassersäule gemessen. Der Druckgradient in den Venen der kardio-fundalen Übergangszone beträgt schon normalerweise bis zu 160 cm Wasser. Die Hypertension allein vermag also kaum die Blutung auszulösen. Vielmehr dürften indirekte und direkte plötzliche Gewalteinwirkungen (extremes Husten, Erbrechen oder direkte Verletzungen (LIEBOWITZ, 1959) oder (nach BARONOFSKY und WANGENSTEEN, 1949, 1951) die Arrosion der Schleimhaut durch oesophagealen Reflux die auslösende Ursache sein.

Bei länger *anhaltender Drucksteigerung* im portalen System erweitern sich die *natürlichen Kollateralwege* und führen unter Umgehung der Leber das Blut zum rechten Herzen. Folgende Verbindungswege öffnen sich:

1. Die *Anastomosen zwischen den Magen- und Oesophagusvenen*, insbesondere die V. coronaria ventriculi und die Vv. oesophagicae. In *20—30%* der Fälle sind die Venen der *oberen Magenabschnitte* mitbetroffen, und können der Ort der Blutung sein (EVANS und DELANY, 1953; RICHTER, ANDERSCH und JOHN, 1962).

2. *Die Kollateralen über den Umbilicalplexus* zu den Vv. epigastricae (Caput Medusae).

3. *Die Kollateralen über die V. mesenterica caud. und rectalis cran.*

4. *Die Vv. Retzius*, d. i. retroperitoneale Verbindungen vom Mesenterium zur V. cava caud. Sie können stark erweitert sein und beträchtliche Blutmengen führen.

5. *Die Vv. Sappey*, d. i. akzessorische Vv. portae die direkt in die Leber eintreten.

6. *Die Vv. Lejars* (1888), d. i. Verbindungen zwischen V. gastroepiploica sin. und Ästen der V. lienalis mit den Vv. renales und adrenales. Sie können ein Kaliber erreichen, daß sogar Shunt-Operationen möglich werden (JOHNS und EVANS, 1962).

Das Vorhandensein der Kollateralwege (2—6) gibt die Begründung für die Nicht-Shuntoperationen (Dissektion, Querdurchtrennung, Fundektomie).

3. Klassifikation der speziellen Blockformen bei portaler Hypertension

Eine Klassifikation der verschiedenen Blockformen bei portaler Hypertension ist unerläßlich, weil erst hieraus größere Sicherheit in Diagnostik, Indikation und Therapie gewonnen wird. Die portale Hypertension ist nicht einfach als Widerstandshochdruck im Pfortaderkreislauf aufzufassen. Vielmehr wurde ein vermehrtes Minutenvolumen in der Pfortader schon von SCHWIEGK (1955), RIECKER (1955) nachgewiesen. Bei den Studien der Hämodynamik kommt den vergleichenden Messungen der prä- und postsinusoidalen Druckwerte die größte Bedeutung zu (FRIEDMAN und WEINER, 1951; MYERS und TAYLOR, 1951; SANTY, 1953; NIEDNER, 1955; TAYLOR und MYERS, 1956; MARION, 1956; GÜTGEMANN, 1957; C. S. WELCH, 1959). Deshalb wird die Einteilung in einen *präsinusoidalen*, *sinusoidalen* und einen *postsinusoidalen Block* von manchen Autoren bevorzugt (GLIEDMANN, 1959; MacDERMOTT, 1958; WARREN und MULLER, 1959; C. S.

WELCH, 1959; DELBROUCK, 1962; SH. SHERLOCK, 1965, Abb. 390). Die Einteilung in *intra- und extrahepatische Blockformen* beruht hingegen auf den splenoportographischen Befunden. Sie haben wegen ihrer Anschaulichkeit (Topographie und Größe der Gefäße etc.) für den Chirurgen großen Wert.

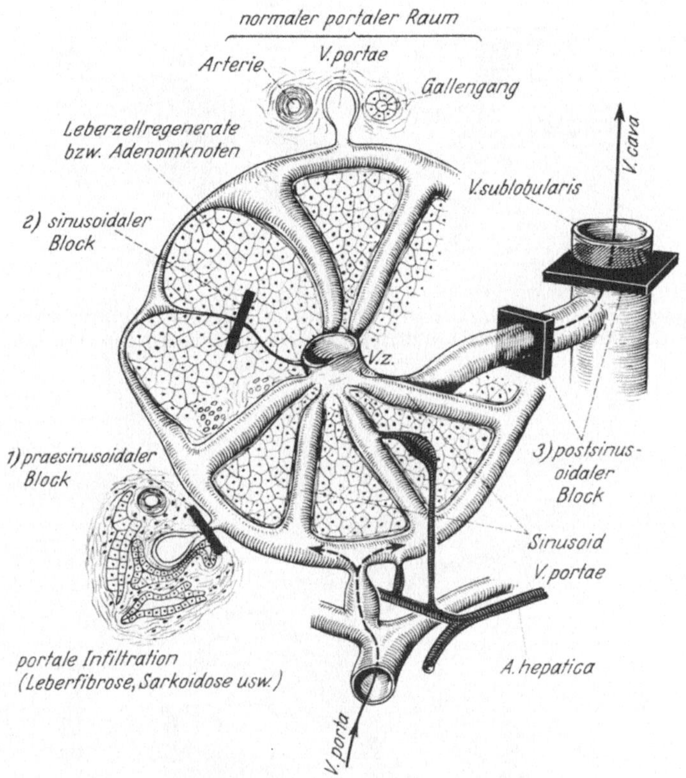

Abb. 390. Schematische Darstellung der präsinusoidalen, sinusoidalen und postsinusoidalen Blockformen (modifiziert nach POPPER, ELIAS und PETTY, 1952; RAPPAPORT, 1958; ELIAS und PAULY, 1960; SHERLOCK, 1965)

a) Extrahepatische Blockformen

Prähepatische Blockaden. Die wichtigsten Ursachen sind: 1. Die *kongenitale Pfortaderstenose;* meist Folge einer Obliteration der Pfortader selbst und die häufigste Ursache der portalen Hypertension beim Kind. 2. Die *entzündliche oder tumorbedingte Stenose;* selten bei Kindern, häufig bei Erwachsenen (Appendicitis, lokale Peritonitis, Pankreatitis, Pankreaskopftumor usw.). 3. Die *Pfortader-Thrombose;* meist Folge entzündlicher Vorgänge im Pfortaderbereich (Cholecystitis, Cholangitis, Pankreatitis). Die thrombotischen Pfortaderverschlüsse können im Stamm selbst (trunculär) oder in der Peripherie (radiculär) gelegen sein. Im einzelnen wird der Verschluß der *V. mesenterica cran.* (DE SOUZA PEREIRA), der *Milzvene* (MARION), des *mesenterico-lienalen Zusammenflusses* (LÉGER) unterschieden.

Ferner ist auseinanderzuhalten ob ein trunculärer Verschluß proximal oder distal von der Einmündungsstelle der V. coronaria ventriculi in die V. porta gelegen ist (NIEDNER, 1955). Liegt er distal (Abb. 391), so bleiben die Oesophagusvaricen gering. Die Magenvaricen dominieren, weil das in der Milz gestaute Blut über die Venen im Fundus und über die V. coronaria ventriculi zur Leber abfließt. Keine Stromumkehr! Jedoch Blutungsgefahr aus Magenvaricen!

Bei **radikulärem Verschluß der Milzvene** (Abb. 392) kommt es nur zur Splenomegalie und Magenfundusvaricen, in fortgeschrittenen Fällen auch zu Oesophagusvaricen. Eine spezielle

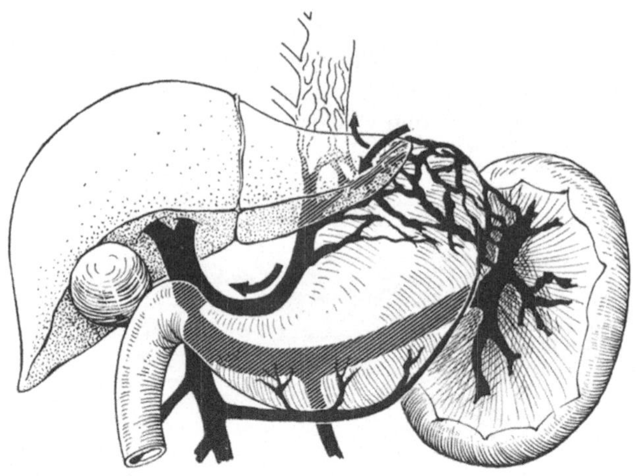

Abb. 391. *Prähepatischer Block, trunculärer Typ*, kurzer Verschluß der Pfortader vor der Einmündung der V. coronaria ventriculi. (Modifiziert nach NIEDNER, 1955)

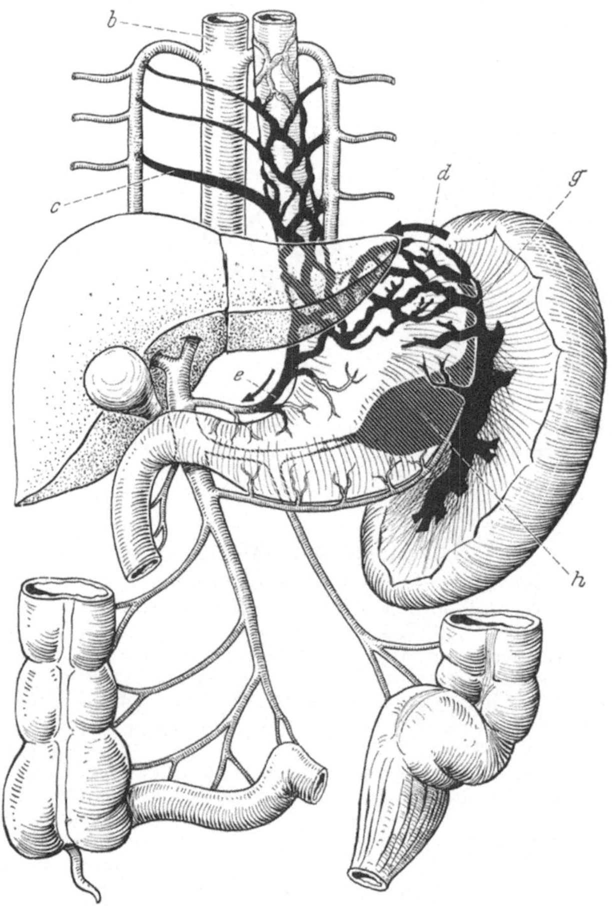

Abb. 392. *Prähepatischer Block, radiculärer Typ*. Milzvenenstenose (*h*) (Typ Marion). (Modifiziert nach NIEDNER, 1955) (weitere Erläuterungen siehe Abb. 398)

Hervorhebung des isolierten Milzvenenverschlusses ist wichtig, weil dies der einzige Fall von Oesophagus-Magenvaricen ist, welcher durch *alleinige Splenektomie* geheilt wird (NIED-NER, 1955).

Bei **trunculärem Verschluß proximal von der Einmündungsstelle der V. coronaria ventriculi** (Abb. 393) besteht ein generalisierter portaler Hochdruck mit Stromumkehr in der V. coronaria ventriculi (e), linealis und gastro-epiploica (f). Blutungsgefahr wie bei intrahepatischem Block aus Oesophagusvaricen!

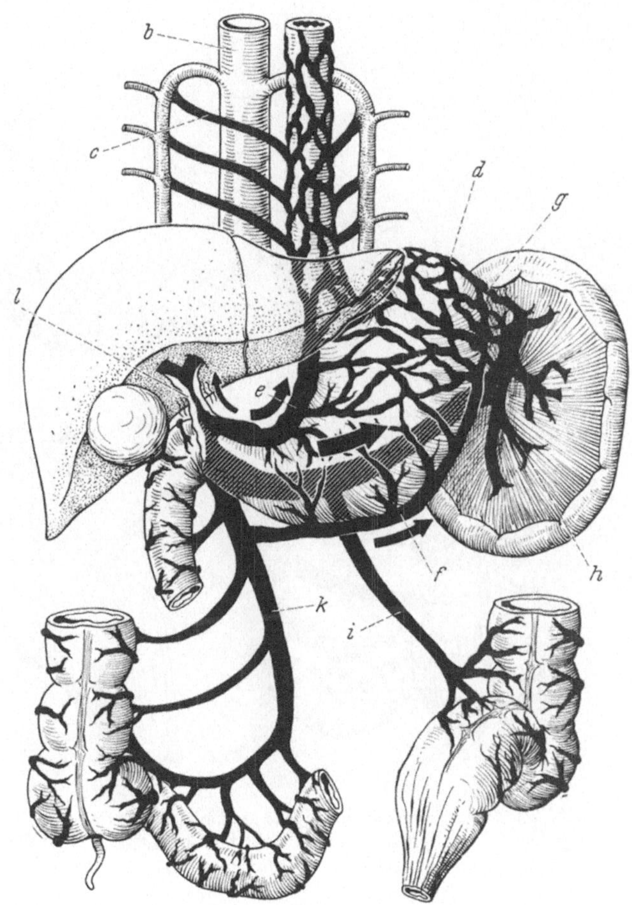

Abb. 393. *Prähepatischer Block, trunculärer Typ*, langgestreckter partieller oder kompletter Verschluß des Pfortaderstammes (*l*) mit Verlegung der V. coronaria ventriculi (*e*). (Modifiziert nach NIEDNER, 1955) (weitere Erläuterungen siehe Abb. 398)

Bei den **radikulären Verschlüssen einzelner Zuflußgebiete** kommt es zur Stauung im zugehörigen Darmabschnitt und evtl. zu segmentär begrenzten Blutungen, von dort (Abb. 394).

Wenn auch sämtlichen extra-prähepatischen Blockformen die Ausbildung von Oesophagus-Magenvaricen und einer Splenomegalie gemeinsam ist (SANTY, 1953), so besteht für sie alle doch ein grundlegender Unterschied gegenüber den intrahepatischen Verschlüssen durch *das Intaktbleiben der Leberfunktionen* und die *günstigere Prognose*.

b) Posthepatische Blockaden

sind dagegen durch das *Leitsymptom des Ascites* charakterisiert. Die portale Hypertension kann gering bleiben. Der Acites wird um so dominanter, je kompletter die Abflußbehinderung aus der Leber ist (Rechtsdekompensation des Herzens, Perikarditis adhäsiva, Einengung der

V. cava caud., Budd-Chiari-Syndrom = selektive Thrombose der V. hepaticae) (Abb. 395, 396). Im Gegensatz zum postsinusoidalen Block bei Lebercirrhose mit seiner langsamen Ascitesbildung, ist sie bei *Budd-Chiari-Syndrom* eine rasche. Sie nimmt oft einen rapiden Verlauf mit fatalem Ausgang (PARKER, 1959; ERLIK u. Mitarb., 1962). Die Leber ist stark vergrößert und hart. Dies ist durch die extreme Blutfülle der Leber hervorgerufen. Ein hepatocellulärer Schaden kommt lediglich zustande, wenn das akute Ereignis überlebt wird. Die einzige wirkungsvolle Hilfe besteht in einer baldmöglichst durchgeführten Dekompression der Leber durch latero-laterale portocavale Anastomose. Ebenso wie der therapieresistente

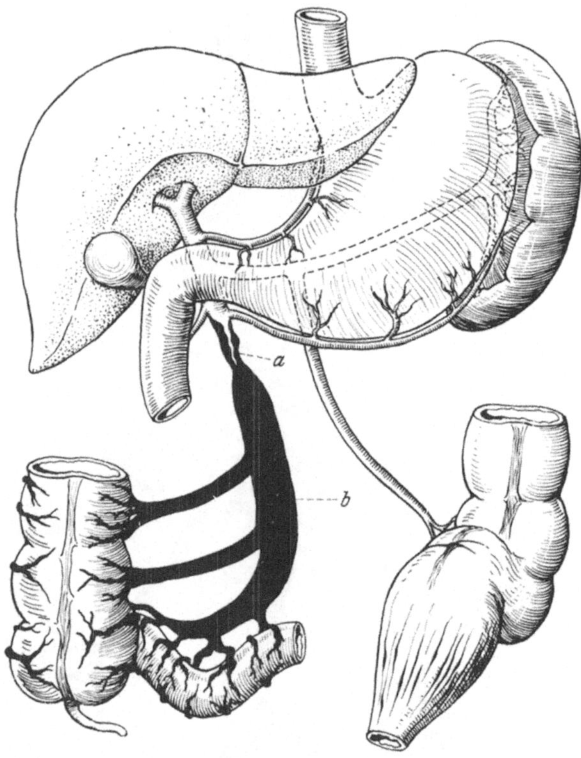

Abb. 394. *Prähepatischer Block, radiculärer Typ*, Mesenterialvenenverschluß (hier V. mesenterica cran. *a, b* Typ De Souza Pereira); Verschluß des Confluens V. lienalis — V. mesenterica caud. = Typ Léger

Ascites bei postsinusoidalem Block wegen Lebercirrhose kann der Ascites bei Budd-Chiari-Syndrom durch die portocavale Verbindung am raschesten beseitigt und ein irreversibler Leberschaden vermieden werden (H. F. WELCH, 1962; ERLIK u. Mitarb., 1962).

c) Intrahepatische Blockformen

sind meist hervorgerufen durch eine *Lebercirrhose*. Zu Splenomegalie und Magen-Oesophagusvaricen gesellen sich hier noch die Störungen der Leberfunktion. Die *Kombination von portaler Hypertension und schwerer Leberfunktionsstörung erklärt die wesentlich ungünstigere Prognose.* Die Stauung wirkt sich hier auf sämtliche Verzweigungen des Pfortadersystems aus (Abb. 397). Sie ruft einen Milztumor und die Eröffnung der präformierten, aber normalerweise nicht benutzten Kollateralwege hervor. Der Wichtigste ist die V. coronaria ventriculi, in welcher eine Stromumkehr stattfindet (Abb. 398). Die Masse des Blutes aus der Pfortader wird über die Kranzvene und azygo-portalen Gefäßverbindungen abgeleitet. Auch die übrigen Abflußwege, speziell im Retroperitonealraum, werden in Anspruch genommen. Blutungsgefahr besteht aus den Varicen des Oesophagus. Pathophysiologisch besteht der Zustand einer kompletten Blutableitung über eine Ecksche Fistel. Zu dem klinischen *Symptomenkomplex*

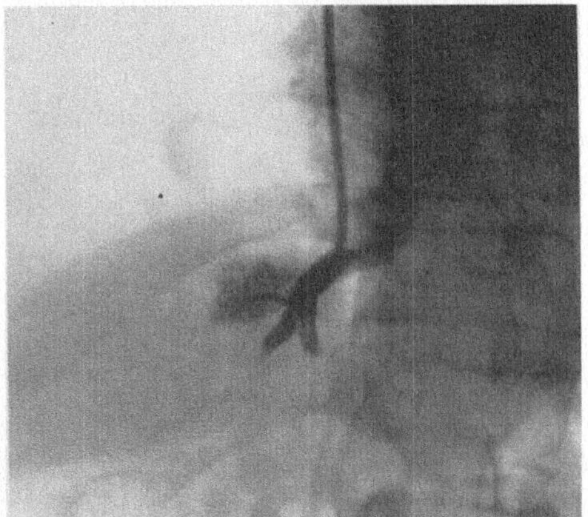

Abb. 395. *Budd-Chiari*. Lebervenenkatheter, mittlere und linke Lebervene verschlossen, starke Einengung der rechten Lebervene

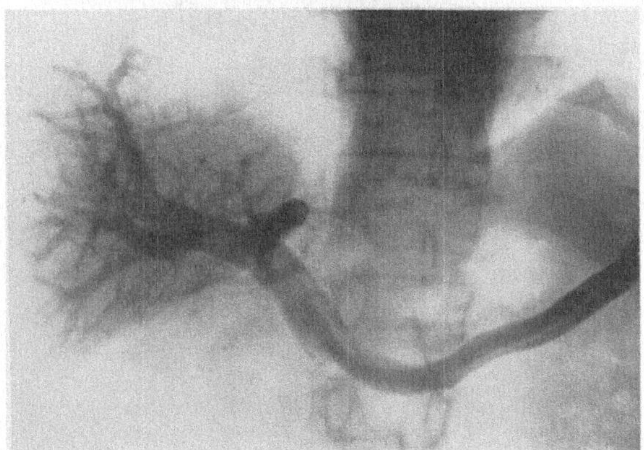

Abb. 396. *Budd-Chiari*, gleicher Fall wie Abb. 395. Splenoportogramm

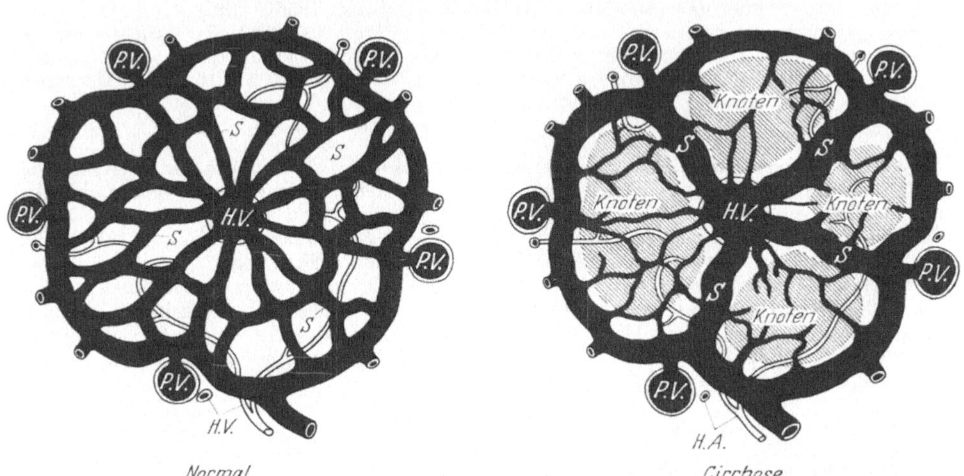

Abb. 397. Intrahepatischer, sinusoidaler Block; durch Cirrhoseknoten werden die Sinusoide verdrängt und eingeengt. (Nach SH. SHERLOCK, Krankheiten der Leber und Gallenwege. München: J.F. Lehmann, 3. Aufl., S. 234, Abb. 75)

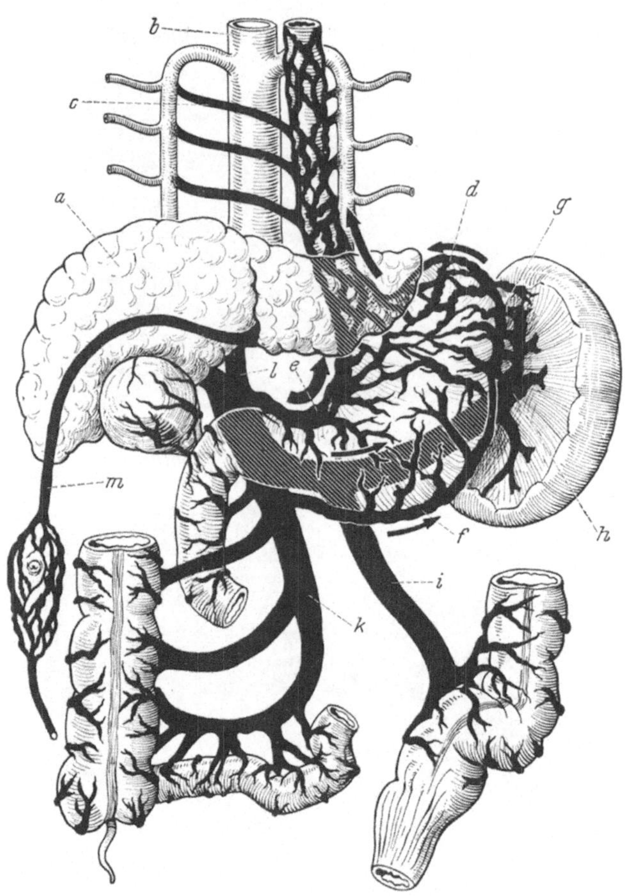

Abb. 398. *Intrahepatischer Block (bei Lebercirrhose)*. Leber stellt komplettes Abflußhindernis für das Pfortaderblut dar (*a*). (Modifiziert nach NIEDNER, 1955). *Hauptindikation: Ohne Ascites* — termino-laterale porto-cavale Anastomose (vgl. Abb. 407, 408). *Mit Ascites* — latero-laterale porto-cavale Anastomose. *a* Cirrhoseleber, *b* V. cava cran., *c* Vv. oesophagicae, *d, g* Vv. gastric. brev., *e* V. coronaria ventric., *f* V. gastroepiploica, *h* Milz, *i* V. mesenterica caud., *k* V. mesenterica cran., *l* V. portae, *m* V. umbilicalis

Magen-Oesophagusvaricen, Splenomegalie mit Hypersplenismus, Störungen der Leberfunktion kann noch ein *Ikterus und Ascites hinzutreten*. Das Auftreten eines Ascites zeigt an, daß die Lebercirrhose eine venöse Abflußbehinderung erzeugt, und zwar durch *zentrilobuläre Fibrose*, durch *Budd-Chiari-Syndrom* oder andere *veno-okklusive Erkrankungen* (MADDEN, 1954). Es liegt also eine Form des *postsinusoidalen Verschlusses* vor (H. F. WELCH, 1962). Der *Ascites ist irreversibel, wo die fibröse Umwandlung zur völligen Obliteration der Zentralvenen geführt hat. Er fehlt* in Fällen mit hohem Druck, in denen die Bindegewebsvermehrung auf das periportale Gebiet beschränkt bleibt (WALKER, 1959). Er ist *reversibel* wo die Abflußbehinderung durch Ödem und andere temporäre Erscheinungen hervorgerufen wurde (WARREN und MULLER, 1959).

4. Diagnostik

Die Diagnostik analysiert zwei Symptomenkreise:

a) **Die Symptome des portalen Gefäßsystems:** das sind die *Blutungen* durch *Magen-Oesophagus-Varicen*, der *Kollateralkreislauf über die azygo-portalen Verbindungen*, die *Splenomegalie und Hypersplenismus*. Die hervorstechendsten

Symptome sind die Magen-Oesophagusvaricen und die des Kollateralkreislaufs
(„Caput Medusae", Cruveilhier-Baumgarten-Syndrom). Portale Hypertension
durch ein intrahepatisches Hindernis (Cirrhose, diffuse Hepatitis usw.) ruft weniger
deutlich erkennbare Symptome hervor als Fälle von prähepatischer Blockade.

b) **Die Leberfunktionsstörungen,** welche bei jeder blockbildenden Lebererkrankung vorhanden sind und schon aus der klinischen Symptomatologie
(Hepatomegalie, Ikterus, Ascites, Leberinsuffizienz) erkennbar werden.

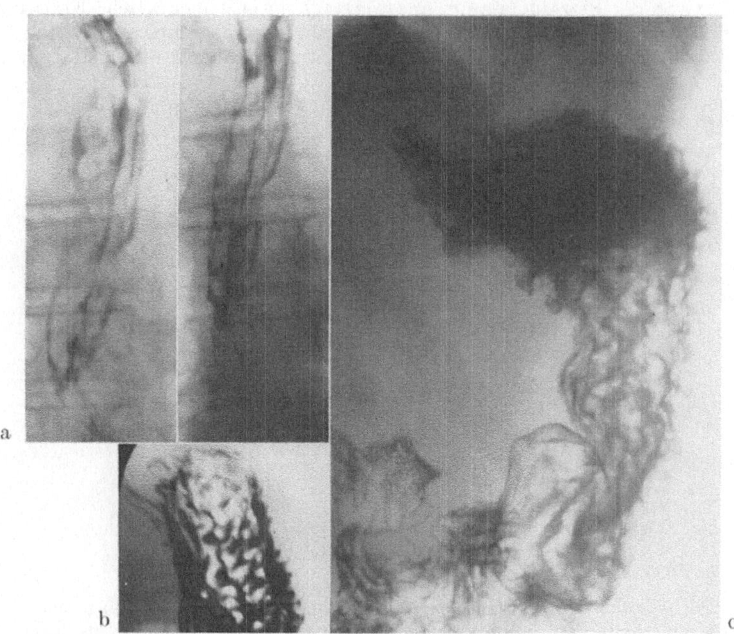

Abb. 399a—c *Oesophago-Magen-Röntgenogramm.* a Varicen im Oesophagus. b Varicen im
Magenfundus und -corpus. c Varicen bis in das Magenantrum nachweisbar (♂, 9 J., extra-
prähepatischer Block durch Pfortaderthrombose)

Speziell sind zu untersuchen:

1. durch Oesophago-Gastroskopie, die Ausdehnung von Magen-Oesophagus-Varicen und bei
akuten Blutungen, deren *exakte Lokalisation.*

Der frühzeitige Gebrauch der Oesophago-Gastroskopie vor Notoperationen wegen nicht
beherrschbarer Blutung ist zu empfehlen (BRICK und PALMER, 1953; MERIGAN u. Mitarb.,
1960). Die Treffsicherheit der endoskopischen Diagnose ist etwa 70—75%.

2. durch Oesophago-Magen-Röntgenogramm ebenfalls das Vorhandensein von Oesophagus-
Magen-Varicen, ohne Bestimmbarkeit des Blutungsortes (Abb. 399).

Der Röntgennachweis von Varicen im Gastrointestinaltrakt richtet sich nicht nur auf
deren Vorhandensein überhaupt, sondern z. B. auf deren Übergreifen von der Kardia auf
den Magenfundus (RICHTER u. Mitarb., 1962; GAUL u. Mitarb., 1962); Magenvaricen neigen
durch peptische Andauung besonders zur Ruptur. Ihre Ausbreitung ist abhängig von der
Blutstromrichtung in den Magenvenen; diese wiederum von der Lokalisation des Strömungs-
hindernisses. Der Ausbreitungstyp der Varicen erlaubt Rückschlüsse auf die Art und Lage des
portalen Abflußhindernisses. Bei 20% (RICHTER u. Mitarb., 1962) bis zu 100% der Fälle
von Oesophagusvaricen (KARR u. Mitarb., 1960) muß gleichzeitig mit Magenvaricen gerechnet
werden.

3. durch transcutane Splenomanometrie über eine Milzpunktion die intra-portale Druck-
erhöhung.   Die percutane Milzpunktion von ABEATICI u. CAMPI (1951) hat sich im allgemeinen durchgesetzt. Vergleichsuntersuchungen des percutan-gemessenen Milzinnendruckes
und des blutig gemessenen Pfortaderdruckes ergaben weitgehende Übereinstimmung der
Werte (SHERLOCK, 1955). Besonders vorteilhaft ist es, sofort eine Splenoportographie anzuschließen.

4. durch Splenoportographie der Typ des Kollateralkreislaufes mit Lokalisation des Blockade-ortes (vgl. Abb. 390—398).

Das Serien-Splenoportogramm über percutane Milzpunktion liefert den besten Aufschluß über die Anatomie und die Hämodynamik in der Pfortader (SCHREIBER u. Mitarb., 1963). Zur Differenzierung der extra- und intrahepatischen speziellen Blockformen ist es unerläßlich. Bei ausreichender Kontrastmittelmenge (etwa 60 ml) läßt sich auch der Grad einer Leber-cirrhose (Rarefizierung der Pfortaderverzweigungen, rasche Abnahme ihres Kalibers, typische Gefäßabbrüche, frühzeitige Füllung der Lebervenen) erkennen (BERGSTRAND und EKMAN, 1957; ANACKER, 1959; WANNAGAT, 1962). Auch für die Fragen, ob die Cirrhose stationär oder progressiv ist; ob der Pfortaderstamm anastomosefähig ist; über welche Kollateralwege die Varicengeflechte gefüllt werden; ob die Anastomose postoperativ funktioniert und ausreichend entlastet, ist das Splenoportogramm aussagefähig (vgl. Abb. 400—401). Im allgemeinen ist

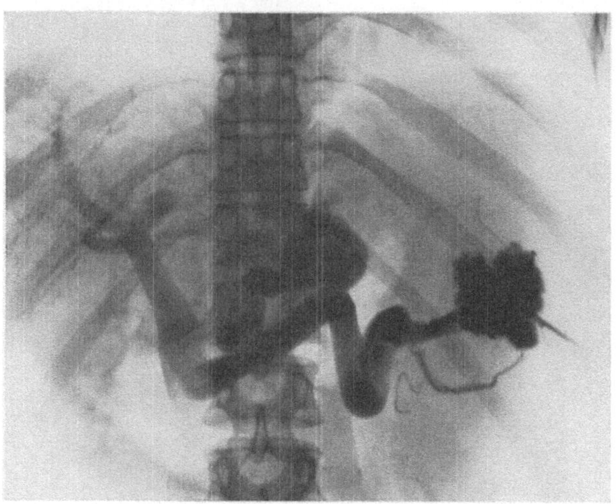

Abb. 400. *Splenoportogramm.* Intrahepatischer Block durch Lebercirrhose. Stromumkehr in V. coronaria ventriculi; Konvolut von Magenvaricen; geringe Oesophagusvaricen (♂, 46 J., Lebercirrhose)

dem unmittelbar vor der Operation ausgeführten Splenoportogramm der Vorzug vor dem intraoperativen zu geben. Auf diese Weise wird die Operationsdauer verkürzt (SCHREIBER u. Mitarb., 1963). Doch hängt dies nicht zuletzt von der Güte der technischen Einrichtung ab. Die *Komplikationen* sind gering; die stärkere Nachblutung aus der Milzpunktionsstelle ist das häufigste Ereignis. Es kann zu Blutverlusten bis zu 1600 ml kommen (MIKKELSEN und REDEKER, 1955). Vier bekanntgewordene Todesfälle nach Splenoportographie sind Folge zweizeitiger Milzrupturen (PATRASSI, 1954; SCHOLZ, KOTHE und AURIG, 1954; RUDOLPH, 1955; ANACKER, DEVENS und LINDEN, 1957 — zit. nach SCHREIBER u. Mitarb., 1963). Genaue Kenntnis des Gerinnungsstatus ist darum Voraussetzung für jede Splenoportographie.

5. durch Katheter-Druckmessung die Feststellung der prä-, intra- und posthepatischen Druckverhältnisse und der Druckgradienten.

Außer der intraoperativen Direktmessung des Pfortaderdruckes ist ein für die Praxis hinlänglich genaues Verfahren die *Pfortaderdruckmessung über einen Lebervenenkatheter* (MYERS und TAYLOR, 1951; GRABNER u. Mitarb., 1961). Durch Messung des Druckes in den Sinusoiden der Leber wird auf den Pfortaderdruck geschlossen. Zwischen dem direkt in einem Pfortaderast gemessenen Druck und dem Druck in einer okkludierten Lebervenole besteht nahezu Kongruenz (FRIEDMAN und WEINER, 1951; C. WELCH, 1947; REYNOLDS u. Mitarb., 1955; PATON u. Mitarb., 1953). Während des Zurückziehens in den rechten Vorhof werden folgende Gradienten registriert: a)˙ zwischen okkludierter und freier Lebervene (*portohepataler Gradient*); b) zwischen freier Lebervene und unterer Hohlvene (*hepatocavaler Gradient*); c) zwischen unterer Hohlvene und rechtem Vorhof (*cavoauriculärer oder abdomino-thorakaler Gradient*). Die *normalen Mittelwerte* (nach GRABNER u. Mitarb., 1961) sind:

portohepataler Gradient	5,9 mm Hg
hepatocavaler Gradient	0,8 mm Hg
cavoauriculärer Gradient	3,6 mm Hg
portoauriculärer Gradient	9,8 mm Hg

Bei *Lebercirrhose* liegt der portoauriculäre Gradient bei 19,4 mm Hg, der portohepatale Gradient bei 12,5 mm Hg. *Die Druckwerte bei den Cirrhosen liegen signifikant höher als die des Gesunden.* Bei *Ascites* mißt man für den portohepatalen und portoauriculären Gradienten deutlich höhere Werte als bei Cirrhosen ohne Ascites.

6. *durch Leberfunktionsproben,* eventuell *Nadelbiopsie der Leber* den Grad der funktionellen und morphologischen Veränderungen der Leber.

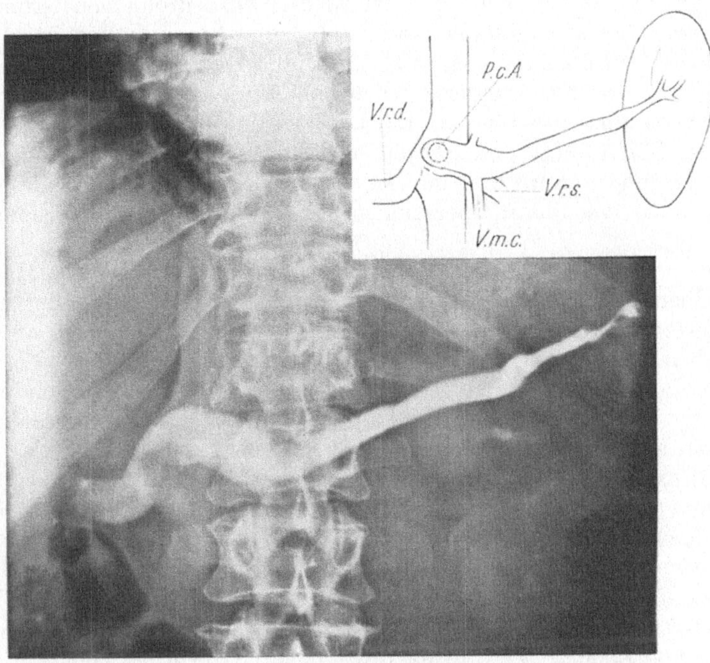

Abb. 401. *Splenoportogramm* nach porto-cavaler termino-lateraler Anastomose. Prüfung von Durchgängigkeit und vollständiger Entlastung (♂, 51 J., Lebercirrhose)

Die ergänzenden Laboruntersuchungen sollen schwere Leberfunktionsstörungen und einen Hypersplenismus klären. Unbedingt benötigt werden:

Gesamtbilirubin ($>$als 1,0 mg-%)
Bromsulphaleinretention ($>$25%/45 min)
Hämoglobin ($<$7,6 g-%)
Elektrophorese (Gesamteiweiß $<$ 6,0 g-%, Albumin $<$3,0 g-%)
Thymoltrübungstest
alk. Phosphatase
Blutungs- und Gerinnungszeit
Faktor V ($<$50%)
Thrombocytenzahl ($<$ 200000)
Cholinesterase-Aktivität ($<$100 Mikromol nach METCALF)

Laparoskopie (WALKER, 1943) *und Leberbiopsie* sollten stets in die Diagnostik eingebaut werden. *Enzymhistochemische Untersuchungen des Lebergewebes* lassen prognostische Schlüsse zu (GÜRTNER und HOLLE, 1965).

5. Indikation und Verfahrenswahl

Ziel der chirurgischen Behandlung der portalen Hypertension muß die *Dekompression des portalen Strombettes* sein, so daß die Varicen entlastet werden und *Blutstillung* erreicht wird. Dies kann durch Shuntoperationen oder durch dissezierend-resezierende Eingriffe erzielt werden. Der Versuch, ,,*klinische Koeffizienten*" oder ,,*Indices*" zur Bestimmung des Operationsrisikos bzw. der postoperativen Prognose zur Indikation heranzuziehen, wurde zwar unternommen (LÉGER u. Mitarb., 1963; HAMELMANN u. Mitarb., 1965), jedoch dürfen die Indices nicht darüber hinwegtäuschen, daß in der Indikation die klinische Erfahrung am schwersten wiegt. Als sicher muß gelten, daß beim derzeitigen Stand der durchschnittlichen Operationsmortalität eine operative Behandlung der Varicen, ohne daß diese geblutet haben, d.h. ohne wirklich lebensbedrohlichen Grund für alle Fälle schwerer Leberschädigung (speziell Lebercirrhose) in der Regel nicht in Frage kommt. Für Patienten *mit einer Blutungsanamnese* kommen die *elektiven Intervalloperationen* nach längerer Vorbehandlung oder die *Notoperationen* in Frage. Letztere müssen bei akuter Blutung aus vitaler Indikation unternommen werden. Der Standpunkt, die ,,prophylaktischen Operationen" zu meiden, fußt auf den Erfahrungen von CONN und LINDENMUTH (1962), wonach die Mortalität der prophylaktischen Shunt-Operationen höher liegt als die der nicht operierten Kontrollgruppe.

Anders verhält es sich bei *Patienten mit Blutungsanamnese.* Hier ist die 3-Jahres-Überlebenszeit der Geshunteten (47,6%) signifikant höher als in der nichtoperierten Kontrollgruppe (14,3%). Vergleichsuntersuchungen an je 21 Patienten haben dies geklärt (EDMUNDS und WEST, 1962).

Die *Operationsmortalität* hängt vom Zustand der Leberfunktion und ihren Reserven ab. Bei enggestellter Indikation kann sie auf Null gesenkt werden (LINTON und ELLIS, 1956; LONGMIRE, 1958; RUSSELOT, 1959; WARREN u. Mitarb., 1959). BLAKEMORE (1955) berichtet eine Gesamtmortalität von 19% (203 Fälle). CHILD (1961) unterscheidet drei Risikogruppen in Abhängigkeit vom Grad des Leberschadens. Die Mortalitätsziffern sind danach 0%, 10%, 52%. LINTON (1961) gibt in einer 12-Jahresstatistik eine Mortalität von *11% für die splenorenale Anastomose, 15% für die portocavale Anastomose* an. MACDERMOTT (1961) konnte seine Resultate von 1945—1959 stetig verbessern, und zwar für die *portocavale Anastomose* von *12% auf 9%*, für die *splenorenale Anastomose* von *17% auf 11%*. SCHREIBER (1964) ermittelte eine Gesamtoperationsmortalität von 19,3% (128 Fälle), HAMELMANN u. Mitarb. (1965) eine Gesamtmortalität von 47%, davon 30% Früh-, 17% Spättodesfälle bei insgesamt 57 Operierten.

Eine Rezidivblutung ist am häufigsten nach der spleno-renalen Anastomose. Nur HALLENBECK (1957, 1961) und LINTON (1956, 1961) berichten 20% Nachblutungen nach portocavaler Anastomose. Die meisten Autoren finden wenig Rezidive nach portocavaler Anastomose (1—2%, PALMER, 1957; C. S. WELCH, 1961). Die *Störungen der Leberfunktion* können sich nicht nur an den Laborbefunden, sondern in einer *Encephalopathie* und in einem *Coma hepaticum* zeigen. Wesentliche Veränderungen der Leberfunktionswerte werden selten beobachtet (ELLIS u. Mitarb., 1956; HALLENBECK u. Mitarb., 1957; LONGMIRE u. Mitarb., 1958; LUDINGTON, 1958; MACDERMOTT, 1960, 1961; MACPHERSON, 1960; ZAAIJER, 1960). LINTON (1961) fand mehr Leberkomplikationen nach *portocavaler Anastomose*, weshalb er Anhänger der splenorenalen Anastomose bleibt.

Die *portale Encephalopathie* oder *Ammonium-Intoxikation* wurde am eingehendsten von SHERLOCK (1954) und MACDERMOTT (1954) studiert. Die portocavale End-zu-Seit Anastomose leitet das gesamte Pfortaderblut in den großen Kreislauf und verringert den intrahepatischen Harnstoffabbau beträchtlich. Die Situation wird durch die Cirrhose verschlechtert, wenn der Shunt die Leberdurchblutung tatsächlich verringert. MACDERMOTT (1961), MORENO u. Mitarb. (1960) fanden keine wesentliche Verringerung der Leberdurchblutung nach Seit-zu-Seit portocavaler Anastomose und nach splenorenaler Anastomose. Nach End-zu-Seit portocavaler Anastomose bewirkt die Entlastung eine Verbesserung der Leberdurchblutung durch Ausweitung der A. hepatica, welche einen Durchmesser bis zu 12 mm annehmen kann (DELBROUCK, 1962).

Die *portale Dekompression* ist durch die *End-zu-Seit portocavale Anastomose* zweifellos *am stärksten* (MACDERMOTT, 1961; HALLENBECK, 1957). Der *sinusoidale Druck* wird durch sie

jedoch *nicht wesentlich geändert*. Die *Seit-zu-Seit portocavale Anastomose* senkt den intra-
hepatalen Druck stärker und *verbessert den venösen Abfluß* aus der Leber. Sie ist daher bei
venookklusiven Erkrankungen und postsinusoidalen Blockformen mit Ascites angezeigt. Die
Herabsetzung des präsinusoidalen Druckes durch rückläufigen Abstrom des Leberblutes in
die Pfortader verringert die Symptome der Venookklusion.

a) Indikation zur Shuntoperation

Die Verfahrenswahl der verschiedenen Shuntoperationen erläutert Abb. 402
mit Legende.

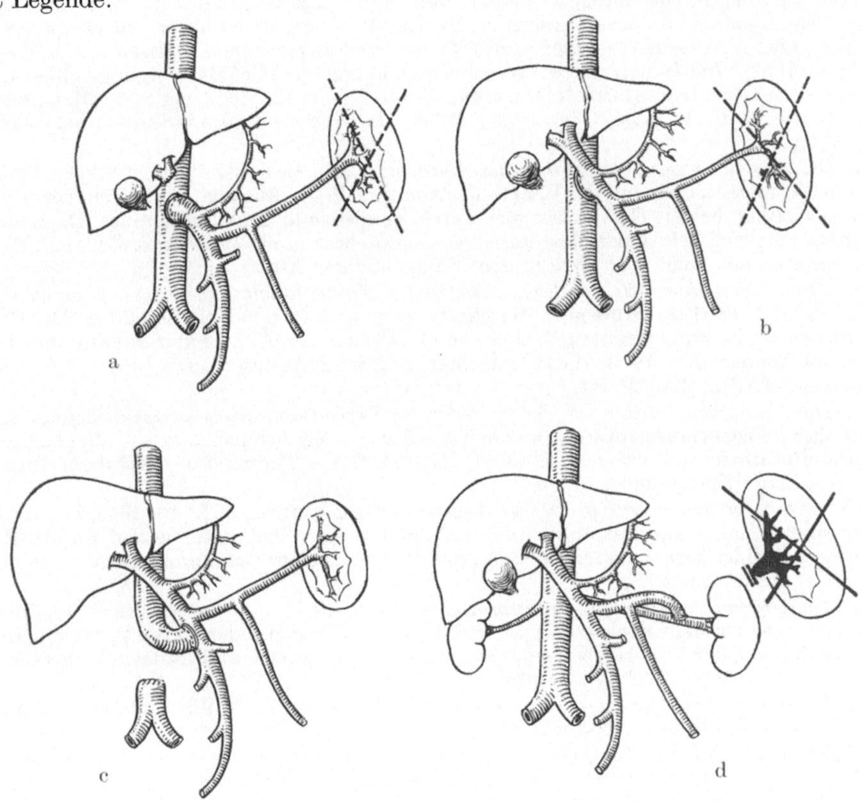

Abb. 402. *Verfahrenswahl der verschiedenen Shunt-Operationen:* Die Ableitung des Pfortaderblutes in das Cavasystem ergibt eine dauernde Drucksenkung im Pfortadersystem und
Blutungsfreiheit aus Magen-Oesophagusvaricen.

a) Die termino-laterale Anastomose = komplette Ableitung des Pfortaderblutes in die
V. cava (TANSINI, VIDAL, BLAKEMORE u. LORD, 1945). (Splenektomie fakultativ.)

b) Die latero-laterale porto-cavale Anastomose (ECK, 1877; FRANCKE, 1912) = inkomplette
Ableitung des Pfortaderblutes in die V. cava (Splenektomie fakultativ).

c) Die mesenterico-cavale (auch porto-cavale) von rechts kommende latero-terminale
Anastomose (SANTY u. MARION, 1953) = inkomplette Ableitung des Pfortaderblutes.

d) Die termino-laterale splenorenale Anastomose (BLAKEMORE, LORD, 1945) = inkomplette
Ableitung des Pfortaderblutes über die V. renalis zur V. cava (Splenektomie obligatorisch!).

Weniger gebräuchliche Formen sind:

e) *Die klassische Ecksche Fistel (1877):* ist eine latero-laterale porto-cavale Anastomose
mit leberwärts von der Anastomose angelegter Ligatur der V. porta. *Indikation:* Experiment.

f) *Die umgekehrte Ecksche Fistel* (L. MAYER): ist eine termino-laterale Anastomose der
cranial der Nierenvenen quer durchtrennten V. cava mit dem Stamm der V. porta. *Indikation:*
Experiment.

g) *Die termino-terminale porto-cavale Anastomose (Queirolo):* ist eine End-zu-End-Verbindung der abgetrennten V. porta mit der caudal der Nierenvenen durchtrennten V. cava caud. *Indikation:* Technik.

h) *Die latero-terminale porto-cavale Anastomose (Queirolo-Valdoni):* ist eine seitliche Einpflanzung der caudal der Nierenvenen durchtrennten V. cava in den Anfangsteil des Stammes der V. porta. *Indikation:* Technik.

i) *Die termino-laterale coronario-cavale Anastomose* (SANTY, 1953): ist eine seitliche Einpflanzung der möglichst weit cranial durchtrennten V. coronaria ventr. in die V. cava. *Indikation:* Leberwärts von der Einmündungsstelle der V. coronaria gelegene Pfortaderthrombose u. ä.

k) *Die termino-laterale mesenterico-cavale Anastomose:* 1. Mit Einpflanzung des *caudalen* Querschnittes der durchtrennten V. mesent. cran. in die V. cava (BOGORAZ). *Indikation:* Radikuläre Thrombose (Typ Souza Pereira). 2. Mit Einpflanzung des *cranialen* Querschnittes der durchtrennten V. mesenteric. cran. in die V. cava und Ligatur des caudalen Querschnittes (LINTON, 1951). *Indikation:* Cave! Wegen Infarzierung des Gefäßversorgungsgebietes der ligierten V. mesent. cran. (LINTON, MADDEN, CHILD). 3. Mit Einpflanzung *beider* Mesentericaquerschnitte in die V. cava (GÜTGEMANN, 1963). *Indikation:* Pfortaderthrombose, Wiederholungsshunt.

l) *Die latero-laterale mesenterico-cavale Anastomose* (DE MARTEL, 1909): Seitliche Verbindung der V. mesent. cran. mit der V. cava dicht unterhalb der Abgänge der Nierenvenen. Eine Parallellagerung beider Gefäße ist nur durch ausgedehnte Mobilisation des Duodenum-Pankreas möglich. Gefahr der Mesenterialvenenthrombose groß! *Indikation:* Selten, z.B. bei Voroperierten mit nicht funktionierendem Shunt anderer Art.

m) *Die mesenterico-cavale, von links kommende, latero-terminale Anastomose. Variante von c* (SANTY u. MARION, 1953) wird nach Mobilisation der pars IV duodeni ausgeführt. Der Querschnitt der caudal durchtrennten V. cava, von links zwischen A. mesenterica cran. und Pankreaskopf kommend, wird in die V. mesenterica cran. implantiert. *Indikation:* Pfortaderthrombose, Wiederholungsshunt.

n) *Die zahlreichen Variationen der porto-cavalen Derivation* mittels kurzschließender autoplastischer Venentransplantate, homoplastischer Arterientransplantate, alloplastischer Kunststoffprothesen (ROUSSELOT, DUBOST, SANTY). Cave! Thrombose. *Indikation:* Unmöglichkeit direkter Derivation.

o) *Die termino-terminale splenorenale Anastomose* (BLAKEMORE u. LORD, 1945, vgl. d). Die ersten splenorenalen Anastomosen wurden mit zusätzlicher Nephrektomie und End-zu-End-Vereinigung beider Venen ausgeführt und zwar vermittels einer Gefäßprothese aus Vitallium. *Indikation:* Experiment.

p) *Die termino-terminale präpankreatische spleno-renale Anastomose* (MARION, 1956). Die V. lienalis wird vor dem Pankreaskörper herum an die V. renalis oder an die V. cava in Höhe der Einmündung der V. renalis anastomosiert. Starke Knickungs- und Abflachungsgefahr der V. lienalis. *Indikation:* Technik, Anatomie.

q) *Die latero-laterale spleno-renale Anastomose* (R. WALTER) soll Milz und Niere erhalten. Ihre wirksame Funktion ist fraglich.

r) *Die termino-laterale Anastomose der V. mesenterica caud. mit der V. renalis sin.* (BLAKEMORE, LÉGER, SANTY). *Indikation:* Unmöglichkeit anderer Derivation.

s) Die Anastomosen mit kleineren retroperitonealen Gefäßen: 1. V. ovarica, V. porta (GUNN, 1912); 2. V. spermatica, V. lienalis (MEURSING, 1912); 3. V. ovarica, V. mesenterica (VILLARD u. TAVERNIER, 1914); 4. Verwendung erweiterter präexistierender Collateralwege zur Verbesserung der portocavalen Derivation. Die Verbindungen bestehen meist zwischen dem gastralen und renalen Gefäßsystem und verlaufen über die erweiterten Vv. adrenales (JOHNS u. EVANS, 1962).

b) Indikation zur Splenektomie

Diese Frage taucht bei der *portalen Hypertension* wegen *Lebercirrhose,* wegen *Pfortaderverschluß* oder *isoliertem Milzvenenverschluß* auf. Infolge der verschiedenartigen Prognose der Grundleiden muß auch die Indikation verschieden sein. Vor 1945 war die alleinige Splenektomie die bevorzugte Behandlungsmethode der portalen Hypertension. Wegen einer Operationsmortalität zwischen 10—15% der Fälle ist der Eingriff keineswegs gleichgültig (LÉGER, 1958; MARSIFI, 1956; PEMBERTON u. Mitarb., 1945).

Eine echte *Indikation zur alleinigen Splenektomie* besteht, wenn die Splenoportographie einen *peripheren Verschluß der Milzvene vom radikulären Typ* (vgl.

Abb. 392) aufgedeckt hat und deutliche Magenfundusvaricen bestehen; ferner wenn Zeichen einer Blutung vorliegen. Im letzteren Fall ist sogar die baldige Splenektomie angezeigt (FRICK, 1922; DOST, 1940; KLEMP, CECIL, GABRIELSSON 1950; ARNER und FERNSTRÖM, 1961).

Eine völlig andere Situation besteht, wenn die *portale Hypertension* auf dem Boden einer *Lebercirrhose* entstanden ist und zu einem *Hyperspleniesyndrom* geführt hat. Dieses besteht aus a) *Splenomegalie*, b) Cytopenie, insbesondere *Thrombocytopenie*, c) *Knochenmarkshyperplasie*, d) *Beeinflußbarkeit durch eine Splenektomie*, welche das Blutbild zu normalisieren vermag. Das Syndrom ist über die portale Hypertension hinaus vielen mit Splenomegalie einhergehenden Blutungsübeln eigen. Das klinische *Leitsymptom ist die Anämie*. Die Pfortaderstauung ist der zentrale Faktor in der Pathogenese des Syndroms. Es müßte gebessert werden können durch Beseitigung der portalen Stase, speziell durch die *terminolaterale portocavale Anastomose*. In der Regel kommt es auch zu einer Besserung der Erythrocyten-, Leukocyten- und Thrombocytenzahlen. Der Milztumor wird kleiner, ohne daß er die Normalgröße wieder erreicht (SCHREIBER, 1964). Die Zunahme der Leukocyten und Thrombocyten beginnt schon kurz nach Freigabe des Pfortaderstroms, jedoch kommt es 2—4 Tage später wieder zum Rückgang. Die Hypersplenie bleibt also im Prinzip bestehen.

Somit stellt sich die Frage der *Behandlung der rezidivierenden Hypersplenie* nach portocavaler Anastomose. Zahlreiche Autoren (ZENKER, 1957; GÜTGEMANN, 1957, 1960; UNGEHEUER, 1960; KONCZ, 1961; SCHREIBER, 1962) sind gegenüber der sekundären Splenektomie nach portocavaler Anastomose zurückhaltend. Nur bei schwerem Hyperspleniesyndrom halten sie die Splenektomie für gerechtfertigt, evtl. sogar die Ausführung einer *zusätzlichen splenorenalen Anastomose*, um gleichzeitig die *portale Stase und das Stapelorgan zu beseitigen*.

SCHREIBER (1962) reserviert die sekundäre Splenektomie für diejenigen Kranken, deren therapierefraktäre chronische Anämie und erhöhte Zerfallsrate radiomarkierter Erythrocyten eindeutig auf eine Dominanz der Hypersplenie hinweist.

c) Indikation zu den dissezierenden und resezierenden Eingriffen im Fundus-Kardiabereich
(Abb. 403)

α) Die proximale partielle Magenresektion (vgl. Abb. 403d)

Die erste Magen-Oesophagusresektion wegen blutender Magen-Oesophagusvaricen stammt von PHEMISTER und HUMPHREY (1947). Es handelte sich um eine „Bantische Erkrankung". Die Besserung hielt ungefähr 3 Jahre an (SHELINE, PHEMISTER, 1951). Es war eine totale Magenresektion ausgeführt worden. Diese supraradikale Maßnahme wurde nicht häufiger benutzt. Eine partielle proximale Resektion wurde hingegen häufiger diskutiert und mitunter ausgeführt (BOEREMA, 1954; COOLEY und DEBAKEY, 1954; KOOPS, 1958; LORTAT-JACOB u. Mitarb., 1959, 1960; HOLLE-SONNTAG, 1960). Durch Fundektomie werden die Varicen im Bereich des abdominalen Oesophagus, der Kardia und des Magenfundus entfernt und die azygo-portalen Verbindungen total unterbrochen. Mit Pyloroplastik kombiniert, reduziert sie die Säuresekretion des Magens und damit die Blutungsgefahr aus peptischer Ursache. KOOP und RODDY (1948) verwenden die proximale Resektion mit Interposition eines Colonsegmentes bei Varicen von Kindern. BOEREMA (1951, 1954) hat den Magen in einen Schlauch aus großer Kurvatur umgewandelt und diesen intrathorakal hochgeführt; also die varicentragenden Abschnitte der Übergangszone exstirpiert und ersetzt. LORTAT-JACOB u. Mitarb. (1959, 1960)

räumen der *Oesophago-Gastrektomie* den ersten Platz ein, da sie die dauerhafteste
Sicherheit erbringt. Wir selbst haben in 4 Fällen von radikulärer Milzvenenstenose,
Splenomegalie und Varicenblutungen eine typische plastische subdiaphragma-
tische Fundektomie mit Splenektomie ausgeführt. Die Klinikmortalität betrug 0%.
Ich meine daher, daß die Fundektomie nicht ausschließlich eine selektive Opera-
tion sein muß, sondern in bestimmten Fällen auch als Notoperation benützt

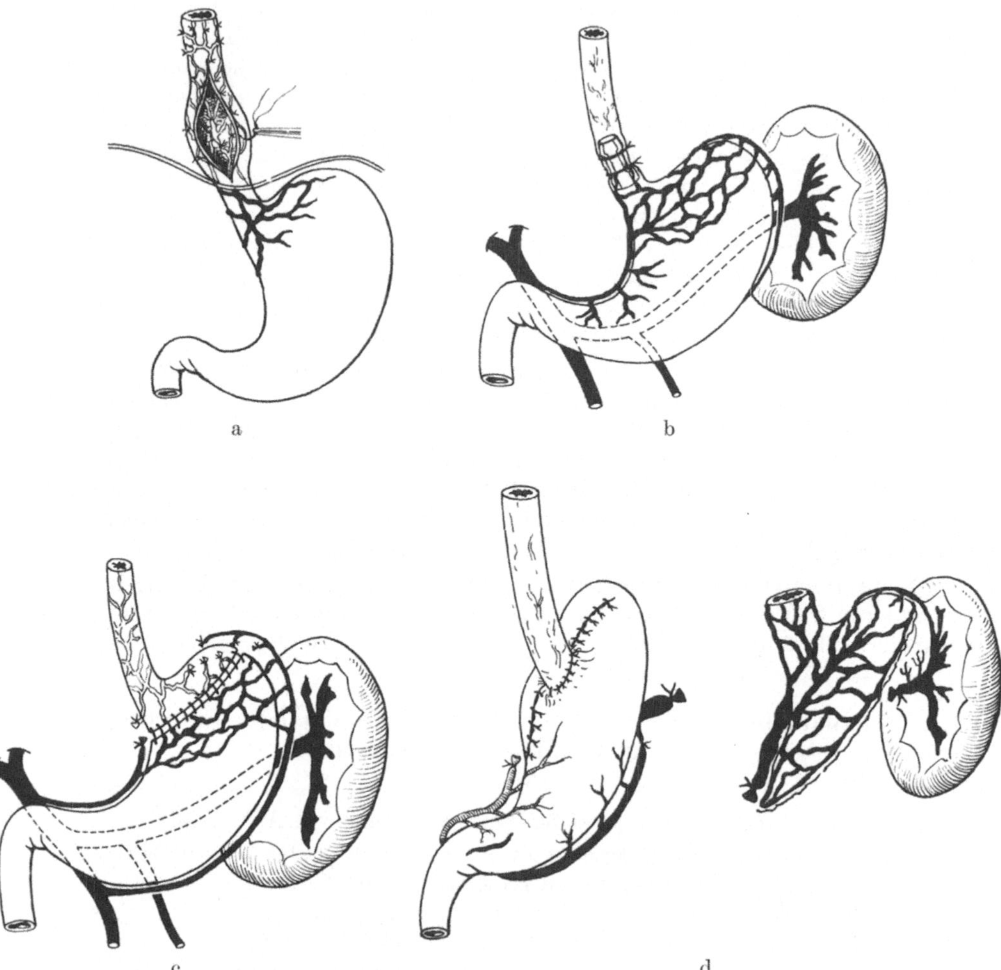

Abb. 403 a—d. Einige dissezierende und resezierende Verfahren. a *Methode nach* BOEREMA,
1949 und CRILE, 1950: Linksthorakale, *intra- und extraluminäre Direktumstechung* der Varicen
im caudalen Abschnitt des thorakalen Oesophagus (vgl. Abb. 406 a—c). b *Methode nach*
VOSSSCHULTE, 1957: *Dissektionsligatur.* Die azygo-portalen Verbindungen werden unterbrochen,
indem die Wand des intraabdominellen Oesophagus durch kräftige Ligaturen gegen eine
intraluminär eingelegte Prothese komprimiert wird. Die Prothese besteht aus mehreren Teilen,
die nach einiger Zeit per vias naturales abgehen. c *Methode nach* TANNER, 1950, 1951: Komplette *Querdurchtrennung des Fundus* mit sorgfältiger Nahtumstechung aller Varicen. Radi-
kaleres Vorgehen als unter b. Recidivblutungsrate geringer. d *Proximale partielle Magenresektion* (eigenes Vorgehen 1960, modifiziert nach MARION, 1957; LORTAT-JACOB u. MAILLARD,
1960). *Subdiaphragmatische Fundektomie mit Splenektomie.* Sicherste Form der Beseitigung
der Magen-Oesophagusvaricen. Komplette Unterbrechung der azygo-portalen Verbindungswege. Als Notoperation nur bei gutem Allgemeinzustand!

werden kann. Die *Fundektomie* soll mit einer *Splenektomie* kombiniert werden, wenn ausgeprägte Zeichen eines Hypersplenismus vorliegen. Auch wenn die Kollateralen ihren Weg vorwiegend über die Milz nehmen, dürfte sie richtig sein; also insbesondere bei den *extrahepatischen Blockaden*. Eine allgemein anerkannte Indikation besteht ferner bei den *Postsplenektomieblutern und bei Rezidivblutungen nach portocavaler* Anastomose (Blalock, 1947; MacPherson, 1956; Govaerts u. Mitarb., 1956; Klopper, 1960). Hier ist nur die sekundäre Fundektomie + Splenektomie die definitiv lebensrettende Maßnahme.

β) Die subkardiale azygoportale Transsektion nach Tanner (1950, 1951)
(vgl. Abb. 403 c)

Die Operation besteht in einer völligen Querdurchtrennung aller Wandschichten 5 cm unterhalb der Kardia und in der Wiedervereinigung der Magenlumina. Durchtrennung zu weit distal kann zu Nachblutungen infolge der Verbindungen zwischen den Vv. oesophagicae und phrenicae caudales führen. Zunächst als Notoperation gedacht, hat sie sich besonders als *selektive Intervalloperation bewährt*. Eine spontane Reanastomosierung zwischen oesophagealen und gastralen Venen tritt nicht ein. Bei 19 im Intervall durchgeführten Transsektionsoperationen kam es zu keiner Mortalität. In 3 Fällen wurde die subkardiale Transsektion mit einer splenorenalen Anastomose kombiniert. Verglichen mit 21 Fällen von portocavaler Anastomose, welche mit 3 Früh- und 7 Spättodesfällen, sowie mit 6 Encephalopathien belastet sind, schneidet das Verfahren außerordentlich gut ab. Es sollte ihm ebenso wie der subdiaphragmalen Fundektomie innerhalb der selektiven Direkteingriffe größere Beachtung geschenkt werden als bisher. Die Meinung, Transsektion und Fundektomie nur dann anzuwenden, wenn eine portocavale Ableitung nicht mehr realisierbar ist, ist nicht gerechtfertigt.

Peters und Womack (1961) zogen, von der Häufigkeit des Vorkommens arteriovenöser Aneurysmen in der Wand des Oesophagus und des Magenfundus beeindruckt, eine operative Konsequenz hieraus. Sie resezierten die *große Kurvatur und die Milz* und ligierten die *Ae. lienalis, V. coronaria ventriculi* und *Vv. gastroepiploicae*. Unter 16 Fällen, davon 5 Notoperationen, kam es bei sämtlichen Noteingriffen zur Frühmortalität, außerdem zu 3 Spättodesfällen, d. h. zu 8 Überlebensfällen (50%). Die Beseitigung der Varicen konnte endoskopisch gesichert werden.

δ) Die Dissektionsligatur nach Vossschulte (1957)
(vgl. Abb. 403 b)

Über einer in die Kardia eingelegten drei- bis fünfteiligen Endoprothese, welche durch Catgut zusammengehalten wird und die nach 2—3 Wochen auseinanderfällt, wird von außen eine die Oesophaguswand und die *Varicen dissezierende Ligatur* gelegt. Sie soll die Oesophagusvaricen unterbrechen. Der Eingriff ist technisch einfach. Er ist dort indiziert, wo langdauernde Operationen nicht möglich sind. Nachdem die portale Hypertension nicht gesenkt und die Varicen nur lokal undurchgängig werden, muß mit einer größeren Zahl von Blutungen aus den unterhalb der Ligatur gelegenen Magenvaricen gerechnet werden (Gütgemann, 1957; Ungeheuer u. Mitarb., 1960). Diese Kritik übersieht jedoch die Kompensationsmöglichkeiten eines gestauten Pfortaderkreislaufes über die retroperitonealen Venenverbindungen (vgl. S. 550), auf deren Vorhandensein die Wirksamkeit der resezierenden und dissezierenden Verfahren überhaupt beruht. Freilich kommt es dabei nicht zu einer so plötzlichen Druckentlastung wie nach der Shuntoperation. Es ist aber keine Frage, daß die allmähliche Entlastung über eine kompensatorische Erweiterung retroperitonealer Venenwege erwünschter — weil physiologischer — ist.

Vossschulte (1966), der beste Kenner der Dissektionsligatur, gibt folgende Erfolgsziffern an:

Tabelle 51. *Ergebnisse der Dissektionsligatur bis 31. XII. 65*

		verstorben		
		früh	spät	gesamt
1. Zahl der Fälle				
gesamt	78	25	18	43
Cirrhosen	64	23	18	41
extrahepatischer Block	14	2	—	2
2. Mortalität				
Frühmortalität				
Obduktionen	22			
Lebercirrhose				
Pfortaderthrombose			14	
Peritonitis			6	
Blutungsschock			5	
Blutung aus Magenvaricen			1	
Blutung aus Oesophagusvaricen			1	
Hepatorenales Syndrom			1	
Lungenembolie				
Extrahepatischer Block	1			
Peritonitis			1	
Spätmortalität	18	(Todesursachen laut Mitteilung der Angehörigen)		
Koma			12	
Blutung			3	
Magenperforation			1	
Hirnverletzung			1	
unbekannt			1	

3. Es überlebten   1 Jahr   47
              3 Jahre 36
              5 Jahre 28
              Bei 7 Patienten liegt die Operation mehr als 5 Jahre zurück

4. Komplikationen bei 53 aus der Klinik entlassenen Patienten
    (Angaben der Patienten oder der Angehörigen)

Rezidivblutungen	okkult	2	
	massiv	8	(3 verstorben)
Präkoma		—	
Ammoniakintoxikation		—	
Koma		12	(verstorben)
Oesophagusstenose		3	
Nierenverletzung		1	(verstorben)
Magenperforation		1	(verstorben)
unbekannt		1	(verstorben)
Nachoperationen			
Gastrotomie		6	
Oesophagusstenosenbeseitigung		3	
Portocavalanastomose		2	

d) Indikationen und Technik der Notoperationen

α) Sonde nach Sengstaken-Blakemore (1950)
(Abb. 404)

Die erste Notmaßnahme bei jeder Varicenblutung ist das Einlegen einer *Sengstaken-Sonde*. Der Magenballon dient der Kompression von Magenvaricen und der Fixierung der Sonde in der Kardia. Der Oesophagusballon dient ausschließlich der Kompression der Oesophagusvaricen. Die Sonde wird durch den Mund eingeführt und der Magenballon mit ca. 100 ml Wasser, der Oesophagusballon mit Luft bis zu einem Druck von 30 mm Hg gefüllt. Das Sondenende wird mit einem Faden verbunden, der über eine Blockrolle geführt und mit ca. 150 g belastet wird, so daß ein leichter Zug ausgeübt wird. Zur bereits eingeleiteten Transfusionstherapie mit Hämostyptika werden *intravenös 20 Einheiten Pituitrin in 100—200 ml Dextrose* in 15—30 min infundiert (Conn und Dalessio, 1962). Damit kann eine Blutung in über 50% der Fälle zum Stehen gebracht werden. Die Pituitringabe kann wiederholt werden. Read u. Mitarb. (1960) berichten von 38 Fällen, bei welchen in 32 Fällen die Blutung zum Stehen gebracht wurde. Trotzdem überlebten nur 10 der 38 Fälle. Bei wiederholter Sondentamponade

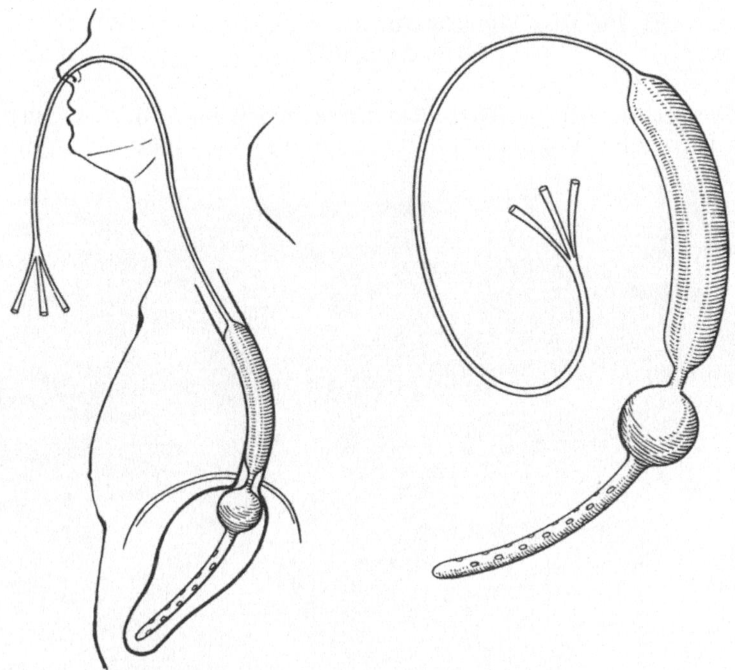

Abb. 404. *Sonde nach* Sengstaken-Blakemore (1950). Die dreilumige Sonde gestattet ein getrenntes Aufblähen für den Oesophagus- und Fundusballon sowie eine permanente Absaugung bzw. Instillation des Magens

wird die Erfolgsrate immer ungünstiger. Die Wiederholungsblutungen stammen meist aus dem Magen. Ein prognostischer Unterschied besteht zwischen Fällen *mit schwerer* und solchen *ohne* Leberveränderung. Die Sondenbehandlung sollte stets nur als *einleitende Notmaßnahme* aufgefaßt werden. Sofern es der Zustand der Leber gestattet, wird man sobald als möglich eine Notoperation ausführen. Die *Komplikationen* der Sondentamponade sind *zahlreich*. Conn (1958) verlor von 50 Patienten 9 als direkte Folge der Sondentherapie. Die ernsteste Komplikation war die Asphyxie durch die in den Pharynx zurückgerutschte Sonde. Um Komplikationen zu verhindern, soll die Sonde keinesfalls länger als 3 Tage belassen werden. Doch haben auch Langzeitbehandlungen mit der Sonde zum Erfolg geführt. Eine der längsten Behandlungszeiten dürfte ein erfolgreicher Fall mit 33tägiger Sondentamponade sein (Gow und McGregor, 1960). In der gleichen Serie (80 Fälle) starben andererseits 18 Patienten im Leberkoma trotz beherrschter Blutung.

Wenn die Sonde nach 1—3 tägiger Anwendung die Blutung nicht beherrscht, wird man durch eine *Oesophago-Gastroskopie* die Blutung lokalisieren und durch

Splenoportographie den Typ der Blockade zu erkennen versuchen. Verfügbare *Notoperationen* sind dann:

β) Die direkten Ligaturoperationen
(Abb. 406a—c, nach BOEREMA, 1949; CRILE, 1950 und C. WELCH, 1956)

γ) Die Transsektion des Magenfundus nach Tanner (1950, 1951)
(vgl. Abb. 403c)

δ) Die Dissektionsligatur nach Vossschulte (1957)
(vgl. Abb. 403b)

ε) Die proximalen partiellen Magenresektionen nach Marion (1957)
LORTAT-JACOB und MAILLARD, 1960; HOLLE-SONNTAG, 1960, vgl. Abb. 403d

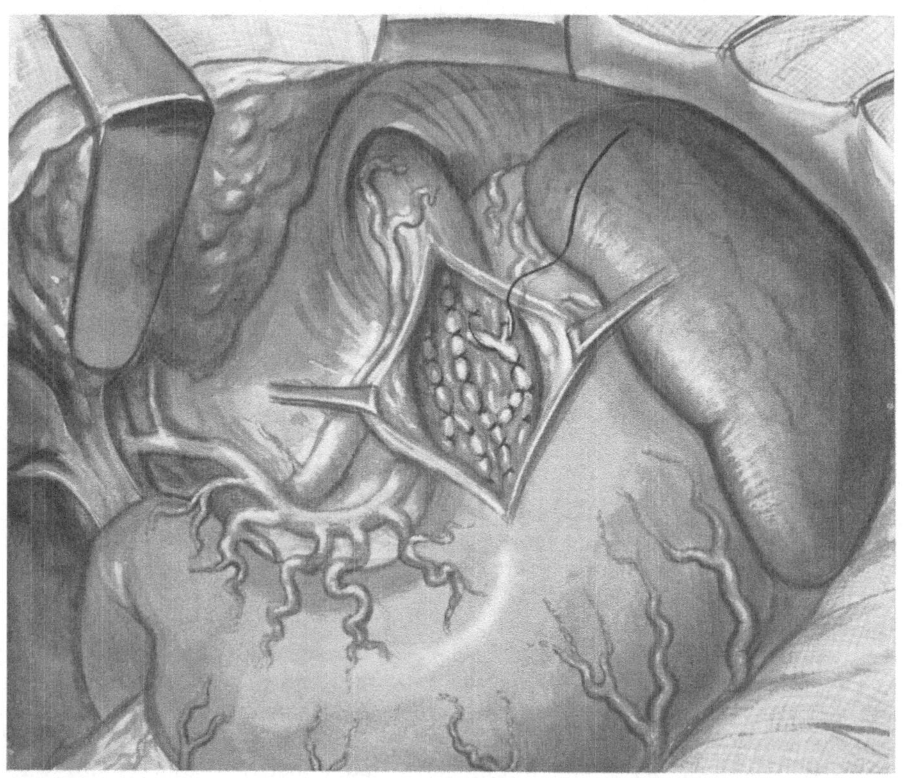

Abb. 405. *Abdominelle, direkte Ligaturoperation nach* C. WELCH, 1956. Intraluminäre Umstechung von 3—5 in die Kardia hinaufsteigenden Varicensäulen. (Methode der Wahl als Noteingriff)

Die *Ligaturoperationen* können linksthorakal nach BOEREMA-CRILE ausgeführt werden. Dies ist aber nur sinnvoll, wenn die Blutung im caudalen Oesophagus gelegen ist. Liegt sie — wie meist — in der Übergangszone, so wird besser abdominal vorgegangen (WELCH, 1956; CRAWFORD, HENLEY und KELSEY, 1959) (vgl. Abb. 405). LINTON scheut sich nicht an die erfolgreiche Ligaturoperation einige Wochen später die splenorenale Anastomose mit Splenektomie anzuschließen.

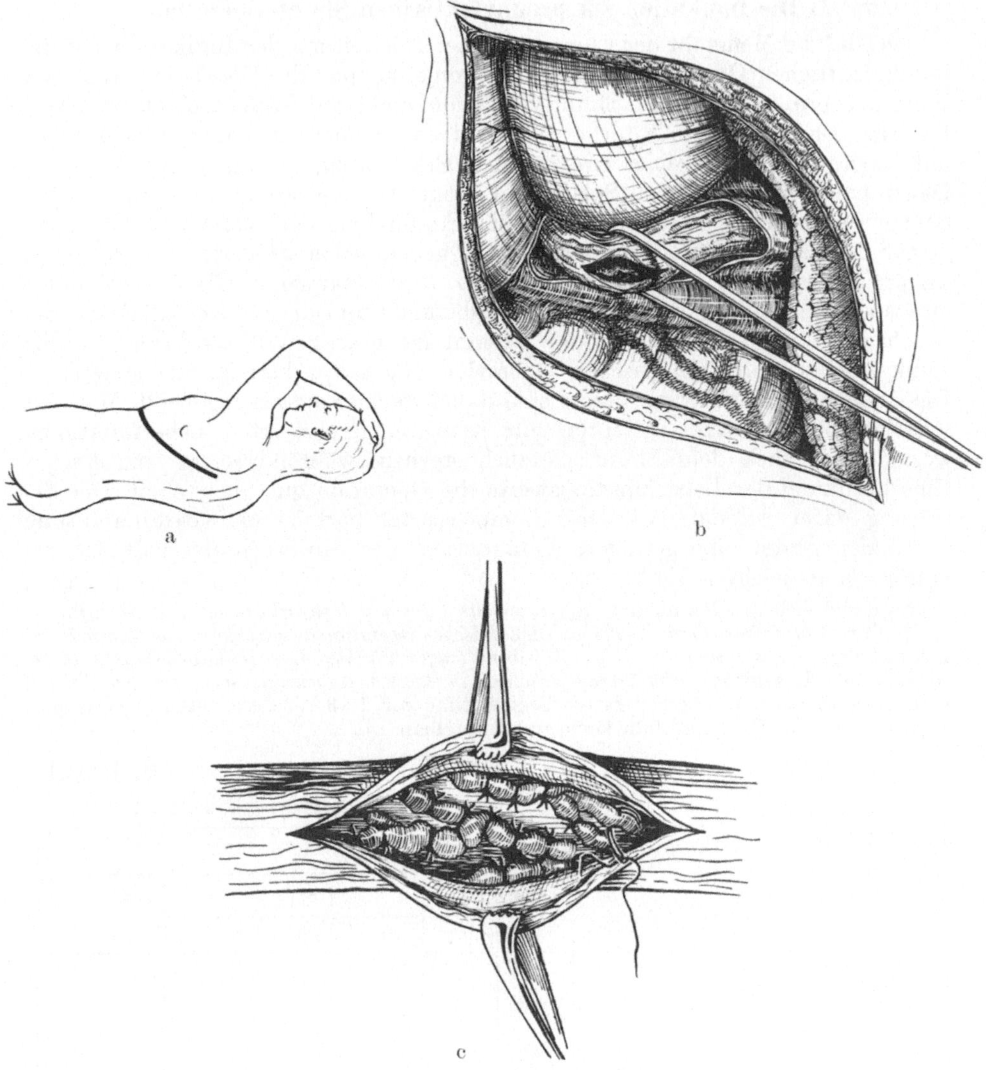

Abb. 406a—c. *Methode nach* BOEREMA-CRILE (1949, 1950). Intraluminäre Umstechung blutender Oesophagusvaricen mit kontinuierlichen Nähten in mehreren Reihen nach Eröffnung des von linksthorakal freigelegten caudalen Oesophagus

e) Die lokale Magenunterkühlung
(vgl. S. 413) (WANGENSTEEN, 1959, 1961)

kann mit Erfolg als unterstützende Maßnahme bei der Varicenblutung angewendet werden. Magensekretion und -durchblutung der Magenwand werden beträchtlich verringert; jedoch wird auch die Leberdurchblutung erheblich beeinträchtigt, weshalb die Unterkühlung nur als kurzfristiges Therapieadjuvans für anschließende Notoperationen angesehen werden kann.

Schließlich werden auch *Shunt-Operationen als Notoperationen* ausgeführt (CHILD, 1955; JOHNSON, 1957; C. S. WELCH, 1956; WANTZ und PAYNE, 1959; MIKKELSEN und PATTISON, 1958). O'SULLIVAN und PAYNE haben 9 Patienten operiert, davon 6 Heilungen (1956). ROUSSELOT (1960) operierte 11 Kranke in Unterkühlung und verlor davon 4; CLAUSS (1959) ebenfalls in Unterkühlung 5 Kranke ohne Mortalität.

f) Die Indikation zur prophylaktischen Shunt-Operation

Obwohl die Mehrzahl der Chirurgen einer Ausweitung der Indikation auf die prophylaktischen Operationen nicht zustimmt, kommt die Diskussion über den Wert der prophylaktischen Shunt-Operation nicht zur Ruhe (WALKER, 1959; PALMER, 1961; CONN u. Mitarb., 1962). Streng genommen käme jeder Patient mit Varicen als Folge einer irreversiblen Erkrankung für die prophylaktische Dekompression des portalen Systems in Frage. Wo die primäre Erkrankung behoben werden kann, verdient die kausale Maßnahme den Vorzug. Erfahrungsgemäß ist *die wichtigste Kontraindikation* gegen jeden größeren Eingriff *beim Cirrhotiker ein stark wechselnder klinischer Allgemeinzustand.* Erst wenn unter intensiver Behandlung die Laboratoriumsbefunde und die tägliche klinische Beobachtung eine Konsolidation der Gesamtlage erkennen lassen, kann an die Indikation zur prophylaktischen Operation überhaupt herangegangen werden. Die einzelnen Laboratoriumswerte sind dabei weniger ausschlaggebend. Man hat sogar beobachtet, daß Patienten mit wenig eingeschränkten Leberfunktionswerten kurz nach dem Shunt plötzlich sterben, während solche mit starker Einschränkung der Leberfunktionswerte die Operation gut überstehen. Die Erklärung dafür ist, daß Fälle mit kompensierter portaler Mangeldurchblutung durch den Shunt eine geringere Veränderung der Stoffwechselverhältnisse erfahren als die leichten Cirrhosen.

So ergibt sich das Paradoxon, *daß einerseits Fälle mit fortgeschrittener Leberinsuffizienz und labilem Allgemeinzustand von der prophylaktischen Operation ausgeschlossen werden müssen, während andererseits Patienten mit gleichbleibend eingeschränkten Leberfunktionswerten und abgeschlossenem Leberumbau, also ältere Cirrhotiker in stabilem Allgemeinzustand für den Eingriff in Betracht kommen.* Eine präoperative Beobachtung von 2—3 Wochen sollte nur verlängert werden, wenn die Blutungsgefahr keine zu unmittelbare ist.

6. Resul-

Tabelle 52. *Termino-*

Autor Jahr	Zahl der Fälle	Mortalität				
		Früh		Spät		ges.
		i.h.	ges.	i.h.	ges.	
BLAKEMORE u. Mitarb., 1957 (1943—1951)	116 260					
CHILD, 1953	362		52 (14,3%)		42 (13,5%)	
TANNER, 1959	21	3		7		
WALKER, 1959	85	2		11		
MERIGAN u. Mitarb., 1960	9				11%	
JONES, 1960	29	4		10	14	
Sammelstatistik POSTLETHWAIT u. SEALY (25 Autoren), 1961	1082		136 (12,6%)		172 (18,1%)	
Duke-Serie nach POSTLETHWAIT, 1961	13	3		3		
GÜTGEMANN u. Mitarb., 1961	45 45 Kons.					
LINTON, 1961	33					21—64%
SCHREIBER, 1964	128	29				19,3%
HAMELMANN u. Mitarb., 1965	57	17 (30%)		10 (17%)		27 (47%)

Resultate 571

CONN und LINDENMUTH (1962) haben prophylaktisch Operierte (15 Fälle mit portocavalem Shunt) einer Gruppe von Nichtoperierten (18 Fälle) gegenübergestellt. Überraschenderweise lag die Mortalität bei den Operierten höher als bei den Nichtoperierten. Wegen der geringen Zahl verwertbarer Angaben gehört der prophylaktische Shunt noch immer zu den aktuellsten Problemen in der Chirurgie der portalen Hypertension.

g) Das „Kurzschlußsyndrom"
(SH. SHERLOCK u. Mitarb., 1954)

Bei Lebererkrankungen, insbesondere Cirrhosen, kann es sowohl bei Nicht-Operierten, die spontan einen Kollateralkreislauf entwickeln oder nach Shunt-Operationen zu neurologischen Symptomen kommen, die auf der totalen oder partiellen Umgehung der Leber beruhen. Das Kurzschlußsyndrom ist eine der schwerwiegendsten Komplikationen der Shuntoperation, weil der Shunt die die Leber umgehende Blutmenge vermehrt (MACDERMOTT u. Mitarb., 1954; zit. nach WALKER, 1959). Je mehr Blut via Shunt abgeleitet wird, desto größer ist die Gefahr des Kurzschlußsyndroms. Daher wird mitunter die splenorenale der portocavalen Anastomose vorgezogen. Die Verfahrenswahl läßt sich allgemeinverbindlich nicht entscheiden. Keinesfalls darf ein Shunt angelegt werden, wo präoperativ schon neurologische Symptome vorliegen. Sie ähneln sehr der Ammoniakintoxikation. Viele Patienten haben auch einen erhöhten Blutammoniakspiegel. Zweifellos sind aber noch andere Endprodukte des Eiweißstoffwechsels verantwortlich; z. B. Ketosäuren (DAWSON u. Mitarb., 1957). Die Symptome sind Schlafsucht, Präkoma bis Koma (u. U. rasch reversibel), Tremor, Antriebslosigkeit, Wesensveränderung (SUMMERSKILL u. Mitarb., 1956). Die Behandlung besteht in eiweißarmer Diät, regelmäßigen Dickdarmeinläufen zur Auswaschung aller Proteine, regelmäßige Magenentlastung, Antibiotica (Humatin, Neomycin) zur Reduktion der Keimflora des Darmes, Applikation von glutaminsaurem Natrium (20 g/1 Liter Kochsalzlösung). Die erzielte Besserung ist oft nur kurzfristig.

tate

laterale porto-cavale A

Überlebend			Rezidivblutung		Kurz-schluß-syndrom	andere	Leber-versagen Koma	Thrombose
1—3 J.	3—5 J.	5 J. und mehr	leicht	schwer				
		48%		24% 12 (4,6%)		33%	43%	
					6			
37	17	8						
8								
6	3	6		2		1	11	
					16% 17%			
		12—36%		1 (4%)		2 (8%)	17 (71%)	
		22%		5			11	3
ges. 30 (53%)			3	5	15 (40,5%)	Ulcus 11 (21%) 7 präop.		

Tabelle 53. *Latero-laterale porto-cavale A*

Autor Jahr	Zahl der Op.			Früh †			Spät †		
	i.h.	e.h.	ges.	i.h.	e.h.	ges.	i.h.	e.h.	ges.
McDermott u. Mitarb., 1961	17					12%			
H. F. Welch, 1962	36			13 (36%)			10 (28%)		
Ungeheuer, 1963—65	11		14	1		1			

Tabelle 54.

Autor Jahr	Zahl der Op.			Früh †		Spät †		
	i.h.	e.h.	ges.	i.h.	e.h.	i.h.	e.h.	ges.
Tanner, 1959			7	2		1		
Jones, 1960	term-term		5	2				
Duke-Serie nach Post-lethwait, 1961	17	9	26	2		3	1	6
Linton, Ellis, Geary, 1961	70 122							30—43%
Schreiber, 1964	11			2		2		4

Tabelle 55. *Dissektionen ohne und mit Splenektomie,*

Autor Jahr	Zahl der Operationen			Mortalität		
	i.h.	e.h.	ges.	i.h.	e.h.	ges.
Boerema, 1949	2					
Linton, 1955	19	4	23	2 früh 3 spät		5
Hamilton, 1955	8			6 früh		6
C. Welch, 1956	5			3 früh		3
Crile, 1957	6	9	15	2 früh		2
Cohn u. Mathewsson, 1957	25			8 früh 6 spät		14
Marion u. Des-gouttes, 1958	7					3
Ludington, 1958	7					6
Longmire, 1958	1	4		2 früh		2
Crawford, Henly u. Mitarb., 1959	6		abdominell	1 früh		1
Walker, 1960	36					5
Klopper, 1960	12			4 früh 2 spät		6 (50%)
Merigan u. Mitarb., 1960			5 (kons.) 91			40%
Jones, 1960			8			2
Peters u. Womack, 1961	16			5 früh 3 spät		8
Vossschulte, 1966	64	14	78	23 früh 18 spät	2	25 18

(Cirrhose mit Ascites)

Überlebend			Rezidivblutung		Kurz-schluß-syndrom	Throm-bose	Koma	Ascites-rezidiv
1 J.	3 J.	5 J.	leicht	schwer				
13 (50%) 13						3	1 (†)	0

Spleno-renale A

Überlebend			Rezidivblutung			Kurz-schluß-syndrom	Koma u. Leber-versagen	Throm-bose d. A.
1—3 J.	3—5 J.	< 5 J.	leicht	schwer	ges.			
		3	1	1				2
				1	17%		2	2
		40—57%		4	8% 23—19%	5 (11%)	18 (43%)	
4	1	2		3			1	

Direktumstechung (vorwiegend Noteingriff)

Überlebend			Rezidivblutung			Leber-versagen u. Koma	Throm-bose	andere
1—3 J.	3—5 J.	< 5 J.	leicht	mittel	schwer			
2								
2								
2								
5				2				
11				6				
				4				
1								
3				1				
5, später Shunt								
					20%	4		
3	3	1	3					
3								
			27	37	27			
3	3		2		1			
8						2		
47	36	28	2		8 (3 †)	12	14	17

Tabelle 56. *Kardia-Oesophagusres., Fundektomie,*

Autor Jahr	Art und Zahl der Operationen			Mortalität		
	i.h	e.h.	ges.	i.h.	e.h.	ges.
PHEMISTER u. HUMPHREY, 1947			1			
Kardia-Oesophagus-Resektion						
WOMACK, 1950	5			1 früh 1 spät		2
SHUMACKER u. Mitarb., 1952		5				2
COOLEY u. DE BAKEY, 1954	1	2				1
hohe Oesophagus-Kardia-Resektion						
HALLENBECK, 1955		3				0
MARION, 1957	2	6				1
DELOYERS, 1958	4	5	9	3	1	4
Fundektomie						
HABIF, 1959	17	4				4
Kardiaresektion und Coloninterpos.						
TANNER, 1959			26			7
Transsektion						
HOLLE, 1967	4	3	7			0
Fundektomie						
MERIGAN u. Mitarb., 1960			7			(71%)
Kardia-Oesophagus-Resektion						
JONES, 1960			6			2
Splenektomie, Transsektion						
JONES, 1960			3			2
Splenektomie und Kardia-Oeso-phagus-Resektion						
KLOPPER, 1960	16	11	27	6	1	7
Sammelstatistik zit. nach DELBROUCK, 1962	29	74				~25%

7. Technik der Shuntoperationen

Voraussetzungen

Der Erfolg hängt von minutiöser Technik und hämodynamischen Bedingungen ab, welche thromboseverhindernd wirken. Bei schwereren Hypertensionen (mehr als 35 cm Wassersäule) haben die Anastomosen gute Chancen, offenzubleiben. Bei leichteren Hypertensionen (weniger als 25 cm Wassersäule) ist es wegen des geringen Druckgradienten fraglich, ob sie durchgängig bleiben. Außerdem sind Anastomosen mit einem Durchmesser unter 8 mm meist nicht ausreichend. Der Durchmesser einer portocavalen Anastomose soll ca. 25 mm, der einer splenorenalen Anastomose ca. 10—15 mm betragen. Wichtig ist ferner die Zugwirkung, welche durch die anomale Verbindung auf die Venenwand ausgeübt wird. Jeder stärkere Zug führt zu einer schlitzförmigen Einengung der Anastomose. Für die Verfahrenswahl kann diese rein technische Frage entscheidend sein. Auto- oder homoioplastische Gefäßtransplantate zur Überbrückung von Defekten oder zur Verlängerung zu kurzer Gefäße können nötig werden (ROUSSELOT, BLACKMORE). Wir selbst konnten eine radikuläre Blockade der V. mesenterica cran. (Typ

Transsektion bei port. Hypertension

Überlebend			Rezidivblutung		Leberversagen u. Koma	Thrombose	andere
1—3 J.	3—5 J.	< 5 J.	leicht	schwer			
	1						
	3			1			
	3						
2							
	3						
7				1			
5							
15				2			
							1 Encephalopathie
	5	2					
2							
1	3		1	2	1	1	
		1			2		
4	8	5	6		5	1	
				~9%			

Souza de Pereira) durch mesenterico-cavale Derivation mittels eines zwischengeschalteten homoioplastischen Arterientransplantates behandeln (Holle und Hart, 1964).

Die *Naht wird von Hand* ausgeführt. Anastomosen mit Gefäßprothesen, Gefäßnahtapparaten oder mittels Klebung sind noch nicht so weit ausgereift, daß sie für die Praxis bedenkenlos empfohlen werden können. Gütgemann und Schreiber (1962) haben die Forderung nach maximaler Kaliberweite (Franke, 1912) erneuert und modifiziert, indem sie durch bogenförmige Schnittführung eine Lappenbildung der Gefäßwand erreichen. Wir selbst sind stets mit einer *wetzsteinförmigen Excision* entsprechender Größe ausgekommen. Zur Naht empfiehlt sich die evertierende, fortlaufende U-Naht für Vorder- und Hinterwand mit je einem atraumatischen, feinen Seidenfaden (408, 410), welcher geölt und heparinisiert ist.

Zugangsweg. Am günstigsten ist die *transversale Oberbauchincision* (vgl. Abb. 407, 410, Insert). Für die Exploration, evtl. mit Portomanometrie, intraoperativer Splenoportografie usw. eröffnet der Querschnitt alle Möglichkeiten. Lagerung auf einem Röntgenoperationstisch mit Möglichkeit zur Serienangiographie (Kifatisch mit Zusatzeinrichtung) ist sehr empfehlens-

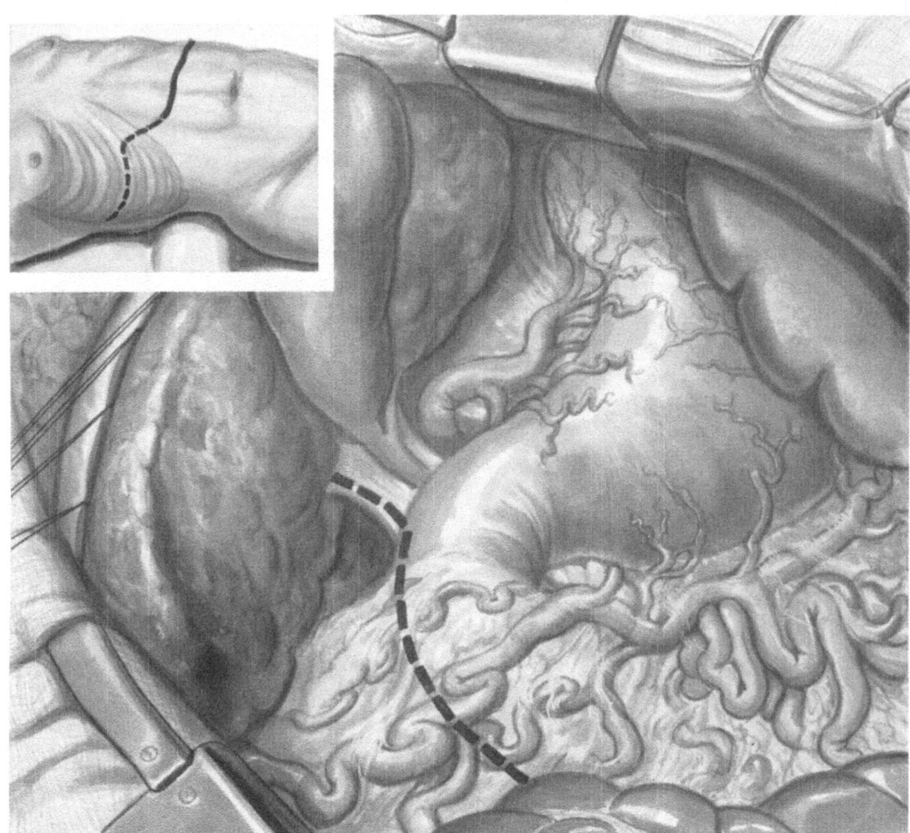

Abb. 407. *Termino-laterale porto-cavale Anastomose, 1. Akt:* Lagerung und Zugangsweg (Insert): Oberbauchquerschnitt, eventuell Schnitterweiterung nach rechts-thorakal. Freilegung der großen Venen durch schrittweise Präparation in die Tiefe (gestrichelte Linie)

wert. Nach definitiver Entscheidung über die Art der Anastomose (Splenektomie usw.) kann der Transversalschnitt leicht nach links bzw. rechts weitergeführt und in den 8.—9. Zwischenrippenraum fortgeführt, also zu einer *abdomino-thorakalen Incision* erweitert werden. Die Erweiterung nach rechts, u. U. mit Durchtrennung des Zwerchfells, wird bei großen Cirrhoselebern, die nach links zur Splenektomie bei Riesenmilzen, erforderlich. Im allgemeinen genügt die Incision bis zum Rippenrand vollkommen.

Portale Manometrie. Der Pfortaderdruck wird durch Direktpunktion eines pfortadernahen Gefäßes bestimmt (vgl. Abb. 411). Spezialnadeln sind zu verwenden. Bei Blutungsgefahr ist es günstiger, von einer V. jejunalis aus einen Kunststoffkatheter dickeren Kalibers in Richtung auf die Pfortader bis zu deren Stamm vorzuschieben. Die Kunststoffsonde bleibt für die Dauer des Eingriffs liegen und wird wiederholt zu Druckkontrollen verwendet. Außerdem erfolgt über den Venenkatheter eine langsame Infusion heparinisierter Glucoselösung und evtl. ein Portogramm.

Intraoperatives Portogramm. Unter starkem Druck werden rasch 40 cm³ eines 50%igen jodhaltigen Kontrastmittels injiziert. Die Aufnahmen werden am Schluß der Injektion bei Atemstillstand und möglichst kurzer Belichtungszeit angefertigt. Aufgrund des Portogramms und der Druckwerte wird die Indikation überprüft.

α) Die termino-laterale portocavale Anastomose
(Abb. 407 und 408)

Eine zusätzliche Phrenotomie bei großer Cirrhoseleber wird in Richtung auf die V. cava caud. ausgeführt. Bei Rippenbogendurchtrennung ist das Einsetzen

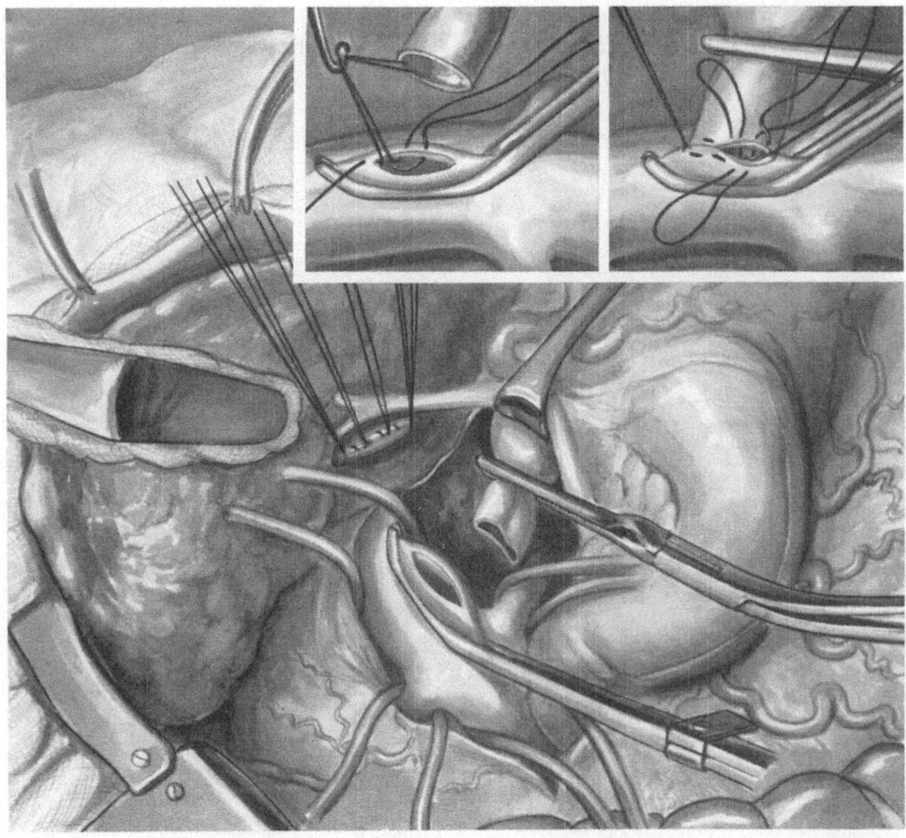

Abb. 408. *Termino-laterale porto-cavale Anastomose, 2. und 3. Akt:* Mobilisation des Duodenum-Pankreas. Freimachen und lebernahe Durchtrennung der Pfortader. Isolierung der V.cava caud. Abklemmen und wetzsteinförmige Excision der Vorderwand. Anastomosierungsnaht nach der Technik von Gross (Insert)

eines Rippensperrers zweckmäßig. Es folgt das Vordringen auf die großen Venen (Abb. 407, gestrichelte Linie). Dieser Akt kann durch Vorhandensein leicht verletzlicher und zahlreicher Varicen schwierig sein. Durch schrittweises Vorgehen und vereinzelte Gefäßdurchtrennungen kommt man an das Lig. hepatoduodenale und Duodenum sowie die Flexura coli dextra heran.

Das Duodeno-Pankreas wird nach Kocher mobilisiert und so die V. cava caudalis freigelegt. Danach wird die V. porta in ihrem ganzen Verlauf vom Pankreaskopf bis zum Leberhilus ausgelöst. Sie muß über eine Strecke von ca. 5 cm völlig beweglich sein. Die Freilegung der V. cava caud. erfolgt in einer Länge von 5—6 cm und zwar von den Nierenvenenabgängen bis zu ihrem Eintritt in die Masse des Leberparenchyms. Die Vorder- und Seitenwände der V. cava müssen völlig frei sein. Die Hinterwand soll nicht vollkommen mobilisiert werden, weil dort Vv. lumbales abgerissen werden können. Die Unterfahrung der Nierenvenen und der V. cava zwecks Anlegens einer Notfallsdrossel ist zu empfehlen. Die isolierten Gefäßstämme werden auf ihre topographische Beziehung untersucht, ferner auf Durchgängigkeit, Beschaffenheit der Gefäßwand und intravasale Thromben. Ist freie Durchgängigkeit und spannungsfreie Anlagerung der

Gefäße möglich, so kann die Anastomose ausgeführt werden. Sie beginnt mit der Abtrennung der V. porta am Leberhilus und dem Blindverschluß des leberseitigen Stumpfes. Der leberferne Stumpf wird durch Anschrägung des Querschnittes erweitert. Die Anastomosierung zeigt Abb. 408.

β) Die latero-laterale portocavale Anastomose

Zugangsweg und Freilegung der großen Venen in gleicher Weise wie unter α). Die Schwierigkeit besteht darin, daß die Venen nicht parallel verlaufen. Caudal

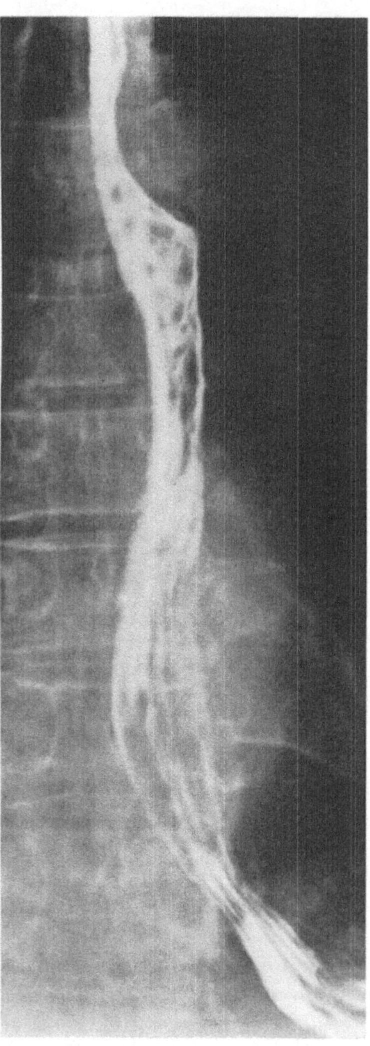

a

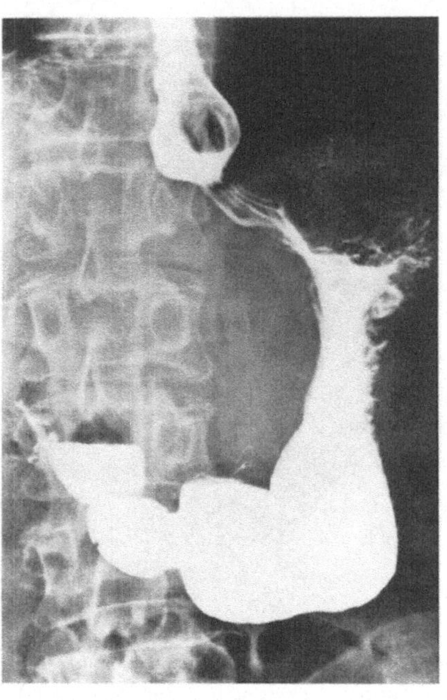

b

Abb. 409b. Gleicher Fall wie Abb. 399. Zustand nach termino-lateraler portocavaler Anastomose. In der kardia-fundalen Übergangszone keine Varicen mehr nachweisbar

Abb. 409a. Gleicher Fall wie Abb. 399. Zustand nach termino-lateraler portocavaler Anastomose. Die schweren Varicen sind weitgehend behoben

liegen sie am weitesten auseinander; durch einen hypertrophierten Lobus caudatus können sie zudem auseinander gedrängt werden. Die beiden mobilisierten Gefäßstämme müssen sich über eine Strecke von 3—4 cm durch leichten Fingerdruck aneinander bringen lassen, damit die latero-laterale portocavale Anastomose möglich ist (AUVERT, 1953). Die nach vorne-links liegende Cavawand wird mit einer großen Satinski-Klemme weit gefaßt, desgleichen die rechte Seite der V. porta mit einer kleineren Satinski-Klemme. Beide Klemmen werden parallel gelagert, die Gefäße eröffnet und die Naht mit der üblichen evertierenden U-Naht fortlaufend ausgeführt. Nach Entfernung der Klemmen wird das Funktionieren des Shunts durch Kontrolldruckmessung überprüft. Ist die Anastomose durchgängig, so muß der Druckabfall wenigstens 10—15 cm Wasser betragen.

γ) Die termino-laterale splenorenale Anastomose
(Abb. 410)

Der Zugang wird gegebenenfalls zu einer linksseitigen abdomino-thorakalen Incision erweitert.

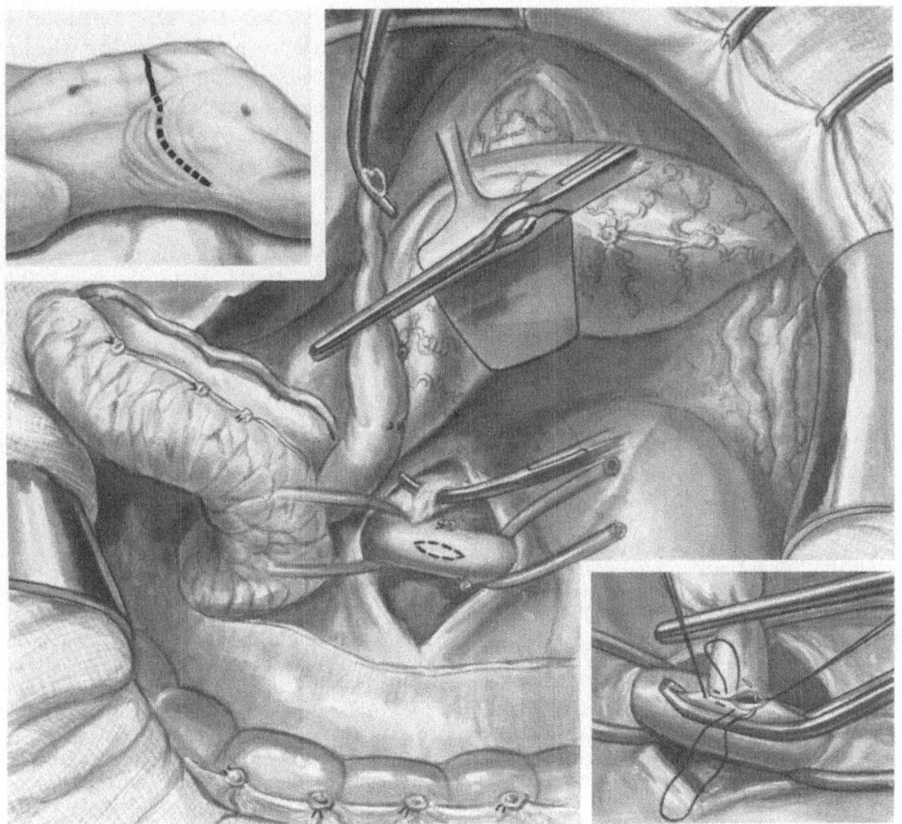

Abb. 410. *Termino-laterale spleno-renale Anastomose.* Insert: Zugangsweg, Anastomosennaht. Hauptbild: Präparation der Milz- und Nierenvene

Die *Splenektomie* kann *von ventral* oder nach Luxation der Milz und des Pankreasschwanzes *von dorsal* her erfolgen. Bei kleineren Milzen ist das erstere, bei großen Milzen mit Blutungsgefahr das Luxationsverfahren vorzuziehen. Beim Vorgehen von ventral werden die Milzgefäße einzeln möglichst milznahe ligiert. Durch die Luxationsmethode soll der Milzhilus abgeknickt werden und die Blutung dadurch rasch beherrscht werden. Von dorsal her lassen sich die Gefäße einzeln (A. lienalis, V. gastro-epiploica sin., V. lienalis, letztere oft bereits in ihren hilären Verzweigungen) ligieren, und das Organ entfernen. Danach wird eine

37*

Portomanometrie und *Portographie* durchgeführt. Soll eine splenorenale Anastomose angelegt werden, wird die V. lienalis aus der Dorsalseite des Pankreas herauspräpariert (vgl. Abb. 410). Die Mobilisation der V. lienalis wird bis zur Mesentericalinie fortgesetzt. Mit Erreichen des Konfluens mit der V. mesenterica caud. besitzt die isolierte Milzvene eine Länge von 6—8 cm. Die Vene wird 1 cm vor der beabsichtigten endgültigen Durchtrennungsstelle mit einer Gefäßklemme abgeklemmt.

Zum *Aufsuchen der V. renalis sin.* wird die Flexura colica sin. mobilisiert und nach latero-caudal abgedrängt. Die linke Niere wird getastet und über dem Nierenhilus das dorsale Peritoneum senkrecht inzidiert. Die Vene wird *ohne Mobilisation der Niere* freigelegt. Die Arterie liegt dorso-cranial und stellt meist kein Hindernis dar. Hingegen muß die nach caudal ziehende V. spermatica (ovarica) durchtrennt werden. Der Stamm der Vene wird auf 3 cm Länge isoliert. Die Lagebestimmung der Anastomose muß sehr sorgfältig sein, denn bei präpankreatischem Herumführen kann das Gefäß abgeplattet werden. Bei retropankreatischer Verlagerung kann es durch den Druck des Pankreas abgeknickt werden. Am besten wird die normale retropankreatische Lage belassen und die Vene direkt in einem Winkel von 60° in die V. renalis eingeleitet. Die partielle Abklemmung der V. renalis wird mit einer kleinen Satinski-Klemme vorgenommen, so daß für die Nierendurchblutung kein Nachteil entsteht.

Ist eine komplette Abklemmung der Nierenvene unvermeidlich, so soll ihr eine Abklemmung der Nierenarterie vorausgehen und die Abklemmung nicht länger als 30 min dauern. Das im Winkel zwischen Niere und Pankreas gelegene Fett kann den Verlauf der Vene behindern und muß weitgehend abgetragen werden (vgl. Abb. 410).

δ) Die latero-terminale mesenterico-cavale Anastomose (Santy u. Marion, 1953)

Die V. mesenterica cran. erreicht bei portaler Hypertension gelegentlich einen Durchmesser von 15—20 mm. Sie wird am besten in ihrem Verlauf vor der Pars III des Duodenums aufgesucht. Wegen zahlreicher kleiner Nebenäste kann es zu unangenehmen Blutungen kommen. Wegen der Gefahren, die durch komplette Abklemmung der Mesenterica für die Ernährung der Darmwand entstehen, wird die bilaterale Derivation nur ausnahmsweise praktiziert (z. B. bei Postsplenektomieblutern). Die einfachste Form der mesenterico-cavalen Ableitung ist die latero-terminale Anastomose von SANTY und MARION von rechts her. Der Zugang und die wichtigsten Akte der Operation sind aus Abb. 411 und 412 ersichtlich. V. mesenterica cran. und V. cava caud. werden auf eine Strecke von 4—6 cm freigelegt und die V. cava caud. 3—4 cm caudal der Nierenvenenabgänge durchtrennt und entsprechend abgeschrägt. Bei hoher Lage des Duodenums ist die Anlagerung und Anastomosierung leicht, bei tiefer Lage des Duodenums muß unter Umständen die Cava zwischen Pankreaskopf und Duodenum von dorsal nach ventral hindurchgeführt werden, um an die Mesenterica angelagert werden zu können. Weitere Modifikationen der mesenterico-cavalen Shuntoperationen (vgl. Abb. 402 l, m, n, r).

ε) Seltenere Anastomosierungsverfahren

Homoioplastische Gefäßtransplantate oder Alloprothesen werden gelegentlich verwendet. Zur Verlängerung der V. lienalis (ROUSSELOT), zur Ermöglichung eines latero-lateralen porto-cavalen Shunts (DUBOST), zur Verlängerung der V. coronaria ventriculi zwecks coronario-portalem Shunt (SANTY). *Die Thrombosierung* ist wegen des geringen Druckgradienten so häufig, daß nur im Notfall zu diesen Methoden gegriffen werden sollte.

Größeres Interesse hat die *Portalisation der A. hepatica* (SAEGESSER, 1954) gefunden. Das Verfahren fußt auf der Feststellung von MACINDOE, daß die intralobuläre Zirkulation in der Cirrhoseleber wegen Verdrängung des venösen Sinus rein arteriell ist (vgl. Abb. 397). SAEGESSER leitet deshalb das Pfortaderblut in das arterielle Strombett um, indem er eine latero-laterale Anastomose zwischen V. porta und A. hepatica propr. anlegt. Nach Beendigung der Anastomose wird die A. hepatica vor der Anastomose ligiert und so ein Teil des Pfortaderblutes umgeleitet.

ζ) Postoperative Komplikationen

Jede Shunt-Operation erfordert *intensive Antikoagulantienbehandlung*, um der Thrombosierung der Anastomose vorzubeugen. Mit Blutungen ins Operationsgebiet muß gerechnet werden.

Das ganze Arsenal der Antikoagulantientherapie ist bereitzuhalten. Die *Thrombose der Anastomose* kann weit in das radikuläre Verzweigungsgebiet der

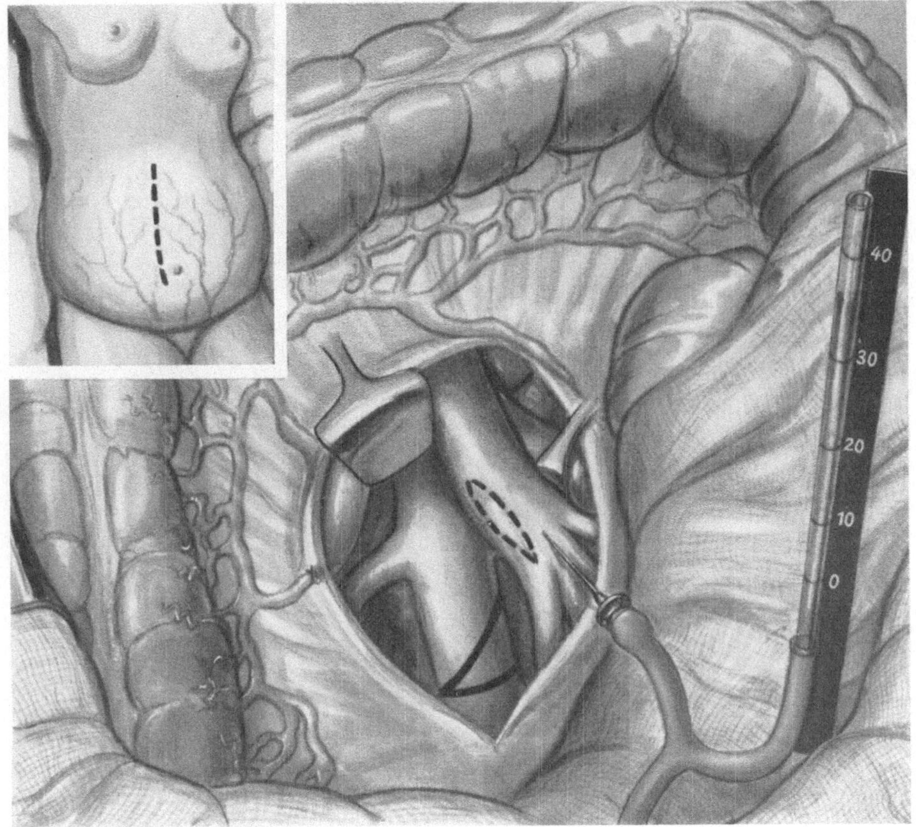

Abb. 411. *Latero-terminale mesenterico-cavale von rechts kommende Anastomose, 1. Akt* (SANTY-MARION, 1953). Portomanometrie im Stamm der V. mesenterica cran. mit dicker Spezialkanüle (nicht angegeben!)

Pfortader aufsteigen. Sie verläuft unter der Symptomatologie des mesenterialen Infarkts.

Die Nachblutungen trotz Operation sind häufig. Sie sind Folge ungenügender Dekompression des Pfortadersystems oder sogar einer Drucksteigerung durch Thrombose der Anastomose. Sie lassen sich durch Einlegen einer Sengstaken-Sonde beherrschen.

Die reflektorische Anurie als Folge gestörter Nierendurchblutung nach splenorenaler Anastomose; ferner *die akute Pankreatitis* nach Auslösen der V. lienalis aus dem Pankreas sind relativ seltene Ereignisse. Die Hauptursache der primären Mortalität ist *das akute Leberversagen*. Es verläuft unter dem Bild eines Ikterus, diffusen Hämorrhagien, Präkoma und Koma. Die Therapie ist der akuten Leber-insuffizienz gegenüber ziemlich machtlos. Entgiftung durch Blut- oder Peritoneal-dialyse sollte versucht werden.

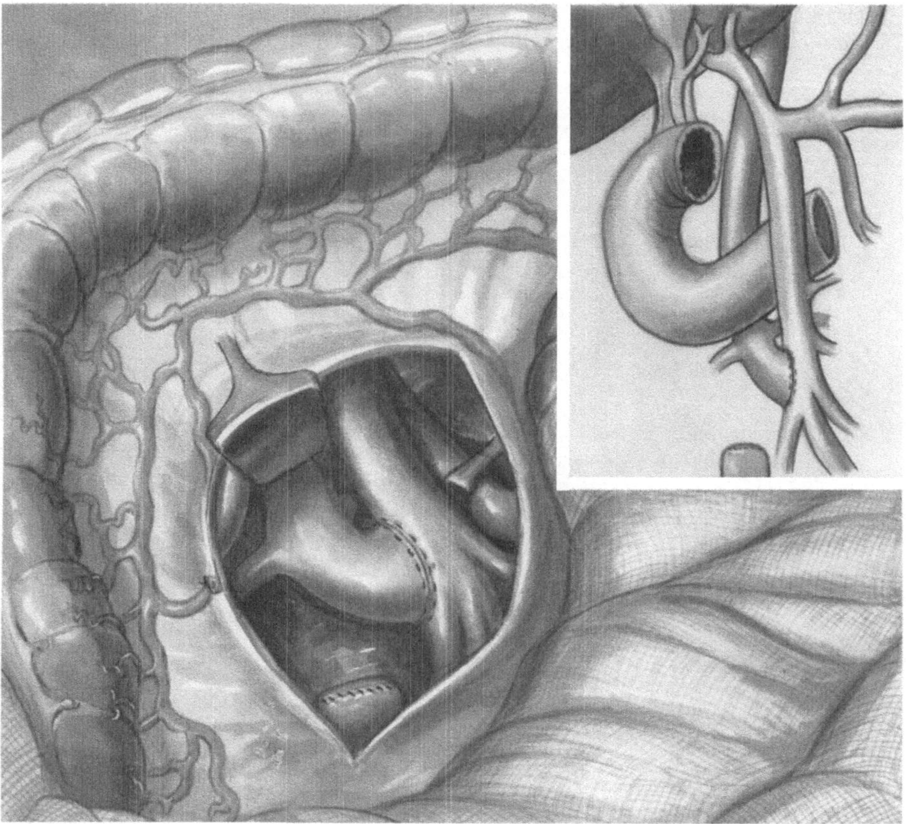

Abb. 412. *Latero-terminale Mesenterico-cavale*, von rechts kommende, *Anastomose, 2. Akt.* End-ständiger Verschluß der distalen Cava. Latero-terminale Anastomose der Mesenterica und Cava mit üblicher evertierender Nahttechnik. Insertbild: Topographische Beziehungen der Venenverläufe zum Duodenum und zueinander

IV. Das Mallory-Weiss-Syndrom

MALLORY und WEISS (1929) beschrieben ein Syndrom, welches seitdem ihren Namen trägt. Ihrer Beschreibung liegen 15 Patienten zugrunde, bei welchen nach längeren Perioden eines Alkoholabusus abundantes Erbrechen auftrat, das in massives Bluterbrechen überging. 4 Patienten kamen ad exitum. Autoptisch fanden sich in der kardio-oesophagealen Übergangs-zone Schleimhautfissuren von 3—20 mm Länge und 2—3 mm Breite in der Längsachse des Oesophagus angeordnet. Die rupturähnlichen Schleimhautläsionen können experimentell durch eine Distention des Magens bei Verschluß des Oesophagus durch die Zwerchfellzwinge erzeugt werden. Die Autoren schlossen, daß extreme „Druckveränderungen im Magen während eines gestörten Brechmechanismus und kontinuierliche Regurgitation von Magensaft über die Kardia" die ätiologischen Faktoren seien. 1932 berichteten MALLORY-WEISS weitere 6 Fälle, davon 2 tödliche. Bei einem dieser Fälle war es sogar zur Perforation ins Mediastinum mit Mediastinitis gekommen. DECKER, ZAMSCHECK und MALLORY (1953) fanden 11 Fälle von Mallory-Weiss-Syndrom unter 11 000 Autopsien innerhalb von 20 Jahren im Boston-City-Hospital. Weitere klinische Fälle wurden von KELLOGG und BLACKBURN (1954), HARDY (1956), KELLEY (1958), SMALL und ELLIS (1958), SCOTT und NEWTON (1958) mitgeteilt.

ATKINSON u. Mitarb. (1961) berichten ebenfalls 11 Fälle, von welchen 7 tödlich verliefen. In 5 Fällen konnte die Todesursache eindeutig auf die ulcerativen Längsfissuren der Kardia zurückgeführt werden.

Ätiologie. Vermehrte Zug- und Dehnungsbeanspruchung der Wand der Kardia durch den in der Übergangszone rasch wechselnden Druck muß als Hauptursache der Schleimhautverletzungen angesehen werden. Besonders häufig werden sie bei Hiatushernien beobachtet. Steigt die Kardia über das Niveau des Hiatus nach oben, so kann der Druckgradient Werte von 100 mm Hg und mehr erreichen. Die Widerstandsfähigkeit der Mukosa ist bedeutungsvoll. Schleimhautatrophie ist in der Hälfte der Fälle nachweisbar (DECKER u. Mitarb., 1953). Die Kardialäsion als Ursache einer großen Blutung des oberen Gastrointestinaltrakts ist häufig. Sie beträgt 26% (von 325 Fällen nach SCHIFF, 1947) und 21% (von 1910 Fällen nach AVERY JONES, 1956).

Diagnose. Am ehesten gelingt der Nachweis durch *Oesophago-Gastroskopie* und Gastrokamera. Dem Röntgennachweis entziehen sich die Veränderungen meist. Am sichersten lassen sie sich operativ bei der Probelaparotomie aufdecken, sofern der Chirurg an ihre Möglichkeit denkt und durch eine hohe *Gastrotomie* die Schleimhaut der fundo-kardio-oesophagealen Zone besichtigt. Hierdurch entdeckte Schleimhautrhagaden sollen durch fortlaufende Längsnähte umstochen werden (SCOTT und NEWTON, 1958). In diesem Zusammenhang ist wiederum vor der „blinden, distalen, partiellen Magenresektion" zu warnen, da im Falle eines Mallory-Weiss-Syndroms die Blutung andauert.

J. Blastome des Magens
I. Das Magen-Carcinom
1. Allgemeines, Vorkommen und Häufigkeit

Die Sterblichkeit in der Bundesrepublik beträgt: An Magen-Carcinomen (1962) 26 111 Personen, an Lungencarcinomen (1962) 16 682 Personen. Damit liegt das Magen-Carcinom noch eindeutig an der Spitze. Der Anteil des Magenkrebses ist für beide Geschlechter etwa gleich

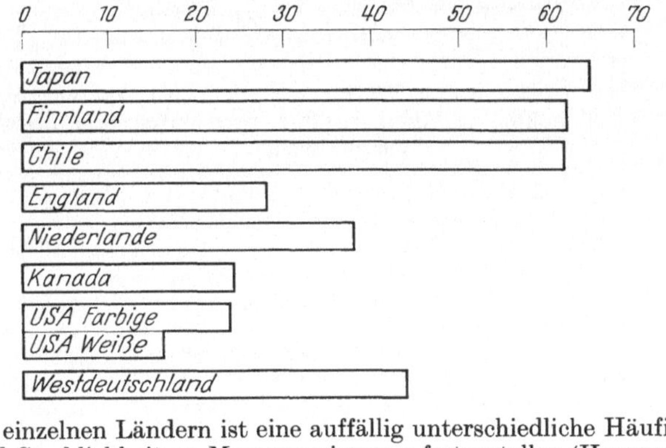

Abb. 413. In den einzelnen Ländern ist eine auffällig unterschiedliche Häufigkeit der Erkrankung und Sterblichkeit an Magencarcinomen festzustellen (HAENSZEL, 1958)

bei 25% (SCHUBERT, 1959). Die Mortalität des unbehandelten Magenkrebses beträgt 100%. Eine 5-Jahres-Überlebenszeit des Unbehandelten kommt so gut wie nicht vor. Die 5-Jahres-Überlebenszeit der Operierten beträgt, bezogen auf den Malignitätsgrad (nach BRODERS), für den Zeitraum von 1940—1954 in Fällen *ohne* Lymphknotenbefall 41,8%, *mit* Lymphknotenbefall 12,1% (BERKSON, Mayo-Klinik, 1964). In früh erkannten und operierten Fällen steigt die 5-Jahres-Überlebenszeit bei Fällen *ohne* Lymphknotenbefall auf 78,7%, *mit* Lymphknotenbefall auf 28,6% an. Dies beweist, daß es nicht angebracht ist von vornherein zu resignieren, vielmehr daß der Magenkrebs im Beginn eine lokale Veränderung mit relativ günstigen Heilungschancen ist. Es darf daher nichts unversucht bleiben, ihn im Frühstadium zu entdecken und der operativen Behandlung zuzuführen. Merkwürdig ist die unterschiedliche Häufigkeit in verschiedenen Ländern (Abb. 413) und der signifikante Rückgang in einzelnen Ländern (Österreich, Kanada, England, Niederlande), am eindeutigsten in den Vereinigten Staaten. In anderen Ländern (Japan) wird eine Zunahme beobachtet (HAENSZEL, 1958; QUISENBERRY, 1957) (Abb. 414 und 415). Die Beobachtungszeit ist noch zu kurz, als daß von einer anhaltenden Abnahme des Magenkrebses gesprochen werden könnte. Es kann sich hier um weitgehend zufällige Schwankungen handeln. Keinesfalls darf die klinische Aufmerksamkeit nachlassen.

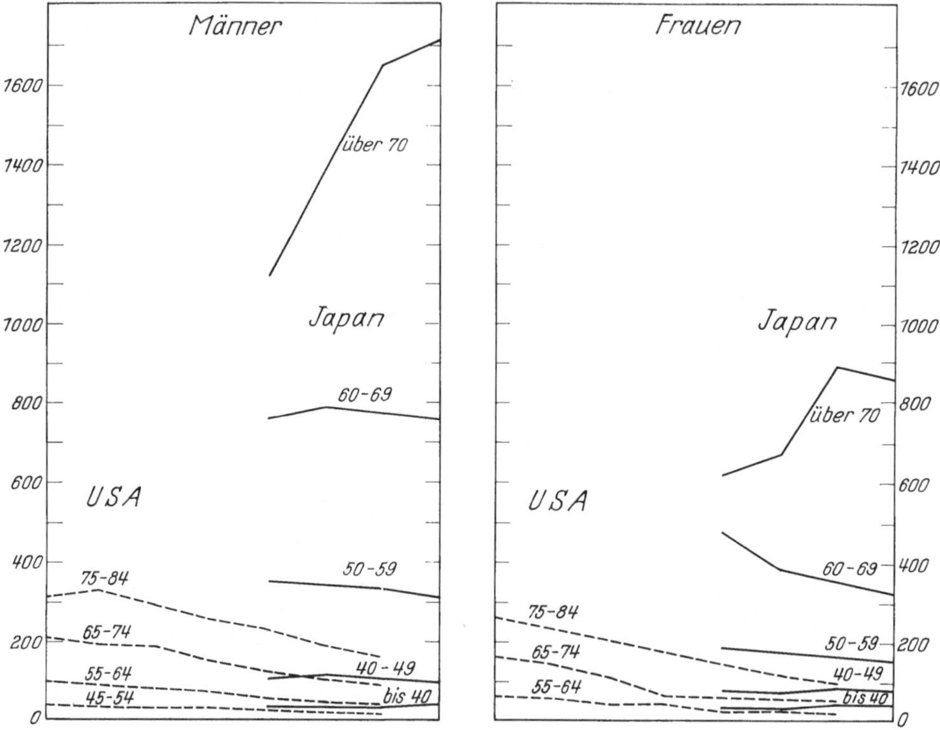

Abb. 414. Rückgang der Mortalität an Magencarcinom in den letzten zwei Jahrzehnten in USA (1940—1960). Zunahme in Japan. Letztere wird durch hohe Alterssterblichkeit vorgetäuscht

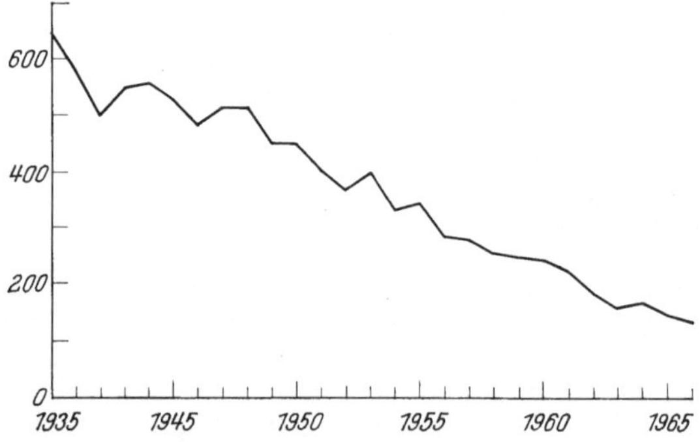

Abb. 415. Die Zahlen aus der Mayo-Clinic beweisen, daß dort auch die Morbiditätsziffern zurückgehen

2. Ätiologie

Die Ursachen des Magenkrebses sind noch rätselvoll. Bis heute ist das Krebsproblem ungelöst (K. H. BAUER, 1963). Als kausale Faktoren werden diskutiert die *Vererbung* bzw. familiäre Häufung (VIDEBAEK und MOSBECK, 1954); die Häufung bei *Individuen der Blutgruppe A* im Vergleich zu geringerem Vorkommen in der Blutgruppe 0 (AIRD, 1953); *soziales und wirtschaftliches Milieu* (Häufung in einfachen sozialen Schichten, in welchen die Häufigkeit doppelt so hoch ist als in gehobenen Schichten), (DORN und CUTLER); *lokale Faktoren*

(Vitamin B₁-Mangel durch einseitige Ernährung; Genuß von weißem, vitaminarmem Reis in Japan, von starken Likören oder von überhitzten Speisen), (IVY, 1955). Manches spricht dafür, daß Vitamin B₁-arme und eiweißarme Ernährung in Verbindung mit Genuß von hochprozentigem Alkohol und gewohnheitsmäßigem Essen zu heißer Speisen die Entstehung des Magenkrebses begünstigen.

Als eigentliche *Präcancerosen* müssen die *Achlorhydrie mit perniziöser Anämie* (7,3fach erhöhter Magenkrebsbefall im Vergleich zur Durchschnittsbevölkerung, BERKSON, 1956) und die *chronische atrophische Gastritis*, angesehen werden. Auf die Beziehungen zwischen chronischer Gastritis und Magencarcinom wies zuerst KONJETZNY (1913) hin. BORRMANN, KIMOTO und YAMASHIRO, MIZUKAMI, 1959 gehen weiter und meinen, daß auf dem Boden einer atrophischen Gastritis Magenadenome, -Polypen und -Ulcera entstehen, welche bis zu 60% cancerisiert werden können. Daß auch aus callösen Magenulcera ein Carcinom entstehen kann, war schon CRUVEILHIER (1829) bekannt. ROKITANSKY, DIETRICH, HAUSER u. a. haben dies bestätigt. Der Prozentsatz der *Cancerisierung des Magengeschwürs* schwankt zwischen *1 bis 71%*; FINSTERER gibt einen Prozentsatz von *24,9%* an. Dem *Carcinoma in situ* kommt somit auch für den Magen große Bedeutung zu (KUHLENCORD, 1959; R. SCHADE, 1963). Die operative Entfernung solcher Präneoplasien ist nötig, wo immer sie nachgewiesen werden können (H. D. SCHUMANN, 1959).

3. Pathologische Anatomie

Der Chirurg muß eine makroskopische und mikroskopische Typenunterscheidung treffen. Nur so gewonnene Klassifizierungen (BORRMANN, 1926; KONJETZNY, 1938; EKER, 1951; HOERR, 1954; ASHLEY und PACK, 1958) lassen Rückschlüsse auf die Prognose zu. Die neueste diesbezügliche Darstellung stammt von EKER und EFSKIND (1960). Die variable Terminologie zwingt uns, einer begründeten Auffassung zu folgen. Ein Anspruch auf Alleingültigkeit wird damit nicht erhoben.

Makroskopisch teilt man ein (BORRMANN, 1926; modifiziert nach EKER und EFSKIND, 1960):

1. Papillomatös-polypöse;

2. Nodöse;

3. Ulcerös-infiltrierende;

4. Diffus-infiltrierende.

Mikroskopisch werden unterschieden:

1. Adenocarcinoma;

2. Adenocarcinoma papillomatosum;

3. Carcinoma colloides;

4. Carcinoma simplex;

5. Carcinoma solidum;

6. Carcinoma scirrhosum (mit Untergruppe Ca. fibrosum nach KONJETZNY);

7. Undifferenziertes Carcinom;

8. Unbestimmbare Typen, z. B. metaplastische Übergangsformen zum Plattenepithelcarcinom.

Die histologische Einstufung des Malignitätsgrades sollte, wo sie vorgenommen wird, nach EKER und EFSKIND (1960) erfolgen. Diese Autoren teilen in 4 Malignitätsgrade ein. Grad I bedeutet die geringste, Grad IV die höchste Malignität.

Der Lokalisation nach unterscheidet man Tumoren der großen und kleinen Curvatur, der Magenvorder- und Hinterwand; ferner solche des Anfangsteils des Duodenums, der Pars pylorica, des Antrums, des Corpus und Fundus (zusammen), der Kardia und des caudalen Oesophagus. Die Verteilungshäufigkeit zeigt Abb. 416. Das Übergreifen des pylorusnahen Carcinoms auf das Duodenum ist äußerst selten (SVOBODA, 1961). Ein primäres Adenocarcinom des Duodenums kommt nur in 0,19% aller gastro-intestinalen Carcinome vor (CRAWFORD, BARCLAY u. Mitarb., 1956). Eine diffuse Tumorausbreitung findet sich in 10,7% (TRIMBLE und LYNN, 1955). Am unteren Oesophagus findet es sich in 36,49% (nach POSTLETHWAIT, 1961) in 48,7% (nach ELLIS jr., 1964). Die vom Oesophagus ausgehenden Carcinome sind Plattenepithel-Carcinome, während die der Kardia entstammenden meist dem Adenocarcinom angehören. Von größter klinischer Bedeutung ist ihre submuköse Ausbreitung in den mittleren und cranialen Oesophagus (F. BERGMAN, 1959).

Die Einteilung der Lymphabflußgebiete erfolgt meist in 4 Zonen (COLLER, 1941; HARKINS-NYHUS, 1962) entsprechend der anatomischen Einteilung von DELAMERE und CUNÉO (vgl. Abb. 14). Bei Einteilung des Magens in quere Segmente werden gelegentlich 5 Zonen unterschieden (EKER und EFSKIND, 1960). Folgt man der anatomischen Einteilung, so entspricht Zone I den LN. coeliaci, Zone II den LN. supra-pylorici, Zone III den LN. lienales, Zone IV den LN. subpylorici.

Die wichtigste klinische Klassifizierung stammt von HOERR (1954). Sie kombiniert die histologische (BRODERS) und die makroskopische (BORRMANN), indem sie den intraoperativen *Inspektions-* und *Palpationsbefund* bezüglich *Tumorinvasion* und *Metastasierung* verwertet.

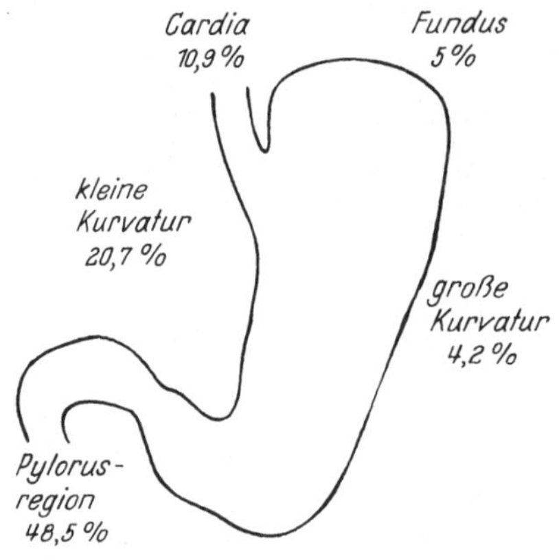

Abb. 416. Verteilung der Magencarcinome

Der Umfang der Metastasierung wird durch die 3 Stadien A, B, C; die Tumorinvasion durch die Stadien I, II, III bezeichnet. Es bedeutet also:

Stadium   A: Keine Metastasen;
Stadium   B: Regionärer Lymphknotenbefall, meist noch resezierbar;
Stadium   C: Fernmetastasen, inkurabel;
Stadium   I: Oberflächlicher Tumor, auf Mucosa und Muskularis begrenzt;
Stadium II: Befall aller Wandschichten, jedoch kein extragastrales Wachstum;
Stadium III: Übergreifen des Tumors auf Nachbarorgane (z. B. Mesocolon, Colon, Leber, Pankreas, usw.).

Die histologische Malignitätsgradbestimmung geht auf BRODERS (1920) zurück. Seitdem sind solche Einstufungen des Malignitätsgrades wiederholt versucht worden. Mit der Graduierung des Magenkrebses befaßten sich BRODERS (1942), SCHINDLER, STEINER, SMITH und DAILEY (1941), STEINER, MAIMON, PALMER und KIRSNER (1948). Bei einer Einteilung in 4 Malignitätsgrade findet man durchschnittlich:

Grad   I in 1,9%,
Grad   II in 18,2%,
Grad II—III in 4,5%,
Grad   III in 39,3%,
Grad   IV in 36,1%
(nach EKER und EFSKIND, 1960).

Grad III und IV betreffen somit 75,4% der Tumoren, während die günstigeren nur 24,6% ausmachen. Die prognostische Bedeutung der Malignitätsgrade wird an der 5-Jahres-Überlebensrate der einzelnen Grade deutlich. *Von Grad I erreichen 91%, von Grad IV 7% die 5-Jahresgrenze.*

Lymphknotenmetastasen werden in 66,6% aller Fälle gefunden. Die einzelnen Lymphabflußgebiete sind wie folgt befallen:

Zone   I in 65,6% (coeliacal)
Zone II in 47,1% (suprapylorisch)
Zone III in 12,8% (lienal)
Zone IV in 48% (infrapylorisch)

Grad I weist Metastasen in 4,8%, Grad IV in 80,5% auf. *Nur 17—20% des Gesamtmaterials sind metastasenfrei.*

Was die Tumorgröße anlangt, so sind kleine Tumoren (Durchmesser unter 3 cm) in nur 7%, große Tumoren (Durchmesser über 12 cm) in nur 4% vorhanden, während die Mehrzahl zwischen 3 und 12 cm liegt (89%). Beziehungen zwischen Tumorgröße und Überlebenszeit lassen sich nicht sichern (WALTERS, GRAY und PRIESTLEY, 1942). Doch dürften im allgemeinen kleine Tumoren günstiger als große sein.

Alter und Geschlecht sind weniger bedeutungsvoll. Wissenswert ist, daß die niedrigste 5-Jahres-Überlebenszeit die Gruppe zwischen 30 und 39 Jahren mit 21% besitzt. Die übrigen Altersgruppen liegen mit etwa gleichmäßiger Verteilung bei 30%. Die 5-Jahres-Überlebenszeit ist für die Frauen mit 28,1% etwas günstiger als für die Männer mit 25,1%.

4. Prognose des Magencarcinoms

1. Nach HOERR (1954) ist die Absterberate innerhalb 5 Jahren an einem nach seiner Klassifizierung eingeteilten Krankengut:

Stadium   A: (keine Metastasen) es sterben ca. 43%,

Stadium   B: (regionäre Metastasen) es sterben ca. 72%,

Stadium   C: (Fernmetastasen) es sterben 100%.

Bezogen auf die Tumorinvasion:

Stadium   I: (oberflächlicher Tumor) es sterben 0%,

Stadium   II: (Tumor in allen Wandschichten) es sterben ca. 50%,

Stadium   III: (Übergreifen des Tumors auf die Nachbarschaft) es sterben ca. 78%.

2. Die histologischen Untersuchungen des Malignitätsgrades ergeben, daß ca. 75% der Fälle den Graden III und IV angehören.

3. Die genaue Befundung des Lymphknotenbefalls (keine Metastasen — 25% Metastasen — 50% Metastasen — mehr als 50% Metastasen) ist prognostisch wertvoll.

4. Eine Kombination von Malignitätsgrad und Metastasierung liefert eine aufschlußreiche Information. Magencarcinome Grad III und IV ohne Metastasen haben eine schlechtere Prognose als Tumoren Grad I, II und II—III mit Metastasen. Die hämatogene und peritoneale Aussaat ist für die Tumoren hohen Malignitätsgrades entscheidend, während sich Tumoren mit niedrigem Malignitätsgrad vorwiegend auf dem Lymphweg ausbreiten. Sorgfältigste operative Ausräumung der Lymphknoten kann bei kleinen Tumoren niedrigen Malignitätsgrads die Resultate wesentlich bessern.

5. Das Adenocarcinoma papillomatosum und Carcinoma simplex ist prognostisch relativ günstig. Das Adenocarcinom stellt die Gruppe mit zweifelhafter Prognose; die übrigen Typen (Scirrhus, undifferenziertes Carcinom, Ca. colloides und solidum) haben in absteigender Reihenfolge eine zunehmend schlechtere Prognose.

6. Die Kombination des mikroskopischen Typs und des Malignitätsgrades zeigt, daß ca. 80% des Adenocarcinoma papillomatosum niedrigen Malignitätsgrad besitzen. Ferner gilt dies für 60% des Carcinoma simplex. Das reine Adeno-Ca gehört nur zu 30% hierzu. In der Mehrzahl ist es ausgesprochen maligne. Scirrhus, undifferenziertes Carcinom und Ca. solidum sind hochgradig maligne; desgleichen beinahe 90% des Ca. colloides.

7. Der makroskopische Tumortyp ist prognostisch insoferne bedeutsam, als die diffus infiltrativ wachsenden Tumoren ausgesprochen ungünstig sind, während die papillomatösen günstiger sind.

8. Kleine Tumoren haben die relativ beste Prognose.

9. Bezüglich der *Tumorlokalisation* haben die Tumoren der Antrumregion die beste, Totalcarcinome und Tumoren der Kardiaregion die schlechteste Prognose.

10. Tumoren mit weniger als 1 cm Abstand vom Pylorus haben eine schlechtere Prognose als weiter entfernte.

11. Je kürzer die Dauer der klinischen Symptome ist, desto schlechter ist die Prognose.

12. Patienten unter 40 Jahren haben eine schlechtere Prognose als solche zwischen 40 und 60 Jahren.

13. Das Geschlecht spielt prognostisch keine erkennbare Rolle.

5. Diagnose

GÜTGEMANN und SCHREIBER (1964) haben recht mit der Meinung, daß „die unbefriedigenden absoluten Leistungsziffern" der Ausgangspunkt unserer klinischen Betrachtungen sein müssen.

Die Antwort auf die Frage, wie sie verbessert werden können, lautet eindeutig: *Frühdiagnose und Frühoperation*. Sie lautet *nicht: Weitere Ausdehnung des radikalen chirurgischen Eingriffs* (HARKINS-NYHUS, 1962). Nachdem 75% der diagnostizierten Tumoren bereits Grad III und IV angehören und nur in 40% eine curative Resektion möglich ist (MARSHALL, 1958) und wenn ferner festgestellt wird, daß in den letzten Dekaden ein Ansteigen der Resektionsrate nicht mehr stattfand (OCHSNER und BLALOCK, 1956; BERKSON, 1952; BRUCE, 1953), so bedeutet das, daß *keine nennenswerte Verbesserung der Frühdiagnose erzielt* wurde und daß nach wie vor *nur bei weniger als der Hälfte der diagnostizierten Magencarcinome ein radikalresezierender Eingriff vorgenommen werden kann*. Der Grund für diese Situation ist die *Verschleppung der Diagnose* (MARSHALL, 1958). Nur bei 21% der Symptomträger war die Verschleppungszeit 3 Monate oder weniger. In allen übrigen, also der Mehrzahl, war sie wesentlich länger. Die Gleichgültigkeit des Laien — auch des Gebildeten — und manchmal auch des Arztes gegenüber unklaren Magenbeschwerden, welche noch keine drastische Symptomatologie bieten, ist weit verbreitet. Aufklärung darüber, wann erhöhter Tumorverdacht besteht, bietet die einzige Aussicht, daß die Lage verbessert wird. Die *Frühsymptome* des Magenkrebses sind vage und schleichen sich ohne Schmerzen nahezu unbemerkt ein. Bei jedem über 45-Jährigen mit den Symptomen der Mattigkeit, des Gewichtsverlustes und ungeklärter sekundärer Anämie muß der Tumor des Magen-Darmtraktes ausgeschlossen und eine gründliche, interne Untersuchung herbeigeführt werden. Durch die sondenlosen Untersuchungsmethoden des Magensaftes (SEGAL (1950), orale Gabe von Azur-A-Farblösung als Indikator vorhandener saurer Magensekretion, DIAGNEX, SQUIBB, Heidelberger Kapsel, NÖLLER, 1960) können die hypaciden und anaciden Verdachtsfälle ausgesondert und einer kompletten Untersuchung zugeführt werden.

Sicherstes *Differentialdiagnosticum* zur Abgrenzung maligner von benignen Prozessen, insbesondere vom Ulcus, ist deren Ansprechen auf eine interne Behandlungskur. Die Dauer einer Intensivkur sollte nicht länger als 3 Wochen sein. In einer aufschlußreichen Untersuchung (Mayo-Clinic, 1954) einer Gruppe von kleinen Magenkrebsen, konnte röntgenologisch nur $^1/_3$ als eindeutig maligne erkannt werden. $^1/_4$ dieser kleinen Carcinome war radikal resezierbar. Die Klinikmortalität betrug 2,77% im Vergleich zu 1,8% für die benignen Ulcera. Die 5-Jahres-Überlebenszeit war 44,7%; für die Carcinome unter 2 cm Durchmesser 71%. Den Einfluß der Verschleppungszeit auf den Operationserfolg erfaßten BROWN u. Mitarb. an 106 Patienten mit klinisch „benignem Magenulcus", das sich intraoperativ als maligne herausstellte. Die Patienten mit Operationsaufschub um 2—3 Wochen erreichten eine 5-Jahres-Überlebenszeit in 60%; die sofort operierten in 92%. CAIN u. Mitarb. (1952) errechneten für den Ulcusträger eine Wahrscheinlichkeit maligner Degeneration seines Ulcus innerhalb der folgenden 5—19 Jahre von 11,4%. Ein Verdacht auf Malignität muß ausgesprochen werden, wenn eine dreiwöchige Intensivkur 1. keine Verkleinerung des Defektes erkennen läßt; 2. keine völlige Wandbeweglichkeit im Defektbereich erreicht wird; 3. keine völlige Beschwerdefreiheit erzielt wird; 4. kein Sistieren der okkulten Blutung erzielt wird.

6. Symptome

Prodromalsymptome sind: Unbehagen, „dyspeptische" Beschwerden, Appetitlosigkeit, Sodbrennen, Ulcussyndrom, Gewichtsverlust.

Das auffälligste *Initialsymptom* ist die remittierende *Anämie* mit begleitender Schwäche und Mattigkeit; meist vom mikrocytären, hypochromen Typ, ist sie ein Zeichen einer chronisch-atrophischen, als Präcancerose aufzufassenden Gastritis.

Auch kleine Tumoren im Pylorusbereich können eine *Entleerungsverzögerung* und *Pylorusobstruktion* hervorrufen, wie überhaupt die Lokalisation des Tumors für die Symptomatologie entscheidend ist. Am längsten bleiben die Geschwülste des Korpusabschnittes symptomfrei.

Die *klinischen Leitsymptome* der späteren Stadien sind: Magenschmerzen, Brustkorb-, Rücken- und Herzbeklemmungen, Dysphagie („die Speise bleibt im Magen stecken", G. BENKÖ, 1962), massive Blutung, Erbrechen, Gelbsucht.

7. Differentialdiagnose

Jede pathologische Veränderung am Magen muß als (potentiell) maligne angesehen werden, bis das Gegenteil bewiesen ist. Der Beweis kann nur durch histologische Untersuchung des Gewebes erbracht werden (REMINE, PRIESTLEY, BERKSON, 1964). Röntgenologe, Cytologe und Gastroskopiker können eine sichere Malignitätsbestimmung nicht liefern. Unter den differentialdiagnostisch in Betracht kommenden Erkrankungen spielen Tuberkulose und Lues kaum noch eine Rolle.

Die *perniziöse Anämie* mit Anazidität kann ein Magencarcinom vortäuschen. Die Klärung erfolgt durch Röntgenuntersuchung. *Lebercirrhose* mit Magen-Oesophagusvaricen und Ascites können mit einem Magencarcinom mit Lebermetastasen verwechselt werden. Durch röntgenologische Darstellung der Varicen bzw. des Tumors können beide auseinandergehalten werden.

Die Tumoren des Oesophagus, vor allem in seinem caudalen Abschnitt, müssen stets in die Differentialdiagnose einbezogen werden.

Schwieriger ist die Früherfassung der *Pankreaskopftumoren*. Die klinische Symptomatologie liefert hier zuverlässigeren Aufschluß als das Röntgenbild. Im Gegensatz zum Magencarcinom steht der *Oberbauchschmerz mit Projektion nach links* in die „*Pankreaszone*" *(D 6 bis D 9)* im Vordergrund. Ebenso wichtig ist die „*Anorexia pancreatica*" mit intensiver Abneigung gegen Fett und mit Gewichtsverlust (KATSCH und BRINCK, 1936), sowie die exkretorische Insuffizienz mit makroskopisch und mikroskopisch nachweisbaren Ausscheidungsstörungen im Stuhl. Hoher Serumkupferspiegel und erhöhtes Antithrombin III sprechen für Pankreascarcinom (W. CREUTZFELD, 1958). Das Pankreas beantwortet die verschiedenartigsten Störungen, darunter auch das beginnende Carcinom, in dieser Weise (BELL, 1957; H. BARTELHEIMER, 1959).

Die *Splenoportografie* kann nützlich sein. Durch sie können Impressionen im retropankreatischen Verlauf der Pfortader dargestellt werden (DE SKOVILLE und LEROUX, 1956). Ist der *Ikterus* das Initialsymptom, so liegt fast stets ein Papillencarcinom vor, während sich ein Pankreaskopfneoplasma dann schon nicht mehr im Anfangsstadium befinden dürfte. Bei der Unsicherheit der Frühdiagnose des Pankreaskopfcarcinoms ist die Probelaparotomie lieber einmal zu häufig als zu selten durchzuführen (BARTELHEIMER, 1959).

8. Therapie

Aussicht auf Heilung vom Magencarcinom bietet nur die Radikaloperation, d. h. die genügend umfangreiche Enbloc-Entfernung des Primärtumors mit regionären Lymphabflußgebieten. Dies schließt nicht aus, daß auch andere Maßnahmen zur Unterstützung herangezogen werden sollen, vor allem die *Röntgentherapie, Chemotherapie* und die operativen *Palliationsmaßnahmen.*

a) Röntgentherapie

Der günstige Effekt der Röntgentherapie beim Plattenepithelcarcinom des Oesophagus ist unumstritten (W. HILL, 1924; H. S. SOUTTAR, 1935; GUISEZ, 1937; D. W. SMITHERS u. a., 1943; I. R. FRIED, 1948; R. KOHLER, 1951; R. BENTHAUS, 1952; A. SCHEEL, 1952; J. PAPILLON und N. GOYON, 1954; H. W. BURNETT und S. W. MOORE, 1956; K. NAKAYAMA, 1956; R. A. MUSTARD, 1957). $^2/_3$ der Fälle können mit einer Verbesserung des Schluckaktes und mit einer Lebensverlängerung von 6—18 Monaten rechnen. Überlebenszeiten von mehr als 2 Jahren wurden an größeren Serien, von 3 Jahren nicht selten und von über 4 Jahren gelegentlich beobachtet. Eine Kombination von Strahlentherapie und Operation ist in der Oesophaguschirurgie z. Z. der meistbegangene Weg (NAKAYAMA, 1962).

Weitaus zurückhaltender sind die Äußerungen über den Wert der Strahlentherapie beim Magencarcinom, speziell bei Adenocarcinom. Gewisse Erfolge mit Hochvolttherapie und Kobalt 60 sind nicht zu übersehen (H. V. BRAUNBEHRENS, 1963, persönliche Mitteilung); Berichte von überzeugenden Erfolgen, wie der von BONOMINI (1961), stehen aber vereinzelt da.

b) Chemotherapie

Die Wirkung der Cytostatika ist noch fraglicher als die der Röntgentherapie. Unter dem Einfluß der Arbeiten von DOMAGK wurde die klinische Anwendung intensiviert (Bayer E 39, Bayer E 39 solubile, Trenimon, Thoi-TEPA). Aus den bisherigen Beobachtungen kann geschlossen werden, daß die lymphogene und hämatogene Metastasierung etwas gebremst werden und deshalb eine präoperative und postoperative Prophylaxe erwogen werden kann. Die Dosierung wird nach der Kontrolle des Blutbildes gesteuert (E. DOMAGK, 1957, 1961; J. C. BATEMAN, 1959; G. STÖTTER, 1959; E. KÜHNE, 1962). Die Heilung eines Magencarcinoms mit den bekannten Cytostatica ist bisher nicht gelungen.

c) Die Palliativ-Operationen

Operabilität, Resektionsquote und Heilungsziffern. Während mit der konservativen Behandlung — in etwa 13,7% die einzige Möglichkeit (F. SPATH und H. CESNIK, 1962) — keine Erfolge erzielt werden können, hat sich die Prognose für die Operierten in den letzten zwei Dekaden langsam verbessert. Dies geht aus den *Statistiken über Operabilität, Resektionsquote und Heilungsziffern*[1] hervor. Unter 947 diagnostizierten Magencarcinomen fanden SPATH und CESNIK (1962): Konservativ behandelt 13,7%, operiert 84,6% (davon palliativ 43,5%, reseziert 42,1%). Von den nicht resezierbaren Fällen wurden konservativ behandelt 23,9%, palliativ operiert 75,9%.

Unter *Operabilität* versteht man das Verhältnis der curativ oder palliativ Operierten zu jenen, bei welchen jede Form des operativen Vorgehens kontraindiziert ist. Die Verbesserung der Operabilitätsziffer (Tabelle 57) ist signifikant. Sie beruht nicht notwendigerweise auf einer Verbesserung der Frühdiagnose, sondern vermutlich auf intensiverer prä- und postoperativer Behandlung und

Tabelle 57. *Operabilität, Resektionsquote, Klinik-Gesamtmortalität und 5-Jahresüberlebensziffern repräsentativer Statistiken des internationalen Schrifttums*
(Zusammenstellung H. HEYMANN, München)

Autoren	Anzahl der Patienten	Zeitraum	Operabilitätsquoten (%)	Resektionsquoten (%)	Klinikmortalität (%)	5-Jahresüberlebensziffer (%)
GÜTGEMANN u. SCHREIBER (1964)	474 827	1928—1948 1948—1962	73,6 80	31,4	22,8	13,2
WINKELBAUER (1957)	400	1950—1957	89	59	16,5	21
SPATH u. CESNIK (1962)	947	1940—1946	86	42,1	20,5	—
UNGEHEUER (1960)	656	1949—1956	86	40	36	—
BERKSON et al. (1952)	1201	1902—1916 1940—1949	60 80	22 44	— 8,0	14,8
LAWTON et al. (1951)	1004	1931—1947	62,8	17	—	
BROWN u. KANE (1952)	406	1940—1945	68		9	4,7
MAIMON u. PALMER (1948)	466	1927—1944	83,5		16,3	7,1
WELCH u. ALLEN (1943)	457	1937—1941	77	53	11	7
HOLDER u. GRIMSEHL (1960)	1430	1943—1959	93,5	44,7	28,3	5,8
BEAL u. HILL (1956)	557	1932—1954	96	46,1		9,3
RANSOM (1947)	1264	1934—1940 1941—1946	55,5 64,4	35,9 36,3		
GUISS (1951)	2891	1930—1949	41	25,4	33,8	
SHANON et al. (1956)	1201	1936—1939 1946—1949	57,3 85,4	48,6 73,3	10,3	12,5
BURIAN et al. (1963)	1370	1946—1961	93	40		10
MARKUS u. LILL (1952)	689			47	17	13
FINSTERER (1952)	3020			62,6	19,1	11,5
BOEREMA (1954)				43,5—71		
DENCK u. HELMER (1958)	1924	1950—1957		43,2	27,6	8,5
TOMODA (1959)	159				4,4	35—40
HARTMANN u. GERHARDT (1964)	871	1951—1960	88	37	32,9	8
LORANGE (1948)	1675	1919—1946	42	12		3
SLUNGARD und WEBER-LAUMANN (1965)	372	1953—1957	46	37		6,5
HOLLE (1966)	805	1953—1966		56,7	20,7	11,9
HEGEMANN und SCHAUDIG (1966)	1165	1949—1964	91,4	51,1	1949—1957:25 1958—1964:13,2	10,1

[1] Unter *Heilungsziffer* versteht man die Überlebenszeit der Resezierten mit gesichertem Carcinom.

schonenderer Narkose, welche das Operationsrisiko herabsetzen und eine Intensivierung des Eingriffs erlauben.

Die *Resektionsquote* ist das Verhältnis von Resezierten zu nur Probelaparotomierten oder mit Umgehungsanastomose versorgten. Auch die Resektionsquote wurde verbessert (vgl. Tabelle 57). Zum Teil beruht dies bei bewußter Zurücklassung von Tumoren auf der Zunahme der Palliativresektionen, gegenüber den nichtresezierenden Umgehungsoperationen. Von 1931—1940 waren noch 98% aller palliativen Operationen Umgehungsoperationen (McNeer u. a., 1958). Von 1951—1955 waren 74% aller palliativen Operationen palliative Resektionen. Es herrscht Übereinstimmung darüber, daß die beste palliative Operation die subtotale Resektion ist. Die Grenze der palliativen Resektion liegt dort, wo die Invasion des Tumors, die Ausdehnung der lokalen Metastasierung, Peritonealcarcinose usw., die Resektion verbieten. Hier bleibt die einfache Gastro-Jejunostomie, Gastrostomie oder Jejunostomie nach wie vor die Methode der Wahl.

α) Probelaparotomie

48% aller Eingriffe bei nicht resezierbarem Magencarcinom werden als Probatoria abgeschlossen (Spath und Cesnik, 1962). Nichtresezierbarkeit besteht zumeist wegen Lymphknoten- oder Peritonealmetastasen. Die primäre Mortalität der Probatoria beträgt 13%. Die Indikation muß wohlabgewogen sein.

β) Gastroenterostomie

In 13,3% der Fälle (Spath und Cesnik) muß wegen Inoperabilität eine Gastroenterostomie angelegt werden. Hungerdystrophie und Erbrechen können anfänglich wirkungsvoll gebessert werden. Eine Besserung des Ernährungs- und Allgemeinzustandes bleibt jedoch meist aus. Auf längere Sicht wird durch die Gastroenterostomie nicht viel gewonnen. Die palliative, subtotale Resektion ist — wenn ohne erhöhtes Risiko durchführbar — vorzuziehen. Nach Gastroenterostomie beträgt die primäre Mortalität 14,9%.

γ) Die Gastrostomie und die jejunale Ernährungsfistel

In 5—10% der nicht resezierbaren Magencarcinome wird eine Gastrostomie, in 3—5% eine jejunale Ernährungsfistel angelegt. Beide Eingriffe stellen einen verzweifelten Versuch dar, den Hungertod hinauszuschieben. Der psychologische Effekt ist zudem eher negativ. Die Mortalität der Gastrostomie beträgt 15%, die der jejunalen Ernährungsfistel 54, 1%. Die Überlebenszeit (Spath, 1962) des konservativ Behandelten ist länger als der mit jejunaler Ernährungsfistel Versorgten. Es handelt sich für alle Maßnahmen nur um Unterschiede zwischen 11—17 Wochen. So bleibt kaum eine sinnvolle Indikation für diese Operationen übrig.

δ) Die palliativen Umgehungsanastomosen bei ausgedehntem Magen-Oesophagus-Carcinom (vgl. Abb. 174—184)

Die schlechten Resultate der Gastrostomie und Jejunostomie haben den Wunsch geweckt, für Patienten in befriedigendem Kräftezustand anstelle der Fistel nach außen innere Umgehungsanastomosen auszuführen, um die Illusion der Wiederherstellung eines normalen Speiseweges und die Hoffnung auf Heilung zu stärken. Bei inoperablem stenosierendem Kardia-Oesophagus-Carcinom wurde vor langem die Anastomose zwischen Oesophagus und Magenfundus vorgeschlagen (A. Gosset, 1903, Sencert, 1904). In praxi ist der Magenfundus für eine zuverlässige Anastomose nicht mehr brauchbar. Den Umgehungsanastomosen mit Dünndarm (D'Allaines und Dubost, 1948; M. Wenzl, 1962) oder Dickdarm (Allison, 1946) wird in neuerer Zeit der Vorzug gegeben.

W. Gordon (1963) berichtet 16 Oesophaguscarcinome in verschiedener Höhe mit abdomino-thorako-cervicaler Umgehungsoperation in Form einer Oesophago-Colo-Colo-Gastrostomie. Nur 1 Fall überschritt die 10,4-Monatsgrenze, d. h. die Durchschnittsüberlebenszeit für bestrahlte Oesophaguscarcinome (D. W. Smithers, 1961). Am eigenen Krankengut (vgl. Abb. 176, 179, 184b) sahen wir keine längere Überlebenszeit als 4—6 Monate. Das Vorgehen ist daher nur in den Ausnahmefällen nicht resezierbarer Tumoren jüngerer Patienten, denen der große, palliative Eingriff noch zugemutet werden kann und die sich keinesfalls mit einer Fistel einverstanden erklären, angezeigt.

Über *Tumorintubation* (vgl. S. 252).

d) Kurative Operationen bei Magencarcinom

Unter den allgemeinen Überlegungen zur Indikation für die kurative Behandlung ragt eine besonders hervor, d. i. die ausgedehnte „en-bloc" Entfernung des Primärtumors mit regionären Lymphabflußgebieten. Dafür kommen *3 Standardoperationen in Frage: 1. Die radikale distale partielle Resektion; 2. die radikale proximale partielle Resektion; 3. die radikale totale Gastrektomie.* Die Lokalisation und Ausdehnung des Tumors bestimmt die Wahl der Operation. Kurativ ist eine Operation, welche den Primärtumor weit im Gesunden ausschneidet und das große und kleine Netz, die Milz und sämtliche 4 Lymphabflußgebiete mitentfernt. Der Mitbefall von Nachbarorganen (Pankreas, Leber, Colon transversum, Mesocolon, Duodenum, Oesophagus, usw.) ist so lange eine Indikation zum erweiterten Eingriff, als das Operationsrisiko nicht überhöht ist und ein lebenswertes Leben nach dem Eingriff wahrscheinlich aufrecht erhalten werden kann. In der Frage, ob partielle Resektionen bei Carcinom überhaupt erlaubt sind oder ob stets eine Totalexstirpation ausgeführt werden muß, taucht die von Lefévre und Lortat-Jacob (1950) in die Diskussion geworfene Forderung auf, daß in jedem Fall von Magenkrebs eine totale Gastrektomie (gastréctomie totale de principe) ausgeführt werden müßte im Gegensatz zur bis dahin gültigen Auffassung, daß nur bei völligem Befall des ganzen Magens dieser total zu entfernen sei (gastréctomie totale de nécessité). Unbedingte Anhänger der prinzipiellen Totalresektion finden sich nur noch selten, was c.p. auch für die prinzipiell erweiterte Totalresektion gilt. Die meisten deutschsprachigen Chirurgen folgen dem Ratschlag von Kuntzen (1957): „Wir sollten vom Magen zu erhalten versuchen, was wir mit gutem Gewissen erhalten können. Wir werden alle radikaler operieren als früher. Auch die totale Gastrektomie wird zu unserem Rüstzeug gehören und wir werden sie oft zur Anwendung bringen; aber nur dort, wo wir anders das Carcinom nicht beseitigen können. Eine weitere grundsätzliche Steigerung der Radikalität aber bringt keinen weiteren Gewinn" (P. R. Allison, 1946, 1949; R. Nissen, 1951, 1954; T. Holmes-Sellors, 1952; Holle und Heinrich, 1954, 1960, 1962; W. Wachsmuth, 1954; C. J. Hunt, 1954; A. Winkelbauer, 1959; W. Köle und L. Kronberger, 1960; O. A. Rush, 1960; Marshall, 1960; Gütgemann und Schreiber, 1964). Bezüglich der Carcinome der oberen Magenhälfte und des kardiooesophagealen Übergangs sind manche Autoren der Meinung, daß sie stets eine totale Gastrektomie erfordern; andere ziehen eine radikale proximale subtotale Resektion auf abdominellem bzw. — je nach Tumorsitz — auf abdomino-thorakalem Wege vor (R. Nissen, 1951, 1954; T. Holmes-Sellors, 1952; Sweet, 1952; Holle und Heinrich, 1954; I. Lewis, 1946; Millbourn, 1957; Hartenbach, 1963; u. a.). Die wichtigsten Kriterien für das heute Erreichbare sind *die primäre Mortalität und 5-Jahres-Heilung,* welche einzelne Autoren mit den verschiedenen Resektionstypen erzielen konnten:

Die primäre Mortalität beträgt danach:

1. Für die *distale partielle Resektion:*

Guiss (1930—1949) 28,7%
Jemerin und Colp (1943—1947) 12,6%
Beal und Hill (1932—1954) 10,3%
Lawrence und McNeer (1951—1954) 4,7%
ReMine, Priestley, Berkson (Mayo-Clinic 1950—1954) 5,5%
Winkelbauer (1950—1957) *3,5%*
Holder und Grimsehl (1943—1959) 23,5%
Spath und Cesnic (1946—1960) 14%

2. Für die *proximale partielle Resektion:*

Guiss (1930—1949) 38,4%
T. Holmes-Sellors (1952) 22%
Sweet (1938—1950) 11,6%
Sweet (1958) 7%
Karcher (1948—1953) 32%
Beal und Hill (1932—1954) 13,2%
Lawrence und McNeer (1951—1954) 12,5%
Holder und Grimsehl (1943—1959) 37,5%
Spath und Cesnic (1946—1960) 19,2%
Saegesser und Hofstetter (1947—1960) 26%
V. Hoffmann (1952—1955) 23,4%
Hartmann und Klinger (1951—1956) 31,8%
Hartmann und Klinger (1957—1960) 16,7%
Holle (1954—1967) 16,9%
F. H. Ellis (1946—1960) 15%

3. Für die *Magentotalresektion:*
ALLISON (1946—1949) 20%
GUISS (1930—1949). 34,5%
LONGMIRE (1947). 10,0%
NAKAYAMA (1956) *2,8%*
TOMODA (1959). 4,4%
ZACHO und FISCHERMANN (1948—1957) 9%
HOFSTETTER und MOSIMANN (1948—1957) 21%
MARSHALL und URAM (1944—1953) 8,7%
WINKELBAUER (1950—1957) 21%
WELCH und WILKINSON (1958). 8,3%
REMINE, PRIESTLEY, BERKSON (Mayo-Clinic 1950—1959) 17,5%
GÜTGEMANN und SCHREIBER (1948—1959). 26%
GÜTGEMANN und SCHREIBER (1959—1964). 13%

Die *5-Jahres-Überlebenszeit* der verschiedenen Resektionstypen beträgt:

1. Für die *distale partielle Resektion:*
SHANON O. A. (1946—1949) 6,9%
OCHSNER und BLALOCK (1942—1953) 7,2%
MARSHALL (1944—1951) 26,7%
REMINE, PRIESTLEY, BERKSON (Mayo-Clinic 1950—1954) *34,5%*
WINKELBAUER (1950—1957) 33%
SPATH und CESNIC (1946—1960) 22%

2. Für die *proximale partielle Resektion:*
SWEET (1934—1946) 17,5%
ELLIS (1946—1955) 14,9%
HOLLE (1954—1967) 17,7%
SPATH und CESNIC (1946—1960) 11%
HOLDER und GRIMSEHL (1943—1954) 13,8%
HARTMANN und KLINGER (1951—1956) *20,5%*

3. Für die *Totalresektion:*
SHANON, A. (1946—1949) 14,8%
LAHEY und MARSHALL (1944—1949) 12,5%
MARSHALL (1944—1951) 12,5%
WINKELBAUER (1950—1957) 21%
NAKAYAMA (1946—1955) 12%
SPATH und CESNIC (1946—1960) 17%
REMINE (Mayo-Clinic 1950—1955) 9,9%
GÜTGEMANN und SCHREIBER (1948—1962). 20%
ZACHO und FISCHERMANN (1948—1957) *33%*
HOFFMANN (1952—1954) 22,5%

Betrachtet man diese Tabellen, so drückt sich in ihnen durchweg eine zunehmende Verringerung der Klinikmortalität und eine Verlängerung der 5-Jahres-Überlebenszeit nach den 3 Haupttypen der Carcinomoperation des Magens aus. Die Fortschritte sind der operativen Technik zu verdanken. Die proximale partielle Resektion, die Totalresektion und die erweiterte T.R. sind heute des hohen Risikos, welches ihnen noch vor 2 Jahrzehnten anhaftete, entkleidet. Es dürfen daher auch Carcinome, die in Nachbarorgane eingebrochen sind, als operabel aufgefaßt werden, wenn die Entfernung des Organteils mit dem Leben vereinbar ist (NISSEN, 1950). Werden über den Magen hinaus Nachbarorgane mitentfernt (Milz, Colon, Pankreas, Leber, caudaler Oesophagus, Zwerchfell), so handelt es sich um eine *erweiterte Radikaloperation.* Überlebenszeiten von mehr als 5 Jahren sind auch nach erweiterter Magentotalresektion nicht mehr selten (GÜTGEMANN und SCHREIBER, 1964).

e) Verfahrenswahl radikaler Operationen bei Magencarcinom

Versucht man, die Verfahrenswahl zur Radikaloperation zu systematisieren, so wird man bald einsehen, wie schwer es fällt, dem Einzelfall durch ein System gerecht zu werden. Jedes System kann dem Operateur bestenfalls die Entscheidung erleichtern binnen kurzer Zeit aufgrund der *Tumorlokalisation, -invasion* und des sichtbaren *Lymphknotenbefalls,* das je optimale Verfahren zu wählen. Eine verläßliche histologische Malignitätsgradbestimmung intra operationem herbeizuführen, ist unmöglich. Der Operateur bleibt auf die Unterscheidung beschränkt zwischen gut abgrenzbaren Tumoren mit oder ohne Metastasen. Die

Tabelle 58. *Statistische Auswertung von 805 Patienten mit Magencarcinom nach Tumorlokalisation, chirurgischen Behandlungsmaßnahmen und Mortalität*
[Chirurgische Universitäts-Klinik, Würzburg[a] (1955—1960) und
Chirurgische Universitäts-Poliklinik, München (1961—1966)]

Tumorlokalisation	Resektionen					Palliative Maßnahmen					Summe
	distale	proximale		totale		GE	By-pass	Tumor-Intub.	Fistel-Op.	Probe-lap.	
		subdia-phrag-matisch	ab-domi-notho-rakal	einfach	er-weitert						
Distal	155	—	—	—	—	148	—	—	17	—	320
Medial	96	3	—	5	3	123	—	2	—	4	236
Proximal	1	56	20	1	6	—	1	1	2	4	92
Total-Ca.	—	—	—	63	38	11	2	1	1	23	139
Magenstumpf-Ca. nach Ulcus-Op.	—	—	—	2	—	—	1	—	—	2	5
Rezidiv-Ca.	—	—	—	4	4	2	—	1	—	2	13
Summe	252	59	20	75	51	284	4	5	20	35	805
Mortalität Anzahl	49	10	1	25	17	53	4	1	—	7	167
%	19,4	16,9	5	33,4	33,4	18,7	100	20	—	20	20,7

Von insgesamt 805 Patienten mit Magencarcinom konnten 457 (= 56,7%) operativ behandelt werden, 348 Patienten (= 43,3%) waren inoperabel. Bei einer Gesamtklinikmortalität von 20,7% betrug die Mortalität der Operierten 22,3% gegenüber 18,7% der inoperablen Patienten.

[a] Herrn Prof. Dr. W. WACHSMUTH, Direktor der Chirurgischen Universitäts-Klinik, Würzburg, wird für die Überlassung der Unterlagen der Jahre 1955—1960 bestens gedankt.

A I und B I—II-Fälle sind die für die subtotalen, radikalen Resektionen geeigneten; alle übrigen (B II—III und C I—III Fälle) erfordern die Totalresektion. Schließlich sind noch ausgedehntere Tumoren mit Befall aller 4 Lymphabstromgebiete oder der Nachbarorgane (D, E-Fälle) abzugrenzen. Für sie kommen nur die verschiedenen Variationen der erweiterten Totalresektion in Betracht. Wir wissen von vornherein, daß es sich dabei nur um palliative Eingriffe mit sehr befristeter Lebenserwartung handelt. Sie dienen lediglich dem Zweck, die Allgemeinerscheinungen des Tumorwachstums, die Dysphagie und Passage vorübergehend zu bessern. Ausgehend von diesen Überlegungen, bedienen wir uns (HOLLE, 1961) in Erweiterung der Stadien von HOERR folgender Einteilung:

Stadium A   I: oberflächlicher Tumor ohne Metastasen,
Stadium A II: oberflächlicher Tumor mit regionärer Metastasierung in *ein* Lymphabflußgebiet,
Stadium A III: oberflächlicher Tumor mit regionärer Metastasierung in *zwei* Lymphabflußgebiete usw.,
Stadium B   I: Tumor in allen Wandschichten ohne regionäre Metastasen,
Stadium B II: Tumor in allen Wandschichten mit Metastasen in *einem* Lymphabflußgebiet,
Indikationsgrenze ───────────────────────────────
Stadium B III: Tumor in allen Wandschichten mit Metastasen in *mehreren* Lymphabflußgebieten,
Stadium C   I: Tumor, die Serosa durchbrechend, ohne regionäre Metastasen,
Stadium C II: infiltrierender Tumor, mit Metastasen in *einem* Lymphabflußgebiet,
Stadium C III: infiltrierender Tumor, mit Metastasen in *mehreren* Lymphabflußgebieten,
Stadium D: *Totalcarcinom mit Metastasen* in einem oder mehreren Lymphabflußgebieten,
Stadium E: *Totalcarcinom mit Übergreifen* auf ein oder mehrere Nachbarorgane *und Metastasen* in einem oder mehreren Lymphabflußgebieten.

Aus dieser Einteilung erhellen sofort die Gründe für die Zunahme der Totalresektion. Sie ist die Folge der *Einschränkung der subtotalen Resektionen auf die Frühstadien* einerseits und die Ausweitung der Totalresektion andererseits auch auf Fälle, bei welchen nicht mehr radikal sondern bewußt palliativ reseziert wird. *Sie ist nicht die Folge einer theoretischen Entscheidung für oder gegen eine prinzipielle Totalresektion.*

Die Indikationsgrenze zwischen partiellen und Totalresektionen liegt etwa zwischen den Stadien B II (Abb. 417a—f) und B III (Abb. 418).

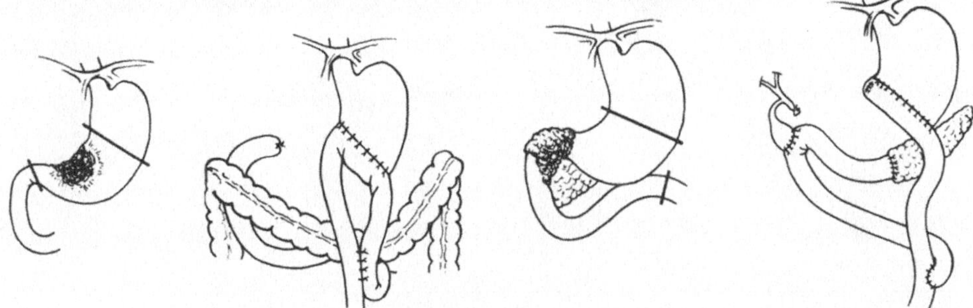

Abb. 417a   Abb. 417b

Verfahrenswahl in A I—B II-Fällen:

Abb. 417a. *Antrumcarcinom.* Radikale, subtotale, distale Resektion, Typ Billroth II, antekolisch mit Enteroanastomose. Milzexstirpation

Abb. 417b. *Antrumcarcinom mit Übergreifen auf Duodenum* oder (und) Pankreaskopf oder *Pankreaskopfcarcinom* mit Übergreifen auf Duodenum und Magenantrum: Pankreato-kephalo-Duodenektomie; Pankreatico-Cholecysto-Jejunostomie und Gastro-Jejunostomie (modifiziert nach CHILD, WAUGH, ORR, 1943)

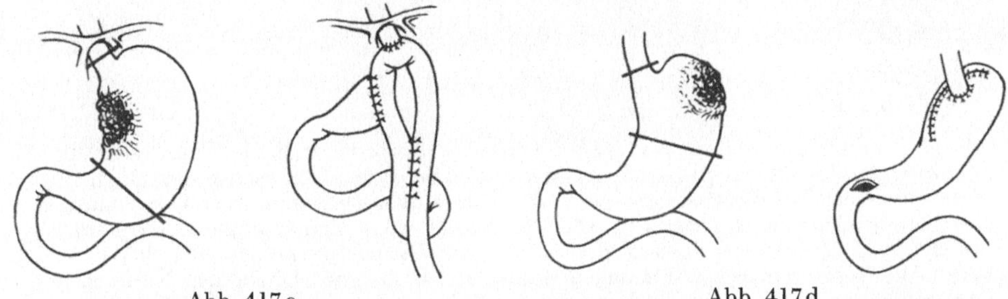

Abb. 417c   Abb. 417d

Abb. 417c. *Corpus-Fundus-Carcinom* in Magenmitte, an der kleinen oder großen Kurvatur: Radikale, subtotale, proximale Resektion mit Antrumerhaltung nach NISSEN (1951)

Abb. 417d. *Funduscarcinom und kleines Cardiacarcinom:* Radikale, subtotale, proximale Resektion, Typ subdiaphragmatische Fundektomie nach HOLLE-HEINRICH (1954) + Pyloroplastik

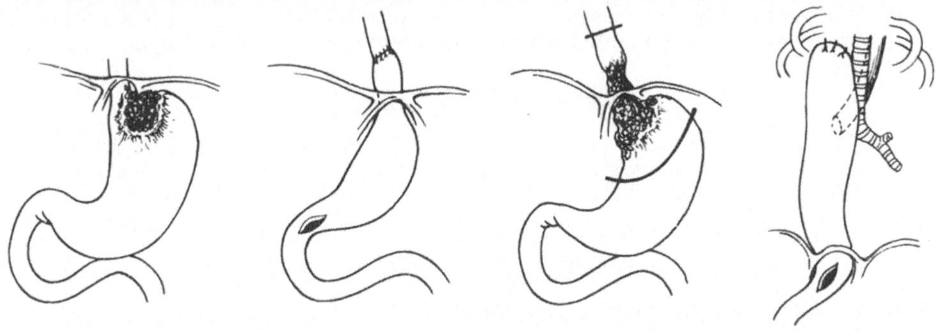

Abb. 417e   Abb 417f

Abb. 417e. *Fundus-Cardiacarcinom* mit Übergreifen auf den intraabdominellen Oesophagus: Radikale, subtotale, proximale Resektion auf abdomino-links-thorakalem oder linksthorako-transdiaphragmalem Zugangsweg nach GARLOCK (1939), SWEET (1948)

Abb. 417f. *Cardia-Oesophagus-Carcinom* (bis inklusive caudales und mittleres Drittel des Oesophagus): Radikale, subtotale, proximale Magen-Oesophagus-Resektion auf abdomino-rechtsthorakalem Zugangsweg mit *Verlagerung des Magens in die rechte Pleurahöhle* nach I. LEWIS (1948), T. HOLMES SELLORS (1951); eventuell auch auf linksthorako-abdomino-cervicalem Wege (vgl. Abb. 467ff.) nach BREWER (1949), NISSEN (1949), MADDEN (1958). Im letzteren Falle wird der Magen in die linke Pleurahöhle verlagert

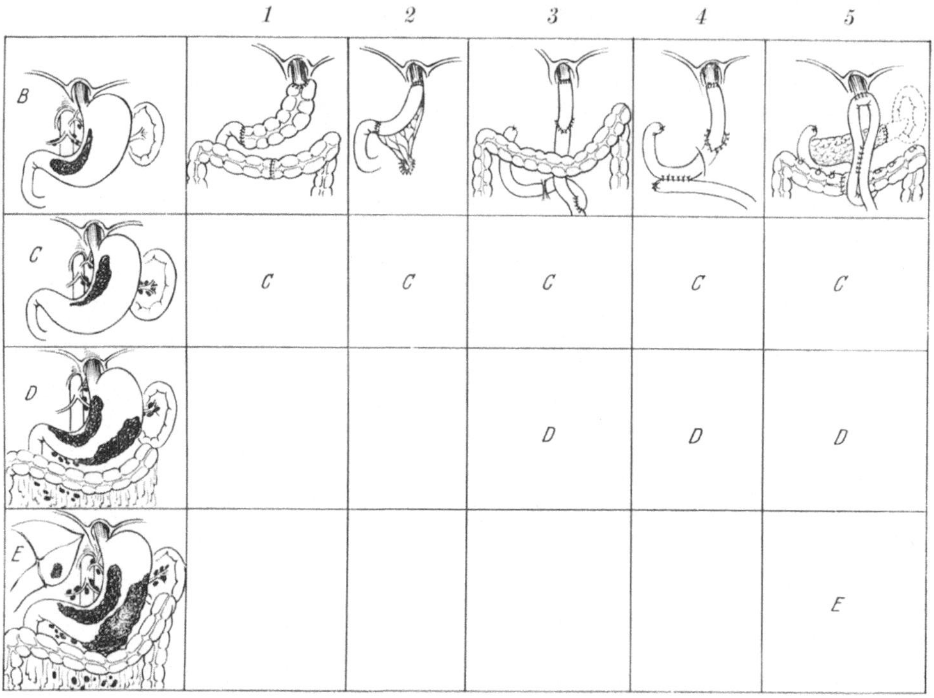

Abb. 418. *Verfahrenswahl in B-II-III-E-Fällen:* Prinzipielle radikale Totalresektion bzw. erweiterte (dann meist nur palliative) Totalresektion nebst den fünf wichtigsten Möglichkeiten der Wiederherstellung des Passageweges: *1 Magenersatz aus Dickdarm* unter Verwendung eines Quercolonsegmentes nach MORONEY (1955) oder des Coeco-Colon ascendens nach MARSHALL-LEE (1951). *2 Magenersatz durch Interposition einer Dünndarmschlinge* nach SEO-LONGMIRE (1948). Die Verfahren der Ersatzmagenbildung aus Dick- oder Dünndarm kommen nur in sicher radikal operierten Fällen in Betracht. *3 Oesophago-Jejunostomie mit Y-Anastomose* nach REYNOLDS-YOUNG (1948), PACK (1960). *4 Oesophago-Jejuno-Duodeno-Jejunostomie,* LAMBDA-Anastomose nach HART (1961). *5 Oesophago-Jejunostomie mit einfacher Schlinge* nach SCHLATTER (1897), HOFFMANN (1922), ENGEL (1945). Die Genannten aus Dünndarm gebildeten Magensubstitute sind funktionell ziemlich gleich zu bewerten (HART, 1963). Im Regelfall dürfte die Wahl auf das Verfahren 5 fallen, weil diese Anastomosierung am schnellsten ausgeführt werden kann. Dies hat besondere Bedeutung, wenn bei Risikofällen schon die Resektion erhebliche Zeit beansprucht hat

II. Andere Blastome

Gegenüber dem Carcinom treten alle übrigen Blastome, welche operatives Vorgehen erfordern, weit in den Hintergrund. Ihre Symptomatologie, Diagnostik und Therapie koinzidiert oft mit der des Carcinoms. Es seien nur für die Klinik bemerkenswerte Unterschiede hervorgehoben. Die Mehrzahl der primären Malignome sind Adenocarcinome, der Rest (2—3%, D. O. FERRIS, 1964) ist irgendeine *Form des Sarkoms. Die gutartigen Geschwülste* sind noch seltener und im allgemeinen von geringster klinischer Bedeutung. Folgende Klassifikation (PALMER, 1951; GÜTGEMANN und SCHREIBER, 1959; EKLÖF u. a., 1960; GRAFE u. a., 1961) faßt die wichtigsten, weil häufigsten, zusammen:

1. Maligne

a) Lymphatische Sarkome . . . . 70 %
Morbus Hodgkin . . . . 5 %
Reticulosarkom . . . . 22 %
Lymphosarkom . . . . 43 %
Plasmocytom . . . . ?

b) Leiomyosarkom . . . . **25 %**
  Myxosarkom
  Haemangio-Endotheliom
  Kollisionstumor (nach HAMPERL, 1956)
c) Verschiedene Tumoren (auch semimaligne)
  Fibro-, Lipo-, Angio-, Neuro-, Sarkom, Adenoakanthom, Chorionepitheliom, Carcinoid.

2. Benigne

a) Leiomyom **54,5%**
b) Fibrom **34,5%**
  Neurinom **7,0%**
  Lipom . . . . **1 %**
  Angiom . . . . **1 %**
  Aberrierende Pancreastumoren . . . . **1 %**
  Adeno-Myom . . . . **?**

1. Sarkome und Verschiedene

Die Häufigkeit der Sarkome im Vergleich zum Carcinom beträgt 1,08% (GÜTGEMANN-SCHREIBER, 1959) bzw. im Durchschnitt 1—2%. Nur selten werden höhere Werte bis zu 5,7% (OCHSNER, 1955) angegeben. PALMER (1951) fand die Sarkome des Magens in Relation zu den übrigen Sarkomen in 0,5%.

Das Durchschnittsalter ist 46 Jahre (NEUBURGER, 1957), 55 Jahre (SNODDY, 1952), also deutlich unter dem des Carcinoms (59 Jahre, GÜTGEMANN und SCHREIBER). Sarkome entwickeln sich aus jeder Wandschicht. Am häufigsten geht es von der Submukosa aus. Ein Einteilungsschema nach makroskopischer und histologischer Struktur stammt von KONJETZNY (1921). GÜTGEMANN (1958) hat die Einteilung nach klinischen Gesichtspunkten vereinfacht, indem er umschriebene, diffuse und Übergangsformen unterscheidet. Intraoperativ erkennt man es am gestielten, knolligen Tumor mit glatter Oberfläche und langfristig intaktbleibender Mukosa. Relativ lange ist das Allgemeinbefinden ungestört. Auf dem Schnitt ist die Geschwulst grau-weißlich, speckig-fischfleischfarben.

Histologisch ist das *Lymphosarkom* der häufigste und *bösartigste Typ*. Als *sehr bösartig* hat auch das *Reticulosarkom* zu gelten (RÖSSLE, 1939; MUHLHARDT, 1955). Große Schwierigkeiten kann die Abgrenzung vom *malignen Lymphogranulom* (HODGKIN, 1832) bereiten. Es befällt den Magen meist im Zuge der Systemerkrankung, nur selten als primärer maligner Tumor (NEUBURGER, 1957). Übergänge des Morbus Hodgkin in ein Sarkom sind denkbar, wie auch eine sarkomatöse Form des Lymphogranuloms vorkommen kann (HEILMEYER und BEGEMANN, 1951). Außerordentlich *selten* ist das *extramedulläre Plasmocytom*.

Die zweitgrößte Gruppe sind die Leiomyosarkome von denen die Spindelzellsarkome oft nur schwer unterscheidbar sind. *Myxosarkome* scheinen sehr selten zu sein (PALMER). Ausgesprochene *Raritäten* sind die *Hämangioendotheliome* (0,46% der Magenmalignome, EKER und EFSKIND (1956). Noch seltener sind die *Kollisionstumoren* (Mischgeschwülste aus sarkomatösen und carcinomatösen Anteilen).

Die Malignität der Magensarkome ist unterschiedlich. Es wächst vorwiegend auf dem Lymphwege. Nachdem für die Metastasierung Zahlen von 62,7% (GÜTGEMANN und SCHREIBER) über 75% (NEUBURGER, 1957) bis zu 92% (PALMER, 1951) berichtet werden, kann der Malignitätsunterschied vom Carcinom nicht sehr groß sein. GÜTGEMANN und SCHREIBER kommen zu der Ansicht, daß 1. das Magensarkom eine bessere Prognose hat, als man vermutet; 2. die Prognose des Magensarkoms keinesfalls ungünstiger ist als die des Magencarcinoms. Für die nur Operierten haben sie eine 5-Jahres-Überlebenszeit von 53,7% festgestellt.

Klinische Gesichtspunkte

Zwei Drittel der primären Magensarkome *sind entweder Lymphosarkome oder Reticulosarkome*. Welches der beiden vorliegt, kann nur histologisch entschieden werden. Die Therapie sollte sich nicht auf die Strahlenbehandlung beschränken. Bei kombinierter Behandlung hat jeder vierte, bei ausschließlicher Strahlenbehandlung nur jeder elfte Kranke die Aussicht, die 5-Jahresgrenze zu überschreiten (GÜTGEMANN und SCHREIBER). Daher besteht Übereinstimmung, daß die subtotale oder totale Resektion die Methode der Wahl ist. Die Verfahrenswahl entspricht der beim Carcinom (vgl. S. 595).War die Resektion nicht radikal, so muß eine Nachbestrahlung folgen (REMINE, PRIESTLEY, BERKSON, 1964).

Beim *Leiomyosarkom* ist die Blutung das klinische Leitsymptom, welches bei der Hälfte der Fälle zu einer bedrohlichen Anämie führt. Röntgenologisch läßt es sich in etwa 90% der Fälle nachweisen. Es wächst extra- und intragastral und metastasiert in die regionären Lymphknoten wie die Adenocarcinome. Die Tumoroberfläche ulceriert frühzeitig, woraus sich die rezidivierenden, profusen Blutungen erklären. Die *Therapie* besteht ebenfalls in der subtotalen distalen oder proximalen Resektion. Die totale Gastrektomie wird seltener benötigt. Röntgenbestrahlung ist zwecklos. Nach radikaler Tumorentfernung, ist die Prognose günstig. Sogar bei Zurücklassung von Metastasen konnten Mehrjahresheilungen beobachtet werden (FERRIS, 1964; GIBERSON, DOCKERTY, GRAY, 1954). Die Palliativresektion hat daher auch beim Magensarkom ihre Berechtigung.

Der isolierte *Morbus Hodgkin* erfordert ebenfalls die Resektionstherapie (GALÁ und ORMES, 1959). Für die Sarkome des Duodenums sollte die Pancreatico-Duodenektomie immer ausgeführt werden, wenn es das allgemeine Risiko zuläßt (BRADHAM, 1959; GRAEBER und HESS, 1960).

Das *Adenoakanthom* entwickelt sich dort, wo Plattenepithel und Drüsenepithel ineinander übergehen, also in der kardio-oesophagealen Übergangszone (MCPEAK und WARREN, 1948). Der Tumor kann aber auch von den weniger differenzierten Basalzellen ausgehen, welche sich metaplastisch sowohl in ein Plattenepithel- als auch in ein Adenocarcinom und in eine Kombination von beiden umbilden können (COX und MACKENZIE, 1960).

Primäre Chorionepitheliome des Magens mit positivem Gonadotropintest, Gynäkomastie und hypophysären Symptomen werden gelegentlich beobachtet (REGAN und CREMIN, 1960).

Das Magencarcinoid mit Carcinoidsyndrom (FEIN und KNUDTSON, 1956) kommt selten vor. Endokrin unwirksame Magencarcinoide werden mitgeteilt (POCHACZEVSKY und SHERMAN, 1959). Es handelt sich um einen kleinen, runden Tumor von wenigen Millimetern bis zu 4 cm Größe. Die Symptomatologie kann dem Ulcus ähneln. Der röntgenologische Nachweis gelingt gelegentlich (VAJDA und ZULIK, 1962). In 25—30% setzt der Tumor Metastasen. Etwa 60 Fälle sind inzwischen bekannt.

2. Benigne Tumoren

a) Adenom

Sie bilden die häufig zu beobachtenden „*Polypen*", d. h. benigne, proliferierende Schleimhauttumoren, welche entweder breitbasig aufsitzen oder gestielt sind. Prädilektionsort ist das Magenantrum (DAVIES und JACKSON, 1959). Treten sie in Mehrzahl auf, so spricht man von *Polyposis oder Adenomatose*. Ihre autoptische Häufigkeit beträgt 0,5% (YARNIS u. a., 1952), in der Röntgenuntersuchung 0,7% (SPRIGGS und MARXER, 1943), 1,5% bei der Gastroskopie (SCHINDLER, 1939). Die Symptomatologie ist gering. Es werden unklare Magenbeschwerden in 60% der Fälle, Nausea und Erbrechen in 30% und Hämatemesis oder Melaena in über 20% gefunden. Ferner besteht eine Achlorhydrie in etwa 75% (HARDT u. a., 1948). Über die potentielle Malignität waren die Meinungen geteilt; es besteht kein Zweifel, daß die Vergesellschaftung von Adenom mit Carcinom häufig ist (51% nach BRUNN und PEAL, 1926). Maligne Umwandlung von Polypen wurde beobachtet (PERRY und SHEKARCHI, 1961). HUPPLER (1960) fand bei 465 Fällen von Magenpolypen in 12% eindeutig Malignität. Regelmäßige Kontrolle jedes Polypen ist erforderlich (klinisch, röntgenologisch, gastroskopisch und cytologisch). Adenome von mehr als 2 cm Durchmesser sollen chirurgisch entfernt werden. Einfache Excision genügt, wenn sie isoliert sind. Bei Adenomatose ist die partielle Resektion mit vollständiger Entfernung der Polypen indiziert.

b) Peutz-Jeghers-Syndrom

besteht aus einer gastrointestinalen Polyposis mit fleckförmiger Melaninpigmentation der Haut. Die Krankheit ist vererblich. Die Resektionstherapie nur sinnvoll, wenn die Polypenbildung auf den Magen beschränkt ist (BARTHOLOMEW u. a., 1957).

c) Leiomyom

ist der häufigste submuköse Magentumor. Er wächst submukös oder subserös meist als solitärer kleinbleibender Tumor. Das Leitsymptom ist die Blutung (MORTON u. a., 1956). Der röntgenologische Nachweis ist einfach. Maligne Entartung kann vorkommen, jedoch genügt bei histologisch nachgewiesener Benignität die lokale Excision. Gelegentlich kommt das Leiomyom als passagebehindernder Tumor zur Beobachtung (GÜTGEMANN, 1952; WACHSMUTH, 1959). Bei den Fällen WACHSMUTHs ließ sich Heredität nachweisen (Mutter und 3 von 4 Töchtern Leiomyomträgerinnen). Die wandständigen Myome können submukös ausgeschält, die ringförmig wachsenden nur durch Resektion beseitigt werden.

d) Fibrom

erinnert in vieler Hinsicht an das Leiomyon. Sie haben jedoch keinen Prädilektionsort. Leit-symptome sind Leibschmerzen und Blutungen. Histologisch sind es in der Hälfte der Fälle reine Fibrome, der Rest sind Myofibrome. Die Therapie besteht in der lokalen Excision mit der Einschränkung, daß man vor sarkomatöser Entartung nicht sicher ist.

e) Neurinom

70% sind Schwannome, 25% Neurofibrome, der Rest Mischformen. Ihr Lieblingssitz ist die kleine Kurvatur des Antrums oder Korpus. Dort wachsen sie submukös bis zu einer Größe von 30 cm und mehr heran. Schließlich ulceriert die Mucosa und es kommt zur zentralen Nekrose. Blutungen (35%), Schmerzen (24%) und abdominelle Tumormasse (13%) sind die Leitsymptome.

f) Aberrierende Tumoren des Pankreas

sind solitäre, halbkugelige oder konische Knoten bis zu 3 cm Größe, welche im distalen Magen von Männern mittleren Lebensalters vorkommen. Sie bestehen aus Pankreasdrüsen und rufen in 75% der Fälle Magenbeschwerden und Entleerungsstörungen hervor. Ihr zentraler Aus-führungsgang kann gastroskopisch gesehen und sogar röntgenologisch gefüllt werden (ROONEY, 1959). Lokale Excision ist ausreichend.

g) Lipom

kommt meist als reines Lipom vor (über 90% nach HARKINS-NYHUS). Der solitäre, kugelige Tumor kommt im Antrum bei über 50jährigen Patienten vor. Leitsymptome sind Blutungen (47%), Leibschmerzen (27%) und Passagestörungen (20%) (zit. nach HARKINS-NYHUS, 1962).

h) Angio-Endotheliom

kommt selten in reiner Form vor. Fast stets ist es eine Mischform beider Muttergewebe. Klinisch auffällig werdende Tumoren müssen eine erhebliche Größe erreicht haben, bevor sie ulcerieren. Dann beginnen sie zu bluten. Potentielle Malignität kann nicht ausgeschlossen werden, weshalb die radikale Excision bzw. partielle Gastrektomie gerechtfertigt ist. Eine Abart der Gefäßtumoren ist der *Glomustumor* des Magens, welcher von den arteriovenösen Anastomosen ausgeht. Er kann zur Quelle gastro-intestinaler Blutungen werden (ALLAN und MILLER, 1960).

i) Cystische Tumoren

bestehen meist aus *sog. Duplikaturen*, s. dort, S. 268.

Andere Cysten sind Echinokokken-Cysten (PALMER, 1951), Dermoidcysten u. ä. Sie sollen submukös ausgelöst werden, um Resektionen zu vermeiden.

Kommentar

Current Trends in Management and Results of Cancer of the Stomach

By W. H. ReMine and J. T. Priestley

This excellent book which records the extensive experience and views of Prof. Dr. FRITZ HOLLE constitutes a significant contribution to knowledge of gastric surgery. We are honored that he has invited us to make a few remarks concerning gastric cancer based on the experience that our associates and we have had in the treatment of patients with this disease. This we are delighted to do.

The decline in incidence of carcinoma of the stomach in the United States, as compared with certain other countries around the world, is interesting and significant but remains unexplained. Some countries such as Japan, Finland, and Chile are experiencing a rise in the incidence of carcinoma of the stomach. Again, the reasons for this are unknown (vgl. Abb. 414).

We have recently reviewed the histories of patients who have been treated for cancer of the stomach at the Mayo Clinic. This study indicated that the resectability rate (lesion removed) had increase from 40% in the years 1907—1919 to 60.8% in recent years.

Recapitulation of survival and resectability rates for 100 patients with a diagnosis of malignant disease of the stomach shows that in the early years (1907 through 1916) 60 of the 100 Patients would have undergone laparotomy, 22 would have been treated by resection, and

19 would have survived resection, 7 for 3 years and 5 for 5 years. In the years 1940 through
1949, 80 of the 100 would have had laparotomy, 44 would have been treated by resection, and
40 would have survived resection, 18 for 3 years and 14 for 5 years. In the years 1950 through
1959, 90 of the 100 would have undergone laparotomy, 55 would have been treated by resection
and 51 would have survived the resection, 19 for 3 years and 15 for 5 years. It should be
pointed out that these data include all patients with cancer of the stomach regardless of
whether they were operated on or not; this 5-year survival rate, therefore, is an overall survival
rate. Comparison of the 1950 through 1959 group with the 1907 through 1916 group shows a
200% increase in the 5-year survival rate, although it is still much lower than one would desire.

Unfortunately, the incidence of involved lymph nodes found in the surgical specimens
remains high (69.5%), although not as high as in former years. Surgical mortality rate has
gradually been reduced but still remains significantly higher for total gastrectomy (14%) than
for subtotal gastrectomy (6.2%). It is of interest that the surgical mortality rate is lower
and "5-year cures" were higher when a significant amount of hydrochloric acid is found in the
gastric aspirate than when achlorhydria is present.

What procedures are being used at present for cancer of the stomach? In the early 1940's,
there was a great deal of enthusiasm for the use of total gastrectomy. A review of our experience with total gastrectomy in 1952 did not permit the conclusion that this was the operation
of choice for all patients with carcinoma of the stomach but only for those who had a lesion
that could not be completely removed by a lesser operation. In our practice, total gastrectomy
is performed in approximately 17% of patients who have the lesion removed, and subtotal
gastrectomy is performed in the remaining 83%. 479 patients for whom total gastrectomy
was performed from 1916 through 1961 were available for study. The greater omentum
and the spleen were removed routinely in these patients, but no portion of the pancreas
was resected unless it was invaded by tumor. In our experience, resection of a portion
of the pancreas is associated with increased operative mortality rate. The 5-year survival
rate in total gastrectomy was 9.9% for those who survived operation. This rate was
definitely higher for those who had sarcoma rather than carcinoma. In performing total
gastrectomy, we usually make an end-to-side esophagojejunal anastomosis with an enteroanastomosis between the ascending and descending limbs of jejunum. Other types of procedures such as Roux-y-esophagojejunal anastomosis and interposition operations with a
segment of colon or jejunum are used only infrequently. More recently, we have used a wide
entero-enterostomy of the ,,pantaloon" type in a limited number of patients for the purpose
of providing a larger area for receipt of food. Experience with this procedure is too limited
to permit conclusions regarding its efficacy.

Studies made in 1953 showing the influence of location of nodes involved by carcinoma
from the stomach on survival after operation revealed that, among the long-term (5-year)
survivors, only 6% had involvement of the subpyloric nodes whereas, among short-term
survivors, 71% had such involvement. On the basis of this, we have extended our operation
downward to include more of the duodenum and provide greater opportunity for removing
the lymph nodes in the subpyloric and suprapyloric regions and along the duodenal hepatic
structures. Nodes along the hepatic artery and the celiac axis also are removed with great care.

Fly and his associates found involved nodes in the hilus of the spleen in 30% of patients
in whom cancer involved only the distal portion of the stomach. In performing radical subtotal gastric resection, therefore, we have included splenectomy, omentectomy, and resection
of about 80% of the stomach. Our usual anastomosis is the Hofmeister-Polya type of procedure, saving about 20% of the stomach and anastomosing it in either an anterior or posterior
position, usually in a posterior position to the first portion of the jejunum.

The 5-year survival rate from the usual type of partial gastrectomy performed in previous
years was 34% for patients who survived operation. From a recent study of 80 patients in
whom radical subtotal gastric resection was performed, an additional 12% can be expected
to be added to the previous 5-year survival rate. Since this series of patients is small, positive
statements regarding them perhaps are premature. To date, however, this type of radical
subtotal gastrectomy appears to offer some prospect for improved surgical results.

Kommentar

Pathophysiologie des Magenkrebses

Von M. KURU

Die Funktion des Magens ist ungemein mannigfaltig (Tabelle 59). Bekanntlich bewahrt
er die Speisen nicht nur eine Zeitlang auf und gibt sie dann zerkleinert ins Duodenum weiter,
er sezerniert auch Pepsin, Salzsäure und Gastrin. Die beiden ersteren Sekrete nehmen an der

Tabelle 59. *Funktionen des normalen Magens*

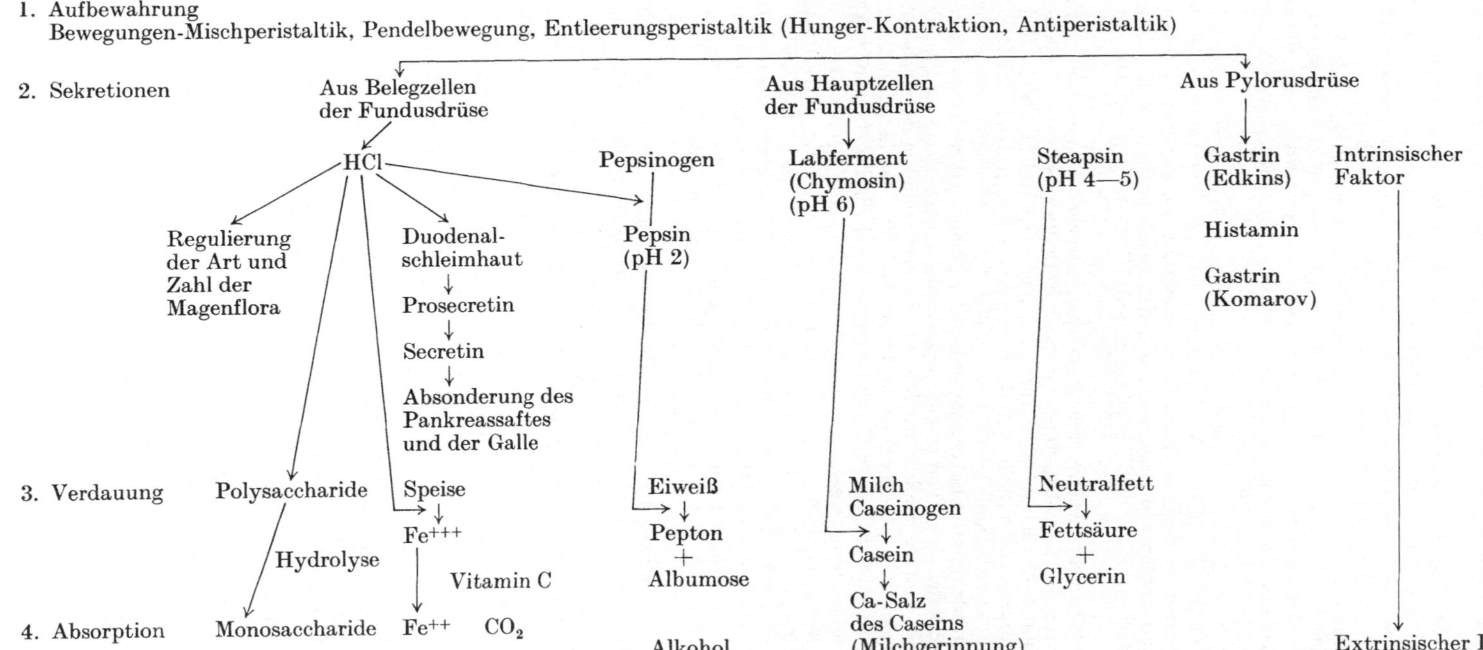

Eiweißverdauung teil. Das Gastrin fördert die Salzsäuresekretion nach der Nahrungsaufnahme (EDKINS [6]). Sobald die Speisen die Pylorusschleimhaut erreichen, wird das Gastrin sezerniert. Es tritt ins Blut über und regt damit humoral die Fundusschleimhaut zu einer starken Sekretion der Salzsäure an.

Die Salzsäure versieht verschiedene physiologische Aufgaben. Sie aktiviert nicht nur das Pepsinogen, sondern stimuliert auch die Absonderung der Galle, sowie des Pankreas- und Duodenalsaftes (POPIELSKI [33]; BAYLISS und STARLING [4]), so daß der Verdauungsprozeß im Anschluß an den Übertritt der Speisen ins Duodenum lebhaft fortschreitet.

Darüber hinaus steht die Salzsäure in einem gewissen Zusammenhang mit der Eisenresorption. Das Eisen scheint den Magen mit der Speise im dreiwertigen Zustand zu erreichen. Nachdem es durch die Salzsäure und das Vitamin C reduziert ist, wird es vom Dünndarm resorbiert, ein Vorgang, der für die Hämatopoese von besonderer Wichtigkeit ist (GRANICK [9]; ENDICOTT u. a. [7]; STEWART u. a. [34]).

Zuletzt muß noch die bactericide Wirkung der Salzsäure erwähnt werden. Im normalen Magen sind Bakterien spärlich, sowohl den Arten nach, wie zahlenmäßig. Im krebsigen Magen, der öfters anacid ist, herrschen dagegen nicht selten Abnormitäten der Bakterienflora. Die Bakterien sind nicht nur zahlenmäßig, sondern auch den Arten nach vermehrt. Auch ungewöhnliche Bakterienarten treten im Krebsmagen auf (OPPLER [32]; YAMAGUCHI [37] u. a. m.).

Spielt nicht das Gedeihen solcher abnormer Bakterien, einschließlich der Anaeroben, eine Rolle für die Verjauchung des nekrotisierten Gewebes? Enthalten nicht die Verjauchungsprodukte toxische Substanzen? Gewisse Substanzen mit niedrigem Molekulargewicht werden von der Magenschleimhaut resorbiert. Selbstverständlich geht die Resorption in der Duodenal-, sowie Jejunalschleimhaut unvergleichlich lebhafter vor sich. Dieser Abschnitt des Verdauungstraktes ist durch die Pfortader mit der Leber aufs innigste verbunden. Ob nicht die resorbierten giftigen Substanzen, gleichviel ob sie von lebenden Krebszellen, oder ob sie als Produkte der Verjauchung nekrotischer Gewebe gebildet werden, am raschesten und in der höchsten Konzentration ins Leberparenchym gelangen? Ob nicht solche Gifte die Leberfunktion stark beeinträchtigen? Viel hochgradiger als bei Carcinomarten außerhalb des Magendarmkanals?

Auf Grund dieser Arbeitshypothesen wurden die Leberzellenveränderungen beim Magenkrebs histochemisch untersucht (KANEKI [16]). Dabei wurde gleichzeitig die Katalase der Leber bestimmt (HISHIKAWA [13]), weil man weiß, daß dieses Ferment bei Krebsträgern deutlich erniedrigt zu sein pflegt (GREENFIELD und MEISTER [11]; GREENSTEIN und ANDERVONT [12]; NAKAHARA und FUKUOKA [25, 26]). Als Vergleichsmaterial wurde die Leber von Ulcuskranken gewählt. Von einem kleinen Stückchen aus dem Leberrand wurde die eine Hälfte für die Bestimmung der Katalasenaktivität, die andere für histochemische Untersuchungen, so mannigfaltig wie möglich, benutzt.

Schon bei einfacher Betrachtung der Hämatoxylin-Eosin-Präparate ist ein gewisser Unterschied zwischen den Lebern von Magenkrebskranken und von Ulcuskranken feststellbar. Bei den ersteren sind die Trabekel unregelmäßig und die Sinusoide erweitert, außerdem ist ein gehäuftes Lymphocytenauftreten im Leberparenchym und eine Verdickung der Glissonschen Scheide festzustellen. Noch deutlichere Veränderungen sind an den Fett-Färbungs-Präparaten zu beobachten. Die Zahl der Fetttröpfchen in den Leberzellen ist hier im Gegensatz zum Vergleichsmaterial vermehrt.

Die Abnormitäten der Leberzellen sind am besten bei der Mitochondrienfärbung festzustellen (KANEKI [16]). In der Leber von Ulcuskranken sehen die Mitochondrien fast normal aus. Sie sind fadenartig oder spatelförmig und im Protoplasma sind sie dicht aneinander angeordnet. Beim Magenkrebs dagegen sind sie gewöhnlich der Zahl nach vermindert und nicht selten treten abnorm große Mitochondrien auf. Darüber hinaus ist ihre Verteilung in den meisten Fällen ganz unregelmäßig. Solche Unterschiede sind nicht nur mit der klassischen Mitochondrienfärbung, sondern auch elektronenmikroskopisch darstellbar. Das Vorhandensein gewisser wichtiger Enzyme in den Mitochondrien, die für die Zellatmung unentbehrlich sind, ist wohl bekannt (HOGEBOOM u. a. [14]; KENNEDY und LEHNINGER [17]; CLAUDE [5]; GREEN [10]). Solche auffälligen morphologischen Veränderungen der Mitochondrien hängen wohl mit der Störung cellulärer Atmung und anderer Funktionen der Leberzellen zusammen. Ja, in Wirklichkeit ist die Katalasenaktivität der Leber bei den Magencarcinomkranken im Vergleich zu den Ulcuskranken auffälligerweise herabgesetzt (HISHIKAWA [13]).

Klinischer Nachweis von gestörter Leberfunktion beim Magenkrebs war schon ABELS [1] u. a. gelungen. Um aber nähere Auskunft einzuholen, wurden verschiedene Leberfunktionsprüfungen bei Magenkrebskranken ausgeführt und die Resultate mit denen bei Ulcuskranken verglichen (NAGAOKA [24]).

Der niedrige Eiweißgehalt, das herabgesetzte Albumin im Serum und das gehäufte Auftreten positiver Kolloidreaktionen wurden beim Magenkrebs beobachtet. Der Mittelwert des Bromsulfaleintestes war beim Magenkrebs höher als beim Ulcus. Die Galaktosenassimilation fiel fast regelmäßig bei den ersteren im Vergleich zum letzteren schlechter aus. Ein gewisser Unterschied war auch zwischen dem Krebs des Magens und dem der Brustdrüse zu konstatieren.

An dieser Stelle sei noch eine bemerkenswerte Tatsache, die histologisch an Leberstücken bei Magenkrebskranken festgestellt wurde, angeführt, das sind die Abnormitäten der Mitose (AIZAWA [2]). Es konnten nicht nur ein gehäuftes Auftreten derselben, sondern auch verschiedene abnorme Mitose-Figuren gefunden werden. Kugelbildung, Dissoziation und Brückenbildung der Chromosomen, ja sogar tripolare Mitosen waren festzustellen. Auch war die Häufigkeit der Amitosen vermehrt.

Aus bösartigen Geschwülsten konnte ein Bestandteil isoliert werden, der in vitro die Mitose der Epidermiszellen der Maus fördert (KURU et al. [21, 23]). Die wirksame Substanz wurde Onkotrephin benannt. Die intraperitoneale Injektion von Onkotrephin verursacht gehäuftes Auftreten von Mitosen in der Leber der Ratte. Dabei werden abnorme Mitosen reichlich angetroffen. Vereinzelt wurden auch tripolare Mitosen festgestellt (OGAWA [28]).

Da die histologischen Veränderungen der Leberzellen viel auffälliger waren, als man angenommen hatte, wurden gleiche Untersuchungen auch am Pankreas vorgenommen (NAKAMURA [27]). Ein kleines Stückchen Pankreas wurde — mit Einverständnis der Kranken — während der Operation entnommen und genauen histochemischen Untersuchungen unterzogen. Auch diesmal wurde Vergleichsmaterial von Ulcuskranken genommen. Auch in diesem Organ war eine Bindegewebszunahme in den Interstitien deutlich, die gegenüber dem Vergleichsmaterial ins Auge fiel. Die einzelnen Acini waren unregelmäßiger und lockerer angeordnet.

Normalerweise sind die Polysaccharide im Pankreasgewebe nicht feststellbar (OHOHASHI [29]), und demgemäß fiel die PAS-Färbung bei den Ulcuskranken negativ aus. Dagegen waren PAS-positive Kügelchen im Pankreas des Krebskranken hie und da anzutreffen. Fetttröpfchen sind im Pankreas von Tieren, die mit einem Übermaß von Fett gefüttert worden sind, zu beobachten. Dabei treten die Fettkügelchen gewöhnlich intercellulär auf. Im Pankreas von Magenkrebskranken waren sie reichlich im Zelleib der Pankreaszellen zu beobachten, wie man es in den Leberzellen gesehen hatte.

Im Pankreas war ebenfalls in der Beschaffenheit der Mitochondrien der deutlichste Unterschied festzustellen. In den Pankreaszellen der Ulcuskranken waren sie gleich groß, fadenartig und regelmäßig angeordnet außerhalb der zymogenen Körner. Die Sekretionsgranula waren dabei um das Gängchen dicht und regelmäßig anzutreffen. In den Pankreaszellen der Krebskranken dagegen waren sie nicht nur zahlenmäßig vermindert, sondern auch verkleinert. Daneben waren nur spärliche Sekretionskörner zu finden. AOYAMA [3] hat bemerkt, daß bei vielen Magenkrebskranken eine Schädigung der äußeren Sekretion des Pankreas festzustellen ist.

Beim Magenkrebs waren Besonderheiten nicht nur in den Pankreaszellen, sondern auch in den Inselzellen festzustellen. Im Gomori-Präparat waren die β-Zellen zahlenmäßig vermindert, und dementsprechend fiel das Überwiegen der α-Zellen um so mehr auf. Obwohl die Fetttröpfchen auch in den Inselzellen der Ulcusfälle manchmal anzutreffen waren, waren sie immer spärlich an der Zahl. In den Inseln des Krebskranken waren sie gehäuft und zahlreicher zu finden.

Eine ähnliche Veränderung wie in der Mitochondrienbeschaffenheit konnte auch in den Inselzellen festgestellt werden. Weil die Inselfunktion in gewissem Zusammenhang mit der Zahl der Inseln steht (OPIE [31]), wurde die Zahl derselben pro Quadratmillimeter der Präparate berechnet. Bei Krebskranken war sie 1,39 im Mittel, dagegen war sie bei Ulcuskranken 2,06. Da bei beiden Krankheiten die Größe einzelner Inseln fast gleich war, muß die Zahlenabnahme der Inseln eine Herabsetzung der Funktion bedeuten.

Die Resultate rechtfertigen den Schluß, daß beim Magenkrebs die β-Zellen der Pankreasinsel nicht nur zahlenmäßig vermindert, sondern auch funktionell nicht mehr im Stande sind, zum Kohlenhydratstoffwechsel genügend beizutragen. Dieses Postulat wurde neuerdings von MARCZYNSKAYA u. a. [22] klinisch bewiesen.

Die Anämie begleitet gewöhnlich das Magencarcinom (GRANICK [9]; ENDICOTT u. a. [7]; STEWART u. a. [34]; IMOO [15] und FUKUSHIMA und SENDA [8]). Gewiß erscheint die Anämie bei Magenkrebskranken viel deutlicher als bei Ulcuskranken oder bei Mammakrebskranken. In bezug auf die Anämie beim Magenkrebs müssen selbstverständlich viele Momente berücksichtigt werden. Manchmal bildet die Blutung aus dem Krebsherd die Hauptursache, aber nicht immer. Oft wird die perniziöse Anämie beschuldigt, wobei die Sekretion des Intrinsic-Faktors aus der Magenschleimhaut ausbleibt, damit die Absorption des Extrinsic-Faktors durch die Speisen behindert wird. Zwar zeigt bei den meisten Magencarcinomen die umgebende Schleimhaut eine ausgeprägte atrophische Veränderung. In Japan aber ist die perniziöse Anämie selbst so selten, daß ich selbst ihr Zusammentreffen mit Magenkrebs niemals erlebt habe.

Die Salzsäure ist für die Reduktion des dreiwertigen Eisens in zweiwertiges unentbehrlich. Infolgedessen verhindert die gastritische Anacidität die Eisenresorption erheblich, und dies

Tabelle 60. *Carcinomatöser Magen*

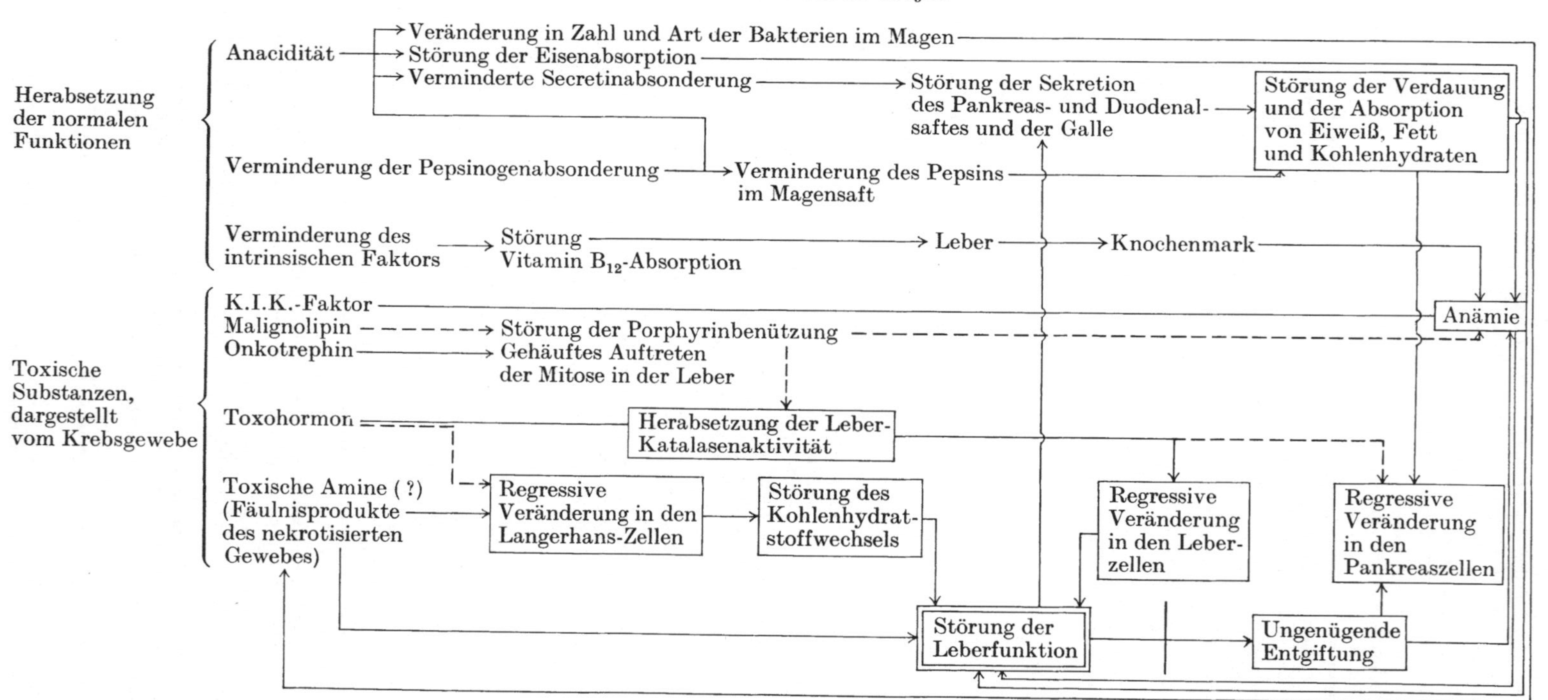

mag seinerseits die Hämoglobinbildung herabsetzen, indem sie für das Zustandekommen der Anämie begünstigend wirkt. KOZAWA u. a. [19] haben gewisse Substanzen aus dem Magensaft der Krebskranken isoliert, die die Hämatopoese direkt zu beeinträchtigen imstande sind. KOSAKI [18] will das Vorhandensein gewisser spezifischer Substanzen (Malignolipin) im Krebskrankenserum, die eigenartige Affinität mit dem Porphyrinkörper zu zeigen scheint, behaupten. Sollte dies wahr sein, dann muß noch ein anderer Faktor existieren, der zur Anämie der Krebskranken beitragen kann. Nun muß man darauf Rücksicht nehmen, daß der Porphyrinkörper einen Bestandteil der Katalase bildet.

Aus obigen Ergebnissen bin ich sehr geneigt, eine universale Funktionsstörung parenchymatöser Organe beim Magenkrebs zu postulieren. Diese mag anfangs nur eine funktionelle sein, sie kann aber allmählich in die organische übergehen. NAKAHARA und FUKUOKA [25, 26] haben einen Sonderbestandteil (Toxohormon) aus dem Krebsgewebe isoliert. Diese Substanz kann die Leberfunktion direkt beeinträchtigen, indem es auf die Katalasenaktivität erniedrigend wirkt. Weil die geschädigten Leberzellen nicht mehr zur vollständigen Entgiftung fähig sind, können giftige Produkte aus dem Magenkrebs durch die Leber hindurch in den allgemeinen Kreislauf einströmen und die Funktionen anderer parenchymatöser Organe herabsetzen. Damit können in späteren Stadien dieser Krankheit mehr oder weniger manifeste regressive Veränderungen in verschiedenen Organen in Erscheinung treten. Hier sei aber die wichtige Frage offengelassen, ob die toxischen Amine im Krebsherd des Magens gebildet werden oder nicht.

Zuletzt möchte ich mich mit der Frage beschäftigen, welcher Teil der Zelle von den krebsigen Giften am stärksten beeinflußt wird. Mit dem vorhin berücksichtigten Befund in den Leber- sowie in den Pankreaszellen möchte ich zuerst die Schädigung der cellulären Atmung in Betracht ziehen. Um nähere Kenntnisse über diese Frage zu erwerben, wurde die Konzentration des Acetonkörpers im Blut gemessen (OKUMURA [30]). Obgleich die Acetonkörperkonzentration in den Kontrastfällen (normale Personen, einige Nichtentzündlich- und Entzündlich-Kranke, Magenduodenalulcus- und Gastritiskranke) selten 2 mg pro Deziliter überschritt, war sie bei den Magen- und Darmkrebsen bedeutend erhöht. Außerdem: Je ausgedehnter die Krebsinvasion war, desto stärker war der Acetonkörperspiegel erhöht. Besonders hohe Werte wurden bei den carcinomatösen Peritonitiden beobachtet.

Im normalen Zustand treten die Endprodukte des Zucker- sowie Fettumsatzes in den Krebsschen [20] TCA-Kreis ein. In den Krebszellen, wie wohl bekannt, überwiegt die Glykolyse die Atmung (WARBURG [36]). Die toxischen Substanzen aus dem Carcinom scheinen den Verlauf des Krebs-Circulus deutlich zu beeinträchtigen (TSUJI [35]). Unter solchen Umständen wird das Einströmen der Fettmetaboliten in den TCA-Kreis stark verhindert, so daß die Stagnation im Blut der intermediären Fettmetaboliten wie der Acetonkörper verursacht wird. Geschädigte Leberfunktion mag natürlich diesen Vorgang fördern. Aber um diesen Schluß zu berechtigen, muß man den Faktor des Hungers ausschließen, denn Hunger kann auch die Ursache einer Acetonämie sein. Obwohl ein gewisser Anteil der untersuchten Magenkrebskranken eben der Pylorusstenose halber dem Hunger ausgesetzt waren, konnte die letzte Möglichkeit durch Bestimmung des Respirationsquotienten ausgeschlossen werden.

Als Schlußfolgerung möchte ich hervorheben, daß beim Magenkrebs latente Funktionsstörungen in vielen Organen festzustellen sind. Als *Ursachen* solcher polyorganischer Dysfunktion sind zwei Faktoren zu unterstreichen, nämlich *die vermehrte Toxinbildung* im *carcinomatösen Gewebe* des Magens und das *herabgesetzte Entgiftungsvermögen der Leber*. Die erstere fördert sehr das Zustandekommen des letzteren. Die Achlorhydrie, die sehr oft den Magenkrebs begleitet, spielt dabei nicht nur für die Herbeiführung der Toxämie eine Rolle, sondern sie setzt auch die Verdauung und die Resorption im oberen Verdauungstrakt erheblich herab. Die klinische Erscheinung einer Summe solcher komplizierter Vorgänge ist die Kachexie, die beim Magenkrebs früh aufzutreten und rasch fortzuschreiten pflegt. Die Resultate unserer Untersuchungen werden in der Tabelle 60 dargestellt.

Literatur

[1] ABELS, J. C., P. E. REKERS, G. E. BINKLEY, G. T. PACK, and C. P. RHOADS: Metabolic studies in patients with cancer of the gastrointestinal tract. II. Hepatic dysfunction. Ann. Int. Med. 16, 221—240 (1942).

[2] AIZAWA, S.: Observations on cell divisions of the liver in patients with gastric carcinoma. [Japanisch.] Nihon-Gekagakkai-Zassi 58, 983—1006 (1957).

[3] AOYAMA, S.: Clinical and experimental study of disorders of the pancreas. Nagoya J. Med. Science 18, 53—142 (1955).

[4] BAYLISS, W. M., and E. H. STARLING: The mechanism of pancreatic secretion. J. Physiol. 28, 325—353 (1902).

[5] CLAUDE, A.: Fractionation of mammalian liver cells by differential centrifugation. II. Experimental procedures and results. J. Exp. Med. 84, 61—89 (1946).

[6] EDKINS, J. S.: The chemical mechanism of gastric secretion. J. Physiol. **34**, 133—144 (1906).

[7] ENDICOTT, K. M., T. GILLMAN, G. BRECHER, A. T. NESS, F. A. CLARKE, and E. R. ADAMIK: A study of histochemical iron using tracer methods. J. Lab. clin. Med. **34**, 414—421 (1949).

[8] FUKUSHIMA, K., and N. SENDA: Über Eisen- und Kupferwechsel. [Japanisch.] Rep. Hematological Conference **2**, 1—26 (1949).

[9] GRANICK, S.: Ferritin IX. Increase of the protein apoferritin in the gastrointestinal mucosa as a direct response to iron feeding. The function of ferritin in the regulation of iron absorption. J. Biol. Chem. **164**, 737—746 (1946).

[10] GREEN, D. E.: Organized enzyme systems. J. Cellul. Comp. Physiol. **39** (Suppl. 2), 75—111 (1952).

[11] GREENFIELD, R. E., and A. MEISTER: The effect of injections of tumor fractions on liver catalase activity of mice. J. nat. Cancer Inst. **11**, 997—1005 (1951).

[12] GREENSTEIN, J. P., and H. B. ANDERVONT: The liver catalase activity of tumor-bearing mice and the effect of spontaneous regression and of removal of certain tumors. J. nat. Cancer Inst. **2**, 345—355 (1942).

[13] HISHIKAWA, S.: Liver catalase activity in gastric cancer patients, in relation to the classified types of gastric carcinoma and pathological changes of liver. Gann **50**, 309—320 (1959).

[14] HOGEBOOM, G. H., A. CLAUDE, and R. D. HOTCHKISS: The distribution of cytochrome oxidase and succinoxidase in the cytoplasm of the mammalian liver cell. J. biol. Chem. **165**, 615—629 (1946).

[15] IMOO, S.: Über Eisen- und Hämoglobinwechsel. [Japanisch.] Rep. Hematological Conference **1**, 55—71 (1948).

[16] KANEKI, S.: Histochemical study of the liver in patients with gastric carcinoma. [Japanisch.] Osakadaigaku-Igakuzassi **11**, 1809—1824 (1959).

[17] KENNEDY, E. P., and A. L. LEHNINGER: Oxydation of fatty acids and tricarboxylic acid cycle intermediates by isolated rat liver mitochondria. J. biol. Chem. **179**, 957—972 (1949).

[18] KOSAKI, T.: A new phospholipid, malignolipin, in human malignant tumors. Science **127**, 1176—1177 (1958).

[19] KOZAWA, S., R. IWATSURU, M. KAWAGUCHI, M. KATAGAMI, and A. UMITSU: Über die Veränderung des Blutbildes bei Kaninchen durch intravenöse Injektion des Magensaftes von Magenkrebs-Kranken. Folia haemat. **57**, 251—262 (1937).

[20] KREBS, H. A.: The intermediary stages in the biological oxydation of carbohydrate. Advanc. Enzymol. **3**, 191—252 (1943).

[21] KURU, M., G. KOSAKI, K. MATUDA, and T. HUKUI: On a substance isolated from certain human malignant tumors promoting mitosis in vitro. Gann **50**, 111—119 (1959).

[22] MARCZYNSKAYA, A., B. ADAMCZYK, and M. LENCZYK: Glucose tolerance curves in patients with gastric carcinoma. Pol. Przegl. chir. **35**, 181—185 (1963).

[23] MATUDA, K., T. HUKUI, Y. AOKI, G. KOSAKI, and M. KURU: Isolation of the mitosis promoting substance, oncotrephin, from rat ascites hepatoma (AH 130). Gann **50**, 429—436 (1959).

[24] NAGAOKA, H.: Liver function test in patients with gastrointestinal cancer. [Japanisch.] Osakadaigaku-Igakuzassi **11**, 4187—4204 (1959).

[25] NAKAHARA, W., and F. FUKUOKA: A toxic cancer tissue constituent as evidenced by its effect od liver catalase activity. Jap. Med. J. **1**, 271—278 (1948).

[26] NAKAHARA, W., and F. FUKUOKA: The newer concept of cancer toxin. Advanc. Cancer Res. **5**, 157—177 (1958).

[27] NAKAMURA, I.: Histochemical study of the pancreas in patients with gastric carcinoma. [Japanisch.] Osakadaigaku-Igaduzassi **11**, 329—342 (1959).

[28] OGAWA, T.: Effect of growth-promoting substance(s) isolated from human hepatoma on mitosis of normal rat liver cells. [Japanisch.] Osakadaigaku-Igakuzassi **14**, 133—138 (1962).

[29] OHOHASHI, Y.: Comparison of the distributions of glycogen in mammals and anura (Rana nigromaculata et Bufo bufo japonicus). Jap. Med. World **4**, 64—68 (1924).

[30] OKUMURA, A.: On the blood acetone bodies in cancer patients. [Japanisch.] Osakadaigaku-Igakuzassi **11**, 4173—4185 (1958).

[31] OPIE, E. L.: The anatomy of the pancreas. Johns Hopk. Hops. Bull. **14**, 229—232 (1903).

[32] OPPLER, B.: Zur Kenntnis des Mageninhalts beim Carcinoma ventriculi. Dtsch. med. Wschr. **21**, 73—75 (1895).

[33] POPIELSKI, C.: Über secretorische Hemmungsnerven des Pankreas. Zbl. Physiol. **10**, 405—409 (1896).

[*34*] Stewart, W. B., C. L. Yuile, H. A. Claiborne, R. T. Snowman, and G. H. Whipple: Radioiron absorption in anemic dogs. Fluctuations in the mucosal block and evidence for a gradient of absorption in the gastrointestinal tract. J. exp. Med. **92**, 375—382 (1950).

[*35*] Tsuji, H.: Experimentelle Untersuchungen über den Entstehungsmechanismus der Krebskachexie. — Über die azetonkörperbildende Wirkung des menschlichen Krebsgiftes (Toxohormons). Osakadaigaku-Igakuzassi 8, 1341—1348 (1956).

[*36*] Warburg, O.: On the origin of cancer cells. Science **123**, 309—314 (1956).

[*37*] Yamaguchi, H.: Klinisch-bakteriologische Studie des Magens und des oberen Darmabschnittes bei den chirurgischen Magenleiden und dem Magenduodenalgeschwür. [Japanisch.] Nihon-Gekagakkai-Zassi **35**, 49—106 (1934).

III. Spezielle Indikation und Technik der resezierenden Eingriffe bei Blastomen

1. Distale, partielle Resektionen

a) Antrumcarcinom

Geschichtliches. Das häufige Vorkommen des Antrumcarcinoms war der innere Anlaß für die Entwicklung der Magenresektion. Daniel Merrem (1809) unternahm auf Anregung des braunschweigisch-lüneburgischen Wundarztes Michaelis an 3 Hunden Pylorusresektionen mit der Absicht, zu zeigen, daß der Pylorus entfernt werden könnte, also auch dort gelegene Carcinome durch chirurgischen Eingriff beseitigt werden könnten. Fußend auf diesen Untersuchungen und der seromuskulären Naht A. Lemberts (1826), unternahmen Gussenbauer und v. Winiwarter, zwei Assistenten Billroths, Tierversuche über die Resezierbarkeit des Pylorus und veröffentlichten ihre Resultate in einer Arbeit „*Die partielle Magenresektion*" (1876). Danach unternahmen Pean in Paris (1879) und Rydigier in Kulm (1880) je eine Pylorusresektion wegen Antrumcarcinoms mit unglücklichem Ausgang. Am *29. Januar 1881 war* Theodor Billroth in Wien der erste Erfolg bei einer 43jährigen Frau (Therese Haller) beschieden. Billroths erste Operation wurde als Gastro-Duodenostomie (Resectio Billroth I) beendet. Am 15. Januar 1885 führte Billroth die erste Magenresektion wegen Antrumcarcinoms mit Verschluß des Duodenums und des Magenstumpfes und vorderer Seit-zu-Seit-Gastro-Jejunostomie aus (Resectio Billroth II). Er berichtete über den Fall vor der k. und k. Medizinischen Gesellschaft in Wien am 20. Februar 1885. Das Verfahren der Resectio Billroth II war dem Zufall entsprungen, daß bei dem stark reduzierten Patienten zunächst eine zweizeitige Operation vorgesehen war. Nachdem der Patient den 1. Akt der 1. Sitzung gut überstand, schloß Billroth die Resektion und den Blindverschluß von Magen und Duodenum der vorderen Gastro-Jejunostomie sofort an. Von Hacker schlug im gleichen Jahr (1885) vor, das eröffnete Magenlumen End-zu-Seit mit einer proximalen Jejunumschlinge zu anastomosieren. Diese Operation wurde am 24. Mai 1887 von Krönlein in einer Sitzung mit antecolischer Anastomose ausgeführt. Lange Zeit herrschte die antecolische Anastomose in den technischen Varianten des Billroth II vor. v. Hofmeister (1896) war der erste, welcher die retrocolische Anastomose propagierte. Erst in den letzten 20 Jahren ist eine Rückkehr zu den antecolischen Verfahren festzustellen, und zwar nicht nur für das Carcinom, sondern auch für das Ulcus, allerdings in Kombination mit Vagotomie.

Die spezielle Verfahrenswahl fällt auf die *distale, subtotale Resectio Billroth II* (nach Braun, 1892; Balfour, 1917; Moynihan, 1923) (Abb. 419—422), insbesondere, wenn die lienalen Lymphknoten nicht befallen sind, also die Milz zurückgelassen werden kann. Eine noch *radikalere, subtotale Resectio Billroth II mit obligatorischer Entfernung der Milz* und fakultativer Entfernung des Pankreasschwanzes wird von maßgebenden Autoren (Maingot, 1961; ReMine-Priestley-Berkson, 1964) für erforderlich gehalten. Die Wahl dieses Verfahrens ist jedoch nur angebracht, wenn die lienalen Lymphknoten mitbefallen sind, was nach Fly, Dockerty und Waugh (1956) nur in etwa 30% vorkommt. Mit Rücksicht darauf sowie auf das meist höhere Alter und Operationsrisiko sollte diese ausgedehnte Resektion u. E. nicht zur Regel gemacht, sondern nur verwendet werden, wenn die Radikalität durch die Regelfallresektion nicht gewahrt werden kann.

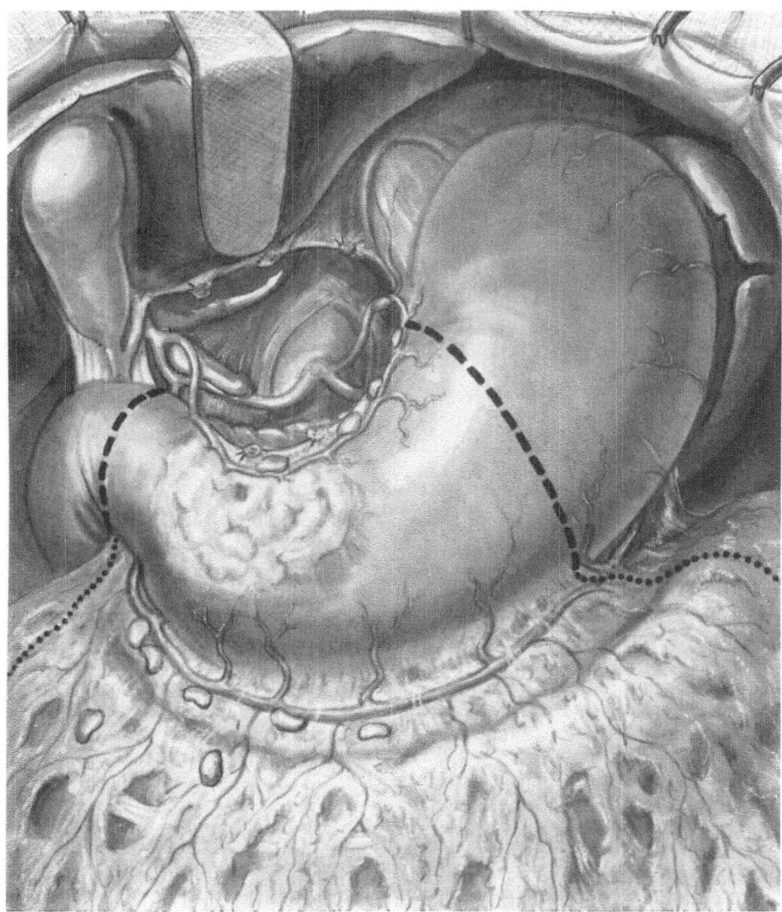

Abb. 419a. *Distale, subtotale Resectio Billroth II (Regelfall).* — Ausdehnung der Resektion

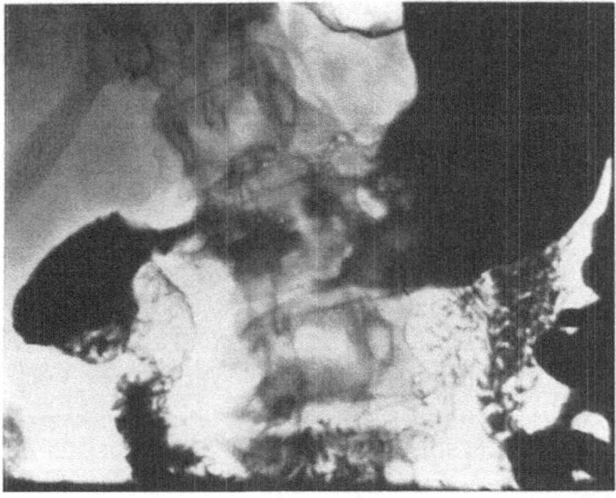

Abb. 419b. Typisches Antrumcarcinom (C-Fall); durch distale partielle oder subtotale
Resektion (vgl. Abb. 419—421) meist nicht mehr radikal entfernbar

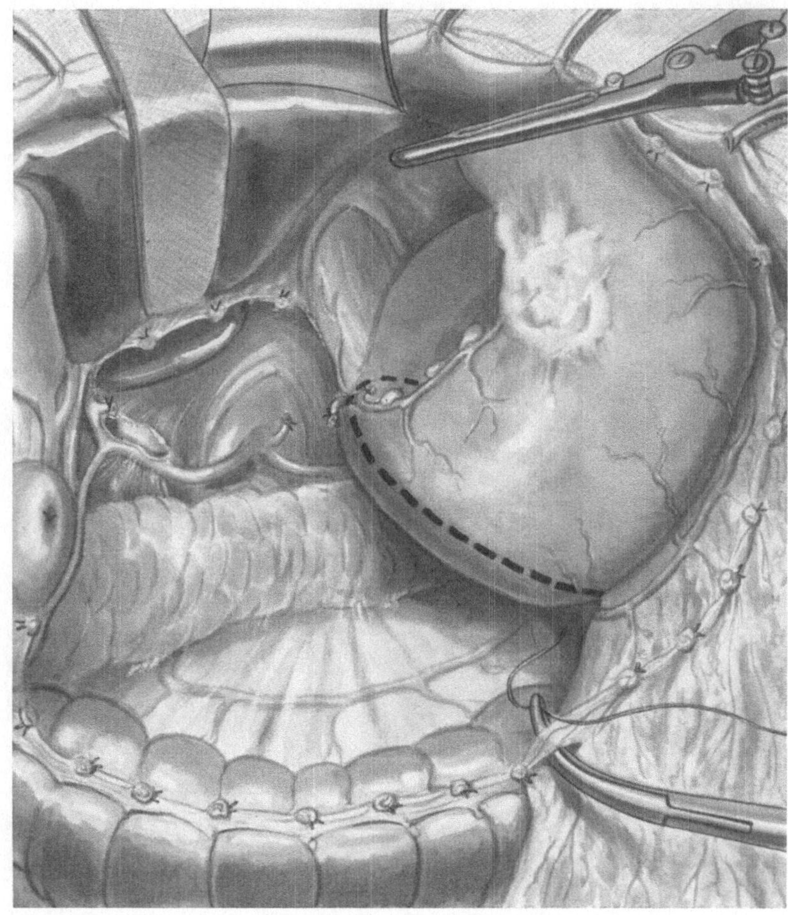

Abb. 420. *Distale, subtotale Resectio Billroth II (Regelfall)*. Mobilisation des aboralen Magens in caudo-cranialer Richtung, En-bloc-Entfernung des großen und kleinen Netzes und der Lymphknotengruppe I, II und IV

Die *radikale, subtotale Resectio Billroth I* in Form einer stufenförmigen Resektion unter Mitnahme der Milz und aller retrogastrischen Lymphabstromgebiete scheint, soweit wir sehen, im neueren Schrifttum nur von GÜTGEMANN-SCHREIBER (1964) vertreten zu werden. Bemißt man den Wert der Operationsmethode an der relativen Leistungsziffer der 5-Jahres-Heilungen (1948—1957) (Billroth I 22%, Billroth I subtotal 27%, Billroth II 40%, Billroth II subtotal 39%), so erscheint es richtig, die Rekonstruktion als Gastro-Jejunostomie vorzunehmen. Letztere bringt bei größerer Radikalität weniger Komplikationen und damit mehr 5-Jahres-Heilungen. Die Rücksicht auf postoperative funktionelle Störungen muß bei Carcinom ganz in den Hintergrund treten. Es ist nach Ansicht der Mayo-Klinik (REMINE, 1964), wie auch von uns, besser, in diesem Zusammenhang kein Zugeständnis an den Billroth I zu machen.

Technik. Zugang über eine linksseitige, paramediane Längsincision mit Umschneidung des Nabels. Die wichtigsten Schritte sind:

a) Vorgehen in caudo-cranialer Richtung, d. h. von rechts nach links aufsteigend. Ablösung des Omentum majus vom Colon transversum, beginnend an der rechten Flexur.

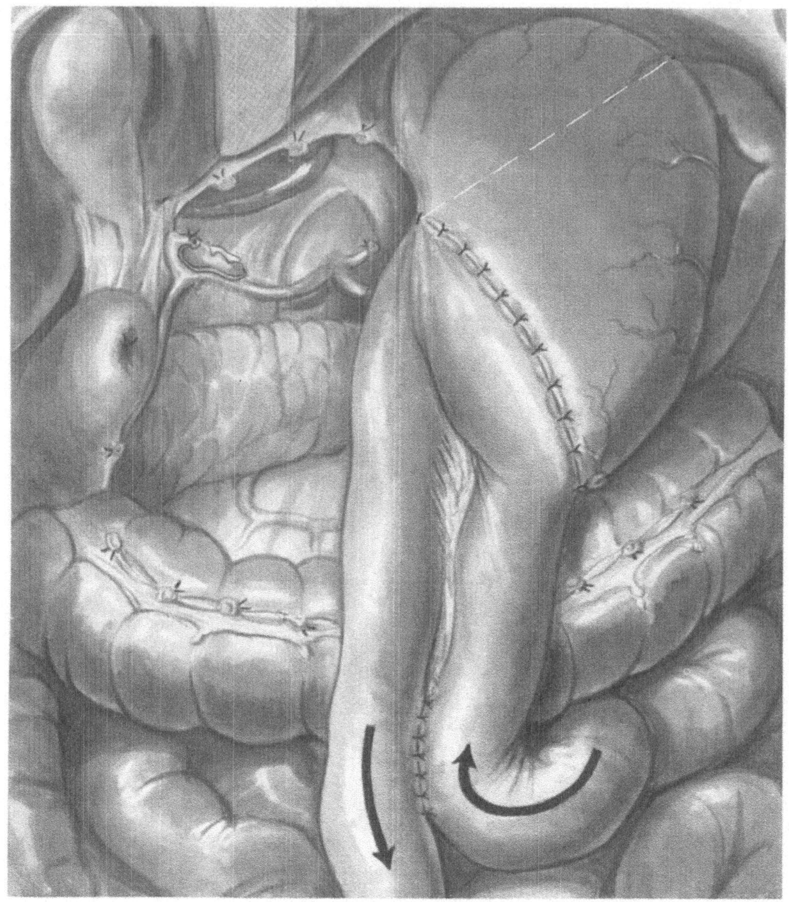

Abb. 421. *Distale, subtotale Resectio Billroth II (Regelfall)*. Wiederherstellung der Magen-Darmkontinuität antecolisch, aniso- oder isoperistaltisch mit oder ohne Fußpunktanastomose (nach BRAUN, 1892; BALFOUR, 1917; MOYNIHAN, 1923). Die antecolische, lange Schlinge ist der kurzen, retrocolischen Schlingenführung unbedingt vorzuziehen. Wird die radikale, subtotale Resection B II mit Milzexstirpation ausgeführt, muß die Skeletierung bis in die Fornix (gestrichelte Linie!) hinaufgetrieben werden

b) Mobilisation des Duodenums nach KOCHER und Durchtrennung desselben am Übergang der Pars I in die Pars II duodeni. Ausräumung der suprapylorischen und subpylorischen Lymphknoten. Versorgung des Duodenalstumpfs nach Durchtrennung des Duodenums.

c) Durchtrennung des kleinen Netzes nahe seinem Leberansatz. Ausräumung der parakardialen Drüsen unter Schonung der Ri. oesophagici und einer evtl. vorhandenen akzessorischen A. hepatica.

d) Ligatur der A. gastrica sinistra nahe ihrem Abgang aus der Coeliaca.

e) Skeletierung der kleinen Kurvaturseite.

f) Hochschlagen des völlig mobilisierten Magens. Vervollständigung der Netzablösung vom Colon transversum bis zum unteren Milzpol; Ligatur der A. gastroepiploica sin. Der Magenstumpf wird nun nur noch über die Vasa brevia und die A. phrenica caudalis sin. versorgt.

g) Im Regelfall wird die obere Jejunumschlinge in 15 cm Länge antecolisch heraufgeführt und entweder das proximale Jejunum an die kleine Kurvatur, das distale Jejunum an die große Kurvatur angelagert und zu- und abführender Schenkel mit einer Fußpunktanastomose verbunden (BRAUN, 1892; BALFOUR, 1917). Ebensogut kann umgekehrt mit oder ohne

Fußpunktanastomose (MOYNIHAN, 1923) vorgegangen werden. Die Art der Schlingenführung ist unwesentlich; retrocolische Anastomosen sollten bei Carcinom unterlassen werden, weil nur die antecolische Anastomose längstmögliche Passagefreiheit gewährleistet (Abb. 422).

Die *Technik der radikalen, subtotalen Resectio Billroth II* unterscheidet sich von der eben beschriebenen darin, daß die Ablösung des großen Netzes von links nach rechts vorgenommen wird; ferner daß das Duodenum in der Pars II 2—3 cm oberhalb der Papilla Vateri durchtrennt wird und bei Zweifeln über die Unversehrtheit des Gallengangs eine T-Drainage in den Gallengang eingelegt wird, deren langer Schenkel bis in das Duodenum reicht. Die kleine und große

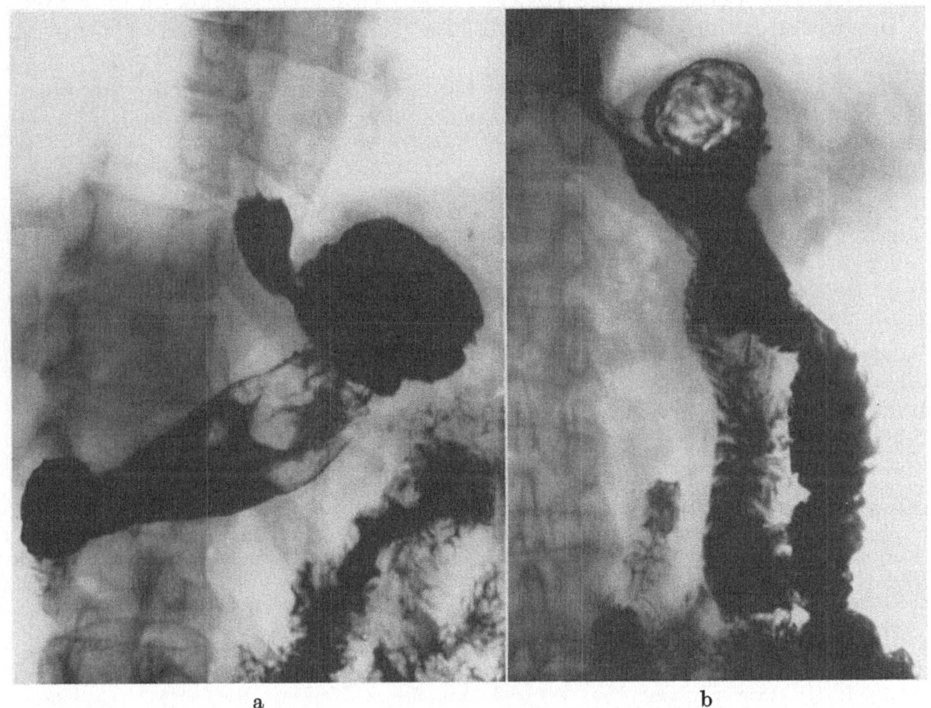

a   b

Abb. 422a u. b. *Antrum-Korpus-Carcinom (B I—II-Fall)*. Vor a und nach b distaler, subtotaler (75%) Resectio B II-Braun-Balfour

Kurvatur werden so weit skeletiert, daß die Milz nebst Lymphknotengruppe III entfernt wird. 80—85% des Magens kommen auf diese Weise in Wegfall. Der Pankreasschwanz muß evtl. mitreseziert werden. Der Magenrest muß hinsichtlich seiner Vascularisation sorgfältig geprüft werden. Unter Umständen verbietet sich seine Verwendung, wenn er Zeichen einer Mangeldurchblutung aufweist. Der Eingriff muß dann zur Totalresektion zu erweitert werden. Doch ist die retrocolische Rekonstruktion Typ Reichel-Polya-Hofmeister-Finsterer m. E. nicht angezeigt.

Resultate. Mit der „*radikalen, distalen, subtotalen Magenresektion*" wurden an der Mayo-Klinik (REMINE, 1964) *15% 5-Jahres-Heilungen* erzielt. GÜTGEMANN und SCHREIBER geben für ihre subtotale, stufenförmige, untere Teilresektion eine 5-Jahres-Heilung von 9,6% und eine 10-Jahres-Heilung von 4,4% an. Die Operationsmortalität beträgt beim subtotalen Billroth I 29%, beim subtotalen

Billroth II 30%. Die häufigsten Todesursachen sind Nahtinsuffizienz, Peritonitis
und Lungenembolie. Jeder zehnte Kranke hat Aussicht auf eine fünfjährige
Überlebenszeit.

b) Tumoren der duodeno-pankreatischen Region

Die radikale Entfernung von Tumoren in diesem Bereich kann nur durch
Exstirpation des gesamten Duodenums und des Pankreaskopfes, also durch
Pankreatocephalo-Duodenektomie, gelegentlich auch nur durch *totale Pankreato-
Duodenektomie* erfolgen. Dies verlangt zusätzlich die distale partielle Resektion
des Magens und seine Anastomosierung mit Jejunum. Deshalb müssen die Tumo-
ren der duodeno-pankreatischen Region in das Gesamtthema einbezogen werden.

Die Klassifikation der hierhergehörigen Tumoren ist folgende (R. Smith,
1953; Maingot, 1961):

1. Primäre maligne Tumoren. a) Pankreaskopfcarcinom und Ampullencarcinom. b) Carcinom des Pankreaskörpers und -schwanzes. c) Sarkom. d) Inselzellcarcinom (insulinproduzierend). e) Inselzellcarcinom (nicht insulinproduzierend). f) Cystadenocarcinom.

2. Sekundäre maligne Tumoren (ausgehend von Magen, Quercolon oder
Tumormetastasen, z. B. von primärem Ovarial- oder Lungencarcinom, oder
malignem Melanom).

3. Benigne Tumoren. a) Periampulläre Region: Adenome, Papillom, Melanom,
Neurofibrom, Lymphangiom, Argentaffinom. b) Solide benigne Tumoren des
Pankreas: Inselzelltumoren (insulinproduzierende und nicht insulinproduzierende
Adenome), Lipom, Fibrom, Myxom, Chondrom, Fibro-Adenom, Peritheliom,
Hämangiom, Lymphangiom, Hämangioendotheliom. c) Cystadenom.

α) Die Pankreaskopf- und Ampullencarcinome

sind wegen ihrer engen Beziehungen zur Magenchirurgie bevorzugt zu betrachten.

Pathologie. Makroskopisch kann das *Ampullencarcinom* entstammen: 1. der Duodenalschleimhaut in der Umgebung der Papille, 2. unmittelbar der Papillenschleimhaut, 3. dem
terminalen Ende des Ductus choledochus, 4. dem terminalen Ende der Ductus pancreatici und
in seltenen Fällen 5. den Brunnerschen Drüsen des Duodenums und 6. aberrierendem Pankreasgewebe in der Duodenalwand. Das *Pankreaskopfcarcinom* nimmt seinen Ursprung in den
kleinen Ausführungsgängen des Pankreas oder in den Drüsenacini selbst. In der Ampullenregion kommen zwei Tumorvarianten vor, der *papillomatöse* und der *ulceröse Typ*. Das Pankreaskopfcarcinom verursacht eine Vergrößerung dieses Pankreasabschnittes. Die Unterscheidung eines Tumors von einer chronisch interstitiellen Entzündung läßt sich durch die
Palpation niemals mit Sicherheit treffen. Einwachsen in die Duodenalwand, u. U. ein ulcera-
tiver Einbruch in das Duodenallumen, findet in fortgeschrittenen Fällen häufig statt. *Mikroskopisch* besitzt der Tumor alveolär-tubulären Bau, doch kann er soweit entdifferenzieren,
daß eine Formation nicht mehr erkennbar ist. Er ähnelt dann am ehesten einem Rundzell-
sarkom.

Die *sekundären Tumoren* sind häufig und meist vom Magenantrum übergreifende Adenocarcinome. Metastasen im Pankreas entstammen am häufigsten der Lunge, malignen Mela-
nomen, Carcinomen der Mamma, der Niere, der Schilddrüse, des Uterus und der Prostata.
Von den Tumoren der duodeno-pankreatischen Region sind etwa 42% Pankreaskopfcarcinome,
58% Ampullencarcinome, oder sie entstammen dem terminalen Ende des Ductus choledochus.
75% der Pankreascarcinome liegen im Pankreaskopf und der Ampullenregion. Nur 25% befallen den Körper- oder Schwanzteil des Pankreas (Willis, 1953). Das bevorzugte *Lebensalter*
liegt zwischen 40 und 75 Jahren.

β) Die Prognose der Pankreato-Duodenektomie

erhellt am besten aus einer Übersicht der Klinikmortalität und 5-Jahres-Über-
lebenszeit. Diese waren in einer Serie von *230 Pankreato-Duodenektomien der Lahey-
Klinik* (Cattell und Warren, 1959; 48 Fälle benigne Veränderungen, 11 Fälle
totale Pankreatektomie, 81 Fälle Pankreaskopfcarcinome, 18 Fälle Carcinom

der Pars II duodeni, 17 Fälle Carcinom des terminalen Ductus choledochus, 66 Fälle Ampullencarcinome) wie folgt:

Tabelle 61. *Klinikmortalität nach Pankreato-Duodenektomie*

	Anzahl der Fälle	Todesfälle	Mortalität in %
Benigne Carcinome	48	4	8,3
Terminaler Ductus choledochus	17	3	17,6
Duodenum	18	3	16,7
Ampullencarcinom	66	5	7,6
Pankreaskopfcarcinom	81	11	13,6
Summe	230	26	*11,3*

Tabelle 62. *5-Jahres-Überlebenszeit nach Pankreato-Duodenektomie*

Lokalisation	Anzahl der nachuntersuchten Patienten	Überlebende, 5 Jahre oder mehr	Prozentsatz
Ductus choledochus	5	1	20,0
Duodenum	8	3	37,5
Pankreaskopf	45	4	9,0
Ampulla Vateri	33	12	36,3
Ampulla Vateri (Erstoperation vor 1958)	19	10	52,6

WAUGH und GIBERSON (1957) berichten 85 Fälle von Pankreato-Duodenektomie wegen Carcinoms mit einer Klinikmortalität von 20% und einer 5-Jahres-Überlebenszeit von 27%. R. SMITH (1953) hatte unter 20 Pankreato-Duodenektomien wegen Ampullencarcinoms eine Klinikmortalität von 5%, unter 30 Fällen von Pankreaskopfcarcinom eine solche von 16,7%. Die jüngste Mitteilung stammt von JUDD, Mayo-Klinik (1964). Sie betrifft 239 Pankreato-Duodenektomien innerhalb 22 Jahren, mit einer Mortalität von 19,2%, Komplikationen in 30% und eine 5-Jahres-Überlebenszeit von 26,9%.

Im deutschen Schrifttum berichten E. HEDRI (1961) bei 11 Pankreatduodenektomien wegen Pankreaskopfcarcinom eine Mortalität von 19% und 22,5% 5-Jahres-Überlebenszeit. VOSSSCHULTE (1963) verfügt über 2 totale Pankreatektomien (1 Hyperinsulinismus — Überlebenszeit 9 Jahre; 1 Pankreascarcinom — Überlebenszeit 6 Jahre). KÜMMERLE und NAGEL (1964) haben 16 radikale Eingriffe am Pankreas, davon 5 totale Pankreato-Duodenektomien, 10 Pankreatocephalo-Duodenektomien und 1 caudale partielle Pankreatektomie, berichtet. Von den total Pankreato-Duodenektomierten leben 2 im 6. und 5. Jahre.

γ) Für die Verfahrenswahl

läßt sich bisher folgern:

Pankreaskopfcarcinom und Duodenalcarcinom erfordern eine sorgfältige Mobilisation und Palpation, bevor endgültige Schritte unternommen werden. In den meisten Fällen, vor allem solchen mit lokalen Metastasen, wird eine *palliative Umgehungsoperation* (Cholecysto-Gastrostomie, Cholecysto-Duodenostomie, Cholecysto-Jejunostomie, Choledocho- oder Hepatico-Duodenostomie plus Gastro-Jejunostomie, vgl. Abb. 168, 169) zu bevorzugen sein, selbst wenn der Fall technisch noch operabel wäre. Die *radikale Pankreatocephalo-Duodenektomie* muß auf eine sehr kleine Zahl von Fällen beschränkt werden.

Das gleiche gilt für nahezu alle sekundären Malignome, z. B. für vom Magenantrum auf den Pankreaskopf übergreifende Carcinome.

Das Ampullencarcinom ist für die radikale Pankreato-Duodenektomie am geeignetsten. Bei alten Patienten mit kleinen Tumoren ist die transduodenale Resektion bzw. die palliative Umgehungsoperation zu bevorzugen.

Die Indikation für eine totale Pankreasduodenektomie bei *Carcinom* bilden die seltenen Fälle, bei welchen die ganze Drüse oder zumindest ihr Kopf und ein Teil des Körpers von einem ausgedehnten Carcinom durchwachsen sind und trotzdem keine Infiltration, Ödem oder Entzündung in der Umgebung bestehen. Praktisch ist nur bei den gutartigen Tumoren (diffuse Inselzellhyperplasie, Inselzelladenom) eine längere Überlebenszeit zu erwarten. Bei Carcinom liegt schon die Operationsmortalität des totalen Eingriffs so hoch (ca. 70% nach GASTON, 1948), daß die Chancen einer längeren Überlebenszeit gering sind.

δ) Diagnose und Symptome

Klinisches Leitsymptom ist der *Schmerz.* Er wird vor allem in das „Pankreasfeld" am Rücken projiziert. Der *Gewichtsverlust* ist erheblich. *Erbrechen* ist vielfach vorhanden. Es besteht fast immer *Anorexie und Übelkeit.* Bei *Pankreaskopfcarcinom* gehen diese Symptome dem Beginn der *Gelbsucht* voraus. Die Haut nimmt eine gelbliche bis olivgrüne auch hellbraune Verfärbung an. Der *ausgeprägte Ikterus* ist ein Zeichen fortgeschrittenen Verschlusses. Er tritt in 75% der Pankreascarcinome auf und in 98% der Pankreaskopfcarcinome (MAINGOT, 1961). Die Pankreasinsuffizienz ist an den Diarrhoen und Fettstühlen erkennbar. Eine prall *gefüllte Gallenblase* kommt in 40—60% der Fälle vor (MILLER u. Mitarb., 1951), desgleichen Lebervergrößerung in 77,3% der Pankreascarcinome und in 66,6% der Ampullencarcinome. Ein palpabler Tumor hingegen ist nur in 10—15% vorhanden. Keinesfalls sollte ein Pankreaskopf- oder Ampullencarcinom aufgrund einer nichttastbaren Gallenblase ausgeschlossen werden.

Spezielle Untersuchungsmethoden beziehen sich auf bestimmte *Röntgenuntersuchungen und Laboratoriumsbefunde* (z. B. Ausweitung und Betonung des duodenalen C; typischer Füllungsdefekt im Papillenbereich in Form einer umgekehrten 3). Cholecystographie und Cholangiographie sind gefährlich, wenn der Serum-Bilirubinspiegel 4 mg-% überschreitet. Hingegen kann eine Splenoportographie weiterführen (CHILD).

Eine *sekundäre Anämie* wird bevorzugt bei den Tumoren der periampullären Zone gefunden, während Pankreaskopfcarcinome keine Anämie hervorrufen. Der *Harnstoff* ist bei Verschlußikterus stets *erhöht.* Je höher die Harnstoffwerte, desto ernster ist die Prognose. *Steatorrhoe und Kreatorrhoe* sind häufig bei Pankreaskopfcarcinom, selten bei Ampullencarcinom. Ein kompletter Verschluß des Ductus Wirsungi bei Ampullencarcinom ist selten, bei Pankreaskopf- und Körpercarcinom wesentlich häufiger.

Die Leberfunktionsteste weisen die bei jedem Verschlußikterus vorhandene erhöhte alkalische Phosphatase und erhöhtes Cholesterol auf. Die *Serum-Bilirubinwerte* liegen gewöhnlich *um 10 mg-%.* Extreme Werte sind selten. Die *Duodenalsondierung* läßt ein Fehlen von Galle erkennen. Die *Analyse des Pankreassaftes* auf Enzyme (Trypsin) bzw. Natriumbicarbonatgehalt ist wichtig. Die *cytologische Untersuchung* des Duodenalsaftes kann die Diagnose sichern (RASKIN u. Mitarb., 1958; 43 Fälle von Pankreas- und Ampullencarcinom: 28mal positiver Nachweis maligner Zellen!).

c) Radikale Pankreatocephalo-Duodenektomie

Geschichtliches. Die erste Pankreato-Duodenektomie gelang CODIVILLA (1898). Wegen seines Umfangs und Risikos wurde der Eingriff gemieden. Erst 1913 glückte KAUSCH der zweite Eingriff. Die Operation geht auf die Versuche von HALSTEDT (1899), W. I. MAYO (1900), KOERTE (1904) zurück, welche das Ampullencarcinom durch segmentale Excisionen aus der Pars II duodeni und aus dem Pankreaskopf excidieren wollten. Zwischen 1912—1935 wurden nur 3 erfolgreiche segmentale Resektionen des Duodenums und des Pankreas wegen Krebs bekannt (KAUSCH, 1912; HIRSCHEL, 1914; TENANI, 1922). 1935 berichteten WHIPPLE, PARSONS und MULLINS über den ersten Fall einer radikalen Pankreato-Duodenektomie wegen eines Ampullencarcinoms mit Vorgehen in zwei Sitzungen. In den Jahren 1935—1946 haben mehrere Chirurgen (BRUNSHWIG, 1937; MORELAND und FREEMAN, 1941; HUNT, 1941 usw., vgl. Abb. 423) ihre Modifikationen mitgeteilt. Es waren fast ausschließlich zweizeitige Eingriffe. BRUNSHWIG (1937, 1942) war der erste, welcher eine radikale Pankreato-Duodenektomie wegen Pankreaskopfcarcinoms durchführte. WHIPPLE (1940) gelang die erste einzeitige Entfernung des gesamten Pankreaskopfs und des ganzen Duodenums mit Blindverschluß des Pankreasstumpfs. Natürlich befriedigte dies nicht, weshalb schon WHIPPLE

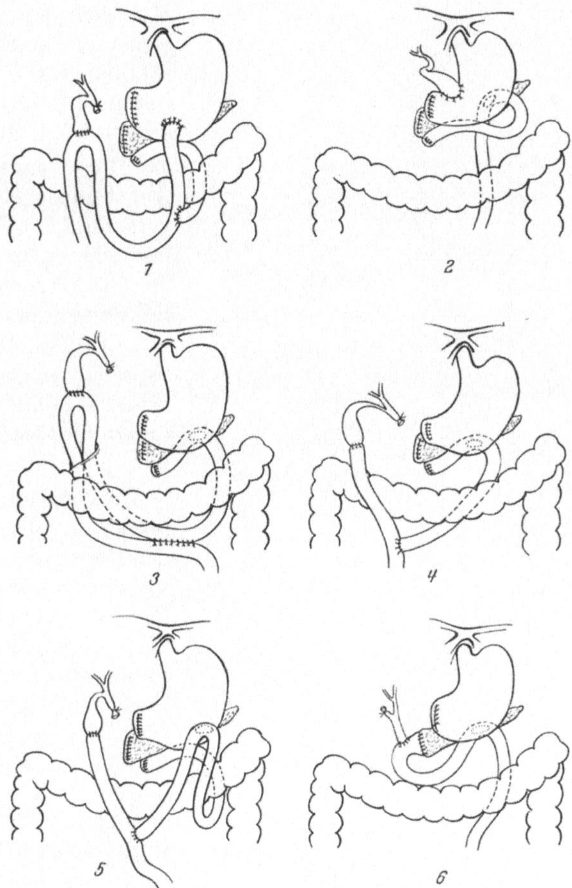

Abb. 423. Methodische Variationen der Pankreatocephalo-Duodenektomie (I): *1* nach CODIVILLA (1898); *2* nach WHIPPLE, PARSONS, MULLINS (1935) — zweizeitig; *3* nach BRUNSHWIG (1937); *4* nach WHIPPLE (1938); *5* nach MORELAND, FREEMAN (1941); *6* nach HUNT (1941)

selbst, aber auch HORSLEY (1940), HUNT (1941), DENNIS und VARCO, CATTELL (1942), ORR (1942) u. a. die pankreato-digestive Anastomose ausführten und feststellten, daß sie zu Unrecht in dem Ruf besonderer technischer Schwierigkeit stand. Die letzte Entwicklung ist (vgl. Abb. 423, 425) die Kombination des Vorgehens von HUNT, CHILD, NUBOER, mit welchem in formaler Hinsicht eine einer Resectio Billroth II nahekommende Rekonstruktion erreicht wird.

α) Allgemeines zur Technik

Die biliodigestive Anastomose soll bei der Pankreatocephalo-Duodenektomie nach Entfernung des ganzen Choledochus und der Gallenblase mit dem D. hepaticus ausgeführt werden. Aus Radikalitätsgründen ist dies ratsam; denn bei Ampullencarcinom weisen die Lymphbahnen des Choledochus in 15% Tumorbefall auf. Die Verwendung der Gallenblase zur Anastomose kann speziell beim Pankreaskopfcarcinom unumgänglich sein. Die mit der Gallenblase vorgenommenen biliodigestiven Anastomosen können infolge Stagnation und ascendierender Infektion Steinbildung und Cholangitis hervorrufen. Trotzdem ist es in Zweifelsfällen zweckmäßig, die Gallenblase so lange zu erhalten, bis die Hepatico-Jejunostomie gelungen ist, und sie erst dann zu entfernen. Falls die alleinige Hepatico-Jejunostomie unsicher erscheint, kann sie zusätzlich für eine Cholecysto-Jejunostomie verwendet werden (LÉGER, CHAMPEAU).

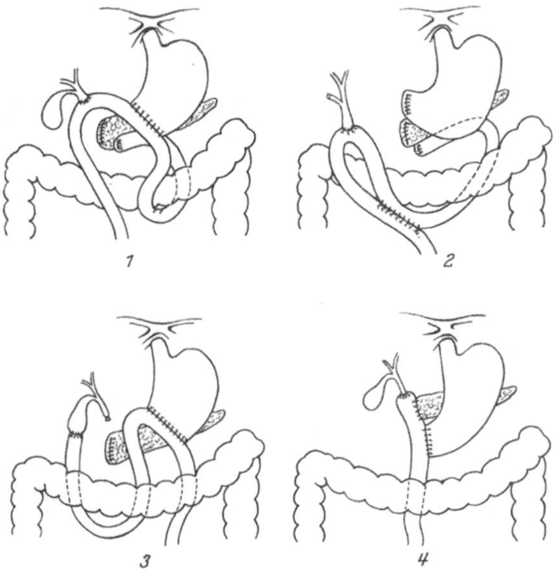

Die pankreato-digestive Anastomose ist jedem Blindverschluß des Pankreasstumpfes, wie er in den Anfängen der Pankreasresektionen häufig unternommen wurde, wegen der Gefahr der Pankreasfistel überlegen. *Jeder Pankreasrest sollte in den Darm implantiert werden*, um dieser Komplikation vorzubeugen.

Das Ausmaß der Magenresektion sollte, entsprechend den Regeln der Ulcuschirurgie, so bemessen werden, daß kein U.p.j. entstehen kann. Häufig wird eine zusätzliche Vagotomie zweckmäßig sein. Die Berücksichtigung der Säureverhältnisse ist von großer Bedeutung, weil viele der Verfahren (vgl. Abb. 423—425) nachgerade Mann-Williamson-Präparationen sind, also zum U.p.j. prädisponieren.

Die Resektion des Duodenums sollte total erfolgen, d. h. unter Mitnahme der Flexura duodeno-jejunalis. Dazu muß das Duodenum hinter den Vasa mesenterica cran. mobilisiert und im Durchzugverfahren hinter dem Gefäßstrang nach rechts herausgezogen werden (HUBBARD). Läßt man die Pars IV duodeni zurück, so kommt es dort zum lokalen Rezidiv (W. HESS, 1961).

Abb. 424. Methodische Variationen der Pankreatocephalo-Duodenektomie (II): *1* nach TRIMBLE, PARSONS, SHERMAN (1941); *2* nach MAINGOT (1941) (mit laterolateraler Gastro-Jejunostomie); *3* nach DENNIS (1942); *4* nach WHIPPLE (1943); *5* nach PHILIPS (1943); *6* nach BRUNSHWIG (1943)

Die Anordnung der Anastomosen muß wohlüberlegt erfolgen. Drei Anastomosen sind notwendig: 1. eine *pancreatico-jejunale*, 2. eine *hepatico-(cholecysto-jejunale*, 3. eine *gastro-jejunale*.

Zahlreiche Variationen der Anordnung dieser Anastomosen sind beschrieben (vgl. Abb. 423—425). Am zweckmäßigsten sind diejenigen, durch welche die günstigsten Passageverhältnisse geschaffen und die Gefahr einer Nahtinsuffizienz, einer Rückstauung in die Gallenwege und Pankreasgänge und eine Säurestimulation vermieden wird. Die häufigste Komplikation ist die Stenose der hepatico-jejunalen Anastomose (6 von 26 Fällen von W. Hess, 1961). Wir anastomosieren in der obengenannten Reihenfolge und verwenden eine cholecysto-jejunale Anastomose dann, wenn die hepatico-jejunale Verbindung problematisch erscheint. Nach der pankreatico-jejunalen Anastomose wird die biliodigestive A. am höchsten Punkt des Jejunums angelegt. Das Jejunum wird in die frei gewordene Loge des Duodenums hinter den mesenterialen und portalen Gefäßen eingelagert. Die letzte Anastomose ist die Gastro-Jejunostomia retrocolica oralis partialis. So entsteht eine Kombination des Vorgehens von Hunt (1941), Child (1944), Nuboer (1948). Es wird auch von Waugh und Judd bevorzugt. Es sollte, wo immer radikales Vorgehen möglich ist, gewählt werden, weil eine optimale topographische und funktionelle Rekonstruktion resultiert.

Die Resektion der Pfortader kann bei Infiltration der Pfortader oder V. mesenterica cran. nötig werden. Im allgemeinen sind solche Fälle inoperabel. Wurde jedoch die Pfortader durch einen langsam wachsenden Tumor schon seit längerer Zeit komprimiert und daher Kollateralbahnen entwickelt, so kann die Resektion des Pfortaderstamms vertragen werden. Child zeigte dies an 4 Fällen von inoperablem Magencarcinom und bei 2 Fällen von Pankreato-Duodenektomie.

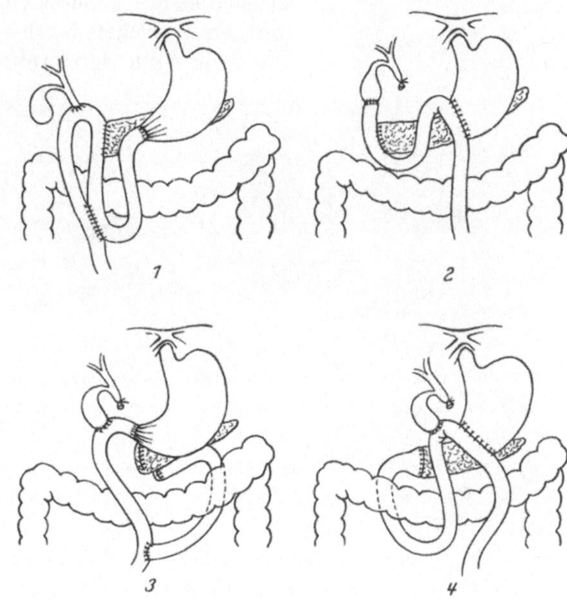

Abb. 425. Methodische Variationen der Pankreatocephalo-Duodenektomie (III): *1* nach Cattell (1943); *2* nach Poth (1944); *3* nach Watson (1944); *4* nach Child (1944)

In jedem Fall muß vor Unterbindung der Pfortader der Druck in einer pfortadernahen Vene (V. gastro-epiploica, lienalis, mesenterica caud.) gemessen werden. Die Ligatur darf nur ausgeführt werden, wenn kein allgemeiner Blutdruckabfall eintritt und der portale Druck während einer Registrierung von 15 min Dauer nicht über 25 cm Wasser steigt (Hess). Bei deutlichem Druckanstieg wird die Pfortader vor dem Abgang der V. coronaria ventriculi ligiert und die Resektion auf eine zweite Sitzung verschoben. Außer End-zu-End-Naht der einzeitig resezierten Pfortader (Moore, Ripstein und Ostrow), ferner Verbesserung des Blutabflusses durch mesenterico-lienale Anastomose (Ripstein und Ostrow) kann auch die Überbrückung des Defektes durch ein freies Venentransplantat erfolgreich sein (Daniel). Es eignet sich dafür die V. lienalis nach Splenektomie oder auch die V. ilica (Daniel). Zusätzlich zur Pfortaderresektion noch eine portocavale Anastomose anzuschließen (McDermott, 1952), erscheint nicht ratsam, da diese Fälle im besonderen Maße zum Meat-Syndrom (Stupor, Ammoniämie, Hypalbuminämie, Fettleber) neigen und wenige Monate nach der Operation daran zugrunde gehen (Hubbard). Die einfache, eventuell zweizeitige Ligatur der Pfortader (Child, W. Hess) oder die Rekonstruktion durch Venentransplantat ist das empfehlenswerteste Verfahren.

β) Spezielle Technik der Pankreatocephalo-Duodenektomie

Zugangswege: (vgl. Abb. 426, Insert). Die schräge Längsincision nach MASSON (dick ausgezogene Linie), nach BEVAN (punktierte Linie) oder nach MAYO-ROBSON (langgestrichelte Linie) kommen in Frage. Ausgedehnteste Übersicht bringt der Querschnitt nach WHIPPLE und LECLERC (kurzgestrichelte Linie).

Feststellung der Operabilität erfolgt durch: a) Probeexcision aus dem Tumor, evtl. auf dem Wege über Duodenotomie (spez. bei Ampullencarcinom); b) Cholangiographie zum Ausschluß einer Mitbeteiligung des Choledochus; c) intraoperatives Splenoportogramm zur Klärung der Beziehungen des Pankreaskopfes zur V. portae.

Ist die V. portae sehr eingeengt oder unterbrochen, so ist dies ein sicheres Inoperabilitätszeichen. Außer den röntgenologischen Nachweisen mobilisiere man auch das Duodenum und den Pankreaskopf so weit, daß palpatorisch

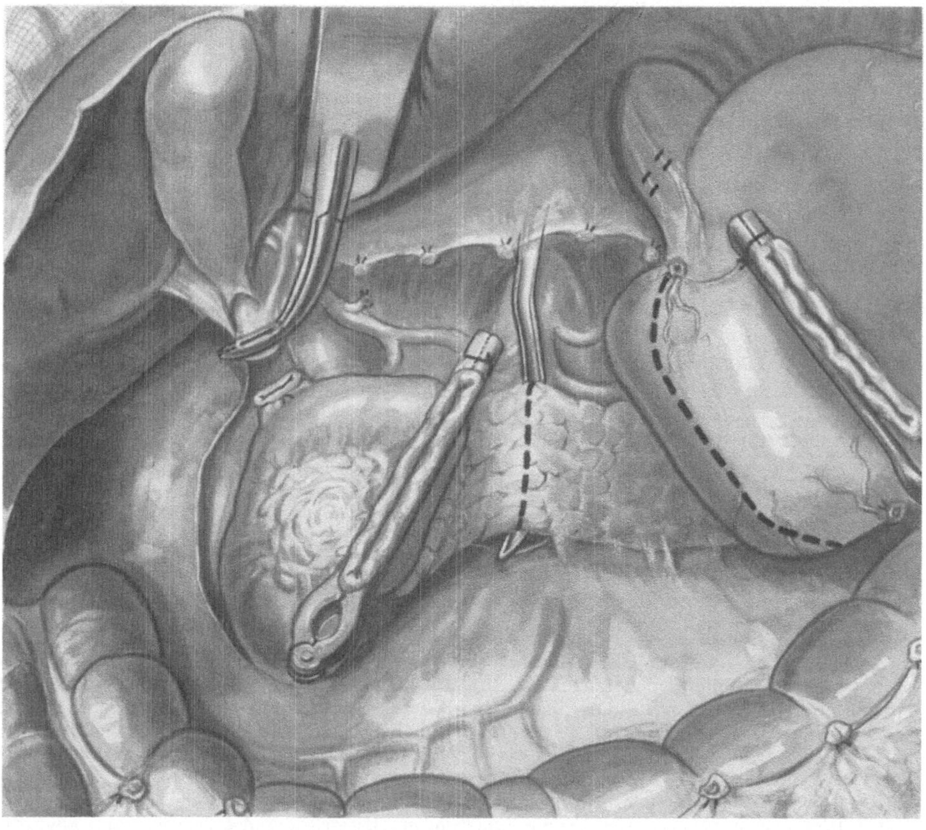

Abb. 426. *Pankreatocephalo-Duodenektomie* nach HUNT (1941); CHILD (1944); NUBOER (1948) (I). Durchtrennung von Magen, Pankreaskörper, Choledochus. Insert: Zugangswege

die Beziehung des Pankreaskopfs zur V. portae beurteilt werden kann. Nach Mobilisation des Lig. gastrocolicum von rechts her bis zur Magenmitte und des Duodenums und Pankreaskopfes nach KOCHER kann man von rechtslatero-caudal entlang der V. mesenterica cran. hinter dem Pankreaskopf nach cranial vordringen und die Verhältnisse dorsal des Pankreaskopfes beurteilen. Größte Schwierigkeiten in der Beurteilung kann ein weit nach medial reichender Processus uncinatus bereiten, welcher die Pfortader völlig umgreifen und auch nach dorsal noch Kontakt mit der V. cava caud. nehmen, also bei Tumorbefall auch in dieses Gefäß einwachsen kann.

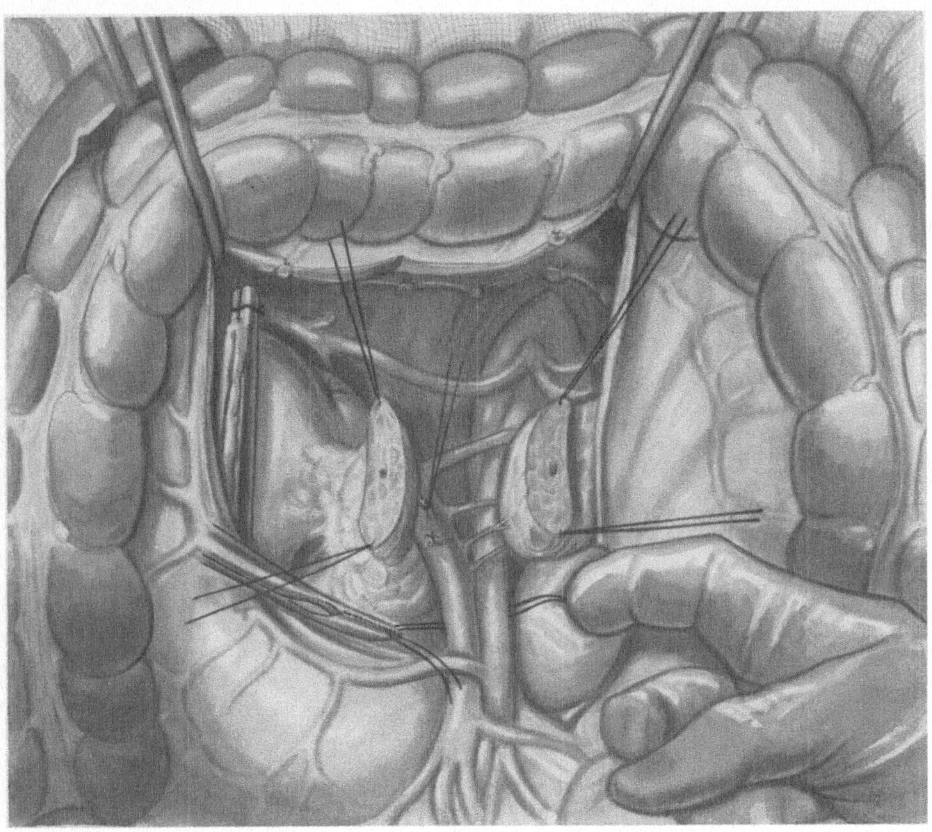

Abb. 427. *Pankreatocephalo-Duodenektomie* nach HUNT (1941); CHILD (1944); NUBOER (1948) (II). Auslösen des Duodenopankreas

Ist Operabilität festgestellt, so muß der übrige Eingriff zügig, nach unserer Erfahrung am besten in folgenden Schritten stattfinden: a) Durchtrennung des Lig. hepatogastricum, der A. gastroduodenalis und A. gastrica dextra. b) Durchtrennung des Ductus choledochus lm Stamm. (Keinesfalls Gallenblase vorzeitig opfern oder äußere Gallenwege zu frühzeitig am Hilus abtrennen.) c) Durchtrennung des Magens im Angulusbereich, Abheben des Pankreaskopfes und Körpers von der Unterlage, indem digital und instrumentell längs der V. portae und A. mesenterica cran. von cranial nach caudal vorpräpariert wird. d) Je nach Länge und Fettreichtum des Mesocolons (vgl. Abb. 427) Schlitzung und Hochschlagen desselben, um entweder supra- oder transmesocolonisch weiterzuarbeiten. e) Vertikale Durchtrennung des Pankreaskörpers in Höhe der A. mesenterica cran. Schrittweise Versorgung der zum Pankreaskopf ziehenden Venen und Freimachen der Pfortader von der Rückseite des Pankreaskopfes. Die V. lienalis

wird geschont. Sobald die V. portae und A. mesenterica cran. in ganzer Ausdehnung überblickbar ist und die Beziehung zur unteren Hohlvene und der rechten
Nierenvene dargestellt ist, wird das Duodenum entweder rechts von den Gefäßen
in seiner Pars III oder links davon im Bereich der Flexura duodeno-jejunalis
durchtrennt und blind verschlossen. Im letzteren Falle muß der Stumpf hinter
den Mesenterialgefäßen hindurchgezogen werden. (Cave! Einrisse der V. cava

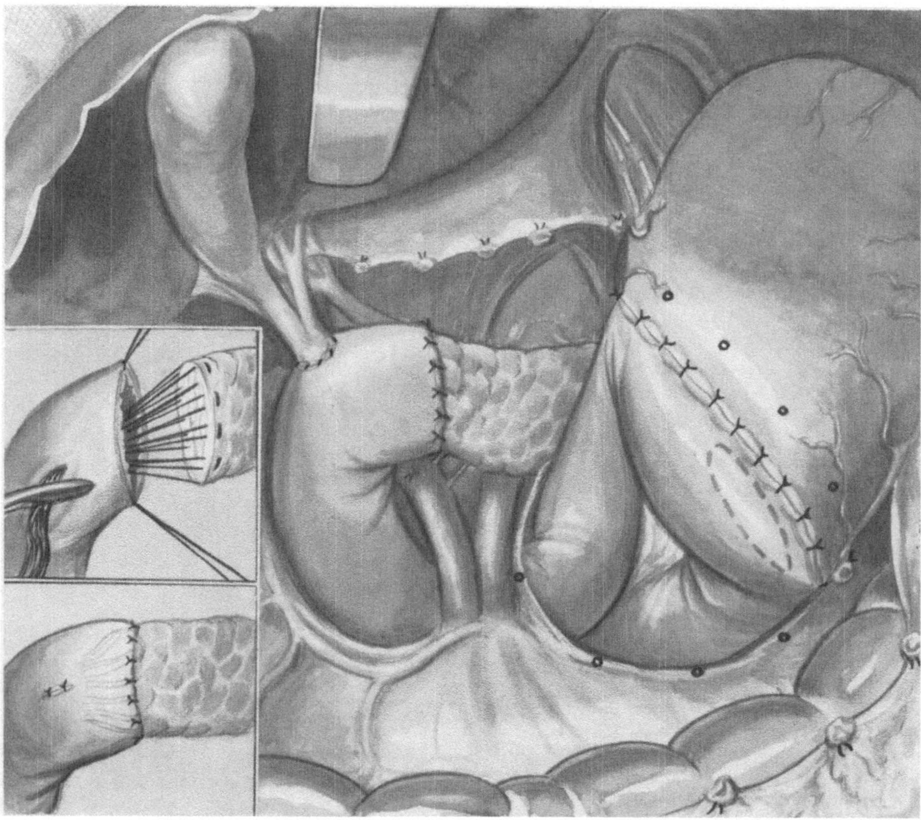

Abb. 428. *Pankreatocephalo-Duodenektomie* nach HUNT, CHILD, NUBOER (III). Endzustand:
Gastro-Pankreato-Choledocho-Jejunostomie. Insert: Teleskopische Invagination nach dem
Prinzip von M. DuVAL

durch Bindegewebszüge, welche sich zwischen Vene und Pankreaskopf erstrecken.)
f) der D. pankreaticus des Pankreasrestes wird mit Kunststoffkatheter kanüliert
und das Wundbett mit feuchten Tüchern komprimiert. Die oberste Jejunumschlinge wird hinter den Mesenterialgefäßen hindurchgeführt und in das ehemalige
Duodenalbett eingelagert. Danach beginnt die Anastomosierungsarbeit.

αα) *Die pankreato-digestive Anastomose*

Bei dem Verfahren nach Brinkley (vgl. Abb. 428, Insert) handelt es sich um eine End-zu-
End-Verbindung des Pankreasstumpfes und des Jejunalstumpfes durch teleskopische Invagi-
nation des Pankreas in das Jejunum. Ich verwende dazu die von DuVAL für die caudale
Pankreasderivation angegebene Technik. Mit 00 atraumatischen Chromcatgutnähten werden

rings um die Zirkumferenz des Pankreasstumpfes Einzel-U-Nähte (8—10 an der Zahl) angelegt. Dieser „Zopf" von Chromcatgutnähten wird in das Jejunallumen eingeführt und durch eine kleine Incision des Jejunums herausgeleitet. Mit Hilfe der Catfäden wird der Pankreasstumpf tief in das Jejunum invaginiert und in 2 Nahtschichten fixiert. Vor „verlorenen Drains" im Ductus wirsungianus möchte ich warnen, weil sie nicht immer spontan abgehen und Sekretstauung und ascendierende Infektion im Pankreasrest begünstigen können.

Die Anastomose nach Soupault (vgl. Abb. 429) ist eine End-zu-Seit-Pankreato-Jejunostomie. Am Jejunum wird eine Incision links neben dem Mesenterialansatz, eine zweite rechts davon gegenüber angelegt. Die erste Incision nimmt den Pankreasquerschnitt auf, über die zweite Incision werden die Nähte ausgeführt. Die Einzelheiten zeigt die Abb. 429.

Das Verfahren nach R. B. Cattell und das nach A. O. Whipple sind Techniken, die sich der „nekrotisierenden" Naht bzw. der Kanülierung des D. wirsungianus durch verlorenes Drain bedienen. Sie besitzen gegenüber den obengenannten keine Vorteile.

ββ) Die biliodigestive Anastomose

wird als zweite Anastomose, und zwar als End-zu-Seit-Anastomose, am höchsten Punkt 3—4 cm aboralwärts von der pankreato-jejunalen Anastomose (vgl. Abb. 428) ausgeführt. Im allgemeinen wird unter Erhaltung der Gallenblase eine Choledocho-Jejunostomie ausgeführt und im Bedarfsfall nur die Gallenblase zur Anastomose herangezogen. Bei sehr kurzen äußeren Gallenwegen muß evtl. eine

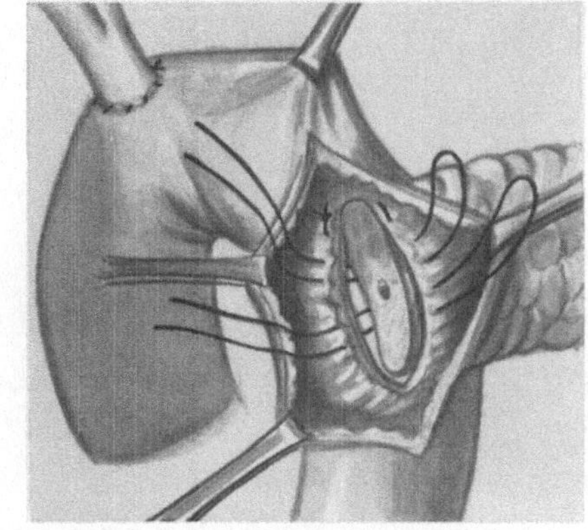

Abb. 429. *Pankreatocephalo-Duodenektomie.* Pankreato-digestive Anastomose; seitliche Implantation nach Soupault

Hepatico-Jejunostomie End-zu-End ausgeführt werden, und zwar entweder über ein verlorenes Drain (D'Allaines) oder indem das Jejunallumen direkt mit dem dilatierten und hypertrophierten Stumpf des Ductus hepaticus End-zu-End vereinigt wird.

γγ) Die Magen-Darm-Anastomose

wird zuletzt angelegt. Ihre Technik entspricht vollkommen der distalen partiellen Magenresektion in Kombination mit einer Vagotomie. Letztere ist unerläßlich, weil Pankreatocephalo-Duodenektomien für ein Ulcus pepticum jejuni besonders anfällig sind. Die Anastomosen werden durch gezielte Drainagen gesichert.

Von den Komplikationen ist die Insuffizienz der pankreatischen Anastomose und die *Pankreasfistel* die häufigste. Sie ist daher die häufigste Todesursache. Sie kommt in 10—20% der Fälle zur Beobachtung. Sie scheint nach Resektionen wegen Pankreaskopfcarcinoms seltener als nach reseziertem Ampullencarcinom zu sein. Die beste Behandlung ist die kontinuierliche Saugdrainage, die so lange fortgesetzt werden muß, bis die Fistelung versiegt. Trasylolschutz im Stadium profusen Fistelflusses ist erforderlich (20000 bis 50000 Einheiten täglich).

Die nächstwichtige Komplikation ist die *Blutung*. Sie kann intraperitoneal und extraperitoneal über die Drainage nach außen oder gastrointestinal in das Darmlumen erfolgen. Die extraperitoneale Blutung ist häufig der Vorbote einer späteren Pankreasfistel. Die gastro-intestinale Blutung stammt meist aus einer der Anastomosen. Sie kann von sehr kleinen Gefäßen (z. B. des Choledochus) ausgehen; Vitamin-B-C-K-Zufuhr und Bluttransfusionen sind die wichtigsten Gegenmaßnahmen.

Eine nicht seltene Spätkomplikation ist das Anastomosengeschwür, welches unter den 230 Pankreato-Duodenektomien der Lahey-Klinik 13mal eintrat. Die Verkleinerung des Magens um wenigstens 50% sollte daher bei diesem Eingriff die Regel sein.

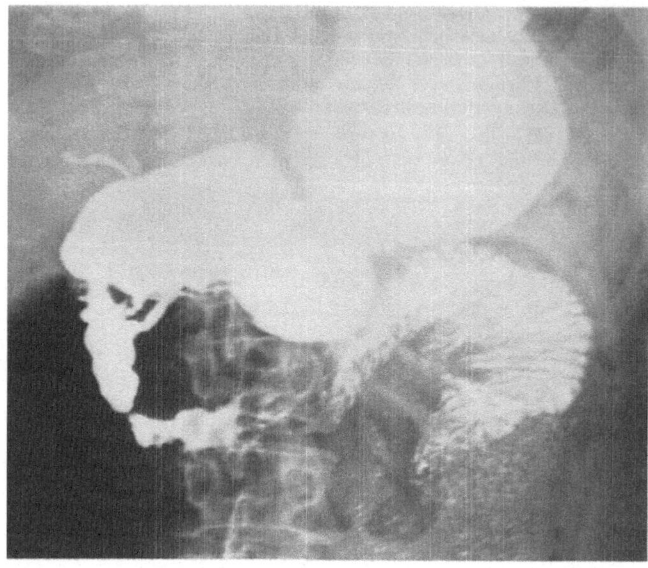

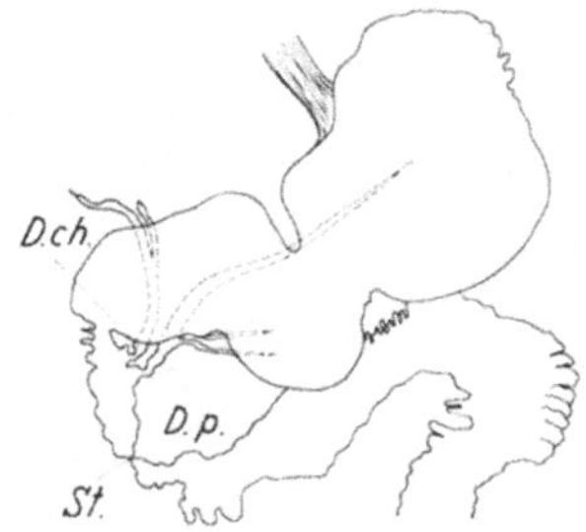

Abb. 430a. Stenose der Pars II duodeni am Übergang in Pars III nahezu komplett (Tumor?, Mißbildung, entzündliche Stenose). — Histologisch: Enteritis regionalis! ♂, 54 Jahre, präop.

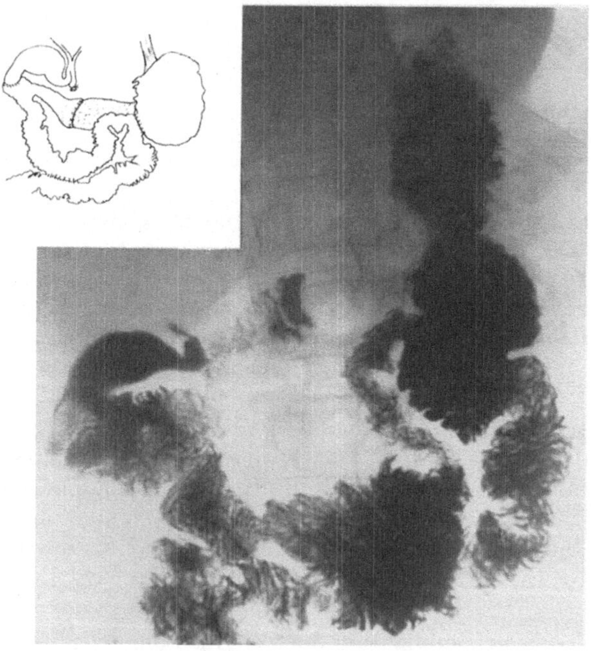

Abb. 430b. Gleicher Fall wie Abb. 430a, postop. Zustand nach Pankreatocephalo-Duodenektomie (Insert: Lage der Anastomosen). Modifiziert nach CHILD-WAUGH-NUBOER. Überlebt im 6. postop. Jahr beschwerdefrei

Kommentar

Therapeutische Richtlinien beim fortgeschrittenen Magencarcinom mit Pankreasbeteiligung

Von K. Vossschulte und W. H. Becker

Aus welchen Gründen die Pathologie des ausgedehnten Magencarcinoms dem Versuch der sog. erweiterten Resektionsmaßnahmen Grenzen setzt, ist auf S. 592 erörtert worden. Der Gedanke, das chirurgische Messer so weit anzusetzen, daß auch bei fortgeschrittenem und in das Pankreas eingebrochenem Magencarcinom die Wurzel der Krankheit auszu-

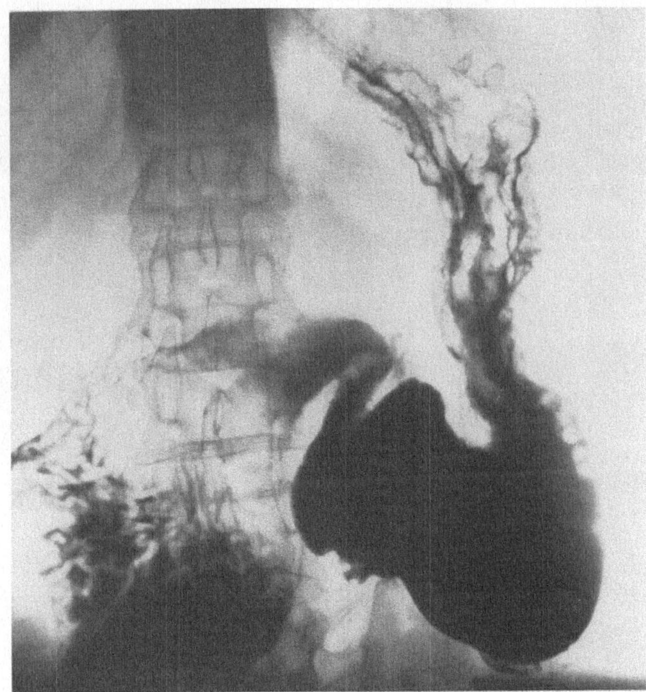

Abb. 431. Duodenal-Carcinom in der Pars III + IV duodeni. Starke Erweiterung des Duodenums und Rückstau in den Magen. Übergreifen auf den Pankreaskopf. — Pankreato-Duodenektomie. Überlebenszeit: 9 Wochen

rotten sein müßte, ist bestechend, gleichsam ein Versuch, durch das Skalpell den Wettlauf mit dem um sich greifenden Tumor zu gewinnen. Man weiß, daß dieser Weg nach dem zweiten Weltkrieg dank technischer, methodischer und organisatorischer Bereicherungen mit viel Optimismus beschritten worden ist — nicht nur in der Magenschirurgie —, aber nicht hielt, was man sich versprochen hatte. Der lokalen Operabilität sind heute gewiß weite Grenzen gezogen. Aber die Gefahren der latenten lymphogenen oder hämatogenen Metastasierung behalten natürlich ihr prognostisches Gewicht. Diese Regeln allgemeinpathologischer Observanz entscheiden bei den Überlegungen am offenen Situs das Für und Wider, während biologisches Alter, Allgemeinzustand des Kranken, soziologische Gesichtspunkte und das nicht geringe Operationsrisiko bei der Indikation den Ausschlag geben. Damit ist implizite ausgedrückt, daß ein zum Pankreas durchgebrochenes Magencarcinom nur selten durch einen chirurgischen Eingriff kurativ zu behandeln ist (vgl. Abb. 431, 432).

Angesichts dieser Realität sollte man sich hüten, die heute praktikablen Möglichkeiten der chirurgischen Behandlung solcher exceptionellen Krankheitsfälle mit dem Mittel der Statistik zu prüfen; denn es ist unmöglich, die unbestechliche Zahl als gültige Offenbarung zu offerieren, wenn die Untersuchung sich unvermeidlich auf zahlreiche unbekannte Faktoren stützen muß. Vorläufig lassen sich nur pragmatisch einige Aspekte gewinnen.

Wir verstehen dem thematischen Anliegen entsprechend unter „Pankreasbeteiligung" nur die Krankheitsfälle, bei denen am offenen Situs ein massiver Durchbruch des Magencarcinoms in die Drüse zu konstatieren ist und schließen die Kranken aus, bei denen — wenn auch mit sehr dubiösen Aussichten — die Trennung einer Verlötung beider Organe ohne Eröffnung des Magens gelingt. Unter dieser Voraussetzung gilt uns die erweiterte Resektion nur als aussichtsreich, wenn die makroskopisch feststellbare regionäre Lymphknotenmetastasierung sich auf die unmittelbare Nachbarschaft beschränkt. Mögen die Ergebnisse chirurgischer Therapie in solchen extremen Situationen mit Tumor-Kachexie und allen Folgen wenig ermutigend sein; ein tatenloser Pessimismus würde aber auch *die* Kranken ihrem Schicksal überantworten,

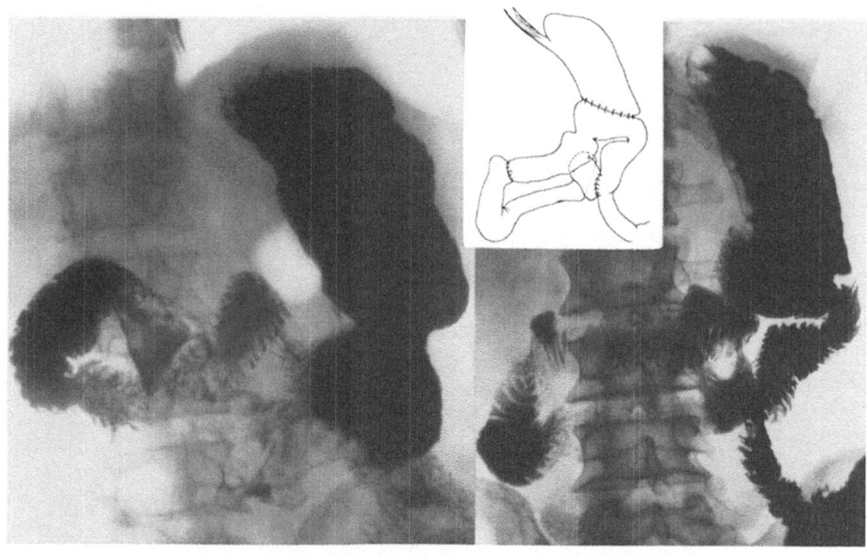
a   b

Abb. 432a u. b. Antrum-Carcinom mit Übergreifen auf Pankreaskopf, ♂, 69 Jahre. a Zustand präop. b Zustand nach palliativer Operation nach NISSEN (vgl. Insert). Überlebenszeit 5 Jahre beschwerdefrei

denen man durch einen umfangreichen Eingriff noch helfen kann, und sei es nur für eine Frist, die die Fünfjahresgrenze nicht erreicht. Selbst bei Perforation in die freie Bauchhöhle ist eine erweiterte Resektion nicht völlig aussichtslos.

Soweit man bei diesen extensiven Operationen von einer Typisierung sprechen kann, muß die terminologische Gültigkeit hauptsächlich auf den Verschluß und die Anastomosierung eröffneter Magen-Darmteile und Ausführungsgänge begrenzt werden. Beginn und Fortführung der Präparationsarbeiten und Ausdehnung der Resektionsmaßnahmen richten sich nach dem Sitz und der Ausdehnung des Tumors. Es gibt daher wohl Regeln, aber keine dogmatischen Kriterien für die operative Arbeit. Die Prüfung der Operabilität ist rasch entschieden, wenn man bei offenem Situs einen Tumorklotz antrifft, der fest mit der hinteren Bauchwand verwachsen ist und wenn Peritonealcarcinose und diffuse metastatische Beteiligung der Leber die Aussichtslosigkeit eines radikalen Eingriffes auf den ersten Blick erweisen. Auch bei massiver Durchsetzung des kleinen Netzes mit Lymphknotenmetastasen bis hoch hinauf zur Kardia — meistens von weiteren Metastasierungen begleitet — kann man so gut wie nie einen Erfolg erzielen. In diesen Fällen ist die Entscheidung auf Anhieb zu treffen.

In anderen erfordert die zuverlässige Exploration eine präparative Freilegung. Wenn die breite Eröffnung der Bursa omentalis zur Beurteilung nicht genügt, erreicht man die Hinterfläche des Pankreas vom unteren Drüsenrand aus und kann dann die Beziehungen zur Aorta und zu den Stämmen der Pfortader prüfen. Wenn das nicht genügt, muß das Duodenum von lateral her mobilisiert werden, damit von hier aus ein Zugang zum Pankreaskopf gewonnen wird. Über die Beteiligung der Milzgefäße und der begleitenden Lymphbahnen orientiert man sich durch Palpation von der Bursa omentalis aus oder nach Durchtrennung des kleinen Netzes von oben her. Ist der Tumor operabel, so hat man durch diese Maßnahmen bereits feststellen können, wo die Resektionsarbeit am leichtesten zu beginnen ist und wo Schwierigkeiten zu erwarten sind. Bei Beteiligung des Pankreaskopfes kommt man am schnellsten vorwärts, wenn man von rechts her das Duodenum mit dem Drüsenkopf aus seinem Bett löst. Dabei stößt man auf die Stämme der Pfortadern, die leicht verletzlich sind. Ist das vom Carcinom verschont gebliebene Korpus erreicht, so wird das Pankreas nicht weniger als 4 cm von der makroskopisch erkennbaren Tumorgrenze quer durchtrennt. Spritzende arterielle Gefäße werden gefaßt und unterbunden, die übrigen Blutungen stehen bald auf sanfte Kompression. Es folgt jetzt die Durchtrennung des Ductus choledochus, wenn sie nicht aus Gründen der Präparation schon vorher notwendig war, und die Durchtrennung des Darmes an der Flexura duodeno jejunalis. Jetzt läßt sich der Magen einschließlich des kleinen Netzes rasch in oraler Richtung bis zur erforderlichen Höhe isolieren. Variationen dieser Grundregel für das operative Vorgehen ergeben sich aus der jeweiligen Situation.

Bei den nach Beendigung des Resektionsaktes notwendigen Anastomosierungen gilt als allgemeine Regel, zunächst die proximalen Teile des mobilisierten oberen Jejunumschenkels mit dem Pankreas und dem Ductus choledochus zu verbinden, während die Gastrojejunostomie anschließend aboral von der biliodigestiven und pankreodigestiven Vereinigung plaziert wird, also am weitesten distal liegt. Diese Sequenz wird auch gewählt, wenn eine totale Gastrektomie notwendig und eine oesophagojejunale Verbindung herzustellen ist. Nach allgemeiner Erfahrung läßt sich eine Jejunumschlinge nicht immer spannungslos so hoch heraufziehen, daß *Darmwand im Überfluß* zur Verfügung steht. Diese Forderung aber muß unbedingt erfüllt sein, damit eine reichliche absolut spannungsfreie Serosierung der Oesophagojejunostomie erreicht wird. Deckung durch einen breiten Serosasaum ist bei den Kranken mit fortgeschrittenen Carcinomen besonders wichtig, weil angesichts der Brüchigkeit der Oesophaguswand die Nähte noch leichter durchschneiden als beim gutartigen Prozeß. Die ungenügende Berücksichtigung dieser Forderungen hat bei uns zweimal zu einer tödlichen Nahtinsuffizienz der oesophagojejunalen Verbindung geführt. Seither anastomosieren wir Speiseröhre und Jejunum lieber End-zu-End, ohne noch eine Heilungsstörung an der Nahtverbindung erlebt zu haben, und wählen den gleichen Weg bei Verbindung des Oesophagus mit dem Antrum des Magens unter Benutzung seines vollen Querschnitts.

Wie man die biliodigestive und pankreodigestive Anastomose anordnet, ist zwar im Grunde gleich, wird aber in der Praxis hauptsächlich durch die günstigsten Voraussetzungen für eine zuverlässige Verbindung zwischen dem oralen Jejunalstumpf und der Bauchspeicheldrüse entschieden. Bei indurativer Verhärtung des Drüsenrestes infolge sekundärer oder vom Grundleiden unabhängiger chronischer Pankreatitis bevorzugen wir die End-zu-End-Verbindung zwischen dem gesamten Drüsenquerschnitt und dem Jejunalschenkel und benutzen Einzelnähte aus Zwirn, die in dem verhärteten Pankreasgewebe guten Halt finden und deshalb kaum der Deckung durch eine zweite Nahtschicht bedürfen. Man kann sich mit einigen zusätzlichen Nähten begnügen. Wird der gleiche Weg bei zartem Drüsenrest angewandt, so ist eine breite Serosierung durch Invagination in das Jejunum und doppelte Nahtschicht ratsam. Zur technischen Erleichterung dieses Aktes hat sich uns die axiale Fadenzugmethodik besonders gut bewährt (vgl. Abb. 428). Die Pankreatoducto-Jejunostomie zwischen dem Stumpf des Ductus wirsungianus und der Wand des Jejunums ist als End-zu-Seit-Verbindung ein elegantes Verfahren, kann aber bei einem engen Drüsengang technische Schwierigkeiten bereiten und birgt dann Unsicherheiten. Unter diesen Umständen erscheint uns die Benutzung des ganzen Drüsenquerschnitts zur End-zu-End-Verbindung mit dem Jejunum bei tief in den Darm invaginiertem Drüsenstumpf und entsprechender Serosadeckung zuverlässiger.

Mit der für die pankreodigestive Anastomosierung gewählten Methodik wird entschieden, ob die biliodigestive Verbindung vorzuschalten ist oder nachgeordnet werden muß. Die End-zu-End-Vereinigung zwischen dem Stumpf des durchtrennten Ductus choledochus und dem Jejunum ist zwar grundsätzlich möglich und am besten praktikabel bei Choledochusdilatation infolge Abflußbehinderung, die beim operablen Magencarcinom mit Pankreasbeteiligung kaum vorkommt. Hier findet man fast immer ein so erhebliches Mißverhältnis zwischen der Weite des Darmlumens und der des Gallengangs, daß auch eine Längsspaltung des Ductus choledochus keine annähernde Adäquanz herzustellen vermag. Die Choledocho-Jejunostomie in End-zu-End-Form sollte deshalb bei den hier diskutierten Krankheitsfällen vermieden werden und einer Einpflanzung des Choledochus in die seitliche Jejunalwand weichen, gleichgültig, ob sie proximal oder distal der pankreojejunalen Verbindung angelegt wird. Für die Vereinigung wählt man eine einschichtige Naht, die mit Einzelnähten aus Zwirn so anzulegen ist, daß alle Fäden außen geknöpft werden. Jeder Faden erfaßt alle Schichten der Darmwand, und zwar so, daß nur ein schmaler Schleimhautsaum, aber ein breiter Serosarand einbezogen wird.

Eine zuverlässig funktionierende postoperative Drainage ist für die Haltbarkeit der Anastomosennähte unerläßlich. Es ist nicht vorauszusehen, welche Sekretmengen Darmschleimhaut, Pankreas und vor allem Leber trotz aller Gegenmaßnahmen in den ersten Tagen liefern. Sie können jedenfalls, wie die Erfahrung lehrt, beträchtlich sein. Angesichts der postoperativen Darmatonie sind die frischen Nahtverbindungen den Dehnungskräften durch ein größeres Flüssigkeitsangebot natürlich nicht gewachsen. Deshalb muß die Ableitung aus dem Ductus choledochus, aus dem Stumpf des Ductus wirsungianus und aus dem jejunalen Darmschenkel mittels gut fixierter dünner Drainagerohre gewährleistet sein. Das operative Wundbett wird selbstverständlich gesondert drainiert und das Magensekret durch Nasensonde abgeleitet.

Wenn die carcinomatöse Einbruchszone sich vom Kopf her weit auf das Korpus erstreckt, steht man vor der Frage, ob es sinnvoll ist, die Gastroduodeno-Pankreatektomie in der klassisch definierten Form durchzuführen oder die Drüse vollständig zu opfern. Man wird hier abzuwägen haben, ob die Erhaltung eines minimalen caudalen Drüsenrestes mit den Forderungen nach Radikalität in Einklang zu bringen ist und das erhaltungsfähige Parenchym noch einen funktionell nutzbaren Wert besitzt. Hier fällt zwar die endokrine Leistung ins Gewicht, die trotz erheblicher Reduktion den Operierten hauptsächlich vor den Gefahren der Insulinüberempfindlichkeit schützt, denen der Totalpankreatektomierte ausgesetzt ist. Andererseits kann man den Folgen der totalen Pankreatektomie heute prophylaktisch und therapeutisch wirkungsvoll begegnen. Wenn man berücksichtigt, daß beim carcinomatösen Einbruch in das Drüsenkorpus regelmäßig die eng benachbarten lienalen Gefäße oder ihre begleitenden Lymphbahnen mit ergriffen sind, ergibt sich zwangsläufig die Notwendigkeit, die Milz in den Resektionsakt mit einzubeziehen, eine Maßnahme, die sehr erleichtert wird, wenn man auf den Pankreasschwanz keine Rücksicht zu nehmen braucht. Bei den Kranken dieser Gruppe ist daher durch totale Pankreatektomie die Radikalität besser gewährleistet, der Resektionsakt technisch erleichtert und die Zahl der notwendigen Anastomosen verringert. Die Vorteile sind so groß, daß sie den gewiß hohen Preis der totalen Pankreatektomie rechtfertigen, wenn man berücksichtigt, daß die Folgen zu meistern sind. Diese Kriterien bestimmen den Entschluß.

Bei initialem Einbruch etwa in Drüsenmitte, also bei beschränkter Ausdehnung des Tumors im Drüsenkorpus, ist die Resektion dieses Drüsenteils unter Erhaltung des Caput und der Cauda möglich, wenn dieser Weg mit den Forderungen der Radikalität in Einklang gebracht werden kann. Man hat nach dem Resektionsakt 2 Drüsenstümpfe vor sich, die nach dem Vorgehen von NISSEN getrennt in kurzem Abstand End-zu-Seit in eine retrocolisch hochgezogene Jejunumschlinge eingenäht werden. Eine Fußpunktanastomose schaltet den zu- und abführenden Darmschenkel von der Speisebreipassage aus.

Ist der Drüsenschwanz in die carcinomatöse Wucherung einbezogen, so kann das erkrankte Parenchym nur reseziert werden, wenn man die Milz en bloc mitentfernt. Die Präparationsarbeit ist am leichtesten und schnellsten durchzuführen, wenn sie gleich am Milzhilus beginnt. Hier stößt man auf die Spitze des Pankreasschwanzes, der einschließlich der eng anhaftenden — leicht verletzlichen! — Milzgefäße so weit aus seinem retroperitonealen Bett gelöst wird, bis die Durchtrennung der Drüse im Gesunden vorgenommen werden kann. Auf der Schnittfläche des Drüsenstumpfes, die im Hinblick auf die spätere Stumpfversorgung fischmaulförmig gestaltet wird, findet man — meistens ventral der Drüsenachse — das enge Lumen des zarten Ductus wirsungianus, der isoliert unterbunden oder besser umstochen wird. Indessen ist die Blutung manchmal so erheblich, daß dieser Akt sich nur umständlich bewerkstelligen läßt. Andererseits kann man mit dem Versuch, alle Gefäße zu fassen und einzeln zu versorgen, viel Zeit verlieren. Wir begnügen uns dann lieber mit durchgreifenden Catgut-U-Nähten, die unter Blutstillung mittels Fingerkompression zuverlässig anzulegen sind. Die Parenchymwunde wird durch U-Nähte mit Catgutfäden verschlossen. Meistens kann man genügend — allerdings sehr zerreißliche — Serosa der Umgebung erhalten, um sie zum Nahtschutz in die Fadenschlinge einzubeziehen. Vor der Versorgung eines Pankreasstumpfes durch einfache Sammelligatur ist dringend zu warnen.

Diese Versorgung des Pankreasstumpfes ist bei carcinomatöser Beteiligung des Drüsenschwanzes in der Regel ohne Bedenken gestattet, weil man flußabwärts mit freier Durchgängigkeit des Gangapparates rechnen darf. Stößt man dagegen im Resektionsschnitt auf einen erweiterten Ausführungsgang, so muß durch deszendierende Pankreaticographie der Abfluß zum Duodenum geprüft werden. Das ist vom offenen Lumen der Resektionsfläche aus unschwer möglich. Ein Hindernis im Drüsenkopf oder an der Papille führt unweigerlich zur Insuffizienz der Stumpfnähte und erfordert eine caudale Anastomose des Drüsenstumpfes mit dem Jejunum nach dem Vorschlag von DU VAL.

Für ein in Nachbarschaftsorgane durchgebrochenes Magencarcinom sind die erweiterten radikalen Eingriffe eine therapeutische Bereicherung, deren Wert gewiß nicht diminuiert wird, wenn man sich eingestehen muß, daß der Weg nur selten als äußerster Behandlungsversuch gangbar ist und deshalb nicht zu einer Verbesserung der statistischen Ergebnisse der Chirurgie des Magencarcinoms führen kann. Weit eher beweist er, daß die Chirurgie im Kampfe gegen den Krebs die Grenzen ihrer Leistungsfähigkeit erreicht hat.

In den letzten 14 Jahren haben wir 10mal ein in die Bauchspeicheldrüse durchgebrochenes Magencarcinom durch erweiterte Resektion behandelt und reihen hier zusätzlich einen Kranken ein, bei dem ein Colon-Carcinom in die Vorderwand des Duodenums und des Pankreaskopfes eingewachsen war, das durch en-bloc-Resektion entfernt wurde.

Die Ergebnisse lassen sich bei uns wie allgemein zwanglos in zwei Gruppen teilen; Carcinome, die auf den Pankreaskopf übergreifen, bieten geringere Erfolgschancen als Tumoren mit Beziehung zum Drüsenschwanz.

Von den 5 Carcinomkranken mit *Beteiligung des Pankreaskopfes* ist einer 5 Monate nach dem Eingriff symptomfrei, die anderen 4 sind postoperativen Komplikationen erlegen: Zweimal kam es zu einer Nahtinsuffizienz der Oesophago-Jejunostomie; bei einem Operierten führte eine umschriebene Pankreasnekrose im Bereich der Pankreato-Jejunostomie zur tödlichen Nahtinsuffizienz; eine Patientin erlag einer massiven Lungenembolie.

Auf die *linke Drüsenhälfte* übergreifende Carcinome bieten bessere operative Aussichten. Bei 6 Eingriffen hatten wir 2 Todesfälle: Einmal wurde nach Gastrektomie, Splenektomie, Zweidrittel-Resektion des Pankreas und Resektion des linken Leberlappens eine Oesophago-Duodenostomie gewagt, die mit einer tödlichen Nahtinsuffizienz endete. Bei der zweiten Patientin entstand eine postoperative Pankreasfistel, deren Absonderung im Laufe von 3 Wochen bis auf einen minimalen Rest zurückging. Ohne Bauchsymptome erlag die Operierte unter fortschreitender Kachexie 77 Tage nach der Operation ihrem Leiden, vermutlich infolge Metastasierung. Die Sektion wurde verweigert.

Die Spätergebnisse sind sehr unbefriedigend. Das zeigt sich schon im ersten postoperativen Jahr. *Nur ein Kranker dieser Gruppe erreichte eine Überlebenszeit von 16 Monaten und erlag dann seinem Leiden.* Ob der einzige noch lebende Operierte diese Frist überschreiten wird, muß sich erweisen.

2. Die proximalen partiellen Resektionen

a) Geschichtliches und Zugangswege

Die historische Entwicklung der proximalen partiellen Resektion ist eng mit der Entwicklung des intrathorakalen Operierens verbunden. Solange man nicht gefahrlos im eröffneten Thorax operieren konnte, beschränkten sich die Operationen in der kardio-oesophagealen Übergangszone auf rein abdominelle oder auf extrapleurale, durch hintere Mediastinotomie erfolgende Eingriffe. Heute unterscheidet man rein extrapleural durchgeführte Operationen, rein transthorakale und kombinierte abdomino-thorakale oder thorako-abdominale Eingriffe.

Extrapleuraler Zugang

Der Zugang über eine dorsale Mediastinotomie (NASSILOW, 1888) wurde zuerst aufgegriffen von E. QUÉNU und A. HARTMANN. BRAINE und GREGOIRE erweiterten die Mediastinotomie, um zum abdominellen Oesophagus, der Kardia und großen Kurvatur zu kommen. Heute gibt es dafür nur noch eine Indikation: die Drainage des peri- oder paraoesophagealen Mediastinalabscesses (z. B. nach Insuffizienz einer oesophago-gastrischen Anastomose).

Der rein abdominale Zugang diente zunächst Versuchen, die Kardia radikal zu entfernen. LEVY (1894) regte als erster derartige Operationen an. v. MIKULICZ (1896) nahm die erste Kardiaresektion auf abdominellem Wege vor. Sie war ein Mißerfolg und brachte v. MIKULICZ zu der Überzeugung, daß die Kardiaresektion nur transthorakal möglich sei. Die erste erfolgreiche abdominelle Kardiaresektion glückte VOELKER (1908). Weiter wurden bekannt: PARCELIERS (1912), 1 Erfolg unter 5 Fällen; BRUN (1916), 1 Fall; BIRCHER (1918), 1 Erfolg unter 3 Fällen; CLAIRMONT (1920), 1 Erfolg unter 4 Fällen; HÖRHAMMER (1923), 1 Fall; KÜTTNER (1924), 1 Fall; BORCHERS (1928), 1 Fall; MIYAGI (1928), 1 Fall. BORCHERS (1928) fand für den Zeitraum von 1896—1927 33 Fälle, von welchen 9 die Klinik lebend verließen. Die primäre Mortalität belief sich auf ca. 70%. Bis zur Einführung der modernen Narkoseverfahren wurde für die Kardiaresektion das Risiko für zu hoch erachtet, als daß sie für die Routine in Betracht gekommen wäre. Vor allem blieb die subdiaphragmatisch ausgeführte Oesophago-Gastroanastomose gefürchtet. Bis in unsere Zeit wichen viele Chirurgen diesem Eingriff aus. Der Fortschritt auf diesem Gebiet wurde daher nicht von Magenchirurgen, sondern von Thoraxchirurgen erzielt. Eine Zeitlang schien es, als würden die Kardiaresektionen ganz in das Repertoir der Thoraxchirurgie einbezogen. Erst seitdem es für jeden Vollchirurgen zur Selbstverständlichkeit gehört, in beiden großen Körperhöhlen mit der gleichen Sicherheit operieren zu können, kehrt auch die Chirurgie des kardio-oesophagealen Übergangsbereichs in die Kompetenz der Magenchirurgie zurück. Trotz der Ausweitung der Möglichkeiten gibt es Fälle, bei welchen der abdomino-thorakale oder transthorakale Eingriff noch nicht erforderlich ist oder sich ein Zweihöhlen-Eingriff wegen Alters- oder Nebenerkrankungen verbietet. Hier bleibt die Kardiaresektion auf rein abdominellem Zugang die Methode der Wahl. Für solche Fälle haben wir (F. HOLLE und G. HEINRICH, 1954) den Eingriff als „subdiaphragmatische Fundektomie" methodisch so weit ausgebaut, daß er heute zu den Routineeingriffen gehört. Soweit wir sehen können, bedienen sich auch andere Chirurgen (SAVINYKH, 1957, 1960;

KARCHER, 1955; V. HOFFMANN, 1960; NISSEN, 1962; HARTENBACH, 1963) des Begriffes der Fundektomie, wenngleich die Technik der einzelnen Operateure offensichtlich von dem, was wir unter subdiaphragmatischer Fundektomie verstanden wissen wollen, oft wesentlich abweicht. Es sei daher ausdrücklich betont, daß wir unter subdiaphragmatischer Fundektomie nur einen Eingriff verstehen, welcher gewissen Kriterien unterworfen ist. Sie lauten: 1. Der intraabdominelle Oesophagus muß frei von Tumor sein; 2. der pathologische Prozeß darf nicht zu ausgedehnt sein, höchstens bis zu BI-Fällen. 3. Es darf niemals ein Magenrest kleiner als 50 % resultieren. Ist dies der Fall, so wird man, dies ist wenigstens unsere Erfahrung, von einer direkten Oesophagoantrostomie Abstand nehmen und entweder eine Totalresektion oder ein antrumerhaltendes Verfahren (NISSEN, BANDURSKI, u. a.) verwenden und dieses Vorgehen als proximale partielle (x %) Resektion, aber nicht als Fundektomie bezeichnen.

Intrapleuraler Zugang

BIONDI (1895) zeigte, was das transthorakale Vorgehen für den Zugang zum Oesophagus bedeutet. Anfang des 20. Jahrhunderts wurde in Deutschland (MIKULICZ, 1898, 1904; SAUERBRUCH, 1905, 1906) und in Frankreich (A. GOSSET, 1903, und L. SÉNCERT, 1904) über die Resezierbarkeit des caudalen Oesophagus und die oesophago-gastrische Anastomose experimentiert. Das Druckdifferenzverfahren SAUERBRUCHs gab den transpleuralen Resektionen des Kardiacarcinoms großen Auftrieb, jedoch blieben den Pionieren Erfolge versagt. So auch WENDELL (1907), der eine transthorakale Resektion des caudalen Oesophagus und der Kardia und die Verbindung durch eine Art von Murphyknopf versuchte. Erfolgreich war ZAAIJER (1913) mit einer dreizeitigen Operation (Resektion mit Thorakoplastik, Gastrostomie sowie axilläres Oesophagostoma). Die beiden Fisteln wurden extrathorakal durch einen Schlauch verbunden. Ähnlich erzielte auch HEDBLOM (1922) einen Erfolg. Trotz der aufsehenerregenden Operation von TOREK (1912) (Oesophagektomie, Oesophago- und Gastrostoma) blieb die einzeitige transthorakale Resektion mit Oesophago-Gastrostomie zunächst unerreichbar.

1. Der linksthorakale Zugang (vgl. Abb. 368, 406 a, b) geht auf GOSSET (1903) zurück. Er wurde von TUFFIER (1903) und JACOB (1912) propagiert und vor allem von SWEET (1948) benützt. Er besitzt den Vorteil, daß die Oesophagusgefäße übersichtlich ligiert werden und von einer Incision sowohl das Mediastinum als auch der Oberbauch nach Eröffnung des Zwerchfells revidiert werden können. Insbesondere für Prozesse unmittelbar im Hiatus und dem caudalsten Abschnitt des thorakalen Oesophagus ist er geeignet.

2. Der rechtsthorakale Zugang (vgl. Abb. 178) gewährt den unmittelbarsten Zugang zum Oesophagus; vor allem, wenn in Bauchlage operiert und die Thorakotomie dorsal angelegt wird (T. H. SELLORS, 1951). Nach Durchtrennung der V. azygos ist der thorakale Oesophagus in ganzer Ausdehnung freizulegen. Die oesophagealen Gefäße sind nicht so leicht zu erreichen, und so ist die Blutstillung nicht so sicher. In Verbindung mit einem vorausgehenden oder nachfolgenden abdominellen Akt hat er für die Tumoren der Kardia und caudalen zwei Drittel des Oesophagus große praktische Bedeutung (SANTY, BALLIVET, MAILLET, 1946; SANTY und MOUCHET, 1947; I. LEWIS, 1948; T. HOLMES-SELLORS, 1951; ALLGÖWER, 1959; HOLLE, 1961). Zugang erfolgt über das Bett der 5. Rippe rechts. Die rechte Pleurahöhle und der thorakale Oesophagus können überblickt werden.

3. Der kombinierte abdomino-thorakale Zugang kann als *einzeitige linksseitige durchgehende Incision* mit Durchtrennung des Rippenbogens (vgl. Abb. 129, Insert) oder als *zweizeitige kombinierte abdomino-rechtsthorakale Incision* (vgl. Abb. 455—461) ausgeführt werden. Der abdomino-linksthorakale Zugang von SAUERBRUCH (1905) vorgeschlagen, von KIRSCHNER (1920) wiederbelebt und, nachdem MILLER und ANDRUS (1923) die Ausführbarkeit der Oesophago-Gastrostomie bewiesen hatten, von OHSAWA (1930) übernommen, welcher bis 1933 bereits 5, 1936 8 Kardiaresektionen ausgeführt hatte. *Einer* dieser Patienten überlebte. Eingang in die Routine fand die Kardiaresektion seit MARSHALLS (1937), ADAMS' und PHEMISTERS (1938) erfolgreichen Resektionen auf abdomino-linksthorakalem Wege. GARLOCK (1939), SWEET (1945), PACK und McNEER (1948), PAYNE und CLAGETT (1948) wählten alle einen schrägen, den linksseitigen Oberbauch und Rippenbogen quer durchtrennenden und in den 7. und 8. ICR sich fortsetzenden Schnitt (vgl. Abb. 129). RUDLER (1950) ging den umgekehrten Weg, indem er zuerst über das Bett der 5. Rippe linksthorakotomierte, den Befund revidierte und nach stumpfer Erweiterung des Hiatus in das Abdomen eindrang.

4. Der zweiaktige abdomino-rechtsthorakale Zugang (SANTY, 1946; LEWIS, 1948; HOLMES-SELLORS, 1951; vgl. Abb. 455 ff.) dient der zweiaktigen Eröffnung beider großen Körperhöhlen in einer Sitzung. Das Vorgehen dient dem Zweck, Prozesse der Kardia und des caudalen Oesophagus so schonend als möglich, bei größtmöglicher Radikalität entfernen zu können. *Im ersten Akt* wird die Revision des Abdomens von einer medianen oder paramedianen Oberbauchlaparotomie aus vorgenommen und im Falle der Resezierbarkeit eines malignen Prozesses die Magenmobilisation und Ausräumung der befallenen Lymphknotengruppen vorgenommen. *Im zweiten Akt* wird der Patient auf die linke Seite gelagert (I. Lewis) oder in Bauchlage gebracht (T. Holmes-Sellors) und über eine rechtslaterale bzw. latero-dorsale Thorakotomie im Bett der 5. Rippe thorakotomiert.

5. Der transthorako-cervicale Zugang dient der Freilegung von Prozessen im oberen Drittel des Oesophagus. Er muß mit einer rechts- oder linksseitigen Thorakotomie und Diaphragmatomie zwecks Mobilisation des Magens verbunden werden. Dieser wird nach Totalexstirpation des Oesophagus bis in die Cervicalregion heraufgeführt und mit dem cervicalen Oesophagus anastomosiert (Sweet, 1948; Nissen, 1949; vgl. Abb. 467—470, 471, 474).

b) Spezielles zur Indikation und Technik

α) Verfahrenswahl

Bei den Tumoren im proximalen Magen bestätigt sich erneut, daß allzu simplifizierende Schemata der Resektionstechniken nicht berechtigt sind. Die einfache Triade: Radikale distale — proximale — totale Resektion wird der Praxis nicht vollkommen gerecht. Vorausgesetzt, daß nur operable Fälle (Stadium A I—II, B I) für komplizierte Eingriffe in Betracht kommen, ergeben sich die Möglichkeiten, wie sie in der Abb. 417c—f dargestellt sind.

Die Darstellung gibt die Situationen wieder, welche zu meistern sind, wenn eine *radikale proximale Resektion* in Frage steht. Der grundlegende Unterschied zwischen den verschiedenen proximalen Resektionen liegt in den unterschiedlichen Zugangswegen (vgl. oben 2a). Diese besitzen sehr verschiedene Schwierigkeitsgrade. Die einzelnen Methoden können weder untereinander noch hinsichtlich der Indikation mit der Totalresektion in Parallele gesetzt werden. Klinikmortalität und Überlebenszeit sind zwar nicht wesentlich voneinander unterschieden, die postoperative Funktion der proximalen Resektion ist aber um ein Vielfaches besser als die der Totalresektion. Die Erhaltung der Duodenalpassage und eines Reservoirs genügender Größe ist der Vorteil partieller Resektionen. Je mehr sich die proximale einer subtotalen Resektion nähert, desto geringer wird der Vorteil und desto zögernder sollte man die Indikation stellen. Sie ist zu bevorzugen, wenn durch sie ein umschriebener Tumor nach cranial wenigstens 4 cm, nach caudal wenigstens 5 cm im Gesunden entfernt werden kann.

Für die proximalen Resektionen auf abdomino-thorakalem Wege beträgt die Klinikmortalität:

Nakayama (1960)	4,5%
Holder und Grimsehl (1960)	37,5%
Spath und Cesnik (1962)	19,2%
Holle (1962)	14,7%
Re Mine-Priestley-Berkson (1964)	11,0%

Die 5-Jahres-Überlebenszeit:

Nakayama (1958)	30,9%
Holder und Grimsehl (1960)	13,8%
Spath und Cesnik (1962)	11,0%
Holle (1962)	13,5%
Re Mine-Priestley-Berkson (1964)	14,9%

Über die rein abdominell durchgeführten proximalen Resektionen sind die Berichte spärlich; mit der subdiaphragmalen Fundektomie erzielten wir (1954 bis 1963) eine Klinikmortalität von 20,4%, eine 5-Jahres-Heilziffer von 8,4%. In den Jahren 1963—1967 konnte die Klinikmortalität auf 14,7% gesenkt, die 5-Jahres-Überlebenszeit auf 13,5% verbessert werden. Zahlenmäßig sind die Unterschiede nicht bedeutend. Bedenkt man, daß es sich fast nur um geriatrische Fälle (über 65 Jahre) handelt, bei welchen der Allgemeinzustand nur die abdominelle Resektion zuließ, wird man zugestehen, daß die proximale abdominelle Resektion der Totalresektion zumindest nicht unterlegen ist. Nakayama (1960) ragt auch hier mit einer Mortalitätsziffer von nur 4,5% unter allen Autoren besonders hervor.

β) Operationstaktik

Auch hierin unterscheiden sich die abdominellen und die abdomino-thorakalen Resektionen ganz entscheidend. Es ist meine aus vielfacher Erfahrung abgeleitete Überzeugung, daß die abdominelle proximale Resektion mit der Durchtrennung des intraabdominellen Oesophagus beginnen und in cranio-caudaler Richtung fortgesetzt werden sollte (HOLLE und HEINRICH, 1954, 1955, 1960; HOLLE und HART, 1963). Nur so wird der retrogastrale Bezirk rasch überblickbar, und nur so können Größe, Form und Durchblutung des Magenrestes beurteilt werden. Nur diese Operation kann als subdiaphragmatische Fundektomie bezeichnet werden. Geht man hingegen, wie meist üblich, in caudo-cranialer Richtung vor (GÜTGEMANN und SCHREIBER, 1964), so wird man Gefahr laufen, den Magenrest zu sehr zu verkleinern und seine Durchblutung zu sehr zu schädigen. Schließlich ist die Gefahr der intraoperativen Tumorverschleppung bei cranio-caudalem Vorgehen am geringsten.

Bei abdomino-thorakalem Vorgehen läßt sich dies Prinzip häufig nicht erfüllen. Die Kontinuität von Oesophagus-Magen wird häufig erst unterbrochen, wenn der Tumor ausgelöst und durch nach cranial und caudal vorgetriebene Skeletierungsmaßnahmen völlig isoliert wurde. Ein methodisches Vorgehen wird bei auf den Oesophagus übergreifenden Kardiacarcinomen oder reinem Oesophaguscarcinom noch dadurch erschwert, daß zur Wahrung von Radikalität die intrathorakale Durchtrennung mindestens in Höhe der V. pulmonalis caud. und der V. azygos bzw. des Arcus aortae erfolgen muß (LÜDECKE, 1953; GÜTGEMANN, 1953; KRAUSS, 1957; HOLLE, 1961; HEGEMANN, 1963). Manche Autoren (STELZNER, 1963) fordern bei jedem Befall des Oesophagus dessen Totalexstirpation. Ähnlich der prinzipiellen Magentotalresektion scheitert diese Forderung oft an den praktischen Möglichkeiten.

Die Milzexstirpation in Verbindung mit der proximalen partiellen Resektion wird von den meisten Chirurgen für erforderlich gehalten. Sie stellt bereits den ersten Schritt zu einer erweiterten proximalen Resektion dar, welcher nur getan werden sollte, wenn dadurch noch Radikalität erzwungen werden kann. Wo nicht, ist es besser, eine Form der Totalresektion durchzuführen.

γ) Verlust der Kardia — Oesophagealer Reflux — Refluxoesophagitis

Die chirurgischen Aspekte des oesophagealen Refluxes und seiner Folgen werden an den Hiatushernien offenkundig. Das Problem wurde dort relativ einfach (NISSEN und ROSETTI, 1959) durch Gastropexie und Fundoplicatio bewältigt. Weitaus anders geartet sind die Verhältnisse bei der Zerstörung des Kardiaverschlusses durch eine Resektion. Der Reflux aktiver Verdauungssekrete in den Oesophagus und die erosiv-ulceröse und hämorrhagische Oesophagitis sind sehr häufige und gefürchtete Begleiterscheinungen aller mit Kardiaverlust einhergehenden Resektionen. Wird der Prozeß chronisch, so können alle Wandschichten betroffen werden. Eine fibröse Stenose ist die Folge. Um dem zu entgehen, wurden verschiedene Vorschläge gemacht.

Die operativen Maßnahmen zur Beseitigung des oesophagealen Refluxes und seiner Folgen sind vielgestaltig. Bei allen benignen Stenosen ist zunächst eine geduldige Bougierung angezeigt. Nach den proximalen und totalen Resektionen sind die Schwierigkeiten, eine refluxverhindernde „kontinente" oesophagogastrische Anastomose zu schaffen, besonders groß. Daher gibt es ein *Problem des Kardiaersatzes.* Es kann auf dreierlei Weise gemeistert werden: *1. durch Schaffung eines „kontinenten Klappenmechanismus"; 2. durch Interposition von Dünn- oder Dickdarmsegmenten; 3. durch plastische Transformation des Magens.*

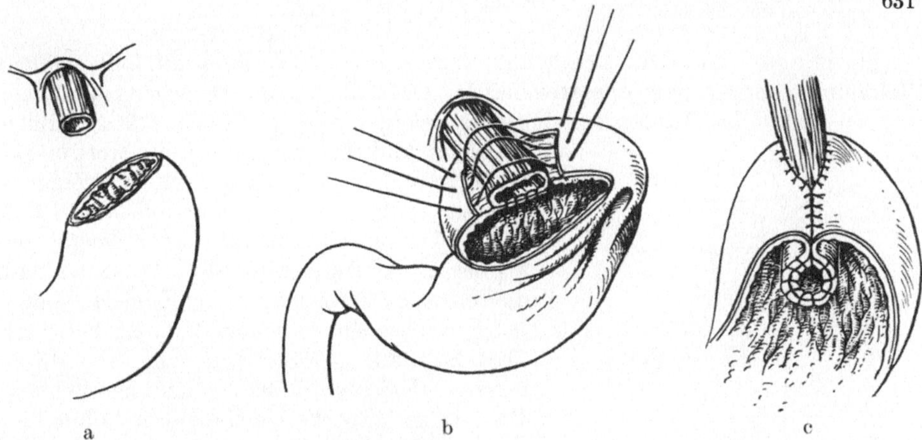

a   b   c

Abb. 433a, b u. c. Versuche, einen Mechanismus zu schaffen, welcher sich bei Druckzunahme von cranial öffnet und bei Drucksteigerung von caudal schließt, wurden von DILLARD, GRIFFITH, MERENDINO (1954); FRANKE (1957; ADLER u. Mitarb. (1958); LORTAT-JACOB, MAILLARD, FEKÉTE (1959); HOLLE (1954, 1959); WATKINS, RUNDLES, TATOM (1959) unternommen. *Das Verfahren von* DILLARD (Abb. 433a, b u. c) besteht in einer breiten Einlagerung des abdominellen Oesophagus in die Submucosa der Fundusrückwand. Durch entsprechende Nähte (vgl. Abb. 433b) entsteht ein Schrägkanal nach Art einer Fundoplicatio und ein portioartig in das Magenlumen hineinragender „Kardiamund". Bei intragastraler Drucksteigerung wird dieser komprimiert und kontinent

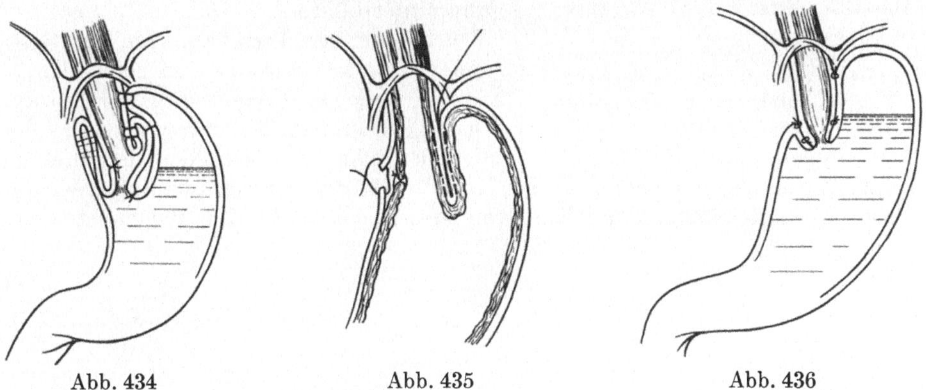

Abb. 434   Abb. 435   Abb. 436

Abb. 434. *Methode nach* H. FRANKE (1957). Der Magenstumpf wird durch fortlaufende Naht verschlossen; der spitzwinklige Zipfel des Magenrestes handschuhfingerartig in das Lumen eingestülpt und das Zurückgleiten des Invaginats durch Nahtverschluß des Faeltnrings verhindert. Die eingestülpte Magenwandduplikatur „dient als segelartige Klappe, die sich bei Füllung des Magens ventilartig vor die neugeschaffene Einmündung des in den Magenrest implantierten Oesophagus legen soll, um dadurch den Reflux zu verhindern". (Zit. nach FRANKE)

Abb. 435. *Die Kontinenzanastomose nach* LORTAT-JACOB (1959) ist ein einfaches Verfahren, welches speziell der Behebung des Refluxes bei „Malformatio cardia-tuberositaire" dient. Über eine Gastrostomie wird ein Klappensporn gebildet, indem die kardianahe Fundusschleimhaut über eine längere Strecke an den intraabdominellen Oesophagus fixiert wird, welcher den Hisschen Winkel und das pneumatische Ventil der Magenblase wiederherstellt

Abb. 436. *Kardiamundplastik nach* HOLLE (1954, 1959). In Verbindung mit subdiaphragmatischen Fundektomien erprobte Methode. Kontinenz wird erreicht, indem die links-dorsale Wand des abdominellen Oesophagus an den Magenrest breit angelagert wird. Dies geschieht durch einige in größerer Distanz angelegte Nähte zwischen Seromuscularis des Magens und Muscularis des Oesophagus. Die Vorderränder des Oesophagus und der Magenwand werden nur durch eine sparsam ein- (oder zwei)schichtige Vorderwandnaht miteinander verbunden. Auch auf diese Weise läßt sich der Mechanismus einer Gubaroffschen Klappe nachbilden. Nachuntersuchungen an 30 Fällen (HOLLE-VIEHWEGER, 1959) ergaben Kontinenz in 80%, röntgennachweisbarer Reflux 20%, Refluxbeschwerden in 5%

MERENDINO und DILLARD (1955) konnten in 70% ihrer 29 Fälle völlige Befreiung von der Symptomatologie der Oesophagitis und Gewichtszunahmen von 10—44% des Ausgangsgewichtes erzielen. SIRAK u. Mitarb. (1954) fanden die Dünn- und Dickdarminterposita trotz intakter Vagi und ohne Pyloroplastik dem Magensaft gegenüber völlig widerstandsfähig. Das Dünndarmtransplantat war widerstandsfähiger als das Dickdarmtransplantat. GUNNING hat die Intersposition zunächst bei Kindern, später bei Erwachsenen vorgenommen. Er berichtet über 30 Fälle (1963). Die Klinikmortalität betrug 2 Patienten infolge technischen Fehlers. Die Kinder entwickelten sich normal ohne Zeichen gestörten Wachstums oder Stoffwechsels. Bei den Erwachsenen mit Oesophago-Jejunostomia ypsiloniformis, also Ausschaltung des Magens, kamen Blutbildveränderungen durch Vitamin B_{12}-Mangel und Steatorrhoen vor. Für Fälle von Kardia-Oesophaguscarcinom mit großen Defekten oder für nicht bougierbare benigne Strikturen empfielt GUNNING die Jejunuminterposition.

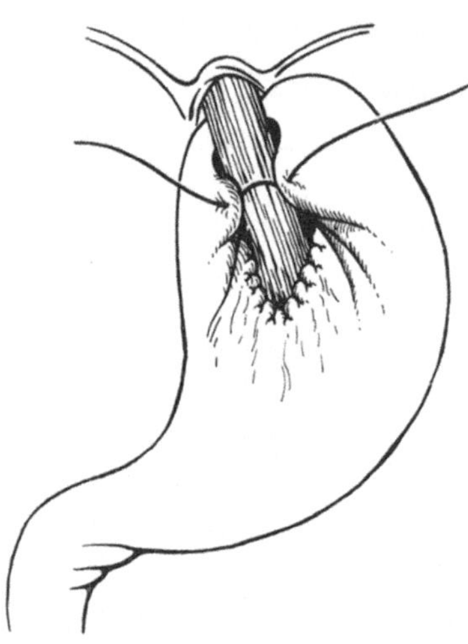

Abb. 437. *Methode nach* WATKINS, RUNDLES, TATOM (1959) entspricht dem Prinzip von Abb. 436 mit dem Unterschied, daß die Vorderwand zusätzlich durch eine Fundoplicatio gedeckt wird

Beurteilung der Verfahren. Ist ein Restmagen vorhanden, wird es von seiner Größe abhängen, welches Verfahren gewählt wird. Bei genügend großem Magenrest wird eine der weniger komplizierten Methoden der direkten Implantation des Oesophagus in den Magenrest vorgenommen und auf eine sorgfältige Wiederherstellung des Kardiamundes geachtet. Ist der Magenrest klein,

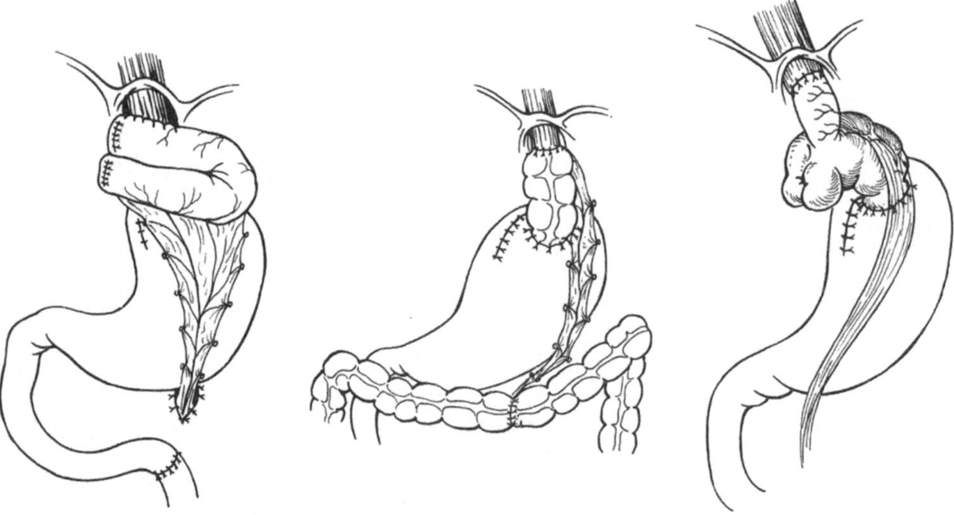

Abb. 438. *Interposition von Darmsegmenten:* Jejunalsegmente als Kardiaersatz wurden interponiert von SIRAK, CLATWORTHY, ELLIOTT (1954); MERENDINO und DILLARD (1955). Die Dickdarminterposition stammt von SIRAK (1954); NAJARIAN, MURRAY, BUSTER, GRIMES (1956)

so sollte die Direktverbindung unterbleiben und der Magenrest entweder an eine zur Oesophago-Anastomose verwendete Jejunumschlinge (nach NISSEN oder BANDURSKI, Abb. 446, 447) anastomosiert werden oder allenfalls die Zwischenschaltung einer Dünndarmschlinge nach BRAIN-GUNNING Verwendung finden. Die übrigen Methoden sind klinisch noch nicht ausreichend erprobt. Oesophagealer Reflux und Oesophagitis sind bei den im Hiatusbereich gelegenen Anastomosen am stärksten, d. h. je weniger Oesophagus zurückbleibt, desto geringer die oesophagitischen Beschwerden. Natürlich begünstigt jede Abflußbehinderung nach caudal, z. B. durch Pylorusspasmus oder einengende Nähte, den Reflux. Ersatzmägen komplizierterer Art sind in dieser Hinsicht besonders gefahrbringend. Keineswegs ist die Refluxoesophagitis nur die Folge eines Rückflusses sauren Mageninhalts. Es gibt auch eine *alkalische Refluxoesophagitis* durch aufsteigendes Gallen-Pankreas- und Darmsekret. Sie hat für die direkte Oesophago-Duodenostomie nach Totalresektion größte Bedeutung. Wir haben sie jedoch auch nach Dünndarmzwischenschaltungs-Operationen beobachtet und waren in dieser Hinsicht nicht so glücklich wie MAURER und SCHREIBER (1964), welche einen oesophagealen Reflux nach Totalresektion mit Interposition einer langen Jejunumschlinge „auch unter Provokation nicht beobachtet" haben. Es scheint mir richtig, auf diesem Gebiet die Erfahrungen von ROSETTI (1963) zu beachten. Danach wird eine postoperative Oesophagitis und Narbenstriktur am ehesten vermieden: a) *durch Einschränkung der Oesophagusresektion und Erhaltung des kardialen Sphincters,* b) *durch Mitentfernung der säurebildenden*

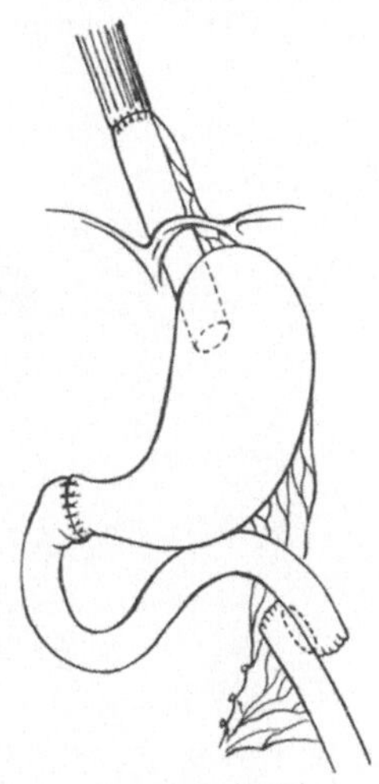

Abb. 439. *Methode nach* BRAIN (1953); GUNNING (1962). GUNNING hat den Kardiaersatz sowohl in Form dieser Oesophago-Jejunosegmento-Gastrostomie als auch als Oesophago - Jejunostomia ypsiloniformis mit Umgehung des ganzen Magens ausgeführt

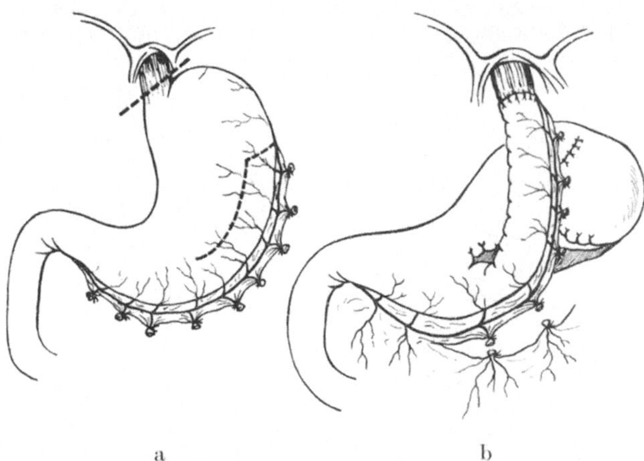

a   b

Abb. 440a u. b. *Kardiaersatz durch plastische Transformation des Magens, in Modifikation der Methoden von* M. RUTKOWSKI (1923) und LORTAT-JACOB (1949). Bildung eines distal gestielten Schlauches aus der großen Magenkurvatur, welcher sub- oder epidiaphragmal mit dem Oesophagus anastomosiert wird. Die Kardia ist reseziert und blind verschlossen (Pyloroplastik!)

*Magenschleimhaut, c) durch Interposition von Darmteilen zwischen Magen und Rest-
oesophagus, welche der peptischen Andauung gegenüber weniger empfindlich sind,
d) durch technische Vorkehrungen in der Ausführung der Anastomose mit Bildung
eines anastomotischen Ventils (sog. valvuläre Anastomose).* ROSETTI schreibt der
„valvulären Anastomose" die größte Wirkung bei geringstem Risiko in der „Ver-

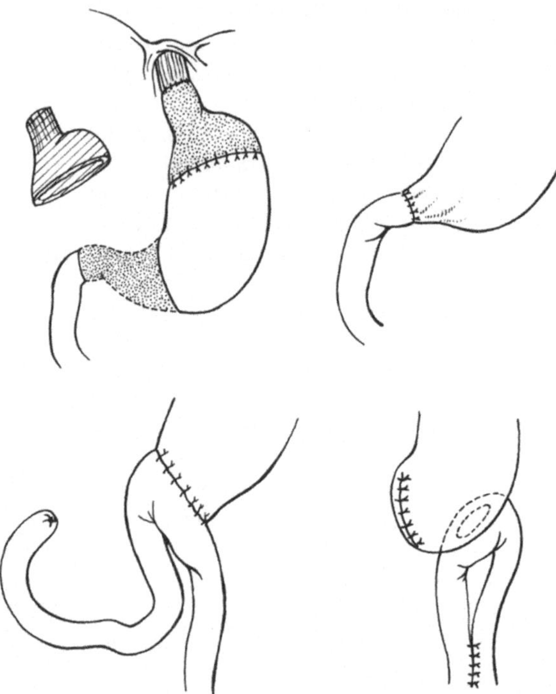

Abb. 441. *Methode nach* McGANNON, WILLIAMS und FRIESEN (1956). Der Kardiaersatz erfolgt
dadurch, daß nach Resektion der kardio-oesophagealen Übergangszone das an seinen Gefäßen
gestielte Antrum-Pylorussegment anisoperistaltisch zwischen Oesophagus und Magenrest
interponiert wird. Die Kontinuität wird durch Gastro-Duodenostomie oder Gastro-Jejunostomie wiederhergestellt

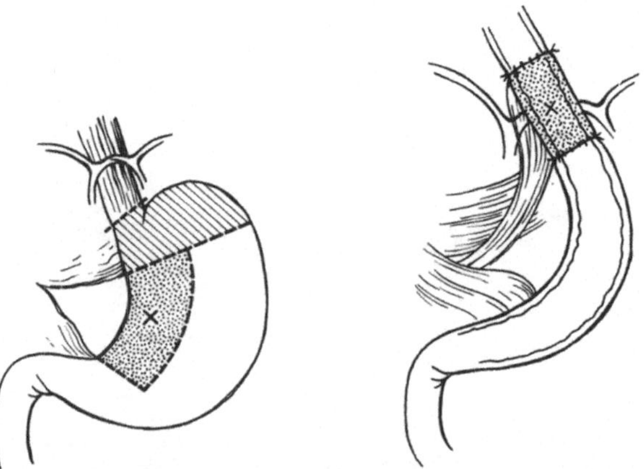

Abb. 442. *Methode* nach SOM (1956). Der Kardiaersatz wird aus einem an der A. gastrica sin.
gestielten kleinen Kurvatursegment hergestellt, welches nach Kardiaresektion zwischen
Oesophagus und den plastisch umgeformten Magenrest eingeschaltet wird

hütung der postoperativen Refluxfolgen" zu. Ein Resümee, das den eigenen Erfahrungen entspricht. Allerdings halten wir durch entsprechenden Gebrauch der Vagotomie die Resektion klein (ca. 20%).

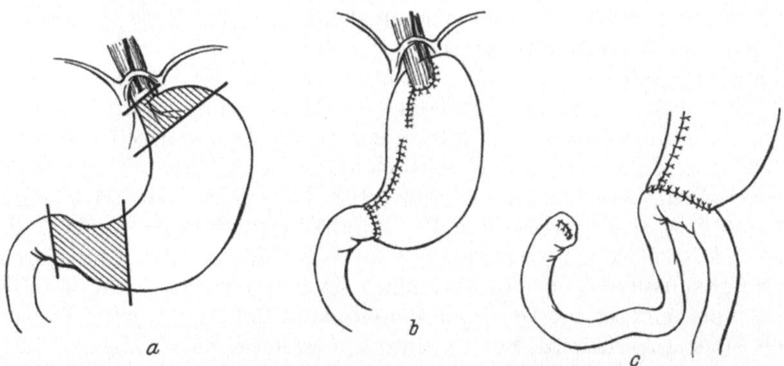

Abb. 443a—c. *Methode nach* ELLIS, ANDERSEN, CLAGETT (1958). Resektion des kardio-oesophagealen Segmentes und des Antrums, Vagotomie, Wiederherstellung durch Oesophago-gastro-Duodenostomie (bzw. -Jejunostomie). Unter 27 Operierten 1 postoperativer Todesfall, 1 erneute Stenose benötigte Bougierungen; Rest beschwerdefrei

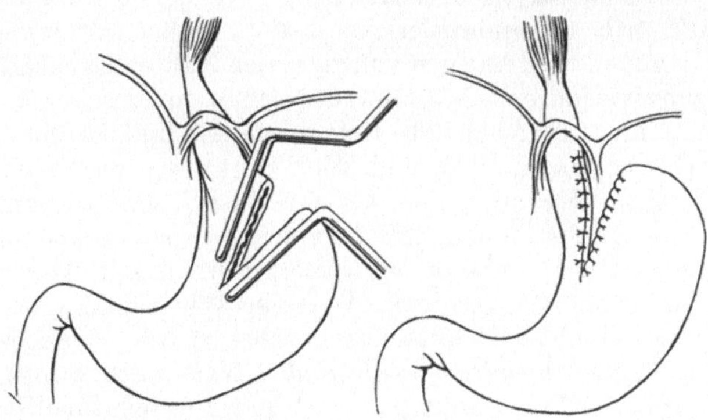

Abb. 444. *Methode nach* COLLIS (1963) speziell für Fälle ohne Unterbrechung der kardio-oesophagealen Kontinuität (Reflux durch Brachyoesophagus, Gleithernie, Fehlen des Hisschen Winkels usw.). Durch Abspalten des Magenfundus wird die Mündung des Oesophagus an einen tieferen Punkt verlegt und der Hissche Winkel wiederhergestellt. Dauerresultate mit diesem Verfahren fehlen noch

c) Die oesophago-gastrische (bzw. -intestinale) Anastomose und ihre Technik

Schon seit den Anfängen der Resektionen im proximalen Magenabschnitt und des Oesophagus ist die Verbindung des Oesophagus mit dem Magen bzw. Intestinalrohr eines der heikelsten Probleme. Es gibt keine Anastomosierung, welche vor den 2 drohenden Hauptgefahren schützt, das ist *1. die Nahtinsuffizienz, 2. die postoperative Stenose.* Schon SAUERBRUCH (1905, 1920) kannte die Schwierigkeiten dieser Nahtverbindung genau. Nach seiner Meinung sind es: *1. die anatomische Lage des Oesophagus, 2. der Mangel eines Serosaüberzuges, 3. die spärliche Blutversorgung in bestimmten Abschnitten, 4. die ständige Bewegung der Nachbarorgane* (Herzaktion, Atembewegungen des Zwerchfells, Veränderungen des intraabdominellen Drucks), *5. die Passage von Speichel und unverdauter Nahrung, 6. der Mangel an Geweben, welche für eine befriedigende Deckung der Nahtlinie geeignet* wären. Mit der Technik der Nahtverbindung haben sich zahlreiche Autoren beschäftigt (F. Hohmeier, 1911; R. T. Miller und W. D. W. Andrus, 1923; W. E. Adams und D. B. Phemister, 1938; B. N. Carter, 1941; I. L. Lortat-Jacob, 1949, 1960; R. Graham, 1943; A. Gütgemann, 1953; R. Nissen, 1954, 1962; F. Holle und G. Heinrich, 1954; S. Borgström und B. Lundh, 1959; W. Hartenbach, 1963). In einer Sammelstatistik (R. W. Postlethwait und W. C. Sealey, 1961) von 259 Todesfällen nach oesophago-gastricher Anastomose steht die *Nahtinsuffizienz und deren Komplikationen* mit 76 Fällen weit *an der Spitze.* Ihr folgen Atelektase, Pneumonie, Herzversagen, Embolie, Kreislaufversagen, Wundinfektion u. a. Relativ günstige Zahlen stammen von Nakayama (1954, 12 Todesfälle von 101 Resektionen); Sweet (1954, 53 Todesfälle von 303 Resektionen); Lortat-Jacob (1957, 102 Todesfälle von 308 Resektionen); Savinykh (1957, 81 Todesfälle von 431 Resektionen); Resano (1958, 318 Todesfälle von 714 Resektionen); Ellis (1959, 39 Todesfälle von 245 Resektionen). Aus den vielen Diskussionen über dieses Thema ist klargeworden, daß die Mißerfolge am ehesten ausgemerzt werden durch konsequente Bekämpfung der Entstehungsursachen einer Insuffizienz. Solche sind *1. übersichtliche Freilegung der kardiooesophagealen Übergangszone* durch breit aufhaltenden Bauchdeckenhalter (vgl. Abb. 452); *2. Vermeidung der durchblutungsgefährdeten Oesophagusabschnitte* für die Anlage der Anastomose [Hiatus bis 3—4 cm oberhalb, Höhe des Aortenbogens. Die *beste Durchblutung findet sich in Höhe des Lungenhilus* (Aae. bronchiales) *und supraaortal* (Aae. thyreoideae)]; *3.* Verwendung einer *bewährten, einfachen Nahttechnik* (Traumatisierung des Oesophagusstumpfs durch Verwendung von Klemmen oder Anlegen von zu vielen Nähten ist schädlich). Komplizierte Einstülpungsverfahren (Sauerbruch, 1905), plastische Maßnahmen wie (z. B. nach Dillard, vgl. Abb. 433) Invaginations- und Einmanschettierungsverfahren (W. Hartenbach, 1963, und W. Behrends, 1964) sind häufig mehr geeignet, eine Striktur hervorzurufen, als eine Insuffizienz zu vermeiden. Es ist daher Nissen (1954) zuzustimmen, daß die von ihm erprobte Technik, welche sich an die R. Grahams (1941) anlehnt, verwendet werden soll. Das Vorgehen entspricht der in der Abb. 453 gezeigten Technik. Wir nähen schon seit langem nur die Hinterwandnaht zweischichtig, während die *Vorderwandnaht* mit einer *einschichtigen, fortlaufenden, einstülpenden Naht* nach Schmieden, Cunéo (Abb. 449) ausgeführt wird. Damit ist ein Rückgang der Insuffizienzen sowohl als auch der Stenosen erreicht worden. Die atraumatische Ausführung der Anastomose mit sicher invertierender Schleimhautnaht und ihre Lokalisation in optimal durchbluteten Gewebsabschnitten dürfte die sicherste Prophylaxe vor Insuffizienz und Stenose sein.

Die oesophago-gastrische Anastomose soll als End-zu-Seit-Verbindung ausgeführt werden, und zwar an einer Stelle des Magenrestes, welche völlig intakte Durchblutung aufweist. Dort wird aus der Magenwand ein kreisförmiges Loch, nicht etwa nur eine Incision angelegt. Die hintere Nahtreihe (feine Seideneinzelknopfnähte) erfaßt am Oesophagus die Muscularis und Submucosa, am Magen Serosa und Muscularis. 4—5 Nähte genügen. Die hintere Mucosanaht wird ebenfalls aus Einzelnähten (atraumatisches Chromcatgut) hergestellt. Sie erfaßt am Oesophagus ebenfalls alle Wandschichten, desgleichen am Magen. Auch hier genügen 4—5 Nähte, nach deren Knüpfen die transnasale Sonde über die Anastomosenhinterwandnaht nach distal in das Lumen des eröffneten Magens bzw. Dünndarms eingeschoben wird. Die vordere Nahtreihe erfolgt mit einschichtiger einstülpender fortlaufender Chromcatgutnaht.

Für die *oesophago-jejunale Anastomose,* z. B. nach Magentotalresektionen, gelten grundsätzlich die gleichen Gesichtspunkte.

Eine *auf die Anastomose gezielte Drainage* zur sicheren Ableitung alles anfallenden Sekretes ist die wichtigste Maßnahme in der *Therapie einer Nahtinsuffizienz.* Sie beugt der Bildung eines Abscesses in der Umgebung der Anastomose vor und verhindert die Ausbreitung einer Peritonitis. Umschriebene partielle Insuffizienzen sind häufig (etwa 20% der oesophagealen Anastomosen nach Rosetti, 1963). Weiteres über Therapie der Nahtinsuffizienz an den Anastomosen vgl.: K, I, 1, d).

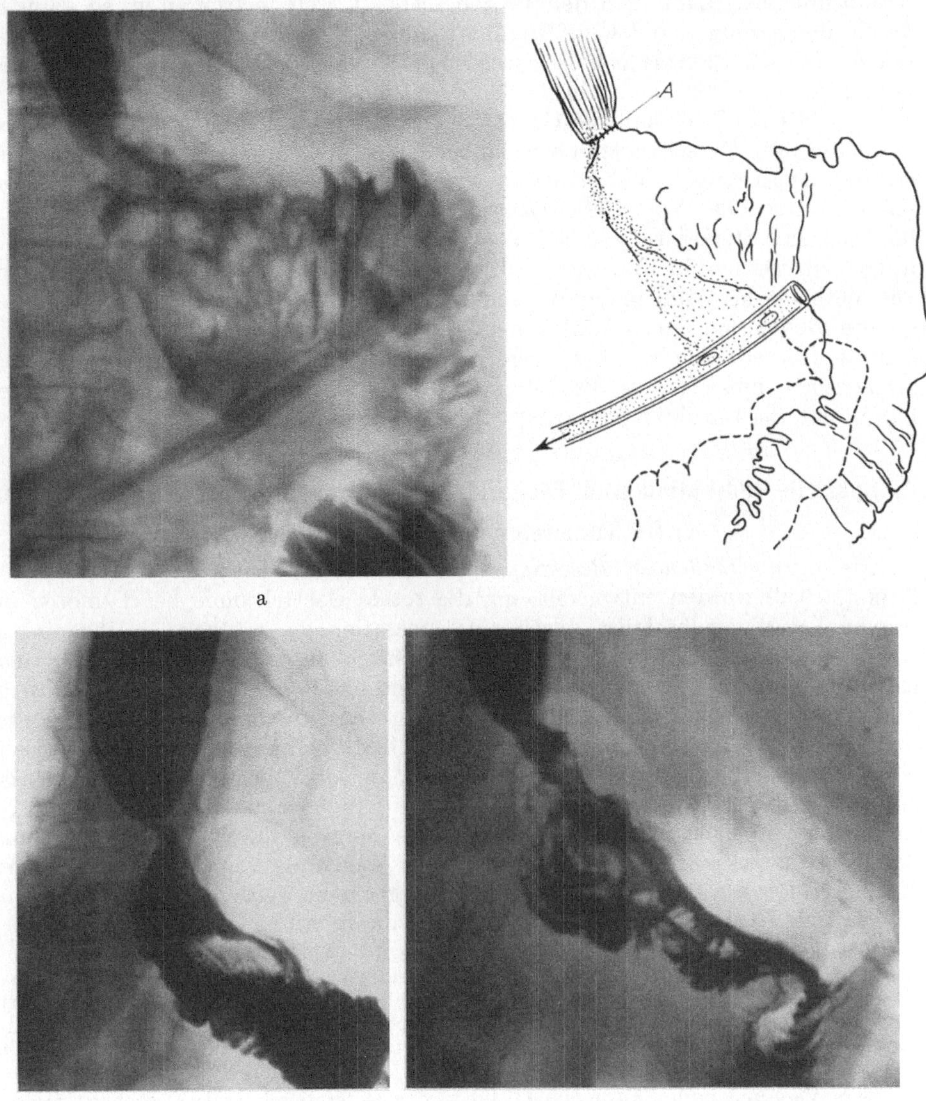

a

b   c

Abb. 445a—c. *Insuffizienz der oesophago-gastrischen Anastomose* (♀, 67 Jahre) *und ihre Folgen.* a *3. Tag postop.:* Insuffizienz der medialen Abschnitte der Anastomose. Oesophagusinhalt wird über Zieldrain abgeleitet. Lokale Peritonitis. b *3 Monate postop.:* Fistel geschlossen. Sekundäre Stenose durch Schrumpfung der Narbe. c *6 Monate postop.:* Nach regelmäßiger Bougierung mit Cortisonapplikation ausreichende Durchgängigkeit, keine Nachresektion

Die lästigsten *sekundären Komplikationen sind die Stenosen* der Anastomose. Die *primäre Stenose* entsteht durch ein entzündliches Ödem des Anastomosenringes. Sie ist daher kurz, eng und relativ weich. Meist läßt sie sich durch 1- bis 2malige Bougierung so gut aufdehnen, daß anhaltende Passagefreiheit erreicht wird. Anders *die sekundäre Stenose.* Sie ist langgestreckt und derb. Sie entsteht oft durch oesophagealen Reflux, welcher eine fibröse Schrumpfung langer Abschnitte des der Anastomose benachbarten Oesophagus bewirkt. Durch chronisch-entzündliche Umwandlung der Oesophaguswand kann es zum kompletten Verschluß kommen. Läßt man den Prozeß nicht zu weit fortschreiten, so kann er durch Bougierung und lokale Applikation von Hydrocortison zum Stehen gebracht und die Stenose behoben werden. Mit Nachresektionen sollte man sehr vorsichtig sein. Wir hatten bisher keine solchen notwendig (Abb. 445). Rosetti (1963) gibt nach 27 Oesophago-Gastrostomien 8, nach 9 Oesophago-Jejunostomien 4 Stenosen an. Die schwersten wurden bei den oesophago-jejunalen Verbindungen gesehen. Die Oesophago-Gastrostomien in Höhe des Aortenbogens und darüber blieben verschont. Von 107 Resektionen wegen Kardia-Oesophaguscarcinoms fand sich eine Stenosierung in 38 Fällen (35%). In 20% konnte eine Narbenstenose festgestellt werden; in 15% war sie durch ein lokales Tumorrezidiv hervorgerufen. Die Methode der Wahl in der Behandlung narbiger Stenosen ist daher die konsequente Bougierung (u. U. unter lokaler Anwendung von Hydrocortison). Die operative Beseitigung der gutartigen Stenose in Form der Nachresektion wird nur gelegentlich indiziert sein. Bei Stenosen durch Tumorrezidiv kommt die Intubation mit Plastikrohren (Celestin, Häring) in Betracht.

d) Spezielle Indikation und Technik der proximalen partiellen Resektionen

α) Bei Tumoren im Korpus-Fundusbereich

Die antrumerhaltenden Resektionen (Nissen, 1944, 1950; Bandurski, 1949; Zacho, 1950) wurden entwickelt, um die totale Gastrektomie bei Tumoren im proximalen Magenabschnitt durch eine Operation zu ersetzen, welche ebenso radikal ist und die physiologische Speisepassage aufrechterhält. Bei Funduscarcinomen wird oft ohne Not das Antrum und der Pylorus geopfert (Allgöwer und Nissen, 1954). Durch Antrumerhaltung (Allgöwer und Nissen, Holle und Heinrich, 1954) können schwerere Ausfallserscheinungen vermieden werden. Nach antrumerhaltenden Verfahren sieht man sogar postoperative Gewichtszunahmen, die nach totaler Gastrektomie kaum je vorkommen (Heusser, 1947). Leider können nach totaler Ausrottung des Magens durch Wiederherstellung der Duodenalpassage oder durch Ersatz des Magenreservoirs die Nachteile des Magenverlusts nur in geringem Umfang wettgemacht werden (Hart, 1963). Um so wichtiger ist es, keinen Magenteil unnötig zu opfern.

Technik (vgl. Abb. 446, 447). Die Ausdehnung der Resektion nach aboral beherzigt, daß der Tumor 6 cm von der Resektionslinie entfernt sein soll. Analog der subdiaphragmatischen Fundektomie und Totalresektion wird auch hier in cranio-caudaler Richtung operiert, weil dadurch die Entscheidung über eine zusätzliche Splenektomie aufs schnellste gefällt werden kann. Schlingenführung geht aus Abb. 446 und 447 hervor. Die Operation stellt die *Duodenalpassage teilweise* wieder her.

Beim Vorgehen nach Bandurski (1949) wird eine termino-laterale Oesophago-Jejunostomia ypsiloniformis retrocolica hergestellt und das abführende Jejunum dicht unterhalb der Antro-Jejunostomie durch Einengungsnaht undurchgängig gemacht. Dadurch wird die *Duodenalpassage vollständig wiederhergestellt.*

Zacho berichtet 1950 über 1 ähnlich operierten Fall, Nissen (1957) über 17 Fälle mit 1 Klinikmortalität. Bei allen übrigen wurden gute Erfolge erzielt. Eigene Untersuchungen (Abb. 448) gemeinsam mit Janker (1958) ergaben, daß trotz Pyloroplastik nur ein geringer Teil des Chymus das Duodenum orthograd passiert und daß trotzdem die Erholung eindeutig besser als nach Totalresektion ist. Demnach verbessert weniger die Passage über das Duodenum als die Erhaltung eines wenn auch noch so kleinen Antrumrestes die postoperative Erholung. So äußert sich auch Heusser (1947), welcher das Antrum blind verschloß und auch dann auffallend gute Erholung erreichte.

Ein Extremfall ist das Verfahren von Sacharow (1959). Der Magen wird nahezu total reseziert, nur die Hälfte des Pylorusmuskels bleibt stehen. Nach Art der Dünndarmzwischen-

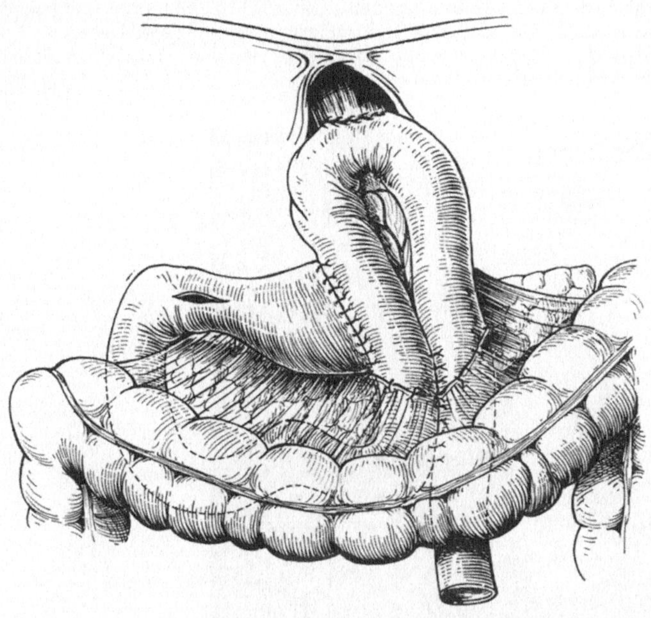

Abb. 446. Antrumerhaltende Resektion. (Nach NISSEN, 1944, 1950)

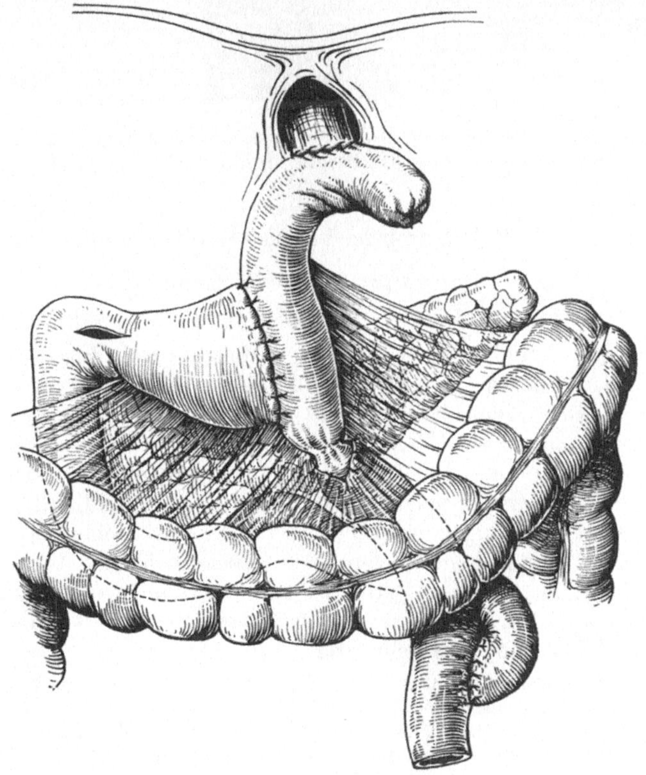

Abb. 447. Antrumerhaltende Resektion. (Nach BANDURSKI, 1949)

schaltungsoperation wird ein Jejunalsegment von 30—40 cm Länge am Oesophagus End-zu-Seit und aboral End-zu-End mit dem Pylorusrest anastomosiert. Derart soll die Entleerung in das Duodenum dem Physiologischen angenähert werden. SACHAROW erzielte in 9 Fällen befriedigende funktionelle Resultate.

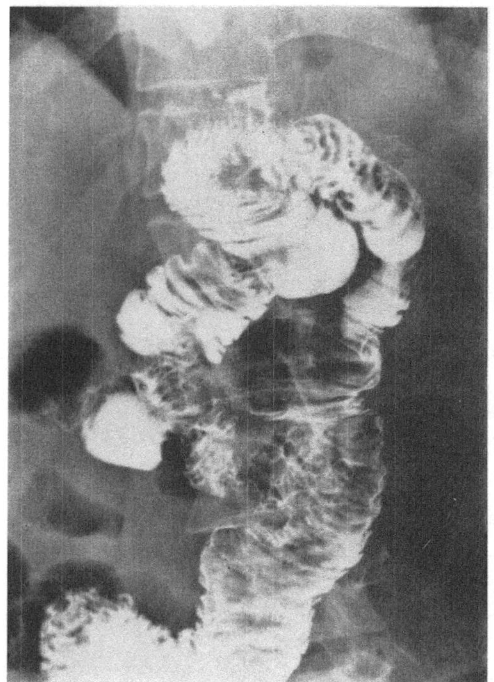
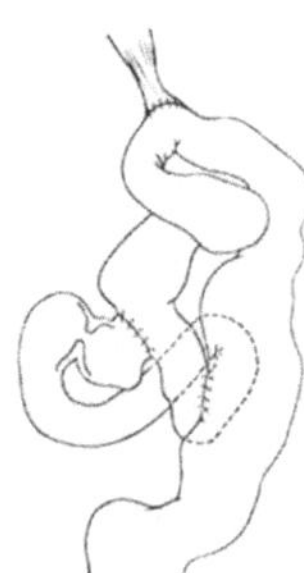

Abb. 448. *Korpus-Fundus-Carcinom* (♂, 50 Jahre). Zustand nach antrumerhaltender Resektion. Der Hauptpassageweg geht über die abführende Jejunumschlinge

β) Bei Tumoren im Fundus-Kardiabereich

αα) Die subdiaphragmatische Fundektomie

(HOLLE und HEINRICH, 1954, 1960) (Abb. 449)

Indikation. In erster Linie das große, penetrierende, fundusdeformierende Ulcus ad cardiam (s. dort); seltener das isolierte Fundus-Kardiacarcinom. *2 Resektionsvarianten:* Die *klassische subdiaphragmatische Fundektomie* und *die plastische epidiaphragmatische Fundektomie* kommen in Frage. Radikalität wird erzielt, solange der Tumor dem Stadium A I und II angehört und völlig frei beweglich im Fundusabschnitt gelegen ist. Die plastische epidiaphragmale Fundektomie (vgl. Abb. 450) hingegen kommt für Kardiacarcinome (Stadium A I, II) bei alten Patienten mit Nebenerkrankungen (Herzinsuffizienz, Lungenemphysem usw.) in Betracht. Beim alten Patienten läßt sich der Oesophagus meist gut mobilisieren und strecken, so daß seine Durchtrennung im Gesunden möglich ist. Freilich ist die Anastomose oft schwierig.

Technik. Als Zugangsweg empfiehlt sich entweder die Incision nach WANGENSTEEN (vgl. Abb. 128, gestrichelt) oder eine paramediane linksseitige Oberbauchlaparotomie mit Schnitterweiterung nach links und Einkerbung des Rippenbogens ohne Eröffnung der Pleurahöhle (vgl. Abb. 128). Ein weit aufhaltender Bauchdeckensperrer (vgl. Abb. 111) ist unerläßlich. Theoretisch ist es erwünscht, die R. oesophagici der A. gastrica sin. zu erhalten. Bei Carcinom wird dies fast niemals möglich sein. Die Anastomose ist daher nach Carcinomresektionen insuffizienzgefährdeter als nach Ulcusentfernung. In der Praxis hat sich herausgestellt, daß bei atraumatischem Arbeiten am Oesophagusstumpf die Erhaltung der R. oesophagici kein integrierender Bestandteil der Fundektomie ist. Von entscheidender Bedeutung ist auch hier die cranio-caudale Resektionsrichtung. Im übrigen entspricht das technische Vorgehen dem bei der Fundektomie wegen kardianahem Ulcus geschilderten (vgl. S. 486). Der Magenrest soll wenigstens noch die distale Hälfte des Magens umfassen. Ist hierdurch Radikalität nicht zu erreichen, so müssen andere Verfahren, z. B. die antrumerhaltende oder die Totalresektion herangezogen werden. Der Pylorus wird durch eine Pyloroplastik nach HEINICKE-MICULICZ erweitert.

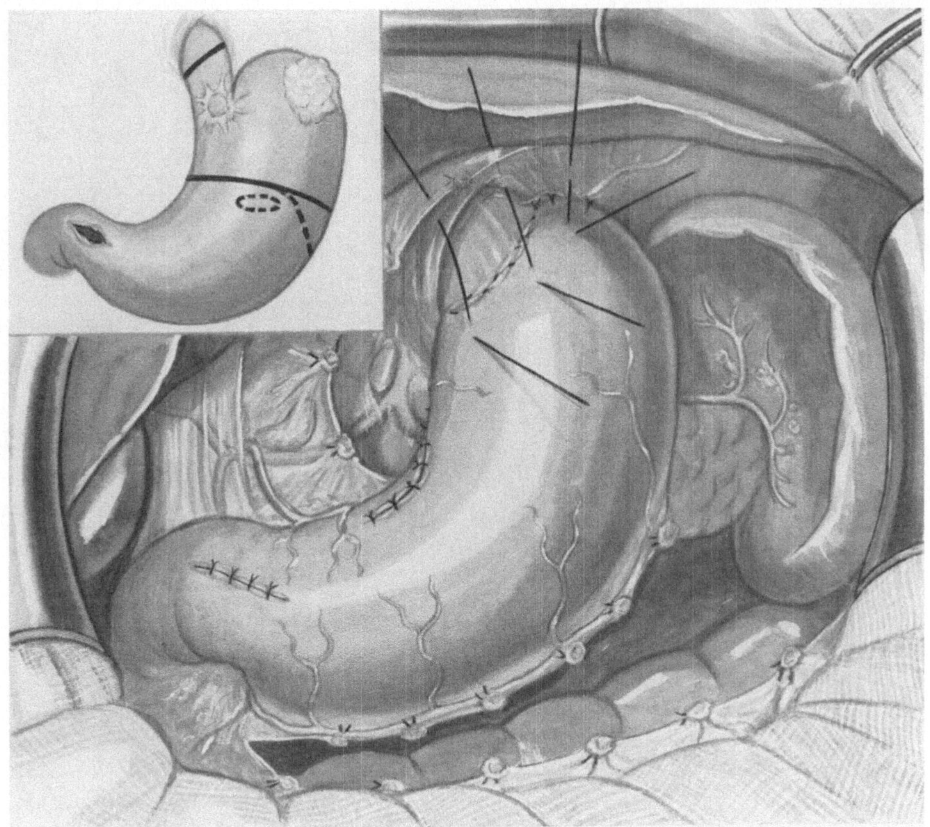

Abb. 449. *Klassische subdiaphragmatische Fundektomie.* — Resektionsvariante III (Variante I + II s. bei Ulcus ad card., S. 486; nach HOLLE und HEINRICH, 1954)

Die Oesophago-Gastroanastomose wird in schräger Richtung von links oben nach rechts unten 2—3 cm unterhalb des höchsten Punktes des vorher blind verschlossenen Magenrestes an dessen Vorderwand angelegt. Die spezielle Aufgabe besteht in der Wiederherstellung des Hisschen Winkels und einer kontinenten valvulären Anastomose (vgl. S. 628). Sie gelingt am einfachsten dadurch, daß die Oesophagushinterwand auf 3—4 cm Länge an die Magenvorderwand angelagert wird, während die vordere Nahtreihe als einschichtige, fortlaufende, einstülpende Mucosanaht (nach SCHMIEDEN) angefertigt wird. Die Naht kann durch überschüssiges Material des Lig. hepato-gastricum gedeckt werden, doch soll eine Deckung nicht mit Material aus der Nachbarschaft erzwungen werden, die Retraktion des Oesophagus könnte dadurch verhindert und die Insuffizienz der Naht begünstigt werden. Eine transnasale Sonde dient der ständigen Entlastung des Restmagens und ist eine wichtige Maßnahme zur Nahtsicherung. Auch anfänglich sehr klein wirkende Magenreste erweitern sich unter der Funktion meist erheblich und füllen das Magenbett bald wieder aus (vgl. Abb. 449). Zieldrainage ist empfehlenswert.

ββ) Die plastische epidiaphragmatische Fundektomie
(Holle u. Mitarb., 1963) (Abb. 450)

weicht von der subdiaphragmatischen Fundektomie dadurch ab, daß wegen der Kürze des Oesophagus eine subdiaphragmale Anastomose nicht gelingt. Magenfundus und Hisscher Winkel können nicht rekonstruiert werden; doch gelingt es durch Streckung des Oesophagus fast immer, die Durchtrennungslinie noch in den erforderlichen Abstand von 4—5 cm oberhalb der Tumorgrenze zu legen.

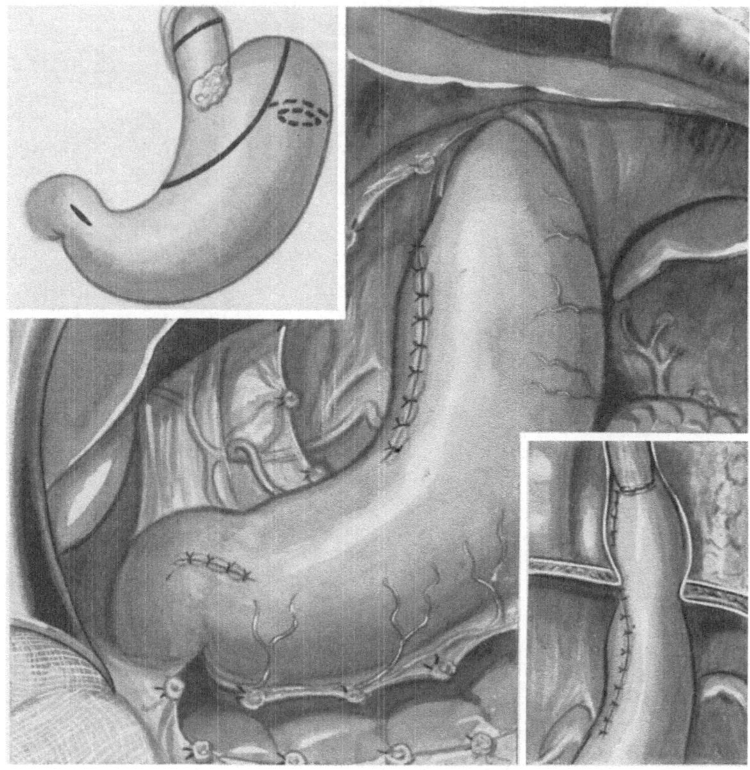

Abb. 450. *Plastische epidiaphragmatische Fundektomie.* — Resektionsvariante IV. (Nach Holle u. Mitarb., 1963)

Voraussetzung ist die Verwendung einer sicher fassenden Oesophagusklemme, welche Ausschlüpfen und Retraktion des Stumpfes sicher verhindert (vgl. Abb. 118). Der Magen wird ähnlich der plastischen subdiaphragmatischen Fundektomie durch bogenförmige Resektion (vgl. Abb. 330, 331) reseziert. Der Magenrest besteht im wesentlichen aus großer Kurvatur. Er wird zu einem Schlauch umgestaltet, der am höchsten Punkt End-zu-End oder End-zu-Seit mit dem Oesophagusstumpf anastomosiert wird. Die Anastomosierung ist mühsam. Sie gelingt nur unter Zuhilfenahme zahlreicher Hilfs- und Haltefäden und bei aufmerksamster Assistenz. Entsprechend dem Vorschlag von I. L. Lortat-Jacob, F. Fekéte, I. N. Maillard (1960) verwendet man für solche Anastomosen verschiedenfarbige Fäden für die einzelnen Nahtreihen und erleichtert dadurch die Aufrechterhaltung strenger Ordnung. Nach Fertigstellung der Anastomose soll der Magenrest im Hiatus nicht fixiert werden, damit die Anastomose nicht durch Retraktion unter Spannung gerät. Es sei betont, daß diese Variation der Fundektomie nur in Risikofällen in Frage kommt, denen eine radikalere Maßnahme unter keinen Umständen zugemutet werden kann (Abb. 451).

Resultate. Die Fundektomie in den beiden beschriebenen Varianten wurde bei 96 Carcinomen im Fundus-Kardiabereich sowie bei 1 Myom ausgeführt. Das Durchschnittsalter betrug 61,9 Jahre. Der älteste Patient war 78 Jahre. Die Klinikmortalität betrug 16,4%. Die Todesursache war stets eine Nahtinsuffizienz

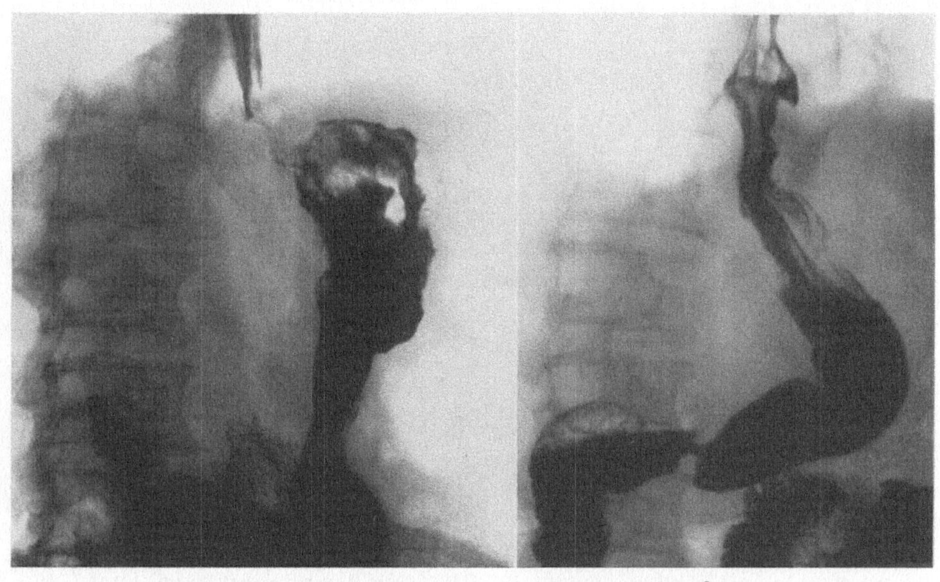

a   b

Abb. 451 a u. b. *Fundus-Kardiacarcinom*, a präop., b postop. — Plastische epidiaphragmale Fundektomie (♂, 68 Jahre, beschwerdefrei im 6. Jahr postop.)

mit ihren Komplikationen (Medastinitis, Pleuritis, Kreislaufversagen, Thrombose und Embolie). Dies war der Grund, zur plastischen epidiaphragmatischen Fundektomie überzugehen. Bei ihr wurden keine tödlichen Nahtinsuffizienzen mehr beobachtet, jedoch ist stets ein oesophagealer Reflux in Linksseitenlage und Kopftieflage vorhanden. Anläßlich einer Routinenachuntersuchung wurden folgende Angaben gemacht:

Subjektive Beschwerden: keine 48,5% ; mittlere 28,5% ; starke 22,8%

Körpergewicht:	Zunahme	41,7%
	gleichbleibend	37,1%
	Abnahme	21,8%
Leistungsfähigkeit:	voll arbeitsfähig	1,4%
	bedingt arbeitsfähig	57,1%
	arbeitsunfähig (meist infolge Alters)	31,4%

γ) Bei Tumoren im kardia-oesophagealen Übergangsbereich

Die abdomino-linksthorakale Resektion

(KÜMMEL, 1920; KIRSCHNER, 1922; ADAMS und PHEMISTER, 1938; GARLOCK, 1939; LORTAT-JACOB, 1944) (Abb. 452 und 453)

Indikation. Die Standardoperation für die radikale Entfernung von Tumoren in der kardio-oesophagealen Übergangszone ist der Zweihöhleneingriff auf

41*

abdomino-linksthorakalem oder auf linksthorako-abdominalem Zugang. Am häufigsten wird der klassische abdomino-linksthorakale Zugang mit Durchtrennung des Rippenbogens und des Zwerchfells gebraucht (KIRKLIN und CLAGETT, 1951; QUÉNU und PERROTIN, 1960; LORTAT-JACOB, FEKÉTE, MAILLARD, 1960; N. C. TANNER, 1961; HARTENBACH, 1963; REMINE-PRIESTLEY-BERKSON, 1964).

Technik. Der kombinierte abdomino-linksthorakale Zugang gewährt die beste Übersicht über die kardia-oesophageale Übergangszone, nicht hingegen über den mittleren und oberen

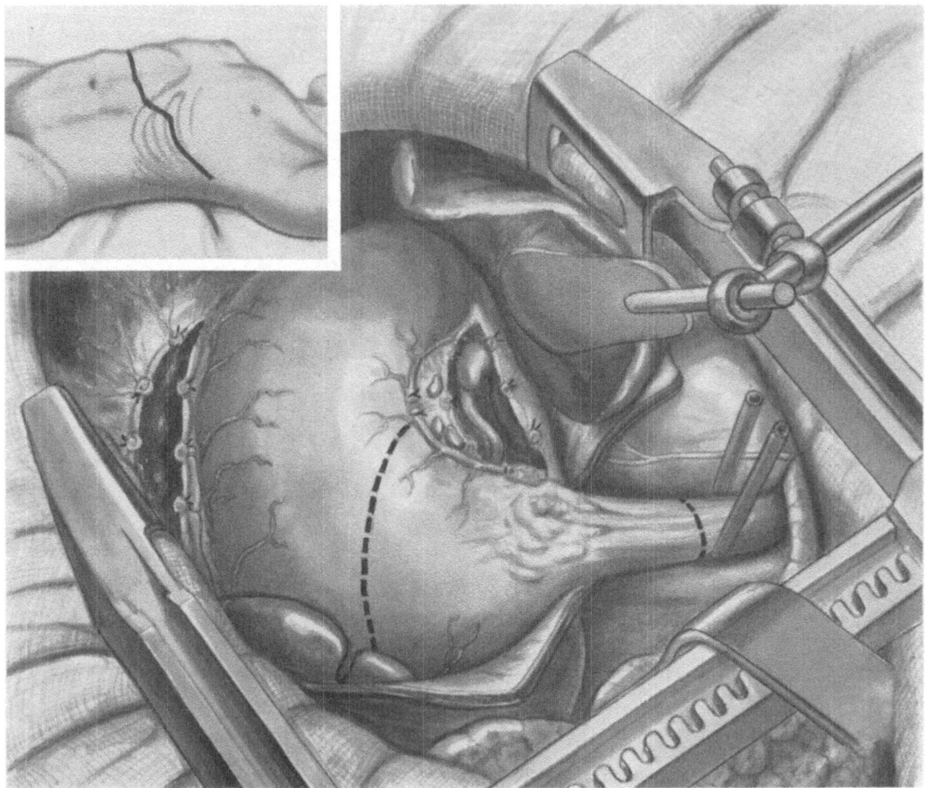

Abb. 452. Abdomino-linksthorakale Kardia-Oesophagusresektion (I). Insert: Zugang.
Mobilisation des kardia-oesophagealen Übergangsbereiches

Oesophagus und das Abdomen. Der Patient ist rechtsseitlich oder halbrechtsseitlich gelagert. Der Schnitt wird schräg oder quer über den Oberbauch bis zum linken Rippenbogen gelegt. Zunächst wird nur abdominell eröffnet und der Tumor auf Operabilität überprüft. Erst dann wird der Schnitt durch den Rippenbogen in den ICR-VIII links erweitert. Das Zwerchfell wird vom Ansatz am Rippenbogen bis zum Hiatus oesophageus im Muskelfaserverlauf durchtrennt. Ein Rippensperrer nach FINOCHIETTO oder LORTAT-JACOB (vgl. Abb. 452, im Gebrauch) wird eingesetzt und soweit geöffnet, daß Magen, caudaler Oesophagus, linker Leberlappen und Milz überblickt werden können. Sollte sich jetzt erst Inoperabilität herausstellen, kann wenigstens noch eine palliative Seit-zu-Seit-Oesophago-Gastrostomie ausgeführt werden.

Nun wird auf den Oesophagus vorgegangen und dieser bis in Höhe der V. pulmonalis caud. isoliert. Im Unterschied zu den meisten Autoren empfehlen wir die Durchtrennung des Oesophagus schon zu dem Zeitpunkt, wo sich die Durchtrennungsstelle unter dem Gesichtspunkt zuverlässiger Radikalität sicher erkennen läßt. Durch frühzeitige Durchtrennung lassen sich wiederholte Manipulationen im Tumorbereich auf ein Mindestmaß reduzieren, welche u. U. die Dissemination von Tumorzellen begünstigen. Es soll auch bei dieser Operation das Prinzip der cranio-caudalen Resektionsrichtung gewahrt werden, um die Frage der zusätzlichen Splenektomie, Omentektomie und den Befall der regionären Lymphknoten rasch beurteilen zu können. Splenektomiert wird nur, wenn der Milzhilus, Pankreasschwanz oder benachbarte Lymphknoten Tumorbefall aufweisen. Die Milz routinemäßig mitzuentfernen, ist nicht berechtigt, zumal die Splenektomie auch ihrerseits mit Komplikationen belastet ist (Thrombose der V. lienalis und portae; Quan und Castleman, 1949). Ähnliches gilt für die Entfernung des großen Netzes, dessen Erhaltung für die Vascularisation des Magenrestes bedeutsam ist.

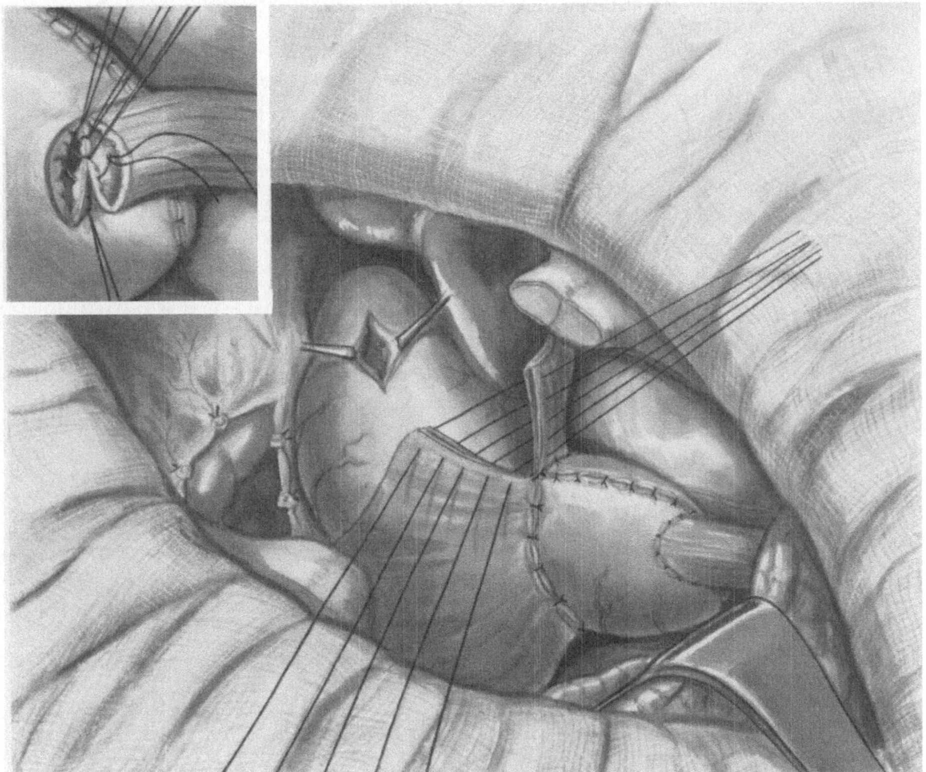

Abb. 453. Abdomino-linksthorakale Kardia-Oesophagusresektion (II). Insert: oesophago-gastrische Anastomose. Wiederherstellung des Übergangsbereiches

Das Lig. gastrocolicum wird so abgetrennt, daß die gastroepiploische Gefäßarkade und damit die von rechts kommenden Magengefäße erhalten bleiben. Es folgt die Durchtrennung der A. gastrica sin. und die Ausräumung der LN coeliaci (I). Das Oesophago-Kardia-Magenpräparat ist nun nur noch im Bereich des Antrums gestielt. Seine Durchtrennung erfolgt am besten nicht quer zur Magenachse, sondern bogenförmig, etwa die Grenzlinien zwischen den Lymphabflußgebieten I und III berücksichtigend.

Die oesophago-gastrische Aanastomose wird entweder am höchsten Punkt des Magenrestes angelegt (Borchers, 1928; Tanner, 1949) oder als End-zu-Seit-Anastomose an der Vorderwand des Magenrestes in einem zuverlässig durchbluteten Magenwandabschnitt, und zwar so, daß eine refluxkontinente Anastomose (vgl. Abb. 433—437) erzielt wird.

Eine *Pyloroplastik* darf niemals vergessen werden. Die Entleerung des Magens nach caudalwärts darf nicht behindert sein. Die Entleerungsbegünstigung und eine konsequente Lagerungsbehandlung (Schlafen mit angehobenem Oberkörper) gehören zu den wichtigsten

Maßnahmen der Refluxbekämpfung. Die mediastinale Pleura soll *nicht* völlig verschlossen werden, damit anfallendes Sekret — u. U. auch bei Nahtinsuffizienz der Mageninhalt — über eine stets einzulegende Pleuradrainage abgeleitet wird. Das Zwerchfell wird rings an den hochgeführten Magen fixiert. Der Ring darf zu keiner Stenosierung führen, er soll jedoch zur Entlastung der oesophago-gastrischen Anastomose beitragen. Anschließend werden die freien Ränder des Zwerchfells so vernäht, daß auch bei voller Zwerchfellkontraktion die oesophago-gastrische Anastomose nicht unter Zug gerät.

Die postoperative Nachsorge hat die mancherorts aus übergroßer Vorsicht übliche perorale Nahrungs- und Flüssigkeitskarenz über zu lange Zeit zu meiden. Das Trinken von einem Schluck Tee pro Stunde wird vom 1. postoperativen Tag an erlaubt. Flüssige Diät beginnt am 4. Tag und wird rasch gesteigert. Die Pleuradrainage sollte so lange beibehalten werden, als größere Exsudatmengen anfallen und die Dichtigkeit der Anastomose noch nicht erwiesen

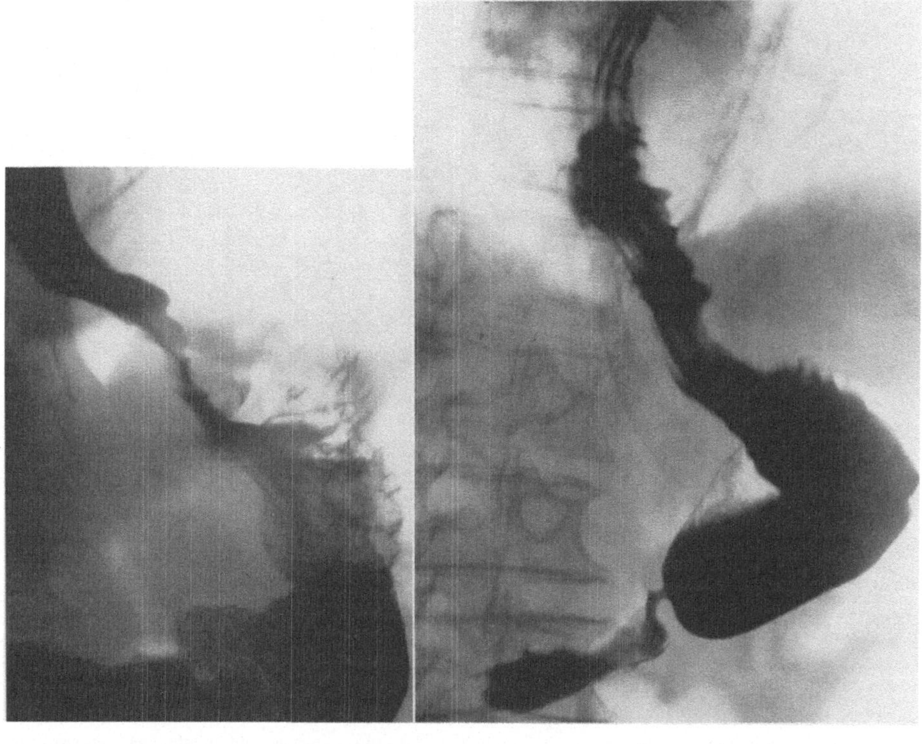

a   b

Abb. 454a u. b. *Fundus-Kardia-Oesophaguscarcinom.* a Zustand präop., b Zustand nach abdomino-linksthorakaler proximaler Resektion (♂, 54 Jahre, im 4. postop. Jahr beschwerde-frei)

ist (Röntgen-Kontrolle zwischen 9.—11. postop. Tag). Dem gastro-oesophagealen Reflux muß durch ständige Erhöhung des Kopfendes des Bettes auch während der Nacht vorgebeugt werden. Bei bronchialer Aspiration entschließe man sich rechtzeitig zur Tracheotomie.

Resultate. In Anbetracht der beim Nichtoperierten binnen kürzester Frist mit 100% Wahrscheinlichkeit eintretenden Mortalität, ist die operative Therapie auch dann gerechtfertigt, wenn die Aussichten auf Dauerheilung gering sind. Natürlich sollte die Operation nur dort unternommen werden, wo die Resultate den Erfolgsziffern repräsentativer Statistiken des letzten Jahrzehnts standhalten.

Solche sind:

Tabelle 63

Autor	Zahl der Operationen	Zahl der Resektionen	Postoperative Mortalität	5-Jahres-Überlebenszeit
Tanner (1940—1959)	353	195		
Tanner und Smither (1961)				33,3% (Plattenepithel-carcinom) 24,7% (Adenocarcinom)
Klein und Garlock (1956)	31		11	4
Sweet (1957)				
(kurative Resektionen)	68		4	20
(palliative Resektionen)	90		12	5
Resano (1957)	326		88	7
Pack und McNeer (1948)			33%	
Bittmann, Korhon und Krč (1962)		27 (62,5%)	15,1%	
Nakayama (1959)				
intrathorakale Oe-G	13		7	
abdominelle Oe-G	199		3	25
Ellis (Mayo-Klinik 1946—1960)		273 (43,1%)	41 (15%)	143 (14,9%)
			Plattenepithelcarcinom	17
			Adenocarcinom	124

Aus der jüngsten Statistik der Mayo-Klinik (Ellis, 1964) mit der Mortalitäts-rate von 11% (47 Todesfälle von 426 Operierten) geht hervor, daß auch dort die Todesursache in beinahe der Hälfte der Fälle eine Nahtinsuffizienz war. Abb. 454 zeigt einen Fall einer abdomino-linksthorakalen Kardia-Oesophagus-resektion im 4. postoperativen Jahr beschwerdefrei.

δ) Bei Kardia-Oesophagustumoren (inkl. caudaler Oesophagushälfte)

αα) *Die abdomino-rechtsthorakale Resektion*

(I. Lewis, 1946; T. Holmes-Sellors, 1947, 1950) (Abb. 455—465)

Verfahrenswahl (vgl. Abb. 417f). Das abdomino-rechtsthorakale Vorgehen eignet sich für alle Prozesse im kardio-oesophagealen Übergang und in den caudalen zwei Dritteln des thorakalen Oesophagus. Wegen der ausgedehnteren Übersicht Abb. 455 nach caudal ist sein Anwendungsbereich größer als das der abdomino-linksthorakalen Resektion. I. Lewis (1946) war der erste, welcher die zweiaktige Operation in zwei Sitzungen im Abstand von 15 Tagen ausführte. T. Holmes-Sellors, Santy und Ballivet, A. Mouchet (1947) führten die zweiaktige Operation in einer Sitzung durch. Holmes-Sellors hat außerdem dahingehend modifiziert, daß er den zweiten Akt in Bauchlage, d. h. von einer kleinen dorsalen rechtsseitigen Thorakotomie aus, vornimmt. Erst in den letzten Jahren wird der Eingriff auch im deutschen Sprachraum vertreten (Allgöwer, 1959; Holle, 1961; Nissen, 1963; Schleyer, 1963). Die Vorteile der Methode sind: 1. Der intrathorakale Oesophagus ist von rechts her am unmittelbarsten erreichbar. Der Zugang ist besonders einfach, wenn sich der Patient in Bauchlage befindet. Es genügt eine kleine Thorakotomie, durch welche die Belastung des

Patienten denkbar gering ist. 2. Bei Tumorbefall des Oesophagus ist es wichtig, daß der thorakale Oesophagus weit oberhalb des Tumorniveaus (6—8 cm Sicher-

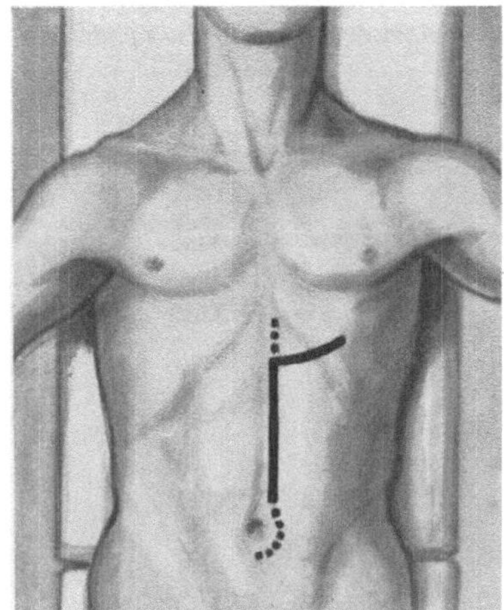

heitszone!) durchtrennt wird und u. U. die oesophago-gastrische Anastomose in der Pleurakuppel ausgeführt wird. In der linken Pleurahöhle sind die Voraussetzungen hierzu ungünstiger als rechts. 3. Die Freilegung von rechts schont die Nn. cardiaci, welche von links die Aorta überkreuzen. Die Freilegung von links führt deshalb zu einem stärkeren Schockereignis, als das Vorgehen von rechts.

Gegen das Verfahren spricht nur die Umlagerung zwischen beiden Operationsakten. Nach unserer Erfahrung stellt sie keine wesentliche Verzögerung oder Belastung dar. Die Pause wird vom Anaesthesisten zur gründlichen Bronchialtoilette und vollständigen Kreislaufrehabilitation verwendet.

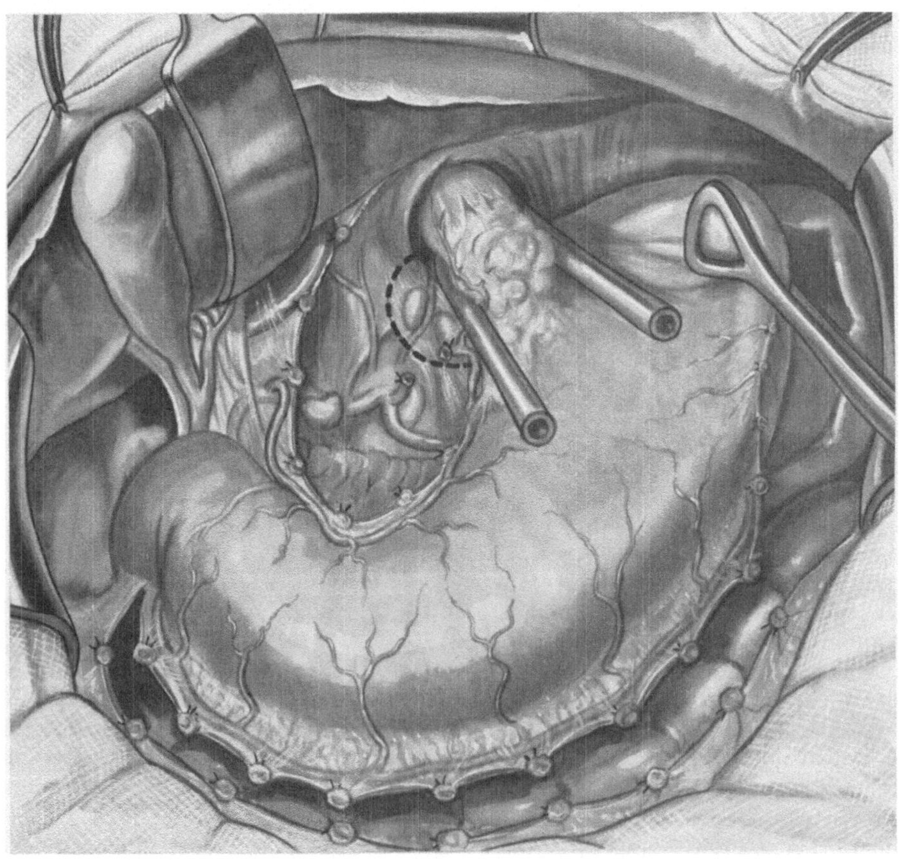

Abb. 455. *Abdomino-rechts-thorakale Fundus-Kardia-Oesophagusresektion (I)*
(nach T. HOLMES-SELLORS, 1947, 1950): Abdomineller Akt

Technik (vgl. Abb. 455—461).

1. Abdomineller Akt. Paramedianschnitt links evtl. mit cranialer Schnitterweiterung nach links mit Einkerbung des Rippenbogens (vgl. Abb. 455, insert.). Der Tumor wird auf Operabilität und die Lymphabflußgebiete I—IV auf Tumorbefall geprüft. Kein anderer Zugang gestattet die Beurteilung des Lymphknotenbefalls ebenso vollständig. Bei Operabilität wird der Magen nebst Kardia unter Schonung der von rechts kommenden Gefäße (A. gastrica

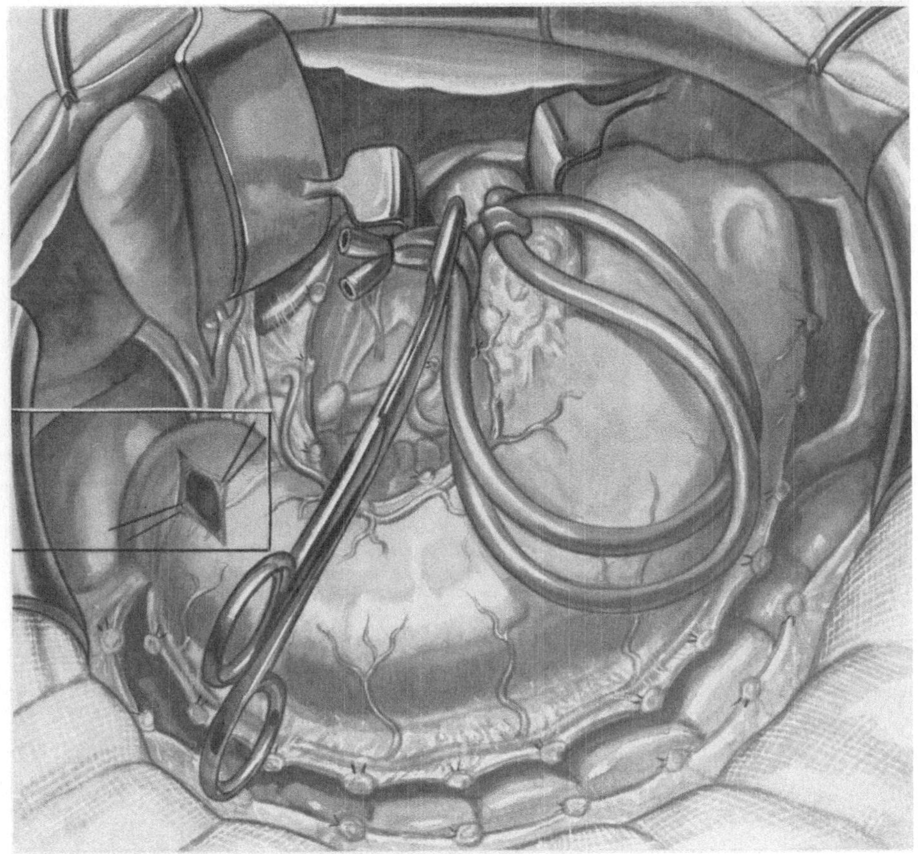

Abb. 456. *Abdomino-rechts-thorakale Fundus-Kardia-Oesophagusresektion* (nach T. H. SELLORS) (II): Vorbereitung des Durchzugs

dext. und gastro-epiploica dext.) mobilisiert. Sind die suprapankreatischen und lienalen Lymphknoten frei, so kann die Milz belassen werden. Andernfalls ist das Verfahren nicht adäquat und eine erweiterte Resektion erforderlich. Die A. gastrica sin. wird ligiert und die LN. coeliaci und cardiaci sorgfältig ausgeräumt. Die Kardia kann nun luxiert und mit einem dicken Gummizügel unterfahren werden. Der Zügel wird um die Kardia verknotet und eine Schlinge gebildet, welche nach Dilatation des Hiatus in das Mediastinum hochgeschoben wird. Auch der Kardiatumor kann schon durch den Hiatus nach oben gedrückt werden. Die Elastizität der Zwerchfellschenkel hält ihn im hinteren Mediastinum wie in einem Knopfloch fest. Das Hochführen des mobilisierten Magens im zweiten Akt ist dann sehr einfach. — Breite Pyloroplastik! — Zieldrainage. — Verschluß des Abdomens. — Umlagerung in Bauchlage (vgl. Abb. 458, insert).

2. Thorakaler Akt. Dorsale Thorakotomie rechts im Bett der 5. Rippe, 10—15 cm Länge. Sie führt unmittelbar auf den dicht vor der Wirbelsäule subpleural gelegenen Oesophagus. Über ihm wird die Pleura längsinzidiert und die V. azygos doppelt ligiert (vgl. Abb. 458). Bei Freimachen des Oesophagus und des Tumors ist auf die Gefäßversorgung zu achten, die sehr variabel sein kann. Ist z. B. eine A. oesophagica propria sehr stark und die Vascularisation des mittleren Oesophagus von ihr abhängig, so wird man die Anastomose weiter nach cranial in den Versorgungsbereich der A. thyreoidea caud. legen. In Höhe des Arcus aortae ist die Vascularisation des Oesophagus stets optimal. Ohne weiteres kann die Anastomose auch supraaortal, also im oberen Drittel des thorakalen Oesophagus angelegt werden (vgl. Abb. 465 und 190a). Der rechtsseitige Teil des Plexus oesophagicus und die zum rechten Lungenhilus

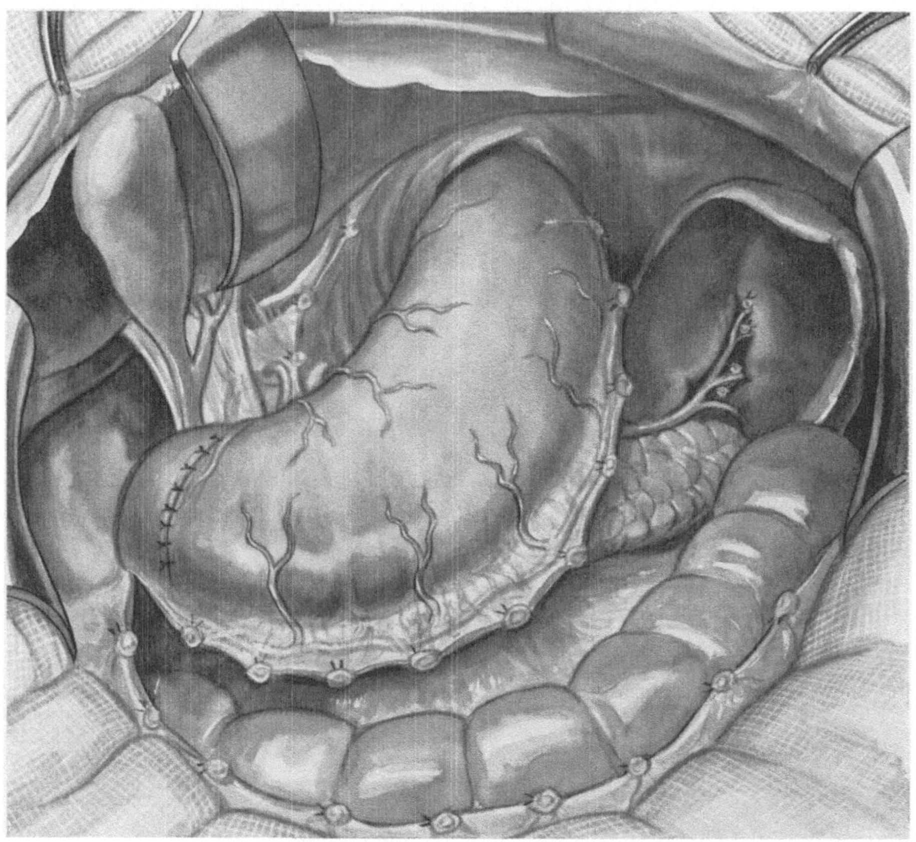

Abb. 457. *Abdomino-rechts-thorakale Fundus-Kardia-Oesophagusresektion (III)* (nach T. H. SELLORS): Situation im Abdomen nach erfolgtem Durchzug

ziehenden Fasern müssen geopfert werden. Der linksseitige Plexus hingegen kann oft unversehrt bleiben (vgl. Abb. 458). Nach der Durchtrennung bleibt der orale Stumpf offen und wird mit Streifen abgedeckt. Klemmenfreies Vorgehen am Oesophagusstumpf ist die Voraussetzung für seine Unversehrtheit. Der mobilisierte Magen wird in die Thoraxhöhle heraufgezogen und mit einem geraden oder (besser!) mit einem gebogenen Klammernähapparat weit genug aboral von der Tumorgrenze durchtrennt. Blindverschluß des Magenrestes durch fortlaufende Mucosanaht und seroseröse Einzelknopfnähte.

Die oesophago-gastrische Anastomose wird mit klemmenfreier Nahttechnik auf möglichst einfache Weise (vgl. Abb. 460) ausgeführt. Die Technik geht aus der Abbildung hervor. Freilich können auch mehrschichtige Techniken der Oesophago-Gastroanastomose (nach LORTAT-JACOB u. Mitarb., DEBAKEY, OCHSNER u. a.) Verwendung finden. Einen wesentlichen Vorteil darf man sich davon nicht versprechen. Der schlauchförmig gestreckte Magen füllt das ehemalige Oesophagusbett aus und überragt es nach rechts (vgl. Abb. 461). Zur Vermeidung seiner Dilatation wird er in die freien Pleuraränder eingenäht. Je höher die Magenkuppe in die rechte Pleurahöhle gebracht wird, d. h. je weiter der Magen nach cranial gestreckt wird, desto weniger hat man Störungen durch seine Dilatation zu befürchten. Nicht genügend gestreckte und fixierte Mägen können zu intrathorakalen Raumbeengungen führen (vgl. Abb. 463). Ein sehr stark dilatierter Magen sollte daher von vornherein zu einem schmalen, aus großer Kurvatur bestehenden Schlauch umgeformt werden. Die Anastomose wird besser nicht am höchsten Punkt, sondern einige Zentimeter darunter angelegt. Der oesophageale Reflux ist sonst unvermeidlich (Abb. 464). Wurde der höchste Punkt des Magens

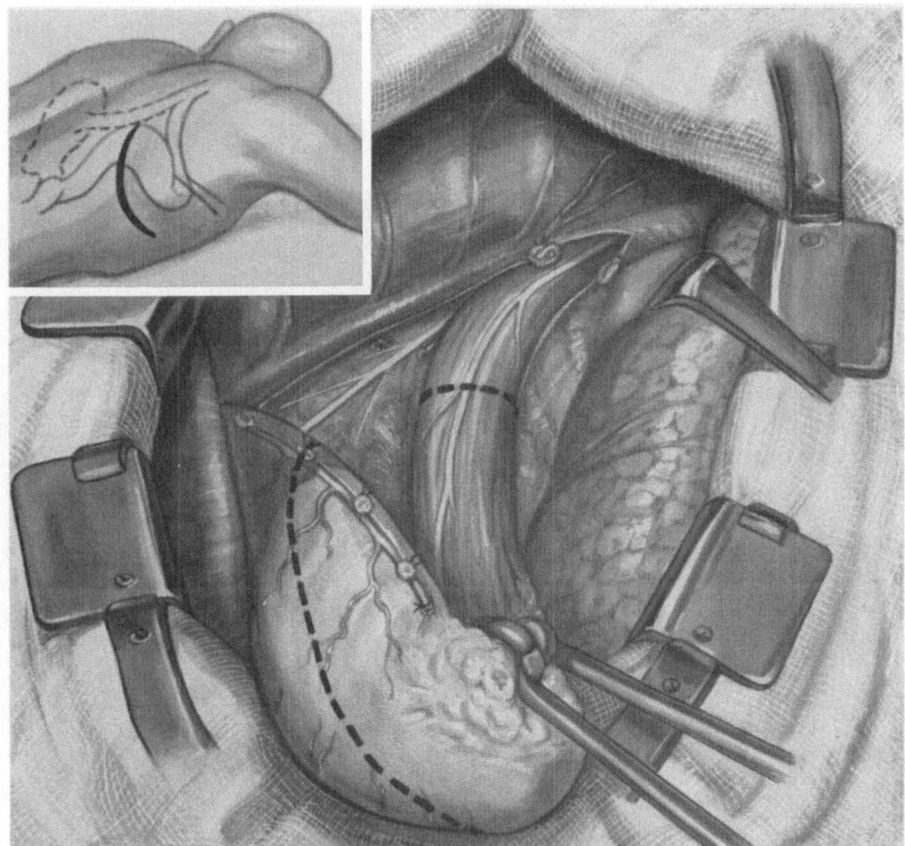

Abb. 458. *Abdomino-rechts-thorakale Fundus-Kardia-Oesophagusresektion (IV)* (nach T. H. Sellors): Thorakaler Akt, Situation nach erfolgtem Durchzug

in der Pleurakuppe fixiert und der Oesophagusstumpf handbreit tiefer in den Magenrest implantiert, so ergeben sich viel günstigere Verhältnisse (Abb. 465).

Resultate. Röntgenkinematographische Untersuchungen (Holle, 1963) zeigten, daß die hohe End-zu-Seit-Oesophago-Gastroanastomose bezüglich des Refluxes die besten Resultate erbringt.

Das kombinierte abdomino-rechtsthorakale Vorgehen ist für alle Tumoren im kardio-oesophagealen Übergangsbereich sowie im caudalen und mittleren Drittel des Oesophagus sehr brauchbar. Mit Umlagerung zwischen abdominellem und thorakalem Operationsakt (Lewis, Sellors) oder ohne Umlagerung (Allgöwer) wird man die Erfahrung machen, daß dieses kombinierte Vorgehen größtmögliche Radikalität mit größtmöglicher Schonung des Patienten verbindet.

Tabelle 64. *Resektionsquote, Mortalität und Überlebenszeit nach abdomino-rechts-thorakalen Resektionen*

Autor	Zahl der Operationen	Zahl der Resektionen	postoperative Mortalität	5-Jahres-Überlebenszeit
Sweet (1957)	36		9	6
Resano (1957)	184		116	6
Ellis (1959)		38	7	5
Nakayama (1959)	38		6	0
Allgöwer (1959)		7	1	
Holle (1961)		34	4	3
Schleyer (1963)		9	4	0

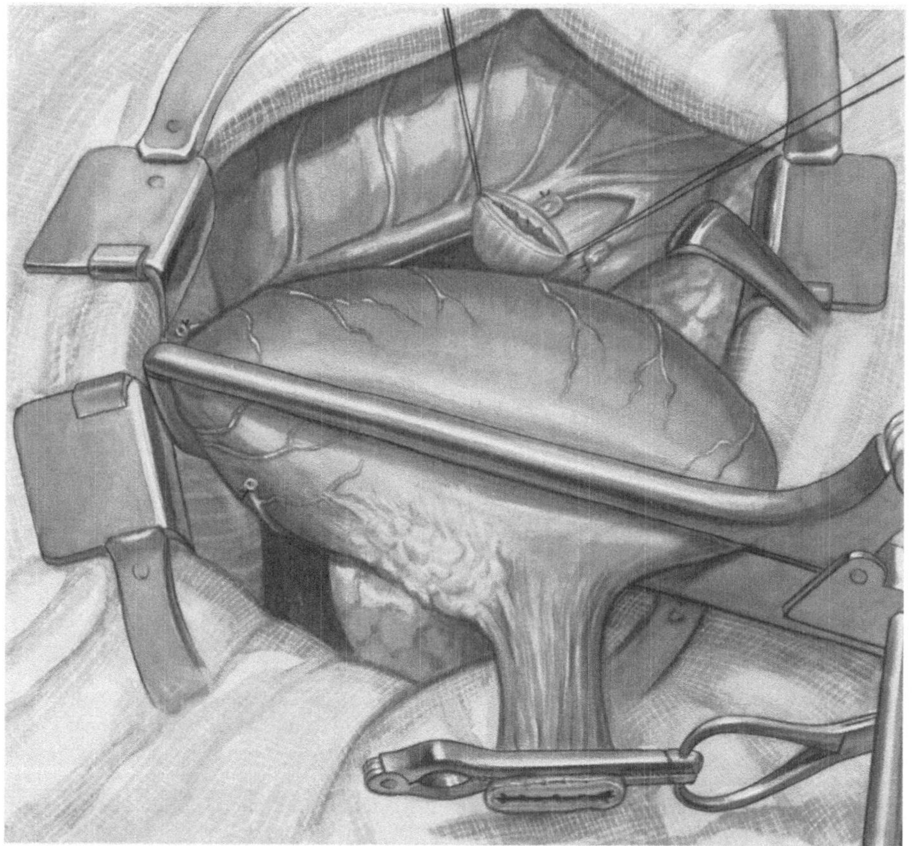

Abb. 459. *Abdomino-rechts-thorakale Fundus-Kardia-Oesophagusresektion (V)*
(nach T. H. Sellors): Resektion des tumortragenden Fundus-Kardia-Oesophagusabschnitts

ββ) Die linksthorako-(transdiaphragmatico)-abdominale Resektion
(Nissen, 1937; Garlock, 1938; Adams u. Phemister, 1938; Lortat-Jacob und Mathey, 1944; Sweet, 1948; Rudler, 1948)

Indikation. Der alleinige linksthorakale Zugang zum caudalen Oesophagus und der Kardia ist für die Resektionstherapie von Tumoren in diesem Bereich meist nicht ausreichend. Er wurde daher vorwiegend für die Entfernung gutartiger Prozesse verwendet. So z. B. von NISSEN (1937) für die transthorako-abdominale Resektion des kardianahen Ulcus, von SWEET, LORTAT-JACOB, RUDLER für die Entfernung von Narbenstenosen und gutartiger Tumoren im caudalen Oesophagus. Schließlich für die Kardiomyotomie bei Kardiospasmus (vgl. S. 536) oder bei Hiatushernien (vgl. S. 520) oder zur Behandlung bestimmter Formen des Megaoesophagus (D'ALLAINES, DUBOST und GAUCHY, 1948; WANGENSTEEN, 1951).

Nur in erweiterter Form, d. h. durch transdiaphragmales Eingehen in den Oberbauch und Ausdehnung des intrathorakalen Eingriffs nach cranial hat der Eingriff für die Malignomresektionen praktische Bedeutung. Da er historisch

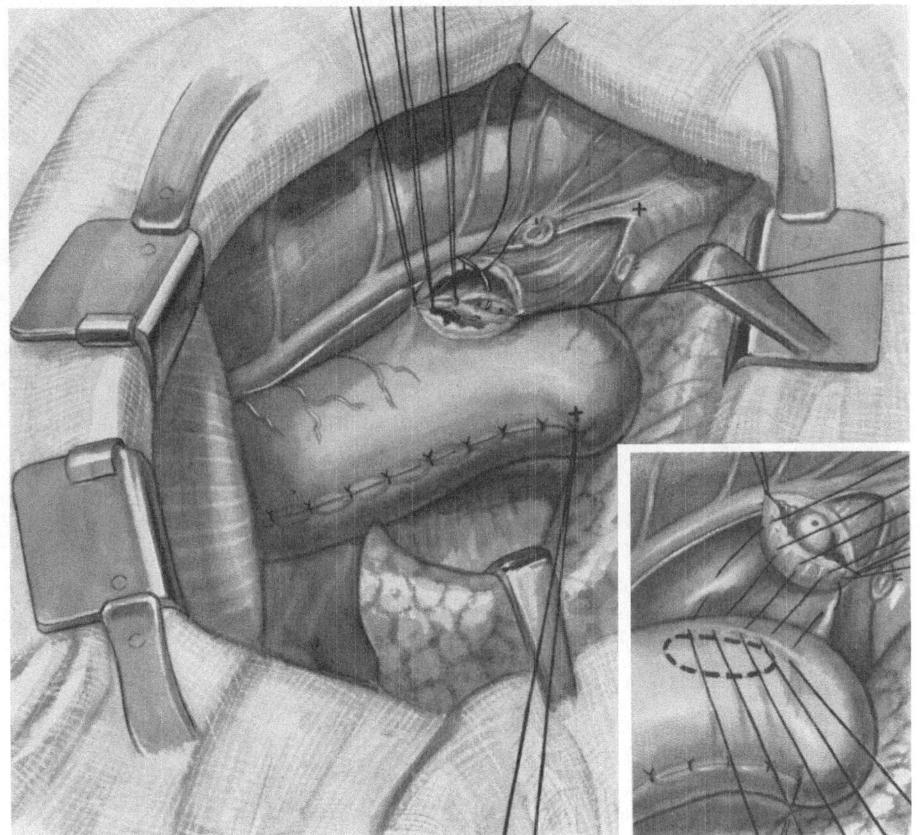

Abb. 460. *Abdomino-rechts-thorakale Fundus-Kardia-Oesophagusresektion (VI)* (nach T. H. SELLORS): Oesophago-gastrische Anastomose

gesehen zur Entwicklung der Eingriffe an der Kardia gehört, wird er hier dargestellt.

Technik (vgl. Abb. 466).

Zugangsweg. Rechtsseitenlagerung, Incision über dem ganzen Verlauf der 8. Rippe; Incision der Pleura mediastinalis im Sulcus zwischen Aorta und Oesophagus; Aushülsen des caudalen Oesophagus aus seinem Bett unter sorgfältiger Gefäßschonung. Sofern die stumpfe

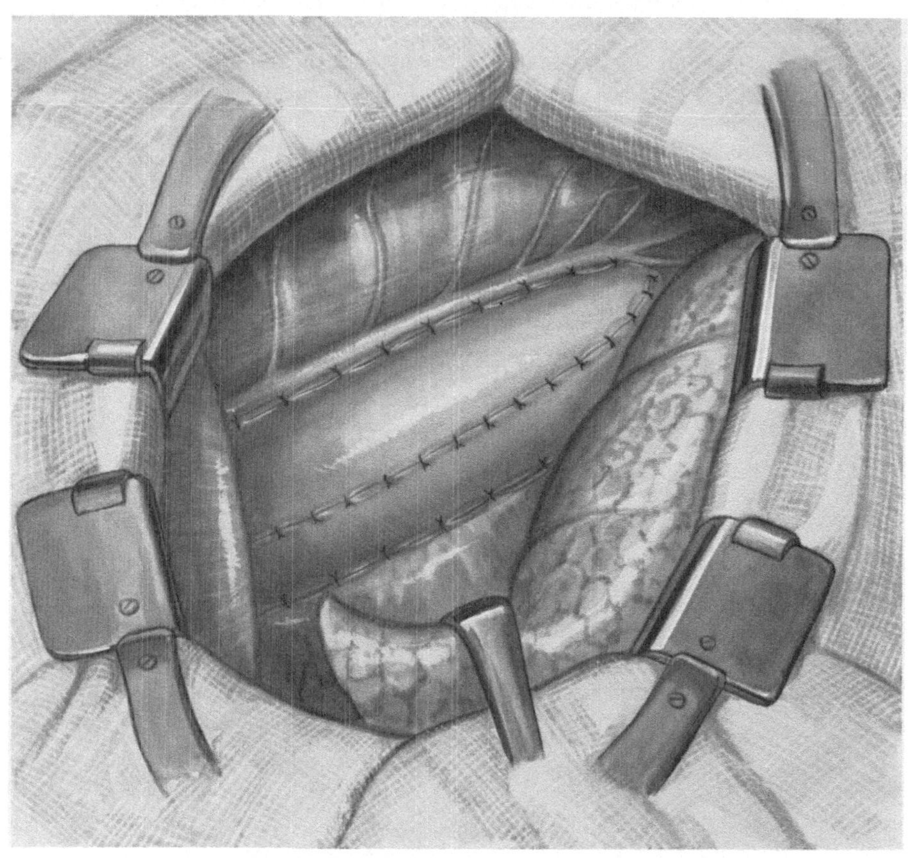

Abb. 461. *Abdomino-rechts-thorakale Fundus-Kardia-Oesophagusresektion (VII, VIII)* (nach T. H. SELLORS): Endzustand. Insert: Lage des Thoraxmagens

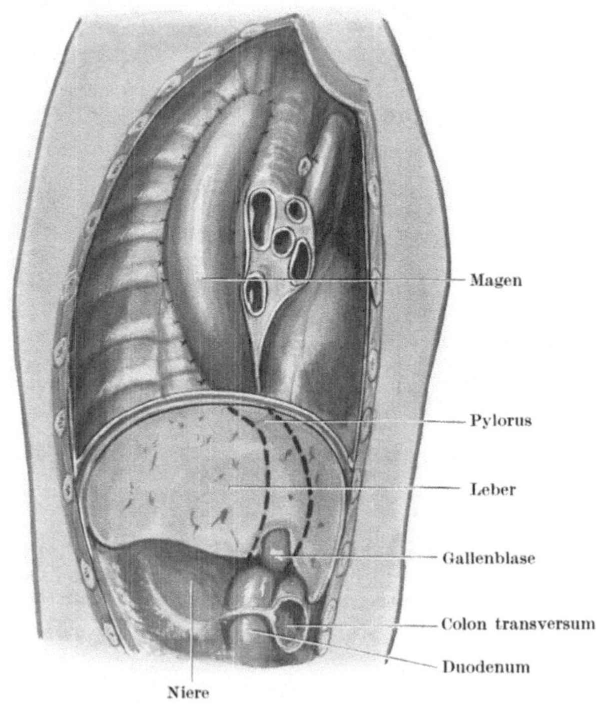

Abb. 461. Insert

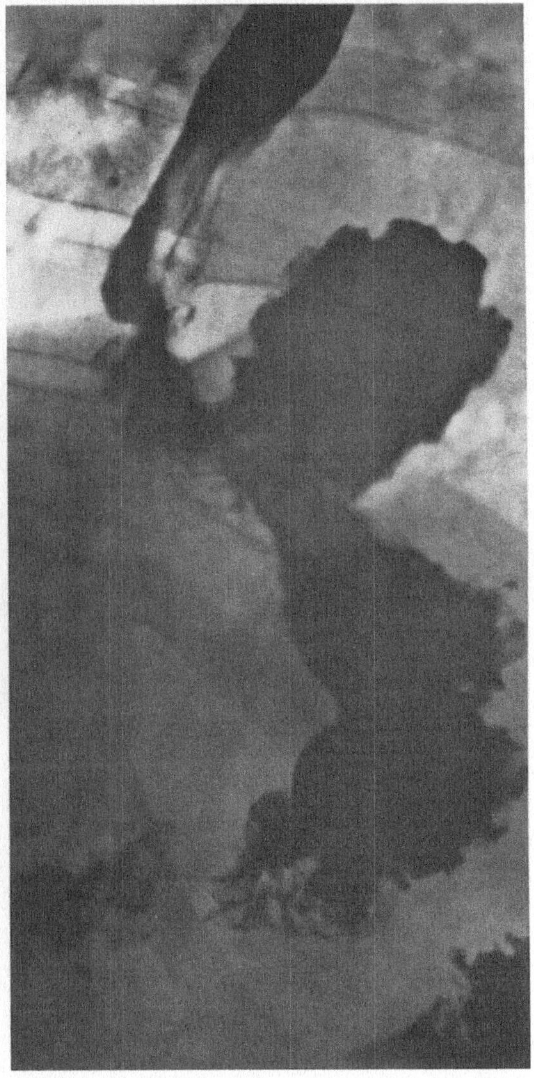

Abb. 462. Kardia-Oesophagus-Carcinom in einer gemischten Hiatushernie — entfernt durch
abdomino-rechts-thorakale Fundus-Kardia-Oesophagus-Resektion (vgl. Abb. 463)
(♂, 44 Jahre)

Dilatation des Hiatus oesophageus nicht genügt, wird die Zwerchfelldurchtrennung vom
Centrum tendineum beginnend bis in den Hiatus vorgeführt. Der N. phrenicus wird geschont.
Der Hiatus muß besonders sorgfältig, am besten über dem Zeigefinger der linken Hand incidiert werden; denn in ihm verläuft die Arkade der A. phrenica caudalis sin.; nach Spaltung
des Zwerchfells wird das Lig. gastro-lienale schrittweise durchtrennt. Nun kann die Mobilisation der großen und kleinen Kurvatur etwa bis zur Magenmitte vorgetrieben werden. Die
Milz kann erhalten oder exstirpiert werden und die A. gastrica sin. ligiert werden. Bei starker
Adipositas des Patienten kann speziell der Akt der Ligatur der A. gastrica sin. erleichtert
werden, wenn vorher der Oesophagus cranial durchtrennt wurde. Die Absetzung des Präparates und die Herstellung der oesophago-gastrischen Anastomose sind hier die gleichen wie bei
jeder proximalen Resektion. Das gilt auch für das Einnähen des hochgeführten Magens in

den neugeschaffenen Hiatus. Einige Autoren treten für eine abschließende Deckung der oesophago-gastrischen Anastomose durch Netzzipfel oder Pleuralappen ein (QUÉNU und PERROTIN, 1960; HARTENBACH, 1963). Die Pleurahöhle wird durch Doppellumenkatheterdrainage drainiert.

γγ) Linksthorako-abdominales Vorgehen nach I. C. RUDLER (1948)

Indikation. RUDLER schlägt *bei Tumoren des mittleren Drittels des Oesophagus* nicht den abdomino-linksthorakalen Weg ein, sondern nimmt den linksthorako-abdominalen Weg mit Aufschieben der Rippenbogendurchtrennung bis die Operabilität des Tumors auf rein linksthorakalem Wege geprüft worden ist. Dies hat den Vorteil, daß eine unnötige Durchtrennung des Rippenbogens vermieden wird.

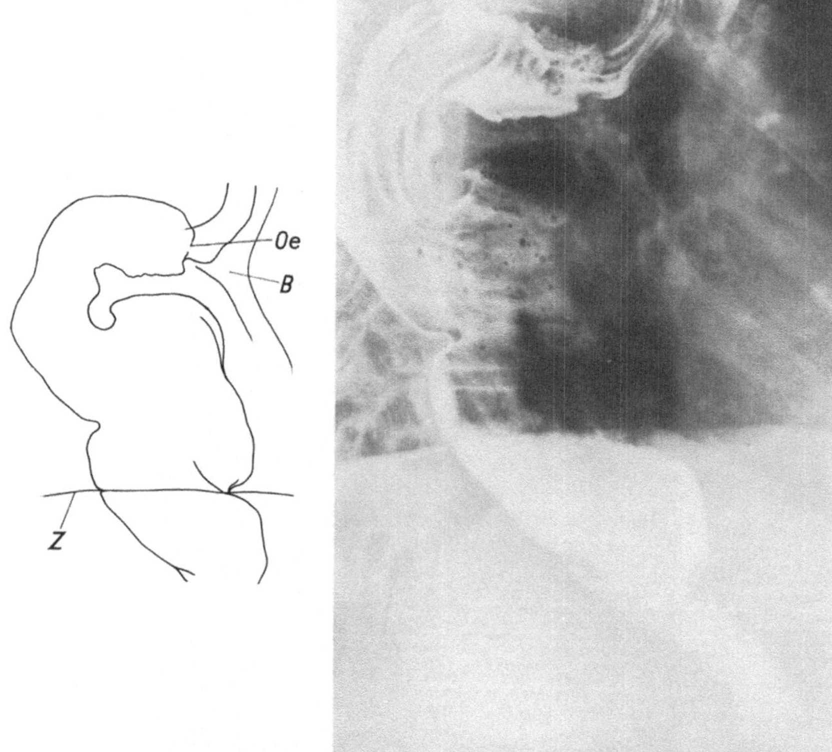

Abb. 463. *Atonie eines Thoraxmagens* nach abdomino-rechts-thorakaler Kardia-Oesophagus-Resektion — Passageverzögerung — behinderte Ventilation der rechten Lunge. Korrekturoperation erforderlich (♂, 44 Jahre)

Technik. Linksseitige Thorakotomie in Rechtsseitenlage mit Resektion der 5. oder 6. Rippe; der Tumor wird erst auf Operabilität geprüft und dann die Mobilisation des thorakalen Oesophagus begonnen. Erst mit Vorrücken der Mobilisation nach caudal wird der Zeitpunkt der Rippenbogendurchtrennung erreicht und die Incision durch die seitliche und vordere Bauchwand in Richtung auf den Nabel fortgeführt. Wird zusätzlich das Zwerchfell durchtrennt, so ergibt sich eine sehr breite Übersicht über den Oberbauch und die caudalen Abschnitte des Oesophagus, welche eine ausgedehnte Mobilisation des Magens und des intrathorakalen Oesophagus erlauben, u. U. auch das Durchzugmanöver des Oesophagus hinter dem Aortenbogen zur Anlegung einer supraaortalen Anastomose (vgl. Abb. 467, 468).

Resultate. Eine Unterscheidung der in den beiden letzten Abschnitten beschriebenen Methoden hinsichtlich Mortalität und Überlebenszeit läßt sich aus der Literatur nicht sicher treffen. Man darf annehmen, daß die für das abdomino-linksthorakale und abdomino-rechtsthorakale Vorgehen angegebenen Zahlen auch für die linksthorako-(transdiaphragmatico)-abdominale Resektionen zutreffen.

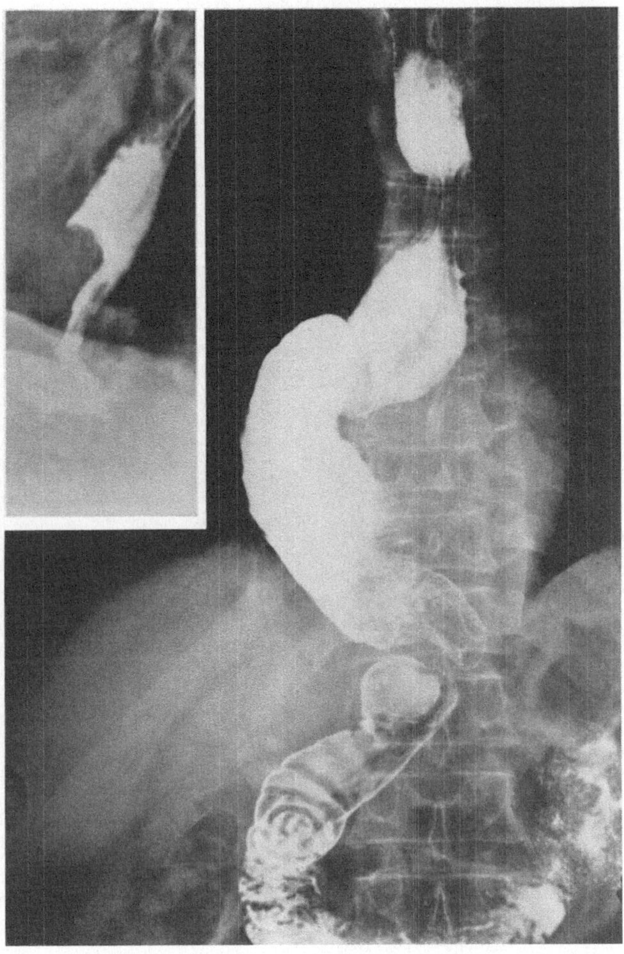

Abb. 464. *Kardia-Oesophagus-Carcinom*. Zustand nach abdomino-rechts-thorakaler Resektion mit End-zu-End Oesophago-Gastrostomie in Hilushöhe. Trotz schlauchförmiger Umgestaltung des Magens ist ein Reflux unvermeidlich. Insert: *Kardia-Oesophagus-Carcinom*. Indikation zur abdomino-rechts-thorakalen Resektion

ε) Bei Tumoren im mittleren und oberen Drittel des Oesophagus

Verfahrenswahl. Für die in Höhe des Aortenbogens und höher gelegenen Oesophagustumoren dürfte die mehrzeitige Operation [1. Oesophagektomie (Torek, 1913); 2. Oesophagusersatz in einer oder mehreren Sitzungen] das Vorgehen der Wahl sein. Der totale Oesophagusersatz aus Magen in einer Sitzung im links-thorako-abdomino-cervicalen Vorgehen (Garlock, 1948; Sweet, 1948; Nissen, 1949, 1954; Saegesser, 1959) ist ein so extremes Verfahren, daß es nur für Sonderfälle, für die Routinechirurgie aber gar nicht in Frage kommen wird.

Daran ändern auch Doppelincisionen des linken Thorax zwecks besserer Zugänglichkeit der gesamten Speiseröhre (DEBAKEY und OCHSNER, 1948; LORTAT-JACOB, 1949; BROWN, 1950; WU, HOWE, HWANG und LIU, 1955) (vgl. Abb. 467, Insert; gestrichelte Linien) im Prinzip nichts.

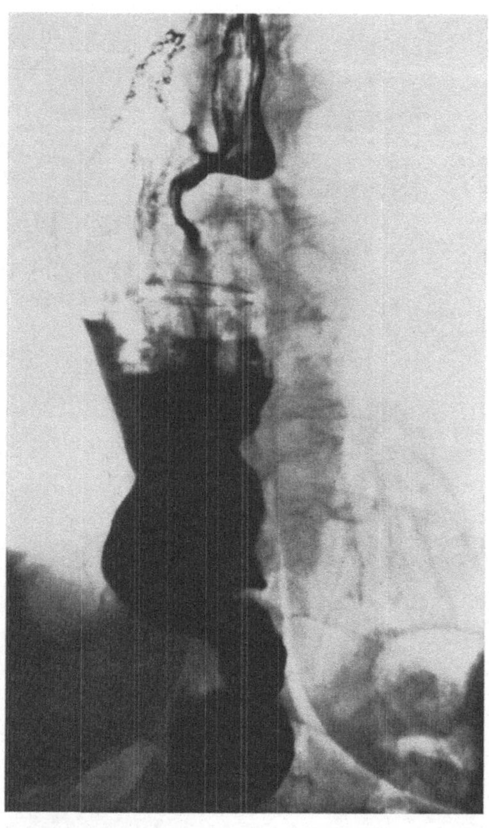

Abb. 465. *Oesophagus-Carcinom im mittleren Drittel* (vgl. Abb. 190a). Zustand nach abdominorechts-thorakaler Resektion. Thoraxmagen in der rechten Pleurakuppel fixiert — *„refluxfreie"* *supra-aortale End-zu-Seit-Anastomose* — höchstmögliche intrathorakale Oesophago-Gastrostomie

αα) *Linksthorako-abdomino-cervicale Resektion*
(nach GARLOCK, 1948; SWEET, 1948; NISSEN, 1949; Abb. 467—468)

Technik.

Zugang. Je nach Höhe des Tumors genügt eine linksseitige Thorakotomie durch das Bett der 5. Rippe, oder muß eine Doppelincision in Höhe der 4. und 8. Rippe (Abb. 467, gestrichelte Linie, nach LEHNER, 1962) ausgeführt werden. Für Tumoren im oberen Drittel ist zusätzlich eine linksseitige cervicale Incision unumgänglich (Abb. 467—468). Bei Tumoren im mittleren und oberen Oesophagus-Drittel, welche von links her operiert werden, kann die oesophagogastrische Anastomose an 3 verschiedenen Stellen angelegt werden: 1. *Infraaortal*, 2. *supraaortal-intrathorakal* (Abb. 465), 3. *cervical*. Abb. 467—470 zeigt den Extremfall, d. i. der totale Oesophagusersatz durch linksseitige transthorakale Verlagerung des gesamten Magens mit cervicaler Oesophago-Gastroanastomose. Von Details ist hervorzuheben: Oberhalb und unterhalb des Tumors wird die Speiseröhre angeschlungen. Die beiden Trunci N. vagi müssen meist geopfert werden. Der Abgang des N. recurrens auf der linken Seite ist zu beachten! Der Vagus darf keinesfalls cranial vom Abgang des N. recurrens durchtrennt werden. Der Oesophagus wird nach caudal bis in den Hiatus freigemacht, nach cranial bis zum Aortenbogen. Wenn der Tumor noch weiter nach cranial reicht und eine supraaortale Anastomose erforderlich wird, muß die mediastinale Pleura lateral von der A. subclavia sin. und carotis com. incidiert werden. Den supraaortalen Oesophagusabschnitt luxiert man mit dem Zeigefinger, unterfährt ihn mit einem Gummizügel und zieht ihn nach lateral. Eine Verletzung des N. recurrens wird so vermieden (NISSEN, 1954).

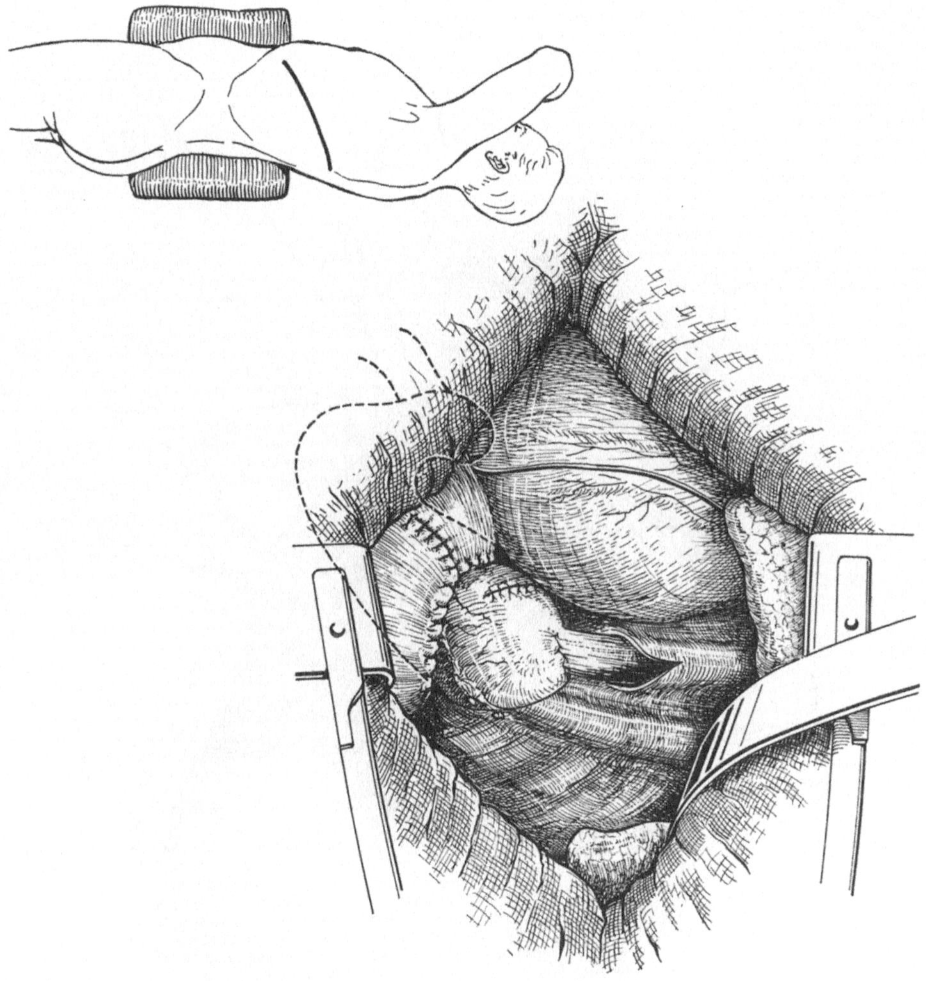

Abb. 466. *Links-thorako-(transdiaphragmatico)-abdominale Kardia-Oesophagusresektion.*
(Nach NISSEN, 1937; ADAMS-PHEMISTER, 1938; GARLOCK, 1938; LORTAT-JACOB-MATHEY, 1944)

Muß die Speiseröhre total exstirpiert werden und ist ihr intrathorakaler Totalersatz durch Magen beabsichtigt, so wird im *ersten Operationsakt* die cervicale Incision am hinteren Rand des M. sternocleidomastoideus (vgl. Abb. 467, Insert) angelegt und von dort aus das obere dorsale Mediastinum digital exploriert. Im *zweiten Operationsakt* wird die linksseitige Thorakotomie angeschlossen. Der gesamte thorakale Oesophagus wird dann infraaortal und supraaortal und schließlich im Hiatus oesophagicus mobilisiert. Das Zwerchfell wird soweit eröffnet, daß der gesamte Magen mobilisiert und heraufgeholt werden kann. Der Oesophagus wird abgetrennt und die Kardia aseptisch verschlossen. Nach Vornahme einer Pyloroplastik wird die Zwerchfellincision so weit verschlossen, daß der durchtretende Magen keine Einengung erfährt. *Im dritten Operationsakt* wird der angeschlungene und mobilisierte Oesophagus nach cervical herausgezogen. Wenn möglich, wird der Magen in das ehemalige Oesophagusbett eingelagert

42*

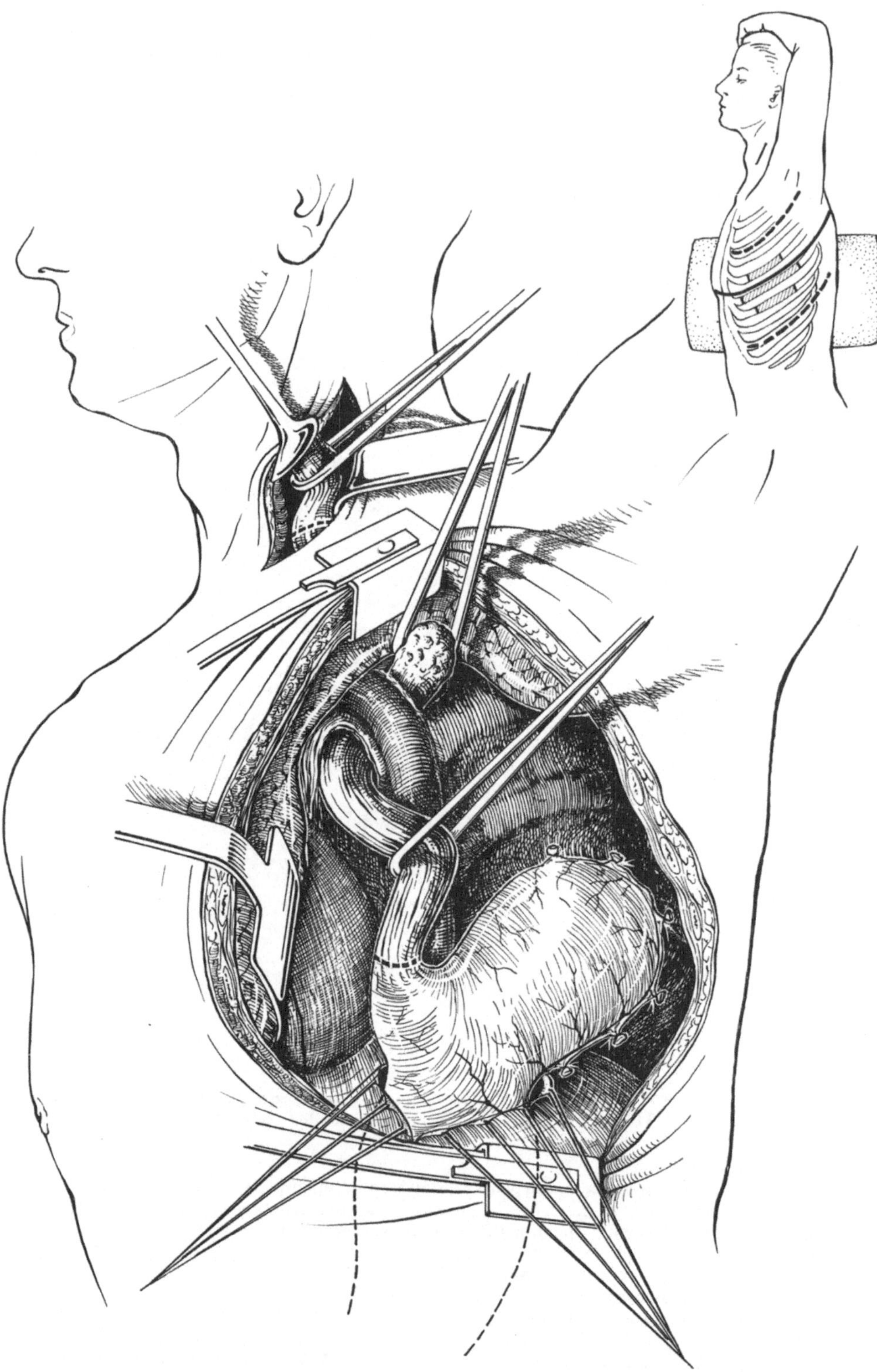

Abb. 467. *Links-thorako-abdomino-cervicale Resektion.* (Nach Garlock, 1944; Sweet, 1945; Nissen, 1949.) *Insertbild:* Doppelincision. (Nach De Bakey und Ochsner, 1948 u. a.) (Gestrichelte Linien)

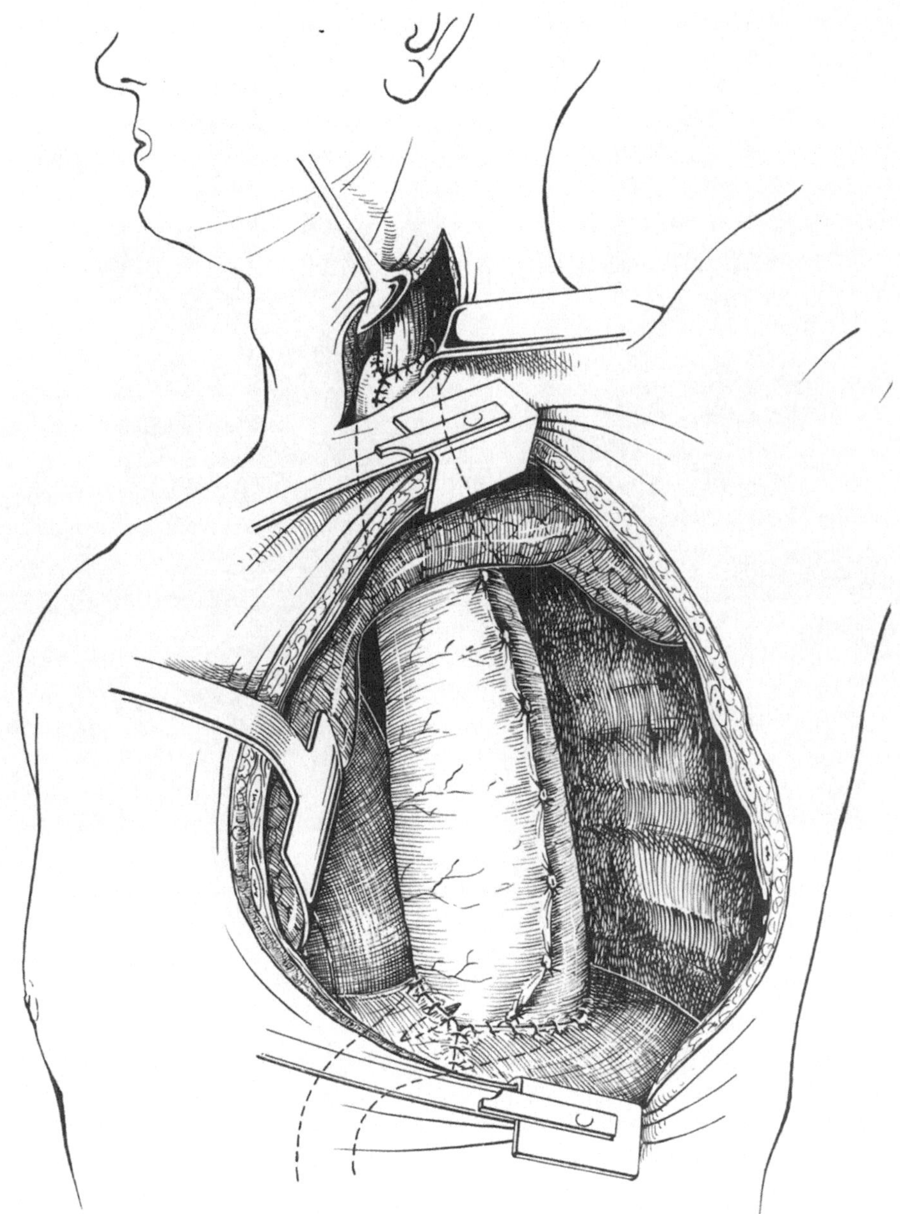

Abb. 468. *Links-thorako-abdomino-cervikale Resektion.* Endzustand

und der Fundus bis in Höhe der Cervicalincision gestreckt. Wo dies nicht geht, wird er intrapleural, anteaortal hochgeführt (vgl. Abb. 468). Die *cervicale Oesophago-Gastroanastomose*
wird am noch eröffneten Thorax ausgeführt, damit sich der Operateur über Lage und Aussehen
des Transplantatmagens am Ende der Operation nochmals vergewissern kann. Die Technik
der cervicalen oesophago-gastrischen Anastomose sollte stets eine Sicherung durch über-
deckende Magenfalten nach Art einer Fundoplikatio vorsehen (HORSLEY und BIGGER, NISSEN,
1954). Da für ausreichende Deckung magenseitig das Material oft spärlich ist, muß man sich

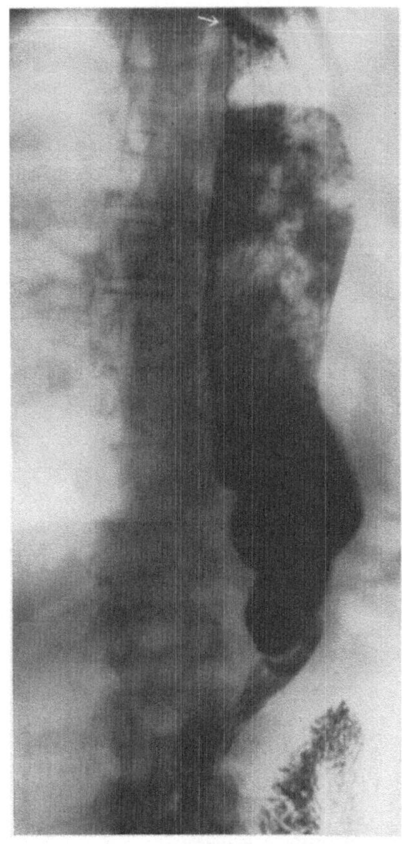 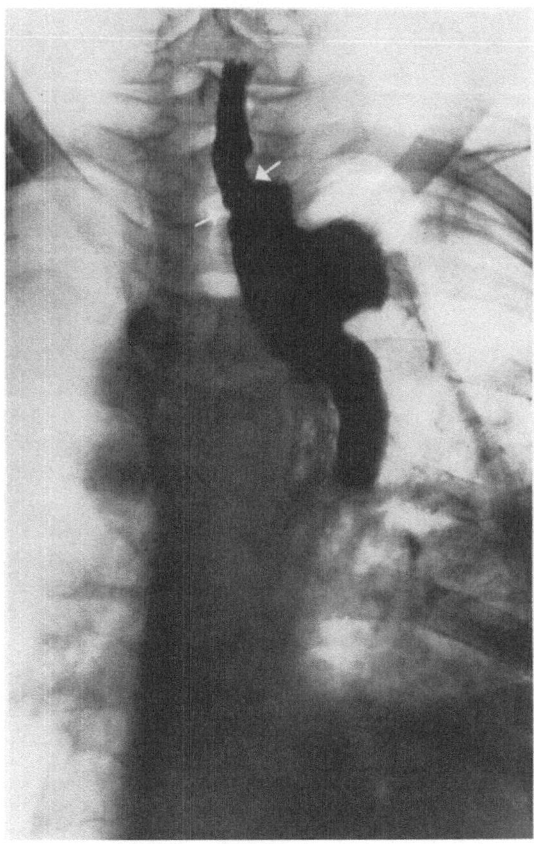

Abb. 469   Abb. 470

Abb. 469. *Totalersatz des Oesophagus aus Magen* im links-thorako-abdomino-cervicalen Verfahren. (Aus R. NISSEN, Anals of Surgery, 1949)

Abb. 470. *Totalersatz des Oesophagus aus Magen* (gleicher Fall wie Abb. 469). Darstellung der cervicalen Oesophago-Gastrostomie

mit einer sparsamen Vorderwandnaht begnügen und die Möglichkeit einer Speichelfistel in Kauf nehmen. Der absteigenden Infektion wird, wie bei jeder unsicheren Anastomose, durch Einlegen einer Streifentamponade und Drainage vorgebeugt.

Abb. 469 und 470 zeigen die Röntgen-Bilder des ersten von R. NISSEN (1949) auf diese Weise operierten Falles[1].

ββ) Die rechtscervico-thorako-linksabdominale Resektion

(nach TOREK, 1913; GARLOCK, 1948; DE BAKEY, 1953; MADDEN, 1958)
(Abb. 471—474)

Indikation. Die Vorteile des Vorgehens von rechts für die totale Oesophagektomie sind unbestritten. Sie wurden erstmalig von TOREK (1913) gesehen und praktiziert. Er beendete den Eingriff mit einem cervicalen Oesophagostoma und einem Gastrostoma im linken Oberbauch. Die Toreksche Operation stellt eine

---

[1] Für die freundliche Überlassung der Röntgen-Bilder wird Herrn Prof. Dr. R. NISSEN, em. Direktor der Chirurgischen Universitäts-Klinik Basel bestens gedankt.

Grundkonzeption dar, auf welche zurückgegriffen wird, wenn mehrzeitig operiert werden muß. Den Standpunkt mehrzeitigen Operierens vertreten z. B. NAKAYAMA (1954), HEGEMANN (1961). Auch NISSEN (1963) empfiehlt die Carcinome im mittleren und oberen Oesophagusabschnitt zunächst durch eine Toreksche totale Oesophagektomie zu beseitigen. Anschließend bleibt der Kranke mit typischem Oesophagostoma und Gastrostoma. Die Rekonstruktion des Speisewegs wird ausgeführt, wenn der Patient 3—6 Monate rezidivfrei geblieben ist und sich erholt hat. *Der Speiseröhrenersatz kann aus Magen, rechtsseitigem Ileocolon, Colon transversum oder descendens oder Jejunum* hergestellt werden. Die mehrzeitige Operation verringert das primäre Operationsrisiko wesentlich.

Zugangswege (vgl. Abb. 471). Die Reihenfolge der Incisionen kann verschieden gehandhabt werden. MADDEN (1958) empfiehlt: *1. Cervicale Incision rechts* am Vorderrand des M. sternocleidomastoideus, *2. antero-laterale Thorakotomie rechts* im 4. ICR oder im Bett der 5. Rippe, *3. paramediane linksseitige Oberbauchlaparotomie.* Andere thorakotomieren erst um die Operabilität zu überprüfen, gehen dann abdominell und zuletzt cervical vor. In Anlehnung an I. LEWIS (1946) und MACMANUS (1948) revidieren wieder andere Operateure (ALLGÖWER, 1959) erst das Abdomen, um dort vorhandene Metastasen auszuschließen, mobilisieren im 2. thorakalen Akt den Oesophagus und schließen zuletzt, falls erforderlich die cervicale Freilegung und Oesophago-Gastrostomie an.

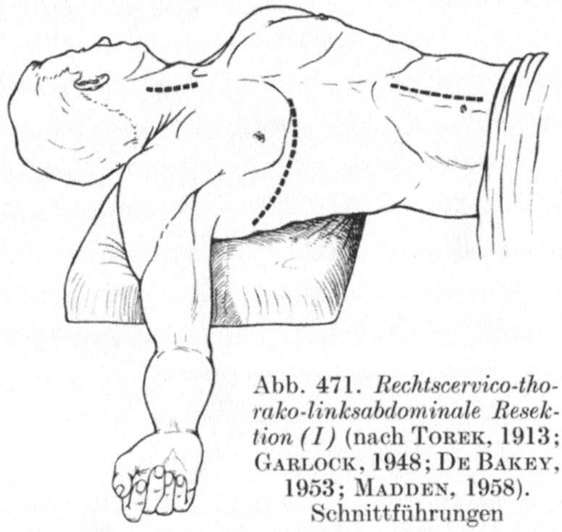

Abb. 471. *Rechtscervico-thorako-linksabdominale Resektion (I)* (nach TOREK, 1913; GARLOCK, 1948; DE BAKEY, 1953; MADDEN, 1958). Schnittführungen

GARLOCK (1948, 1958) vereinigt die rechtsseitige Thorakotomie und den Abdominalschnitt zu einer einzigen Incision, welche den Thorax im 5. oder 6. ICR eröffnet, sodann den rechten Rippenbogen durchtrennt und schließlich in eine mediane Oberbauchincision übergeht. Eine Reihe von Variationen sind also gangbar. Jeder Operateur, welcher sich an dieses schwierige Gebiet wagt, wird gut tun, sich zunächst an *eine* erprobte Technik zu halten, bevor er eigene Wege geht. Eine solche Technik (GARLOCK, 1948; MADDEN, 1958) ist die in den Abb. 471—474 wiedergegebene.

Resultate des einzeitigen, totalen Oesophagusersatzes aus Magen wegen Carcinoms sind nicht in großer Zahl aufzufinden, weil die radikale einzeitige Operation des Carcinoms im mittleren und oberen thorakalen Drittel mit intrathorakalem Oesophagusersatz aus Magen noch immer zu den schwierigsten Operationen der Chirurgie gehört (NAKAYAMA, 1960). Langzeitbeobachtungen betreffen daher meist Fälle gutartiger Stenosen (V. RAPANT, 1959). Von diesen sind wiederum nicht alle Resektionen, sondern die Mehrzahl betrifft palliative oesophago-gastrische Anastomosen (V. RAPANT, 1959; 10 palliative Oesophago-Gastroanastomosen, 6 Resektionen mit oesophago-gastrischer Anastomose in Höhe des Aortenbogens und höher). Die Dauererfolge des intrathorakalen, totalen Oesophagusersatzes aus Magen hängen von 4 Faktoren ab: 1. von *der Atonie,* 2. von der *Reflux-Symptomatologie,* 3. von der *Stenosierung der Anastomose,* 4. von der *peptischen Läsion* im verlagerten Magen. Je nach dem Schweregrad dieser 4 Faktoren werden die subjektiven und objektiven Befunde entsprechend sein. Im allgemeinen ist die Beurteilung des Operationserfolgs durch den Kranken günstiger als durch den Operateur selbst (RAPANT, 1959). Der Patient ist erleichtert, weil ihn die Operation von der Dysphagie, Gastrostomie und von den Bougierungen befreit. Dennoch können Atonie und herabgesetzte Magenmotilität

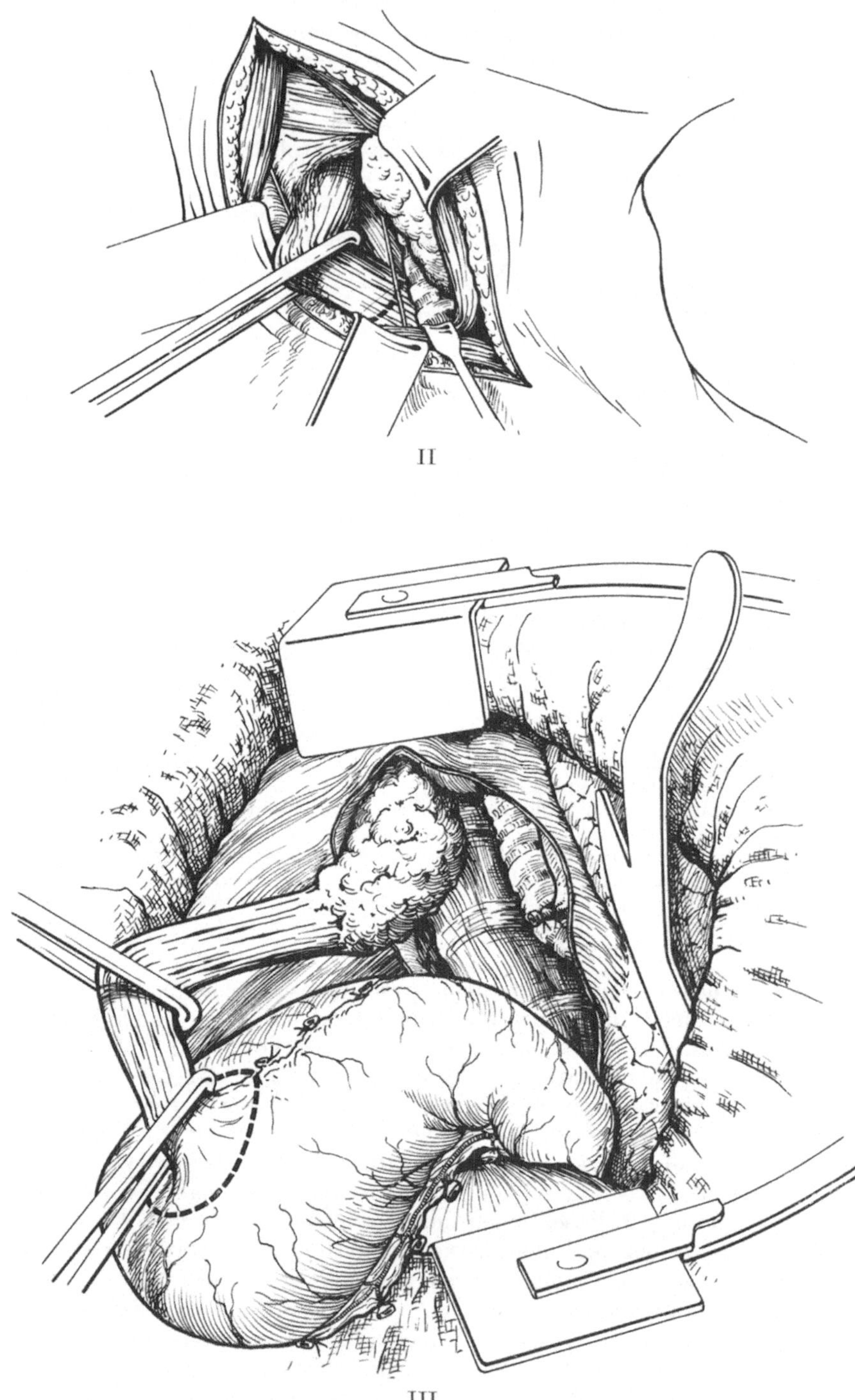

Abb. 472. *Rechtscervico-thorako-linksabdominale Resektion (II und III)*. II Rechts-cervicale Freilegung und Oesophagusdurchtrennungslinie. III. Rechts-thorakale Magen-Oesophagus-mobilisation und Abtrennungslinie an der Kardia

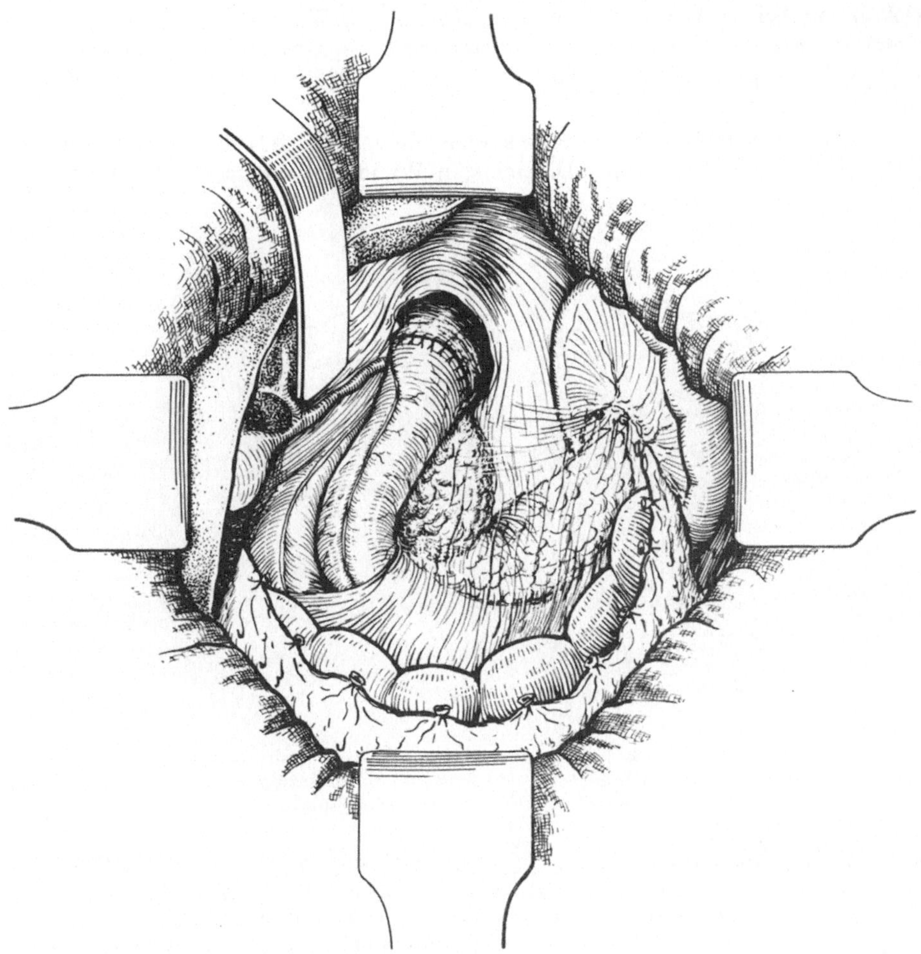

Abb. 473. *Rechtscervico-thorako-linksabdominale Resektion (IV)*. Bauchsitus nach Hochführen
des mobilisierten Magens — Pyloroplastik

die Ursache vieler subjektiver Beschwerden vor allem durch intrathorakale
Raumbeengung und Ventilationsstörung werden (vgl. Abb. 463). BURFORD und
LISCHER (1956) ist zuzustimmen, daß die breite Pyloroplastik den besten Abfluß
aus dem Thoraxmagen sichert. Die schlauchförmige Umgestaltung des Magens
(MES, 1948; BOEREMA, 1954) vermag eine weitere Verbesserung zu bringen, vor
allem, wenn man den Magenschlauch in das ehemalige Oesophagusbett also wirklich intramediastinal und nicht nur intrathorakal einlagert. Unsere Erfahrungen
bestätigen die Ansicht SWEETS (1954) sowie LORTAT-JACOBs (1957), daß die
Refluxoesophagitis umso geringer wird, je höher die Anastomose liegt. In röntgen-
kinematographischen Untersuchungen konnten wir beobachten (HOLLE, 1963),
daß der Reflux um so stärker ist, je mehr der Magenrest der intraabdominellen
Drucksteigerung ausgesetzt bleibt. Der Thoraxmagen ist diesen Druckschwankungen weitgehend entzogen, weshalb der Reflux nur noch haltungsbedingt ist
und durch Lagerungsprophylaxe vermieden werden kann. Die Gefahr der Stenose

ist bei den hohen Anastomosen ebenso groß, wie bei den tiefer gelegenen. ROSETTI (1957) sah bei 27 Fällen 8 Stenosen, RAPANT (1959) unter 16 Fällen dreimal. Letzterer weist auch darauf hin, daß die cervicale Oesophago-Gastroanatomose bezüglich der Stenosierungsgefahr günstiger ist als die supraaortale Anastomose und zieht darum die cervicale Anastomose vor.

Die *peptische Läsion* im Thoraxmagen ist keine häufige Komplikation (RAPANT, 1959; 1 Fall von 16 Fällen). Die meisten Wandläsionen im Thoraxmagen sind

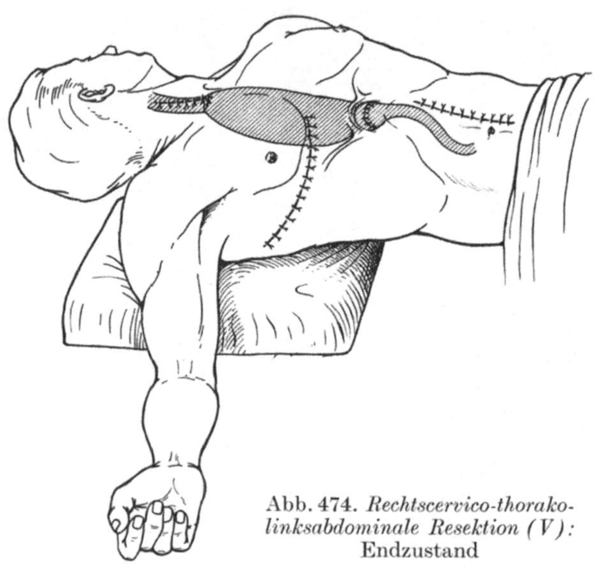

Abb. 474. *Rechtscervico-thorako-linksabdominale Resektion (V):* Endzustand

auf eine Durchblutungsstörung, nicht auf peptische Einwirkung zurückzuführen (BROOKES und STAFFORD, 1952; MERENDINO und EMERSON, 1949; NUBOER, 1952). Jedoch wurden peptische Ulcera im verlagerten Magen beobachtet (FATTI, 1956; SMITH u. Mitarb., 1957; POLÁK, 1958). Ursache davon ist eine verstärkte Gastrinfreisetzung durch Stagnation des Mageninhaltes in der Hiatuszwinge; wegen der kompletten Denervierung spielen direkt-vagale Einflüsse sicher keine Rolle mehr. Die Schwierigkeiten des Oesophagusersatzes aus Magen mit hoher intrathorakaler oder cervicaler Oesophago-Gastrostomie erhellen aus nebenstehender Statistik.

Aufgrund der wenig ermutigenden Dauerresultate sind die meisten Chirurgen vom einzeitigen Oesophagus-Ersatz durch Magen wieder abgekommen und zum mehrzeitigen Vorgehen zurückgekehrt (NAKAYAMA, 1959; HEGEMANN, 1959; NISSEN, 1963). NAKAYAMA konnte hierdurch die Mortalität von 13% bei der intrathorakalen einzeitigen Methode (46 Fälle) auf 8,5% bei antethorakalem mehrzeitigen Vorgehen (271 Fälle) senken. Epikritisch ist RAPANT zuzustimmen, der sagt „es wäre sicher falsch, die Resektion ganz abzulehnen, aber ebenso falsch wäre es, die Resektion dort zu erzwingen, wo sie mit einer ernsten Nebenverletzung der Nachbarorgane verbunden wäre, oder wo die Resektion die Kräfte des Kranken bzw. des Chirurgen überschreiten würde". Das optimale Resultat wird — wie stets — nicht durch die Methode erreicht, sondern durch die Kunst des Chirurgen, aufgrund eines erfahrenen Urteils, die für den Einzelfall optimale Methode zu wählen.

Tabelle 65

Autor	Zahl und Art der Resektionen		postoperative Mortalität	5- und Mehr-jahres-heilungen
Sweet (1954)	120	supraaortale Oe-G.	30 (25,0%)	
Sweet (1957)	36	mittleres Drittel	9	6
Wu (1955)	46	supraaortale Oe-G.	12	
Klein u. Garlock (1956)	16	Op. nach Torek	10	1
	43	supraaortale Oe-G.	14	2
Lortat-Jacob (1957)	308	supraaortale Oe-G.	56,0%	
Goni-Moreno (1957)	43	supraaortale Oe-G.	27	
Resano (1957)	5	cervicale Oe-G.	3	0
	162	mittleres Drittel, Zugang links	74	7
	184	mittleres Drittel, Zugang rechts	116	6
H. Adams (1957)	124	supraaortale Oe-G.	21	
Petrov (1957)	123		62,0%	
Ellis u. Mitarb. (1959)	30	obere Hälfte	5	0
Nakayama (1959), einzeitig	46	oberes und mittleres Drittel, Zugang rechts	6 (13,0%)	0
	3	cervicale Oe-G.	1 (33,3%)	0
Nakayama (1960), ein- und mehrzeitig	320	oberes und mittleres Drittel	30 (9,4%)	
Rapant (1959)	6	oberes und mittleres Drittel	2 (33,3%)	
Saegesser und Hofstetter (1962)	57	mittleres Drittel	31 (54%)	} 2
	9	oberes Drittel	4 (44%)	

Über 5- und Mehrjahresheilungen nach Oesophagusresektion im mittleren und oberen Drittel berichten außerdem:

Tabelle 66

Autor und Jahr	Zahl und Art der Resektionen		Überlebens-zeit (Jahre)
Torek (1913)	1	Totalexstirpation	13
Chauncey (1954)	1	mittleres Drittel	5
Olivier (1954)	1	mittleres Drittel	5
Cabot (1955)	1	oberes Drittel	8
MacManus (1956)	2	mittleres Drittel	5—7
Mustard (1956)	1	mittleres Drittel	5
Koucky (1958)	1	mittleres Drittel	5
Holle (1961)	1	mittleres Drittel	6

3. Oesophagusersatz aus Magenschläuchen (auch Dünn- oder Dickdarm) im (ein- und) mehrzeitigen Verfahren

Geschichtliches. In der Geschichte des Oesophagusersatzes nach Resektion desselben, spielt die Verwendung von Magen eine bedeutende Rolle; sei es, daß der Magen als Substitut selbst verwendet wurde, sei es, daß andere Hohlorgane (spez. Dünndarm, Dickdarm, Hautschläuche) an den Magen angeschlossen werden.

Ersatz aus Magen. Zunächst waren es die gutartigen Strikturen des Oesophagus, an welchen die Indikation des Oesophagusersatzes erwuchs. H. Bircher (1894) gelang es, eine thorakale Striktur durch einen Hautschlauch zu umgehen, der zwischen Halsoesophagus und Magen aus Brust- und Bauchhaut gebildet wurde. Seine Versuche wurden durch E. Bircher (1907) veröffentlicht. Sie und die Glucks (1898) sind die Anfänge der antethorakalen Oesophagusplastik. Den *schlauchförmigen Oesophagusersatz aus Magen* versuchten BECK und CARRELL (1905) HIRSCH (1911), A. JIANU (1912). BECK und JIANU formten aus der großen Kurvatur ein am Magenfundus gestieltes Rohr (vgl. Abb. 479), welches nur für den caudalen Oesophagus in Frage kam, weil der Magen nicht genug mobilisiert werden konnte. Die Methode wurde einige Male (RÖPKE, 1912; LOTHEISEN, 1922) erfolgreich angewandt. Den ganzen Magen verlagerten FINK (1913) anisoperistaltisch und M. KIRSCHNER (1920) isoperistaltisch unter die Brusthaut und anastomosierten ihn mit dem Halsoesophagus. KIRSCHNER zeigte auch, daß alle von links kommenden Magengefäße durchtrennt werden können, d. h., daß die Durchblutung des Magens durch die von rechts kommenden Gefäße (A. gastrica dext. und A. gastroepiploica dext.) ausreichend ist. KIRSCHNER durchtrennte den Magen an der Kardia, verschloß diese blind und anastomosierte den caudalen Oesophagus und hochgeführtes Jejunum End-zu-End, Duodenum und Jejunum Y-förmig End-zu-Seit und verlagerte den Magen antethorakal in die Cervicalregion, wo der orale Stumpf des am Hals durchtrennten Oesophagus mit dem hochgeführten Magen anastomosiert wurde. Wenn auch der Magen sich meist ausreichend mobilisieren läßt, wie außer KIRSCHNER (1920) und NAKAYAMA (1954) auch HEGEMANN (1959) wieder zeigte, so ist die einzeitige direkte cervicale Oesophago-Gastrostomie doch häufig durch hartnäckige Fistelbildung und Refluxoesophagitis belastet (NEVILLE und CLOWES, 1958). Infolge der Kürze des Magens und der schlechten Durchblutung seiner proximalen Abschnitte lassen sich refluxverhindernde Continenzanastomosen im Halsbereich kaum durchführen. Wird die cranial fehlende Strecke durch einen zwischengeschalteten Hautschlauch überbrückt, so ist ebenfalls häufig eine Fistelbildung die Folge, welche zahlreiche Nachoperationen notwendig macht. GREGORJEW (1927), LORTAT-JACOB (1949) (vgl. Abb. 480) schlugen vor, einen im Antrumbereich gestielten Hautschlauch zu bilden und diesen antethorakal (auch retrosternal) hochzuführen. Andere Autoren, welche mit Schlauchbildungen Erfolg hatten, sind HEIMLICH und WINFIELD (1955). Sie verwendeten Beck-Gavriliuschläuche bei 50 Patienten. Die Versuche des intrathorakalen Speiseröhrenersatzes durch Magen liefen mit den Versuchen des antethorakalen Ersatzes parallel. KÜMMEL (1920) gelang der erste intrathorakale Oesophagusersatz, also gleichzeitig mit KIRSCHNERs antethorakaler Methode.

Ersatz aus Dünndarm. Entsprechend der scheinbar leichteren Technik wurden in der Frage des Oesophagusersatzes frühzeitig Versuche intensiviert (WULLSTEIN, 1904; ROUX, 1907; HERZEN, 1908) als *Substitut Jejunum* zu verwenden. ROUX und HERZEN gelang die antethorakale Oesophagusersatzplastik mit Jejunum. Dieses Verfahren wurde in verschiedenen Modifikationen ausgebaut (LEXER, 1911; BLAUEL, 1914; YUDIN, 1944 u. a.). Wegen seiner segmental weitgehend abgegrenzten Gefäßversorgung läßt sich jedoch der Dünndarm in einem Drittel der Fälle nicht so weit mobilisieren, daß er gut durchblutet bis in die Cervicalregion gestreckt werden könnte (ANDROSOV, 1956; SHERMAN und MAHONEY u. Mitarb., 1955; YUDIN, 1944). LONGMIRE (1947) anastomosierte daher eine A. jejunalis des Transplantates mit der A. mammaria int., um eine Verlängerung zu erreichen. PAPO (1954) operierte nach der Methode von ROUX-HERZEN-YUDIN 95 Patienten mit gutartigen Stenosen bei einer postoperativen Mortalität von nur 3,1%. Darmnekrosen traten in 6,1% auf.

Ersatz aus Colon. Wegen seiner guten Mobilisierbarkeit wurde das Colon (meist Colon transversum) für den antethorakalen Oesophagusersatz ebenfalls frühzeitig verwendet (KELLING und VULLIET, 1911; V. HACKER, 1914). Das Colon besitzt kräftige Stammarterien (A. ileocolica, A. colica dextra, A. colica media, A. colica sinistra), welche durch Randarkaden in Verbindung stehen. Die gesamte Colonlänge kann von einer Stammarterie (am besten der A. colica media) ernährt werden, wenn die Randarkaden geschont werden (BECK und BARONOFSKY, 1960) (vgl. Abb. 475). Ein Segment bis zur Hälfte der gesamten Colonlänge kann daher unter wesentlich geringerer Gefahr einer Durchblutungsstörung mobilisiert und verlagert werden, als Dünndarm (PETROV, 1959). Der isolierte Dickdarmabschnitt behält sein pharmakologisches Reaktionsvermögen (CAMARA-LOPES, 1953). Untersuchungen nach Colon-Interposition zwischen Oesophagus und Magen zeigten weder Oesophagitis, noch Colitis oder Gastritis (NEVILLE und CLOWES, 1958). Von SHERMAN (1956) wurden 336 Colonmagenanastomosen am Menschen mit nur 2 peptischen Entzündungen im Bereich des Dickdarms berichtet. POSTLETHWAIT und SEALEY (1961) bestätigten die Überlegenheit des Colontransplantates gegenüber dem Jejunumtransplantat. Im gleichen Sinne haben sich WATSON (1957), PATTERSON (1958), LINDER und HECKER (1962) geäußert, weshalb dem Oesophagusersatz aus Colon derzeit das größte Interesse entgegengebracht wird. Das Risiko der Colontransplantation ist geringer, als man annehmen möchte. SHERMAN und MAHONEY (1961) fanden in einer Sammelstatistik von 54 Autoren bei 275 Oesophagussubstitutionen aus Colon wegen benigner Erkrankungen eine Mortalität von 7,6%; bei 45 Fällen von Oesophaguscarcinom bei *einzeitigem Vorgehen* eine Mortalität von 40%, bei *zweizeitigem Vorgehen* für die *Oesophagektomie* (137 Fälle) eine Mortalität von *2,2%* und für die *Colontransplantation* (132 Fälle) eine Mortalität von *14%*. In der deutschen Literatur haben LINDER und HECKER (1962) über 5 Fälle berichtet, davon 3 kongenitale Oesophagusatresien und 2 Oesophaguscarcinome im oberen Drittel.

a) Spezielle Techniken des Oesophagusersatzes

Indikation. Die Hauptindikationen für den Oesophagusersatz sind: 1. *Das Carcinom des thorakalen Oesophagus;* 2. *Strikturen* des cervicalen und thorakalen Oesophagus (*meist Verätzungsfolge*); 3. die *kongenitale, langgestreckte Oesophagusatresie,* welche eine Direktvereinigung der Stümpfe oder Magen nicht zuläßt.

α) Verfahrenswahl

Die Wahl des Verfahrens erfordert große Versiertheit des Operateurs im Umgang mit den verschiedenen Methoden.

Bei gutem Allgemeinzustand und resezierbarem Oesophagus ist die einzeitige totale Oesophagektomie mit antethorakaler, retrosternaler oder intrathorakaler Oesophago-Colo-Gastrostomie zu überlegen (GREGORIE und OTHERSEN, 1962).

Bei reduziertem Allgemeinbefinden und resezierbarem Oesophagus sind die mehrzeitigen Verfahren des Oesophagusersatzes aus Magen, Dünn- oder Dickdarm am Platze. Erweisen sich in Fällen von resezierbarem Oesophagus und nicht entfernbaren abdominalen Metastasen diese als inoperabel, so wird ein *Bypass,* am zweckmäßigsten aus rechtsseitigem Ileocolon, antethorakal ausgeführt. Er dient lediglich dem Zweck, die Passage wiederherzustellen (vgl. Abb. 184b).

Ist der Oesophagus nicht resezierbar, so wird der Tumor mit Silberclips markiert, um ihn für die Röntgenbestrahlung zu kennzeichnen. Wird trotz Inoperabilität ein Bypass vorgenommen, so soll das zum Bypass verwendete Organ weit ab vom Oesophagus, am besten antethorakal hochgeführt werden, damit es der Strahleneinwirkung entzogen wird.

Inoperabilität besteht bei oesophago-trachealer oder -pulmonaler Fistel, Recurrenslähmung, paraoesophagealer Absceßbildung, Mediastinitis, stärkerer Tumorblutung oder Hämoptysen, welche das Übergreifen des Tumors auf die Nachbarschaft erkennen lassen. In allen *Risikofällen* dürfte die *antethorakale cervicale Oesophago-Colo-Gastrostomie* die am ehesten zumutbare palliative Maßnahme sein (vgl. Abb. 180—184).

β) Oesophagusstumpfverschluß

Bei verschiedenen Methoden kann es notwendig werden, den Oesophagus oral oder aboral oder beidseitig blind verschlossen im Mediastinum liegen lassen zu müssen. Ein sicherer Stumpfverschluß wurde von ROSANOW (zit. nach REDING, 1962) angegeben. Er präpariert die Muscularis von der Mukosa ab, krempelt die Muskelschicht nach außen um, ligiert den Schleimhautzylinder und kürzt die überstehende Mukosa so weit, daß die Ligatur nicht abrutschen kann. Danach streift er den Muskelmantel zurück und verschließt ihn ebenfalls durch eine zirkuläre Ligatur.

γ) Die antethorakale und retrosternale Tunnelierung

Der Tunnel muß so weit sein, daß das Hohlorgan nicht komprimiert wird. Der venöse Abfluß ist sonst gefährdet. Die ungestörteste Zirkulation im Transplantat, sei es Magen oder Colon, wird durch die retrosternale Tunnelierung gesichert. *Das Spatium retrosternale* muß ohne Verletzung der Pleurasäcke so sehr erweitert werden, daß von caudal die ganze Hand eingeführt (HEGEMANN, 1959) und 1—2 vom Jugulum eingeführte Finger erreicht werden können. PETROV (1959) und KOTHE (1961) haben ein schaufelartiges Instrument angegeben, mit welchem der retrosternale Tunnel rasch angelegt werden kann. *Bei der antethorakalen Tunnelbildung* ist die Blutung infolge Abrisses von Intercostalarterien oft viel stärker. Auch besitzt die antethorakale Verlagerung den Nachteil, daß die Gefäße zwischen Rippenbogen und Haut komprimiert werden. Selbst wenn man den Proc. xyphoideus reseziert, um den Übergang aus dem Abdomen auszugleichen, wird die Kompressionsgefahr dort nicht ganz ausgeschlossen werden können. Außerdem bedeutet die Lücke in der Peritonealnaht stets eine Gefährdung des Bauchdeckenverschlusses. Die im Jugulum herausgeleitete Magenkuppe (bzw. das Darmende) wird in erster Sitzung nur in die Haut eingenäht und die endgültige Anastomose mit dem cervicalen Oesophagus aus Sicherheitsgründen auf später verschoben. Sie wird erst ausgeführt, wenn sich das Transplantat als gut ernährt erweist. Das Transplantat wird mit einer Ernährungssonde zwecks Entlastung und enteraler Ernährung intubiert. Ist solchermaßen der neue Speiseweg vorbereitet und die Ernährung gesichert, so ist Zeit gewonnen für weitere Operationsakte (totale Oesophagektomie, cervicale Oesophago-Gastro- bzw. Colostomie).

δ) Hautschlauchbildung

Läßt sich das antethorakale Transplantat nicht bis zum Hals hochführen, muß die Distanz zwischen Oesophagostoma und Transplantat durch einen Hautschlauch überbrückt werden. Der klassische Hautschlauch (BIRCHER, 1894; WULLSTEIN, 1904; LEXER, 1911; KIRSCHNER, 1920) wird aus rechteckigen Türflügellappen gebildet, welche umgeschlagen und zu einer Röhre mit innenliegender Epidermis vernäht werden. Zur Deckung des Schlauches werden Verschiebelappen benutzt. Da dieses Verfahren durch Fistelbildung sehr stark belastet ist, wird der Hautschlauch heute lieber nach dem Prinzip von DENIS-BROWNE hergestellt. Über die ganze Thoraxlänge sich erstreckende Hautschläuche können damit geschaffen werden (KUNTZEN, 1960).

ε) Gefäßversorgung

Der Magen bleibt ausreichend vascularisiert wenn die von rechts kommenden Gefäße (A. gastrica dext., A. gastroduodenalis und gastroepiploica dextra) erhalten bleiben. Die A. gastrica sinistra muß im Stamm ligiert werden; denn eine zu weit peripher erfolgende Durchtrennung ihrer Äste kann in Verbindung mit der Ligatur der Vasa brevia zur Ernährungsstörung des Fundus führen.

Am Dünndarm wird folgendermaßen vorgegangen: Das Jejunum wird ca. 10 cm unterhalb der Flexura duodeno-jejunalis quer durchtrennt. Unter Erhaltung der Randarkaden werden 2—3 Aae. jejunales durchtrennt und die Durchblutung des Darmes beobachtet. Mehr als 3 aufeinander folgende Ae. jejunales in einer Sitzung zu durchtrennen ist riskant. Reicht die damit gewonnene Länge der Jejunumschlinge nicht aus, darf die einzeitige Plastik nicht erzwungen werden. Nach HARRINGTON kann so vorgegangen werden, daß in erster Sitzung die Aae. jejunales 1 und 3 dicht am Abgang aus der A. mesenterica sup. ligiert werden, während die Aae. jejunales 2 und 4 stehen bleiben. Das Segment wird retrogastral durch das Lig. hepatogastricum in den Oberbauch verlagert, der orale Stumpf blind verschlossen, der aborale Stumpf mit dem Magen im Fundusbereich anastomosiert. In zweiter Sitzung nach 8—10 Tagen und entsprechender Adaptation des Jejunalsegments an die Durchblutung wird die A. jejunalis 2 ebenfalls abgetragen. Die Ernährung des Segmentes erfolgt nur noch über die A. jejunalis 4. Die Kontinuität wird beim Vorgehen nach YUDIN-PAPO durch End-zu-Seit Jejuno-Jejunostomie, beim Vorgehen nach HARRINGTON durch End-zu-End-Jejuno-Jejunostomie wieder hergestellt. Eine Verlängerung des Jejunalsegmentes kann noch durch Mobilisation der A. mesenterica cran. erreicht werden (DUBOST und BERNIER, 1950).

Am Dickdarm (vgl. Abb. 475, 476) ist die Gefäßversorgung so (BECK und BARONOFSKY, 1960), daß rechte Flexur und Colon transversum sowohl als auch Ileo-Coecum, Colon ascendens und rechte Hälfte des Colon transversum über die A. colica media allein vascularisiert werden können. Linke Colonhälfte, linke Flexur und die Hälfte bis zwei Drittel des Colon descendens können allein von der A. colica sinistra ernährt werden. Je nachdem, welcher Colonabschnitt verwendet werden soll, muß die A. colica media bzw. colica sin. und die jeweilige

Randarkade geschont werden. Das bedeutet für die übrigen Stammarterien
(A. ileocolica, A. colica dextra) die möglichst ursprungsnahe Ligatur, so daß keine
Verbindungen zur Randarkade unterbrochen werden. Schwierigkeiten entstehen,
wenn die Randarkade vom Darm entfernt verläuft und eine stärker segmentierte
Dickdarmversorgung durch eine A. colica dextra cran., A. colica med. accessoria
und A. colica sin. cran. erfolgt (Abb. 476, unten). Auch das Fehlen der A. colica
media und ihr Ersatz durch eine A. colica dextra cran. (Abb. 476, oben) oder
A. colica sinistra cran. kann die Versorgung eines mobilisierten Dickdarmab-

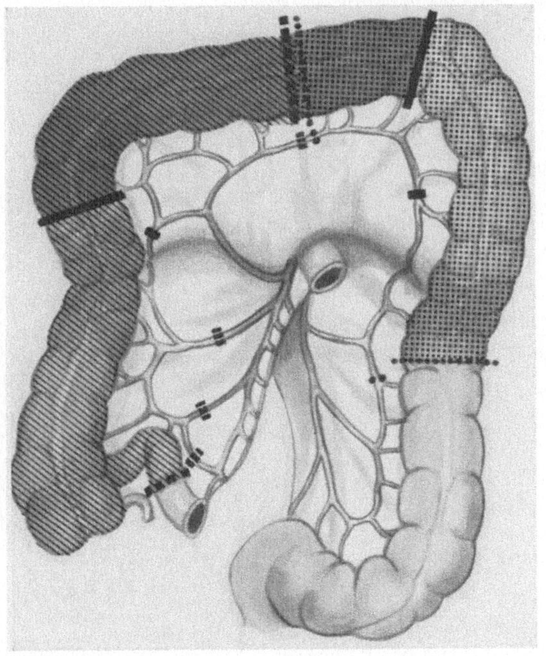

Abb. 475. *Gefäßversorgung des Colons und die verschiedenen Möglichkeiten seiner Verwendung
zum Magen-Oesophagusersatz.* (Modifiziert nach BECK-BARONOFSKY, 1960.) — Rechte Flexur
und Colon transversum — Ernährung über A. colica media. - - - -Ileo-Coecum und Colon ascendens; rechte Flexur und Hälfte des Colon transversum — Ernährung über A. colica media.
· · · · Linke Colonhälfte und linke Flexur und Hälfte Colon descendens — Ernährung über
A. colica sinistra

schnittes gefährden. Fünf Möglichkeiten bei der Colonmobilisierung sind denkbar
(LINDER und HECKER, 1962): *1. Rechte Flexur — gesamtes Colon transversum —
linke Flexur:* Ernährung über *A. colica media. 2. Linke 2/3 Colon transversum
— linke Flexur — craniale 2/3 Colon descendens:* Ernährung über *A. colica sin.
3. Rechte Flexur-Colon transversum — linke Flexur:* Ernährung über *A. colica
dextra cran. 4. Linke 2/3 Colon transversum — linke Flexur — craniale 2/3 Colon
descendens:* Ernährung über *A. colica media. 5. Ileocolon — Colon ascendens —
rechte Flexur:* Ernährung über *A. colica media oder A. colica dextra cran.*

Das kräftigste zum Colon verlaufende Gefäß ist die A. colica media. Wird
eine Anastomose in Höhe des Pharynx notwendig, so wählt man die linke Colonhälfte. Für kürzere Transplantate ist die rechte Colonhälfte oder das Colon transversum ausreichend. Letztlich wird die Wahl des Colonabschnittes von den Gefäß-
verhältnissen abhängig sein (MERKEL, 1918; STEWARD, 1933; ROBILLARD und
SHAPIRO, 1947; SONNENLAND u. Mitarb., 1958).

Schließlich kann die Durchblutung dadurch verbessert werden, daß die peripheren Stammgefäße des Transplantates mit einer in der Nähe gelegenen größeren Arterie anastomosiert werden; im Halsbereich z. B. mit dem Truncus thyreocervicalis oder der A. thoracica int. KRAMARENKO (1921) und LONGMIRE (1946) haben dies Verfahren zur Verbesserung der Versorgung von Dünndarmtransplantaten verwendet. ANDROSOW (1952) hat zur Dünndarmplastik nach ROUX-HERZEN-YUDIN die peripherste A. jejunalis des Transplantats mit der A. thoracica

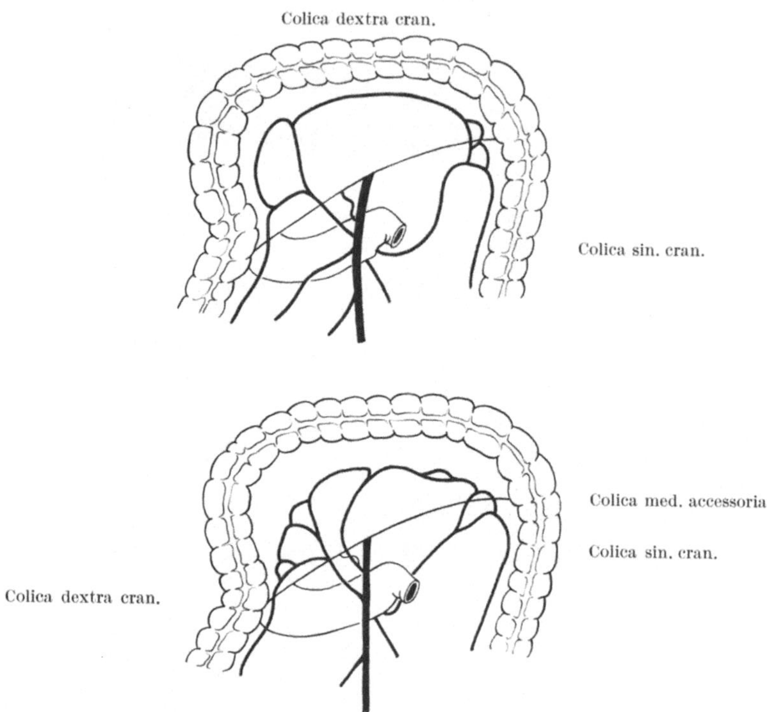

Abb. 476. *Variationen der Gefäßversorgung des Colons.* (Nach HOVELACQUE, 1936; zit. nach QUENU, Bd. VI, S. 543, 544). Oben: Gemeinsamer Stamm von A. colica dext. und colica med. (A. colica dext. cran.). Hoher Verlauf der A. colica sin. (A. colica sin. cran.). Unten: Dichter Parallelverlauf von A. colica med. (A. colica med. accessoria) und hoch verlaufender A. colica dext. (A. colica dext. cran.). Hoher Verlauf der A. colica sin. (A. colica sin. cran.)

int. links mit Hilfe eines Gefäßnahtapparates anastomosiert. NAKAYAMA (1964) konnte den intrathorakalen Oesophagusersatz durch Ileocolon oder Colon transversum (SHERMAN-WATERSON, 1957; GREGORY, 1962, 1963) dadurch verbessern, daß er die A. ileocolica mit der A. thoracica int. links anastomosierte (vgl. Abb. 477).

NAKAYAMA (1962) vereinfachte auch die freie Darmtransplantation zum Oesophagusersatz (POPPOV und FILIN, 1961) durch apparative Gefäßnaht. Das zum Ersatz des cervicalen Oesophagus eingeschaltete Quersegment wird über Gefäßnaht an den Truncus thyreo-cervicalis dext. angeschlossen (Abb. 478). Nach eigenen tierexperimentellen Orientierungsversuchen ist das Gefäßnahtinstrument von NAKAYAMA besonders geeignet, zur Lösung des Problems der freien Transplantation beizutragen. Zur gleichen Ansicht kommt auch LAMESCH u. Mitarb. (1967).

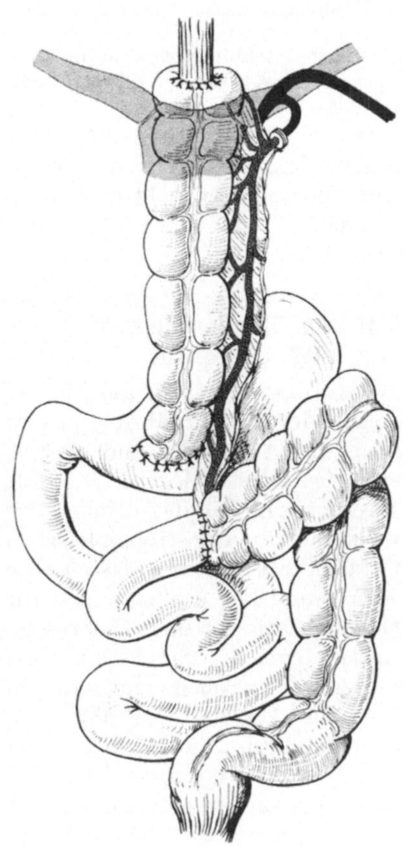

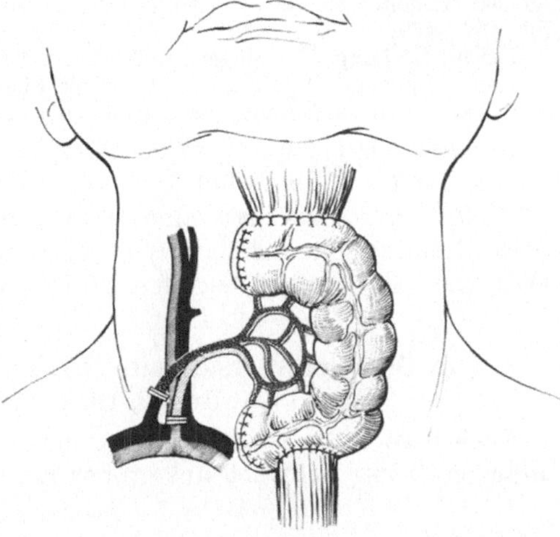

Abb. 478. *Freie Transplantation eines Colonsegmentes* (modifiziert nach POPOW-FILIN, 1961) zum Ersatz des cervicalen Oesophagus mit instrumenteller Gefäßnahtanastomose A. colica media — Truncus thyreo-cervicalis. (Nach NAKAYAMA, 1962)

Abb. 477. *Radikale, totale Oesophagektomie mit intrathorakalem Ersatz durch Ileo-Colon oder Colon transversum.* (Modifiziert nach SHERMAN-WATERSTON, 1957; GREGORIE, 1962, 1963.) Mit Gefäßanastomose Mammaria int. — Ileo colica. (Nach NAKAYAMA, 1964)

Abb. 477

b) Oesophagusersatz aus Magen

Die antethorakale Verlagerung des ganzen Magens (nach KIRSCHNER, 1920) kann herangezogen werden, wenn die Ernährung des mobilisierten Magens gefährdet erscheint und eine retrosternale oder intrathorakale Verlagerung nicht gewagt werden kann. Eine Gangrän des subcutan verlagerten Magens ist weniger schwerwiegend als nach intrathorakaler Verlagerung. Sollte sie eintreten, bleibt nur die sofortige Entfernung des verlagerten Magens, wenn eine Allgemeinintoxikation vermieden werden soll.

Der Magen wird vollkommen mobilisiert, die Kardia durchtrennt und blind verschlossen. Die oberste Jejunumschlinge wird 10 cm aboral von der Flexura duodeno-jejunalis durchtrennt, retrokolisch hochgeführt und oral End-zu-End mit dem Oesophagusstumpf anastomosiert. Die Dünndarmkontinuität wird durch eine Y-Anastomose zwischen Flexura duodenojejunalis und hochgeführtem Jejunum wieder hergestellt. Es folgt die antethorakale Tunnelierung. Sie erfolgt vorwiegend stumpf, wobei auf die Endäste der A. intercostales geachtet werden muß. Der Tunnel muß so weit sein, daß sich der Magen bequem bis zum Jugulum hochziehen läßt. Ist die craniale Kuppe des Transplantatmagens gut durchblutet und die Verbindung mit dem Halsoesophagus spannungsfrei möglich, wird die Anastomose sofort hergestellt. Voraussetzung ist, daß entweder die totale Oesophagektomie vorausgegangen ist oder eine nachfolgende Oesophagektomie durch cervicale Oesophagusdurchtrennung mit Blindverschluß des aboralen Oesophagusstumpfes vorbereitet wurde. Schließlich bleibt die Möglichkeit den Eingriff als Palliativmaßnahme auszuführen. Dann wird die cervicale Oesophago-Gastrostomie End-zu-Seit angelegt. Die cervicale Oesophago-Gastrostomie folgt den gleichen Regeln wie beim intrathorakalen totalen Oesophagusersatz aus Magen (vgl. Abb. 467—470).

Reicht die Länge des Magens nicht aus, oder erscheint er durchblutungsgefährdet, wird die Magenkuppe im Jugulum oder tiefer als Fistel eingenäht. Oesophago- und Gastrostoma werden später unter Bildung eines Hautschlauches vereinigt.

Resultate. Der antethorakale Oesophagusersatz mit Hilfe von Magen nach FINK-KIRSCHNER (1920) hat keine Verbreitung gefunden. OCHSNER und OWENS (1934) fanden damals insgesamt 21 Fälle mit einer Mortalität von 14 und einem guten Resultat von 6 Fällen. Nur in 19,3% handelte es sich um Oesophaguscarcinome. Alle übrigen betrafen benigne Strikturen.

c) Oesophagusersatz aus proximal gestieltem Magenschlauch
(BECK, 1905; JIANU, 1912; HEIMLICH, 1959) (Abb. 479)

Nach dem Prinzip der Gastrostomie von BECK-JIANU wird ein am Magenfundus gestielter Schlauch aus großer Kurvatur gebildet. Die Ernährung erfolgt über die A. lienalis und gastroepiploica sinistra-dextra. Die Milz wird entfernt, um das lienale Blut vollkommen den gastroepiploischen Gefäßen zukommen zu lassen. Die Abspaltung der großen Kurvatur beginnt 4 cm vor dem Pylorus im Antrumbereich. Sie folgt dem Verlauf der großen Kurvatur in 2—3 cm Abstand von ihr. Am zweckmäßigsten wird sie mit einem gebogenen Klammernähapparat (vgl. Abb. 121) ausgeführt. Es folgt eine linkscervicale Incision und die prästernale subcutane Tunnelierung vom Xiphoid bis zur Halsregion. HEIMLICH (1957) konnte so die ganze antethorakale Distanz überbrücken. Er erreicht dies durch Mobilisation des Pankreasschwanzes nebst Milzgefäßen bis zur Mittellinie. Dieser kann dann mit dem Magenschlauch bis Höhe Rippenbogen heraufgeklappt werden. Nun kann der Magenschlauch die Cervicalregion erreichen. Zu weiterem Längengewinn kann der intraabdominelle Oesophagus durchtrennt werden. Die Kardia läßt sich dadurch nach ventral-cranial verlagern. Der cervicale Oesophagus wird freigelegt, 2 cm caudal des Pharynx durchtrennt

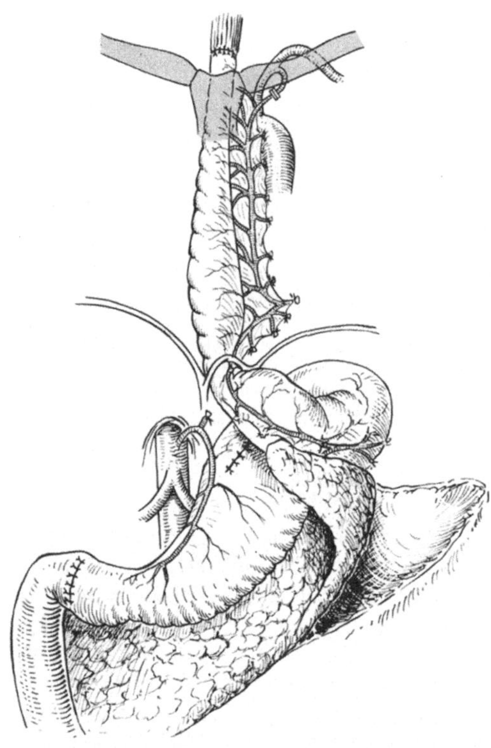

Abb. 479. Intrathorakale, intrapleurale Oesophagogastroplastik nach dem Prinzip von BECK-JIANU-GAVRILIU mit durchblutungsverbessernder Gefäßanastomose zwischen peripherem Ende der A. gastro-epiploica dext. und A. thoracica int. sin. (NAKAYAMA, 1964)

und der Magenschlauch End-zu-End an das orale Oesophaguslumen anastomosiert. (Gastrostomie für die ersten postoperativen Tage!) Bei resezierbaren Tumoren wird der oral und baoral verschlossene Oesophagus zunächst belassen und bestrahlt. Nach Abschluß der Bestrahlung folgt die Oesophagektomie auf rechtsthorakalem

Zugangsweg. NAKAYAMA (1964) hat die Operation HEIMLICHs verbessert, indem er das periphere Ende der gastroepiploischen Gefäße mit der A. mammaria interna sin. anastomosierte (vgl. Abb. 479). Wenn möglich lagert er den Magenschlauch intrathorakal-retrosternal oder mediastinal in das frei gewordene Oesophagusbett ein (Abb. 479).

Resultate (HEIMLICH, 1961): Der totale Oesophagusersatz mit proximal gestieltem Magenschlauch wurde 18mal ausgeführt (13mal Carcinom, 5 mal bei benignen Veränderungen). Die Operationsmortalität betrug 2 Fälle (davon 1 Fall

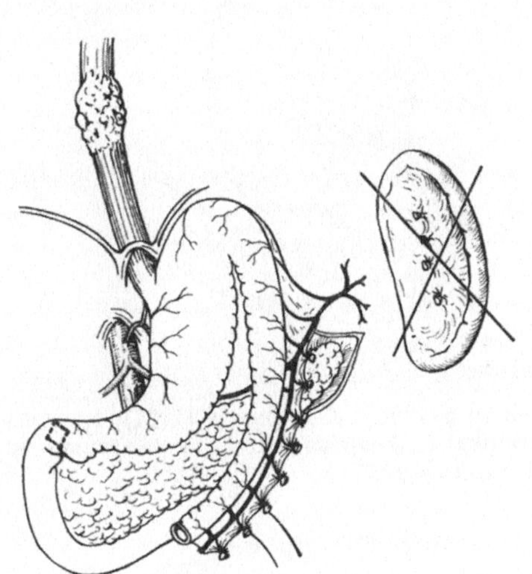

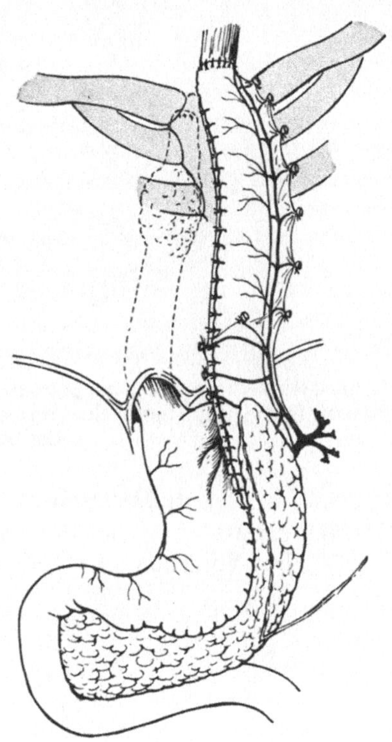

Abb. 480. Methode des proximal gestielten Magenschlauches nach BECK, 1905; JIANU, 1912; RÖPKE, 1912. Antethorakale palliative totale Umgehung eines Oesophagustumors in der oberen Hälfte. Häufig ist der Ersatz durch die Schlauchbildung nur partiell möglich. Die Restdistanz muß durch Hautschlauch überbrückt werden

Gangrän des Magenschlauchs, 1 Fall Lungenembolie). Alle Carcinomträger starben zwischen dem 3. und 24. postoperativen Monat. Von den Malignomträgern waren 9 fähig Normalkost zu essen, von den benignen Veränderungen 4. Die Vorteile der antethorakalen gegenüber der intrathorakalen Hochführung werden von HEIMLICH besonders hervorgehoben (vgl. Abb. 479 bzw. 480!).

Beim Oesophagusersatz aus distal gestieltem Magenschlauch (GREGORJEW, 1927; RUTKOWSKY, LORTAT-JACOB, 1949) (vgl. Abb. 481) ist die Blutversorgung des Magenschlauchs weniger gefährdet, sofern die A. gastro-epiploica dextra.-sin. erhalten blieb. Das Verfahren wird stets mit einer Kocherschen Mobilisation des Duodenums verbunden werden müssen, damit Magenschlauch, Duodenum und Pankreaskopf genügend weit nach cranial verlagert werden können. Der Magenschlauch muß u. U. intrathorakal retrosternal oder mediastinal hochgeführt werden. Meist dürfte er aber nur für die antethorakale Plastik verwendet werden.

Resultate. LORTAT-JACOB (1951, 1958) hat sowohl bei Verätzungsstrikturen als auch bei Oesophaguscarcinomen Gutes von diesem Verfahren berichtet.

43*

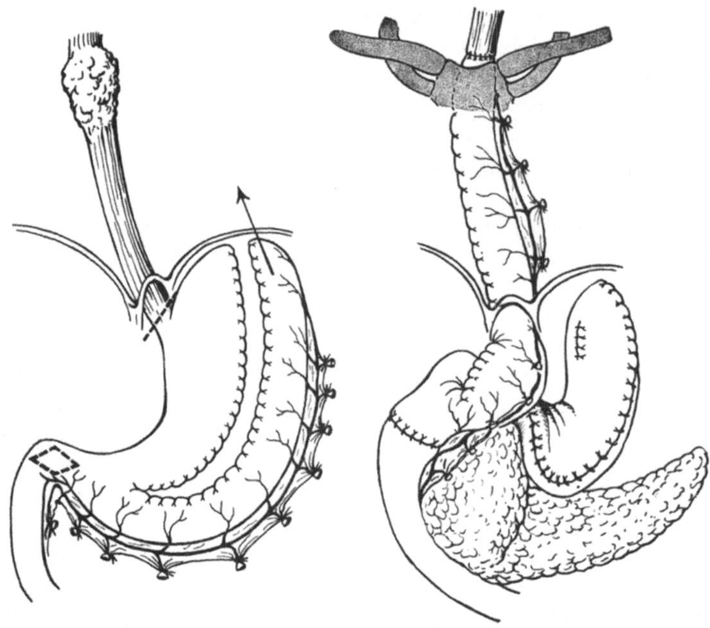

Abb. 481. Methode des distal gestielten Magenschlauches nach GREGORJEW (1927); LORTAT-
JACOB (1949). Intrathorakaler (retrosternaler) radikaler Oesophagusersatz bei Carcinom in
der oberen Oesophagushälfte

d) Mehrzeitiger Oesophagusersatz aus Magen

Wir empfehlen in allen derartigen Fällen dreizeitig vorzugehen wie NAKAYAMA
(1954). Das Vorgehen geht aus Abb. 482 hervor.

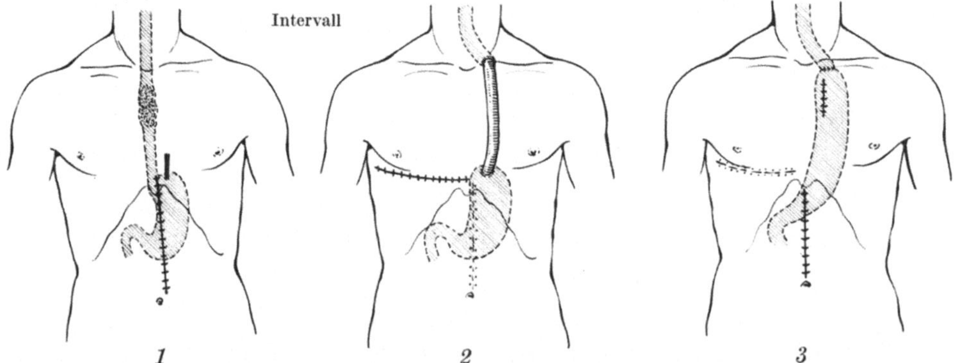

Abb. 482. *Dreizeitiges Vorgehen nach* NAKAYAMA (1954) *zur Radikaloperation des Oesophaguscarcinoms in allen thorakalen Abschnitten — antethorakale totale Oesophago-Gastroplastik.
1* Abdominelle Revision (evtl. Ausräumung von Ln. coeliaci et parakardiaci) — Gastrostomie.
Im Intervall: Röntgenbestrahlung 2000—3000 r. *2* Thorakale Revision und totale Oesophagektomie — cervicales Oesophagostoma. Rehabilitationsintervall von 3—6 Monaten, evtl.
Überbrückung der Stomata durch extrakorporale Schlauchprothese. *3* Definitive Wiederherstellung der Passage durch totale (oder partielle mit Hautschlauchüberbrückung), antethorakale Oesophago-Gastroplastik

Resultate. NAKAYAMA hat diese dreizeitige antethorakale Methode in 271 (d. i.
in 80%) aller dafür geeigneten Fälle von Oesophaguscarcinom im mittleren und

cranialen Drittel angewendet. Die Mortalität betrug 23 Fälle (8,5%), die 5-Jahres-Überlebenszeit 71 Fälle (16.4%). Seine Resultate mit der antethorakalen Methode liegen bezüglich 5-Jahres-Heilung deutlich besser als die von SWEET mit der intrathorakalen Methode erzielten 5-Jahres-Heilungen (6,0%). Sie sind auch günstiger als seine eigenen mit der intrathorakalen Methode, vgl. Tabelle 65. Da er mit der intrathorakalen Methode keine Mehrjahresheilungen erreichte, gibt er dem mehrzeitigen antethorakalen Vorgehen unbedingt den Vorzug.

Das dreizeitige Vorgehen nach Hegemann (1959) folgt ähnlichen Prinzipien. Jedoch wird in 1. Sitzung von einer rechtsseitigen Thorakotomie die Oesophagektomie sowie das Gastrostoma und Oesophagostoma links ausgeführt. Auf ein Bestrahlungs- und Rehabilitationsintervall wird verzichtet. Vielmehr bereits 10 Tage nach der ersten Sitzung die retrosternale Hochführung des Magens in das Jugulum vorgenommen. Nach weiteren 8—10 Tagen folgt die Direktvereinigung der Stomata bzw. die Überbrückung der Distanz durch Hautschlauchbildung nach dem Prinzip von DENIS-BROWN.

Resultate. HEGEMANN berichtet über 4 Fälle (2 Carcinome der mittleren thorakalen Speiseröhre, 2 benigne Strikturen nach Verätzung), welche er auf diese Weise operierte. Langzeituntersuchungen fehlen noch.

e) Oesophagusersatz aus Dünndarm

Es ist eine Erfahrung der meisten Operateure, daß der Oesophagusersatz aus Jejunum keine ermutigenden Erfolge zeitigt (POSTLETHWAIT, 1961). Zur Überbrückung von Defekten im caudalen Drittel des thorakalen Oesophagus kann zwar eine Jejunumschlinge ohne Schwierigkeit hochgeführt werden; die Schwierigkeiten wachsen jedoch, wenn höhere intrathorakale Abschnitte erreicht oder gar eine totale Oesophagoileoplastik hergestellt werden soll. Die Gefahr der Ernährungsstörung der Dünndarmschlinge ist so groß, daß ihre intrathorakale und retrosternale Verwendung nicht empfohlen werden kann (POSTLETHWAIT, 1961). Ähnliches gilt für die Versuche, umschriebene Segmente des mittleren oder cranialen thorakalen Oesophagus durch gestielte Jejunumsegmente (KATSURA, ISHIKAWA, OKAYAMA, 1958) oder durch Colonsegmente (GOLIGHER und ROBIN, 1954) zu überbrücken. Für die *totale Oesophago-Jejunoplastik* bleibt nur das Verfahren von YUDIN-PAPO (1944) übrig, welches als genügend erprobt gelten kann. Es wird in 2 Sitzungen innerhalb 3—5 Tagen vorgenommen.

1. Sitzung (Jejunummobilisation) (vgl. S. 670). Revision der cranialsten Jejunalschlinge auf das Verhalten ihrer Gefäßversorgung. Die Beurteilung, ob die die Unterbindung von mehr als zwei aufeinanderfolgenden Aae. jejunales vertragen wird, ist schwierig. Haben die Randarkaden nur sehr dünne Anastomosen, so ist die Ligatur von mehr als 3 Aae. jejunales gefährlich und das Vorgehen von HARRINGTON (vgl. S. 670) vorzuziehen. Bereits vor der Mobilisation ist anhand der Länge der oberen Jejunalschlinge abzuschätzen, ob das Jejunum für die direkte Verbindung mit dem Oesophagus überhaupt geeignet ist oder ob ein Hautschlauch zwischengeschaltet werden muß. In letzterem Fall wird man immer die Oesophago-Coloplastik vorziehen. Die Durchtrennung der Aae. jejunales zur Mobilisation des Jejunums erfolgt alternierend und jeweils erst nach temporärer Abklemmung des nächstfolgenden Gefäßes mittels einer elastischen Gefäßklemme. Mehr als 3 aufeinanderfolgende Gefäße können unterbunden werden, wenn nach je 10minütiger Beobachtung die Durchblutung sich als genügend erweist. Probeweise wird der isolierte Jejunumschenkel vor dem Thorax hochgeführt, um sein Aussehen und seine Länge zu prüfen. Fehlen nur wenige Zentimeter Länge, können diese durch Mobilisation der A. mesenterica cran. (nach DUBOST-BERNIER) gewonnen werden. Das orale Jejunum wird mit Y-Anastomose in das abführende Jejunum eingepflanzt und anschließend antethorakal tunneliert. Das hochgeführte Jejunum wird im Jugulum eingenäht und zur Entlastung und Ernährung mit einer langen Sonde intubiert.

Die 2. Sitzung (cervicale Oesophago-Jejunostomie) wird vorgenommen, sobald sich der Jejunumschenkel als gut ernährt erweist. Wenn er zum Hals heraufgebracht werden konnte, wird eine latero-laterale Oesophago-Jejunostomie ausgeführt. Bei Eintritt einer apikalen Darmnekrose muß durch Hautschlauchplastik überbrückt werden. YUDIN (1944) hat 80 Fälle, PAPO (1954) 95 Fälle von Oesophago-Jejunoplastik operiert (Mortalität 3,1%).

f) Oesophagusersatz aus Colon

Der Oesophagusersatz aus Colon kann *α) antethorakal-subcutan, β) intra-thorakal-retrosternal* und *γ) intrathorakal-intrapleural* erfolgen. Die antethorakale Verlagerung hat den Vorteil, daß Komplikationen durch Insuffizienz und Gangrän leichter beherrscht werden können. Der Nachteil liegt in dem längeren Weg, welchen das Transplantat nehmen muß und in dem unbefriedigenden kosmetischen Ergebnis. Bei intrathorakal-intrapleuralem Vorgehen ist die Distanz relativ kurz und bei erhaltenbleibendem Magen oder Magenrest die Passageverhältnisse günstig. Auch nach totaler Oesophagektomie + totaler Magenresektion kann die Passage noch durch Oesophagocolo-Coloduodenostomie (vgl. Abb. 484) wieder-hergestellt werden. Das intrapleurale Vorgehen aber ist von schwersten, oft tödlich endenden, Komplikationen bedroht: 1. Insuffizienz der intrathorakalen Oesophago-Colostomie, 2. Strangulation der das Transplantat versorgenden Ge-fäße im Zwerchfellschlitz, 3. Herniation und Inkarzeration von intraabdominellen Organen durch den Schlitz (SHERMAN und WATERSTON, 1957). Die retrosternale Methode scheint von den intrathorakalen Verfahren die risikoärmste zu sein (LINDER und HECKER, 1962). Viele Chirurgen (MAHONEY und SHERMAN, 1954; DALE und SHERMAN, 1955; PETROV, 1959; NEVILLE und CLOWES, 1958; ÜBER-MUTH, 1961; GRIMES, 1960) haben sich daher für die retrosternale Verlagerung ausgesprochen. Als Transplantat kann 1. *Ileocolon* (VILLEMIN, DUFOUR, RIGAUD, CABANIÉ, 1951) (vgl. Abb. 483a) oder 2. *die linke Colonhälfte* (PETROV, 1959; GRIMES, 1960; LINDER-HECKER, 1962; vgl. Abb. 483b) oder 3. *Colon transversum* (vgl. Abb. 484) verwendet werden. Die Wahl des Colonabschnitts erfolgt ent-sprechend der zu überbrückenden Distanz. Wenn auch die einzeitige Operation durchaus möglich ist, kann die Unterteilung des Eingriffs in einen *Hauptein-griff (Oesophagektomie und Colontransposition)* oder in *zwei Haupteingriffe (Colontransposition,* Oesophagektomie oder umgekehrt) und in einen *dritten Eingriff cervicale Oesophago-Colostomie* erforderlich werden. Schließlich werden sich noch Unterschiede dadurch ergeben, daß der Eingriff als palliative Um-gehungs- oder als Radikaloperation mit Oesophagektomie evtl. Oesophago-Gastrektomie, ausgeführt werden muß.

α) Antethorakale Oesophago-Coloplastik
(vgl. Abb. 483a)

Vorwiegend bei inoperablem Tumor, als palliative Umgehungsanastomose, über die Variation der Gefäßversorgung und Auswahl des Colonabschnitts (vgl. Abb. 475). Bei Wahl des Ileocolons wird zunächst das terminale Ileum durchtrennt. Appendektomie ist ratsam. Das Colon transversum wird am Cannon-Boehmschen Punkt durchtrennt. Der ausgeschaltete Darmabschnitt ist so zu drehen, daß der aborale Ileumstumpf nach cervical zu liegen kommt. In typischer Weise wird der antethorakale Tunnel hergestellt und das orale Transplantatende in die Cervicalregion hochgeführt und dort entweder End-zu-End oder End-zu-Seit mit dem Halsoesophagus anastomosiert. Das aborale Transplantatende wird in das Magenantrum implantiert. Die Darmkontinuität wird durch End-zu-End- oder End-zu-Seit- oder Seit-zu-Seit-Ileotransversosostomie wieder hergestellt.

β) Die intrathorakal-retrosternale Oesophago-Coloplastik
(vgl. Abb. 483b)

wird nach PETROV (1959) zweizeitig durchgeführt.

1. Sitzung. Mobilisation des terminalen Ileum, des Colon ascendens und des Anfangsteils des Colon transversum, Appendektomie und Durchtrennung des terminalen Ileums 10 cm vor der Ileocoecalklappe; Mobilisation der A. mesenterica cran. sowie der gesamten Mesenterial-wurzel, zwecks Längengewinnes; Beurteilung der Gefäßverhältnisse im Mesocolon und zu-verlässige Erhaltung der A. colica media und der Randarkaden gleichgültig ob Ileo-Colon,

Colon transversum oder Transverso-descendens verwendet wird; Herstellung des retrosternalen Tunnels in der Mittellinie hinter dem Sternum evtl. Excision des Proc. xiphoideus; nach Hochführen des Transplantates wird es im Jugulum eingenäht und die Anastomose zwischen aboralem Colonlumen und Magen (bzw. Dünndarm) und eine Ileotransversostomie angelegt.

2. Sitzung wird im allgemeinen nicht vor dem 10. Tag ausgeführt. Sie besteht 1. bei *palliativem Vorgehen* in einer End-zu-Seit-Anastomose des Ileocoecum mit dem Halsoesophagus, 2. *bei radikalem Vorgehen* in einer totalen Oesophagektomie von rechts mit Blindverschluß

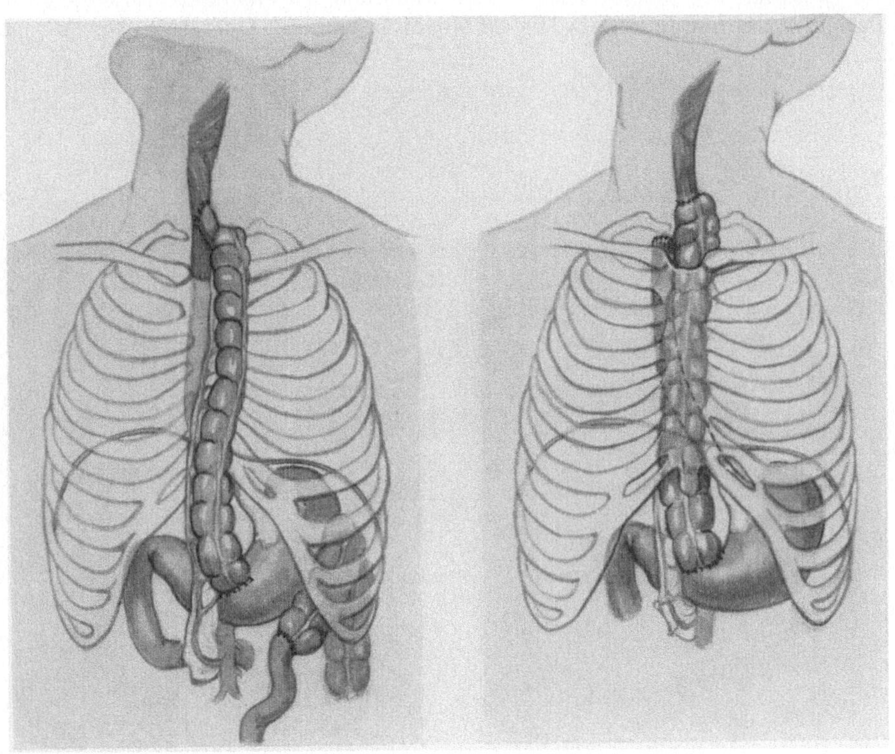

a   b

Abb. 483a u. b. *Oesophago-Coloplastik.* a *Antethorakal* (palliativ oder radikal) *partiell* nach VUILLET-KELLING (1911); V. HACKER (1914) mit Colon transversum; *total* nach VILLEMIN, DUFOUR, PRIGAUD, CABANIÈ (1951) mit Ileo-Colon. b *Intrathorakal-retrosternal* (palliativ oder radikal) mit Colon transversum oder transverso-descendens; (nach ROITH, 1920; MAHONEY-SHERMAN, 1954; NEVILLE-CLOWES, 1958; PETROV, 1959; GRIMES, 1960; LINDER-HECKER, 1962)

der Kardia, End-zu-End-Anastomose des oralen Oesophaguslumens mit dem Ileocolon über einer transnasal eingelegten Sonde, welche über alle Anastomosen gelegt wird.

Das Vorgehen hat den Vorteil, daß bei Inoperabilität die vorangegangene Operation nicht vergeblich war, sondern zu einer palliativen Anastomose dienen kann.

γ) Die intrathorakal-intrapleurale Oesophago-Coloplastik

(Abb. 484) (nach SHERMAN und WATERSTON, 1957; GREGORIE und OTHERSEN, 1962)

unterscheidet sich vom intrathorakal-retrosternalen Vorgehen nur darin, daß in einer Sitzung und 3 Operationsakten *1. die totale Oesophago-Gastrektomie, 2. die Colonmobilisation und 3. die Einlagerung des Colon in das Oesophagusbett* und schließlich *die 3 Anastomosen* (Oesophago-Colostomie, Colo-Gastro- bzw. Duodeno-

oder Jejunostomie, Ileotransverostomie oder bei linksseitigem Colon die Colo-Colostomie) hergestellt werden müssen.

Resultate. Die Komplikationen nach Oesophago-Coloplastik sind mannigfache. WATSON (1957) berichtet bei allen überlebenden retrosternalen Oesophago-Coloplastiken (7 Fälle) eine Fistel an der cervicalen Anastomose. Die Magenanastomose stenosierte in 2 Fällen; schweres Dumping in zwei Fällen. NEVILLE und CLOWES (1958) verloren von 12 Patienten 3 (2 an Pneumonie, 1 an einem Pleuraempyem). 3 Patienten starben innerhalb 12—30 Monaten nach der Operation. Die Autopsie

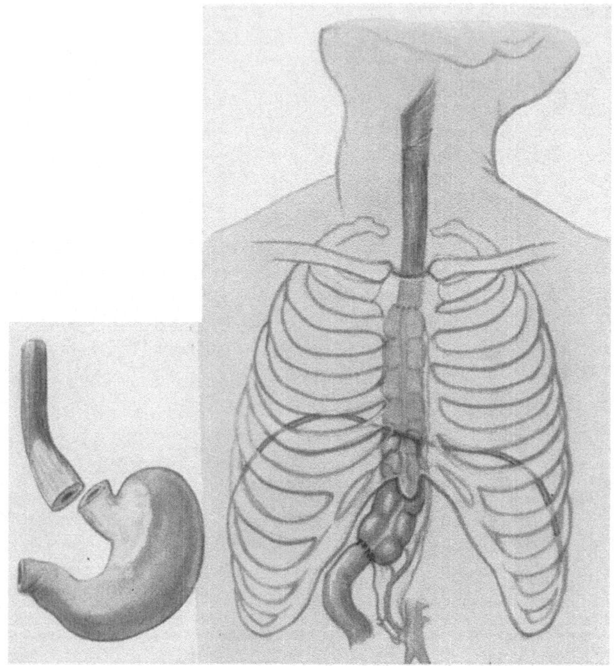

Abb. 484. *Intrathorakal-intrapleurale Oesophago-Coloplastik.* (Modifiziert nach SHERMAN und WATERSTON, 1957.) Zugleich Variante VI der erweiterten Magentotalresektion (vgl. S. 711)

ergab weder Oesophagitis noch Colitis im Transplantat. Alle Patienten waren imstande, anstandslos zu schlucken; 5 von 9 Überlebensfällen litten an Diarrhoen für 2—3 Monate. BATTERSBY (1958) verlor von 27 Operierten 2 Fälle; 15 Fälle waren Carcinome; bei 2 Fällen Ulcus pepticum an der Cologastrostomie; in 1 Fall Perforation eines peptischen Ulcus. SHERMAN u. Mitarb. fanden eine peptische Ulceration des Colons unter 336 Fällen nur zweimal; Fistelbildung an der cervicalen Anastomose in 10—20%. Die *Mortalität in 132 Carcinomfällen* beträgt bei SHERMAN u. Mitarb., *16,2% für das zweizeitige Vorgehen, 40% für das einzeitige Vorgehen* (45 Fälle). GREGORIE und OTHERSEN berichten eine Mortalitätsrate von 14,3% (7 Fälle). *Weitere Mortalitätsziffern* sind: NEVILLE (1957) 5 Todesfälle von 18 intrathorakal-intrapleuralen Oesophago-Coloplastiken; PATTERSON (1958) 3 Todesfälle von 7 intrathorakal-intrapleuralen Oesophago-Coloplastiken; SCANLON (1958) 2 Todesfälle von 19 retrosternalen Oesophago-Coloplastiken (davon 9 palliative Bypassanastomosen). Die *Übersichtsstatistik von* SHERMAN und MAHONEY (1961) berichtet *275 Coloninterpositionen zum Oesophagusersatz* wegen benigner Erkrankungen (Strikturen und Atresien) mit 21 (7,6%) Todesfällen. Bei Oesophaguscarcinom wurde in 45 Fällen einzeitig mit 40% Mortalität operiert. Bei zweizeitigem Vorgehen fanden sich für die Resektion des Oesophagus (1. Sitzung) in 137 Fällen 3 Todesfälle (2,2%) und für die Colontransplantation (2. Sitzung) in 132 Fällen 19 Todesfälle (14%), für die palliative Bypassoperation eine Mortalität von 74 Fällen (31%). Die Übersicht umfaßt die Ergebnisse von 54 Autoren. LINDER und HECKER (1962) haben 5 Fälle (3 benigne, 2 maligne) ohne Mortalität operiert.

4. Abdominelle Magentotalresektion und erweiterte Magentotalresektion
(MTR und EMTR)

a) Definition

Unter Magentotalresektion versteht man die Entfernung des gesamten Magens. Sie ist von der subtotalen Magenresektion zu unterscheiden, bei welcher ein oraler oder aboraler Rest des Magens zurückgelassen wird. Nach der totalen Magenentfernung wird der Querschnitt des intraabdominellen Oesophagus entweder mit dem Duodenum (Oesophago-Duodenostomie), oder mit einer Jejunumschlinge (Oesophago-Jejunostomie) vereinigt oder es wird ein „Magenersatz" ausgeführt. Dem Begriff der Magentotalresektion ist nur Genüge getan, wenn das Resektionspräparat den ganzen Magen einschließlich der proximalen Übergangszone (Fundusdrüsen — Plattenepithel) und der distalen Übergangszone (Pylorusdrüsen — Brunnersche Drüsen) enthält.

Geschichtliches. Die erste Magentotalresektion wurde von Connor (1884) ausgeführt. Sie war ein Mißerfolg. SCHLATTER (1897) war der erste Erfolg beschieden. Er operierte eine 56jährige Frau durch Oesophago-Jejunostomie mit einfacher Schlinge. Die Patientin überlebte 14 Monate. Die 2. und 3. erfolgreiche Magentotalresektion stammt von BRIGHAM (1898), die 4. von RICHARDSON (1898). KRÖNLEIN (1898) prägte den Ausdruck „totale Magenresektion" im Sinne obenstehender Definition. Zu den Pionieren gehören v. BARDELEBEN (1901), DOLLINGER (1901), HERSCHEL (1902), MOYNIHAN (1903). 1906 stellte PATERSON 27 Fälle zusammen mit 10 Todes- und 17 Überlebensfälle. ROUX führte die erste Operation mit Oesophago-Jejunostomia ypsiloniformis aus. Weitere technische Verbesserungen stammen von SCHLOFFER (1917), V. HOFFMANN (1922). FINNEY und RIENHOFF (1929) sammelten 67 Fälle mit einer postoperativen Mortalität von 53,8%. Seit 1929 wurden solche Berichtsserien immer häufiger. Durch den Bericht von FINNEY und RIENHOFF war klar geworden, daß die Überlebensrate nach Oesophago-Jejunostomie höher ist als nach Oesophago-Duodenostomie. Seitdem sind alle Chirurgen bemüht, diese Ziffern und die langfristigen Überlebenszeiten zu verbessern. PACK und MCNEER (1943) erreichten bereits eine Mortalität von *37,6%*; LAHEY und MASHALL (1944) eine solche von 33%. In dieser Größenordnung hielten sich die Erfolgsziffern bis zur letzten Entwicklungsphase der Chirurgie. Erst durch die Intubationsnarkose etc. konnten die Ziffern soweit verbessert werden, daß an eine Verwendung der MTR als Routineoperation herangegangen werden konnte.

Wie schwer es ist, die Grenze von 30% Mortalität zu unterschreiten zeigt Tabelle 67.

b) Indikation

Die wichtigsten Indikationen für die abdominelle Magentotalresektion sind: a) *Der carcinomatös infiltrierte „Feldflaschen"-Magen;* b) *diffus infiltrierende Carcinome,* c) *weit infiltrierende Sarkome oder andere Tumoren reticulärer Herkunft,* besonders wenn sie die kleine Kurvatur und den distalen Magen befallen haben. d) Die *diffuse Adenomatose.* e) *Ausgedehnte oder multiple Leiomyosarkome.* f) *Peptische Rezidivulcera bei Zollinger-Ellison-Syndrom.* Für die prinzipiellen MTR in jedem Fall von Magencarcinom besteht kein Grund. Die distale oder proximale subtotale Resektion ist in der Mehrzahl der Magencarcinome (70%) die Methode der Wahl. Die abdominelle MTR wird in etwa 30% der Fälle erforderlich.

Nach WELCH und WILKINS (1958) beträgt die *Mortalität* der *kurativen Resektionen:* a) Für die distale subtotale Magenresektion 6,2%, b) für die proximale subtotale Resektion 7,0%, c) für die erweiterte subtotale Resektion 7,1% und d) für die MTR 14,5% (bei uns bis 20%). Unzweifelhaft ist also die MTR mit einem erhöhten Operationsrisiko belastet. Auch die Mehrjahres-Überlebenszeit, welche durchschnittlich (Tabelle 67) nur zwischen 5—20% erreichen,

Tabelle 67. *Letzte Entwicklung der Erfolgsziffern der Magentotalresektion (Resektionsquote, Mortalität, Überlebenszeit)*

Autor	Zahl der Fälle		Zahl der Total-resezierten (abs. Zahl, %-Satz)	postoperative Mortalität	Zahl der 3-Jahres-Überlebenszeit	Zahl der 5- und Mehr-jahres-Überlebenszeit
	diagnosti-zierte	operierte				
LEFÈVRE-LORTAT-JACOB (34 Autoren) (1950)			996	(29%)		
LAHEY u. MARSHALL (1950)					(21,9%)	(12,5%)
WINKELBAUER (1959) (1950—1957)	400		167		99 (30%)	44 (21%)
DI BELLO (1950—1960)			85	12 (14,1%)		9 (6,75%)
MARSHALL und URAM (1954)			127	(8,7%)		
NAKAYAMA (1959) (1946—1958)	1011		251	5 (2,0%)	24 (15,8%) (von 157 Fällen)	0
HÄRING (1960) (1956—1959)			74	15 (20%)		
REMINE-PRIESTLEY (1964) (1917—1961)			414 (479)	90 (21,7%)	(15,3%)	24 (9,9%) (von 242 F.)
HOLDER (1960)			73	(39,7%)		
SPATH und CESNIK (1962)	947	816 (85,6%)	66 (8%)	23 (35,1%)	(20%)	(17%)
GÜTGEMANN (1962) (1948—1962)	827	627	64 (9,2%)	21 (33%)	Oe-J 0 Oe-J (ROUX) 6 Oe-J-duod 5 zusammen 11 (17,1%)	

ermuntert nicht zu allzu freizügigem oder gar prinzipiellem Gebrauch der MTR. Man wird sie auf jene Fälle beschränken, in denen die radikale Ausrottung des Krankheitsprozesses anders nicht möglich ist (GÜTGEMANN u. Mitarb., 1952, 1953, 1955, 1963; NISSEN, 1954, 1962; KUNTZEN, 1957; WINKELBAUER, 1959; HOLLE, 1960; MAINGOT, 1961; REMINE-PRIESTLEY, 1964). Die MTR wegen gutartiger Veränderungen sollte vollends auf das unumgänglich Notwendige eingeschränkt werden. Immerhin wird manch ein Fall eintreten, bei welchem gutartige Veränderungen intraoperativ für bösartig angesehen werden und deshalb total reseziert werden (FLY u. Mitarb., 1958).

c) Operabilität

Nach Eröffnung des Abdomens gilt das erste Interesse der Frage, ob der Tumor operabel ist oder nicht. *Inoperabilität* liegt vor, wenn die Leber von Metastasen durchsetzt oder das Peritoneum von einer diffusen Carcinomatose befallen ist; jedoch kann schon umschriebene Metastasierung im Douglasschen Raum oder in den beiden Netzen Inoperabilität bedingen. Schließlich kann die lokale Infiltration lebenswichtiger Nachbarorgane (Aorta, Mesenterialwurzel mit Gefäßen, A. hepatica und V. porta, Duodenum, Pankreaskopf, Leberhilus, Colon usw.) so ausgedehnt sein, daß die Entfernung unzumutbar wird. Andererseits bedeutet das lokale Übergreifen des Tumors auf Pankreas, Leber, Colon usw. nicht notwendig schon die Resignation vor dem Versuch radikal zu operieren; vielmehr ist es durch eine EMTR in einer Reihe von Fällen möglich, den krankhaften Prozeß en-bloc zu beseitigen. Natürlich setzt die EMTR voraus, daß hierdurch die Operation wirklich eine radikale Maßnahme wird. Eine *palliative MTR oder EMTR* kommt allenfalls in Frage, wenn durch sie eine Erleichterung geschaffen wird, ohne das Operationsrisiko unverhältnismäßig zu erhöhen. Dies kann bei jüngeren Patienten mit ausgedehnten Tumoren der Fall sein. Im allgemeinen soll die MTR als Palliativmaßnahme nicht ausgeführt werden, da sie die postoperative Morbidität und Mortalität erhöht, ohne die Überlebenszeit zu verlängern (MARSHALL, 1956). Die EMTR erfordert die En-Bloc-Entfernung des gesamten Magens mit der Pars I des Duodenums, großem Netz, vorderem Blatt des Mesocolon transversum und je nach Ausbreitungsrichtung des Tumors der Milz nebst Lig. gastro-lienale, dem Pankreasschwanz und -körper, dem kleinen Netz, dem drüsenhaltigen Gewebe rings um die Kardia, von Teilen des intraabdominellen Oesophagus, evtl. des caudalen intrathorakalen Oesophagus, auch des Colon transversums. Alle regionären Lymphknotengruppen müssen in die Resektion einbezogen werden, was mit Ausnahme der retropankreatischen Lymphknoten anatomiegerecht erfolgen kann. Die letztgenannten Knoten allerdings bleiben die Achillesferse des Verfahrens selbst dann, wenn die A. coeliaca mitentfernt wird.

d) Technik

In technischer Hinsicht sind die Varianten der *Resektion* von denen der *Wiederherstellung der Kontinuität* zu unterscheiden. Die meistgebrauchten Möglichkeiten der Kontinuitätswiederherstellung zeigt Abb. 418, desgleichen die Verfahrenswahl in Relation zur Tumorausbreitung.

Von den *Zugangswegen* kommen in Frage: a) Die *paramediane linksseitige Oberbauchlaparotomie* evtl. mit Schnitterweiterung nach cranial und Resektion des Proc. xyphoideus und nach caudalwärts mit Umschneidung des Nabels (vgl. Abb. 123) oder mit Schnitterweiterung nach links bis an den linken Rippenbogen oder mit Einkerbung desselben (vgl. Abb. 128). Letzterer Schnitt gewährt einen vollkommenen Überblick über den gesamten Magen einschließlich Kardia und intraabdominellem Oesophagus. b) Die *transversale Oberbauchlaparotomie* (vgl. Abb. 126) verschafft zwar seitlich guten Überblick, jedoch läßt der Zugang zur Kardia oft zu wünschen übrig. c) Bei Tumoren, welche nach cranial auf den caudalen Oesophagus übergreifen, wird der schräge Oberbauchschnitt in den 8. oder 9. ICR erweitert (vgl. Abb. 129). Letzterer Zugang kommt in diesem Zusammenhang besonders für die erweiterte Magentotalresektion in Betracht.

α) Die klassische Magentotalresektion

(nach CONNOR, 1884; SCHLATTER, 1897; modifiziert nach ROUX, 1908)

Die einzelnen Schritte der Operation zeigt Abb. 485a—e.

β) Regelfall der abdominellen Magentotalresektion

(MTR), eigenes Vorgehen, Abb. 486—489

Das eigene Vorgehen unterscheidet sich von der klassischen Methode durch die *craniocaudale Resektionsrichtung*. Sie eignet sich für alle A I—II, B-I Fälle und

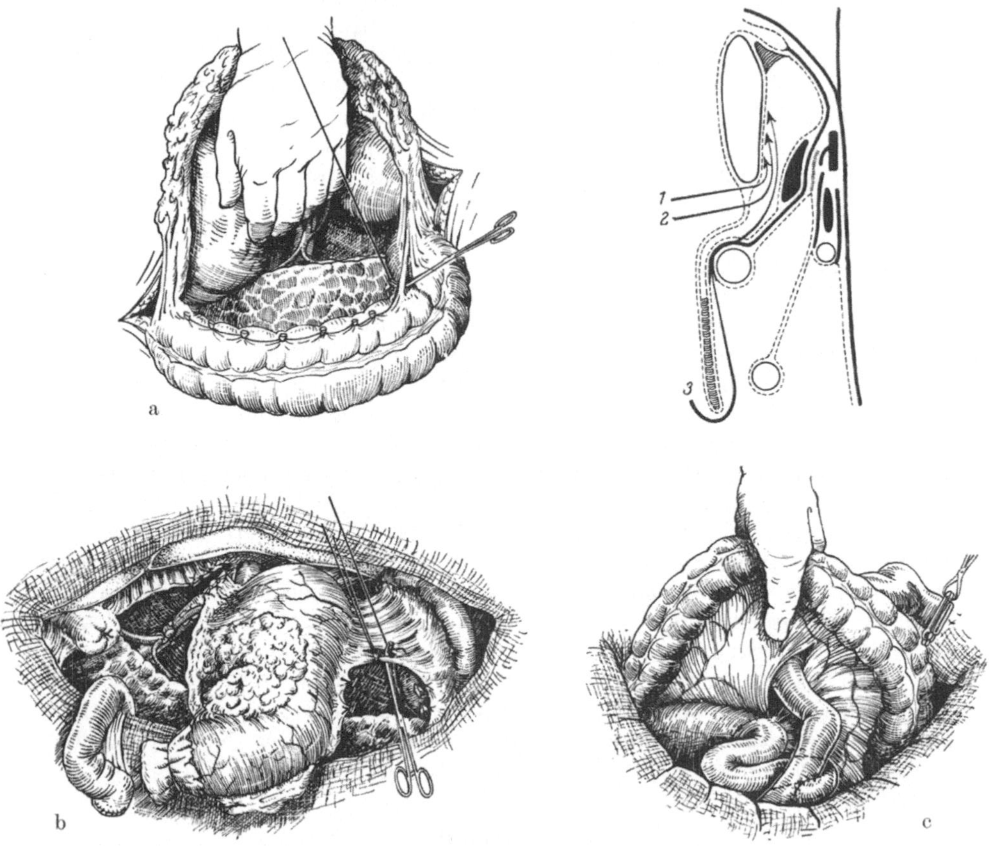

ermöglicht besonders rasches Vorgehen bei übersichtlicher en-bloc-Entfernung aller retrogastralen Lymphknotengruppen. Wichtig ist es, den Eingriff mit der Durchtrennung des intraabdominellen Oesophagus zwischen 2 Klemmen zu beginnen (vgl. Abb. 486). Es folgt die Ligatur der Vasa brevia im Lig. gastro-duodenale sowie der A. gastrica sin. Eine en-bloc-Entfernung des Magens nebst großem Netz unter stetigem Zug zur Vermeidung einer Tumorverschleppung ist nur so möglich, weil die Venen durch den caudalwärts gerichteten Zug kollabiert gehalten werden. Bereits nach Ligatur der A. gastrica sin. läßt sich der gesamte Magen aus der Bauchhöhle herausheben, wodurch die Erfassung der lienalen, coeliacalen, pankreatischen und hepatischen Lymphknoten gewährleistet ist. Besonders sorgfältig muß die Abtragung des Netzansatzes im Duodenalbereich (6 Netzschichten!) erfolgen. Die A. gastroduodenalis soll geschont werden. Das Duodenum wird zwischen zwei

Klemmen am Übergang der Pars I in die Pars II durchtrennt. Es folgt der Blindverschluß des Duodenalstumpfes in typischer Weise.

Nach Entfernung des Magens liegt das leere Magenbett in ganzer Ausdehnung vor. Es ist ein Leichtes noch verbliebene Lymphknoten aller 4 Lymphabfluß-

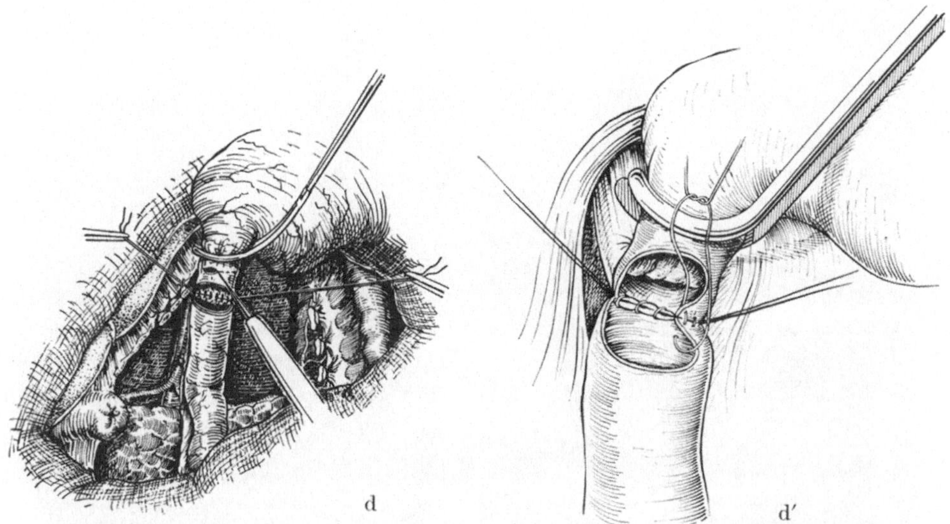

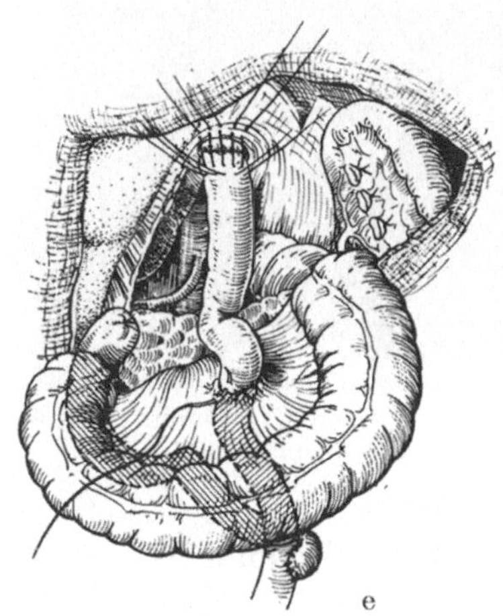

Abb. 485a—e. *Klassische Magentotalresektion.* (Nach CONNOR, 1884; SCHLATTER, 1897; modifiziert nach ROUX, 1908). a Eröffnung und Zugangswege zur Bursa omentalis. b Skeletierung des ganzen Magens in caudocranialer Richtung, Verschluß des Duodenums, Durchtrennung des Jejunums 10 cm aboral der Flexura duodeno-jejunalis. c Typische- Y-Anastomose der Jejunalschenkel nach Hochführen der zukünftigen aboralen Schlinge durch einen Mesocolonschlitz. d, d' End-zu-End Oesophago-Jejunostomie mit Probeexcision und Schnellschnittuntersuchung aus der Resektionslinie (d); Nahttechnik wie üblich (d'), Hinterwandnaht zweischichtig, Vorderwandnaht einschichtig. e Deckung der Vorderwandnaht durch Einnähen der Anastomose in den Hiatus. Merke! Weiten Abstand zwischen Anastomose und Hiatusnaht einhalten, um die Retraktion des Oesophagus nicht zu behindern. Sonst Insuffizienz infolge Durchschneidens der Nähte am Oesophagus. (Modifiziert nach QUÉNU, TRAITÉ de Technique Chirurgicale, Masson, 1960, Bd. VI, Fig. 588—600)

gebiete sorgfältig auszuräumen. Es folgt *die oesophago-jejunale End-zu-Seit-Anastomose* unter Verwendung einer retrocolisch durch einen Mesocolonschlitz hochgeführten obersten Jejunumschlinge. Die Technik der Anastomose zeigt die Abb. 488.

Bei Verwendung einer langen Schlinge wird eine Fußpunktenteroanastomose ausgeführt und der Mesocolonschlitz unterhalb oder im Bereich der Enteroanastomose rings um beide Jejunumschenkel fixiert. Eine dosierte Einengung der Passage an dieser Stelle kann versucht werden. Die oesophago-jejunale Anastomose wird durch eine Zieldrainage nach rechts seitlich gesichert. Außerdem wird eine transnasale Sonde zur Ernährung und Absaugung über die Anastomose hinweg in den zuführenden Jejunalschenkel eingelegt. Das geschilderte Vorgehen wurde von uns in nahezu allen (vgl. Tabelle 58) Fällen zur Anwendung gebracht. Es hat sich so gut bewährt, so daß wir es für den Regelfall als Methode der Wahl empfehlen können.

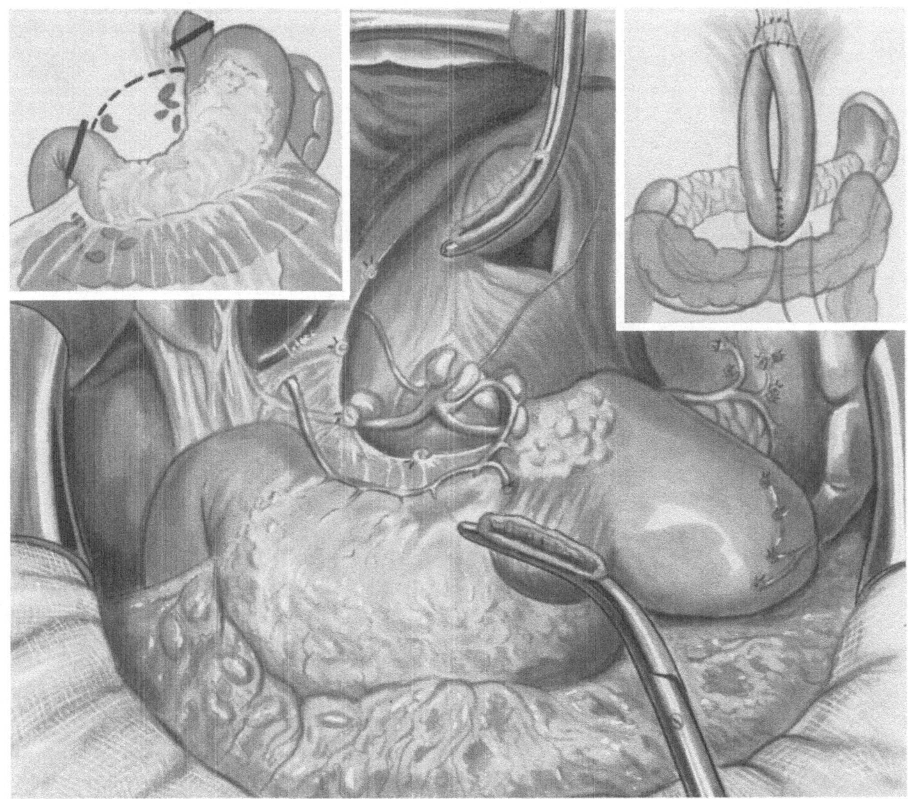

Abb. 486. *Abdominelle Magentotalresektion* (Regelfall, eigenes Vorgehen) (I). Durchtrennung des intraabdominellen Oesophagus, Ausräumung der Lymphknotengruppe I, IV

e) Die Wiederherstellung der Kontinuität nach abdomineller Magentotalresektion
(verschiedene Verfahren)

Über das Problem der Wiederherstellung der Kontinuität nach Magentotalresektion hat sich eine große Literatur angesammelt. Zur Überbrückung des Defektes kann Jejunum oder Colon verwendet werden oder der Oesophagus mit dem Duodenum direkt vereinigt werden. Die Kontinuitätswiederherstellung kann *mit Ausschaltung des Duodenums*, also durch Blindverschluß des Duodenalstumpfes und *Oesophago-Jejunostomie*, oder *mit Einschaltung des Duodenums* entweder durch *direkte Oesophago-Duodenostomie* oder durch *Interposition eines Jejunum- oder Colon-Segmentes* evtl. durch einen sog. „*Ersatzmagen*" erfolgen. Die Wiederherstellung folgt den Grundsätzen 1. ein *adäquates Magenreservoir nachzuahmen*, 2. den *oesophagealen Reflux zu verhindern*, 3. wenn irgend möglich die *Passage über das Duodenum wiederherzustellen*. Der Wert der Wiederherstellung der Duodenalpassage nach Magentotalresektion ist bisher eine umstrittene Frage gewesen. Die widersprüchlichen Angaben hierüber (HOLLE u. Mitarb., 1957; HERRINGTON, 1958; NAKAYAMA, 1958; McCAUGHAN und BOWERS, 1958; MERENDINO und THOMAS, 1958; STRODE, 1960 u. a.) sind häufig darauf zurückzuführen, daß die

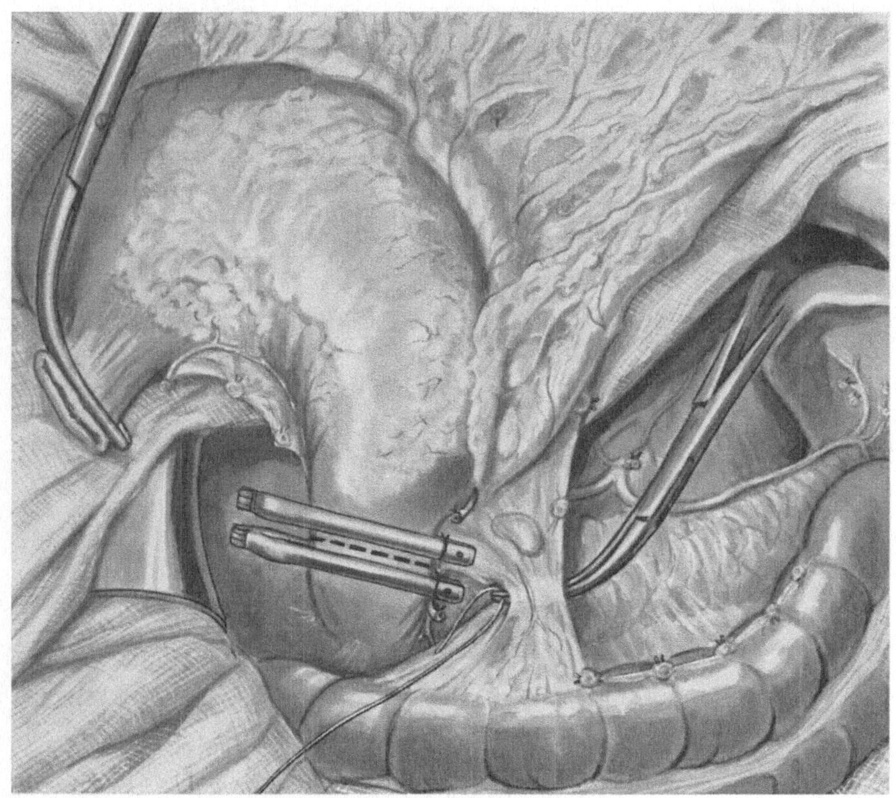

Abb. 487. *Abdominelle Magentotalresektion* (II). Skeletierung des Magens in cranio-caudaler Richtung unter Mitnahme des Omentum maj. und min.

Ergebnisse der Nachuntersuchungen nach partieller Resektion (Typ B-I, B-II) auf die MTR übertragen wurden. Unzweifelhaft werden damit nicht kommensurable Größen in Beziehung gebracht. Die Erhaltung eines Magenrestes, sei er auch sehr klein, wirkt sich auf die postoperative Funktion so entscheidend aus, daß aus der Funktion nach subtotaler Resektion nicht auf die Verhältnisse nach MTR geschlossen werden kann. Dies konnte HART (1965) anhand von Resorptionsstudien an Ersatzmägen aus Dünndarm klären. Danach macht es hinsichtlich der postoperativen Funktion keinen signifikanten Unterschied, wie die Kontinuität wiederhergestellt wird (vgl. S. 698). *Mithin muß die Hoffnung aufgegeben werden, daß es durch technische Variationen der Anastomosierung gelingen könnte, die postoperative Funktion nach MTR entscheidend zu beeinflussen.* Aufs Ganze gesehen handelt es sich um das Problem der synergistischen Kompensationsfähigkeit der Oberbauchorgane, i. e. wie weit sich Darmschleimhaut, Pankreas und Leber an die veränderten Voraussetzungen anzupassen vermögen. Bei Patienten mit leistungsfähigen Oberbauchorganen (Dünndarm, Pankreas, Leber)

wird der Magenverlust erstaunlich gut kompensiert und bei entsprechender Diät-
führung sogar Gewichtszunahme erzielt. Ist hingegen die Erholungsfähigkeit von
vornherein z. B. durch Alter stark reduziert und liegt die Leistungsfähigkeit der
Oberbauchorgane, speziell die Eiweißsynthese der Leber darnieder, so wird es

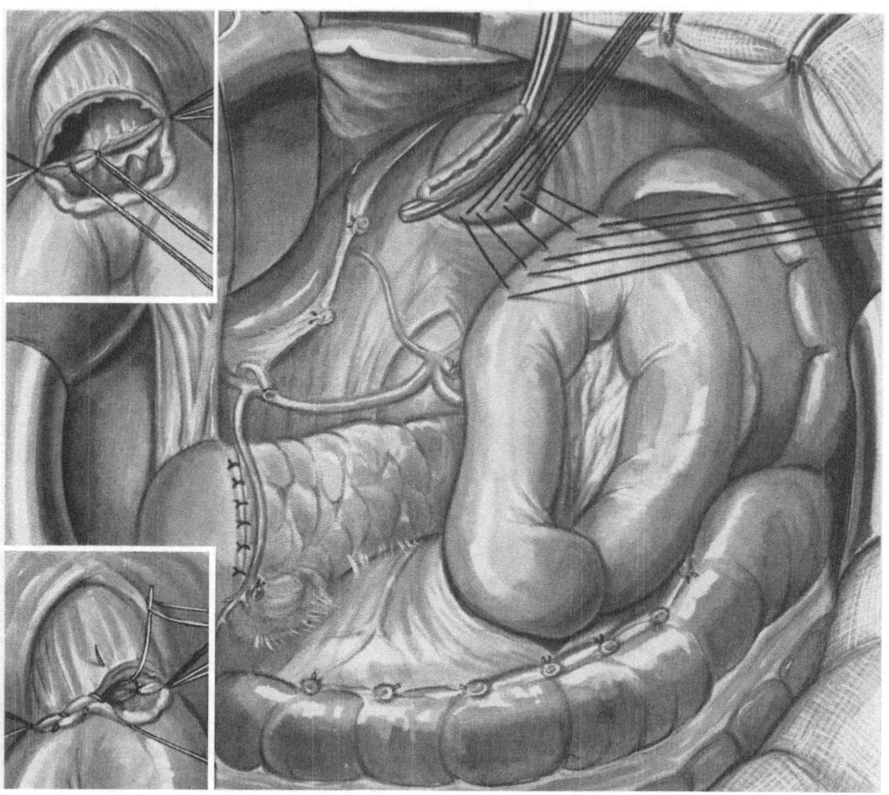

Abb. 488. *Abdominelle Magentotalresektion* (III). Duodenalverschluß — oesophago-jejunale
Anastomose. Insert: Hinter- und Vorderwandnaht

unmöglich sein, Gewichtszunahme und Wohlbefinden zu erreichen. Für die Praxis
gilt daher die Regel:

*a) Bei nachgewiesener oder sicher zu erwartender Kompensationsschwäche der
Oberbauchorgane und bei alten Patienten beschränke man sich auf einfache und rasch
ausführbare Methoden der Kontinuitätswiederherstellung.*

*b) Kompliziertere Formen der Kontinuitätswiederherstellung (Ersatzmagen-
bildungen) sollten den prognostisch aussichtsreichen, jüngeren Fällen mit längerer
Lebenserwartung vorbehalten bleiben.*

α) Wiederherstellung mit Ausschaltung des Duodenums

αα) *Oesophago-Jejunostomie* nach SCHLATTER (1897); Modifiziert nach V. HOFFMANN
(1922; LAHEY (1938); GRAHAM (1940); ENGEL (1945) (Abb. 490a u. b). Zur Anastomose
wird die oberste Jejunalschlinge End-zu-Seit mit dem Oesophagusstumpf verbunden. Die
Schlinge wird ante- oder retrocolisch hochgeführt und der Duodenalstumpf blind verschlossen.
Die Anastomosierung folgt den oben beschriebenen Prinzipien (vgl. S. 635). Eine Deckung
der Vorderwandnaht (vgl. Abb. 490a) ist nur zweckmäßig, wenn eine genügend lange Pars

densa des kleinen Netzes vorhanden ist. Fehlt sie, so wird die Anastomose an der Vorderwand nur einschichtig ausgeführt (vgl. Abb. 490b). Der Anastomose ist so viel Spielraum zu lassen, daß sie der Retraktion des Oesophagus folgen, d. h. durch den Hiatus nach oben steigen kann. Zusätzliche Fixierungsnähte am Vorderrand des Hiatus müssen dies berücksichtigen. Gallereflux in den Oesophagus wird am besten durch lange Schlingen und Anlegen einer Fußpunktanastomose vermieden. Zur Verbesserung der Reservoirfunktion kann die zuführende und abführende Schlinge in ganzer Länge anastomosiert werden (HOFFMANN, 1922; ENGEL, 1945;

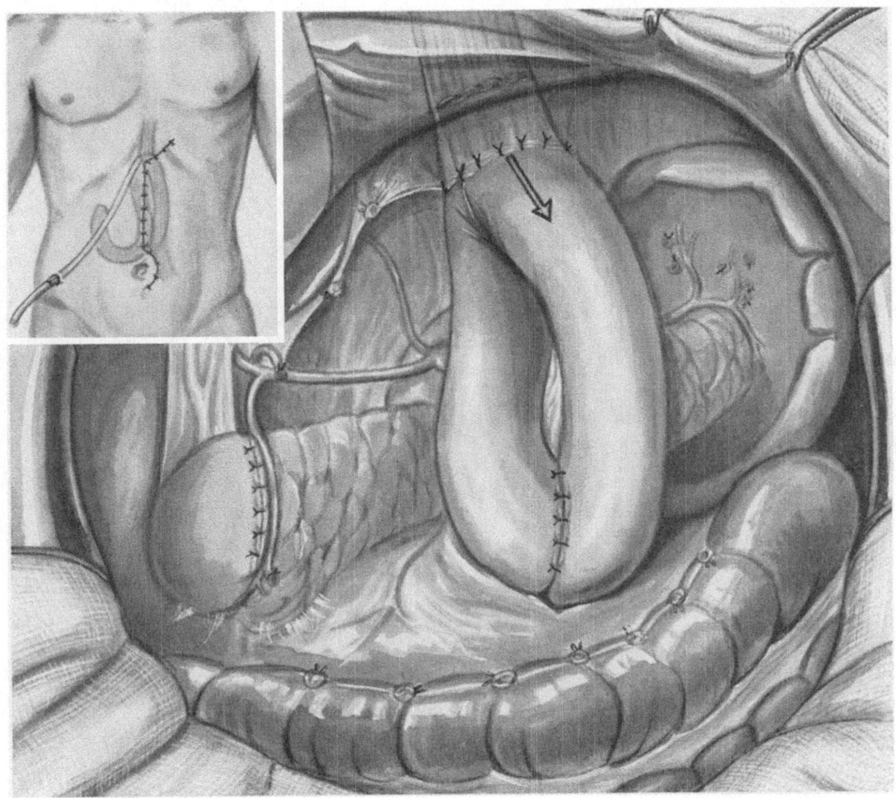

Abb. 489. *Abdominelle Magentotalresektion* (IV). Endzustand (Insert: Zieldrainage, Schnittführung). Leichte Passageverzögerung in Mesocolonhöhe erwünscht

vgl. Abb. 490b, „Pantaloon-Anastomose"). Nach R. GRAHAM (1940) wird die zuführende Schlinge antekolisch hochgeführt, in den Hiatus eingenäht und danach erst mit dem intraabdominellen Oesophagus anastomosiert. Die abführende Schlinge wird nach links über die Anastomose gedeckt, um diese zu sichern. Sie wird dabei durch Knickung undurchgängig, weshalb eine Fußpunktanastomose hinzugefügt werden muß. Das Verfahren dient vor allem der Anastomosensicherung und dem Kardiaverschluß. Über die Anastomosen wird eine transnasale Sonde (LEVIN oder RYLE) zur Ernährung und Absaugung eingelegt.

ββ) Oesophago-Jejunostomie nach HUNT (1952; LIMO-BARTO 1956) (Abb. 492).

γγ) Oesophago-Jejunostomie nach BARRAYA I (1951) (Abb. 493). Im wesentlichen gleiches Vorgehen wie *ββ)* jedoch mit Umschlagen des freien Jejunumendes nach rechts und Seit-zu-Seit-Anastomosierung desselben mit dem abführenden Schenkel.

Das *zweite Verfahren* nach BARRAYA II (1952) ist eine Modifikation des Vorgehens von HILAROWICZ (1931), R. GRAHAM (1943) und LEFÈVRE (1946) (Abb. 494a, b). Oesophagojejunale Anastomose und blind verschlossener zuführender Schenkel liegen etwa in gleicher Höhe. In verschiedener Höhe und Ausdehnung werden zu- und abführender Schenkel so

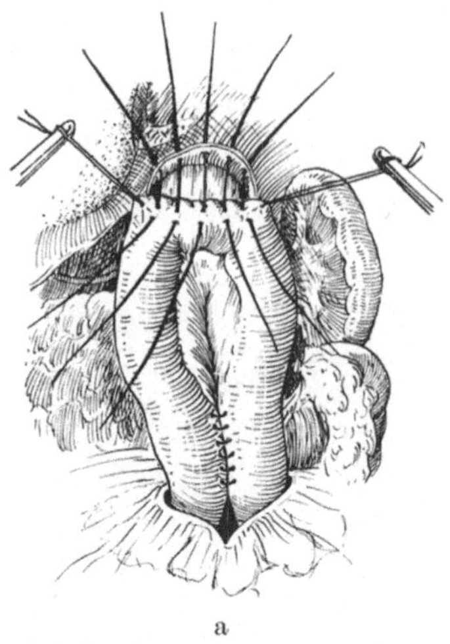

a

Abb. 490a. *Oesophago-Jejunostomie*
mit Fußpunktanastomose.
(Nach LAHEY, 1938.) (Regelfall)

Abb. 490b.   *Oesophago-Jejunosto-*
mie. (Nach HOFFMANN, 1922;
ENGEL, 1945; STEINBERG, 1949.)
Reservoirbildung durch
„Pantaloon"-Anastomose

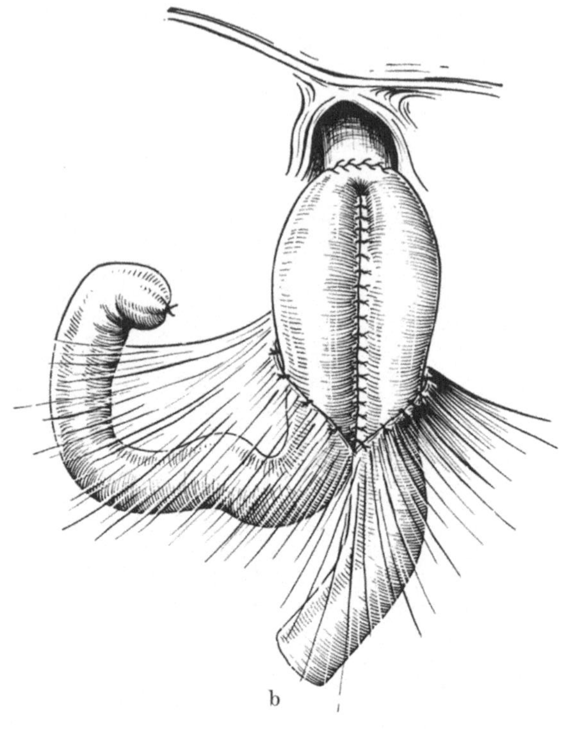

b

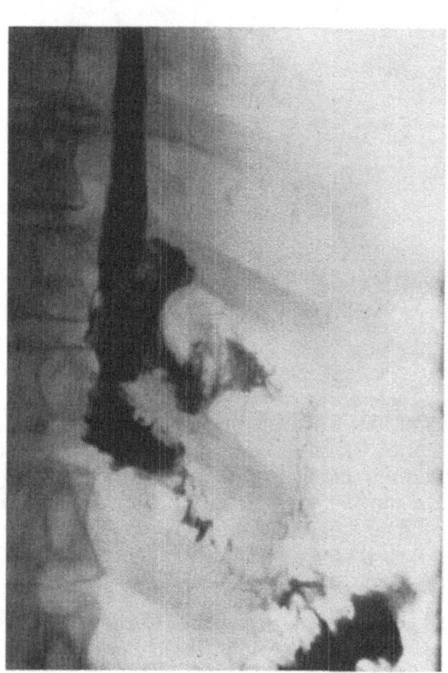

Abb. 491. *Zustand nach Oesophago-Jejuno-*
stomie mit Fußpunktanastomose.
(Nach SCHLATTER-LAHEY.) (♀, 52 Jahre)

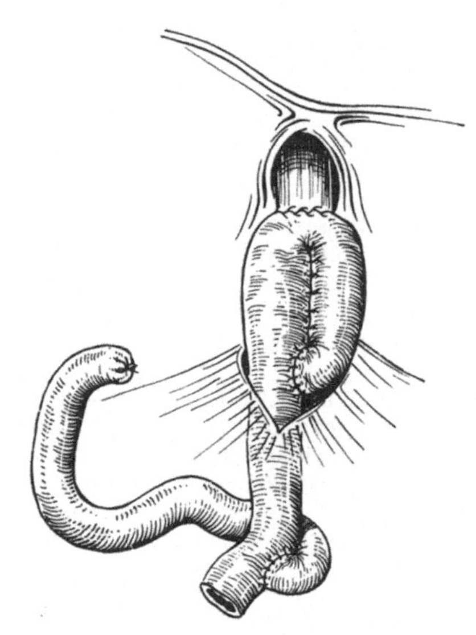

Abb. 492. *Oesophago-Jejunostomie.* (Nach HUNT,
1952; LIMO-BARTO, 1956.) Mit Bildung eines
kleinen Reservoirs und tiefsitzender
Y-Anastomose

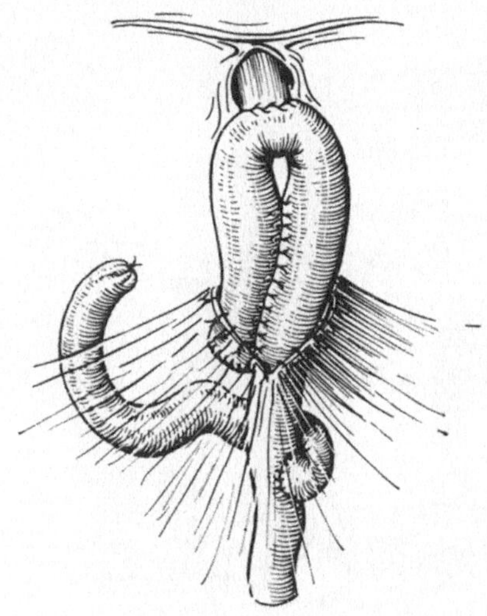

anastomosiert, daß einerseits der Übertritt von Speisen in den zuführenden Schenkel, andererseits der Reflux von Galle in den Oesophagus verhindert wird. Über die zweckmäßigste Lokalisation und Größe der Anastomose wird anhand des jeweiligen Falles entschieden. Nach beendigter Jejuno-Jejunostomie wird der links angelagerte zuführende Schenkel nach rechts umgeschlagen, d. h. von vorne auf den abführenden Schenkel daraufgelegt und so die Anastomose gesichert. Wegen der flachen Aneinanderlagerung der zu- und abführenden Schlinge wird das Verfahren als „*Sandwich-Anastomose*" bezeichnet. Es schützt die oesophago-jejunale Verbindung gut vor Nahtinsuffizienz.

Abb. 493. *Oesophago-Jejunostomie* (BARRAYA I, 1951; LAWRENCE, 1962) mit Reservoirbildung und Y-Anastomose

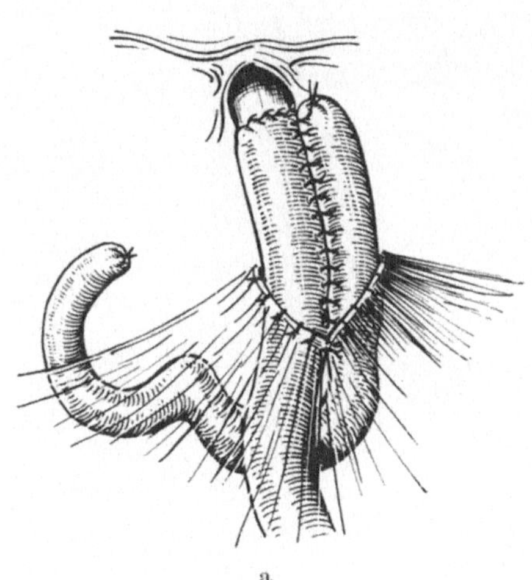

a

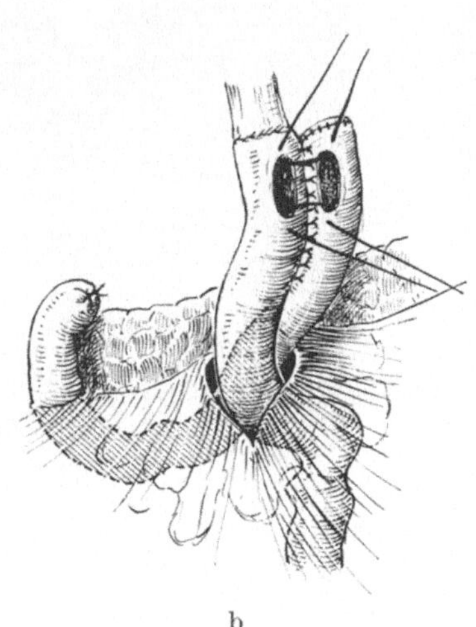

b

Abb. 494a u. b. „*Sandwich*"-*Anastomose*. (Nach HILAROWICZ, 1931; GRAHAM, 1943; LEFÈVRE, 1946; BARRAYA II, 1952)

β) Wiederherstellung mit Einschaltung des Duodenums

αα) *Oesophago-Duodenostomie* (Abb. 495). Die Direktvereinigung des Oesophagusstumpfes mit dem Duodenalstumpf ist dort möglich, wo die Anastomose ohne Spannung ausgeführt werden kann (HINZ, 1924; PRIESTLEY und KUMPURIS, 1948; DOUBILET, 1954; NAKAYAMA, 1955; MADDEN, 1958). Dieser Fall kann bei sehr mageren Patienten mit elongiertem Oesophagus und sehr beweglichem Duodenum eintreten. Eine Mobilisation des Duodenums nach KOCHER ist stets erforderlich. NAKAYAMA (1955) empfiehlt Suspensionsnähte zwischen Pankreaskopf und den Zwerchfellschenkeln, um den caudalwärts gerichteten Zug des Duodeno-Pankreas abzufangen. Zusätzlich wird das Duodenum in 2—3 cm Entfernung von der oesophago-duodenalen Anastomose im Hiatus mit Einzelnähten fixiert (vgl. Abb. 495). Wegen der Schwierigkeiten der Nahtspannung und breiter Nahtinsuffizienz mit allen ihren fatalen Folgen, hat das Verfahren keine Verbreitung gefunden. Nach eigenen Erfahrungen ist es außerdem durch intensive Refluxbeschwerden und durch Abflußbehinderung aus Leber und

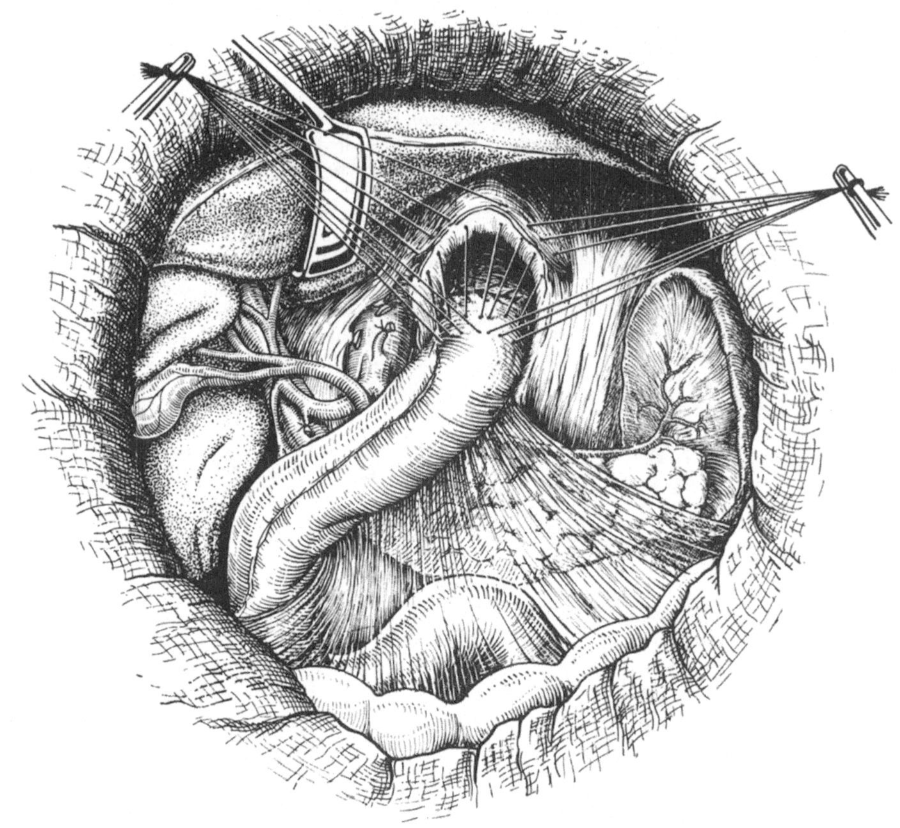

Abb. 495. *Direkte Oesophago-Duodenostomie.* (Nach Hinz, 1924; Priestley, 1948; Doubilet, 1954; Nakayama, 1955)

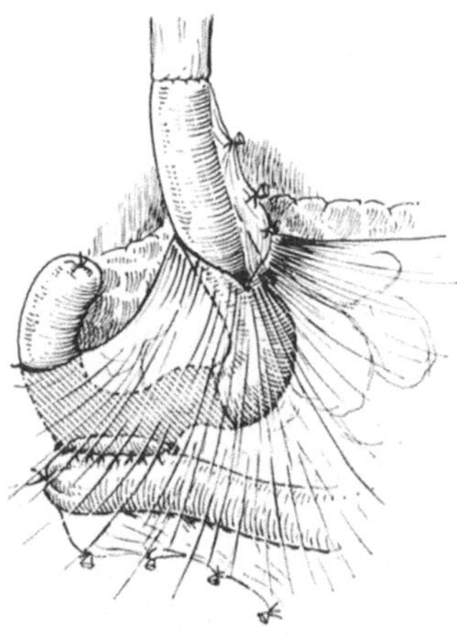

Abb. 496a. *Anisoperistaltische Wiederherstellung der Duodenalpassage durch λ-Anastomose.* (Nach Hart, 1958)

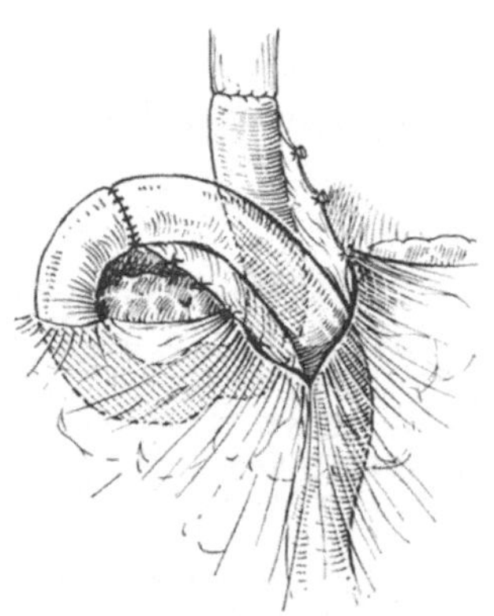

Abb. 496b. *Anisoperistaltische Wiederherstellung der Duodenalpassage durch α-Anastomose.* (Nach Karnbaum und Schnur, 1959)

Pankreas (Ikterus, Pankreatitis) so sehr belastet, daß die Methode nur selten angezeigt sein dürfte.

ββ) Anisoperistaltische Wiederherstellung der Duodenalpassage nach KARNBAUM und SCHNUR (1959) (Abb. 496b). Das Verfahren wurde aufgrund eines Falles empfohlen. HUTÁS und SZABOLCS (1962) berichten über 8 Fälle von Alpha-Anastomosen.

Verfahren nach HART (1958) (zit. nach HOLLE, 1960) (Abb. 496a). Getragen von der Absicht eine Verbesserung der Nahrungsausnutzung durch anisoperistaltische Einbeziehung des Duodenums in die Passage zu erreichen, wird die zuführende Schlinge anisoperistaltisch End-zu-End mit dem Oesophagus anastomosiert, der Duodenalstumpf blind verschlossen und das Duodenum am tiefsten Punkt durch eine latero-laterale oder latero-terminale Duodeno-Jejunostomie abgeleitet; Breite der Anastomose 2 cm, so daß eine gewisse Verweildauer erzielt wird. Eine solche läßt sich auch röntgenologisch nachweisen (Abb. 497).

Die anisoperistaltischen Einschaltungen des Duodenums sind den Beweis der von ihnen erhofften Funktionsverbesserung bisher schuldig geblieben. Die Zahl der Langzeitfälle ist allerdings noch zu gering. Zwei Nachteile stechen hervor: a) Vermehrter oesophagealer Reflux durch die Antiperistaltik des mit dem Oesophagus anastomosierten Jejunums; b) das Hochschlagen der cranialen Jejunumschlinge geht mit einer Torsion der Flexura duodenojejunalis infolge deren Fixierung am Treitzschen Band einher. Die an sich erwünschte Einengung an dieser Stelle kann bis zur ernstlichen Passagebehinderung führen. Wir mußten deshalb in 1 Fall nachoperieren.

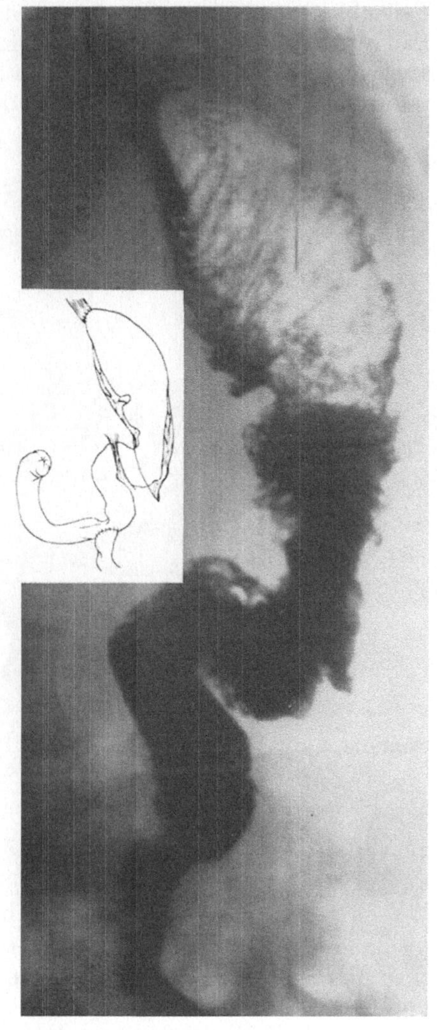

Abb. 497. Zustand nach λ-Anastomose. (Nach HART.) Man beachte die günstige Formangleichung und gute Reservoirfunktion (♀, 61 Jahre)

γ) Wiederherstellung durch Bildung von „Ersatzmägen"

αα) Ersatzmagen nach TOMODA (1951 (Abb. 498). Die zur Rekonstruktion verwendete Jejunumschlinge ist ca. 30 cm lang. Die Schlingenführung zeigt die Abbildung. Die zirkulären Ligaturen (a) müssen peritonealisiert werden (b). Sie haben den Zweck, den Speisebrei über das Duodenum zu leiten. Technisch gesehen, stellt das Vorgehen den Übergang zu den echten Ersatzmagenbildungen dar. TOMODA berichtet folgende ausgezeichnete Resultate:

Tabelle 68. *Resultate der Ersatzmagenbildung nach* TOMODA (1959)

Zahl der diagnostizierten Fälle	Zahl der resezierten Fälle	postoperative Mortalität	5- und Mehrjahres-Überlebenszeit (1957)
377	159	4,4%	13 Fälle (35,1%) (von 37 Fällen)

Refluxoesophagitis wurde in 53,5% (v. 30 oesophagoskopisch untersuchten Fällen), eine Stenose an der Anastomose wurde nicht beobachtet (45 untersuchte Fälle). An Mangelerscheinungen wurde hyperchrome Anämie und Hypoproteinämie festgestellt; sonst keine Ausfälle (Leukocyten normal, Eiweiß- und Fettresorption analog vergleichbaren Operationsmethoden, keine Dumping-Syndrome).

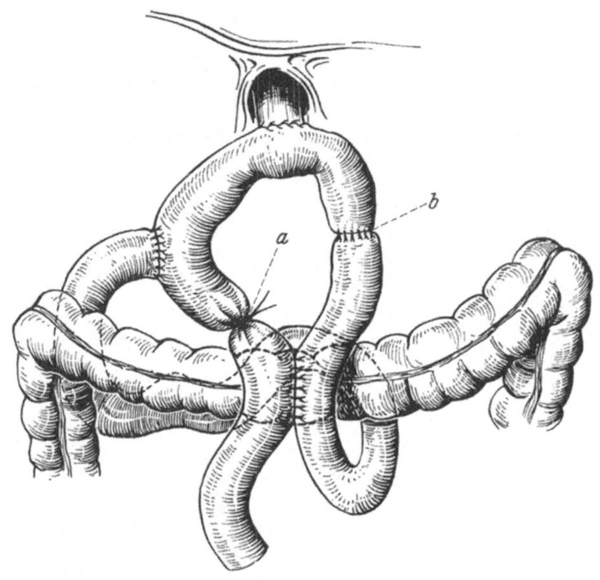

Abb. 498. „*Ersatzmagen*". (Nach Tomoda, 1951.) Bei *a* und *b* Ligaturunterbrechung der Passage zur Umleitung über das Duodenum

ββ) Interposition eines einläufigen Jejunumsegmentes
nach Seo, 1942; Henley, 1952; Longmire-Beal, 1952; Boerema, 1954
(Abb. 499—504)

Zahlreiche Autoren haben wiederholt darauf hingewiesen, daß die Interposition eines einläufigen Jejunumsegmentes von genügender Länge, wegen der optimalen Entleerungsfunktion, die überlegene Methode sei (Longmire, 1952; Nakayama, 1955; Holle und Heinrich, 1957; Gütgemann, 1957; Hienzsch, 1958; Kuntzen, 1957; Kissler und Kyrle, 1959; Köle und Kronberger, 1960; Hartmann, 1962). Dem ist zuzustimmen, wenn auch die günstige Funktion mehr von der Länge der Schlinge und der dadurch erzielten Refluxfreiheit als von der Wiederherstellung der Duodenalpassage abhängt. Wählt man die Länge der Schlinge entsprechend der eines normalen Magens und gelingt die Anastomosierung einwandfrei, so darf mit optimalen Ergebnissen gerechnet werden.

Nach Seo (1942) (Abb. 499) wird das interponierte Jejunalsegment oral blind verschlossen und End-zu-Seit mit dem Oesophagus anastomosiert. Das blindverschlossene craniale Ende muß kurz gewählt werden, damit es nicht abknicken und Retention oder Regurgitation verursachen kann (Abb. 500a, b).

Nach Longmire-Beal (1952), Henley (1952) (Abb. 501—504) wird zum Unterschied von Seo die craniale Anastomose als End-zu-End-Anastomose ausgeführt. Das Verfahren erfreut sich steigender Beliebtheit. Das Segment wird in einer Länge von 25—30 cm bilateral ausgeschaltet, wobei auf optimale Ernährung über 1—2 kräftige Aae. jejunales zu achten ist. Zur Beobachtung der Durchblutung bleibt es 15 min abgedeckt liegen (Abb. 501). Währenddem wird der Oesophagus- und Duodenalstumpf vorbereitet. Aus technisch-instrumentellen Gründen werden die Anastomosen in der Reihenfolge *I. Jejuno-Jejunostomie, II. Jejuno-*

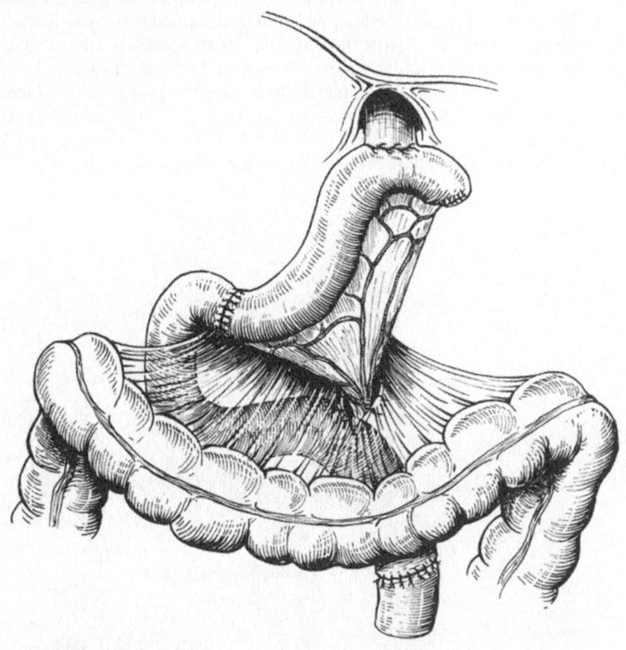

Abb. 499. *Jejunuminterposition.* (Nach Seo, 1942)

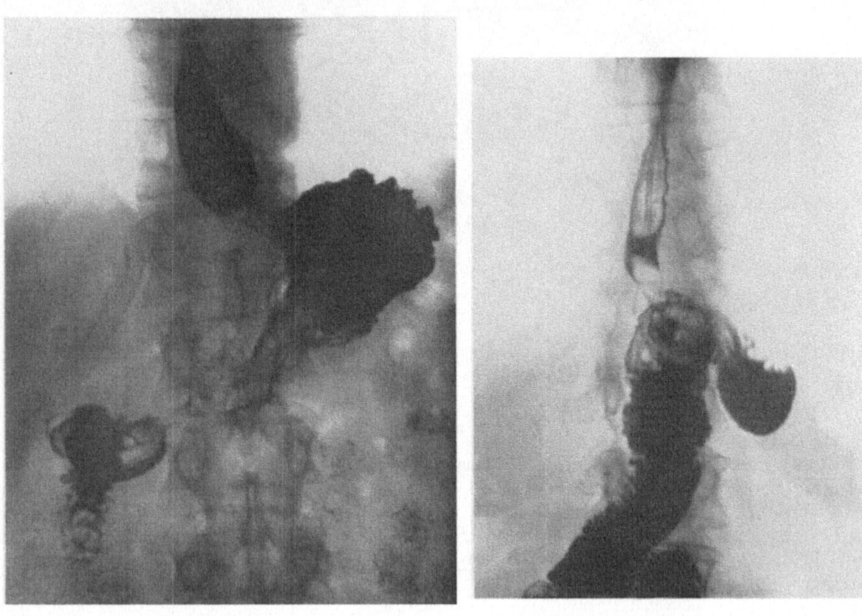

a   b

Abb. 500a u. b. a Magentotalcarcinom. b Zustand nach Totalresektion und Jejunuminterposition nach Seo (überhängender Blindsack verursacht gelegentlich Regurgitation) (♀,
63 Jahre), Überlebenszeit 3 Jahre

Segmento-Duodenostomie und *III. Jejuno-Segmento-Oesophagostomie* ausgeführt. Durch diese Reihenfolge läßt sich am besten beurteilen, ob das Interpositum spannungsfrei eingelagert werden kann. Besonders ist auf die isoperistaltische Interposition zu achten. Um sie zu erreichen, kann der Gefäßstiel bis zu 180° gedreht werden müssen. Bei fetthaltigem Mesocolon und großer Distanz zwischen Oesophagus und Duodenalstumpf kann die Drehung Stase und Thrombose hervorrufen. Dies muß vor der Interposition geklärt werden. In Zweifelsfällen verzichte man auf das Verfahren und scheue sich nicht, auch ein schon vorbereitetes Segment zu verwerfen, sofern die Interposition nicht in jeder Hinsicht befriedigt (Abb. 502, 503).

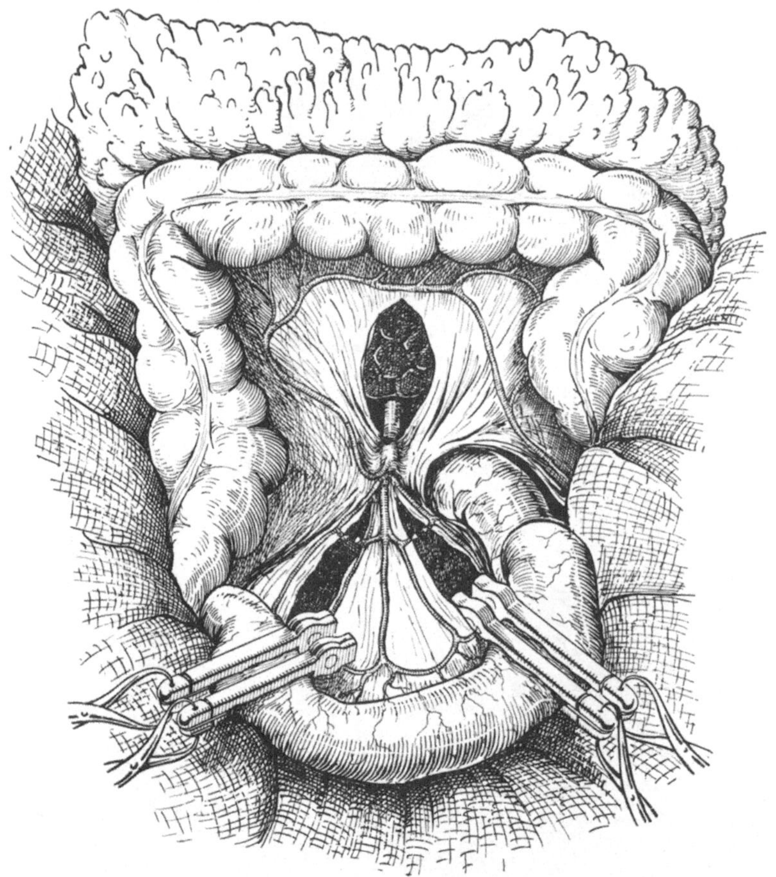

Abb. 501. *„Ersatzmagen durch Jejunuminterposition.* (Nach LONGMIRE-BEAL, 1952; HENLEY, 1952.) Präparation des Jejunalsegmentes

Nach Boerema (1954) kann mit einem Spezialinstrumentarium (Hersteller: C. Ulrich, Ulm/Donau) die Operation vereinfacht werden (Abb. 504). Bei kurzem intraabdominellem Oesophagus kann die craniale Anastomose über der endoluminären Prothese leichter hergestellt werden. Sie ist so konstruiert, daß während der Anastomosierung der Oesophagusstumpf nach caudal gezogen werden kann. Sie kann mit einem transnasal eingelegten Faden am 9.—12. postoperativen Tag nach oben herausgezogen werden. Die Methode soll eine insuffizienz- und stenosefreie Heilung gewährleisten.

γγ) Interposition eines doppel- und mehrläufigen Jejunumsegmentes

Nach Soupault-Mouchet-Camey (1953), Nakayama (1955) (Abb. 505) wird das Interpositum U-förmig mit einem rechtsseitigen längeren, und einem linksseitigen kürzeren Schenkel gefaltet. Der kürzere Schenkel wird termino-lateral in den rechtsseitigen Passageschenkel eingepflanzt. Eine durchgehende Anastomosierung beider Schenkel erfolgt nicht. NAKAYAMA (1955) nimmt den links angelegten Schenkel etwas kürzer als SOUPAULT.

Der Ersatzmagen nach Moreno (1956) (Abb. 506, 507) wird aus einer Jejunumschlinge von 30 cm Länge gebildet, die zunächst am Oesophagus anastomosiert und deren beide Lumina in ganzer Länge zu einem geräumigen Jejunum-Pouch vereinigt werden. Die formale Nachahmung des Magens soll ohne Blindsackbildung geschehen. Die gestörte Innervation des Pouch begünstigt eine Atonie. Die gewünschte, schubweise, aktive Entleerung ins Duodenum wird

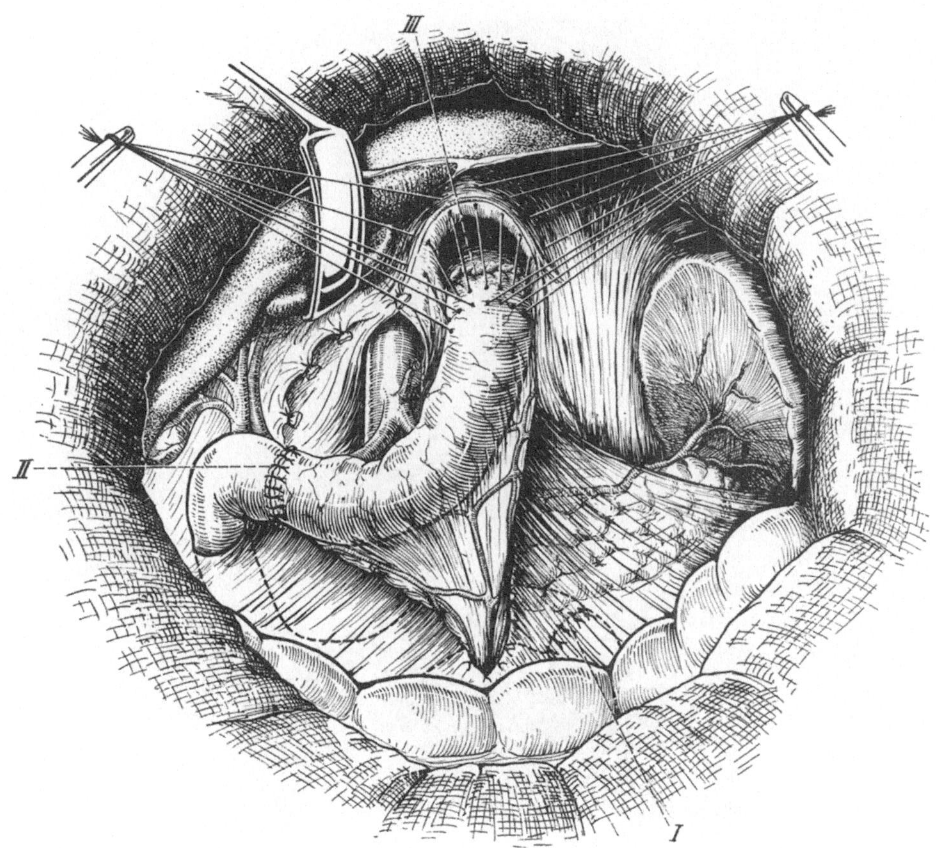

Abb. 502. *Ersatzmagen durch Jejunuminterposition.* (Nach LONGMIRE-BEAL, HENLEY.) Anfertigung der Anastomosen in der Reihenfolge von caudal nach cranial (*I, II, III*)

nur selten erreicht. Deshalb und wegen fehlender anderer Vorteile wird dieses und die nachfolgenden Verfahren (vgl. Abb. 508—510) am Menschen nur selten verwendet. Hingegen spielen sie in der experimentellen Magenchirurgie eine Rolle.

Der Jejunum-Ersatzmagen nach Wangensteen (1951) (Abb. 508) entsteht durch doppelte Faltung des Jejunums und zweifache Längsanastomosierung der in der Mitte liegenden Schlinge. Ein geräumiger „Jejunal-Pouch" wird geschaffen. Verwendung vorwiegend für experimentelle Zwecke.

Die Jejunumringschlinge nach Knöfler (1962) (Abb. 509). Der Gedanke, eine „*Jejunumringschlinge*" zur Wiederherstellung eines Magenreservoirs sowohl nach Magentotalresektion als auch nach subtotaler distaler oder proximaler Resektion zu verwenden geht auf SCHOEMAKER (1911), KUPRIJANOW (1924), SACHAROW (1935) zurück. Er kann nur bei Carcinom befriedigen (HEPP, COUINAUD und BUCAILLE, 1957). Bei Ulcus ist die Gefahr eines Ulcus pepticum jejuni zu hoch (HENLEY, 1952, 1957; 14 Ulcera peptica jejuni bei 60 Operierten). In Verbindung mit einer Subtotalresektion werden die Ergebnisse besser (SUIRE, LÉVY, BARBANSON, 1961; HEDENSTEDT, 1959). Eigene Erfahrungen mit großen ringförmigen Ersatzmägen aus Jejunum besagen, daß sich in der Schlinge stets eine schwere Jejunitis mit interstitiellem Ödem etabliert und die Patienten abwechselnd unter Dumping- bzw. Retentions-beschwerden leiden. Erst nach Umwandlungsoperation mit anatomiegerechter Rückverlage-rung der überschüssigen Schlingenanteile können die Dumpingerscheinungen behoben werden (vgl. Abb. 567). Die theoretischen Überlegungen von KNÖFLER (1962) sowie von BIEBL und KNÖFLER (1963) über die „*Jejunumringschlinge*" bzw. *den großen* „*Darmkreis*" als „verstärktem hohem Verdauungsregulator" nach Gastrektomie halten der tierexperimentellen Überprüfung

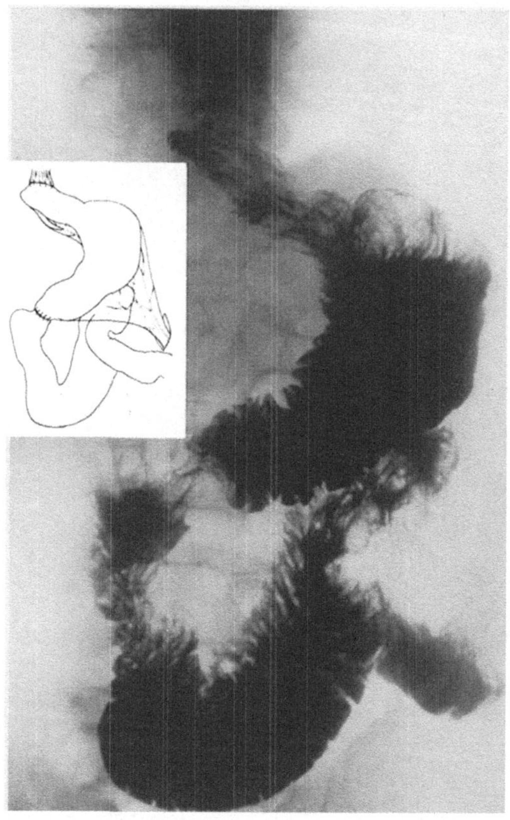

Abb. 503. *Magen-Korpus-Carcinom.* Zustand nach Totalresektion mit Jejunuminterposition. (Nach LONGMIRE.) Beachte die funktionsbedingte Formanpassung des Interpositums (♂, 48 Jahre)

was die Resorptionsleistung angeht nicht stand. Vermutlich ist der entscheidende Faktor auch hier die Länge der Schlinge und die Freiheit von Reflux.

Der Jejunumersatzmagen nach Poppov (1961) (Abb. 510) soll eine sichere Oesophago-Jejunostomie und gleichzeitig einen kleinen Ersatzmagen aus Dünndarm mit Wiederher-stellung der Duodenalpassage gewährleisten.

Resultate der Jejunum-„Ersatzmägen". Den verschiedenen Modifikationen der Ersatzmagenbildung wurde lange Zeit ein funktionsverbessernder Einfluß zu-geschrieben. Inzwischen ist klar geworden, daß günstige Resultate nur erzielt werden, wenn die MTR bei jüngeren Patienten in gutem Allgemeinzustand mit Tumoren in den Stadien A I—II, B I und bei leistungsfähigen Parenchym-organen des Oberbauches ausgeführt wird. In allen Fällen ohne diese Voraus-setzungen ist auch durch eine Ersatzmagenbildung die progrediente Inanition des Totalresezierten nicht rückgängig zu machen.

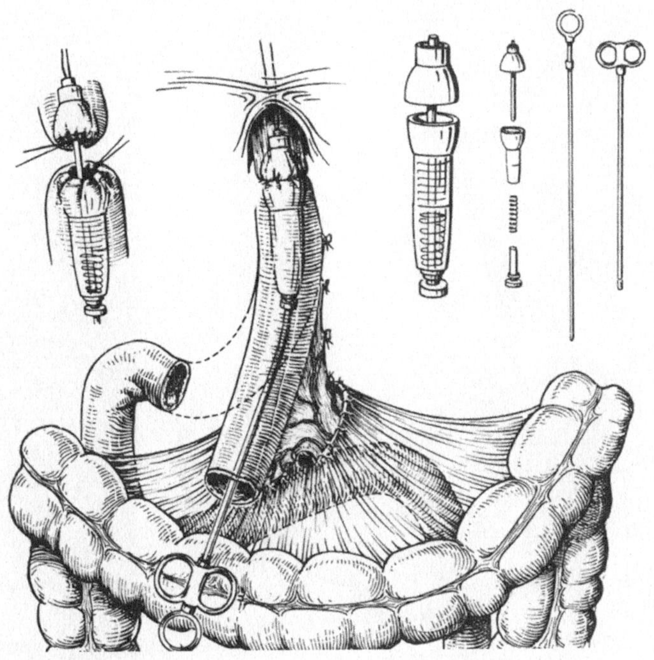

Abb. 504. „Ersatzmagen". (Nach LONGMIRE-BEAL, 1952; HENLEY, 1952; modifiziert nach BOEREMA, 1954.) Mit Spezialinstrumentarium (Fa. Ulrich, Ulm/Donau)

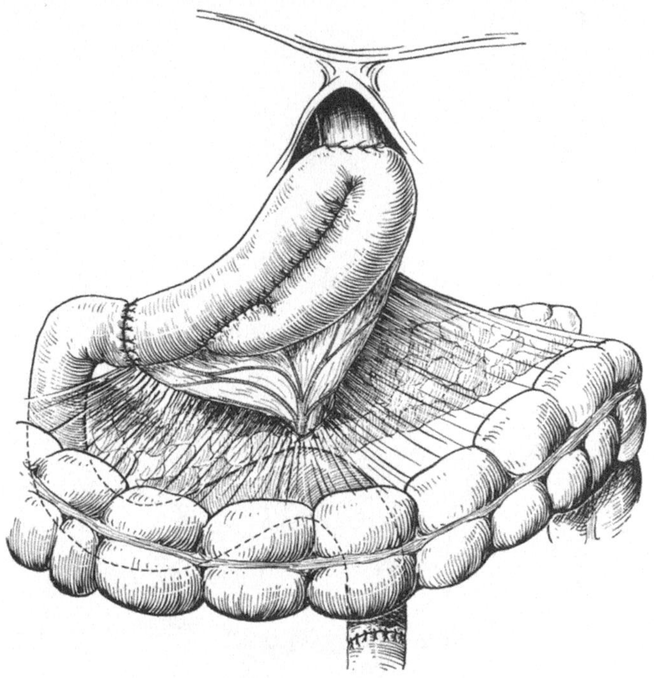

Abb. 505. *„Ersatzmagen"*. (Nach SOUPAULT-MOUCHET-CAMEY, 1953; NAKAYAMA, 1955)

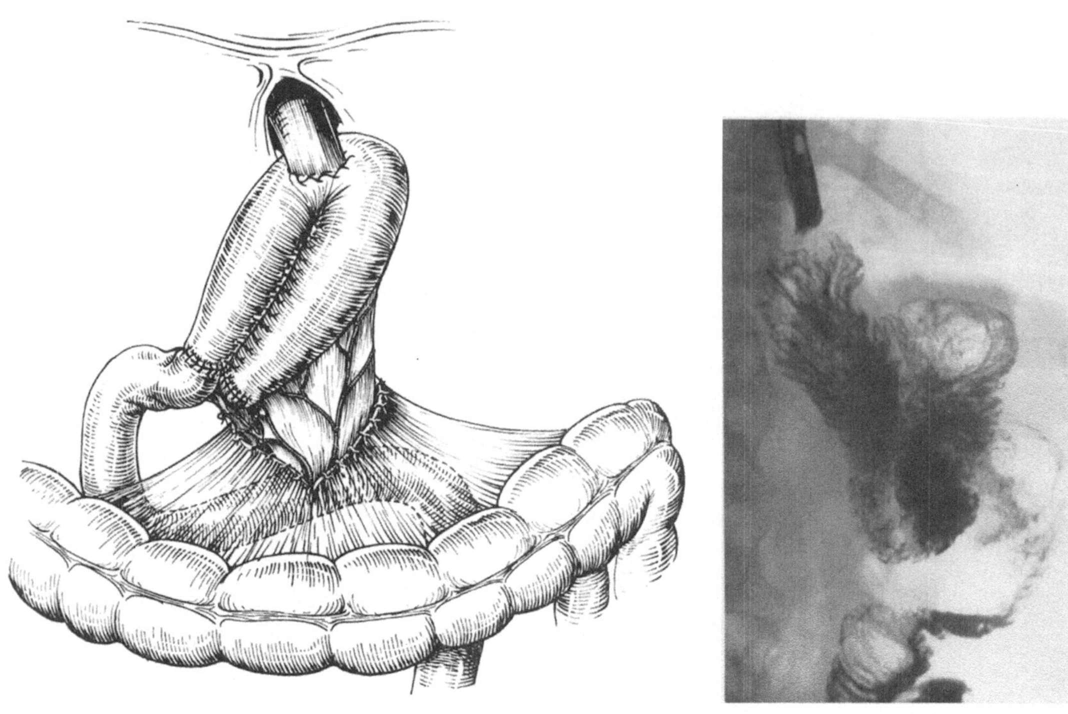

Abb. 506 Abb. 507

Abb. 506. „Ersatzmagen". (Nach MORENO, 1956)

Abb. 507. Zustand nach Magentotalresektion und Ersatzmagen (Nach MORENO)

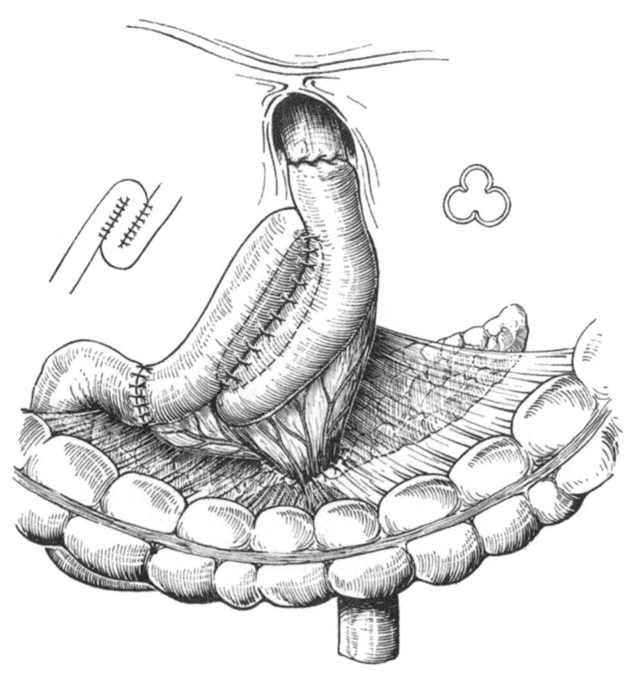

Abb. 508. „Ersatzmagen". (Nach WANGENSTEEN, 1951)

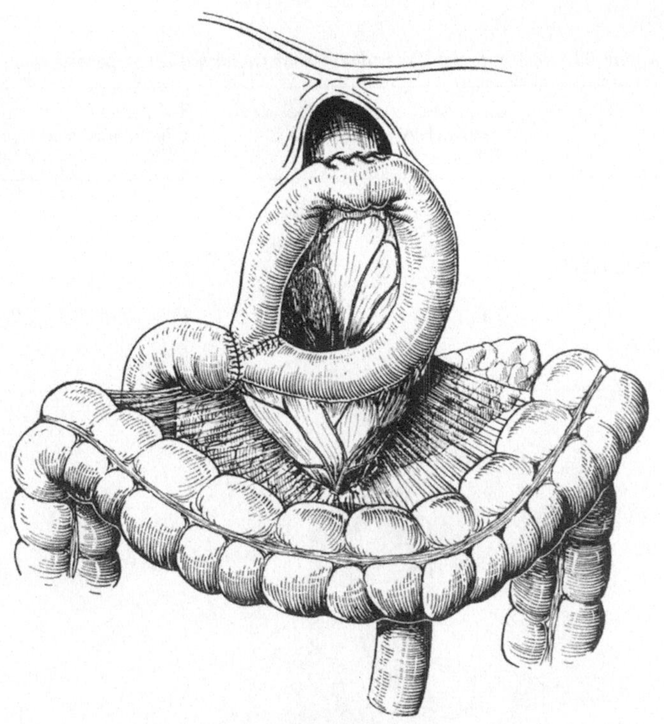

Abb. 509. „Ersatzmagen" durch „Jejunumringschlinge". (Nach KNÖFLER, 1962)

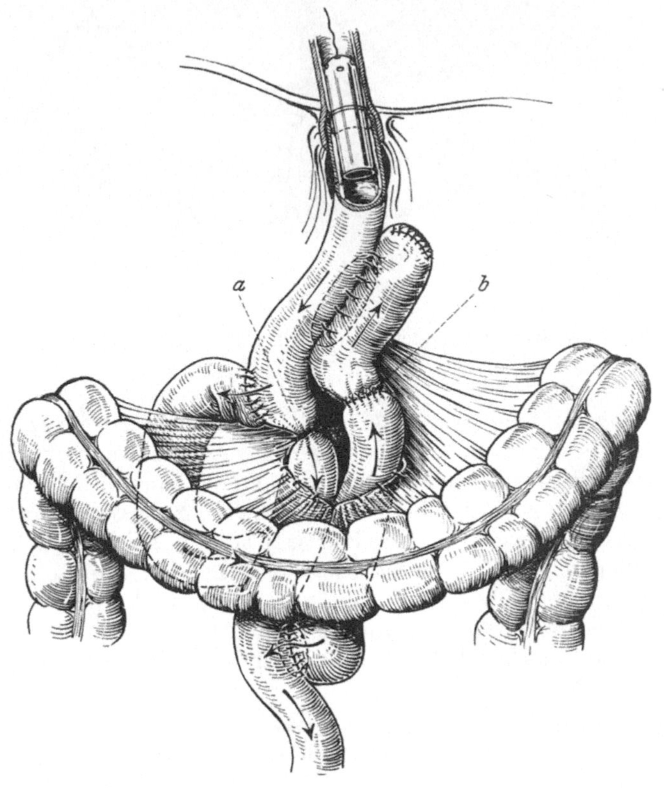

Abb. 510. „Ersatzmagen". (Nach POPPOV, 1961)

Tabelle 69. *Resultate der Dünndarm-Zwischenschaltungsoperationen*

Autor	Zahl der operierten Fälle	postoperative Mortalität	3-Jahres-Überlebenszeit	5- und Mehr-jahresüber-lebenszeit
NAKAYAMA (1959) (1946—1958)	10	1 (10%)		
HOLLE u. HEINRICH (1957) (1954—1957)	11	1	4	1
(1957—1965)	13	1	4	2
HARTMANN (1962) (1959—1962)	12	3	4	

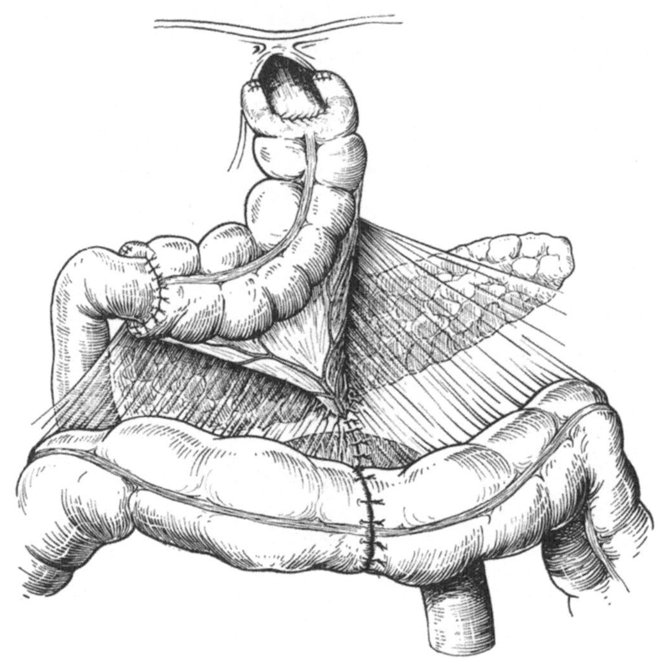

Abb. 511. Dickdarmersatzmagen. (Nach D'ERRICO, 1950; MORONEY, 1951)

δδ) Ersatzmagenbildung aus Dickdarm. Die Ernüchterung, welche der anfänglichen Begeisterung für den Ersatzmagen aus Dünndarm folgte, kam aus der Erkenntnis, daß der Dünndarmersatzmagen allenfalls hinsichtlich der Reservoirfunktion nicht aber hinsichtlich der Resorption eine Besserung bringt. Daß dies durch Ersatz aus Dickdarm eher der Fall sein könnte, zeichnet sich aus Untersuchungen ab, denen in der Frage der Ersatzmagenbildung größte Aktualität zukommt (HUNNICUT und KINSELL, 1954; DE OLIVEIRA und DE LIMA, 1954; WATKINS und WITTENSTEIN, 1955; KESHISHIAN, HARRISON, CLELLAND, MILLER und GERWIG, 1955; McCORKLE, 1956; MAURI-PAOLINI, GARDERINI und MARINONI, 1958; HART, 1965).

Der Dickdarmersatzmagen nach D'Errico (1950) mit End-zu-End-Oesophago-Colonanastomose oder mit End-zu-Seit-Oesophago-Colonanastomose nach Moroney (1951) (Abb. 511) wird aus einem Segment aus Colon transversum gebildet, welches über die A. colica media ernährt wird. Die Länge des Segmentes beträgt 25 cm. Die Interposition erfolgt isoperistaltisch. Eine gründliche Dickdarmentkeimung (Nebacetin) muß vorausgehen. Das Segment kann oral End-zu-End (Variation I) oder nach oralem Blindverschluß End-zu-Seit (Variation II) anastomosiert werden. Alle übrigen Anastomosen werden End-zu-End ausgeführt (Abb. 511).

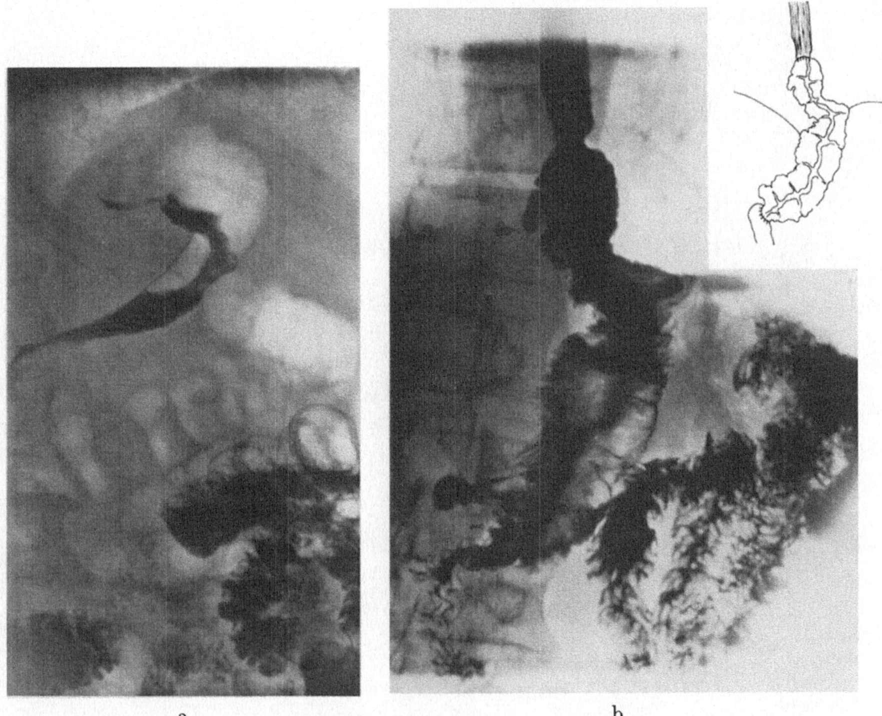

a   b

Abb. 512a. Magentotal-Carcinom (Scirrhus)

Abb. 512b. Zustand nach Magentotalresektion. (Nach Moroney.) (♂, 62 Jahre).
Gleicher Fall wie 512a

Der Dickdarmersatzmagen nach Hunnicut (1949), C. Marshall Lee (1951) (Abb. 513—514) erfolgt unter Verwendung von Ileocolon, dessen Gefäßversorgung (Abb. 513) durch Transillumination geklärt wird, bevor die Isolierung stattfindet. Die Präparation und Interposition zeigen die Abbildungen.

Tabelle 70. *Resultate mit dem Colonersatzmagen aus Colon transversum*

Autor	Zahl der operierten Fälle	postoperative Mortalität
Moroney (1953)	5	0
Watkins u. Mitarb. (1953—1954)	3	1
Keshishian u. Mitarb. (1955)	3	2
McCorkle u. Mitarb. (1954—1956)	3	0
Zacho u. Skielboe (1957)	4	0

Die Anastomosen werden in der Reihenfolge a) Ileo-Colostomia latero-lateralis (auch termino-terminalis oder termino-lateralis); b) Duodeno-Colosegmentostomia termino-terminalis; c) Oesophago-Ileocolosegmentostomia termino-terminalis angelegt. Bei fraglicher Ernährung des Ileumstumpfes ist es besser diesen abzutragen. Wegen des Gewichtes des Ersatzmagens muß eine solide Aufhängung im Hiatus erfolgen (Appendektomie!).

Tabelle 71. *Resultate mit dem Colonersatzmagen aus Ileo-Colon*

Autor	Zahl der operierten Fälle	postoperative Mortalität
HUNNICUT (1949—1952)	7	2
HUNNICUT u. KINSELL (1952—1954)	10	5
C. MARSHALL LEE (1950—1951)	3	0
LONGMIRE u. BEAL (1952)	2	0
WILKINSON u. Mitarb. (1952)	4	1
JONAS (1956)	4	0

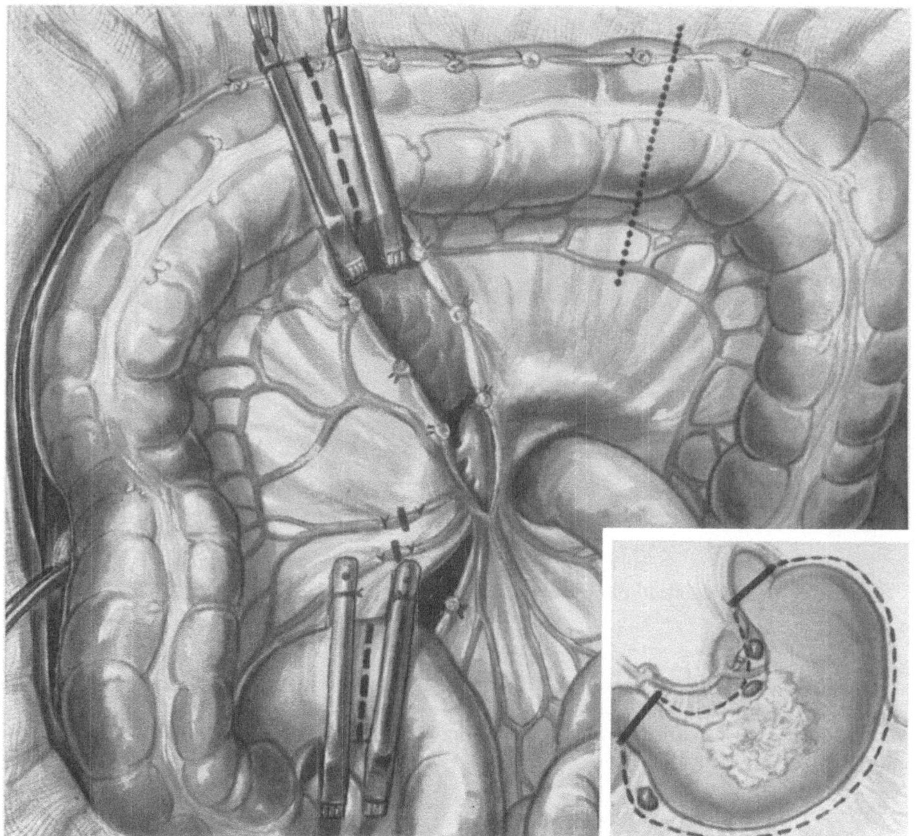

Abb. 513. Colonersatzmagen. (Nach HUNNICUT, 1949; C. MARSHALL-LEE, 1951)

f) Erweiterte Magentotalresektion (EMTR)

(LORTAT-JACOB, 1942; ALLISON u. BORIE, 1949; BARRAYA, 1951; PALUMBO u. BRENNAN, 1952; WELCH u. WILKINS, 1958 u. a.)

α) Allgemeines

Eine der unlösbaren Fragen der MTR ist die nach der erlaubten Ausdehnung des Eingriffs. COLLER u. Mitarb. (1941) zeigten, daß der Befall der Lymphabfluß gebiete I—IV so intensiv ist, daß selbst bei sorgfältigster Ausräumung mit einer kompletten Tumorentfernung nur selten gerechnet werden kann. Dies könnte nur annähernd erreicht werden, wenn Milz, Pankreaskörper- und -schwanz en-bloc mitentfernt würden. Einige Autoren (LORTAT-JACOB, 1942; ALLISON u. BORIE, 1949; LEFÉVRE u. LORTAT-JACOB, 1950; BARRAYA, 1951; PALUMBO u. Mitarb., 1952; WELCH u. WILKINS, 1958; NAKAYAMA, 1959 u. a.) rieten deshalb, die MTR grundsätzlich als sog. „erweiterte Magentotalresektion" auszuführen. Dennoch können retro-pankreatische Lymphknoten zurückbleiben, von welchen das Rezidiv ausgeht. Es ist daher kein für die Praxis brauchbarer Vorschlag, jede Magen-

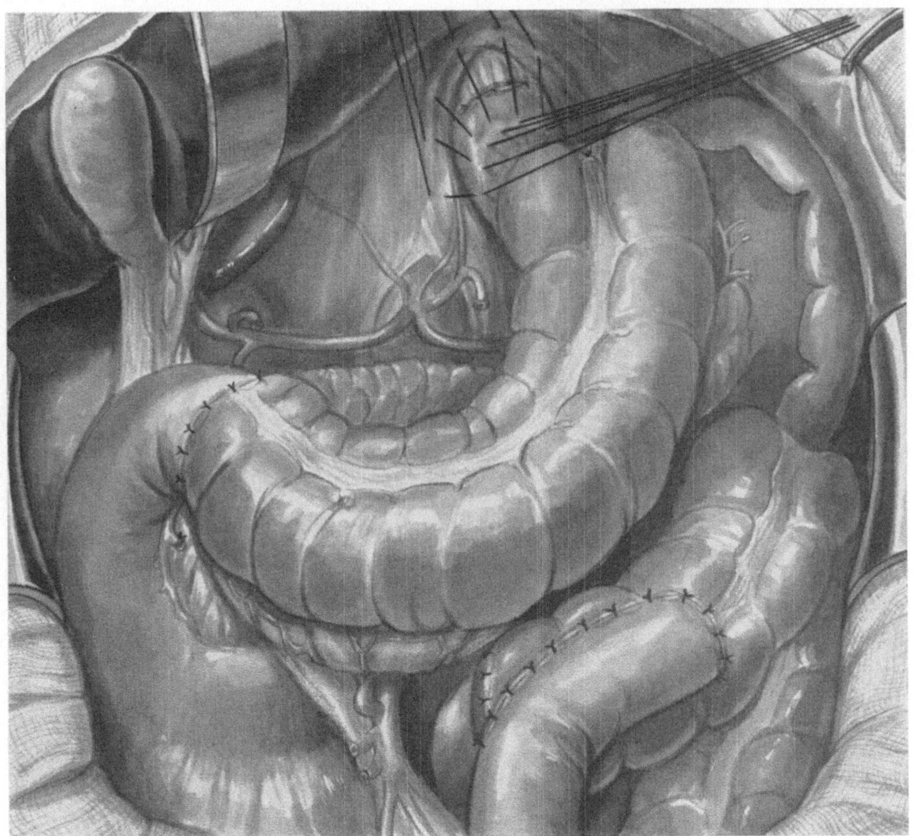

Abb. 514. Colonersatzmagen. (Nach HUNNICUT, C. MARSHALL-LEE)

totalresektion auf die Mitnahme von Milz und den distalen zwei Drittel des Pankreas auszudehnen. Ebenso sollte eine EMTR nicht angewendet werden, wenn durch sie makroskopisch nicht alle maligne veränderten Gewebspartien eindeutig entfernt werden können. Die EMTR darf niemals eine Palliativmaßnahme sein (REMINE und PRIESTLEY, 1964). Sie ist nur gerechtfertigt, wenn die lokale Tumorausbreitung und Metastasierung nach Inspektion und Palpation Radikalität durch EMTR verspricht. Man versteht unter EMTR die Entfernung des gesamten Magens nebst partieller oder kompletter Mitentfernung eines oder mehrerer tumor-

befallener Nachbarorgane. Für die Praxis werden folgende Variationen der EMTR
gebraucht (Abb. 515, Insert):

I. Magen — Netz — Milz;

II. Magen — Netz — Milz — Pankreaskörper und -schwanz;

*III. Magen — Netz — Milz — $^1/_2$ bis $^2/_3$ distales Pankreas — Leber (speziell linker
Leberlappen) — evtl. auch Zwerchfellteile und A. coeliaca nebst hepatica;*

*IV. Magen — Netz — Milz — $^2/_3$ bis $^3/_4$ Pankreas — Leberteile — Colonteilresek-
tion (meist Colon transversum — linke Nebenniere);*

*V. Magen — Netz — (evtl. Milz) caudaler Oesophagus im engeren Sinne (evtl.
totale Oesophagektomie);*

VI. Magen — Netz — Milz — $^1/_2$ bis $^2/_3$ thorakaler Oesophagus (vgl. Abb. 484).

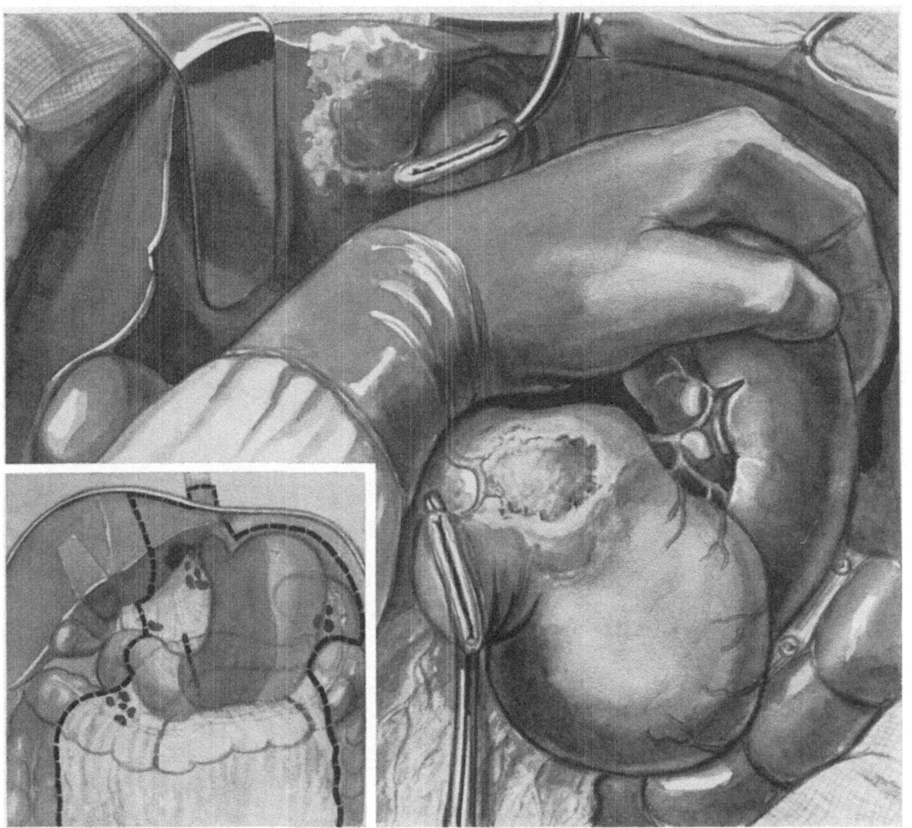

Abb. 515. *Erweiterte Magentotalresektion, Variante I* (Magen-Netz-Milz). 1. Akt: Durchtrennung des abdominellen Oesophagus. 2. Akt: Luxation des tumortragenden proximalen Magens
nebst Milz. Insert: Angenommene Tumorausdehnung und extreme Resektionsgrenzen

β) Technik

αα) *Klassische, prinzipiell erweiterte Magentotalresektion (Gastrectomie totale élargie de
principe* nach LORTAT-JACOB, 1942; ALLISON u. Mitarb., 1949). Mobilisation und Entwicklung
des dorsalen Mesogastriums und der darin gelegenen Organe (Milz und Pankreas) von
links her. Zugang wie bei der abdomino-linksthorakalen Kardia-Oesophagusresektion (vgl.
Abb. 452). Zwerchfellincision in Richtung auf den Hiatus oesophagicus und Anschlingen
des mobilisierten Oesophagus. Aufsperren der abdomino-thorakalen Incision durch selbst-

haltenden Bauchdecken-Rippensperrer nach Lortat-Jacob (vgl. Abb. 452, 521). Incision des links-parietalen Peritoneums und des Lig. phrenico-lienale. Eröffnung der Bursa omentalis von links nach rechts und Luxation der Milz nebst großer Kurvatur, welche en-bloc nach rechts umgeschlagen werden. Linke Nebenniere, Aorta abdominalis und A. coeliaca müssen sichtbar werden. Die Nebenniere wird nur entfernt, wenn sie am Magen adhärent ist. Nach Durchtrennen des Oesophagus wird der Magen nebst den ihm dorsal anhängenden Organen nach caudal geschlagen und die A. gastrica sinistra und lienalis am Ursprung durchtrennt. Es folgt die Ausräumung aller Lymphknoten und die Durchtrennung des Pankreas in der Mesenterikalinie. Der Stumpf des Pankreas wird durch Ligatur versorgt; Abtrennung des großen Netzes vom Colon transversum, bis der Magen nur noch am Duodenum hängt. 3 cm des Duodenums werden mitentfernt und die A. gastroduodenalis und A. gastrica dext. mit begleitenden Lymphbahnen abgetragen; Abklemmen, Durchtrennung und typischer Duodenalstumpf-Blindverschluß bzw. Offenlassen des Duodenums, falls die Kontinuität über das Duodenum wiederhergestellt werden soll (vgl. Abb. 521 b). Nach Lortat-Jacob soll eine *Oesophago-Jejunostomia termino-terminalis ypsiloniformis* mit dreischichtiger Nahttechnik erfolgen.

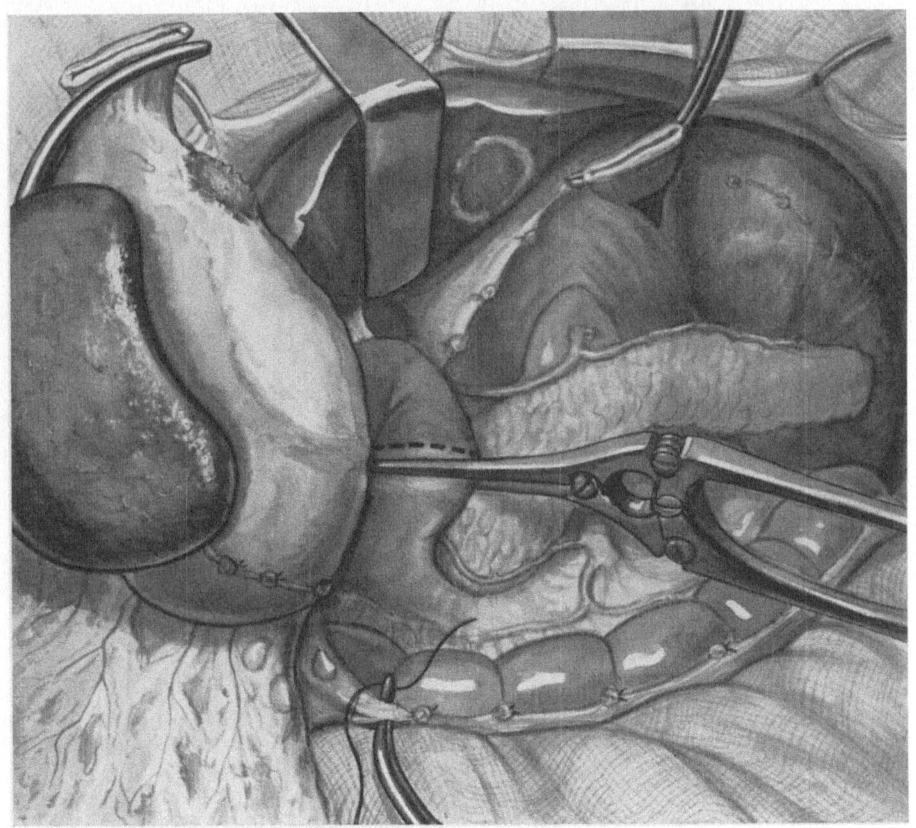

Abb. 516. *Erweiterte Magentotalresektion, Variante I* (Magen-Netz-Milz). 3. Akt: Durchtrennung der A. gastrica sin. 4. Akt: Ablösung des Omentum maj. von links nach rechts, bis der Magen nur noch am Duodenum gestielt ist

Kritik und Resultate. Die Bezeichnung „prinzipiell erweiterte totale Magenresektion" ist mitunter mißdeutet worden. Ihre Fürsprecher wollten einerseits die Radikalität verbessern und die EMTR daher „so oft wie möglich und für alle Krebslokalisationen am Magen anwenden" (Lortat-Jacob). Andererseits wollten sie die EMTR „nicht automatisch in allen Fällen durchführen" (Lortat-Jacob). Vielmehr sollen Tumoren im Anfangsstadium (z. B. „das Carcinoma in situ" nach

GUTMANN), welche durch partielle Resektion heilbar sind, ausgenommen sein.
Dies heißt also, daß die Verfechter dafür eintreten, jede MTR in Form einer
EMTR durchzuführen; es bedeutet aber *nicht*, daß sie jedes Carcinom durch MTR
oder EMTR behandelt wissen wollen. Die Operationsmortalität betrug bei
80 Patienten 18 Fälle (LORTAT-JACOB, 1961).

*ββ) Techniken der erweiterten Magentotalresektion (EMTR) als Methode der
Wahl* (Gastréctomie totale élargie de necessité). Der Gedanke von LORTAT-

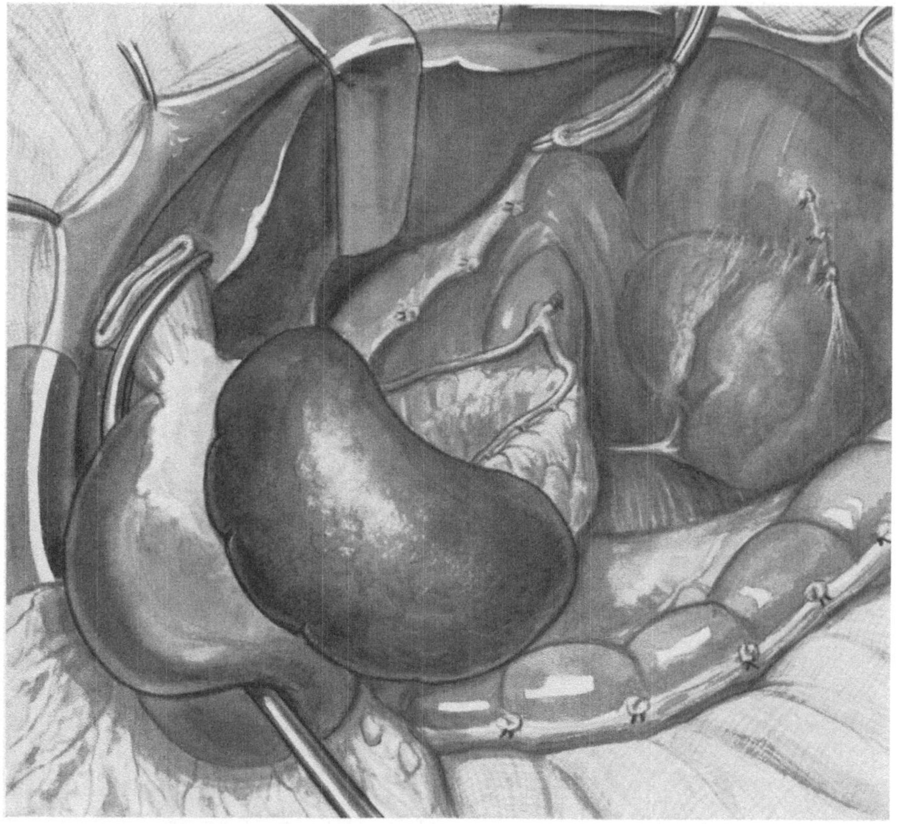

Abb. 517. *Erweiterte Magentotalresektion, Variante II* (Magen-Netz-Milz-$^1/_2$—$^2/_3$ distales Pankreas). 2. Akt: Luxation des Pankreas bis zur Aortenlinie. Linke Niere und Nebenniere werden
freigelegt

JACOB, jede MTR als EMTR durchzuführen, hat sich nicht durchgesetzt. Die
Mehrzahl der Chirurgen hat sich eindeutig dafür ausgesprochen, die EMTR nur
als Methode der Wahl zu verwenden. Hierfür kommen folgende technische Variationen in Frage:

Variante I (Resektion von Magen — Netz — Milz) (Abb. 515, 516):
Tumorsitz. Fundus-Kardia-Korpus-Bereich (evtl. mit lokaler Tumorinvasion in ein Nachbarorgan).
1. Akt. Durchtrennung des abdominellen Oesophagus wie im Regelfall der einfachen,
abdominellen Magentotalresektion (vgl. Abb. 515).
2. Akt. Durchtrennung des Lig. phrenico-lienale und Luxation der Milz mit Magenfundus
durch einen Griff mit der linken Hand (vgl. Abb. 517), welcher die Milz aus ihrem Bett
heraushebt. Der Pankreasschwanz wird dabei mitgenommen und läßt sich auf Tumorbefall
inspizieren. Ist das Pankreas tumorfrei wird es zurückgelassen.

3. Akt. Durchtrennung der A. gastrica sin. am Ursprung und Ausräumung der Lymphknoten I. Schrittweise Abtragung des Omentum majus von links nach rechts bis der Magen nur am Duodenum gestielt ist. Die Pars I duodeni muß mitentfernt werden.

4. Akt. Abtrennung des Duodenums (vgl. Abb. 519). Revision des Magenbetts in ganzer Ausdehnung und Exstirpation noch vorhandener Lymphknoten. Eine lokale Tumorinfiltration eines Nachbarorganes, z. B. des linken Leberlappens kann durch nachgehende Leberteilresektion beseitigt werden (vgl. Abb. 519).

Variante II (Resektion von Magen — Netz — Milz — 1/2- bis 2/3-distales Pankreas) (Abb. 517, 518).

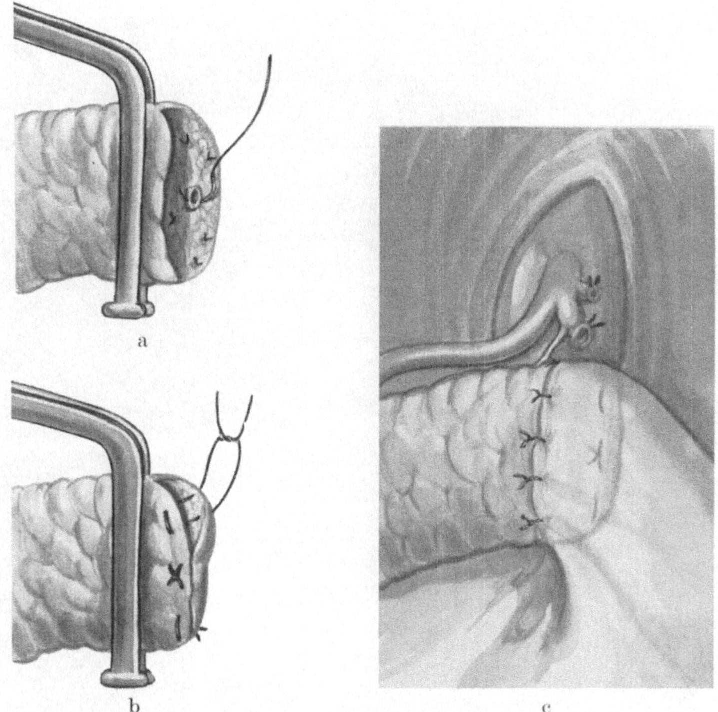

Abb. 518a—c. *Erweiterte Magentotalresektion, Variante II.* 3. Akt: Versorgung des Pankreasstumpfes

Tumorsitz. Mitbefall des vorderen Blattes des Mesocolon transversum und des Pankreasschwanzes bzw. Körpers.

1. Akt. Wie oben.

2. Akt. Das Pankreas wird bis zur Aorta bzw. A. mesenterica cranialis luxiert und quer durchtrennt. Das große Netz wird vom Colon transversum vollständig abgetragen und das Magen-Netz-Milz-Pankreas-Präparat nach rechts-ventral herausgeschlagen und nach Mobilisation und Durchtrennung des Duodenums in der Pars II abgetragen und entfernt.

3. Akt. Die Versorgung des Pankreasstumpfes (vgl. Abb. 518) erfolgt durch Nahtversorgung seiner einzelnen Gebilde und Deckung des Drüsenstumpfes durch eine Mesocolonfalte. Die Massenligatur des Pankreasstumpfes (NAKAYAMA, 1959) hat sich uns nicht bewährt. Ein zuverlässiger Schutz vor Fistelbildung ist seine seitliche Implantation in die zur Anastomose verwendete Jejunumschlinge. Sie wird nach einer für die pankreatico-intestinale Anastomosierung üblichen Technik hergestellt (vgl. Abb. 428, 429).

Variante III (Resektion von Magen — Netz — Milz — 2/3- bis 3/4-Pankreas — linker Leberlappen — evtl. zusätzlich Crus mediale oder laterale des Zwerchfelles — A. coeliaca (Abb. 519).

Tumorsitz. Mitbefall des linken Leberlappens, eines oder beider Zwerchfellschenkel und der LN. coeliaci und suprapankreatici in größerer Ausdehnung.

1.—3. Akt. Wie oben.

4. Akt. Der Eingriff erweitert sich durch die zusätzliche Teilresektion der Leber, die am besten als atypische Resektion ausgeführt wird; ferner durch entsprechend ausgedehnte Excision aus dem Zwerchfell und durch die Abtragung der A. coeliaca im Stamm (APPLEBY, 1953) (vgl. S. 21). Vor Abtrennung der A. coeliaca ist ihre temporäre Abklemmung vorzunehmen und die Durchblutung der Leber und des Pankreaskopfes zu beobachten. Mitunter ist die Versorgung über die Kollateralen trotz deren Schonung nicht ausreichend, so daß das Risiko einer Abtragung der A. coeliaca nicht eingegangen werden kann.

Die *Versorgung des Zwerchfellschlitzes* zeigt Abb. 519, Insert.

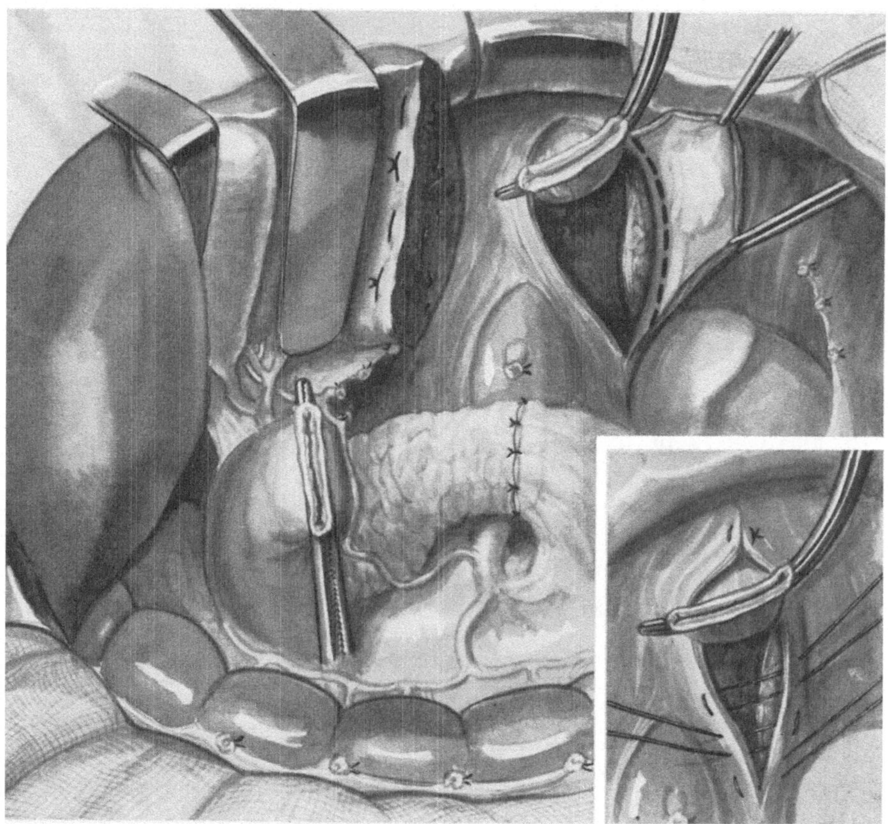

Abb. 519. *Erweiterte Magentotalresektion, Variante III* (Magen-Netz-Milz-$^2/_3$—$^3/_4$-Pankreas — linker Leberlappen — Crus mediale und laterale des Hiatus — A. coeliaca). Teilentfernung an Nachbarorganen (Leber, Zwerchfell) erfordert organtypische Technik, radikale Ausrottung der coeliacalen und suprapankreatischen Lymphknoten, die Abtragung der A. coeliaca (Cave! A. pankreatico- und gastroduodenalis! — Leberdurchblutung!)

Variante IV (Resektion von Magen — Netz — Milz — 1/2- bis 3/4-Pankreas — linker Leberlappen — Zwerchfellschenkel — A. coeliaca — Colon transversum) (Abb. 520).

Tumorsitz. Etwa wie bei Variante III, jedoch mit Befall des Quercolons. Dieses wird, entsprechend dem Vorrücken der Netzabtragung, links am Cannon-Böhmschen Punkt und rechts so durchtrennt, daß Radikalität gesichert ist und die A. colica media erhalten bleibt. Wenn dies nicht gelingt, muß u. U. die Flexura colica dext. oder auch das gesamte Ileo-Colon mitreseziert werden.

Die *Wiederherstellung der Kontinuität* (vgl. Abb. 520, Insert) muß um so einfacher sein, je fortgeschrittener der Fall und je ausgedehnter die Resektion war. Fast stets kommt nur die Oesophago-Jejunostomie mit einfacher Schlinge oder die Y-Anastomose in Frage. Kompliziertere Anastomosierungsverfahren sind nicht indiziert.

Variante V (Resektion von Magen — Netz — (Milz) Kardia — caudaler Oesophagus)
(Abb. 521a, b).

Tumorsitz. Ausgedehnter Befall des Magens mit cranialwärts gerichteter Ausbreitungstendenz und Übergreifen auf den caudalen Oesophagus.

Abdomino-linksthorakale Incision wie zur Kardiaresektion (vgl. Abb. 521a) oder wie zur prinzipiellen EMTR nach LORTAT-JACOB (1942) (vgl. Abb. 452). Auch die Resektion folgt dem dort angegebenen Vorgehen. Die Rekonstruktion des Passageweges erfolgt entweder durch eine termino-terminale Oesophago-Jejunostomia ypsiloniformis (LORTAT-JACOB, 1942;

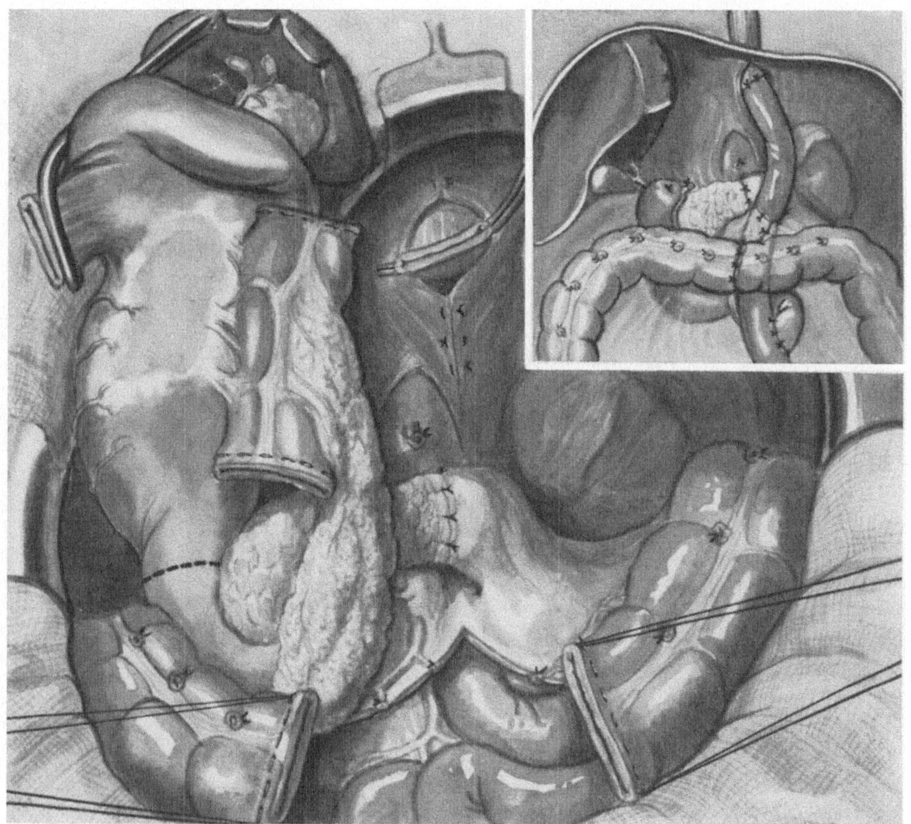

Abb. 520. *Erweiterte Magentotalresektion, Variante IV* (Magen — Netz — Milz — Pankreas — A. coeliaca — linker Leberlappen — Zwerchfellschenkel — Colon transversum — Segment). Wie oben, jedoch unter Mitnahme von Colon transversum. Insert: Wiederherstellung des Passageweges. Endzustand

RESANO, 1946) oder mit Interposition von SEO-LONGMIRE-HENLEY (Abb. 521b). Das Röntgenbild zeigt einen solchen Fall (Abb. 522a, b).

Variante VI (Resektion von Magen — Netz — Milz — 1/2 bis 2/3 thorakaler Oesophagus, evtl. totale Oesophagektomie (vgl. Abb. 484).

Die Operation erfolgt je nach Allgemeinzustand des Patienten in einer Sitzung und mehreren Operationsakten oder in mehreren Sitzungen. Das Vorgehen entspricht den verschiedenen Modifikationen des totalen Oesophagusersatzes aus Magen, Dünn- oder Dickdarm (vgl. S. 673).

Muß die Oesophagektomie total sein, kann der *Oesophagusersatz antethorakal mit Ileo-Colon* nach VILLEMIN u. Mitarb. (1951) (vgl. Abb. 483a) oder *intrathorakal-retrosternal* (nach ROITH, 1920; MAHONEY-SHERMAN, 1954 u. a.; vgl. Abb. 483b) oder durch komplette Coloninterposition (SHERMAN u. WATERSTON, 1957) erfolgen. Am gefahrlosesten wird der Eingriff zweizeitig (nach PETROV, 1959; vgl. S. 678) durchgeführt.

γ) Resultate der EMTR
(s. Tabelle 72)

Die Erfolgsziffern nach EMTR sind nur schwer vergleichbar, weil differenzierte Angaben über die mit dem Gesamtmagen entfernten Organteile oft fehlen. NAKAYAMA (1959) macht präzise Angaben über die Resektionstypen und die Art

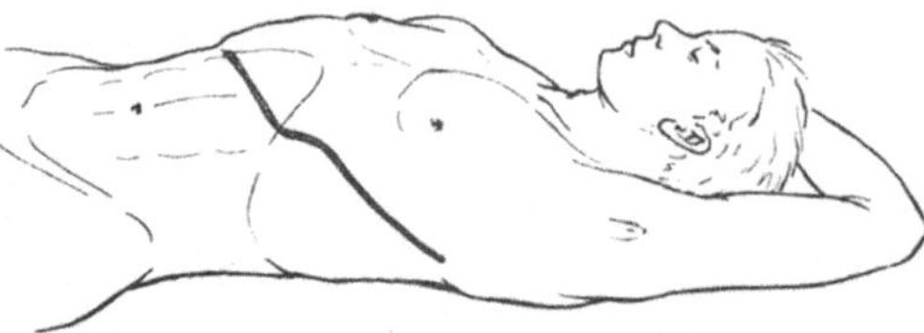

Abb. 521a. *Variante V [Magen — Netz — (Milz) — caudaler Oesophagus].* Zugang über abdomino-linksthorakale Incision

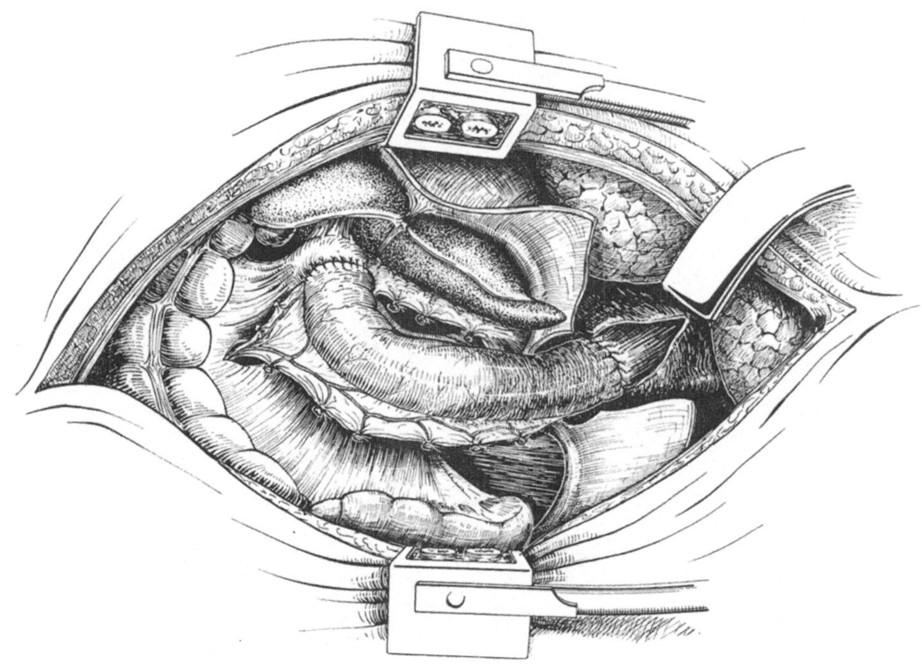

Abb. 521b. *Variante V [Magen — Netz — (Milz) — caudaler Oesophagus]. Endzustand:* Rekonstruktion durch Jejunumzwischenschaltung

der Wiederherstellung. Er kommt bei einer Mortalität von 1,1—21,4% auf 16,7% Fünf- und Mehrjahresheilungen für die erweiterte abdominothorakale Resektion. In diesen 48 Fällen sind auch intrathorakale Oesophago-Gastrostomien enthalten. Für die rein abdominelle EMTR beträgt die Fünf- und Mehrjahresheilung 11% (27 Fälle). GÜTGEMANN gibt eine 5-Jahresüberlebenszeit von 17,3% an (8 Fälle). RE MINE und PRIESTLEY (1964) berichten 52 Fälle von EMTR im Zeitraum von 1907—1961. Die Fünf- und Mehrjahresheilungsziffer der Mayo-Klinik beträgt 9,9, die Zehnjahresheilziffer 7,9%. Im Ganzen verhalten sich die meisten Autoren der EMTR gegenüber reserviert. Auch die Mayo-Clinic führt die MTR und EMTR nur aus, wenn der Tumor durch eine weniger ausgedehnte Resektion nicht radikal entfernt werden kann (RE MINE-PRIESTLEY, 1964). NAKAYAMA (1959) kommt unter dem Eindruck seiner Resorptionsstudien nach verschieden ausgedehnten

Magenresektionen zu dem Schluß, daß man die EMTR auf die fortgeschrittenen Fälle beschränken sollte. Wir stimmen dem zu. Wir konnten uns nicht davon überzeugen, daß die wegen fortgeschrittenen Tumorwachstums vorgenommene EMTR eine wesentliche Verbesserung der Überlebenszeit mit sich brachte. Hingegen war die Zahl der Komplikationen nach EMTR ungleich größer als nach der abdominellen MTR. GÜTGEMANN, SCHREIBER und BERNHARD (1963) gehören zu

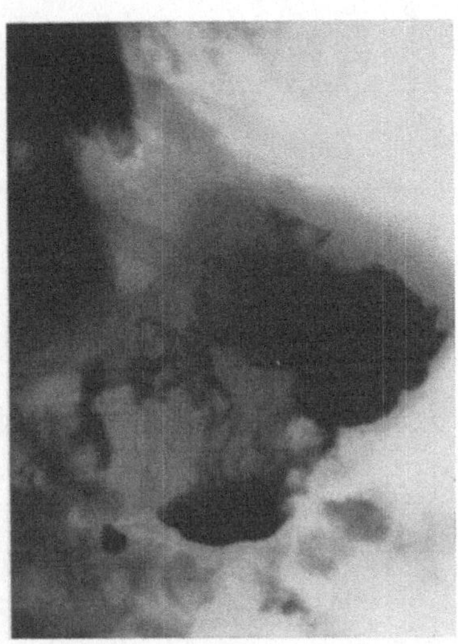

Abb. 522a. *Magentotal-Carcinom:* präop.; völlige Destruktion des Magens. (♂ 38 Jahre)

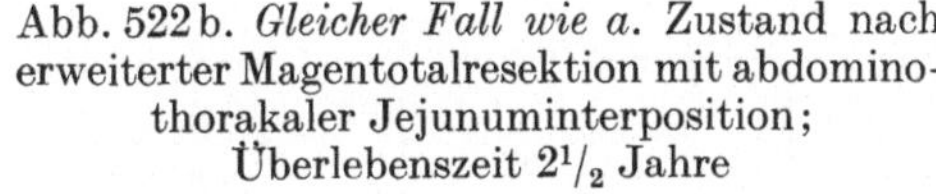

Abb. 522b. *Gleicher Fall wie a.* Zustand nach erweiterter Magentotalresektion mit abdomino-thorakaler Jejunuminterposition; Überlebenszeit $2^1/_2$ Jahre

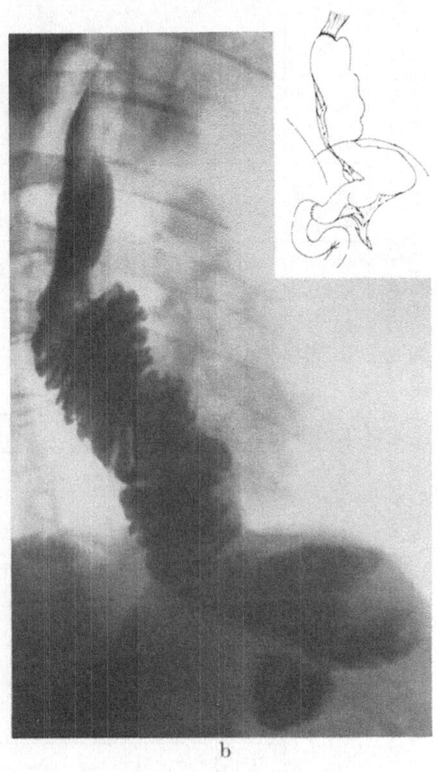

b

den wenigen, welche sich dafür aussprechen, „sich wieder mehr als bisher der totalen Gastrektomie zuzuwenden". Sie verstehen darunter die Resektion des Gesamtmagens mit großem und kleinem Netz nebst systematischer Ausräumung der regionären Lymphabflußgebiete und Entfernung des caudalen Oesophagus, wenn der Tumor die Kardia erreicht.

Die Komplikationen nach EMTR sind nach unserer Beobachtung die gleichen geblieben, wie sie PALUMBO und BRENNAN bereits 1952 beschrieben haben. Die Gesamtheit schwererer Komplikationen tritt in einem Prozentsatz von 30—36% auf und besteht aus:

a) intraabdominellen Komplikationen (subphrenischer und subhepatischer Absceß, lokale und diffuse Peritonitis, Infarzierung und Gangrän einzelner Darmabschnitte, Milzinfarkt, Ileus, Pankreatitis, Cholangitis mit Leberabsceß, Ikterus),

b) pulmonalen und intrapleuralen Komplikationen (Pleuritis und Pleuraempyem, Mediastinitis, Atelektase, Pneumonie, Lungenembolie);

c) verschiedenen anderen Komplikationen (Hepatitis, Thrombose und Embolie, meist aus den Iliacalvenen, Fistelbildungen nach Nahtinsuffizienzen, Nierenfistel, Wundheilungsstörungen, primäre und sekundäre Stenosen an der Anastomose (meist der oesophagointestinalen Anastomose), Pankreasstumpffistel, tertiäre Komplikationen durch Resorptionsstörungen von Fett, Eiweiß, Kohlenhydraten und Spurenelementen, speziell Eisen, mit allen Folgen der Störung der Blutbildung, der Glykogenese, des Eiweiß- und Fettanbaues. In einem unserer Fälle konnte $^1/_2$ Jahr nach der erweiterten Totalresektion das Auftreten einer echten *Pellagra* beobachtet werden [HOLLE, 1961]. Durch fünftägige perorale Verabreichung von Vitamin B-Komplex konnte sie zum Abklingen gebracht werden).

Tabelle 72. *Resultate der erweiterten Magentotalresektion bei Carcinom des Magens und caudalen Oesophagus* (P = Pankreas, L = Milz, H = Leber, C = Colon (a, t), Ad = linke Nebenniere, I = Ileum, Ch = Gallenblase, J = Jejunum)

Autor	Zahl der operierten Fälle und Art des Eingriffes, ( ) = Todesfälle																		Fälle ge-samt abs. Zahl	Postoperative Mortalität abs. Zahl	Postoperative Mortalität (Prozent-satz)	5- und Mehr-jahres-Über-lebenszeit abs. Zahl	5- und Mehr-jahres-Über-lebenszeit (Pro-zent-satz)
	Zugang	Anastomose	4/5 P+L	H (-teil)	L	2/3—4/5 P	H+4/5 P+L	H+4/5 P+L+C tv.	4/5 P+L+C+	Ct	H+L	J+Ca+Ct	4/5 P+L+Ch	L+J+Ct	H+P	4/5 P+L+Ad+Ca+Ct	4+4/5 P+L+Ad	4/5 P+L+J+Ca+Ct					
1. NAKAYAMA (1959) (1946—1958)	abdomino-thorakal	Oe-Jej.	22	2	1		1	1 (1)	2					1			1		31	1	(3,2%)	48 (mit Oe-Gastro-stomien)	(16,7%)
		Jej.-Interpos. NAKAYAMA	11 (1)		1 (1)		2 (1)												14	3	(21,4%)		
		Jej.-Interpos. SEO	1																1	0			
		Oe-Jej. ROUX		1											1				2	0			
	abdominal	Oe-Duo.	7 (1)	4	4				1	3	1		1						22	1	(4,5%)	27	(11%)
		Oe-Jej.	62 (1)	6	7	1	4		7			3						2	92	1	(1,1%)		
		Jej.-Interp. NAKAYAMA	27 (1)	1	2		1		2										33	2	(6,1% ?)		
		Oe-Jej. ROUX	2							1						1			4	0			
2. GÜTGEMANN-SCHREIBER-BERN-HARD (1963) (1948—1962)				2	29	10			5										46	25	(54,3%)	8	(17,3%)
3. PALUMBO-BREN-NAN (1952)																		13		(7,6%)		

Kommentar

Totalersatz des Oesophagus durch Magen[1]

Von HIROSHI SATO, HIROYSU D. MAKINO und KINICHI NABEYA

Als radikale Behandlungsmaßnahme von Carcinomen des oberen und mittleren thorakalen Oesophagus hat sich nach unserer Erfahrung die *totale Oesophagektomie* als am günstigsten erwiesen. Selbst wenn der Oesophagus ausreichend weit über der cranialen Tumorgrenze reseziert werden kann, sind Rezidive des verbleibenden Oesophagusrestes häufig.

Die *Rekonstruktion* des Verdauungstraktes nach totaler Oesophagektomie kann nur durchgeführt werden, wenn eine Verbindung mit dem cervicalen Oesophagusstumpf über einen hochgeführten Magenschlauch oder über ein zwischengeschaltetes Intestinalsegment gelingt. Dazu sind zwei Wege gangbar, sofern eine intrapleurale Anastomose nicht möglich ist. Entweder wird der Magen oder das zu interponierende Intestinalsegment *antethorakal* hochgeführt, oder dies geschieht im *retrosternalen* Raum. Da sich die Patienten meist im höheren Lebensalter befinden und sich durch die äußere Entstellung nicht beeinträchtigt fühlen, führen wir *für gewöhnlich die antethorakale Plastik* aus. Sie bietet gegenüber den intrathorakalen Anastomosen größere Sicherheit, indem eine Nekrose des Magenstumpfes nicht zur Ausbildung einer Mediastinitis führen kann. Operationsmortalität und -morbidität werden erheblich gesenkt. Eine recht häufige Komplikation bei dieser Technik ist die Nahtinsuffizienz an der Oesophago-Gastrostomie. Immer entsteht eine schmale Randnekrose am Magenstumpf. Das Ereignis ist zwar nicht lebensbedrohlich, doch wurden viele klinische und experimentelle Versuche unternommen, um es zu vermeiden. Es ist klar, daß die arterielle Versorgung des Magenfundus stets leidet, wenn der Magen so weit mobilisiert und gestreckt wird, daß mit ihm der Oesophagusstumpf im Halsbereich erreicht werden kann. Dennoch kann man so vorgehen, wenn man bei der Skeletierung der großen Magenkurvatur alle gastroepiploischen Gefäße sowie die Äste der A. lienalis und Aae. gastricae breves schont. Dazu muß man dicht am Milzhilus vorgehen und bei notwendig werdender Splenektomie die Milzvenen- und -arterien innerhalb der Kapsel abtragen. Trotz dieses Vorgehens kam es in verschiedenen Fällen zur Anastomoseninsuffizienz. Deshalb haben wir den relativ langen Stumpf der A. lienalis mit einem Ast der A. subclavia z. B. der A. thoraco-acromialis anastomosiert (vgl. Abb. 479). Es gelang damit die ziemlich lästige Komplikation völlig auszumerzen. Auch der Stumpf der V. lienalis kann mit der V. subclavia im Halsbereich anastomosiert werden. Für die Gefäßanastomosen bedienen wir uns des *Gefäßnahtapparates von* NAKAYAMA.

Neuerdings wenden wir bei allen Patienten mit Carcinomen des oberen und mittleren thorakalen Oesophagus eine *präoperative Röntgenbestrahlung* an. Um die Operationsmorbidität und Mortalität zu reduzieren und die Bestrahlung einschieben zu können wird die Operation in *3 Akte* unterteilt. *1. Einer Gastrostomie* mit orientierender Exploration des Abdomens folgt eine Bestrahlungsserie. *2. In zweiter Sitzung wird die totale Oesophagektomie* vorgenommen. *3. Der rekonstruierende Eingriff* findet gewöhnlich *6 Monate bis 1 Jahr nach der zweiten Sitzung* statt. Der Thorax wird dabei nicht eröffnet und infolgedessen eine operative Morbidität und Mortalität ausgeschaltet (vgl. Abb. 482). Die von HEIMLICH u. a. beschriebene Methode der Schlauchbildung aus der großen Magenkurvatur befriedigte uns nicht. Wir konnten die beschriebenen guten Resultate nicht erzielen. Es trat häufig eine Nekrose des mobilisierten Magenschlauches auf. Die Idee dieses Vorgehens ist an sich hervorragend. Wir suchen noch nach den Gründen des Versagens, konnten sie jedoch noch nicht finden.

Zur Überbrückung eines Defektes nach Resektion des cervicalen Oesophagus hat sich die *freie Transplantation eines Colon- bzw. Dünndarmsegmentes* gut bewährt. Wir haben 22 erfolgreiche Fälle dieser Art aufzuweisen. Wir verwendeten auch dazu unser Gefäßnahtinstrument und stellten mit seiner Hilfe Anastomosen zwischen den Arterien und Venen eines frei transplantierten Darmsegmentes und den Ästen der A. und V. subclavia her (vgl. Abb. 478). Vor dieser Methode wurden schon die verschiedensten Maßnahmen für diese Art der Wiederherstellungschirurgie vorgeschlagen. Keine führte zu befriedigenden Resultaten; selbst dann nicht, wenn die Methode logisch erschien. Bisher scheint das freie Transplantat am brauchbarsten zu sein. Jedenfalls muß heute die Verwendung der Anastomose kleiner Gefäße für die wiederherstellenden Maßnahmen nach totaler Oesophagektomie ernstlich in Betracht gezogen werden. Die Methode kann als Idealverfahren bezeichnet werden.

Resultate. 1900 radikale Operationen wurden von 1946—1964 in der Chiba-Universitätsklinik, II. Chirurgische Abteilung für Carcinome des Oesophagus und der Kardia durchgeführt. Die hier beschriebenen Operationen wurden zur Behandlung von Carcinomen des oberen und

---

[1] Übersetzung: Dr. H. HEYMANN, Chirurgische Universitäts-Poliklinik, München.

mittleren thorakalen Oesophagus in 581 Fällen praktiziert. Die *Klinikmortalität betrug 43 Fälle, d. i. 7,4%*. Es gibt sicher einige Punkte, in welchen diese Technik noch zu verbessern ist, z. B. durch Vereinfachung des Vorgehens. Wir sind aber mit unseren Ergebnissen, gemessen an manchen Berichten anderer Autoren, recht zufrieden.

Kommentar

Totaler Oesophagusersatz aus dem Magen

Eine epikritische Betrachtung der Indikation und Leistungsfähigkeit der verschiedenen Verfahren

Von R. Nissen

Die Darstellung des Autors über den totalen Oesophagusersatz ist erschöpfend genug, um zu zeigen, daß es eine einzige, voll befriedigende Methode des technischen und taktischen Vorgehens nicht gibt. Vielleicht ist der Gesichtspunkt zu wenig betont, daß bei einem Verfahren, das immer von der Gefahr unzureichender Länge des Ersatztransplantates bedroht ist, individuelle Verschiedenheiten der Organgröße und -dehnbarkeit keine geringe Rolle spielen. Das präoperative Röntgenbild gibt in der Regel brauchbare Anhaltspunkte für die Abschätzung der Maßstäbe, d. h. ob der Magen lang genug ist und gestreckt werden kann, um die gewünschte Überbrückung zu gestalten, ob rechtsseitiges oder linksseitiges Colon oder gar Querdarm die erforderliche Schlängelung besitzen. Auch der Fettreichtum des Mesenteriums hat mit dieser Eignungsfrage manches zu tun. Ein fettbeladenes Gekröse behindert die Dehnungsfähigkeit des zu transplantierenden Hohlorgans (Magen, Dünn- oder Dickdarm); es ist obendrein der Schrittmacher von Zirkulationsstörungen, die meist als prekär angesehen werden müssen.

Gerade dieser Faktor, der durch die Konstitution und besonders durch Fehlen oder Vorhandensein von Adipositas gekennzeichnet ist, hat für den Oesophagusersatz eine nicht unerhebliche Bedeutung. Wer das Glück hat, Defektüberbrückungen an mageren und sehnigen Patienten auszuführen (wie sie z. B. die Majorität der japanischen Bevölkerung ausmachen) wird in der Resektionschirurgie der Speiseröhre erfolgreicher sein, als ein Chirurg, der mit pyknischen Patienten und den übergewichtigen Europäern unserer Tage zu tun hat.

Da sich diese epikritischen Zeilen auf den Totalersatz beschränken sollen, muß zunächst die Frage beantwortet werden, ob die beiden großen Indikationsgebiete, Carcinom und impermeable Narbenstrikturen, gesonderte Verfahren zweckmäßig erscheinen lassen. Das kann verneint werden. Eigenartigerweise ist es eine ziemlich weit akzeptierte Taktik, beim älteren Carcinomträger die gefährlicheren intrathorakalen Verlagerungsmethoden zu benutzen, beim jüngeren Träger der bindegewebigen Stenosen die extrathorakale Überbrückung. Beschränkt man die Totalexcision des thorakalen Oesophagus auf Tumoren des oberen Drittels, dann läßt sich mit Recht argumentieren, daß die Operation einen fragwürdigen Wert hat. Ich glaube, daß bei dieser Lokalisation des Tumors die Bestrahlung keine schlechteren (aber auch keine besseren) Resultate gibt als die sehr eingreifende Operation. Glaubt man aber, den Versuch der Radikaloperation des hochgelegenen Oesophaguscarcinoms wagen zu dürfen, dann ist bei schlanken Individuen die kombinierte cervico-thorakale Operation in *einer* Sitzung durchführbar (vgl. Abb. 467—470 und Handbuch der Thoraxchirurgie, Abb. 148—150 und 181a und b). Trotzdem zu gleicher Zeit (1949) Brewer, Wylie und ich über je einen erfolgreich operierten Fall berichten konnte (vgl. Abb. 469), ist das Vorgehen aber sicher nicht die Methode der Wahl.

Es kommt gelegentlich vor, daß man den Plan während des Eingriffs aufgeben muß, wenn sich nämlich herausstellt, daß cyanotische Verfärbung eines Kardia-nahe gelegenen Magenabschnittes Durchblutungsstörungen annehmen läßt. Ein Ausweg besteht dann darin, den gut ernährten Magenrest extrathorakal zu verlagern, um später den verbleibenden Defekt durch Hautplastik mit dem cervicalen Oesophagostoma zu verbinden.

In den letzten Jahren haben wir auf der Suche nach Verbesserung der schlechten Fernresultate der Chirurgie des Carcinoms von mittlerem und oberem Oesophagus wieder häufig die Totalexcision ausgeführt. Entsprechend dem Torekschen Vorgehen wurde die thorakale Speiseröhre excidiert und der Kranke zunächst mit Oesophagostoma am Hals und Gastrostomie belassen. Die Überbrückung nahm man dann 3 Monate später unter Benutzung des *antethorakal* verlagerten rechtsseitigen Hemicolons vor. Die größte Schwierigkeit besteht hier in der Verbindung des cervicalen Oesophagusstumpfes mit dem Coecum (bzw. letzter Ileumschlinge). Der Speiseweg muß an dieser Stelle eine rechtwinkelige Abknickung erfahren. Dieser

Nachteil fehlt bei der transpleuralen oder transmediastinalen Durchzugsmethode. Sie hat aber drei andere, sehr wesentliche Unzulänglichkeiten:

1. Tritt eine partielle Nekrose des gestielten Transplantates ein, dann ist die fatale Infektion von Pleura bzw. Mediastinum unvermeidlich.

2. Sie gestattet dem Patienten nicht, wie beim antethorakalen Verlauf der Ersatzspeiseröhre (gleichgültig ob Magen, Dünndarm oder Dickdarm), die notorisch träge Peristaltik des verpflanzten Eingeweideabschnittes durch massierende Bewegungen der Hand zu ergänzen.

3. An der diaphragmalen Durchtrittsstelle entwickeln sich auffällig häufig Stenosen des Zwerchfellringes, die zu erheblichen Retentionserscheinungen zu führen vermögen.

Für den Ersatz eines durch narbige Strikturen unwegsam gewordenen Oesophagus ist das jugendliche Alter des durchschnittlichen Patienten dieser Art ein Vorteil, welcher der Anwendung jeder Methode zugute kommt. Die Eingeweideabschnitte, die zur Überbrückung in Frage kommen, sind in der Regel relativ fettarm und darum dehnbarer; die kompensatorische Benutzung kollateraler Bahnen zum Ausgleich der notwendigen Gefäßunterbindungen ist weitgehend gesichert. Das gilt in gleicher Weise für Magen, Jejunum und Colon. Ihre transmediastinale Verlagerung, die den Vorzug des kürzeren Weges und der größeren Einfachheit bei Ausführung der cervicalen Anastomose hat, ist darum fast ohne Einschränkung möglich. Die Reihenfolge der Brauchbarkeit möchte ich in der Sequenz: Colon, Jejunum, Magen, definieren. Der Magen — an sich sehr naheliegend — wird in seiner Brauchbarkeit durch die, mit der gestielten Transplantation zwangsläufig verbundene, bilaterale Vagotomie eingeschränkt. Die funktionellen Nachteile (Achlorhydrie, Atonie, Störungen der Dickdarmperistaltik — Diarrhoen) werden aber im jugendlichen Alter in relativ kurzer Zeit ausgeglichen (wir haben sogar in 2 Fällen von ausgedehnter gastro-oesophagealer Resektion wegen Carcinom nach $2^{1}/_{2}$ bzw. 6 Jahren nach der Operation Normacidität bzw. Hyperacidität im denervierten Magenrest festgestellt). Benützung der großen Kurvaturseite des longitudinal geteilten Magens nach JIANU-GAVRILIU und RUTKOWSKI, LORTAT-JACOB ist ohne Vagotomie möglich. Es ist uns aber niemals gelungen, auf diese Weise eine genügend lange und zirkulatorisch nicht gefährdete Verbindung mit dem cervicalen Oesophagus zu erreichen. Die Benützung des oberen Jejunalabschnittes nach ROUX — eine Operation, die von YUDIN und PAPO in minutiöser Weise ausgearbeitet wurde — hat in den letzten Jahren an Beliebtheit eingebüßt zugunsten der gestielten Transplantation des Colons. Eine Diskussion hat sich darüber erhoben, ob rechtsseitiges oder linksseitiges Colon mehr geeignet sei. Der Vorteil von Mobilisierung und Verwendung des rechtsseitigen Hemicolon scheint in seiner besseren Blutversorgung zu liegen. Seine arteriellen Randarkaden sind reichhaltiger entwickelt als diejenigen der linken Flexur. Auf der anderen Seite wird hervorgehoben, daß der Durchmesser des linken Colon mehr dem des Oesophagus gleicht als dem des Colon ascendens. In der Regel ist der rechtsseitige Dickdarm lang genug, um es zu gestatten, Ileumrest und Coecumkopf zu opfern und eine Ascendens-Oesophagostomie durchzuführen. Man hat vor der Verbindung von gestielt transplantiertem Jejunum oder Colon mit dem Magen wegen Gefahr der Bildung eines Anastomosengeschwürs gewarnt. Das hat sich — nach unseren Erfahrungen zum mindesten — als gegenstandslos erwiesen.

Wer wie wir die Möglichkeit der direkten manuellen Beschleunigung der Speisenpassage im Überbrückungsorgan hoch einschätzt, wird die antethorakale Verpflanzung der retromediastinalen immer dann vorziehen, wenn das Transplantat lang genug ist.

Kommentar

Erfahrungen mit dem Oesophagusersatz durch Verwendung des Magens und Jejunums bei Oesophagus- und Kardiacarcinom

Von KOMEI NAKAYAMA, H. MAKINO und K. NABEYA

In den letzten 3—4 Jahrzehnten sind nach Resektionen der kardio-oesophagealen Übergangszone verschiedene Ersatzmethoden beschrieben worden. In den wenigen Fällen, in welchen die Resektion den Kardiabereich nach cranial nicht überschreitet, kann eine Oesophago-Duodenostomie ausgeführt werden. Bei fortgeschrittenem infiltrativem Tumorwachstum, wie es häufig ist, kann diese Methode nicht verwendet werden. Dann wird eine *Pankreato-Splenektomie in Verbindung mit der Gastrektomie* erforderlich. Eine Oesophago-Duodenostomie läßt sich nur ausführen, wenn die Pankreaskapsel für die Verankerung der hinteren Nahtreihe

der Anastomose genügend Halt bietet. Läßt man dieses wenig übliche Verfahren außer acht, so kann der *Oesophagus-Kardia-Ersatz* auf zweierlei Weise erfolgen:
1. *durch die Verwendung des zurückbleibenden Magenantrums;*
2. *durch eine Jejunumschlinge.*
Beide Methoden kommen auch bei Infiltration in den thorakalen Oesophagus in Frage. Entsprechend der Ausbreitung des Kardiacarcinoms muß eine Resektion gewöhnlich größere Teile des Oesophagus und der oberen Magenhälfte miterfassen.

Einige Arbeiten berichten über die *Verwendung des Colon* zur Wiederherstellung der Darmkontinuität. Dieses Verfahren widerspricht etwas der allgemein-chirurgischen Regel, daß eine Methode technisch einfach sein soll. Indiziert ist der Oesophagusersatz durch Colon nach unserer Meinung dann, wenn ausgedehnte Resektionen des cervicalen und thorakalen Oesophagus notwendig werden. Da es eine gute, aber zu komplizierte Methode ist, werden hier zwei andere Methoden diskutiert,
1. *die Oesophago-Gastrostomie,*
2. *die Oesophago-Jejunostomie.*
Die zuerst genannte Methode erfordert nur eine Anastomose und erscheint daher relativ einfach. Bei der letzteren sind unterschiedliche Techniken, darunter auch solche mit mehr als 2 Anastomosen, bekannt geworden.

Oesophago-Gastrostomie versus Oesophago-Jejunostomie. In allen Fällen, in denen die endoskopisch ermittelte *Entfernung von der Zahnreihe zum Tumor weniger als 33 cm* beträgt, führen wir eine *rechtsseitige Thorakotomie* mit einer medianen Laparotomie durch. Sitzt der Tumor jedoch *unterhalb dieser Linie,* wird eine *linksseitige Thorakotomie* zur Tumorresektion ausgeführt. Geht die Tumorinfiltration von der Kardia aus, kombinieren wir die linksseitige Thorakotomie mit einer oberen medianen Laparotomie.

Über *postoperative Komplikationen* nach Oesophago-Gastrostomie ist verschiedentlich berichtet worden. Sie sind meist durch die Reflux-Oesophagitis und durch Stenosierung der Anastomose bedingt. Die Beschwerden stehen mit der Thorakotomie nicht im Zusammenhang. Die durch Gallereflux ausgelöste Oesophagitis tritt nämlich auch bei Patienten auf, die sich keiner Operation am Hiatus unterzogen. Die wegen postoperativer Refluxoesophagitis unternommenen Versuche, einen Ventilmechanismus herzustellen, blieben funktionell unbefriedigend. Die Beschwerden können gemildert werden, wenn der Patient postoperativ in halbsitzender Haltung gelagert wird.

Die *postoperative Pylorusstenose* tritt auf, wenn ein zu kleiner Magenrest zur Anastomose verwendet wird. Steht die Pylorusgegend unter Spannung, empfiehlt sich die Anlage einer *Pyloroplastik.* Dies ist auch bei Vorhandensein perigastrischer Verwachsungen nützlich; denn die postoperative Refluxoesophagitis ist die Folge einer Pylorusstenose.

Die *Stenosierung der Anastomose* tritt bei einer Oesophago-Jejunostomie gar nicht auf. Bei der Oesophago-Gastrostomie ist sie oft durch ein Tumorrezidiv verursacht. Durch Bougierung mit einem ziemlich dicken Gummirohr läßt sich Erleichterung schaffen. Zum Einlegen des Rohres kann direkte oesophagoskopische Kontrolle erforderlich werden. Jedenfalls muß es sehr sorgfältig erfolgen und darf keine einfache Striktur mit einem Tumorrezidiv verwechselt werden. Obgleich die sekundären Komplikationen relativ leicht beherrscht werden können, belasten sie nicht nur den Patienten, sondern auch den Operateur.

Eine *Refluxoesophagitis* kann auch nach Oesophago-Jejunostomie auftreten. Wenigstens zehn verschiedene Operationsmethoden zur Vermeidung des Refluxes wurden angegeben (vgl. S. 632). Die Oesophago-Jejunostomie wird hauptsächlich nach Totalresektion erforderlich. Die Totalresektion wird in den letzten Jahren sehr häufig angewendet. Zahlreiche Arbeiten befassen sich mit dem agastrischen und Dumpingsyndrom nach Totalresektion (TR). Früher waren wir überzeugt, daß das völlige Fehlen des Magens allein schon alle postoperativen Symptome erklären würde. Seit man weiß, daß einige Symptome andere Ursachen haben, geht man an die Neuerforschung des „agastrischen Syndroms" (vgl. Kap. B).

Die *Rekonstruktion des Magens* oder im Falle einer totalen Gastrektomie sein Ersatz konzentrieren sich auf die Herstellung eines pouch-ähnlichen Gebildes, welches unmittelbar caudal von der Oesophago-Jejuno- bzw. Oesophago-Colo-Anastomose plaziert wird. Die von uns gebrauchten Methoden werden unten diskutiert.

Erhaltung des Magenantrums und Oesophago-Jejunostomie. In den vergangenen 5 Jahren haben wir als zusätzliche operative Maßnahme zur Entlastung der Oesophago-Jejunostomie in Fällen maligner Kardiaprozesse eine Gastrostomie angelegt (Abb. 524). Wenn der maligne Prozeß die distalen Magenpartien nicht infiltriert hatte, wurden diese nicht mitreseziert. Nach dem Verschluß des Magenstumpfes wird er durch eine Incision in das rechte Hypochondrium verlagert und dort in die Bauchwand eingenäht. Die Gastrostomie wird am ersten postoperativen Tag eröffnet, eine Ernährungssonde eingelegt, so daß sofort mit der postoperativen Nahrungszufuhr begonnen werden kann. Wird so vorgegangen, kann die Nasensonde schon in den ersten postoperativen Tagen entfernt werden. Durch Erhaltung des Magenantrums ist die intestinale Resorption verbessert, das Auftreten einer agastrischen Anämie kann verhindert werden.

Verschiedene Arten der Oesophago-Jejunostomie

a) Oesophago-Jejunostomie (Typ Billroth II). Wegen ihrer Einfachheit wurde diese Methode früher an unserer Klinik am häufigsten angewandt. Sie erzeugt jedoch bald eine Refluxoesophagitis, die sich durch den Rückfluß von Gallensaft entwickelt. In unserer Klinik haben wir diese Methode allmählich verlassen; sie kann jedoch in ausgewählten Fällen durchaus Verwendung finden.

b) Interposition einer Jejunumschlinge zwischen Oesophagus und Duodenum. Diese Methode wurde erstmals von BALOG (1921) im Tierversuch zum Ersatz des Magens nach totaler Gastrektomie ausgeführt. Am Menschen wurde sie von SEO und LONGMIRE (1941) vorgenommen. Um Ernährungsstörungen am oralen Stumpf des Interpositums auszuschalten, wurde sie laufend verbessert. Diese Operationsmethode brachte bei uns die besten klinischen Ergebnisse. Gallereflux und postoperative Oesophagitis lassen sich damit vermeiden. Da eine Reihe von Anastomosen angelegt werden müssen, ist sie jedoch etwas kompliziert. Sie ist besonders risikoreich, wenn linksthorakal vorgegangen werden muß. Aus diesem Grunde wird sie nur in begrenztem Umfang und bei ausgewählten Fällen, jedoch keineswegs routinemäßig angewendet.

c) Y-Anastomose nach ROUX zur Oesophago-Jejunostomie. Die Hauptursache postoperativer Komplikationen nach Oesophago-Jejunostomie war schon immer der Reflux von Gallensaft durch die Anastomose. Diese Refluxoesophagitis kann am besten durch eine Y-Anastomose nach ROUX unterhalb der Oesophago-Jejunostomie vermieden werden. Auch von uns wurde diese Methode eine Zeitlang angewendet, bis bei einigen Fällen zirkulationsbedingte Insuffizienzen am proximalen Ende der Jejunumschlinge auf-

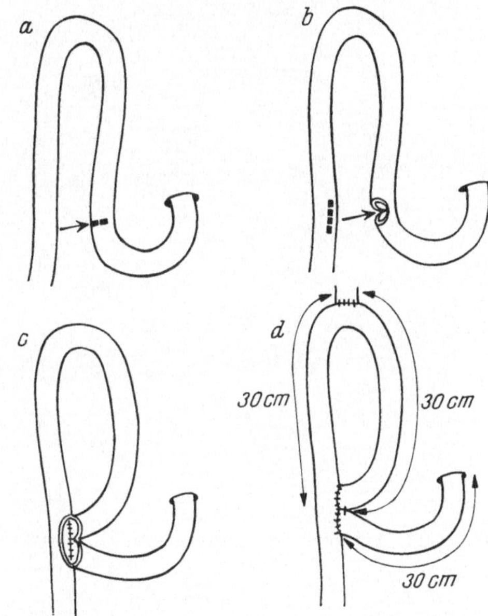

Abb. 523 a—d. β-Anastomose mit Antrostomie, Oesophago-Jejunostomie. (Nach NAKAYAMA)

traten. Zur Vermeidung dieser Komplikation wurde die Jejunumschlinge so geführt und anastomosiert, wie es in der Abb. 523 dargestellt ist. Dies Vorgehen hat sich für die Routine bewährt. Doch sei betont, daß es auch wegen mehrfacher Anastomosen etwas kompliziert ist. Jede operative Maßnahme sollte so einfach als möglich auszuführen und dem Patienten angepaßt sein. Wir haben schließlich eine Operationstechnik entwickelt, die in einfacherer Weise dieselben Zwecke wie die Y-Anastomose nach ROUX verfolgt. Die im folgenden dargestellte Operationsmethode wurde erarbeitet und im weitesten Umfange als Routineoperation angewendet.

d) Beta-Anastomose mit Antrostomie, Oesophago-Jejunostomie (Abb. 523). Einzelheiten dieser Methode sind bereits früher veröffentlicht worden. Die Passage der Nahrung und der Mechanismus zur Verhinderung des Gallenrefluxes aus dem Duodenum in den Oesophagus folgt denselben Prinzipien wie die Y-Anastomose nach ROUX, die jedoch eine geringere Anzahl von Anastomosen aufweist. In letzter Zeit führen wir die zur Anastomose vorgesehene Jejunumschlinge retrocolisch hoch, um Verwachsungen zwischen der Beta-Anastomose sowohl mit der Wand des Abdomens als mit dem Colon transversum zu vermeiden. Die Oesophago-Jejunostomie wird etwa 60 cm vom Treitzschen Band entfernt angelegt. Die zwei Jejunumsegmente werden Seit-zu-Seit in der Weise anastomosiert, daß das eine Ende 30 cm, das andere 90 cm vom Treitzschen Band entfernt zu liegen kommt, wie es in Abb. 523 dargestellt wurde. Diese Operation haben wir in 252 Fällen durchgeführt, von denen 4 Patienten in der Klinik starben, die postoperativen Komplikationen waren sehr gering.

Einige wichtige Hinweise zur Technik. Die Schwierigkeit der Oesophaguschirurgie, besonders bei wiederherstellenden Maßnahmen des Magen-Darmtraktes nach Oesophagusresektion, besteht in der sicheren Anastomosierung zwischen dem Oesophagusstumpf und dem

Intestinum. Da der Oesophagus keinen serösen Überzug besitzt, muß dafür ein Ersatz gefunden werden. Wenn dieser Gesichtspunkt außer acht gelassen wird, tritt eine bedrohliche Insuffizienz auf, gleichgültig wie dicht die einzelnen Nähte gelegt wurden. Wenn die Anastomose innerhalb des Thoraxraumes ausgeführt wird, verwenden wir die mediastinale Pleura als Ersatz für den fehlenden Serosaüberzug des Oesophagus. Liegt die Anastomose im Bauchraum, wird eine ziemlich dichte Anastomose zwischen Crus diaphragmatis und dem Serosaüberzug des Magens bzw. des Jejunums als letzte vordere Nahtreihe angelegt. Für die Naht der Hinterwand genügen meistens 3 oder 4 etwas weiter auseinanderstehende Einzelnähte, die eine Insuffizienz verhindern.

Statistische Übersicht. In unserer Klinik wurden seit Dezember 1944 zusammengenommen 1319 klinische Fälle von Carcinomen des distalen Oesophagus und der Kardia radikal operiert. Die dabei angewendeten operativen Techniken sind in Tabelle 73 aufgeführt. Die dabei mit-

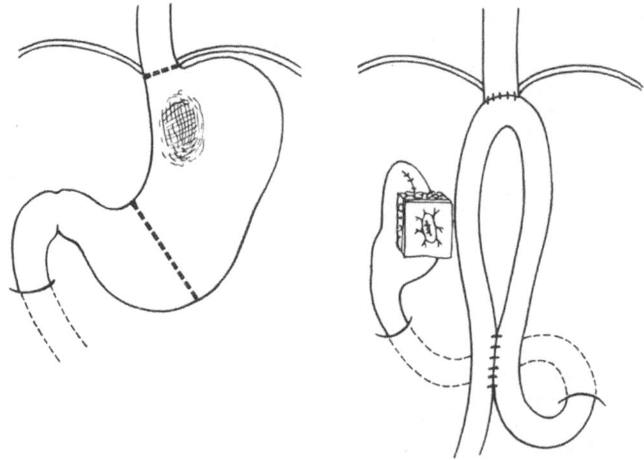

Abb. 524. Antrumerhaltende proximale Resektion bei hochsitzenden Tumoren mit Antrum-fistel. (Nach NAKAYAMA)

Tabelle 73. *Operative Ergebnisse nach Radikaloperation wegen benigner und maligner Prozesse an der Kardia*
(NAKAYAMA, chirurgische Abteilung der Chiba-Universitätsklinik, Dezember 1964)

	Operative Methode	Anzahl der Fälle	Klinik-Mortalität (innerhalb 1 Monat)	Mortalität (%)
Intrathorakale Anastomose	Oesophago-Gastrostomie	187	11	5,9
	Oesophago-Jejunostomie	185	10	5,4
	Typ Billroth-II	77	3	3,9
	Interposition	26	3	11,5
	Anastomose nach ROUX	17	1	5,9
	Beta-Anastomose	64	2	3,1
		1	1	100
Intra-abdominelle Anastomose	Oesophago-Gastrostomie	142	5	3,5
	Oesophago-Duodenostomie	166	5	3,0
	Oesophago-Jejunostomie	599	11	1,8
	Typ Billroth-II	323	6	1,9
	Interposition	59	3	5,1
	Anastomose nach ROUX	29	0	0
	Beta-Anastomose	188	2	1,1
Alte Aufhängungsmethode (nach dieser Methode wird nicht mehr vorgegangen)		40	9	22,5
	Zusammen	1319	51	3,9

erfaßten benignen Läsionen sind gering, die Mehrzahl der Fälle war an malignen Tumoren erkrankt. Nach diesen radikalen Eingriffen starben 51 Patienten (d. i. *Operationsmortalität von 3,9%*). Die verschiedenen operativen Maßnahmen sind vergleichend nebeneinander in der Tabelle aufgeführt. In letzter Zeit streben wir danach, eine Beta-Anastomose zur Rekonstruktion des Magen-Darmtraktes nach radikaler Resektion wegen infiltrativen Tumorwachstums im Gebiet des distalen Oesophagus und der Kardia auszuführen.

Schlußfolgerungen. Eine relativ große Anzahl maligner Prozesse des distalen Oesophagus und der Kardia sind von der Autorengruppe in den letzten 18 Jahren radikal operiert worden. Entsprechend der Vielzahl dieser Fälle in unserem Lande (Japan) sind nur persönliche Erfahrungen beschrieben worden. In der Hauptsache wird die Art der Rekonstruktion diskutiert, weniger die Methode der Resektion oder diagnostische Probleme.

K. Intra- und postoperative Komplikationen, Reoperationen, Umwandlungsoperationen

I. Frühkomplikationen

1. Nahtinsuffizienz

a) Bauchdeckennaht

(vgl. Bauchschnitte Abb. 123—130)

Die Verbesserungen der Anästhesie brachten eine deutliche Herabsetzung der Wundinfektionen und Wunddehiszenzen mit sich.

Dennoch kommt es zur Insuffizienz der Bauchdeckennaht immer wieder einmal. Das Ereignis kann lebensbedrohlich werden, wenn es, wie bevorzugt, den geriatrischen Patienten betrifft. Nicht jede Wunddehiszenz muß die Folge einer Wundinfektion sein. Es gibt Dehiszenzen, welche sich ausschließlich aus der Nahttechnik (vgl. Abb. 131) und aus der mangelhaften Festigkeit der Weichteile speziell der Fascien, erklären lassen. In dieser Hinsicht besonders verhängnisvoll sind die unelastischen Bauchdeckensperrer. Sie werden oft übermäßig stark auseinandergespannt. Sie bewirken in den Bauchdeckenweichteilen für die Dauer der Operation eine Blutleere. In Verbindung mit der mechanischen Traumatisierung des Gewebes kann das Angehen einer Infektion begünstigt und die Gewebsstruktur geschädigt werden. Der Bauchdeckensperrer muß in wenigstens 1stündigen Abständen gelockert werden, so daß die Bauchdecke wieder durchblutet wird. In allen einfachen Fällen soll man sich des Hakenhaltens durch Assistenten bedienen, deren Ermüdbarkeit der ungestörten Wundheilung zugute kommt. Wichtig in der *Prophylaxe der Wunddehiszenz* ist außerdem die *zuverlässige Abdeckung* der Bauchdecke und das Einlegen einer *Saugdrainage nach* REDON. Eine *drohende Dehiszenz* kündigt sich dadurch an, daß die Redon-Drainage über den 3. Tag hinaus Sekret fördert, welches durch eine nicht absolut wasserdichte Peritonealnaht in die Bauchwandschichten austritt. Eine viel zu geringe Bedeutung wird dem *Verband* beigemessen. Das muskelschwache Abdomen des Pyknikers und Untrainierten muß durch einen zirkulären elastischen Verband vor Distention geschützt werden. Er muß häufig erneuert werden. Besondere Beachtung verdient das *Symptom der „Einziehung des Wundrandes"*. Wo es auftritt, liegt so gut wie immer eine Dehiszenz darunter, was aber keineswegs gleichbedeutend ist mit einer sofortigen Reoperation. Nie sollte die Wunde an der verdächtigen Stelle mit Pinzetten o.ä. brüsk gespreizt werden. Ist eine Sekretverhaltung erkennbar vorhanden, wird das „Serom" abpunktiert und getestet. Oft gelingt es noch durch sorgfältige Verbandstechnik nahezu eine Primärheilung zustande zu bringen. Ist keine solche eingetreten oder gar Darm prolabiert, muß reoperiert werden. Die Operation darf nur unter höchster Asepsis geschehen. Die eviscerierten Eingeweide werden steril abgedeckt und eine intensive Schockbehandlung eingeleitet. Die Versorgung der dehiszenten Wunde erfolgt mehrschichtig unter Zuhilfenahme durchgreifender *Bleiplatten-Drahtnähte*. Die *prophylaktische Bleiplatten-Drahtnaht* ist zu empfehlen: a) Bei starker Adipositas, b) bei Tumorpatienten mit Dysproteinämie, c) bei Bronchialasthma und Emphysematikern, d) bei chronischem Husten, e) bei erhöhter Infektionsgefahr. Ein schwieriges Problem entsteht, wenn eine Bauchdeckennaht dehiszent wird, in die eine Jejuno- oder Colostomie eingenäht wurde. Unter Umständen muß der Darm durch eine getrennte neue Incision herausgeleitet werden. Es ist stets sicherer die Kotableitung über eine gesonderte Incision vorzunehmen.

Die Distention des Abdomens wird nicht nur von außen (zuverlässige Stütznähte, zirkuläre Verbände), sondern auch von innen (kontinuierliche nasogastrale Absaugung, Darmrohr, Maßnahmen gegen Ileus) bekämpft. Eine *absolute Indikation zum operativen Vorgehen* besteht a) bei breitem Prolaps oder b) bei kompletter Nahtdehiszenz sowie c) bei Obstruktionsileus. Sonst ist es stets weiser, bei aufmerksamer Verbandstechnik konservativ zu bleiben und den resultierenden postoperativen Bauchbruch erst nach vollständiger Heilung zu versorgen.

Fadengranulome und Fadenfisteln sind eine häufige Folge von nichtresorbierbarem Nahtmaterial oder von zu dickem und zu langsam resorbierendem Nahtmaterial (Chromcatgut). Man muß darum das dünnstmögliche, nichtresorbierbare Nahtmaterial verwenden. Ist eine Fadenfistel eingetreten, so wird die Entfernung des Fadens die Fistelung rasch zum Versiegen bringen. Sind zahlreiche oder alle Fäden betroffen, muß eine Revision der ganzen Wunde in Allgemeinbetäubung erfolgen und alles nichtresorbierbare Material oder größere Reste von Catgutknöpfen sorgfältig entfernt werden.

b) Insuffizienz der Anastomosen

Die Insuffizienz einer Anastomosennaht ist eine ernste Komplikation der Magenchirurgie; denn sie bringt Lebensgefahr durch Peritonitis mit sich. Kann die Peritonitis beherrscht werden, kommt es gewöhnlich zur *inneren oder äußeren Fistel*.

Glücklicherweise ist die Nahtinsuffizienz relativ selten geworden. BRANDT, KUNZ, NISSEN u. Mitarb. (1965) erwähnen in der Monographie „intra- und postoperative Zwischenfälle" das Ereignis sogar nur kursorisch. HARVEY (1963) fand *eine* Insuffizienz unter 2517 Magenresektionen. Wir selbst (1961—1966) hatten 6 äußere Fisteln nach Nahtinsuffizienzen bei auswärts angelegten Magen-Darm-Anastomosen zu versorgen (Abb. 525). Alle konnten durch Nachresektion geheilt werden. Das Ereignis ist bei inhomogen zusammengesetztem Krankengut häufiger, als wenn nur einheitlich operiertes Krankengut von Einzelkliniken gezählt wird. Jede Magen-Darm-Anastomose verlangt zwischen dem 8. und 11. postoperativen Tag eine Röntgenkontrolle, um vor Beginn der peroralen Nahrungszufuhr die Anastomose auf Dichtigkeit zu prüfen. Das Vorhandensein einer Nahtinsuffizienz ist klar, wenn sich Magen-Darminhalt über eine abdominelle Drainage oder sogar aus der Bauchwunde nach außen entleert. CARTER u. Mitarb. (1957) haben die Frage des *günstigsten Zeitpunkts für die Versorgung einer Anastomoseninsuffizienz* tierexperimentell geprüft. In der ersten postoperativen Woche sind *Reoperationen* mit der *höchsten Mortalität* belastet. Innerhalb der ersten 8 Std nach aufgetretener Insuffizienz besitzen sie die größten Erfolgsaussichten. Nach Abriegelung der

Peritonitis (11. bis 14. Tag) kann ebenfalls wieder risikoärmer operiert werden. *In der Behandlung der Nahtinsuffizienz richten wir uns nach den Indikationsregeln der freien Perforation!*

a) Bei *Erkennung einer Insuffizienz innerhalb der ersten 8 postoperativen Stunden* Relaparotomie mit Aufsuchen der Insuffizienz und *direkter Nahtverschluß* der Leckstelle. Deckung derselben mit Netz oder dgl., gezielte Drainage mit Rohr und Streifen.

b) Bei *Erkennung einer Insuffizienz innerhalb der ersten 11 postoperativen Tage keine Reoperation*, sondern intensive Dekompression des Magens über nasogastrale Dauerabsaugung unterstützt durch intensive Infusionstherapie und massive Chemotherapie. Das Vorgehen entspricht der konservativen Perforationsbehandlung nach ZANE (vgl. S. 429). Allenfalls wird durch sehr vorsichtige Freilegung die Insuffizienz mit Katheter versehen, also in eine Katheter-Gastrostomie umgewandelt. Sie bildet sich dann rasch in eine Lippenfistel um, welche nach Abklingen der lokalen Reaktion ohne Schwierigkeit beseitigt werden kann. Ausdrücklich zu warnen ist vor einer Nachresektion, weil das Aufrühren der Infektion unweigerlich zu einer diffusen Peritonitis führen muß.

Besonders große Defekte der Anastomose sind oft durch ischämische Nekrosen am Magenstumpf hervorgerufen. Auch sie werden fast nie so frühzeitig erkannt, daß die einzige richtige Maßnahme, i.e. die *Totalexstirpation* des Magenrestes, rechtzeitig vorgenommen werden könnte. Hingegen bewährt sich auch hier das Prinzip der Katheter-Duodenostomie von WELCH (vgl. Kommentar S. 353). Allerdings enden die breiten Insuffizienzen nicht selten letal.

c) *Nach abgelaufener lokaler Peritonitis* bestehenbleibende innere oder äußere Fisteln heilen durch konservative Maßnahmen meist nicht ab. Äußere Fisteln von einer gastroduodenalen Anastomose werden am besten durch Nachresektion ad modum Billroth II beseitigt. Fisteln nach Resectio Billroth II gehen meist vom Nahtwinkel an der kleinen Kurvatur aus und werden am besten durch Nachresektion behoben (vgl. Abb. 525).

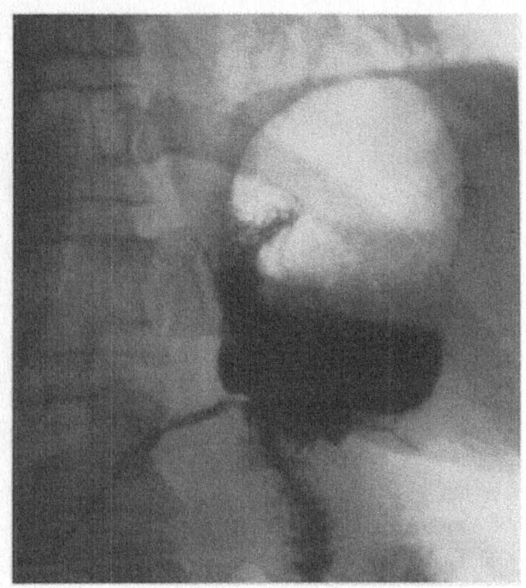

Abb. 525. *Nahtinsuffizienz am „Hofmeister-Winkel" mit Fistelbildung.* Gastrografindarstellung über die Röhrenfistel — Nachresektion des fisteltragenden Anastomosenabschnittes — Umwandlung nach SOUPAULT — Heilung

c) Insuffizienz des Duodenalstumpfs

Sie ist die häufigste Komplikation nach der Resectio Billroth II (ca. 1% der Fälle von B II wegen Gastro-Duodenalulcus). Jeder 7. Fall von Duodenalstumpfinsuffizienz endet letal (HARVEY, 1963). Ähnliche Zahlen geben WELCH und RODKEY (1964) an (2599 Resectio Billroth II, Stumpfinsuffizienz 1,1%, Mortalität 0,5%). Die Ursachen der Duodenalstumpfinsuffizienz sind: unzuverlässiger Verschluß, unzureichende Blutversorgung des Stumpfes durch zu starke Mobilisation, Stumpfabsceß, Pankreatitis, Drucksteigerung im Duodenum durch „zuführendes Schlingensyndrom". Das Ereignis wird am 4. bis 5. postoperativen Tag manifest, so daß eine rechtzeitige Reoperation (innerhalb der 8-Stundengrenze) praktisch niemals möglich sein kann. *Die Reoperation* hält sich an folgende Richtlinien:

Revision zum frühestmöglichen Zeitpunkt, d. h. sobald die lokalen Symptome eindeutig sind und die Tendenz zur Ausbreitung der peritonealen Symptome erkennbar wird; schonende Freilegung des Duodenums über dem Maximum der Bauchdeckenresistenz; dem Unterrand des rechten Leberlappens folgend, wird

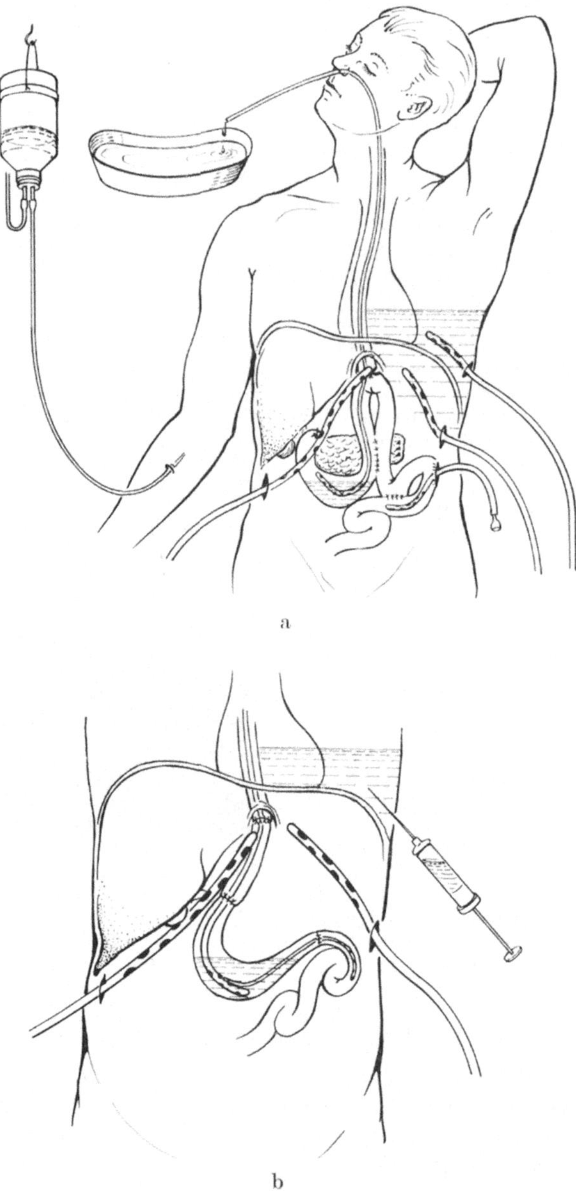

Abb. 526a u. b. *Komplikationen.* (Nach HOLLE, 1961.) *Insuffizienz der Anastomosen.* Naso-
gastro-intestinale Dauerabsaugung und Zieldrainagen an gefährdete Anastomosen sind die
beste Insuffizienzprophylaxe. Insuffizienzen der oesophago-gastrischen A. kündigen sich meist
durch reaktive Pleuraergüsse an. Diagnose: Pleurapunktion. Therapie: Thoraxdrainage

auf das Duodenum vorgegangen und der Duodenalstumpf soweit zugänglich
gemacht, daß ein im Durchmesser der Insuffizienz entsprechendes Drain in das
Duodenum eingelegt werden kann; Abdeckung durch Netzmanschette und zusätzliche Zieldrainage in die Nähe (Abb. 527); Absaugung anfänglich aktiv;
baldigster Übergang zur einfachen Heberdrainage; nach ca. 7—10 Tagen Ent-

fernung der Drainagen; danach rascher Spontanverschluß. Geringer Flüssigkeitsverlust (200—500 cm³ täglich) kann durch intravenöse Zufuhr ersetzt werden. Bei größeren Flüssigkeitsverlusten entschließe man sich frühzeitig zur Jejunostomie, welche sowohl der Ernährung als auch der Reinstillation des Duodenalinhalts dient. Nach ALLEN u. DONALDSON (1944) wird die Jejunostomie doppelläufig angelegt, indem 2 Katheter in das proximale Jejunum dicht unterhalb der

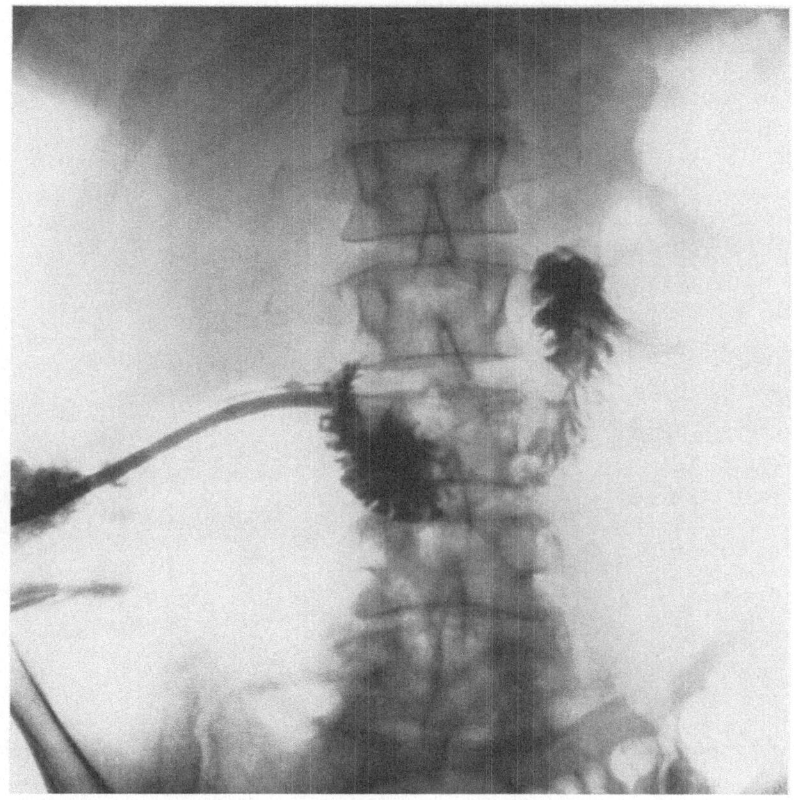

Abb. 527. *Komplikationen, Insuffizienz des Duodenalstumpfes.* Offene Duodenalstumpfbehandlung (nach WELCH) nach Reoperation überwindet die Gefahr der galligen Peritonitis. (♂, 48 Jahre, U. d. — Zustand nach Res. B-II)

Gastro-Jejunostomie an 2 getrennten Incisionsstellen nach der Technik von STAMM oder KADER eingenäht werden. Der proximale Katheter reicht nach cranial durch die Gastro-Jejunostomie in den Magenrest und dient der Dekompression des Magens. Der distale Katheter wird in das distale Jejunum vorgeführt. Über ihn erfolgt die Ernährung und Reinstillation der Duodenalsäfte. Die „Doppelsondentechnik" kann auch bei Unwegsamkeit der Anastomose u. ä. Anwendung finden.

Ist eine Duodenalfistel in das chronische Stadium übergegangen und ein typischer Verschluß nicht ausführbar, kann eine End-zu-Seit-*Duodeno-Jejunostomie* die Situation retten. Auch die Y-Modifikation der Duodeno-Jejunostomie nach BARNETT u. TUCKER (1964) kommt in Frage. Dabei wird die abführende Jejunumschlinge 15 cm unterhalb der Gastro-Jejunostomie durchtrennt, das aborale Jejunallumen End-zu-End mit dem Duodenallumen anastomosiert und das orale Jejunallumen End-zu-Seit in das abführende Jejunum implantiert.

d) Insuffizienz der oesophago-gastrischen oder -jejunalen Anastomosen
(Abb. 528)

Die Insuffizienz einer oesophago-gastrischen oder -jejunalen Anastomose ist eine ernste, aber nicht notwendig infauste Komplikation. Durch sorgfältige Nahttechnik (s. dort) und *prophylaktische Zieldrainagen* kann das Ereignis lokalisiert und eine diffuse Peritonitis vermieden werden (vgl. Abb. 526). Wurden die

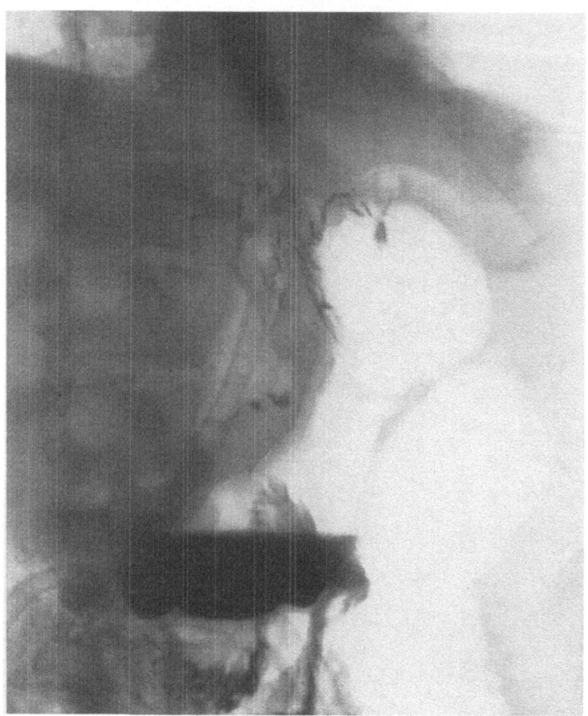

Abb. 528. *Partielle Insuffizienz der oesophago-gastrischen Anastomose nach Fundektomie.* Ableitung durch Zieldrainage; Ausgang in Heilung

Drainagen versäumt und muß in der ersten Phase einer Peritonitis reoperiert werden, ist die Prognose ungünstig. Die Insuffizienz ist besonders häufig nach Carcinomresektionen (proximale partielle Resektion, Magentotalresektion und erweiterte Totalresektion). Deshalb wurde die Frage ausführlicher oben behandelt (vgl. Abb. 445). Nachdem oesophago-intestinale Verbindungen auch bei gutartigen Leiden (Ulcera ventriculi prox., Magen-Oesophagusvaricen, Hiatushernien, u. ä.) zunehmend verwendet werden, sei auf einiges Spezielle hingewiesen. Der Prozentsatz von Insuffizienzen oesophago-intestinaler Anastomosen hängt zweifellos vom Grundleiden mehr als von der Nahttechnik ab. Oesophago-intestinale Anastomosen bei benignen Leiden werden seltener insuffizient als jene bei malignen. Im eigenen Krankengut sahen wir bei 23 proximalen partiellen Resektionen wegen Ulcus ventriculi proximale nur einmal eine partielle Insuffizienz. Nach den Carcinomresektionen trat das Ereignis in 23,7 % der Fälle ein.

Die Insuffizienz kündigt sich durch die Symptomatologie einer caudalen Mediastinitis (Puls- und Temperatursteigerung, Schmerzen bei tiefer Inspiration, Engegefühl im Bereich der unteren Thoraxapertur) an. In diesem Falle ist sofort

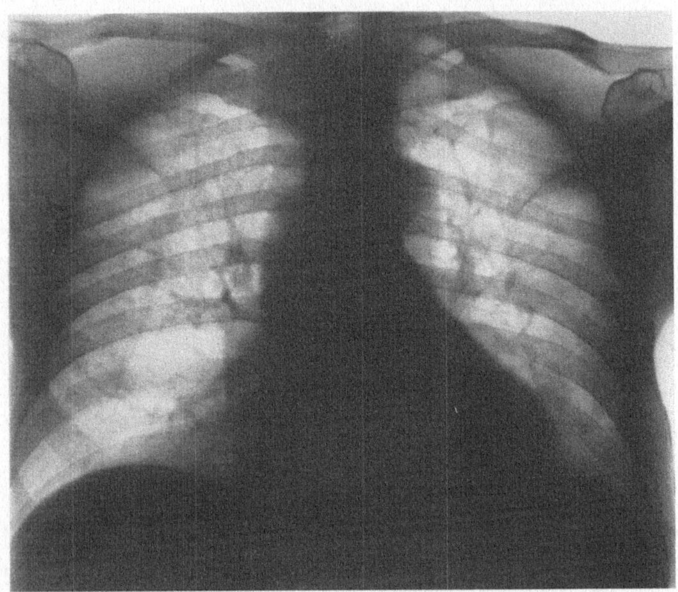

Abb. 529. *Partielle Insuffizienz einer Oesophago-Colosegmento-Anastomose* nach EMTR.
Beidseitig basale Pleuraergüsse kündigen die Insuffizienz an (Regelmäßige Lungenkontrolle
erforderlich!)

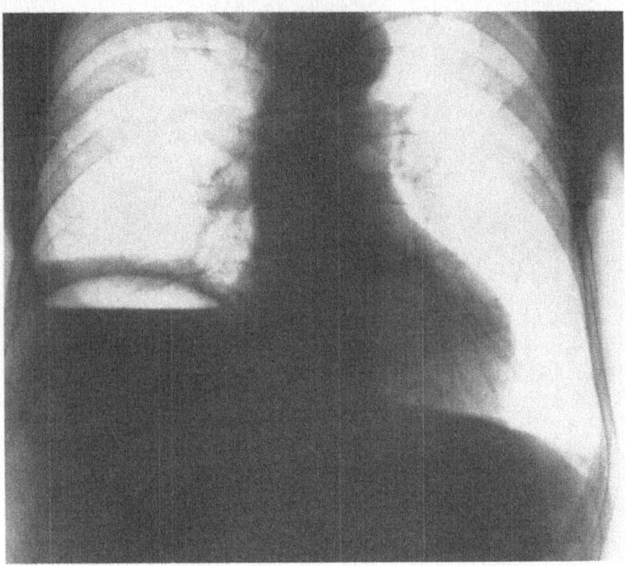

Abb. 530. *Insuffizienz einer Gastro-Duodenostomie.* Ausbildung eines subphrenischen Abscesses;
Punktionsbehandlung; Ausgang in Heilung

eine Thoraxaufnahme erforderlich. Das Auftreten eines basalen meist linksseitigen Pleuraergusses (Abb. 529, 532) ist suspekt und erfordert tägliche Durch-
leuchtungskontrolle des Thorax. Das Einlegen einer Naso-Intestinalsonde über
die Anastomosen hinweg, sofern eine solche nicht seit der Operation noch liegt,

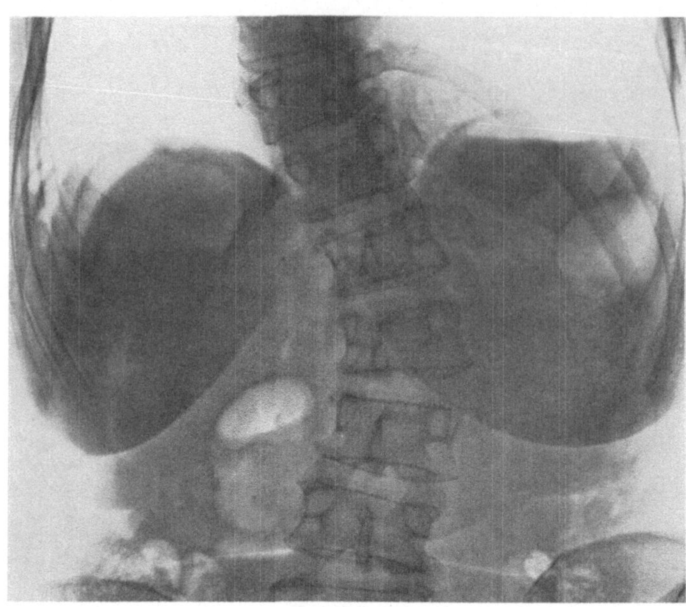

Abb. 531. *Insuffizienz einer Oesophago-Jejunostomie;* großer abgesackter subphrenischer Absceß rechts; ventrale und dorsale Drainage; Ausgang in Heilung

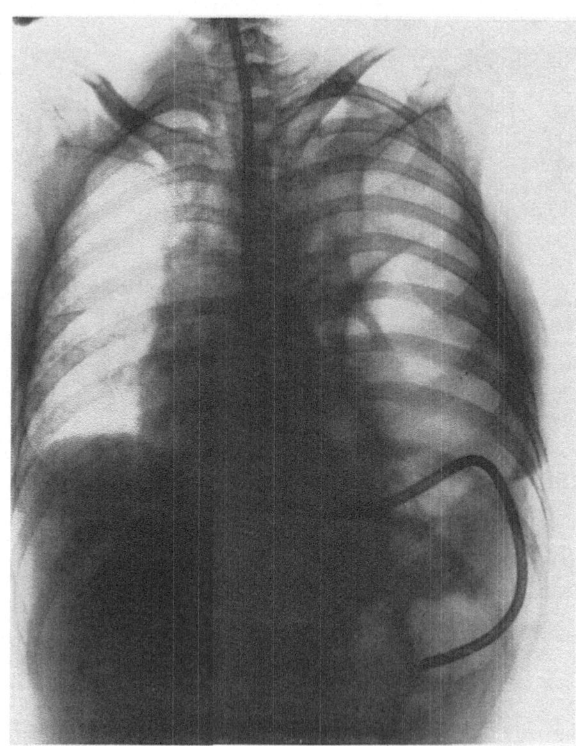

Abb. 532. *Insuffizienz einer Oesophago-Jejunostomia ypsiloniformis nach EMTR.* Pyopneumothorax links — Thoraxdrainage — Empyembehandlung 5 Wochen — letaler Ausgang

ist eine der wichtigsten prophylaktischen Maßnahmen gegen die Ausbreitung einer Peritonitis, Mediastinitis und Pleuritis. Besonders nützlich sind Doppellumensonden (vgl. Abb. 526b), von welchen ein Lumen zum Absaugen, das andere zur Instillation von Nahrungslösungen verwendet wird. Werden diese Maßnahmen versäumt, breiten sich u. U. binnen kurzem subphrenische Abscesse (Abb. 530, 531) oder Pleuraempyeme (Abb. 532) aus, die lebensbedrohlich werden können. Verdächtige Pleuraergüsse müssen sofort abpunktiert werden (vgl. Abb. 526b). Solange es sich um seröse Ergüsse handelt, ist die Punktion ausreichend. Trübt sich das Exsudat oder enthält es eindeutig Magen-Darminhalt, muß unverzüglich eine Thoraxdrainage eingelegt werden. Bei einer zugleich entstehenden Oberbauchperitonitis erwächst binnen kurzem das Problem der ausreichenden Ernährung und Flüssigkeitszufuhr. Man zögere dann nicht eine jejunale Ernährungsfistel — am besten nach der Doppelkathetermethode von ALLEN und DONALDSON (1944) — anzulegen (vgl. S. 725).

Sekundäre Frühoperationen zwecks Nahtdeckung, Nachresektion oder Neoanastomose sind bei den oesophagealen Anastomosen nur selten erfolgreich. Sie kommen frühestens in Frage, wenn das akute Ereignis beherrscht ist und eine *Umwandlung in Fisteln* eingetreten ist.

Das *Resumée der reoperativen Maßnahmen bei den Nahtinsuffizienzen* lautet: 1. Jede *Insuffizienz* soll durch Dekompression der benachbarten Intestinalabschnitte und gezielte Dauerabsaugung trockengelegt werden. 2. Operative Maßnahmen haben nur Erfolg, wenn sie entweder innerhalb der ersten 8 Std oder nach Abklingen der peritonealen Reaktionen (nicht vor dem 11.—14. Tag) vorgenommen werden. 3. *Vom Magen ausgehende Fisteln* in Verbindung *mit tiefergelegenen Passagehindernissen* können nur durch Resektion des fisteltragenden Abschnittes und gleichzeitige Entfernung des Passagehindernisses beseitigt werden. 4. *Fisteln von gastro-jejunalen Anastomosen* können durch Direktnaht nicht sicher behoben werden. 5. *Duodenalstumpffisteln* werden durch die indirekten Drainagemethoden oder durch jejunale Ernährungsfistel behandelt. 6. *Posttraumatische Fisteln* können durch Excision des Fistelgangs und direkten Nahtverschluß erfolgreich behandelt werden. 7. *Seitliche Fisteln des Duodenums* erfordern meist eine Resectio Billroth II nebst Katheter-Duodenostomie und Jejunostomie, so daß sowohl das Duodenum trockengelegt, als auch der abgesaugte Duodenalinhalt in den Darmtrakt reinstilliert werden kann.

Resultate. Die aufschlußreichste Übersicht über die Insuffizienz- und Fisteltherapie haben EDMUNDS u. Mitarb. (1960, Krankengut des Massachusets General Hospital, 1865—1960) geliefert. Die Mortalitätsziffern werden mit schonungsloser Selbstkritik geoffenbart. Sie betragen für die *endständigen Fisteln des Duodenums oder Antrumstumpfes 30%,* für die *lateralen Duodenalfisteln 67%,* für die *Fisteln des Magens 50%,* für die der *gastro-jejunalen Anastomosen 85%.* Die prognostisch wichtigsten Faktoren sind die Ausbreitungstendenz der Peritonitis, der Schweregrad der Elektrolytstörung und der Mangelernährung. Bei *allgemeiner diffuser Peritonitis* betrug die *Mortalität 85%,* bei *Störung* des *Elektrolytgleichgewichtes über mehr als 48 Std 71%;* für die *Mangelernährung mit Gewichtsverlust von mehr als 15 Pfund 62%* (ROTHENBERG und ROBERTS, 1964).

2. Nachblutungen

Eine alte chirurgische Lehre sagt, daß der postoperative Verblutungstod eines Patienten zu Lasten des Chirurgen geht. In der Magen-Darmchirurgie kann nicht oft genug betont werden, daß die fortlaufende, alle Wandschichten durchgreifende und kräftig angezogene Schleimhautnaht die zuverlässigste Kompression der submukös verlaufenden Gefäße gewährt, also die sicherste Blutstillungsmaßnahme darstellt. Einzelnähte der Schleimhaut oder die minutiöse Einzelversorgung der Schleimhautgefäße führt viel leichter dazu, daß ein Gefäß nicht erfaßt wird. In der Magenchirurgie stammen solche Nachblutungen fast stets aus den Anastomosen. Sie treten innerhalb der ersten 24 postoperativen Stunden auf, und zwar als 1. *intraluminäre Magen-Darmblutung* und/oder 2. als *intraperitoneale Blutung in die Bauchhöhle*. Letztere ist seltener als erstere.

a) Intraluminäre Nachblutung

Die beste Kontrolle größerer intraluminärer Blutungen bietet die nasogastrale Dauersonde (Abb. 533). Überschreitet der Blutverlust 500 cm³ innerhalb weniger Stunden und dauert die Blutung über die 24. Std hinaus an, so muß die Frage der Reoperation bald ventiliert und diese ohne zu langes Zögern ausgeführt werden. Die Indikationsfrage ist etwa die gleiche, wie bei der massiven gastro-intestinalen Blutung. Man vermeide also den Patienten in einen protrahierten Schock-Kollapszustand hineingeraten zu lassen (vgl. S. 398). Freilich wird man zunächst alle konservativen Mittel (Bluttransfusion, Hämostyptika, Sedativa) ausschöpfen. Jedoch schützt auch die Bluttransfusion nicht vor sämtlichen Folgen des massiven Blutverlusts (A. W. FISCHER, 1957). Auch muß bedacht werden, ob durch die Erstoperation eine Blutungsquelle (Ulcus, Tumor, Varicen) entfernt wurde, oder ob die potentielle Blutungsquelle zurückgelassen wurde. Wahrscheinlich stammt die *Blutung aus der Nahtlinie*, wenn die Erstoperation die Blutungsquelle sicher entfernte. Die Reoperation wird unverzüglich ausgeführt; jedoch erfolgt die Revision nicht mit Eröffnung der Erstanastomose, sondern über eine neue Incision. NISSEN, 1954; Abb. 534a, b). In Fällen ohne zuverlässige Entfernung einer definierbaren Blutungsquelle bei der Erstoperation kann eine lokale Magenunterkühlung nach WANGENSTEEN (vgl. Abb. 535) zusätzlich eingesetzt werden, falls die Blutung nicht unter den konservativen Maßnahmen innerhalb von 48 Std zum Stehen kommt. Dauert sie auch dann noch an muß reoperiert werden.

Die Art der Reoperation hängt von der Lokalisation der Blutungsquelle ab. Ist ein resezierendes Verfahren unzumutbar, erinnere man sich der blutstillenden Wirkung der Vagotomie (vgl. Kommentar S. 406), durch welche in Verbindung mit einer lokalen Ulcusumstechung oder Gefäßligatur und Pyloroplastik auch schwere Blutungen, insbesondere diffuse Blutungen der Magenschleimhaut zum Stehen gebracht werden können. Kommt die Nachblutung aus einem durch Ausschaltungsresektion zurückgelassenen Ulcus duodeni, wird die Blutung durch Ligatur der Aae. gastro-duodenalis und pancreatico-duodenalis cran. unter Kontrolle gebracht und das Ulcus nach Eröffnung des Stumpfes auch von innen her umstochen. Bei stark traumatisiertem Duodenallumen ist es das Beste, durch Katheter-Duodenostomie zu versorgen (vgl. Abb. 269). Allenfalls kommt auch die End-zu-Seit Duodeno-Jejunostomie in Betracht.

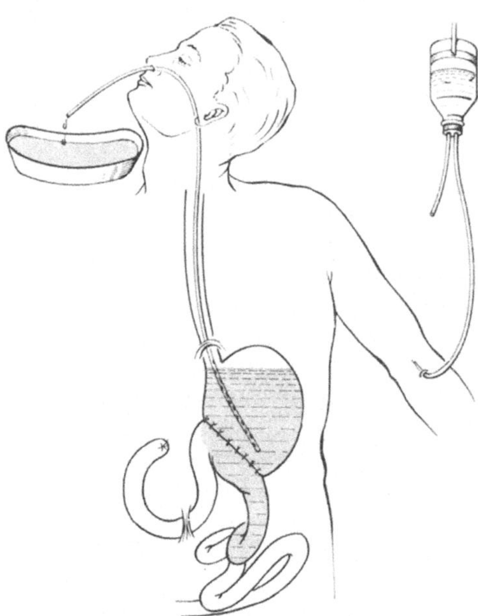

Abb. 533. *Postoperative Nachblutung.* Unbeherrschbarer Schock bei gleichzeitigem Anfall größerer Mengen (< 500 cm³) Blut aus der naso-gastralen Sonde wirft die Frage der Reoperation auf

b) Intraperitoneale Nachblutung

Sie ist ein seltenes Ereignis. Peritoneale Symptome in Verbindung mit schwerem Schock-Kollapssyndrom nach intraabdominellen Eingriffen müssen immer an ein solches denken lassen. Eine Reoperation wird notwendig, wenn die Schockbekämpfung frustran blieb. Die Revision richtet sich auf die Kontrolle aller größeren Gefäße und Parenchymorgane (Milz,

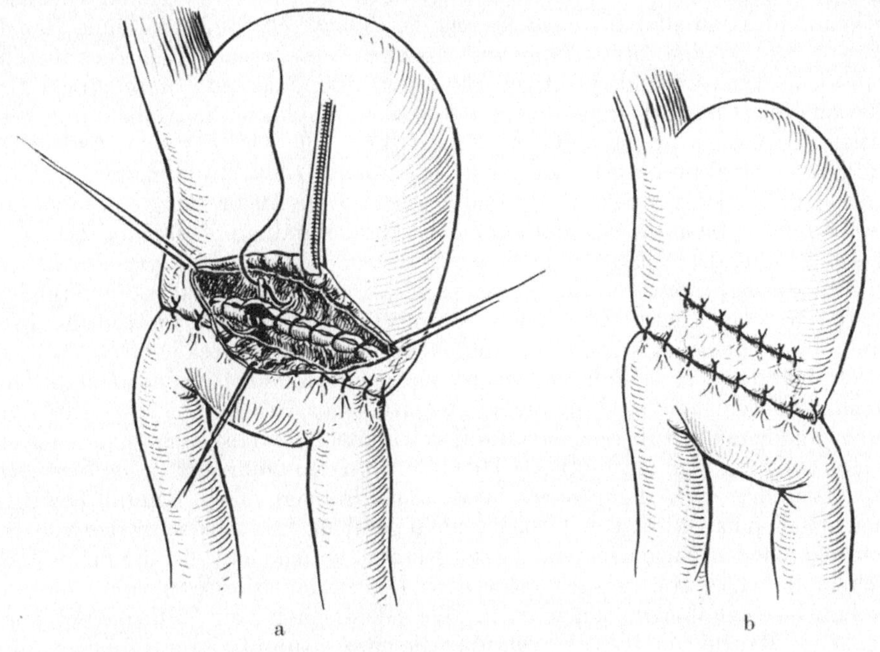

a　　　　　　　　　　　　　　　　　b

Abb. 534a u. b. *Postoperative Nachblutung.* Intraluminäre
Blutungen stammen meist von der Nahtlinie. Die Revision
erfolgt über eine gesonderte Gastrotomie.
(Nach NISSEN-REITTER, 1954)

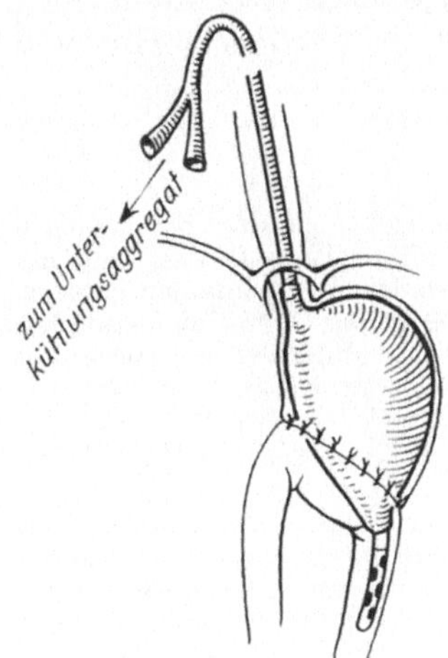

Abb. 535. *Postoperative Nachblutung.* Die konservativen
Blutstillungsmaßnahmen können durch eine intragastrale
Unterkühlung (nach WANGENSTEEN) unterstützt werden
(vgl. S. 413)

Leber), welche unbemerkt verletzt worden sein könnten. Auf die Nachblutung aus dem Pene-
trationsbett von Ulcera (Pankreas, Mesocolon) sei besonders hingewiesen. Falls nicht präoperativ geschehen, ist das Vorliegen von Blutungsübeln zu klären und dementsprechend zu
bekämpfen.

3. Infektion des Operationsgebietes

a) Bauchwunde und Bauchdecke

Die Infektion der Bauchwunde und Bauchdecke ist eine häufige Ursache für
Temperaturen, welche nach anfänglich komplikationslosem Verlauf zwischen dem
4.—10. postop. Tag einsetzen. Spannungsgefühl, Schmerzen im Wundbereich,

Rötung, Schwellung oder Fluktuation treten hinzu. Die wichtigsten Ursachen der Wundinfektion sind *Traumatisierung der Bauchdecke* (selbsthaltende Bauchsperrer!), *mangelhafte Blutstillung und Asepsis*. Gewebeschonende Technik und sorgfältigste Asepsis sind wichtiger als lokale desinfizierende Maßnahmen (Instillation von Chemotherapeuticis) oder die prophylaktische Gabe von Antibiotika. Ungezielte prophylaktische Anwendung von Antibioticis reduziert die Häufigkeit der Wundinfektionen nicht nur nicht (LICK, LINZENMAIER, 1964), sondern verschleiert die Symptome und begünstigt die Ausbreitung einer latenten Infektion. Wichtiger als Chemotherapie ist die sorgfältige *Abdeckung der Haut mit Plastikfolie*, der *Subcutis und Muskulatur mit Abdecktüchern und der Bauchhöhle mit Tüchern*, welche während des zugehörigen Operationsaktes unverändert belassen werden. Durch Einführung strengster aseptischer Operationsdisziplin konnte ich in meiner Klinik die Wundinfektionen der Bauchdecke von ca. 20% auf 4% herabsetzen. Die Wundinfektion ist viel mehr ein Problem der Operationsdisziplin und weniger der Mikrobiologie (Hospitalismus, Erregerresistenz). Infizierte Bauchwunden müssen ausreichend drainiert werden. Es ist falsch damit zu zögern in der Hoffnung auf eine antibiotische Therapie. Von den *prophylaktischen Drainagemaßnahmen* hat sich die präperitoneale Saugdrainage nach REDON bewährt. Einen Schaden haben wir von ihr bisher nicht gesehen. Letzteres muß aber von den intraabdominellen Zieldrainagen gesagt werden, welche mittels Stichincisionen durch die Bauchwand herausgeleitet werden. Die Stichincision kann zum Ursprung von Bauchdeckenphlegmonen werden. Wir sahen schon von Drainageincisionen ausgehende Bauchwandabscesse sich über die ganze Rumpfseite mit foudroyanter Geschwindigkeit ausbreiten. Es ist zweckmäßig, jede Stichincision durch einen Streifen abzudecken sowie die Incisionsstelle auch bauchhöhlenseitig durch einen Netzzipfel zu decken. Sorgfältige Befestigung des Drains muß sein Hin- und Hergleiten in der Bauchdecke verhindern.

b) Fremdkörper

Das *Zurücklassen von Fremdkörpern*, insbesondere von *Tupfern* in der Bauchwunde dürfte in einem geordneten Operationsbetrieb zu den Seltenheiten gehören. Wichtiger als alle üblichen Sicherheitsvorkehrungen (automatische Tupferzähler, röntgenfähige Tupfer, ringmarkierte Bauchtüchern u. ä.) ist die *unablässige Schulung* der an der Operation beteiligten Ärzte und Schwestern. Trotzdem wird dem weniger Geübten das Mißgeschick unterlaufen können, daß ein Fremdkörper (Tuch, Tupfer oder Instrument) zurückbleibt. Dieser ruft uncharakteristische *Symptome* hervor: z. B. Subfebrile Temperaturen, leichte Bauchdeckenspannung, Subileus und verzögerte Erholung, innere oder sogar äußere Fistelbildung. Die Therapie besteht in der *Reoperation und Entfernung des Fremdkörpers*. Fast niemals findet sich der intraperitoneale Fremdkörper im ehemaligen Operationsbereich. Er versteckt sich vielmehr in Schlupfwinkel wohin er entweder schon bei der Erstoperation geriet und weshalb er übersehen wurde; oder wohin er durch die peristaltischen Bewegungen befördert wurde. *Prädilektionsorte* sind die Mesenterialwurzel auf der der ursprünglichen Operation gegenüberliegenden Seite, der Spalt zwischen seitlicher Bauchwand und auf- bzw. absteigendem Colon, das kleine Becken, der subhepatische und subphrenische Raum.

c) Peritoneum

Eine *diffuse Peritonitis* ist nur zu befürchten, wenn die Erstoperation wegen eines Perforationsereignisses (Ulcus, Carcinom) ausgeführt wurde. Nach rite durchgeführter Operation verschwinden auch hier die Symptome der Peritonitis binnen 2 Tagen. Nach elektiver Magenchirurgie sollte der Patient bereits vom 1.—2. postoperativen Tag an keinerlei peritoneale Erscheinungen oder intraperitoneale Schmerzen aufweisen. Starke abdominelle Schmerzen, verbunden mit den Zeichen einer Peritonitis zeigen stets eine Komplikation an. Eine *frühzeitige Reoperation* muß erwogen werden. Bevor man an sie herangeht, sollte jedoch der

Versuch gemacht werden, durch kontinuierliche Entleerung des Darminhalts den geblähten Darm zu entlasten, indem eine Nasogastral-Sonde über alle Anastomosen in den Dünndarm vorgeführt wird; evtl. muß von einer Jejunostomie (doppelläufiges Verfahren nach ALLEN u. DONALDSON) oder von einer Ileostomie aus die Darm-Magen-Entlastung intensiviert werden. Insgesamt entsprechen die Maßnahmen den Regeln der Ileusbehandlung (vgl. Abb. 536).

Als häufigste Ursache der Peritonitis findet sich außerdem eine insuffiziente Naht (vgl. Abb. 526a).

Ein *subhepatischer Absceß* sammelt sich gelegentlich unter dem rechten bzw. linken Leberlappen an. Seine Symptomatologie entspricht weitgehend der einer Duodenalstumpf- oder Anastomoseninsuffizienz. Die Diagnose stützt sich auf die Lokalisation von Schmerz und Resistenz im rechten Oberbauch.

Der subphrenische Absceß entsteht, wenn es durch eine Perforation (vgl. Abb. 530, 531) zum Austritt von Luft oder Gas in den subphrenischen Raum und zur Abdrängung der Leberoberfläche von der Zwerchfellunterfläche gekommen ist. Infizierte Exudatansammlungen können sich dort rasch in ein Empyem (d. i. *subphrenischen Absceß*) umwandeln. Flüssigkeitsreste dürfen deshalb dort weder zurückbleiben, noch sich ansammeln können.

Während manche Autoren (WELCH u. Mitarb., 1964) jede prophylaktische Drainage ablehnen, weil durch sie die Möglichkeiten der Infektion vermehrt werden sollen, pflegen wir die Nahtgegend jeder riskanten Anastomose (erweiterte Magentotalresektion, Teilresektionen der Leber, Metastasenexcision) prophylaktisch zu drainieren. Kommt es zur lokalen Peritonitis wird schon der unmittelbare

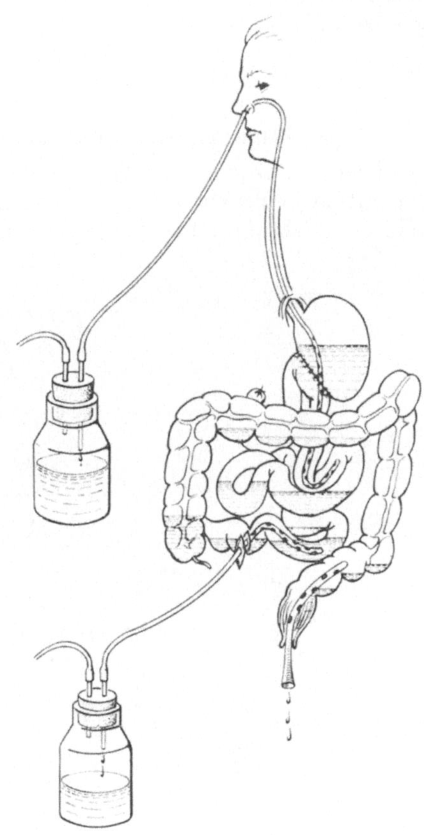

Abb. 536. *Peritonitis nach Magenoperation.* Wichtigste Maßnahme ist in jedem Fall die intraluminäre Entlastung und Entleerung des Magen-Darmkanals durch Nasogastral-Sonde, evtl. Jejunostomie (doppelläufig nach ALLEN-DONALDSON) oder Ileostomie

postoperative Verlauf unruhig sein. Abwechselnde Temperaturen, Pulsanstieg, Kurzatmigkeit, Meteorismus kündigen die Komplikation an. Zwerchfellhochstand, Pleuraexsudat und Röntgenaufnahme des Thorax bestätigen sie. Die harmlose schmale Luftsichel, welche nach Laparotomien häufig im Subphrenium zu sehen ist, darf nicht mit einem Absceß verwechselt werden (vgl. Abb. 298, 530). Die postoperative Luftsichel ist schmal und ohne Flüssigkeitsspiegel (vgl. Abb. 298). Der subphrenische Absceß (vgl. Abb. 530) enthält stets einen oder mehrere Flüssigkeitsspiegel. Selbst wenn bei der Perforation große Gasmengen in das Subphrenium austreten (vgl. Abb. 297) kann eine größere Flüssigkeitsansammlung fehlen. Wo sich der Flüssigkeitsspiegel mit darübergeschichteter Gasblase findet, ist die Probepunktion angezeigt. Fördert diese serös-eitriges Exsudat zutage, muß inzidiert werden und zwar bei Absceß im ventralen Subphrenium von ventralem Subcostalschnitt, bei dorsalem subphrenischem Absceß durch Drainage im 11. ICR bzw. durch das Bett der resezierten 11. oder 12. Rippe. Es ist weitaus gefahrloser diese explorativen Maßnahmen einmal vergeblich auszuführen, als einen Absceß heranreifen zu lassen, der dann in das Medistinum eindringt oder sogar das Zwerchfell perforiert und einen Pyopneumothorax bzw. eine Medistinitis hervorruft (vgl. Abb. 532).

4. Störungen der Passage

a) Enge Anastomose und Syndrom der zuführenden Schlinge

Passagestörungen im Anastomosenbereich machen sich frühzeitig nach der Operation bemerkbar. Die Unwegsamkeit kann nach der Seite der zuführenden oder der abführenden Schlinge gelegen sein. Der *Verschluß der zuführenden*

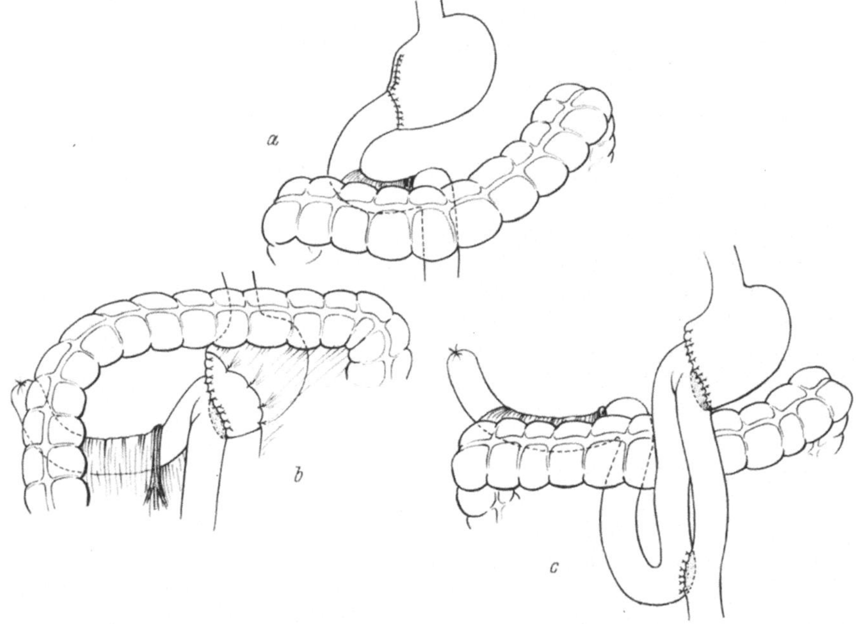

Abb. 537a—c. Ein *Syndrom der zu- und abführenden Schlinge* tritt nur nach Res. B-II auf (b, c). Nach Resectio B-I (a) kann es zur Passagebehinderung nur durch *zu enge Anastomose* kommen (Nach Deucher, 1964)

Schlinge ist verhältnismäßig selten. Tritt er kurz nach der Operation ein, führt er gewöhnlich zur *Duodenalstumpfinsuffizienz*. In den meisten Fällen betrifft die *Unwegsamkeit* der Anastomose die *abführende Schlinge*. Nach Resectio Billroth I ist ein Syndrom der zuführenden Schlinge unmöglich, weil eine solche fehlt (Abb. 537a). Hier kann jedoch eine *zu enge Anastomose* zu einem Passagehindernis werden. Diese Störung ist aktuell, weil die heute wieder bevorzugte Gastro-Duodenostomie nicht selten zu eng angelegt wird. Die Passagestörung kann durch eine Vagotomie noch verstärkt werden. Es wurde schon ausgeführt (vgl. S. 443), daß man hier nicht die Geduld verlieren und keine voreiligen Korrekturoperationen ausführen darf (Deucher, 1964). Bilder wie das in Abb. 303 gezeigte, dürfen uns nicht erschrecken. Die Passage normalisiert sich durch konservative Maßnahmen

(Magenspülungen mit Eiswasser und Kaliumpermanganat, Paspertin, Ausgleich von Hypoproteinämie und Hypokalämie) fast immer (vgl. Abb. 345, 348). Nur in den seltenen Fällen von komplettem Verschluß wird man gezwungen sein, eine Nachoperation zur kompletten Korrektur oder zur inneren Ableitung auszuführen.

Bei der Resectio Billroth II mit antekolischer Schlinge (vgl. Abb. 537 c) ist die Gefahr eines zuführenden Schlingensyndroms wegen der Stauung in der langen zuführenden Schlinge besonders groß, weshalb stets eine Fußpunktanastomose ratsam ist. Die retrokolische Resectio Billroth II mit kurzer zuführender Schlinge (vgl. Abb. 537 b) verhindert das zuführende Schlingensyndrom weitgehend, sofern die Schlinge in richtiger Länge angelegt wurde. Eine Füllung der zuführenden Schlinge wird dann ziemlich sicher vermieden. Daß sie dennoch gelegentlich eintreten kann, zeigt Abb. 538. Besonders groß wird die Gefahr, wenn eine zu kurze zuführende Schlinge anisoperistaltisch mit dem Magen anastomosiert wird (Abb. 539 a). Doch kann auch eine zu lange anisoperistaltisch angelegte Schlinge zu Rückstaubeschwerden in der zuführenden Schlinge führen (Abb. 542). An Stelle einer Duodeno-Jejunostomie (Abb. 539 a und b, 540 a und b) raten wir zur kompletten Korrektur durch Umwandlungsoperation, so daß eine normal-anastomischen Verhältnissen entsprechende Passage geschaffen wird. Es gilt für *alle Fälle von enger Anastomose*

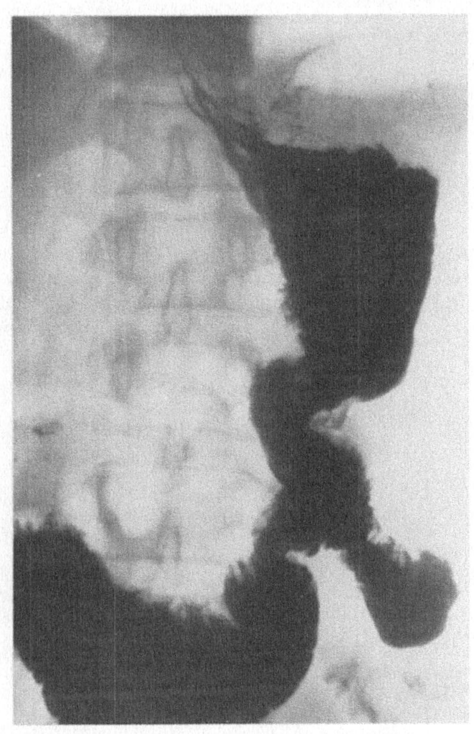

Abb. 538. *„Syndrom der zuführenden Schlinge"* nach Resectio B-II — starker Rückstau — Umwandlungsoperation — Ausgang in Heilung

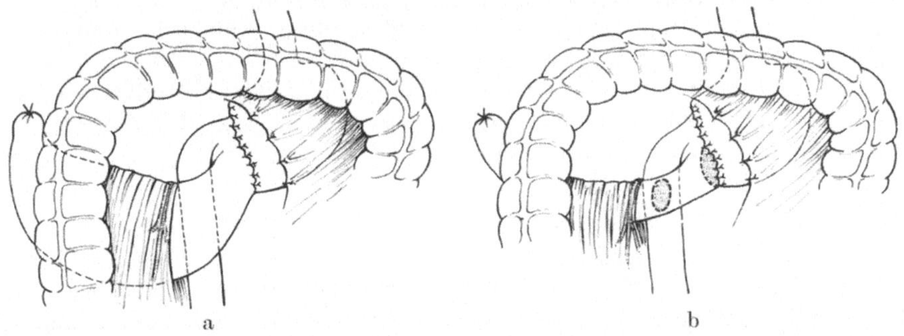

a   b

Abb. 539a u. b. *Syndrom der zuführenden Schlinge.* Anisoperistaltisch angelegte, zu kurze zuführende Schlinge kann zu Stauung im Duodenum führen (a). (Nach DEUCHER, 1964.) Palliativmaßnahme: Duodeno-Jejunostomie (b). Radikalmaßnahme: Umwandlungsoperation ad modum B I oder Durchtrennung + Blindverschluß des aboralen Duodenum + orale Duodeno-Jejunostomie + Gastro-Jejunostomie + Jejuno-Jejunostomie (vgl. Abb. 289a). (Nach NISSEN, 1954)

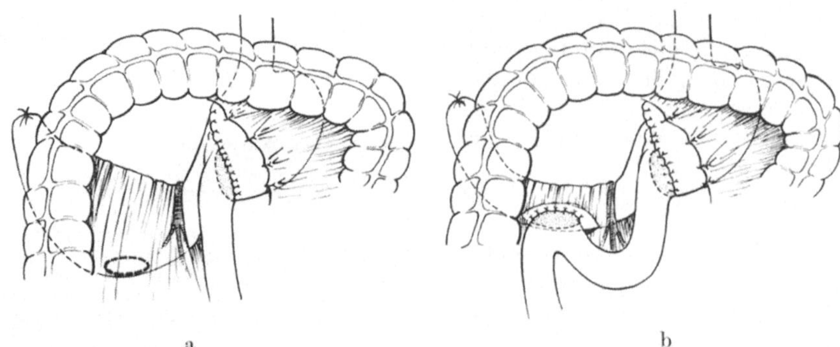

Abb. 540a u. b. *Syndrom der zuführenden Schlinge.* Zu kurze zuführende Schlinge und zu starkes Hochziehen an der kleinen Kurvatur kann zur arterio-mesenterialen Strangulation führen und Stauung im Duodenum bewirken (a). Palliativmaßnahme: Duodeno-Jejunostomie (b). Radikalmaßnahme: Umwandlung ad modum B I

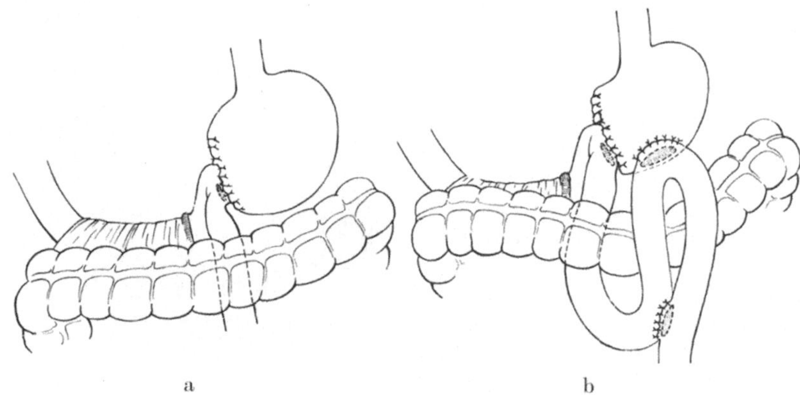

Abb. 541a u. b. *Zu enge Anastomose* (a). Palliative Maßnahme (b): Gastroenterostomie + Entero-Enteroanastomose. (Nach DEUCHER, 1964). Radikale Maßnahme: Nachresektion + Vagotomie + Gastro-Duodenostomie oder Nachresektion + Resectio B II antecolica subtotalis

und *zuführendem Schlingensyndrom die Regel,* die *komplette Korrektur* jeder palliativen Umgehungsanastomose vorzuziehen und letztere (Abb. 541a u. b) nur bei schlechtem AZ als temporäre Noteingriffe zu wählen.

Die *schweren Spätstörungen* nach palliativen Umgehungsanastomosen sind im Abschnitt II dargestellt. Die dort beschriebenen Fälle sind die Folge mangelhaft funktionierender Palliativanastomosen.

b) Syndrom der abführenden Schlinge

Das Syndrom ist an sich nichts anderes als eine Darmunwegsamkeit durch eine innere Hernie nach Magenoperation. Auch eine retrograde jejunogastrische Intussuszeption (PROHASKA, 1954) kann sie hervorrufen. Dabei invaginiert die abführende Schlinge durch die Anastomose in den Magenstumpf und behindert dessen Entleerung. Die Komplikation ist außerordentlich selten; Therapie kann nur eine Reoperation sein. Häufiger kommt *die Incarceration einer Jejunal- oder Ileumschlinge* zur Beobachtung (Therapie vgl. Abb. 543, 545a und b evtl. mit Resektion von Darmabschnitten).

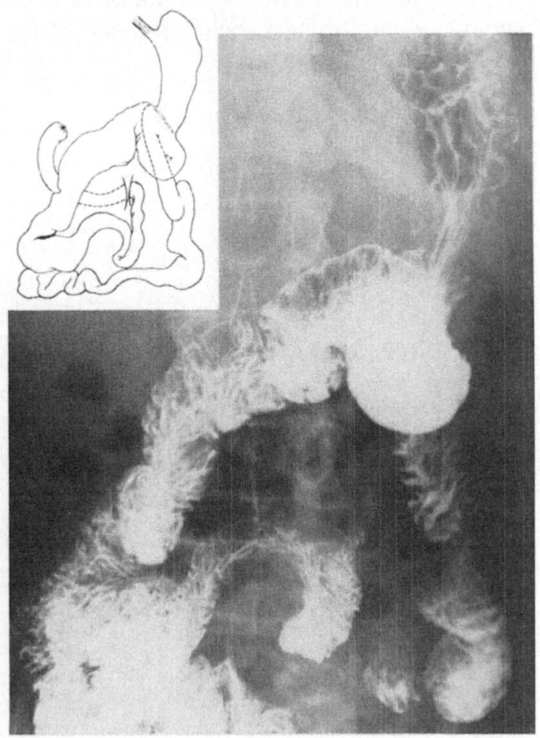

Abb. 542. Zu lange anisoperistaltische, antekolische Anastomose bei Resectio B II (mißglückte Anastomosierung nach MOYNIHAN) — Rückstaubeschwerden — Umwandlungsoperation — Ausgang in Heilung

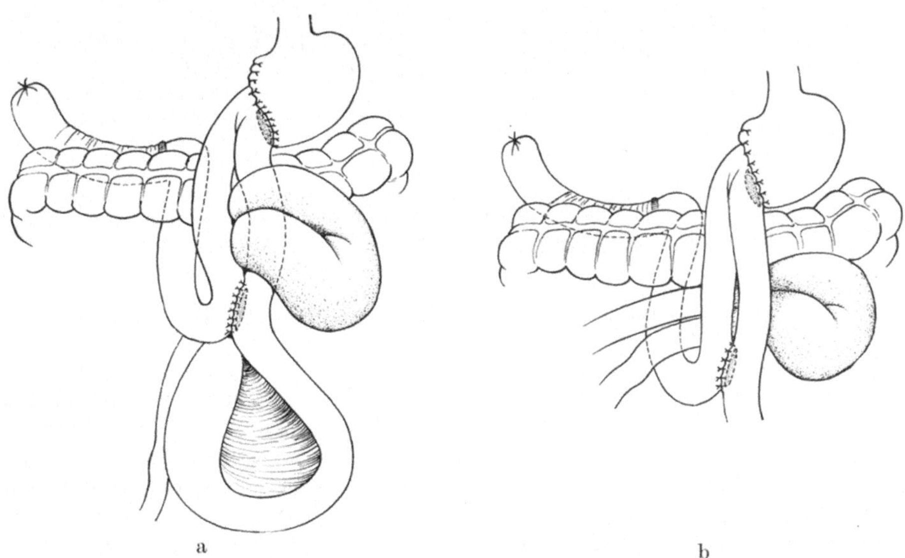

Abb. 543a u. b. *Syndrom der abführenden Schlinge.* (Nach DEUCHER, 1964). a Durch Incarceration einer Dünndarmschlinge in der Lücke über einer Enteroanastomose; b durch Incarceration einer Dünndarmschlinge in der Lücke hinter einer antekolischen Gastroenterostomie

Auch eine *Stenose des Colon transversum* kann durch eine antekolische Gastro-enterostomie mit zu kurzer zuführender Schlinge hervorgerufen sein (NISSEN, 1958).

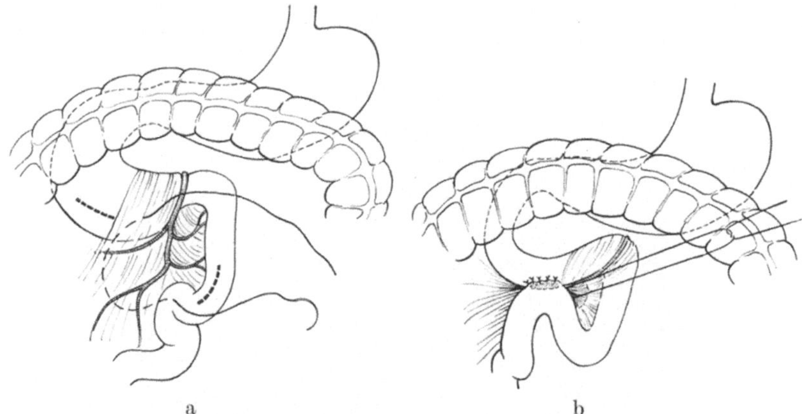

Abb. 544a u. b. *Syndrom der abführenden Schlinge.* (Nach DEUCHER, 1964.) Verschluß aller Mesenteriallücken und -taschen durch subperitoneale Raffnähte. Hier Tabaksbeutelnaht zum Verschluß einer Mesenteriallücke bei Duodeno-Jejunostomie

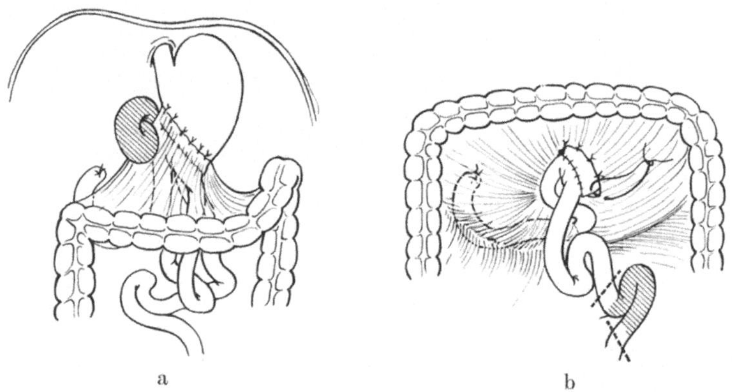

Abb. 545a u. b. Innere Hernie mit Incarceration einer Dünndarmschlinge wegen mangelhaft verschlossenem Mesocolonschnlitz (a). Therapie: Reposition (evtl. Resektion) der Schlinge, Vervollständigung der Verschlußnaht des Mesocolonschlitzes (b)

c) Wahl einer Ileumschlinge zur Anastomose bei Resectio B-II

Die Anastomose einer unteren Ileumschlinge mit dem Magenstumpf bei der Resectio B-II ist ein verhängnisvoller Fehler, welcher schleunigst der Reoperation bedarf. Wird sie aufgeschoben, kommen die Patienten durch Malabsorption so sehr herunter, daß sie an Inanition zugrunde gehen können. Der fatale Unglücks-fall passiert immer wieder einmal. Jedoch wird er oft erst nach längerer Zeit aufgrund der immer dringlicher werdenden Symptomatologie erkannt (STAMMERS, 1956; STICH, 1954; v. REDWITZ, 1955; USBECK, 1960). Wir selbst haben ihn zweimal beobachtet (Abb. 546) und in einem Fall durch Degastroenterostomie und retrokolischen Billroth II im anderen Fall durch direkte Umwandlung in eine Resectio Billroth I behoben.

Epikrise. Die *Häufigkeit* einer *Unwegsamkeit der Anastomose* und des Auftretens eines *Syndroms der zu- bzw. abführenden Schlinge* nach Resectio Billroth I oder II beträgt ca. 2—5% (WELCH und RODKEY, 1964). Eine zusätzliche trunculäre Vagotomie begünstigt den Eintritt dieser Zwischenfälle, woraus sich die Notwendigkeit der Verbesserung der Technik der Vagotomie im Sinne ihrer selektiven Variationen ergibt.

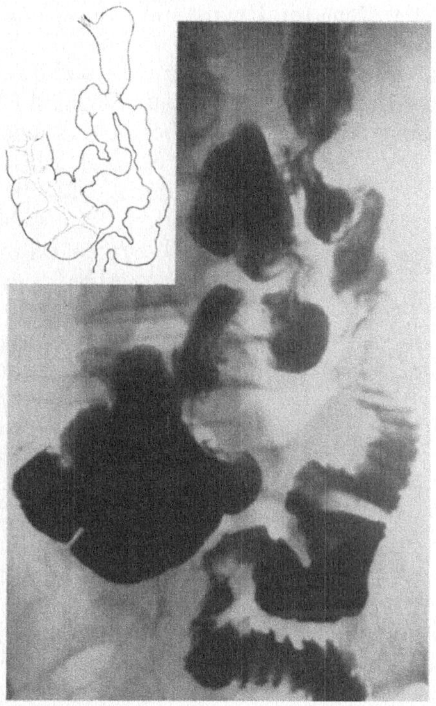

Abb. 546. *Wahl einer unteren Ileumschlinge bei Res. B-II.* Kachexie — Reoperation — typischer retrokolischer B-II — Ausgang in Heilung

5. Verletzungen und Funktionsstörungen der Nachbarorgane

a) Gallenwege und Pankreas

Die häufigste Komplikation von seiten der Gallenwege nach Magenoperationen ist die *akute Cholecystitis* und die *Choledochusverletzung.*

α) Choledochusverletzung

Operationen in der Nähe des Choledochus und der Papille können Motilitätsstörungen der Gallenblase verursachen. Ein Ödem der Papille kann außerdem ein temporäres Abflußhindernis der Galle bedeuten. Auch die *Verlagerung des Choledochus und Ductus pancreaticus* durch Kochersche Mobilisation kann zur Abflußstörung beitragen (Abb. 547). Drastische Duodenalmobilisationen wie z. B. zur direkten Oesophago-Duodenostomie dürfen nur vorgenommen werden, wenn nach der Anastomose die Ausführungsgänge der Oberbauchdrüsen nicht zu sehr verlagert bleiben. *Thrombosierung der A. cystica* kann ebenfalls die Symptomatologie einer *Cholecystitis* hervorrufen. Die Symptome der *akuten Cholecystitis* können mit einem subphrenischen Absceß oder Nahtinsuffizienz verwechselt werden. Die

47*

mechanische Behinderung des Gallenabflusses ruft spastische Oberbauchkoliken hervor. Postoperativ ist die differentialdiagnostische Unterscheidung der Einzelzustände schwierig. Deshalb soll schon in Verbindung mit dem Eingriff am Magen cholecystektomiert werden, wenn sich eine veränderte Gallenblase findet und die Erweiterung des Eingriffs kein Risiko bedeutet. Die Reoperation der Gallenwege wegen einer Komplikation ist stets schwierig.

Die Verletzung des Choledochus ist eine der unangenehmsten Komplikationen in Verbindung mit Eingriffen am Duodenum. Meist kommt es dazu bei unbedachten Präparationen penetrierender U.d. Deshalb bediene man sich des Strausschen Manövers (vgl. Abb. 264), um den Abstand des Ulcus von der Papille festzustellen (normal 6—7 cm) und den retro-duodenalen Choledochus orthograd von einer Choledochotomie oder retrograd über eine Duodenotomie sondieren zu

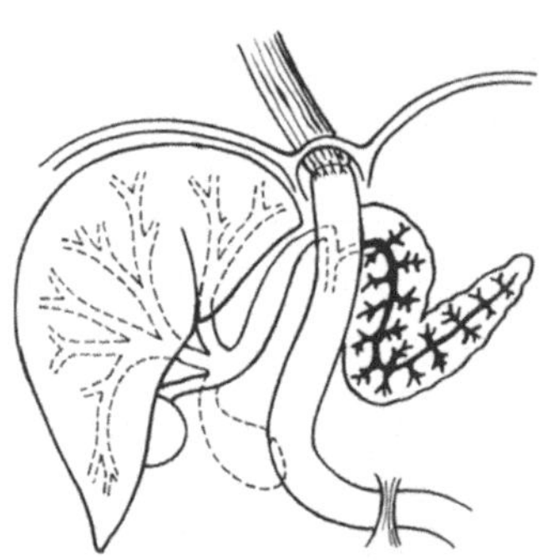

Abb. 547. Starke Verlagerung des Duodenums verursacht Stauung von Galle und Pankreassaft (Ikterus — Pankreatitis!)

können (vgl. Abb. 272). Einlegen einer T-Drainage für die Dauer der Operation (LAHEY, 1945) sichert vor Verletzungen. Die T-Drainage kann postoperativ bis zur völligen Abheilung (mindestens 18 Tage!) liegen bleiben.

Die Lahey-Drainage kann recht zeitraubend sein, wenn das Duodenum geschrumpft und der retroduodenale Choledochus durch Vernarbung verlagert ist. Eine intraoperative Cholangiographie erleichtert die Klärung des Verlaufs des retroduodenalen Choledochus und des Sitzes der Papille. Der retroduodenale Choledochus kann bis auf 1,5 cm (!) verkürzt sein (MOORE und HARKINS, 1954).

Also kann die Durchtrennung des Duodenums mehr als 2 cm distal der durch die A. gastro-duodenalis markierten Grenzlinie stets die Gefahr einer Verletzung der Gallen- und Pankreaswege mit sich bringen (BENTLEY, 1952). Ist es zu ihrer Verletzung gekommen, so ist die Hauptsache, daß sie sofort erkannt wird und die Wiederherstellung sofort erfolgt. Verhängnisvoller als die Verletzung selbst ist es, wenn sie unerkannt bleibt. Über die Rekonstruktion verletzter Gallen-Pankreaswege (s. Abschnitt γ).

β) Pankreas

Auch die *akute Pankreatitis* ist eine häufige und unangenehme Komplikation nach Eingriffen am Magen. In larvierter Form läuft sie viel häufiger ab als dies klinisch manifest wird. Sie droht nach jeder Manipulation am Pankreaskopf und Duodenalbogen, vor allem nach der Resektion tiefsitzender Duodenalulcera. Die fulminante Pankreatitis endete früher häufig fatal. Seit der Verwendung von Trasylol (20000—100000 E p.d.) sind schwere Verläufe selten geworden. Es empfiehlt sich daher Trasylol prophylaktisch zu geben.

γ) Die Abtrennung der Papilla Vateri

Formen und Vorkommen. Es lassen sich 3 Verletzungstypen unterscheiden: 1. *Die echte Abtrennung der Papille;* d. h. das Mündungsgebiet des Ductus choledochus und pankreaticus bleibt im Zusammenhang mit der Papille, welche rosettenartig aus dem Duodenum herausgelöst wird. Diese Abtrennung kann bei Wiederherstellungsoperationen geplant ausgeführt werden und gehört dann nicht zu den magenchirurgischen Komplikationen. Bei letzteren handelt es sich stets um eine ungewollte Verletzung des Papillenbereichs anläßlich von Mobilisations- und Präparationsmanövern. Bei dem intraoperativen Unglücksfall im Verlauf der Ductus werden beide Ductus oberhalb der Papille durchtrennt. Dabei kann die Verletzung entweder (2.) *parapapillär* also nahe der Papille oder (3.) *juxta-duodenal,* d. h. noch weiter proximal stattfinden. Die Schnittebene liegt dann bereits innerhalb des Pankreasgewebes.

Von größter klinischer Bedeutung ist es, ob die Desinsertion *sofort erkannt* wird oder *zunächst unerkannt* bleibt. Im ersteren Fall ist die Prognose relativ günstig, im letzteren äußerst fraglich, weil die Wiederherstellung verständlicherweise außerordentlich schwierig und im Erfolg unsicher ist.

Die *Häufigkeit* einer kompletten Desinsertion ist glücklicherweise gering (FINSTERER, 5 Fälle unter 309 Resektionen wegen U. d.; SANTY, 3 Fälle unter 300 Resektionen wegen U.d.; KOURIAS, kein Fall unter 2717 Resektionen wegen U. d.; APPELMANS, 1 Fall unter 3000 Magenresektionen; DE VERNEJOUL, 4 Fälle unter 3000 Magenresektionen). Eine umfassende Studie über das Problem der Papillendesinsertion stammt von PATEL (1962), 6 eigene Fälle, 48 Literaturfälle.

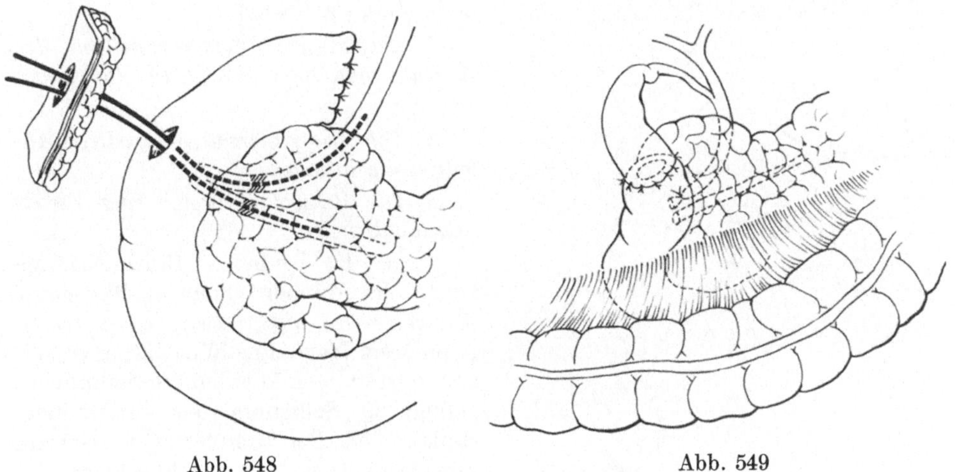

Abb. 548   Abb. 549

Abb. 548. Direkte Wiederherstellung der Galle-Pankreasgänge durch transduodeno-transpapilläre Schienung (Nach PARASKEVAS, BRANDT). (Aus PATEL, 1962)

Abb. 549. *Cholecysto-Duodenostomie bei isolierter Choledochusdurchtrennung.* (Nach PATEL, 1962)

Ursachen der Verletzung sind 1. Anomalien mit kurzem Choledochus, d. h. mit sog. „hoher Einmündung" der Papille; 2. pathologische Veränderungen mit Schrumpfung bzw. Verkürzung von Choledochus und Duodenum; 3. Technik der Mobilisation und Dissektion des U. d.

Von einer „*hohen Einmündung" der Papille* spricht man, wenn sie weniger als 5—6 cm vom Pylorus entfernt ist. Im Durchschnitt befindet sie sich in 6—12 cm Entfernung vom Pylorus. Die angeborene hohe Einmündung der Papille ist selten im Vergleich zu der durch Schrumpfung erworbenen Verkürzung. Sie kommt meist durch ein rezidivierendes Duodenalulcus mit starker Umgebungsreaktion zustande.

Die Mehrzahl der Papillenabtrennungen wird dort anfallen, wo die Resektion unter Mitnahme des Ulcus zum Prinzip erhoben, also mitunter erzwungen werden soll. Vor allem die unter Zeitdruck erfolgenden Notoperationen prädestinieren zu dem Unglücksfall, wenn sie als Resektion ausgeführt werden. Hat man sich zur Resektion unter Mitnahme des Ulcus entschlossen, so wird das sog. Strausssche Manöver (vgl. Abb. 264) die größte Sicherheit bieten.

Wenn immer Zweifel über die Intaktheit der Ausführungsgänge und der Papille bestehen, muß die vollständige Prüfung der Gallen- und Pankreaswege erfolgen durch:

1. *Instrumentelle Sondierung des Ductus choledochus* über eine Choledochotomie.

2. *Injektion von Methylenblau in die Gallenblase* und Beobachtung der Oberfläche des Pankreas bzw. des Choledochusverlaufes hinsichtlich eines Farbaustritts.

3. *Intraoperative Cholangiographie* über die Gallenblase bzw. den Choledochus; evtl. *Cholangio-Seriographie* mit Darstellung des Ductus pancreaticus und Santorini durch subpapilläre Kompression des Duodenums während der Kontrastmittelinjektion. 4. Bei Verdacht auf paraduodenale Verletzung des D. pancreaticus eine *retrograde Pankreatographie*.

Die operative Therapie der zufälligen Papillendesinsertion (nach Patel, 1962) trägt wegen der Atypie der Verletzungsformen den Charakter der Improvisation. Eine gute Darstellung dieser Fragen hat in Anlehnung an Santy und Duroux, Patel (1962) gegeben. Man unterscheidet mit Patel 3 Formen von Wiederherstellungsoperationen:

1. Die direkte Wiederherstellung der Ausführungsgänge des Galle-Pankreassystems.

2. Die bilio-pancreatico-digestiven Ableitungsoperationen.

3. Die Reimplantationen oder Fistelanastomosen.

Zu 1. In beide Ausführungsgänge wird ein dünner Kunststoffkatheter (Charr. 4—5) auf transduodenal-transpapillärem Wege eingeführt. Ist es zu keiner vollständigen Abtrennung gekommen, gelingt die Schienung der Verletzungsstelle leicht. Bei kompletter Verletzung mit Dislokation kann sie sehr schwer sein. Nach Paraskevas erfolgt die Ableitung in das Duodenum über verlorene Drains; nach Brandt durch die Bauchwand nach außen (Abb. 548).

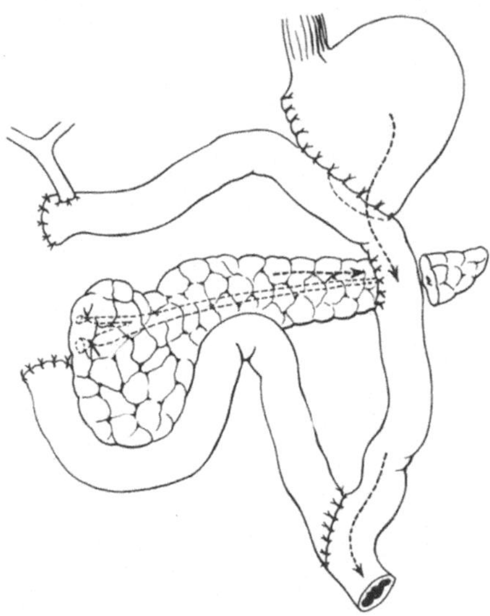

Abb. 550. *Desinsertion des D. choledochus und beider Pankreatici.* Wiederherstellung durch Derivationsoperation (Gastrocholedocho-Caudapankreatis-Jejunostomie). (Nach Patel, 1962)

Zu 2. Die bilio-pancreatico-intestinale Derivationsoperation kann *bei isolierter Choledochusverletzung* als *Cholecysto-Duodenostomie* (Abb. 549); *bei zusätzlicher Abtrennung der Pancreatici in* Form einer *Gastro-Choledocho-Caudapankreatis-Jejunostomie* mit Enterostomia ypsiloniformis angelegt werden (Abb. 550). Die caudale Pankreasderivation nach Duval, Garnier u. Mitarb. ist stets hilfreich, wenn die Verletzungsstelle des D. pancreaticus am Pankreaskopf nicht sicher ausgemacht werden kann.

Zu 3. *Die Reimplantationen oder Fistelanastomosen* sind die zuverlässigsten Wiederherstellungsoperationen. Man unterscheidet: a) *Reimplantationen im Bereich des Duodenums;* b) *die Reimplantationen im Bereich des Jejunums;* c) *die gemischten Formen der Reimplantation.*

Zu a). *Die Reimplantationen im Bereich des Duodenums* sind die am häufigsten gebrauchten. Meist werden beide Querschnitte gemeinsam reimplantiert. Das einfachste Verfahren stammt von Santy und Duroux (1947) (Abb. 551). Dabei wird das Duodenum endständig auf die Desinsertionsstelle anastomosiert. Sofern es die Länge des Duodenums zuläßt, wird man sich dieser Methode bevorzugt bedienen.

Zu b). *Die Reimplantationen in das Jejunum* müssen bei weitem Abstand der Durchtrennungsstellen verwendet werden (Abb. 552, 553a und b). Am einfachsten ist es eine kurze Jejunumschlinge auf die Desinsertionsstelle End-zu-Seit zu anastomosieren (Abb. 552). Oft gebraucht wird auch die Y-förmige Ausschaltung einer langen Jejunumschlinge und deren endständige Anastomosierung auf die periampulläre Region des Pankreaskopfes (Abb. 553c). Hierdurch wird die gleichzeitige Reimplantation weit auseinanderliegender Durchtrennungsstellen der drei Ausführungsgänge möglich.

Zuverlässige Deckung und Ableitung ist damit verhältnismäßig leicht möglich. Ein großer Nachteil ist, daß die Methode nahezu der Präparation von MANN-

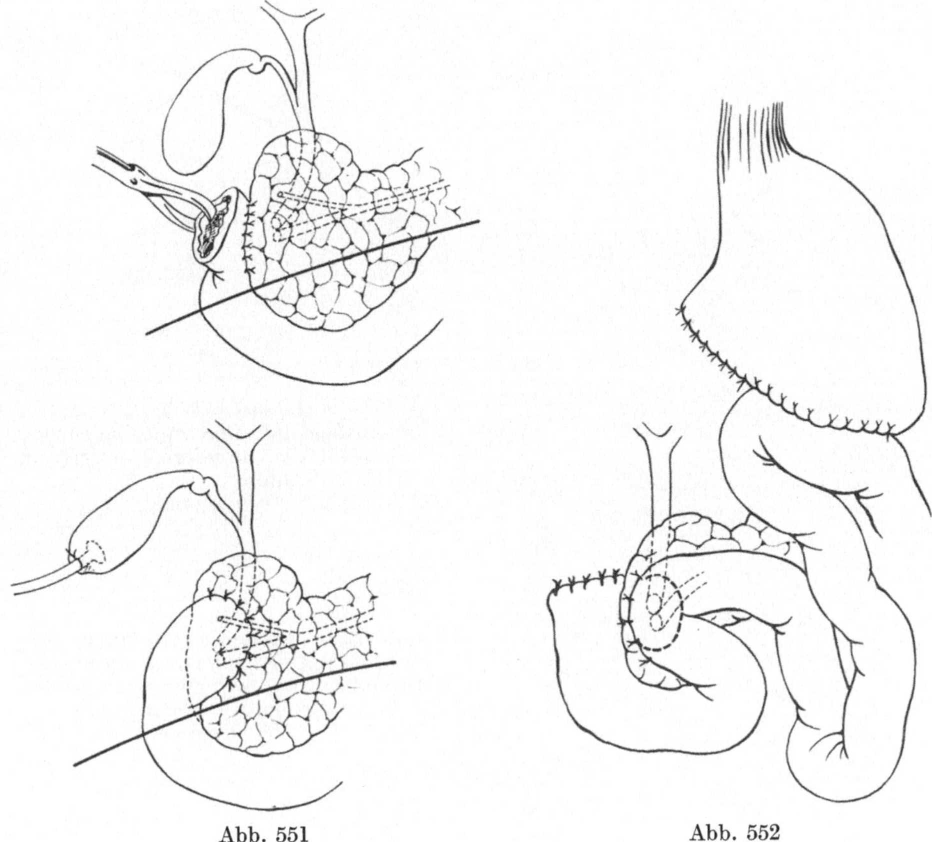

Abb. 551   Abb. 552

Abb. 551. *Desinsertion der Papille.* Reimplantation in das Duodenum.
(Nach SANTY und DUROUX, 1947)

Abb. 552. *Desinsertion der Papille.* Reimplantation in kurze Jejunumschlinge.
(Nach PATEL, 1962)

WILIAMSON (vgl. Abb. 42) entspricht und die Gefahr des Anastomosenulcus groß ist (Abb. 554). Die Schlingenführung muß so erfolgen, daß die gastro-jejunale Anastomose von alkalischem Pankreassaft bespült wird. In einem realen Fall sind wir so vorgegangen wie Abb. 554, 555, 556 zeigen. Es kann aber auch die Y-förmig ausgeschaltete Jejunumschlinge an ihrer Kreuzung mit dem Duodenum anastomosiert und dicht caudal die Anastomose durch subseröse Ligatur verschlossen werden (Abb. 557; nach HEPP).

Zu c). Die *gemischten duodeno-jejunalen Reimplantationen* kommen in Betracht, wenn die Verletzungsstellen der Ductus so weit auseinander liegen, daß sie von einem Dünndarmlumen gemeinsam keinesfalls erfaßt werden können; z. B. bei

Kombination einer Desinsertion der Papille mit einer hochgelegenen Choledochus-durchtrennung. Das Vorgehen zeigt Abb. 558. Es erübrigt sich zu sagen, daß alle ulcusrezidivgefährdeten Operationen mit einer selektiven proximalen oder trunkulären Vagotomie kombiniert werden müssen.

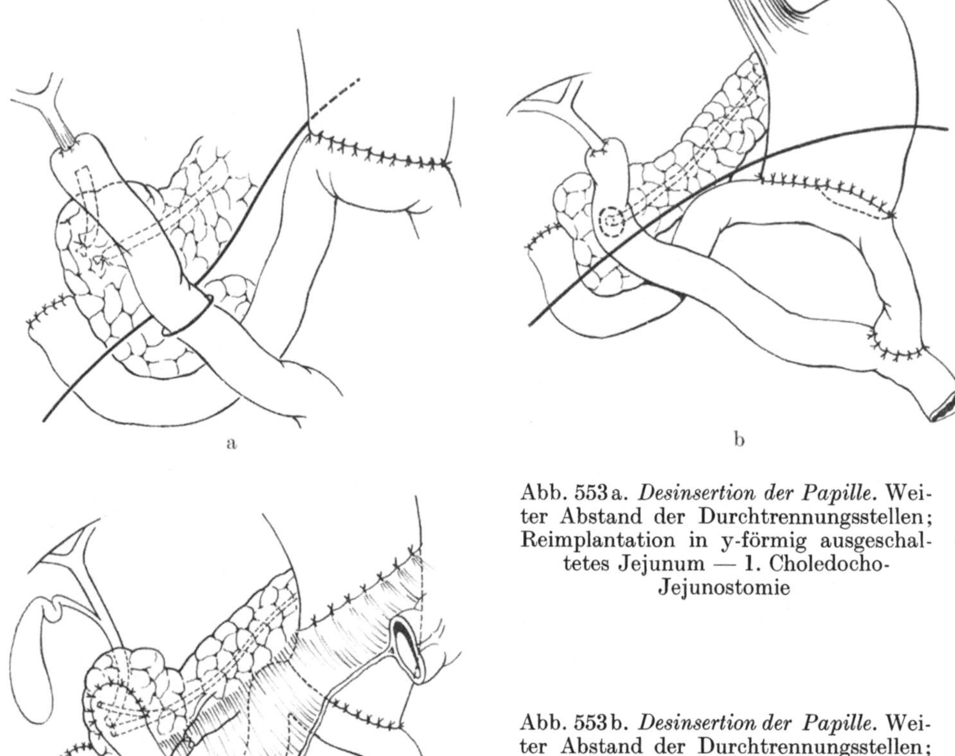

Abb. 553a. *Desinsertion der Papille.* Weiter Abstand der Durchtrennungsstellen; Reimplantation in y-förmig ausgeschaltetes Jejunum — 1. Choledocho-Jejunostomie

Abb. 553b. *Desinsertion der Papille.* Weiter Abstand der Durchtrennungsstellen; Reimplantation in Y-förmig ausgeschaltetes Jejunum — 2. Pankreatiko-Jejunostomie

Abb. 553c. *Desinsertion der Papille.* Reimplantation in Y-förmig ausgeschaltete Jejunumschlinge; Gefahr eines Anastomosenulcus. (Nach PATEL, 1962)

Resultate (nach PATEL, 1962): 31 Fälle reoperierter Papillenabtrennungen. Davon 25mal pp.-Heilung, 2mal Ulcus pepticum, 1mal rebellische Pankreasfistel, 1mal Choledochus-stenose, *2 Todesfälle.*

Unter 21 Fällen von *direkter Reimplantation* in das Duodenum kam es *20mal zur kompli-kationslosen Heilung,* 1 Todesfall. 1 Fall von Reimplantation des Choledochus in eine Y-förmig ausgeschaltete Jejunumschlinge sowie des Ductus pancreaticus in das Duodenum — Ausgang in Heilung.

Unter *7 Fällen von Reimplantation in das Jejunum 3mal komplikationslose Heilung,* 2mal Ulcus pepticum, 1mal Pankreasfistel, 1mal Choledochusstenose.

Epikrise. Für die Behandlung der *sofort erkannten* Papillenabtrennung kann die *Reimplantation in das Duodenum;* für die *übersehene* Papillenabtrennung die

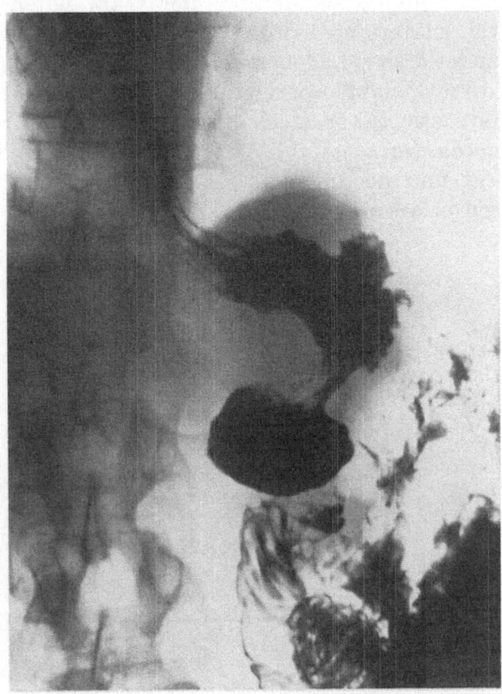

Abb. 554. *Desinsertion der Papille*. Großes Anastomosenulcus nach Reimplantationsoperation wie in Abb. 555; Heilung durch Nachoperation nach Vorschlag von Patel (1962) (vgl. Abb. 556)

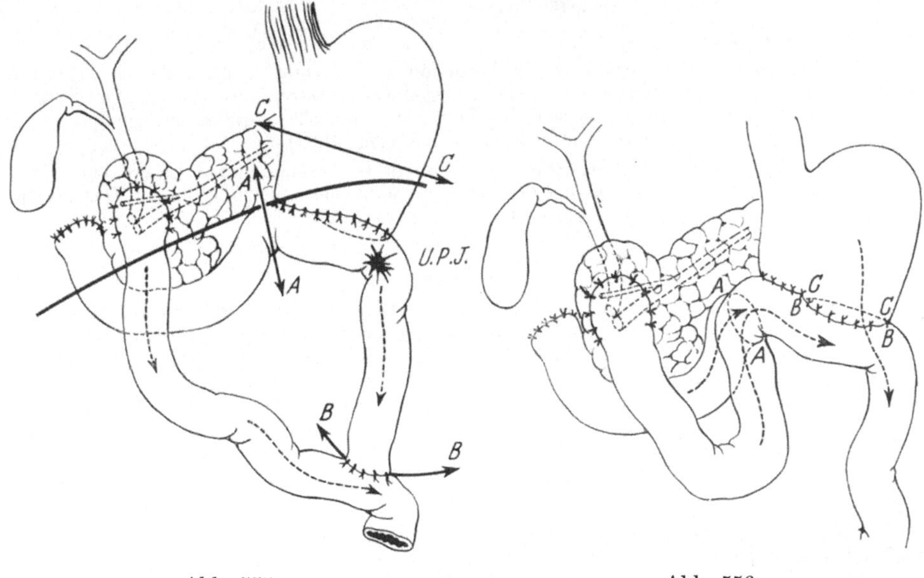

Abb. 555   Abb. 556

Abb. 555. *Desinsertion der Papille*. Reimplantation in Y-förmig ausgeschaltete Jejunumschlinge; realer Fall eines Anastomosenulcus. Pfeillinien *AA*, *BB*, *CC* markieren die Resektionslinien in einem realen Fall von *U.P.J.* nach dem Vorschlag von Patel (1962) (vgl. Abb. 554)

Abb. 556. *Desinsertion der Papille*. Reoperation des Falles von Abb. 554 und 555 nach dem Vorschlag von Patel (1962)

Reimplantation in das Jejunum als Methode der Wahl gelten. Prognostisch sind erstere relativ günstig, letztere im Erfolg stets fraglich. Die beste Prophylaxe ist die intraoperative zuverlässige Lagebestimmung der Papille durch Sondierung und/oder intraoperative Cholangio-Seriographie. Die beste intraoperative Sicherung der Galle-Pankreaswege vor mechanischer Verletzung ist die *präliminare transpapilläre Choledochusdrainage* (vgl. Abb. 272), welche vor Beginn der Mobilisationsarbeit eingelegt und postoperativ bis zur Heilung des Duodenalstumpfs bzw. der Anastomosen belassen wird.

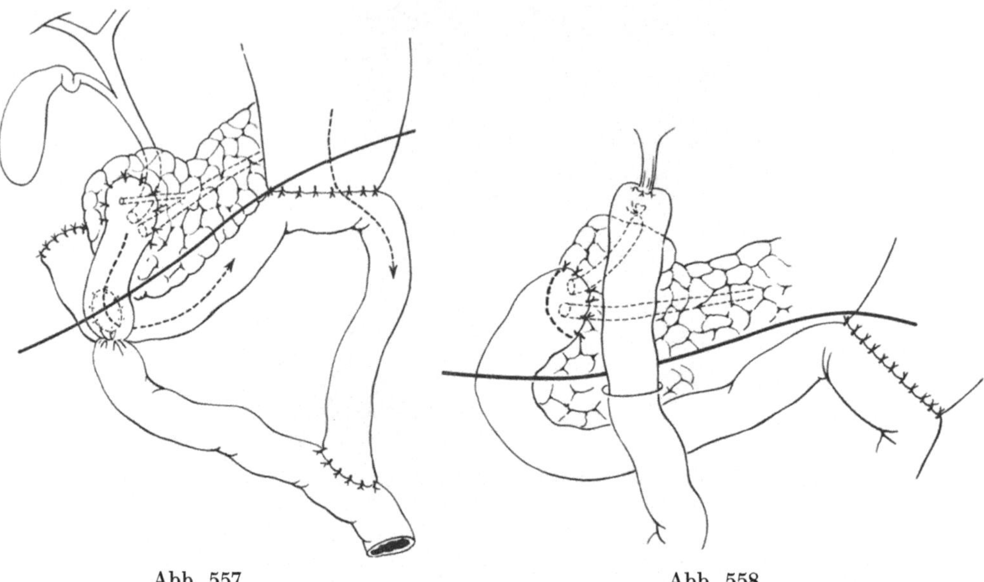

Abb. 557   Abb. 558

Abb. 557. *Desinsertion der Papille*. Reimplantation in Y-förmig ausgeschaltetes Jejunum; Umleitung des Galle-Pankreasaftes über eine Duodeno-Jejunostomie und durch Ligatursperre unterhalb der Anastomose zwecks Verhinderung eines Anastomosengeschwürs. (Nach HEPP, zit. nach PATEL, 1962)

Abb. 558. *Desinsertion der Papille*. Reimplantation in Duodenum *und* Jejunum bei *so weit auseinanderliegenden Durchtrennungsstellen*, daß gemeinsame Ableitung in ein Darmlumen unmöglich ist. (Nach PATEL, 1962)

b) Milz

Zur Milzverletzung kommt es durch zu brüskes Arbeiten an der großen Kurvatur, dem Milzhilus und der Kardia. Wiederholte Ansammlung größerer Blutmengen im linken Subphrenium weisen auf das Ereignis hin. Sofortige Splenektomie ist erforderlich. Konservative Maßnahmen der Blutstillung sind unnützer Zeitverlust. Zur lebensgefährlichen Unterlassung kann es werden, wenn eine Milzruptur mit unzureichenden konservativen Methoden (Deckung mit Fibrinschwamm etc.) versorgt wird. Wurde eine Milzverletzung intraoperativ übersehen, muß die Splenektomie nachgeholt werden, sobald die Symptomatologie einer intraperitonealen Blutung deutlich wird.

c) Colon

Der Verletzung besonders ausgesetzt ist das Colon transversum wegen seiner direkten Nachbarschaft zur großen Kurvatur, aber auch indirekt wegen der Beziehung zur A. colica media, deren Verletzung oder Ligatur Ernährungsstörungen verursacht. Es muß nicht dazu kommen, solange die Randarkade des Colon nicht verletzt wurde. Nicht erkannte Verletzungen des Dickdarms oder seiner Gefäße haben jedoch fatale Folgen. Dem Colon und seiner Blutversorgung muß ständige Aufmerksamkeit gewidmet werden. Sobald es livide Verfärbung zeigt und die Pulsation in der Randarkade verschwindet, reseziere man den betreffenden Colonabschnitt oder greife man zur Vorlagerung verdächtiger Darmpartien. Bei der Abtragung des großen Netzes oder von Appendices epiploicae achte man darauf, daß die Ligaturen nicht zu wandnahe angelegt werden. Von umschriebenen Wandnekrosen kann es noch 1—3 Wochen später zur Peritonitis kommen.

Die Prophylaxe der Colonkomplikation besteht:

1. in der präoperativen Röntgendarstellung des Colons und seiner Beziehungen zum Magen.

2. in vollständiger Entleerung des Dickdarms durch entsprechend intensiv und über genügend lange Zeit fortgeführte Darmentleerung; insbesondere das Versäumnis der Entfernung von Röntgenkontrastbrei kann *Kotsteinileus* verursachen. Zur präoperativen Behebung eines chronischen Ileuszustands durch Kotstauung kann eine *präliminäre Colostomie* notwendig werden. Im Regelfall genügt eine Purgierung mit 4—8 Kapseln Rizinusöl und 1—2 hohen Reinigungseinläufen. Präoperative Röntgenkontrolle der Darmentleerung ist ratsam.

3. in präoperativer Dickdarmvorbereitung (Nebacetin, Humatin, Sulfasuccidin o. ä.) zur Darmentkeimung speziell vor Carcinomoperationen, deren Umfang nie mit Sicherheit vorausgesagt werden kann.

4. in strengster Beobachtung der Asepsis bei der Durchführung von Colonanastomosen und -fisteln.

5. in großzügiger Verwendung der proximalen Colostomie als prophylaktische Maßnahme gegen eine postoperative Peritonitis bei jeder fraglichen intraoperativen Wandschädigung des Colons (am besten in Form der Coecostomie!). Sie stellt keine zusätzliche Belastung dar.

6. in sofortiger Reoperation, sobald eine vom Colon ausgehende Komplikation vermutet wird. Dickdarmperforationen bzw. Nahtinsuffizienzen müssen außerordentlich vorsichtig revidiert werden, damit der Eingriff keine diffuse Peritonitis propagiert. Der perforierte Dickdarmabschnitt muß vorsichtig vorgelagert werden. Eine geschickt angelegte Netzdeckung riegelt das Operationsfeld am zuverlässigsten von der übrigen Bauchhöhle ab. Zusätzliche Zieldrainage des Operationsgebietes! Cave! Resektionen in diesem Stadium.

Mit einer Enterokolitis acuta pseudomembranacea postoperativa muß nach großen Bauchoperationen mit gleichzeitiger Gabe von Antibioticis in 0,5—8,5% gerechnet werden. Die Mortalität betrug vor 1955 im eigenen Krankengut über 60%. Nachdem man die Komplikation beherrschen gelernt hatte, konnte die Mortalität praktisch auf 0 gesenkt werden (HOLLE u. Mitarb., 1958; 328 Fälle, Morbidität 8,5%, Mortalität 0). *Pathogenetisch* kommen 3 Faktoren in Frage: a) *Die Gefäßreaktion*, b) *die Gewebsreaktion*, c) *die Dysbakterie*.

Sie werden durch Stress, Allergenwirkung, bestimmte Immunitätslage, reduzierten Energievorrat, Antibiotikaeinwirkung beeinflußt. Der Ausbruch der Enterokolitis wird an Übelkeit, kolikartigen Leibschmerzen, Erbrechen, Meteorismus, profusen Diarrhoen erkennbar. Unter Hyperthermie und paralytischem Kollaps, also dem Bild der Allgemeinintoxikation erfolgt rasch der Exitus. *Die Therapie* muß mit der *Prophylaxe* beginnen. Die wichtigste prophylaktische Maßnahme ist die Schulung von Ärzten und Personal in der Beobachtung der Symptome; ferner in der streng *gezielten Antibiotika-Anwendung.*

Präoperative antibiotische Darmvorbereitung muß streng dosiert und so kurzfristig wie möglich sein. Nebacetin bewährt sich am besten. Die *kontinuierliche Absaugung stagnierenden Magen-Darminhalts* ist in diesem Zusammenhang wichtig. Der *endogenen Superinfektion* und *exogenen Crossinfektion* muß durch Einhalten aller aseptischen Kautelen vorgebeugt werden. Sämtliche Intubationen und Sondierungen müssen aseptisch vorgenommen werden. „Hauskeime" werden durch periodische Abstriche erfaßt und durch Ferienpausen oder Anwendung eines testgerechten Antibioticums (Personal!) ausgeschaltet. Resistente Nasen-Rachenkeime des Patienten sollen nach Möglichkeit präoperativ eliminiert werden. Eine postoperative Prophylaxe mit Antibioticis soll den Zeitraum von 4 Tagen nicht überschreiten.

Die *Therapie der ausgebrochenen Enterocolitis* richtet sich auf die Normalisierung des Blutdrucks (Infusionen), auf das Elektrolytgleichgewicht (tägliche Elektrolytbestimmungen). Gegen resistente Staphylokokken ist noch immer das *Erythromycin das Medikament der Wahl.* In Kombination mit *Hydrocortison (Decortin 50—200 mg täglich,* je nach Schwere des Falles) und Blut- und Plasmainfusion sowie reichlich Lävulose läßt sich die Infektion beherrschen. Das Cortison muß schrittweise abgebaut werden, sobald Besserung erkennbar wird. *Eine normale Darmflora* wird durch Vitamin B-Komplex, Vitamin K, lactobacillushaltige Präparate, hochcalorische Eiweißdiät, rohe Leberextrakte, Joghurt und künstliche Zufuhr von Coliaufschwemmung wieder hergestellt. Trotz aller Bemühungen bleibt die Prognose ernst. Die Enterocolitis ist ein labiles Syndrom, welches mit Änderung der auslösenden Bedingungen auch seine Erscheinungsform jederzeit wandeln (HOLLE u. Mitarb., 1958) und darum nur durch gesteigerte klinische Aufmerksamkeit beherrscht werden kann.

d) Leber

Verletzungen der Leber entstehen meist unbeabsichtigt durch zu brüsken Hakendruck des Assistenten. Einrisse müssen durch Lebernaht versorgt werden. Großflächige Sickerblutungen werden durch Aufsteppen von blutstillendem Material (Fibrospum, Muskelstückchen) gestillt.

Große Leberwunden decken wir grundsätzlich mit organischem Material aus der Nachbarschaft (Mesocolon, großes Netz, u. ä.). Sorgfältigste Zieldrainage leitet anfallende Galle nach außen ab.

Eine gefürchtete postoperative Komplikation ist *das funktionelle Leberversagen*, wie es nach Zweihöhleneingriffen bei vorgeschädigten Patienten nicht selten eintritt. Es ist ein vorwiegend anaesthesiologisch-internistisches Problem vgl. S. 188.

e) Zwerchfellkomplikationen

betreffen besonders Eingriffe, welche mit Incisionen bzw. Nähten des Zwerchfells einhergehen (Hiatushernien, thorako-abdominale Incision mit Zwerchfelldurchtrennung). Die Naht des Zwerchfells, dieses in Dauerbewegung befindlichen Muskels, ist sehr insuffizienzgefährdet. Der Magen oder Darmabschnitte können durch einen Zwerchfelldefekt prolabieren und stranguliert werden. Es entsteht eine *abdominelle Linkssymptomatologie* mit Schmerzausstrahlung in die linke Schulter. Das Ereignis beginnt am 5.—7. postoperativen Tag. Es kann mit einer Pleuritis, beginnendem Pleuraempyem bzw. subphrenischem Absceß verwechselt werden. Fördert die Probepunktion Darminhalt zutage, so ist die Diagnose sicher. Natürlich sollte die Diagnose schon durch *rechtzeitige Röntgenuntersuchungen* erzielt werden. Im basalen Thorax gelegene, mit Plattenatelektase der Lunge vergesellschaftete Luftblasen nach Zwerchfelloperation sind immer verdächtig auf Insuffizienz der Zwerchfellnaht. Ihre Behandlung besteht in der frühzeitigen *Reoperation mit Reposition der Hernie und Wiederholungsnaht*, bevor sich eine Incarceration mit ihren Folgen ausbilden kann. Gangrän des prolabierten Magen-Darmabschnittes oder Perforation in die Pleurahöhle sind nahezu infauste Ereignisse. Doch sind Fälle bekannt, welche durch Reoperation gerettet werden konnten (WELCH und RODKEY, 1964).

6. Die ischämische Nekrose des Magenstumpfes
(vgl. Nahtinsuffizienz, S. 722)

An diese Komplikation muß gedacht werden, wenn die Ernährung eines skeletierten Magenstumpfes lediglich noch über die Ri. oesophagici und Aae. phrenic. caud. sowie die submukösen Gefäße des Oesophagus erfolgt. Das Ereignis ist nach subtotalen 75—85% Resektionen des Magens + Milzexstirpation nicht ganz selten. Es kann aber auch nach proximalen partiellen Resektionen eintreten, wenn die von rechts kommenden Magengefäße geschädigt wurden. Besteht nach subtotalen Resektionen auch nur der geringste Zweifel über die Durchblutung des Magenrestes sollte man ihn entfernen und den Eingriff als MTR abschließen. Jede verspätet nachgeholte Resektion im infizierten Gebiet ist lebensbedrohend. Folglich besteht die einzige Sicherheit in der Prophylaxe. Der Angelpunkt des technischen Problems ist in dem Irrtum zu finden, daß es unmöglich sei einen Magen vollkommen zu devascularisieren und selbst die Ligatur sämtlicher Gefäße keine Nekrose der Magenwand herbeiführen könne. Diese Auslegung der Versuche von KIRSCHNER (1921), die er zum Studium der Möglichkeiten der antethorakalen Gastroplastik vornahm, ist fehlerhaft. Sie bedarf nachdrücklich einer Dementierung.

II. Spätkomplikationen

Die wichtigsten Spätkomplikationen sind:

1. Das Rezidiv- und Anastomosenulcus (vgl. S. 376).

2. Umwandlungsoperationen bei Dumping-Syndrom (s. unten).

3. Mangelerscheinungen durch gestörte Resorption (Malabsorptions-Syndrom) (vgl. S. 106).

4. Rezidivierende Blutungen (vgl. S. 400).

5. Das Carcinom im operierten Magen (vgl. S. 766).

Zu 2. Umwandlungsoperationen zur Behandlung des Dumping-Syndroms *
a) Klinik und Indikation

Anhaltende postzönale Beschwerden können nach allen Formen von Magenoperationen auftreten. Sie sind besonders zahlreich nach Resectio B-II. Literaturangaben zufolge (CAPPER u. Mitarb., 1955; WALKER, 1955; ABBOTT u. Mitarb.,

---

* Bearbeitet von H. HEYMANN, München.

1958; Friesen u. Mitarb., 1960; Poth, 1961; Johnson, 1962) werden zwischen 10 und 50% der B-II-Operierten betroffen, was einer mittleren Häufigkeit von 25% entspricht. Dieser Mittelwert deckt sich mit eigenen Nachuntersuchungen (vgl. S. 96).

Trotz der Fülle experimenteller und klinischer Beobachtungen (Hertz, 1913; Enderlen u. v. Redwitz, 1922; Bayliss und Starling, 1947; Machella, 1949; Schrade u. Heinecker, 1954; Randale, 1954; Rainer u. Zollner, 1955; Hinshaw u. Mitarb., 1957; Vidall-Sivilla, 1958; Harkins, 1960; Zukschwerdt u. Lindenschmidt, 1960; Johnson u. Mitarb. 1961; Koelsch, 1962; Ludany, 1962; Hart u. Mitarb., 1962; Christoffersson u. Mitarb., 1962; Pulin u. Mitarb., 1963, Borgström, 1964) konnten nicht alle pathogenetischen Faktoren völlig geklärt werden. Der von Mix (1922) geprägte Begriff „Dumping-Syndrom" behauptet deshalb noch immer einen festen Platz im klinischen Sprachgebrauch. Im Vordergrund stehen Beschwerden, die 5—10 min nach Nahrungsaufnahme einsetzen. Völlegefühl, Oberbauchschmerzen, Kollaps mit Schweißausbruch, Herzjagen, Ohnmacht, Brechreiz bis zu galligem Erbrechen, Stuhldrang und imperative Diarrhoen treten besonders nach Genuß von Süßspeisen und Milch auf. Es resultiert excessiver Gewichtsverlust, schwere Anämie und die Angst vor jeder Nahrungsaufnahme. Wir selbst haben Patienten beobachtet (vgl. Abb. 563), die täglich 20 Entleerungen und 30 kg Gewichtsverlust seit der ersten Operation erlitten. Mit röntgenkinematographischer Technik läßt sich die Passagebeschleunigung (Abb. 568) eindrucksvoll zeigen. Bei kleinem Magenstumpf kommt es zu brüsker Sturzentleerung. Die Patienten sind außerstande, einer geregelten Berufstätigkeit nachzugehen. Die Trennung eines „postalimentären Früh- von einem Spätsyndrom" (Remy u. Mitarb., 1933; Schmidt, 1957; Koelsch, 1962) wird der Vielfalt der Befunde nicht gerecht. Das sog. „Spätsyndrom" spielt außerdem nur eine untergeordnete Rolle. Eine internistisch geleitete Intensivkur mit individueller Diät, evtl. Säuresubstitution, Klärung psychischer Konfliktsituationen und fester Psychagogie der psychasthenischen, emotionell-labilen Personen (Tanner, 1955; Walters, 1966; de Vernejoul, 1967) sollte stets versucht werden. Im Hinblick auf die Kausalfaktoren wird eine noch so intensive konservative Therapie oft nur symptomatisch wirken können. Der Dauererfolg bleibt aus. Bleiben die Dumpingbeschwerden trotz Intensivkur bestehen, geht das Körpergewicht stetig zurück, zeigen Röntgenkontrollen eine unveränderte Sturzentleerung, etablieren sich entzündliche Veränderungen der Mucosa von Magenrest und Jejunum, so muß der Chirurg zu Rate gezogen werden und evtl. die Indikation zur Umwandlungsoperation gestellt werden. Provokation durch glucoseangereicherte hyperosmolare Testmahlzeit (Fenger u. Mitarb., 1962) kann die Indikation erleichtern.

Die *Indikation* zur Umwandlungsoperation fußt nicht nur auf der klinischen Symptomatologie, sondern auf der Kenntnis der Pathophysiologie des operierten Magens (vgl. S. 95). Der resezierte Magen hat 1. *die Reservoirfunktion,* 2. *die proportionierte Entleerung* (Hunt, 1960) durch Wegfall des Pylorus, 3. *die Chymuspassage durch das Duodenum und* 4. *die Steuerung der Sekretionsregulation* eingebüßt. Eine Reihe dieser Mechanismen sind durch die Erstoperation unwiederbringlich zerstört worden. Wiederherstellbar bzw. korrigierbar ist 1. *die Duodenalpassage,* 2. *die Größe des Reservoirs* und damit die *Entleerungsgeschwindigkeit,* 3. *die Sekretion des Restmagens,* sofern bei der Erstoperation die Vagusstämme unangetastet blieben.

Ziel aller Umwandlungsoperationen ist es daher 1. die Duodenalpassage wiederherzustellen, 2. zu kleine Magenreste zu vergrößern (Interposition), 3. die Entleerungsgeschwindigkeit zu normalisieren (Anastomose normal weit!), 4. überschüssiges Sekretionsvolumen und Hyperacidität zu reduzieren (selekt. Vagotomie!). Von Korrekturen unter Belassung des Modus B-II ist keine Besserung zu erwarten (Muir, 1949; Capper und Butler, 1951).

Erstmals wandelten Bohmansson (1927) und Perman (1929) bei 52 Patienten mit schwerem Dumping-Syndrom einen B-II-Magen direkt in einen B-I um. Der postoperative Erfolg wurde als gut bezeichnet. Weitere direkte Umwandlungsoperationen B-II — B-I berichten Teicher u. Mitarb. (1951), Mathewson (1955), Hinshaw u. Mitarb. (1957), Spath (1964). Die operierten Patienten waren nach dem Zweiteingriff beschwerdefrei und arbeitsfähig.

Ähnlich günstige Erfahrungen über die Wiedereinschaltung der Duodenalpassage nach vorausgegangener Billroth-II-Resektion teilen Henley (1952),

SOUPAULT u. BUCAILLE (1955), SACHAROW (1956), HEDENSTEDT (1959, 1967), BENEDINI, GIBELLI und SABBIONI (1960), WILLENEGGER (1960), WALTERS und TAMA (1961), HOLLE u. Mitarb. (1963, 1964), KAY u. COX (1964), WIRTZ (1965), WALTERS (1966) mit.

b) Spezielle Technik

HENLEY, SOUPAULT und BUCAILLE verpflanzen zur Wiederherstellung der Duodenalpassage den abführenden Jejunumschenkel auf das Duodenum

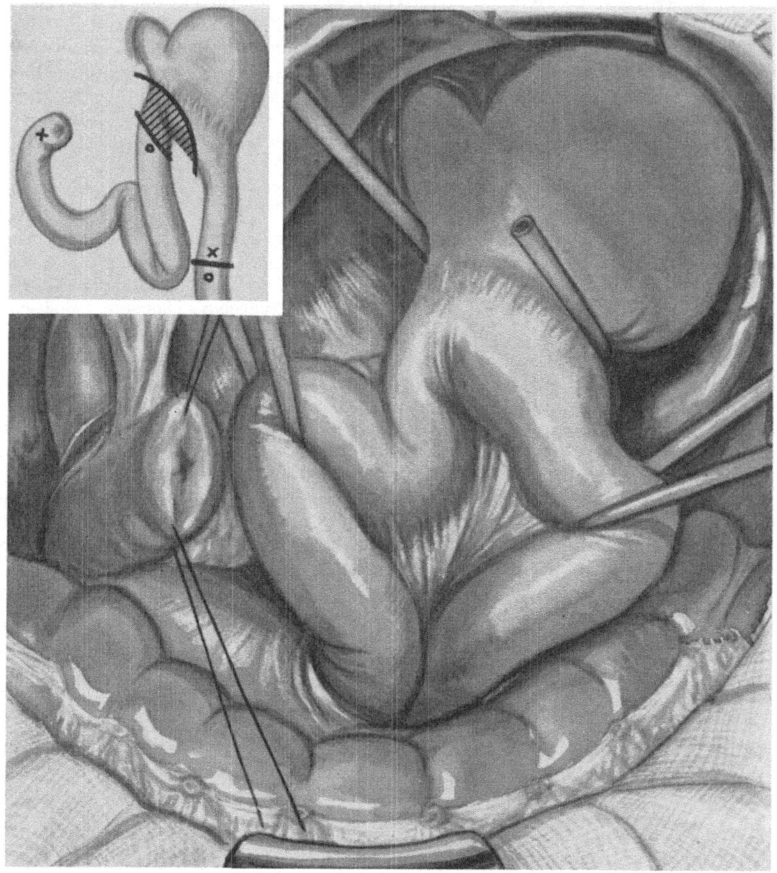

Abb. 559a

Abb. 559a u. b. Umwandlungsoperation. (Nach HENLEY, 1952; SOUPAULT und BUCAILLE, 1954.) *Technik.* Transversale Oberbauchlaparotomie. Präparation der Gastro-Jejunostomie, Isolierung und Markierung von zu- und abführender Jejunumschlinge (Abb. 559a). *Vagotomie* bei Vorhandensein freier Säure im kompletten präoperativen Test. Die zuführende Schlinge wird durchtrennt und magenwärts ohne Blindsackbildung verschlossen. Durchtrennung der abführenden Schlinge in 15 cm Abstand vom Magen. Die Schlinge muß länger gewählt werden, falls ein kurzes Mesenterium die Transposition auf das Duodenum erschwert. Die abführende Jejunumschlinge wird durch den wiedereröffneten Mesocolonschlitz geführt und mit dem Duodenum anastomosiert; Jejuno-Jejunostomie dicht hinter der Flexura duodenojejunalis; beide Anastomosen End-zu-End (Abb. 559b)

(Abb. 559a und b), während BENEDINI u. Mitarb. (Abb. 560a und b) den zuführenden anisoperistaltischen Schenkel zur Anastomosierung mit dem Duodenalstumpf benutzen. Es soll dadurch eine Entleerungsverzögerung erreicht werden.

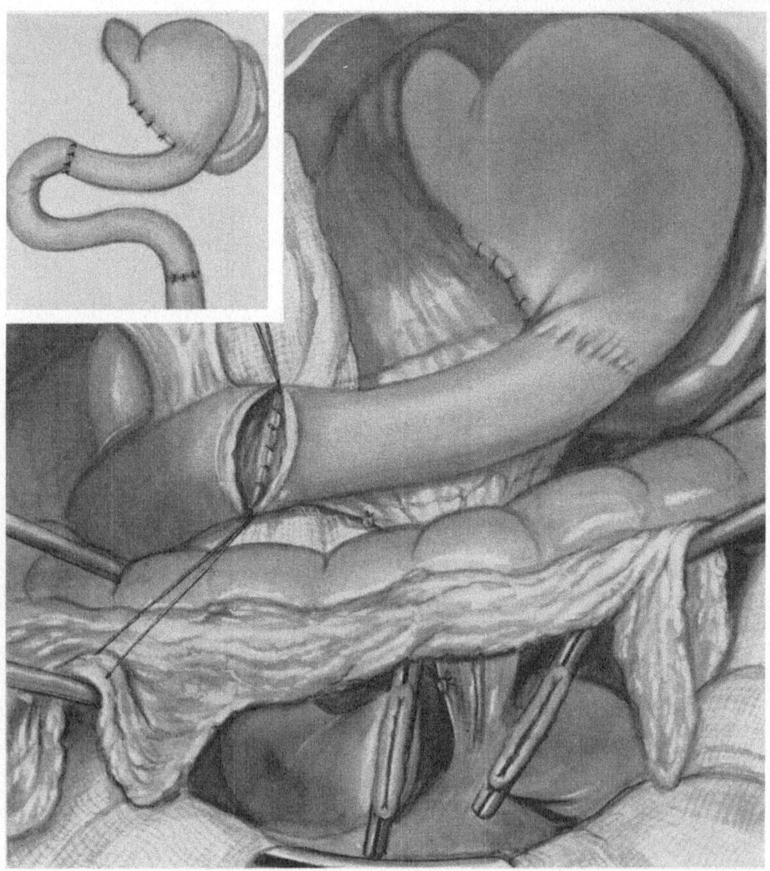

Abb. 559 b

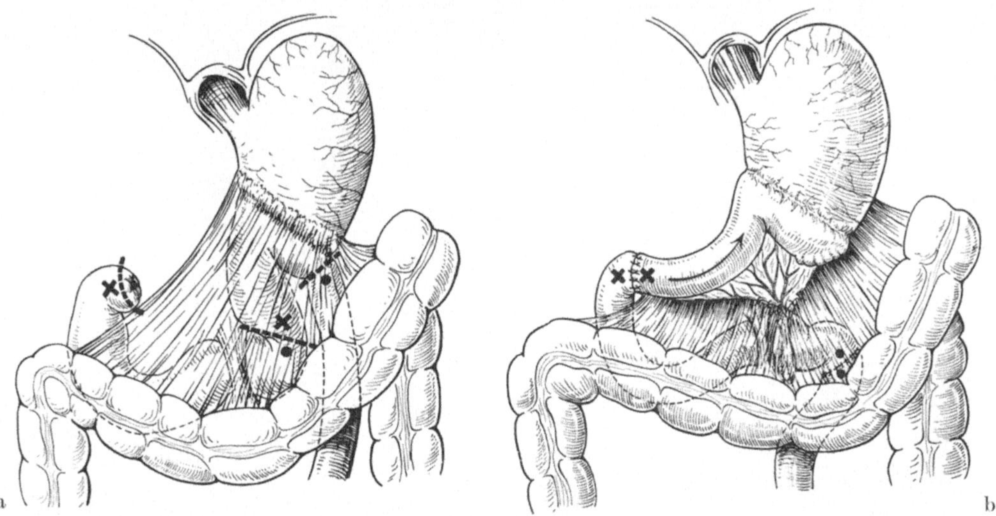

Abb. 560a u. b. Umwandlungsoperation. (Nach Benedini u. Mitarb., 1959.) *Technik* analog
dem Vorgehen nach Henley-Soupault, jedoch mit Transposition der zuführenden Schlinge,
z. B. bei Syndrom der zuführenden Schlinge und auch bei antecolischer Anastomose. Die abführende Schlinge wird magenwärts blind ohne Aussackung verschlossen (vgl. Abb. 560 b).
Vagotomie entsprechend den präoperativen Untersuchungen. *Merke!* Die anisoperistaltische
Zwischenschaltung führt gelegentlich zu Retentionsbeschwerden, was Korrekturoperationen
erfordert. Die klinischen Resultate mit dem Verfahren nach Henley-Soupault sind besser

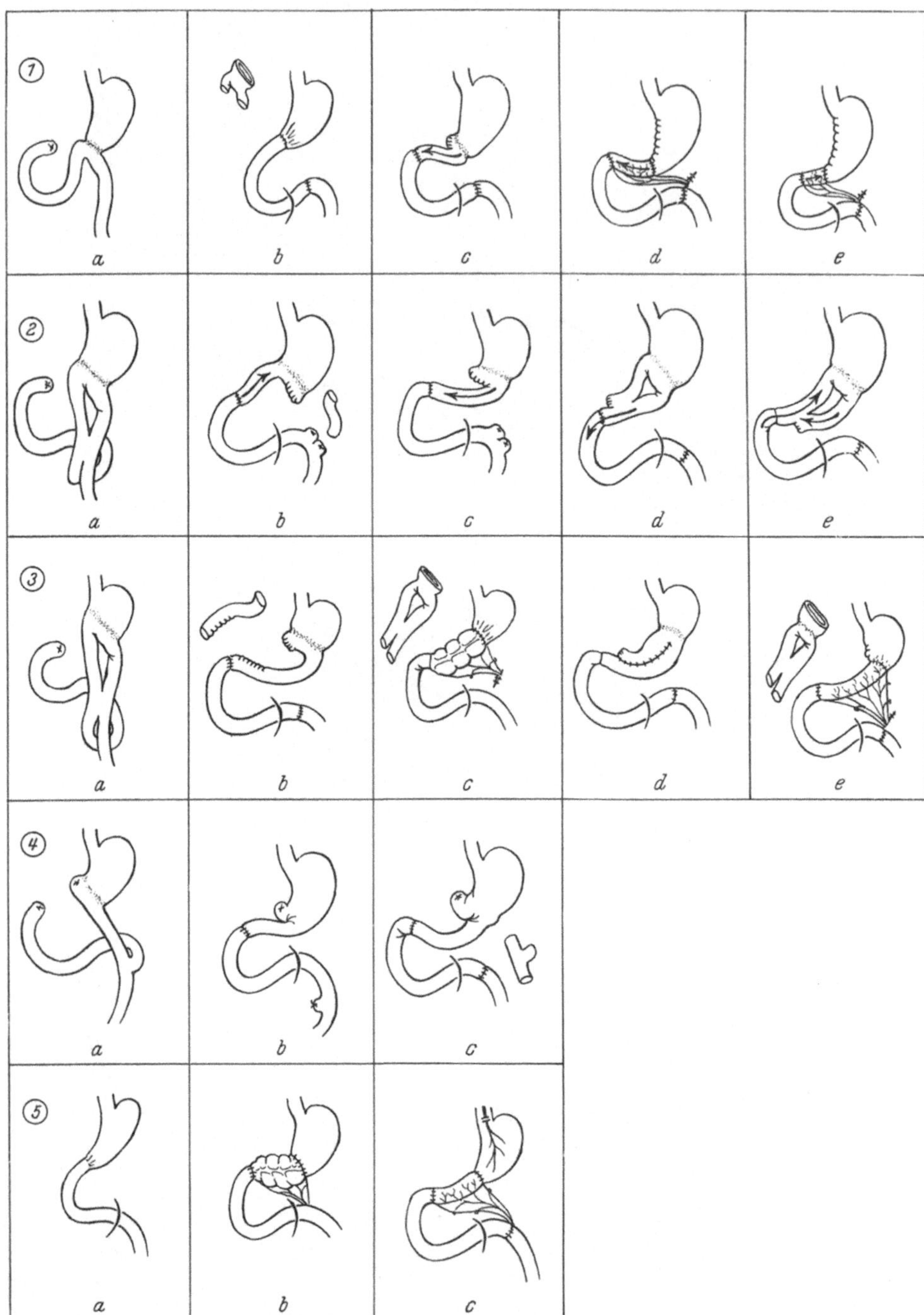

Abb. 561. Umwandlungsoperationen bei Dumpingsyndrom, wichtigste Operationsvariationen:
1a Dumping-Syndrom nach Resectio Billroth II (Typ Reichel-Polya)

b Bei langem Magenstumpf sparsame Resektion der Anastomose und *direkte Umwandlung in eine Resectio Billroth I*

c Bei kurzem Magenstumpf und kurzer zuführender Schlinge — *Umwandlung nach* HENLEY (1952) — SOUPAULT (1954)

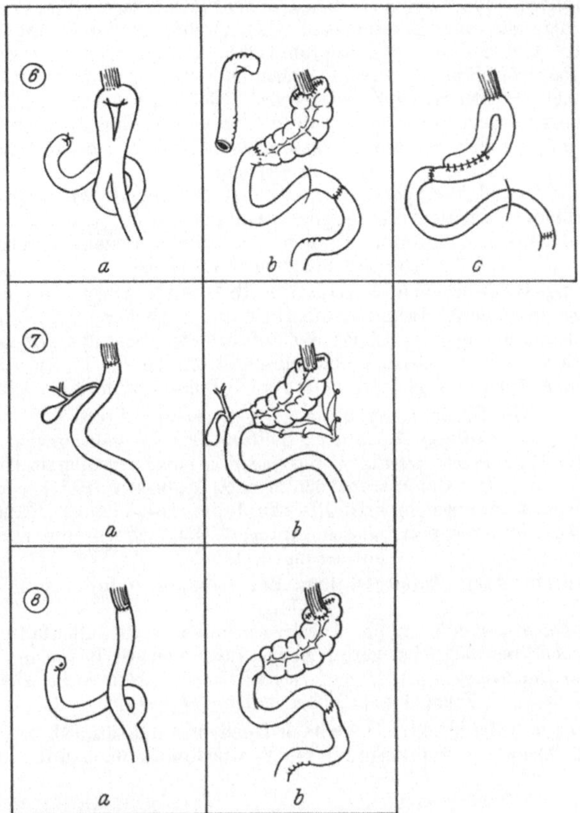

d Bei ungünstigen primären Anastomosenverhältnissen und langem Magenstumpf erfolgt eine Nachresektion von Magen und Anastomose und *isoperistaltische Zwischenschaltung eines Jejunumsegmentes* (BIEBL, 1947)

e wie d, jedoch *anisoperistaltische Zwischenschaltung des Jejunumsegmentes* (JORDAN u. Mitarb., 1963; HERRINGTON, 1965). Die Entleerung des Magenrestes soll dadurch verlangsamt werden. Für Fälle, bei welchen nach einer typischen Umwandlung die Entleerung immer noch zu schnell erfolgt (vgl. Abb. 564, III)

2a Dumping-Syndrom nach Resectio Billroth II antecolica mit Enteroanastomose (Krönlein)
b Durchtrennung der Schlingen cranial der Enteroanastomose; Verschluß der abführenden Schlinge am Magen; *Umwandlungsoperation nach* BENEDINI, GIBELLI und SABBIONI (1959) durch Anastomose der anisoperistaltischen zuführenden Schlinge mit dem Duodenum
Merke: Das Interpositum nicht zu lang nehmen!
c *Umwandlungsoperation nach* HENLEY-SOUPAULT ist auch hier die brauchbarste Standardmethode
d und e *Iso- oder anisoperistaltische Verpflanzung des ganzen Jejunalringes auf das Duodenum* nach Durchtrennung der zu- und abführenden Schlinge caudal von der Enteroanastomose (JEZIORO u. Mitarb., 1958; WALTERS und NIXON, 1959; WALTERS und TAMA, 1961; KRAUSE, 1962; HEDENSTEDT, 1964)
Merke: Zu lange Jejunumringe sind als Ersatzmägen ungeeignet. Man erreicht befriedigende Funktion häufig erst nach Angleichung des Interpositums an eine normale Magenlänge und Form (vgl. Abb. 568)
f Querresektion in der Mitte der Entero-Enterostomie. Der entstehende breite Stumpf aus zu- und abführender Schlinge wird Seit-zu-Seit mit dem Duodenum anastomosiert (WALTERS und NIXON, 1953. Das Vorgehen entspricht etwa dem unter *2d* und e

3a Dumping-Syndrom nach subtotaler Resectio Billroth II ante- oder retrocolica mit oder ohne Enteroanastomose
Die Jejunumschenkel zwischen Magenstumpf und Enteroanastomose sind sehr lang. Sie in toto als Magenersatz auf das Duodenum zu verpflanzen ist ungünstig (vgl. Abb. 568a)
b Die *Umwandlungsoperation nach* HENLEY, SOUPAULT hat die meisten Erfolgsaussichten

c Ersatz des „Dünndarmringes" durch ein Colonsegment (MORONEY, 1951; WATKINS u. Mitarb., 1955). Relativ günstiger Ersatzmagen (HART, 1965), großer Dünndarmverlust

d Kürzung der zu- und abführenden Jejunumschlinge und *breite Anastomosierung beider Schlingen zur „Reservoirbildung";* termino-terminale Duodeno-Jejunostomie des isoperistaltischen Schenkels (BARNETT, 1963; STEINBERG, 1963; CHRISTIANSEN, 1964). POTH (1959) anastomosierte den anisoperistaltischen Jejunumschenkel mit dem Duodenum und die beiden Jejunalsegmente miteinander, um außer einem großen Reservoir auch verlangsamte Entleerung zu erreichen

e Ersatz des gesamten Dünndarmringes durch ein isoperistaltisches Jejunumsegment (BIEBL, 1947) ist nur zu empfehlen, wenn der ursprüngliche Dünndarmring wegen schwerer sekundärer Veränderungen (Ulcus pepticum jejuni, Torsion, Adhäsionen, Ernährungsstörungen, Jejunitis u. a.) nicht mehr verwendbar ist

4a Dumping-Syndrom nach Resectio Billroth II mit Y-Anastomose nach Roux

b Umwandlungsoperation nach HENLEY-SOUPAULT mit seitlichem Verschluß der Y-Anastomose; nur möglich bei genügender Länge der zuführenden Schlinge vor der Y-Anastomose

c wie *b* mit Resektion der Y-Anastomose; das Mesenterium der zur Transposition verwendeten abführenden Schlinge wird beweglicher, so daß auch kurze abführende Schlingen ausreichen

5a Dumping-Syndrom nach Resectio Billroth I

Merke: Keine Umwandlung in Resectio Billroth II, wie gelegentlich empfohlen!

b Vergrößerung des Magenreservoirs durch Interposition eines anisoperistaltischen Segmentes aus dem Colon transversum nach MORONEY (1951)

c oder durch Interposition eines isoperistaltischen Jejunumsegmentes (BIEBL, 1947; HEDENSTEDT, 1959, 1967), oder anisoperistaltische Interposition, jedoch nur wenn vorher Sturzentleerung bestand

6a Dumping-Syndrom nach Totalresektion. Bei Oesophago-Jejunostomie mit einfacher Schlinge

b Oesophago-Colo-Duodenostomie, nach Totalresektionen kann allenfalls ein „Dickdarm-Ersatzmagen" bei möglichst geringem Dünndarmverlust Besserung bringen

c Oesophago-Jejuno-Duodenostomie: „Dünndarmersatzmägen" können bei richtiger Länge und Form ebenfalls befriedigendes leisten

7a u. b Bei direkter Oesophago-Duodenostomie dto. 6b u. c

8a u. b Bei Oesophago-Jejunostomie mit Y-Anastomose nach Roux dto. 6b u. c

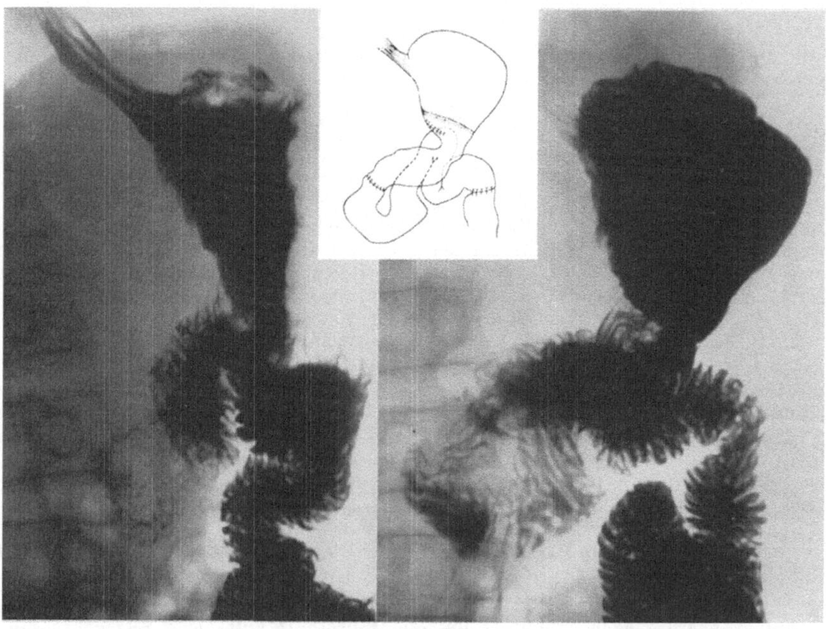

a   b

Abb. 562a u. b. *Dumping-Syndrom nach Resectio B-II-Reichel-Polya:* a Zustand präop. b Zustand postop. nach selektiver proximaler Vagotomie — Umwandlungsoperation nach HENLEY-SOUPAULT, ♂, 36 Jahre — Ausgang in Heilung

Bei kurzem Magenstumpf und Unbrauchbarkeit der Schlinge steht als letzte Möglichkeit das Verfahren nach BIEBL (1947) zur Verfügung (vgl. Abb. 561, *1d*). Hierbei wird ein entsprechend langes Jejunumsegment isoperistaltisch interponiert. Auch diese Methode hat sich uns bewährt. Voraussetzung für das Gelingen der Umwandlung ist die komplette Sekretionstestung und in den meisten Fällen die Kombination der Umwandlungsoperation mit einer selektiven proximalen oder

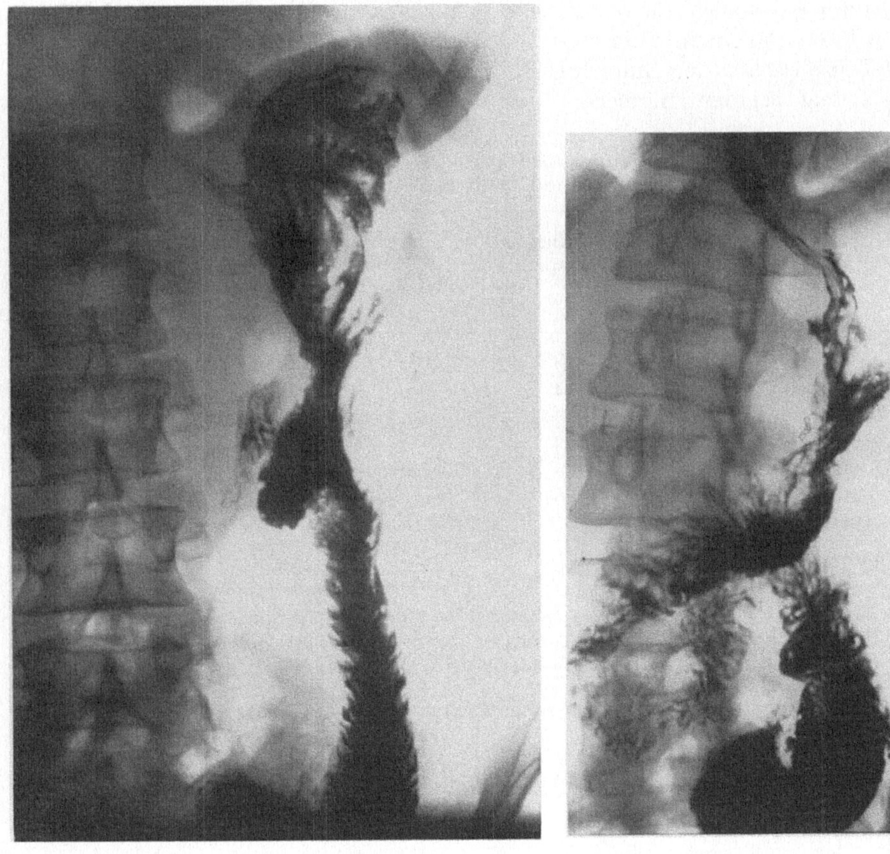

a   b

Abb. 563a. Dumping-Syndrom nach Res. B-II, Sturzentleerung, Hyperperistaltik, Zustand präop.

(♀, 49 Jahre): 20jährige Magenanamnese wegen rezidivierender Ulcera duodeni 1952 subtotale Resectio-B-II retrocolica; Entwicklung eines schweren Dumping-Syndroms. Alle Möglichkeiten konservativer Therapie (Kollegin!) wurden ohne Erfolg ausgeschöpft; konnte schließlich nur noch Auswahldiät liegend und nach Einnahme von Sedativa und Vagolytica zu sich nehmen. Sturzentleerung, Hyperperistaltik, Jejunitis. 1965 typische Umwandlungsoperation nach HENLEY-SOUPAULT und selektive proximale Vagotomie (Abb. 563b). *Verlauf* (2 Jahre postoperativ). Übt seit 5. Monat postop. wieder Praxis aus, gelegentlich leichte Beschwerden nach kohlenhydratreicher und wenig konsistenter Nahrung. Keine Ferment- oder Säuresubstitution; normale Stuhlentleerung 1mal täglich, Gewichtszunahme 4 kg.

Abb. 563b. Gleicher Fall wie a. Zustand nach Umwandlungsoperation nach HENLEY-SOUPAULT + selektive proximale Vagotomie

kompletten Vagotomie. In technischer Hinsicht hängt viel von der freien Improvisation je nach Lage des Falles ab, worin der chirurgisch-technische Reiz dieser Operationen liegt.

Abb. 562—571 zeigen wichtige Operationsschritte anhand selbst beobachteter Fälle.

c) Eigene Kasuistik und Resultate

Resultate. Die eigenen Erfahrungen nach Umwandlungsoperationen in 40 Fällen der letzten 6 Jahre sind in der Tabelle 74 zusammengefaßt. Es wurden 31 Männer und 9 Frauen in einem Alter zwischen 22—62 Jahren operiert. Die durchschnittliche Zeit zwischen der Billroth II-Magenresektion und der Umwandlungsoperation betrug bei den Männern 6 Jahre, bei den weiblichen Patienten 8 Jahre.

Tabelle 74. *Ergebnisse nach Umwandlungsoperationen* (eigene Fälle)
(Beobachtungszeit 8 Monate bis 6 Jahre) (1961—1967)

Operationsmethode	Anzahl der Operationen	Mortalität	Ergebnisse		
			gut	befrie-digend	schlecht
Direkte Gastro-Duodenostomie	18	2 c, d	14	1 a	1 b
Verfahren nach HENLEY, SOUPAULT und BUCAILLE	14	—	14	—	—
Verfahren nach BENEDINI u. Mitarb.	3	—	2	—	1 e
Verfahren nach BIEBL und anisoperistaltische Interposition	5	—	5	—	—
Gesamt	40	2	35	1	2

a Zunehmend sich vergrößerndes Duodenaldivertikel mit Speisenretention.
b Psychisch hochgradig labiler, schwer beeinflußbarer Patient, Alkoholiker.
c Hepatorenales Versagen nach chronischer Alkoholintoxikation.
d Toxisches Kreislaufversagen.
e Sekundäre interkurrente Erkrankung: Pyelonephritis und Nephrose.

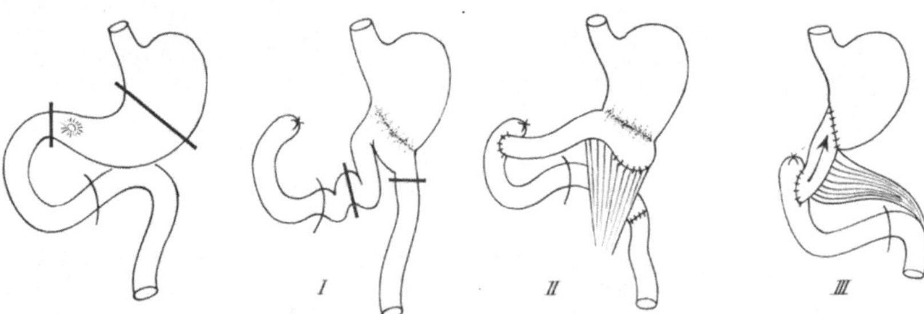

Abb. 564. (♂, 38 Jahre.) *I* Dumping-Syndrom und Syndrom der zuführenden Schlinge mit Sturzentleerung, Jejunitis, gesteigerte Resorptionsaktivität nach Gastro-Jejunostomie retrocolica (REICHEL-POLYA) wegen Ulcus ventriculi, Schmerzen bei jeder Mahlzeit, Durchfälle, Gewichtsabnahme 25 kg in 8 postoperativen Jahren. *II* Operation nach BENEDINI, GIBELLI und SABBIONI. Zunächst Beschwerdebesserung und leichte Gewichtszunahme. Mit Ausbildung eines Blindsackes an der Gastro-Jejunostomie erneut dyspeptische Beschwerden (Abb. 565, *II*). *III* Resektion der Gastro-Jejunostomie nebst Blindsack, Interposition eines anisoperistaltischen Jejunumsegments zwischen Magenstumpf und Duodenum, sel. prox. Vagotomie. *Verlauf:* Keine Dumping-Symptome mehr, Gewichtszunahme: 7 kg, Beobachtungszeit
4 Jahre

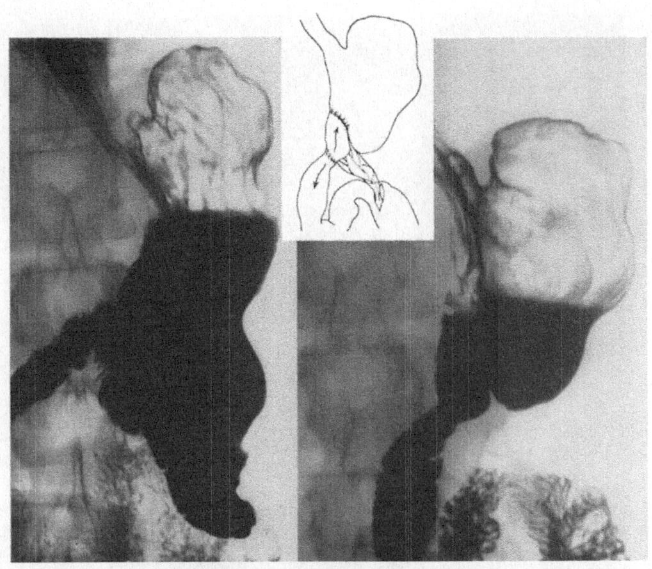

Abb. 565. Röntgenbefund zu Fall Abb. 564. *II* Zustand nach Resectio B-II und Umwandlungsoperation nach BENEDINI (*Blindsackbildung!*). *III* Zustand nach 2. Umwandlungsoperation (anisoperistaltischer Interposition eines Jejunalsegmentes, vgl. Insert) und selektive proximale Vagotomie

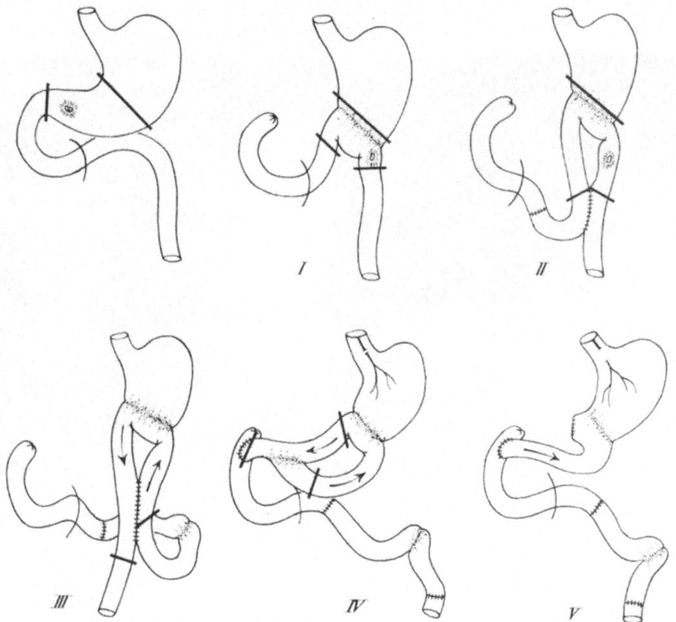

Abb. 566. ♂, 47 Jahre. *I* 1954 Gastro-Jejunostomia retrocolica (REICHEL-POLYA) wegen rezidivierender Ulcera ventriculi. *II* 1957 Degastroenterostomie und Billroth II wegen eines Ulcus pepticum jejuni. *III* 1961 Degastroenterostomie und Anlage eines antekolischen Billroth II mit Braunscher Enteroanastomose wegen schweren Dumping-Syndroms und Syndroms der zuführenden Schlinge, Jejunitis und Sturzentleerung. *IV* 1961 Umwandlungsoperation unter Belassung der Enteroanastomose und Anastomosierung des abführenden Darmschenkels auf das Duodenum. Nach verzögerter Rehabilitation zeigt sich Retention im durchhängenden, zuführenden Jejunumschenkel oberhalb der Braunschen Enteroanastomose (Abb. 568a). *V* Resektion des isoperistaltischen Jejunumschenkels unter Belassung der Magen-Darm-Anastomose, sel. prox. Vagotomie! *Verlauf:* Beschwerdefreiheit; Beobachtungszeit 6 Jahre; Gewichtszunahme 15 kg; Als Bauarbeiter arbeitsfähig

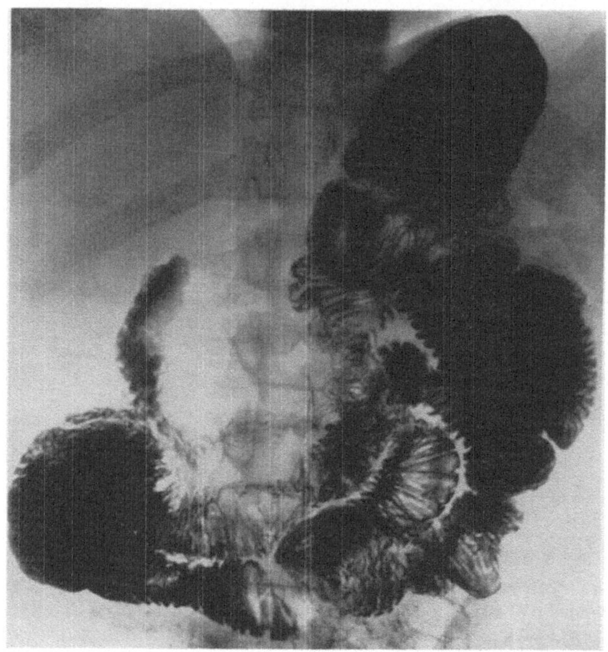

Abb. 567. Röntgenbefund zu Fall Abb. 566, Zustand präoperativ

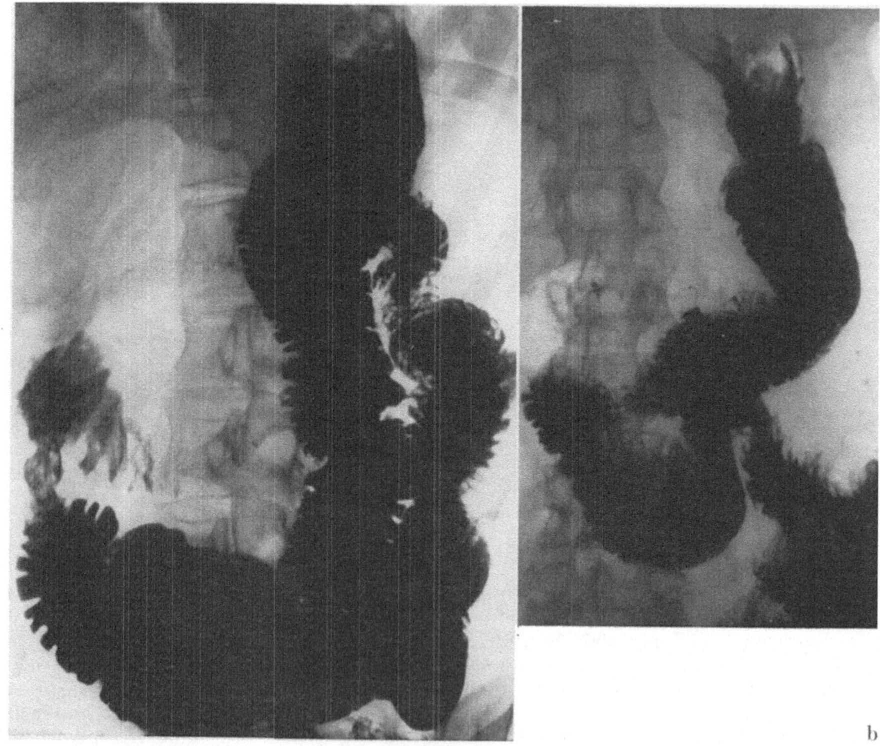

Abb. 568a u. b. Röntgenbefund zu Fall Abb. 566, 567. a *Zustand nach 4. Sitzung* (Transposition einer großen „Jejunumringschlinge" auf das Duodenum), starke Retention und Resorption in der dilatierten Schlinge — keine Erholung. b *Zustand nach 5. Sitzung* (Abtragung des anisoperistaltischen Schenkels der Ringschlinge), schlagartige Besserung bei normaler Passagegeschwindigkeit

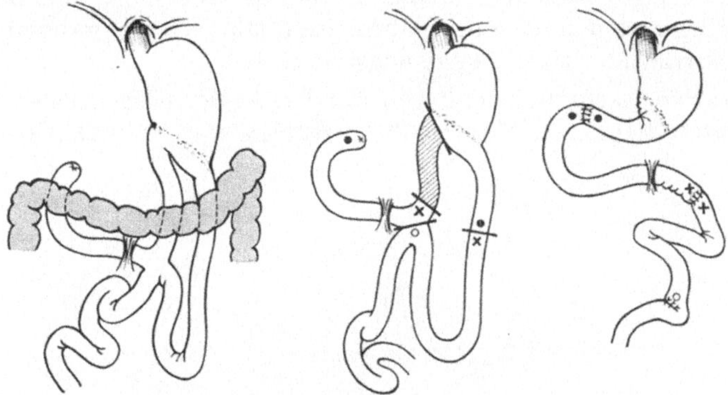

Abb. 569. (♂, 26 Jahre.) Dumping-Syndrom nach Gastro-Jejunostomia retrocolica (REICHEL-POLYA) mit zu langer zuführender Schlinge wegen rezidivierendem Ulcus duodeni und sekundärer Duodeno-Jejunostomie wegen „Syndroms der zuführenden Schlinge" 2 Jahre nach dem Ersteingriff. Circulus vitiosus in der langen abführenden Schlinge mit Stagnation — Jejunitis — gastralem und oesophagealem Reflux, mehrfache Kuren erfolglos. Topographische Wiederherstellung der Magen-Darmpassage durch Minimalresektion der zuführenden Schlinge (15 cm) — Umwandlungsoperation nach HENLEY-SOUPAULT — Deenteroanastomosierung und anatomiegerechte Hintereinanderschaltung des übrigen Dünndarms. — Sel. prox. Vagotomie (Abb. 570). *Verlauf:* Beschwerdefreiheit, Gewichtszunahme 6 kg; voll arbeitsfähig; Beobachtungszeit 5 Jahre

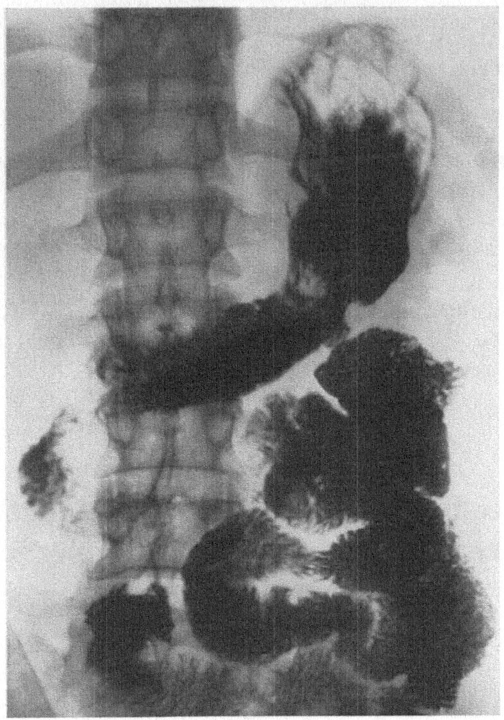

Abb. 570. Röntgenbefund zu Fall Abb. 569, Zustand postoperativ

Gute Resultate wurden bei 88% der Kranken erreicht. Die Mortalität betrug 5% (2 Patienten). Beide Todesfälle sind nicht unmittelbar dem Umwandlungsverfahren anzulasten (s. Tabelle 74).

Die überlebenden Patienten erlangten alle ihre berufliche Leistungsfähigkeit wieder. Die Beschwerden nach der Nahrungsaufnahme verschwanden nach mehrwöchiger bis mehrmonatiger Anpassungszeit stets.

Postoperative Nachuntersuchungen der Resorptionsverhältnisse für die drei Grundnährstoffe (HOLLE u. Mitarb., 1963; HEYMANN u. SCHÜTZLER, 1964) zeigen

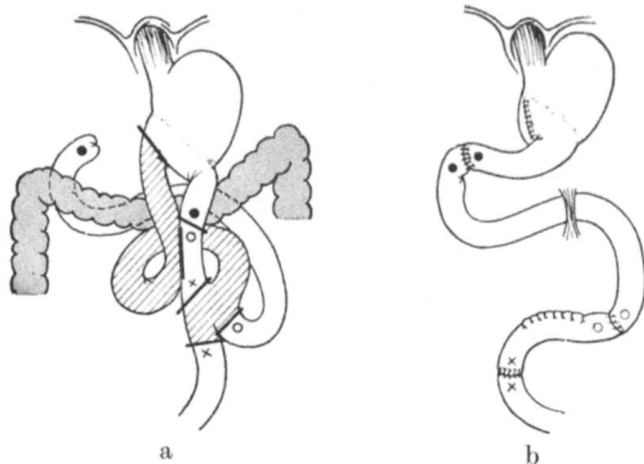

a   b

Abb. 571a u. b. (♀, 54 Jahre.) a Dumping-Syndrom nach Gastro-Jejunostomia antecolica (zu lange und falsch geführte zuführende Schlinge!) mit Enteroanastomose wegen U.v. und sekundärer 2. Enteroanastomose 7 Jahre nach der 1. Operation. Jejunitis und Regurgitationsbeschwerden durch Circulus vitiosus in dem zuführenden Schlingenkonglomerat. b Topographische Wiederherstellung der Magen-Darmpassage durch Umwandlung nach HENLEY-SOUPAULT und Hintereinanderschaltung der Dünndarmabschnitte. Wegen der falschen Schlingenführung ist die Opferung von 35 cm Jejunum unvermeidlich. *Verlauf*. Zunächst mehrwöchige Durchfallneigung; dann allmählich Gewichtszunahme um 10 kg; nach 1¹/₂ Jahren Beschwerdefreiheit erreicht; bedingt arbeitsfähig

die allmähliche Angleichung an eine physiologische Nahrungsverwertung. Die Besserung des Allgemeinbefindens geht dem parallel. Für die Übergangszeit ist eine individuelle Diät von Bedeutung. Die Resorptionsstudien bilden dafür eine verläßliche Grundlage und gestatten die Aufstellung eines individuellen Kostplans.

In dem Beobachtungszeitraum sahen wir kein Rezidiv- oder Anastomosenulcus. Wir führen dies wie HEDENSTEDT auf die Kombination mit einer Vagotomie (in unseren Fällen selektiv-proximal) zurück.

Kommentar

Conversion and Interposition (Replacement) Operations in the Treatment of Severe Dumping Syndrome and Anastomotic Ulcer

By WALTMAN WALTERS

Conversion and Intestinal Replacement Operation for Severe Dumping Syndrome and Malabsorption

These procedures consist of 1. converting a Billroth II (gastrojejunal) anastomosis after gastric resection to a Billroth I (gastroduodenal) anastomosis and 2. isolating a segment of jejunum or transverse colon and inserting it between the resected stomach and the duodenum either as an associated procedure at the time of the partial gastrectomy to retard the passage of food from the gastric pouch into the duodenum or as a secondary procedure when such complications as recurring ulcer or severe malabsorption and dumping syndrome associated with excessive loss of weight, anemia, bilious vomiting, and steatorrhea develop. They are used less frequently as primary or secondary operations in connection with a Billroth I partial gastrectomy [6, 10, 15, 16].

A variety of disorders which constitutes the postgastrectomy and malabsorption syndrome have been benefited by these procedures, although benefit for each variety seems to be distributed capriciously among the patients (KAY and COX [12]). Recurring ulcer is a hazard even when vagotomy is added to the procedures.

1. Résumé of Current Opinion

When the postgastrectomy syndrome (usually after Billroth II) includes severe malnutrition, bilious vomiting, loss of appetite, loss of weight, diarrhea, steatorrhea, or postcibal vasomotor symptoms, consideration should be given to interposing a loop of jejunum between the resected stomach and the duodenum, after removal of the gastrojejunal anastomosis. An accompanying vagotomy should be done to prevent recurring ulceration. Good results have followed in most cases as reported by SACHAROW [16], ANNERSTEN [1], HEDENSTEDT [5, 6], KAY and COX [12], and WIRTZ and co-workers [23]. (SACHAROW reported 55 such operations in 1956 and summarized 128 other cases reported in the literature [16].) HENLEY [8—10], ANNERSTEN [1], and HEDENSTEDT [5, 6] have also interposed a loop of jejunum as an initial procedure at the time of partial gastrectomy, at first without but later with vagotomy. Whenever the procedure is used in association with partial gastrectomy, ulceration in the replacement loop — even with vagotomy — must always be considered as a possibility, small as it may be. A replacement loop isolated from the transverse colon, as advocated by MORONEY [14], apparently has not been used frequently. In cases in which a Billroth II has been performed previously, portions of one or both limbs of the jejunum attached to the stomach during the Billroth II procedure may be used as replacements, and their divided ends (15 to 20 cm beyond the stomach) may be anastomosed to the duodenum to restore jejunal continuity.

The Billroth II gastrectomy (including the Polya and other modifications) has been the most popular operation for the surgical treatment of peptic ulcer for the past 40 years. Since Dragstedt's studies on gastric physiology related to the vagus nerve, the more conservative gastric operations, gastroenterostomy, pyloroplasty, and gastric antrectomy have been done more frequently than previously, for the addition of vagotomy has reduced the incidence of recurring ulcer. Without vagotomy these procedures have had a much higher incidence of ulcer recurrence than occurs after a two thirds partial gastrectomy. When the more conservative procedures have been used, some of the undesirable results which have sometimes followed high (extensive) gastric resections have occurred less often.

Unfortunately, undesirable sequelae and recurring ulceration occasionally follow all types of gastric operation. Certain of these complications, are known to occur with various frequencies in the different sexes, in different races of people, and in particular types of individuals. Emotional, malnourished, labile, asthenic individuals will, for example, have a higher incidence of the dumping syndrome and loss of weight than will hearty robust younger individuals; and some patients of the former type will have the disturbing symptom of bilious vomiting. Symptoms of this type occur more frequently after the Billroth II type of gastric resection than after the Billroth I type and more often in patients of the Caucasian races than in those of the Oriental. The original operative procedure adaptable to one type of patient may be unsuitable for another, and anticipation of postoperative complications should influence the selection of the first procedure. Despite such selection, troublesome symptoms may develop in rare cases and require an additional operative procedure.

WALTERS, CHANCE, and BERKSON [20] have shown that resection of the stomach (Billroth II) is the best procedure where a gastro-jejunal ulcer develops after a gastroenterostomy. If a Billroth I conversion is made, vagotomy must be added to reduce the increased incidence of recurring ulcer. When gastrojejunal ulcer develops after gastric resection, vagotomy is the preferable procedure, with and without gastric resection depending on the amount and concentration of free hydrochloric acid in the gastric secretion. In patients with or without recurring ulcer who develop severe nutritional disturbances after extensive gastric resection, the conversion of a Billroth II type of anastomosis (gastrojejunal) to a Billroth I type (gastroduodenal) or the interposition of an isolated loop of jejunum or colon between the remaining segment of the stomach and the duodenum has been followed by good or excellent results as reported by SACHAROW [16], HENLEY [10], ANNERSTEN [1], HEDENSTEDT [5, 6], and others. The former procedure may suffice if a third or more of the stomach has been allowed to remain at the time of the initial gastric resection (PERMAN [15], BOHMANSSON [2], MOORE and HARKINS [13], and CAPPER and WELBOURN [3]. A vagotomy should be added.

The excellence of the results of partial gastrectomy of the Billroth II type in my experience probably explains the fact that, in more than 36 years of experience as a surgeon at the Mayo Clinic, I employed the conversion of a Billroth II to a Billroth I in less than 20 cases and interposed an isolated loop of jejunum in but two.

In 1951, MORONEY [14] suggested the use of an isolated segment of colon to replace the resected portion of the stomach in order to increase the capacity of the stomach and to retard the passage of food into the duodenum to which it was anastomosed. In 1952 and 1953, HENLEY [8, 9] reported on the insertion of an isolated loop of jejunum between the resected stomach and duodenum; and, in 1957, he reported a 5-year study of 115 patients who had undergone partial or total gastrectomy and replacement with a jejunal loop. He used the operation in 60 cases of duodenal ulcer (46 men; 14 women). Ulcer occurred in 23% of the cases! There were 28 cases of gastric ulcer with one recurrence and one death. The patients in whom recurring ulcer did not develop gained weight, their blood hemoglobin values became normal, and in general they were said to have had excellent results. The high incidence of marginal ulceration after the operation was noted particularly in patients with significant residual gastric acid output. (Recurring ulcer has been greatly reduced by the addition of vagotomy to the jejunal replacement.)

HENLEY suggested the following reasons for his use of a loop of jejunum: 1. to augment the capacity of the remaining portion of the stomach, 2. to allow gastroduodenal continuity with the hope that the patient's nutritional state would improve, 3. to prevent development of the dumping syndrome, and 4. to prevent bilious vomiting. HENLEY [8, 9] and HEDENSTEDT [5, 6] used the combined operation as a primary procedure, but it was used for the most part as a secondary one. Either the afferent loop or the efferent loop of the Billroth II gastric jejunostomy was sutured to the duodenum. After the loop segments from the jejunum were detached and sutured, one to either the end or side of the duodenum and the other to the remaining portion of the stomach, jejunal continuity was re-established by end-to-end anastomosis.

HARKINS credits E. I. SACHAROW as the first to report the clinical use of the distal jejunal interposition in 1939; by 1956, SACHAROW had done 55 such operations. In 1959, HEDENSTEDT [5] reported on 117 interposition operations, consisting of 2 total gastrectomies with jejunal replacement for high gastric ulcer, 36 partial gastrectomies with jejunal replacement and vagotomy for duodenal ulcer and 40 for gastric ulcer, 18 partial gastrectomies with jejunal replacement without vagotomy for duodenal ulcer, and 15 secondary jejunal replacements for severe disabling postcibal symptoms — 12 after Billroth II resection with antecolic and retrocolic anastomosis, 2 after Billroth I resection, and 1 after a primary procedure for carcinoma of the stomach. One death from uremia occurred late in the postoperative course. HEDENSTEDT [5] emphasized, "Vagotomy is now performed in all cases of duodenal ulcer in men". To summarize, he said, "These recent cases have as yet shown no signs of dumping syndrome, the blood values are normal, and the weight gains fully equal to those recorded in the series reported in the foregoing."

Two years later HEDENSTEDT, LILJEDAHL, and MATTSSON [7] studied the motility of the stomach, duodenum, and small intestine with cineradiography 3 to 6 months after operation. Their summary was in part as follows: "After partial gastrectomy and jejunal transposition, with or without vagotomy, the emptying mechanism of the gastric stump was found to be physiologic, the contrast material being halted in the gastric stump in the normal manner. In vagotomized patients, the evacuation of the contrast meal was somewhat slower. The gastrojejunostomy acted as a sphincter, allowing the rhythmic passage of contrast material in portions to the jejunal segment. The implanted jejunal segment served as a transport channel — not as a reservoir — through which the contrast meal passed fairly quickly to the duodenum. Physiologic peristaltic and antiperistaltic waves occurred in the transplanted jejunal segment as well as in the duodenum."

The case reported by WALTERS and NIXON [21] in 1959 is interesting because segments of both efferent and afferent loops of jejunum comprising the gastrojejunal anastomosis were anastomosed to the duodenum (Fig. 4A and B, case 2).

The operation has not been widely used in the USA as a primary procedure with partial gastrectomy, but it has been employed in some cases [12, 21—23] — specifically, after extensive partial gastrectomy, for the control of the malabsorption and dumping syndromes with steatorrhea, diarrhea, and sometimes nausea and vomiting. In my experience, severe symptoms of this type have developed in less than 2% of cases in which I have performed a two thirds partial gastrectomy for peptic ulcer. However, in approximately 15% of cases, malabsorption and the dumping syndrome of a milder degree may contribute to the development of a suboptimal nutritional state and may prevent patients from regaining their preoperative weight. Although these symptoms have developed after both the Billroth I and Billroth II types of anastomosis, the increase in the extent and height of the gastric resection over the years — from two thirds to three fourths of the stomach — has been largely responsible.

These undesirable symptoms have occurred with greater frequency after the Billroth II resection and gastrojejunal anastomosis than after the Billroth I anastomosis of the resected stomach to the duodenum.

WIRTZ and co-workers [23] have shown that the malabsorption and steatorrhea occurring after a Polya modification of the Billroth II operation largely result from stasis in a long afferent loop of jejunum, in which infection has developed. On studying cultures of secretions taken from afferent loop aspirates, they found *Escherichia coli* and *Aerobacter aerogenes* to predominate — in other words, mostly gram-negative bacteria; however, hemolytic streptococci were also isolated. Although symptoms and evidences of malnutrition with steatorrhea decreased with the use of appropriate antibiotics to which these bacteria were sensitive, the results were usually temporary and did not compare with the results obtained after an interposition of a 12—15 cm loop of jejunum between the stomach and duodenum in cases in which a Polya resection and gastrojejunal anastomosis previously had been made. They [23] said, "The interposition was followed by satisfactory and often dramatic improvement in eight of the nine patients, while one patient showed only limited improvement." Weight gains of up to 40 pounds occurred in some cases, and manifestations of correction of the secondary nutritional deficiency occurred from within 1 to 2 weeks after the operation and continued for follow-up periods of several to 27 months. *They emphasized that the interposition operation should be combined with a vagotomy to avoid marginal ulceration*, especially if significant residual acid output can be demonstrated. This was the case rarely in their postgastrectomy patients with steatorrhea whom they found characteristically to be achlorhydric or markedly hypochlorhydric. Vagotomy had been performed at the time of the original operation (gastric resection) in four of their cases. No vagotomies were done in the remaining five, during or after the interposition procedure, since the patients were achlorhydric after maximal histamine stimulation. In summarizing the reasons for beneficial results obtained by the interposition operation, they said that it eliminates the afferent-loop syndrome and restores gastrointestinal continuity, thereby eliminating the number of physiologic derangements which have been invoked to explain postgastrectomy, malnutrition, and dumping syndromes. They [23] continued, "It seems reasonable to assume, therefore, that stimulation of the pancreas, more effective mixing of food with pancreatic secretions, slower emptying of food from the stomach, and elimination of stasis and of bacterial proliferation in the afferent loop are all accomplished by the operation."

KAY and COX [12] reported their results in 15 cases. Twelve of their patients obtained satisfactory results; but, in the remaining three cases, results were unsatisfactory. One patient, a woman, continued to have a severe degree of steatorrhea associated with mineral and vitamin deficiencies and osteomalacia with crippling bone pain. Since the steatorrhea was not improved by the operation, the authors [12] said, ". . . benefits of jejunal transposition must be regarded as negligible even though she is delighted with her progress which is due, in large measure, to specific replacement therapy." To quote from their interesting article, "Finally, two patients are classified as 'failures', although both were completely rehabilitated and symptom-free for 12 months after revisional surgery. Thereafter, each relapsed with episodes of food vomiting and gave a history of minor haematemeses. The cause of the bleeding was shown to be recurrence of ulceration at the junction of the gastric remnant and the interposed jejunal segment. Both patients have required further surgery. One is again completely symptom-free; the other required a total gastrectomy and remains in a debilitated condition. In this last patient the opportunity was taken to repeat the augmented histamine test which had failed to reveal any acid secretion before revision. At this second test a small amount of acid (2.3 mEq. in 30 min) was detected." Free hydrochloric acid was also detected at a second test in the other patient. In discussing the reason for these failures, they said that an augmented histamine test should be made and that not only should each specimen be titrated but also its pH should be measured. If free acid is detected or if the pH of any specimen falls below 5.0, vagotomy should be performed at the same time as jejunal transposition.

Excretion of fat in the stool decreased markedly after operation in all but one case, and there was a considerable gain in weight in all but one of their cases. The duration of follow-up, which they characterized as "careful follow up", ranged from 6 months to 4 years. In summarizing their results, they stated that the patients were considered to have had unreservedly successful results. Grounds for this assessment were that all symptoms were either completely relieved or very substantially improved and that all patients were able to enjoy a return to normal life. They stated that some of these results were as dramatic and as gratifying as the best results of elective operation for intractable duodenal ulcer.

Reports of two cases follow. The first, reported by WALTERS and TAMA [22] in 1961, illustrates an unsuccessful result from a Polya resection of the stomach, its conversion to a Billroth I with an interposition loop of jejunum, and the continuing unsatisfactory result after the removal of the jejunal loop and restoration of gastrointestinal continuity. Results were more successful in the second case.

2. Report of Cases

Case 1. A 45-year-old man had undergone subtotal gastric resection and vagotomy elsewhere on August 10, 1956, for chronic duodenal ulcer. Three weeks after operation, he began to have frequent episodes of pallor, palpitation, sweating, and dizziness. These symptoms appeared within a few minutes after the ingestion of fluid, particularly milk or water, and lasted from 15—30 min. Although these episodes decreased in frequency during the next few months, 9 months after operation their frequency again increased. In addition, nausea, bilious vomiting, and epigastric discomfort were added to the dumping syndrome at this time. By the time the patient arrived at the Mayo Clinic, his symptoms occurred with practically every meal. They came on while he was eating and lasted for 1 to 2 hours. He also had noticed an increase in the number of bowel movements, to three or four a day, and the stools were bulky, greasy, and foul smelling. Dietary restrictions with divided small feedings supplemented by treatment with a variety of medications had failed to provide any relief. The patient had lost approximately 26 pounds from the time of the operation. He had become fearful of ingesting any fluid whatsoever, and he was unable to carry on his duties as an automobile dealer to any appreciable extent.

Roentgen examination of the stomach showed evidence of a very high gastric resection and of a gastrojejunostomy that was functioning freely. Gastric analysis did not yield free hydrochloric acid but did disclose the presence of bile, grade 1, on a grading basis of 1 to 4. A Hollander insulin tolerance test and a histamine test for stimulation of gastric secretions gave negative results.

Surgical exploration on January 25, 1960, revealed that an extensive resection of the stomach had been performed previously; only a small segment of stomach was remaining. An anterior Hofmeister-Polya type of anastomosis had been performed. There was no dilatation of the proximal loop of the jejunum making up the anastomosis; also, there was no evidence of a stomal ulcer. Thorough examination of other abdominal organs revealed no abnormality.

The proximal jejunal loop was transected near the point of its attachment to the lesser curvature of the stomach and the end was closed by suturing. The distal, efferent loop, of jejunum was divided again about 15—20 cm distal to the point of attachment to the greater curvature of the stomach; and the open, proximal end was anastomosed to the duodenum. End-to-end anastomosis was made between the open ends of the jejunum.

The patient was dismissed from the hospital 14 days after the operation. Three months later, he wrote a letter stating that he had been asymptomatic, was gaining weight, and was able to do full-time work without difficulty. His personal physician wrote on August 8, 1960, that the patient continued to have minimal subjective complaints. (In this case, a vagotomy had been performed at the time of the initial high gastric resection. No attempt was made to search for vagus nerves at the esophageal-cardiac juncture at the time of the Billroth I intestinal replacement procedure performed by me.)

On July 17, 1964, the patient returned to the Mayo Clinic because of attacks of abdominal pain. He stated that in 1961 he had had a "resection of the colon" elsewhere for obstruction. In 1963, because of continuous nausea and vomiting, he was operated on elsewhere and "the stomach was put back like it was before". On his return to this clinic, he complained of abdominal pain, nausea and vomiting, and inability to work since his last operation. He had achlorhydria (as in 1960); also he gave a negative response to an insulin test and to a histamine test for stimulation of free hydrochloric acid. Gastric fluoroscopic and roentgenographic examinations showed a Polya anastomosis functioning well, but gastroscopic examination revealed an anastomotic ulcer on the gastric side of the anastomosis. The diagnosis of anastomotic ulcer was made. Because of his marked depression, his many emotional problems, and his lack of insight, he was hospitalized on the psychiatric service. His medication was changed from meperidine and phenobarbital to promazine (Sparine) and meprobamate (Equanil), and he was placed on a medical regimen for the treatment of his ulcer. Surgical therapy was not advised in view of his emotional instability, the fact that a high gastric resection with vagotomy had been done previously, and the absence of free hydrochloric acid in his gastric secretions. He has not been heard from since his dismissal from the Mayo Clinic on July 31, 1964.

Case 2. A 43-year-old unmarried female nurse first registered at the Mayo Clinic on May 12, 1958. She complained of daily episodes of vomiting which had followed a Billroth II gastric resection for duodenal ulcer. She gave a history of migraine headaches and vomiting since childhood. The vomiting which she had experienced after the gastric operation was different from that which accompanied her migraine headaches. At 20 years of age, she had a hysterectomy. In 1945, she began having symptoms similar to those associated with peptic ulcer and melena. The diagnosis of duodenal ulcer was confirmed by roentgenographic examination. In 1955, she had undergone elsewhere a gastric resection of the Billroth II type for chronic bleeding duodenal ulcer. Subsequent to the operation she obtained relief from her symptoms of ulcer and did not vomit for 3 months. However, vomiting subsequently became frequent again. A year later (1956) jejunojejunostomy was performed elsewhere to relieve the vomiting. She continued to vomit, but she now vomited bile only — never food. This might occur at any time — after meals, between meals, or early in the morning. She usually went to bed with an emesis basin handy. The vomitous was always yellow bile. About half the time the vomiting was preceded by nausea; at other times she had a burning sensation in the throat, which would be followed by vomiting. She denied ever inducing vomiting with her finger. When in bed she seemed to be helped if her head was elevated.

On examination at the Mayo Clinic, a roentgenogram of the stomach showed evidence of a high gastric resection with gastrojejunostomy below which was a jejunojejunostomy. A long afferent loop of jejunum was evident. The jejunojejunostomy seemed to empty slowly. Gastric analysis showed no free hydrochloric acid, a total acidity of 40 to 46 units, and bile, grade 2.

Operation revealed a high Billroth II anterior resection of stomach with a jejunojejunostomy. So little stomach remained that it would have been impossible to approximate it to the duodenum. A transection of the jejunal loops at the jejunostomy was done and the proximal ends of both loops were anastomosed to the side of the duodenum (Fig. 5 *B*).

An uneventful convalescence followed. Gastric analysis 36 days after operation still showed no free hydrochloric acid (total acidity 16).

A follow-up letter in August 1965 indicated that roentgenographic examination of the stomach in the spring of 1965 showed no abnormalities other than the structural changes accomplished at operation. The patient said that she was extremely well and had vomited bile only once since the operation, at a time when she was having a severe migraine headache. She stressed the point that the operation had completely eliminated the invalidism she had had for almost 20 years (that is, since the beginning of her ulcer symptoms).

3. Results

In early studies of cases with jejunal or colon replacement without vagotomy, MORONEY [*14*] and HENLEY [*9*] reported an ulcer recurrence of 7%. Later in 1959, HENLEY [*10*] reported 17% incidence of stomal ulceration when vagotomy had not been done, but in 22 cases of jejunal replacement with vagotomy to the proximal stomach no ulcers were noted. HEDEN-STEDT [*5*] reported that, in the last 125 or 225 cases in which he had used the combined procedure (with vagotomy), there were no ulcer recurrences.

HARKINS, NYHUS, and I are thoroughly in accord with the idea that a longer period must elapse before conversion operations or jejunal interposition operation with vagotomy can be fully evaluated, not only from the standpoint of functional results but also with respect to the incidence of ulcer recurrence either in the gastrojejunal or jejunoduodenal stoma of the interposed loop of intestine or in the loop of intestine itself. Unsatisfactory results may be expected in cases similar to case 1, in which the patient was a highly emotional unstable individual.

However, in many of those cases in which a recurring ulcer did not develop, severe symptoms of malabsorption or of the dumping syndrome have followed extensive gastric resections (especially for duodenal ulcer). HENLEY [*9, 10*] and HEDENSTEDT [*6*], who studied a large series of such cases for periods as long as 4 years, and KAY and COX [*12*] and WIRTZ and co-workers [*23*] concluded that, for most of these cases, the interposition of a loop of jejunum between the resected stomach and the duodenum has resulted in excellent or very good results — in most cases with a gain in weight, improvement of the blood constituents, decrease in steatorrhea (and diarrhea), and diminution of severity of the dumping syndrome.

Ulcer recurrence is minimal if an associated vagotomy is performed at the time of the jejunal interposition operation. TANNER [*18*], WALLENSTEN [*19*], and SPATH and KRON-BERGER [*17*] reported excellent results in the conversion of the Billroth II to a Billroth I (if a vagotomy was added) for the relief of severe symptoms resulting from the dumping syndrome.

The risk of the "conversion" or the jejunal-loop interposition is low and should not deter one from doing either type of operation as a secondary procedure. There seems to be little need for it as a primary procedure now that experience has shown that limited gastrectomy — antrectomy — when combined with vagotomy, has resulted in a decrease in the dumping and malabsorption syndromes and without an increased incidence of recurring ulceration when compared with results of the two thirds to the three fourths gastric resection. Even so, complete evaluation of the former operation (antrectomy and vagotomy) must await the passage of many years to determine the incidence of recurring ulcer.

References

[1] ANNERSTEN, S.: Cited by HARKINS, H. N. [4].

[2] BOHMANSSON, G.: Cited by HARKINS, H. N. [4].

[3] CAPPER, W. M., and R. B. WELBOURN: Cited by HARKINS, H. N. [4].

[4] HARKINS, H. N.: Specific standard operations (primarily for peptic ulcer). 1. Gastric resection: Billroth I. In: H. N. HARKINS, and L. M. NYHUS, Surgery of the stomach and duodenum, p. 408—429. Boston: Little, Brown & Co. 1962.

[5] HEDENSTEDT, S.: Gastrectomy with jejunal replacement. Acta chir. scand. 117, 295—309 (1959).

[6] — Cited by JESSEPH, J. E. [11].

[7] — S.-O. LILJEDAHL, and O. MATTSSON: Motility of the gastrointestinal tract after partial gastrectomy with special reference to operations with jejunal transposition: A cineroentgenographic study. Acta chir. scand. 121, 448—454 (1961).

[8] HENLEY, F. A.: Gastrectomy with replacement: A preliminary communication. Brit. J. Surg. 40, 118—128 (1952).

[9] — Gastrectomy with replacement. Ann. roy. Coll. Surg. Engl. 13, 141—160 (1953).

[10] — Cited by HARKINS, H. N. [4].

[11] JESSEPH, J. E.: Miscellaneous operations for peptic ulcer. In: H. N. HARKINS, and L. M. NYHUS, Surgery of the stomach and duodenum, p. 519. Boston: Little, Brown & Co. 1962.

[12] KAY, A. W., and A. G. COX: Jejunal transposition for the postgastrectomy patient. Brit. J. Surg. 51, 763—767 (1964).

[13] MOORE jr., H. G., and H. N. HARKINS: Cited by HARKINS, H. N. [4].

[14] MORONEY, J.: Colonic replacement of the stomach. Lancet 1951I, 993—996.

[15] PERMAN, E.: Cited by HARKINS, H. N. [4].

[16] SACHAROW, E. I.: Cited by HARKINS, H. N. [4].

[17] SPATH, F., and L. KRONBERGER: Cited by HARKINS, H. N. [4].

[18] TANNER, N. C.: Cited by HARKINS, H. N. [4].

[19] WALLENSTEN, S.: Cited by HARKINS, H. N. [4].

[20] WALTERS, W., D. P. CHANCE, and J. BERKSON: Comparison of vagotomy and gastric resection for gastrojejunal ulceration: A follow-up study of 301 cases. Surg., Gynec. Obstet. 100, 1—10 (1955).

[21] —, and J. W. NIXON jr.: Double jejunal-loop replacement of resected stomach for bilious vomiting. Arch. Surg. 79, 479—482 (1959).

[22] —, and L. TAMA: Jejunal loop interposition: A case of interposition for postgastrectomy syndrome following the Billroth II operation. Arch. Surg. 82, 625—626 (1961).

[23] WIRTZ, C. W., J. Y. TEMPLETON III, CH. FINEBERG, and F. GOLDSTEIN: The correction of postgastrectomy malabsorption following a jejunal interposition operation. Gastroenterology 49, 141—149 (1965).

Zu 5. Das Carcinom des operierten Magens* (vgl. S. 748)

Beim echten Magenstumpfcarcinom, d. h. einem solchen, das in einem wegen früherer benigner Krankheit (meist Ulcus) operierten Magen entstand, hat man bis vor wenigen Jahren überwiegend einen resignierenden Standpunkt eingenommen. Nach letzten Berichten, wie z. B. von V. HOFFMANN (1960), 54 Fälle; BOECKL u. LILL (1963), 29 Fälle, scheint sich jetzt ein Wandel der Auffassung, wenn auch in sehr bescheidenen Grenzen, anzubahnen. Das eigene Beobachtungsmaterial beträgt 25 Fälle (1950—1964).

Die Operationsindikation hängt auch hier abgesehen von Alter, Allgemeinzustand und häuslichem sowie sozialem Milieu des Patienten vom Lokalbefund und den Passageverhältnissen ab. Sitz, Ausdehnung und Verhalten des Tumors zu Nachbarorganen sowie Ausmaß der Nah- und Fernmetastasierung sind für die Frage der Operabilität und die Wahl des Operationsverfahrens entscheidend; besonders wichtig ist in diesem Zusammenhang die Klärung der Verhältnisse im retrogastralen Raum.

Als bevorzugte Lokalisation fand sich in unserem Krankengut die Kardia-Fundus-Gegend, die kleine Kurvatur, der Magenstumpf in mehr oder minder ganzer Ausdehnung und der anastomosennahe Magenstumpfabschnitt, und zwar in 8, 2, 8 bzw. 7 Fällen.

Für das *Tumorstadium* wurde in Anlehnung an GÜTGEMANN, HÄRING, HOLLE und HEINRICH die Einteilung in A-, B-, C- und D-Fälle gewählt. Ein relativ kleiner Tumor ohne sicht- und tastbare Lymphknotenmetastasen fand sich nur 5mal. Größere, aber noch bewegliche und auf die Magenwand beschränkte Carcinome mit beginnender Metastasierung konnten nur

---

* Bearbeitet von A. WILHELM, nach einem Vortrag, gehalten am 15. 10. 1965 auf der Mittelrheinischen Chirurgentagung in Bonn.

2mal festgestellt werden. Ebenso selten waren C-Fälle, also fortgeschrittene, aber durch erweiterte Operationsverfahren noch entfernbare Carcinome mit Infiltration der Magenwand in ganzer Tiefe, Tumoreinbruch in ein oder mehrere Nachbarorgane und zahlreiche Nahmetastasen. *Inoperabilität* bestand bei 16 der insgesamt 25 behandelten Stumpfcarcinome.

Tabelle 75. *Magenstumpfcarcinome nach vorausgegangener Ulcusresektion*

Autoren	Ulcus-resektionen	Stumpf-carcinome	Prozent-satz
HELSINGEN u. HILLESTADT (1956)	303	11	3,3
DENCK (1957)	2054	4	0,5
HEINZEL, HESS u. LAQUA (1960)	2150	23	1,35
LIAVAAG (1962)	616	14	2,3
RAPANT (1963)	1491	35	2,3
HOFFMANN (1964)	800	5	0,75
BECKER u. FREUND (1964)	3248	38	1,14

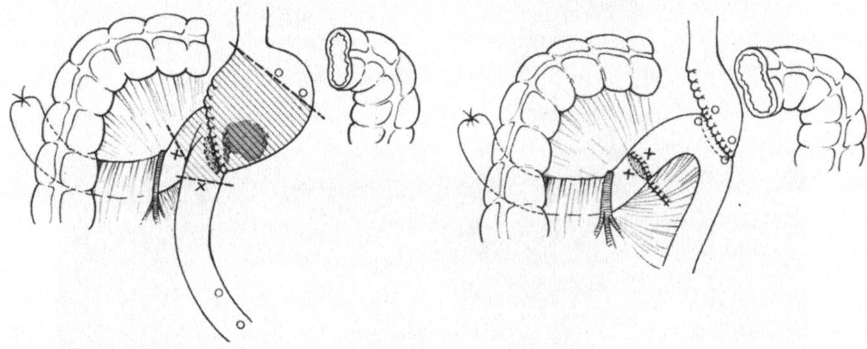

Abb. 572. Kleine noch resezierbare Stumpfcarcinome sind eine große Seltenheit. (Abbildung nach DEUCHER, 1964)

Für die radikale Behandlung des Magenstumpfcarcinoms ergeben sich auf Grund der bisher bekannten Äußerungen im Weltschrifttum folgende Möglichkeiten:

Im Stadium A und B die *Totalresektion* des Magenstumpfes einschließlich der Anastomose unter Wahrung aller Radikalitätskautelen, und zwar bei Sitz des Tumors am Mageneingang, an der kleinen Kurvatur und bei Befall des gesamten Magenstumpfes, falls nötig und zumutbar auch auf abdomino-thorakalem Wege.

Die *Nachresektion* des Magenstumpfes kommt nur bei distal gelegenen Carcinomen, ebenfalls im Stadium A und B, in Frage (Abb. 573a—d).

Im Stadium C ist das Stumpfcarcinom nur noch bedingt radikal operabel. Die *Totalresektion* muß häufig durch Milzexstirpation, Pankreas-, Colon- und Leberresektion *erweitert* werden.

Für die Wiederherstellung der Kontinuität des Verdauungstraktes nach Gastrektomie hat sich die Oesophagojejunostomie mit Rouxscher Anastomose oder, bei Verwendung einer einfachen Jejunumschlinge, mit Braunscher Anastomose bewährt.

Zur Palliation kann *im Stadium D* bei Stenosierung des Mageneinganges eine Magenfistel angelegt werden, die aber mit hinlänglich bekannten Nachteilen verbunden ist (Abb. 574). Auf die Möglichkeit einer Freihaltung der Passage durch Einlegen einer Endoprothese, z. B. des Celestinrohres (Abb. 186ff.) sei daher hingewiesen.

Für die übrigen Tumorlokalisationen kommt die hohe Gastroenterostomie als Umgehungs- bzw. Überlaufanastomose in Frage, vorausgesetzt, daß der Mageneingang passierbar und für die Anastomose genügend carcinomfreie Magenwand vorhanden ist.

Bei besonders ausgedehntem Carcinom und nachgewiesener Fernmetastasierung kann meist nur eine Jejunumfistel angelegt werden.

Schließlich sei noch an die Möglichkeit einer Oesophagojejunostomie als Umgehungsanastomose erinnert, wie sie RIENHOFF, ROUX u. a. beim inoperablen Kardianeoplasma empfohlen haben vgl. Abb. 174ff.

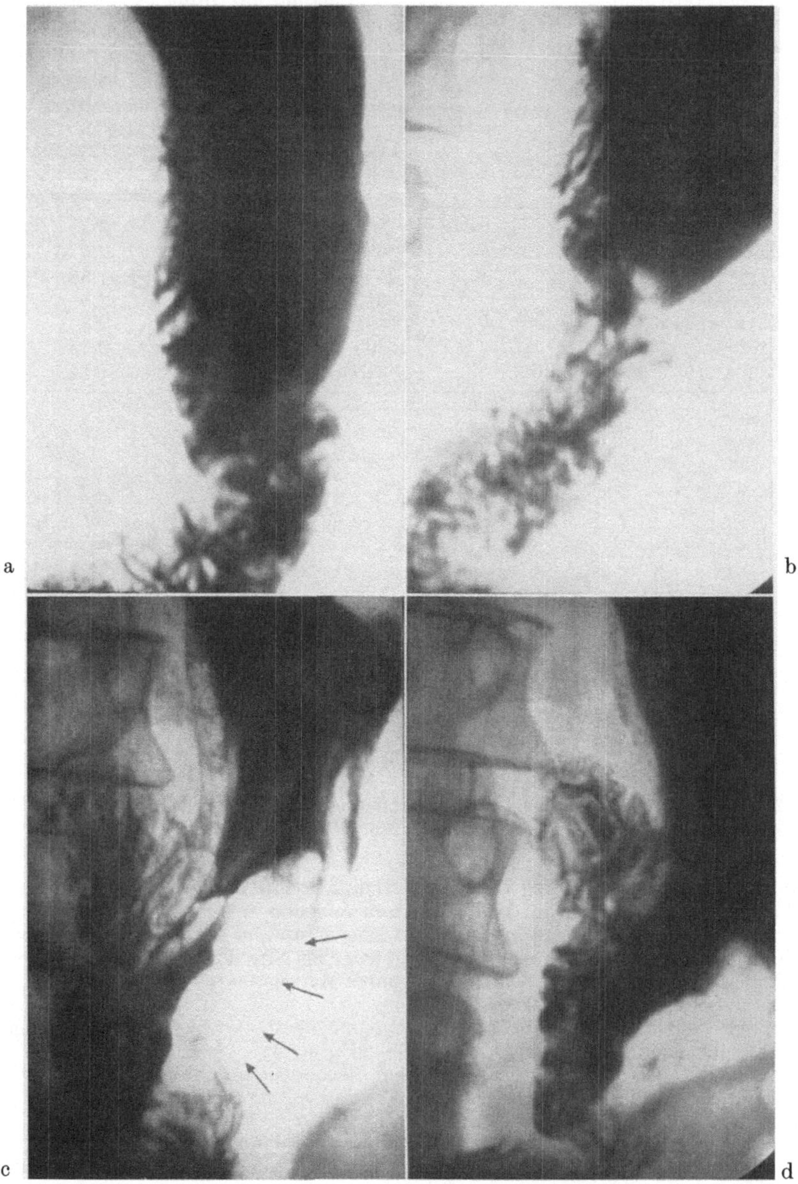

Abb. 573a—d. Zustand nach Resectio B-II wegen Ulcus duodeni, innerhalb 8 Jahren Entwicklung eines Stumpfcarcinoms. a u. b 5 Jahre nach Resektion, Verdacht U.p.j., kons. Behandlung. c u. d 8¹/₂ Jahre nach Resektion, Stumpfcarcinom auf abführende Schlinge übergreifend. Subtotalresektion, Überlebenszeit 15 Monate

Resultate. Alle genannten Verfahren kamen zur Anwendung. Es wurden bei 25 Fällen in einem Beobachtungszeitraum von 15 Jahren 23 Stumpfcarcinome in B II-Mägen, 2 Carcinome in B I-Mägen gezählt. Folgende Ergebnisse wurden erzielt (Abb. 576).

Das Durchschnittsalter der Patienten betrug 60 Jahre. Es konnte 6mal eine Totalresektion und 3mal eine Nachresektion durchgeführt werden. In 4 Fällen mußte gleichzeitig eine Milzexstirpation, eine Pankreas- oder Colonresektion vorgenommen werden. Von den restlichen

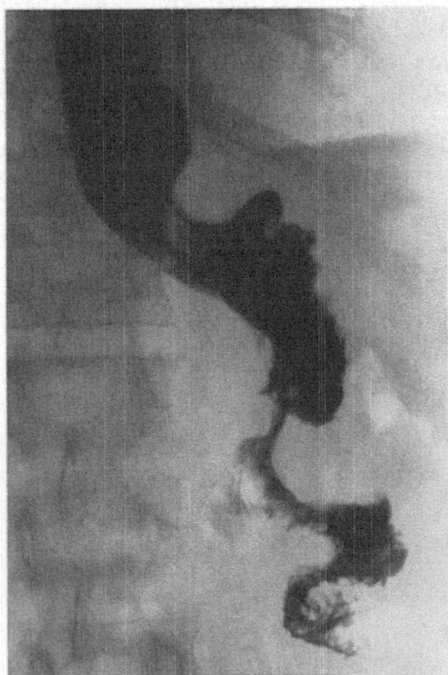

Abb. 574. *Stumpfcarcinom im Stadium C, D.* Fast stets sind nur noch palliative Maßnahmen (Tumorintubation, innere Umgehungsanastomosen, Jejunalfistel) möglich. Auch
Fernmetastasierung findet sich in den vorgerückten Stadien häufig (vgl. Abb. 575)

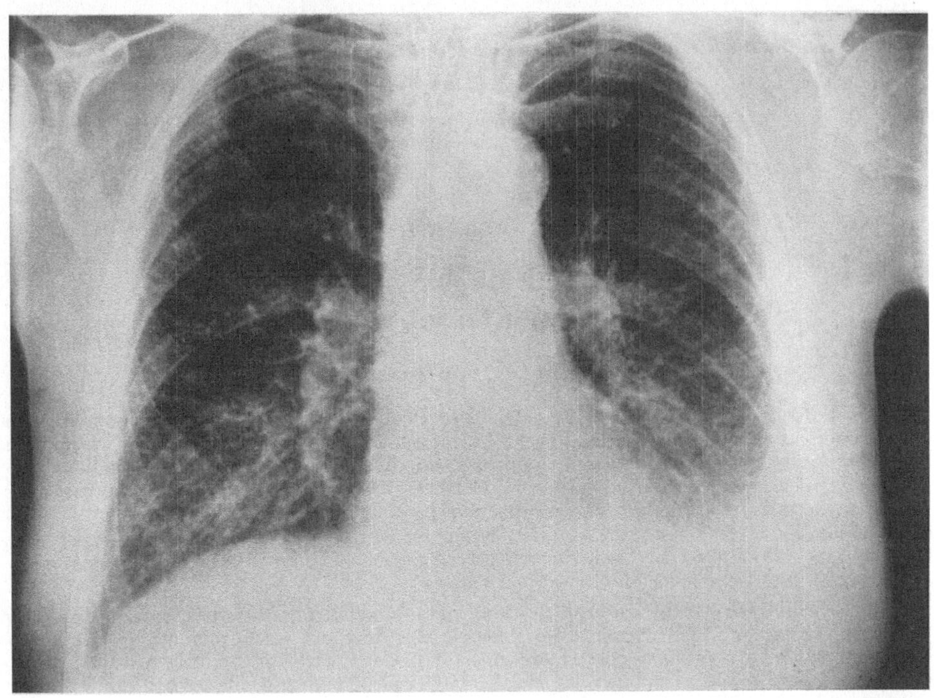

Abb. 575. Gleicher Fall wie Abb. 574, Lymphangiosis carcinomatosa beider Lungen; Beschränkung der Indikation auf Minimaleingriffe

Patienten waren 8 palliativ operabel; 5mal konnte nur probelaparotomiert werden. 3 durchschnittlich 77 Jahre alte Patienten konnten nur konservativ behandelt werden.

In den ersten 4 Wochen p.op. verstarben 7 der 22 operierten Patienten, also 30%, was der aus der Literatur bekannten Mortalität von durchschnittlich 30—40% entspricht.

Gemessen an der *Überlebenszeit*, zeigten sich die *günstigsten Ergebnisse bei den Radikaloperierten*, die durchschnittlich *26 Monate* überlebten. Während die *Palliativoperierten* noch etwa *8 Monate* lebten, verstarben die *Probelaparotomierten* und Konservativbehandelten nach durchschnittlich *3 Monaten*. Zu einer *Dauerheilung* kam es bei einer nachresezierten Frau, die seit *14 Jahren beschwerdefrei* ist und damit die längste Überlebenszeit aufweist, die unseres Wissens bei einem Magenstumpfcarcinom bekannt ist.

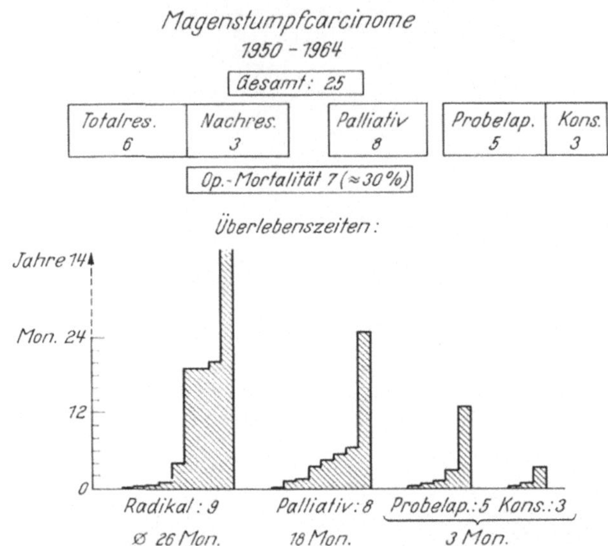

Abb. 576. *Ergebnisse der Behandlung von 25 Stumpfcarcinomen im operierten Magen.* (Chir. Universitäts-Klinik, Würzburg)

Kommentar

Die Häufigkeit des Carcinoms im operierten Geschwürsmagen

Von G. Griesser

Veranlaßt durch die in letzter Zeit gehäufte Beobachtung von Magencarcinomen nach Operationen wegen eines Geschwürleidens (Magenresektion, Gastro-Jejunostomie) wurde dem Schicksal der wegen eines Ulcus ventriculi bzw. duodeni an der Chirurgischen Universitätsklinik Tübingen operierten Kranken der Jahre 1920—1935 nachgegangen. Die dabei erzielten Resultate decken sich mit einer schon früher durchgeführten Erhebung an operierten Magengeschwürskranken der Jahre 1913—1940, denen als Vergleichsgruppe die rein konservativ behandelten Fälle eines Ulcus ventriculi der Medizinischen Universitätsklinik Tübingen der Jahre 1913—1940 gegenübergestellt werden konnten.

Die Erhebungen wurden unter Beachtung der notwendigen statistischen Kautelen vorgenommen. Entgegen dem üblichen Vorgehen, die Häufigkeit des Carcinoms im operierten Magen mit Hilfe von Sektions- oder Operationsstatistiken zu ermitteln, wurde versucht, durch umfassende Nachforschungen das Schicksal der Operierten über größere Zeiträume hinweg aufzuklären. Dazu dienten neben Anschreiben und Untersuchungen der noch Lebenden, Nachfragen bei Angehörigen, Hausärzten, Krankenanstalten und vor allem die amtliche Todesursachen-Diagnose.

Unter Berücksichtigung von Geschwürslokalisation und Operationsart (Magenresektion nach Billroth I und II, Gastro-Jejunostomie) ergab sich eine *erstaunlich hohe Quote an Carcinomen in den operierten Mägen.*

Da das Magencarcinom, besonders im Endstadium, ein so prägnantes, kaum verkennbares Krankheitsbild bietet, können die Ergebnisse der bisher durchgeführten 3 Erhebungsreihen als stichhaltig angesehen werden. So sind Verzerrungen durch gehäufte falsch-positive Diagnosen kaum möglich. Falsch-negative Befunde sind dagegen denkbar, so daß die ermittelten Krebshäufigkeiten als Mindestwerte aufgefaßt werden müssen.

Tabelle 76. *Ulcera duodeni, operativ (1920—1935)*

Gesamt	271
Schicksal	
Todesursache } unbekannt	—47
Operationsart	
	224
davon am 31. 12. 63 *lebend*	82
bis 31. 12. 63 *gestorben*	142
davon an Magen(stumpf)-Carcinom	14 = 6,25%

Tabelle 77. *Ulcera ventriculi, operativ (1920—1935)*

Gesamt	430
Schicksal	
Todesursache } unbekannt	—76
Operationsart	
	354
davon am 31. 12. 63 *lebend*	50
bis 31. 12. 63 *gestorben*	304
davon an Magen(stumpf)-Carcinom	50 = 14,1%

Tabelle 78

Operationsart	Ulcus ventriculi				Ulcus duodeni				ins-ge-samt
	lebend ohne Ca.	gestorben		Summe	lebend ohne Ca.	gestorben		Summe	
		ohne	mit Ca.			ohne	mit Ca.		
B II	29	142	26 (13,2%)	197	54	90	9 (5,9%)	153	350
G.E.	9	53	19 (23,4%)	81	17	31	5 (9,4%)	53	134
Zwischensumme B II + G.E.	38	195	45 (16,2%)	278	71	121	14 (6,8%)	206	484
B I	12	59	5 (6,6%)	76	11	7	—	18	94
Zusammen	50	254	50 (14,1%)	354	82	128	14 (6,25%)	224	578

Tabelle 79. *Ulcus ventriculi, operativ (1913—1940)*

Gesamt	931
Schicksal } unbekannt	—351
Todesursache	
	580
davon am 31. 12. 63 *lebend*	101
davon mit einem Magen-Carcinom	3
bis 31. 12. 63 *gestorben*	479
davon an Magen(stumpf)-Carcinom	74
insgesamt Magen(stumpf)-Carcinom	77 = 13,3%

Tabelle 80. *Ulcus ventriculi, konservativ (1915—1940)*

Gesamt	563
Schicksal / Todesursache } unbekannt	—197
Fehldiagnosen	—9
spätere Magenoperation auswärts	—37
	320
davon am 31. 12. 63 *lebend*	67
bis 31. 12. 63 *gestorben*	253
davon an Magen-Carcinom	27 = 8,4%

Das der Untersuchung zugrunde liegende Material geben die Tabellen 76 und 77 wieder.

Teilt man, wie in Tabelle 78 geschehen, das zur Beurteilung verfügbare Krankengut nach Geschwürslokalisation und Art der durchgeführten Operation auf, so ergeben sich einmal statistisch signifikante Unterschiede zwischen den Ulcera ventriculi und den Ulcera duodeni in der Häufigkeit späterer Carcinome, wie auch innerhalb jeder Geschwürsart zwischen den einzelnen Operationsarten. Die Ergebnisse sind aus Tabelle 78 ersichtlich.

Von Interesse scheint die Beobachtung, daß 49 der rein konservativ behandelten Patienten mit einem Magengeschwür = 15,5% den bekannten Komplikationen des Ulcus ventriculi, vor allem Perforation und Blutung, erlegen sind.

Das durchschnittliche Intervall zwischen Ulcus, Operation und Krebsmanifestation in allen Kollektiven betrug um 20 Jahre, mit einem Minimum von 5 und einem Maximum von 40 Jahren.

Wenn man die Ergebnisse der statistischen Erhebung auf der Grundlage klinischer Beobachtung interpretieren will, wird man zu der Vermutung kommen, daß nicht ein etwa zurückgelassenes Ulcus die alleinige Ursache für die Krebsentstehung sein kann. Vielmehr muß dafür auch an die durch Billroth II bzw. die GE erfolgte unphysiologische Vereinigung zweier anatomisch und funktionell nicht zusammengehöriger Schleimhautformationen gedacht werden. Röntgenologisch und histologisch lassen sich — dies ist aus zahlreichen Arbeiten bekannt, wie durch eigene Beobachtungen belegt — jahrelang bestehende Veränderungen nachweisen. Bei einer großen, wenn nicht überwiegenden Mehrzahl der Billroth II-Fälle findet sich das Bild einer chronisch-hypertrophischen „Gastritis", während bei den Billroth I-Mägen die Schleimhautverhältnisse nahezu normal sind.

Als histologisches Substrat der röntgenologisch festgestellten Veränderungen lassen sich Umbauvorgänge der Magenschleimhaut, vor allem im Anastomosenbereich, nachweisen, während die Jejunumschleimhaut intakt bleibt. Derartige chronische, über Jahre verlaufende Umbauvorgänge machen die konsekutive maligne Entartung ohne weiteres plausibel. Möglicherweise beginnt also bei dieser artefiziellen Magen-Dünndarm-Anastomose eine Kausalkette mit dem Carcinom als Endergebnis.

Daß aber die Gastro-Jejunostomie (mit oder ohne Magenresektion) samt ihrem pathophysiologischen Folgeerscheinungen nicht der alleinige cancerogene Kausalfaktor sein kann, ergibt sich aus dem Vergleich mit den operierten Ulcera duodeni. Es ist zwar bekannt, daß das Ulcus duodeni sehr selten maligne entartet, wie auch primäre maligne Duodenal-Tumoren äußerst selten sind. Doch kann die mangelnde Bereitschaft des Duodenums zur malignen Entartung die signifikant niedrigere Carcinomquote im operierten Magen nach einem Ulcus duodeni im Gegensatz zum Ulcus ventriculi nicht erklären. Spielt sich der neoplastische Prozeß nun doch im Magen ab!

Hier ist man bislang nur auf Mutmaßungen angewiesen. Doch scheint aufgrund des in den Erhebungen festgestellten unterschiedlichen Verhaltens der beiden Geschwürsarten hinsichtlich der Carcinomentstehung einiges dafür zu sprechen, daß *das Ulcus ventriculi und das Ulcus duodeni*, trotz gleicher Morphologie, *nicht als eine nosologische Einheit im Sinne des häufig zitierten „gastro-duodenalen Ulcus" anzusehen ist.* Vielmehr liegt der Schluß nahe, daß die Noxen, die ein Ulcus im Magen entstehen lassen, durch die gesetzten pathophysiologischen Veränderungen die Voraussetzungen zur Carcinogenese im dafür eher bereiten Organ schaffen. Als eine weitere Schädlichkeit im Sinne einer Syncarcinogenese ist dann die Magen-Jejunum-Anastomose anzusehen, deren Träger — im Gegensatz zur Krebsquote von etwa 8% beim konservativ behandelten Magenulcus bzw. von ca. 7% im B I-Magen — die erschreckend hohe Quote von 15—16% (d. h. ca. 14% beim B II und bis zu über 23% bei der reinen GE) aufweisen.

Für die Klinik lassen die Erhebungen folgende vorläufige Schlußfolgerung zu:

1. In dem wegen eines Ulcus ventriculi nach Billroth II resezierten oder nur mit einer Gastroenterostomie versorgten Magen entsteht, soweit ein ausreichend großes Intervall — im

vorgelegten Material maximal 50, minimal 23 Jahre — berücksichtigt wird, in etwa 15—16%
(= fast 1/6) ein Carcinom. Das rein konservativ behandelte Ulcus ventriculi weist demgegenüber eine Quote von 8% auf. Dabei muß aber auf den hohen Prozentsatz von 15,5 der durch
das Ulcus bedingten tödlichen Komplikationen nachdrücklich verwiesen werden. Diese Zahlen
bestätigen von neuem die Indikation zur operativen Ulcus-Therapie, die außerdem durch die
chronisch rezidivierenden Beschwerden gegeben ist.

2. Die Carcinomquote wegen eines Ulcus ventriculi ist über doppelt so hoch wie die des
operativ behandelten Ulcus duodeni von 6,25%.

3. Unter den verschiedenen Operationsmethoden des Ulcus ventriculi ist die Gastro-
Jejunostomie (ohne oder mit Magenresektion) mit einer Quote von 15—16% an späteren
Carcinomen mehr belastet als die Magenresektion nach Billroth I mit nur 7%.

4. *Die vermehrte Krebshäufigkeit nach Gastro-Jejunostomie (mit oder ohne Magenresektion)
tritt nur beim Ulcus ventriculi, nicht aber beim Ulcus duodeni in Erscheinung.*

5. Bei der Resektion eines Magengeschwürs sollte daher die Methode Billroth II, soweit
als irgend möglich, zugunsten der nach Billroth I mit ihrer anatomisch und physiologisch
günstigeren Gastro-Duodenostomie verlassen werden.

L. Stichworte für ein Krankenblatt
über spezielle Magenchirurgie*

Nachfolgende Zusammenstellung der wichtigsten Stichworte für eine spezielle
Magenchirurgie erhebt keinen Anspruch auf Vollständigkeit. Sie erlaubt sowohl
Erweiterungen als auch Weglassungen. Sie soll die Ausarbeitung eines dokumen-
tationsgerechten speziellen Magenkrankenblattes erleichtern, wie es für eine
exakte Datenerfassung im modernen Krankenhaus unerläßlich geworden ist.

Auf eine definitive Programmierung wurde verzichtet, um an verschiedenen
Kliniken, so auch bei uns, versuchsweise mit einem speziellen Magenkrankenblatt
Erfahrungen zu sammeln. Die Liste möge alle interessierten Kollegen zur Ein-
führung dokumentationsgerechter Krankenblätter anregen. Hiervon ist die
Klärung mancher Widersprüche auf diesem Spezialgebiet zu erwarten.

A. Anamnese

aufgenommen von ...

     Datum ...

I. Spezielle Familien-Anamnese

Vater ... Jahre alt

Mutter ... Jahre alt

Geschwister, Blutsverwandte

1. Welche Angaben treffen zu?

lebt, ist gesund

lebt, ist krank, keine OP

OP, jedoch unsichere Angaben

OP am Magen, OP-Indikation unbekannt

OP wegen Ulcus

OP wegen Magen-Ca.

andere OP im Abdomen

am Magen-Ca. verstorben mit bzw. ohne OP

an anderen Krankheiten verstorben

2. Zusammenfassung der Familienanamnese

keine familiären Belastungen irgendwelcher
   Art

Stoffwechselanomalie in FA (z.B. Diabetes,
   Gicht)

Infektionskrankheiten in FA (z.B. Tbc, Ty)

Ca. allgemeiner Art in FA

angeborene Mißbildungen in FA

Geisteskrankheiten in FA

abdominelle Erkrankung in der FA, keine OP

abdominelle Erkrankung in der FA mit OP

mehreres zutreffend

andere Besonderheiten

**II. Spezielle Anamnese abdomineller
Erkrankungen des Patienten**

*1. Frühere Erkrankungen des Patienten im
Bauchraum ohne OP*

   keine

ja, unsichere Angaben, keine OP

Gastritis, Duodenitis

Ulcus ventr., Ulcus duodeni, Ulcus pepticum
   jejuni

unspezifische Darm-Erkrankungen, z.B.
   Gastroduodenitis, Ileitis, Appendicitis,
   Colitis

Infektionskrankheiten, z.B. Typhus, Ruhr

Hepatitis, Cholecystitis, Cholelithiasis,
   Ikterus

---

* Bearbeitet von H. Heymann, München.

Pankreas-Erkrankungen (-cysten, -steine, -itis, -fibrose, Tu.)

mehrere Krankheiten zutreffend

andere Besonderheiten

2. Welche Vor-OP im Abdomen liegen vor?

keine

eine OP im Abdomen, unsichere Angaben

andere Vor-Op

OP am Magen

mehrfache OP im Abdomen

Besonderheiten

3. Welche Folgen hatten die Vor-OP?

keine, unsichere Angaben

gelegentliche Restbeschwerden

dauernde Restbeschwerden ohne erkennbare Ursache

Restbeschwerden nach besonderen Ereignissen

Diätfehler u.ä.

Besonderheiten

4. Wo wurden die abdominellen Vor-OP durchgeführt?

nur in fremden Krankenhäusern

auch in der eigenen Klinik vor 19..

auch in der eigenen Klinik nach 19..

5. Wann war die letzte Vor-OP?

innerhalb der letzten 6 Monate

vor 6 Monaten bis 1 Jahr

vor 2—3 Jahren

vor 4—6 Jahren

vor 7—10 Jahren

vor mehr als 11 Jahren

6. Welche Ursache führte zu den Vor-OP im Abdomen?

ungenaue Angaben

Ulcus ventriculi

Ulcus duodeni

Perforation

Blutung

Neoplasma

7. Welche speziellen Vor-OP am Magen liegen vor?

Probelaparotomie

S.p.V. (selektive proximale Vagotomie) oder andere Vagotomieformen (mit Ulcusexcision) und Pyloroplastik (oder andere Drainageoperation)

S.p.V. (oder andere Vagotomie) und distale partielle Resektion Typ Billroth I

S.p.V. (oder andere Vagotomie) und distale partielle Resektion Typ Billroth II ohne oder mit Braunscher Enteroanastomose (BEA) antecolisch, retrocolisch

S.p.V. (oder andere Vagotomie) und Segmentresektion (mediale Resektion) und Pyloroplastik

S.p.V. (oder andere Vagotomie) und proximale partielle Resektion und Pyloroplastik

Umwandlungs-OP ohne Wiederherstellung der Duodenalpassage

Umwandlungs-OP zur Wiederherstellung der Duodenalpassage

Magen-Fistel (nach KADER, WITZEL) oder ähnliche, Magen-Tumorintubation

Gastroenterostomie (GE)

Bypass-OP = Umgehungs-OP = Oesophago-Jejunostomie, Y-Anastomose nach ROUX

Totalresektion: Oesophago-Jejunostomie, Y-Anastomose nach ROUX, o.a.

erweiterte Totalresektion mit Milz und partieller Pankreasresektion, Dünndarm- oder Dickdarmzwischenschaltung

B-II (ohne Vagotomie), $^2/_3$-Resektion, $^3/_4$-Resektion mit oder ohne BEA

antecolisch, retrocolisch

B-I (ohne Vagotomie), kleine oder große Resektion

andere Magen-OP

8. Welche anderen Vor-OP im Abdomen liegen vor?

Leber-OP, partielle Resektion, Hemihepatektomie, op. Biopsie

Gallenwegs-OP, Cholecystektomie, Choledocho-Duodenostomie, Choledocho-Jejunostomie mit Drainagen (T-Drain, verlorenes Drain)

Pankreas-OP, partielle Resektion, Cystektomie, Adenektomie

Jejunum-OP

Ileum-OP

Coecum-OP

Colon-OP

Stranglösungs-OP

Umgehungsanastomosen-OP

Meckel-Divertikel-OP

andere Divertikel-OP

Fistel-OP

Appendektomie

gynäkologische OP

Hernien-OP

Nieren-OP

9. Wo werden die Beschwerden angegeben?

Diffuse Beschwerden im Abdomen

hinter dem Sternum

in Oberbauchmitte, Epigastrium

unter dem Rippenbogen rechts, links

im Mittelbauch rechts, Mitte, links

im Unterbauch rechts, Mitte, links

10. Wie werden die Beschwerden beschrieben?
Druck, Völlegefühl, Gürtelenge
Blähungen, Leibkollern
Sodbrennen
Regurgitation
Dysphagie
Brechreiz, Erbrechen (Schleim, Speisen;
    sauer, faulig, gallig, blutig)
Erbrechen, wie lange nach dem Essen? . . .
sind ältere Speisereste dabei, wie alt? . . .
Koliken

11. Wie häufig sind die Beschwerden?
Dauerschmerz Tag und Nacht
nachts, morgens Nüchternschmerz
anfallsweise mit — ohne — erkennbare
    Ursache (z.B. Diätfehler)
beim Essen
nach dem Essen
vor dem Essen
durch kleine Mahlzeiten Linderung

12. Seit wann bestehen die Beschwerden?
unbestimmt, nicht sicher anzugeben
seit 1 Woche   seit 6 Monaten
seit 1 Monat   seit 12 Monaten
seit 3 Monaten   seit 1—2 Jahren
seit früherer anderer Krankheit
seit Vor-OP

13. Zusammenfassung der jetzigen abdominellen
    Beschwerden
kein auffälliges Beschwerdebild
typisches Beschwerdebild
ungewöhnliches atypisches Beschwerdebild
Beschwerdebild mit Symptomen, die vom
    Patienten objektiv erkennbar sind, wie
    z.B. Erbrechen, Gewichtsabnahme, Kräfte-
    verfall, Durchfälle

14. Angaben zur Nahrungsaufnahme
Widerwille gelegentlich vorhanden
Widerwille immer vorhanden
Unverträglichkeit, gelegentlich
Unverträglichkeit immer vorhanden
besonders auffallende Eßgewohnheiten,
    z.B. Vegetarier u.a.
keine Diät
zeitweise Einschränkungen nach eigenem
    Gutdünken
ständige Einschränkungen nach eigenem
    Gutdünken
zeitweise Diät nach ärztlichem Rat (Menge,
    Qualität)
Diät nach ärztlichem Rat nur nach Be-
    schwerden
ständige strenge Diät

Unverträglichkeit von:
Fett   Milchprodukten
Gebratenem   Hülsenfrüchten
Fleisch   Kohl, Kraut
Milch   Süßspeisen

15. Veränderungen des Körpergewichts
Zunahme von . . . kg in den letzten 6 oder
    mehr Monaten
Abnahme von . . . kg in den letzten 6 oder
    mehr Monaten
rapide Abnahme, deutlicher Gewichtsverlust
    von . . .kg in . . . Wochen

16. Stuhlgang
täglich, regelmäßig, geformt, braun
nicht regelmäßig
unverdaute Nahrung
hart, knollig   teerschwarz
bleistiftartig   sandgelb
breiig   farblos grau
wäßrig   blutig

17. Parasiten
Askariden   } bekannt
               } unbekannt
Oxyuren   { mit Kuren
Taenien   } ohne Kuren

18. Miktion
ohne Beschwerden
mehr als 3mal täglich
mehrmals nachts
Miktion schmerzhaft
Miktion ohne Druck
Nachträufeln
Pollakisurie
Oligurie
Dysurie

19. Nicotin und Alkohol
nie   Zigarren . . .
nicht mehr   Zigaretten . . .
früher mehr   Tabak
gelegentlich   Bier
täglich   Wein
                Schnaps

20. Vita-sexualis
Menarche
Klimax
regelmäßige Menses
Tage
Dauer
unregelmäßige Menses
letzte Menstruation am . . .
Geburten
Abgänge
venerische Infektionen

21. Eingenommene Medikamente
gelegentlich nach eigenem Gutdünken
nicht regelmäßig nach ärztlichem Rat
täglich regelmäßig nach ärztlichem Rat
ärztlich kontrollierte Dauermedikation
   mindestens 6 Monate

Acida	Laxantien
Antacida	Antikoagulantien
Belladonna	Insulin o. a.
Analgetica	Steroide
Narkotica	Herzmittel
Sedativa	Sonstige
Fermente	

22. Zusammenfassung der Anamnese
Die Anamnese enthält Auffälligkeiten
  in bezug auf:
Familienanamnese
Anamnese des Patienten
jetzige Beschwerden
Veränderungen des Körpergewichtes
Nahrungsaufnahme
eingenommene Medikamente
Genußmittel

23. Einweisungsdiagnose

B. Präoperativer klinischer Befund

In diesen Abschnitt sollten alle jene Befunde und Diagnosen übernommen werden, die für eine retrospektive Beurteilung von Bedeutung sein könnten.

I. Inspektion und Palpation

1. Bauchdecke
unauffällig (Hautspannung, Farbe, Behaarung und Muskeltonus sind regelrecht, keine Narben)
adipös
schlaffe trockene Haut, Falten abhebbar, Turgorverlust
schlaff
straff, pralle Spannung, Meteorismus, Ascites
bretthart
anämisch
ikterisch
Bauchglatze
Rectusdiastase
auffallende Venenzeichen
Caput Medusae
Spidernaevi
Operationsnarben — reizlos, entzündlich

2. Leber

nicht palpabel	höckerig
weich	klopfempfindlich

derb   druckempfindlich
hart   scharfrandig
... cm unter dem Rippenbogen
intraabdomineller Tastbefund
Ober-, Mittel-, Unterbauch; Mitte, rechts, links; Nabel, McBurneyscher — Lanzscher Punkt
Druckschmerzen
Resistenz
Tumor tastbar (Größe ...., glatt, höckerig, verschieblich, fixiert, druckschmerzhaft)
Loslaßschmerz

3. Milz
nicht palpabel
palpatorisch vergrößert ... cm (in Rechtsseitenlage)
weich
derb
Splenomegalie

4. Nierenlager
kein Druck- oder Erschütterungsschmerz
klopfempfindlich, rechts, links
druckempfindlich, rechts, links

5. Headsche Zonen
normale Berührungsempfindlichkeit
Hypersensibilität   Segmente ....
Hypästhesie   Segmente ....

6. Leistenregion
unauffälliger Palpationsbefund
Leistenhernie
direkte Hernie
indirekte Hernie
reponierbare Hernie
nicht reponierbare Hernie
Größe
Darmgeräusche in der Hernie
epigastrische Hernie, Größe ....
Nabelbruch, Größe ....

7. Analregion
normale unauffällige Schleimhautbefunde
Prostata rectal-digital unauffällig (kastaniengroß, seitengleich, abgrenzbar, normal elastisch, glatt, kein Druckschmerz)
äußere Hämorrhoiden
innere Hämorrhoiden
Analfissur
Kryptitis
Papillitis
Analfistel, Typ ...
Prostatahypertrophie, Größe ....
Prostatatumor, Größe ....

Rectumtumor (glatt, höckerig, zerfallend, verschieblich, fixiert, leicht blutend, durchgängig für ... cm, tastbare Ausdehnung ... cm)

II. Auskultation

normale Darmgeräusche

lebhafte Darmgeräusche

vereinzelte Darmgeräusche

Cöcalgurren

plätschernd

Stenoseperistaltik, klingende Geräusche

Totenstille, keine Geräusche

Zusammenfassung der wesentlichen klinischen Untersuchungsbefunde:

kein pathologischer Befund

deutlicher Tumor im Abdomen tastbar (Ulcus duodeni, Ulcus ventriculi, Neoplasma ventriculi)

Druckschmerz an lokalisierter Stelle (Penetration, Perforation, Ulcus duodeni, Ulcus ventriculi, Neoplasma ventriculi)

Verdachtsdiagnose: ....

C. Medizinisch-technische Untersuchungsbefunde

I. Laboruntersuchungen

1. Allgemeine Blutuntersuchungen

BKS

Hb

Ery

FI

Leuko

Segment

Stab

Jugendliche

Lymphocyten klein

Lymphocyten groß

Plasmocyten

Eosinophile

Basophile

Monocyten

Reticulocyten

Eos absolut

Thrombocyten

Pathologische Zellformen

Blutgruppe:

Rhesusfaktor

Blutzuckerbestimmung

Blutzuckerprofil

Blutzuckerbelastungsprobe

Thromboplastinzeit (Quick)

Bilirubin ges.

Bilirubin direkt

Harnstoff-N

Rest-N

Eisen

Natrium

Kalium

Chloride

Calcium

Phosphor

Diastase-Amylase

SGOT

SGPT

LDH

CRP

alkalische Phosphatase

saure Phosphatase

Gesamteiweiß

Papier-Elektrophorese

Thymol

2. Allgemeine Harnuntersuchung

spezifisches Gewicht

pH

Eiweiß

Eiweiß quantitativ

Zucker

Aceton

Urobilinogen

Urobilin

Bilirubin

Diazo

Indican

Diastase-Amylase

Sediment:

hyaline Cylinder

granulierte Cylinder

Erythrocyten

Leukocyten

Plattenepithelien

rudimentäre Epithelien

Calcium-Carbonat

harnsaure Kristalle

Oxalate

Urate

Grieß

Bakterien

3. Spezielle Blutuntersuchungen

a) Blutgerinnungsteste

Thromboplastinzeit-Quick

Recalcifizierungszeit

Thrombinzeit

Gerinnungsfaktoren

Thrombelastogramm

Fibrinogen

Blutungszeit

nativ Blutgerinnungszeit (LEE-WHITE)

b) Spezielle Leberfunktionsproben

Serum-Cholinesterase

Bromthaleintest

Leucin-Aminopeptidase (LAP)

Malatdehydrogenase (MDH)

Sorbit-Dehydrogenase (SDH)

c) Spezielle Nierenfunktionsuntersuchung

Volhardscher Wasserversuch

Phenolrotprobe

Kongorotprobe

Rest-Harnbestimmung

bakteriologische Katheterurinuntersuchung

II. Herz-, Kreislauf-Funktions-Untersuchungen

1. EKG

Belastungs-EKG

2. Schellong-Test

III. Lungenfunktionsprüfung

1. *Ruheuntersuchung*

2. *Ergospirographie*

3. Meßwerte im arteriellen oder capillaren Blut bei Ruhe und Belastung

IV. Magensekretion

1. Methodik

a) Magensaft-Ausheberung

b) pH-Metrie

c) Stufen-pH-Metrie

d) Heidelberger Kapsel

e) Desmoid-Gastracid-Tabletten

2. Nüchternsaft

a) Menge

b) pH-Wert

c) mÄqu

d) An-, Sub-, Hyperacidität

3. Stimulierung

a) Probefrühstück

b) Fleischextrakt

c) Coffein

d) Insulin

e) Histamin oder analoge

f) Histamin + Atropin

g) Gastrin oder analoge

4. Stimulierte (s. oben) Magensekretion

a) Menge / ... min: ... Milliliter

b) pH-Wert

c) MÄqu (Milliliter/min/pH): ...MÄqu

5. Alkalizeit (... Milliliter Alkali: ... min)

6. Insulinzeit (... IE Insulin: ... min)

Histaminzeit (... mg Imido: ... min)

Histamin (... mg Imido) + Atropin (0,5 mg i.v.) ... min

D. Präoperative Röntgenuntersuchung

I. Oesophagus (oberes, mittleres, unteres Drittel) o. B.

Oesophagusvaricen

Oesophagusdivertikel

Oesophagusstenose

Megaoesophagus

Bradyoesophagus

Refluxoesophagitis

Ulcus oesophagi

Oesophagusperforation

Oesophagusneoplasma

II. Hiatus o. B.

Hiatus-Gleithernie

paraoesophageale Hernie

gemischte Hiatushernie

Antrum cardiacum

upside-down-stomach

III. Kardia o. B.

Kardiainsuffizienz

Malformation kardia-tuberositaire

Kardiospasmus, Achalasie

Kardiastenose

Ulcus ad kardiam

Kardia-Neoplasma

IV. Lokalisation im Magen

1. Fundus

2. Corpus

3. Antrum

4. Pylorus

5. Bulbus duodeni

6. Große Kurvatur

7. Kleine Kurvatur

8. Angulus ventriculi

9. Vorderwand

10. Hinterwand

11. Majorseits

12. Minorseits

13. Bulbus-Basis

14. Bulbus-Spitze

15. Bulbus-Ausgang

16. Bulbus-Mitte

17. Schlinge des Duodenums

18. Magenstumpf (nach Vor-OP)

19. Anastomose nach GE

V. Untersuchungstechnik

1. mit Kontrastmittel (Barium, Gastrografin)
2. Vollfüllung
3. Luftaufblähung
4. Doppelkontrast
5. Gastrospray
a) im Stehen
b) erster schräger Strahlengang
c) zweiter schräger Strahlengang
d) Bauchlage
f) Kopf-Tieflage

VI. Röntgenologische Untersuchungsbefunde

Kardia-Insuffizienz

Antrum cardiacum (vorhanden, nicht vorhanden)

1. Zwerchfelle

regelrecht

Zwerchfellhochstand (beidseits, rechts, links)

Zwerchfellruptur

Luftsichel unter den Zwerchfellen (beidseits, rechts, links)

2. Magenform

regelrecht

Hakenmagen

Stierhornmagen

Gastroptose

Fremdkörper

Speisenreste

Kaskade (vordere, hintere)

Magenektasie — Dilatation

Magenruptur

Magenperforation

3. Lageanomalien

Querlagerung

Volvulus (organo-axial, mesenterio-axial)

Nonrotation

Malrotation I, II

4. Tonus

normoton

hyperton

hypoton

Magenatonie

5. Peristaltik

regelrecht

Hypermotilität

Hypomotilität

Austreibungszeit beschleunigt, verzögert

Sturzentleerung

Passagebehinderung

Stenosenperistaltik

Retroperistaltik

Reflux (oesophagealer, duodeno-gastraler)

Aerophagie

6. Sekretion

nüchtern leer

Hypersekretion

Succusschicht

7. Struktur der Magenwand

regelrecht

Schleimhaut vergröbert

Schleimhaut-Irritation

Schleimhaut-Zähnelung

Schleimhaut-Erosion

Faltenrelief (atrophiert, hypertrophiert, Riesenfalten)

Querfalten

Schleimhautprolaps (gastroduodenal, duodeno-gastral)

Feinrelief o. B. (Ulcus-, Neoplasma-Verdacht)

Schleimhautpolyp (vereinzelt, gestielt, breitbasig)

Polyposis

Schleimhauttasche

Divertikel

Breifleck

Faltenabbruch

Faltenunregelmäßigkeit

Faltenkonvergenz

Faltenstern

Ulcus duodeni

Ulcus ventriculi

Ulcus-Nische

Ulcus-Krater

Ulcus-Narbe

Schleimhautwall

Magenwand-Deformierung

Füllungsdefekt

Wandveränderungen

Wandstarre

Impression

Pelotteneffekt

Schleimhautdestruktion

Schleimhautpenetration

Magenfistel (innere, äußere)

gastro-jejuno-colische Fistel

andere Fistelformen

Varicen (Fundus, Corpus, Antrum; totaler Magen)

8. Postoperative Befunde

Zustand nach: GE ohne Resektion (vordere, hintere, mit Braunscher Enteroanastomose)

distale partielle Resektion, Typ Billroth I

distale partielle Resektion, Typ Billroth II

mediale partielle Resektion

proximale partielle Resektion

Zustand nach Pyloroplastik (Typ HEINECKE-MIKULICZ; WEINBERG; FINNEY; JABOULAY; JUDD u.a. . . . .)

Zustand nach Vagotomie (trunkulär, selektiv-komplett, selektiv-proximal, partiell)

Postvagotomiesyndrom

Denervationssymptome

Zustand nach Interpositions- bzw. Umwandlungsoperation (Dünndarm, Dickdarm)

Zustand nach totaler Magenresektion

Zustand nach erweiterter totaler Magenresektion

Zustand nach Oesophagusersatzoperationen

Zustand nach Magenersatzoperationen (Dickdarm, Dünndarm)

Magenfistel (innere, äußere)

gastro-jejuno-colische Fistel

bilio-digestive Fistel

9. Anastomosen

Braunsche Enteroanastomose

falsch angelegte Schlinge

zu enge Anastomose

Sturzentleerung

Jejunitis-Duodenitis

Dumping-Syndrom

Pankreasderivationsoperation

Anastomosenulcus

Stumpfgastritis

Stumpfneoplasma

Nahtinsuffizienz

10. Röntgenologische Diagnose . . . .

E. Intragastrale Diagnostik

I. Methodik

Gastroskopie

Gastrobiopsie

Gastrocytologie

Gastrokamera

Gastroskopie + Gastrokamera

II. Einführen des Instrumentes

ohne Schwierigkeiten

mit Schwierigkeiten

1. beim Schlucken

2. bei der Oesophaguspassage

3. bei der Kardiapassage

III. Klinische Befunde

1. Zunge   feucht   weißlich

        trocken   bräunlich

        belegt   atrophisch

        hochrot

2. foetor ex ore   säuerlich   nach Aceton

           urämisch   faulig

           Halitosis

IV. Intragastraler Befund

1. Lokalisation

Vorderwand	Fundus
Hinterwand	Corpus
majorseits	Antrum
minorseits	Angulus ventriculi
im ganzen Magen	Pylorus
Kardia	Bulbus duodeni

2. Voroperationen

Zustand nach GE ohne Resektion

Zustand nach distaler partieller Resektion Typ Billroth I

Zustand nach distaler partieller Resektion Typ Billroth II

Zustand nach medialer partieller Resektion

Zustand nach proximaler partieller Resektion

Zustand nach Vagotomie

Zustand nach Interpositions- bzw. Umwandlungsoperation

3. Intragastrale Befunde

Gastritis (akute, chronische, atrophische, hypertrophische, eitrige, polypöse, Umbaugastritis)

Anastomositis

Polypen (einzeln, mehrere, zahlreiche, gestielt, breitbasig, blutend, exulceriert)

Schleimhautprolaps

Erosion(en) blutend

Ulcus duodeni blutend

Ulcus ventriculi blutend

Ulcus ventriculi + duodeni blutend

Anastomosen-Ulcus blutend

Ulcus pepticum jejuni blutend

Carcinom (blutend, exulceriert)

Sarkom (blutend, exulceriert)

Scirrhus (Linitis plastica)

Varicen (blutend)

Peristaltik (normal, Hyper-Hypoperistaltik)

Tonus (normal, dilatiert, atonisch, spastisch)

Nüchternsekretion (kaum, erheblich)

Intragastral Blut vorhanden (ja, nein, flüssig, geronnen)

Austrittstelle . . . . .

PE entnommen (ja, nein)

PE entnommen, wo ? . . . . .

4. Endoskopische Diagnose . . . . .

F. Histologie

I. Regressive Veränderungen

Atrophie der Magenschleimhaut (Perniciosa)

II. Kreislaufstörungen der Magenwand

Stauungsgastritis (Pfortaderthrombose,
  Lebercirrhose)
Hämorrhagische Erosionen (nach Infek-
  tionen, Traumatisierung)

III. Akute katarrhalische Gastritis

eitrige Gastritis (phlegmonös, abscedierend)
subakute Gastritis
erosive Gastritis
chronische Gastritis (hyperplastische G.,
  polypöse G., pigmentierte G.)
Umbaugastritis
Gastritis scirrhotica — Linitis plastica

IV. Ulcerationen

Schleimhauterosion (Ulcus Dieulafoy)
Ulcus ventriculi
Ulcus duodeni
Ulcus submucosum
Ulcus callosum
Ulcus oesophagi
Ulcus pepticum jejuni
Ulcus anastomoticum
akute Ulcerationen
chronische Ulcerationen
Ulcuscarcinom

V. Gutartige Geschwülste des Magens

Schleimhautpolypen (solitär, vereinzelt)
Polyposis ventriculi
Polypen (hyperplastisch, adenomatös, ent-
  zündlich)
Karzinoid
knollige Fibrome
Lipome
Neurofibrome
Myome (Fibro-Myome)
Lymphangiom
kavernöses Hämangiom
seltenere Tumoren

VI. Bösartige Magengeschwülste

Sarkom (Rundzellen-, Lympho-, Retothel-,
  Spindelzell-, Myo-, Myxo-, Fibro-, Angio-,
  Lipo- und gemischtzellige Sarkome)

Carcinome

Makroskopischer Befund

Medulläres Carcinom (ulcerierend, infiltrierend, höckerig)
polypöses Carcinom
scirrhöses Carcinom
Gallertcarcinom

Histologie

Cylinderzellcarcinom (Adeno-Ca., papilläres
  Ca., villöses Ca.)
Carcinoma medullare solidum (Rundzellen-
  Ca., klein-, großalveoläres, polymorphes
  und großzelliges)
Carcinoma fibrosum (Scirrhus, Faserkrebs)
Carcinoma gelatinosum s. colloides (Gallert-,
  Colloidkrebs)

Seltene Formen

primäres Plattenepithel-Ca.
Adenocarcinoid
sekundäres Carcinom des Magens
andere

G. Intraoperativer Befund

(inspektorisch und palpatorisch erhoben)
Befund ohne Schwierigkeiten zu erheben
Befund durch Verwachsungen (zwischen
  . . . .) erschwert zu erheben

I. Lage- und Drehungsanomalie des Magen-Darmes

Nonrotation
Malrotation I, II
Mesenterium commune
Drehungsstörung der Gastro-Duodenal-
  schleife
Duodenalatresie

II. Magenform

normal	normoton
hakenförmig	hyperton
stierhornförmig	hypoton
elongiert	atonisch
geschrumpft	Funduskaskade (vordere, hintere)

III. Lokalisation   Magenwand

Abschnitte der Magenwand	normale Dicke verdickt
Fundus	starr
Corpus	Tumor
Antrum	tumorverdächtig
minorseits	Ulcus
majorseits	ulcusverdächtig
Vorderwand	Varicen
Hinterwand	Divertikel

Operabilität

ja   nein
radikal   palliativ
sicher   fraglich

IV. Kardia
Brachyoesophagus
paraoesophageale Hernie
Hiatusgleithernie
gemischte Hernie
upside down stomach
Kardiospasmus
Kardiastenose
Kardiatumor (Tumorverdacht)
Ulcus ad cardiam bzw. Verdacht

V. Magencorpus
Ulcus mediale
Tumor
Tumorverdacht

VI. Mageninhalt
leer
gefüllt
Resistenz tastbar

VII. Duodenum
o. B.
Bulbus vernarbt
stenosiert
Duodenitis
Ulcus duodeni
Ulcus duodeni-Verdacht
Tumor (Verdacht)
erweiterte C-Schlinge

VIII. Gallenblase
Cholelithiasis
Adhärenzen
Ausdrückbarkeit (gut, schlecht, nicht)

IX. Blutversorgung (inspektorisch,
    intraop. Angiographie)
arteriell, venös o. B.
Anomalien der Arterien, Venen von:
Magen
Duodenum   Leber
Pankreas   Milz
             Darm

X. Extragastrale vagale Innervation
Truncus dorsalis
Truncus ventralis
Ramus hepatopyloricus
Ramus pyloricus
Rs. gastricus ventr. Nr.

Rs. gastricus dors. Nr.
Rs. antralis ventr. Nr.
Rs. antralis dors. Nr.
Rs. coeliacus
Rs. anastomoticus ventr.

XI. Lymphversorgung
Abflußgebiete I, II, III, IV
Auffälligkeit
Tumorbefall
gesichert durch histologische Diagnose
    (Schnellschnitt, Einbettung)

H. Magenoperation
Datum . . . .

I. Zugang
median
paramedian
transrectal
obere pararectal rechts,
Rippenbogenrandschnitt nach BEVAN,
    nach KEHR, nach KÖRTE
transversal
Lappen- und Hakenschnitte
transdiaphragmale Schnitte

Raum für Handskizze
präoperativ   postoperativ

Art der Versorgung
definitiv
palliativ
Notoperation
inoperabel

II. Abdominelle Schnittführung
Mittellinienschnitt
Paramedianschnitt
Longitudinaler Transrectalschnitt
Rippenbogenrandschnitt
Schräger subcostaler Winkelschnitt nach
    KÖRTE
Bilateraler transrectaler Querschnitt
Bilateraler (umgekehrter, V-förmiger)
    Rippenbogenrandschnitt
Bogenförmiger Oberbauchquerschnitt
Mittellinienincision mit caudaler Sternum-
    spaltung nach WANGENSTEEN
Linksseitiger Paramedian-Transcostalschnitt
Abdomino-thorakale Schnittführung
Thorako-abdominale Schnittführung
Transthorakaler Zugang

Wundverschluß
Verschlußtechnik im Regelfall
Nahtverschluß mit nichtrostendem Stahl-
    draht

III. Klassische, nichtresezierende Eingriffe

Gastrotomie

Duodenotomie

Übernähung (Gastrorrhaphie)

Gastrostomie

Katheter-Gastrostomie nach STAMM, KADER

Gastrostomie nach WITZEL

Gastrostomie nach MARION

Gastrostomie durch Jejunuminterposition

Cervicale Oesophagostomie

Duodenostomie

Jejunostomie

Pyloroplastik

Pyloroplastik nach HEINECKE-MIKULICZ

Gastro-Duodenostomie nach JABOULAY

Gastro-Duodenostomie nach FINNEY

Pylorusausschaltung (nach v. EISELSBERG)

Gastroenterostomie

Vordere Gastroenterostomie

Gastroenterostomia antecolica anterior

Hintere Gastroenterostomie

Gastroenterostomia posterior retrocolica

Gastro-Gastrostomie

Duodeno-Jejunostomie

Cholecysto-Gastro(-Duodeno)stomie nach GERSUNY

Cholecysto-Jejunostomie nach MONASTYRSKI

Choledocho-Duodenostomie, latero-lateral nach RIEDEL

Pankreato-Cysto-Anastomosen

Caudale Pankreasderivation (craniale . . .)

Hepato-Enterostomie

Palliative Umgehungsanastomose

Abdominelle Umgehungsanastomose mit Jejunum

Abdomino-rechtsthorakale Umgehungsanastomose mit Jejunum

Tumorintubation nach CELESTIN

Hypertrophische benigne Pylorusstenose

Operation nach RAMSTEDT

IV. Resezierende Eingriffe

Resectio Billroth I

Technik der Resectio B I (v. HABERER)

Technik der Resectio B I (SCHOEMAKER)

Resectio Billroth II

Bei Ulcus duodeni

Bei Ulcus ventriculi

Bei Carcinom

Spezielle Technik der Resektion nach Billroth II

Methode nach REICHEL-POLYA-v. HOFMEISTER-FISTERER

Methode der treppenförmigen Resectio B II (nach SCHMIEDEN)

Methode der subtotalen (75—85%) Resectio B II (nach SCHOEMAKER, PAUCHET, TOUPET)

Methode der distalen, partiellen (65—75%) Resectio B II antecolica

(nach KRÖNLEIN, BALFOUR)

(nach SCHOEMAKER, MOYNIHAN)

Modifikationen der Resectio Billroth II bei schwierigen Duodenal-Geschwüren

Mobilisation des Duodenum (nach KOCHER, nach STRAUSS)

Atypischer Verschluß des schwer verschließbaren Duodenums (nach NISSEN, BSTEH) (nach PAUCHET, HUSTINX)

(nach NISSEN (Duodeno-Jejunostomie)

Offene Behandlung des Duodenalstumpfes (nach C. WELCH)

Resektion zur Ausschaltung schwer und nicht resezierbarer Duodenalulcera

Methode nach FINSTERER-DRÜNER

Methode nach BANCROFT-PLENK

Sicherung der Gallenwege (nach LAHEY)

Ausschaltungsresektion (nach KELLING-MADLENER)

Mediale und proximale Resektionen, bei Ulcus mediale und ad cardiam sowie atypische Techniken

Ulcus pepticum jejuni oder Anastomosengeschwür

Anastomosengeschwür nach Gastroenterostomie

Anastomosengeschwür nach Resectio Billroth II

Anastomosengeschwür mit gastro-jejunokolischer Fistel

Anastomosengeschwür nach Resectio Billroth I bzw. nach Vagotomie und Drainageoperationen

Anastomosengeschwür bei Zollinger-Ellison-Syndrom

V. Akute Ulcusblutung

Primäre Resektion

Umstechung

Vagotomie + Pyloroplastik + Ulcusumstechung

VI. Ulcusperforation

Übernähung

Dauersogbehandlung

Elektive Operationen der Wahl

Primäre Resektion

Vagotomie + Ulcusexcision + Pyloroplastik

Übernähung mit Netzdeckung oder Netztamponade

Netzmanschette (nach NEUMANN)

Dreischichtige Versorgung (nach CHATON)

Übernähung + Vagotomie + Gastro-
Enterostomie

Ulcusexcision + Vagotomie + Pyloroplastik

VII. Vagotomie in der Behandlung des peptischen Ulcus

Linksthorakale trunkuläre Vagotomie

Transabdominelle epidiaphragmale
trunkuläre Vagotomie

Transabdominelle subdiaphragmale
Vagotomie

Selektive komplette Vagotomie

Selektive proximale Vagotomie (n. HOLLE)

VIII. Kombinationsoperation ohne/mit Resektion

Trunkuläre Vagotomie + Gastroenterostomia posterior (nach DRAGSTEDT)

Trunkuläre Vagotomie und Pyloroplastik
(Typ HEINEKE-MIKULICZ) (nach WEIN-
BERG)

Trunkuläre Vagotomie + Pyloroplastik
(Typ FINNEY) (nach HENDRY)

Selektive komplette Vagotomie + Pyloroplastik (Typ FINNEY) (nach GRIFFITH,
HARKINS)

Selektive kompl. Vagotomie + distale
(40—50%) Resektion + Gastro-Duodenostomie

Combined Operation (nach HARKINS-NYHUS)
mediale Resektion (Segmentresektion)

Interpositionsoperation

Distale Jejunuminterposition

Distale Coloninterposition

Proximale Jejunuminterposition

Proximale Coloninterposition

Partielle proximale Resektion

Subdiaphragmatische Fundektomie,
Variante 1

Subdiaphragmatische Fundektomie,
Variante 2

IX. Form- und funktionsgerechte Operationen

Selektive proximale Vagotomie

Nichtresezierendes Verfahren

Resezierendes Verfahren

    Distale partielle (20%) Resektion

    Mediale partielle (20%) Resektion

    Proximale partielle (20%) Resektion

X. Hiatushernien

Methode der Hiatusnaht nach HARRINGTON

Methode der Hiatusplastik nach ALLISON

Methode nach HUSFELDT

Methode der Gastropexie nach NISSEN

Methode der Fundoplicatio nach NISSEN

Fundoplicatio abdominalis

Fundoplicatio thoracalis

Methode der „Balanced Operation"
nach BERMAN

XI. Kardiospasmus

Dehnungsbehandlung (STARCK)

Operation von GOTTSTEIN-HELLER
(Variationen)

Abdominelle Cardiomyotomie

Thorakale Oesophago-Kardio-Myotomie

XII. Magen-Oesophagusvaricen

Proximale partielle Magenresektion

Subkardiale azygoportale Transsektion
nach TANNER

Dissektionsligatur (nach VOSSSCHULTE)

Notoperation

Sonde nach SENGSTAKEN-BLAKEMORE

Direkte Ligaturoperationen

Transsektion des Magenfundus
(nach TANNER)

Dissektionsligatur

Proximale Resektion

Shunt-Operation

Termino-laterale portocavale Anastomose

Latero-laterale portocavale Anastomose

Termino-laterale spleno-renale Anastomose

Latero-terminale mesenterico-cavale
Anastomose

XIII. Tumoroperationen

Palliativoperation

Probelaparotomie

Gastroenterostomie

Gastrostomie, jejunale Ernährungsfistel

Umgehungsanastomose bei Magen-Oeso-
phagus-Carcinom

Resezierende Eingriffe bei Blastomen

Distale, partielle Resektion

Radikale Pankreatokephalo-Duodenektomie

Pankreato-digestive Anastomose

Biliodigestive Anastomose

Proximale partielle Resektion

Maßnahmen zur Beseitigung des oesophagealen Refluxes

Oesophago-gastrische (bzw. intestinale)
Anastomose

Subdiaphragmatische Fundektomie

Plastische epidiaphragmatische Fundektomie

Abdomino-linksthorakale Resektion

Abdomino-rechtsthorakale Resektion

Linksthorako-(transdiaphragmatico-)
abdominale Resektion

Linksthorako-abdominales Vorgehen nach
RUDLER

Linksthorako-abdomino-cervicale Resektion

Rechtscervico-rechtsthorako-links-
abdominale Resektion

Oesophagusersatz

Antethorakale, retrosternale Tunnellierung

Hautschlauchbildung

Oesophagusersatz aus proximal (distal),
gestieltem Magenschlauch

Oesophagusersatz aus Dünndarm

Oesophagusersatz aus Colon

Antethorakale Oesophago-Colo-Plastik

Intrathorakal-retrosternale Oesophago-
Colo-Plastik

Intrathorakal-intrapleurale Oesophago-
Colo-Plastik

Abdominelle Magentotalresektion (MTR),
erweiterte Magentotalresektion (EMTR)

Klassische Magentotalresektion

Regelfall der Magentotalresektion

Wiederherstellung der Kontinuität

Wiederherstellung mit Ausschaltung des
Duodenums

Oesophago-Jejunostomie

Wiederherstellung mit Einschaltung des
Duodenums
Oesophago-Duodenostomie

Wiederherstellung durch „Ersatzmägen"

Interposition eines einläufigen Jejunumsegmentes

Ersatzmagen aus Dickdarm

Erweiterte Magentotalresektion

Variante I (Magen + Netz + Milz)

Variante II (Magen + Netz + Milz + $\frac{1}{2}$—$\frac{2}{3}$
Pankreas)

Variante III (Magen + Netz + Milz + $\frac{2}{3}$
bis $\frac{3}{4}$ Pankreas + linker Leberlappen
[partiell] + Zwerchfell [partiell] + A. coeliaca)

Variante IV (Magen + Netz + Milz + $\frac{1}{2}$ bis
$\frac{3}{4}$ Pankreas + linker Leberlappen [par-
tiell] + Zwerchfell [partiell] + A. coeliaca + Colon transversum)

Variante V (Magen + Netz + Milz + caudaler Oesophagus)

Variante VI (Magen + Netz + Milz + $\frac{2}{3}$ bis
$\frac{1}{1}$ Oesophagus)

Y-Anastomose nach Roux zur Oesophago-
Jejunostomie

Beta-Anastomose mit Antrostomie,
Oesophago-Jejunostomie

I. Komplikationen

I. Frühkomplikation

Nahtinsuffizienz

Bauchdeckennaht

Anastomose

Duodenalstumpf

Oesophago-gastrische, jejunale Anastomose

II. Nachblutung

intraluminäre

intraperitoneale

III. Infektion des Operationsgebietes

Bauchwunde, Bauchdecke

Fremdkörper

Peritoneum

IV. Störungen der Passage

Enge der Anastomose, Syndrom der
zuführenden Schlinge

Syndrom der abführenden Schlinge

Wahl einer Ileumschlinge zur Anastomose

V. Verletzungen und Funktionsstörungen der Nachbarorgane

Gallenwege und Pankreas

Choledochusverletzung

Pankreasverletzung

Abtrennung der Papilla Vateri

Wiederherstellungsverfahren

Milzverletzung

Colonverletzung

Enterocolitis acuta

pseudomembranatia postoperativa

Leberverletzung

Zwerchfell

VI. Ischämische Nekrose des Magenstumpfes

VII. Spätkomplikation

Rezidiv- und Anastomosenulcus

Dumping-Syndrom

Malabsorptionssyndrom

Rezidivblutungen

Syndrom der zuführenden/abführenden
Schlinge

Carcinom des operierten Magens

K. Postoperative Phase

I. Wundheilung

primär

verzögert

Fadenfistel

Dehiszenz

Platzbauch .... Tage nach OP

Platzbauch konservativ versorgt

Platzbauch operativ versorgt

Revision

II. Wiedereintritt der Peristaltik

Duodenalsonde entfernt .... Tage postop.

III. Ernährung

parenteral bis .... Tage postop.

enterale Ernährung seit .... postop. Tag

normale Entleerung ab .... Tag

Diätform ....

IV. Gewichtsverhalten

Gewichtszunahme .... kg / .... Tage

Gewichtsabnahme .... kg / .... Tage

konstantes Gewichtsverhalten

V. Entlassungsbefund

Datum ...., = ... Tage postop.

o. B.

Beschwerden ....

L. Nachuntersuchungen

I. Zwischenanamnese

II. Subjektiver Befund (s. Abschn. A)

III. Klinischer Untersuchungsbefund (s. Abschn. B)

IV. Medizinisch-technische Untersuchungsbefunde (s. Abschn. C)

V. Postoperative Röntgenuntersuchungsbefunde (s. Abschn. D)

VI. Intragastrale Diagnostik (s. Abschn. E)

VII. Evtl. Leberbiopsie (s. Abschn. F)

VIII. Komplikationen (s. Abschn. I)

Literatur

A. Anatomie

ANSON, B. J., and W. G. MADDOCK: Callander's surgical anatomy. Philadelphia: W. B. Saunders Co. 1952. — APPLEBY, L. H.: The coeliac axis in the expansion of the operation for gastric carcinoma. Cancer (Philad.) 6, 704 (1953). — ARHELGER, S. W., P. H. LOBER, and O. H. WANGENSTEEN: Dissection of the hepatic pedicle in retropancreaticoduodenal areas for cancer of the stomach. Surgery 38, 675 (1955). — ARLOW, T. E., F. H. BENTLEY, and D. N. WALDER: Arteries, veins, and arteriovenous anastomoses in the human stomach. Surg. Gynec. Obstet. 93, 657 (1951).

BENTLEY, F. H., and T. E. BARLOW: Stomach — vascular supply of in relation to gastric ulcer. In: Surgical progress 1952. London: Butterworth & Co. 1953. — BERGER, E. H.: The distribution of parietal cells in the stomach: a histotopographic study. Amer. J. Anat. 54, 87 (1934). — BERRY, R. E. L., and W. ROTTSCHAFER: The lymphatic spread of cancer of the stomach observed in operative specimens removed by radical surgery including total pancreatextomy. Surg. Gynec. Obstet. 104, 269—279 (1957). — BOUCHET, A.: Aspects nouveaux sur la structure et la vascularisation du grand épiploon. Arch. Anat. (Strasbourg) 45, fasc. 1/4 (1962). — BRAUS, H., u. C. ELZE: Anatomie des Menschen, Bd. 2 „Eingeweide", 3. Aufl. Berlin-Göttingen-Heidelberg: Springer 1956. — BROWN, J. R., and J. W. DERR: Arterial blood supply of human stomach. Arch. Surg. 64, 616 (1952).

CHELI, R., B. FIDA, M. DODERO, and V. MAGLIULO: Bioptic and secretory findings of the gastric mucosa in thromboangiitis obliterans. Cardiologia (Basel) 36, 2, 86 (1960). — CLARKE, J. S.: Hepatic necrosis following celiac artery ligation during gastric resection in man. Arch. Surg. 71, 171 (1955). — COLLER, F. A., E. B. KAY, and R. S. Mc INTYRE: Regional lymphatic metastases of carcinoma of the stomach. Arch. Surg. 43, 748 (1941). — COLLINS, W. T., and E. A. GALL: Gastric carcinoma: a multicentric lesion. Cancer (Philad.) 5, 62 (1952). — COLLIS, J. L., L. M. SATCHWELL, and L. A. ABRAMS: Nerve supply to the crura of the diaphragm. Thorax 9, 22 (1954).

DELAMERE, G., P. POIRIER, and B. CUNÉO: The lymphatics, p. 301. London: Constable & Co., Ltd. 1913. — DUMONT, A. E., D. A. TICE, and J. H. MULHOLLAND: Arteriosclerotic occlusion of the superior mesenteric artery. Ann. Surg. 154, 5, 833 (1961).

FELL, S. C., B. SEIDENBERG, and E. S. HURWITT: Ischemic necrosis of the gastric remnant: an uncommon complication of radical subtotal gastrectomy. Surgery 43, 490 (1958). — FICARI, A., e E. GENTILESCHI: Sulla diffusione linfonodale retro-duodeno-pancreatica nella terapia chirurgica del cancro dello stomaco. La Chirurgia generale. Pubblicazioni della „Rivista di biologia". Suppl. VIII (1959). — FRANKEL, L. A.: Application of the "physiologic-anatomic relationship" in gastric surgery. Int. Surg. 46, 250 (1966). — FRIESEN, S. R.: The significance of the anomalous origin of the left hepatic artery from the left gastric artery in operations upon the stomach and esophagus. Amer. Surg. 23, 1103 (1957).

GRETTVE, S.: An account of the gastroduodenal anatomy of importance in palliative gastric resection. Acta chir. scand. 1, 103 (1952). — GRIFFITH, C. A.: Gastric vagotomy versus total abdominal vagotomy. Arch. Surg. 81, 781 (1960). — GRIFFITH, C. A., and H. N. HARKINS: The role of Brunner's glands in the intrinsic resistance of the duodenum to acid-peptic digestion. Ann. Surg. 143, 160 (1956); — Partial gastric vagotomy: an experimental study. Gastroenterology 32, 96 (1957).

Hentschel, M.: Pankreas-Anatomie. Eine Studie aus chirurgischer und röntgenologischer Sicht. Langenbecks Arch. klin. Chir. 313, 233 (1965).

Imperati, L., T. Tommaseo, M. Cagetti e R. Porzio: La legatura dell'arteria mesenterica superiore a varia altezza. Ricerche sperimentali sul circolo anastomotico. G. ital. Chir. 16, No 1 (1960).

Jackson, R. G.: Anatomic study of the vagus nerves, with a technique of transabdominal selective gastric vagus resection. Arch. Surg. 57, 333 (1948); — Anatomy of the vagus nerves in the region of the lower esophagus and the stomach. Anat. Rec. 103, 1 (1949). — Jamison, J. K., and J. F. Dobson: The lymphatic system of the stomach. Lancet 1907I, 1061—1066.

Kamiya, M.: Histological determination of the border between fundic gland and pyloric gland areas in the human stomach. Jikeikai med. J. 12, 33 (1965). — Kirschner, P. A., and J. H. Garlock: The rationale of routine omentectomy in subtotal gastrectomy. Surgery 36, 884 (1954). — Kjellgren, K.: The innervation of the biliary system and the proximal part of the duodenum from a surgical aspect. Acta chir. scand. fasc. 2—3, 107, 230 (1954). — Kleitsch, W. P.: Anatomy of the pancreas. Arch. Surg. 71, 795 (1955).

Landboe-Christensen, E.: Extent of the pylorus zone in the human stomach. Acta path. microbiol. scand., Suppl. 54, 671 (1944a); — The duodenal glands of Brunner in man. Their distribution and quantity. London: Humphrey Milford, Oxford University Press 1944b. — Lang, J.: Die Gefäße der Bauchwand. Anat. Seminar München 1963. — Lanz, T. v.: Praktische Anatomie der Bauchwand. Langenbecks Arch. klin. Chir. 304, 250 (1963). — Leveen, H. H., A. G. Mulder, and F. Prokop: The physiological mechanism for death in massively bleeding peptic ulcer. Surg. Gynec. Obstet. 94, 433 (1952). — Lippert, H., u. P. Reifferscheid: Der Nabel. Anat. Seminar München 1963. — Listerud, M. B., and H. N. Harkins: Anatomy of the esophageal hiatus. Arch. Surg. 76, 835 (1958); — Variations in the muscular anatomy of the esophageal hiatus: based on dissections on two hundred and four fresh cadavers. West. J. Surg. 67, 110 (1959). — Loeweneck, H.: Über die parasympathische Innervation des Magens. Münch. med. Wschr. 109, 8 (1967).

Mayet, A., and W. Mempel: Inscriptiones tendineae und Linea semicorcularis. Anat. Seminar München 1963. — Mayo, W. J.: Anaemic spot on the duodenum. Surg. Gynec. Obstet. 6, 600 (1908). — Mccrea, E. D'A.: The abdominal distribution of the vagus. J. Anat. (Lond.) 59, 18 (1924). — Michels, N. A.: The hepatic, cystic, and retroduodenal arteries and their relations to the biliary ducts. Ann. Surg. 133, 503 (1951); Variational anatomy of the hepatic, cystic, and retroduodenal arteries: a statistical analysis of their origin, distribution, and relations to the biliary ducts in 200 bodies. Arch. Surg. 66, 20 (1953a); — Collateral arterial pathways to the liver after ligation of the hepatic artery and removal of the celiac axis. Cancer (Philad.) 6, 708 (1953b); — Blood supply and anatomy of the upper abdominal organs. Philadelphia: J. B. Lippincott Co. 1955. — Mitchell, G. A. G.: A macroscopic study of the nerve supply of the stomach. J. Anat. (Lond.) 75, 50 (1940); — Nerve supply of the gastrointestinal tract. In Clinical Symposia 11, 143 (1959).

Netter, F. H.: The Ciba collection of medical illustrations, part. 1—3, vol. 3, Digestive system 1959—1961.

Oi, M., K. Oshida, and S. Sugimura: The location of gastric ulcer. Gastroenterology 36, 45 (1959); — Oi, M., and Y. Sakurai: The location of duodenal ulcer. Gastroenterology 36, 60 (1959).

Pack, G. T., G. Mcneer, and R. J. Booher: Principles governing total gastrectomy: Report of forty-one. cases. Arch. Surg. 55, 457—458 (1947). — Pernkopf, E.: Topographische Anatomie, Bd. 2, 1. Hälfte. Berlin u. Wien: Urban & Schwarzenberg 1943; — Atlas der topographischen und angewandten Anatomie des Menschen, Bd. 2 Brust, Bauch und Extremitäten, herausgeg. v. H. Ferner. München u. Berlin: Urban & Schwarzenberg 1964. — Pfeil, J.: Der menschliche M. rectus abdominis. Inaug.-Diss. Tübingen 1952. — Poirier, P., et S. Charpy: Traité d'Anatomie humaine, T. II. Paris 1909.

Rauber, A., u. Fr. Kopsch: Lehrbuch und Atlas der Anatomie des Menschen, Bd. 1, S. 366ff. Stuttgart: Thieme 1955. — Reeves, T. B.: A study of the arteries supplying the stomach and duodenum and their relation to ulcer. Surg., Gynec. Obstet. 30, 374 (1920). — Rényi-Vámos, F.: Das innere Lymphgefäßsystem der Organe. Budapest 1953. — Rienhoff jr., W. F.: Ligation of the hepatic and splenic arteries in the treatment of portal hypertension with a report of six cases: e preliminary report. Bull. Johns Hopk. Hosp. 88, 368 (1951). — Rienhoff jr., W. F., and A. C. Woods jr.: Ligation of the hepatic and splenic arteries in treatment of cirrhoses with ascites. J. Amer. med. Ass. 152, 687 (1953). — Rouvière, H.: Anatomie des lymphatiques de l'homme. Paris 1932; — Anatomy of the human lymphatic system. Ann. Arbor, Mich.: Edwards Bros., 1938, 302 p. — Royster, H. P., A. M. Sloan, L. I. McCain, and T. Shohl: The anatomy of the nerves supplying the common duct and proximal duodenum. Surgery 26, 413 (1949). — Rutter, A. G.: Ischemic necrosis of the stomach following subtotal gastrectomy. Lancet 1953II, 1021.

SHAPIRO, A. L., and G. L. ROBILLARD: The esophageal arteries. Ann. Surg. **31**, 1171 (1950). — SHERMAN, J. L., and S. NEWMAN: Functioning arteriovenous anastomoses in the stomach and duodenum. Amer. J. Physiol. **179**, 279 (1954). — SPALTEHOLZ, W.: Handatlas der Anatomie des Menschen, Bd. II, S. 351 ff. Leipzig: S. Hirzel 1939. — SWIGART, L. V. l., R. G. SIEKERT, W. C. HAMBLEY, and B. J. ANSON: The esophageal arteries. Surg. Gynec. Obstet. **90**, 234 (1950). — SZABÓ, L. E., S. KARÁCSONYI u. ZS. PATAKY: Über den funktionellen Lymphkreislauf des Ösophagus. Zbl. Chir. **42**, 87 (1962).

TESTUT, L., et A. LATRJET: Traité d'Anatomie humaine. Paris 1949. — TÖRÖK, B., u. H. HÜBNER: Radiographische Untersuchungen über die Blutversorgung des resezierten Magens. Zbl. Chir. **42**, 85 (1960). — TOLDT, C., F. HOCHSTETTER u. H. v. HAYEK: Anatomischer Atlas, Fig. 389. Wien u. Innsbruck: Urban & Schwarzenberg 1961.

VERBRUGGHEN, A.: Intramural extension of gastric carcinoma. Arch. Surg. **28**, 566 (1934).

WADDELL, W. R., and H. W. WILLIAMS: The effect of antrectomy on gastric blood flow. Ann. Surg. **150**, 3, 529 (1959). — WEINBERG, J., and E. M. GREANEY: Identification of regional lymph nodes by means of vital staining dye during surgery of gastric cancer. Surg. Gynec. Obstet. **90**, 561 (1950). — WEISSTHANNER, I.: Innervation der Bauchwand. Anat. Seminar München 1963. — WILKIE, D. P. D.: The blood supply of the duodenum, with special reference to the supraduodenal artery. Surg. Gynec. Obstet. **13**, 399 (1911).

ZINNINGER, M. M.: Extension of gastric cancer in the intramural lymphatics and its relation to gastrectomy. Amer. Surg. **20**, 920 (1954). — ZINNINGER, M. M., and W. T. COLLINS: Extension of carcinoma of the stomach onto the duodenum and esophagus. Ann. Surg. **130**, 557 (1949).

B. Physiologie und Pathophysiologie des Magens

I. Die Grundzüge der angewandten Magenphysiologie

AAGAARD, P., and A. SCHMIDT: The effect of I. C. I. 50, 123 (pentapeptide) on acid secretion in man. 22. Kongr. Soc. Int. Chir., Wien 1967. — ABRAMS, R., and F. P. BROOKS: Intravenous histamine and gastric pepsin in the anesthetized dog. Proc. Soc. exp. Biol. (N.Y.) **104**, 278 (1960). — AFFOLTER, H.: Die Rolle der Säureperfusion in der Diagnostik der Reflux-Ösophagitis. Gastroenterologia (Basel) **106**, 157 (1966). — AIRD, I., H. H. BENTALL, J. A. MEHIGAN, and J. A. FRASER ROBERTS: The blood groups in relation to peptic ulceration and carcinom of colon, rectum, breast, an bronchus: An association between the AB0 groups and peptic ulceration. Brit. med. J. **1954 II**, 315. — AIRD, I., H. H. BENTALL, and J. A. F. ROBERTS: A relationship between cancer of the stomach and the AB0 blood groups. Brit. med. J. **1953 I**, 799. — ALLEN, J. E., and D. W. ELLIOT: Gastric response to induced hyperparathyroidism. Surg. Forum **12**, 285—287 (1961). — AMDRUP, E., and J. B. JORGENSEN: Fluid diffusion to the small intestine after intestinally injected hypertonic glucose solutions and its relationship to the dumping syndrome. Acta chir. scand. **112**, 313 (1956c). — ANDERSON, J. C., M. A. BARTON, R. A. GREGORY, P. M. HARDY, G. W. KENNER, J. K. MAC LEOD, J. PRESTON, and R. C. SHEPPARD: Synthesis of gastrin. Nature (Lond.) **204**, 931—938 (1964). — ANDERSSON, S.: Inhibitory effects of hydrochloric acid in the duodenum on gastrin-stimulated gastric secretion in Heidenhain pouch dogs. Acta physiol. scand. **50**, 105 (1960); — Inhibitory effects of hydrochloric acid in antrum and duodenum on histamine-stimulated gastric secretion in Pavlov and Heidenhain pouch dogs. Acta physiol. scand. **50**, 186 (1960); — Inhibition of gastric secretion by duodenal acidification before and after sympathetic denervation of Heidenhain pouches. Gastroenterology **45**, 6 (1963). — ANDERSSON, S., and M. I. GROSSMAN: Effect of vagal denervation of pouches on gastric secretion in dogs with intact or resected antrums. Gastroenterology **48**, 449—462 (1965); — Effect of antrectomy on gastric secretion of acid and pepsin in response to histamine and gastrin in dogs. Gastroenterology **49**, 3 (1965). — ANDERSSON, S., and B. UVNÄS: Inhibition of postprandial gastric secretion in Pavlov puches by instillation of hydrochloric acid into the duodenal bulb. Gastroenterology **41**, 5 (1961). — ANITA, F., C. E. ROSIERE, C. ROBERTSON, and M. I. GROSSMAN: Effect of vatotomy on gastric secretion and emptying time in dogs. Amer. J. Physiol. **166**, 470 (1951). — ARDRAN, G. M., and KEMP: Some aspects of mechanism of swallowing. Gastroenterologia (Basel) **78**, 347 (1952). — AUER, J.: The effect of severing the vagi or the splanchnics or both upon gastric motility in rabbits. Amer. J. Physiol. **25**, 334 (1909).

BABKIN, B. P.: Die sekretorische Tätigkeit der Verdauungsdrüsen. In: Handbuch der normalen und pathologischen Physiologie, Bd. 3, B/III, S. 689. Berlin: Springer 1927; — The effect of parathyroid hormone and of activated ergosterol on gastric secretion in the dog. Rev. Gastroent. **4**, 373—382 (1940); — Secretory mechanism of the digestive glands, ed. 2. New York: Paul B. Hoeber, Inc. 1950. — BABKIN, B. P., and KITE: Central and reflex regulation of motility of pyloric antrum. J. Neurophysiol. **13**, 321 (1950). — BASSOW: Voie artificielle dans l'estomac des animaux. Bull. Soc. sci. nat. Moscou 1848. — BAUER, W., A. MARBLE, S. J. MADDOCK, and J. C. WOOD: The effect of irradiated ergosterol on the composition of gastric and pancreatic juices. Amer. J. med. Sci. **181**, 399—413 (1931). —

BAUGH, C. M., J. BARCENA, J. L. BRAVO, and L. R. DRAGSTEDT: Studies on the site and mechanism of gastrin release. Surgical Forum; Clinical Congr. 1956, vol. VII, p. 356. Chicago: Amer. Coll. of Surgeons 1957. — BAUGH, C. M., J. L. BRAVO, J. BARCENA, and L. R. DRAGSTEDT: Studies on the site and mechanism of gastrin release. Arch. Surg. 76, 441—446 (1958). — BAXTER, S. G.: Role of the sympathetic nervous system in gastric secretion. Amer. 7 dig. Dis 1, 40 (1934). — BAYLISS, W. M., and E. H. STARLING: The mechanism of pancreatic secretion. J. Physiol. (Lond.) 38, 325 (1902). — BEAUMONT, W.: Neue Versuche und Beobachtungen über den Magensaft und die Physiologie der Verdauung. Leipzig: Christian Ernst Kollmann 1834. — BECK, I. T., H. W. FLETCHER, R. R. McKENNA, and H. GRIFF: Effect of small and massive doses of prednisone on gastric secretory activity. Gastroenterology 38, 740 (1960). — BERGER, E. H.: The distribution of parietal cells in the stomach histotopographic study. Amer. J. Anat. 54, 87 (1934). — BERNDT, H.: Bronchialkarzinom und Ulcus pepticum. Med. Klin. 33, 1397—1401 (1962). — BERRYHILL, W. R., and H. A. WILLIAMS: Study of gastric secretion in hyperthyroidism before and after operation. J. clin. Invest. 11, 753 (1932). — BIDDER, F., u. C. SCHMIDT: Die Verdauungssäfte. Mitau u. Leipzig 1852. — BLOIS, G. DE, et A. BREMER: Effets de la Dénervation vagale de l'antre sur l'activité sécrétoire de l'estoma chez le chien éveillé. Arch. int. Physiol. Biochem. 71, 3 (1963). — BLONDLOT, N.: Traité analytique de la digestion considérée particuliérement dans l'homme et dans les animaux vertébres. Paris: Fortin, Masson & Cie. 1843. — BOCKUS, H. L.: Gastro-enterology. Philadelphia: W. B. Saunders Co. 1947. — BOLLER, R.: Der Magen und seine Krankheiten. Wien u. Innsbruck: Urban & Schwarzenberg 1954. — BORGSTRÖM, B., A. DAHLQUIST, G. LUNDH, and J. SJÖVALL: Studies of intestinal digestion and absorption in the human. J. Clin. Invest. 36, 1521 (1957). — BOTTI, J. D., and G. A. HALLENBECK: The effects of excision, exteriorizing and transplanting the pyloric antrum to the colon in dogs whit Heidenhain pouches. Surgical Forum; Chinical Congr. 5, 300 (1954). — BOWIE, D. J., and A. M. VINEBERG: The selective action of histamine and the effect of prolonged vagal stimulation on the cells of gastric glands in the dog. Quart. J. exp. Physiol. 25, 247 (1935). — BRACKNEY, E. L., A. P. THAL, and O. H. WANGENSTEEN: Role of duodenum in control of gastric secretion. Proc. Soc. exp. Biol. (N.Y.) 88, 302—306 (1955). — BRAMSTEDT, F.: Zur vergleichenden Biochemie des Magens unter besonderer Berücksichtigung des Kathepsins. Habil.-Schr. Med. Fakultät Hamburg 1952. — BREMER, A.: Aspects du contrôle vagal de la sécrétion acide de l'stomac. Bull. Acad. roy. Méd. Belg., Ser. VII, 4, 6—7 (1964). — BROH-KAHN, R. H., C. J. PODORE, and J. A. MIRSKY: Uropepsin excretion by man. II. Uropepsin excretion by healthy men. J. clin. Invest. 27, 825—833 (1948). — BROOKS, J. R.: The effect of anastomosis of the pancreatic duct to the gastric antrum on the production of experimental peptic ulcer. Surgical Forum; Clinical Congr. 1956, VII, 383. Chicago: Amer. Coll. of Surgeons 1957. — BROWNE, J. S. L., and A. M. VINEBERG: The interdependence of gastric secretion and the CO_2 content of the blood. J. Physiol. (Lond.) 75, 345 (1932). — BUCHER, G. R.: Uropepsin: A review of the literature and report of some experimental findings. Gastroenterology 8, 627—647 (1947). — BUCHS, S.: Über das Kathepsin des Magensaftes. Inaug.-Diss. Basel 1940. — BUCHS, S., u. E. FREUDENBERG: Die Rolle des Kathepsins bei der Eiweißverdauung. Ergebn. inn. Med. Kinderheilk., N.F. 2, 546 (1951). — BURGE, H.: Vagotomy. London: Edw. Arnold Publ. Ltd. 1964. — BUTSCH, W. L.: Proc. Mayo Clin. July 10, 435 (1935). Zit. nach BURGE 1964.

CANNON, W. B.: The passage of different food stuffs from the stomach and through the small intestine. Amer. J. Physiol. 12, 387 (1904). — CARD, W. I., and I. N. MARKS: The relationship between the acid output of the stomach following "maximal" histamine stimulation an the parietal cell mass. Clin. Sci. 19, 147 (1960). — CARLSON, A. J.: The control of hunger in health and disease (Psychic secretion in man). Chicago: Chicago University Press 1916; — The secretion of gastric juice in health and disease. Physiol. Rev. 3, 1 (1923); — The control of hunger in health and disease (Psychic secretion in man). Chicago: Chicago University Press 1916 (Ciba Coll. med. Illustr., vol. 3, 1959). — CASTLE, W. B.: Observations on etiologic relationship of achylia gastrica to pernicious anemia; effect of administration to patients with pernicious anemia of contents of normal human stomach recovered from ingestion of beef muscle. Amer. J. med. Sci. 178, 748 (1929). Cit. in MAC LEAN 1958. — CASTLE, W. B., W. C. TOWNSEND, and C. W. HEATH: The nature of the reaction between normal human gastric juice and beef muscle leading to clinical improvement and increased blood formation similar to the effect of liver feeding. Amer. J. med. Sci. 180, 305 (1930). — CESNIK, H.: Pepsin, Pepsinogen und Uropepsinogen, eine tierexperimentelle Studie. Wien. med. Wschr. 48, 939—942 (1959); — Die Uropepsinbestimmung als Beitrag zur Differentialdiagnose zwischen Magen-Zwölffingerdarmgeschwür und Neoplasma des Magens. Langenbecks Arch. klin. Chir. 293, 1—9 (1959). — CESNIK, H., u. L. KRONBERGER: Die aktuelle Azidität im Vergleich zur Uropepsin-Ausscheidung am Ulkus- und Karzinommagen sowie nach Magenresektion. Zbl. Chir. 84, 1982—1985 (1959). — CHAPMAN, N. D., H. N. HARKINS, and L. M. NYHUS: The antrum. Arch. Surg. 81, 517—524 (1960). — CHAPMAN, N. D., and L. M. NYHUS: Applied gastric physiology. In: H. N. HARKINS and L. M. NYHUS, Surgery of

the stomach and duodenum. Boston: Little, Brown & Co. 1962. — CHAPMAN, N. D., L. M.
NYHUS, and H. N. HARKINS: The mechanism of vagus influence on the hormonal phase of
gastric acid secretion. Surgery 47, 722—724 (1960). — CHITTENDEN, R. H., L. B. MENDEL,
and H. C. A. JACKSON: A further study of the influence of alcohol and alcoholic drinks upon
digestion with special reference to secretion. Amer. J. Physiol. 1, 164 (1898). — CLAPP, P.,
T. GILAT, M. S. TAYAO, J. CREEMERS, and P. SHERLOCK: Structural and functional changes
after gastric freezing. Surg. Forum 13, 349 (1963). — CLARK, D. H., A. W. KAY, H. L. DU-
THIE, and I. E. GILLESPIE: Gastric acid secretion before and after removal of pyloric antrum.
Gastroenterologia 89, 286 (1958). — CLARKE, C. A., W. K. COWAN, J. W. EDWARDS, A. W.
HOWEL-EVANS, R. B. MCCONNELL, J. C. WOODROW, and P. M. SHEPPARD: The relationship of
the ABO blood groups to duodenal and gastric ulceration. Brit. med. J. 1955 II, 643. — CLARKE,
C. A., J. W. EDWARDS, D. R. W. HADDOCK, A. W. HOWEL-EVANS, R. B. MCCONNELL, and
P. M. SHEPPARD: ABO blood groups and secretor character in duodenal ulcer. Brit. med. J.
1956 II, 725; Gastroenterology 32, 967 (1957). — CLARKE, C. A., D. A. PRICE EVANS,
R. B. MCCONNELL, and P. M. SHEPPARD: Secretion of blood group antigens and peptic ulcer.
Brit. med. J. 1959 I, 603. — CLARKE, S. D., D. W. NEILL, and R. B. WELBOURN: The effects
of corticotrophin and corticoids on secretion from denervated gastric pouches in dogs. Gut 1,
36 (1960). — CONWAY, E. J.: The biochemistry of gastric acid secretion. Amer. lecture series,
No 119. Springfield (Ill.): Ch. C. Thomas 1953. — COOK, H. B., and J. E. LENNARD-IONES:
Effect of antisecretory drugs on gastric hypersecretion in endocrine-adenoma syndromes.
Lancet 1966 II, 247. — COX, A. J.: Stomach size and its relation to chronic peptic ulcer.
Arch. Path. 54, 407 (1952). — COX, A. J., and J. R. BARNES: Experimental hyperplasia of
stomach mucosa. Proc. Soc. exp. Biol. (N.Y.) 60, 118 (1945). — CREUTZFELD, W.: Funktions-
diagnostik des exokrinen Pankreas. Dritte Bad Mergentheimer Stoffwechseltagg 1964.
Stuttgart: Thieme 1965. — CUMMINS, A. J., and M. L. GOMPERTZ: Adrenocortical function in
peptic ulcer disease. Gastroenterology 33, 898 (1957). — CUSHING, H.: Peptic ulcers and
the interbrain. Surg. Gynec. Obstet. 55, 1—33 (1932).
    DAVENPORT, H. W.: Metabolic aspects of gastric acid secretion. In: Q. R. MURPHY,
Metabolic aspects of transport across cell membranes, p. 295. Madison: Wisconsin University
Press 1957. — DAVIES, R. E., and N. M. LONGMUIR: Production of ulcers in isolated frog
gastric mucosa. Biochem. J. 42, 621 (1948). — DAY, J. J., and D. R. WEBSTER: The autoregulation of the gastric secretion. Amer. J. dig. Dis. 2, 527—531 (1953). — DE LA ROSA,
C. A. LINARES, and E. R. WOODWARD: Experimental gastric ulcers produced by pyloric
stenosis. Arch. Surg. 88, 927—931 (1964). — DEMLING, L., u. R. OTTENJANN: Über den Einfluß des Kreislaufs auf die Acidität des menschlichen Magens. Verh. Dtsch. Ges inn. Medizin
67. Kongr. 1961. — DERRA, E., u. W. BIRCKS: Fehler und Gefahren in der Herzchirurgie.
Vortrag 78. Tagg Dtsch. Ges. Chirurgie, München 5.—8. 4. 1961. Langenbecks Arch. klin.
Chir. 298, 363 (1961). — DEVINE, H. B.: Basic principles and supreme difficulties in gastric
surgery. Surg. Gynec. Obstet. 40, 1—16 (1925). — DE VITO, R. V., T. W. JONES, A. J.
MARTINIS, L. M. NYHUS, and H. N. HARKINS: Modification of the gastrin mechanism by
antroneurolysis. Surg. Forum 9, 423 (1959). — DINSTL, K., G. STACHER u. G. WÖBER: Zur
Frage der Freisetzung des duodenalen Gastrins durch Alkalisierung des Duodenums. 22.
Kongr. Soc. Int. Chir., Wien 1967. — DOIG, R. K., S. WOLF, and H. G. WOLFF: Study of
gastric secretion in „decorticate" man with gastric fistula. Trans. Amer. neurol. Ass. 78, 239
(1953). — DOMANIG jr., E., P. HAHNLOSER u. W. G. SCHENK jr.: Zur Hämodynamik der
Magensekretion unter dem Einfluß von Histamin. Wien. klin. Wschr. 77, 636 (1965). —
DONEGAN, W. L., and H. M. SPIRO: Parathyroids and gastric secretion. Gastroenterology 38,
750—759 (1960). — DRAGSTEDT, C. A., J. S. GRAY, A. H. LAWTON, and M. RAMIREZ DE AREL-
LANO: Does alcohol stimulate gastric secretion by liberating histamine? Proc. Soc. exp. Biol.
(N.Y.) 43, 26 (1940). — DRAGSTEDT, L. R.: Vagotomy for peptic ulcer. Amer. J. Med. 8,
409—411 (1950); — Concept of etiology of gastric and duodenal ulcers, Caldwell Lecture
1955. Amer. J. Roentgenol. 75, 219 (1956); — The physiology of the gastric antrum. Arch.
Surg. 75, 552 (1957); — Studies on the site and mechanism of gastrin release. Arch. Surg. 76,
441—446 (1958); — Why does not the stomach digest itself? Amer. med. Ass. 177, 758—762
(1961). — DRAGSTEDT, L. R., P. V. HARPER, E. B. TOVEE, and E. R. WOODWARD: Section
of the vagus nerves to the stomach in the treatment of peptic ulcer. Ann. Surg. 126, 687
(1947). — DRAGSTEDT, L. R., S. KOHATZU, J. GWALTNEY, K. NAGANO, and H. B. GREEN-
LEE: Further studies on the question of an inhibitory hormone from the gastric antrum.
Arch. Surg. 79, 10 (1959). — DRAGSTEDT, L. R., H. A. OBERHELMAN jr., E. R. WOODWARD,
and C. A. SMITH: Interrelation between the cephalic and gastric phases of gastric secretion.
Amer. J. Physiol. 171, 7—16 (1952). — DRAGSTEDT, L. R., H. A. OBERHELMAN jr., J. M.
ZUBIRAN, and E. R. WOODWARD: Antrum motility as a stimulus for gastric secretion. Gastroenterology 27, 71—78 (1953). — DRAGSTEDT, L. R., and F. M. OWENS: Supradiaphragmatic
section of the vagus nerves in the treatment of duodena ulcers. Proc. Soc. exp. Biol. (N.Y.)
53, 152—154 (1943). — DRAGSTEDT, L. R., and E. R. WOODWARD: Coexistent duodenal and

gastric ulcers treated by vagotomy and pyloroplasty. J. Amer. med. Ass. 184, 1, 14 (1963). — DRAGSTEDT, L. R., E. R. WOODWARD, W. B. NEAL jr., P. V. HARPER jr., and E. H. STORER: Secretory studies on the isolated stomach. Arch. Surg. 60, 1—20 (1950). — DRAGSTEDT, L. R., E. R. WOODWARD, H. A. OBERHELMAN jr., E. H. STORER, and C. A. SMITH: Effect of transplantation of antrum of stomach on gastric secretion in experimental animals. Amer. J. Physiol. 165, 386—398 (1951). — DRAGSTEDT, L. R., E. R. WOODWARD, E. H. STORER, H. A. OBERHELMAN jr., and C. A. SMITH: Effect of antrum transplant on gastric secretion in experimental animals. Proc. Soc. exp. Biol. (N.Y.) 73, 676—678 (1950); — Quantitative studies on the mechanism of gastric secretion in health and disease. Ann. Surg. 132, 626—640 (1950).— DUVAL jr., M. K., R. M. FAGELLA, and W. E. PRICE: The mechanism of antral regulation of gastric secretion: antral pouch studies. Surgery 49, 569—572 (1961). — DUVAL jr., M. K., and W. E. PRICE: The mechanism of antral regulation of gastric secretion. Continuous cross-circulation. Ann. Surg. 152, 410 (1960); — Mechanism of antral regulation of gastric secretion: Discontinuous cross-circulation. Ann. Surg. 153, 581 (1961).

EDKINS, J. S.: Mechanism of secretion of gastric, pancreatic, and intestinal juices. Text-book of physiology, ed. by E. A. SCHÄFER, vol. 1, p. 531—558. Edinburgh and London: Y. J. Pentland 1898; — On the chemical mechanism of gastric secretion. Proc. roy. Soc. B 76, 376 (1905); — The chemical mechanism of gastric secretion. J. Physiol. (Lond.) 34, 133 (1906). — EISELSBERG, A. V. v.: Zur unilateralen Pylorusausschaltung. Wien. med. Wschr. 23, 44—48 (1910). — ENDERLEN, E.: Das Magen- und Duodenalgeschwür. Rev. méd. de Hamburgo 6, 11, 389—396 (1925) [Spanisch]; — Zur Behandlung des durchgebrochenen Magengeschwürs und zur Jejunostomie. Dtsch. med. Wschr. 52, 13—15 (1926); — Ulcus ventriculi et duodeni. Fortschr. Ther. 2, 137—144 (1926). — ENDERLEN, E., E. FREUDENBERG u. E. v. REDWITZ: Experimentelle Untersuchungen über Veränderungen der Verdauung nach Operationen an Magen und Darm. Klin. Wschr. 2, 210 (1923). — ENDERLEN, E., u. E. v. REDWITZ: Zur operativen Behandlung des chronischen Magengeschwürs. Münch. med. Wschr. 1922, 1683. — ENDERLEN, E., u. L. ZUKSCHWERDT: Die Erregung der Magensaftsekretion nach Resektion des Antrum-Pylorusanteils des Magens. Dtsch. Z. Chir. 232, 290 (1931), Festschr. Helferich; — Über die Bildung des kleinen Magens nach Pawlow. Chirurg 4, 249—254 (1932); — Die chirurgische Behandlung des pept. Geschwürs. Chirurg 4, 843—862 (1933). — ENGEL, F. L.: The adrenal cortex and the metabolic response to stress. J. clin. Endocr. 13, 1555 (1953); — Addison's disease and peptic ulcer. J. clin. Endocr. 15, 1300 (1955). — EVANS, D. A. P.: The fucose and agglutinogen contents of saliva in subjects with duodenal ulcer. J. Lab. clin. Med. 55, 386 (1960). — EVANS jr., S. O., J. M. ZUBIRAN, J. D. McCARTHY, H. RAGINS, E. R. WOODWARD, and L. R. DRAGSTEDT: Stimulating effect of vagotomy on gastric secretion in Heidenhain pouch dogs. Amer. J. Physiol. 174, 219—225 (1953). — EXALTO, J.: Ulcus jejuni nach Gastroenterostomie. Mitt. Grenzgeb. Med. Chir. 23, 13 (1911); — Ulcus jejuni na gastro-enterostomie. Ned. T. Geneesk. 5, 469 (1911).

FARMER, D. A., P. M. BURKE, and R. H. SMITHWICK: Observations upon peptic activity of the gastric contents in normal individuals and in patients with peptic ulceration. Surg. Forum 4, 316 (1954). — FARMER, D. A., CH. W. HOWE, W. J. PORELL, and R. R. SMITHWICK: The effect of various surgical procedures upon the acidity of the gastric contents of ulcer patients. Ann. Surg. 134, 319—331 (1951). — FARRELL, J. I., and A. C. IVY: Studies on the motility of the transplanted gastric pouch. Amer. J. Physiol. 76, 227 (1926). — FELDMAN, S., D. BIRNBAUM, and A. J. BAHAR: Gastric secretions and acute gastroduodenal lesions following hypothalamic and preoptic stimulation: An experimental study in the cat. Arch. Neurol. (Chic.) 4, 308 (1961). — FENG, T. P., H. C. HOU, and R. K. S. LIM: On the mechanism of the inhibition of gastric secretion by fat. Chin. J. Physiol. 3, 371 (1920). — FENGER, H. J.: Towards a preoperative, prognostic dumping test. 22. Kongr. Soc. Int. Chir., Wien 1967. — FENGER, H. J., and E. GUDMAN-HØYER: Towards a preoperative prognostic dumping test. II. Comparison of different doses of apomorphine with the intraintestinal glucose provocation test in normal healthy volunteers. 22. Kongr. Soc. Int. Chir., Wien 1967. — FERGUSON, D. J., H. BILLINGS, D. SWENSEN, and G. HOVER: Segmental gastrectomy with innervated antrum for duodenal ulcer. Results at 1 to 5 years. Surgery 47, 548—556 (1960). — FINSTERER, H.: Ausgedehnte Magenresektion bei Ulcus duodeni statt der einfachen Duodenalresektion bzw. Pylorusausschaltung. Zbl. Chir. 45, 434—435 (1918). — FLOREY, H. W., and H. E. HARDING: The functions of Brunner's glands and the pyloric end of the stomach. J. Path. Bact. 37, 431 (1933); — Further observations on the secretion of Brunner's glands. J. Path. Bact. 39, 255 (1934). — FLOREY, H. W., M. A. JENNINGS, D. A. JENNINGS, and R. C. O'CONNOR: The reactions of the intestine of the pig to gastric juice. J. Path. Bact. 49, 105 (1939). — FLOREY, H. W., R. D. WRIGHT, and M. A. JENNINGS: The secretions of the intestine. Physiol. Rev. 21, 36 (1941). — FÖRSTER, H., W. BRÜCKNER u. W. HART: Untersuchungen der Resorption von Glukose und Wasser aus dem Dickdarm zur Frage der Eignung von Dickdarmsegmenten zum Magenersatz. Med. Klin. 61, 1322—1324 (1966). — FORES, R. G., W. E. MITCHELL, and C. S. WELDON: Duration of suppression of acid secretion in response to histamine stimulation following freezing of the canine stomach. Bull.Johns Hopk. Hosp. 111, 249 (1964). — FORREST, A. P. M., and C. F. CODE: The inhibiting effect of epinephrine and norepinephrine on secretion induced by histamine in separated pouches of dogs. J. Pharmacol. exp. Ther. 110, 447 (1954); — Effect of postganglionic sympathectomy on canine gastric secretion. Amer. J. Physiol. 177, 425 (1954). — FORTE, J. G., P. H. ADAMS, and R. E. DAVIES: Source of the gastric mucosal potential difference. Nature (Lond.) 197, 874—876 (1963). — FOX, H. J., and W. B. CASTLE: Observations on the etiologie relationship of achylia gastrica to pernicious nerves. IX. Difference inside of secretion of intrinsic faktor in the hog and in the human stomach. Amer. J. med. Sci. 203, 18 (1942). — FRENCH, J. D., R. I. LONGMIRE, R. W. PORTER, and H. L. MOVIUS: Extravagal influences on gastric hydrochloric acid secretion induced by stress stimuli. Surgery 34, 621 (1953). — FRENCH, J. D., R. W. PORTER, F. K. VAN AMERONGEN, and R. B. RANEY: Gastrointestinal hemorrhage and ulceration associated with intracranial lesions. Clinical and experimental study. Surgery 32, 395 (1952). — FRENCH, J. D., R. W. PORTER, E. B. CAVANAUGH, and R. L. LONGMIRE: Experimental lesions induced by stimulation of the brain. Psychosom. Med. 19, 210 (1957). — FRIEDMAN, J. C., and W. W. HAMBURGER: Experimental chronic gastric ulcer: Second contribution to experimental pathology of the stomach. J. Amer. med. Ass. 63, 380 (1914). — FRIEDMANN, E., I. POLINER, and H. M. SPIRO: Effect of histamine on gastric peptic secretion in man. New Engl. J. Med. 254, 901 (1957).

GEERTRUYDEN, J. VAN: Salzsäuresekretion und Zahl der Belegzellen. 2. Weltkongr. Gastroenterologie, München 13.—19. 5. 1962. — GELB, A., I. D. BARONOFSKY, and H. D. JANOWITZ: The effect of vagotomy and pyloroplasty on the maximal acid response to histamine. Gut 2, 240 (1961). — GERNER, G., u. N. HENNING: Das Vitamin-B$_{12}$-Bindungsvermögen des menschlichen Magensaftes in Beziehung zum histologischen Bild der Fundusschleimhaut. Gastroenterologia (Basel) 84, 103 (1955). — GILLESPIE, I. E.: Influence of antral pH on gastric acid secretion in man. Gastroenterology 37, 164 (1959). — GILLESPIE, I. E., D. H. CLARK, A. W. KAY, and H. I. TANKEL: The effect of antrectomy, vagotomy with gastrojejunostomy, and antrectomy with vagotomy on the spontaneous and maximal gastric acid output in man. Gastroenterology 38, 361—367 (1960). — GILLESPIE, J. E., and M. J. GROSSMANN: Gastric secretion of acid in response to portal and systemic injection of gastrin. Gastroenterology 43, 189—192 (1962). — GLASS, G. B. I., and S. WOLF: Hormonal mechanisms in nervous mechanism of gastric acid secretion in humans. Proc. Soc. exp. Biol. (N.Y.) 73, 535—537 (1950). — GLASS, G. B. J.: Gastric mucin and its constituents: physico-chemical characteristics, cellular origin, and physiological significance. Gastroenterology 23, 636 (1953). — GLOOR, M., u. K. HEINKEL: Die Magensekretion bei isolierter Reizung des Antrum ventriculi. Z. Gastroenterol. 4, 156 (1966). — GOELZER, R. E.: The effect of total pancreatectomy on gastric secretion. Surgical Forum; Clinical Congr. 1959, X, 167. Chicago: Amer. Coll. of Surgeons 1960. — GOLDSMITH, D. P. J., and E. S. NASSET: Relation of thyroid to gastric acid secretion in the anesthetized rat. Amer. J. Physiol. 197, 1 (1959). — GOUWS, F., and R. C. HARRISON: In: The influence of the vagus nerve on antral function. Canad. J. Surg. 1, 337—343 (1958). — GRANT, R.: The inhibition of gastric secretion by the intravenous injection of caldium salts. Amer. J. Physiol. 137, 460—466 (1941); — Rate of replacement of the surface epithelial cells of the gastric mucosa. Anat. Rec. 91, 175 (1945). — GRAY, J. S.: The effect of atropine on gastric secretion and its relation to the gastrin theory. Amer. J. Physiol. 120, 657 (1937). — GRAY, J. S., and J. L. ADKINSON: The effect of inorganic ions on gastric secretion in vitro. Amer. J. Physiol. 132, 27—31 (1941). — GRAY, S. J., C. G. RAMSEY, and R. W. REIFENSTEIN: Clinical use of the urinary uropepsin determination in medicine and surgery. New Engl. J. Med. 251, 835—843 (1954). — GRAY, S. J., C. G. RAMSEY, R. VILLARREAL, and L. J. KRAKAUER: Adrenal influences upon the stomach and the gastric response to stress. In: H. SELYE and G. HEUSER (eds.), Fifth annual report on stress. New York: MD Publ. 1956, p. 138. — GREENLEE, H. B., E. H. LONGHI, J. D. GUERRERO, T. S. NELSEN, A. L. EL-BEDRI, and L. R. DRAGSTEDT: Inhibitory effect of pancreatic secretion on gastric secretion. Amer. J. Physiol. 190, 396—402 (1957). — GREENLEE, H. B., T. S. NELSON, and L. R. DRAGSTEDT: Studies on the relation of the pancreas to gastric secretion. Surgical Forum; Clinical Congr. 1959, X, 161. Chicago: Amer. Coll. of Surgeons 1960. — GREGORY, R. A.: Secretory mechanisms of the gastrointestinal tract. London: E. Arnold 1962. — GREGORY, R. A.: Memorial lecture: the isolation and chemistry of gastrin. Gastroenterology 51, 953 (1966). — GREGORY, R. A., P. M. HARDY, D. S. JONES, G. W. KENNER, and R. C. SHEPPARD: The antral horme gastrin. Nature (Lond.) 204, 931—938 (1964). — GREGORY, R. A., and A. C. IVY: The humoral stimulation of gastric secretion. Quart. J. exp. Physiol. 31, 111 (1941). — GREGORY, R. A., and H. J. TRACY: Secretory responses of denervated gastric pouches. Amer. J. dig. Dis. 5, 308 (1960); — The constitution and properties of two gastrins extracted from hog antral mucosa. Part I. The isolation of two gastrins from hog antral mucosa. Part II. The properties of two gastrins isolated from hog antral mucosa. J. Brit. Society of Gastroenterology. Gut 5, 103 (1964). — GREGORY, R. A., H. J. TRACY, J. M. FRENCH, and W. SIRCUS: Extraction of a gastrin-like substance from a pancreatic tumour in a case of Zollinger-Ellison syndrome. Lancet 1960I, 1045—1048. — GRIFFITH, C. A., and H. N. HARKINS: The role of Brunner's glands in the intrinsic resistance of the duodenum to acid-peptic digestion. Ann. Surg. 143, 160 (1956). — GRIFFITHS, W. J.: The duodenum and the automatic control of gastric acidity. J. Physiol. (Lond.) 87, 34 (1936). — GROMOTKA, R.: Zur Pathogenese und konservativen Behandlung des Ulcus pepticum. Med. Welt 1963, 1062—1067. — GROMOTKA, R., W. FAHSOLD u. K. HEINKEL: Die Behandlung des Magensaftmangels. Ergebnisse intragastraler pH-Messungen. Dtsch. med. Wschr. 16, 790 (1964). — GROSS, W.: Beitrag zur Kenntnis der Sekretionsbedingungen des Magens nach Versuchen am Hund. Arch. Verdau.-Kr. 12, 507 (1906). — GROSSMAN, M. I.: Gastrointestinal hormones. Physiol. Rev. 30, 33 (1950); — Gastric secretion. Physiology Physicians 1, 7 (1963). — GROSSMAN, M. I., and A. C. IVY: Preparation and use of the Mann-Williamson dog, in methods in medical research, ed. by R. POTTER, vol. 1, p. 263. Chicago: Year Book Publ. 1948. — GROSSMAN, M. I., C. R. ROBERTSON, and A. C. IVY: Proof of hormonal mechanism for gastric secretion; humoral transmission of distention stimulus. Amer. J. Physiol. 153, 1 (1948). — GROSSMAN, M. I., H. H. TRACY, and R. A. GREGORY: Zollinger-Ellison syndrome in a Bantu woman, with isolation of a gastrin-like substance from the primary and secondary tumors. II. Extraction of gastrin-like activity from tumors. Gastroenterology 41, 87—91 (1961). — GUDMAN-HØYER, E., H. J. FENGER, and H. E. KALLEHAUGE: Towards a preoperative prognostic dumping test. III. The apomorphine test. 22. Kongr. Soc. Int. Chir., Wien 1967. — GÜRTNER, T., G. KREUZBERG und F. HOLLE: Enzymhistochemische Untersuchungen über die parasympathische Innervation des menschlichen Magens. 22. Kongr. Soc. Int. Chir., Wien 1967.

HABERER, H. v.: Die Bedeutung des Pylorus für das Zustandekommen des postoperativen Jejunal Ulcus. Langenbecks Arch. klin. Chir. 117, 50 (1921). — HAEMMERLI, U. P.: Physiologische Grundlagen der Resektionstherapie bei gastroduodenalem Ulcus. Bibl. gastroent. (Basel) 6, 1—15 (1964). — HANKIEWICZ, J.: Über die proteolytische Aktivität des Magensaftes. Z. ges. inn. Med. 20, 163 (1965). — HARKINS, H. N., N. D. CHAPMAN, and L. M. NYHUS: Studies on the vagal release of gastrin and its mechanism. Extrait Bull. Soc. Int. Chir., XXII, 1963, vol. I, p. 48 - 52. — HARKINS, H. N., N. D. CHAPMAN, L. M. NYHUS, J. K. STEVENSON, J. E. JESSEPH, and R. E. GONDON: The combined operation. Vagotomy, antrectomy, and gastroduodenostomy for the surgical treatment of duodenal ulcer. Exhibit at the 46th Clinical Congr. of the Amer. College of Surgeons in San Francisco, California 1960. — HARKINS, H. N., G. R. PRITCHARD, and C. A. GRIFFITH: The vagal release of gastrin. 22. Kongr. Soc. Int. Chir., Wien 1967. — HARKINS, H. N., E. J. SCHMITZ, H. P. HARPER, L. R. SAUVAGE, H. G. MOORE, E. H. STORER, and E. A. KANAR: A combined physiologic operation for peptic ulcer (partial distal gastrectomy, vagotomy and gastroduodenostomy): A preliminary reports. West. J. Surg. 61, 316 (1953). — HARKINS, H. N., J. K. STEVENSON, J. E. JESSEPH, and L. M. NYHUS: The „combined" operation for peptic ulcer. Arch. Surg. 80, 743 (1960). — HARPER, A. A.: The effects of extracts of gastric and intestinal mucosa on the secretion of HCI by the cat's stomach. J. Physiol. (Lond.) 105, 31P (1946). — HARPER, A. A., C. KIDD, and T. SCRATCHERD: Vago-vagal reflex effects on gastric and pancreatic secretion and gastrointestinal motility. J. Physiol. (Lond.) 148, 417 (1959). — HARPER, A. A., B. A. McSWINEY, and S. F. SUFFOLK: Afferent fibres from the abdomen in the vagus nerves. J. Physiol. (Lond.) 85, 267 (1835). — HARRISON, R. C.: The present status of the gastric antrum a collective review. Canad. J. Surg. 2, 295—300 (1959). — HARRISON, R. C., F. GOUWS, and H. J. SHIMIZU: Control of gastric secretion by the antrum. Arch. Surg. 78, 832—835 (1959). — HARRISON, R. C., W. H. LAKEY, and H. A. HYDE: The production of an acid inhibitor by the gastric antrum. Ann. Surg. 144, 441—447 (1956). — HART, W.: Neue physiologische und anatomische Gesichtspunkte zur Frage der vagalen Innervation des Magen-Antrums und ihre Bedeutung für die Magenchirurgie. Z. Gastroent. 4, H. 6, 324 (1966); — Neue Aspekte zum Säurehemm-Mechanismus des Magenantrums und ihre Bedeutung für die Ulcuschirurgie. 22. Kongr. Soc. Int. Chir., Wien 1967. — HART, W., u. R. LICK: Die Bedeutung der Etagen-pH-Metrie für die Magenchirurgie. Langenbecks Arch. klin. Chir. 303, 333—349 (1963). — HART, W., K. H. WELSCH, I. KLEMPA u. H. SCHÜTZLER: Die vagal-antrale Gastrin-Hemmung. Tierexperimenteller Nachweis. Z. Gastroent. im Druck. (1968); — Der Einfluß der Antrektomie auf die histaminstimulierte Magensekretion. Med. Klin. im Erscheinen (1968). — HART, W., K. H. WELSCH u. R. F. LICK: Zur Frage der exkretorischen Pankreasfunktion bei Magenoperierten. Med. Klin. 43, 1696 (1966). — HAY, L. J., R. L. VARCO, C. F. CODÉ, and O. H. WANGENSTEEN: Experimental production of gastric and duodenal ulcers in laboratory animals by the intramuscular injection of histamine in bees wax. Surg. Gynec. Obstet. 75, 170 (1942). — HEIDENHAIN, R.: Untersuchungen über den Bau der Labdrüsen. Arch. mikr. Anat. 6, 368 (1870); — Über die Absonderung der Fundusdrüsen des Magens. Pflügers Arch. ges. Physiol. 19, 148—166 (1879); — Physiologie der Absonderungsvorgänge. In: Handbuch der Physiologie, Bd. V/I. Leipzig: F. C. W. Vogel 1883. — HEINZ, E.: Energieübertragung und elektrische Spannungserzeugung bei der Salzsäurebildung im Magen.

Klin. Wschr. 1956, 419; — Säurebildung und Elektrolythaushalt der Magenschleimhaut, Sitzg Med. Ges. Frankfurt a. M. 17. 2. 60. Klin. Wschr. 38, 670 (1960). — HEINZ, E., and J. ÖBRINK: Formation and acid control in the stomach. Physiol. Rev. 34, 643 (1954). — HELLSTRÖM, J.: Primary hyperparathyroidism; observations in series of 50 cases. Acta endocr. (Kbh.) 16, 30 (1954). — HEMMATI, A.: Über die Endoradiosonde und ihren praktischen Wert im Vergleich zur fraktionierten Magensaftaushebung. Dtsch. Arch. klin. Med. 211, 1 (1965). — HENDRY, W. K.: The finney pyloroplasty in gastroduodenal surgery. Surg. Gynec. Obstet. 116, 657 (1963). — HENNING, N.: Jejunalernährung und Nüchternsekretion. Arch. Verdau.-Kr. 41, 321 (1927); — Farbstoffausscheidung im Froschmagen. Naunyn-Schmiedebergs Arch. exp. Path. Pharmak. 165, 111 (1932); — Lehrbuch der Verdauungskrankheiten, 2. Aufl. Stuttgart: Thieme 1956. — HENNING, N., u. H. BRUGSCH: Brugsch's spezielle Pathologie und Therapie der inneren Erkrankungen. Dtsch. med. Wschr. 6, 757 (1931). — HENNING, N., u. H. KINZLMEIER: Einst und jetzt: Das Ulcus pepticum im geschichtlichen Wandel der Anschauungen. Münch. med. Wschr. 99, 285 (1957). — HENNING, N., H. KINZLMEIER u. L. DEMLING: Intragastrale pH-Messung. Klin. Wschr. 29, 468—471 (1951). — HENNING, N., H. KINZLMEIER u. K. H. KIMBEL: Die H-Ionenkonzentration im Magen während der Verdauung. Gastroenterologia (Basel) 81, 5/6 (1954). — HENNING, N., u. L. NORPOTH: Untersuchungen über die sekretorische Funktion des Magens während des nächtlichen Schlafes. Arch. Verdau.-Kr. 53, 64 (1933). — HIRSCHOWITZ, B. I.: Pepsinogen. Its origins, secretion and excretion. Physiol. Rev. 37, 475 (1957). — HIRSCHOWITZ, B. I., and J. A. LONDON: Studies on the secretion of acid, water, and pepsinogen by the human stomach. J. Lab. clin. Med. 46, 826 (1955). — HIRSCHOWITZ, B. I., J. L. LONDON, and H. M. POLLARD: Histamine stimulation of gastric pepsin secretion in man. Gastroenterology 32, 85 (1957). — HIRSCHOWITZ, B. I., S. SCHENKEL, and J. BOYETT: A potent gastric secretagogue extracted from a Zollinger-Ellison pancreatic tumor. (Abstract.) Clin. Res. Proc. 9, 237 (1961). — HIRSCHOWITZ, B. I., and J. A. STREETEN: Significance of urinary pepsinogen (uropepsin) secretion during ACTH administration and in duodenal ulcer patients. J. Lab. clin. Med. 50, 209 (1957). — HIRSCHOWITZ, B. J., D. H. P. STREETEN, J. A. LONDON, and H. M. POLLARD: Effects of eight-hour intravenous infusions of ACTH and the adrenocortical steroids in normal men. I. Basal gastric secretion and plasma and urinary pepsinogen. J. clin. Invest. 36, 1171—1182 (1957). — HIRSCHOWITZ, B. I., D. H. P. STREETEN, H. M. POLLARD, and H. A. BOLDT: Role of gastric secretions in activation of peptic ulcers by corticotropin (ACTH). J. Amer. med. Ass. 158, 27 (1955). — HOAR, S. C., and J. R. BROWING: Plasma pepsinogen in peptic ulcer disease and other gastric disorders. A clinical and laboratory evaluation. New Engl. J. Med. 255, 153—158 (1956). — HOCHBERG, K., G. KOLIG u. M. STRÜDER: Vergleichende Untersuchungen über die Aussagekraft der wichtigsten schlauchlosen Magensaft-Untersuchungsverfahren. Chirurg 36, 398 (1965). — HODGKIN, D. C., J. PICKWORTH, J. H. ROBERTSON, K. M. TRUEBLOOD, R. J. PROSEN, J. G. WHITE, R. BONNETT, J. R. CANNON, A. W. JOHNSON, I. SHUTERLAND, A. TODD, and E. L. SMITH: The crystal structure of the hexacarboxylic acid derived from B_{12} and the molecular structure of the vitamin. Nature (Lond.) 176, 325 (1955). — HÖLZER, K. H., G. BINZUS u. U. RITTER: Fehlerquellen bei der intragastralen pH-Metrie mit Radiosonden. Z. ges. exp. Med. 139, 589 (1965). — HOFFMANN, V.: Magenresektion und Leberschäden. Münch. med. Wschr. 105, 609 (1963). — HOGBEN, C. A. M.: The chloride transport system of the gastric mucosa. Proc. nat. Acad. Sci. (Wash.) 37, 393 (1951); — Gastric anion exchange: its relation to the immediate mechanism of hydrochloric acid secretion. Proc. nat. Acad. Sci. (Wash.) 38, 13 (1952). — HOLLANDER, F.: The insulin test for the presence of intact nerve fibers after vagal operations for peptic ulcer. Gastroenterology 7, 607 (1946); — The mucous barrier. In: D. J. SANDWEISS (ed.), Peptic ulcer. Philadelphia: Saunders & Co. 1951; — The alkaline component of gastric secretion. (Comment.) Gastroenterology 20, 512 (1952); — What is meant by "gastric mucus"? In: Proceedings of the First World Congr. of Gastroenterology, vol. 1, p. 90. Baltimore: Williams & Wilkins Co. 1959. — HOLLANDER, F., and R. L. GOLDFISCHER: Histological study of the destruction and regeneration of the gastric mucus barrier following application of eugenol. Preliminary report. J. nat. Cancer Inst. 10, 339 (1949). — HOLLANDER, F., J. STEIN, and F. U. LAUBER: The consistency, opacity, and columnar cell content of gastric mucus secreted under the influence of several mild irritants. Gastroenterology 6, 576 (1946). — HOLLE, F., u. A. DOENICKE: Experimentelle Untersuchungen über die Hemmung der Säuresekretion des Magens. Langenbecks Arch. klin. Chir. 313, 871 (1965). — HOLLE, F., u. W. HART: Form- und funktionsgerechte Operation. Ein Grundsatz moderner Ulcuschirurgie. Langenbecks Arch. klin. Chir. 309, 205—223 (1965).— HOLLE, F., W. HART u. R. F. LICK: Magensekretion und Magenchirurgie. Dtsch. med. Wschr. 11, 526—529 (1964). — HOOD jr., R. T., and C. F. CODE: Some effects of vagotomy on gastric secretion as studied on dogs with gastric pouches. 1950. Surg. Forum 1, 73 (1951). — HOWARD, J. E., R. H. FOLLIS jr., E. R. YENDT, and T. B. CONNOR: Hyperparathyroidism; case report illustrating spontaneous remission due to necrosis of adenoma and study of incidence of necrosis in parathyroid adenomas. J. clin. Endocr. 13, 997 (1953). — HOWARD, J. M., C. L.

James, and S. S. Evans: Physiological studies of the external pancreatic secretion in man. Surgical Forum, vol. 577. Philadelphia: Saunders Co. 1952. — Hugget, A. St. G., and D. A. Nixon: Enzym determination of blood glucose. Biochem. J. 66, 12 (1956). — Hunt, J. N.: A method for estimating peptic activity in gastric contents. Biochem. J. 42, 104—109 (1948); — Some properties of an alimentary osmoreceptor mechanism. J. Physiol. (Lond.) 132, 267—288 (1956); — Die Steuerung der Magenentleerung. Triangel (De.) 4, 7 (1960). — Hunt, J. N., and J. McDonald: The influence of volume on gastric emptying. J. Physiol. (Lond.) 126, 459 (1954). — Hunt, J. N., A. W. Kay, W. I. Card, and W. Sircus: The nature of basal hypersecretion in man with duodenal ulcer. In: Skoryna, Pathophysiology of peptic ulcer — I vol. Montreal: McGill University Press 1963. — Hunt, J. N., and W. R. Spurrell: The pattern of emptying of the human stomach. J. Physiol. (Lond.) 113, 157 (1951). — Hupe, K.: Beitrag zur Frage des Kausalzusammenhanges zwischen Geschwürsleiden, Magenresektion und Leberschaden. Bruns' Beitr. klin. Chir. 205, 469 (1962).

Iggo, A.: Gastric mucosal chemoreceptors with vagal afferent fibres in the cat. Quart. J. exp. Physiol. 42, 398—409 (1957). — Ihre, B. J. E.: Human gastric secretion. London: Oxford University Press 1938; — A quantitative study of gastric secretion in normal and pathological conditions. Acta med. scand., Suppl. 95 (1938). — Ivy, A. C.: The effects of gastrectomy in animals. Amer. J. dig. Dis. 7, 500 (1940). — Ivy, A. C., E. H. Droegemueller, and J. L. Meyer: Effect of experimental pyloric stenosis on gastric secretion. Arch. intern. Med. 40, 434 (1927). — Ivy, A. C., and J. I. Farrel: The proof of a humoral mechanism. Amer. J. Physiol. 74, 639 (1925). — Ivy, A. C., and G. B. Fauley: Factors concerned in determining chronicity of ulcers in stomach and upper intestine; susceptibility of jejunum to ulcer formation and effect of diet on healing of acute gastric ulcer. Amer. J. Surg. 11, 531 (1931); — Factors concerned in determining the chronicity of ulcers in the stomach and upper intestine. Trans. Amer. gastroent. Ass. 33, 81 (1931). — Ivy, A. C., M. J. Grossman, and W. H. Bachrach: Peptic ulcer. Philadelphia: P. Blakiston Son & Co. 1950. — Ivy, A. C., R. K. S. Lim, and J. E. McCarthy: Contributions to the physiology of gastric secretion — II, the intestinal phase of gastric secretion. Quart. J. exp. Physiol. (Lond.) 15, 55 (1925). — Ivy, A. C., and G. B. McIlvain: The excitation of gastric secretion by application of substances to the duodenal and jejunal mucosa. Amer. J. Physiol. 67, 124 (1934/24). — Ivy, A. C., and J. E. Whitlow: The gastrin theory put to physiological test. Amer. J. Physiol. 60, 578 (1922). — Ivy, A. C.: Enterogastrone. Amer. J. Physiol. 113, 53 (1935).

Jacobsen, E. D.: Gastric blood flow. Amer. J. dig. Dis. 8, 577 (1963); — The circulation of the stomach. Gastroenterology 48, 85 (1965). — Jahn, D.: Das hepatogene Ulcus pepticum. Med. Klin. 41, 221 (1946); — Das Krankheitsbild des hepatogenen Ulkus. Dtsch. med. Wschr. 74, 229 (1949). — Janowitz, H. D., and F. Hollander: Relation of uropepsinogen excretion to gastric pepsin secretion in man. J. appl. Physiol. 4, 53—56 (1951); — Critical evidence that vagal stimulation does not release gastrin. Proc. Soc. exp. Biol. (N.Y.) 76, 49—52 (1951); — Basal secretion of pepsin by the stomach. J. clin. Invest. 31, 338 (1952). — Janowitz, H. D., F. Hollander, D. Orringer, M. Levy, A. Winkelstein, R. Kaufman, and S. G. Margolin: A quantitative study of the gastric secretory response to sham feeding in a human subject. Gastroenterology 16, 104 (1950). — Johnson jr., A. N., A. Cobo, H. A. Oberhelman, and L. R. Dragstedt: Inhibition of acid secretion by acid in the antrum. Surgical Forum; Clinical Congr. 1959, X, 155. Chicago: Amer. Coll. of Surgeons 1960. — Johnson jr., A. N., and H. Daintree: The special significance of concomitant gastric and duodenal ulcers. Lancet 1955 II, 266; — The pathogenesis of peptic ulcers. Lancet 1954 II, 515. — Johnson jr., A. N., H. A. Oberhelman jr., E. Eigenbrodt, and G. R. Mason: Mechanism of antrum acid inhibition. Surg. Forum 12, 272—274 (1961). — Johnston, D., and H. L. Duthie: Inhibition of gastrin secretion in the human stomach. Effect of acid in the duodenum. Lancet 1965 II, 1032. — Jones, T. W., R. V. de Vito, L. M. Nyhus, and H. N. Harkins: The effect of antroneurolysis upon antral function of the stomach. Surg. Gynec. Obstet. 105, 687—692 (1957); — A prime physiologic mechanism responsible for the failure of gastrojejunostomy in the treatment of peptic ulcer disease. Surgery 43, 781—786 (1958). — Jones, T. W., and H. N. Harkins: The mechanism of antrum acid inhibition of gastric acid secretion by the duodenum. Gastroenterology 37, 81—86 (1959). — Jones, T. W., J. K. Stevenson, J. E. Jesseph, L. M. Nyhus, and H. N. Harkins: The effect upon free hydrochloric acid production of Heidenhain pouches with variation in size and position of a gastrojejunostomy stoma. Amer. J. Surg. 94, 705 (1957). — Jordan, S. M.: Present status of vagotomy in peptic ulcer, ed. by D. J. Sandweiss, p. 539—555. Philadelphia: Saunders Co. 1951.

Kalk, H.: Über den Einfluß der Fette auf die Magensekretion. Arch. Verdau.-Kr. 34, 333 (1925). — Kalk, H., u. W. Dissé: Über den Einfluß der Fette auf die Magensekretion. Arch. Verdau.-Kr. 33, 117 (1924). — Kanar, E. A., S. J. Schmitz, L. M. Nyhus, H. G. Moore jr., L. R. Sauvage, E. H. Storer, and H. N. Harkins: The effect of high, low, and medium gastrojejunostomy to the main stomach on Heidenhain pouch secretion. Amer. J. Physiol. 175, 167—169 (1953). — Kanar, E. A., E. J. Schmitz, L. R. Sauvage, E. H. Storer, and

H. N. Harkins: The secretory response of the stomach to gastroenterostomy as measured by a Heidenhain pouch. Surgical Forum; Clinical Congr. 1952, III, 12. Philadelphia: Saunders Co. 1953. — Kay, A. W.: Effect of large doses of histamine on gastric secretion of HCl—an augmented histamine test. Brit. med. J. 1953 II, 77. — Kay, A. W.: An evaluation of gastric acid secretion tests. 22. Kongr. Soc. Int. Chir., Wien 1967. — Kay, A. W., and A. N. Smith: The effect of the ganglion blocking methonium salts on gastric secretion. Gastroenterology 33, 25 (1951). — Kesavalu, A., and F. C. Mann: The influence of duodenal contents on intragastric acidity. Surgery 14, 578—587 (1943). — Kirsner, J. B.: Hormones and peptic ulcer. Bull. N.Y. Acad. Med. 29, 477 (1953). — Kolig, G., u. J. Vollmar: Die Etagen-Radiosonden-Untersuchung. Ein neues Verfahren der Funktionsuntersuchung des operierten Magens und der Speiseröhre. Langenbecks Arch. klin. Chir. 301, 194—198 (1962). — Komarov, S. A.: Gastrin. Amer. J. Physiol. 123, 121 (1938); — Gastrin. Proc. Soc. exp. Biol. (N.Y.) 38, 514—516 (1938); — Studies on gastrin — I, methods of isolation of a specific gastric secretagogue from the pyloric mucous membrane and its chemical properties. Rev. canad. Biol. 1, 191—205 (1942); — Studies on gastrin — II, physiological properties of the specific gastric secretagogue of the pyloric mucous membrane. Rev. canad. Biol. 1, 377—401 (1942). — Komarov, S. A., u. Th. Schmitz: Das Verhalten der Acidität des Magensaftes während operativer Eingriffe (mit besonderer Berücksichtigung der Herzchirurgie). Langenbecks Arch. klin. Chir. 300, 559—569 (1962). — Konrad, R. M., and F. Rotthoff: Erosions and ulcers on stomach and duodenum after operation on heart. Vortr. I. Congr. Paediatrico Chirurgicus cum Patricipatione internationali, Prag 23.—25. 5. 1960. — Kraft, R. O., W. J. Fry, and H. K. Ransom: Selective gastric vagotomy. Arch. Surg. 85, 687—694 (1962). — Krawiec, J., J. Straughn, and E. Polish: The biphasic gastric secretory response in man. Amer. J. dig. Dis., N. S. 10, 985 (1965). — Kreienberg, W., u. O. Harth: Verdauung und Resorption. In: Lehrbuch der Physiologie des Menschen (Landois-Rosemann). München u. Berlin: Urban & Schwarzenberg 1960. — Krentz, K.: Untersuchungen über das morphologische und sekretorische Verhalten der Corpusschleimhaut des Magens beim Ulcus duodeni. Gastroenterologia (Basel) 102, 339 (1964); — Die Magensekretion unter Histamin- und Histalog-Stimulierung. Gastroenterologia (Basel) 103, 194 (1965); — Untersuchungen über Sekretionsverhalten und morphologische Struktur der Korpusschleimhaut des Magens bei chronischer Gastritis. Acta gastro-ent. belg. 29, 641 (1966). — Krzywanek, F. W., u. B. Flaschenträger: Physiologische Chemie (Flaschenträger-Lehnartz), Bd. II/Ia, S. 30. Berlin-Göttingen-Heidelberg: Springer 1954. — Kyle, J., J. S. Logan, D. W. Neill, and R. B. Welbourn: Influence of the adrenal cortex on gastric secretion in man. Lancet 1956 I, 664.

Lagerlöf, H. C., M. B. Rudewald, and G. Perman (with the technical assistance of I. Härdling and U. Wolffram): The neutralization process in duodenum an its influence on the gastric emptying in man. Acta med. scand. 168, 269—284 (1960). — Lambling, A., I. J. Bernier u. J. Badoz-Lambling: Acidimetrische Analyse des Magensaftes bei fraktionierter Aspiration und Histaminstimulierung. Triangel (De.) 4, 277—285 (1960). — Landor, J. H., and J. L. Ross: Examination of the mechanism involved in antral inhibition of gastric secretion. Amer. J. dig. Dis. 7, 656—660 (1962). — Langlois, K. J., and M. I. Grossman: Effect of surgical exstirpation of pyloric portion of stomach on response of fundic glands to histamine and urecholine in dogs. Amer. J. Physiol. 163, 38—40 (1950). — Latner, A. L., C. C. Ungley, E. V. Cox, E. McEvoy-Bowe, and L. Raine: Electrophoresis of human gastric juice in relation to castle's intrinsic factor. Brit. med. J. No 4808, 467 (1953). — Laudano, O. M., and E. C. Roncoroni: Determination of the dose of histalog that provokes maximal gastric secretory response. Gastroenterology 49, 372 (1965). — Lawson, L. J., and L. R. Dragstedt: Pyloric effects on gastric secretion and emptying. Arch. Surg. 88, 1052 (1964). — Lempke, R. E.: The secretory activity of an isolated, vagally innervated, total gastric pouch in man. Surgery 46, 350 (1959). — Leonard, A. S., J. C. Engle, E. T. Peter, D. Long, and W. H. Wangensteen: Gastric blood flow and hinhibition of histamine-stimulated gastric secretion. J. Amer. med. Ass. 187, 589—591 (1964). — Leonhard, A. S., D. Long, L. A. French, E. T. Peter, and O. H. Wangensteen: Pendular pattern in gastric secretion and blood flow following hypothalamic stimulation-origin of stress ulcer? Surgery 56, 109—120 (1964). — Leonhard, A. S., D. M. Long, F. Thomas, D. M. Nicoloff, and O. H. Wangensteen: Influence of the hypothalamus on gastric hydrochloric acid secretion. J. Amer. med. Ass. 183, 1016—1018 (1963). — Leonhard, A. S., D. M. Long, F. Thomas, A. I. Walder, E. T. Peter, and O. H. Wangensteen: Hypothalamic influence on gastric, mesenteric blood flow. Surg. Forum 13, 280—282 (1962). — Lerman, J., and J. H. Means: Gastric secretion in exophthalmic goitre and myxoedema. J. clin. Invest. 11, 167 (1932). — Levin, E., J. B. Kirsner, and W. L. Palmer: The nocturnal gastric secretion in patients with gastric carcinoma: a comparison with normal individuals and patients with duodenal ulcer and with gastric ulcer. Gastroenterology 12, 561 (1949). — Levin, E., J. B. Kirsner, W. L. Palmer, and C. Butler: A comparison of the nocturnal gastric secretion in patients with duodenal ulcer and in normal individuals. Gastroenterology 10, 952 (1948); — Nocturnal gastric secretion. Studies on normal subjects and on patients with duodenal ulcer, gastric ulcer and gastric carcinoma. Arch. Surg. **56**, 345—356 (1948). — LICK, R. F., W. BRÜCKNER u. W. HART: Die Uropepsinogen-Bestimmung bei Erkrankungen des Magens und ihre Bedeutung für die Magenchirurgie. Münch. med. Wschr. **13**, 581—584 (1964). — LICK, R. F., W. HART u. TH. GÜRTNER: Ulcus ventriculi bei medikamentösem Pseudohyperparathyreoidismus durch A.T. 10. Med. Klin. **59**, 1267 (1964). — LICK, R. F., H. WELSCH, W. HART, D. BALSER u. K. BENNEWITZ: Zur biologischen Wirkung der aktiven Komponente (Tetrapeptid) des synthetischen Gastrins (Sekretionsstudien am Heidenhain-pouch). Langenbecks Arch. klin. Chir. **315**, 186 (1966). — LICK, R. F., H. WELSCH, W. HART, W. BRÜCKNER u. K. BENNEWITZ: Hypercalcaemie und Magensekretion (Sekretionsstudien am Heidenhain-pouch). Z. Gastroent. **4**, 225 (1966). — LIM, R. K. S., A. C. IVY, and J. E. MCCARTHY: Contributions to the physiology of gastric secretion. I. Gastric secretion by local (mechanical and chemical) stimulation. Quart. J. exp. Physiol. **15**, 13, 53 (1925). — LINDE, S.: Studies on stimulation mechanism of gastric secretion. Acta physiol. scand. (Suppl.) **74**, 21 (1950); — Role played by pyloric region in cephalic phase of gastric secretion. Acta physiol. scand. **32**, 238—244 (1954). — LONGHI, E. H., H. B. GREEN-LEE, J. BRAVO, J. D. GUERRERO, and L. R. DRAGSTEDT: Question of an inhibitory hormone from the gastric antrum. Amer. J. Physiol. **191**, 64—70 (1957). — LORBER, S. H., and H. SHAY: The duodenal mechanism in the control of gastric mitility. Intraluminal gastric and duodenal pressure studies. Gastroenterology **31**, 117 (1956).

MADDEN, J. L., W. J. MCCANN, P. Y. TAN, A. TAIRA, and C. ARCILLA: Should the Mann-Williamson preparation (Type IV) be maintained as an experimental control standard for comparative evaluation? Bull. Soc. int. Chir. 5—6, **22**, 440—445 (1963). — MAGEE, D. F., A. FRAGOLA, and TH. T. WHITE: Influence of parasympathetic innervation on the volume of pancreatic juice. Ann. Sury. **161**, 15 (1965). — MAGEE, D. F., and T. T. WHITE: The influence of the vagi on the volume of pancreatic juice. Gastroenterology **44**, 842 (1963). — MAHFOUZ, M., and W. KOSKOWSKI: The effects of parenteral administration of calcium on gastrointestinal secretions and hydrochloric. Arch. int. Pharmacodyn. **1**, 118 (1959). — MANN, F. C.: Physiologic mechanisms in relation to the development of peptic ulcer. Minn. Med. **20**, 755 (1937). — MANN, F. C., C. S. WILLIAMSON, and A. C. IVY: The experimental production of peptic ulcer. Ann. Surg. **77**, 409 (1923). — MARBRAIX, O.: Le passage pylorique. Cellule **14**, 249—332 (1898). — MARKS, I. N.: The augmented histamine test. Gastroenterology **41**, 599—603 (1961). — MARKS, I. N., S. BANK, J. H. LOUW, and H. BRENDA: The augmented histamine test — an analysis of 672 consecutive tests. S. Afr. med. J. **36**, 807—812 (1962). — MARKS, I. N., S. A. KOMAROV, and H. SHAY: Proceedings of World Congr. of Gastroenterology, Washington, D. C. 1958; — Maximal acid secretory response to histamine and its relation to parietal cell mass in the dog. Amer. J. Physiol. **199**, 579—588 (1960). — MARKS, I. N., and H. SHAY: Observations on the pathogenesis of gastric ulcer. Lancet **1959** I, 1107. — MAR-TINSON, J.: Studies on the efferent vagal control of the stomach. Acta physiol. scand. **65**, 255 (1965). — MATTHEWS, W. B., and L. R. DRAGSTEDT: The etiology of gastric and duodenal ulcers: Exp. Studies. Surg. Gynec. Obstet. **55**, 265 (1932). — MCCANN, J. C.: Experimental peptic ulcer. Arch. Surg. **19**, 600 (1929). — MCCULLOUGH, J. Y.: Evaluation of vatotomy and accompanying drainage procedure. J. Amer. med. Ass. **170**, 2162—2166 (1959). — MCSWEE-NEY jr., E. D., C. S. MELNYK, P. J. DESHPANDE, J. A. BENSON jr., and S. N. JACOD: The supercooled stomach. Surg. Forum **14**, 347 (1963). — MENGUY, R.: Mechanism of inhibition of gastricsecretion by fat in the intestine. Proc. Soc. exp. Biol. (N.Y.) **102**, 274—276 (1959); — Studies on the role of pancreatic and biliary secretions in the mechanism of gastric inhibition by fat. Surgery **48**, 195—200 (1960). — MENGUY, R., and E. KOGER: Mechanism of inhibition of gastric secretion in the rat following bile duct ligation. Proc. Soc. exp. Biol. (N.Y.) **101**, 666—668 (1959). — MENGUY, R., and W. O. SMITH: Studies on the gastric inhibitory activity of human gastric juice and saliva. Veterans Administration Annual Medical Conf. (Abstracts), Cincinnati, Dez. 8-10, 1959. — MIGNON, M.: Les dernières acquisitions de la physiologie des sécrétions acide et peptique de l'estomac. Vie méd., Spécialité **47**, 769 (1966). — MIRSKI, I. A., S. BLOCK, S. OSHER, and R. H. BROH-KAHN: Uropepsin excretion in man. I. The source, properties, and assay of uropepsin. J. clin. Invest. **27**, 818 (1948). — MIRSKY, I. A., P. FUTTERMAN, and S. KAPLAN: Blood plasma pepsinogen. II. The activity of the plasma from normal subjects, patients with duodenal ulcer, and patients with pernicious anemia. J. Lab. clin. Med. **40**, 188 (1952). — MOORE, E. W., and R. W. SCAR-LATA: The determination of gastric acidity by the glass electrode. Gastroenterology **49**, 178—188 (1965). — MORTON, C. B.: Observations on peptic ulcer: Findings in experimentally produced peptic ulcer; etiologic and therapeutic considerations. Ann. Surg. **87**, 401 (1928). — MORTON, G. M., and G. W. STAVRAKY: A histophysiological study of the effect of intra arterial injection of acetylcholine upon the gastric mucosa of the dog. Gastroenterology **12**, 808 (1949). — MUREN, A.: Gastric motility after vagotomy in dogs. Acta chir. scand. **112**, 98 (1957). — MYREN, J., T. LYGREN, S. SKREDE, and B. ØYSTESE: Functional changes of parietal cells in relation to the rate of gastric secretion. IInd World Congr. of Gastroenterology,

Munich 1962; — Gastric secretion and parietal cells. I. The relationship between the rates of secretion and the intracellular succinic dehydrogenase activity in resected human stomachs. Gastroenterologia (Basel) **99**, 169—181 (1963). — Myren, J., and L. S. Semb: Basal and histamine-stimulated gastric secretion and acidity in duodenal ulcer. The effect of large single doses of histamine injected subcutaneously. Gastroenterologia (Basel) **96**, 39 (1962a); — The number of parietal cells and the rates of gastric secretion before and after subcutaneous injection of large doses of histamine. Gastroenterologia (Basel) **98**, 207—216 (1962b).

Nagano, K., A. N. Johnson, A. Cobo, H. A. Oberhelman jr., and L. R. Dragstedt: Effect of distension of the duodenum on gastric secretion. Surg. Forum **10**, 152 (1960). — Naitove, A., and J. F. Penza jr.: Effects of hypercapnia on histamine stimulated gastric acid secretion. Gastroenterology **46**, 157—162 (1964). — Naitove, A., and S. M. Tenney: Effects of hypoxia and hypercapnia on gastric acid secretion in man. Gastroenterology **43**, 181—188 (1962). — Nanson, E. M., M. Ty jr., and D. Mulder: Experimental study of the duodenal inhibition of gastric secretion. Ann. Surg. **156**, 734 (1962). — Nasset, E. S., and D. P. J. Goldschmith: Effect of thyroid on gastric secretion and metabolism. Amer. J. Physiol. **201**, 567—570 (1961). — Newman, E., G. S. Naifeh, J. E. Auer, and J. A. Buckwalter: Secretion of abo antigens in peptic ulceration and gastric carcinoma. Brit. med. J. **1961I**, 92—94. — Nicoloff, D. M., N. H. Stone, A. S. Leonard, E. T. Peter, and O. H. Wangensteen: Effect of cortisone on the antral phase of gastric secretion. Surg. Forum **12**, 274 (1961). — Nöller, H. G.: Die elektrische Ermittlung von klinisch bedeutenden chemischen und physikalischen Werten im Intestinaltrakt des Kindes. Habil.-Schr. Med. Fak. Heidelberg 1961. — Nordgren, B.: The rate of secretion and electrolyte content of normal gastric juice. Acta physiol. scand. **58**, 202 (1963). — Northrop, J. H.: Crystalline pepsin: I. Isolation and tests of purity. II. General properties and experimental method. J. gen. Physiol. **13**, 739 (1930). — Nyhus, L. M., N. D. Chapman, R. V. de Vito, and H. N. Harkins: The control of gastrin release, an experimental study illustrating a new concept. Gastroenterology **39**, 5, 582—589 (1960). — Nyhus, L. M., M. Mignon u. L. S. Semb: Die physiologische und klinische Bedeutung von Gastrin. Gastroenterologie **6**, 299—307 (1965). — Nyhus, W. M., R. E. Condon, and H. N. Harkins: The evolution of surgery for duodenal ulcer during the midtwentieth century. J. roy. Coll. Surg. Edinb. **8**, 91 (1963).

Oberhelman jr., H. A., and L. R. Dragstedt: Effect of vagotomy on gastric secretory response to histamine. Proc. Soc. exp. Biol. (N.Y.) **67**, 336 (1948). — Oberhelman jr., H. A., S. P. Rigler, and L. R. Dragstedt: Significance of innervation in the function of the gastric antrum. Amer. J. Physiol. **190**, 391—395 (1957). — Oberhelman jr., H. A., E. R. Woodward, C. A. Smith, and L. R. Dragstedt: Effect of sympathectomy on gastric secretion in total pouch dogs. Amer. J. Physiol. **166**, 679—685 (1951). — Oberhelman jr., H. A., E. R. Woodward, J. M. Zubiran, and L. R. Dragstedt: Physiology of the gastric antrum. Amer. J. Physiol. **169**, 738—748 (1952). — Ogilvie, W. H.: Physiology and the surgeon. Edinb. med. J. **43**, 61—83 (1936); — The approach to gastric surgery. Lancet **1938II**, 295—299. — Oi, M., S. Hoshiko, and S. Funatsu: A study of the distribution of parietal cells in human stomach. Jikei med. J. **5**, 10 (1958). — Oi, M., O. Miho, M. Endo, and T. Ohmura: Relation of the gastric mucosal boundary between fundic gland and pyloric gland areas to the development of anastomotic ulcers. Experimental and clinical studies. Ann. Surg. **163**, 35 (1966). — Oi, M., K. Oshida, and S. Sugimura: The location of gastric ulcer. Gastroenterology **36**, 45 (1959). — Oi, M., and Y. Sakurai: The location of duodenal ulcer. Gastroenterology **36**, 60 (1959). — Olbe, L.: Significance of vagal release of gastrin during the nervous phase of gastric secretion in dogs. Gastroenterology **44**, 463—468 (1963). — Ostrow, J. D., G. Blanshard, and S. J. Gray: Peptic ulcer in primary hyperparathyroidism. Amer. J. Med. **29**, 769—779 (1960). — Ottenjann, R.: Das peptische Geschwür beim primären Hyperparathyreoidismus. Dtsch. med. Wschr. **88**, 564—567 (1963). — Ottenjann, R., F. Widmaier u. L. Demling: Hypercalcämie und Magensekretion. Klin. Wschr. **14**, 717—719 (1963).

Palumbo, L. T., and W. S. Sharpe: Neurohumoral gastric secretory control in chronic duodenal ulcer. Surgery **56**, 1045—1050 (1964). — Parbhoo, S. P., and I. D. A. Johnston: Effects of oestrogens and progestogens on gastric secretion in patients with duodenal ulcer. Gut **7**, 612 (1966). — Pavlov, J. P.: Die Arbeit der Verdauungsdrüsen. Vorlesungen. Wiesbaden: J. F. Bergmann 1898; — Lectures on the work of the digestive glands, translated by W. H. Thompson. London: Charl. Griffin & Co. 1902, second ed. 1910. — Pavlov, J. P., u. E. O. Schumowa-Simanowskaja: Beiträge zur Physiologie der Absonderungen. Die Innervation der Magendrüsen beim Hunde. Arch. Anat. Physiol. (Physiol. Abb.) 53—69 (1895). — Payne, R. A., and A. W. Kai: The effect of vagotomy on the maximal acid secretory response to histamine in man. Clin. Sci. **22**, 373 (1962). — Pearse, A. E. G.: Histochemistry, theoretical and applied, 2nd ed., p. 908—912. London: Churchil 1960. — Peskin, G. W., and J. C. Thompson: The gastric antrum. Amer. J. med. Sci. **2**, 231—254 (1960). — Peter, E. T., E. F. Bernstein, H. Sosin, A. J. Madsen, A. I. Walder, and O. H. Wangensteen: The role of temperature in congrolling gastric digestion. J. Amer. med.

Ass. 182, 894—898 (1962). — PETER, E. T., D. M. NICOLOFF, A. S. LEONARD, A. I. WALDER, and O. H. WANGENSTEEN: Effect of vagal and sympathetic stimulation and ablation on gastric blood flow. J. Amer. med. Ass. 183, 1003—1005 (1963). — PE THEIN, M., and B. SCHOFIELD: Release of gastrin from the pyloric antrum following vagal stimulation by sham feeding in dogs. J. Physiol. (Lond.) 145, 14—15 (1958); — Release of gastrin from the pyloric antrum following vagal stimulation by sham feeding in dogs. J. Physiol. (Lond.) 148, 291 (1959). — PINCUS, I. J., J. E. THOMAS, and M. D. REHFUSS: A study of gastric secretion as influenced by changes in duodenal acidity. Proc. Soc. exp. Biol. (N.Y.) 51, 367—368 (1942). — PODORE, C. J., R. H. BROH-KAHN, and J. A. MIRSKY: Uropepsin excretion in man. III. Uropepsin excretion by patients with peptic ulcer and other lesions of the stomach. J. clin. Invest. 27, 834—839 (1948). — POLACEK, M. A., and E. H. ELLISON: Insulin-induced stimulation of gastric acid scretion. J. Amer. med. Ass. 183, 1006—1007 (1963). — PORTER, R. W., H. J. MOVIUS, and J. D. FRENCH: Hypothalamic influences on hydrochloric acid secretion of the stomach. Surgery 33, 875 (1953). — PRADHAN, S. N., and H. W. WINGATE: Effects of adrenergic agents on gastric secretion in dogs. Arch. int. Pharmacodyn. 140, 399 (1962). — PRESHAW, R. M., A. R. COOKE, and M. I. GROSSMAN: Stimulation of pancreatic secretion by a humoral agent from the pyloric gland area of the stomach. Gastroenterology 49, 617 (1965). — PRIBILLA, W., H. FAILLARD u. H. E. POSTH: In: W. KEIDERLING u. G. HOFFMANN, Radioisotope in der Hämatologie. Nucl.-Med. (Stuttg.), Suppl. 1 zu Bd. 2 (1963). — PRIBILLA, W., u. H. E. POSTH: Untersuchungen mit radioaktivem Vitamin B-12 bei partieller und totaler Gastrektomie unter besonderer Berücksichtigung der Intrinsic-factor-Produktion. Schweiz. med. Wschr. 88, 1306 (1958). — PRIESTLEY, J. T., and F. C. MANN: Gastric acidity with special reference to the pars pylorica. Arch. Surg. 25, 395 (1932). — PROUT, W.: On the nature of the acid and saline matters usually existing in the stomachs of animals. Phil. Trans. 144, 45—49 (1824).

QUIGLEY, J. P., and I. MESCHAN: Inhibition of the pyloric sphincter region by the digestion products of fat. Amer. J. Physiol. 137, 803 (1941).

RAGINS, H., L. R. DRAGSTEDT, J. H. LANDOR, E. S. LYON, and L. R. DRAGSTEDT: Duodenal ulcer and hypophysis-adrenal stress mechanism. Surgery 40, 886 (1956). — RAGINS, H., S. O. EVANS, L. R. DRAGSTEDT, S. P. RIGLERS, and L. R. DRAGSTEDT: Quantitative studies on the effect of gastric resection on secretion of gastric juices. Arch. Surg. 74, 266—272 (1957). — RAGINS, H., S. P. RIGLER, S. O. EVANS, J. D. McCARTHY, and L. R. DRAGSTEDT: Studies on the physiology of the gastric antrum. Arch. Surg. 45, 230—235 (1957). — RANSOM, H. K.: Subtotal gastrectomy for gastric ulcer: a study of end results. Ann. Surg. 126, 633 (1947). — RÉAUMIER, R. A. F. DE: Première Mémoire. Experiences sur la manière dont se fait la digestion dans les oiseaux qui vivent principalement de grains et d'herbes, et dont l'estomac et un gesier. Mém. Acad. Sci. (1752) 266—307. — Seconde Mémoire. De la maniere dont elle se fait dans l'estomac des oiseaux de proic. Mém. Acad. Sci. (1752) 461—495. — REDING, R.: Morphologische und experimentelle Untersuchungen über den Verschlußmechanismus zwischen Speiseröhre und Magen. Zbl. Chir. 90, 1436 (1965). — REHM, W. S.: A theory of the formation of HCl by the stomach. Gastroenterology 14, 401 (1950). — RHEAULT, M. J., L. S. SEMB, H. N. HARKINS, and L. M. NYHUS: Acidification of the gastric antrum and inhibition of gastric secretion. Ann. Surg. 161, 4 (1965). — RICKES, E. L., N. G. BRINK, F. R. KONSIUSZY, F. R. WOOD, and K. FOLKERS: Crystalline vitamin B_{12}. Science 107, 396 (1948). — RIGLER, S. P., H. A. OBERHELMAN jr., M. M. HANKE, and L. R. DRAGSTEDT: Uropepsin as a measure of gastric secretion. Arch. Surg. 71, 63—67 (1955). — ROBERT, A., J. P. PHILLIPS, and J. E. NEZAMIS: Gastric secretion and ulcer formation after hypophysectomy and administration of somatotrophic hormone. Amer. J. dig. Dis. (N. S.) 11, 546 (1966). — ROBERTS, J. A. F.: Blood groups and disease. Brit. med. Bull. 15, 129 (1959). — ROBERTSON, C. R., and M. I. GROSSMAN: Potentiation of the gastric secretory response by parasympathomimetic drugs. Fed. Proc. 7, 103 (1950). — ROBERTSON, C. R., K. LANGLOIS, C. G. MARTIN, G. SLEZAK, and M. I. GROSSMAN: Release of gastrin in response to bathing the pyloric mucosa with acetylcholine. Amer. J. Physiol. 163, 27—33 (1950). — ROKITANSKY, C.: A manual of pathological anatomy. Lond. Sydenham Soc. 2, 22—46 (1867). — ROSS, B., and A. W. KAY: The insulin test after vagotomy. Gastroenterology 46, 4 (1964). — ROSSWICK, R. P., ST. ECONOMOU, and E. J. BEATTIE: Effects of gastric hyperthermia on gastric acid secretion in the dog. Surgery 55, 559—563 (1964). — ROTHOFF, F., R. M. KONRAD u. K. H. WILLMANN: Akute Magen- und Zwölffingerdarmgeschwüre nach Thoraxeingriffen. Langenbecks Arch. klin. Chir. 290, 31 (1958). — RUDICK, J., L. S. SEMB, W. G. GUNTHEROTH, G. L. MULLINS, H. N. HARKINS, and L. M. NYHUS: Gastric blood flow and acid secretion in the conscious dog under various physiological stimuli. Surgery 58, 47 (1965). — RUDING, R., and W. H. HIRDES: Extent of the gastric antrum and its significance. Surgery 53, 743—755 (1963).

SACKS, J., A. C. IVY, J. P. BURGESS, and J. E. VANDOLEH: Histamine as the hormone for gastric secretion. Amer. J. Physiol. 101, 331 (1932). — SARLES, H., et J. B. BAUER: Étude des injektions répétée et des perfusions continues de sécrétine chez l'homme. Arch. Mal.

Appar. dig. **54**, 177 (1965). — SAUVAGE, L. R., E. J. SCHMITZ, E. H. STORER, E. A. KANER, F. R. SMITH, and H. N. HARKINS: The relation between the physiologic stimulatory mechanisms of gastric secretion and the incidence of peptic ulceration: An experimental study employing a new preparation. Surg. Gynec. Obstet. **96**, 127 (1953). — SAVICH, V., and G. ZELJONY: Zur Physiologie des Pylorus. Pflügers Arch. ges. Physiol. **150**, 128 (1913). — SCHIFF, M.: Über die Gefäße des Magens und die Function der mittleren Stränge des Rückenmarkes. Arch. physiol. Heilk. **13**, 130 (1854); — Über den Einfluß des Vagus auf die Bewegung des Magens. Untersuch. Natur d. Menschen und Tiere **8**, 523 (1862). — SCHILLING, J. A., and H. E. PEARCE: Re-evaluation of role of pyloric antrum in marginal peptic ulcers. Surg. Gynec. Obstet. **87**, 225—234 (1948). — SCHLAMOWITZ, M., and L. U. PETERSON: Studies on the optimum pH for the action of pepsin on "native" and denatured bovine serum albumin and bovine hemoglobin. J. biol. Chem. **234**, 3137 (1959). — SCHLOTTHAUER, B., u. H. G. NÖLLER: Ergebnisverfälschungen bei der Magenuntersuchung, bedingt durch die Schlauchtechnik. Münch. med. Wschr. **17**, 785—789 (1964). — SCHMITZ, E. J., E. A. KANAR, E. H. STORER, L. R. SAUVAGE, and H. N. HARKINS: Heidenhain pouch secretory response as affected by gastrojejunostomy to the main stomach. Proc. Soc. exp. Biol. (N.Y.) **81**, 170—172 (1952); — The effect of vagotomy of the main stomach on Heidenhain pouch secretion. Surgical Forum; Clinical Congr. 1951. II, 17. Philadelphia: Saunders Co. 1952. — SCHOFIELD, B.: The pattern of pepsin secretion in innervated and in Heidenhain gastric pouches in dogs. Gastroenterology **33**, 714 (1957). — SCHREIBER, H.: Magenulcus-Resektion und Leberschaden. Langenbecks Arch. klin. Chir. **301**, 220 (1962). — SCHREIBER, H. W.: Häufigkeit und Besonderheiten des Ulcus bei der Lebercirrhose. Langenbecks Arch. klin. Chir. **308**, 944—947 (1964). Ref. 81. Dtsch. Chir.-Kongr. München 1964. — SCHREIBER, H. W., A. LUCHMANN, K. H. SCHRIEFERS u. G. ESSER: Über das Ulkus bei der Leberzirrhose. Dtsch. med. Wschr. **89**, 1787—1789 (1964). — SCHRIEFERS, K. H.: Zur Geschichte der Biochemie des Magensaftes. Material Medica Nordmark XIV/7 (1962). — SCHRIEFERS, K. H., H. W. SCHREIBER u. G. ESSER: Zur Frage der Magensaftsekretion und des Magenduodenalulcus beim Pfortaderhochdruck der Lebercirrhose und nach Shuntoperationen. Langenbecks Arch. klin. Chir. **302**, 702 (1963). — SCHWANN, TH.: Über das Wesen des Verdauungs-Processes. Arch. Anat. Physiol. wiss. Med. **8**, 90 (1836). — SELYE, H.: The general adaptation syndrome and peptic ulcer. In: D. J. SANDWEISS (ed.), Peptic ulcer. Philadelphia: Saunders Co 1951. — SEMB, L. S., and J. A. MYREN: Gastrin stimulated gastric secretion in man. The effect of repeated doses injected subcutaneously. Scand. J. clin. Lab. Invest. **17**, 4 (1965). — SEN, R. N., and B. D. ANAND: Effect of electrical stimulation of hypothalamus on gastric secretory activity. Indian J. med. Res. **45**, 507—613 (1957). — SHAFER, P. W., and C. F. KITTLE: The relation of the autonomic nervous system to gastric secretion with particular reference to the sympathetic nerves. Surgery **29**, 1—10 (1951). — SHAPIRA, D., L. MORGENSTERN, and D. STATE: Critical examination of the "acid-inhibition" phenomena in dogs with twin antrum pouches. Surg. Forum **10**, 143—146 (1960); — Effects of antral acidification and atropine on histamine-induced gastric secretion in dogs. Amer. J. Physiol. **199**, 593—597 (1960). — SHAPIRA, D., and D. STATE: The role of the antrum in intragastric acid inhibition. Gastroenterology **41**, 16—23 (1961). — SHAY, H.: The pathologic physiology of gastric and duodenal ulcer. Bull. N. Y. Acad. Med. **20**, 264 (1944). — SHAY, H., and J. GERSHON-COHEN: Experimental studies in gastric physiology in man. II. A study of pyloric control. The rules of acid and alkali. Surg. Gynec. Obstet. **58**, 935 (1934). — SHAY, H., J. GERSHON-COHEN, and S. S. FELS: A self regulatory duodenal mechanism for gastric acid control and an explanation for the pathologic gastric physiology in uncomplicated duodenal ulcer. Amer. J. dig. Dis. **9**, 124—128 (1942). — SHIMIZU, H. J., R. T. MORRISON, and R. C. HARRISON: Inhibition of vagally stimulated gastric acid by the pyloric antrum. Amer. J. Physiol. **197**, 531—534 (1958). — SHIPP, J. C., V. W. SIDEL, R. M. DONALDSON, and S. J. GRAY: Serious complication of peptic ulcer after acute myocardial infarction. New Engl. J. Med. **261**, 222—226 (1959). — SIEVERS, M. L.: Hereditary aspects of gastric secretory function. Amer. J. Med. **37**, 246 (1959). — SILEN, W., and B. EISEMAN: The nature and cause of gastric hypersecretion following portacaval shunts. Surgery **46**, 38—47, 54—55 (1959). — SILEN, W., and M. F. HEIN: The effect of pancreatic fistula on gastric secretion. Gastroenterology **50**, 179 (1966). — SIRCUS, W.: The intestinal phase of gastric secretion. Quart. J. exp. Physiol. **38**, 91 (1953); — Studies on the mechanisms in the duodenum inhibiting gastric secretion. Quart. J. exp. Physiol. **73**, 114—133 (1958). — SMIDT, H.: Experimentelle Studien am nach Pavlov isolierten kleinen Magen über die sekretorische Arbeit der Magendrüsen nach den Resektionen Billroth I und II sowie nach der Pylorusausschaltung nach v. EISELSBERG. Langenbecks Arch. klin. Chir. **125**, 26—85 (1923). — SMITH, E. L.: Purification of anti-pernicious anaemia factors from the liver. Nature (Lond.) 1948 I, 161, 638; — Vitamin B_{12}, 3. ed. London: Methuen & Co. 1965. — SMITH, E. L., and L. F. J. PARKER: Purification of anti-permicious anaemia factor. Biochem. J. **43**, VIII (1948). — SMITH, G. K., and J. M. FARRIS: Vagotomy and pyloroplasty in chronic duodenal ulcer with special reference to technique. Arch. Surg. **78**, 652—659 (1959). — SMITHWICK, R. H., and J. J. KNEISEL:

Effect of resection of sympathetic and parasympathetic innervation of stomach upon gastric acidity. Rev. Gastroent. 17, 439 (1950). — SOKOLOV, A.: Zur Analyse der Abscheidungsarbeit des Magens bei Hunden. Thesis St. Petersburg, 1904; — D. LAWROW in Jber. Fortschr. Tier-Chir. 34, 469 (1904). — SOLMS, E., u. J. BRAS: Das Salzsäureproblem. Kritisches zur Umwandlung von Salzen in Säuren im lebenden Organismus. Z. Biol. 107, 5 (1954). — SORKIN, S. Z.: Addison's disease. Medicine (Baltimore) 28, 371 (1949). — SPALLANZANI, L.: Dissertazioni di fisica animale e vegetabile I. Modena: Società Tipografica 1780. — SPIRO, H. M., A. E. RYAN, and C. M. JONES: The utility of the blood pepsin assay in clinical medicine. New Engl. J. Med. 253, 261 (1955); — The relation of blood pepsin to gastric secretion with particular reference to anacidity and achylia. Gastroenterology 30, 563—582 (1956). — SPRUNG, H. B., u. M. v. ARDENNE: Über Versuche mit einem verschluckbaren Intestinalsender. Naturwissenschaften 45, 154 (1958). — STATE, D.: The gastric antrum: friend of foe ? Surg. Gynec. Obstet. 108, 366—367 (1959). — STATE, D., A. KATZ, R. S. KAPLAN, B. HERMAN, L. MORGENSTERN, and I. A. KNIGHT: A study of the role of the pyloric antrum in experimentally induced peptic ulceration in dogs. Surgical Forum, Clinical Congr. 1954, V, 278. Philadelphia: Saunders Co. 1955; — The role of the pyloric antrum in experimentally induced ulceration in dogs. Surg. Forum 5, 278 (1955). — STAVNEY, L. S., TETSUO KATO, L. E. SAVAGE, H. N. HARKINS, and L. M. NYHUS: Parietal cell reactivity. Surg. Gynec. Obstet. 118, 1269—1272 (1964). — STELZNER, F.: Die Bedeutung der Leber bei der Entstehung des Magenduodenalulcus. Langenbecks Arch. klin. Chir. 305, 371—396 (1964). — STEMPIEN, S. J., and A. DAGRADI: The histamine response of the gastric mucosa in a patient with adrenal insufficiency: effect of cortisone administration. Gastroenterology 27, 358 (1954). — STEMPIEN, S. J., J. D. FRENCH, A. DAGRADI, H. J. MOVIUS, and R. W. PORTER: The early and delayed phases of gastric acid secretion in response to insulin hypoglycemia. II. The hypoglycemic secretory responses in duodenal ulcer patients after vagotomy-pyloroplasty. Gastroenterology 34, 111 (1958). — ST. GOAR, W. T.: Gastrointestinal symptoms as a clue to the diagnosis of primary hyperparathyroidism; a review of 45 cases. Ann. intern. Med. 46, 102 (1957). — STRAATEN, T.: Die Bedeutung der Pylorusdrüsenzone für die Magensekretion. Langenbecks Arch. klin. Chir. 176, 236 (1933). — STREHLER, E.: Die Pepsinogenausscheidung im Urin, ein Spiegelbild der peptischen Magenfunktion. Schweiz. med. Wschr. 84, 99—103 (1954). — STORER, E. A., A. A. OBERHELMAN, E. R. WOODWARD, C. A. SMITH, and L. R. DRAGSTEDT: Effect of the Exalto-Mann-Williamson procedure on gastric secretion. Arch. Surg. 64, 192—199 (1952). — STORER, E. H., E. J. SCHMITZ, L. R. SAUVAGE, E. A. KANAR, C. H. DIESSNER, and H. N. HARKINS: Gastric secretion in Heidenhain pouches following section of vagus nerves to main stomach. Proc. Soc. exp. Biol. (N.Y.) 80, 325 (1952). — STUBBE, J. L.: Gastric secretion following resection of the antrum and proximal duodenum. Gastroenterology 33, 693—702 (1957). — SUN, D. C. H., and H. SHAY: Significance of the effect of adrenal steroids on the stomach. Gastroenterology 38, 980 (1960). — Symposium on the gastric mucosa. Amer. J. Gastroent. 44, 423 (1965).

TAKEBAYASH, H., K. ARIMOTO, T. KAWASAKI, T. YOSHIOKA, K. KAWASHIMA, K. TSUKIYAMA, and S. MAESHIMA: Superior colliculus, its funktional significans relative to the stomach motility. Wakayama med. Rep. 6, 1 (1961). — TAKEO WADA, HIROMICHI OHARA, SHINOBU HOSOKAWA u. YOSHIO MORIMOTO: Zur Diagnose des Magenkarzinoms mit Hilfe der Diphenylamin-Reaktion im Magensaft. Ärztl. Forsch. 5, I, 231—236 (1959). — TAYLOR, W. H.: Ultracentrifugal analysis of gastrins I and II. J. Brit. Soc. Gastroenterology. Gut 5, 103 (1964). — TEORELL, T., S. LINDE u. K. J. ÖBRINK: Grundzüge der Physiologie des Magens. In: Der Magen und seine Krankheiten (R. BOLLER). Wien u. Innsbruck: Urban & Schwarzenberg 1954. — TERNBERG, J. L., and R. E. EAKIN: Erythein and apoerythein and their relation to the antipernicous anemia principle. J. Amer. chem. Soc. 71, 3858 (1949). — THAL, A. P., J. F. PERRY jr., and O. H. WANGENSTEEN: The physiologic effects of various types of gastrectomy on gastric acid production with special reference to the function of the denervated gastric antrum. Surgery 41, 576—588 (1957). — THOMAS, J. E.: A further study of the nervous control of the pyloric sphincter. Amer. J. Physiol. 88, 498 (1929); — The mechanism of gastric evacutation. J. Amer. med. Ass. 97, 1663 (1931); — Mechaniscs and regulation of gastric emptying. Physiol. Rev. 37, 453 (1957). — THOMAS, J. E., J. O. CRIDER, and C. J. MORGAN: Study of reflexes involvin the pyloric sphincter and antrum and their role in gastric evacuation. Amer. J. Physiol. 108, 683 (1934). — THOMPSON, J. C.: The inhibition of gastric secretion by the duodenum and by the gastric antrum. A review. J. Surg. Res. 2, 181 (1962). — THOMPSON, J. C., W. D. DAVIDSON, J. H. MILLER, and ROB. E. DAVIES: Suppression of gastrin-stimulated gastric secretion by the antral chalone. Surgery 56, 861—867 (1964). — THOMPSON, J. C., and H. J. LERNER: The role of the vagus in antral inhibition of gastric secretion. Physiologist 4, 121 (1961). — THOMPSON, J. C., H. J. LERNER, and J. A. TRAMONTANA: Inhibition of cephalic and antral phases of gastric secretion by antral chalone. Amer. J. Physiol. 202, 716 (1962); — Action of antral inhibitory hormone (antrogastrone) on gastric secretion stimulated by vagus, gastric antrum or histamine. IInd World Congr. of Gastroenterology, Munich

1962 (Ed. by E. Schmid, Erlangen — J. Tomenius, Stockholm — G. Watkinson, Leeds), vol. II, part 1, p. 72—74. Basel and New York: S. Karger 1963. — Thompson, J. C., and G. W. Peskin: The clinical significance of the gastric antrum. Surg. Clin. N. Amer. 40, 6 (1960); — Collective review. The gastric antrum in the operative treatment of duodenal ulcer. Surg. Gynec. Obstet. 112, 205—227 (1961). — Thompson, J. C., J. A. Tramontana, H. J. Lerner, and J. O. Stallings: Physiologic scope of the antral inhibitory hormone. Ann. Surg. 156, 550—568 (1962). — Thornton, T. F., E. H. Storer, and L. R. Dragstedt: Supdiaphragmatic section of the vagus nerves. J. Amer. med. Ass. 130, 764—771 (1946). — Tiedemann, F., u. L. Gmelin: Die Verdauung nach Versuchen. Heidelberg u. Leipzig: K. Groos 1826 u. 1827.

Ungely, C. C.: Observations on Castle's intrinsic factor in pernicious anaemia. Lancet 1936 I, 1232. — Uvnäs, B.: The part played by the pyloric region in the cephalic phase of gastric secretion. Acta physiol. scand. 4, Suppl. 13 (1942); — The gastric secretory excitant from the pyloric mucosa. Acta physiol. scand. 6, 97 (1943); — Some chemical properties of the gastric secretory excitant from the pyloric mucosa. Acta physiol. scand. 6, 117—122 (1943); — Further attempts to isolate a gastric secretory excitant from the pyloric mucosa of pigs. Acta physiol. scand. 9, 296—305 (1945); — Is the secretion of pepsin hormonally controlled? Acta physiol. scand. 15, 438—445 (1948); — Digestion. Gastric secretion. Ann. Rev. Physiol. 18, 147 (1956). — Uvnäs, B., S. Anderson, C. E. Elwin, and A. Malm: The influence of exclusion of the antrum-duodenum passage on the HCI secretion in Pavlov pouch dogs. Gastroenterology 30, 790 (1956).

Vineberg, A. M., and B. P. Babkin: Histamine and pilocarpine in relation to the gastric secretion. Amer. J. Physiol. 97, 69 (1931). — Volborth, A. W., and N. N. Kudryavzeff: The splanchnic nerve as a secretory nerve of the gastric glands. Amer. J. Physiol. 81, 154—159 (1927). — Volhard, F.: Über das fettspaltende Ferment des Magens. Z. klin. Med. 42, 414 (1901); 43, 397 (1902).

Waddell, W. R.: Effect of antrum exclusion on gastric secretion. J. appl. Physiol. 9, 222—226 (1956); — The physiologic significance of retained antral tissue after partial gastrectomy. Ann. Surg. 143, 520—530 (1956). — Waddell, W. R., and H. W. Williams jr.: The effect of antrectomy on gastric blood flow. Ann. Surg. 150, 529 (1959). — Wanke, M., u. C. Th. Ehlers: Klinisch-chemische Untersuchungen an magenresezierten Patienten. Ein Beitrag zur Frage Leberschaden nach Magenresektion. Langenbecks Arch. klin. Chir. 303, 215 (1963). — Ward, J. T., A. O. Adesola, and R. B. Welbourn: The parathyroids, calcium and gastric secretion in man and the dog. Gut 5, 173—185 (1964). — Weinberg, J. A., S. J. Stempien, H. J. Movius, and A. E. Dagradi: Vagotomy and pyloroplasty in the treatment of duodenal ulcer. Amer. J. Surg. 92, 202—207 (1956). — Welin, G., and A. R. Frisk: The amount and acidity of gastric secretion in man and interpretation of the hyperacidity and achylia. Acta med. scand. 90, 543 (1936). — Wheelon, H., and J. E. Thomas: Rhythmicity of the pyloric sphincter. Amer. J. Physiol. 54, 460 (1921). — Wohlrabe, D. E., and W. D. Kelly: Studies on the role of nervous mechanisms in antral function. 1958, Surg. Forum 9, 430—433 (1959). — Wolf, S., and H. G. Wolff: Human gastric function. New York: Oxford University Press 1943; — Human gastric function (2nd ed.). London: Oxford University Press 1947; — Studies of mucus in the human stomach. Estimation of its protective action against corrosive chemicals applied to the gastric mucosa and attempts at quantitation of gastric mucin by chemical methods. Gastroenterology 10, 251 (1948). — Woodward, E. R., R. R. Bigelow, and L. R. Dragstedt: Quantitative study of effect of antrum rescetion on gastric secretion in Pavlov pouch dogs. Über den Mechanismus der Magensekretion. Verh. Ges. russ. Ärzte, Petersburg 1911 (zit. nach Babkin 1928). Proc. Soc. exp. Biol. (N.Y.) 68, 473 (1948); — Effect of resection of antrum of stomach on gastric secretion on Pavlov pouch dogs. Amer. J. Physiol. 162, 99—109 (1950). — Woodward, E. R., and L. R. Dragstedt: Role of the pyloric antrum in regulation of gastric secretion. Phys. Rev. 40, 490—504 (1960). — Woodward, E. R., and M. M. Eisenberg: Gastric physiology, with special reference to gastric and duodenal ulcers (Symposium). Surg. Clin. N. Amer. 45, 327 (1965). — Woodward, E. R., E. J. Lyon, J. Landor, and L. R. Dragstedt: The physiology of the gastric antrum; experimental studies on isolated antrum pouches in dogs. Gastroenterology 27, 766—785 (1954). — Woodward, E. R., and L. M. Nyhus: Vagal and antral mechanisms in gastric secretion. Amer. J. Med. 29, 732 (1960). — Woodward, E. R., C. Robertson, W. Fried, and H. Schapiro: Further studies on the isolated gastric antrum. Gastroenterology 32, 868—877 (1957). — Woodward, E. R., C. Robertson, H. D. Ruttenberg, and H. Schapiro: Alcohol as a gastric secretory stimulant. Gastroenterology 32, 727—737 (1957). — Woodward, E. R., and H. Schapiro: Effects of local anesthetics on the isolated antrum of the stomach in dogs. Amer. J. Physiol. 192, 479—481 (1958). — Woodward, E. R., H. Schapiro, and G. Armstrong: Relation between uropepsin excretion and secretion of gastric juice. J. appl. Physiol. 8, 643 (1956). — Woodward, E. R., G. A. Stevens, and C. Robertson: The role of the antrum in surgery for duodenal ulcer. Arch. Surg. 72, 1003—1008

(1956). — WOODWARD, E. R., W. E. TRUMBULL, H. SCHAPIRO, and L. TOWNE: Does the gastric antrum elaborate an antisecretory hormone? Amer. J. dig. Dis. **3**, 204—213 (1958). — WORMSLEY, K. G., and M. I. GROSSMAN: Maximal histalog test in control subjects and patients with peptic ulcer. Gut **6**, 427 (1965). — WÜST, H., S. PARPOULAS u. N. HENNING: Pankreasfunktionsprüfung durch Duodenalsondierung und Doppelreizung des Pankreas. Münch. med. Wschr. **108**, 49 (1966).

YOUNG, J. R.: An experimental inquiry in to the principles of nutrition and the digestiv process. Philadelphia: Aaken & Mecum 1803.

ZELIONY, G. P.: Observations on dogs with cerebral hemispheres removed. Quart. J. exp. Physiol., Suppl 241 (1923). — ZELJONY, G. P., and V. V. SAVICH: Concerning the mechanism of gastric secretion. Proc. Soc. Russ. Physicians 1912. Cit. by B. P. BABKIN (6), p. 470—471; — Sur la Sécrétion de la Pepsine. C. R. Soc. Biol. (Paris) **77**, 50 (1914). — ZUBIRAN, J. M., A. E. KARK, and L. R. DRAGSTEDT: The effect of ACTH on gastric secretion in experimental animals. Gastroenterology **21**, 276 (1952). — ZUBIRAN, J. M., A. E. KARK, A. J. MONTALBETTI, C. J. L. MOREL, and L. R. DRAGSTEDT: Quantitative studies on the effect of gastrojejunostomy on gastric secretion. Arch. Surg. **65**, 239—249 (1952); — Quantitative studies on the effect of gastrojejunostomy on gastric secretion. Surgical Forum; Clinical Congr. 1952, III, 5. Philadelphia: Saunders Co. 1953. — ZUKSCHWERDT, L.: Über die Veränderung der Magensaftsekretion als Folge verzögerter Entleerung. Z. ges. exp. Med. **79**, 578 (1931). — ZUKSCHWERDT, L., u. E. BECKER: Die Bedeutung des Pylorus für die Entwicklung des postoperativen peptischen Geschwüres. Dtsch. Z. Chir. **241**, 39—54 (1933).

B. Physiologie und Pathophysiologie des Magens
II. Pathophysiologie des operierten Magens

ABBOTT, W. E., H. KRIEGER, S. LEVEY, and J. BRADSHAW: The etiology and management of the dumping syndrome following a gastroenterostomy or subtotal gastrectomy. Gastroenterology **39**, 12 (1960). — ADLERSBERG, D., and E. HAMMERSCHLAG: Mechanism of the postgastrectomy syndrome. J. Amer. med. Ass. **139**, 429 (1949). — ALLEN, A. W., and C. E. WELCH: Subtotal gastrectomy for duodenal ulcer. Ann. Surg. **124**, 688 (1946). — AMDRUP, E.: Surgical treatment of postgastrectomy symptoms. Follow-up examinations of patients treated by constriction of the gastrojejunal stoma. Acta chir. scand. **120**, 151 (1960); — Variations in food tolerance after partial gastrectomy. The relationship between pathological findings at operation and type and intensity of postgastrectomy symptoms. Acta chir. scand. **120**, 410 (1961); — Postgastrectomy syndromes. Amer. J. dig. Dis., N. S., **11**, 432 (1966). — AMDRUP, E., and J. B. JØRGENSEN: Variation in plasma volume occurring during dumping attacks. Acta chir. scand. **112**, 294 (1956); — The influence of posture on the dumping syndrome. Acta chir. scand. **112**, 307 (1956); — Fluid diffusion to the small intestine after intestinally injected hypertonic glucose solutions and its relationship to the dumping syndrome. Acta chir. scand. **112**, 313 (1956); — Further investigations on the pathogenesis of the dumping syndrome, with special reference to the role of distension of efferent loop. Acta chir. scand. **113**, 22 (1957); — Fluid diffusion and absorption in different part of the small bowel and their relationship to postgastrectomy symptoms. Acta chir. scand. **116**, 222 (1958/59). — ANNIS, D., and G. A. HALLENBECK: The effects of partial gastrectomy on canine external pancreatic secretion. Surgery **31**, 517 (1952).

BABB, L. I., A. B. CHINN, R. M. STITT, P. S. LAVIK, S. LEVEY, H. KRIEGER, and W. E. ABBOTT: Evaluation of protein and fat metabolism in postgastrectomy patients. Arch. Surg. **67**, 462 (1953). — BABKIN, P. B.: Die sekretorische Tätigkeit der Verdauungsdrüsen. In: Handbuch der normalen und pathologischen Physiologie, Bd. III/2. Berlin: Springer 1927. — BAIRD, I. Mc L., and S. OLEESKY: Osteomalacia following gastric surgery. Gastroenterology **33**, 284 (1957). — BALSER, E., u. K. WERNER: Zur Rhythmik der Fermentsekretion des exokrinen Pankreas. Acta med. scand. **152**, Suppl. 307, 124 (1955). — BARLOW, O. W.: A comparison of the blood pressure, kidney volume and the pancreatic secretory response following the vein administration of various secretin preparations. Amer. J. Physiol. **81**, 182 (1927). — BARNES, C. G.: Hypoglycaemia following partial gastrectomy. Lancet **1947 II**, 536. — BAYLISS, W. M., u. E. H. STARLING: In: E. H. STARLING, Überblick über den Stand der Kenntnisse über Bewegung und Innervation des Verdauungskanals. Ergebn. Physiol. **2**, 446 (1902). — BENDA, L.: Folgezustände nach Magenoperationen. Wien. med. Wschr. **21**, 425—429 (1963). — BERNDT, H., u. H. ERNST: Die Leber nach Magenresektion und totaler Gastrektomie. Untersuchungen mit 131-Jod-Bengalrosa und 198-Goldkolloid. Fortschr. Röntgenstr. **98**, 331 (1963). — BERNDT, H., H. ERNST, J. HILLER u. B. E. OHMSTEDE: Steatorrhoe nach Magenoperationen. Dtsch. med. Wschr. **5**, 213 (1963). — BLAKE, J., and P. A. RECHNITZER: The haematological and nutritional effects of gastric operations. Quart. J. Med. **22**, 419 (1953). — BOHMANSSON, G.: Prophylaxis and therapy in late postgastrectomy complications. Acta med. scand., Suppl. **246**, 37 (1950). — BOLLER, R.: Der operierte Magen. Wien: Urban & Schwarzenberg 1947. — BOOTH, C. C.: Pathophysiologie der Dünndarmresorption. Internist (Berl.) **7**, 197 (1966). — BORG, I.: Gastric flow and acidity before and after Billroth II and Billroth I for gastro-duodenal ulcer. Acta chir. scand. Suppl. 251 (1959). — BORGSTRÖM, B., A. DAHLQUIST, G. LUNDH, and J. SJOVALL: Studies of intestinal digestion and absorption in the human. J. clin. Invest. **36**, 1521 (1957). — BREMER, H., u. A. HELD: Symptome und Röntgenzeichen nach Magenresektion. Dtsch. Z. Chir. **238**, 466 (1933). — BRUUSGAARD, C.: The operative treatment of gastric and duodenal ulcer. Acta chir. scand., Suppl. **117**, 1 (1946). — BÜLBRING, E., and A. CREMA: The release of 5-hydroxytryptamine in relation to pressure exerted on the intestinal mucosa. J. Physiol. (Lond.) **176**, 18—28 (1959). — BUTLER, T. J.: Discussion on post-gastrectomy syndromes. Proc. roy. Soc. Med. **44**, 775 (1951); — The effect of gastrectomy on pancreatic secretion in man. Ann. roy. Coll. Surg. Engl. **29**, 300 (1961).

CAPPER, W. M.: Discussion on post-gastrectomy syndromes. Proc. roy. Soc. Med. **44**, 777 (1951). — CARROLL, W. W.: The dumping syndrome. Amer. J. dig. Dis. **1**, 399 (1956). — CELIO, A., W. HESS u. M. ROSETTI: Klinische und röntgenologische Untersuchungen über funktionelle Beschwerden nach Magenresektionen. Helv. chir. Acta **23**, 359 (1956). — CHODOS, R. B., J. F. ROSS, L. APT, M. POLLYCOVE, and J. A. E. HALKETT: The absorption of radioiron labeled foods and iron salts in normal and irondeficient subjects and in idiopathic hemochromatosis. J. clin. Invest. **36**, 314 (1957). — CLEMENS, M.: Zur Pathogenese des Dumpingsyndroms. Bruns' Beitr. klin. Chir. **213**, 26 (1966). — CONTE, M.: Les troubles métaboliques après gastrectomie subtotale. Cah. Coll. méd. Hôp. Paris **3**, 635—643 (1962). — CREUTZFELD, W.: Funktionsdiagnostik des exokrinen Pankreas. Dritte Bad Mergentheimer Stoffwechseltagg 1964. Stuttgart: Thieme 1965. — CUSTER, M. D., L. H. R. BUTT, and J. M. WAUGH: The so-called "dumping syndrome" after subtotal gastrectomy. Ann. Surg. **123**, 410 (1946).

DEMLING, L.: Pathophysiologie und Klinik der Funktionsstörungen des oberen Verdauungstraktes. Hippokrates (Stuttg.) **36**, 499 (1965). — DENÉCHAU, D.: Les suites médicales éloignées de la gastroentérostomie au cours de l'ulcére d'estomac et de ses complications. Syndrome dyspeptique secondaire à la gastroentérostomie. Thesis pour le doctorat en medecine, Faculte de Medecine de Paris, p. 1—192. Paris: G. Steinheil 1907. — DICK, W., R. FISCHER u. G. SAUTTER: Magenresektion und Alkoholismus. Dtsch. med. Wschr. **84**, 311 (1959). — DOST, F. H.: Der Blutspiegel. Leipzig 1953. — DOST, F. H., u. H. RIND: Kinetische Betrachtungen zum Vitamin A-Serumspiegel nach Belastung. Int. Z. Vitaminforsch. **27**, 479 (1957). — DRAGSTEDT, L. R.: Vagotomy in the treatment of peptic ulcer. Surg. Clin. N. Amer. **29** (1952); — The physiology of the gastric antrum. Arch. Surg. **75**, 552 (1957). — DREILING, D. A.: The pancreatic secretion in the malabsorption syndrome and related malnutrition states. J. Mt Sinai Hosp. 1, **24**, 243 (1957).

ELLISON, E. H.: Nutritional problems following subtotal gastrectomy with jejunal replacement. Arch. Surg. **70**, 865 (1955). — EMERY jr., E. S.: The cause of the faulty digestion in dogs without stomachs. Amer. J. dig. Dis. **2**, 599 (1935). — EVENSEN, O. K.: Alimentary hypoglycemia after stomach operations and influence of gastric emptying on glucose tolerance curve. Acta med. scand., Suppl. 126 (1942). — EVERSON, T. C.: An experimental study of protein and fat assimilation after total gastrectomy. Surgery **31**, 511 (1952); — An experimental evaluation of the effectiveness of Tween 80 in reducing fecal nitrogen an fat loss following subtotal and total gastrectomy. Surgery **34**, 33 (1953); — Experimental comparison of protein and fat assimilation after Billroth I, Billroth II and segmental types of subtotal gastrectomy. Surgery **36**, 525 (1954); — Nutritional status following subtotal gastrectomy with jejunal replacement. Arch. Surg. **70**, 865 (1955). — EVERSON, T. C., V. Z. HUTCHINGS, J. EISEN, and H. F. WITANOWSKI: A comparative evaluation of changes in weight after partial gastrectomy and after vagotomy with gastroenterostomy. Ann. Surg. **145**, 223 (1957).

FABER, M., G. WAAGÖ, and H. WULFF: Undersögelse över pancreasfunktionen efter ventrikelresektion. Ugeskr. Læg. **118**, 1063 (1956). — FARRIS, J. M., H. K. RANSOM, and F. A. COLLER: Total gastrectomy; effects upon nutrition and haematopoiesis. Surgery **13**, 823 (1943). — FISCHER, R.: Untersuchungen zum Beschwerdekomplex des Magenoperierten. Dtsch. med. Wschr. **598**, 1124 (1958). — FOKAS, E., K. ZEUGOLATIS, F. KAKLAMANIS, and A. SKEBEAS: Changes in the plasma volume during the development of the dumping syndrome. Hellin. iatr. B **28**, 538 (1959) abstracted in Int. Abstr. Surg. **110**, 461 (1960). — FORELL, M. M., H. STAHLHEBER u. H. FRITZ: Zur Frage der trypsinhemmenden Wirkung des Duodenalsaftes. Klin. Wschr. **43**, 1007 (1965). — FORELL, M. M., H. STAHLHEBER u. F. SCHOLZ: Galle als Reiz der Enzymsekretion des Pankreas. Dtsch. med. Wschr. **25**, 1128—1132 (1965). — FRANKE, H., R. HÄRING u. I. BILGIN: Rekonvaleszenz und Rehabilitation nach Magenoperationen. Internist (Berl.) **8**, 363 (1965).

GIRDWOOD, R. H.: The megaloblastic anemias. Their investigation and classification. Quart. J. Med. **25**, 87—119 (1956). — GLAZEBROOK, A. J., and R. B. WELBOURN: Some observations on the function of the small intestine after gastrectomy. Brit. J. Surg. **40**, 111 (1952). — GOETZE, E., u. U. PIECHOWSKI: Der rhythmische Ablauf der äußeren Pankreassekretion. Z. ges. inn. Med. 7, 1009 (1952). — GOLIGHER, J. C., and T. R. RILEY: Incidence and mechanism of the early dumping syndrome after gastrectomy: a clinical and radiological study. Lancet 1952I, 630. — GROOT, G.: Resectio ventriculi en Anaemie. Acad. Thesis C. IMMIG and Zn., Rotterdam 1942, Het vraagstuk der bloedarmoede, jaren na partiele resectio ventriculi. Ned. T. Geneesk. 87, 793 (1943). — GROSSMAN, M. J.: Gastrointestinal hormones. Physiol. Rev. 30, 33 (1950). — GÜTGEMANN, A., H. W. SCHREIBER u. W. M. BARTSCH: Form und Funktion des Ersatzmagens nach Gastrektomie. Med. Welt 15, 752—756 (1966).

HALSTEDT, J. A.: Absorption of radioactive vitamin B_{12} after total gastrectomy. Relation to macrocytic anemia and to the site of origin of castle's intrinsic factor. New Engl. J. Med. 251, 161 (1961). — HANNGREN, A., S. HEDENSTEDT, and P. REIZENSTEIN: Nutritional studies in patients with dumping syndrome. Amer. J. dig. Dis., New Ser. 12, 71 (1967). — HARKINS, H. N., and L. M. NYHUS: A comparison of the Billroth I and Billroth II procedures: clinical and experimental studies. Bull. Soc. int. Chir. 15, 111 (1956). — HARPER, A. A., and H. S. RAPER: Pancreozymin, a stimulation of the secretion of pancreatic enzymes in exacts of the small intestine. J. Physiol. (Lond.) 102, 115 (1943). — HART, W.: Experimentelle und klinische Untersuchungen über den Wert von Ersatzmägen nach totaler Magenresektion. Habil.-Schr. Med. Fakultät München 1963; — Bayer. Chirurgenkongr., München, 24. u. 25. 7. 1964. Das Verhalten der excretorischen Pancreasfunktion nach Magenresektion; — Funktionsprognose der totalen Gastrektomie. Tgg d. Mittelrhein. Chirurg.-Ver.igg Oktober 1965; — Zur Funktion von Ersatzmägen nach totaler Magenresektion. Fortschr. Med. 7, 261—266 (1964); — Indikationen, Methoden und Ergebnisse der Umwandlungsoperationen nach Magenresektion wegen Gastroduodenalulcus. Int. Tagg der Sektion Chirurgie der DDR, Ostberlin 29. 9. 1966. — HART, W., W. BRÜCKNER u. H. FÖRSTER: Experimentelle Grundlagen der Dickdarminterposition zum Magenersatz. Langenbecks Arch. klin. Chir. 313, 874 (1965). Tagg d. 82. Dtsch. Ges. f. Chir. v. 21. 4.—24. 4. 65. — HART, W., F. HOLLE u. H. HEYMANN: Glucosetoleranz nach Billroth I und II mit ihrer Beziehung zum „Dumpingsyndrom". Langenbecks Arch. klin. Chir. 302, 106 (1963). — HART, W., u. R. LICK: Vergleichende Untersuchung über die Fettresorption nach Billroth I- und Billroth II-Resektion des Magens durch Vitamin-A-Resorptionstest. Münch. med. Wschr. 104, 1708 (1962); — Über den Vitamin-A-Resorptionstest nach Magenresektion vom Typ Billroth II. Langenbecks Arch. klin. Chir. 300, 490—500 (1962); — Gleichzeitige Glukose- und Fettbelastung und deren Einfluß auf die Serumkonzentration unveresterter Fettsäuren. Wschr. Klinik u. Praxis 35, 1374—1378 (1964); — Zur Eiweißresorption nach verschiedenen Verfahren der Magenresektion. Wschr. Klinik u. Praxis 34, 1349—1353; — Zur pathophysiologischen Bedeutung der postoperativen Jejunitis nach Magenresektionen. Fortschr. Med. 84, 223—226 (1966). — HART, W., K. H. WELSCH u. R. LICK: Zur Frage der exkretorischen Pankreasfunktion bei Magenoperierten. Med. Klin. (1966) (im Druck); — Zur postoperativen Funktion des operierten Magens anhand gleichzeitiger Bestimmung von Vitamin A, Gesamtlipiden und freien Fettsäuren im Serum nach alimentärer Belastung. Z. Gastroent. 1, 15—21 (1966). — HARVEY, J. C.: The vitamin B 12 deficiency state engendered by total gastrectomy. Surgery 40, 977 (1956). — HEINKEL, K.: Die Bedeutung bioptischer Untersuchungen für die Diagnostik der Magen- und Dünndarmerkrankungen. Med. Welt 1961, 1457—1461. — HEINKEL, K., N. HENNING, S. PARPOULAS, J. LANDGRAF u. K. ELSTER: Bioptische Untersuchungsbefunde bei Magenoperierten (Ergebnisse saugbioptischer Untersuchungen des Magens und Dünndarms). Z. Gastroent. 1, 1—10 (1964). — HEINRICH, G.: (1) Über Eisenstoffwechsel bei Magenresezierten. Dtsch. med. J. 5, 60—63 (1954); — (2) Die enterale Eisenresorptionsstörung im Magen. Chirurg 25, 490 (1954); — (3) Die Bedeutung des Billroth I für die postoperative Magenfunktion. Chirurg 27, 548 (1956). — HENLEY, F. A.: Gastrectomy with replacement — a preliminary communication, with an introduction by RUP, VAUGHAN, HUDSON. Brit. J. Surg. 40, 118 (1952). — HERTEL, E.: Experimentelle Untersuchungen über den Einfluß der Magenresektion auf die Verdauung im Dünndarm. Langenbecks Arch. klin. Chir. 156, 65 (1929). — HERTEL, E., u. F. SARTORIUS: Experimentelle Untersuchungen über den Einfluß der Magenresektion auf Bakteriologie und Chemie des Dünndarms und ihre klinische Bedeutung. Langenbecks Arch. klin. Chir. 176, 197 (1933). — HERTZ, A. F.: The cause and treatment of certain unfavorable after-effects of gastroenterostomy. Ann. Surg. 58, 466 (1913). — HESS, W.: Resorptionsstudien nach partieller, totaler und erweiterter Gastrektomie. Langenbecks Arch. klin. Chir. 287, 423 (1957). — HEYMANN, H., u. J.-F. SCHÜTZLER: Indikationen, Methoden und Ergebnisse bei Umwandlungsoperationen in der Magenchirurgie. Langenbecks Arch. klin. Chir. 309, 245—255 (1965). — HINSHAW, D. B., E. J. JOERGENSON, H. A. DAVIS, and C. E. STAFFORD: Peripheral blood flow and blood volume studies in the dumping syndrome. Arch. Surg. 74, 686 (1957). — HINSHAW, D. B., E. J. JOERGENSON, and C. E. STAFFORD: Preoperative "dumping studies" in peptic ulcer patients. Arch. Surg. 80, 738 (1960). — HOBSLEY, M., and L. P. LE QUESNE: The dumping syndrome. II. Cause of the syndrome and the rationale of its treatment. Brit. med. J. 1960I, 147—151. — HOFFMANN, V.: Klinische Krankheitsbilder nach Magenoperationen. Münch. med. Wschr. 86, 323 (1939); — Beschwerden nach Magenoperationen. Münch. med. Wschr. 94, 691 (1952). — HOFFMANN, V.: Die Krankheiten nach Magenresektion wegen Geschwürs (Billroth II) in meinen Nachuntersuchungen. Langenbecks Arch. klin. Chir. 308, 371 (1964). — HOLDER, E., u. K. SCHEIER: Über die Fett- und Eiweißverdauung bei verschiedenen chirurgischen Eingriffen am Magen. Langenbecks Arch. klin. Chir. 312, 290 (1965). — HOLLE, F.: Die verschiedenen Operationsverfahren am Magen und ihr Einfluß auf die Funktion. Dtsch. med. J. 7, 301 (1956); — Neuere Erkenntnisse in der Magenchirurgie. Münch. med. Wschr. 103, 1593 (1961). — HOLLE, F., u. W. HART: Substitutionstherapie nach Gallen-, Magen- und Pankreasoperationen. Ärztl. Fortbild. 9, 469—478 (1965). — HOLLE, F., W. HART, H. K. PARCHWITZ u. F. ZIMMERMANN: Die Behandlung des schweren Dumpingsyndroms durch Umwandlungsoperation. Med. Klin. 1963, 625—630. — HOLLE, F., G. HEINRICH, W. D. HEINRICH u. H. SYKOSCH: Nachuntersuchungen über die Eisenresorption und Proteolyse des fundektomierten Magens. Ärztl. Wschr. 1955, 327—330. — HOLLE, F., G. HEINRICH u. H. G. PIEKARSKI: Die postoperative funktionelle Leistungsfähigkeit verschiedener Typen von partieller und totaler Magenresektion. Langenbecks Arch. klin. Chir. 285, 516 (1957). — HOLLE, F., u. R. JANKER: Lehrfilm „Röntgenkinematographische Untersuchungen über die postoperative Funktion nach verschiedenen Formen der Magenresektion". Rö.-Institut Prof. R. Janker, Bonn 1958. — HOLLENDER, L., M. ADLOFF et A. G. WEISS: Etude comparative de la gastrectomie subtotale et de la vagotomie sousdiaphragmatique associée à une operation de drainage ou a une antropylorectomie dans le traitement chirurgical de l'ulcère duodenal. Acta gastro-ent. belg. 26, 112 (1963). — HOLMQUIST, B., and S. COLLEEN: External pancreatic secretion in duodenal ulcer patients dreated with vagotomy and pyloroplasty. Acta chir. scand. 130, 116 (1965). — HUGGET, A. ST. G., and D. A. NIXON: Enzym determination of blood glucose. Biochem. J. 66, No 1 (1956). — HUNT, J. N.: Die Steuerung der Magenentleerung. Triangel (De.) 4, 7, 266 (1960). — HUNT, J. N., and J. MACDONALD: J. Physiol. (Lond.) 126, 459 (1954). Zit. nach HUNT.

IRVINE, W. T.: Post-prandial symptoms following partial gastrectomy. Brit. med. J. 1948 II, 514. — IVY, A. C.: The effects of gastrectomy in animals. Amer. J. dig. Dis. 7, 500 (1940). — IVY, A. C., M. I. GROSSMAN, and W. H. BACHRACH: Peptic ulcer. Philadelphia: Blakiston Co. 1950.

JASINSKI, B., u. W. OTT: Larvierter Eisenmangel, ein wesentlicher Teilfaktor des Dumpingsyndroms bei Magenresezierten. Schweiz. med. Wschr. 1951, 1141—1145. — JOHNSON, H. D., and I. M. ORR: A surgical policy for peptic ulcer. Lancet 1953 I, 253. — JOHNSON, L. P., and J. E. JESSEPH: Evidence for a humoral etiology of the dumping syndrome. Surg. Forum 12, 316—317 (1961). — JOHNSON, L. P., R. D. SLOOP, J. E. JESSEPH, and H. N. HARKINS: Serotonin antagonists in experimental and clinical "dumping". Ann. Surg. 156, 4 (1962). — JOSKE, R. A., and J. B. BLACKWELL: Alimentary histology in the malabsorptionsyndrome following partial gastrectomy. Lancet 1959 II, 379—382.

KELLNER, H. C.: Dumping-Syndrom. Bibl. gastroent. (Basel) 6, 180—187 (1964). — KELLY, W. D., and O. H. WANGENSTEEN: Experimental studies on total gastrectomy (Influence of type of anastomosis and creation of artificial stomach on nutrition). Arch. Surg. 69, 616 (1954). — KIEFER, E. D.: Postgastrectomy syndromes. Amer. J. Gastroent. 35, 352—360 (1961). — KNOEBEL, L. K., and J. M. RYAN: Digestion and mucosal absorption of fat in normal and bile-deficient dogs. Amer. J. Physiol. 204, 509 (1963). — KOELSCH, K. A.: Der operierte Magen. Befunde und therapeutische Maßnahmen. Med. Klin. 25, 1077—1080; 26, 1121—1126 (1962); — Saugbioptische Untersuchungen bei Magenoperierten. Teil I: Saugbiopsien der Magenschleimhaut. Münch. med. Wschr. 104, 2384—2388 (1962). — KONRAD, R. M., TH. SCHMITZ, B. GECK u. K. RIDDERS: Die peptische Aktivität des Magensaftes während operativer Eingriffe. Langenbecks Arch. klin. Chir. 305, 413 (1964). — KOURILSKY, R., R. PIERON, J. L. BONNET, R. BYDLOWSKY, V. G. LEVY et CH. ROZENBLUM: Nouvelles observations de troubles polyendocriniens après Gastrectomie subtotale. Extr. La Semaine d. Hopitaux 39, 159—174 (1963). — KRENTZ, K.: Untersuchungen über das Sekretionsverhalten der Magenschleimhaut bei chronischer Oberflächengastritis. Dtsch. Arch. klin. Med. 209, 616 (1964). — KRONBERGER, L., u. H. SCHREYER: Der operierte Magen. Radiol. austriaca 16, 269 (1966). — KUSS, B.: Beitrag zur Frage der Beurteilung von Eisenresorptionskurven nach totaler Gastrektomie. Bruns' Beitr. klin. Chir. 211, 441 (1965); — Magenresektion und Eisenresorption. Historischer Rückblick. Ärztl. Forsch. 20, 28 (1966); — Klinische Untersuchungen der Eisenresorption nach magenchirurgischen Eingriffen. Ärztl. Forsch. 20, 113 (1966).

LA BARRE, J., et J. CASTIAU: A propos des effects antiulcéreux gastriques de la sécrétine. Acta gastro-ent. belg. 28, 382 (1965). — LAGERLÖF, H. O.: Pancreatic function and pancreatic disease studied by means of secretin. Acta med. scand., Suppl. 128, 1 (1942). — LAVIK, P. S., L. W. MATHEWS, G. W. BUCKALOO, F. J. LEMM, S. SPECTOR, and H. L. FRIEDELL: Use of I 131-labeled protein in the study of protein digestion and absorption in children with and without cystic fibrosis of the pancreas. Pediatrics 10, 667 (1952). — LAWRENCE jr., W., P. VANAMEE, A. S. PETERSON, G. MCNEER, S. LEVIN, and H. T. RANDALL: Alterations in fat and nitrogen metabolism after total and subtotal gastrectomy. Surg. Gynec. Obstet. 110, 601 (1960). — LAWSON, D. W., A. J. DEFALCO, B. E. BRADLEY, G. C. VINEYARD, and J. E. McCLENATHAN: An evaluation of jejunal interposition reconstruction after total gastrectomy in dogs. J. surg. Res. 6, 240 (1966). — LEES, F., and L. C. GRANDJEAN: The gastric and jejunal mucosae in healthy patients with partial gastrectomy. Arch. intern. Med. 101, 943—951 (1958). — LE QUESNE, L. P., M. HOBSLEY, and B. H. HAND: The dumping syndrome: I. Factors responsible for the symptoms. Brit.med. J. 1960 I, 141. — LEUTHOLD, R. AMMANN, E. PFENNINGER u. U. P. HAEMMERLI: Bioptische Befunde am Dünndarm nach Magenresektion. Bibl. gastroent. (Basel) 6, 217—222 (1964). — LICK, R. F.: Diagnostischer Wert des Xylose-Testes nach Magenresektionen. Med. Klin. 62, 251—254 (1967). — LICK, R. F., W. HART u. K. BENNEWITZ: Postoperative Jejunitis nach Magenresektionen. Klinische und saugbioptische Befunde. Langenbecks Arch. klin. Chir. 309, 368—382 (1965). — LICK, R. F., K. H. WELSCH, W. HART u. W. BRÜCKNER: Der Xyloseresorptionstest bei Magenoperierten. Fortschr. Med. 84, 677—680 (1966). — LILJEDAHL, S. O., O. MATTSON, B. PERNOW, and S. WALLENSTEN: Cineroentgenographic studies of gastrointestinal motility in healthy subjects and in patients with gastric or duodenal ulcer. Acta chir. scand. 117, 206 (1959). — LINDENSCHMIDT, O.: Dumping-Syndrom und Ernährungsstörungen. 22. Kongr. Soc. Int. Chir., Wien 1967. — LINDENSCHMIDT, T. O.: Der Ablauf der Proteolyse nach partieller und totaler Magenresektion. Langenbecks Arch. klin. Chir. 276, 636 (1953); — Pathophysiologische Grundlagen der Chirurgie in ihrer Auswirkung auf chirurgisches Handeln. Stuttgart: Thieme 1958; — Die Begutachtung von Magenoperierten. Langenbecks Arch. klin. Chir. 298, 428—437 (1961). — LINDENSCHMIDT, T. O., u. F. BRAMSTEDT: Morphologische und physiologischchemische Gesichtspunkte zur Erreichung einer optimalen Proteolyse nach Magenoperationen. Medizinische 1954, 1566. — LUNDH, G.: Intestinal digestion and absorption after gastrectomy. Acta chir. scand., Suppl. 231, 1 (1958).

MACHELLA, T. E.: The mechanism of the postgastrectomy "dumping syndrome". Proc. Amer. clin. climat. Ass. 60, 1 (1948); — Mechanism of postgastrectomy "dumping" syndrom. Trans. Amer. clin. climat. Ass. (1948) 60, 206 (1949); — Ann. Surg. 130, 145 (1949); — The mechanism of the postgastrectomy "dumping" syndrome. Ann. Surg. 130, 145 (1949 b); — Mechanism of the post-gastrectomy dumping syndrome. Gastroenterology 14, 237 (1950). — MacLEAN, L. D.: Incidence of megaloblastic anemia after subtotal gastrectomy. New Engl. J. Med. 257, 262 (1957). — MacLEAN, L. D., F. J. PERRY, W. D. KELLY, D. G. MORSER, B. S. MANNICK, and O. H. WANGENSTEEN: Nutrition following subtotal gastrectomy of four types (Billroth I and II, segmental and tubular resections). Surgery 35, 705 (1954). — MacLEAN, L. D., and R. S. SUNDBERG: Incidence of megaloblastic anemia after total gastrectomy. New Engl. J. Med. 254, 885 (1956). — MAGEE, D. F., A. FRAGOLA, and TH. T. WHITE: Influence of parasympathetic innervation on the volume of pancreatic juice. Ann. Surg. 161, 15 (1965). MANGOLD, R.: Resultate bei versicherten Militärpatienten. Bibl. gastroent. (Basel), 6, 103—109 (1964). — MARTINI, G. A., W. DÖLLE, F. PETERSEN, U. TRESKE u. G. STROHMEYER: Die exsudative Gastroenteropathie, ein polyätiologisches Syndrom. Internist (Berl.) 4, 197 (1963). — MEDWID, A., J. WEISSMAN, H. T. RANDALL, H. N. BANE, P. VANAMEE and K. E. ROBERTS: Physiologic alterations resulting from carbohydrate, protein and fat meals in patients following gastrectomy: the relationship of these changes to the dumping syndrome. Ann. Surg. 144, 953 (1956). — MELICK, R. A., and J. A. BENSON jr.: Osteomalacia following partial gastrectomy. New Engl. J. Med. 260, 976 (1959). — MEURLING, S.: Postcibal symptoms after partial gastrectomy for peptic ulcer. Acta Soc. Med. upsalien., Suppl. 3, 1 (1953); — Postcibal symptoms after partial gastrectomy for peptic ulcer. Uppsala: Almquist & Wikells AB 1953. — MIKHLIN, S., and L. M. LEVITSKII: Ferments in duodenal juice and in faeces following gastric resection in cancer. Vop. Pitan. 14, 34 (1955). Quot. from Chem. Abstr. 49, 15040 (1955). — MIX, C. L.: "Dumping stomach" following gastrojejunostomy. Surg. Clin. N. Amer. 2, 617 (1922). — MOESCHLIN, S., u. J. R. SCHMID: Anaemien nach Gastrektomie. Bibl. gastroent. (Basel) 6, 199—216 (1964). — MOORE, C. V., and R. DUBACH: Metabolism and requirements of iron in the human. J. Amer. med. Ass. 162, 197 (1956); — Iron. Min. Metabolism 28, 287—348 (1962). — MOORE jr., H. G.: Complications of gastric surgery. In: HARKINS and NYHUS, Surgery of the stomach and duodenum. Boston: Little, Brown & Co. 1962. — MOORE jr., H. G., and H. N. HARKINS: The Billroth I gastric resection. Boston: Little, Brown & Co. 1954. — MORGAN, D. B., C. R. PATERSON, C. G. WOODS, C. N. PULVERTAFT, and P. FOURMAN: Search for osteomalacia in 1228 patients after gastrectomy and other operations on the stomach. Lancet 1965 II, 1085. — MORRIS, G. C., L. J. GREENFIELD, G. L. JORDAN, G. H. PEDDIE, J. R. GORDON, and M. E. DE BAKEY: Physiological considerations in the dumping syndrom. Ann. Surg. 150, 90 (1959). — MUIR, A.: Postgastrectomy syndroms. Brit. J. Surg. 37, 165 (1949/50).

NÄGELE, E.: Klinisch-röntgenologische Untersuchungen zum Dumping-Syndrom. Dtsch. Arch. klin. Med. 209, 689 (1964). — NAVRATIL, L.: On the etiology of alcoholism. Quart. J. Stud. Alcohol 20, 236—244 (1959). — NAVRATIL, L., u. R. WENGER: Alkoholismus und Magengeschwür. Münch. med. Wschr. **97**, 1457—1459 (1955). — Nicolaescu, T., S. Schiau, P. Stoiculescu, L. Cleajan u. R. Stoenescu: Anpassungsformen des Verdauungstraktes nach Gastrektomie. Gastroenterologia (Basel) **99**, 45—53 (1963).

O'Hara, R. S., R. O. Fox, and J. N. Cole: Serotonin release mediated by intraluminal sucrose solutions. Surg. Forum **10**, 215—218 (1959); — The release of 5-hydroxytryptamine in relation to pressure exerted on the intestinal mucosa. J. Physiol. (Lond.) **146**, 14—28 (1959). — O'Neill, T.: The dumping syndrome — an operation for its prevention. Brit. med. J. **1950**II, 15. — Owren, P. A.: The pathogenesis and treatment of iron deficiency anemia after partial gastrectomy. Acta chir. scand. **104**, 206 (1952).

Palmer, E. D.: Further observations on postoperative gastritis. Histopathologie aspects with a note on jejunitis. Gastroenterology **25**, 405—415 (1953). — Parr, F., u. N. Willerding: Einige Untersuchungen zur Pathogenese des Dumping-Syndroms an magenresezierten Patienten nach intrajejunaler Glukosegabe mit besonderer Berücksichtigung des Kreislaufs und des Elektrokardiogramms. Arch. Kreisl.-Forsch. **46**, 320 (1965). — Paulson, M., and J. C. Harvey: Hematological alterations after total gastrectomy evolutionary sequences over a decade. J. Amer. med. Ass. **156**, 1556—1560 (1954). — Peddie, G. H., G. L. Jordan jr., and M. E. de Bakey: Further studies on the pathogenesis of the postgastrectomy syndrome. Ann. Surg. **146**, 892 (1957). — Perman, E.: The so-called dumping syndrome after gastrectomy. Acta med. scand., Suppl. **196**, 361 (1947). — Peskin, G. W., and L. D. Miller: The role of serotonin in the "dumping syndrome". Arch. Surg. **85**, 701—704 (1962). — Pfisterer, H. G.: Zur Pathophysiologie und Biologie des resezierten Magens und der Gastrektomie. Langenbecks Arch. klin. Chir. **301**, 189 (1962). — Pincus, I. J., J. E. Thomas, and P. O. Lachman: The effect of vagotomy on the secretion of pancreatic juice after the ingestion of various foodstuffs. Fed. Proc. **7**, 94 (1948). — Pitney, W. R., and M. F. Beard: Vitamin B 12 deficiency following total gastrectomy. Arch. intern. Med. **95**, 591 (1955). — Pittman, A. C., and F. W. Robinson: Dumping syndrome-control by diet. J. Amer. diet. Ass. **34**, 596 (1958); — Dietary management of the "dumping" syndrome. J. Amer. diet. Ass. **40**, 108 (1962). — Polak, M., and J. F. Pontes: The cause of postgastrectomy steatorrhea. Gastroenterology **30**, 489 (1956). — Popielski, L.: Über das periphere reflektorische Nervenzentrum des Pankreas. Pflügers Arch. ges. Physiol. **86**, 215 (1901). — Postlethwait, R. W.: Results of surgery for peptic ulcer. Philadelphia: Saunders Co. 1963. — Prenner, K.: Postoperative raumfordernde Pankreatitis als Ursache mechanischer Entleerungsstörung nach B-II. Wien. klin. Wschr. **78**, 281 (1966). — Prévôt, R., u. M. A. Lassrich: Röntgendiagnostik des Magendarmkanals. Stuttgart: Thieme 1959. — Pulvertaft, C. N.: The results of partial gastrectomy for peptic ulcer. Lancet **1952**I, 225.

Ransom, H. K.: Subtotal gastrectomy for gastric ulcer: a study of end results. Ann. Surg. **126**, 633 (1947). — Rauch, R. F.: An evaluation of gastric resection for peptic ulcer. Review of 893 cases. Surgery **32**, 638 (1952). — Rauch, R. F., and R. N. Bieter: The treatment of postprandial distress following gastric resection. Gastroenterology **23**, 347 (1953). — Reimer, E. E.: Über haematologische Untersuchungen nach Teil- und Totalresektion des Magens. Z. ges. inn. Med. **33**, 303 (1952). — Remy, D., H. Goldeck u. W. Pantelmann: Die postalimentären Beschwerden der Magenoperierten und ihre Beziehungen zum Eisenmangel. Z. klin. Med. **150**, 455 (1953). — Richman, A. L., J. Lester, F. Hollander, and D. A. Dreilling: The effect of subtotal gastrectomy upon external pancreatic secretion in dogs. Gastroenterology **26**, 210 (1954). — Rick, W.: Zur Pathologie der Enzymsekretion des Pankreas. Acta gastro-ent. belg. **28**, 389 (1965). — Ritter, U.: Dunkelanpassung bei Erkrankungen des Magen-Darmkanals. Med. Welt **1963**, 3. — Roberts, K. E., H. T. Randall, H. N. Bane, A. Medwid, and M. K. Schwartz: Studies of the physiology of the dumping syndrome. N.Y. St. J. Med. **55**, 2897 (1955). — Roberts, K. E., H. T. Randall, H. W. Farr, A. P. Kidwell, G. P. McNeer, and G. T. Pack: Cardiovascular and blood volume alterations resulting from intrajejunal administration of hypertonic solutions to gastrectomized patients: the relationship of these Changes to the dumping syndrome. Ann. Surg. **140**, 631 (1954). — Ross, F. P., and E. C. Meadows: The treatment of peptic ulceration by extensive partial gastrectomy with gastroduodenostomy. Surgery **32**, 426 (1952). — Roth, H. P., Ch. L. Cogbill, and H. M. Onufrock: Symptomes and pantients' adjustment after subtotal gastrectomy. Ann. intern. Med. **51**, No 1 (1959). — Routley, E. F., F. C. Mann, J. L. Bellman, and J. H. Grindlay: Effects of vagotomy on pancreatic secretion in dogs with chronic pancreatic fistulas. Surg. Gynec. Obstet. **95**, 529 (1952). — Rowlands, E. N.: Investigations of the small intestinal function. Proc. roy. Soc. Med. **52**, 1 (1959). — Rumball, J. M., and C. P. Hassett: Iron deficiency following subtotal gastric resection. Gastroenterology **32**, 887 (1957).

Santy, P., P. Mallet-Guy, and M. Chambon: Document sur la secrétion pancréatique externe chez gastrectomises. Gastrectomie et function scrétinique. Lyon chir. **36**, 9 (1939). — Saxon, E., and L. Zieve: Weight loss after gastrectomy: comparative importance of residual ronch capacity, presence of an innervated pylorus, fat excretion, and postoperative symptoms. Surgery **48**, 666 (1960). — Schrade, W., u. R. Heinecker: Alimentäre Kreislaufstörungen als Ursache des sogenannten Dumping-Syndroms. Schweiz. med. Wschr. 85, 481 (1955); — Über die alimentäre Kollapsneigung der Magenresezierten. Medizinische 43, 79 (1957). — SCHREIBER, H. W., A. LUCHMANN, K. H. SCHRIEFERS u. G. ESSER: Über das Ulkus bei der Leberzirrhose. Dtsch. med. Wschr. 89, 1787 (1964). — SCHRIEFERS, K. H.: Magenacidität und Ulcushäufigkeit vor und nach portocavalen Anastomosenoperationen. Langenbecks Arch. klin. Chir. 308, 947 (1964). — SCHULTZE-JENA, B. S.: Pankreas. In: Handbuch der Kinderheilkunde, hrsg. von H. OPITZ u. F. SCHMID, Bd. 4. Berlin-Heidelberg-New York: Springer 1965. — SHINGLETON, W. W., G. J. BAYLIN, J. K. ISLEY, A. P. SANDERS, and J. M. RUFFIN: A study of fat absorption after gastric surgery using I 131 labeled fat. Ann. Surg. 144, 433 (1956). — SHINGLETON, W. W., J. K. ISLEY, R. D. FLOYD, A. P. SANDERS, G. J. BAYLIN, R. W. POSTLETHWAIT, and J. M. RUFFIN: Studies on postgastrectomy steatorrhea using radioactive triolein and oleic acid. Surgery 42, 12 (1957). — SHOEMAKER, W. C., and A. W. WASE: Absorption patterns of isotope labelled dictary constituents in postgastrectomy patients. Surg. Gynec. Obstet. 105, 153 (1957). — SIEBECK, R.: Organisch, funktionell, neurotisch. Diagnose und Therapie. Schriftenreihe z. Dtsch. med. Wschr., H. 3 (1939). Über seelische Krankheitsentstehung. — SIRCUS, W.: Prolonged augmentation of the maximal secretory responses of canine gastric pouches by chronic abstruction. A preliminary report and a hypothesis. Amer. J. dig. Dis., N.S., 10, 499 (1965). — SOEDER, M.: Trunksucht nach Magenresektion. Nervenarzt 28, 228—229 (1957). — STEIN, G.: Untersuchungen über Magen- und Pankreasfunktion nach ausgedehnter Magenresektion. Wien. klin. Wschr. 42, 1560 (1929). — STEIN, G., u. E. FRIED: Untersuchungen über Magen- und Pankreasfunktion nach ausgedehnter Magenresektion. Wien. klin. Wschr. 36, 775 (1923). — STEINGRÄBER, M., u. H. BURMEISTER: Untersuchungen über die Resorption von Eiweiß und Fett nach totaler Magenentfernung. Z. ges. inn. Med. 8, 737 (1953). — STELZNER, F.: Die Bedeutung der Leber bei der Entstehung des Magenduodenalulcus. Langenbecks Arch. klin. Chir. 308, 349 (1964). — STEVENS jr., A. R., G. PIRZIO'BIROLI, H. N. HARKINS, LL. M. NYHUS, and C. A. FINCH: Iron metabolism in patients after partial gastrectomy. Ann. Surg. 149, 4 (1959). — SULLIVAN, M. B., and B. R. BOSHELL: Brit. med. J. 1964 I, 414.

TAYLOR, W. A.: Some sequelae of gastric resection. West. J. Surg. (Portland) 63, 623 (1955). — THOMAS, J. E.: The external secretion of the pancreas, vol. 1, p. 11. Springfield (Ill.): Thomas 1950. — THOMPSON, J. C., and G. W. PESKIN: The gastric treatment of duodenal ulcer. Surg. Gynec. Obstet. 112, 205 (1961) (Abstr.).

VANAMEE, P.: Nutrition after gastric resection. J. Amer. med. Ass. 172, 2072 (1960). — VELÖSY, G., u. A. RUSVAI: Zum Pathomechanismus des „Dumping-Syndroms". Med. u. Ernähr. ,7 89 (1966). — VIDAL, S., u. E. SIVILLA: Die Wirkung hypertonischer Lösung auf die intestinale Resorption verschiedener Zucker. Pflügers Arch. ges. Physiol. 265, 389 (1958). — VIIKARI, S. J., and O. KLOSSNER: The primary and late results of 1050 partial gastrectomies for chronic gastroduodenal ulcer. Acta chir. scand., Suppl. 220, 1 (1956).

WAGNER, E.: Die Pathophysiologie der exokrinen Pankreasfunktion vor und nach Magenresektion vom Typ Billroth II. Dtsch. med. Wschr. 92, 1016 (1967). — WALLENSTEN, S.: Results of the surgical treatment of peptic ulcer by partial gastrectomy according to Billroth I and Billroth II methods. Acta chir. scand., Suppl. 191, (1954). — WALLENSTEN, S., P. GARSTEN, M. JONSON, and G. F. SALTZMAN: The dumping syndrom. Acta chir. scand. 118, 117 (1959). — WALLENSTEN, S., and L. GÖTHMAN: An evaluation of the Billroth I operation for peptic ulcer. Surgery 33, 1 (1953). — WARREN, K. W.: Pancreatic considerations in gastric surgery. J. Amer. med. Ass. 154, 803 (1954). — WARTER, J., J. M. ROUILLARD et J. MORIN: Troubles metaboliques après gastrectomie. Strasbourg méd., N.S. 2, 263 (1951). — WAYJEN, R. G. A. VAN: Medical treatment of patients after total gastrectomy. Overgedrukt uit Arch. chir. neerl. 13, 3 (1961). — WEHNER, W.: Die orale und intravenöse Eisenbelastungsprobe nach der Billroth-II-Operation. Zbl. Chir. 4, 137 (1960); — Die orale und intravenöse Eisenbelastungsprobe bei benignen und malignen Erkrankungen des oberen Verdauungstraktes. Bruns' Beitr. klin. Chir. 200, 1 (1960). — WELBOURN, R. B.: Discussion on post-gastrectomy syndromes. Proc. roy, Soc. Med. 44, 773 (1951). — WELBOURN, R. B., G. A. HALLENBACK, and J. L. BOLLMAN: Effect of gastric operations on loss of fecal fat in the dog. Gastroenterology 23, 441 (1953). — WELCH and ELLIS: Physiology of the surgically altered stomach. Ann. Rev. Med. 12, 19 (1961). — WELLS, C., and R. WELBOURN: Postgastrectomy syndromes. A study in applied physiology. Brit. med. J. 1951 I, 546. — WHITE, T. T., R. G. ELMSLIE, S. G. LENNINGER, and D. F. MAGEE: Gastric surgery and the malabsorption syndrome. Amer. Surg. 30, 811 (1964). — WILLIAMS, J.: The effect of ascorbic acid on iron absorption in postgastrectomy anemia and achlorhydria. Clin. Sci. 18, 521 (1959). — WILLIS, M. T., and R. W. POSTLEWAIT: Dietary problems after gastric resection. J. Amer. diet. Ass. 40, 2 (1962). — WIZNITZER, T., R. ROZIN, A. AVIRAM, and A. DIAB: Dumping syndrome after gastric surgery. Comparative study of experimentally produced dumping syndrome after gastroenterostomy with vagotomy and pyloroplasty with vagotomy. Arch. Surg. 91, 419 (1965). — WOLLAEGER, E. E.: Disturbances of gastrointestinal function following partial gastrectomy. Postgrad. Med. 8, 251 (1950). — WOLLAEGER, E. E., M. W. COMFORT, J. F. WEIR, and A. W. OSTERBERG: The total solids, fat and nitrogen in the feces. 2. A study of persons who had undergone partial gastrectomy with anastomosis of the intire cut end of the stomach and the jejunum (Polya anastomosis). Gastroenterology 6, 93 (1946). — WORMSLEY, K. G., and M. I. GROSSMAN: Inhibition of gastric acid secretion by secretion and by endogenous acid in the duodenum. Gastroenterology 47, 72 (1964).

ZENKER, R., u. F. RUEFF: Das Dumping-Syndrom und seine chirurgische Therapie. Med. Klin. 60, 886 (1965). — ZOLLINGER, R. M., and E. H. ELLISON: Nutrition after gastric operations. J. Amer. med. Ass. 154, 811 (1954). — ZUCKSCHWERDT, L., u. TH.-O. LINDENSCHMIDT: Magen-Duodenum. In: Klinische Chirurgie für die Praxis, Bd. III, S. 2. Stuttgart: Thieme 1960.

C. Diagnostik

ÅKERLUND, A.: Hernia diaphragmatica hiatus oesophagei vom anatomischen und röntgenologischen Gesichtspunkt. Acta radiol. (Stockh.) 6, 3—22, 49—68 (1926). — ANACKER, H., G. LINDEN u. R. HUMPERT: Die chronische Pankreaskrankheiten im Splenoportogramm. Fortschr. Röntgenstr. 99, 129 (1963). — ARENDS, A., H. O. NIEWIG, and J. ENGELHARDT: Nutritional liver disease due to impaired absorption. Acta med. scand. 150, 163 (1954). — AXELROD, J.: The enzymatic N-demethylation of narcotic drugs. J. Pharmacol. exp. Ther. 117, 322 (1956).

BAASTRUP, C. J.: Roentgenologic studies of the inner surface of the stomach and the movement of the gastric contents. Acta radiol. (Stockh.) 3, 180 (1924). — BAKER, L., E. A. GORVETT, and M. A. SPELLBERG: Diagnostic oecuracy of gastroscopy in neoplasms of the stomach. Cancer (Philad.) 5, 116 (1952). — BARBU, R.: Experimentelle Untersuchungen über die Leber-Galle-Funktion nach Magenresektion. Med. interna (Buc.) 9, 220 (1957). — BARCLAY, T. H. C., and H. P. KENT: Primary carcinoma of the duodenum. Gastroenterology 30, 432—446 (1956). — BARNA, S., F. HELL, F. ERÖDI u. P. ANTAL: Biligrafinuntersuchungen bei Geschwürskranken nach Magenresektion. Röntgen-Bl. 11, 137 (1958). — BÁRSONY, TH.: Über die Hiatushernie. Fortschr. Röntgenstr. 38, 629—641 (1928). — BAUER, H. A.: Hepatopathie und Magen-Darm-Krankheiten. Gastroenterologie 79, 1 (1953). — BAYINDIR, S., u. C. W. FASSBENDER: Die Bedeutung der selektiven Angiographie von A. coeliaca und A. mesenterica sup. für die Diagnostik von chirurgischen Oberbaucherkrankungen. Fortschr. Röntgenstr. 106, 13 (1967). — BENSLEY, R. R.: The histology and physiology of the gastric glands. Proc. Canad. Inst. Toronto, 1, 11 (1896). Zit. nach PLECK. — BERG, H. H.: Über die verborgenen Brüche und die Insuffizienz des Hiatus oesophageus. Röntgenpraxis 3, 443—455 (1931). — BOLLER, R.: Der operierte Magen. Wien: Urban & Schwarzenberg 1947; — Der Magen und seine Krankheiten. Wien u. Innsbruck: Urban & Schwarzenberg 1954; — Bewertung der Möglichkeiten der konservativen Therapie der Magenkrankheiten. Med. Klin. 51, 1729 (1956). — BRAMBOR, K. H.: Korrespondierende Erkrankungen von Magen, Galle und Pankreas. Bruns' Beitr. klin. Chir. 199, 277 (1959). — BRODIE, B. B., J. R. GILLETE, and B. N. LA DU: Enzymatic metabolism of drugs and other foreign compounds. Ann. Rev. Biochem. 27, 427 (1958). — BRODY, G. L., and R. B. SWEET: Halothane anesthesia as cause of massive hepatic necrosis. Anesthesiology 24, 29 (1963). — BROMBART, M.: La radiologie clinique de l'oesophage. Paris: Masson & Cie. 1956. — BRÜHL, W.: Der Wert der Gastroskopie für die Diagnose verschiedener Magenerkrankungen. Dtsch. med. Wschr. 12, 596 (1962). — BUCHBORN, E.: Schock und Kollaps. In: Handbuch der inneren Medizin, Bd. IX, S. 952. Berlin-Göttingen-Heidelberg: Springer 1960. — BÜCHNER, H.: Magen-Kymo-Kassette und Kymo-Zeitschreiber. Zwei neue technische Entwicklungen. Röntgen- u. Lab.-Prax. 11, 1—7 (1958); — Gezielte Doppelkontrastuntersuchung des Magens mittels Gastro-Spray. Fortschr. Röntgenstr. 105, 367—376 (1966). — BÜCHNER, H., u. M. MUSCHTAKI: Vermeidbare und kaum vermeidbare röntgenologische Fehldiagnosen am Magen. Münch. med. Wschr. 106, 777—785 (1964). — BÜNTE, H.: Die enterale und präenterale Resorption aus der Sicht des Chirurgen. Gastroenterologia (Basel) 103, 92 (1965). — BUNKER, J. P., and C. M. BLUMENFELD: Liver necrosis after halothane (fluothane) anesthesia: Cause or coincidence? New Engl. J. Med. 268, 531 (1963). — BURGMANN, W.: Folgeerscheinungen nach Cholecystektomie. Therapiekongr. Karlsruhe 5, 9 (1959).

CAPPEL, D. F., H. E. HUTCHINSON, and M. JOWETT: Transfusional siderosis: The effects of exessive iron deposits on the tissues. J. Path. Bact. 74, 245 (1957). — COOPER, J. R., and B. B. BRODIE: The enzymatic metabolism of hexobarbital (Evipan). J. Pharmacol. exp. Ther. 144, 409 (1955); — Enzymatic oxydation of pentobarbital and thiopental. J. Pharmacol. exp. Ther. 120, 75 (1957).

DEMLING, L.: Früherkennung bösartiger Geschwülste der Verdauungsorgane. Therapiewoche 14, 306—311 (1964). — DICK, W., R. FISCHER u. G. SAUTTER: Magenresektion und Alkoholismus. Dtsch. med. Wschr. 84, 311 (1959). — DIETHELM, L.: Zur Behandlung des Oesophaguscarcinoms. Strahlentherapie 109, 268—294 (1959). — DIXON, C. F., A. L. LICHT-

MAN, H. M. WEBER, and J. R. McDONALD: Malignent lesions of the duodenum. Surg. Gynec. Obstet. **83**, 83 (1946). — DITTRICH, H., H. E. PUFFER u. E. SEIFERT: Leberveränderungen bei Magenreseziierten. Münch. med. Wschr. **103**, 496 (1961). — DOENICKE, A., TH. GÜRTNER, J. KUGLER, A. SCHELLENBERGER u. W. SPIESS: Die intravenöse Kurznarkose mit dem neuen Phenoxyessigsäurederivat Propanidid (Epontol), hrsg. von K. HORATZ, R. FREY u. M. ZINDLER. Berlin-Heidelberg-New York: Springer 1965. — DOENICKE, A., u. F. HOLLE: Das Verhalten der Leberfunktion im postoperativen Schock. Fortschr. Med. **80**, 253 (1962). — DYKE, R. A. VAN, and M. B. CHENOWETH: Biotransformation of methoxyfluorance and halothane in liver slices. Fed. Proc. **23**, 179 (1964). — DYKE, R. A. VAN, M. B. CHENOWETH, and E. R. LARSEN: Synthesis and metabolism of halothane-14 l. Nature (Lond.) **204**, 471 (1964).

EIKEN, M.: Double-contrast roentgenography of the stomach. A. study on the applicability of direct air insufflation in gastric diagnosis. Acta radiol. (Stockh.) **49**, 96—104 (1958). — EISENBURG, J.: Diskussionsbemerkung. Langenbecks Arch. klin. Chir. **308**, 953 (1964). — ELLEGAST, H., u. N. STEFENELLI: Verlaufsbeobachtungen bei Riesenfaltengastritis. Wien. Z. inn. Med. **48**, 51 (1967). — ELSTER, K.: Die Auswertung morphologischer Befunde am Saugprobeexzisionsmaterial. Diagnostik und Therapie der Erkrankungen des Magen-Darm-Kanals. Bibl. gastroent. (Basel) Fasc. 5 (1961); — Gegenwärtiger Stand der morphologischen Beurteilung von Magenbiopsiepräparaten. Med. Welt **1965**, 349. — ELSTER, K., P. DUSCHEK u. K. HEINKEL: Ein Beitrag zur Histologie der menschlichen Magenschleimhaut. Z. ges. inn. Med. **14**, 728 (1959).

FEIKS, F. K.: Zur Problematik der Hepatitis und der Leberzirrhose. Wien. Z. inn. Med. **41**, 15 (1960). — FELDMAN, M.: Clinical roentgenology of the digestiv tract, 3. Baltimore: A. Williams & Wilkins 1948. — FORSELL, G.: Über die Beziehung der Röntgenbilder des menschlichen Magens zu seinem anatomischen Bau. In: Fortschr. Röntgenstr., Erg.-Bd. 30. Hamburg: Lucas, Gräfe & Sillen 1913; — Beobachtungen über die Autoplastik des Digestionskanals. Fortschr. Röntgenstr. **37**, 393—394 (1928); — Beiträge zur Kenntnis des Bewegungsmechanismus der Magenschleimhaut. Verh. dtsch. Röntg.-Ges. **27**, 1—5 (1934). — FOTI, M.: Neue Methode zur Untersuchung des Fornix und der Kardiagegend (Doppelkontrastverfahren mit Spray). Radiol. clin. (Basel) **29**, 101—108 (1960). — FRIK, W.: In: SCHINZ, Lehrbuch der Röntgendiagnostik, 6. Aufl., Bd. V, S. 50—71 u. 100—236. Stuttgart: Thieme 1965. — FRICK, W., u. W. BRICHZY: Die Parietographie des Magens. Ärztl. Wschr. **11**, 607—612 (1956). — FRIK, W., u. R. HESSE: Die röntgenologische Darstellung von Magenerosionen. Verbesserte Ergebnisse mit Doppelkontrast-Aufnahmen und Bildverstärker. Dtsch. med. Wschr. **1956**, 1119—1121, 1127. — FRIK, W., u. C. S. WELIN: In: SCHINZ, Lehrbuch der Röntgendiagnostik, 6. Aufl., Bd. I, S. 496—515. Stuttgart: Thieme 1965.

GILLMAN, J., and T, GILLMAN: Perspectives in human malnutrition, p. 584. New York: Grune & Stratton 1951. — GORDON, J. S., and J. J. MANNING: An autopsy survey of gastroduodenal ulcera in the Philadelphia General Hospital 1920—1937. Amer. J. med. Sci. **202**, 423 (1941). — GRUNERT, H. H.: Die Auswirkung der Magenresektion auf die Leber. Chirurg **32**, 280 (1961). — GÜRTNER, TH.: Morphologische Veränderungen der Leber bei tumorösen und ulcerösen Magenerkrankungen. Langenbecks Arch. klin. Chir. **308**, 927 (1964); — Diskussionsbemerkung. Langenbecks Arch. klin. Chir. **308**, 952 (1964); — Über Differenzierung und Herkunft der Serumcholinesterase des Menschen. Habil.-Schrift München 1966. — GÜRTNER, TH., u. F. HOLLE: Über neuere Erkenntnisse der Hepatologie und ihre Bedeutung für die Leberdiagnostik in der Chirurgie. Langenbecks Arch. klin. Chir. **309**, 224 (1965). — GÜRTNER, TH., u. G. KREUTZBERG: Enzymhistochemische Untersuchung über die Beeinträchtigung der Cholinesteraseaktivität durch intraoperative Durchblutungsstörungen der Leber. In: Leber, Haut und Skelett, hrsg. von L. WANNAGAT, S. 247. Stuttgart: Thieme 1964; — Zur Leberbelastung durch moderne Narkotica. Lebertagg Bad Mergentheim 1965. — GÜRTNER, TH., G. KREUTZBERG, and A. DOENICKE: Comparative studies on cholinesterase activity in serum and liver cells. Acta anaesth. scand. **7**, 69 (1963). — GÜRTNER, TH., G. KREUTZBERG, A. SCHELLENBERGER, and J. FISCHER: Effects of halothane and other anaesthetic agents on rat liver. III World Congr. of Anesth. Sao Paulo **3**, 105 (1964). — GUTMANN, R. A.: Le diagnostic du cancaer d'estomac a la période utile. Paris: Doin 1956.

HAFTER, E.: Röntgendiagnose der Hiatushernie. Radiologe **1**, 141—147 (1961). — HEINKEL, K.: Histologie der chronischen Gastritis im Biopsiematerial. Gastroenterologia (Basel) **92**, 322 (1959); — Gastritis im Lichte moderner Untersuchungsmethoden. Bibl. gastroent. (Basel) **5**, 101 (1961); — Die Bedeutung bioptischer Untersuchungen für die Diagnostik der Magen- und Dünndarmerkrankungen. Med. Welt **28**, 1457 (1961). — HEINKEL, K., K. ELSTER u. N. HENNING: Untersuchungen über die Erkennung der Oberflächengastritis (Ergebnisse bioptischer Kontrollen). Gastroenterologia (Basel) **83**, 259 (1955). — HEINKEL, K., u. N. HENNING: Die Bewertung von Aziditätsbestimmungen des Mageninhalts im Lichte biotisch-histologischer Untersuchungen. Dtsch. med. Wschr. **82**, 691 (1957). — HEINKEL, K., N. HENNING, I. BUCHAC, L. LANDGRAF u. K. ELSTER: Vorkommen und Bedeutung der mukoiden Drüsen im Saugprobeexzisionmaterial des Magens. Münch. med. Wschr. **104**, 19, 873 (1962). —

812   Literatur

HEINKEL, K., u. J. LANDGRAF: Die bioptische Magenschleimhautuntersuchung. Diagnostik und Therapie der Erkrankungen des Magen-Darm-Kanals. Bibl. gastroent. (Basel) Fasc. 5 (1961). — HEINKEL, K., J. LANDGRAF, K. ELSTER, N. HENNING u. G. CONINX: Häufigkeit und Bedeutung von Becherzellen in der menschlichen Magenschleimhaut. Gastroenterologia (Basel) 93, 269 (1960). — HEINKEL, K., S. PARPOULAS, N. HENNING, J. LANDGRAF u. K. ELSTER: Verlauf der chronischen Gastritis im Corpus ventriculi. Saugbioptische-histologische Untersuchungen. Z. Gastroent. 3, 101 (1965). — HENNING, N.: Lehrbuch der Verdauungskrankheiten. Stuttgart: Georg Thieme 1956; — Die chronische Gastritis im Lichte moderner Untersuchungsmethoden. Gastroenterologia (Basel) 92, 307 (1959). — HENNING, N., u. K. HEINKEL: Die Saugbiopsie als Untersuchungsmethode in der Magendiagnostik. Münch. med. Wschr. 97, 932 (1955). — HENNING, N., K. HEINKEL u. K. ELSTER: Ergebnisse bioptischer und gastroskopischer Untersuchungen der Magenschleimhaut bei Ulcus duodeni. Klin. Wschr. 32, 1088 (1954); — Ergebnisse bioptischer Untersuchungen bei atrophischer Gastritis. Gastroenterologia (Basel) 83, 203 (1955); — Neue Aspekte der Gastritis auf Grund der Magenbiopsie. Med. et Hyg. Genève 1 (XX) 35 (1956). — HENNING, N., K. HEINKEL u. S. WITTE: Wert bioptischer und zytologischer Magendiagnostik. Münch. med. Wschr. 108, 1 (1966). — HENNING, N., H. KOLOKUSSIS, K. HEINKEL, J. LANDGRAF u. K. ELSTER: Die Sicherheit der bioptischen Gastritisdiagnose. Dtsch. med. Wschr. 20, 1029 (1962). — HILLEMAND, P., A. MONSAINGEON, P. ISCHWALL et J. E. VARELA: Hernie diaphragmatique et reflux oesophagien. Bull. Soc. méd. Hôp. Paris 68, 994 (1952). — HILLEMAND, P., R. VIGUIÉ, G. BRULÉ et B. WOLMANT: Les spasmes étagés de l'oesophage. Lille chir. 4, 59—64 (1949). — HOFFMANN, V.: Störungen nach Eingriffen am Magen. Münch. med. Wschr. 104, 2089 (1962). — HUPE, K.: Beitrag zur Frage des Kausalzusammenhanges zwischen Geschwürsleiden, Magenresektion und Leberschaden. Bruns' Beitr. klin. Chir. 205, 469 (1962).

IMDAHL, H.: Der terminale Oesophagus. Stuttgart: Schattauer 1963.

JANSSEN, P.: Zur Chemie morphinartiger Körper. Anaesthesist 11, 1 (1962); — On the pharmacology of analgetics and neuroleptics used for surgical anaesthesia. 1. Europ. Kongr. für Anaesth. Symposion über Neurolestanalgesie. Wien 1962. — JANSSEN, P. A. J., J. E. NIEMEGGEERS, K. H. L. SCHELLEKENS, F. J. VERBRUGGEN, and J. M. VAN NUETEN: The pharmacology of dehydrobenzperidol, a new potent and short acting, neuroleptic agent chemically related to haloperidol. Arzneimittel-Forsch. 13, 205 (1963).

KALK, H.: Cirrhose und Narbenleber. Stuttgart: Enke 1957. — KALK, H., H. KOPP u. E. WILDHIRT: Über die Häufigkeit von Leberschäden nach Gastroektomie. Med. Klin. 56, 676 (1961). — KALK, H., u. E. WILDHIRT: Die Krankheiten der Leber. In: Klinik der Gegenwart, Bd. 7. München: Urban & Schwarzenberg 1958. — KENZLER, W., u. W. FRIK: Die Zähnelung der großen Kurvatur des Magens im Röntgenbild. Fortschr. Röntgenstr. 95, 438—446 (1961). — KETTLER, L. H.: Lehrbuch der speziellen pathologischen Anatomie, begr. v. E. KAUFMANN u. M. STAEMMLER, Bd. 2, Teil 2. Berlin: de Gruyter 1885; 1958. — KIMMELSTIEL, P., H. L. LARGE jr., and H. D. VERNER: Liver damage in ulcerative colitis. Amer. J. Path. 28, 259 (1952). — KINZLMEIER, H.: Leberschäden nach Magenresektion. In: Leber und Nachbarorgane, hrsg. von L. WANNAGAT, S. 115. Stuttgart: Thieme 1961; — Pathologische Leberbefunde nach Magenresektion. Ein Beitrag zur Pathogenese der Lebererkrankungen. Med. Welt 28, 1454 (1961); — Der Pfortaderhochdruck in sozialmedizinischer Sicht. 4. Lebertagg der Sozialmediziner, Bad Mergentheim 1965. Vortrag Nr 14. — KIRSCHNER, H., K. J. THIEMANN u. R. PRÉVÔT: Grenzen der chirurgischen und röntgenologischen Diagnostik von Magenkrebsen. Chirurg 36, 251 (1965). — KISSELER, B., G. H. LEISTNER u. H. H. KÜSTER: Zur Darstellung der Magenwand im Pneumoretroperitoneum. Chirurg 36, 495 (1965). — KLATSKIN, G.: Alcohol and its relation to liver damage. Gastroenterology 41, 443 (1961). — KLECKNER, M. S., M. H. STAUFFER, J. A. BARGEN, and M. B. DOCKERTY: Hepatic lesions in the living patient with chronic ulcerative colitis as demonstrated by needle biopsy. Gastroenterology 22, 13 (1952). — KOCIÁNOVÁ, J., Z. MAŘATKA, J. KUDRMAN, and J. KRUML: Gastric biopsy and secretion. Čs. Gastroent. Výz. 20, 1 (1966). — KÖHLER, R.: Parietography of the stomach. Acta radiol. (Stockh.), N.S., Diagn., 3, 393 (1965). — KOELLE, G. B., and J. B. FRIEDENWALD: A histochemical method for localizing cholinesterase activity. Proc. Soc. exp. Biol. (N.Y.) 70, 617 (1949). — KÖNIG, G., G. PLIESS u. K. SCHILLING: Leberzellschädigungen im chirurgischen Krankengut. Bruns' Beitr. klin. Chir. 214, 465 (1967). — KONJETZNY, G. E.: Die Entzündungen des Magens. In: HENKE-LUBARSCH, Handbuch der speziellen pathologischen Anatomie und Histologie. Berlin: Springer 1928. — KRAUS, R., u. F. STRNAD: Hat die Oesophaguskymographie eine praeoperative Bedeutung für den Thoraxchirurgen? Thoraxchirurgie 3, 319—333 (1955). — KRAUTER, ST., u. H. HEROLD: Zur Frage der Dysproteinämie nach Magenresektion. Wien. klin. Wschr. 75, 637 (1963). — KRENTZ, K.: Die Bedeutung der Magensaugbiopsie als modernes diagnostisches Verfahren in der Gastroenterologie. Med. Bild-Dienst 3, 7 (1962). — KUHLMANN, H., u. H. SÜDHOF: Anleitung für die endoskopische und bioptische Untersuchung von Speiseröhre, Magen, Leber, Niere. Stuttgart: F. K. Schattauer 1966.

LABERKE, J. A., u. H. VETTER: Zur latenten Hepatopathie bei Magen- und Zwölffinger-darmerkrankungen und deren Behandlung mit einem Methylmethoniumsulfoniumsalz. Med. Klin. 51, 2178 (1956). — LAMPE, C. E.: Gas filling as a diagnostic aid in X-ray examination of the stomach particularly the fundus. Dan. med. Bull. 7, 164—168 (1960). — LEHNER, J.: Zur Benennung und Charakterisierung der Magendrüsen. Wien. klin. Wschr. 41, 702 (1928). — LENZWEGER, R.: Über Gallensteinkrankheiten als Folge nach Magenoperationen. Wien. klin. Wschr. 71, 13 (1959). — LERCHE, W.: The oesophagus and pharynx in action. Springfield: Thomas 1950. — LEVINE, M. G., and R. E. HOYT: The relationsship between human serum cholinesterase and serum albumin. Science 111, 286 (1950). — LINDENSCHMIDT, T. O., u. F. W. R. v. UNGERN-STERNBERG: Probelaparotomie oder „chirurgische Laparoskopie"? Med. Welt 36, 1789 (1963). — LIPP, W. F., and M. H. LIPSITZ: The clinical significance of the co-existence of peptic ulcer and portal cirrhosis with special reference to the problem of massive hemorrhage. Gastroenterology 22, 181 (1952). — LUCHMANN, A., H. W. SCHREIBER, G. ESSER u. K. H. SCHRIEFERS: Magenulkus und Lebererkrankungen. Med. Klin. 59, 812 (1964). — LUNDH, G.: The mechanism of postgastrectomie malabsorption. Gastroenterology 42, 637 (1962).

MAHLO, A.: Vergleichende Untersuchungen der röntgenologischen mit den histologischen Befunden des Kardiagebietes. Fortschr. Röntgenstr. 102, 548 (1965). — MARKHOFF, N., u. E. KAISER: Krankheiten der Leber und der Gallenwege in der Praxis. Stuttgart: Thieme 1962. — MOISAÕ, R.: O parênquima hepatico no sindroma carencial complexo pós-gastrektomia. Gaz. méd. port. 15, 221 (1962). — MONGES, H.: Considérations sur le rôle du diaphragme dans la physiologie et la continence gastro-oesophagienne et sur la projection radiologique de l'hiatus oesophagien. Gastroenterologia (Basel) 85, 232—241 (1956). — MORRISSEY, J. F., T. HONDA, Y. HARA, J. H. JUHL, and G. PERNA: The use of the gastrocamera for the diagnosis of gastric ulcer. Gastroenterology 48, 711 (1965). — MOUTIER, R., A. CORNET et J. NORA: Considérations sur le radiodiagnostic des tumeurs gastriques bénignes on soi-disant telles. Roentgen-Europ. (Paris) 1, 15—43 (1961). — MÜLLER, A.: Beurteilung anatomischer und funktioneller Befunde an der Leber bei Tuberkulose. 9. Kongr. Süddtsch. Tuberk.-Ges. in Passau Mai 1939. — MUKHERJEE, K. L., and N. S. SARKAR: Liver enzyms in human under-nutrition. Brit. J. Nutr. 12, 1 (1958).

NACHLAS, M. M., K. C. TSON, E. DE SOUZU, S. G. CHENG, and A. M. SELIGMAN: Cyto-chemical demonstration of succinyl dehydrogenase by the use of a new p-nitro-phenyl sub-stituted ditrazoleum. J. Histochem. Cytochem. 5, 420 (1957). — NAVRATIL, L., u. R. WENGER: Alkoholismus und Magengeschwür. Münch. med. Wschr. 97, 1457 (1955); — Alkoholismus und Magenresektion. Münch. med. Wschr. 99, 546 (1957). — NEAME, P. B., and S. M. JOUBERT: Postalcoholic hypoglycaemia and toxic hepatitis. Lancet 1961 II, 793. — NEIGER, A., u. B. ROOS: Zur Diagnose der chronischen Gastritis durch Saugbiopsie und histologische Schleim-hautuntersuchung. Schweiz. med. Wschr. 22, 681 (1962). — NEUMAYR, A.: Die Bedeutung des chronischen Alkoholgenusses für die interne Medizin. Wien. Z. inn. Med. 40, 99 (1959). — NITZSCHE, L.: Die Magensaftzytologie am operierten Magen. Zbl. Chir. 90, 2407 (1965). — NITZSCHE, L., u. H. D. SCHUMANN: Zur Cytodiagnostik der Magenschleimhaut durch die Spülprobe. Chirurg 36, 346 (1965).

ORLOFF, M. J., R. M. BADDELEY, R. O. NUTTING, T. H. ROSS, N. A. HALASZ, and R. D. SLOOP: The effects of experimental liver disease and portal hypertension on gastric acid secretion. Surg. Gynec. Obstet. 122, 19 (1966). — OSHIMA, H.: Eine neue Untersuchungs-methode mit der „Gastrocamera" bei Magenoperierten. Chirurg 37, 259 (1966). — OTTEN-JANN, R.: Die perorale Dünndarmbiopsie. Technik und diagnostische Bedeutung. Münch. med. Wschr. 108, 31 (1966). — OTTENJANN, R., u. L. DEMLING: Die gezielte endoskopische Gastrobiopsie. Münch. med. Wschr. 107, 2077 (1965). — OTTENJANN, R., u. M. HECKEL: Ge-zielte endoskopische Gastrobiopsie bei Riesenfalten der Magenschleimhaut. Dtsch. med. Wschr. 90, 1510 (1965).

PACHALY, L., R. SCHUERMANN, G. KUSTER, F. BIEL u. G. TORREJON: Magenbiopsie und histologische Gastritisdiagnose. Med. Klin. 61, 457 (1966). — PELACH, A.: Leberschädigungen bei Ulcuskrankheit. Z. ges. inn. Med. 20, 531 (1965). — PELLEGRINI, G. F., V. ROVATI, E. MIRELLI e A. TAJANA: Gli aspetti roentgencinematografici ed endoscopici dello stomaco sottoposto a vagotomia. Arch. ital. Chir. 93, 5 (1967). — PFEIFFER, J.: Röntgenologische Funk-tionsdiagnostik am Magen und Zwölffingerdarm, Bd. VIII, S. 141. Leipzig: Johann Am-brosius Barth 1966. — POPPER, H.: Morphologic and biochemical aspects of fatty liver. Acta hepato-splenol. (Stuttg.) 8, 279 (1961). — POPPER, H., u. F. SCHAFFNER: Die Leber: Struktur und Funktion. Stuttgart: Thieme 1961. — PORCHER, P.: Radiographies des parois gastrique par le double contraste gazeux. Arch. Mal. Appar. dig. 41, 1049—1053 (1952). — PORCHER, P., et P. BUFFARD: Radiologie clinique des l'estomac opéré. Paris: Masson 1957. — PORCHER, P., H.-O. STÖSSEL u. P. MAINGUET: Klinische Radiologie des Magens und des Zwölffingerdarms. Stuttgart: Thieme 1959. — PORTMANN, U. V.: Manifestations of Hodgkin disease of the gastro-intestinal tract. Amer. J. Roentgenol. 72, 712 (1954). — PRÉVÔT, R.:

Die Röntgendiagnostik des operierten Magens. Dtsch. med. Wschr. 88, 942—944 (1963). — PRÉVÔT, R., u. M. A. LASSRICH: Röntgendiagnostik des Magen-Darmkanals. Stuttgart: Thieme 1959. — PÜTTER, J.: Über den fermentativen Abbau des Propanidid. Anaesthesiologie und Wiederbelebung 4, 6 (1965).

REMMER, H.: Hemmung und Steigerung mikrosomaler Oxydation durch körpereigene und körperfremde Stoffe. Gemeinsame Tagg Dtsch. Ges. für Phys. Chem. und der Öst. Biochem. Ges., Wien, 26.—29. 9. 1962, S. 75. — RICHTERICH, R.: Enzymdiagnostik der Leberkrankheiten. Schweiz. med. Wschr. 93, 1363 (1963). — RÖSCH, J.: Die Splenoportographie in der Diagnostik der Pankreaserkrankungen. Radiologe 5, 274 (1965); — Arteriography in the diagnosis of pancreatic tumours. Čs. Gastroent. Výz. 20, 477 (1966). — ROSETTI, M.: Der postoperative Oesophagus im Röntgenbild. Thoraxchirurgie 4, 379—413 (1957). — ROURKE, J. A., and F. S. TOMCHIK: Diffuse gastric abnormality — benign or malignant. Amer. J. Roentgenol. 96, 400—407 (1966).

SALIK, J. O.: Pandreatic carcinoma and its early roentgenologic recognition. Amer. J. Roentgenol. 86, 1—28 (1961). — SAMUEL, E.: The use of contrast media in the investigation of the aecute abdomen. Brit. J. Radiol. 33, 82—91 (1960). — SCHÄFER, W.: Röntgenologische Beobachtungen nach Kardiaresektionen und Gastrektomien. Zbl. Chir. 84, 2017—2023 (1959). — SCHAFFER, J.: Das Epithelgewebe. In: v. MÖLLENDORFFs Handbuch der mikroskopischen Anatomie des Menschen, Bd. 2, Teil 1. Berlin: Springer 1926. — SCHAFFNER, F.: Drug induced liver disease. Ann. Arbor. Michigan, USA: Konferenz v. 24.—25. 6. 1961. — SCHATZKI, R.: Die Hernien des Hiatus oesophageus. Dtsch. Arch. klin. Med. 173, 85—103 (1932). — SCHMAUSS, A. K.: Magenresektion und Tuberkulose. Fortschr. Med. 77, 253 (1959). — SCHMIDT, E., u. F. W. SCHMIDT: Zellschädigung und Enzymaustritt. 4. Lebertagg der Sozialmediziner, Bad Mergentheim 1965. — SCHÖNBACH, G., u. K. SCHULTIS: Ulcusleiden — Leberschaden: Eine pathophysiologische Einheit. Langenbecks Arch. klin. Chir. 940, 308 (1964). — SCHOPS, T.: La grosse tubérosité de l'estomac. Étude clinique et radiologique. Paris: Doin 1961. — SCHREIBER, H. W.: Magenulcus-Resektion und Leberschaden. Langenbecks Arch. klin. Chir. 301, 220 (1962). — SCHREIBER, H. W., u. A. LUCHMANN: Magenresektion und Cholelithiasis. Zbl. Chir. 43, 2201 (1965). — SCHWEINBURG, F. B., H. A. FRANK, and J. FINE: Bacterial factor in experimental hemorrhagic shock. Evidence for development of bactrial factor with accounts for irreversibility for transfusion and for the loss of the normal capacity to destroy bacteria. Amer. J. Physiol. 179, 532 (1954). — SELYE, H.: Thymus and adrenals in the response of the organism to injuries and intoxications. Brit. J. exp. Path. 17, 234 (1936b). — SHIDA, S.: The cytological and histological diagnosis of gastric cancer by abrasive balloon and gastroscopic biopsy method. Z. jap. Chir. Ges. 61, 1, 40 (1960). — SIELAFF, H.-J.: Gastro-intestinale Funktionsdiagnostik mit der Kymo-Kassette. Fortschr. Röntgenstr. 88, 414—422 (1958). — SIURALA, M.: Chronische Gastritis und Magenkarzinom. Bioptische Untersuchungen. Zbl. Chir. 90, 1472 (1965). — SMOKVINA, M.: Unsere Einstellung zur Freudschen Symptomatologie der primären Dünndarmsarkome. Fortschr. Röntgenstr. 95, 431—437 (1961). — SOKOLOW, J. N., u. W. B. ANTONOWITSCH: Zur Röntgendiagnostik des Karzinoms des oberen Magenabschnitts. Fortschr. Röntgenstr. 95, 585—601 (1961). — STIER, A.: Zur Frage der Stabilität von Halothan (2-Brom-2-Chlor-1, 1, 1-Trifluoräthan) im Stoffwechsel. Naturwissenschaften, H. 3, 65 (1964). — STUMPF, R.: Das röntgenolographische Bewegungsbild und seine Anwendung (Flächenkymographie und Kymoskopie). Fortschr. Röntgenstr., Erg.-Bd. 41 (1931). — SVOBODA, M.: Über das Röntgenbild des Primärkarzinoms des infrapapillären Duodenalabschnitts. Z. ges. inn. Med. 16, 333—337 (1961). — SWART, B.: Die Technik der Varizendarstellung am Oesophagus. Radiologe 3, 65—75 (1963). — SZELL, K.: Vierjährige fortlaufende Nachuntersuchung v. 198 wegen Geschwürskrankheiten operierter Kranker. Zbl. Chir. 86, 1577 (1961).

TESCHENDORF, W.: Lehrbuch der röntgenologischen Differentialdiagnostik, 4. Aufl., Bd. II, Erkrankungen der Bauchorgarie. Stuttgart: Thieme 1964. — TEXTER, E. C., and C. J. BARBORKA: Diagnosis of gastrointestinal cancer. Med. Clin. N. Amer. 44, 151—170 (1960). — THALER, H.: Die Fettleber und ihre pathogenetische Beziehung zur Lebercirrhose. Virchows Arch. path. Anat. 335, 180 (1962). — TROWELL, H. C., J. N. P. DAVIS u. R. F. A. DEAN: Fettige Degeneration der Leber beim Kwashiorkor, ähnlich der Fettleber am pankreatektomierten Hund. London: Arnold 1954. — TUCZEK, H.: Leberschäden bei Lungentuberkulose. Med. Wschr. 13, 163 (1959).

UEBELHART, R.: Ulcuskrankheit und Leberschaden. Schweiz. med. Wschr. 87, 1325 (1957).

VALLEBONA, A.: A new combined method of iconography. Rep. and Communic. of 3rd Intern. Congr. Radiol. p. 309. Paris: Masson 1931. — VIETEN, H.: In: OBERDALHOFF, VIETEN u. KARCHER, Klinische Röntgendiagnostik chirurgischer Erkrankungen, Bd. I, S. 333—409. Berlin-Göttingen-Heidelberg: Springer 1959.

WANKE, M., u. C. TH. EHLERS: Klinisch-chemische Untersuchungen an magenreseziertem Patienten. Langenbecks Arch. klin. Chir. 303, 215 (1963). — WATERLOW, J. C., J. CRAVIOTO, and J. M. L. STEPHEN: Protein malnutrition in man. Advanc. Protein Chem. 15, 131 (1960). — WEPLER, W.: Differentialdiagnose der Leberkrankheiten am Leberpunktat. Internist (Berl.) 3, 7 (1962). — WITTE, S., u. D. BRESSEL: Die zytologische Diagnose des Ulcus ventriculi. Dtsch. med. Wschr. 90, 1100 (1965).

ZDANSKY, E.: Anatomische Grundlagen der Hiatushernien und ihre röntgenologisch faßbaren Folgen. Schweiz. med. Wschr. 96, 1151 (1966). — ZEHNDER, M. A.: Chirurgische Magenbefunde bei paradoxer klinischer Symptomatologie. Praxis 1, 1 (1961). — ZIMMERMANN, K. W.: Beitrag zur Kenntnis des Baues und der Funktion der Fundusdrüsen im menschlichen Magen. Ergebn. Physiol. 24, 281 (1925).

D. Anaesthesiologie bei Oberbaucheingriffen

ABDEL SAMIC, M., M. K. SHATA u. M. K. MADKOUR: Vergleichende Untersuchungen der Wirkungen von Hexobarbital-Na. und Thiopental-Na auf das isolierte Kaninchenherz. Anaesthesist 15, 6 (1966). — AHNEFELD, F. W., R. FREY u. M. HALMÁGYI: Experimentelle und klinische Untersuchungen über Alloferin — ein Relaxans vom depolarisationshemmenden Typ. Anaesthesist 15, 201 (1966). — AHNEFELD, F. W., u. M. HALMÁGYI: Die Stellung des Dially-Nor-Toxiferin in der Gruppe der Relaxantien. Anaesthesist 15, 83 (1966).

BACHMANN, K. D.: Posttraumatischer Stoffwechsel der Körperflüssigkeiten im Kindesalter. Med. Mitt. (Melsungen) 39, 139 (1965). — BARTH, L., u. M. MEYER: Moderne Narkose. Jena: VEB G. Fischer 1965. — BERG, G.: Probleme und Möglichkeiten der vollständigen parenteralen Ernährung unter der besonderen Berücksichtigung der Fettlösungen. Med. Mitt. (Melsungen) 40, 71 (1966). — BERGMANN, H.: Der haemorrhagische Schock. Med. Mitt. (Melsungen) 40, 41 (1966). — BRODIE, B. B.: Physiological disposition and chemical fate of thiobarbiturat in the body. Fed. Proc. 11, 632 (1952). — BRODIE, B. B., J. J. BUMS, L. C. MARK, P. A. LIEF, E. BERNSTEIN, and E. M. PAPPER: The fate of pentobarbital in man and dog and a method for its estimation in biological material. J. Pharmacol. exp. Ther. 109, 26 (1953). — BRODIE, B. B., E. BERNSTEIN, and L. C. MARK: The role of body fat in limiting the duration of action of thiopental. J. Pharmacol. exp. Ther. 105, 421 (1952). — BURCHARDI, H., u. P. LAWIN: Behandlung der Störungen des Säure-Basen-Haushaltes. Z. prakt. Anästh. 1, 186 (1966).

DOENICKE, A.: Das Verhalten einiger Leberfunktionen und des Elektrolythaushaltes beim postoperativen Schockereignis. Langenbecks Arch. klin. Chir. 301, 148 (1962); — General pharmacology of barbiturates. Acta anaesth. scand., Suppl. 17, 21 (1965). — DOENICKE, A., u. F. HOLLE: Das Verhalten der Leberfunktion im postoperativen Schock. Fortschr. Med. 80, 253 (1962). — DOENICKE, A. J., KUGLER, A. SCHELLENBERGER, TH. GÜRTNER u. W. SPIESS: Die Erholungszeit nach Narkosen mit Droperidol und Fentanyl. Arzneimittel-Forsch. 15, 269 (1965). — DUDZIAK, R.: Über die Wirkung von Halothan auf den Sauerstoffverbrauch des Warmblüterherzens. Anaesthesist 14, 72 (1965).

FRANKE, H., R. HÄRING u. I. BILGIN: Rekonvaleszenz und Rehabilitation nach Magenoperationen. Internist (Berl.) 6, 363 (1965). — FREY, H. H.: Vergleichende Untersuchungen zum Stoffwechsel intravenöser Kurznarkotika. Arch. int. Pharmacodyn. 118, 12 (1959).

GARDNER, A. M. N.: Aspiration of food and vomit. Quart. J. Med. 27, 227 (1958). — GEMPERLE, M.: Verbesserung der postoperativen Hypoxie nach Neuroleptanalgesie. Anaesthesiologie u. Wiederbelebung. 9, 103 (1966). — GÜRTNER, TH., A. DOENICKE u. W. SPIESS: Neuroleptanalgesie. Erfahrungen über Typ I, II und deren Kombination. Anaesthesist 13, 183 (1964). — GÜRTNER, TH., G. KREUTZBERG, A. SCHELLENBERGER, and F. FISCHER: Effects of halothane and other anaesthetic agents rat. liver. Congr. mundialis Anaesthesiologiae, Sao Paulo 3, 108 (1964). — GÜRTNER, TH., G. KREUTZBERG, A. SCHELLENBERGER u. J. GREINER: Tierexperimentelle Untersuchungen zur Leberbelastung nach Propanidid-Narkosen. II. Europ. Kongr. für Anaesth., Kopenhagen 1966.

HALLWACHS, O.: Die Mannit-Diurese in der Chirurgie — experimentell und klinische Ergebnisse. Med. Mitt. (Melsungen) 39, 84 (1965). — HARTENBACH, W.: Über die Erkennung einer prä- und postoperativen Nebennierenrindeninsuffizienz, deren Bedeutung und Behandlung. Med. Klin. 53, 491 (1958); — Zur Bedeutung der Hormon-, Eiweiß- und Elektrolytwerte für die Beurteilung der Operationsbelastbarkeit und der präoperativen Substitution. Langenbecks Arch. klin. Chir. 297, 101 (1961). — HENSCHEL, W. F.: Erfahrungen mit der Neuroleptanalgesie. Bremer Ärzteblatt 3, 3 (1964); — Die Entwicklung der Neuroleptanalgesie bis zu ihrer heutigen Stellung in der Anaesthesie. Anaesthesiologie und Wiererbelebung 9, 2 (1966). — HODGES, R. J. H., M. E. TUNSTALL, and J. R. BENNETT: Vomiting and head-up position. Brit. J. Anaesth. 32, 619 (1960). — HOLLE, F., u. A. DOENICKE: Cholinesterase in der Chirurgie. Ergebn. Chir. Orthop. 43, 77 (1961). — HÜGIN, W.: Halothan — Eine Übersicht und Bewertung. Anaesthesist 13, 306 (1964).

JARNUM, S., and M. SCHWARTZ: Hypoalbuminemia in gastric carcinoma. Gastroenterology 38, 769 (1960). — JOHNSTONE, M.: The human cardiovascular reponse to fluothane anesthesia.

Brit. J. Anaesth. 28, 392 (1956). — Just, O. H., u. H. Lutz: Erkennung und Behandlung postoperativer Ventilationsstörungen. Chirurg 36, 128 (1965).

Kalow, W., and Genest: A method for the detection of atypical forms of human serum cholinesterase. Determination of dibucaine numbers. Canad. J. Biochem. 35, 339 (1957). — Keéri-Szántó, M., and C. Leduc: Anesthetic time-dose curves. IV. The influence of respiratory parameters upon intravenous drug requirements dining surgical procedures. Anaesthesiology 23, 231 (1962). — Kincses, J., J. Császár, Gy. Bors u. J. Zsifkovics: Experimentelle Angaben über die Wirkung der verschiedenen Anaesthesieverfahren auf die Nierenfunktion. Acta chir. Acad. Sci. hung. 6, 417 (1965). — Kirchner, E.: Erste klinische Erfahrungen mit dem neuen Inhalationsnarkoticum Fluothane. Anaesthesist 6, 357 (1957). — Klingler, E.: Schockprobleme. Praktische Folgerungen für die Chirurgie. Med. Mitt. (Melsungen) 40, 33 (1966). — Krause, E.: Allgemeine prä- und postoperative Behandlung zur Verringerung des Operationsrisikos. Chir. Praxis 5, 399 (1960). — Kreuscher, H., P. Frey u. A. Madjidi: Die Neuroleptanalgesie. Dtsch. med. Wschr. 90, 721 (1965).

Lawin, P.: Therapeutische Anwendung von Mannit- und THAM-Lösungen. Med. Mitt. (Melsungen) 40, 77 (1966). — Lundy, J. S.: Intravenous Anestesia. Amer. J. Surg. 34, 559 (1936). — Lutz, H., u. H. Stoeckel: Erfahrungen mit der Respiratorbehandlung im postoperativen Verlauf. Z. prakt. Anästh. 1, 158 (1966).

Mark, L. C.: Metabolism of barbiturates in man. Chir. Pharmacol. Ther. 4, 504 (1963). Nagel, M.: Psychische Mitbetreuung in der Chirurgie. Anaesthesist 15, 65 (1966). — Nunn, J. F., and J. P. Payre: Hypoxaemie after general anaesthesia. Lancet 1962 II, 631.

Pauli, H. G.: Klinik und Therapie der bedrohlichen Elektrolytstörungen. Anästh. prax. 1, 53 (1966). — Price, H. L.: A dynamic concept of the distribution of thiopental in the human body. Anesthesiology 21, 40—45 (1960). — Price, H. L., and P. J. Cohen: Effects of anesthetics in the circulation. Springfield: Ch. C. Thomas 1964.

Raventòs, J.: The action of fluothane — a new volatile anesthetic. Brit. J. Pharmacol. 11, 394 (1956). — Ritzow, H., u. L. Barth: Über die Wirkung von Pethidin auf die Atmung nach totaler Gastrektomie. Anaesthesist 15, 181 (1966).

Safar, P.: Respiratory therapy. Oxford: Blackwell Sci. Publ. 1965. — Schellenberger, A., A. Doenicke u. Th. Gürtner: Klinische und tierexperimentelle Untersuchungen zur Leberbelastung nach Neuroleptanalgesie. Anaesthesie und Wiederbelebung, im Druck. — Schellenberger, A., Th. Gürtner, W. Hart u. R. F. Lick: Zur postoperativen Behandlung von Leberschäden bei chirurgischen Patienten. Chirurg 37, 244 (1966). — Schlag, G.: Methoxyflurane (Penthrane), ein neues Inhalationsanaestheticum. Chirurg 34, 32 (1963). — Siess, M.: Die chronische Toxicität von Narkotika im Tierexperiment, Leberfunktion und operativer Eingriff, S. 54. Stuttgart: Thieme 1964. — Snow, R. G., and J. F. Nunn: Induktion of anaesthesia in the foot-down position for patients with a full stomach. Brit. J. Anaesth. 31, 493 (1959). — Steinbereithner, K.: Probleme und Möglichkeiten der sog. „vollständigen" patenteralen Ernährung unter besonderer Berücksichtigung der Aminosäuren. Med. Mitt. (Melsungen) 40, 59 (1966). — Suckling, C. W.: Some chemical and physical factors in the development of fluothane. Brit. J. Anaesth. 29, 466 (1957). — Sunzel, H.: Praeoperative Hypoproteinaemia in gastric carcinoma and its relation to operative mortality. Acta chir. scand. 116, 429 (1958/59). — Swan, A., G. T. Allen, and N. C. Tanner: The blood volume and plasma protein levels before and after gastrectomy. Gut 3, 149 (1962).

Taylor, J. D., R. K. Richards, and D. L. Tabern: Metabolism of S^{35} thiopental (penthothal). Chemical and paper chromalographic. studies of S^{35} excretion by the sat and monkey. J. Pharmacol. exp. Ther. 104, 93 (1952).

Wiemers, K., u. K. Kern: Die postoperative Frühkomplikation. Stuttgart: Thieme 1957. — Wilson, R. D., A. B. Tassow, and G. Garwin: Hepatic effects of halothane, a clinical and laboratory evaluation of 10129 administrations. Anesth. Analg. Curr. Res. 43, 40 (1964). — Wylic, W. D., and H. C. Churchill-Davidson: A practice of anaesthesia, II. ed. M.: Loyd-Luke 1966.

E. Technik der klassischen nichtresezierenden Eingriffe

Adams, R., and R. A. Nishijima: Surgical treatment of pancreatic cysts. Surg. Gynec. Obstet. 83, 181 (1946). — Albert, E.: Eine neue Methode der Jejunostomie. Wien. med. Wschr. 44, 57 (1894). — Allbritten, F. F.: Recurring pancreatitis and associated stenosis of the common bile duct. Treatment by Roux-Y choledochojejunostomy. Arch. Surg. 67, 779 (1953). — Allison, P. R., and J. Borrie: The treatment of malignant obstruction of the cardia. Brit. J. Surg. 37, 1 (1949). — Anderson and Wapshaw: Annular pancreas. Brit. J. Surg. 39, 43 (1951). — Angerer, A.: Invagination nach Gastroenterostomie. Zbl. Chir. 59, 1572 (1932). — Arel, F., et T. Minkari: Quatre cas d'hépato-entérostomie. Mém. Acad. Chir. 82, 767 (1956). — Assmy, P.: Über den Einfluß der Durchtrennung motorischer Nerven auf die Narbenbildung bei extramedianen Bauchschnitten. Bruns' Beitr. klin. Chir. **23**, 109 (1899). — AUBERT, M. E.: Anastomoses aseptiques. Rev. méd. Françe et des Colonies **1**, 398 (1924).

BABCOCK, W. W.: Ligatures and sutures of alloy steel wire. J. Amer. med. Ass. **102**, 1756 (1934); — Aseptic anastomosis; one clamp method of universal application. Surg. Gynec. Obstet. **75**, 485 (1942). — BABCOCK, W. W., and W. WAYNE: Cholecystogastrostomy and cholecysto-duodenostomy. Amer. J. Obstet. Gynec. **1**, 854 (1920). — BACK, I.: A new technique in gastro-jejunostomy. Lancet **1933** II, 802. — BAHER, F. H., and S. FREHLING: The spivack gastrostomy. New Engl. J. Med. **219**, 305 (1938). — BAKEY, M., DE and A. OCHSNER: Simple technic for cholecystogastrostomy. Surgery **6**, 126 (1939). — BALFOUR, D. C.: The technic of hepatico-duodenostomy, with some notes on the reconstructive surgery of the biliary ducts. Ann. Surg. **73**, 343 (1921); — The sequelae of gastro-enterostomy. The indications for disconnecting the anastomosis and the technic of the operation. Ann. Surg. **82**, 421 (1925). — BANSMER, G.: Retrograde intussusception of gastroenterostomy stoma. Arch. Surg. **68**, 624 (1954). — BARBER, W. H.: Jejunostomy. A clinical and experimental study of the technic of the operation. Ann. Surg. **97**, 553 (1933). — BARDENHEUER, A.: Experimentelle Beiträge zur Abdominal-Chirurgie. Inaug.-Diss. 1888, S. 68; — Anlegung einer Gallenblasen-Dünndarmfistel. Berl. klin. Wschr. **25**, 877 (1888). — BARKER, A. E.: A case of gastro-enterostomy for cancer of the pylorus and stomach: good recovery; a new method of suture. Brit. med. J. **1886** I, 292. — BARNES, Z. B., and J. PEYTON: A safe, simple and efficient method of intestinal anastomosis. Surg. Gynec. Obstet. **80**, 636 (1940). — BARRET, L.: Sutures en un plan en chirurgie gastrique. Thèse Lyon 1960. — BAUER, C.: Dauerresultate, Fehler und Gefahren der Gastroenterostomie als Behandlungsmethode und Ulcuskrankheit. Dtsch. Z. Chir. **235**, 45 (1932). — BEAUMONT, W.: Experiments and observations on the gastric juice, and the physiology of digestion. Pittsburgh 1883. — BECK, C., and A. CARREL: Demonstration of specimens illustrating a method of formation of a prethroacic esophagus. Illinois med. J. **7**, 463 (1905). — BECK, W. C.: Modification of Maydl jejunostomy for fedding in inoperable gastric malignancy. Guthrie Clin. Bull. (Sayre) **19**, 72 (1949). — BENEDINI, E. L.: L'uso del nylon in chirurgia. Sperimentale **101**, 185 (1951). — BERMAN, E. F.: A plastic prothesis for resected esophagus. Arch. Surg. **65**, 916 (1952). — BERNHARD, F.: Die Beziehungen zwischen den Erkrankungen der Gallenwege und dem Auftreten der akuten Pankreasnekrose und Beobachtungen über die diagnostischen Hilfsmittel zur Erkennung der akuten Pankreasveränderungen. Dtsch. Z. Chir. **231**, 1 (1931). — BINET, J. P., et L. E. CHEVRIER: La faveur grandissante des sutures digestives en un plan. Rev. Prat. (Paris) VII, 24, 2609 (1957). — BLOND, K.: Die Beziehungen des sog. Circulus vitiosus nach Gastroentero-Anastomose zum Ulcus pepticum jejuni postoperativum. Ein Beitrag zur spasmogenen Ulcusgenese. Langenbecks Arch. klin. Chir. **135**, 281 (1925); — Experimenteller Beitrag zur aufsteigenden Invagination in den operierten Magen. Langenbecks Arch. klin. Chir. **153**, 53 (1928); — Über Duodenektomie und eine neue Methode zur Transplantation des Ductus choledochus und pancreaticus. Langenbecks Arch. klin. Chir. **156**, 736 (1930). — BOBBIO, L.: Contributo sperimentale all'epatocolangio-enterostomia. G. Accad. med. Torino **12**, 5 (1908). — BOGLE, J. H.: Calculosis and fibrosis of pancreas. Surgery **26**, 244 (1949). — BOGOCH, A., and A. G. RICHARDS: The pyloric segment after gastroenterostomy. Canad. med. Ass. J. **81**, 463 (1959). — BOGORAS, N.: Über Cholecysto-Gastrostomie bei dem Magenulcus. Eine neue Operationsmethode zur Behandlung des Magenulcus. Langenbecks Arch. klin. Chir. **134**, 42 (1925). — BORCHGREVINK, O.: Surgical knots. Surg. Gynec. Obstet. **10**, 530 (1910). — BOWERS, R. F.: Surgical therapy for chronic pancreatitis. Surgery **30**, 116 (1951). — BOWERS, R. F., and J. GREENFIELD: Choledochojejunostomy: its role in treatment of chronic pancreatitis. Ann. Surg. **134**, 99 (1951); — Choledochojejunostomy: its ability to control chronic recurring pancreatitis. Ann. Surg. **142**, 682 (1955). — BOZEMAN, N.: Removal of a cyst of the pancreas weighing 20 1/2 pounds. Med. Rec. (N.Y.) **21**, 46 (1882). — BRACEY, D. W.: Controlled duodenostomy in gastric surgery. J. roy. Coll. Surg. Edinb. **12**, 24 (1966). — BRADBEER, J.: Complications of the use of continuous non-absorbable sutures in gastric operations. Proc. roy. Soc. Med. **448**, 22 (1961). — BRADLEY, R. D.: The evolution of the ligature. West M. Reporter **16**, 121 (1894). — BRAUN, H.: Über die Gastroenterostomie und gleichzeitig Entero-Anastomose. Ber. über die Verh. der Dtsch. Ges. für Chirurgie, XXI. Kongr. Beilage z. Zbl. Chir. 102 (1892). — BREMER, A., et J. JAMBEE: Brèves impressions au sujet de la suture gastrique en un plan. Acta chir. belg. **8**, 54 (1955). — BRENNER, A.: Zur Technik der Gastroenterostomie. Wien. klin. Wschr. **5**, 375 (1892). — BRIGGS, J. E., and L. R. WHITAKER: An electrosurgical method for aseptic anastomosis of the intestine. New Engl. J. Med. **206**, 662 (1932). — BROWNE, D.: Surgical anatomy of Ramstedt's operation. Arch. Dis. Childh. **6**, 129 (1931). — BRUNSCHWIG, A.: Pezzer catheter gastrostomy. Amer. J. Surg. **29**, 384 (1935). — BUCHIN, R., et J. VAN GEERTRUYDEN: Valeur comparée des sutures intestinales en un plan et en deux plans. Etude expérimentale et clinique. Acta chir. belg. **59**, 461 (1960). — BUNDSCHUH, E.: Über den Circulus vitiosus nach Gastroenterostomie. Bruns' Beitr. klin. Chir. **119**, 62 (1920). — BURKET, W. C., and W. B. McClure: An aseptic method of intestinal anastomosis. Surg. Gynec. Obstet. 35, 816 (1922). — Burns, J. G.: Aseptic end-to-end anastomosis of the intestine. Ann. Surg. 81, 670 (1925).

Calinich, G., u. R. Zenker: Das Schicksal der nach Ramstedt operierten Säuglinge. Dtsch. Z. Chir. 239, 444 (1933). — Carter, N. B.: The combined thoraco-abdominal approach with particular reference to its employment in splenectomy. Surg. Gynec. Obstet. 84, 1019 (1947). — Castellanos, A.: Sobre los accidentes y complicaciones más frecuentes de la pilorotomia extramucosa (operación de Fredet-Ramstedt). Bol. Soc. cuba. Pediat. 6, 355 (1934). — Cattel, R. B., and J. W. Braasch: Repair of benign strictures of the bile duct, involving both or single hepatic ducts. Surg. Gynec. Obstet. 110, 55 (1960). — Cattell, R. B., and K. W. Warren: The choice of therapeutic measures in the management of chronic relapsing pancreatitis and pancreatolithiasis. Gastroenterology 20, 1 (1952); — Surgery of the pancreas, chap. 5. Philadelphia and London: W. B. Saunders 1953. — Celestin, L. R.: Intubation in carcinoma of the oesophagus and cardia. Ann. R.C.S. 25, 165 (1963). — Chlumsky, V.: Über die Gastroenterostomie. Bruns' Beitr. klin. Chir. 20, 231, 487 (1898). — Clemens, J.: Magenatonien durch Lippenverschluß einer Magen- oder Darmtasche am Anastomosenrand. Chirurg 20, 656 (1949). — Collins, D. C.: Pseudocysts of the pancreas: total excision. Report of a case. Arch. Surg. 61, 524 (1950). — Collins, F. K.: Aseptic intestinal resection and anastomosis without sutures. West. J. Surg. 43, 260 (1935). — Colp, R.: Repair of strictures of common and hepatic bile ducts. Bull. N.Y. Acad. Med. 22, 300 (1946); — Chronic relapsing pancreatitis- Treatment by subtotal gastrectomy and vagotomy. Ann. Surg. 131, 145 (1950). — Connar, R. G., and W. C. Sealy: Gastrostomy and its complications. Ann. Surg. 143, 245 (1956). — Connell, M. E.: Intestinal anastomosis — by a new method, without plates and with but two knots, either silk or catgut sutures may be used. J. Amer. med. Ass. 21, 150 (1893). — Costantini, H.: La thoraco-phreno-laparotomie sans pneumothorax. Presse méd. 33, 1107 (1925). — Courvoisier, L. G.: Gastro-Enterostomie nach Wölfler bei inoperablem Pyloruscarcinom. Zbl. Chir. 10, 794 (1883); — Casuistisch-Statistische Beiträge zur Pathologie und Chirurgie der Gallenwege. Leipzig 1890. — Cyrany, V.: Chronic invagination following gastro-enterostomy. Gas. lék. čs. 90, 845 (1951).

Dalton, A. J.: Closure of difficult abdominal incisions. Amer. J. Surg. 53, 490 (1941). — Davies, F., and C. P. G. Wakeley: Abdominal incisions in the light of recent work on the intercostal nerves. Aust. N.Z. J. Surg. 2, 381 (1933). — Dean, G. O.: Surgical and technical aspects in usage of wire sutures. Sth. Surg. 16, 250 (1950). — Degni, M., and F. S. Goffi: Novo método de gastrostomia permanente. Estudio experimental. Rev. paul. Med. 34, 367 (1949). — Delannoy, E., G. Lagache et G. Soots: A propos des anastomoses digestives en un plan. Méd. Acad. Chir. 83, 405 (1957). — Deloyers, L.: Interventions réparatrices secondaires à des lésions des voies biliaires intrahépatiques. Acta gastro-ent. belg. 22, 634 (1960). — Demmer, F.: Die Fehler der Gastroenterostomie und deren Behebung. Wien. klin. Wschr. 62, 273 (1950). — Depage, A.: Nouveau procédé pour la gastrostomie. J. Chir. (Brux.) 1, 715 (1901). — Derra, E.: Gallenableitung durch Hepato-Cholangio-Cholecystostomie. Chirurg 12, 358 (1940). — Devin, R., et H. Sarles: Traitement de la lithiase totale des voies biliaires (empierrement du cholédoque) par la cholédoco-jéjunostomie. Arch. Mal. Appar. dig. 46, 1 (1957). — Devine, H. B.: Gastric exclusion. Surg. Gynec. Obstet. 47, 239 (1928). — Devine, H. L.: Abdominal technique — a system of operative exposures. Surg. Gynec. Obstet. 50, 455 (1930). — Dick, W.: Hepatoenterostomie. Klin. Med. (Wien.) 16, 121 (1961). — Dietrich, A.: Anatomische Vorbedingungen der kindlichen Pylorusstenose. Z. Kinderheilk. 50, 705 (1931). — Digby, K. H.: A note on "reef", "granny" and "slip" knots. Surg. Gynec. Obstet. 38, 695 (1924). — Dogliotti, A. M.: Gastro-Intrahepato-Ductostomie. Langenbecks Arch. klin. Chir. 270, 101 (1951). — Dogliotti, A. M., and E. Fogliati: Resection of the liver with intrahepatoductogastrostomy or intrahepatoductojejunostomy for biliary obstruction. J. int. Coll. Surg. 26, 267 (1956). — Dorton, H. E.: A multipurpose gastrostomy tube. Surg. Gynec. Obstet. 112, 122 (1961). — Doubilet, H., and J. H. Mulholland: The surgical treatment of recurrent acute pancreatitis by endocholedochal sphincterotomy. Surg. Gynec. Obstet. 86, 295 (1948); — Recurrent acute pancreatitis: observations on etiology and surgical treatment. Ann. Surg. 128, 609 (1948); — The surgical treatment of pancreatitis. Surg. Clin. N. Amer. 29, 339 (1949); — Surgical treatment of calcification of the pancreas. Ann. Surg. 132, 876 (1950); — Pancreatic cysts. Principles of treatment. Surg. Gynec. Obstet. 96, 683 (1953); — A new instrument to facilitate transduodenal sphincterotomy. Surg. Gynec. Obstet. 98, 634 (1954); — Eight-year study of pancreatitis and sphincterotomy. J. Amer. med. Ass. 160, 521 (1956). — Doyen, E.: Contribution à l'étude de la chirurgie de l'estomac et de l'intestin. Arch. prov. chir. Paris 1, 22 (1892). — Dragstedt, L. R., C. A. Dragstedt, J. T. McClintock, and C. S. Chase: Exstirpation of the duodenum. Amer. J. Physiol. 46, 584 (1918). — Dragstedt, L. R., H. E. Haymond, and J. C. Ellis: Cannula gastrostomy and enterostomy. Surg. Gynec. Obstet. 56, 799 (1933). — Drüner, L.: Studien über die vorderen Bauchwandnerven und über die Bauchschnitte. Bruns' Beitr. klin. Chir. 124, 583 (1921); — Die Knotenformen.

Dtsch. Z. Chir. **242**, 72 (1933). — Du Val jr., M. K.: Caudal pancreatico-jejunostomy for chronic relapsing pancreatitis. Ann. Surg. **140**, 775 (1954).

Eiselsberg, A. v.: Über Ausschaltung inoperabler Pylorusstrikturen nebst Bemerkungen über die Jejunostomie. Langenbecks Arch. klin. Chir. **50**, 919 (1895). — Zur Behandlung des Ulcus ventriculi et duodeni. Langenbecks Arch. klin. Chir. **114**, 539 (1920). — Eisemann, B., R. B. Melzer, and F. J. Rachiele: An indwelling plastic conduit for relief of obstruction in unresectable carcinoma of the stomach. Surg. Gynec. Obstet. **109**, 460 (1959). — Enderlen: Zur Cholecystogastrostomie. Dtsch. Z. Chir. **234**, 787 (1931). — Enderlen, E., u. R. Zumstein: Ein Beitrag zur Hepato-Cholangio-Enterostomie und zur Anatomie der Gallengänge. Mitt. Grenzgeb. Med. Chir. **14**, 104 (1905). — Erhardt, E.: Die in der Chirurgie gebräuchlichen Nähte und Knoten in historischer Darstellung. Samml. Klin. Vorträge, N.F., Chirurgie, Nr 580 u. 581, 175 (1910). — Erhardt, O.: Hepato-Cholangio-Enterostomie bei Aplasie aller großen Gallenwege. Zbl. Chir. **42**, 1226 (1907). — Evans, R. L.: Value of enterostomy in intestinal surgery. Amer. J. Surg. **24**, 53 (1934).

Fagarasanu, J., L. Chitlaru et M. Carsten: A propos de l'hépatectomie pour drainage: l'hépatocholangio-gastrostomie dans les obstructions néoplastiques ou cicatricielles des voies biliaires. Soc. Int. Chir. Congr. Kopenhagen 1955. — Farr, R. E.: Abdominal incisions. Lancet **1912**, 32, 561. — Farris, J. M., and G. K. Smith: An evaluation of temporary gastrostomy. A substitute for nasogastric suction. Ann. Surg. **144**, 475 (1956). — Faure, J. L.: Sur un nouveau procédé de gastro-enterostomie: La gastroenterostomie par invagination. Congr. franç. chir. Paris **11**, 421 (1897). — Feather, H. E., and C. L. Kuhn: Total pancreatectomy for sarcoma of the pancreas. Ann. Surg. **134**, 904 (1951). — Fenger, E.: Über Anlegung einer künstlichen Magenöffnung am Menschen durch Gastrotomie. Virchows Arch. path. Anat. **6**, 350 (1854). — Fieber, S. S.: Jejunogastrostomy for feeding. Amer. J. Surg. **95**, 157 (1958). — Finney, J. M. T.: A new method of pyloroplasty. Bull. Johns Hopk. Hosp. **13**, 155 (1902). — A new method of gastroduodenostomy, end-to-side; with illustrations. Trans. sth. surg. Ass. **36**, 576 (1924). — Finsterer, H.: Chronischer Circulus vitiosus nach Gastroenterostomie. Bruns' Beitr. klin. Chir. **81**, 341 (1912). — Fiorini, R. A. L.: Yeyunostomia; simplificación de la ténica de Witzel-Mayo. Día méd. **18**, 46 (1946). — Fischer, F.: Mitteilung über Magenfistelbildung. Verh. deutsch. Ges. Chir. **24**, 229 (1895). — Flint, E. R.: Gastroduodenostomy; further experiences. Lancet **1927 I**, 12. — Forshall, I., and P. P. Rickham: Experience of a neonantal surgical unit. Lancet **1960 II**, 751. — Frank, R.: Eine neue Methode der Gastrostomie bei Carcinoma oesophagi. Wien. klin. Wschr. **6**, 231 (1893). — Franke, F.: Über die Exstirpation der krebsigen Bauchspeicheldrüse. Langenbecks Arch. klin. Chir. **64**, 364 (1901). — Fredet, E.: La sténose hypertrophique du pylore chez le nouveau-né. Arch. Mal. Appar. dig. **2**, 393 (1908). — Freitas, J. M. de: Gastrostomia tubo-valvular de Spivack. Rev. Cirurg. S. Paulo **6**, 309 (1941). — Frey, R.: Über die Technik der Darmnaht. Bruns' Beitr. klin. Chir. **14**, 1 (1895). — Fullerton, A.: A modification of the operation of cholecystenterostomy. Brit. med. J. **1922 I**, 995. — Furniss, H. D.: Instrument for intestinal anastomosis. Amer. J. Surg. **23**, 379 (1934).

Gage, I. M.: Cholecystogastrostomy and cholecystoduodenostomy. Proc. Soc. exp. Biol. (N.Y.) **28**, 693 (1931). — Gage, M., and G. Gillespie: Acute pancreatitis and its treatment. South med. J. (Bgam, Ala.) **44**, 769 (1951). — Gambee, L. P., W. Garnjobst et C. E. Hardwick: Dix ans d'expérience d'anastomoses en un plan chirurgie colique. Communication du 20. 2. 1946. Amer. J. Surg. **92**, 2, 222 (Août 1956). — Garré, C.: Traumatische Hepaticusruptur geheilt durch eine Hepatocholangioenterostomie. Beitr. chem. Physiol. Path. von O. Weiss (1909). — Gatch, W. D.: Aseptic intestinal anastomosis. J. Amer. med. Ass. **59**, 185 (1912); — Remarks on intestinal anastomosis with a description of a simple aseptic technic. Amer. J. Surg. **20**, 341 (1933). — Gatewood, and S. E. Lawton: Effect of cholecystenterotomy on the biliary tract. Surg. Gynec. Obstet. **50**, 40 (1930). — Gaudart-D'Allaines, C. de: Restauration de la voie biliaire principale. Rev. méd.-chir. Mal. Foie, **27**, 5 (1952). — Gentile, A.: Cholecystogastrostomy and hepatitis: an experimental study. Arch. Surg. **30**, 449 (1935). — Gernez, M. L.: Sur la gastrostomie permanente. Bull. Soc. Nat. Chir. **55**, 1107 (1929). — Gernez, M. L., et Ho-Dac-Di: Nouvelle technique de gastrostomie. Presse méd. **38**, 191 (1930). — Gohrbandt, E.: Anastomosen intrahepatischer Gallengänge mit dem Magen und Darmkanal (unter Benutzung von Gummiprothesen). Langenbecks Arch. klin. Chir. **179**, 665 (1934); — Direkte Verbindung zwischen Leber und Magen-Darm-Kanal (Hepatogastrostomie). Langenbecks Arch. klin. Chir. **82**, 641 (1957). — Gordon, W.: Bypass for malignant obstruction of the esophagus. Ann. Surg. **158**, 57 (1963). — Gould, A.: An improved method of end-to-lateral intestinal anastomosis. A new mattress stitch. Boston med. surg. J. **151**, 707 (1904). — Grant, A. R.: No-hand-touch-technic. Surg. Gynec. Obstet. **36**, 106 (1904). — Gray, H. K., J. W. DuShane, and G. C. Henegar: Cholecystogastrostomy for congenital atresia of common bile duct; case. Proc. Mayo Clin. **23**, 473 (1948). — Grekow, I. I.: Surgery of the pancreas. The diagnosis and treatment of primary carcinoma of the pancreas, particularly of the body and tail of the gland. Abstr. Surg. Gynec. Obstet. **36**,

327 (1883). — GREKOW, J.: Hepato-Cholangio-Cysto-Gastrostomie. Z. organ. Chir. **31**, 560 (1925). — GRIMES, O. F.: Replacement of the esophagus. Amer. J. Surg. **100**, 278 (1960). — GROSS, R. E.: The surgery of infancy and childhood, p. 147. Philadelphia: Saunders 1953. — GROVE, L. W.: Ramstedt operation with modified technic for local anesthesia. Sth. med. J. (Bgham, Ala.) **23**, 727 (1930). — GUERRINI, F. Z.: Las gastrostomias tubovalvulares. Métodos de Spivack y de Beck-Carrell-Jianu. Día méd. **15**, 86 (1943). — GÜTGEMANN, A., M. REIFFERSCHEID u. R. PHILIPP: Reanastomosierung bei Narbenstenosen des Choledochus und Hepaticus. Chirurg **32**, 161 (1961). — GURD, F. B.: Abdominal incusions in operative surgery, ed. by F. W. BANCROFT, p. 417. New York: D. Appleton-Century Co. 1941. — GUSSENBAUER, C.: Zur operativen Behandlung der Pankreascysten. Langenbecks Arch. klin. Chir. **29**, 355 (1883).

HABERER, H. v.: Erfahrungen mit der Ramstedtschen Operation bei der Pylorusstenose der Säuglinge. Dtsch. Z. Chir. **235**, 91 (1932); — Zur Vermeidung von Nachblutungen nach Magenoperationen. Bemerkung zu dem Aufsatz von Florcken. Zbl. Chir. **60**, 2568 (1933). — Über die Jejunostomie nach VON EISELSBERG. Wien. klin. Wschr. **62**, 600 (1950). — HABERLAND, H. F. O.: Beitrag zur Hautnahttechnik. Zbl. Chir. **56**, 2515 (1929). — HACKER, A. v.: Zur Casuistik und Statistik der Magenresektionen und Gastroenterostomien. Langenbecks Arch. klin. Chir. **32**, 616 (1885); — Über die Verwendung des Musculus rectus abdominis zum Verschluß der künstlichen Magenfistel. Wien. med. Wschr. **36**, 1073, 1110 (1886). — HÄRING, R.: Eine neue Oesophagusendoprothese als Palliativmaßnahme beim inoperablen Oesophagus- und Kardiacarcinom. Chirurg **35**, 549 (1964). — HÄRING, R., u. S. DRESSLER: Palliative Behandlung des stenosierenden Ösophagus- und Kardiakarzinoms mit einer Ösophagus-Endoprothese. Med. Klin. **62**, 484 (1967). — HÄRTEL, F.: Zur Technik tiefer Unterbindungen. Zbl. Chir. **61**, 2546 (1934). — HAFNER, H. M.: Untersuchungen nach Choledochoduodenostomie. Helv. chir. Acta **26**, 334 (1959). — HAGEDORN, O.: Zur Frage über die Mittel zur Vorbeugung von Hernien nach Laparotomien. Zbl. Chir. **11**, 577 (1884). — HAGEN, F. B.: Zur operativen Behandlung der Pankreascysten. Langenbecks Arch. klin. Chir. **29**, 355 (1883). — HAHN, E.: Eine neue Methode der Gastrostomie. Zbl. Chir. **17**, 193 (1890). — HAHN, O.: Beitrag zur Behandlung der Pankreascysten. Zbl. Chir. **54**, 585 (1927). — HALL, J. B.: A new route for posterior gastro-jejunostomy. Brit. med. J. **1903 II**, 895. — HALSTED, W. S.: Blind-end circular suture of the intestine, closed ends abutted and the double diaphragm punctured with a knife introduced per rectum. Ann. Surg. **75**, 356 (1922). — HAMMESFAHR, A.: Die Gastroenterostomie mit Gastrostomie nach RUTKOWSKY. Zbl. Chir. **30**, 601 (1903). — HANSON, P., and R. J. MACCULLOCK: Intrahepatic cholangiojejunostomy. Report of a case with a two and one half yeat follow-up. Surgery **33**, 126 (1953). — HARRIS, R. I.: Instrument for tightening knots in steel wire. Lancet **1944 I**, 504. — HART, R. H.: Thoracoabdominal incisions; a review. Surgery **34**, 733 (1953). — HARTERT, W.: Ein neuer Weg zur Wahrung vollkommener Asepsis bei Magendarmoperationen. Bruns' Beitr. klin. Chir. **99**, 475 (1916). — HARTL, H.: Anastomosenoperationen bei Gallensteinleiden. Unsere Erfahrungen der letzten 20 Jahre mit den Cholecysto-Duodenostomie und der supraduodenalen Choledocho-Duodenostomie. Langenbecks Arch. klin. Chir. **275**, 146 (1953). — HARTMANN, H.: Note à propos d'un cas de gastrostomie. Gaz. hebd. méd. chir. **2**, 157 (1897). — HEANEY, J. P., and G. H. HUMPHREYS: II. The right thoraco-abdominal approach. Ann. Surg. **128**, 948 (1948). — HEBERER, G., u. H. v. BREHM: Zur retrosternalen Quercolon-Transplantation wegen gutartiger Oesophagusstrikturen. Chirurg **37**, 1 (1966). — HEDRI, E.: Ergebnisse mit Hepatoduodenostomie. Langenbecks Arch. klin. Chir. **295**, 405 (1960). — HEGEMANN, G.: Allgemeine und speziell-chirurgische Operationslehre, Bd. I u. II. Berlin-Göttingen-Heidelberg: Springer 1958. — HEIFETZ, C. J.: Symposium on clinical surgery; technic for open end-to-end intestinal anastomosis. Surg. Clin. N. Amer. **30**, 1481 (1950). — HEIM, W.: Über Gallengangsanastomosen. Chirurg **31**, 248 (1960). — HEIMLICH, H. J.: Replacement of the entire esophagus for malignant or benign stenosis. Amer. J. Gastroent. **35**, 311 (1961); — Two palliative operations for cancer of the esophagus using plastic protheses. Amer. J. Surg. **3**, 376 (1962). — HEIMLICH, H. J., and G. F. GITLITZ: Bile duct reconstruction with a gestric pedicle tube. Arch. Surg. **82**, 755 (1961). — HEIMLICH, H. J., T. W. GREENLEES, and J. M. WINFIELD: Carcinoma of the esophagus. A palliative procedure with use of a plastic tube introduced through a cervical incision. J. Amer. med. Ass. **161**, 192 (1956). — HENDON, G. A.: Simple enterostomy technic. Ann. Surg. **94**, 156 (1931). — HENLE, A.: Ein Fall von Gastroduodenostomie. Zbl. Chir. **25**, 753 (1898). — HERRON, P. W., G. I. THOMAS, and K. A. MERENDINO: An experimental approach to cardiospasm; appraisal of the Finney pyloroplasty in the prevention of esophagitis follwing the Heller myotomy. J. thorac. Surg. **34**, 609 (1957). — HERTEL, E.: Die Gastrostomie und ihre Fehlerquellen. Bruns' Beitrag. klin. Chir. **142**, 157 (1928). — HESS, W.: Die chronisch rezidivierende Pankreatitis und ihre chirurgischen Indikationen. Med. Klin. **48**, 1659 (1953); — Die Choledochoduodenostomie. Chir. Praxis **19**, 70 (1958). — HESS, W., et A. NUSSBAUMER: Les possibilités chirurgicales dans le traitement de la pancréatite chronique. Rev. int. Hépat.

5, 827 (1955). — HINRICHSEN, H. M.: Über gastrokolische Fisteln nach Gastroenterostomie. Langenbecks Arch. klin. Chir. 171, 149 (1932). — HIRSCH, M.: Plastischer Ersatz des Oesophagus aus dem Magen. Zbl. Chir. 38, 1561 (1911). — HIRSCHBERG, M.: Diskussionsbemerkung zum Vortrag von KEHR. Über 5 neue Operationen an Leber und Gallensystem. Verh. der Dtsch. Ges. für Chirurgie, 33. Kongr., Teil 1, S. 177 (1904). — HÖLSCHER, B., u. H. FRANKE: Ätiologie, Diagnostik und operative Behandlung von Pankreaszysten unter Berücksichtigung von 14 eigenen Beobachtungen. Zbl. Chir. 90, 1609 (1965). — HOERR, S. O., R. ALLEN, and K. ALLEN: Closure of abdominal incision; comparison of mass closure with wire and layer closure with silk. Sugery 30, 166 (1951). — HOFSTÄTTER, R.: Das Aufplatzen frischer Laparotomiewunden. Wien: Maudrich 1952. — HOHMANN, H. G., u. J. HERNÁNDEZ-RICHTER: Über die Entstehung des Platzbauches. Münch. med. Wschr. 103, 1424 (1961). — HOLZAPFEL, R.: Die Mündung von Gallen- und Pankreasgang bei Menschen. Anat. Anz. 69, 449 (1930). — HOWKINS, J., and S. F. HANS: Braided tantalum wire. Lancet 1952 I, 949. — HUDEMANN, H.: Chirurgisches Nahtmaterial. Jena: Fischer 1959. — HUMPHREYS, G. H.: II. An approach to resection of the esophagus and gastric cardia. Ann. Surg. 124, 288 (1946). — HUNDSDÖRFER, B.: Weber-Ramstedtsche Operation und Loretasche Dehnung. Dtsch. Z. Chir. 212, 330 (1928). — HUTTER, K.: Zur Anlegung innerer Gallenblasenfisteln. Langenbecks Arch. klin. Chir. 146, 332 (1927). — HYDE, T. L.: Cotton surgical suture material. Surgery 16, 407 (1944).

ISNARDI, N. L., J. J. ZANARDO: Tratamiento de una fistula pancreática. Su abocamiento gástrico: consideraciones. Sem. med. (B. Aires) 32, 1166 (1925).

JABOULAY, M.: La gastroenterostomie, la jéjuno-duodénostomie, la résection du pylore. Arch. prov. chir. (Paris) 1, 1 (1892); — Procédé pour pratiquer la gastrostomie et la cystostomie. Gaz. hebd. méd. et chir. 31, 89 (1894). — JANES, R. M.: Pancreatic fistula; report of a case cured by pancreato-gastrostomy. Brit. J. Surg. 22, 296 (1934). — JANEWAY, H. H.: The relation of gastrostomy to inoperable carcinoma of the esophagus. J. Amer. Ass. 61, 93 (1913); — Eine neue Gastrostomiemethode. Münch. med. Wschr. 60, 1705 (1913). — JEDLICKA, R.: Eine neue Operationsmethode der Pankreascysten (Pankreatogastrostomie). Abstr. Zbl. Chir. 50, 132 (1923). — JENCKEL, A.: Beitrag zur Chirurgie der Leber und der Gallenwege. Dtsch. Z. Chir. 104, 1 (1910). — JENKINSON, E. L.: Importance of size of stomach and stoma in gastroenterostomies. J. Amer. med. Ass. 102, 354 (1924). — JIANU, A.: Gastrostomie und Oesophagoplastik. Dtsch. Z. Chir. 118, 383 (1912). — JONES, S.: Gastrostomy for stricture (cancerous) of esophagus; death from bronchitis forty days after operation. Lancet 1875 I, 678. — JOURDAN, P.: A propos de la suture à plan unique des tuniques digestives. Acta chir. belg. 54, 765 (1955). — JUDD, E. S., H. MATTSON, and H. R. MAHORNER: Pancreatic cysts. Arch. Surg. 22, 838 (1931). — JURASZ, A.: Zur Frage der operativen Behandlung der Pankreascysten. Langenbecks Arch. klin. Chir. 164, 272 (1931). — JUST, E.: Zur Frage der Gastroduodenostomie lateralis. Dtsch. Z. Chir. 230, 399 (1931).

KADER, B.: Zur Technik der Gastrostomie. Zbl. Chir. 23, 665 (1896). — KALTENEKKER, J., u. L. MAKLARI: Unsere Erfahrungen bei Hepatogastrostomien nach GOHRBANDT. Zbl. Chir. 85, 517 (1960). — KAUSCH, W.: Über Gallenweg-Darm-Verbindungen. Verh. Dtsch. Ges. für Chirurgie, 33. Kongr. 1904, Teil 1, S. 80. — Über physiologische Bauchschnitte. Langenbecks Arch. klin. Chir. 114, 969 (1920). — KEELY, J. L., and A. E. SCHAIRER: Intrahepatic cholangiojejunostomy (Longmires procedure) in carcinoma of intrahepatic bile duct. Arch. Surg. 75, 21 (1957). — KEHR, H.: Die Hepato-Cholangio-Enterostomie. Zbl. Chir. 31, 185 (1904); — Über den Bauchdeckenschnitt, die Bauchnaht und die Tamponade bei Gallensteinoperationen. Langenbecks Arch. klin. Chir. 97, 74 (1912). — KEHRER, F. A.: Bauchnaht bei Laparotomien. Zbl. Gynäk. 20, 1122 (1896). — KELLING, G.: Studien zur Chirurgie des Magens. Langenbecks Arch. klin. Chir. 62, 1 (1900). — KELLY, W. D., S. HALLGRIMSSON, R. EGDAHL, and O. H. WANGENSTEEN: Tubular resection with transverse gastroplasty as a suitable operation for duodenal ulcer. 1951 Surg. Forum 3, 54 (1962). — KERN, E.: Der heutige Stand der Chirurgie der Pankreascysten. Ergebn. Chir. Orthop. 38, 450 (1955). — KERR, H. H.: Intestinal anastomosis; with a report on the aseptic basting stitch method. Surg. Gynec. Obstet. 17, 496 (1913). — KERSCHNER, F.: Transduodenale Anstomosierung einer Pankreascyste mit dem Duodenum. Ein Beitrag zur Operation der Pankreascysten. Bruns' Beitr. klin. Chir. 147, 28 (1929). — KETCHAM, A. S., and R. R. SMITH: Elective esophagostomy. Amer. J. Surg. 104, 682 (1962). — KIRSCHNER, M.: Die prophylaktische Jejunostomie bei Magenoperationen. Langenbecks Arch. klin. Chir. 157, 561 (1929). — KLEIN, E.: Ein Sanduhrmagen in Folge von Salzsäureverätzung (Gastroduodenostomie). Wien. klin. Rdsch. 14, 85 (1900). — KLEINSCHMIDT, O.: Die Behandlung der Fisteln des Pankreas und des Ductus pancreaticus. Langenbecks Arch. klin. Chir. 135, 363 (1925). — KOCHER, T.: Über eine neue Methode der Magenresektion mit nachfolgender Gastro-Duodenostomie. Langenbecks Arch. klin. Chir. 42, 542 (1891); — Mobilisierung des Duodenums und Gastroduodenostomie. Zbl. Chir. 30, 33 (1903). — KÖRTE, W.: Die chirurgischen Krankheiten und die Verletzungen des Pancreas. In: Deutsche Chirurgie. Liefg 45. Stuttgart: Ferdinand Enke 1898. — KOUCKY, J. D., W. C. BECK, and M. C. TODD: Perforation of pseudocysts: report of 6 cases. Surg. Gynec. Obstet. **73**, 103 (1941). — KOUCKY, J. D., and W. F. MALLEY: Benign strictures of hepaticoduodenostomy: its treatment. Surgery **35**, 802 (1954). — KUNG, Z.: Direct anastomosis between pancreatic cyst and intestinal tract (pancreaticoduodenostomy and pancreaticogastrostomy. J. int. Coll. Surg. **10**, 529 (1947). — KUNTZEN, H.: Über plastischen Ersatz der extrahepatischen Gallengänge. Zbl. Chir. **62**, 1021 (1935). — KUNTZEN, H., u. K. PITZLER: Die chirurgische Behandlung der Pankreascysten. Helv. chir. Acta **27**, 306 (1960).

LAHEY, F. H.: Strictures of common and hepatic ducts. Ann. Surg. **105**, 765 (1937); — Injuries of the common bile duct. Surg. Clin. N. Amer. **28**, 649 (1948); — Technic of repair of strictures of bile duct. Surg. Clin. N. Amer. **31**, 719 (1951); — A split solid T-like catheter to aid in cutting the sphincter of Oddi transduodenally. Surg. Gynec. Obstet. **95**, 524 (1952). — LAHEY, F. H., and L. J. PYRTEK: Experience with the operative management of 280 strictures of the bile ducts. Surg. Gynec. Obstet. **91**, 25 (1950). — LAMÉRIS, H. J.: Hepato-Cholangio-Enterostomie. Zbl. Chir. **1912**, 1665. — LAMPHIER, T. A., W. WICKMAN, and N. G. LONG: Cystogastrostomy for pancreatic cyst. Arch. Surg. **68**, 666 (1954). — LAMSON, O. F.: Hepatico-duodenostomy for strictures of the common duct. Arch. Surg. **56**, 95 (1948). — LANGEN-BUCH, C.: Chirurgie der Leber und der Gallenblase. In: Deutsche Chirurgie, Liefg **45**, 11 (1897). — LANGER, C.: Zur Anatomie und Physiologie der Haut. S.-B. Akad. Wiss. Wien (1861). — LANGER, O.: Über Gastrostomie. Inaug.-Diss. Kiel 1884. — LAUENSTEIN, C.: Zur Anlegung der Magendünnfistel. Zbl. Chir. **15**, 472 (1888); — Zur Indikation, Anlegung und Funktion der Magendünndarmfistel. Zbl. Chir. **18**, 776 (1891). — LEGER, L., et J. LOYGUE: Dysfonctionnement précoce de l'anatomose après gastrectomie. J. Chir. **65**, 116 (1949). — LEHMAN, E. P.: Hepatitis following cholecystogastrostomy. Arch. Surg. **9**, 16 (1924). — LEROUX, B. T.: An analysis of 700 cases of carcinoma of the hypopharynx, the oesophagus and the proximal stomach. Thorax **16**, 226 (1961). — LIPPMAN, H. N., and W. P. LONGMIRE: Intrahepatic cholangiojejunostomy for biliary obstruction. Surg. Gynec. Obstet. **98**, 363 (1954). — LIUBISHKIN, I. A.: Aluminium tube in gastrostomy. Vestn. Khir. **23**, 106 (1931). — LONGMIRE, P. W., and H. N. LIPPMANN: Intrahepatic cholangio-jejunostomy for biliary obstruction. Further studies. Report of 4 cases. Ann. Surg. **130**, 3 (1949); — Intrahepatic cholangiojunostomie for biliary obstruction. Surg. Gynec. Obstet. **98**, 363 (1954). — LONG-MIRE, W. P., P. H. JORDAN, and J. D. BRIGGS: Experiences with resection of the pancreas in the treatment of chronic relapsing pancreatitis. Ann. Surg. **144**, 681 (1956). — LONGMIRE jr., W. P., and M. C. SANFORD: Intrahepatic cholangiojejunostomy with partial hepatectomy for obstruction. Surgery **24**, 264 (1948); — Intrahepatic cholangiojejunostomy for biliary obstruction-further studies; report of 4 cases. Ann. Surg. **130**, 455 (1949). — LOWRY, N. H., and S. SORENSON: Spivack's method of gastrostomy. Amer. J. Surg. **18**, 521 (1932). — LU-BARSKY, B.: Beitrag zur Technik der Gastrostomie. Zbl. Chir. **55**, 3151 (1928). — LUCY, R. H.: The after treatment of cases of gastrostomy. Edinb. med. J. **5**, 46 (1899).

MACKLER, S. A., and R. M. MAYER: Palliation of esophageal obstruction due to cancer with a permanent intraluminal tube. J. thorac. Surg. **28**, 431 (1954). — MADDEN, J. L.: Atlas of technics in surgery. New York: Appleton-Century-Crofts, Inc. 1958. — MAHORNER, H. R., and H. MATTSON: The etiology and pathology of cysts of the pancreas. Arch. Surg. **22**, 1018 (1931). — MAKKAS, M., and G. MARANGOS: Surgical treatment of non-resectable duodenal ulcer; antral exclusion operation (Bancroft-Plenk modification). Brit. J. Surg. **37**, 206 (1949). — MALLET-GUY, P.: L'angiocholite ascendante après les anastomoses de la voie biliaire principale; son traitement par l'exclusion duodénale. Rev. Chir. (Paris) **52**, 175 (1933); — Biliary-intestinal anastomosis: late results. J. Chir. **55**, 303 (1940); — Pancréatectomie gauche pour pancréatite chronique récidivante. Lyon chir. **47**, 385 (1952). — MARWEDEL, G.: Zur Technik der Gastrostomie. Bruns' Beitr. klin. Chir. **17**, 56 (1896); — Die Aufklappung des Rippenbogens zur Erleichterung operativer Eingriffe im Hypochondrium und im Zwerch-fellkuppelraum. Zbl. Chir. **30**, 938 (1903). — MASON, J. T.: Technic of cholecystogastrostomy. J. Amer. Ass. **94**, 29 (1930). — MAURY, F. F.: Case of stricture of the esophagus in which gastrostomy was performed. Amer. J. med. Sci. **59**, 365 (1870). — MAYDL, K.: Über eine neue Methode zur Ausführung der Jejunostomie und Gastroenterostomie. Wien. med. Wschr. **42**, 697, 785 (1892); — Weitere Beiträge zur Indikationsstellung der Jejunostomie. Wien. klin. Rdsch. **17**, 3, 24 (1903). — MAYLARD, A. E.: Direction of abdominal incisions. Brit. med. J. **1907 II**, 895. — MAYO, W.: A review of 500 cases of gastro-enterostomy, including pyloro-plasty, gastro-duodenostomy and gastrojejunostomy. Ann. Surg. **42**, 641 (1905); — The technique of gastrojejunostomy. Ann. Surg. **43**, 537 (1906). — McCLEERY, R. S., J. E. KESTERSON, and J. N. PROFFITT: Technic and results of dependet, greater curvature gastro-enterostomy. Ann. Surg. **134**, 844 (1951). — McEACHARN, C. G., R. E. SULLIVAN, and J. E. ARATA: Duodenostomy. Arch. Surg. **72**, 942 (1956). — McNEALY, R. W., and M. E. LICHTEN-STEIN: Evolution and present technique of gastro-jejunostomy. Surg. Gynec. Obstet. **60**, 1003 (1935). — MEADE, W. H., and A. OCHSNER: Spool cotton as a suture material. J. Amer. med. Ass. **113**, 2230 (1939). — MEEKER, I. A., and W. H. SNYDER: Gastrostomy for the newborn surgical patient. Brit. med. Ass. **1961**, 159. — MEIER, A. L., B. SCHWEINGRUBER u. K. MEINARDUS: Indikationen und Resultate der Choledocho-Duodenostomie. Helv. chir. Acta **29**, 516 (1959). — MEIMAN, Z. A.: On the technique of gastric resection and gastrojejunoplasty with employment of mechanical suturing. Klin. Khir. (Mosk.) **2**, 17 (1966). — MELCHIOR, E.: Courvoisiersches und pseudo-courvoisiersches Phänomen. Zbl. Chir. **61**, 2606 (1934). — MELNIKOFF, A.: Die chirurgischen Zugänge durch den unteren Rand des Brustkorbes zu den Organen des subdiaphragmalen Raumes. Dtsch. Z. Chir. **182**, 83 (1923). — MERMINGAS, K.: Über ein einfaches Mittel zur Entspannung der Bauchwand bei der Bauchdeckennaht. Zbl. Chir. **58**, 1771 (1931); — Operationen ohne Unterbindungen. Zbl. Chir. **62**, 23 (1935). — MICHEL-BECHET, R.: Sutures intestinales en chirurgie colique et rectale. LX. Congr. Français de Chirurgie 1958, p. 427. — MILLER, G.: W. Beaumont's formative years. Two early notebooks 1811—1821. New York 1946; — Carcinoma of thoracic oesophagus and cardia. Brit. J. Surg. **49**, 507 (1962). — MILLER, E. M., and R. T. BOTHE: Spontaneous stricture in a young child followed by spontaneous opening one year after tubovalvular gastrostomy. Surgery **6**, 598 (1939). — MIRIZZI, P. L.: Cholecyst duodenostomy valvular; technia personal. Bol. Soc. Cirug. B. Aires **18**, 1319 (1934); — Colédoco-duodenostomia interna transduodenal (técnica personal). Bol. Soc. Cirug. B. Aires **18**, 1328 (1934). — MOISE, T. S.: Gastro-enterostomy with transverse jejunal incision; preliminary clinical report. Surg. Gynec. Obstet. **47**, 383 (1928). — MOISE, T. S., C. D. HAAGENSEN, and E. C. VOGT: A method for gastro-enterostomy with a transverse jejunal incision. Surg. Gynec. Obstet. **44**, 824 (1927). — MONASTRYSKI, N. D.: Zur Frage der chirurgischen Behandlung der vollständigen Undurchgängigkeit des Ductus choledochus. Khir. Vestn. 1888; also abstract in Zbl. Chir. **15**, 778 (1888). — MONPROFIT, A.: De la gastro-entérostomie anterieure en Y. Arch. prov. Chir. (Paris) **12**, 457 (1903). — Une nouvelle méthode de cholécystentérostomose: La cholécystenterostomie en Y. Arch. prov. Chir. (Paris) **13**, 380, 449 (1904). — MOORE, T. C.: Congenital atresia of extrahepatic bile ducts. Surg. Gynec. Obstet. **96**, 215 (1953). — MOSCHEL, D. M., B. R. WALSKE, and F. NEUMAYER: A new technique of pyloroplasty. Surgery **44**, 813 (1958). — MOSELY, C.: Utilization of transthoracic approach in abdominal surgery. New Orleans med. surg. J. **103**, 207 (1950). — MOSSMAN, D. A., and F. A. COLLER: Prevention of traumatic injury to the bile ducts. Amer. J. Surg. **82**, 132 (1951). — MOSZKOWICZ, L.: Über aseptische Magen- und Darmoperationen. Langenbecks Arch. klin. Chir. **91**, 888 (1910); — Die Technik der transduodenalen Choledocho-Duodenostomie. Zbl. Chir. **54**, 2015 (1927). — MOYNIHAN, B.: The direction of the jejunum in the operation of gastroenterostomy. Ann. Surg. **47**, 481 (1908). — MURPHY, J. B.: Cholecysto-intestinal, gastro-intestinal, entero-intestinal, anastomosis and approximation without sutures-original research. Chicago Med. Recorder **3**, 803 (1892).

NADAL, J. W.: Intestinal anastomosis; evaluation of single layer technic. Portl. Clin. Bull. **4**, 59 (1950). — NEUFFER, H.: Zur operativen Behandlung der Pankreascysten. Langenbecks Arch. klin. Chir. **170**, 488 (1932). — NEVILLE, W. E., and G. H. A. CLOWES: Reconstruction of the esophagus with segments of the colon. J. thorac. Surg. **35**, 2 (1958). — NICOLADONI, C.: Horizontale Gastro-Duodenostomie. Zbl. Chir. **29**, 609 (1902). — NIEHANS, P.: Aseptische Methode der Gastrojejunostomie und der latero-lateralen, termino-terminalen, termino-lateralen Enteroanastomose durch instrumentelle Einkerbung isoperistaltisch aufeinander gequetschter Magen oder Darmteile. Schweiz. med. Wschr. **57**, 544 (1927). — NÖSSKE: Zur Wertschätzung der Jejunostomie nebst Bemerkungen über die Gastroenterostomie. Dtsch. Z. Chir. **72**, 1 (1904). — NOETZEL, W.: Schonende Bauchschnitte. Langenbecks Arch. klin. Chir. **158**, 456 (1930); — Zur Anatomie und Operation der Magenausgangsverengerung der Säuglinge. Dtsch. Z. Chir. **231**, 614 (1931). — NYHUS, L. M., W. C. McDADE, R. E. CONDON, J. K. STEVENSON, and H. N. HARKINS: Further experiences with jejunal gastrostomy. Arch. Surg. **83**, 864 (1961). — NYHUS, L. M., J. K. STEVENSON, TH. W. JONES, R. V. DE VITO, and H. N. HARKINS: Jejunal gastrostomy (1). Bull. Soc. int. Chir. XVII, 4, 254 (1958).

OBIDITSCH, R. A.: Über die Anzeige zur Pyloroplastik nach FINNEY und die postoperativen Ergebnisse bei Pylorospasmus des Erwachsenen. Bruns' Beitr. klin. Chir. **181**, 457 (1950). — O'HARA jr., M.: A method of performing anastomosis of hollow viscera by means of a new instrument. Amer. J. Obstet. Dis. Wom. **42**, 81 (1900). — ORSONI, P., et J. MARQUARD: Un procédé d'anastomose latéro-latérale aseptique; electro-coagulation muqueuse. Paris méd. **40**, 437 (1950). — OVERHOLT, R. H., and L. LANGER: The technic of pulmonary resection. Springfield (Ill.): Ch. C. Thomas 1949.

PAAS, H. R.: Zur Frage der hypertrophischen Pylorusstenose der Säuglinge, ihrer Behandlung und ihres späteren Schicksals. Bruns' Beitr. klin. Chir. **155**, 383 (1932). — PAGE, B. H.: Tumors and cysts of the pancreas. Med. ill. (Lond.) **5**, 380 (1951). — PAGENSTECHER, A.: Celluloidzwirn, ein neues Näh- und Unterbindungsmaterial. Dtsch. med. Wschr. **25**, Beil. 26 (1899). — PARK, C. D., J. A. MACKIE, and J. E. RHOADS: Pancreaticogastrostomy. Amer. J. Surg. **113**, 85 (1967). — PARTIPILO, A. V.: A closed aseptic and quick method of gastrointestinal anastomosis. Amer. J. Surg. **6**, 362 (1929). — PARTSCH, F.: Zur Indikation und Technik der Magenfistel. Zbl. Chir. **62**, 1449 (1935). — PASCHOUD, H.: Evolution en huit années d'une cholangiojejunostomie intrahépatique. Helv. chir. Acta **26**, 531 (1959). — PASCHOUD, H., R. DePREUX et H. P. LAUSANNE: La cholangiojejunostomie intrahepatique de Longmire. Helv. chir. Acta **18**, 493 (1951). — PAUCHET, V.: Gastrostomie tubulaire continente (Procédé de Depage). Bull. Soc. Chirurgiens Paris **29**, 158 (1931); — Indications de la gastro-entéro-stomie. Tech. chir. **26**, 81 (1934). — PAUL, M.: Pancreatic cysts. Brit. J. Surg. **37**, 9 (1949). — PÉNIÈRES, L.: De la gastrostomie par la méthode de la valvule ou du plissement de la muqueuse stomacale. Arch. prov. Chir. **2**, 284 (1893). — PERRET, CH. A.: Technic of a new and strictly aseptic method of enteroanastomosis. Surg. Gynec. Obstet. **44**, 378 (1927). — PERTHES, G.: Zur Erleichterung der Naht bei querem Bauchschnitt. Zbl. Chir. **39**, 1249 (1912). — PETER-SEN, W.: Anatomische und chirurgische Beiträge zur Gastroenterostomie. Bruns' Beitr. klin. Chir. **29**, 597 (1900—1901). — PETROV, B. A., and F. K. NOVRUZOV: The surgical treatment of chronic pancreatitis. Chirurgija (Mosk.) **43**, 8 (1967). — PLENK, A., u. H. HARTL: Erfahrungen mit der supraduodenalen Choledocho-Duodenostomie als Routineoperation bei Choledochusstein und seine Folgen. J. int. Chir. **9**, 421 (1959). — PLETH, V.: A simple and practical method of performing anastomosis by means of two knitting needles. Amer. J. Surg. **20**, 170 (1906). — PLETH, V., and V. W. PLETH: A contribution to intestinal surgery. Aseptic intestinal anastomo-sis (entero-enterostomy and gastro-enterostomy). Amer. J. Surg. **23** (Old Ser.), 221 (1909). — POCHHAMMER, C.: Ein physiologischer Bauchdeckenschnitt für die Operationen an der Gallen-blase und den Gallenwegen. Zbl. Chir. **45**, 923 (1918). — PODRES, A.: Gastroenterostomia und Enteroanastomosis, ein neues vereinfachtes Verfahren. Langenbecks Arch. klin. Chir. **57**, 358 (1898). — POIRIER, A.: Gastrostomie. Manuel opératoire. Bull. Soc. Chirurgie Paris **26**, 475 (1900). — POLANO, H.: Über die Zug- und Reißfestigkeit chirurgischen Nahtmaterials. Zbl. Chir. **59**, 147 (1932). — POPPER, H. L.: Die paravertebrale Nervenausschaltung bei Pankreatitis. Wien. klin. Wschr. **44**, 998 (1931). — POSTNIKOW, P.: Die zweizeitige Gastroenterostomie. Zbl. Chir. **19**, 1018 (1892). — PRIBRAM, B. O.: Zur Frage: Die Gastroenterostomie als Krank-heit. Zbl. Chir. **52**, 238 (1925). — PRICE, P. B.: Stress, strain and sutures. Ann. Surg. **128**, 408 (1948). — PRUD'HOMME, E.: La gastrostomie continente. J. Hotel-Dieu Montréal 1, 103 (1932). — PUESTOW, C. B.: Chronic pancreatitis. Technique and results of longitudinal pancreaticojejunostomy. Bull. Soc. int. Chir. **24**, 244 (1965).

QUAIN, F. P.: A new quick, and practical surgical knot. Surg. Gynec. Obstet. **8**, 300 (1909). — QUENU, J., et J. PERROTIN: Sutures digestives: les différentes techniques. In: Traité de Technique Chirurgicale (deuxième éd.), vol. VI, p. 308. Masson & Cie. 1960.

RAMSTEDT, C.: Zur Operation der angeborenen Pylorusstenose. Mschr. Kinderheilk. **11**, 409 (1912); — Die operative Behandlung der hypertrophischen Pylorusstenose der Säuglinge. Ergebn. Chir. Orthop. **27**, 54 (1934). — RANKIN, F. W.: An aseptic method of intestinal ana-stomosis. Surg. Gynec. Obstet. **47**, 78 (1928). — RANKIN, F. W., and A. S. GRAHAM: Aseptic end-to-side ileocolostomy; clamp method. Technic and statistical data. Ann. Surg. **99**, 676 (1934). — RAPANT, V., J. KRÁLIK, E.WONDRÁK u. A. HIRSCH: Einige Bemerkungen zur Technik der Thorakotomie. Zbl. Chir. **90**, 145 (1965). — RATHCKE, L.: Die Nachoperationen an den Gal-lenwegen. Vortr. prakt. Chir. 33. Stuttgart: Enke 1949. — RAVDIN, I. S.: Reconstruction of common bile duct. Penn. med. J. **53**, 807 (1950). — REES, C. E.: Anterior gastro-entero-stomy by short loop method. Surg. Gynec. Obstet. **60**, 1125 (1935). — REES, V. L., and F. A. COLLER: Anatomic and clinical study of transverse incision. Arch. Surg. **47**, 136 (1943). — REICHLE, R., u. E. KRAFT: Indikationsstellung und Ergebnisse bei der Choledocho-Duodeno-stomie. Helv. chir. Acta **27**, 375 (1960). — REID, M. R., M. M. ZINNINGER, and P. MERRELL: Closure of the abdomen with through-and-through silver wire sutures in cases of acute ab-dominal emergencies. Ann. Surg. **98**, 890 (1933). — REIFFERSCHEID, M.: Chirurgie der Leber, Klinik und Technik. Stuttgart: Thieme 1957. — RIENHOFF jr., W. F.: Infra-papillary gastro-duodenostomy by mobilization with retromesenteric displacement of duodenum and jejunum. Ann. Surg. **95**, 183 (1932). — RIENHOFF jr., W. F., and D. LEWIS: Surgical affections of the pancreas met with in the Johns Hopkins Hospital from 1889 to 1932 uncluding a report of a case of an adenoma of the islands of Langerhans, and a case of pancreatolithiasis. Bull. Johns Hosp. **54**, 386 (1934). — ROCKEY, A.: Transverse incision in abdominal operations. Med. Rec. **68**, 779 (1905). — ROCKWITZ, C.: Die Gastro-Enterostomie. Dtsch. Z. Chir. **25**, 502 (1886—1887). — ROEDER, C. A.: Modified cholecystogastrostomy. Ann. Surg. **94**, 311 (1931).— ROGERS, J. C. T.: Diagonal incision for upper abdomen. Surg. Gynec. Obstet. **92**, 698 (1951). — ROSTOWZEW, M. I.: Aseptische Darmnaht. Langenbecks Arch. klin. Chir. **82**, 462 (1907). — Eine neue Modifikation der aseptischen Darmnaht. Langenbecks Arch. klin. Chir. **95**, 31 (1911). — ROUX, M., C. DUBOST et A. AUROUSSEAU: La place de la cholédoco-duodénostomie dans le traitement de la lithiase du cholédoque. J. Chir. (Paris) **70**, 122 (1954). — ROVI-RALTA, E.: La estenosis hipertrófica del píloro. Tratamiento médico? Tratamiento guirurgico? Rev. clin. esp. **29**, 396 (1948); — Naše metoda spelehlivého uzávěru stěny břišni u dětǐ. Rozhl. Chir. XLI, 3, 211 (1962). — ROVIRALTA-ASTOUL, E.: El problema de la evisceración y de la eventración postlaparotómica en cirurgia infantil. Pediatria **16**, 64 (1955). — RUTKOWSKI, M.: Zur Technik der Gastroenterostomie. Zbl. Chir. **26**, 1057 (1899).

Sandblom, P., G. S. Bergh, and A. C. Ivy: Cholecystoduodenostomy combined with pyloric exclusion. Ann. Surg. 104, 702 (1936). — Sanders, R. L.: Hemihepatectomy with hepaticojejunostomy for irreparable defects of the bile ducts. Arch. Surg. 58, 752 (1949). — Sato, T.: Experimentelle Studie über Enteroanastomose resp. Gastro-Enterostomose ohne operative Eröffnung des Darmlumens. Langenbecks Arch. klin. Chir. 73, 84 (1904). — Sauer, L. W.: Hypertrophic pyloric stenosis. Arch. Pediat. 41, 145 (1924). — Scanlon, E. F., C. J. Staley and W. T. Moss: Palliation in carcinoma of the esophagus. Surg. Clin. N. Amer. 38, 1231 (1958). — Scarff, J. E.: Aseptic end-to-end suture of intestine. Ann. Surg. 83, 490 (1926). — Schaal, W. W.: Externus-Obliquotomie und Spaltung des Rippenbogens zur Beseitigung von Bauchwandbrücken in Oberbauchmitte. Chir. Praxis 8, 359—362 (1964). — Schmidt, H.: Die Technik der Gastrostomie. Inaug.-Diss. Kiel 1897. — Schmidt, P. E.: Die Choledochoduodenostomia externa. Chirurg 19, 247 (1948). — Schmieden, V., and W. Sebening: Chirurgie des Pankreas. Langenbecks Arch. klin. Chir. 148, 319 (1927). — Schnitzler, J.: Zur Technik der Gastrostomie. Wien. klin. Rdsch. 10, 513 (1896); — Zur Gastro-Duodenostomia lateralis. Zbl. Chir. 30, 287 (1903). — Scholz, O., u. W. Kothe: Erfolge und Mißerfolge innerer Anastomosen-Operationen bei Pankreascysten. Chirurg 28, 401 (1957). — Schubbert, H.: Eine neue Methode der intrakutanen Naht. Dtsch. med. Wschr. 76, 1281 (1951). — Scovel, R. E., and V. H. Holliger: Transgastric pancreatocystogastrostomy. J. int. Coll. Surg. 13, 278 (1950). — Sebbah, R.: Les avantages de la suture en un plan chirurgie gastrique. Camille Annequin, 19, Rue Roux-Soignat, Lyon 1962. — Sedillot, C.: Operation de gastrostomie, pratiquée pour la première fois le 13. Novembre 1849. Gaz. méd. Strassbourg 9, 566 (1849). — Sédillot, C. E.: Observation de gastrostomie. Gaz. Hop. (Paris) 26, 160 (1853). — Seifert, E.: Erfahrungen mit der Hepato-Cholangio-Gastrostomie. Bruns' Beitr. klin. Chir. 179, 123 (1949). — Selmi, M.: La gastro-enterostomia. Bologna: Presso N. Zanicelli 1909. — Senn, E. J.: Gastrostomy by a circular valve method. J. Amer. med. Ass. 27, 1142 (1896). — Senter, K. L.: Complications of temporary tube gastrostomy. Arch. Surg. 81, 103 (1960). — Shearer, J. P., and E. M. Pickford: Intussusception of the small intestine into stomach through a gastro-enterostomy stoma. Ann. Surg. 87, 574 (1928). — Shelley, H. J.: Enterostomy. A consideration of the literature. Arch. Surg. 25, 943 (1932). — Sherman, C. D., E. B. Mahoney, W. A. Dale, and S. J. Stabins: Intrathoracic transplantation of the right colon for esophageal reconstruction. Cancer (Philad.) 8, 1198 (1955). — Simin, A. N.: Eine neue Methode der Anlegung von Gastroenteroanastomose. Russki Wratsch (1908). Zbl. Chir. 35, 915 (1908). — Sklifassofski, M. W.: Gastrostomy. Med. Vestn. 19, 165, 173 (1879). — Smith, S. W., W. F. Barker, and L. Kaplan: Acute pancreatitis following transampullary biliary drainage. Surgery 30, 615 (1951). — Smithers, D. W.: Tumours of the oesophagus, ed. by N. C. Tanner and D. W. Smithers, p. 310. Edinburgh and London: E. u. S. Livingstone Ltd. 1961. — Sobczyk, P.: Zur Technik der End-zu-End-Anastomose des Dünndarms. Zbl. Chir. 75, 1723 (1950). — Socin, A.: Zur Magenchirurgie. Korresp.-Bl. schweiz. Ärz. 14, 513 (1884). — Sokolov, S.: Postoperative rupture of abdominal wounds with protrusion or prolapse of the viscera. Vestn. Khir. Nr 65, 66, 219 (1931). Abst.: Int. Abstr. Surg. 55, 157 (1932). — Soresi, A. I.: Intramural gastrostomy. Amer. J. Surg. 36, 668 (1937). — Souligoux, Ch.: Gastrostomie par torsion. Bull. Soc. chir. Paris 37, 818 (1911). — Souligoux, Ch., et R. Bloch: La gastrostomie continente: procédé de Ch. Souligoux. Presse méd. 28, 857 (1920). — Soupault, R., et C. Couinaud: Sur un procédé nouveau de dérivation biliaire intrahépatique: la cholangiojéjunostomie gauche sans sacrifice hépatique. Presse méd. 1957, 1157. — Southam, A. H.: A comparative study of abdominal incisions. Brit. med. J. 1924 I, 513. — Souttar, H. S.: The treatment of cancer of the oesophagus. Brit. J. Surg. 15, 76 (1927); — Method of closed anastomosis. Brit. med. J. 1946 I, 237. — Sperling, E.: Erfahrungen mit der dauernden Pertubation des Ösophagus-Kardiakarzinoms. Stellungnahme zu der Arbeit von H. Röding u. R. Morgenstern, Zbl. Chir. 91, 286 (1966). Zbl. Chir. 92, 570 (1967). — Spivack, J. L.: Eine neue Methode der Gastrostomie. Bruns' Beitr. klin. Chir. 147, 308 (1929); — Utilization of the posterior wall of the stomach in valvulotubular gastrostomy in case of small and contracted stomach. Clin. Med. Surg. 40, 212 (1933); — The surgical technic of abdominal operations, 5. ed. Springfield (Ill.): Ch. C. Thomas 1955. — Ssabanejev, T. F.: On making a tubular gastric fistula in strictures of esophagus. Khir. Vestn. 9, 690 (1893). — Ssamarin, N. N.: Intestinal resection by a single clamp method. Amer. J. Surg. 38, 351 (1937). — Stamm, M.: Gastrostomy by a new method. Med. News (N.Y.) 65, 324 (1894). — Stanischeff, A.: Gastroenterostomia anterior obliqua. Zbl. Chir. 55, 3267 (1928). — Stich, R.: Fehler und Gefahren bei chirurgischen Operationen, III. Aufl. Jena: Fischer 1954. — Stimson, L.: The combined transverse and longitudinale incision in laparotomy. Ann. Surg. 40, 178 (1904). — Stubenrauch, O.: Über plastische Anastomosen zwischen Gallenwegen und Magendarmkanal zur Heilung der kompletten äußeren Gallenfistel. Langenbecks Arch. klin. Chir. 79, 1015 (1906). — Stucke, K.: Leberchirurgie. Berlin-Göttingen-Heidelberg: Springer 1959. — Stücker, F.-J.: Röntgennegativer Wundsperrer für die Bauchchirurgie, insbesondere bei Eingriffen an den Gallengängen und am Pankreas. Chirurg **37**, 7, 327 (1966). — SUMMERS, J. E.: Abdominal incisions: Present status in United States. Amer. J. Surg. **84**, 177 (1952). — SYKOFF, W.: Eine einfache Methode zur Gastroenterostomie. Langenbecks Arch. klin. Chir. **56**, 418 (1898).

TAVEL, E.: Eine neue Methode der Gastrostomie. Zbl. Chir. **25**, 634 (1906). — TAYLOR, F. W.: Surgical knots and sutures. Surgery **5**, 498 (1939). — TEJERINA FOTHERINGHAM, W.: Pancréatico-yeyunostomia en los cánceres inoperables de la cabeza del pancréas. Bol. Soc. Cirug. Rosario **16**, 342 (1949). — TERRIER, F., et A. GOSSET: Note sur la gastrostomie. Rev. Chir. (Paris) **25**, 164 (1902). — THIES, H. A., H. BUSCH, G. KOCH u. R. WENDEBOURG: Neue Erkenntnisse über die Pathogenese und Prophylaxe des Platzbauches. Med. Welt (N.F.) **18**, 320, 327 (1967). — THOMERET, G., CL. DUBOST et J. VALIDIRE: Emploi systématique des anastomoses en un plan séromusculaire en chirurgie digestive. Mém. Acad. Chir. **83**, 12—13, 407 (1957). — THOMPSON, W. D., I. S. RAVDIN, and I. L. FRANK: Effect of hypoproteinemia on wound disruption. Arch. Surg. **36**, 500 (1938). — THOREK, M.: Tubo-valvular gastrostomy. Illinois med. J. **62**, 347 (1932); — Tubovalvular gastrostomy. History and technique. J. Mich. med. Soc. **44**, 3 (1945). — TOPROVER, G. S.: Eine neue Methode der Gastrostomie. Zbl. Chir. **61**, 1919 (1934); — A new method of gastrostomy. Vestn. Khir. **34**, 23 (1934). — TOTTEN, H. P.: Aseptic resection and anastomosis of small intestine. Amer. J. Surg. **64**, 95 (1944). — TRAUTMAN, M., H. J. ROBBINS, and C. C. STEWART: An experimental study of the operation of cholecystenterostomy. Surg. Gynec. Obstet. **44**, 612 (1927). — TRENDELENBURG, F.: Über einen Fall von Gastrotomie bei Oesophagustrictur. Langenbecks Arch. klin. Chir. **22**, 227 (1878). — TRIPP, H. D.: Catgut allergy. J. Indian med. Ass. **28**, 383 (1934). — TRUEBLOOD, D. V.: Intestinal anastomosis. Using simplified basting stitch method. West. J. Surg. **40**, 654 (1932).

ULLMANN, E.: Zur Technik der Gastrostomie. Wien. med. Wschr. **44**, 1662 (1894).

VANPEPERSTRAETE, F.: La fermeture de la paroi abdominale au fil d'acier inoxydable. Acta chir. belg. **49**, 331 (1950). — VECCHI, G.: Innere Drainage einer großen Pankreaszyste mittels Pankreatogastrostomie. Wien. klin. Wschr. **48**, 45 (1935). — VERNEUIL, L.: Observation de gastrostomie pratiquée avec succès pour rétrécissement cicatriciel infranchissable de l'oesophage. Bull. Acad. Méd. Ser. **5**, 1023 (1876). — VILLARD, E.: Gastroduodénostomie sous-pylorique. Rev. Chir. (Paris) **22**, 495 (1900); — Jejunostomie pour ulcère hemorrhagique. Lyon chir. **29**, 251 (1932). — VOSSSCHULTE, K.: Probleme der Pankreaschirurgie. Langenbecks Arch. klin. Chir. **282**, 544 (1955). — Chirurgie der chronischen Pankreaserkrankungen. Dtsch. med. Wschr. **29**, 1369 (1961).

WALTERS, W.: Successful resection of ampulla of Vater, including portion of duodenum with choledocho-duodenostomy for carcinoma of ampulla Vater. Surg. Gynec. Obstet. **55**, 648 (1932). — WALZEL, P.: Innere Drainage einer Pankreascyste unter Ausnutzung des Resorptionsvermögen der Gallenblase. Mitt. Grenzgeb. Med. Chir. **40**, 171 (1927). — WANGENSTEEN, O. H.: Cholangitis following cholecystenterostomy. Ann. Surg. **87**, 54 (1928); — Method of closing the pyloro-antral pouch in the antral exclusion operation. Surgery **12**, 731 (1942); — Evolution and evaluation of an acceptable operation for peptic ulcer (including description of the technic of tubular gastric resection with transverse gastroplasty, and extrapleural sternotomy for operations in the attic of the abdomen). Rev. Gastroent. **20**, 611 (1953). — WARREN, K. W.: Pancreatic cysts. Surg. Clin. N. Amer. **28**, 753 (1948); — Surgical considerations on the management of chronic relapsing pancreatitis. Surg. Clin. N. Amer. **35**, 785 (1955). — WATSON, J. R.: The evolution of gastrojejunostomy. Int. Abstr. of Surg. **98**, 521. Surg. Gynec. Obstet. 89 (1954). — WATSON, W. L., and E. E. CLIFFTON: Total esophagoplasty using right colon. Cancer (Philad.) **10**, 488 (1957). — WATSUJI, H.: Eine kombinierte Anwendung des Hacker' und Fontanschen Verfahrens bei der Gastrostomie. Mitt. med. Ges. Tokio **13**, 879 (1899). — WEBB, R. C.: Disconnecting gastroenterostomy stomatas. Surg. Gynec. Obstet. **33**, 681 (1921). — WEBER, W.: Über eine technische Neuerung bei der Operation der Pylorusstenose des Säuglings. Berl. klin. Wschr. **47**, 763 (1910). — WELCH, C. E.: Gastrostomy. Amer. J. Surg. **101**, 279 (1961). — WENZL, M.: Umgehungsanastomosen bei inoperablen stenosierenden Magen- und Oesophaguskarzinomen. Krebsarzt **8**, 121 (1962). — WERELIUS, A.: A new method of lateral anastomosis. Surg. Gynec Obstet. **2**, 308 (1906). — WERELIUS, C.: A new method of cholecystenterostomy. Illinois med. J. **94**, 306 (1948). — WHIPPLE, A. O., and R. ELLIOT jr.: The repair of abdominal incisions. Ann. Surg. **108**, 741 (1938). — WHITAKER jr., W. G., H. ROGERS, J. G. DURDEN jr., and L. R. ROBERTSON jr.: Transverse abdominal incisions; analysis of 1000 consecutive cases. J. med. Ass. Ga **38**, 544 (1949). — WHITE, C. S.: Closing the skin in abdominal incisions. Surg. Gynec. Obstet. **24**, 373 (1917). — WILLI, H.: Gibt es für die Therapie der hypertrophischen Pylorusstenose eine Methode der Wahl? Jb. Kinderheilk. **138**, 259 (1933). — WILLIAMS, H.: Surgical treatment of congenital stenosis of infancy; review of 400 cases. Med. J. Aust. **1**, 303 (1942). — WINKELMANN, K.: Die Laparotomie durch Querschnitt in der hinteren Rektusscheide. Dtsch. Z. Chir. **98**, 382 (1909). — WITZEL, O.: Zur Technik der Magenfistelanlegung. Zbl. Chir. **18**, 601 (1891). — WITZEL, O., u. C. HOFFMANN: Die Gastroenterostomosis, Gastrostomosis und ihre

Verbindung zur Gastroenterostomosis externa. Dtsch. med. Wschr. 26, 301, 325 (1900). — WÖLFLER, A.: Gastroenterostomie. Zbl. Chir. 8, 705 (1881); — Zur Technik der Gastroenterostomie und ähnlicher Operationen mit Demonstration von Präparaten. Verh. dtsch. Ges. Chir. 12, 21 (1883). — WOLFF, E.: Pankreascysten und Pseudocysten. Bruns' Beitr. klin. Chir. 74, 487 (1911). — WOLFF, W. I.: Disruption of abdominal wounds. Ann. Surg. 131, 534 (1950). — WOLFSOHN, G.: Erfahrungen mit dem Fascienfaden. Chirurgia 2, 475 (1930). — WOOD, E. C., and J. M. SMELLIE: Congenital hypertrophic pyloric stenosis; review of 320 cases. Lancet 1951 II, 3. — WÜLFING, D.: Probleme der Hepato-Enterostomie. Langenbecks Arch. klin. Chir. 302, 676 (1963).

ZÄNGL, A.: Intubation inoperabler maligner Oesophagusstenosen nach Celestin. Langenbecks Arch. klin. Chir. 313, 370 (1965). — ZECHEL, G.: Eine plastische Gastrostomie. Langenbecks Arch. klin. Chir. 151, 805 (1928). — ZOLLINGER, R.: A method of valvular cholecystogastrostomy. Surg. Gynec. Obstet. 70, 71 (1940). — ZUKSCHWERDT, L., H.-A. TREU u. U. TREU: Probleme der chirurgischen Therapie der chronischen Pankreatitis. Med. Welt 1965, 1465.

F. Form-, Funktions- und Lageanomalien, Verletzungen und verschiedene andere chirurgische Erkrankungen des Magens und Duodenums

ACKERMAN, W.: Diverticula and variations of the duodenum. Ann. Surg. 117, 403 (1943). — ADAMS, T. D., and S. W. BUDD: Duodenal diverticula. Sth. med. J. (Bgham, Ala.) 43, 614 (1950). — ADAMS, W. C., and B. C. COLE: Duodenal diverticulitis with perforation. J. Amer. med. Ass. 172, 151 (1960). — ALBRECHT, A.: Über arterio-mesenterialen Darmverschluß an der Duodeno-Jejunalgrenze und seine ursächliche Beziehung zur Magenerweiterung. Virchows Arch. path. Anat. 156, 285 (1899). — AMADEO, J., H. W. ASHMORE, and G. E. APONTE: Neonatal gastric perforation caused by congenital defects of the gastric musculature. Surgery 47, 1010 (1960). — AMMON, K., u. H. BRAUN: Zur Frage der Ätiologie und Pathogenese der Pneumatosis bulbi duodeni unter besonderer Berücksichtigung von Nachbarschaftserkrankungen des Duodenum. Med. Klin. 6, 215 (1962). — ANDERSON, D. O., M. A. MULLINGER, and A. BOGOCH: Regional enteritis involving the duodenum, with clubbing of the fingers and steatorrhea. Gastroenterology 32, 917 (1957). — ANDERSON, J. R., and H. WARSHAW: Anular pancreas. Brit. J. Surg. 39, 43 (1951). — ANDERSEN, K.: Roentgenologic follow-up examinations in congenital pyloric stenosis after the manifest stage. Acta paediat. (Uppsala) 27, 334 (1940). — APPLEBY, L. H.: Prolapsing gastric mucosa. J. int. Coll. Surg. 10, 135 (1947). — AUBIN, A.: Les brûlures de l'oesophage. Ann. Oto-laryng. (Paris) 72, 200 (1955). — AUBIN, A., et P. CLERC: Oesophagite corrosive. Encycl. méd.-chir. 2, 20 (1957). — AUBIN, A., et P. L. KLOTZ: Comment traiter d'urgence les brûlures de l'oesophage. Sem. Hôp. Paris 31, 1670 (1955). — AUGUSTE, C., et J. PARIS: Gastrites corrosives et sténoses gastriques consécutives à l'absorption de soude caustique. Arch. Mal. Appar. dig. 37, 553 (1948); — Presse méd. 34, 458 (1949). — AUTIER, C.: Oesophagite corrosive et rétrécissement cicatriciel. Ann. Oto-laryng. (Paris) 72, 192 (1955).

BADER, J. P.: Gastrites à plis hypertrophiques ou gastrites hypertrophiques géantes. France méd. 19, 15 (1956). — BAKEY, M. DE, and A. OCHSNER: Bezoars and concretions; a comprehensive review of the literature with an analysis of 303 collected cases and a presentation of eight additional cases. Surgery 4, 934 (1938); — 5, 132 (1939). — BALDERI, G.: Il pancreas anulare. Arch. ital. Chir. 8, 385 (1955); — Zentr.-Org. ges. Chir. 144, 248 (1956). — BALINT, J. A., and M. P. SPENCE: Pyloric stenosis. Brit. med. J. 1959 II, 890. — BANZET, P.: Sur l'observation de M. KUNTZMANN concarnant un cas de pancréas anulaire. Mém. Acad. Chir. 84, 766 (1958). — BARBIER, H.: Die stumpfen Duodenalverletzungen und ihre Behandlung. Zbl. Chir. 86, 1563 (1961). — BARLETT, J. P., and W. E. ADAMS: Generalized giant hypertrophic gastritis simulating neoplasm. Differential diagnosis and report of a case. Arch. Surg. 60, 543 (1950). — BARLING, S.: Chronic duodenal ileus. Brit. J. Surg. 10, 501 (1923). — BARNETT, W. O., and L. WALL: Megaduodenum resulting from absence of the parasympathetic ganglion cells in Auerbach's plexus. Ann. Surg. 141, 527 (1955). — BAROODY, W. G., R. INNES, and H. N. HARRISON: Enterogenous cyst of the duodenum. Gastroenterology 30, 523 (1956). — BARRIE, H. S., and J. C. ANDERSEN: Hypertrophy of the pylorus in an adult — with massive eosinophil infiltration and giant-cell reaction. Lancet 1948 II, 1007. — BARTKIEWICZ, B.: Cicatricial stenosis of the pylorus after being burned by carbolic acid. Gaz. lek. (Warszawa) 2, 25, 848 (1905). — BARTLETT, W. C.: Intestinal obstruction in the adult due to a congenital diaphragm of the duodenum. Amer. Surg. 25, 100 (1959). — BASTERICCA, A. A.: Vingt cas traités par cortisone et antibiotiques. Acta oto-rrinolaryng. esp. 4 (3), 51 (1953). — BAUMANN, E.: Wiederholte aufsteigende Dünndarminvagination bei einer gastro-enterostomierten Frau. Langenbecks Arch. klin. Chir. 111, 504 (1919). — BAYER, J. P.: Gastrites a plis hypertrophiques. Gastrites hypertrophiques géantes. France méd. 19, 1, 15 (1956). — BAZZANO, J. J., and T. K. HOOD: Volvulus of the stomach: report of a case and review of the literature. Ann. Surg.

135, 415 (1952). — BECKER, J. M., and K. M. SCHNEIDER: Tube jejunostomy in the treatment of upper intestinal obstruction in the neonate. Surg. Gynec. Obstet. **116**, 123 (1963). — BEHREND, A.: Diverticulum of the duodenum; diagnosis and treatment of a case producing jaundice. J. Albert Einstein med. Center **3**, 54 (1955). — BEHREND, A., A. B. KATZ, and J. W. ROBERTSON: Acute necrotizing gastritis. Arch. Surg. **69**, 18 (1954). — BELL, L. G., E. E. THOMAS jr., and S. A. SKILLICORN: Gastromalacia: a review and report of one case with recovery. Ann. Surg. **143**, 106 (1956). — BENEDICT, E. B.: Positive stomach diagnosis by gastroscopic biopsy. Surg. Clin. N. Amer. **37**, 1239 (1957). — BENEDICT, E. B., and L. ATKINS: Gastritis: Its differential diagnosis and treatment. Med. Clin. N. Amer. **40**, 343 (1956). — BERANBAUM, S. L., C. GOTTLIEB, and D. LEFFERTS: Gastric volvulus. III. Secondary gastric volvulus. Amer. J. Roentgenol. **72**, 625 (1954). — BERK, M.: Regional enteritis involving the duodenum. Report of three cases. Gastroenterology **30**, 508 (1956). — BERNHEIM, M., P. MARION, J. LANTERNIER et M. BETHENOD: Les stenoses duodenales du nourrisson par anomalies peritoneales. Pédiatrie **8**, 223 (1953). — BERRY, W. B., R. A. HALL, and G. L. JORDAN jr.: Necrosis of the entire stomach secondary to ingestion of a corrosive acid. Report of a patient successfully treated by total gastrectomy. Amer. J. Surg. **109**, 652 (1965). — BERTI, A.: Singolare attortiglamento dell'esofago col duodeno sequito da rapida morte. Gazz. med. ital. Prov. Ver. **9**, 139 (1866); zit. nach GOTTLIEB u. Mitarb. 1954; SAWYER u. Mitarb. 1956; DE LORIMIER and PENN 1957. — BIEHUSEN, F. C., and E. J. PULASKI: Lead poisoning after ingestion of a foreign body retained in the stomach. New Engl. J. Med. **254**, 1179 (1956). — BITNER, W. P.: Arteriomesenteric occlusion of the duodenum. Amer. J. Roentgenol. **79**, 803 (1958). — BLAIN III, A., and S. W. HAMBURGER: Refractory symptomatic prolapsed gastric mucosa relieved by gastrectomy. Ann. Surg. **141**, 77 (1955). — BLOOM, J. D., and W. J. GILLESBY: Diverticulosis of the duodenum. Amer. Surg. **25**, 931 (1959). — BOBOCH, A., and G. A. DEVEBER: Perforation of the duodenum following gastroscopy. Gastroenterology **38**, 91 (1960). — BOCKUS, H. L.: Arteriomesenterialer Duodenalverschluß. In: Gastroenterology, vol. 2. Philadelphia: W. B. Saunders Co. 1944. — BODISA, M., L. R. WHITE, C. O. CARTER, and J. H. LOUW: Congenital duodenal obstruction and mongolism. Brit. med. J. **1952 I**, 4749. — BOLAND jr., F. K.: Acute perforated duodenal diverticulum: case report. Surgery **6**, 65 (1939). — BOOKER, R. J., and R. N. GRANT: Eosinophilic granuloma of the stomach and small intestine. Surgery **30**, 388 (1951). — BOWERS, W. F. L.: Surgical treatment in abdominal trauma: a comparison of results in war and peace. Milit. Med. **118**, 9 (1956). — BOZZI, E.: Annotation. Bull. Acad. Med. (Geneva) **3**, 122 (1914). — BRABAND, G.: Retroperitoneal rupture of the duodenum following nonpenetrating trauma: report of two cases. Acta chir. scand. **119**, 20 (1960). — BRADBEER, J. W.: An unusual foregut anomaly: an extragastric pouch communicating with the pancreatic duct. Brit. J. Surg. **46**, 603 (1959). — BRANT, J., and H. H. HAMLIN: Anular pancreas. J. Amer. med. Ass. **173**, 144 (1960). — BRAZDA, A. W.: Hypertrophy of the pyloric muscle — a review of the literature on hypertrophy of the pyloric muscle in the adult with relation to the frequent occurrence of pyloric stenosis. Amer. J. Proctol. **10**, 55 (1959). — BRODIE, N., M. KLATZO, and F. A. SIEGMAN: Duplication of the stomach associated with bleeding duodenal ulcer. Arch. Surg. **80**, 354 (1960). — BROWN, C. H., and W. C. STRITTMATTER: Obstructive lesions of the duodenum distal to the bulb. Radiology **70**, 720 (1958); — Postbulbar duodenal obstruction. Arch. Surg. **79**, 999 (1959). — BROWN, R. P., and J. H. HERTZLER: Congenital prepyloric gastric atresia. Amer. J. Dis. Child. **97**, 857 (1959). — BROWNE, D. C., R. MITCHELL, G. WELCH, and W. SORRELL: Evaluation of gastric exfoliative cytology. Gastroenterology **28**, 964 (1955). — BRUNN, H., and F. PEARL: Diffuse gastric polyposis — adenopapillomatosis gastrica. Surg. Gynec. Obstet. **43**, 559 (1926). — BRUNSCHWIG, R.: Contribution à l'étude du traitement des oesophagites corrosives aiguës. Thèse à la Faculté de Médecine de l'Université de Lausanne. Lausanne 1962. — BUCHANAN, E. B.: Nodular hyperplasia of Brunner's glands of the duodenum. Amer. J. Surg. **101**, 253 (1961). — BUCHANAN, J.: Volvulus of the stomach. Brit. J. Surg. **18**, 99 (1930). — BUNGART, H.: Duplikaturen des Verdauungstraktes. Zbl. Chir. **87**, 36 (1962). — BURIAN, K.: Die Behandlung akuter Verätzungen des Oesophagus mit Cortison im Tierexperiment und am Menschen. Zbl. Hals-, Nas.- u. Ohrenheilk. **47**, 284 (1953). — BURRUS, G. R., J. F. HOWELL, and G. L. JORDAN jr.: Traumatic duodenal injuries: an analysis of 86 cases. J. Trauma **1**, 96 (1961). — BUTZ, W. C.: Giant hypertrophic gastritis: a report of fourteen cases. Gastroenterology **39**, 183 (1960). — BYRNE, J. J.: Recent advances in diagnosis and treatment of the acute abdomen. Surg. Clin. N. Amer. **39**, 5 (1959). — BYRNE, J. J., and J. M. CAHILL: Acute gastric dilatation. Amer. J. Surg. **101**, 301 (1961).

CAIN, A., et G. GUTHMANN: Les diverticules sous-cardiaques de l'estomac. Presse méd. **7** (1936). — CAIRD, D. M., and H. ELLIS: Intramural haematoma of the duodenum. A report of a case and a review of the literature. Brit. J. Surg. **45**, 389 (1958). — CAPOBIANCO, A. G.: Traumatic duodenal transection. Complete transverse division caused by nonpenetrating trauma to the anterior abdominal wall. U.S. armed Forces med. J. **7**, 1809 (1956). — CARLSON, E., and J. G. WARD: Surgical considerations in gastric polyps, gastric polyposis and giant hypertrophic gastritis in 74 cases. Surg. Gynec. Obstet. 107, 727 (1958); — Inflammatory gastric polyps (eosinophilic granulomas of the stomach). Amer. J. Surg. 99, 352 (1960). — CARVER jr., G. M., W. C. SEALY, and M. L. DILLON jr.: Management of alcali burns of oesophagus. J. Amer. med. Ass. 160, 1447 (1956). — Case records of Massachusetts General Hospital. Case 35, 171: Regional enteritis of the duodenum. New Engl. J. Med. 240, 692 (1949). — CASTELTON, K. B., R. P. MORRIS, and A. J. KUKRAL: Anular pancreas. Amer. Surg. 19, 38 (1953). — CATANZARO, CH., C. B. WEEKS, and R. M. KAFKA: Chronic hypertrophic gastritis. Amer. J. Gastroent. 37, 525 (1962). — CATEL, W.: Normale und pathologische Physiologie der Bewegungsvorgänge im gesamten Verdauungskanal. Leipzig 1937. — CATTELL, R. B., and T. J. MUDGE: Surgical significance of duodenal diverticula. New Engl. J. Med. 246, 317 (1952). — CESCHKA, W.: Hypertrophische Pylorusstenose beim Erwachsenen. Med. Klin. 4, 302 (1962). — CHALK, S. G., and H. O. FOUCAR: Foreign bodies in the stomach. Arch. Surg. 16, 494 (1928). — CHAMBERLIN, G. W.: Chronic recurrent jejunogastric intussusception through gastroenterostomy stoma. Amer. J. Surg. 49, 510 (1940). — CHANDLER, G. N., and A. J. LONGMORE: Benign duodeno-colonic fistula. Gut 1, 253 (1960). — CHARACHE, H., S. H. POLAYES, I. S. BEHR, M. Y. MURATA, and A. D. DIMETRIADES: Trichobezoar, report of a case of gastric trichobezoar complicated by multiple polyps with malignant degeneration of one of the polyps. Ann. Surg. 145, 282 (1957). — CHITAMBAR, I. A., and C. SPRINGS: Duodenal diverticula. Surgery 33, 768 (1953). — CHOISY, R., et L. BABAINTZ: Contribution à l'étude du volvulus de l'estomac. Acta radiol. (Stockh.) 8, 410 (1927). — CITRIN, Y., K. STERLING, and J. A. HALSTED: The mechanism of hypoproteinemia associated with giant hypertrophy of the gastric mucosa. New Engl. J. Med. 257, 906 (1957). — COATES, D. M.: Jejuno gastric intussusception. Brit. J. Radiol. 22, 544 (1949). — COHN, J., and H. R. HAWTHORNE: Retroperitoneal rupture of the duodenum in non-penetrating abdominal trauma. Amer. J. Surg. 84, 293 (1952). — COLE, D. S., and S. K. BURCHER: Accidental pneumatic rupture of oesophagus and stomach. Lancet 1961 I, 24. — CONNOLLY, J. E.: Hypertrophic pyloric stenosis in the adult. Amer. J. Surg. 89, 1123 (1955). — CONSTANTINESCU, N., u. J. SABAILA: Über einen Fall von akuter, spontaner Magenerweiterung und Duodenalerweiterung, vergesellschaftet mit vereiterter Bauchspeicheldrüsenentzündung. Zbl. Chir. 66, 1230 (1939). — CRAVER, W. L.: Hypertrophic pyloric stenosis in adults. Gastroenterology 33, 914 (1957). — CRUMMEL, R. W.: Acute duodenal obstruction due to intramural hematoma: case report and review of the literature. Paper given at a Surgical Conference, University of Washington Hospital 1961. — CULVER, G. J., and H. S. PIRSON: Intramural hematoma of the duodenum. A case report. Amer. J. Roentgenol. 82, 1032 (1959). — CURTET, W., P. WETTSTEIN et M. DEMOLE: Le prolapsus de la muqueuse gastrique à travers le pylore représente-t-il une entité clinique ? Arch. Mal. Appar. dig. 41, 269 (1952). — CUSTER jr., M. D., J. C. HORTENSTINE, and E. W. LACY: Clinical significance of prolapse of the gastric mucosa. Ann. Surg. 155, No 5 (1962). — CUSTER jr., M. D., and J. M. WAUGH: Anular pancreas with secondary dilatation of the duodenum: report of a case. Proc. Mayo Clin. 19, 388 (1944).

DAGRADI, A. E., and S. J. STEMPIER: Cortisone (adrenocortical preparation), corticotropin (A.C.T.H.) and procaine in treatment of corrosive oesophagitis. Calif. Med. 81, 33 (1954). — DAVIS, D. A., and K. R. DOUGLAS: Congenital pyloric atresia, a rare anomaly: report of a successful case. Ann. Surg. 153, 418 (1961). — DAVIS, D. R., and C. Y. THOMAS: Intramural hematoma of the duodenum and jejunum: a cause of high intestinal obstruction: report of three cases due to trauma. Ann. Surg. 153, 394 (1961). — DAVIS, J. B., and W. J. GROVE: Stenosis of the stomach following ingestion of lye. Arch. Surg. 75, 1006 (1957). — DEGNAN, T. J.: Idiopathic hypoproteinemia. J. Pediat. 51, 448 (1957). — DELIO, C. W.: Phytobezoars (diospyrobezoars): a clinicopathologic correlation and review of six cases. Arch. Surg. 82, 579 (1961). — DELOYERS, L., et A. BREMER: L'hypertrophie pylorique de l'adulte. Acta chir. belg. 62, 139 (1963). — DEMLING, L.: Moderne Therapie der Verdauungskrankheiten, 2. Aufl. München u. Berlin: Urban & Schwarzenberg 1961. — DEMOULLIN, M.: Invagination im unteren Bereich der Pars III des Duodenums mit monströser Erweiterung des ganzen Duodenums. Fortschr. Röntgenstr. 82, 270 (1955). — DERRA, E., u. H. REITTER: Über die Duplikatur (Doppelungsmißbildung) des Duodenums. Wien. klin. Wschr. 72, 490 (1960). — DESMOND, A. M., and B. F. SWYNNERTON: Adult hypertrophy of the pylorus. Brit. med. J. 1957 I, 968. — DESPIRITO, A. J., and P. J. GUTHORN: Recovery from meconium peritonitis associated with a diaphragm-like obstruction of the prepyloric mucosa. J. Pediat. 50, 599 (1957). — DESPONS, G.: La cortisone et les sténoses cicatricielles de l'oesophage. Rev. méd. franç. 24, 571 (1955). — DESPONS, J., et P. B. J. LE BIHAN: Indication de la cortisone dans l'oesophagite corrosive aigue. Rev. Laryng. (Paris) II, 1055 (1956). — DEUCHER, F.: Die chirurgische Behandlung des Divertikels des Magen-Darmtraktes. Helv. chir. Acta 24, 435 (1957). — DIAMANT-BERGER, L.: Volvulus de l'estomac, sa forme chronique ou intermittente. J. int. Coll. Surg. 30, 609 (1958). — DIANKOW, L., u. D. ANGÖSOWA: Magenschleimhautprolaps bei Kindern. Kinderärztl. Prax. 33, 49 (1965). — DINES, D. E., L. G. BARTHOLOMEW, J. C. CAIN, and G. D. DAVIS: The significance of prolapse of the gastric mucosa. Gastroenterology

35, 166 (1958). — DITTRICH, J. K.: Therapie der hypertrophischen Pylorusstenose des Säuglings. Pädiat. Prax. 1, 193 (1962). — DRUMMOND, H.: Retrograde intussusception of small intestine after gastroenterostomy. Brit. J. Surg. 11, 79 (1923). — DUHAMEL, B.: Technique chirurgicale infantile. Paris: Masson & Cie. 1957.

EDIDIN, B. D., E. DES AUTELS, and L. A. BAKER: Tuberculosis of the stomach: a report of two cases with some comments on therapy. Gastroenterology 31, 429 (1956). — EDLUND, Y., A. KJELLGREN, S. STATTIN, I. WICKBOM, and L. ZETTERGREN: Antral gastritis. Acta chir. scand. 120, 339 (1961). — EDWARDS, H. C.: Diverticulosis of the small intestine. Ann. Surg. 103, 230 (1936). — EHRENPREIS, T., and P. SANDBLOM: Duodenal atresia and stenosis; twenty cases cf intrinsic obstruction. Acta paediat. (Uppsala) 38, 109 (1949). — EHRENPREIS, TH., and A. LIVIDATIS: Congenital atresia. Acta chir. scand. 114, 123 (1957). — EKESPARRE, V. W.: Duodenalstenose durch Pankreas anulare. Arch. Kinderheilk. 152, 282 (1956). — EKLUND, A. E.: Retroperitoneal rupture of the duodenum due to nonpenetrating abdominal trauma. Acta chir. scand. 116, 36 (1958). — ELIASON, E. L., E. P. PENDERGRASS, and V.W.M. WRIGHT: The Roentgen diagnosis of pedunculated growths and gastric mucosa prolapsing through the pylorus; Review of literature. Amer. J. Roentgenol. 15, 295 (1926). — ELSTNER, H. L., and J. M. WAUGH: Duodenal and jejunal diverticula. Surgery 41, 674 (1957). — ESTES jr., W. L., and T. L. BOWMAN: Non penetrating abdominal trauma. With special reference to lesions of the duodenum and pancreas. Amer. J. Surg. 83, 434 (1952). — EXNER, A.: Wie schützt sich der Verdauungstrakt vor Verletzungen durch spitze Fremdkörper? Arch. ges. Physiol. 89, 253 (1902).

FABI, M.: Gastrite ipertrofica gigante simulante una neoplasia gastrica. Minerva chir. 14, 1244 (1959). — FAHRLÄNDER, H.: Über die Behandlung der Gastritis mit in schwachsaurem Milieu wirksamen Proteinasen. Schweiz. med. Wschr. 85, 41, 1006 (1955). — FEGETTER, S.: Congenital intestinal atresia. Brit. J. Surg. 42, 378 (1955). — FELSON, B., and E. S. LEVIN: Intramural hematoma of the duodenum — a diagnostic roentgen sign. Radiology 63, 823 (1954). — FERARU, F., G. P. ROSEMOND, H. ST. IRONS, and L. J. ZAINO: Hypertrophic pyloric stenosis in adult patients: A plea for a simple method of operative correction. Ann. Surg. 154, 847 (1961). — FERGUSON, L. K., and C. S. CAMERON jr.: Diverticula of the stomach and duodenum: Treatment by invagination and suture. Surg. Gynec. Obstet. 84, 292 (1947). — FERRIER, T., and N. DAVIS: Eosinophilic infiltration of stomach and small intestine. M. J. Aust. 1, 789 (1957). — FIEBER, S. S.: Hypertrophic gastritis. Report of two cases and analysis of 50 pathologically verified cases from the literature. Gastroenterology 28, 39 (1955). — FINNEY, D. C. W., L. SCHNAUFER, and E. S. STAFFORD: Total gastrectomy in an infant made necessary by ingestion of tinning paint. Ann. Surg. 151, 891 (1960). — FINNEY jr., J. T. M.: Duodenal diverticula. Sth Surg. 11, 543 (1942). — FISCHER, H. W.: The big duodenum. Amer. J. Roentgenol. 83, 861 (1960). — FLACH, A., u. H. KUDLICH: Zur Klinik und Therapie der Duodenalverletzungen. Chir. Praxis 9, 219 (1965). — FORRESTER-WOOD, W. R.: Giant hypertrophic gastritis — a survey of the literature and the record of a case treated surgically. Brit. J. Surg. 37, 278 (1950). — FORSELL, G.: Beiträge zur Kenntnis des Bewegungsmechanismus der Magenschleimhaut. Fortschr. Röntgenstr. 50, 1 (1934). — FORSSELL, G.: Studies in the mechanism of movement of mucous membranes of the digestive tract. Amer. J. Roentgenol. 10, 87 (1923). — FRANZEN, J.: Salzsäureverätzung von Speiseröhre und Magen. Med. Klin. 19, 816 (1957). — FREDELL, C. H.: Gastric trichobezoar. Arch. Surg. 78, 946 (1959). — FREY, H., u. H. J. MEYER: Über Riesenfaltenbildung der Magenschleimhaut. Praxis 51, 48, 1241 (1962). — FUCHS, G.: Doppelbildungen des Verdauungskanals. Chirurg 30, 368 (1959).

GALLOWAY, W. B., A. M. SUTHERLAND, and A. W. WILLIAMS: Duplication of the stomach. Arch. Dis. Childh. 31, 422 (1956). — GAMBIER, R.: Málrotazione intestinale con stenosi duodenale e volvolo dele'ansa ombelicale. Minerva chir. 14, 81 (1959). — GARDNER jr., C. E., and D. HART: Enterogenous cysts of the duodenum. Report of a case and review of the literature. J. Amer. med. Ass. 104, 1809 (1935). — GARFINKEL, B., M. WALESON, and N. J. FURST: Hematoma of the duodenum. Amer. J. Surg. 85, 484 (1958). — GAVRILIU, D., A. COHN, E. ALBU et V. PARASCHIVESCO: Notre attitude dans les sténoses caustiques de l'estomac et du duodénum. Ann. Chir. 20, 732 (1966). — GEISSENDÖRFER, R.: Beitrag zum sog. arteriomesenterialen Darmverschluß. Dtsch. med. Wschr. 77, 483 (1952). — GEISTHÖVEL, W.: Über stumpfe Bauchverletzungen. Hildesheim 1948. — GERBER, G.: Über Spätnarbenverhältnisse im Bulbus duodeni nach Pyloromyotomie. Zbl. Chir. 86, 42, 2187 (1961). — GERTZ, T. C.: Duodenal ileus. Acta chir. scand. 283, 234 (1961). — GIBLIN, TH. R., and J. D. MARTIN: Volvulus of the stomach. Amer. Surg. 26, 759 (1960). — GILLETTE, R.: Giant hypertrophic gastritis. Lancet 1956I, 1012. — GINGOLD, A. T., u. A. S. EREMEEVA: Zum Problem des Megaduodenums. Vestn. Rentgenol. Radiol. 6, 22 (1954); — Ref. Zentr.-Org. ges. Chir. 139, 83 (1955). — GJÖRUP, E.: Un cas d'oesophage double et estomac double. Acta paediat. (Uppsala) 15, 90 (1933). — GLASS, G. B. J., F. D. SPEER, H. E. NIEBURGS, A. ISHIMORI, E. L. JONES, H. BAKER, S. A. SCHWARTZ, and R. SMITH: Gastric atrophy, atrophic gastritis, and gastric secretory failure: correlative study by suction biopsy and exfoliative cytology of gastric mucosa, paper elektrophoretic and secretory assays of gastric secretion, and measurements of intestinal absorption and blood levels of vitamin B_{12}. Gastroenterology 39, 429 (1960). — GLAY, A., J. J. DINAN, and S. C. SKORYNA: Enterogenous cysts of the duodenum. Canad. J. Surg. 4, 186 (1961). — GOLDBERG, H. M., and V. H. SMITH: Acute volvulus of the stomach. Brit. J. Surg. 43, 588 (1956). — GONZALEZ, L. L., M. M. ZINNINGER, and W. A. ALTEMEIER: Cicatricial gastric stenosis caused by ingestion of corrosive substances. Ann. Surg. 156, I (1962). — GOTTLIEB, C., D. LEFFERTS, and S. L. BERANBAUM: Gastric volvulus. I. Amer. J. Roentgenol. 72, 609 (1954). — GRAY, H. K., and G. M. GARRET jr.: Obstruction of the duodenum beyond the ampulla of vater. Ann. Surg. 142, 532 (1955). — GREGL, A.: Phytobezoar des Magens. Chirurg 33, 234 (1962). — GRIMES, A. E.: Retrograde intragastric intussusception of the jejunum following subtotal gastrectomy. Ann. Surg. 129, 404 (1949). — GROB, M.: Über Lageanomalien des Magendarmtraktes infolge Störungen der fetalen Darmdrehung. Basel: Benno Schwabe & Co. 1953; — Lehrbuch der Kinderchirurgie. Stuttgart: Thieme 1957. — GRÖNLIE, S., and B. ROSSELAND: Gastroduodenal intussusception. Amer. Roentgenol. 86, No 5 (November 1961). — GROSS, K. E., and M. W. DURHAM: Pyloric antral mucosal diaphragm. Report of a case. Radiology 61, 368 (1953). — GROSS, R. E., and T. C. CHISHOLM: Anular pancreas producing duodenal obstruction. Surgery 119, 759 (1944). — GROSSE, H.: Magendoppelbildung mit perforiertem Ulcus. Zbl. Chir. 84, 20, 767 (1959). — GRUHN, J., K. BLAKE, and T. SARACCO: Gastric heterotopia. Amer. J. Surg. 100, 396 (1960). — GUSIC, B.: Noviji pogledi u lecenju akutnih korozovnih zapalenja jednjaka. Srpski Arkh. 1, 17 (1952); — Les plexus myentériques dans les corrosions aigues de l'oesophage. Rev. Laryng. (Bordeaux) 9—10, 639 (1960). — GUTACKER, H. W.: Ein Beitrag zum Bild der gastro-duodenalen Darmpassagestörungen. Diss. Bonn 1953.

HABERER, H. v.: Zur Frage des arterio-mesenterialen Darmverschlusses. Langenbecks Arch. klin. Chir. 89, 643 (1909); — Seltene Ursachen von Entleerungsstörungen des Duodenums. Langenbecks Arch. klin. Chir. 89, 634 (1909); — Dtsch. med. Wschr. 73, 365 (1948); — Der arterio-mesenteriale Duodenalverschluß. Ergebn. Chir. Orthop. 5, 467 (1915); — Beitrag zum arterio-mesenterialen Duodenalverschluß. Langenbecks Arch. klin. Chir. 108, 307 (1917); Beitrag zur chronischen Duodenalstenose. Langenbecks Arch. klin. Chir. 132, 191 (1924); — Zur Frage des arterio-mesenterialen Duodenalverschlusses. Langenbecks Arch. klin. Chir. 132, 201 (1924). — HAFTER, E.: Praktische Gastroenterologie, 2. Aufl. Stuttgart: Thieme 1962. — HAFTER, E., u. R. E. SIEBENMANN: Chronische Gastritis und Reizmagen. Dtsch. med. Wschr. 87, 20, 1041 (1962). — HAHN, O.: Zur Chirurgie der Duodenaldivertikel. Bruns' Beitr. klin. Chir. 148, 255 (1929). — HALIM, M., and W. C. BECK: Chronic duodenal ileus. Guthrie Clin. Bull. (Sayre) 30, 46 (1961). — HALSTED, A. E.: Chicago Surgical Society: regular meeting held February 2, 1917, with Dr. WILLIAM FULLER in chair: Pyloric obstruction due to ingestion of strong sulphuric acid: gastroenterostomy: recovery. Surg. Gynec. Obstet. 26, 360 (1918). — HAMBURGER, ST. W.: Phytobezoar associated with a Meckel's diverticulum: An unusual cause for intestinal obstruction. Ann. Surg. 152, I (1960). — HAMPERL, H.: Zur Histologie der akuten Gastritis und der Erosionen der Magenschleimhaut; Ergebnisse der deutsch-russischen Rassenforschung. Beitr. path. Anat. 90, 85 (1932). — HANDELSMAN, J. C., G. MURPHY, and R. FISHBEIN: Duodenal diverticulum: clinical significance and surgical treatment. Amer. Surg. 26, 272 (1960). — HANSEN, R. W., and F. R. WILLIAMS: Retroperitoneal rupture of the duodenum due to blunt trauma. Amer. J. Surg. 94, 816 (1957). — HARKINS, H. N., and L. M. NYHUS: Surgery of the stomach and duodenum. Boston: Little, Brown & Co. 1962. — HARRIS, W. B., and D. P. BABBITT: Early postoperative roentgenographic findings in congenital hypertrophic pyloric stenosis. Surg. Gynec. Obstet. 114, 630 (1962). — HASSE, W., u. B. STÜCK: Angeborene Bauchwandlücken (Gastrochisis). Chirurg 34, 204 (1963). — HAUBRICH, R.: Zwerchfellpathologie im Röntgenbild. Berlin-Göttingen-Heidelberg: Springer 1956. — HAUTVILLE, M. DE: Observation sur une masse de cheveux trouvée dans l'estomac d'une jeune fille. J. gen. Med. et Chir. et Pharm. (Paris) 48, 147 (1813). — HEBBEL, R.: Chronic gastritis: its relation to gastric and duodenal ulcer and to gastric carcinoma. Amer. J. Path. 19, 43 (1943). — HEBERER, G., H. LAUSCHKE u. T. HAU: Pathogenese, Klinik und Therapie der Oesophagusrupturen. Chirurg 37, 433 (1966). — HEIDENBLUT, A.: Herdförmige gutartige Pylorus-Hypertrophie des Erwachsenen. Fortschr. Röntgenstr. 94, 175 (1961). — HEISS, H., u. S. KARNBAUM: Spontanrupturen des Oesophagus. Med. Bilddienst Roche (Grenzach, Baden) 1, 8 (1962). — HELLNER, H.: Das duodenale Divertikel. Zbl. Chir. 18, 1034 (1939). — HENLEY, T. J.: Rotary power lawn mower injury: perforation of the stomach. J. Okla. med. Ass. 52, 86 (1959). — HENNING, N.: Lehrbuch der Verdauungskrankheiten, 2. Aufl. Stuttgart: Thieme, 1956. — HILTON, H. D.: Primary duodenal diverticulum. Amer. J. Surg. 87, 2 (1954). — HIRSCH, W., u. O. MÜNCH: Zur Röntgendiagnose des Duodenum inversum. Fortschr. Röntgenstr. 75, 445 (1957). — HODGSON, J. H.: Corrosive stricture of the stomach. Brit. J. Surg. 46, 358 (1959). — HOLADAY, W. J.: Rupture of the esophagus by compressed air. New Engl. J. Med. 261, 1071 (1959). — HOLDER, T. M., and R. E. GROSS: Temporary gastrostomy in pediatric surgery; experience with 187 cases. Pediatrics 26, 36 (1960). — HOLLE, F.:

Stumpfe Bauchverletzungen. Med. Klin. 58, 293—312 (1963). — HOLLENDER, L.: Les diverticules du duodenum. Arch. Mal. Appar. dig. 48, 1062 (1959). — HOLMES jr., TH. W.: Polybezoar and gastrointestinal foreign bodies. Amer. J. Surg. 103, 487 (1962). — HORNTRICH, J., u. M. POETHKE: Über spitze Fremdkörper im Magen-Darm-Kanal. Zbl. Chir. 91, 825 (1966). — HUNT, C. J.: In discussion on paper by J. D. BISGARD and H. H. KERR: Surgical management of instrumental perforation of the esophagus. Arch. Surg. 58, 739 (1949).

ILIC, A.: Sur la thérapie des oesophagites corrosives par la cortisone. Rev. Laryng. (Bordeaux) 77, 752 (1956). — INGERSOLL, C. F.: Speculations concerning the probable evolution of chronic gastritis. Radiology 59, 349 (1952).

JAMES, D. H.: Spontaneous rupture of the stomach. J. Pediat. 58, 849 (1961). — JANKELSON, O. M., I. R. JANKELSON, and N. ZAMCHECK: Hemorrhagic (erosive) gastritis. Amer. J. dig. Dis. 4, 603 (1959). — JONES, S. A., R. CARTER, L. L. SMITH, and E. J. JOERGENSON: Arteriomesenteric duodenal compression. Amer. J. Surg. 100, 262 (1960). — JONES, T. W., and K. A. MERENDINO: The perplexing duodenal diverticulum. Surgery 48, 1068 (1960).

KALIMA, T.: Pathologisch-anatomische Studien über die Gastritis des Ulcusmagens nebst einigen Bemerkungen zur Pathogenese und pathologischen Anatomie des Magengeschwürs. Langenbecks Arch. klin. Chir. 128, 20 (1924). — KATZ, H.: Corrosive obstruction of stomach, without involvement of oesophagus. S. Afr. med. J. 25, 139 (1951). — KAYABALI, I.: Pancréas anulaire. Lyon chir. 56, 49 (1960). — KEATS, T. E., and R. M. BRADY: Duodenal involvement in regional enteritis. Amer. J. Roentgenol. 77, 639 (1957). — KEET jr., A. D.: Focal hypertrophy of the pyloric musculature in adults. Arch. Path. 61, 20 (1956). — KELLEY, J. L., and J. D. TODD: Rupture of the duodenum from non-penetrating albdominal trauma. West. J. Surg. 64, 638 (1956). — KENNEDY, T. J.: Difficulties in the differential diagnosis of gastric carcinoma and gastritis. Radiology 59, 367 (1952). — KENNEY, F. D., M. B. DOCKERTY, and J. M. WAUGH: Giant hypertrophy of gastric mucosa. — A clinical and pathological study. Cancer (Philad.) 7, 671 (1954). — KENT, K. H., and H. J. RASZKOWKY: The importance of preoperative roentgendiagnosis of anomalies of intestinal rotation. Gastroenterology 36, 5 (1959). — KERMAUNER, F.: Die Mißbildungen des Rumpfes. In: SCHWALBE, Die Morphologie der Mißbildungen, Bd. III/1. Jena: Gustav Fischer 1909. — KERR, H.: A method of demonstrating the site of a perforation of the oesophagus. Brit. J. Radiol. 35, 412 (1962). — KIESEWETTER, W. B.: Duplication of the stomach: a case report. Ann. Surg. 146, 990 (1957). — KILLEN, D. A., P. N. SYMBAS, G. BURRUS, and H. W. SCOTT: Use of the transposed ileocecal valve for sphincteric control of gastric emptying after ablation of the pylorus. Surgery 48, 838 (1960). — KIRKLIN, B. R., and M. T. HARRIS: Hypertrophy of the pyloric muscle of adults, a distinctive roentgenologic sign. Amer. J. Roentgenol. 29, 437 (1933). — KLEINFELDER, H., u. F. LONGIN: Die Cholangitis als Komplikation des Duodenaldivertikels. Ärztl. Wschr. 11, 988 (1956). — KLOTZ, P. L.: Les brûslures chimiques de l'oesophage et leur traitement. Ann. Oto-laryng. (Paris) 77, 147 (1960). — KNIGHT, C. D.: Hypertrophic pyloric stenosis in the adult. Ann. Surg. 153, 899 (1961). — KNUTRUD, O., and S. EEK: Combined intrinsic duodenal obstruction and malrotation. Acta chir. scand. 119, 506 (1960). — KOECHER, P.: Über röntgenologische Befunde zur Operationsindikation in der Behandlung der hypertrophischen Pylorusstenose. Arch. Kinderheilk. 167, 120 (1962). — KONJETZNY, G. E.: Chronische Gastritis und Duodenitis als Ursache des Magenduodenalgeschwürs. Beitr. path. Anat. 71, 595 (1923); — In: F. HENKE u. O. LUBARSCH, Handbuch der speziellen pathologischen Anatomie und Histologie, Bd. 1, Teil 2, S. 768. Berlin: Springer 1927; — Die entzündliche Grundlage der typischen Geschwürsbildung in Magen und Duodenum, S. 69. Berlin: Springer 1930; — Eine besondere Form der chronischen hypertrophischen Gastritis unter dem klinischen und röntgenologischen Bilde des Carcinoms. Chirurg 10, 260 (1938). — KOPP, G., u. J. M. BIVETTI: Die arterio-mesenteriale Duodenalstenose. Schweiz. med. Wschr. 87, 230 (1957). — KOSSMANN, F.: Morbus-Besnier-Boeck-Schaumann des Magens. Med. Klin. 21, 1011 (1959). — KRAEMER, H.-J., u. F. SEBENING: Gastrogene Duplikaturen: transdiaphragmale Perforation eines Doppelmagens mit schwerer Lungenblutung. Bruns' Beitr. klin. Chir. 210, 183 (1965). — KRAHANN, H.: Bericht über einen Fall von Doppelbildung des Magens. Wien. klin. Wschr. 64, 488 (1952). — KRAMER, C.: Unsere Erfahrungen in der chirurgischen Behandlung der Duodenaldivertikel. Zbl. Chir. 90, 1905 (1965). — KRAUS, R.: Zur Röntgendiagnostik des arteriomesenterialen Duodenalverschlusses. Diss. Frankfurt 1951. — KREUTER, E.: Die angeborenen Verschlüsse und Verengungen des Darmkanals im Lichte der Entwicklungsgeschichte. Dtsch. Z. Chir. 79, 1 (1905). — KUDR, J.: Unsere Erfahrungen mit der Chirurgie der Duodenaldivertikel. Zbl. Chir. 85, 313 (1960). — KÜMMERLE, F.: Die stumpfen Bauchverletzungen. Vorträge aus der praktischen Chirurgie. Stuttgart: Enke 1959 (dort ausführliche Literatur); — Die Verletzungen des Zwerchfells und ihre Behandlung. Mschr. Unfallheilk. 87, 89 (1966). — KÜMMERLE, F., u. H. E. KÖHNLEIN: Magenblutung bei der Relaxatio diaphragmatica. Dtsch. med. Wschr. 84, 47, 2109 (1959). — KUNTZEN, H.: Der Kaskadenmagen und seine chirurgische Bedeutung. Zbl. Chir. 84, 46, 1894 (1959).

Ladd, W. E., and R. E. Gross: Surgical treatment of duplications of the alimentary tract: enterogenous cysts, enteric cysts, or ileum duplex. Surg. Gynec. Obstet. 70, 295 (1940); — Abdominal surgery of infancy and childhood. Philadelphia and London: Lippincott 1951. — Lang, J., W. Grill u. H. Pichlmaier: Experimentelle Untersuchungen über die Durchblutungsverhältnisse am Duodenalstumpf. Langenbecks Arch. klin. Chir. 299, 707 (1962). — Langer, G.: Komplikationen beim Duodenaldivertikel. Zbl. Chir. 86, 783 (1961). — Lassrich, M. A., R. Prévot u. K. H. Schäfer: Pädiatrischer Röntgenatlas. Stuttgart: Thieme 1955. — Lavadia jr., P., B. W. Haynes jr., and M. E. De Bakey: Retrograde jejuno gastric intussusception. Review of the literature and report of a case. Amer. Surg. 19, 507 (1953). — Lazzarini, L.: Sul volvolo dello stomaco. Policlinico, Sez. Chir. 47, 465 (1940). — Lecco, T. M.: Sur morphologie des pancreas anulaire. S.-B. Akad. Wiss. Wien 119, 391 (1910). — Lee, J. G., and W. S. McCune: Massive hypertrophic gastritis; report of three cases. Amer. Surg. 21, 806 (1955). — Lefferts, D., S. L. Beranbaum, and C. Gottlieb: Gastric volvulus. II. Idiopathic gastric volvulus. Amer. J. Roentgenol. 72, 616 (1954). — Le Gal, Y., E. Forster, R. Raber et L. Mole: Communication à la Société de Médecine de Strasbourg. Étude anatomoradiologique des prolapsus pyloro-duodénaux. Séance du 23 mai 1959. — Le Gal, Y., R. Raber, P. Buck et M. Simler: Étude anatomo-radiologique des prolapsus pyloro-duodénaux. J. Radiol. Électrol. 40, 743 (1959). — Leigh, T. F.: Acute gastric dilatation. J. Amer. med. Ass. 172, 1376 (1960). — Leis, H. P., R. K. Match, J. M. Winfield, and W. F. Ruggiero: Congenital duodenal obstruction in the adult. Surgery 42, 592 (1957). — Lemmon, W. T., and G. W. Paschal jr.: Rupture of the stomach following ingestion of sodium bicarbonate. Ann. Surg. 114, 997 (1941). — Lempke, R. E.: Intussusception of the duodenum. Ann. Surg. 150, 160 (1959). — Leutke, H. J.: Duodenalanomalien als Ursache gehäufter Magen- und Duodenalkrankheiten. Münch. med. Wschr. 96, 373 (1954). — Licht, E. F. de: Arteriomesenteric obstruction of the duodenum in adult life and adolescence. Acta radiol. (Stockh.) 45, 441 (1956). — Lichstein, J., and L. M. Asher: Benign prolapse of gastric mucosa. Clinical, roentgenologic and gastroscopic study. J. Amer. med. Ass. 151, 720 (1953). — Linder, F., and W. Fritzsche: Pancreas anulare. Bericht über 2 operierte Fälle, unter Berücksichtigung von 110 Veröffentlichungen der Weltliteratur. Langenbecks Arch. klin. Chir. 283, 428 (1956). — Linder, R.: Zur Indikationsstellung der operativen Behandlung bei der hypertrophischen Pylorusstenose. Med. Klin. 8, 305 (1961). — Löbker, F.: Magen-Duodenumverletzungen durch stumpfes Bauchtrauma. Mschr. Unfallheilk. 50, 258 (1943). — Lönnerblad, L.: Zwei Fälle von Mageninvagination. Acta radiol. (Stockh.) 14, 82 (1933). — Loewy, G.: Les aspects radiologiques du prolapsus de la muqueuse gastrique dans le bulbe duodénal. J. Radiol. Électrol. 38, 916 (1957). — Lorimier, A. A. de, and L. Penn: Acute volvulus of the stomach emphasizing management hazards. Amer. J. Roentgenol. 77, 627 (1957). — Louw, J. H.: Congenital duodenal stenosis and mongolism. Report of a case. S. Afr. med. J. 26, 521 (1952); — Zentr.-Org. ges. Chir. 133, 217 (1952); — Congenital intestinal and severe stenosis in the newborn. A report of 79 consecutive cases. S. Afr. J. clin. Sci. 3, 109 (1952); — Zentr.-Org. ges. Chir. 133, 218 (1952). — Loygue, J., et Y. Gérard: Les sténoses gastriques consécutives à l'ingestion d'un liquide corrosif. J. Chir. (Paris) 73, 23 (1957). — Ludington, L. G., R. R. Torrey, and N. C. Hamel: Gastroumbilical fistula developing after external blunt trauma to abdomen. J. Amer. med. Ass. 170, 799 (1959). — Lumsden, K., and S. C. Truelove: Primary hypertrophic pyloric stenosis in the adult. Brit. J. Radiol. 31, 261 (1958). — Luschnitz, E.: Klinische und röntgenologische Beobachtungen bei Magendivertikeln. Dtsch. Z. Verdau.- u. Stoffwechselkr. 24, 73 (1964).

Mackenzie, W., A. Lang, and M. Friedman: Congenital atresia of the second portion of the duodenum with associated obstruction of the biliary tract. Surg. Gynec. Obstet. 110, 755 (1960). — Maggi, A. L. C., and M. Mecroff: Stenosis of the stomach caused by corrosive gastritis. Gastroenterology 24, 573 (1953). — Mahorner, H.: Diverticula of the duodenum: a report of eight surgical cases. Ann. Surg. 133, 697 (1951). — Mahorner, H., and W. Kisner: Diverticula of the duodenum and jejunum. Surg. Gynec. Obstet. 85, 607 (1947). — Maimon, S. N., J. P. Bartlett, E. M. Humphreys, and W. L. Palmer: Giant hypertrophic gastritis. Gastroenterology 8, 397 (1947). — Manning, I. H., and G. P. Highsmith: Prolapse of the gastric mucosa through the pyloric canal into the duodenum. Report of 16 cases diagnosed roentgenologically. Gastroenterology 10, 643 (1948). — Markert, J., u. W. Schulz: Zur Problematik der spontanen Magenruptur. Z. ärztl. Fortbild. 59, 1137 (1965). — Marks, I. N., S. Bank, L. Werbeloff, J. Farman, and J. H. Louw: The natural history of corrosive gastritis. Amer. J. dig. Dis. N. S. 8, 6 (1963). — Marrs, J. W., R. V. Walker jr., and W. W. Glas: Acute gastric dilatation due to nasal oxygen. Ann. Surg. 148, 835 (1958). — Marshak, R. H., J. Lifsay, and S. Brahms: Gastroduodenal intussusception. Amer. J. Roentgenol. 66, 87 (1951). — Mast, W. H., L. D. Telle, and R. D. Turek: Anular pancreas. Error in diagnosis and treatment of eight cases. Amer. J. Surg. 94, 80 (1957); — Zentr.-Org. ges. Chir. 149, 59 (1958). — Mattioli, F.: I diverticoli duodenali. Rass. ital. Chir. Med. 8, fasc. 1 (1959). — Maurer, G.: Die akuten Erscheinungen bei Entwicklungsanomalien am Duodenum. Langenbecks Arch. klin. Chir. **279**, 660 (1954). — MAUTHE, H., and G. ZWICKY: Gastroduodenal intussusception. Radiology **65**, 86 (1955). — McCANN, J. C., and M. A. DEAN: Hypertrophy of the pyloric muscle in adult. Experiences with conservative and radical surgical treatment. Surg. Gynec. Obstet. **90**, 535 (1950). — McCORMICK, W. F.: Rupture of the stomach in children. Arch. Path. **67**, 416 (1959). — McGARITY, W. C.: Regional enteritis of the duodenum. Surg. Gynec. Obstet. **105**, 203 (1957). — McGEHEE, J. L.: Chronic obstruction and dilatation of the duodenum. Amer. J. Surg. **40**, 140 (1938). — McLETCHIE, N. G. B., J. K. PURVES, and R. L. DE C. H. SAUNDERS: The genesis of gastric and certain intestinal diverticula and enterogenous cysts. Surg. Gynec. Obstet. **99**, 135 (1954). — McNAUGHT, G. H. D.: Simple pyloric hypertrophy in the adult. J. roy. Coll. Surg. Edinb. **3**, 35 (1957). — McNAUGHT, J. B.: A compilation of forty cases with a report of a new case. Amer. J. med. Sci. **185**, 249 (1933). — MEISSNER, F.: Die angeborenen Duodenalstenosen. Zbl. Chir. **86**, 49 (1961). — MELAMED, A., R. S. HAUKOHL, and R. E. CALLAN: Pyloric antral mucosal diaphragm with transpyloric mucosal prolapse. Radiology **74**, 452 (1960). — MELAMED, A., R. S. HAUKOHL, and A. MARCK: Prolapse of gastric mucosa. Summary of 150 cases. Gastroenterology **23**, 620 (1953). — MELAMED, M., and A. M. PANTONE: Hematoma of the duodenum. A case report. Radiology **66**, 874 (1956). — MELZL, I., u. CHR. MELZL: Retroperitoneale Duodenumruptur mit schweren Kombinationsverletzungen. Zbl. Chir. **91**, 1417 (1966). — MENDL, K., and M. E. SHARP: Redundant duodenal mucosal folds and retrograde prolapse through the pylorus. Brit. J. Radiol. **33**, No 385 (Jan. 1960). — MÉNÉTRIER, P.: Des polyadénomas gastriques et des leurs rapports avec le cancer de l'estomac. Arch. Physiol. norm. Path. **32**, 236 (1888). — MERKEL, H.: In: KAUFMANNs Lehrbuch der speziellen pathologischen Anatomie, Bd. 1, Teil 2, S. 967. Berlin: W. de Gruyter & Co. 1956. — MEUWISSEN, T., and J. P. SLOOFF: Die roentgenologische Diagnose der kongenitalen hypertrophischen Pylorusstenose. Acta paediat. (Uppsala) **1**, 107 (1932). — MEYER, H. J.: Über Riesenfaltenbildung der Magenschleimhaut. Diss. Amsterdam 1958. (Darin ausführliches Literaturverzeichnis.) — MILLAR, T. M., J. BRUCE, and J. R. PATTERSON: Spontaneous rupture of the stomach. Brit. J. Surg. **44**, 513 (1957). — MINO, R. A., and R. G. LIVINGSTONE: A technic of exposure for diverticula of the third and fourth parts of the duodenum. Ann. Surg. **129**, 235 (1949). — MONTAGUE, F. E., and J. C. THOROUGHMAN: True diverticulum of the prepyloric area of the stomach. Amer. J. Surg. **94**, 669 (1957). — MONTENOVESI, P.: Diagnosi e cura della stenosi ipertrofica del piloro. Clin. pediat. (Bologna) **40**, 833 (1958). — MORAN, J. M., and J. M. BEAL: Giant hypertrophic gastritis. Amer. J. Surg. **98**, 584 (1959). — MORRISON, A.: Hyperextension injury of the cervical spine with rupture of the oesophagus. J. Bone Jt Surg. B **42**, 356 (1960). — MORRISON, W. A.: Torsion and volvulus of the stomach. Surg. Gynec. Obstet. **52**, 871 (1931). — MORSON, B. C.: Intestinal metaplasia of the gastric mucosa. Brit. J. Cancer **9**, 365 (1955); — Intestinal metaplasia of the gastric mucosa. Gastroenterology **32**, 961 (1957). — MOTHES, W., u. W. CH. HECKER: Iatrogene Perforationen im Verdauungstrakt bei Kindern. Münch. med. Wschr. **109**, 643 (1967). — MOUSSEAU, M., et A. DE FERRON: Les perforations des diverticules duodenaux. J. Chir. (Paris) **72**, 12 (1956). — MUSSGNUG, G., u. H. WEGENER: Posttraumatischer zwerchfellbedingter chronischer Magenvolvulus und seine Zusammenhangsbegutachtung. Mschr. Unfallheilk. **66**, 297 (1963).

NAGEL, G. W.: Unusual conditions in duodenum and their significance. Arch. Surg. **11**, 529 (1925). — NEGRO, L., V. SARNELLI e P. VECCHIONE: Contributo al trattamento delle stenosi associate esofagee e gastriche da caustici. G. ital. Chir. **17**, 699 (1961). — NELL, W.: Die Röntgendiagnose der klassischen Lageanomalien des Duodenums. Fortschr. Röntgenstr. **55**, 40 (1937). — NELSON, R. S., and N. M. SCOTT: Heterotopic pancreatic tissue in the stomach-gastroscopic. features. Gastroenterology **34**, 452 (1958). — NEVIN, I. N., W. W. TURNER, and H. T. GARDNER: Early and late roentgenologic findings in corrosive gastritis: report of case. Amer. J. Roentgenol. **81**, 603 (1959). — NICOLA, R. R. DE: Duodenal diverticulo-jejunostomy. Postgrad. Med. **15**, 489 (1954). — NISSAN, S.: Duplications of the stomach. Amer. J. Surg. **100**, 59 (1960). — NISSEN, R.: Operative Unfälle in der Bauchchirurgie. Langenbecks Arch. klin. Chir. **295**, 384 (1960). — NOACK, W., H. D. METHFESSEL u. H. ROCKSTROH: Überleben einer durch Sauerstoff-Insufflation verursachten Magenruptur. Zbl. Chir. **91**, 1086 (1966). — NORTH, J. P., and J. H. JOHNSON jr.: Pyloric hypertrophy in the adult. Ann. Surg. **131**, 316 (1950).

OBERDALHOFF, H.: Erfahrungen über die operative Behandlung der spastisch-hypertrophischen Pylorusstenose der Säuglinge (an Hand von 403 Fällen). Chirurg **9**, 397 (1960). — OBERNIEDERMAYR, A.: Lehrbuch der Chirurgie und Orthopädie des Kindesalters, Bd. II. Berlin-Göttingen-Heidelberg: Springer 1959. — OGILVY, W. L., and H. F. OWEN: Neonatal rupture of the stomach due to congenital muscle defect. Canad. J. Surg. **4**, 91 (1960). — OGLIVIE, R. F.: Duodenal diverticula and their complications with particular reference to acute pancreatic necrosis. Brit. J. Surg. **28**, 362 (1941). — O'LEARY, C. M.: Diospyrobezoar. Arch. Surg. **66**, 857 (1953). — ORLOFF, M. J.: Intussusception in children and adults. Int. Abstr. Surg. **102**, 313 (1956). — OSMOND jr., J. D., and H. D. FOWLER jr.: Jejunogastric intussusception. Amer. J. Roentgenol. 79, 786 (1958). — OSTERMANN, G.: Gastroschisis; Bericht über einen operativ geheilten Fall. Chirurg 31, 464 (1960).

PALMER, E. D.: Gastric diverticula. Int. Abstr. Surg. 92, 417 (1951); — Chronic superficial gastritis: observations on clinical and histopathologic significance. Amer. J. dig. Dis. 20, 369 (1953); — Gastritis: a reevaluation. Medicine (Baltimore) 33, 199 (1954); — Gastric diverticula, with special reference to subjective manifestations. Gastroenterology 35, 406 (1958); — Hemorrhage from erosive gastritis and its surgical implications. Gastroenterology 36, 856 (1959). — PALMER, P. E. S.: Giant hypertrophic (tumor simulating) gastritis. J. Fac. Radiol. (Lond.) 9, 175 (1958). — PALUMBO, L. T., G. M. RUGTIV, and K. R. CROSS: Giant hypertrophic gastritis: its surgical and pathologic significance. Ann. Surg. 134, 259 (1951). — PATERSON, J. R. S., T. M. MILLAR, and J. BRUCE: Spontaneous rupture of the stomach. Brit. J. Surg. 44, 513 (1957). — PATTER, W. N. VAN, J. A. BARGEN, M. B. DOCKERTY, W. H. FELDMAN, C. W. MAYO, and J. M. WAUGH: Regional enteritis. Gastroenterology 26, 347 (1954). — PATTERSON, H. A.: Massive hypertrophic gastritis. Ann. Surg. 135, 646 (1952). — PATTERSON, R. H., and S. WEINTRAUB: Prolapse of gastric mucosa. Surg. Clin. N. Amer. 34, 495 (1954). — PAULSON, D. L.: Transthoracic gastric surgery with report of transthoracic resection of diverticulum of stomach. J. thorac. Surg. 13, 518 (1944). — PEARCE, J., and A. EHRLICH: Gastric sarcoidosis. Ann. Surg. 141, 115 (1955). — PEARSE, H. E.: The surgical management of duodenal diverticula. Surgery 15, 705 (1944). — PELÚ, G.: Diverticoli gastrici. Radiologia (Roma) 15, No 3 (1959). — PERUCCHIO, P., H. Y. NICOL, J. BOISOT, L. MOLLARET, G. OUTREQUIN et P. MERZ: Un cas de polyadénome en nappe de Ménétrier traité par gastrectomie totale. Mém. Acad. Chir. 86, 911 (1960). — PESTER, G. H., and P. PEARTREE: Traumatic intramural hematoma of the duodenum. Amer. J. Surg. 96, 568 (1958). — PIZZETTI, F., e S. LAI: Contributo casistico allo studio della gastrite gigantoipertrofica. Osped. Ital.-Chir. 5, No 5 (Novembre 1961). — PLANE, M.: Tuberculose gastrique sténosante. Acad. Chir. I, 363 (1961). — POLSON, R. A., and J. E. ISAAC: Enterogenous cyst of the duodenum. Gastroenterology 25, 431 (1953). POPKIROV, ST.: Operative Behandlung des chronischen Volvulus des Magens. Bruns' Beitr. klin. Chir. 207, 302 (1963). — POPPEL, M. H.: Duodenocolic apposition. Amer. J. Roentgenol. 83, 851 (1960). — PRÉVOT, R.: Der kleine Magenkrebs; Gutartige Pylorushypertrophie des Erwachsenen; Der Magenschleimhautprolaps. In: Röntgendiagnostik, Ergebnisse 1952—1956. Stuttgart: Thieme 1957. — PROHASKA, J. V., M. C. GOVOSTIS, H. P. HARMS, and S. O. EVANS: Jejunogastric intussusception following subtotal gastrectomy. An illustrative case report. Amer. J. Surg. 94, 776 (1957). — PUYLAERT, C. B. A.: The radiological diagnosis of the congenital obstruction of the duodenum (megaduodenum). J. belge Radiol. 42, 569 (1959).

QUAIN, R.: The stomach of an insane patient filled with coconut fibre, which caused death by perforation of this viscus. Trans. path. Soc. Lond. 5, 145 (1854).

RANDOLPH, H., D. W. MELICK, and A. R. GRANT: Perforation of the esophagus from external trauma or blast injuries. Dis. Chest 51, 121 (1967). — RAPPAPORT, E. M., E. O. RAPPAPORT, and A. ALPER: Failure of surgery to relieve symptoms in prolapse of gastric mucosa. Ann. intern. Med. 38, 224 (1933); — Incidence and clinical significance of transpyloric prolapse of gastric mucosa. J. Amer. med. Ass. 150, 182 (1952). — REES, C. E.: Prolapse of gastric mucosa through pylorus: Surgical treatment. Surg. Treatment, Surg. Gynec. Obstet. 64, 689 (1937). — REHBEIN, F.: Gastrogene Cyste im Mediastinum mit Klippel-Feil-Syndrom. Mschr. Kinderheilk. 102, 452 (1954); — Duodenalstenose beim Neugeborenen und Säugling. Langenbecks Arch. klin. Chir. 287, 453 (1957); — Zweizeitige Operation der Duodenalatresie. Chirurg 33, 228 (1962). — REHBEIN, F., u. J. BOIX-OCHOA: Duodenalstenose — Duodenalatresie. Dtsch. med. Wschr. 88, 24, 1240 (1963). — REHBEIN, F., u. W. V. EKESPARRE: Duodenalstenose und Volvus beim Neugeborenen und Säugling. Med. Klin. 38, 1366 (1957). — REHBEIN, F., u. B. REISMANN: Speiseröhren- und Magenverätzungen bei Kindern. Langenbecks Arch. klin. Chir. 311, 100 (1965). — REIMANN, U.: Die Behandlung der Oesophagus-Verätzungen mit Glucocorticosteroiden. HNO-Wegweiser f. d. fachärztl. Praxis 11, 202 (1963). — REIMOLD, W.: Ergebnisse der operativen Behandlung von spastisch-hypertrophischen Pylorusstenosen (542 Kinder von 1946—1962). Münch. med. Wschr. 8, 392 (1963). — REUTER, G.: Bericht über 247 Pylorusstenosen der Kinderchirurgischen Klinik Berlin-Buch in den Jahren 1957—1964. Z. ärztl. Fortbild. 60, 91 (1966). — REYNOLDS, R. M., R. P. REYNOLDS, and W. B. MCINTYRE: Hypertrophic pyloric stenosis in the adult. Grace Hosp. Bull. (Detroit) 36, 17 (1958). — RIGLER, L. G.: Roentgen observation of benign tumor of stomach prolapsing through pylorus. Amer. J. Roentgenol. 20, 529 (1928). — RIPSTEIN, C. B., and K. M. SCHNEIDER: An appraisal of temporary gastrostomies and enterostomies. Amer. J. Surg. 96, 90 (1958). — ROKITANSKY, C. (1849): Lehrbuch der pathologischen Anatomie, 3. Aufl., Bd. 3. Wien: Braunmüller 1855—1861. — ROSENAU, H. J.: Medikamentöse Therapie der Ösophagusverätzungen. Dtsch. Gesundh.-Wes. 16, 53 (1961). — ROSENBERG, N., P. J. KUNDERMANN, L. VREMAN, and S. MOOLTEN: Prevention of experimental strictures of the oesophagus by cortisone. Arch. Surg. 63, 147 (1951); — Prevention of experimental oesophagus stricture by cortisone; control of suppurative complications by penicilline. Arch. Surg. 66, 593 (1953). —

Rosenburg, S. A., and A. Sampson: The syndrome of mesenteric vascular compression of the duodenum. Arch. Surg. **73**, 296 (1956). — Rossetti, M.: Der zwerchfellbedingte Magenvolvulus. Chir. Praxis, H. 3, 275 (1961); — Verletzungen des Oesophagus. Thoraxchirurgie **12**, 131 (1964). — Rota, A. N.: Pyloric obstruction due to mucosal diaphragm. Arch. Path. **55**, 223 (1953). — Rothchild, T. P. E., and A. H. Hinshaw: Retroperitoneal rupture of the duodenum causes by blunt trauma with a case report. Ann. Surg. **143**, 269 (1956). — Roussel, J.: L'estomac en cascade. Paris: Doin 1952. — Roy, M., M. A. Calonje, and R. Mouton: Corrosive gastritis after formaldehyde ingestion. New Engl. J. Med. **266**, 1248 (1962). — Rubin, C. E., M. B. Goldgraber, and C. Smith: An improved gastric biopsy tube — its manufacture, use and investigative value. Gastroenterology **25**, 31 (1953). — Rubin, C. E., B. W. Massey, J. B. Kirsner, W. L. Palmer and D. D. Stonecypher: The clinical value of gastrointestinal cytologic diagnosis. Gastroenterology **25**, 119 (1953).

Saiken, L.: Foreign bodies in the stomach. Amer. J. Surg. **97**, 342 (1959). — Sampsel, J. W., and P. R. Zaugg: Perforation and abscess of a duodenal diverticulum. Arch. Surg. **81**, 542 (1960). — Sauter, K. E.: Rupture — Perforation of the esophagus. Amer. J. Surg. **91**, 198 (1956). — Sawyer, K. C., R. W. Hammer, and W. C. Fenton: Gastric volvulus as a cause of obstruction. Arch. Surg. **72**, 764 (1956). — Schäfer, R.: Cystische gastrogene Duplikaturen. Chirurg **34**, 462 (1963). — Schatzki, R., and F. A. Simeone: Volvulus of the stomach. Amer. J. dig. Dis. **7**, 213 (1940). — Schermuly, W.: Möglichkeiten und Grenzen der Beurteilung connataler Darmsitusanomalien. Fortschr. Röntgenstr. **87**, 150 (1957). — Schindler, R.: Incidence of various types of gastric disease as revealed by gastroscopic study. Amer. J. med. Sci. **197**, 509 (1939); — Gastroscopy, 2. ed. Chicago: Chicago University Press 1950; — Gastritis. In: Diseases of the digestive system, 3. ed. (S. A. Portis), p. 269, 405. Philadelphia: Lea 1953. — Schindler, R., M. Ortmayer, and J. F. Renshaw: Chronic gastritis. J. Amer. med. Ass. **108**, 465 (1937). — Schostok, P.: Darmduplikationen im Erwachsenenalter, ein Beitrag zur Klinik, Therapie und Pathogenese. Langenbecks Arch. klin. Chir. **318**, 36 (1967). — Schultheiss, Th., u. G. Beyermann: Zur Klinik der fetalen Fehldrehung des Darmes. Bruns' Beitr. klin. Chir. **194**, 475 (1957). — Schumann, H. D., u. E. Ruickholdt: Zur Behandlung der Mißbildungen des Zwölffingerdarmes. Bruns' Beitr. klin. Chir. **187**, 195 (1953). — Scott, P. R.: Gastric diverticula: Report of a complicated case and review of the literature. Med. J. Aust. (July 14, 1962). — Seaman, J. B.: Gastric diverticulum and the transthoracic approach. U.S. armed Forces med. J. **4**, 665 (1953). — Seaman, W. B.: Hypertrophy of the pyloric muscle in adults. An analysis of 27 cases. Radiology **80**, 753 (1963). — Segal, G., and R. Serbin: Regional enteritis involving the duodenum. Gastroenterology **30**, 503 (1956). — Seifert, E.: Gedoppelter Oesophagus und Magen — Ursache tödlicher Blutungen bei einem Kleinkind. Chirurg **28**, 231 (1957). — Sellors, T. H., and C. Papp: Strangulated diaphragmatic hernia with torsion of the stomach. Brit. J. Surg. **43**, 289 (1955). — Setälä, K., and M. Siurala: Roentgenologic signs of chronic gastritis. Acta radiol. (Stockh.) **45**, 199 (1956). — Shapiro, D. J., F. J. Dzurik, and E. W. Gerrish: Obstruction of duodenum in newborn infant due to anular pancreas. Pediatrics **9**, 764 (1952). — Sheldon, W. C., H. P. Lazar, J. W. Richard, and G. C. Heneger: Gastrointestinal hemorrhage from duodenal diverticula. Amer. J. dig. Dis. **4**, 817 (1959). — Shelton, B. A., L. A. Beasley jr., and O. F. Noel: Intussusception. A report of 148 cases. Amer. Surg. **24**, 395 (1958). — Sherman, R. S., Ying-Ming Yen, L. Bowden, and H. M. Selby: The roentgen diagnosis and management of prepyloric narrowings. Amer. J. Roentgenol. **81**, 582 (1959). — Shrum, R. C.: Duodenal obstruction due to pressure of superior mesenteric vessels. J. Amer. med. Ass. **148**, 550 (1952). — Sieber, W. K.: Alimentary tract duplications. Arch. Surg. **73**, 383 (1956). — Singleton, A. C.: Chronic gastric volvulus. Radiology **34**, 53 (1940). — Skapinker, S., and G. R. Crawshaw: Acid burns of stomach. S. Afr. med. J. **28**, 356 (1954). — Skoryna, S.C., H. S. Dolan, and A. Glay: Development of primary pyloric hypertrophy in adults in relation to the structure and function of the pyloric canal. Surg. Gynec. Obstet. **108**, 83 (1959). — Smith, I. M.: Incidence of intussusception and congenital hypertrophic pyloric stenosis in edinburgh children. Brit. med. J. **1960 I**, 551. — Snyder, W. H., and L. Chaffin: Malrotation of the intestine. Surg. Clin. N. Amer. **36**, 1479 (1956). — Soave, F., A. Bertolini e R. Mantero: L'atresia del duodeno. Osped. Ital. Chir. **6** (Marzo 1962). — Sommer, A. W., and W. A. Goodrich: Gastric diverticula. J. Amer. med. Ass. **153**, 1425 (1953). — Soots, G., et M. Martinot: L'intérêt chirurgical des malrotations intestinales. Arch. Mal. Appar. dig. **47**, 955 (1958). — Spencer, F. M., G. F. Madding, and L. R. Hershberger: The clinical significance of prolapsed gastric mucosa. Amer. Surg. **19**, 67 (1953). — Spohn, H.: Über die subkutane Ruptur des Duodenums durch stumpfes Trauma. Mschr. Unfallheilk. **52**, 44 (1959). — Stäcker, A. D., u. P. Graumann: Traumatischer Magenvolvulus ohne Zwerchfellschädigung. Mschr. Unfallheilk. **69**, 549 (1966). — Stafford, E. S.: Hypertrophic pyloric stenosis in adults. Amer. Surg. **26**, 193 (1961). — Starr, A., and J. M. Wilson: Phlegmonous gastritis. Ann. Surg. **145**, 88 (1957). — Steigmann, F., and R. A. Dolehide: Corrosive (acid) gastritis. Management of early and late cases. New Engl. J. Med. **254**, 981 (1956). — Steigmann, F., S. Hyman, and W. L. Kan-

NAPEL: Large gastric rugae: benign or malignant. Gastroenterology 32, 72 (1957). — STEINICKE, O., and M. ROELSGAAR: Radiology of the stomach and hypertrophic pyloric stenosis in acute phase and the first few months after surgical or spasmolytic treatment. Acta paediat. (Uppsala) 48, 245 (1959); — Radiographic follow-up in hypertrophic pyloric stenosis (after medical and surgical treatment). Acta paediat. (Uppsala) 49, 4 (1960). — STEINNON, O. A.: Prolapse of the antral mucosa. A. Clinical-radiologic entity ? Amer. J. Roentgenol. 84, 1142 (1960). — STEPHENSON, W. H., B. A. SHELTON, C. M. AKER, and O. F. NOEL: Retrograde de jejunogastric intussusception: report of a case following subotal gastric resection. Amer. Surg. 25, 432 (1959). — STEUDNER, CH.: Über die röntgenologische Diagnose und klinische Bedeutung von angeborenen Lageanomalien des Duodenums. Diss. Jena 1940. — STICH, A., u. K. H. BAUER: Fehler und Gefahren bei chirurgischen Operationen. Jena: Fischer 1954. — STIEDA, A.: Soll die Operation der hypertrophischen Pylorusstenose beim Säugling nach „Weber-Ramstedt“ oder nach „Ramstedt“ benannt werden ? Zbl. Chir. 87, 20, 849 (1962). — STÖSSEL, H. U.: Gastritis chronica — in der Sicht des praktischen Arztes. Praxis 48, 156 (1959). — STORER, E. H., F. C. NANCE, D. T. DODD, J. CAMPBELL, and R. A. PARRISH: Experimental production of atrophic gastritis. Surg. Forum 9, 420 (1959). — STREICHER, H. J., u. K. HUPE: Transpylorischer Tumorprolaps. Fortschr. Röntgenstr. 93, 804 (1960). — STRODE, D. J.: Retroperitoneal rupture of duodenum following non-penetrating injuries to the abdomen. Arch. Surg. 70, 343 (1955). — STRODE, J. E.: Radical duodéno-pancreatectomy: report of a case of successful resection of carcinoma of a duodenal diverticulum involving the head of the pancreas. Surgery 18, 115 (1945); — Prolapse of the gastric mucosa through the pylorus, its surgical corrections. West. J. Surg. 61, 111 (1953); — Giant hypertrophy of gastric mucosa (hypertrophic gastritis). Surgery 41, 236 (1957). — STRONG, E. K.: Mechanics of arteriomesenteric duodenal obstruction and direct surgical attack upon etiology. Ann. Surg. 148, 725 (1958). — SWYNGHEDAUW, P., G. BONTE et M. LEGRAND: Sténose de la moité inférieure de l'estomac par gastrite corrosive. Arch. Mal. Appar. dig. 40, 755 (1951). — SWYNNERTON, B. F., and N. C. TANNER: Annular pancreas. Brit. med. J. 1953 II, 1028. — SZABÓ, L., u. L. ORBÁN: Das Krankheitsbild der chronischen Magenphlegmone. Zbl. Chir. 47, 1911 (1962).

TANNER, N. C.: Acute gastric distension in man and animals. Proc. roy. Soc. Med. 52, 379 (1959). — TAYLOR, E. E. T.: Duodenal megabulbus and annular pancreas. Brit. J. Surg. 46, 392 (1959). — TENG, CH. T.: Prolapse of gastric mucosa. Amer. J. Roentgenol. 87, No 4 (1962). — TESKE, H. J.: Das Magendivertikel. Klinik und Technik der röntgenologischen Darstellung. Münch. med. Wschr. 107, 1525 (1965). — TESKE, H.-J., u. M. WILHELM: Das Duodenaldivertikel. Diagnose und Bewertung. Münch. med. Wschr. 108, 40 (1966). — THOMPSON, H.: Gastritis in partial gastrectomy specimens. Gastroenterology 36, No 6 (1959). — THOMPSON, P.: A case of polypus of the pylorus, with intussusception. J. Anat. (Lond.) 31 (N. S. 11), 392 (1897). — THORBJARNARSON, B., and L. L. HAYNES: Duplication of the stomach. Surgery 44, 585 (1958). — THURM, K.: Über die pathologische Bedeutung der Duodenaldivertikel. Chirurg 27, 280 (1956). — TODD, M. C., and J. E. BRENNAN: Transpyloric prolapse of the gastric mucosa. Arch. Surg. 74, 746 (1957). — TRACEY, M. L., and W. T. ARNOLD: Prolapse of the gastric mucosa simulating carcinoma. Report of case. Lahey Clin. Bull. 6, 244 (1950). — TRACEY, M. L., and B. P. COLCOCK: Gastric diverticulum: diagnosis and indications for surgical excision. Gastroenterology 18, 165 (1951). — TYSON, W. T., and J. M. KEEGAN: Duodenal obstruction due to compression by superior mesenteric root. J. Amer. med. Ass. 165, 1665 (1957).

VARGAS, L. L., S. M. LEVIN, and T. V. SANTULLI: Rupture of the stomach in the newborn infant. Surg. Gynec. Obstet. 101, 417 (1955). — VINSON, P. P., and S. W. HARRINGTON: Cicatricial stricture of stomach without involvement of esophagus following ingestion of formaldehyde. J. Amer. med. Ass. 93, 917 (1929).

WAGNER, E., u. F. X. SAILER: Die präpylorischen Magenwandzysten. (Bericht über eine sehr seltene Beobachtung beim Erwachsenen.) Zbl. Chir. 91, 1084 (1966). — WAKEFIELD, W. G., and C. W. MAYO: Intestinal obstruction produced by mesenteric bands in assoziation with failure of intestinal rotation. Arch. Surg. 33, 47 (1936). — WAKELEY, J. C. N.: Anular pancreas. Lancet 1951 II, 811. — WALDEYER, W.: Die Magenstraße. S.-B. preuß. Akad. Wiss. 29, 595 (1908). — WALLENSTEN, S.: Pyloric hypertrophy in adults. Acta chir. scand. 104, 285 (1952). — WALSTAD, P. M., and W. S. CONKLIN: Rupture of the normal stomach after therapeutic oxygen administration: report of three cases. New Engl. J. Med. 264, 1201 (1961). — WALTZ, R. C., and E. W. GERRISH: Oral pigmentation, duodenal plyps and obstructive pancreatitis. A case report. Ann. Surg. 145, 595 (1957). — WALZEL, P.: Ein Behelf zur Darstellung schwierig oder nicht auffindbarer Duodenaldivertikel während der Operation. Zbl. Chir. 62, 1206 (1935). — WARDEN, M. R., G. A. MUNRO, and R. R. LANIER: Fibrous stricture of the stomach due to iron (Feosol) poisoning; report of a case and brief review of the literature. Radiology 71, 732 (1958). — WARREN, H. A., and E. S. EMERY: Duodenal diverticula with special reference to their symptomatology. Gastroenterology 1, 1085 (1943). — WARREN, K. W.: The surgical treatment of uncommon lesions of the duodenum. Surg. Clin. N. Amer.

32, 877 (1952). — Watzlawik, H.-W., u. J. Horntrich: Präpylorische Magenstenose nach Salzsäureverätzung. Zbl. Chir. **87**, 13, 539 (1962). — Waugh, J. M., and E. V. Johnston: Primary diverticula of the duodenum. Ann. Surg. **141**, 193 (1955). — Wegener, H.: Beitrag zur Frage der Entstehung eines Magenvolvulus an Hand einer Beobachtung von Volvulus und Hiatushernie. Ärztl. Wschr. **14**, 11 (1959). — Whipman, T. R. C.: A. Case of rupture of the esophagus from an accident. Lancet **1903** II, 749. — Whipple, A. O.: Non-ulcerative lesions of the duodenum. In: Christopher's textbook of surgery, 5. ed., p. 992. Philadelphia: W. B. Saunders 1950. — Wild, C.: Considérations ci-après de quelques cas d'oesophagite corrosive traités par la cortisone. Ann. Oto-laryng. (Paris) **73**, 752 (1956). — Wilkie, D. P. D.: Chronic duodenal ileus. Brit. J. Surg. **9**, 204 (1921). — Williams, E.: Giant hypertrophic gastritis with hemorrhage requiring emergency gastrectomy. Lancet **1956** I, 363. — Williams, L. F., and W. F. Bowers: Arteriomesenteric duodenal obstruction associated with severe peptic ulcer disease. Ann. Surg. **153**, 250 (1961). — Wilson, J. W., and B. J. Wilson: Pseudoulceration of the stomach and duodenum produced by traction diverticula. Amer. J. Roentgenol. **75** 297 (1956). — Winkelmann, M.: Pancreas anulare. Bruns' Beitr. klin. Chir. **183**, 294 (1951). — Wolf, H. G.: Röntgendiagnostik beim Neugeborenen und Säugling. Wien: W. Maudrich 1959; — Die praktische Bedeutung von Lageanomalien des Magendarmtraktes. Pädiat. Prax. **1**, 35 (1962). — Wolff, L. H., and W. P. Giddings: Penetrating wounds of the stomach, duodenum and small intestine. Surg. Clin. N. Amer. **38**, 1605 (1958). — Worman, L. W., J. D. Hurley, A. H. Pemberton, and B. G. Narodick: Rupture of the esophagus from external blunt trauma. Arch. Surg. **85**, 333 (1962). — Wüthrich, A.: Die chronisch rezidivierende Form des arterio-mesenterialen Duodenalverschlusses. Zbl. Chir. **76**, 268 (1951). — Wurning, P.: Ein Beitrag zur Kenntnis der retroperitonealen Duodenalruptur. Klin. Med. (Wien) **12**, 285 (1957).

Yanagisawa, F.: Doppelbildungen des Darmes. Chirurg **30**, 109 (1959). — Young, H. B.: Juxta-oesophageal diverticula of the stomach. Brit. J. Surg. **50**, 150 (1962).

Zdansky, E.: Über Invaginationen des Magens. Röntgenpraxis **11**, 537 (1939). — Zeifer, H. D., and H. Goersch: Duodenal diverticulitis with perforation. Arch. Surg. **82**, 128 (1961). — Zettergren, L.: Does any genetic connection exist between pyloric hypertrophy in infants and in adults? Acta chir. scand. **97**, 533 (1948). — Zimmer, E. A.: Klinik und Röntgenologie des Prolapses von Magenschleimhaut in den Pylorus und in den Bulbus duodeni. Schweiz. med. Wschr. **14**, 351 (1950). — Zinninger, M. M.: Diverticula of the duodenum. Indications for and technique of surgical treatment. Arch. Surg. **66**, 846 (1953). — Zukschwerdt, L.: Duodenaldivertikel und Magengeschwür. Klin. Wschr. **8**, 1171 (1929).

G. Das Gastro-Duodenalulcus

I. Allgemeines zu Definition, Vorkommen, Pathogenese

II. Allgemeine Aspekte der duodenalen Ulcuschirurgie

III. Ulcus duodeni

IV. Ulcus ventriculi

V. Resectio Billroth I

VI. Resectio Billroth II

VII. Resultate der klassischen distalen Resektionen bei Gastro-Duodenalulcus

VIII. Proximale und mediale Resektionen bei Ulcus ventriculi mediale und ad cardiam, sowie atypische Techniken

IX. Atypisches Vorgehen bei multiplen Ulcera, schwer deformierenden, benignen Prozessen und Riesenulcera

X. Das Ulcus pepticum jejuni oder Anastomosengeschwür

Abbott, E. W., H. Kriegger, and S. Levey: Technical surgical factors which enhance or minimize postgastrectomy abnormalities. Ann. Surg. **148**, 567 (1958). — Abbot, F., and S. Blank: Gastric ulcer benign or malignant: preliminary report of a roentgenologic study. New Engl. J. Med. **249**, 722 (1953). — Adams, R., and S. B. Luria: Surgical care of complicated gastric and duodenal ulcer in small hospitals. New Engl. J. Med. **249**, 1097 (1953). — Adlersberg, D., and E. Hammerschlag: Postgastrectomy syndrome. Surgery **21**, 720 (1947). — Allen, A. W.: Aseptic technic applicable to gastrojejunocolic fistula. Surgery **1**, 338 (1937); — Gastric ulcer and cancer. Surgery **17**, 750 (1945). — Allen, A. W., and C. E. Welch: Gastric ulcer: significance of this diagnosis and its relationship to cancer. Ann. Surg. **112**, 458 (1941). — Allgöwer, M.: Das Ulcus pepticum jejuni. Dtsch. med. J. **7**, 310 (1956). — Allgöwer, M., u. E. Altenpohl: Das Anastomosenulcus (Ulcus pepticum jejuni). Dtsch.

med. Wschr. **83**, 576 (1958). — ALTENPOHL, E., u. M. ALLGÖWER: Erfahrungen mit der Billroth I-Operation (137 Fälle). Helv. chir. Acta **24**, 1 (1957). — ALTHAUSEN, T. L.: Prevention of recurrences in peptic ulcer. Ann. intern. Med. **30**, 544 (1949). — AMBERG, J. R.: Accuracy of roentgen diagnosis in carcinoma of the stomach. Amer. J. Dig. Dis. **5**, 259 (1960). — AMDRUP, E., P. HJORTH, and J. B. JORGENSEN: Radiological demonstrations of variations in the fluid contents of small intestine during dumping attacks. Brit. J. Radiol. **31**, 542 (1958). — AMENDOLA, F. H.: The choice of operation for duodenal ulcer. Amer. J. Gastroent. **44**, 118 (1965). — ANDERSON, C. D., R. T. S. GUNN, and J. K. WATT: Results of partial gastrectomy in treatment of peptic ulcer. Brit. med. J. **1955**I, No 4912, 508. — ANDREASSEN, M.: Dumpingsyndromet. Nord Med. **64**, 1579 (1960). — ANSCHUETZ, A., u. E. KONJETZNY: Die Geschwülste des Magens. In: T. BILLROTH u. A. LAUSCHE, Deutsche Chirurgie, Bd. 46/1, S. 72. Stuttgart: Enke 1921. — ARMSTRONG, R. A., and M. PENICK: Surgical treatment of benign peptic ulcer. Analysis of 462 cases. Ann. Surg. **152**, 109 (1960). — ASCHOFF, L.: Über die Dreiteilung des Magens mit besonderer Berücksichtigung der Schleimhautverhältnisse. Pflügers Arch. ges. Physiol. **201**, 67 (1923). — ASKANAZY, M.: Über Bahn und Entstehung des chronischen Magengeschwürs. Virchows Arch. path. Anat. **234**, 534 (1952). — AUSTEN, W. G., and A. E. BAUE: Catheter duodenostomy for the difficult duodenum. Ann. Surg. **160**, 781 (1964). — AVERY, J. F.: Magenkrankheiten unter verschiedenen physiologischen Voraussetzungen. In: R. BOLLER, Der Magen. Wien: Urban & Schwarzenberg 1954.

BABCOCK, W. W.: Cholecysto-gastrostomy and cholecysto-duodenostomy. Amer. J. Obstet. Gynec. **1**, 854 (1921). — BADER, J. P., F. G. POTET et A. LAMBLING: Étude histologique des îlots de Langerhans non tumoraux dans le syndrome de Zollinger-Ellison. Gastroenterologia (Basel) **102**, 135 (1964). — BAKER, J. W., R. S. BOYD, and R. A. FOSTER: Gastric resection with exclusion of the complicated duodenal ulcer: an analysis of 122 cases. Ann. Surg. **142**, 519 (1955). — BALFOUR, D. C.: Partial gastrectomy for gastrojejunal ulcer. Ann. Surg. **79**, 386 (1924); — Case against gastroenterostomy. J. Amer. med. Ass. **83**, 603 (1924); — The results of operation for duodenal ulcer in physicians. Ann. Surg. **86**, 691 (1927); — Résultats de 100 gastro-entérostomies pour ulcère duodénal chez des médecins. Congr. de l'Amer. Surg. Ass. 1930. — BALTZ, J. I., L. S. FALLIS, J. G. MATEER, and J. BARRON: Follow-up 3 year clinical results of combined subtotal gastrectomy and subdiaphragmatic vagotomy in 108 cases of duodenal (and jejunal) ulcer. Gastroenterology **26**, 533 (1954). — BANCROFT, F. W.: A modification of the Devine operation of pyloric exclusion for duodenal ulcer. Amer. J. Surg. **16**, 223 (1932). — BANKS, B. M., and L. ZETZEL: Prognosis in gastric ulcer treated conservatively. New Engl. J. Med **248**, 1008 (1953). — BARNA, S., F. HELL, F. ERÖDI u. P. ANTAL: Biligrafinuntersuchungen bei Geschwürskranken nach Magenresektion. Röntgen-Bl. **11**, 137 (1958). — BARON, A.: Body weight after gastrectomy. Brit. med. J. **1954**II, 69. — BARONOFSKY, I., B. G. LANNIN, E. LANCHEZ-PALOMERA, and O. H. WANGENSTEEN: Billroth I gastric resection: extent necessary to protect against histamine-provoked ulcer. Proc. Soc. exp. Biol. (N.Y.) **59**, 229 (1945). — BARRAYA, L.: La gastroentérostomie „en trappe prépylorique" le long de la grande courbure. Presse méd. **67**, 99 (1959). — BARTLETT, M. K.: The surgical treatment for gastric ulcer (Symposium). Surg. Clin. N. Amer. **46**, 319 (1966). — BARTSCH, W. M., A. GÜTGEMANN, H. W. SCHREIBER u. J. BREUER: Stoffwechsel und Operationstaktik bei der Ulcusresektion. Langenbecks Arch. klin. Chir. **317**, 140 (1967). — BAUER, K. H.: Über Lokalisation und Entstehung der Magengeschwüre. Dtsch. med. Wschr. **46**, 1136 (1920); — Über das Wesen der Magenstraße. Langenbecks Arch. klin. Chir. **124**, 565 (1923); — Magenstraße und Magenulcus. Zugleich ein Beitrag zur Frage der Exstirpation der Magenstraße. Bruns' Beitr. klin. Chir. **135**, 223 (1925). — BAUGH, C. M., J. BRAVO, L. R. DRAGSTEDT II, and L. R. DRAGSTEDT: The pathogenesis of the Exalto-Mann-Williamson ulcer. II. Relation of the antrum to the hypersecretion of gastric juice in Mann-Williamson animals. Gastroenterology **39**, 330 (1960). — BEAL, J. M.: The surgical treatment of marginal ulcer. Amer. Surg. **25**, 1 (1959). — BEAL, J. M., and K. A. MARTIN: Nervous and hormonal influences in peptic ulcer. Surg. Clin. N. Amer. **38**, 385 (1958). — BEATTIE, A. D., and M. J. MORONEY: „Ulcer-cancer" of the stomach. Brit. J. Cancer **6**, 215 (1952). — BECK, G.: Über postoperative Röntgenbefunde nach Gastrectomie bzw. Cardiaresektion. Fortschr. Röntgenstr. **89**, 291 (1958). — BECKER, V.: Das Zollinger-Ellison-Syndrom. Paradigma der Oberbaucheinheit. Therapiewoche **15**, 767 (1965). — BEHRENDS, W., u. N. STEINHARDT: Das Spätschicksal blutender Gastro-Duodenal-Ulcera. Dtsch. med. Wschr. **84**, 216 (1959). — BELLMANN, G., u. F. SIEBER: Ergebnisse der Resektion zur Ausschaltung nach Finsterer aus klinischer und röntgenologischer Sicht. Langenbecks Arch. klin. Chir. **291**, 98 (1959). — BENTLEY, F. H.: The surgical management of the penetrating posterior wall duodenal ulcer. Brit. J. Surg. **40**, 107 (1952). — BERG, A. A.: The mortality and late results of subtotal gastrectomy for the radical cure of gastric and duodenal ulcer. Ann. Surg. **92**, 340 (1930); — The mortality and late results of subtotal gastrectomy for the radical cure of gastric and duodenal ulcer. Amer. J. Med. **13**, 575 (1952). — BERG, H.: Beschwerden nach Magenresektionen, deren Ursachen und Behandlung. Medizinische II, 1279 (1957). — BERGER, E. H.: Distribution of parietal cells in stomach; histotopographic study. Amer. J. Anat. 54, 87 (1934). — BERGER, H., u. H. REISSIGL: Über Wert und Berechtigung der Resektion zur Ausschaltung beim Zwölffingerdarmgeschwür. Bruns' Beitr. klin. Chir. 190, 27 (1955). Ref. Chirurg 29, 46 (1958). — BERNARDO, J. R., C. H. SODERBURG, and A. V. MIGLIACCIO: Gastric ulcer: survey of the Rhode Island Hospital cases in ten-year-period from 1946 through 1955. Surgery 44, 804 (1958). — BERNSTEIN, E. F., A. S. McFEE, R. L. GOODALE jr., A. J. MADSEN, and O. H. WANGENSTEEN: Treatment of postgastrectomy stomal ulcer by gastric freezing. Arch. Surg. 87, 13—23 (1963). — BERNSTEIN, R., u. H. H. PARDEY: Zur Frage der Resektionskrankheit. (Nachuntersuchungsergebnisse bei 200 magenresezierten Patienten.) Zbl. Chir. 82, 2033 (1957). BERNT, O.: Gallensteinbildungen nach Magenresektion. Dtsch. Gesundh.-Wes. 15, 402 (1960). — BIGGART, J. H., and J. WILLIS: Peptic ulceration and endocrine disease in necropsy material. Lancet 1959 II, 938. — BILLROTH, TH.: Offenes Schreiben an Herrn Dr. L. WITTELSHÖFER. Wien. med. Wschr. 31, 161 (1881). — BILLS, S., and O. RØMCKE: How often is cancer of the stomach misdiagnosed as peptic ulcer? Acta med. scand. (Suppl.) 234, 22 (1949). — BJØRNEBOE, M., H. FABER, O. MIKKELSON, and E. TOBIASSON: Surgical treatment of gastric and duodenal ulcer: a follow-up of 219 cases operated on, with a period of observation of at least 3 years. Acta med. scand. 141, 16 (1951). — BOBBIO, A.: Una causa frequente di ulcera peptica post-operatoria: la persistenza dell'antro gastrico dopo resezione per esclusione. Rass. Clin. Ter. 59, 127 (1960). — BOCKUS, H. L.: Gastroenterology, vol. 1. Philadelphia: Saunders 1943. — BÖHM, C.: Über Spätkomplikationen nach Magenoperationen. Med. Klin. 54, 1906 (1959). — BOEREMA, I.: Gastroduodenal ulcer, a spastic disease. Ann. Surg. 127, 413 (1948). — BOHMANSSON, G.: Studien über die chirurgische Behandlung von Gastroduodenal-Geschwüren mit besonderer Berücksichtigung der Operationsanatomie und der postoperativen Digestionsphysiologie nebst einem Beitrag zur Frage der chirurgischen Behandlung akuter Ulcusblutung. Acta chir. scand. (Suppl.) 7, 1 (1926); — On the technique of partial gastrectomy (Billroth I). Acta chir. scand. 75, 221 (1934); — Prophylaxis and therapy in late postgastrectomy complications. Acta med. scand. 138 (Suppl. 246), 37 (1950). — BOLES jr., R. S., S. F. MARSHALL, and R. V. BERSOUX: Follow-up study of 127 patients with stomal ulcer. Gastroenterology 38, 763 (1960). — BOLLER, R.: Der operierte Magen, S. 124. Wien: Urban & Schwarzenberg 1947; — Der Magen und seine Krankheiten. Kap.: Der operierte Magen. Wien: Urban & Schwarzenberg 1954; — Zur absoluten Operationsindikation unter Berücksichtigung der Spätergebnisse. Verh. dtsch. Ges. inn. Med. 43, 148 (1954); — Der operierte Magen und damit in Zusammenhang stehende Fragen. Wien. med. Wschr. 104, 317 (1954); — Bewertung der Möglichkeiten der konservativen Therapie der Magenkrankheiten. Med. Klin. 1956, 1729; — Die Beschwerden des operierten Magens und ihre Behandlung. Verh. dtsch. Ges. Verdau.- u. Stoffwechselkr. 91, 231 (1956). — BOLT, R. J., W. S. WILSON, and H. M. POLLARD: Gastric ulcer: evaluation of methods of treatment. Univ. Mich. med. Bull. 23, 126 (1957). — BOMAN, K.: The sequelae of gastrectomy. Acta chir. scand. 105, 424 (1955). — BORCHERS, E.: Zur chirurgischen Behandlung des Geschwürs am Magenausgang. Bekenntnis zur Gastroenterostomie mit „konservativer" Pylorus-Ausschaltung bei den nicht- oder schwerresezierbaren Geschwüren des Magenausganges. Dtsch. med. Wschr. 1953, 451. — BORG, I.: Gastric secretion before and after partial gastrectomy for duodenal or gastric ulcer. Acta chir. scand. 113, 423 (1957); — Gastric flow and acidity before and after Billroth II and Billroth I for gastro-duodenal ulcer. Acta chir. scand. (Suppl.) 251, 1 (1959). — BORG, I., J. SODERSTROM, and K. HAEGER: Pancreatic islet tumours and peptic ulcers. Acta chir. scand. 120, 422 (1961). — BORGSTROEM, S. G.: The efferent loop dumping syndrome and its relationship to intestinal absorption as studied by an intubation technique. Acta clin. scand. (Suppl.) 265 (1960). — BORRMANN, R.: Das Ulkuskarzinom. In: F. HENKE u. O. LUBARSCH, Handbuch der speziellen pathologischen Anatomie und Histologie, Bd. 4/1, S. 902. Berlin: Springer 1926. — BOUDREAU, R. P., J. P. HARVEY jr., and S. L. ROBBINS: Anatomic study of benign and malignant gastric ulcerations. J. Amer. med. Ass. 147, 374 (1951). — BOYLSTON, G. A.: Ulcer of the pyloric ring: report of twenty cases. Arch. intern. Med. 84, 532 (1949). — BRAASCH, J. W., J. C. CAIN, and J. T. PRIESTLEY: Juxta-esophageal gastric ulcer. Surg. Gynec. Obstet. 101, 280 (1955). — BRACKNEY, E. L., A. P. THAL, and O. H. WANGENSTEEN: Role of duodenum in the control of gastric secretion. Proc. Soc. exp. Biol. (N.Y.) 88, 302 (1955). — BRÄUTIGAM, W.: Psychosomatische Gesichtspunkte bei Magenerkrankungen und ihre Bedeutung für die Begutachtung. Med. Sachverst. 59, 27 (1963). — BRAMBOR, K.-H.: Korrespondierende Erkrankungen von Magen, Galle und Pankreas. Bruns' Beitr. klin. Chir. 199, 277 (1959). — BRANWOOD, A. W.: The large gastric ulcer. Edinb. med. J. 57, 234 (1950). — BRAUN, H.: Demonstration eines Präparates einer 11 Monate nach Ausführung der Gastroenterostomie entstandenen Perforation des Jejunums. Verh. dtsch. Ges. Chir. 28, 95 (1899). — BRAUN, H., u. W. SCHMITT: Beitrag zur klinischen und röntgenologischen Symptomatologie des Altersulcus. Münch. med. Wschr. 102, 665 (1960). — BREDNOW, W.: Restschäden bei Magenresezierten aus internistischer Sicht. Med. Klin. 1958, 1436. — BRIEGEL, F.: Die Arbeitsfähigkeit des magenresezierten Ulcuskranken. Inaug.-Diss. München 1965. — BRINTON, W.: Cancerous infiltration of chronic gastric ulcer. Trans. path. Soc. Lond. 9, 200 (1857). — BROICHER, H.: Wege zur Therapie des Magengeschwürs. Therapiewoche 8, 318 (1958). — BROOKES, V. S., J. A. H. WATERHOUSE, and P. A. THORN: Partial gastrectomy for peptic ulcer. Gut 1, 149 (1960). — BROOKS, J. R., and F. D. MOORE: Duodenal ulcer: the present status of definitive surgery; the selection and management of patients undergoing operation. New Engl. J. Med. 260, 1124 (1959). — BROWN, C. H.: Benign ulcer and carcinoma of the stomach. J. Amer. Geriat. Soc. 1, 177 (1953). — BROWN, C. H., E. R. FISHER, and J. B. HAZARD: The relation between benign ulcer and carcinoma of the stomach: report of eight cases of malignant transformation. Gastroenterology 22, 103 (1952). — BROWN, C. H., and W. C. STRITTMATTER: Postbulbar duodenal obstruction. Arch. Surg. 79, 999 (1959). — BROWN, P. M., J. C. CAIN, and M. D. DOCKERTY: Clinically „benign" gastric ulcer found to be malignant at operation. Surg. Gynec. Obstet. 112, 82 (1961). — BROWNE, D. C., R. E. MITCHELL jr., G. McHARDY, and G. E. WELCH: Evaluation of surgical intervention in gastric ulcers. J. Amer. med. Ass. 155, 807 (1954). — BROWNE, D. C., G. E. WELCH, J. B. MOSS, and G. McHARDY: Gastric ulcer — better criteria for benignancy and malignancy. Amer. J. Gastroent. 23, 211 (1955). — BRUNNER, C.: Zur Behandlung des Duodenalstumpfes bei der Resektionsmethode Billroth II. Zbl. Chir. 32, 1265 (1905). — BRUUSGAARD, C.: The operative treatment of gastric and duodenal ulcer: a clinical and roentgenologic study. Acta chir. scand. (Suppl.) 117, 94, 1 (1946). — BSTEH, O.: Technik der Resektion tiefsitzender Duodenalulcera. Langenbecks Arch. klin. Chir. 175, 114 (1933); — Vermeidung postoperativer Duodenalfisteln. Zbl. Chir. 62, 862 (1935); — Zur Feststellung der Resezierbarkeit eines tiefsitzenden Duodenalulcus. Chirurg 7, 249 (1935); — Die Geschwürskrankheit des Magens und ihre chirurgischen Probleme. Wiener Beiträge zur Chirurgie (Hrsg. R. DEMEL), Bd. 4. Wien: Maudrich 1949; — Beitrag zur Operationstechnik tiefsitzender, penetrierender Zwölffingerdarmgeschwüre. Zbl. Chir. 86, H. 50, 2561 (1961). — BUEERMAN, W. H.: Clinical and pathological study of the carcinomatous gastric ulcer with particular reference to the grading of malignancy. West. J. Surg. 38, 680, 768 (1930); 39, 37, 103, 217, 301, 456 (1931). — BUFFET, A.: Magenresektion und Arbeitsfähigkeit. Münch. med. Wschr. 102, 793 (1960). — BURGE, H.: Discussion on the surgical management of chronic duodenal ulcer. Proc. roy. Soc. Med. 52, 839 (1959); — Antral dysfunction after vagotomy and simple drainage. Proc. roy. Soc. Med. 57, 396 (1964); — The aetiology of lesser-curve gastric ulceration, its treatment by vagotomy and pyloroplasty. De Medicina Tuenda 1, 16 (1964). — BURIAN, J.: Der primäre Krebs in dem wegen Gastroduodenalgeschwür resezierten Magen. Zbl. Chir. 85, 2223 (1960). — BURK, W.: Dauerresultate der Palliativresektion beim nicht entfernbaren Ulcus duodeni bzw. pylori. Zbl. Chir. 59, 2632 (1932); — Extraperitonealisierung der Drainage wegen schwieriger Duodenalstumpfversorgung. Zbl. Chir. 60, 804 (1933). — BUSTEED, F. F., and E. B. SPEIR: A case of islet cell carcinoma of the pancreas associated with peptic ulceration of the jejunum. Arch. Surg. 74, 703 (1957).

CAIN, J. C.: Medically treated small gastric ulcer: 5 year follow-up study of 414 patients. J. Amer. med. Ass. 150, 781 (1952). — CAPPER, W. M., and R. B. WELBOURN: Billroth-I gastric resection. Lancet 1954 I, 193; — Early post-cibal symptoms following gastrectomy. Brit. J. Surg. 43, 24 (1955). — CARUOLO, J. E., G. A. HALLENBECK, and M. B. DOCKERTY: Clinicopathologic study of posterior penetrating gastric ulcers. Surg. Gynec. Obstet. 101, 759 (1955). — CAUDELL, W. S., C. M. LEE, and C. A. LIEBIG: Subtotal gastrectomy for peptic ulcer. Arch. Surg. 73, 469 (1956). — CELIO, A., W. HESS u. M. ROSSETTI: Klinische und röntgenologische Untersuchungen über funktionelle Beschwerden nach Magenresektion. Helv. chir. Acta 23, 359 (1956). — CHAMBERLAIN, D.: The post-gastrectomy syndrome. Arch. chir. neerl. 12, 111 (1960). — CHAPA, J. S., and G. C. ENGEL: Biliary tract disease following B II subtotal gastrectomy. Arch. Surg. 78, 307 (1959). — CHAPMAN, N. D., H. N. HARKINS, and L. M. NYHUS: The antrum: its role in the surgery of duodenal ulcer. Arch. Surg. 81, 517 (1960). — CHAPMAN, N. D., L. M. NYHUS, and H. N. HARKINS: The antrum: its role in the surgery of duodenal ulcer. Scientific Exhibit, 45th Clinical Congr. of the Amer. Coll. Surg. 1959. — CHARRIER, J., J. LOYGUE et POLONY: Résultats obtenus par la gastrectomie chez les ulcéreux; suite de 347 cas. Arch. Mal. Appar. dig. 41, 743 (1952). — CHERRY, J. W.: Conversion of gastrojejunostomy to gastro-duodenostomy in treating the dumping syndrome. Amer. Surg. 26, 396 (1960). — CHRYSOSPATHIS, P., B. GOLEMATIS, and H. LOUIS: Artificial pyloric canal. Surgery 52, 349 (1962). — CHRYSOSPATHIS, P., and J. PAPADIMITRIOU: A comparative laboratory study of the function of the gastric remnant in various Billroth II types of gastrectomy. Surgery 58, 646 (1965). — CHURCH, R. E., and J. W. HINTON: The results of gastroenterostomy in gastric and duodenal ulcers. Surgery 7, 647 (1940). — CIMINATA, A.: La vera mortalità operatoria nella resezione gastrica per ulcera. Osped. Ital.-Chir. 2, No 3 (1960). — CLAGETT, O. T., and J. M. WAUGH: Indications for and advantages of Schoemaker-Billroth I gastric resection. Arch. Surg. 56, 758 (1948). — CLAIRMONT, P.: Über die Mobilisierung des Duodenums von links her. Langenbecks Arch. klin. Chir. 110, 104 (1918). — CLARK, C. W.:

Peptic ulcer of the second part of the duodenum. Ann. Surg. **143**, 276 (1956). — CLARK, C. W., F. W. DU VAL, and W. A. MACLEAN: The immediate local complications of gastrectomy. Canad. J. Surg. **1**, 115 (1958). — CLARK, D. H.: Posterior gastro-enterostomy in peptic ulcer: long-term results. Brit. med. J. **1951 I**, No 4697, 57; — Peptic ulcer in women. Brit. med. J. **1953 I**, 1254; — Results of gastroenterostomy for duodenal ulcer. Gastroenterologia (Basel) **83**, 41 (1955). — COHEN, E. J.: Les effects circulatoires et pondéraux de la gastrectomie. Acta gastro-ent. belg. **25**, 805 (1962). — COHN jr., I., and J. SARTIN: Giant gastric ulcers. Ann. Surg. **147**, 749 (1958). — COHN jr., I., J. SARTIN, and P. SUDDUTH: Giant ulcers of the stomach. Amer. J. Gastroent. **32**, 121 (1959). — COLE, W. H., W. L. PALMER, and W. W. FUREY: Symposium: ulcers and cancer of the stomach. Postgrad. Med. **20**, 72 (1956). — COLIN, M. R., A. PAGES, M. BALMES et M. CORDIER: Ulcère jéjunal perforé: Il fallait prouver un syndrome de Zollinger-Ellison. Montpellier chir. **10**, No 4 (1964). — COLP, R.: Recent developments in the surgery of peptic ulcer. Bull. N.Y. Acad. Med. **28**, 785 (1952). — COLP, R., and L. J. DRUCKERMAN: A rational approach to the surgery of high gastric ulcer. Surg. Clin. N. Amer. **27**, 231 (1947). — COMFORT, M. W., and W. L. BUTSCH: Differential diagnosis of benign and malignant small lesions of the stomach: an attempt to evaluate statistically the various symptoms and laboratory findings. Amer. J. Surg. **35**, 515 (1937). — COMFORT, M. W., H. K. GRAY, M. B. DOCKERTY, R. P. GAGE, G. R. DORNBERGER, J. SOLIS, D. P. EPPERSON, and R. A. MCNAUGHTON: Small gastric cancer. Arch. intern. Med. **94**, 513 (1954). — CONNELL, F. G.: The problem of duodenal ulcer. J. int. Coll. Surg. **18**, 642 (1952); — Duodenal ulcer: its surgical treatment. Surgery **36**, 327 (1954). — CONNOLLY, E. A.: Peptic ulcer. Surgical management. J. Omaha clin. Soc., April (1949). — CONNOLLY, E. A., A. W. LEMPKA, and C. H. ORGAN: The feasibility of ulcer removal: an evaluation of gastroduodenostomy. Ann. Surg. **146**, 296 (1957). — CORRIERO, W. P., and I. BAYER: A method of cardiofundal duodenostomy to overcome objections to the Billroth I operation. Amer. J. Surg. **93**, 880 (1957). — COX, A. J.: Stomach size and its relation to chronic peptic ulcer. Arch. Path. **54**, 407 (1952). — COX, H. T., and W. R. ALLAN: The dumping syndrome. An investigation and a cause. Lancet **1961 II**, 672. — COX, H. T., and D. F. KERR: Comparison of side effects after partial gastrectomy and vagotomy and gastro-enterostomy. Brit. med. J. **1957 I**, No 5029, 1211. — CRILE jr., G., and E. N. COLLINS: The selection of operation for intractable duodenal ulcer. Gastroenterology **29**, 324 (1955). — CRUVEILHIER, J.: Anatomie pathologique du corps humain: ou descriptions avec figures lithographiées et coloriées, des diverses alterations morbides dont le corps humain est susceptible, vol. 1. Paris: Baillière et Fils 1829. — CUNNINGHAM jr., W. L., T. DEL JUNCO, and S. P. WILK: Postbulbar duodenal ulcer. West. J. Surg. **69**, 26 (1961).

DAGRADI, A. E., and D. E. JOHNSON: An evaluation of radiology and gastroscopy in the differential diagnosis of gastric ulcer. Gastroenterology **33**, 703 (1957). — DAVEY, W. W., and B. O'DONNELL: Partial gastrectomy for peptic ulceration in the aged. Lancet **1956 I**, 1033; — Gastroenterology **32**, 548 (1957). — DELANNOY, E., J. DRIESSENS et J. DEVAMBEZ: A propos de l'évolution du cancer de l'estomac et de la dégénerescence cancereuse des ulcères gastriques. Arch. Mal. Appar. dig. **39**, 905 (1950). — DELAVIERRE, PH., et P. VAYRE: La cancérisation de l'ulcère gastrique. France méd. **28**, 443 (1965). — DEMLING, L.: Neuere Vorstellungen über die Pathophysiologie der Geschwürsentstehung. Dtsch. med. Wschr. **86**, 1337 (1961); — Pathophysiologie und Therapie des Ulcus pepticum. Fortschr. Med. **83**, 575 (1965). — DEMLING, L., R. OTTENJANN u. H. GEBHARDT: Pankreas und peptisches Geschwür. Gastroenterologia (Basel) **102**, 129 (1964). — DEMOLE, M.: Vers une diététique positive en gastroentérologie. Arch. Mal. Appar. dig. **46**, 5 (1957). — DENCK, H., u. G. SALZER: 21 Jahre Ulcuschirurgie an der Klinik Denk in Wien 1933 bis 1954. Gastroenterologia (Basel) **87**, 30, 95, 332, 369 (1957); **88**, 51, 94 (1957). — DENKENWALTER, F. R., and R. N. WATMAN: Conservative surgical treatment of all gastric ulcers. Arch. Surg. **75**, 558 (1957). — DEUCHER, F.: Zur Magenresektion nach Billroth I beim Ulcus duodeni. Helv. chir. Acta **24**, 327 (1957). — DEUTSCH, E., H. J. CHRISTIAN, and R. FABREGAS: Gastric tissue changes in association with gastric ulcer. Amer. J. Gastroent. **37**, 2, 168 (1962). — DEVEREAUX, R. G., and V. A. RIDER: Gastric aberrant pancreas associated with gastric ulcer: report of a case. Gastroenterology **37**, 779 (1959). — DEVINE, H. B.: Basic principles and supreme difficulties in gastric surgery. Surg. Gynec. Obstet. **40**, 1 (1925); — Gastric exclusion. Surg. Gynec. Obstet. **47**, 239 (1928). — DICK, W., R. FISCHER u. G. SAUTTER: Magenresektion und Alkoholismus. Dtsch. med. Wschr. **84**, 311 (1959). — DOBERER, J.: Die chirurgische Behandlung des Zwölffingerdarmgeschwürs. Chirurg **8**, 50 (1936). — DODD, G. D., and R. S. NELSON: The combined radiologic and gastroscopic evaluation of gastric ulceration. Radiology **77**, 2, 177 (1961). — DODD, H.: Marginal ulcer 12 month after Somervell operation. Brit. med. J. **1947 I**, No 4517, 170. — DOLL, R.: Modern trends in gastroenterology. London: Avery Jones 1958. — DOLL, R., F. A. JONES, and M. M. BUKATZSCH: Occupational factors in the aetiology of gastric and duodenal ulcers with an estimate of their incidence in the general population. London: His Majesty's Stationary Office

1951. — Doll, R., F. A. Jones, F. Pygott, and J. L. Stubbe: The risk of gastric cancer after medical treatment for gastric ulcer. Gastroenterologia (Basel) 88, 1 (1957). — Doll, R., and F. Pygott: Factors influencing the rate of healing of gastric ulcers: admission to hospital phenobarbitone and ascorbic acid. Lancet 1952I, 171. — Dolphin, J. A., L. A. Smith, and J. M. Waugh: Multiple gastric ulcers: their occurrence in benign and malignant lesions. Gastroenterology, 25, 202 (1953). — Donaldson, R. M., R. R. v. Eigen, and R. W. Dwight: Gastric hypersecretion, peptic ulceration, and islet-cell tumor of the pancreas (the Zollinger-Ellison syndrome). New Engl. J. Med. 257, 965 (1957). — Donegan, W. L., and H. M. Spiro: Parathyroids and gastric secretion. Gastroenterology 38, 750 (1960). — Dorn, P.: Die Ulcus-chirurgie in Zürich in den Jahren 1937—1956. Inaug.-Diss. Zürich 1961. Helvetica Chirurgica Acta 28, Fasc. 3 u. 4 (1961). — Dorn, W.: Beschwerden nach Magenoperationen und ihre Behandlung. Ärztl. Wschr. 1956, 1089. — Dortenmann, J., u. H. J. Betzler: Die Umwandlung des Billroth-II in einen Billroth-I-Magen bei der Behandlung des peptischen Jejunal-geschwüres. Langenbecks Arch. klin. Chir. 308, 908 (1964). — Drablös, A., V. Linden, and P. Skjelbred: The late results of gastric resection for gastroduodenal ulcer. A follow-up study with special reference to the serious late complications, subjective symptoms an anemia. Acta med. scand. 140, 327 (1951). — Dragstedt, L. R.: Some physiologic principles involved in the surgical treatment of gastric and duodenal ulcer. Ann. Surg. 102, 563 (1935); — Pathogenesis of gastroduodenal ulcer. Arch. Surg. 44, 438 (1942); — Symposium on peptic ulcer: surgical aspects of peptic ulcer. Rev. Gastroent. 19, 286 (1952); — Are gastrojejunal ulcers due to hypersecretion? Arch. Surg. 66, 579 (1953); — New light on the physiology of the gastric antrum. Arch. Surg. 67, 493 (1953); — Is gastric ulcer due to hyperfunction or dysfunction of the gastric antrum? Surg. Gynec. Obstet. 97, 517 (1953); — The etiology of gastric and duodenal ulcers. Postgrad. Med. 15, 99 (1954); — Sites of peptic ulceration. Arch. Surg. 70, 326 (1955); — A concept of the etiology of gastric and duodenal ulcers. Gastroenterology 30, 208 (1956); — A concept of the etiology of gastric and duodenal ulcer. Caldwell Lecture 1955. Amer. J. Roentgenol. 75, 2 (1956); — Concept of etiology of gastric and duodenal ulcer. Amer. J. Roentgenol. 75, 219 (1956); — A concept of the etiology of gastric and duodenal ulcers. Schweiz. med. Wschr. 86, 20, 556 (1956); — Evolution of modern surgery for peptic ulcer. Amer. J. dig. Dis. (N. S.) 4, No 4 (1959); — Physiology of the gastric antrum and its relation to surgery. Amer. J. dig. Dis. 4, 11, 834 (1959); — Cause of peptic ulcer. J. Amer. med. Ass. 169, 203 (1959); — A concept of pathogenesis of gastric and duodenal ulcer. Maryland med. J. 8, 3, 98 (1959); — Some comments on the cause of peptic ulcer. Mississippi V. med. J. 82 (1960); — The pathogenesis of gastric and duodenal ulcers. Gastro-Enterologie Deel 4, 4 (1961); — The pathogenesis of gastric and duodenal ulcers. Ann. N.Y. Acad. Sci. 99, 1, 190 (1962); — The pathogenesis of gastric and duodenal ulcer. Ariz. Med. I, 191 (1962); — A guide for the surgical treatment of peptic ulcer. Amer. L. Surg. 3, 293 (1963); — Gastrin and peptic ulcer. Arch. Surg. 91, 1005 (1965); — The pathogenesis of peptic ulcers. 22. Kongr. d. Societé Int. de Chirurgie Wien 1967. — Dragstedt, L. R., E. H. Camp, and J. M. Fritz: Recurrence of gastric ulcer after complete vagotomy. Ann. Surg. 130, 843 (1949). — Dragstedt, L. R., H. A. Oberhelman jr., S. O. Evans, and S. P. Rigler: Antrum hyperfunction and gastric ulcer. Ann. Surg. 140, 396 (1954). — Dragstedt, L. R., H. A. Oberhelman jr., and C. A. Smith: Experimental hyperfunction of the gastric antrum with ulcer formation. Ann. Surg. 134, 332 (1951). — Dragstedt, L. R., H. A. Oberhelman jr., and E. R. Woodward: Physiology of gastric secretion and its relation to the ulcer problem. J. Amer. med. Ass. 147, 1615 (1951). — Dragstedt, L. R., R. B. Quintana, C. de la Rosa, and C. A. Linares: The question of fatigue in the gastrin mechanism. Arch. Surg. 89, 1042 (1964). — Dragstedt, L. R., and A. M. Vaughn: Gastric ulcer studies: the resistance of various tissues to gastric digestion. Arch. Surg. 8, 791 (1924). — Dragstedt, L. R., and E. R. Woodward: Coexistent duodenal and gastric ulcers treated by vagotomy and pyloroplasty. J. Amer. med. Ass. 184, 1014 (1963). — Dragstedt, L. R., E. R. Woodward, C. A. Linares, and C. de la Rosa: The pathogenesis of gastric ulcer. Ann. Surg. 160, 3, 497 (1964). — Dragstedt, L. R., E. R. Woodward, W. B. Neal, P. V. Harper, and E. H. Storer: Secretory studies on the isolated stomach. Arch. Surg. 60, 1 (1950). — Dragstedt, L. R., E. R. Woodward, H. A. Oberhelman jr., S. O. Evans, St. P. Rigler, J. H. Landor, L. R. Dragstedt II, and E. S. Lyon: The function of the gastric antrum in health and disease. Arch. Surg. 71, 136 (1955).— Drapanas, T., and W. K. Smith: Pancreatic resection in the experimental dumping syndrome. Ann. Surg. 145, 471 (1957). — Dreiling, D. A.: Physiologic derangements following gastric resection. Amer. J. dig. Dis. 7, 209 (1962). — Drews, R.: Erfahrungen mit der Behandlung des kardianahen Magengeschwürs. 22. Kongr. d. Societé Int. de Chirurgie Wien 1967. — Drüner, L.: Über die Exstirpation der Schleimhaut des peripheren Magenstumpfes bei unausführbarem Billroth II. Zbl. Chir. 58, 1510 (1931). — Dubarry, J. J., C. Pisot, J. Rigallaud et Y. Le Querler: Etudes statistique de l'hérédité dans l'ulcére gastroduodénal et essai sur la génétique de la maladie ulcéreuse. Arch. Mal. Appar. dig. 42, 1222 (1953). —

DUHAMEL, P. A., M. A. BLOCK, and W. S. HAUBRICH: Are benign gastric ulcers really benign?
Arch. Surg. 87, 391 (1963). — DUPLANT: De la Pie tendue transformation de l'ulcère round en
cancer. Thèse Lyon 1898. — DUTHIE, H. L.: Absorption of inorganic iron after partial gastrectomy: comparison of the Pólya and the Billroth I operations. Scot. med. J. 4, 523 (1959). —
DWORKEN, H. J., H. P. ROTH, and H. C. DUBER: The efficacy of medical criteria in differentiating benign from malignant gastric ulcers. Ann. intern. Med. 47, 4, 711 (1957). — DWORKEN,
H. J., H. P. ROTH, H. C. DUBER, and D. G. BERGER: Observations on the course of benign
gastric ulcer and factors affecting its prognosis. Gastroenterology 33, 880 (1957).

EBSTEIN, W.: Beiträge zur Lehre vom Bau und den physiologischen Funktionen der
sogenannten Magenschleimdrüsen. Arch. mikr. Anat. 6, 515 (1870). — ECKMANN, L., u.
K. PFEIFFER: 84 Anastomosengeschwüre und ihr Zusammenhang mit der Erstoperation.
Praxis 54, 408 (1965). — EDMUNDS jr., L. H., G. M. WILLIAMS, and C. E. WELCH: External
fistulas arising from the gastro-intestinal tract. Ann. Surg. 152, 445 (1960). — EDWARDS,
L. W., J. L. HERRINGTON, W. R. CATE, and A. P. LIPSCOMB: Gastro-jejunal ulcer: problems
in surgical management. Ann. Surg. 143, 235 (1956). — EISELSBERG, A. v.: Zur Behandlung
des Ulcus ventriculi et duodeni. Langenbecks Arch. klin. Chir. 114, 539 (1920). — EISEMAN,
B., and R. M. MAYNARD: Non insulin producing islet-cell adenomas associated with progressive
peptic ulceration (Zollinger-Ellison syndrome). Gastroenterology 31, 296 (1956). — ELLIOTT,
G. V., S. M. WALD, and R. I. BENZ: A roentgenologic study of ulcerating lesions of the stomach.
Amer. J. Roentgenol. 77, 612 (1957). — ELLIS, K.: Gastrojejunal ulcer. Radiology 71, 187
(1958). — ELLISON, E. H.: The ulcerogenic tumor of the pancreas. Surgery 40, 147 (1956). —
ELLISON, E. H., J. S. ABRAMS, and D. J. SMITH: A postmortem analysis of 812 gastroduodenal
ulcers found in 20,000 consecutive Autopsies, with emphasis on associated endocrine disease.
Amer. J. Surg. 97, 17 (1959). — ELMAN, R., and A. F. HARTMAN: Spontaneous peptic ulcers
of the duodenum after continued loss of total pancreatic juice. Arch. Surg. 23, 1030 (1931). —
EMERY jr., E. S., and R. T. MONROE: Peptic ulcer. Nature and treatment based on a study
of 1435 cases. Arch. intern. Med. 55, 271 (1935). — ENDERLIN, F.: Ulcerogene Tumoren des
Pancreas. Praktisch-klinische Aspekte. Helv. chir. Acta 31, 294 (1964). — ERASMUS, J. P. F.:
Gastroduodenal ulcers and neoplasma. Acta med. scand. 152 (Suppl. 306), 26—38 (1955). —
ESSER, L.: Magenresektion nach FINSTERER. Zbl. Chir. 82, 1920 (1957). — ESTES, W. L.:
Advanced gastrojejunal ulcer. Ann. Surg. 96, 250 (1932). — EUSTERMAN, G. B., and D. G.
BALFOUR: The stomach and duodenum. Philadelphia: Saunders 1935.

FAHRLÄNDER, H., R. NISSEN, S. SCHEIDEGGER, K. PFEIFFER, H. BESENDORF u. R.
STRÄSSLE: Nicht-insulinproduzierendes Pancreasadenom mit Ulcus duodeni (Zollinger-
Ellison-Syndrom). Schweiz. med. Wschr. 91, 1288 (1961). — FALLIS, L. S.: The Billroth I
gastrectomy. Surgery 105, 107 (1957). — FEIST, J. H., and J. T. LITTLETON: Benign gastric
ulcers of the greater curvature. Gastroenterology 30, 764 (1956). — FELDMANN, M.: Statistical study of life cycle of 1154 cases of duodenal ulcer. J. Amer. med. Ass. 136, 736 (1948). —
FERGUSON, D. J., H. BILLINGS, D. SWENSON, and G. HOOVER: Segmental gastrectomy with
innervated antrum for duodenal ulcer: results at one to five years. Surgery 47, 548 (1960). —
FESANI, F.: L'importanza clinica dell'antro pilorico nella patogenesi dell'ulcera gastrodigiunale dopo resezione. Ateneo parmense 30, 120 (1959). — FINDLEY jr., J. W.: Ulcers of
the greater curvature of the stomach. Ann. Surg. 101, 844 (1935). — FINOCHIETTO, R., y
N. B. TURCO: Ulcera peptica por gastrectomia y anastomosis Péan Billroth. Arch. argent.
Enferm. Appar. dig. 17, 613 (1942). — FINSTERER, H.: Ausgedehnte Magenresektion bei Ulcus
duodeni statt der einfachen Duodenalresektion bzw. Pylorusausschaltung. Zbl. Chir. 45, 434
(1918); — Erfahrungen mit der Magenresektion nach Billroth I und deren Modifikation nach
HABERER. Langenbecks Arch. klin. Chir. 135, 650 (1925); — Resektion zur Ausschaltung oder
Gastroenterostomie beim nichtresezierbaren Ulcus duodeni? Zbl. Chir. 61, 1634 (1934); —
Diskussion zu A. FROMME, Gastroenterostomie oder Palliativresektion beim nicht resezierbaren Ulcus duodeni. Langenbecks Arch. klin. Chir. 196, 98 (1939); — Malignant degeneration
of gastric ulcer. Proc. roy. Soc. Med. 32, 183 (1939); — Die Bedeutung der Resektion zur Ausschaltung für die unmittelbaren Operationserfolge und die Fernresultate der operativen Behandlung des Ulcus duodeni. Zbl. Chir. 67, 610 (1940); — Gastric and duodenal ulcers and
their complications: treatment by extensive resection. J. int. Coll. Surg. 12, 599 (1949); —
L'anastomose gastro-duodénale termino-terminale ou termino-latérale après gastrectomie
pour ulcère gastroque ou duodénal. Sem. Hôp. Paris 28, 2663 (1952); — 35 Jahre Resektion
zur Ausschaltung beim nicht resezierbaren Ulcus duodeni. Langenbecks Arch. klin. Chir. 276,
581 (1953); — Zur chirurgischen Behandlung des cardianahen Ulcus ventriculi. Wien. klin.
Wschr. 1954, 659. — FISCHER, R.: Untersuchungen zum Beschwerdenkomplex des Magenoperierten. Dtsch. med. Wschr. 83, 1124 (1958). — FISCHERMANN, K., and F. RASMUSSEN:
Late results of Billroth II resections for gastric ulcer. Acta chir. scand. 120, 159 (1960). —
FISHER, E. R., and R. F. FLANDREAU: Multiple endocrine tumors and peptic ulcer. Gastroenterology 32, 1075 (1957). — FISHER, E. R., and J. HICKS: Further pathologic observations

on the syndrome of peptic ulcer and multiple endocrine tumors. Gastroenterology 38, 458 (1960). — FISHER, M. S.: The Hofmeister defect. Amer. J. Roentgenol. 84, No 6 (1960). — FISHER, P. B., and G. L. JORDAN jr.: Billroth I gastrectomy for the treatment of duodenal ulcer. Amer. Surg. 24, 922 (1958). — FLECHTENMACHER, K.: Termino-terminolaterale Gastro-duodenostomie bei der Magenresektion nach Billroth I als Modifikation der von Haberer'schen Methode. Chirurg 14, 367 (1942). — FLEMMING, F.: Zur Magengeschwürsresektion bei Diabetikern. Zbl. Chir. 87, 1753 (1962). — FLESCH-TEBESIUS, M.: Aussprache zu H. GEISSEN-DÖRFER, Der schwer zu verschließende Duodenalstumpf und seine Versorgung mit der Gallenblase. Frühjahrstagg Ver.igg Mittelrhein. Chirurgen, Wiesbaden 16./17. 4. 48. — FLÖRCKEN, H.: Die palliative Magenresektion beim Ulcus duodeni und ventriculi. Fortschr. Ther. 8, 37 (1932); — Zur Versorgung des Duodenalstumpfes und des präpylorischen Magenstumpfes bei der palliativen Resektion nach Billroth II. Zbl. Chir. 70, 1394 (1943). — FLÖRCKEN, H., u. E. STEDEN: Beiträge zur Entstehung des Ulcus pepticum jejuni (U.p.j.) nach Magenoperationen nach eigenen Erfahrungen und einer Umfrage bei 22 Chirurgen. Langenbecks Arch. klin. Chir. 143, 173 (1926). — FLOOD, C. A., and G. C. HENNIG: Recurrence of gastric ulcer under medical management. Gastroenterology 16, 57 (1950). — FODOR, O., L. STANESCO et E. GEORGESCO: Recherches sur les manifestations carientelles dans les gastrectomies partielles pour maladies ulcéreuse. Sem. Hôp. Paris 35, 13 (1959). — FORD jr., T. J., G. L. JORDAN jr., E. E. ERICKSON, and R. G. FREEMAN: Recurrent gastrojejunal ulceration and islet cell carcinoma of the pancreas. Arch. Surg. 75, 272 (1957). — FORTY, F., and G. M. BARRETT: Peptic ulceration of the third part of the duodenum associated with islet-cell tumours of the pancreas. Brit. J. Surg. 40, 1 (1952). — FOSTER, J. H., and R. I. CARLSON: Gastrojejunal ulcer presenting as a mass in the abdominal wall. Surgery 44, 1034 (1958). — FOULK, W. T., M. W. COMFORT, H. R. BUTT, M. C. DOCKERTY, and H. M. WEBER: Peptic ulcer near the pylorus. Gastroenterology 32, 395 (1957). — FRAME, B., and W. S. HAUBRICH: Peptic ulcer and hyperparathyroidism: A survey of 300 ulcer-patients. Arch. int. Med. 105, 536 (1960). — FRAN-CHINI, A., G. MATTIOLI e I. MORGANTI: Considerazioni sull'ulcera recidiva dopo resezione gastrica. Minerva chir. 16, 1415 (1961). — FRANKEL, A., and A. E. KARK: Gastric ulcer. Amer. J. Gastroent. 44, 27 (1965). — FRANKSSON, C., J. J. HELLSTRÖM, G. HULTQUIST, and G. PERMAN: Primary chief-cell hyperplasia of the parathyroids, and islet cell hyperplasia and adenomata of the pancreas associated with gastro-duodeno-jejunal ulcer. Acta chir. scand. 118, 270 (1960). — FRENCH, A. B., H. M. POLLARD, and J. T. RATNER: Incidence of postgastrectomy malabsorption. Presented to the Annual Meeting of the Amer. Gastroentero-logical Ass., New Orleans, April 1960. — FRETHEIM, B.: Post-operative hypoproteinemia after gastrectomies. Acta chir. scand. (Suppl.) 130, 96, 1 (1947). — FRIEDELL, M. T.: The Billroth I type of operation for carcinoma of the stomach. Proc. Mayo Clin. 16, 481 (1941). — FRIEDE-MANN, M.: Vorläufige Erfahrungen mit der großen Magenresektion. In Sonderheit nach Methode Billroth I (115 Fälle) bei Magengeschwür. Zbl. Chir. 49, 1621 (1922); — Über Dauer-resultate bei der Radikaloperation wegen Geschwürskrankheiten des Magens und Zwölffinger-darmes. Zbl. Chir. 54, 3015 (1927); — Das „chirurgisch unheilbare" Geschwür des Magens und Zwölffingerdarmes. Langenbecks Arch. klin. Chir. 165, 458 (1931); — Über Hilfen und Sicherungen bei gefahrvollen und technisch schwierigen Magenoperationen. Bruns' Beitr. klin. Chir. 163, 293 (1936). — FRIESEN, R. S., and E. RIEGER: Study of the pylorus in prevention of dumping syndrome. Ann. Surg. 151, 517 (1960). — FROMME, A.: G.E. oder Palliativ-resektion beim nicht resezierbaren Ulcus duodeni? Langenbecks Arch. klin. Chir. 196, 281 (1939); — Die Resektion zur Ausschaltung beim Ulcus duodeni, ihre Technik und ihre Re-sultate. Chirurg 19, 452 (1948); — Aussprache zu H. FINSTERER, 35 Jahre Resektion zur Aus-schaltung beim nicht resezierbaren Ulcus duodeni. Langenbecks Arch. klin. Chir. 276, 635 (1953).

GARDNER, B., and I. D. BARONOFSKY: The massively bleeding duodenal ulcer with especial reference to crater. Surgery 45, 389 (1959). — GEISSENDÖRFER, H.: Der schwer zu verschließende Duodenalstumpf bei Magenresektionen und seine Versorgung mit der Gallen-blase. Frühjahrstagg Ver.igg Mittelrhein. Chirurgen, Wiesbaden 16./17. 4. 48. Zbl. Chir. 72, 702 (1948). — GERBER, B. C., and T. W. SHIELDS: Simultaneous duodenal carcinoid and non-beta cell tumor of the pancreas: two tumors of high ulcerogenic potential. Arch. Surg. 81, 379 (1960). — GERNER, G.: Nachuntersuchungen von 742 Fällen nach der Magenresektion wegen eines Ulcus duodeni oder ventriculi. (Referate nach S. A. ZARUBIN.) Münch. med. Wschr. 103, 640 (1961). — GIESEN jr., A. F., and S. F. OCHSNER: Pyloric channel ulcer: clinical and roentgenographic observations in 77 patients. Sth. med. J. (Bgham, Ala.) 55, 11, 1161 (1962). — GILCHRIST, R. K.: Surgical treatment of highlying gastric ulcer. J. Amer. med. Ass. 162, 1039 (1956). — GILLESPIE, M. G., R. H. LA BREE, and O. G. McDONALD: Fifteen years' experience with gastric resection for duodenal ulcer. Arch. Surg. 81, 909 (1960). GIOVANNINI, S., e A. FRANCHINI: Gli esiti a distanza della resezione gastrica per ulcera (Fisio-patologia del resecato gastrico). Relazione alle VII Giornate Mediche, Montecatini, Maggio

846   Literatur

1955. — GLASSMAN, J. A.: Surgery of the stomach. Amer. J. Gastroent. **46**, 328 (1966). — GOEPEL, R.: Die direkte Wiedervereinigung von Magen und Duodenum nach Magenresektion durch das Einmanschettierungsverfahren. Zbl. Chir. **50**, 201 (1923). — GOHRBANDT, E.: Zur Technik des Duodenalverschlusses. Zbl. Chir. **60**, 1815 (1933). — GOLIGHER, J.C., P. J. MOIR, and J. H. WRIGLEY: The Billroth I and Pólya operations for duodenal ulcer. Lancet **1956**I, 220. — GOMORI, G.: Carcinoma arising from chronic gastric ulcer. Surg. Gynec. Obstet. **57**, 439 (1933). — GOSSET, A., et R. LERICHE: Des ulcères peptiques post-opératoires (pathogénie et traitement). Rapport au 40e Congr. fraic. de Chirurgie, Paris 1931. Secr. Ass. franç. Chir. — GOTT jr., J. R., D. SHAPIRO, and K. C. KELTY: Gastric ulcer: study of 138 patients. New Engl. J. Med. **250**, 499 (1954). — GRAHAM, R.: Technical surgical procedures for gastric and duodenal ulcer. Surg. Gynec. Obstet. **66**, 269 (1936). — GRASSBERGER, A.: Chirurgische Behandlung und Nachuntersuchung von 392 Ulcuspatienten. Bruns' Beitr. klin. Chir. **197**, 56 (1958). — GRASSI, G., C. ORECCHIA e I. CANTARELLI: Secrezione gastrica e malattia ulcerosa. Chir. gastroent. (Roma) **1**, 7 (1967). — GRAVES, A. M.: Combined and separate effects of bile, pancreatic secretion and trauma in experimental peptic ulcer. Arch. Surg. **30**, 833 (1935). — GRAY, H. K., and R. R. WILLIAMS jr.: Results of classic operations for duodenal ulcer. Five to ten year follow-up in five hundred and thirty-two cases. J. Amer. med. Ass. **141**, 509 (1949). — GRAY, H. W., and K. A. LOFGREN: The significance of an ulcerating lesion in the stomach following gastroenterostomy. Surg. Gynec. Obstet. **89**, 285 (1949). — GREENFIELD, H.: Postoperative gastrointestinal roentgenography. J. med. Soc. N. J. **56**, 128 (1959). — GREGORY, R. A., H. TRACY, J. M. FRENCH, and W. SIRCUS: Extraction of a gastrin-like substance from a pancreatic tumour in a case of Zollinger Ellison syndrome. Lancet **1960**I, 1045. — GRETTVE, S.: Account of gastro-duodenal anatomy of importance in palliative gastric resection. Acta chir. scand. **103**, 52 (1952). — GRIFFIN, B. G.: Benign ulcer of greater curvature of the stomach. Gastroenterology **27**, 178 (1954). — GRIFFITH, C. A., and H. N. HARKINS: The role of Brunner's glands in the intrinsic resistance of the duodenum of acid-peptic digestion. Ann. Surg. **143**, 160 (1956). — GRIMES, O. F., and H. G. BELL: Clinical and pathological studies of benign and malignant gastric ulcers. Surg. Gynec. Obstet. **90**, 359 (1950). — GRUBER, G. B.: Beitrag zur Frage nach den Beziehungen zwischen Krebs und peptischen Geschwüren im oberen Digestionstrakt. Z. Krebsforsch. **13**, 105 (1913). — GUISS, L. W., and F. W. STEWART: Histologic basis for anacidity in gastric disease. Arch. Surg. **57**, 618 (1948). — GULEKE, N.: Diskussion zu A. FROMME, Gastroenterostomie oder Palliativresektion beim nichtresezierbaren Ulcus duodeni. Langenbecks Arch. klin. Chir. **196**, 106 (1939). — GUTMANN, R. A.: L'ulcère peptique post-opératoire: la maladie ulcéreuse de l'estomac, Actualités hépato-gastro-entérologiques de l'Hôtel-Dieu. Paris: Masson 1961. — GUTZEIT, K.: Die Ulkuskrankheit. Krankheitsfrequenz, Pathogenese, Ätiologie, Therapie. Medizinische **1954**, 111—114, 179—182.

HABERER, H. v.: Meine Erfahrungen mit 183 Magenresektionen. Langenbecks Arch. klin. Chir. **106**, 533 (1915); — Anwendungsbreite und Vorteile der Magenresektion nach Billroth I. Langenbecks Arch. klin. Chir. **114**, 127 (1920); — Ulcus ventriculi, Ulcus duodeni, Ulcus pepticum jejuni mit besonderer Berücksichtigung der chirurgischen Therapie. Dtsch. Z. Chir. **172**, 1 (1922); — Gegenwärtiger Stand der operativen Behandlung des Magen- und Zwölffingerdarmgeschwürs. Dtsch. Z. Chir. **200**, 212 (1927); — Meine Technik der Magenresektion. Münch. med. Wschr. **80**, 915 (1933); — Zur Resektion des tiefsitzenden Duodenalgeschwüres. Zbl. Chir. **60**, 874 (1933); — Ulcus pepticum jejuni und Magen-Dünndarm-Dickdarmfistel. Zbl. Chir. **69**, 1182 (1942); — Zur Verbesserungsmöglichkeit der Fernergebnisse nach Magen-duodenal-Resektion. Langenbecks Arch. klin. Chir. **204**, 462 (1943); — Ulcus pepticum jejuni und Rückfallgeschwür. Zbl. Chir. **72**, 496 (1947); — Verbesserungsmöglichkeit der Fernergebnisse nach operativer Behandlung des Magen- und Zwölffingerdarmgeschwüres. Münch. med. Wschr. **92**, 1 (1950); — Erfolg trotz schlechter Operationsmethode. Zbl. Chir. **75**, 868 (1950); — Ulcus jejuni postoperativum nach Resektio Billroth II. Chirurg **23**, 164 (1952); — Operative Behandlung des Ulcus ventriculi und duodeni. Ärztl. Wschr. **8**, 1, 25, 49 (1953). — HAFNER, H.: Zum Problem des peptischen Magen-Duodenal-Geschwürs im jugendlichen Alter. Wien. klin. Wschr. **77**, 876 (1965). — HARKINS, H. N.: The surgery of duodenal ulcer. Bull. Sch. Med. Maryland **42**, 17 (1957). — HARKINS, H. N., and L. M. NYHUS: A comparison of the Billroth I and Billroth II procedures: clinical and experimental studies. Bull. Soc. int. Chir. **15**, 111 (1956); — Surgery of the stomach and duodenum. Boston: Little, Brown & Co. 1962. — HARKINS, H. N., E. J. SCHMITZ, L. M. NYHUS, E. A. KANAR, R. K. ZECH, and C. A. GRIFFITH: The Billroth I gastric resection: experimental studies and clinical observations on 291 cases. Ann. Surg. **140**, 405 (1954). — HARKINS, H. N., J. K. STEVENSON, J. E. JESSEPH, and L. M. NYHUS: The „combined" operation for peptic ulcer. Arch. Surg. **80**, 743 (1960). — HARPER, R. A. K., and B. GREEN: Malignant gastric ulcer. Clin. Radiol. **12**, 2, 95 (1961). — HARPER jr., P. V., and L. R. DRAGSTEDT: Section of vagus nerves to stomach in treatment of benign gastric ulcer. Arch. Surg. **55**, 141 (1947). — HARRISON, R. C., W. H. LAKEY, and H. A.

Hyde: Production of acid-inhibitor by gastric antrum. Ann. Surg. **144**, 441 (1956). — Hartmann, L., P. Guenin et R. Fauvert: Étude clinique et biologique de 100 gastrectomies subtotales pour lésions bénignes. Arch. Mal. Appar. dig. **41**, 721 (1952). — Harvey, H. D.: Twenty-four years of experience with elective gastric resection for duodenal ulcer. Surg. Gynec. Obstet. **112**, 203 (1961); — Twenty-five years of experience with elective gastric resection for gastric ulcer. Surg. Gynec. Obstet. **113**, 191 (1961). — Harvey, H. D., F. B. St. John, and H. Volk: Peptic ulcer: late follow-up results after partial gastrectomy: analysis of failures. Ann. Surg. **138**, 680 (1953). — Harvey, H. D., and R. Lattes: The differential diagnosis between benign and malignant gastric ulcers at operation. J. nat. Cancer Inst. **13**, 1065 (1953); — The differential diagnosis between benign and malignant ulcers at operation. Proceedings of the Second National Cancer Conf. Cinncinati, Ohio 1952, p. 828. New York: Amer. Cancer Soc. 1954. — Hastings, N.: Subtotal gastric resection for benign peptic ulcer. A follow-up study of three hundred fifty-three patients. Arch. Surg. **76**, 74 (1958). — Hauswirth, C., u. J. Sichrovsky-Sieberer: Auswertung der Behandlungsergebnisse von Magenresezierten mit Beschwerden. Gastroenterologia (Basel) **87**, 78 (1957). — Hayes, M. A.: The gastric ulcer problem. Gastroenterology **29**, 609 (1955). — Heberer, G., u. H.-E. Posth: Intra- und postoperative Komplikationen der „konventionellen Ulcuschirurgie". 22. Kongr. Soc. Int. Chir., Wien 1967. — Hellmer, H.: Etude sur la muqueuse gastrointestinale après gastroénteroanastomose. Acta radiol. (Stockh.) **4**, 32 (1925). — Hellwig, C. A., J. W. Welch, and P. N. Wilkinson: Localization of stomach ulcers. Arch. Surg. **76**, 331 (1958). — Hellwig, I.: Duodenalverschluß durch Dreistichnaht. Chirurg **17/18**, 648 (1947). — Hemming, G. C., and H. D. Harvey: The problem of the diagnosis of gastric lesions. Ann. intern. Med. **50**, 43 (1959). — Hempel, E.: Beitrag zur Frage der Resektion zur Ausschaltung beim schwer resezierbaren Ulcus duodeni. Zbl. Chir. **76**, 1697 (1951). — Hendrick, J. W., J. S. Davis, and J. L. Shamblin: Ulcerogenic tumors of the pancreas. Amer. J. Surg. **97**, 92 (1959). — Henning, N.: Neuere Aspekte zur Genese und Therapie der „peptischen" Geschwürsbildungen. Münch. med. Wschr. **1950**, 498—502, 602—607; — Krankheiten der Verdauungsorgane. In: H. Dennig, Lehrbuch der inneren Medizin, Bd. II. Stuttgart: Thieme 1950; — Lehrbuch der Verdauungskrankheiten, 2. Aufl. Stuttgart: Thieme 1956; — Zur Ätiopathogenese, Diagnose und Indikation zur chirurgischen Therapie des gastroduodenalen Geschwürs. Langenbecks Arch. klin. Chir. **308**, 323 (1964). — Henning, N., u. H. Kinzlmeier: Einst und jetzt: Das Ulcus pepticum im geschichtlichen Wandel der Anschauungen. Münch. med. Wschr. **99**, 285 (1957). — Hepp, J.: Le syndrome de Zollinger-Ellison. Cah. Méd. spécialiste **I**, 9 (1963). — Herner, B., and L. Ysander: Chronic pancreatic insufficiency after B II operations. Acta med. scand. **166**, 395 (1960). — Heuer, G. J., C. Holman, and W. A. Cooper: The treatment of peptic ulcer. Philadelphia: J. B. Lippincott 1944. — Hickinbotham, P.: The Billroth I gastrectomy. Brit. J. Surg. **44**, 206 (1956). — Hielscher, R.: Über die Entstehungsweise des Magengeschwürs und dessen Beurteilung in der Versorgungsmedizin. Med. Mschr. **5**, 609 (1951). — Hillemand, P.: Les suites de la gastrectomie $^2/_3$ pour l'ulcère. Rev. Prat. (Paris) 1099 (1955). — Hinshaw, D. B., C. E. Stafford, and E. J. Joergenson: Further observations on the surgical treatment of the dumping syndrome. Amer. J. Surg. **102**, 38 (1961). — Hinton, J. W., and R. E. Church: The selection of operation for patients with gastric and duodenal ulcer. J. Amer. med. Ass. **120**, 816 (1942). — Hirschowitz, B. I., I. A. London, and H. S. Wiggins: Differential diagnosis of gastric ulcer and cancer by a study of maximally stimulated gastric secretions. J. Lab. clin. Med. **50**, 447 (1957). — Hoerr, S. O.: Surgical treatment of gastric ulcer and duodenal ulcer. Postgrad. Med. **15**, 444 (1954); — Selection of operation for chronic duodenal ulcer. West. J. Surg. **67**, 256 (1959); — Elective surgery for duodenal ulcer — a graded approach. Amer. J. Surg. **99**, 4 (1960). — Hoerr, S. O., and R. G. Perryman: Catheter duodenostomy: A safeguard of gastric resection: Report of eleven cases. Cleveland Clin. Quart. **19**, 49 (1952). — Hoffmann, V.: Probleme des Magen-Zwölffingerdarmgeschwürs in Theorie und Praxis. Münch. med. Wschr. **1953**, 1245—1248, 1263—1264; — Die Operation beim Magen-Zwölffingerdarmgeschwür und ihre Indikation. Wien. med. Wschr. **104**, 387 (1954); — Das Magen-Zwölffingerdarmgeschwür im höheren Lebensalter. Chirurgisch-klinische Beobachtungen und anatomische Befunde. Münch. med. Wschr. **101**, 1564 (1959); — Die Magenresektion Billroth II in dem Ergebnis einer systematischen langfristigen Nachuntersuchung. Langenbecks Arch. klin. Chir. **301**, 203 (1962); — Histologische Befunde und klinische Feststellung zur Entstehung des Magen-Zwölffingerdarm-Geschwürs. Zbl. Chir. **91**, 452 (1966). — Hollander, F.: The mucous barrier in the stomach in peptic ulcer. In: Peptic ulcer: clinical aspects, diagnosis, management, ed. by D. J. Sandweiss, p. 65. Philadelphia: Saunders 1951. — Holmes, G. W., and A. O. Hampton: Incidence of carcinoma in certain chronic ulcerating lesions of the stomach. J. Amer. med. Ass. **99**, 905 (1932). — Holstein, J., u. A. Stecken: Verkalkung der Arteria gastrica sinistra im Röntgenbild bei Ulcus ventriculi als Hinweis auf eine arteriosklerotische Genese des Geschwürs. Dtsch. Gesundh.-Wes. **14**, 601 (1961). — Holt, R. L.: Discussion on the surgical management of chronic duodenal ulcer. Proc. roy. Soc. Med. **52**, 537 (1959). — HOLUB, K.: Die Komplikationen nach der Magenresektion. Zbl. Chir. **87**, 2 (1962). — HORN jr., R. C., and I. S. RAVDIN: The relationship of gastric ulcer to gastric cancer. J. nat. Cancer Inst. **13**, 1049 (1953).— HORSLEY, G. W., and W. C. BARNES: Twenty-five years' experience with Billroth I gastric resection. Ann. Surg. **145**, 758 (1957). — HORSLEY, J. S.: Ulcer of the pyloric sphincter. Ann. Surg. **103**, 738 (1936). — HOTZ, H. W., u. H. WILLENEGGER: Aktuelle Probleme des Magen- und Duodenalulcus in medizinischer und chirurgischer Sicht. Praxis **48**, 821 (1959). — HUBER, F., and C. G. HUNTINGTON: Gastric retention and gastric ulcer. Amer. J. Roentgenol. **60**, 80 (1948). — HUNT, J. N.: The secretory pattern of the stomach of man. J. Physiol. (Lond.) **113**, 169 (1951); — Inhibition of gastric emptying and secretion in patients with duodenal ulcer. Lancet **1957I**, 132; — Influence of hydrochloric acid on gastric secretion and emptying in patients with duodenal ulcer. Brit. med. J. **1957I**, 681; — Some notes on the pathogenesis of duodenal ulcer. Amer. J. dig. Dis. **2**, 9 (1957). — HUNT, J. N., and A. W. KAY: The nature of gastric hypersecretion of acid in patients with duodenal ulcer. Brit. med. J. **1954II**, 1444. — HUTCHINSON, W. B., and L. B. KIRILUK: Billroth I gastric resection for chronic duodenal ulcer. Amer. J. Surg. **100**, 251 (1960).

IDE jr., A. W.: Gastric ulcer. Minn. Med. **40**, 547 (1957). — IRETON, R., R. MOORE, and M. ZOLLINGER: An objective test for the study of the gastric function in the postoperative patients. Amer. Surg. **27**, 619 (1961). — IVY, A. C., E. H. DROEGEMUELLER, and J. L. MEYER: Effect of experimental pyloric stenosis on gastric secretion. Arch. intern. Med. **40**, 434 (1927).— IVY, A. C., and C. B. FAULEY: Factors concerned in determining the chronicity of ulcers in the stomach and upper intestines. Trans. Amer. gastroent. Ass. **33**, 81 (1931). — IVY, A. C., M. I. GROSSMAN, and W. H. BACHRACH: Peptic ulcer. Philadelphia: Blakiston Co. 1950.

JACKSON, C. E.: The association of peptic ulcer with hereditary hyperparathyroidism. Gastroenterology **37**, 35 (1959). — JAMES, A. H., and G. W. PICKERING: The role of gastric acidity in the pathogenesis of peptic ulcer. Clin. Sci. **8**, 181 (1949). — JANSER, J. C., CH. VIVILLE, M. WEILL-BOUSSON et E. SCHVINGT: Le syndrome de Zollinger-Ellison. Localisations ectopiques des tumeurs langerhansiennes non hypoglycémiantes; à propos d'un cas opéré et suivi depuis plus de 19 mois. J. Chir. (Paris) **89**, 347 (1965). — JANTSCHEW, W., E. JORDANOW u. I. KUNTSCHEW: Über die Arbeitsfähigkeit beim Ulcus duodeni. Z. ges. inn. Med. **19**, 181 (1964). — JENNINGS, D., and J. E. RICHARDSON: Giant lesser-curve gastric ulcers. Lancet **1954II**, 343. — JOHNSON, H.: Daintree. The special significance of concomitant gastric and duodenal ulcers. Lancet **1955II**, 266; — Daintree. The pathogenesis of peptic ulcers. Lancet **1957II**, 515. — JOHNSON, H. D.: The special significance of concomitant gastric and duodenal ulcers. Lancet **1955I**, 266; — Associated gastric and duodenal ulcers. Surg. Gynec. Obstet. **102**, 287 (1956); — Daintree. Billroth I and Pólya operations. Lancet **1956II**, 298; — Etiology and classification of gastric ulcers. Gastroenterology **33**, 121 (1957); — Analysis of 142,250 admissions for peptic ulcer to N.H.S. Hospitals in England and Wales. Gut **3**, 106 (1962). — JOHNSSON, S., H. LINDHOLM, and T. STENSTRÖM: Should gastric ulcer as a rule be treated surgically? Clinicoroentgenological reexamination of material treated medically. Acta med. scand. (Suppl.) **246**, 80 (1950). — JOHNSTON, I. D. A., R. WELBOURN, and K. ACHESON: Gastrectomy and loss of weight. Lancet **1958I**, 1242. — JONES, F. A.: Modern trends in gastroenterology. London: Oxford University Press 1952. — JONES, R. F., R. CLEMENTS, and C. C. PEARSON: Gastric ulcer: an analysis of one hundred sixty-one cases. Arch. intern. Med. **101**, 855 (1958). — JONES, T. W., R. V. DE VITO, L. M. NYHUS, and H. N. HARKINS: A prime physiologic mechanism for the failure of gastrojejunostomy in the treatment of peptic ulcer disease. Surgery **43**, 781 (1958). — JORDAN, L. G.: The post gastrectomy syndromes. J. Amer. med. Ass. **163**, 1485 (1957). — JORDAN, S. M.: Gastric ulcer and cancer. Gastroenterology **34**, 254 (1958). — JORDAN jr., G. L.: The afferent loop syndrome. Surgery **38**, 1027 (1955). — JORES, A.: Ulcus ventriculi. In: Die Prognose chronischer Erkrankungen. Berlin-Göttingen-Heidelberg: Springer 1960. — JORES, A., u. R. DROSTE: Kritische Betrachtungen der Therapie der Ulcuskrankheit. Münch. med. Wschr. **1956**, 861. — JORNS, G.: Zur Verhütung und Behandlung der Beschwerden nach Magengeschwürsresektion. Zbl. Chir. **84**, 281 (1959). — JOST, A.: Résultats du traitement chirurgical de l'ulcère gastrique et duodénal. Helv. chir. Acta **20**, 259 (1953); — Résultats éloignés de la résection d'estomac pour ulcères pyloro-duodénaux. A propos de 377 observations. Helv. chir. Acta **23** (Suppl.), VIII (1956).

KALK, H.: Die Prognose des Magen- und Zwölffingerdarmgeschwürs. Dtsch. med. Wschr. 531 (1941); — Klinische Betrachtungen über die Symptomatologie und Prognose des Ulcus ventriculi und duodeni. Rev. bras. Gastroent. **6**, 807 (1954); — Krankheiten nach Magenoperationen. Internist (Berl.) **3**, 412 (1962). — KALK, H., u. W. BOECKER: Speiseröhre — Magen. Vierte Bad Mergentheimer Stoffwechseltagg 22. u. 23. 10. 66. Stuttgart: Thieme 1967. KANAR, E. A., L. M. NYHUS, H. H. OLSON, E. J. SCHMITZ, O. B. SCOTT, J. K. STEVENSON, J. E. JESSEPH, L. R. SAUVAGE, J. W. FINLEY, and H. N. HARKINS: The Billroth I subtotal gastric resection. Arch. Surg. **72**, 991 (1956). — KAPELLER, O.: Erfahrungen über Gastroenterostomie. Dtsch. Z. Chir. 49, 113 (1898). — KARAMYŠEV, F. I.: Spätergebnisse der Magen-resektion bei der Geschwürskrankheit und die Arbeitsfähigkeit dieser Patienten. Klin. Med. (Mosk.) 28, 34 (1950) [Russisch]. — KARITZKY, B.: Wandlungen in der Ulkuschirurgie. Münch. med. Wschr. 107, 2591 (1965). — KATSCH, G., u. H. PICKERT: Die Krankheiten des Magens. In: G. v. BERGMANN, W. FREY u. H. SCHWIEGK, Handbuch der inneren Medizin, Bd. III/1. Berlin-Heidelberg-New York: Springer 1954. — KAUFMAN, S. A., and G. LEVENE: Postbulbar duodenal ulcer. Radiology 69, 848 (1957). — KAUFMANN, W.: Das peptische Ulcus als Kriegsdienstfolge. Med. Sachverst. 56, 225 (1960). — KAY, A. W.: Effect of large doses of histamine on gastric secretion of HCl: an augmented histamine test. Brit. med. J. 1953 II, 77; — The physiological basis of surgery for duodenal ulcer (Symposium). Acta chir. belg. 61, 645 (1962). — KEEFER, E. B. C., D. M. HAYS, K. A. MARTIN. J. M. BEAL, and F. GLENN: Further stu-dies of experimental gastric and duodenal ulcers in dogs. Surg. Forum 5, 288 (1954). — KEEFER, E. B. C., K. A. MARTIN, and F. GLENN: A new method of producing duodenal and gastric ulcers in dogs. Surg. Forum 4, 330 (1953). — KEET jr., A. D., and J. J. HEYDENRYCH: Factors in the radiological differential diagnosis of pyloric ulcer. 1. The pyloric orifice simulating an ulcer. S. Afr. med. J. 34, 881 (1960). — KELLING, G.: Über die operative Behandlung des chronischen Ulcus ventriculi. Langenbecks Arch. klin. Chir. 109, 775 (1918). — KEPPICH, J.: Ulcus pepticum jejuni nach Pylorusausschaltung. Zbl. Chir. 48, 118 (1921). — KEUTEL, H. J.: Nachuntersuchungsergebnisse operativ behandelter Magenkranker. Zbl. Chir. 78, 81 (1953). — KIEFER, E. D.: Jejunal ulcers and recurrent hemorrhages after partial and subtotal gastrec-tomy for peptic ulcer. J. Amer. med. Ass. 120, 819 (1942); — Life with a subtotal gastrectomy: a follow-up study ten or more years after operation. Gastroenterology 37, 434 (1959). — KIEKENS, R., and G. LUNDH: Intestinal digestion and absorption after B II gastrectomy. A preliminary report. Acta chir. scand. 113, 348 (1957). — KIERNAN, P. C.: Symposium on diagnosis and treatment of premalignant conditions: gastric ulcer and its relation to malig-nancy. Surg. Clin. N. Amer. 30, 1743 (1950). — KIM, S. Y., and J. A. EVANS: The roentgen appearance of the stomach and duodenum following the Billroth I gastric resection. Amer. J. Roentgenol. 81, 576 (1959). — KINDLER, K., u. G. HANSEN: Zur operativen Behandlung des chronischen peptischen Magen- und Zwölffingerdarmgeschwürs. Bruns' Beitr. klin. Chir. 195, 177 (1957). — KINSELLA, V. J.: The best technique in gastrectomy for ulcer. The search for an ideal. Aust. N. Z. J. Surg. 29, 54 (1959). — KIRILUK, L. B., and K. A. MERENDINO: An experimental evaluation in the dog of esophagogastrectomy for the high-lying gastric ulcer. Ann. Surg. 134, 918 (1951). — KIRSH, I. E.: Benign and malignant gastric ulcers: roentgen differentiation; analysis of 142 cases proved histologically. Radiology 64, 357 (1955); — Benign and malignant ulcers of the greater curvature of the stomach. Amer. J. Roentgenol. 75, 318 (1956). — KIRSNER, J. B.: Gastric ulcer; 100% indication for gastrectomy? Illinois med. J. 101, 133 (1952); — Hormones and peptic ulcer. Bull. N.Y. Acad. Med. 29, 477 (1953); — The parathyroids and peptic ulcer. Gastroenterology 34, 145 (1958); — The current status of therapy in peptic ulcer. J. Amer. med. Ass. 166, 1727 (1958). — KIRSNER, J. B., CH. B. CLAY-MAN, and W. L. PALMER: The problem of gastric ulcer. Arch. intern. Med. 104, 995 (1959). — KIRSNER, J. B., R. S. KASSRIEL, and W. L. PALMER: Peptic ulcer: a review of literature; recent literature pertaining to etiology, pathogenesis and certain clinical aspects. Advanc. intern. Med. 8, 41 (1956). — KIRSNER, J. B., and W. L. PALMER: The problem of peptic ulcer. Amer. J. Med. 13, 615 (1952). — KLEIN, S. H.: Origin of carcinoma in chronic gastric ulcers. Arch. Surg. 37, 155 (1939); — Malignant degeneration of chronic benign gastric ulcer. Surg. Clin. N. Amer. 27, 289 (1947). — KLEINSCHMIDT, O.: Ein sicherer Verschluß des aboralen Magenstumpfes bei der Resektion zur Ausschaltung (FINSTERER). Chirurg 17/18, 6 (1947). — KLOSSNER, O., and S. J. VIIKARI: Billroth II partial gastrectomy in the treatment of chronic gastroduodenal ulcer. A survey 1785 patients. 22. Kongr. Soc. Int. Chir., Wien 1967. — KLOTZ, A. P., J. B. KIRSNER, and W. L. PALMER: An evaluation of gastroscopy. Gastro-enterology 27, 221 (1954). — KNIGHT, W.: Pancreatic component of peptic ulcer disease. Amer. J. dig. Dis. 4, 910 (1959). — KOCHER, T.: Über eine neue Methode der Magenresektion mit nachfolgender Gastro-Duodenostomie. Langenbecks Arch. klin. Chir. 42, 542 (1891); — Mobilisierung des Duodenums und Gastro-Duodenostomie. Zbl. Chir. 30, 33 (1903). — KÖHLER, R.: Der Resektionsmagen. Dtsch. Gesundh.-Wes. 15, 1—6 (1960). — KOELSCH, K. A.: Internistische Erfahrungen an 107 magenoperierten Patienten. Z. ärztl. Fortbild. 51, 1—6 (1957); — Der operierte Magen. Befunde und therapeutische Maßnahmen. Med. Klin. 57, 1077—1080, 1121—1125 (1962). — KONJETZNY, G. E.: Die entzündliche Grundlage der typischen Geschwürsbildung im Magen und Duodenum. Berlin: Springer 1930; — Die Ge-schwürsbildung im Magen, Duodenum und Jejunum. Stuttgart: Enke 1947. — KOSCHITZ-KOSIC, H.: Spätergebnisse und Rehabilitation nach Magengeschwürsresektionen. Zbl. Chir. 87, 922 (1962). — KOSZEWSKI, Z. J.: Zur Frage der Häufigkeit des Ulcuscarcinoms des Ma-gens. Inaug.-Diss. Zürich 1946. — KOURIAS, B.: Remarques sur l'étiologie et le traitement de l'ulcère récidivant après gastrectomie (d'après 36 cas personnels). Lyon chir. 49, 179 (1954); — A propos de 113 récidives ulcéreuses après gastrectomie. Procédés opératoires actuels.

22. Kongr. Soc. Int. Chir., Wien 1967. — KOURIAS, B., u. A. SAPHAS: Erfahrungen über die Fernresultate der radikalen Gastrektomie wegen Ulcus. Chirurg **26**, 272 (1955). — KRAFT-KINZ, J.: Über die postoperativen Komplikationen nach Magenresektion wegen chronischem Magen- und Zwölffingerdarmgeschwür. Zbl. Chir. **80**, 481 (1955). — KRAUSE, U.: Late prognosis after partial gastrectomy for ulcer. Acta chir. scand. **114**, 341 (1958); — Iron deficiency and anaemia following partial gastrectomy. Acta Soc. Med. upsalien. **67**, 290 (1962); — Long term results of medical and surgical treatment of peptic ulcer. Acta chir. scand., Suppl. 310 (1963). — KRIEGER, E., and H. LASSEN: Postgastrectomy syndrome. Acta med. scand. **155**, 475 (1956). — KRONBERGER, L.: Über die Bedeutung der v. Haberer'schen submukösen Umstechungs- und Raffnähte in der Magenchirurgie. Chirurg **32**, 133 (1961); — Zur Wiederherstellung der Speicherfähigkeit und portionierten Entleerung des resezierten Magens. Langenbecks Arch. klin. Chir. **303**, 134 (1963); — Über die pH-Veränderungen im anastomosierten Duodenum bzw. Jejunum nach Magenresektionen mit und ohne Einengung der Anastomose. Wien. klin. Wschr. **76**, 737 (1964). — KRONBERGER, L., u. E. PIRKER: Die senkrechte und eingeengte Anastomose bei den Magenresektionen und ihr funktionelles Ergebnis in der Röntgenkinematographie. Langenbecks Arch. klin. Chir. **305**, 231 (1964). — KRONBERGER, L., u. G. ZECHNER: Histologische Untersuchungen über die Bildung eines Anastomosensphinkters bei der eingeengten Anastomose nach B I und B II. Wien. med. Wschr. **109**, 959 (1959). — KÜHLMAYER, R.: Die tödlichen Spätkomplikationen in der Ulcuschirurgie. Langenbecks Arch. klin. Chir. **278**, 477 (1954); — Zur chirurgischen Behandlung des in das Lig. hepatoduodenale penetrierenden Duodenalulcus. Chirurg **36**, 416 (1965). — KUNTZEN, H.: Ursachen und Behandlung von Störungen nach Magenresektionen wegen Ulcus. Med. Klin. **53**, 1441 (1958). — KUNZ, H.: Ist die präpylorische Resektion zur Ausschaltung beim Ulcus duodeni ein erlaubter Eingriff? Langenbecks Arch. klin. Chir. **308**, 370 (1964); — Die Geschichte der operativen Behandlung des Magen-Zwölffingerdarmgeschwürs. Bull. Soc. int. Chir. **26**, 101 (1967). — KUNZ, H., u. G. SCHEUBA: Spätergebnisse der präpylorischen Resektion zur Ausschaltung nach FINSTERER. Wien. klin. Wschr. **76**, 739 (1964).

LADWIG, A.: Zur Duodenalstumpfversorgung beim nichtresezierbaren Ulcus duodeni. Chirurg **20**, 421 (1949). — LAGACHE, G., et E. DELANNOY: Valeur comparée des différentes techniques de gastrectomie; discussion théorique et casuistique. Arch. Mal. Appar. dig. **46** (Suppl.) (1957). — LAHEY, F. H.: Experiences with postoperative jejunal ulcer and gastrojejunocolic fistula. Amer. J. dig. Dis. **2**, 673 (1936); — Surgical practice of the Lahey Clinic. Philadelphia: Saunders 1942. — LAHEY, F. H., and S. F. MARSHALL: The surgical management of some of the more complicated problems of peptic ulcer. Surg. Gynec. Obstet. **76**, 641 (1943); — The surgical treatment of peptic ulcer. New Engl. J. Med. **246**, 115 (1952). — LAMBLING, A.: Les indications du traitement médical. 22. Kongr. Soc. Int. Chir., Wien 1967. — LAMPERT, E. G., J. M. WAUGH, and M. B. DOCKERTY: The incidence of malignancy in gastric ulcers believed preoperatively to be benign. Surg. Gynec. Obstet. **91**, 673 (1950). — LANG, H., u. V. BUCHTALA: Die Vorteile der antekolischen Gastroenterostomose ohne Braunsche Anastomose bei der Magenresektion nach Billroth II. Zbl. Chir. **90**, 1628 (1965). — LANGENBUCH: Über Duodenotomie. Verh. dtsch. Ges. Chir. **1**, 56 (1880). — LANGENSKIOLD: Cit. by W. C. ALVAREZ, Light from the laboratory on the problem of peptic ulcer. Amer. J. Surg. **18**, 207 (1932). — LARSEN, B. B., and R. C. FOREMAN: Syndrome of the leaking duodenal stump. Arch. Surg. **63**, 480 (1951). — LARSON, N. E., J. C. CAIN, and L. G. BARTHOLOMEW: Prognosis of the medically treated small gastric ulcer: II. Ten year to 19 year follow-up study of 391 patients. New Engl. J. Med. **264**, 330 (1961). — LAUBER, H. J.: Versorgung des Duodenalstumpfes und des praepylorischen Magenstumpfes bei der palliativen Resektion nach Billroth II. Zbl. Chir. **71**, 922 (1944). — LEBEDEV, A. P.: Spätresultate nach Magenresektionen. Khirurgiya (Mosk.) **7**, 52 (1955). — LEFFKOWITZ, M., B. LANDAU, and J. H. BOSS: Insulinoma associated with peptic ulcers. Gastroenterologia (Basel) **93**, 157 (1960). — LEGER, L., J. J. KOBEL et B. CAZES: Pancréatite chronique et ulcére gastro-duodenal. Arch. Mal. Appar. dig. **49**, 727 (1960). — LEMAIRE, A., et P. CASSASUS: Le syndrome carientel complexe oedémateux des gastrectomisés. Press. méd. **1957**, 465. — LEVIN, E., J. B. KIRSNER, D. CLARK, and W. L. PALMER: Benign ulcer of the greater curvature of the stomach (report of a histologically proven case). Gastroenterology **13**, 666 (1949). — LEVIN, E., J. B. KIRSNER, and W. L. PALMER: Nocturnal gastric secretion in patients with benign gastric ulcer. Ann. intern. Med. **30**, 1020 (1949); — Gastric ulcer in the aged. Geriatrics **4**, 362 (1949); — Benign gastric ulcer with apparent achlorhydria. Gastroenterology **17**, 414 (1951). — LEVIN, E., J. B. KIRSNER, W. L. PALMER, and C. BUTLER: Nocturnal gastric secretion: studies on normal subjects and on patients with duodenal ulcer, gastric ulcer and gastric carcinoma. Arch. Surg. **56**, 345 (1948). — LEVIN, E., W. L. PALMER, and J. B. KIRSNER: Observations on the diagnosis, treatment and course of gastric ulcer: evaluation of gastric irradiation as an adjunct in medical treatment. J. Amer. med. Ass. **156**, 1383 (1954). — LEVIN, N. B.: Dumping syndrome in the intact stomach. Amer. J. Gastroent. **33**, 509 (1957). — LEWISOHN, R.: The frequency of gastrojejunal ulcers. Surg. Gynec. Obstet. **40**, 70 (1925); — Gastroduodenal ulcers: Partial gastrectomy versus gastroenterostomy in their surgical treatment. J. Amer. med. Ass. 89, 1649, 1659 (1927); — Problems in the surgical treatment of chronic duodenal ulcers. Ann. Surg. 3, 355 (1940); — Basic principles in the surgical treatment of duodenal ulcers. J. Amer. med. Ass. 149, 423 (1952); — Frequency of gastrojejunal ulcers following simple gastroenterostomy for duodenal ulcers. J. Amer. med. Ass. 154, 1301 (1954). — LIEBER, H.: The jejunal hyperosmolic syndrome (dumping) and its prophylaxis. J. Amer. med. Ass. 176, 208 (1961). — LILJA, B.: Gastric block: disturbance of gastric motive function. Acta radiol (Stockh.) 39, 353 (1953). — LILJEDAHL, S.-O., O. MATTSON, B. PERNOW, and S. WALLENSTEN: Cineroentgenographic studies of gastrointestinal motility in healthy subjects and in patients with gastric or duodenal ulcer, with special reference to various methods of gastrectomy and the dumping syndrome. Acta chir. scand. 117, 206 (1959). — LINARES, C. A., C. DE LA ROSA, E. R. WOODWARD, and L. R. DRAGSTEDT: Experimental gastric ulcer. Arch. Surg. 88, 932 (1964). — LINDAN, A., and H. WULFF: The peptic genesis of gastric and duodenal ulcer: especially in the light of ulcers in Meckel's diverticulum and the postoperative ulcers in the jejunum. Surg. Gynec. Obstet. 53, 621 (1931). — LINDENSCHMIDT, TH. O.: Erkennung und Behandlung von Folgezuständen nach Magenoperation. Medizinische 1955, 1397—1400; — Begutachtung von Magenoperierten. Langenbecks Arch. klin. Chir. 298, 428 (1961); — Arbeitsfähigkeit und Invalidität nach chirurgischer Behandlung des Magen- und Zwölffingerdarmgeschwürs. Bruns' Beitr. klin. Chir. 204, 64 (1962); — Ärztliche und soziale Gesichtspunkte in der Begutachtung chirurgischer Magenerkrankungen und der Magenoperierten. Med. Sachverst. 59, 10 (1963). — LINK, K.: Beitrag zur Unfallbegutachtung des perforierten peptischen Magen- und Zwölffingerdarmgeschwürs. Münch. med. Wschr. 104, 450 (1962). — LOCALIO, S. A.: Adequate gastric resection with gastroduodenostomy. Surg. Gynec. Obstet. 101, 269 (1955). — LOCALIO, S. A., and W. DWYER: The results of adequate gastrectomy with gastroduodenostomy. Surg. Gynec. Obstet. 108, 207 (1959). — LOCALIO, S. A., P. STONE, and J. W. HINTON: Gastrojejunocolic fistula. Surg. Gynec. Obstet. 96, 455 (1953). — LONERGAN, W. M., and A. KAHN jr.: Postbulbar duodenal ulceration. Gastroenterology 17, 494 (1951). — LONGHI, E. H., H. B. GREENLEE, J. L. BRAVO, J. DELGADILLO, and L. R. DRAGSTEDT: The question of an inhibitory hormone from the gastric antrum. Amer. J. Physiol. 191, 64 (1957). — LORENZ, D.: Leberfunktion und Genese des Magenulcus. Langenbecks Arch. klin. Chir. 308, 942 (1964). — LOUYOT, P., J. MATHIEU et A. GAUCHER: L'ostéostose raréfiante des gastrectomisés avec anastomose gastro-jéjunale. Arch. Mal. Appar. dig. 50, 20 (1961). — LOWDON, A. G. R.: Gastrojejunal ulceration. Edinb. med. J. 55, 533 (1948); — Gastrojejunocolic fistula. Brit. J. Surg. 41, 113 (1953). — LUCHMANN, A., H. W. SCHREIBER, G. ESSER u. K. H. SCHRIEFERS: Magenulkus- und Lebererkrankungen. Med. Klin. 59, 20, 812 (1964). — LUNSDEN, K.: The problem of the great ulcer. Gastroenterologia 76, 89 (1951). — LUSCHNITZ, E., D. LOHMANN u. U. BUTTER: Das klinische und röntgenologische Bild des postbulbären Ulcus duodeni. Dtsch. Z. Verdau.- u. Stoffwechselkr. 24, 137 (1965).

MACDONALD, R. A.: A study of 356 carcinoids of the gastrointestinal tract. Report of four new cases of the carcinoid syndrome. Amer. J. Med. 21, 867 (1958). — MACHELLA, T. E.: Undesirable sequelae of subtotal gastric resection. Med. Clin. N. Amer. 40, 391 (1956); — Postgastrectomy problems. Amer. J. dig. Dis. 6, 76 (1961). — MACINTYRE, H. W, and L. STENT: Anemia following partial gastrectomy. A review of 100 cases. Brit. J. Surg. 44, 150 (1956). — MACKENZIE, W. C., and ST. T. NORVELL jr.: Islet cell tumours and peptic ulcers. J. roy. Coll. Surg. Edinb. 5, 191 (1960). — MACKENZIE, W. C., G. L. WILLOX, R. C. HARRISON, and S. T. NORVELL: The choice of operation in the treatment of peptic ulcer. Surg. Clin. N. Amer. 38, 1253 (1958). — MACLEAN, B., E. K. BLACKBURN, and G. M. WILSON: The pathogenesis of anemia after partial gastrectomy. I. Development of anemia in relation to time after operation, blood loss, and diet. II. Iron absorption after partial gastrectomy. Quart. J. Med., N. S. 28, 21—41 (1959). — MACLEAN, L. D., J. F. PERRY, W. D. KELLY, D. G. MOSSER, A. MANNICK, and O. H. WANGENSTEEN: Nutrition following subtotal gastrectomy of four types (Billroth I and II, segment and tubular resections). Surgery 35, 705 (1954). — MACLEOD, R. G., and J. P. GALLOWAY: A trial of ileosigmoidostomy in the treatment of gastrojejunocolic fistula. Surg. Gynec. Obstet. 105, 545 (1957). — MACQUEEN, D. G.: The Belcher gastrectomy for peptic ulcer. A preliminary report. Canad. med. Ass. J. 72, 666 (1955); — The Belcher gastrectomy for peptic ulcer. Final report. Canad. med. Ass. J. 78, 320 (1958). — MADDOCK, W. G.: Current concepts of the treatment of gastrojejunal ulcer. Proc. Inst. Med. Chic. 21, 111 (1956). — MADLENER, M.: Über Pylorektomie bei pylorusfernem Magengeschwür. Zbl. Chir. 50, 1313 (1923). — MAGE, S.: Recurrent ulceration following subtotal gastrectomy in the treatment of gastroduodenal ulcer. Ann. Surg. 116, 729 (1942). — MAIER, H. C., and A. GROSSMAN: A relation of duodenal regurgitation to the development of jejunal ulcers. Surgery 2, 265 (1937). — MAINGOT, R.: Abdominal operations. New York: Appleton-Century-Crofts 1961. — MAJIMA, S., I. YAMAGUCHI, T. TESHIMA, K. KARUBE, and H. MASUDA: On malignant change of gastric ulcer. Tohoku J. exp. Med. 86, 255 (1965). — MAKKAS, M., and G. MARANGOS: The surgical treatment of non-resectable duodenal ulcer.

Brit. J. Surg. **37**, 206 (1949); — Das schwer- oder nichtresezierbare Duodenalgeschwür. Die Resektion zur Ausschaltung in der Modifikation von BANCROFT-PLENK. Chirurg **21**, 415 (1950). — MALMROS, H., and T. HIERTONN: A post-investigation of 687 medically treated cases of peptic ulcer. Acta med scand. **133**, 229 (1949). — MANDL, W., u. P. REPP: Zum sogenannten Altersulkus am Magen und Zwölffingerdarm. Wien. med. Wschr. **24/25**, 526 (1960). — MANGOLD, R.: Combined gastric and duodenal ulceration. A survey of 157 cases. Brit. med. J. 1958 I, No 5106, 1193. — MANN, F. C.: Physiologic mechanisms in relation to the development of peptic ulcer. Minn. Med. **20**, 755 (1937). — MARANGOS, G. N.: Der Wert der Resektion zur Ausschaltung in der Behandlung des schwer oder nicht resezierbaren Duodenalgeschwürs. Modifikation von BANCROFT-PLENK. Chirurg **32**, 324 (1961). — MARKS, I. N., and H. SHAY: Observations on the pathogenesis of gastric ulcer. Lancet 1959 I, 1107. — MAROSKE, F.: Zum Beschwerdebild des resezierten Magens. Zbl. Chir. **83**, 1018 (1958). — MARNER, I. L., F. R. MATHIESEN, and G. TOBIASSEN: Gastro-intestinal acidity in the Strøm-Zollinger-Ellison syndrome. Acta chir. scand. **119**, 422 (1960). — MARSHAK, R. H., H. YARNIS, and A. I. FRIEDMAN: Giant benign gastric ulcers. Gastroenterology **24**, 339 (1953). — MARSHALL, S. F.: The relation of gastric ulcer to carcinoma of the stomach. Ann. Surg. **137**, 891 (1953); — Operative technique for removal of adherent and penetrating duodenal ulcers. Surg. Clin. N. Amer. **40**, 655 (1960). — MARSHALL, S. F., and J. KNUD-HANSEN: Gastrojejunocolic and gastrocolic fistulas. Ann. Surg. **145**, 770 (1957). — MARSHALL, S. F., and H. W. REINSTINE: The role of the pyloric antrum in the production of gastrojejunal ulcer following gastrectomy. Surg. Clin. N. Amer. **35**, 711 (1955). — MARSHALL, S. F., and M. L. WELCH: Results of surgical treatment for gastric ulcer. J. Amer. med. Ass. **136**, 748 (1948). — MARTIN, K. A., J. M. BEAL, and F. GLENN: The minor role of hydrochloric acid in experimental production of peptic ulcer in dogs. Gastroenterology **33**, 631 (1957). — MARX jr., F. W., and G. KOLIG: The hazards of gastric freezing. Amer. J. dig. Dis. (N. S.) **11**, 272 (1966). — MATHEWS, W. B.: Peptic ulcers involving the greater curvature of the stomach. Ann. Surg. **101**, 844 (1953). — MATHEWS, W. B., and L. R. DRAGSTEDT: The etiology of gastric and duodenal ulcer. Surg. Gynec. Obstet. **55**, 265 (1932). — MATHIESON, A. J. M.: The Billroth-I recurrent ulcer. Brit. J. Surg. II, 251 (1961). — MAURER, H.: Die Operation nach MADLENER und ihre Ergebnisse. Bruns' Beitr. klin. Chir. **182**, 266 (1951). — MAYO, W. J.: Radical operations on the stomach with especial reference to mobilization of the lesser curvature. Surg. Gynec. Obstet. **36**, 447 (1923).— McBURNEY, R. P., T. FARRAR, and R. L. SANDERS: Gastrojejunal ulcer and gastrojejunocolic fistula. Amer. Surg. **24**, 709 (1958). — McCAUGHAN, J. J., and R. F. BOWERS: Favorable postgastrectomy results in Billroth II patients with a small stoma. Arch. Surg. **77**, 837 (1958). — McGLONE, F. B., and D. W. ROBERTSON: Diagnostic accuracy in gastric ulcer. Gastroenterology **25**, 603 (1953). — McKEOWN, K. C.: A study of peptic ulcer with special reference to the results of partial gastrectomy. Brit. J. Surg. **50**, No 220 (1962). — McKITTRICK, L. S., F. D. MOORE, and R. WARREN: Complications and mortality in subtotal gastrectomy for duodenal ulcer. Ann. Surg. **120**, 531 (1944). — MEISSNER, F.: Funktionelle Ergebnisse der Magenresektion nach Billroth I und II. Zbl. Chir. **83**, 2269 (1958). — MEISSNER, W. A.: Distribution of parietal cells in gastric disease. Arch. Path. **44**, 261 (1947). — MERENDINO, K. A., B. G. LANNIN, F. KOLOUCH jr., I. BARONOFSKY, S. S. LITOW, and O. H. WANGENSTEEN: Length of afferent duodenojejunal loop in gastric resection, a factor in stomal ulcer. Proc. Soc. exp. Biol. (N.Y.) **58**, 226 (1945). — MERENDINO, K. A., R. L. VARCO, S. LITOW, F. KOLAUCK jr., I. BARANOFSKY, and O. H. WANGENSTEEN: Stomal ulcer attending complete intragastric regurgitation influenced by the length of the afferent duodenojejunal loop. Proc. Soc. exp. Biol. (N.Y.) **58**, 222 (1945). — MEULENGRACHT, E.: The treatment of peptic ulcer and its complications. Brit. med. J. 1939 II, 321. — MEURLING, S.: Postcibal symptoms after partial gastrectomy for peptic ulcer. Acta Soc. Med. upsalien. **59**, Suppl. 3 (1953). — MEYER, K. A., and I. F. STEIN jr.: Management of recurrent peptic ulcer. Surg. Clin. N. Amer. **32**, 1 (1952). — MICHAUD, P. C.: Recherches anatomo-cliniques sur la cancérisation de l'ulcère gastrique. Gastroenterologia (Basel) **75**, 5—6, 321 (1949/50). — MILCH, E., W. F. LIPP, and A. H. AARON: Some considerations in the surgical treatment of peptic ulcer. N. Y. St. J. Med. **54**, 2315 (1954). — MILLER, T. G., and D. BERKOWITZ: Analysis of results of conservative peptic ulcer therapy. Gastroenterology **29**, 353 (1955). — MINI, M., F. BALDRATI e G. BORTOLOTTI: L'ulcera peptica dopo gastroenterostomia per ulcera gastrica e duodenale. Arch. ital. Mal. Appar. dig. **24**, 3 (1957). — MINI, M., e G. BARTOLOTTI: L'ulcera peptica anastomotica dopo resezione per ulcera gastrica e duodenale. Atti VIII Giornate Mediche, Montecatini, Maggio 1955. — MIYAGAWA, Y.: The exact distribution of the gastric glands in man and in certain animals. J. Anat. (Lond.) **55**, 56 (1920/21). — MÖRL, F.: Zur Technik der Versorgung des präpylorischen Stumpfes bei der Resektion zur Ausschaltung. Zbl. Chir. **69**, 897 (1944). — MOGENA, H. G.: Resultados lejanos del tratamiento medico de la ulcera gastroduodenal. Rev. clin. esp. **61**, 144 (1956). — MOLONEY, G. E.: Back to Billroth I. A comparison of results of Billroth I and II operations. Brit. med. J. 1954 I, 1186. — MONÉS, F. G.: Consideraciones clinicas sobre las terapeuticas medica e quirurgica de la ulcera gastro-duodenal. Rev. bras.

Gastroent. **6**, 733 (1954). — Moore, F. D., W. P. J. Peete, J. E. Richardson, J. M. Erskine, J. R. Brooks, and H. Rogers: The effect of definitive surgery on duodenal ulcer disease: a comparative study of surgical and non-surgical management in 997 cases. Ann. Surg. **132**, 652 (1950). — Moore jr., H. G., and H. N. Harkins: A critical evaluation of the Billroth I gastric resection. Surgery **32**, 408 (1952); — Experiences with the Billroth I subtotal gastric resection. West. J. Surg. **60**, 264 (1952); — The Billroth I gastric resection with particular reference to the surgery of peptic ulcer, ed. 1, p. 130. Boston: Little, Brown & Co. 1954. — Moore jr., H. G., R. J. Schlosser, J. K. Stevenson, H. N. Harkins, and H. H. Olson: Clinical analysis of Billroth I and Billroth II subtotal gastric resections. Arch. Surg. **67**, 4 (1953). — Moore, T. C.: Gastrectomy in infancy and childhood. II. Results of an international survey. Ann. Surg. **162**, 91 (1965). — Mootz, R.: Die Lebersanierung als Prophylaxe und Therapie des chronischen Magengeschwürs. Erfahrungsheilkunde XIII, 5, 239 (1964). — Morgan, A. D., and E. S. Lee: The incidence of ulcercancer. Brit. J. Surg. **41**, 170, 595 (1954). — Morin, M., J. Graveleau, J. Lafon, R. Labet et R. Pérol: A propos des syndromes multicarientiels des gastronomies pour ulcères. Presse méd. **1955**, 1798. — Morley, J.: A modified Schoemaker gastrectomy for chronic gastric ulcer. Surg. Gynec. Obstet. **68**, 197 (1939). — Morse, E. K.: Peptic ulcer: a manifestation of hyperparathyroidism. J. Maine med. Ass. **51**, 1 (1960); (Abstr.) J. Amer. med. Ass. **172**, 1858 (1960). — Morton, C. B.: Observations on peptic ulcer; findings in experimentally produced peptic ulcer; etiologic and therapeutic considerations. Ann. Surg. **87**, 401 (1928). — Morton II, Ch. B.: Komplikationen nach subtotalen Magenresektionen. Zbl. Chir. **86**, 2137 (1961). — Moszkowicz, L.: Über einen Fall von jungem Ulcuscarcinom des Magens. Virchows Arch. path. Anat. **253**, 511 (1924). — Moutier, F., A. Cornet et P. Court: Les ulceres gastriques de la region sous-cardiale. Arch. Mal. Appar. dig. **46**, 1237 (1957). — Movius II, H. J., A. E. De Gradi, and J. A. Weinberg: Conservative resection for gastric ulcer. Amer. J. Gastroent. **22**, 136 (1954). — Mulsow, F. W.: Increase in peptic ulcer of the aged. Amer. J. dig. Dis. **16**, 383 (1949).

Nagel, G. W.: Subtotal gastric resection for peptic ulcer. Preliminary report of a variation in technique. Calif. Med. **78**, 189 (1953); — Subtotal gastric resection for peptic ulcer. Historical review with the description of a variation in technic. Amer. J. Surg. **89**, 1182 (1955). — Nakayama, K.: Simplification of Billroth I gastric resection. Surgery **35**, 837 (1954). — Narat, J. K., and P. A. Casella: Postgastrectomy retention. Treatment by second gastroenterostomy. Arch. Surg. **74**, 593 (1957). — Natvig, P., O. Rømcke, and O. Svaar-Seljesaeter: Medical treatment of gastric and duodenal ulcer. Acta med. scand. **113**, 444 (1943). — Navratil, L., u. R. Wenger: Magenresektion und Trunksucht. Münch. med. Wschr. **99**, 546 (1957). — Nguyen, K.: La réalimentation des gastrectomisés. Thèse de Genève (sous presse) 1964. — Nidecker, H. J.: Die Spätresultate der Behandlung des Zwölffingerdarmgeschwürs. Schweiz. med. Wschr. **14**, 321 (1951). — Nielubowicz, J., J. Miller, and A. Zaorski: Surgical treatment of the post-gastrectomy peptic ulcer. 22. Kongr. Soc. Int. Chir., Wien 1967. — Nissen, R.: Pathologisch-anatomisches zur Pathogenese des chronischen Magengeschwürs. Klin. Wschr. **1**, 15 (1926); — Über die Bedeutung des Soorpilzes für das chronische Magengeschwür. Verh. Dtsch. Path. Ges. achtzehnte Tagg, Jena 1921; — Resektion des tiefsitzenden Duodenalgeschwürs. Sitzg Berl. Ges. Chir. v. 14. 11. 32. Zbl. Chir. Nr 15 (1933); — Zur Resektion des tiefsitzenden Duodenalgeschwürs. Zbl. Chir. **9**, 483 (1933); — Die Resektion tiefsitzender Duodenalgeschwüre. Zbl. Chir. **1**, 47 (1934); — Die transpleurale Resektion der Kardia. Dtsch. Z. Chir. **249**, 311 (1937); — Technical procedures in difficult situations in resections of duodenal and gastrojejunal ulcers. J. int. Coll. Surg. **1**, 1 (1942); — Duodenal and jejunal peptic ulcer; Technic of resection. New York: Grune & Stratton 1945; — Aussprache zu „Bedeutet die Vagotomie als Behandlungsmethode des Magen- und Zwölffingerdarmgeschwürs einen Fortschritt gegenüber den Resektionsmethoden?" Neue med. Welt **1**, 63 (1950); — Preservation of the pyloric antrum in resection of high gastric lesions. J. Mt Sinai Hosp. **17**, No 6 (1951); — Die chirurgische Behandlung des chronischen Magen- und Duodenalgeschwürs. Dtsch. med. Wschr. **77**, 1277 (1952); — Die Operationswahl in der chirurgischen Behandlung des Magen- und Duodenalgeschwürs. Ciba Symp. **1**, 66 (1953); — Die Resektionstechnik beim chronischen Duodenal- und Jejunalgeschwür. Stuttgart: Thieme 1954; — Die Insuffizienz des Duodenalstumpfes. Chir. Prax. **1**, 15 (1957); — Einige operativ-technische Unfälle bei Magenoperationen; ihre Korrektur. Helv. chir. Acta **26**, 191 (1959); — Operative Unfälle in der Bauchchirurgie und ihre Korrektur. Dtsch. Z. Chir. **295**, 384 (1960); — Chirurgische Indikation beim Magen-Duodenalulkus. Frühe und späte Komplikationen der operativen Behandlung. Praxis **12**, 300 (1961); — Die Resektion des Duodenalulkus. Chir. Prax. **6**, 37 (1962); — Die Chirurgie der kardia-nahen Ulzera. Chir. Praxis 8, 25 (1964). — Nissen, R., u. H. Fahrländer: Chirurgische und medizinische Indikationen bei der Behandlung des Magen- und Zwölffingerdarmgeschwürs. Schweiz. med. Wschr. **95**, 825 (1965). — Nissen, R., u. W. Hess: Operationen am Magen und Duodenum. In: Breitner's Operationslehre, Bd. IV/1. Wien: Urban & Schwarzenberg 1958. — Norberg, P. B.: Results of the surgical treatment of perforated peptic ulcer. Acta chir. scand. (Suppl.)

249 (1959). — NORRMAN, E.: Resektionsfallen för ulcus ventriculi et duodeni från S:t Görans sjukhus 1930—1945. Nord. Med. **29**, 409 (1946). — NUSSBAUMER, A.: A propos du traitement chirurgical de l'ulcère gastroduodénal. Étude de 804 malades opérés. Ann. Chir. **15**, 1257—1263 (1961). — NUSSBAUMER, A., u. F. HUBER: Chirurgische Gesichtspunkte der Umfrage über Ulcus ventriculi et duodeni in der Schweiz im Jahre 1956. Helv. chir. Acta **26**, 465 (1959). — NYHUS, L. M.: The role of the antrum in the surgical treatment of peptic ulcer. Gastroenterology **38**, 21 (1960); — Evaluation of the Billroth I gastric resection. Amer. J. dig. Dis. (N. S.) **7**, No 3 (1962). — NYHUS, L. M., N. D. CHAPMAN, R. V. DE VITO, and H. N. HARKINS: Experimental studies of gastric secretion following antrum exclusion and vagotomy. Bull. Soc. int. Chir. **20**, 23 (1961). — NYHUS, L. M., N. D. CHAPMAN, and H. N. HARKINS: The control of gastrin release: an experimental study illustrating a new concept. Gastroenterology **39**, 582 (1960). — NYHUS, L. M., R. E. CONDON, and H. N. HARKINS: The evolution of surgery for duodenal ulcer during the mid-twentieth century. J. roy. Coll. Surg. Edinb. **8**, 91 (1963). — NYHUS, L. N., E. A. KANAR, H. G. MOORE, L. R. SAUVAGE, E. J. SCHMITZ, E. H. STORER, and H. N. HARKINS: Gastrojejunostomy and finney pyloroplasty: Their effects upon Heidenhain pouch secretion in vagotomized and non-vagotomized dogs. Surgical Forum; Amer. Coll. of Surgeons. Philadelphia: W. B. Saunders Co. 1953.

OBERHELMAN jr., H. A.: Surgical management of peptic ulcer. Amer. J. Surg. **110**, 688 (1965). — OBERHELMAN jr., H. A., T. S. NELSEN, and L. R. DRAGSTEDT: Peptic ulcer associated with tumors of the pancreas. Arch. Surg. **77**, 402 (1958). — OBERHELMAN jr., H. A., T. S. NELSEN, L. R. DRAGSTEDT, L. R. DRAGSTEDT jr., A. N. JOHNSON jr., E. R. SINGER, E. PALOYAN, and H. B. GREENLEE: The role of the pancreas in peptic ulceration. Scientific Exhibit, A.M.A. 109th Annual Meeting 1960. — OBERHELMAN jr., H. A., T. S. NELSEN, A. N. JOHNSON jr., and L. R. DRAGSTEDT II: Ulcerogenic tumors of the duodenum. Ann. Surg. **153**, 214 (1961). — OERI, H. U., u. M. ROSSETTI: Das Ulcus der Gastarbeiter. Helv. chir. Acta **33**, 64 (1966). — OGILVIE, H.: The surgery of peptical ulceration. Brit. med. J. **1952** II, 299. — OHMSTEDE, B. E., u. H. BERNDT: Die Fettresorption nach Magenoperationen. Gastroenterologia (Basel) **98**, 157 (1962). — OI, M., S. HOSHIKO, and S. FUNATSU: A study of the distribution of parietal cells in human stomach. Jikeikai med. J. **5**, 10 (1958). — OI, M., and K. OSHIDA: The association of esophageal, gastric and duodenal ulcers; case report. Gastroenterology **36**, 57 (1959). — OI, M., K. OSHIDA, and S. SUGIMURA: The location of gastric ulcer. Gastroenterology **36**, 45 (1959). — OI, M., and Y. SAKURAI: The location of duodenal ulcer. Gastroenterology **36**, 60 (1959). — OI, M., T. SUGIMURA, A. MOTOYAMA, M. KAWAMURA, S. KOMATSU, and T. TORIUMI: Distribution of parietal cells of stomach in animals: dog, cat, rabbit, guinea-pig and rat. Jikeikai med. J. **5**, 67 (1958). — OKABAYASHI, A.: Pathological findings of gastric ulcer. Saishin Igaku (J. Newest Med.) **8**, 169 (1953). — OKINAKA, A., F. MOODY, J. DINEEN, J. M. BEAL, and K. A. MARTIN: Experimental production of peptic ulcers without increased secretion of acid. Surgery **46**, 70 (1959). — OLCH, P. D., and H. N. HARKINS: Quantitative assessment of extent of gastric resection. Comparison of pattern-planimeter and pattern weight methods. Surgery **48**, 655 (1960). — OLSSON, O., and R. ENDRESEN: Ulcer cancer of the stomach. Acta chir. scand. **111**, 16 (1956). — OPPOLZER, R.: Zur Chirurgie des Ulcus pepticum jejuni. Wien. klin. Wschr. **70**, 885 (1958). — ORDAHL, N. B., F. P. ROSS, and D. V. BAKER jr.: The failure of partial gastrectomy with gastroduodenostomy in the treatment of duodenal ulcer. Surgery **38**, 158 (1955). — OSBORNE, M. P., and P. L. FREDERICK: A simple method for precise resection of the gastric antrum. Surg. Gynec. Obstet. **121**, 592 (1965). — OTTENJANN, R., u. L. DEMLING: Über die Regulation der duodenalen Wasserstoffionenkonzentration und ihre Bedeutung für die Ulkusgenese. Acta gastroent. belg. **27**, 655 (1964).

PACK, G. T.: The relationship of gastric ulcer to gastric cancer: panel discussion. Cancer (Philad.) **3**, 515 (1950). — PALMER, E. D.: The clinical significance of the small benign gastric ulcer, with a note on benign ulcer of the greater curvature and in the absence of free hydrochloric acid. Amer. J. med. Sci. **223**, 386 (1952); — Disability following gastric surgery for benign disease, as observed by the internist. Ann. intern. Med. **50**, 928 (1959). — PALMER, W. L.: Benign and malignant gastric ulcers: their relation and clinical differentiation. Ann. intern. Med. **13**, 317 (1939); — Certain aspects of benign and malignant gastric ulcer. Bull. N.Y. Acad. Med. **26**, 527 (1950); — Causality in peptic ulcer. Arch. intern. Med. **106**, 786 (1960). — PALMER, W. L., R. SCHINDLER, and F. E. TEMPLETON: The development and healing of gastric ulcer. A clinical, gastroscopic and roentgenologic study. Amer. J. dig. Dis. **5**, 501 (1938). — PALUMBO, L. T., and W. S. SHARPE: Partial gastrectomy for chronic duodenal ulcer. Surgery **48**, 658 (1960). — PAPADIMITRIOU, J.: Artificial pylorus. Athens: Leontiadis Co. 1963. — PARASKEVAS, M. J., u. G. N. MARANGOS: Die Berechtigung zur Ausführung der Resektion zur Ausschaltung in der Behandlung des schwer- oder nichtresezierbaren Duodenalgeschwürs (Modifikation von BANCROFT-PLENK). 22. Kongr. Soc. Int. Chir., Wien 1967. — PATERSON, D. E., and D. M. HANCOCK: Duodenal stenosis due to post-bulbar ulcer. A comparison of radiological and surgical findings. Brit. J. Radiol. **31**, 660 (1958). — PAUCHET, V.:

La pratique chirurgicale illustrée, vols. II, IX. Paris: Doisand 1931. — PAUSTIAN, F. F., G. N. STEIN, J. F. YOUNG, J. L. A. ROTH, and H. L. BOCKUS: The importance of the brief trial of rigid medical management in the diagnosis of benign versus malignant gastric ulcer. Gastroenterology 38, 155 (1960). — PAYR, E.: Erfahrungen über Excision und Resektion bei Magengeschwüren. Langenbecks Arch. klin. Chir. 90, 989 (1909). — PEABODY, C. N., E. A. GASTON, L. G. KENDALL, and M. E. COSTIN: The role of the catheter duodenostomy: A safeguard during subtotal gastrectomy. New Engl. J. Med. 264, 793 (1961). — PEARCE, C. W., JORDAN jr., and M. E. DE BAKY: Intra-abdominal complications following distal subtotal gastrectomy for benign gastroduodenal ulceration. Surgery 42, 447 (1957). — PEARSON, S. C., R. J. MACKENZIE, and T. ROSS: The use of catheter duodenostomy in gastric resection for duodenal ulcer. Amer. J. Surg. 106, 194 (1963). — PEDDIE, G. H., G. L. JORDAN, and M. E. DE BAKEY: Further studies on the pathogenesis of the postgastrectomy syndrome. Ann. Surg. 146, 892 (1957). — PENDER, B.: Islet cell tumors of pancreas associated with peptic ulceration. Lancet 1959 I, 123. — PENDOWER, J. E. H., and N. C. TANNER: Pancreatitis following gastrectomy. Brit. J. Surg. 47, 145 (1959). — PENICK, R. M., and R. A. ARMSTRONG: Results of subtotal gastrectomy in 449 patients with benign peptic ulcer. Amer. J. Gastroent. 32, 152 (1959). — PERMAN, E.: Surgical treatment of gastric and duodenal ulcer. Acta chir. scand. (Suppl.) 38 (1935); — The so-called dumping syndrome after gastrectomy. Acta med. scand. 128 (Suppl. 196), 361 (1947). — PERNOD, R., J. HEPP, M. MERCADIER et J. MOREAUX: Traitement chirurgical du syndrome de Zollinger-Ellison. A propos de 7 observations. Ann. Chir. 19, 1011 (1965). — PERROTIN, J., L. HOLLENDER, J. VALIDIRE et J. GRENIER: Les ulcères peptiques après gastrectomie. J. Chir. (Paris) 76, 456 (1958). — PETER, R.: Die Spätprognose von Ulcus ventriculi und Ulcus duodeni mit besonderer Berücksichtigung des Standpunktes des Erkrankten. Inaug.-Diss. München 1965. — PFEIFFER, D. B.: The surgical treatment of gastrojejunocolic fistula. Surg. Gynec. Obstet. 72, 282 (1941). — PFEIFFER, D. B., and E. M. KENT: The value of preliminary colostomy in the correction of gastrojejunocolic fistula. Ann. Surg. 110, 659 (1939). — PINCUS, I. J., J. E. THOMAS, and M. E. REHFUSS: A study of gastric secretion as influenced by changes in duodenal acidity. Proc. Soc. exp. Biol. (N.Y.) 51, 367 (1942). — PISOT, C., J. J. DUBARRY et J. DUHAMEL: L'ulcère digestif, maladie à prédisposition héréditaire récessive. J. Génét. hum. 6, 320 (1957). — PLACITELLI, G.: Nostro attuale indirizzo nell'interpretazione patogenetica delle ulcere recidivanti dopo resezioni gastriche. Boll. Soc. piemont. Chir. 30, 5 (1960). — PLANTA, F. v.: Nicht-insulinproduzierendes Inselzellgeschwulst des Pancreas und Ulcus pepticum (Zollinger-Ellison-Syndrom). Schweiz. med. Wschr. 87, 1272 (1957). — PLENK, A.: Wann ist die Resektion des Ulcus duodeni eine Operation der Wahl? Dtsch. Z. Chir. 235, 785 (1932); — Zur Technik der Resektion zur Ausschaltung. Zbl. Chir. 63, 3019 (1936). — PLENK, A., u. H. SCHROM: Dauerresultate und Ulcus pepticum jejuni nach Resektion zur Ausschaltung. Zbl. Chir. 76, 1694 (1951). — PÓKA, L., B. RINGELHANN, L. SZABÓ u. G. OSVÁTH: Auswertung der Postresektionsbeschwerden auf Grund klinischer und Laboriumsuntersuchungen. Vergleichende Untersuchungen nach B I und B II-Operationen. Bruns' Beitr. klin. Chir. 200, 454 (1960). — POLI, M.: Medical aspects in late results of partial gastrectomy for gastric and duodenal ulcer. Gastroenterologia (Basel) 82, 253 (1954). — POLLARD, H. M., W. H. BACHRACH, and M. BLOCK: The rate of healing of gastric ulcers. Gastroenterology 8, 435 (1947). — PORTIS, S. A., and R. H. JOFFÉ: Study of peptic ulcer based on necropsy records. J. Amer. med. Ass. 110, 6 (1938). — POSTLETHWAIT, R. W.: Results of surgery for peptic ulcer. Philadelphia: Saunders 1963. — POSTLETHWAIT, R. W., W. W. SHINGLETON, M. L. DILLON, and M. T. WILLIS: Nutrition after gastric resection for peptic ulcer. Gastroenterology 40, 491 (1961). — POTH, E. J.: Rational surgical treatment of duodenal ulcer. Surg. Gynec. Obstet. 101, 489 (1955). — POTH, E. J., B. R. CLEVELAND, and J. B. NASH: Pancreatic secretion and peptic ulcer formation. Amer. J. Surg. 101, 154 (1961). — POTH, E. J., L. J. MANHOFF, and A. W. DE LOACH: The relation of pancreatic secretion to peptic ulcer formation. Surgery 24, 62 (1948). — PRÉVOT, R.: Über Beutel, Taschen und Bürzel am operierten Magen. Röntgenpraxis 5, 101 (1933). — PRÉVOT, R., u. M. A. LASSRICH: Röntgendiagnostik des Magen-Darmkanals. Stuttgart: Thieme 1959. — PRIEST, W. M., and M. K. ALEXANDER: Islet cell tumors of the pancreas with peptic ulceration, diarrhea, and hypokalemia. Lancet 1957 II, 1145. — PRIESTLEY, J. T., and D. B. BUTLER: Duodenostomy: A method of managing the duodenal stump in certain cases of partial gastrectomy. Proc. Mayo Clin. 26, 65 (1951). — PRIESTLEY, J. T., and R. H. GIBSON: Gastro-jejunal ulcer: clinical features and late results. Arch. Surg. 56, 625 (1948). — PULLMANN, W.: Die „diätetische" Nachbehandlung der Magenoperierten. Dtsch. med. Wschr. 44, 1537 (1955). — PULVERTAFT, C. N.: The results of partial gastrectomy for peptic ulcer. Lancet 1952, 2, 225. — PYRAH, L. N., and I. B. SMITH: Osteomalacia following gastrectomy. Lancet 1956, 5, 935.

QUINN, W. F., and J. H. GIFFORD: Syndrome of proximal jejunal loop obstruction following anterior gastric resection. Calif. Med. 72, 18 (1950). — QVIGSTAD, I., and O. RØMCKE: Post-investigation of medically treated gastric and duodenal ulcers. II. Acta med. scand. 126, 34 (1946).

RAFSKY, H. A., M. WEINGARTEN, and C. J. KRIEGER: Onset of peptic ulcer in the aged. J. Amer. med. Ass. 136, 739 (1948). — RANSOM, H. K.: Subtotal gastrectomy for gastric ulcer: a study of end results. Ann. Surg. 126, 633 (1947). — RAUCH, R. F.: Postbulbar peptic ulceration of the duodenum. Ann. Surg. 144, 57 (1956). — RAUCH, R. F., and R. N. BIETER: Treatment of postprandial distress following gastric resection. Gastroenterology 23, 347 (1955). — RAUTENBERG, E., u. K. SOSTMANN: Beurteilung von Folgezuständen nach Magenresektionen in der Invalidenversicherung. Medizinische 1957, 41. — RAVDIN, I. S.: The problem of gastric ulcer and early gastric cancer. Chicago med. Soc. Bull. 198 (1958). — RAVDIN, I. S., and R. C. HORN jr.: Gastric ulcer and gastric cancer. Ann. Surg. 137, 904 (1953). — RAWSON, A., M. ENGLAND, G. G. GILLAM, J. M. FRENCH, and F. A. R. STAMMERS: Zollinger-Ellison syndrome with diarrhoea and malabsorption: observations on a patient before and after pancreatic islet-cell tumour removal without resort to gastric surgery. Lancet 1960 II, 131. — RECHENBERG, H. K. v., PH. ROCHES u. F. HUBER: Magen- und Zwölffingerdarmgeschwüre. Ergebnisse einer Umfrage. Schweiz. med. Wschr. 89, 176 (1959). — REDWITZ, E. v.: Die Physiologie des Magens nach Resektion aus der Kontinuität. Mitt. Grenzgeb. Med. Chir. 29, 531 (1918). — REID, R. T. W.: Large chronic gastric ulcers. Med. J. Aust. 2, 254 (1954). — REIFFERSCHEID, M., u. H. W. SCHREIBER: Indikationen der präventiven operativen Behandlung gutartiger Veränderungen des Magen-Darm-Kanals. Dtsch. med. Wschr. 16, 668 (1960). — REITTER, H.: Hat sich unsere Indikationsbreite bei der Operation der Magen- und Zwölffingerdarmgeschwüre in der Nachkriegszeit verringert? Chirurg 17/18, 491 (1947); — Die multiplen Geschwüre des Magens und des Duodenums. Med. Mschr. 4, 901 (1950). — REYNOLDS, R. M., and R. P. REYNOLDS: Evaluation of the Billroth I resection with vagotomy for duodenal ulcer. Grace Hosp. Bull. (Detroit) 38, 55 (1960). — RHEA jr., W. G., D. A. KILLEN, and H. W. SCOTT jr.: Long term results of partial gastric resection without vagotomy in duodenal ulcer disease. Surg. Gynec. Obstet. 120, 970 (1965). — RIECHERS, F., CH. JUNTKE u. H. REINHOLD: Ulcera des Oesophagus, Magens und Duodenums im Kindesalter. Mschr. Kinderheilk. 114, 523 (1966). — RIENHOFF jr., W. F.: An analysis of the results of the surgical treatment of 260 consecutive cases of chronic peptic ulcer of the duodenum. Ann. Surg. 121, 583 (1945). — RIGLER, S. P., H. A. OBERHELMAN jr., P. H. BRASHER, J. H. LANDOR, and L. R. DRAGSTEDT: Pyloric stenosis and gastric ulcer. Arch. Surg. 71, 191 (1955). — RISHOLM, L.: Palliativ resektion. Nord. Med. 56, 1363 (1956). — RITTER, A., u. O. KREBS: Befunde nach operativer Behandlung der Geschwürskrankheiten am Magen und Zwölffingerdarm. Praxis 50, 782 (1961). — RIVERS, A. B., and T. J. DRY: Differentiation of benign and malignant ulcer: unreliability of diagnostic criteria. Arch. Surg. 30, 702 (1935). — ROBBINS, S. L.: Contributions of the pathologist to present-day concepts of gastric ulcers. J. Amer. med. Ass. 171, 2053 (1959). — ROBERTSON, H. R.: The duodenal stump. Surg. Gynec. Obstet. 101, 636 (1955). — ROBINSON, A. W., B. M. BLACK, R. G. SPRAGUE, and J. R. TILLISCH: Hyperparathyroidism due to diffuse primary hyperplasia and hypertrophy of the parathyroid glands: report of a case. Proc. Mayo Clin. 26, 441 (1951). — RODKEY, G. V., and C. E. WELCH: Duodenal decompression in gastrectomy: Further experiences with duodenostomy. New Engl. J. Med. 262, 498 (1960). — RODMAN, W. L.: How frequently do gastric ulcers become carcinomata? Ann. Surg 922 (1908). — ROGERS, H. M., F. R. KEATING jr., C. G. MORLOCK, and N. W. BARKER: Primary hypertrophy and hyperplasia of the parathyroid glands associated with duodenal ulcer. Arch. intern. Med. 79, 307 (1947). — ROKITANSKY, C. F.: Handbuch der pathologischen Anatomie. Wien: Braumüller & Seidel 1842. — RØMCKE, O., and G. SPONLAND: The relation between gastric and duodenal ulcer and cancer of stomach. Acta med. scand., Suppl. 239, 228 (1950). — ROSA, C. DE LA, C. A. LINARES, E. R. WOODWARD, and L. R. DRAGSTEDT: Effect of vagotomy on the gastric secretory response to endogenous gastrin. Arch. Surg. 93, 583 (1966). — ROSENAUER, F.: Hat die Resektion zur Ausschaltung ihren Zweck erfüllt? Chirurg 23, 168 (1952). — ROSS, F. P., J. L. CAHILL, and R. M. ZOLLINGER jr.: Benign ulcer disease. Gastrectomy in a community hospital. Arch. Surg. 91, 443 (1965). — ROSS, F. P., and E. C. MEADOWS: The treatment of peptic ulceration by extensive partial gastrectomy with gastroduodenostomy. Surgery 32, 426 (1952). — ROSSETTI, M.: Chronisches Ulcus der Kardia und Brachyoesophagus, ein Spätsyndrom der Refluxoesophagitis. Langenbecks Arch. klin. Chir. 286, 41 (1957). — ROTH, H. P., C. L. COGBILL, and H. M. ONUFROCK: Symptoms and patients adjustment after subtotal gastrectomy. Ann. intern. Med. 51, 23 (1959). — ROTH, J. L. A., I. BECKER, S. VINE, and H. L. BOCKUS: Results of subtotal gastric resection (Billroth II type) for duodenal ulcer. Influence of preoperative acidity on postoperative acidity in relation to extent of resection and relation of postoperative sequelae to extent of resection. J. Amer. med. Ass. 161, 794 (1956). — ROTHENBERG, R. E., R. LERNER, and L. YAEGER: The management of the ulcer-bearing portion of the duodenum during subtotal gastrectomy. Surgery 46, 496 (1959). — ROUGEMONT, C.: Les ulcères de la portion descendante du duodénum. J. Chir. (Paris) 78, 534 (1959). — RUDOLF, L. E., G. J. DAMMIN, and F. D. MOORE: Intractable peptic ulcer and endocrine adenomas with pituitary amphophilic hyperplasia: a reinterpretation of the Ellison-Zollinger syndrome. Surgery 48, 170 (1960). — RUFFIN, J. M., D. H. JOHNSTON,

D. D. Carter, and G. J. Baylin: Clinical picture of pyloric channel ulcer: analysis of one hundred consecutive cases. J. Amer. med. Ass. 159, 668 (1955). — Runyeon, W. K., and S. O. Hoerr: The gastric ulcer problem: prognosis in masked malignancy. Gastroenterology 32, 415 (1957). — Russfield, A. B., L. Reiner, and H. Klaus: The endocrine significance of hypophyseal tumors in man. Amer. J. Path. 32, 1055 (1956).

Saitchu, L. A., and V. Halonen: Dumping syndrome. Evaluation of the severity of the dumping syndrome by clinical and roentgenological methods. Acta chir. scand. 109, 339 (1955). — Salzer, G.: Chirurgische Therapie des Ulcus pepticum. Verh. Dtsch. Ges. Verdau.-u. Stoffwechselkr. 79 (1956); — Indikationen zur Resektion nach Billroth I und Billroth II einschließlich des hochsitzenden Ulkus. Klin. Med. (Wien) 22, 13 (1967). — Santy, P., et P. Mallet-Guy: Le déficit pondéral post-opératoire, séquelle éventuelle de la gastrectomie pour ulcère. Presse méd. 47, 1 (1939). — Sass, M., and J. L. Bilton: The therapeutic trial in the evaluation of gastric ulcer. Amer. Pract. 8, 83 (1957). — Sawyers, J. L., J. E. Adams, and H. W. Scott jr.: The gastric ulcer problem. J. La med. Soc. 108, 433 (1956). — Schanke, K.: The behaviour of gastric and duodenal ulcer in a fishing district in the North of Norway. Acta chir. scand., Suppl. 115 (1946). — Schindler, R.: Gastroscopy. Chicago: Chicago University Press 1937; — Diagnosis of gastric ulcer. Postgrad. Med. 16, 223 (1954). — Schindler, R., and J. J. Desneux: Gastroscopic diagnosis in 273 gastric ulcers. Gastroenterology 24, 328 (1953). — Schink, W.: Die chirurgische Behandlung des Magen- und Zwölffingerdarmgeschwürs. Münch. med. Wschr. 478, 521 (1957). — Schloessmann, H.: Das chirurgisch unheilbare Magengeschwür. Zbl. Chir. 72, 14 (1947). — Schmieden, V.: Über die Exzision der Magenstraße: Grundsätzliches zur Operation des Magengeschwürs. Zbl. Chir. 48, 1534 (1921). — Schmilinsky, H.: Die Einleitung der gesamten Duodenalsäfte in den Magen (innere Apotheke). Zbl. Chir. 45, 416 (1918). — Schmitz, E. J., H. N. Harkins, H. G. Moore jr., and H. H. Olson: Benign gastroduodenal disorders treated by Billroth I gastric resection. Lancet 1954 II, 4. — Schmitz, E. J., H. N. Harkins, and H. H. Olson: Further experiences with the Billroth I gastric resection. West. J. Surg. 62, 304 (1954). — Schoemaker, J.: Über die Technik ausgedehnter Magenresektionen. Langenbecks Arch. klin. Chir. 94, 541 (1911); — Zur Technik der Magenresektion nach Billroth I. Langenbecks Arch. klin. Chir. 121, 268 (1922). — Schofield, J. E., and P. H. Denton: Pólya gastrectomy with Y anastomosis in the treatment of duodenal ulcer: experience during an eight-year period. Brit. J. Surg. 47, 179 (1959). — Schornagel, H. E.: Ulcuscarcinom van de maag. Ned. T. Geneesk. 98, 2398 (1954). — Schrade, W.: Nachkrankheiten nach Magenoperationen. Dtsch. med. Wschr. 1086 (1952). — Schrade, W., u. R. Heinecker: Über die alimentäre Kollapsneigung der Magenresezierten, I und II. Medizinische 43, 79 (1954). — Schramm, W.: Über die Degastroenterostomie und Magennachresektion bei Ulcus pepticum jejuni. Chirurg 32, 324 (1961). — Schreiber, H. W., u. W. M. Bartsch: Das Ulcus im operierten Magen und Duodenum. Zbl. Chir. 90, 1911 (1965). — Schubert, G. E.: Stumpfversorgung bei der Magenresektion zur Ausschaltung nach Finsterer. Chirurg 17/18, 352 (1947); — Bemerkungen zu den Resektionen zur Ausschaltung und Bekanntgabe einer bes. Stumpfversorgung bei der Resektion zur Ausschaltung nach Finsterer. Zbl. Chir. 72, 1559 (1947); — Zusammenfassende Stellungnahme über die Indikation zur Magenresektion bei Magen- und Zwölffingerdarmgeschwür. Zbl. Chir. 73, 746 (1948). — Schubert, R., u. G. Basel: Ulcus ventriculi et duodeni, Konstitution und Altern im Sinne der Biomorphose von M. Bürger. Z. Alternsforsch. 18, 285 (1965). — Schubert, R., u. H. Peters: Das Magen- und Zwölffingerdarmgeschwür in seinen Beziehungen zum Altern. Dtsch. med. Wschr. 1956, 1151. — Schulze, E.: Neue Vorstellungen über die Ursachen des Dumping-Syndroms. Dtsch. med. Wschr. 86, 269 (1961). — Schulze, R.: Untersuchungen über das Schicksal von Magenresezierten wegen chronischem Gastro-Duodenalulcus unter besonderer Berücksichtigung der in den Jahren 1947—1957 operierten Kranken. Med. Diss. 1960. — Schwarz, E., u. H. G. Häublein: Die operative Behandlung des chronischen Magen- und Duodenalgeschwürs. Zugleich ein Beitrag zur Frage der Resektion zur Ausschaltung. Zbl. Chir. 75, 353 (1950). — Schwarz, K. G.: Die Spätergebnisse unserer Magenresezierten zugleich mit Berücksichtigung der Ergebnisse der Resektion mit hinterer und vorderer Anastomose. Zbl. Chir. 80, 449—460 (1955). — Scott, W. J. M., and J. B. Mider: Malignancy in the chronic gastric ulcer. Amer. J. Surg. 44, 42 (1938). — Seifert, E.: Berichtreihe von 650 Magen-Zwölffingerdarmgeschwüroperationen. Münch. med. Wschr. 103, 2248 (1961). — Seneque, J., C. Debray, F. Pergola et P. Housset: Sur les séquelles générales de la gastrectomie pour ulcère. J. Chir. (Paris) 69, 917 (1953). — Serfling, H. J., u. H. J. Reiss: Zur Frage der Resektion zur Ausschaltung nach Finsterer beim schwer resezierbaren Ulcus duodeni und über das Schicksal des präpylorischen Stumpfes im Tierexperiment. Bruns' Beitr. klin. Chir. 185, 429 (1952). — Seydl, G., G. Matzkait u. W. Klütz: Das Magen- und Zwölffingerdarmgeschwür nach dem Kriege. Ein statistischer Überblick über 5 Jahre. Ärztl. Wschr. 1955, 629. — Shaiken, J., and H. J. Kanin: The postbulbar duodenal ulcer. Amer. J. Gastroent. 27, 557 (1957). — Shanks, S. C.: Stomach and duodenum after operation. Brit. med. J. 1934 II, 1032. — Shay, H.: The pathologic physiology of gastric and duodenal ulcer.

Bull. N.Y. Acad. Med. 20, 264 (1944). — Shoemaker, W. C.: Management of the gastric remnant after subtotal gastrectomy. Surgery 41, 769 (1957). — Shoemaker, W. C., and W. L. Martin: A new approach to the surgical management of peptic ulcer by gastrectoplasty. Surg. Gynec. Obstet. 106, 105 (1958). — Short, R. S.: The treatment of gastric and duodenal ulcer. Brit. med. J. 1931I, 435. — Shoulders jr., H. H., and C. E. Lischer: Surgical treatment of giant-sized benign penetrating ulcers of the stomach. Arch. Surg. 67, 451 (1953). — Silen, W., B. Eiseman, and W. H. Brown jr.: The role of stomal size in the postgastrectomy dumping syndrome. Surg. Forum 9, 464 (1958). — Silk, A. D., O. A. Blomquist, and R. Schindler: Ulcer of the greater gastric curvature. J. Amer. med. Ass. 152, 305 (1953). — Simonton, R. D.: Advantages of the Billroth I resection with report of cases. Northw. Med. (Seattle) 51, 395 (1952). — Smith, C. A., P. F. Moulder, and W. E. Adams: Gastric ulcer following esophagogastric anastomosis for carcinoma of the esophagus or gastric cardia. Ann. Surg. 146, 630 (1957). — Smith, F. H., R. S. Boles jr., and S. M. Jordan: Problem of the gastric ulcer reviewed: study of one thousand cases. J. Amer. med. Ass. 153, 1505 (1953). — Smith, F. H., and S. M. Jordan: Gastric ulcer: a study of 600 cases. Gastroenterology 11, 575 (1948). — Smith, L., and V. M. Strange: Marginal ulcer — an analysis of twenty cases and a case presentation in which adenocarcinoma occurred at a gastroenterostomy site. Surgery 39, 441 (1956). — Smith, V. M.: Zur Behandlung des Ulcus ventriculi durch Einfrieren des Magens. Fortschr. Med. 81, 10, 401 (1963). — Smith, W. H.: Potassium lack in the postgastrectomy dumping syndrome. Lancet 1951II, 745. — Smithwick, R. H.: Surgery of duodenal ulcer. Amer. J. Gastroent. 30, 145 (1958). — Sonne, H.: Zur Sozialpathologie des Ulcusleidens und der Ulcuspersönlichkeit. Med. Diss. 1960. — Spang, K.: Das Altersulkus am Magen- und Zwölffingerdarm. Virchows Arch. path. Anat. 294, 340 (1935); — Spak, L.: „Palliative gastrectomy" in cases of duodenal ulcer. Acta chir. scand. 97, 91 (1948). — Spath, F.: Die chirurgische Therapie des Magenduodenal-Ulcus in der Schule von Haberer. Wien: Springer 1950; — Unsere Ergebnisse der operativen Behandlung des Magen-Duodenalulcus. (Ergebnisse von Nachuntersuchungen und Erfolgsstatistik im Vergleich der Resektion nach Billroth I und Billroth II.) Wien. klin. Wschr. 1954, 899. — Spath, F., u. L. Kronberger: Die Korrektur des operierten Magens. Wien. klin. Wschr. 70, 881 (1958); — Chirurgie des Magen-Duodenal-Ulcus. 22. Kongr. Soc. Int. Chir., Wien 1967. — Spiro, H. M.: Hyperparathyroidism, parathyroid „adenomas" and peptic ulcer. Gastroenterology 39, 544 (1960). — Springorum, P. W.: Arbeitsleistung nach Magenresektion. Dtsch. med. Wschr. 87, 2537 (1962). — Sproull, J.: Discussion of occurrence of benign ulcer on greater curvature. Amer. J. Roentgenol. 25, 464 (1931). — Stafford, C. E., and H. C. Prout: Gastric ulcer: the problem of a benign or malignant lesion. West. J. Surg. 60, 510 (1952). — Stammers, F. A. R.: The prognosis of peptic ulcer. Med. Press Nr 6114, 43 (1956); — Discussion on the surgical management of chronic duodenal ulcer. Proc. roy. Soc. Med. 52, 845 (1959); — A clinical approach to an analysis and treatment of postgastrectomy syndroms. Brit. J. Surg. 49, 28 (1961). — Starlinger, F.: Das Rückfallsgeschwür nach Magenresektion wegen Ulcus ventriculi oder duodeni. Langenbecks Arch. klin. Chir. 162, 564 (1930). — Steger, H.: Dauerergebnisse konservativer Behandlung bei 656 (bzw. 1227) Fällen von Zwölffingerdarmgeschwür. Gastroenterologia (Basel) 86, 110 (1956). — Steigmann, F., and B. Shulman: The time of healing gastric ulcers: implications as to therapy. Gastroenterology 20, 20 (1952). — Steinberg, M. E.: A modified method of Billroth I stomach resection. West. J. Surg. 44, 222 (1936). — Stelzner, F.: Die Frage des hepatogenen Ulkus, Deutung des peptischen Geschwürs als Folge einer Regulationsstörung der Leber im Widerstreit zur „ulzerogenen Hepatopathie". Münch. med. Wschr. 107, 773 (1965). — Stengel, B. F., A. St. Close, and W. D. Thomas: The influence of prophylactic drainage on the results of duodenal stump perforation. Surg. Gynec. Obstet. 117, 623 (1963). — Stevens, G. A.: The rationale of antrectomy and vagotomy for duodenal ulcer. Arch. Surg. 73, 364 (1956). — Stevens, G. A., C. S. Kipen, and W. L. Ross: Surgical treatment of duodenal ulcer. Ann. West. Med. Surg. 5, 275 (1951). — Stevens, L. W.: Subtotal gastrectomy for ulcer. Surg. Clin. N. Amer. 42, No 6 (1962). — Stevenson, C. A., and C. W. Yates: Accuracy of roentgen diagnosis of benign gastric ulcer. Radiology 52, 633 (1949). — Stoica, T.: Einige taktische und technische Einzelheiten bei der Gastrektomie wegen Ulcus. Zbl. Chir. 86, 1689 (1961). — Straaten, Th., u. H. Keutner: Beitrag zur Resektion zur Ausschaltung und Technik des Verschlusses des Antrumrestes. Zbl. Chir. 75, 625 (1950). — Strandjord, N. M., R. D. Moseley jr., and R. L. Schweinefus: Gastric carcinoma: accuracy of radiologic diagnosis. Radiology 74, 442 (1960). — Strange, S. L.: Giant innocent gastric uelcr. Its behaviour and treatment. Brit. med. J. 1959I, 476; — Giant innocent gastric ulcer in the elderly. Geront. clin. (Basel) 5, 171 (1963). — Strauss, A. A.: Longitudinal resection of the lesser curvature with resection of pyloric sphincter for gastric ulcer: an experimental and clinical study. J. Amer. med. Ass. 82, 1765 (1924). — Strauss, A. A., L. Bloch, and J. G. Friedman: Gastrojejunal ulcer, medical and surgical considerations. J. Amer. med. Ass. 90, 181 (1928). — Strauss, A. A., L. Bloch, J. C. Friedman, J. Meyer, and M. L. Parker: Subtotal gastrectomy for duodenal ulcer: ten years' experience and clinical end-results. J. Amer. med. Ass. 95, 1883 (1930). — STRAUSS, A. A., S. F. STRAUSS, A. H. SCHWARTZ, D. D. KRAM, and W. W. MASUR: Results of subtotal gastrectomy for gastric and duodenal ulcers since 1917. J. Amer. med. Ass. 149, 1095 (1952). — STREICHER, H.-J., u. V. SCHLOSSER: Das Rezidivulcus nach Magenresektion. Beitrag zur Ursache, Diagnose und Therapie. Chirurg 37, 343 (1966). — STREICHER, H.-J., V. SCHLOSSER u. K. HUPE: Ist beim Ulcus pepticum heute noch eine Magenresektion angezeigt? Med. Welt Nr 6/7 (1964). — STRODE, J. E.: In support of surgical removal of small ulcerating lesions of stomach without benefit of medical treatment. Surg. Gynec. Obstet. 98, 607 (1954); — Gastric ulcer, a surgical problem. Arch. Surg. 75, 202 (1957). — STRØM, R.: A case of peptic ulcer and insuloma. Acta chir. scand. 104, 252 (1952). — STROMEYER, F.: Die Pathogenese des Ulcus ventriculi, zugleich ein Beitrag zur Frage nach den Beziehungen zwischen Ulcus und Carcinom. Beitr. path. Anat. 54, 1 (1912). — SUGIMURA, T.: The relation of the histological features of the gastric remnant to the occurrence of the postoperative jejunal ulcer. Jikeikai Ishi (J. Jikeikai School of Medicine) 67, 29 (1953). — SUMMERSKILL, W. H.: Malabsorption and jejunal ulceration due to gastric hypersecretion with pancreatic islet cell hyperplasia. Lancet 1959 I, 120. — SWARTS, J. M., and M. L. RICE jr.: Postbulbar duodenal ulcer with particular reference to its hemorrhagic tendency. Gastroenterology 26, 251 (1954). — SWYNNERTON, B. F., and N. C. TANNER: Chronic gastric ulcer: comparison between gastroscopically controlled series treated medically and series treated by surgery. Brit. med. J. 1953 II, 841. — SWYNNERTON, B. F., and S. C. TRUELOVE: Simple gastric ulcer and carcinoma. Brit. med. J. 1951 II, 1243. — SZELL, K.: Nachuntersuchungen von 643 wegen Geschwürskrankheiten operierten Patienten. Zbl. Chir. 82, 182 (1957); — Vierjährige fortlaufende Nachuntersuchungen von 198 wegen Geschwürskrankheit operierten Kranken. Zbl. Chir. 86, 1577 (1961); — Indikation und Resultate des Billroth-I-Verfahrens. Zbl. Chir. 90, 1662 (1965).

TANIGUCHI, T.: Surgical management of gastric and duodenal ulcer in Japan. J. int. Coll. Surg. 27, 411 (1957). — TANNER, N. C.: Modern surgical treatment of chronic peptic ulcer. West Lond. med. and chir. J. 53, 35 (1947); — Operative methods in the treatment of peptic ulcer. Edinb. med. J. 58, 277 (1951); — Non-malignant affections of the upper stomach. Ann. roy. Coll. Surg. Engl. 10, 45 (1952); — The Lettsomian Lectures. Trans. med. Soc. Lond. 70, 157 (1953/54); — Surgery of peptic ulceration and its complications. Postgrad. med. J. 30, 448 (1954); — Results of operations for post-gastrectomy symptoms. Gastroenterologia (Basel) 92, 146 (1959); — Discussion on the surgical management of duodenal ulcer. Proc. roy. Soc. Med. 52, 840 (1959); — Management of peptic ulcer. Ann. roy. Coll. Surg. Engl. 37, 150 (1965). — TEMPLETON, F. E.: Errors in the diagnosis of gastric carcinoma. Gastroenterology 28, 378 (1955). — TEULON, H.: La physio-pathologie de la gastrectomie et ses incidences nutritionnels. Aliment. et Vie 42, 176 (1954). — TEXTER, E. C., and H. C. MOELLER: Postgastrectomy syndromes. Amer. J. dig. Dis. 1, 387 (1956). — TEXTER, E. C., H. W. SMITH, W. E. BUNDESEN, and C. J. BARBORKA: The syndrome pylorique. Clinical and physiologic observations. Gastroenterology 36, 573 (1959). — TEXTER jr., E. C., G. J. BAYLIN, J. M. RUFFIN, and C. W. LEGERTON jr.: Pyloric channel ulcer. Gastroenterology 24, 319 (1953). — THAL, A. P., J. F. PERRY, and O. H. WANGENSTEEN: The physiologic effects of various types of gastrectomy on gastric acid production with special reference to the function of the denervated gastric antrum. Surgery 41, 576 (1957). — THIÉRY, J.-P., et J.-P. BADER: Étude cytologique d'une tumeur du pancréas (Syndrome de Zollinger-Ellison). Arch. Mal. Appar. dig. 51, 301 (1962). — THOMPSON, J. E.: Stomal ulceration after gastric surgery. Ann. Surg. 143, 697 (1956). — THOMSON, F. B., E. P. McDOUGALL, and I. McINTYRE: Follow-up study of 500 patients with chronic duodenal ulcer admitted to a Veterans Hospital. Surg. Gynec. Obstet. 110, 51 (1960). — THORBJARNARSON, B., and F. GLENN: Present status of surgery of the stomach and duodenum. N.Y. St. J. Med. 59, 19 (1959). — TÖRNWALL, L. J., and P. VUORINEN: On the reliability of roentgen diagnosis of the stomach and duodenum based on 1552 operated cases. Acta chir. scand. 119, 469 (1960). — TOLSTEDT, G. E., and J. W. BELL: Benign gastric ulcer. Prognosis following non-operative treatment. Northw. Med. (Seattle) 199 (1963). — TOMENIUS, J.: The incidence of peptic ulcer in Stockholm 1938—1952. Acta med. scand. 152, 391 (1955). — TOMODA, M.: Eine Modifikation der Magenresektionstechnik mit Berücksichtigung auf die Vorbeugung des Dumping-Syndroms. Zbl. Chir. 30, 1683 (1961). — TOOLE, H., u. D. PAPADIMITRIOU: Auf der Suche nach einem befriedigenderen Verfahren zur Versorgung des Duodenalstumpfes bei penetrierenden Geschwüren. Bruns' Beitr. klin. Chir. 200, H. 1 (1960). — TURNER jr., J. C., M. B. DOCKERTY, J. T. PRIESTLEY, and M. W. COMFORT: A clinico-pathologic study of large benign gastric ulcers. Surg. Gynec. Obstet. 104, 746 (1957).

UDAONDO, C. B.: The relation between ulcer and gastric cancer. Arch. argent. Enferm. Apar. dig. 14, 1 (1939). — UEBERMUTH, H.: Chirurgische Probleme nach Magenresektion. Zbl. Chir. 76, 368 (1951). — UNGER, K., F. W. KLEMM u. B. KARITZKY: Beschwerden und Funktionsstörungen nach Magenresektion wegen Ulkus. Bruns' Beitr. klin. Chir. 192, 196 (1956).

Vanier, M. J.: Ulcère gastro-duodénale et troubles hépatobiliaires. Arch. Mal. Appar. dig. **39**, 325 (1950). — Vanzant, F. R.: The normal range of gastric acidity from youth to old age. Arch. intern. Med. **49**, 345 (1932). — Veleminsky, J., and B. Varos: Frequency of recurrences in peptic ulcer. Gastroenterology **33**, 968 (1957). — Vernejoul, R. de: Péptic ulcer, Traitement chirurgical. Introduction générale. 22. Kongr. Soc. Int. Chir., Wien 1967. — Vernejoul, R. de, E. Henry et R. Devin: La gastrectomie pour l'ulcère. Paris: Masson & Cie. 1956. — Verner, J. V., and A. B. Morrison: Islet cell tumor and a syndrome of refractory watery diarrhea and hypokalemia. Amer. J. Med. **25**, 374 (1958). — Viczián, A.: Modifizierte Billroth I-Resektion. Chirurg **28**, 363 (1957). — Pseudopylorische Funktion nach Billroth I-Resektion. Chirurg **1**, 16 (1963). — Viikari, S. J.: Incidence of malignancy in gastric ulcers originally judged benign by roentgenography. Ann. Chir. Gynaec. Fenn. **51**, 189 (1962). — Viikari, S. J., and O. Klossner: The primary and late results of 1050 partial gastrectomies for chronic gastroduodenal ulcer. Acta chir. scand. **220**, 1 (1956).

Wachs, E.: Zweizeitige Magenresektion beim nicht oder schwer resezierbaren Ulcus duodeni. Zbl. Chir. **73**, 249 (1948). — Waddell, W. R., A. J. Leonsins, and G. D. Zuidema: Gastric secretory and other laboratory studies on two patients with Zollinger-Ellison syndrome. New Engl. J. Med. **260**, 56 (1959). — Wagner, G.: Arbeitseinsatz und soziale Fragen nach Magenresektion wegen Gastroduodenalulcus. Med. Diss. 1952. — Wallensten, S.: Results of the surgical treatment of peptic ulcer by partial gastrectomy according to Billroth I and II methods: a clinical study based on 1256 operated cases. Acta chir. scand. (Suppl.) **191**, 1 (1954); — Gastric resection for peptic ulcer; Billroth I versus Billroth II. Surgery **41**, 341 (1957); — Surgical treatment of gastric ulcer in the vicinity of the cardia. Acta chir. scand. **115**, 263 (1958); — Die postcibalen Symptome nach Magenresektion wegen Ulcus. Svenska Läk.-Tidn. **56**, 569 (1959). — Wallensten, S., and L. Göthman: An evaluation of the Billroth I operation for peptic ulcer. Surgery **33**, 1 (1953). — Walters, W.: Gastric ulcer, carcinomatous ulcer or ulcerating carcinoma. Ann. Surg. **115**, 521 (1942); — Changes in the surgical treatment of peptic ulcer over a twenty-five year period. Amer. Surg. **21**, 641 (1955); — Six to ten-year follow-up of the surgical treatment of duodenal, gastric and gastro-jejunal ulcer. Gastroenterologia (Basel) **93**, 15 (1960); — Developments in peptic ulcer surgery at the Mayo Clinic. Arch. Surg. **82**, 260 (1961). — Walters, W., and O. T. Clagett: Gastrojejunocolic ulcer and fistula. Amer. J. Surg. **46**, 94 (1939). — Walters, W., and T. E. Lynn: Results of 237 Billroth I gastric resections for peptic ulcer: a 6- to 15-year follow-up. Ann. Surg. **144**, 464 (1956); — The Billroth I and Billroth II operations. Comparison of results six to ten years after operation for gastric, duodenal and gastrojejunal ulcers. Arch. Surg. **74**, 680 (1957). — Walters, W., T. E. Lynn, and J. E. Mobley: A 5—10 year follow-up study of the Billroth I and Billroth II (Pólya) operations for duodenal, gastric and gastrojejunal ulcer and gastroenterostomy with vagotomy in the treatment of duodenal ulcer. Gastroenterology **33**, 685 (1957). — Walters, W., and W. H. Remine: Treatment of gastrojejunal ulcer: a study of 403 cases. 22. Kongr. Soc. Int. Chir., Wien 1967. — Walton, J.: Progress of gastric surgery in the last half-century. Brit. med. J. **1950**I, 206. — Walzel, P.: Ulcus pepticum jejuni nach gleichzeitig ausgeführter Cholecystogastrostomie und Gastroenterostomie wegen chronischer Pancreatitis. Zbl. Chir. **58**, 2679 (1931). — Wangensteen, O. H.: Problem of surgical arrest of massive hemorrhage in duodenal ulcer: Technique of closing the duodenum. Surgery **8**, 275 (1940); — Method of closing the pyloro-antral pouch in the antral exclusion operation. Surgery **12**, 731 (1942). — Wangensteen, O. H., R. L. Varco, L. Hay, S. Walpole, and B. Trach: Gastric acidity before and after operation: Procedure with special reference to the role of the pylorus and antrum. Ann. Surg. **112**, 620 (1940). — Warren, K. W.: Acute pancreatitis and pancreatic injuries following subtotal gastrectomy. Surgery **29**, 643 (1951). — Watt, J.: The mechanism of histamine ulceration in the guinea pig. Gastroenterology **37**, 741 (1959). — Watt, J. K., R. S. Walker, and I. J. L. Munro: Late results and protein studies after partial gastrectomy. Brit. med. J. **1960**, 320. — Waugh, J. M. and R. T. Hood jr.: Gastric operations: an historic review. Quart. Rev. Surg. Obstet. Gynec. **10**, 201 (1953); **11**, 1 (1954). — Weber, J. M., and L. A. Gregg: The coincidence of benign ulcer and chronic pulmonary disease. Ann. intern. Med. **42**, 1026 (1955). — Weber, J. M., S. Lewis, and K. H. Heasley: Observations on the small bowel pattern associated with the Zollinger-Ellison syndrome. Amer. J. Roentgenol. **82**, 973 (1959). — Weidenmann, W.: Die Magenresektion im jugendlichen Alter. Zbl. Chir. **80**, 1474 (1955). — Weinstein, V. A., M. Kass, and R. Colp: Incidence, intensity and duration of postgastrectomy symptoms. The postgastrectomy patient. N.Y. St. J. Med. **60**, 1773 (1960). — Weir, J. F., and H. S. Benett: Peptic ulcer: a follow-up study after partial gastrectomy. Proc. Mayo Clin. **31**, 632 (1956). — Weithaler, K., u. R. Cornides: Die Rehabilitation der chronisch Magen- und Leberkranken. Münch. med. Wschr. **1957**, 1680. — Welbourn, B. R.: The delayed complications of operations on the stomach. Symposium of peptic ulceration, p. 186. London: Well & Kyle 1960. — Welch, C. E.: Treatment of acute, massive gastroduodenal hemorrhage. J. Amer. med. Ass. **141**, 1113 (1949); — „Subtotal gastrectomy" for duodenal ulcer (Symposium). Surg.

Clin. N. Amer. **46**, 339 (1966). — WELCH, C. E., and A. W. ALLEN: Gastric ulcer. New Engl. J. Med. **240**, 276 (1949). — WELCH, C. E., and J. F. BURKE: An appraisal of the treatment of gastric ulcer. Surgery **44**, 943 (1958). — WELCH, C. E., and L. H. EDMUNDS: Gastrointestinal fistulas. Surg. Clin. N. Amer. **42**, 1311 (1962). — WELCH, C. E., S. E. HEDBERG, and G. ANDROS: Anastomotic ulcer. 22. Kongr. Soc. Int. Chir., Wien 1967. — WELCH, C. E., and G. V. RODKEY: A method of management of the duodenal stump after gastrectomy. Surg. Gynec. Obstet. **98**, 376 (1954). — WELLS, B. W.: Result of vagotomy in treatment of anastomotic ulcer. Lancet **1954I**, 598. — WELLS, C., and R. SILBERMAN: Transthoracic vagotomy for stomal ulceration. Lancet **1960I**, 406. — WELTI, H., G. MONDET et S. SCHNEIDER: Résultats lointains de la gastrectomie pour ulcère gastrique et duodénal. Presse méd. **1955**, 1089. — WENDEROTH, H.: Die Erkrankungen des Magens und des Zwölffingerdarms. Klin. d. Gegenw. **8**, 6 (1962). — WENZ, W., K. SPOHN, R. KIEFER u. F. KELLER: Die Ulcuschirurgie an der Chirurgischen Universitätsklinik Heidelberg 1943—1959. Langenbecks Arch. klin. Chir. **294**, 602 (1960). — WERMER, P.: Genetic aspects of adenomatosis of endocrine glands. Amer. J. Med. **16**, 363 (1954). — WERMER, P., C. G. ZUBROD, W. PIEPER, T. F. HILBISH, R. SMITH, T. DUTCHER, and P. WERMER: Acromegaly, jejunal ulcers, and hypersecretion of gastric juice. Ann. intern. Med. **49**, 1389 (1958). — WHITE, F. W.: The incidence of gastroduodenal ulcer. In: D. J. SANDWEISS, Peptic ulcer. Philadelphia: W. B. Saunders 1951. — WHITLOCK, F. A.: Some psychiatric consequences of gastrectomy. Brit. med. J. **1961I**, 1560. — WIESER, C., M. ALLGÖWER, A. FLURY u. N. MARKOFF: Die gutartige Pylorushypertrophie des Erwachsenen im Röntgenbild. Radiol. clin. (Basel) **32**, 277 (1963). — WILHELMJ, C. M., F. T. O'BRIEN, H. H. McCARTHY, and F. C. HILL: The role of the duodenal secretions in the prevention of experimental jejunal ulcer. Amer. J. Physiol. **117**, 79 (1936). — WILKIE, D. P. D.: Coincident duodenal and gastric ulcer. Brit. med. J. **1926II**, 469; — Jejunal ulcer: some observations on its complications and their treatment. Ann. Surg. **99**, 401 (1934). — WILKINS, F. B., J. A. WEINBERG, and J. M. FARRIS: Conservatism in the surgical treatment of benign gastric ulcer. Surgery **30**, 256 (1951). — WILSON, C. E., C. F. HEIDER jr., and S. A. SWENSON jr.: Partial gastrectomy for peptic ulcer. Evaluation of anastomotic techniques with particular reference to Billroth I. Neb. St. med. J. **40**, 114 (1955). — WILSON, S. D., and E. H. ELLISON: Survival in patients with the Zollinger-Ellison syndrome treated by total gastrectomy. Amer. J. Surg. **111**, 787 (1966). — WINDFELD, P., and K. H. SØRENSEN: Late results after Billroth II operation for peptic ulcer with special reference to postcibal symptoms. Nord. Med. **57**, 50 (1957). — WINKLER, H.: Die operative Behandlung des tiefsitzenden nichtresezierbaren Ulcus duodeni. Zbl. Chir. **74**, 711 (1949). — WINKLER, H., u. H. KOSIC: Über die maligne Degeneration der Ulcera peptica im Krankengut von Prof. FINSTERER. Wien. med. Wschr. **106**, 837 (1956). — WOHLGEMUTH, B., u. E. SCHILLE: Experimentelle Untersuchungen zur Frage eines Zusammenhanges zwischen Leberschaden und Magengeschwür. Acta hepato-splenol. (Stuttg.) **13**, 193 (1966). — WOODWARD, E. R.: Postoperative recurrence of peptic ulcer. Bull. Soc. int. Chir. **26**, 136 (1967). — WOODWARD, E. R., R. R. BIGELOW, and L. R. DRAGSTEDT: Effect of resection of antrum of stomach on gastric secretion in Pavlov pouch dogs. Amer. J. Physiol. **162**, 99 (1950). — WOODWARD, E. R., and M. M. EISENBERG: Postoperative recurrence of peptic ulcer. 22. Kongr. Soc. Int. Chir., Wien 1967. — WOODWARD, E. R., M. EISENBERG, and L. R. DRAGSTEDT: Recurrence of gastric ulcer after pyloroplasty. A note of warning. Amer. J. Surg. **113**, 5 (1967). — WRIGHT, G.: Collective inquiry by fellows of association of surgeons into gastrojejunal ulceration. Brit. J. Surg. **22**, 433 (1935).

YAMAGISHI, M.: An improved method for archlike gastric resection. Amer. Surg. **21**, 156 (1955); — Results of the arch-like gastric resection for the treatment of peptic ulcer: experiences with 508 cases. Paper given at Surgical Conference, University Hospital, Seattle 1961. — YUDINE, S. S.: De quelques difficultés de la gastrectomie large et des moyens de les surmonter. Presse méd. **41**, 2079 (1933). — YZEREN, W. VAN: Die Pathogenese des chronischen Magengeschwürs. Z. klin. Med. **43**, 181 (1901).

ZASLOW, J.: An evaluation of the Billroth I operation. J. A. Einstein med. Cent. **1**, 135 (1953). — ZEITLHOFER, J.: Über das Duodenalkarzinom. Krebsarzt 11, 33 (1956). — ZENKER, R.: Chirurgie des peptischen Geschwürs von Magen, Duodenum und Anastomose. Langenbecks Arch. klin. Chir. **308**, 335 (1964). — ZIEBER, R. L., and J. M. KENNEY: Gastroduodenostomy after gastric resection. Calif. Med. **77**, 395 (1952). — ZITTEL, R. X., H. WEYAND u. F. WEYAND: Zur Bedeutung pathologischer Leberbefunde beim Magen-Duodenal-Ulkus und beim Ulcus pepticum jejuni. Dtsch. med. Wschr. **92**, 791 (1967). — ZOLLINGER, R. M.: Endocrine adenomas and peptic ulcer, with special reference to pancreatic adenomas. Gastroenterology **39**, 541 (1960). — ZOLLINGER, R. M., and T. V. CRAIG: Ulcerogenic tumors of the pancreas. Amer. J. Surg. **99**, 424 (1960). — ZOLLINGER, R. M., and E. H. ELLISON: Primary peptic ulcerations of the jejunum associated with islet cell tumors of the pancreas. Ann. Surg. **142**, 709 (1955). — ZOLLINGER, R. M., and R. C. McPHERSON: Ulcerogenic tumors of the pancreas. Amer. J. Surg. **95**, 359 (1956). — ZOLLINGER, R. M., R. N. WATMAN, and F. DENKEWALTER: Should all gastric ulcers be treated surgically? Gastroenterology **35**, 521 (1958). —

ZOLLINGER, R. M., and R. D. WILLIAMS: Considerations in surgical treatment for duodenal ulcer. J. Amer. med. Ass. 160, 367 (1956). — ZSCHOCH, H.: Die Magen- und Duodenalulzera in der Sektionsstatistik. Dtsch. Z. Verdau.- u. Stoffwechselkr. 25, 97 (1965). — ZUKSCHWERDT, L., u. T. ECK: Die operative Behandlung des nichtresezierbaren Geschwürs. Dtsch. Z. Chir. 237, 457 (1932). — ZUKSCHWERDT, L., u. H. HORSTMANN: Die operative Behandlung des nicht oder schwer resezierbaren peptischen Geschwürs: Berechtigung und Anwendung der palliativen Resektionsmethoden für das Ulcus duodeni (FINSTERER), das hochsitzende Geschwür (MADLENER), das Ulcus pepticum jejuni (KREUTER). Ergebn. Chir. Orthop. 29, 440 (1936).

G. Das Gastro-Duodenalulcus

XI. Das akute Ulcus
XII. Die akute große Ulcusblutung
XIII. Die Ulcusperforation

AAGAARD, P., M. ANDREASSEN, and T. SCHIDT: Development of peptic ulcers during treatment with cortical steroids. Acta chir. scand. 116, 423 (1958/59). — ALBRICHT, H. L., and R. C. KERR: Suture control of bleeding duodenal ulcer. Arch. Surg. 71, 803 (1955). — ALIVISATOS, C. N.: Sur la gastrectomie étendue dans la cure des ulcères gastroduodénaux perforés. Gaz. méd. Fr. 63, 399 (1956). — ALLEN, J., and H. A. OBERHELMAN: The problem of the bleeding peptic ulcer. Surgery 37, 1019 (1955). — ALLEN, W., and E. B. BENEDICT: Acute massive haemorrhage from duodenal ulcer. Ann. Surg. 98, 736 (1933). — ALNOR, P., u. H. WERNER: Die akuten Krankheitszustände des Magens. Med. Klin. 54, 26, 1189 (1959). — ALTSCHULE, M. D.: The mechanism of ulcer pain. Med. Sci. 6, 560 (1959). — AMENDOLA, F. H.: Surgical intervention in massive gastroduodenal bleeding. Surgery 31, 340 (1952). — AMERSON, J. R.: Acute gastroduodenal perforations: A study of three hundred and eightyone patients. Amer. Surg. 23, 735 (1957). — AMERSON, J. R., J. M. HOWARD, and K. D. J. VOWLES: The amylase concentration in serum and peritoneal fluid following acute perforation of gastroduodenal ulcers. Ann. Surg. 147, 245 (1958). — ARABEHETY, J. I., H. DOLCINI, and S. J. GRAY: Sympathetic influences on circulation of the gastric mucosa of the rat. Amer. J. Physiol. 197, 915 (1959). — ARMITAGE, C.: The treatment of perforated peptic ulcer. Univ. Leeds med. J. 3, 23 (1954). — ARNAVIELHE, J.: Exulcération simplex de la grosse tubérosité gastrique responsable d'hématémèse mortelle. Mém. Acad. Chir. 81, 658 (1955). — ARRANTS, J. E., B. G. BROGDON, and M. J. JURKIEWICZ: Neonatal gastric perforation. Amer. Surg. 31, 96 (1965). — ATIK, M. D., and F. A. SIMEONE: Massive gastro-intestinal bleeding. Arch. Surg. 69, 355 (1954). — AUCHINCLOSS jr., H.: Immediate subtotal gastrectomy for acute perforated peptic ulcer. Ann. Surg. 135, 134 (1952). — AVERY-JONES, F.: Haematemesis and melena with special references to bleeding peptic ulcer. Brit. med. J. 1947 II, 441; — Haematemesis and melena. Gastroenterology 30, 166 (1956). — AYERS, W. B., and G. A. CUNNINGHAM: Leiomyosarcoma of the duodenum with gastro-intestinal hemorrhage. Surgery 31, 922 (1952).

BADOSA, G. J.: La ulcera peptica en la Infancia. Sem. méd. (B. Aires) 58, 672 (1951). — BAGER, B.: Beitrag zur Kenntnis über Vorkommen, Klinik und Behandlung von perforierten Magen- und Duodenalgeschwüren nebst einer Untersuchung über die Spätresultate nach verschiedenen Operationsmethoden. Acta chir. scand., Suppl. 11 (1929). — BAILEY, H.: Emergency surgery, 7th ed. Baltimore: Williams & Wilkins 1958. — BAKER, B. L., and R. M. BRIDGMAN: The histology of the gastrointestinal mucosa (rat) after adrenalectomy or administration of adrenocortical hormones. Amer. J. Anat. 94, 363 (1954). — BAKER, J. W., R. S. BOYD, and R. A. FOSTER: Gastric resection with exclusion of complicated duodenal ulcer: an analysis of 122 cases. Ann. Surg. 142, 519 (1955). — BAKEY, M. DE: Acute perforated gastroduodenal ulceration. Surgery 8, 852 and 1028 (1940). — BANDIERA, C., e V. SGAMBATI: Sul trattamento chirurgico dell'ulcera gastroduodenale perforata. Policlinico, Sez. chir. 65, 106 (1958). — BANNERMAN, R. M.: Measurement of gastro-intestinal bleeding using radioactive chromium. Brit. med. J. 1957 II, No 5052, 1032. — BARBIERI, G.: Trattamento delle ulcere duodenali perforate nei casi in cui è controindicato l'intervento radicale. Osped. Ital.-Chir. 3, 50 (1960). — BARONOFSKY, I. D., and O. H. WANGENSTEEN: Obstruction of splenic vein in creases weight of stomach and predisposes to erosion or ulcer. Proc. Soc. exp. Biol. (N.Y.) 59, 234 (1945). — BARROW, D. W., L. W. WORMAN, and J. D. HURLEY: Treatment of patients with acute perforation of peptic ulceration. Arch. Surg. 77, 256 (1958). — BEAL, J. M., and K. A. MARTIN: Nervous and hormonal influences in peptic ulcer. Surg. Clin. N. Amer. 38, 385 (1958). — BEDFORD-TURNER, E. W.: Conservative treatment of perforated duodenal ulcer. Brit. med. J. 1945 I, 457. — BEHRENDS, W., u. N. STEINHARDT: Das Spätschicksal blutender Gastroduodenal-Ulzera. Dtsch. med. Wschr. 84, 216 (1959). — BELKIN, G. A., and H. O. CONN: Blood ammonia concentration and bromsulfalein retention in upper gastrointestinal hemorrhage. New Engl. J. Med. **260**, 530 (1959). — BELL, D. M.: Perforated duodenal ulcer in children. Lancet **1954** II, 810. — BENTON, B. F., and E. BRAMLITT: Perforated duodenal ulcer during steroid therapy: report of four cases, including two giant perforations. Amer. Surg. **25**, 482 (1959). — BENTZEN, A. E.: Perforated peptic ulcer. J. Oslo Cy Hosp. **7**, 178 (1957). — BERG, B. N.: The coexistence of perforated and bleeding ulcers. Surg. Clin. N. Amer. **20**, 543 (1931). — BERGKVIST, A., and S. I. SELDINGER: Contrast roentgenography in differential diagnosis between perforated ulcer and acute pancreatis. Acta chir. scand. **118**, 137 (1959). — BERKOWITZ, D.: Acute upper gastrointestinal haemorrhage. J. Amer. med. Ass. **160**, 1398 (1956). — BERKOWITZ, D., B. M. WAGNER, and J. F. URICCHIO: Acute peptic ulceration following cardiac surgery. Ann. intern. Med. **46**, 1015 (1957). — BERMAN, E. J., A. SCHNEIDER, and W. J. POTTS: Importance of gastric mucosa in Meckel's diverticulum. J. Amer. med. Ass. **156**, 6 (1954). — BERNDT, H.: Bronchialkarzinom und Ulcus pepticum. Med. Klin. **57**, 33, 1397 (1962). — BERNE, C. J., and W. P. MIKKELSEN: Management of perforated peptic ulcer. Surgery **44**, 591 (1958). — BERTRAM, H. F.: Nonoperative treatment of perforated duodenal ulcer: Preliminary report of 16 consecutive cases with no mortality. Ann. Surg. **132**, 1075 (1950); — Non-operative treatment of perforated peptic ulcer. In: J. H. MULHOLLAND, E. H. ELLISON and S. R. FRIESEN, Current surgical management. Philadelphia: W. B. Saunders 1957. — BIERRING, F., P. A. GAMMELGAARD, and E. H. GULDHAMMER: Perforated peptic ulcer, gastric and duodenal. Acta chir. scand. **106**, 128 (1953). — BIGGART, J. H., and J. WILLIS: Peptic ulceration and endocrine disease in necropsy material. Lancet **1959** II, 938. — BIOCCA, P.: Le grandi emorragie da ulcera gastro-duodenale. Policlinico, Sez. chir. **53**, 169 (1946). — BIRD, C. E., M. A. LIMPER, and J. M. MAYER: Surgery in peptic ulceration of stomach and duodenum in infants and children. Ann. Surg. **114**, 526 (1941). — BISGARD, J. D.: Subtotal gastric resection for acute perforated peptic ulcers. J. Amer. med. Ass. **160**, 363 (1956). — BISGARD, J. D., and W. OVERMILLER: Emergency gastrectomy for acute perforation of carcinoma of the stomach, with diffuse soiling of the free peritoneal cavity. Ann. Surg. **120**, 526 (1944). — BISHOP, C. A., and R. J. LIPIN: A rational treatment of ruptured peptic ulcer. Amer. J. Surg. **91**, 804 (1956). — BLACKFORD, J. M., and R. H. WILLIAMS: Fatal hemorrhage fom peptic ulcer. J. Amer. med. Ass. **115**, 1774 (1940). — BLOMQUIST, H. E., and G. FOCK: Acute free perforation of gastric and duodenal ulcers. Experiences from the Kirurgiska Sjukhuset, Helsingfors, in 1946—1955. Acta chir. scand. **112**, 259 (1957). — BOBBIO, A.: Le emorragie dell'apparato digerente. Roma: E.M.E.S. Edizioni Mediche e Scientifiche 1959. — BOCKUS, H. L.: Gastroenterology, vol. I, p. 560. Philadelphia: W. B. Saunders Co. 1944. — BODI, T., and B. WEISS: Experimental and clinical considerations on hesperidinascorbic acid in upper gastrointestinal bleeding. Amer. J. Gastroent. **34**, 402 (1960). — BODI, T., W. WIRTS, and L. M. TOCANTINS: Local environmental factors affecting hemostasis in bleeding from the upper gastrointestinal tract. Progr. Hemat. **1**, 221 (1956). — BÖRGER, G.: Zur Chirurgie der schweren arteriellen Blutung aus akuten Ulzerationen der oberen Magenhälfte. Bruns' Beitr. klin. Chir. **207**, H. 2 (1963). — BOLES, R. S., and M. P. WESTERMANN: Seasonal incidence and precipitating causes of hemorrhage from peptic ulcer. J. Amer. med. Ass. **165**, 1979 (1952). — BOLES jr., R. S., W. J. CASSIDY, and S. M. JORDAN: Medical versus surgical management for the complication of hemorrhage in duodenal ulcer. Gastroenterology **32**, 52 (1957). — BOLLER, R.: Zur absoluten Operationsindikation unter Berücksichtigung der Spätergebnisse. Langenbecks Arch. klin. Chir. **279**, 675 (1954). — BONAR, A. A., and D. J. LIVINGSTONE: Acute perforated peptic ulcer: a study of 509 cases. Glasg. med. J. **33**, 1 (1952). — BORDIN, E. H.: Blood ammonia determination as a diagnostic tool in the differentiation of upper gastrointestinal bleeding. Gastroenterology **37**, 457 (1959). — BOSIEN, W. R., and M. D. TYSON: Spontaneous perforation of a benign gastric ulcer into transverse colon. Gastroenterology **23**, 113 (1953). — BOTHE, F. A., and R. B. MAGEE: Multiple Curling's ulcers involving esophagus, stomach and duodenum. Penn. med. J. **56**, 642 (1953). — BOWERS, R. F.: Plication or simple closure for perforated duodenal ulcer. In: J. H. MULHOLLAND, E. H. ELLISON and S. R. FRIESEN, Current surgical management. Philadelphia: W. B. Saunders 1957; — Blind gastric resection in upper intestinal hemorrhage. Arch. Surg. **85**, 470 (1962). — BOWERS, R. F., and M. L. GOMPERTZ: Management of bleeding peptic ulcer. Ann. Surg. **145**, 162 (1957); — Conservative treatment of bleeding peptic ulcer: Fourteen years' experience. Ann. Surg. **155** No 4 (1962); — Management of bleeding peptic ulcer. Memphis mid-S. med. J. (to be published). — BOWERS, R. F., and N. E. ROSSETT: Bleeding peptic ulcer: Favorable results by conservative treatment. Ann. Surg. **132**, 690 (1950). — BOWERS, W. F., T. M. GEER, and C. W. HUGHES: Perforated duodenal ulcer. Arch. Surg. **82**, 293 (1961). — BRACKNEY, E. L., A. P. THAL, and O. H. WANGENSTEEN: Role of duodenum in control of gastric secretion. Proc. Soc. exp. Biol. (N.Y.) **88**, 302 (1955). — BRAUN, H.: Über den Verschluß eines perforierten Magengeschwürs durch Netz. Zbl. Chir. **24**, 739 (1897). — BRAUN, W.: Die Behandlung der perforierten Magen- und Duodenalgeschwüre mit der Neumannschen Netzmanschette. Chirurg **3**, 401 (1931). — BRISTOW, J. D., and N. E. MEDVED: Hemorrhagic ascites due to perforated duodenal ulcer. Arch. intern. Med. **105**, 105 (1960). — BROCKMAN, H. L., D. A. COOLEY, and M. E. DE BAKEY:

Acute gastroduodenal perforation; an analysis of forty-four cases treated by immediate gastrectomy. Amer. Surg. **19**, 182 (1953). — BRODIE, D. A., and H. M. HANSON: A study of the factors involved in the production of gastric ulcers by the restraint technique. Surgery **47**, 353 (1960). — BROWN, J. R., S. G. MEYERS, J. L. POSCH, and O. DENEEN: Massive hemorrhage from the upper gastrointestinal tract. A study of three hundred and twenty-four cases observed at the Detroit Receiving Hospital over a nine year period. Arch. Surg. **61**, 767 (1950). — BRUCE, J., and H. A. F. DUDLEY: Gastrectomy for massive gastrointestinal haemorrhage of unknown cause. Lancet **1959**II, 992. — BRUSH, B. E., M. A. BLOCK, T. GEOGHEGAN, D. C. ENSIGN, and J. W. SIGLER: The steroid-induced ulcer. Arch. Surg. **74**, 675 (1957).— BSTEH, F.: Das peptische Ulkus und intrakranielle Prozesse. Wien. klin. Wschr. **63**, 310 (1951). — BUCHER, G. R., M. I. GROSSMAN, and A. C. IVY: A pepsin method — the role of dilution in the determination of peptic activity. Gastroenterology **5**, 501 (1945). — BUFFAT, J.-D.: Ulcère gastro-duodénal et brûlures cutanées graves. Tirage a Part de „Praxis". Rev. suisse Méd. **49**, 16, 408 (1960). — BURBANK, C. B., and B. B. ROE: Rescent experiences with acute perforation of peptic ulcers at the Massachusetts General Hospital. New Engl. J. Med. **247**, 424 (1952). — BUTTERFIELD, J., E. ROVERUD, J. G. BASSETT, and D. R. COOPER: The role of cortisone in the production of peptic esophagitis in the cat. Surg. Forum **11**, 309 (1960).

CALAME, A.: Les hémorrhagies gastro-duodénales. Helv. chir. Acta **32**, 341 (1965). — CAMMOCK, E., W. Y. HALLETT, L. M. NYHUS, and H. N. HARKINS: Diagnosis and therapy in gastrointestinal hemorrhage. Arch. Surg. **86**, 608 (1963). — CARAYANNOPOULOS, G., and C. CHRISTOPOULOS: Gastric resection as the treatment of perforated gastroduodenal ulcer. Surgery **32**, 784 (1952). — CARTER, M. G., and N. ZAMCHECK: Esophagoscopy in upper gastrointestinal bleeding. N. Engl. J. Med. **242**, 280 (1950). — CASTLETON, K. B., and F. F. HATCH: Idiopathic perforation of the stomach in the newborn. Arch. Surg. **76**, 874 (1958). — CATHALA, J., C. POLONOVSKI et M. DE BOISIÈRE: Perforations gastro-duodénales et corticothérapie prolongée de la néphrose lipoidique. Presse méd. **67**, 41 (1959). — CAVINA, G.: Emorragie e perforazione. Bologna: Capelli 1955. — CELLAN-JONES, C. J.: A rapid method of treatment in perforated duodenal ulcer. Brit. med. J. **1929**I, 1076. — CERESE, E. J.: Emergency gastrectomy for acute gastroduodenal perforation. J. La med. Soc. **110**, 67 (1958). — CHALMERS, T. C., N. ZAMCHECK, G. W. CURTINS, and F. W. WHITE: Fatal gastrointestinal hemorrhage. Clinicopathologic correlations in 101 patients. Amer. J. clin. Path. **22**, 634 (1952). — CHALNOT, P., et J. GROSDIDIER: A propos du traitement des perforations des ulcères gastroduodénaux. L'utilisation de l'aspiration continué. Lyon chir. **49**, 663 (1954). — CHALNOT, P., J. GROSDIDIER, P. VICHARD et P. MATHIEU: Comment envisager actuellement le traitement des ulcères gastro-duodénaux perforés. Lyon chir. **57**, No 2 (1961). — CHAMBERLAIN, D.: Discussion on the operative and conservative treatment of perforated peptic ulceration. Proc. roy. Soc. Med. **44**, 273 (1951). — CHANDLER, G. N., A. D. CAMERON, A. H. NUNN, and D. F. STREET: Early investigations of haematemesis. Gut **1**, 6 (1960). — CHAPMAN, B. M.: Massive gastric hemorrhage associated with aberrant Pancreas in the Stomach. Gastroenterology **8**, 367 (1947). — CHAPMAN, H. L.: Duodenal ulcer in a 13-year-old girl associated with emotional stress. Canad. med. Ass. J. **59**, 163 (1948). — CHATON, M.: Note sur un procédé d'excision des ulcus gastriques (procédé de cone muqueux). Bull. Soc. nat. Chir. **53**, 857 (1927). — CHEMNITIUS, K. H., G. MACHNIK u. H. J. GEBHARD: Cyanocobalamin und experimentelles Ulcus der Ratte. Z. ges. exp. Med. **135**, 475 (1962). — CHILD, C. G., and P. W. BRAUNSTEIN: Gastroduodenal intussusception with massive hemorrhage. Surgery **34**, 754 (1953). — CHINN, A. B., A. S. LITTELL, G. F. BADGER, and A. J. BEAMS: Acute hemorrhage from peptic ulcer: A follow-up study of 310 patients. New Engl. J. Med. **225**, 973 (1956). — CHRISTIAN, J. R., J. B. CONDON, and F. PAZ: Peptic ulceration in infants and children. Illinois med. J. **117**, Nr. 4 (1960).— CHUNN, C. F., and H. N. HARKINS: Experimental studies on alimentary azotemia. I. Role of blood absorption from the gastrointestinal tract. Surgery **9**, 695 (1941). — CHUNN, C. F., H. N. HARKINS, and R. T. BOALS: Experimental studies on alimentary azotemia. III. Site of blood absorption. Surgery **11**, 56 (1942). — CIMINATA, A.: La vera mortalità operatoria nella semplice sutura dell'ulcera perforata gastro-duodenale. Minerva chir. **14**, 1053 (1959). — CIRENEI, A.: Terapia delle ulcere gastriche e duodenali perforate in peritoneo libero. 22. Kongr. Soc. Int. Chir., Wien 1967. — CLARK, S. D., D. W. NEILL, and R. B. WELBOURN: The effect of corticotrophin and corticoids on secretion from denervated gastric pouches in dogs. J. Brit. Soc. Gastroent. **1**, 36 (1960). — CLARKE, J. S., R. S. OZERIAN, J. C. HART, K. CRUZE, and V. CREVLING: Peptic ulcer following portacaval shunt. Ann. Surg. **148**, 551 (1958). — COELI, L., e C. TURCATO: L'aspirazione endogastrica continua nel trattamento della perforazione dell'ulcera gastro-duodenale. Acta chir. ital. **17**, 595 (1961). — COHN, R. B.: Repeated perforations of peptic ulcers. Surgery **9**, 688 (1941). — COOLEY, D. A., G. L. JORDAN, H. L. BROCKMAN, and M. E. DE BAKEY: Gastroectomy in acute gastroduodenal perforation: analysis of 112 cases. Ann. Surg. **141**, 840 (1955). — COOPER, D. R., J. G. BASSETT, J. BUTTERFIELD, and E. A. ROVERUD: Relationship of adrenal cortical hormones to gastric secretion and peptic ulceration. Ann. Surg., Suppl. **154**, No 6 (1961). — COOPER, D. R., and L. K. FER-

GUSON: Gastric resection for upper gastrointestinal hemorrhage of undetermined cause. J. Amer. med. Ass. **151**, 879 (1953). — COOPER, M., C. F. STROEBELM, J. M. STICKNEY, and C. A. OWEN jr.: Radiochromium in the study of red-cell survival and gastrointestinal bleeding. Fed. Proc. **14**, 31 (1955). — COPE, O., J. F. HOPKIRK, and A. WIGHT: Metabolic derangements imperiling the perforated ulcer patient: I. The dehydration and fluid shifts. Arch. Surg. **71**, 669 (1955); — Metabolic derangements imperiling the perforated ulcer patient: VI. The plan of therapy. Arch. Surg. **72**, 571 (1956). — CORNELIUS, H.: Zur Histogenese der sogenannten akuten solitären Magenerosion (DIEULAFOY). Frankfurt. Z. Path. **63**, 582 (1952). — COSMAN, B., J. KELLUM, and H. KINGSBURY: Gastric diverticula and massive gastrointestinal hemorrhage. Amer. J. Surg. **94**, 144 (1957). — COSTE, F.: Le hémorragies digestives au cours des traitements par la phenylbutazone. Bull. Soc. méd. Hôp. Paris **71**, 100 (1955). — COSTELLO, C.: Massive hematemesis: analysis of 300 consecutive cases. Ann. Surg. **129**, 289 (1949); — Further observations on massive upper intestinal hemorrhage. Arch. Surg. **66**, 818 (1953). — CROHN, B.: Need for aggressive therapy in massive upper gastrointestinal hemorrhage. J. Amer. med. Ass. **151**, 625 (1953). — CROHN, B. B., R. L. MARSHAK, and D. GALINSKY: Repeated gastroduodenal hemorrhages without discoverable explanation. Gastroenterology **10**, 120 (1948). — CUMMINS, A. J., and M. L. GOMPERTZ: Adreno-cortical function in peptic ulcer disease. Gastroenterology **33**, 898 (1957). — CURLING, T. B.: An acute ulceration of the duodenum in cases of burn. Med.-chir. Trans. **25**, 260 (1842). — CURRIE, J. P.: Discussion on the complications of steroid therapy. Proc. roy. Soc. Med. **51**, 313 (1958). — CURTISS, L. E., B. I. HIRSCHOWITZ, and C. W. PETERS: A long fiberscope for internal medical examination. J. Amer. opt. Soc. **46**, 1030 (1956). — CUSHING, H.: Peptic ulcer and the interbrain (Balfour Lecture). Surg. Gynec. Obstet. **55**, 1 (1932).

DAGRADI, A. E.: Management of gastrointestinal bleeding. Amer. J. Gastroent. **46**, 309 (1966). — DAHL, J. R., R. K. BLAISDELL, and E. BENTLER: Gastric ulceration in rats with experimentally induced polycythemia. Proc. Soc. exp. Biol. (N.Y.) **101**, 622 (1959). — DALGAARD, J. B.: Akut hjerneskade og akut mavesär. (Preliminary report in Danish.) Nord. Med. **53**, 1004 (1955); — Oesophago-gastro-duodenal ulcerations encountered at autopsy. I. Ulcer and brain. Acta path. microbiol. scand. **41**, 1 (1957); — Brain injuries as a cause of oesophago-gastro-duodenal ulceration. II. Ulcer and brain: a post-mortem study. J. forens. Med. **4**, 110 (1957); — Burns and freezing as a cause of peptic ulceration. J. forens. Med. **5**, 16 (1958); — Intracranial tumors and peptic ulceration. III. Ulcer and brain: a post-mortem study of 21 cases. Acta path. microbiol. scand. **42**, 313 (1958); — Peptic ulceration complicating cerebral operations. Acta neurochir. (Wien) **7**, fasc. 1 (1959); — Agonal peptic ulceration in hypoxia, uremia and stress. J. forens. Sci. **4**, 412 (1959); — Intracranial infections causing esophagomalacia and gastromalacia: a postmortem study of eleven cases. (V. Ulcer and brain.) Gastroenterology **37**, 28 (1959). — DALY, B. M.: Use of buffer thrombin in treatment of gastric hemorrhage. Arch. Surg. **55**, 208 (1947). — DALY, B. M., C. G. JOHNSTON, and G. C. PENBERTHY: Management of patients with bleeding from upper gastrointestinal tract with buffer and thrombin solution. Ann. Surg. **129**, 832 (1949). — DANISH, A. W., and M. P. LANDMAN: Ruptured peptic ulcer during triamcinolone therapy. Report of a case. J. Amer. med. Ass. **173**, 900 (1960). — DAVIS, R. A., N. WETZEL, and L. DAVIS: Acute upper alimentary tract ulceration and hemorrhage following neurosurgical operations. Surg. Gynec. Obstet. **100**, 51 (1955). — DAVIS, TH. A., and M. ZELLER: Multiple peptic ulcers with massive hemorrhage during oral cortisone treatment. J. Amer. med. Ass. **150**, 31 (1952). — DELANNOY, E., F. VANDENDORP, and G. LAGACHE: Hémorragies gastroduodenales aigues. Paris: Masson & Cie. 1954. — DEMLING, L., R. OTTENJANN u. R. HÄSSLER: Das „Fernseh-Ulkus". Med. Klin. **58**, 86 (1963). — DEROM, F., E. DEROM et R. DE COCK: Opération de DRAGSTEDT dans le traitement des perforations de l'ulcère duodénal. Acta chir. belg. **61**, 700 (1962). — DEROM, F., M. VERHAS, E. SCHOOFS et J. VAN GEERTRUYDEN: Vagotomie et opération de drainage dans le traitement de l'ulcère duodénal perforé. 22. Kongr. Soc. Int. Chir., Wien 1967. — DESMOND, A. M.: Perforated peptic ulcer. Selective gastric resection in emergency treatment. Calif. Med. **96**, 315 (1962). — DESMOND, A. M., and P. W. SEARGEANT: The place of primary gastric resection in the treatment of perforated peptic ulcer. Brit. J. Surg. **45**, 283 (1957). — DICK, W.: Die große Magenblutung aus chirurgischer Sicht. Chir. Praxis **11**, 47 (1967). — DIEULAFOY, P.: Clinique médicale de l'hotel dieu de Paris, vol. 2, 98, 1897; — Exulceratio simplex. Bull. Acad. Méd. (Paris) **39**, 49 (1898). — DOHMEN, M., u. K. H. SCHRIEFERS: Eine einfache Anordnung zur allgemeinen und lokalen Magenkühlung. Zbl. Chir. **26**, 1012 (1963). — DOLL, R.: Perforated carcinoma of the stomach simulating perforated gastric ulcer. Brit. med. J. **1950I**, 215. — DOLL, R., and F. A. JONES: Occupational factors in the aetiology of gastric and duodenal ulcers. Spec. Rep. Ser. med. Res. Coun. (Lond.) No 276 (1951). — DOLL, R., F. A. JONES, F. PYGOTT, and J. L. STUBBE: The risk of gastric cancer after medical treatment for gastric ulcer. Gastroenterologia (Basel) **88**, 1 (1957). — DONALDSON, G. A., and E. HAMLIN: Massive hematemesis resulting from rupture of a gastric artery aneurysm. New Engl. J. Med. **243**, 369 (1950). — DONALDSON jr., R. M., P. R. VON EIGEN, and R. W. DWIGHT: Gastric hypersecretion, peptic ulceration and islet-cell tumor of the pancreas. New Engl. J. Med. **257**, 965 (1957). — Donaldson jr., R. M., J. Handy, and S. Papper: Five year follow-up study of patients with bleeding duodenal ulcer with and without surgery. New Engl. J. Med. **259**, 201 (1958). — Donovan, E. J., and T. V. Santulli: Gastric and duodenal ulcers in infancy and childhood. Amer. J. Dis. Child. **69**, 176 (1945). — Dorton, H. E.: Vagotomy, pyloroplasty and suture — a safe and effective remedy for the duodenal ulcer that bleeds. Ann. Surg. **153**, 378 (1961). — Dowden, J. W.: The treatment of perforating ulcer in the immediate vicinity of the pylorus by excision in the long axis of the viscus and suture in the transverse axis. Edinb. med. J. 1909 II, 145. — Downie, V. J.: Massive haemorrhage from the acute gastric ulcer. Brit. med. J. 1952 II, 24. — Drabig, F.: Über zwei tödliche Magenblutungen aus arrodierten submucösen Magenarterien. Virchows Arch. path. Anat. **300**, 487 (1937). — Dragstedt, L. R., H. Ragins, L. R. Dragstedt II, and S. O. Evans jr.: Stress and duodenal ulcer. Ann. Surg. **144**, 450 (1956). — Drye, J. C., and A. M. Schoen: Studies on the mechanisms of activation of peptic ulcer after non-specific trauma. Ann. Surg. **147**, 738 (1958). — Duncan, D. A., and W. Fleeson: Reserpine-induced gastrointestinal hemorrhage. J. Amer. med. Ass. **170**, 1661 (1959). — Dziadek, J.: Zur Therapie des perforierten Magen- und Duodenalgeschwürs. Übernähung oder primäre Resektion? Zbl. Chir. **79**, 2029 (1954).

Ebaugh jr., F. G., T. Clemens jr., G. Rodnan, and R. E. Peterson: Quantitative measurement of gastrointestinal blood loss: I. The use of radioactive Cr^{51} in patients with gastrointestinal hemorrhage. Amer. J. Med. **25**, 169 (1958). — Ebaugh jr., F. G., C. P. Emerson, and J. F. Ross: Use of radioactive chromium 51 as erythrocyte tagging agent for determination of red cell survival in vivo. J. clin. Invest. **32**, 1260 (1953). — Edwards, J. A., and G. F. Wollgast: Danger of peptic ulcer complications during cortisone or ACTH therapy. Rocky Mtn med. J. **30**, 734 (1953). — Ehrenborg, G., I. Engström, N. O. Ericsson, B. Ihre, and B. Ivemark: Gastric hemorrhagic teleangiectasia in a child. Acta paediat. (Uppsala) **46**, 191 (1957). — Elliott, D. W., R. Hartle, F. Marshall, and R. M. Zollinger: Response to transfusion as guide in management of upper gastrointestinal hemorrhage. Arch. Surg. **77**, 386 (1958). — Elliott, J. L., and J. D. Lane: Perforated peptic ulcer treated by the nonoperative method. Amer. J. dig. Dis. **4**, 950 (1959). — Ellison, E. H., J. S. Abrams, and D. J. Smith: A postmortem analysis of 812 gastroduodenal ulcers found in 20.000 consecutive autopsies, with emphasis on associated endocrine disease. Amer. J. Surg. **97**, 17 (1959). — Ellison, E. H., R. M. Zollinger, N. Cedars, and C. I. Britt: Value of blood volume determinations in gastrointestinal disease. Arch. Surg. **66**, 869 (1953). — Emmett, J. M., and H. L. Williams: Gastric resection: a definitive treatment for perforated peptic ulcer. Amer. Surg. **23**, 993 (1957). — Engel, F. L.: Addison's disease and peptic ulcer. J. clin. Endocr. **15**, 1300 (1955). — Enquist, I. F., K. E. Karlson, C. Dennis, S. M. Fierst, and G. W. Shaftan: Statistically valid ten-year comparative evaluation of three methods of management of massive gastroduodenal hemorrhage. Ann. Surg. **162**, 550 (1965). — Estes jr., W. L., and B. A. Bennett jr.: Acute perforation in gastroduodenal ulceration: with special reference to end-results. Ann. Surg. **119**, 321 (1944).

Farrell, J. J., N. S. Kantor, and K. B. Richmond: Massive upper gastrointestinal bleeding necessitating emergency surgery. Amer. Surg. **28**, No 6 (1962). — Farris, J. M., and G. K. Smith: Vagotomy — Clinical results, with a note on temporary gastrostomy. Calif. Med. **85**, 394 (1956); — Vagotomy and pyloroplasty: A solution to the management of bleeding duodenal ulcer. Ann. Surg. **152**, 416 (1960). — Fausnaugh, C. L., L. M. Nyhus, and H. N. Harkins: Quantitative acid secretory studies in monkey isolated gastric pouches during hypoglycemic stress. Surg. Forum **11**, 338 (1960). — Fincato, M.: Le grandi emorragie del tratto sopramesocolico del tubo digerente. Ospedale Fatebenefratelli — Fatebenesorelle di Milano (Selbstverlag); — Ematemesi e melena. Minerva chir. **14**, 1369 (1959). — Fincato, M., e G. Gola: Cause infrequenti di grande emorragia dell'esofago. Fracastoro, a. L. **1**, 11 (1957); — Erosioni ed ulcerazioni dello stomaco e del duodeno ad esordio emorragico. Minerva gastroent. **2**, 66 (1957). — Fink, W. J., and T. W. Gray: Perforated peptic ulcer induced by prednisolone: report of three cases. Amer. Surg. **25**, 52 (1959). — Finsterer, H.: Surgical treatment of acute profuse gastric hemorrhages. Surg. Gynec. Obstet. **69**, 291 (1939); — Der Wert der Frühoperation bei akuten Magenblutungen aus einem chronischen Ulcus. Wien. med. Wschr. **97**, 3 (1947); — Surgical treatment in acute hemorrhages of peptic ulcers. J. Mt Sinai Hosp. **17**, 377 (1951). — Finsterer, H., and F. Cunha: The surgical treatment of duodenal ulcer. Surg. Gynec. Obstet. **52**, 1099 (1931). — Firme, C. N., J. R. Paine, and R. W. Egan: Immediate results in the treatment of the perforated peptic ulcer, 1942—1957. Arch. Surg. **79**, 319 (1959). — Fisher, E. R., and R. H. Flandreau: Multiple endocrine tumors and peptic ulcer. Gastroenterology **32**, 1075 (1957). — Fisher, E. R., F. W. Watkins, W. J. Gardner, and J. D. Klotz: Bleeding duodenal ulcer associated with cerebellar tumor in childhood. Gastroenterology **18**, 626 (1951). — Fletcher, D. G., and H. N. Harkins: Acute peptic ulcer as a complication of major surgery, stress or trauma. Surgery **36**, 212 (1954). — Fletcher-Jones, A. C.: A case of melena complicating congenital pyloric stenosis.

Brit. med. J. 1948, No 4589, 1065. — FLOOD, C. A.: Recurrence in duodenal ulcer under medical management. Gastroenterology 10, 184 (1948). — FONTAINE, R., J. NETY, J. MOUSSIER, P. FRANK, A. SIBILLY et B. WINISDOERFFER: Résultats obtenus par l'aspiration à la manière de Taylor dans le traitement des perforations gastro-duodénales d'origine ulcéreuse. Rev. Chir. (Paris) 73, 330 (1954). — FOSS, D. L., L. ST. STAVNEY, T. HARAGUCHI, H. N. HARKINS, and L. M. NYHUS: Pathophysiologic and therapeutic considerations of Curling's ulcer in the rat. J. Amer. med. Ass. 187, 592 (1964). — FOSTER, D. G.: Retrograde jejunogastric intussusception — a rare cause of hematemesis. Arch. Surg. 73, 1009 (1956). — FREESEN, S. R.: The genesis of gastroduodenal ulcer following burns. Surgery 28, 123 (1950). — FRENCH, J. D., R. L. LONGMIRE, R. W. PORTER, and H. J. MOVIUS: Extravagal influences on the gastric hydrochloric acid secretion induced by stress stimuli. Surgery 34, 621 (1953). — FRENCH, J. D., R. W. PORTER, F. K. V. AMERONGEN, and R. B. RANEY: Gastrointestinal haemorrhage and ulceration associated with intracranial lesions. A clinical and experimental study. Surgery 2, 395 (1952).

GALL, F.: Die großen Blutungen aus dem Magen-Darm-Trakt. Med. Klin. 62, 450 (1967). — GALLARD, T.: Miliary aneurysms of the stomach giving cause to fatal hematemesis. Bull. Soc. méd. Hôp. Paris 1, 84 (1884). — GARDNER, B., and I. D. BARONOFSKY: The massively bleeding duodenal ulcer with especial reference to crater. Surgery 45, 389 (1959); — Massive bleeding in duodenal ulcer. Bull. N.Y. Acad. med. 35, 554 (1959). — GIERSBERG, O.: Über tödliche arterielle Blutungen aus dem Fundusbereich des Magens. Langenbecks Arch. klin. Chir. 299, 654 (1962). — GILCHRIST, R. K., and N. CHUN: Severe hemorrhage in presumed peptic ulcer: Surgical treatment in the absence of demonstrable lesion. Arch. Surg. 69, 366 (1954). — GILLESPIE, I. B., and H. E. BLISS: Peptic ulcer in childhood. Report of 6 cases. Arch. Pediat. 68, 361 (1951). — GIRAUDET, J.: Contribution à l'étude des hémorragies digestives au cours des lésions du système nerveux central. Thèse Paris 1947. — GIRDANY, B. R.: Peptic ulcer in childhood. Pediatrics 12, 56 (1953). — GLENN, F., and C. S. HARRISON: Surgical management of massive hemorrhage. Arch. Surg. 63, 766 (1951). — GLOBUS, J. H., and B. L. RALSTON: Multiple erosions and acute perforations of esophagus, stomach and duodenum in relation to disorders of nervous system. J. Mt Sinai Hosp. 17, 817 (1951). — GOLDBERG, H. M.: Duodenal ulcer in children. Brit. med. J. 1957 I, 1500. — GOLDENBERG, I. S.: The surgical therapy of acute perforated peptic ulcer. Amer. Surg. 20, 1258 (1954). — GOLDFARB, I., and H. C. SALTZSTEIN: Massive hemorrhage from peptic ulcer following operation or trauma. Gastroenterology 31, 525 (1956). — GOLDSBERRY, I. I.: Gastric ulcer in the preschool child. N. Engl. J. Med. 245, 844 (1951). — GOLIGHER, J. C., P. J. MOIR, and J. H. RIGLEY: Billroth I and Pólya operations for duodenal ulcer — a comparison. Lancet 1956 II, 220. — GORDON-TAYLOR, G.: The problem of the bleeding peptic ulcer. Brit. J. Surg. 25, 403 (1937). — GRANT, F. C.: Brain lesions and duodenal ulcer. Report of two cases. Ann. Surg. 101, 156 (1935). — GRAY, S., C. RAMSEY, R. VILLARREAL, and L. KRAKAUER: Adrenal influences upon the stomach and the gastric response to stress. In: H. SELYE and G. HEUSER, Fifth Annual Report on Stress 1955—1956, p. 138. New York: MD Publ. 1956. — GRAY, S. J.: Relationship of the adrenal gland to peptic ulcer. Med. Clin. N. Amer. 41, 1471 (1957); — Present status of endocrine influences upon the stomach and their relationship to peptic ulcer disease. In: Proceedings of the World Congress of gastroenterology 1958, vol. 2, p. 396. Baltimore: Williams & Wilkins Co. 1959; — The adrenal glands and peptic ulcer. Gastroenterology 39, 553 (1960). — GRAY, S. J., J. A. BENSON, R. W. REIFENSTEIN, and H. M. SPIRO: Chronic stress and peptic ulcer: I. Effect of corticotropin (ACTH) and cortisone on gastric secretion. J. Amer. med. Ass. 147, 1529 (1951); — Effect of corticotropin (ACTH) and cortisone upon the stomach. Gastroenterology 19, 658 (1951). — GRAY, S. J., and C. G. RAMSEY: Adrenal influences upon the stomach and the gastric responses to stress. Recent Progr. Hormone Res. 13, 583 (1957). — GRAY, S. J., C. G. RAMSEY, and G. W. THORN: Adrenal influences on the stomach. Peptic ulcer in Addison's disease during adrenal steroid therapy. Ann. intern. Med. 45, 73 (1956). — GREEN jr., TH. H., and W. H. HENDREN III: Subtotal gastrectomy for bleeding duodenal ulcer in childhood. Report of three cases, with six-year follow-up study in one. New Engl. J. Med. 262, 118 (1960). — GREENLEE, H. B.: Inhibitory effect of pancreatic secretion on gastric secretion. Amer. J. Physiol. 190, 396 (1957). — GREWE, H. E., u. A. J. DELFINO: Zur Diagnostik und Therapie der großen Magenblutung. Zbl. Chir. 91, 517 (1966). — GRIEP, A. H., and R. R. BUCHHOLZ: Perforation of chronic duodenal ulcer during cortisone therapy for Addison's disease. Amer. J. Surg. 85, 703 (1953). — GRIFFEN jr., W. O., P. A. SALMON, A. CASTENEDA, D. NICOLOFF, and O. H. WANGENSTEEN: Local gastric hypothermia in the treatment of massive upper gastrointestinal hemorrhage with a discussion of techniques. Minn. Med. 43, 299 (1960). — GRIFFIN, B. G., L. R. LAWSON, and D. L. MOORE: Stress ulceration of the gastrointestinal tract: clinical characteristics. Gastroenterology 32, 404 (1957). — GRÖZINGER, K.-H., u. G. KOLIG: Spätergebnisse nach operativer Therapie des perforierten Gastroduodenalulcus. 22. Kongr. Soc. Int. Chir., Wien 1967. — GROSS, R.: The surgery of infancy and childhood. Philadelphia and London: W. B. Saunders Co. 1953.

HABERER, H. v.: Zur Therapie akuter Geschwürsperforationen des Magens und Duodenums in die freie Bauchhöhle. Wien. klin. Wschr. **32**, 413 (1919); — Chirurgische Behandlung des Magen- und Duodenalgeschwüres. Zbl. Chir. **58**, 958 (1931); — Operative Behandlung des Ulcus ventriculi und duodeni. Ärztl. Wschr. **8**, 49 (1953). — HABIF, D. V., C. C. HARE, and G. H. GLASER: Perforated duodenal ulcer associated with pituitary adreno-cortico-tropic hormone (ACTH) therapy. J. Amer. med. Ass. **144**, 996 (1950). — HADORN, W.: Magendarmblutungen. Schweiz. med. Wschr. **89**, 49, 1273 (1959). — HALPERN, B. N., et J. MARTIN: Production expérimentale d'ulcus et de perforation gastriques par des massives d'histamine chez le cobaye protété par des antihistaminiques. C. R. Soc. Biol. (Paris) **140**, 830 (1946). — HAMILTON, E. C., and R. I. CARLSON: Surgical treatment of perforated ulcer: an analysis of surgical therapy at Thayer Veterans Administration Hospital from July 1, 1946 to June 30, 1952. Gastroenterology **26**, 734 (1954). — HAMPERL, H.: Zur Histologie der akuten Gastritis und der Erosion der Magenschleimhaut. Beitr. path. Anat. **90** (1932). — HAMPTON, A. O.: A safe method for Roentgen demonstration of bleeding duodenal ulcers. Amer. J. Roentgenol. **38**, 565 (1937). — HARBRECHT, P. J., and J. E. HAMILTON: Reappraisal of simple suture of acute perforated peptic ulcer: indications for definitive operation. Ann. Surg. **152**, 1044 (1960). — HARDY, J. D., G. R. WALKER jr., and J. H. CONN: Perforated peptic ulcer: an analysis of 206 consecutive cases with emphasis on pathophysiologic changes and deaths. Ann. Surg. **153**, 911 (1961). — HARKINS, H. N.: Acute ulcer of the duodenum (Curling's ulcer) as a complication of burns. Relation to sepsis. Surgery **3**, 608 (1938). — HARKINS, H. N., and C. F. CHUNN: Experimental studies on alimentary azotemia. II. The relative importance of the plasma and fractions of absorbed blood. Surgery **10**, 991 (1941). — HARKINS, H. N., D. T. HOOKER, R. T. BOALS, B. E. BRUSH, and C. F. CHUNN: Experimental studies on alimentary azotemia. IV. Role of the liver and kidneys. Surgery **14**, 891 (1943). — HARKINS, H. N., and R. V. DE VITO: Indications and rationale of duodenal ulcer surgery. In: J. C. ALLEN, The physiology and treatment of peptic ulcer, p. 155. Chicago: Chicago University Press 1959. — HARRIDGE, W. H.: Surgical management of acute perforated peptic ulcer. Surg. Clin. N. Amer. **41**, 37 (1961). — HARTMANN, F. W.: Curling's ulcer in experimental burns. Ann. Surg. **121**, 54 (1945); — Curling's ulcer in experimental burns: Effect to penicillin therapy. Gastroenterology **6**, 130 (1946). — HARVEY, H. D.: Acute massive hemorrhage and acute perforation in peptic ulcer. Surg. Clin. N. Amer. **35**, 369 (1955). — HASTINGS, N., and R. MACHIDA Perforated peptic ulcer: results after simple surgical closure. Amer. J. Surg. **102**, 136 (1961). — HAUSER, R.: Die haemorrhagische Erosion. In: HENKE-LUBARSCH, Bd. 4, Teil I. Berlin: Springer 1926. — HAYNES jr., W. F., and F. E. PITTMAN: Application of the fluorescein string test in 32 cases of upper gastrointestinal hemorrhage. Gastroenterology **38**, 690 (1960). — HEALEY, W. V., R. C. RIGGINS, R. L. WHITE, D. V. HABIF, and W. B. STEWART: An experimental method for localizing the source of intestinal bleeding. Surg. Gynec. Obstet. **112**, 285 (1961). — HEDINGER, CH., u. F. VERAGUTH: Magengeschwüre bei Ratten und Meerschweinchen nach intraperitonealer Injektion von 5-Hydroxytryptamin (Serotonin). Z. ges. exp. Med· **136**, 64 (1962). — HEGETSCHWEILER, W., A. HUNZIKER u. E. MARANTA: Zur Ulcushäufung beim Emphysem. Schweiz. med. Wschr. **90**, 36, 1012 (1960). — HELBIG, D.: Dringliche Abdominalchirurgie beim Neugeborenen. Med. Welt (N. F.) **17**, 791 (1966). — HELM, A., u. J. MARKERT: Über Differentialdiagnose, Pathogenese und Therapie der akuten solitären Mikroulzeration des Magens (DIEULAFOY). Zbl. Chir. **88**, 17 (1963). — HENDERSON, E.: New developments in steroid therapy of rheumatic diseases. J. med. Soc. N. J. **52**, 609 (1955). — HENLEY, F. A.: The treatment of perforated peptic ulcer. Postgrad. Med. **31**, 242 (1955). — HERRINGTON, J.: Massive hemorrhage resulting from benign ulceration in a primary duodenal diverticulum. Surgery **43**, 340 (1958). — HESLOP, T. S., A. S. BULLOUGH, and C. BRUN: The treatment of perforated peptic ulcer. A comparison of two parallel unselected series. Brit. J. Surg. **40**, 52 (1952). — HEUER, G. J.: The surgical aspects of hemorrhage from peptic ulcer. New Engl. J. Med. **235**, 777 (1946). — HIRSCHFELD, H.: Ein Fall einer tödlichen Blutung aus einem miliaren Aneurysma einer submucösen Magenarterie. Berl. klin. Wschr. **584** (1904). — HIRSCHOWITZ, B. I., L. E. CURTISS, C. W. PETERS, and H. M. POLLARD: Demonstration of a new gastroscope, the „fiberscope". Gastroenterology **35**, 50 (1958). — HIRSCHOWITZ, B. I., D. H. P. STREETEN, H. M. POLLARD, and H. A. BOLDT: Role of gastric secretions in activation of peptic ulcers by corticotrophin (ACTH). J. Amer. med. Ass. **158**, 27 (1955). — HOERR, S. O., J. E. DUNPHY, and S. J. GRAY: The place of surgery in the emergency treatment of acute massive upper gastro-intestinal hemorrhage. Surg. Gynec. Obstet. **87**, 338 (1948). — HÖYER, A.: Perforating gastric and duodenal ulcers. A compilation of 2.224 cases from sixteen Scandinavian hospitals. Acta chir. scand. **113**, 282 (1957). — HOFFMANN, V., u. R. KINGREEN: Zur Operationsindikation im Stadium der großen Magenblutung. Münch. med. Wschr. **101**, 13, 532 (1959). — HOFKIN, G. A.: Course of patients with perforated duodenal ulcers. Amer. J. Surg. **111**, 193 (1966). — HOPKIRK, J. F., A. WIGHT, W. R. MENINGTON, and O. COPE: Metabolic derangements imperiling the perforated ulcer patient: V. Acceleration of metabolic rate and altered endocrine activity. Arch. Surg. **72**, 439 (1956). — HUDOCK, J. J., H. WANNER, and C. J. Reilly: Acute massive gastrointestinal hemorrhage associated with pancreatic heterotopic tissue of the stomach. Ann. Surg. **143**, 121 (1956). — Hummel, R. P., G. F. Lanchantin, and C. P. Artz: Clinical experiences and studies in Curling's ulcer. J. Amer. med. Ass. **164**, 141 (1957).

Illingworth, C. F. W.: Acute perforation. In: F. A. Jones, Modern trends in gastroenterology, chapt. 16, First series. London: Butterworth 1952; — Peptic ulcer. Edinburgh: E. & S. Livingstone Ltd. 1953. — Illingworth, C. F. W., L. D. W. Scott, and R. A. Jamieson: Acute perforated peptic ulcer. Frequency and incidence in the west of Scotland. Brit. med. J. 1944II, 617, 655. — Ingelfinger, F. J., and G. C. Sanchez: Indications for surgery of the upper gastrointestinal tract. New Engl. J. Med. **250**, 445 (1954). — Iselin, M.: A propos de la communication de Ph. Masse intitulée: La place de la suture dans le traitement de la perforation des ulcères gastro-duodénaux. Mém. Acad. Chir. **86**, 314 (1960). — Ives, L. A.: Some problems of emergency gastrectomy for haematemesis. Lancet 1949II, 644. — Ivy, A. C., M. Grossman, and W. H. Bachrach: Peptic ulcer. Philadelphia: Blakiston Co. 1950. — Izak, G., Y. Stein, and A. Karshai: Quantitative determination of gastrointestinal bleeding using Cr^{51}-labelled red blood cells. Amer. J. dig. Dis. **5**, No 1 (1960).

Jaffe, I. A.: Methylene blue as an aid in the diagnosis and location of perforated peptic ulcer. J. int. Coll. Surg. **24**, 697 (1955). — Jamieson, R. A.: Acute perforated peptic ulcer. Frequency and incidence in the West of Scotland. Brit. med. J. 1955II, 222. — Jankelson, O. M.: Clinical aspects of hemorrhagic gastritis. Amer. J. Gastroent. **30**, 260 (1958). — Jansen, H. H.: Magenperforation bei Neugeborenen. Schweiz. med. Wschr. **89**, 45, 1177 (1959). — Jayesuria, L. W., and A. T. H. Marsden: A case of Cushing's ulcer. Brit. med. J. **1949**, No 4616, 1123. — Jelinek, R.: Die Vagotomie in Verbindung mit der einfachen Übernähung als Operationsverfahren bei perforierten Ulcera des Magens und des Duodenums. Wien. klin. Wschr. **65**, 245 (1953). — Jirzik, H.: Erfahrungen bei 327 freien Magen-Zwölffingerdarmgeschwürsperforationen. Dtsch. Z. Chir. **277**, 611 (1954). — Johnson, P. C.: Changes in intestinal volume with hemorrhage. Amer. J. Physiol. **199**, 589 (1960). — Jones, F. A.: Modern trends in gastroenterology, p. 432. London: Butterworth & Co. Ltd. 1952; — Hematemesis and melena: with special reference to causation and to the factors influencing the mortality from bleeding peptic ulcers. Gastroenterology **30**, 166 (1956). — Jones, F. A., and R. Doll: Treatment and prognosis of acute perforated peptic ulcer. Brit. med. J. 1953I, 122. — Jones, F. A., and W. E. King: A study of acute gastric ulcers causing hemorrhage. Aust. Ann. Med. **2**, 179 (1953). — Jones, F. A., P. J. Parsons, and B. White: Acute perforated peptic ulcer. A study of the recent fall in mortality. Brit. med. J. 1950I, 211. — Jones, T. W., and H. N. Harkins: Mechanism of inhibition of gastric acid secretion by duodenum. Gastroenterology **37**, 81 (1959). — Jordan jr., G. L., R. T. Angel, and M. E. De Bakey: Acute gastroduodenal perforation. Comparative study of treatment with simple closure, subtotal gastrectomy and hemigastrectomy and vagotomy. Arch. Surg. **91**, 449 (1966). — Jordan jr., G. L., and M. E. de Bakey: The surgical management of acute gastroduodenal perforation. Amer. J. Surg. **101**, 317 (1961); — Acute gastroduodenal perforation. An analysis of 496 patients treated surgically. Calif. Med. **98**, 7 (1963). — Josserand, P.: Hémorrhagies digestives au cours des sténoses hypertrophiques du pylore chez le nourisson. J. Med. Lyon **38**, 229 (1957). — Judd, E. S., and G. W. Nagel: Excision of ulcer of the duodenum. Surg. Gynec. Obstet. **45**, 17 (1927). — Judine, S.: Étude sur les ulcères gastriques et duodénaux perforés. J. int. Chir. **4**, 219 (1939).

Kahn, A.: Association of bleeding and perforation in peptic ulcers. Amer. J. Surg. **120**, 575 (1953). — Kammerer, W. H., R. H. Freiberger, and A. L. Rivelis: Peptic ulcer in rheumatoid patients on corticosteroid therapy: A clinical, experimental and radiologic study. Arthr. and Rheum. **1**, 122 (1958). — Kapsinow, R.: The mechanism of production of Curling's ulcer. South. med. J. (Bgham, Ala.) **27**, 500 (1934). — Kay, A. W.: Perforated peptic ulcer. Practitioner **182**, 154 (1959). — Kellock, T. D.: Childhood factors in duodenal ulcer. Brit. med. J. 1951II, 1117. — Kern jr., F., G. M. Clark, and J. G. Lukens: Peptic ulceration occurring during therapy for rheumatoid arthritis. Gastroenterology **33**, 25 (1957). — Kindler, K., u. R. Weskott: Zur Frage der primären Resektion und der antibiotischen Behandlung beim freien Durchbruch der Magen- und Zwölffingerdarmgeschwüre. Bruns' Beitr. klin. Chir. **195**, 395 (1957). — King, A. B., and J. C. Reganis: Neurogenic erosions of the stomach and esophagus. Ann. Surg. **137**, 236 (1953). — Kingsbury, H. A., and J. A. Schilling: Acute perforation of peptic ulcer, early and late results. N.Y. J. Med. **47**, 372 (1947). — Kirsner, J. B., and H. Ford: Phenylbutazone (Butazolidin) studies on the stimulation of gastric secretion and the formation of peptic ulcer in man. Gastroenterology **29**, 1 (1955); — Phenylbutazone (Butazolidin)-effect on basal gastric secretion and production of gastroduodenal ulcerations in dogs. Gastroenterology **29**, 18 (1955). — Kirsner, J. B., and W. L. Palmer: Treatment of massive hemorrhage from peptic ulcer. Int. Clin. **4**, 105 (1939). — Knüpper, H.: Beitrag zur Behandlung der perforierten Magen- und Zwölffingerdarmgeschwüre. Zbl. Chir. **91**, 216 (1966). — Konjetzny, G. E.: Zur Frage der sog. idiopatischen parenchymatösen

Magenblutung. Chirurg 1, 26 (1955). — KONRAD, R. M.: Postoperative Magen-Duodenal. blutungen und -Perforationen nach kardiovaskulären Eingriffen im Kindesalter. Zbl. Chir. 87, 36 (1962). — KORTTILA, K.: Bacteriological studies in cases of perforated gastroduodenal ulcer with reference to clinical and pathological aspects. Acta chir. scand. (Suppl.) 163 (1951). — KOZOLL, D. D., and K. A. MEYER: General factors influencing the incidence and mortality of acute perforated gastroduodenal ulcers. Surg. Gynec. Obstet. 111, 607 (1960); — Symptoms and signs in the prognosis of gastroduodenal ulcers. An analysis of 1.904 cases of acute perforated gastroduodenal ulcer. Arch. Surg. 82, 528 (1961); — Laboratory findings in acute perforated gastroduodenal ulcers. A review of 1.904 cases. Arch. Surg. 84, 646 (June 1962); — Effects of surgery on morbidity and mortality in acute gastroduodenal perforations. Amer. J. Surg. 103, 577 (1962); — Massively bleeding gastroduodenal ulcers. Arch. Surg. 86, 445 (1963). — KRAFT-KINZ, J.: Zur Frage des blutenden Magen- und Zwölffingerdarmgeschwürs. Zbl. Chir. 84, 27 (1959). — KRAMER, P., and B. MARKARIAN: Gastric acid secretion in chronic obstructive pulmonary emphysema. Gastroenterology 38, 295 (1960). — KRAUSE, U.: Late prognosis after partial gastrectomy for ulcer. A follow-up study of 361 patients operated upon from 1905 to 1933. Acta chir. scand. 114, 341 (1958). — KRIEGE, H.: Ein Fall von einem frei in die Bauchhöhle perforierten Magengeschwür. Laparotomie. Naht der Perforationsstelle. Heilung. Berl. klin. Wschr. 29, 1244 (1892). — KRIEGER, A.: Die akute solitäre Magenerosion (DIEULAFOY) mit tödlicher Massenblutung. Schweiz. med. Wschr. 80, 1070 (1950). — KRONBERGER, L.: Zur Geschwürsperforation im hohen Greisenalter. Chirurg 32, 7, 327 (1961). — KRUGER, S., L. BAKER, and W. D. MOSIMAN: Repeated blood volume determinations in bleeding peptic ulcer. Gastroenterology 21, 516 (1952). — KÜNZLI, H. F., u. M. ROSSETTI: Operationstaktik beim perforierten Ulcus. Langenbecks Arch. klin. Chir. 308, 921 (1964). — KUNZ, H.: Das akute Abdomen, 2. Aufl., unter Mitarb. v. M. WENZL. München u. Berlin: Urban & Schwarzenberg 1960.

LAHEY, F. H., and S. J. MARSHALL: The surgical treatment of peptic ulcer. New Engl. J. Med. 246, 115 (1952). — LAMBLING, A.: Les lésions gastriques provoquées par les dérivés cortisoniques. Presse méd. 65, 1695 (1957). — LARGIADÈR, F. A., J. P. DELANEY, and O. H. WANGENSTEEN: Healing of surgical wounds of the stomach after gastric freezing. Surgery 57, 705 (1965). — LEWIS, B., and J. E. HAMILTON: Acute perforated peptic ulcers. Amer. Surg. 22, 204 (1956). — LEWISON, E. F.: Bleeding peptic ulcer: Collective review. Int. Abstr. Surg. 90, 1 (1950). — LILLEHEI, C. W., F. E. ROTH, and O. H. WANGENSTEEN: The role of stress in the etiology of peptic ulcer: Experimental and clinical observations. Proc. Surg. Forum; Clin. Congr. Amer. Coll. of Surgeons, 1951, 2, 43—48. Philadelphia: W. B. Saunders Co. 1952. — LINDAU, A., and H. WULFF: Peptic genesis of gastric and duodenal ulcer. Especially in light of ulcers in Meckel's diverticulum and postoperative ulcers in jejunum. Surg. Gynec. Obstet. 53, 621 (1931). — LINK, K.: Beitrag zur Unfallbegutachtung des perforierten peptischen Magen- und Zwölffingerdarmgeschwürs. Münch. med. Wschr. 104, 10, 450 (1962). — LINKNER, L. M., and C. D. BENSON: Spontaneous perforation of the stomach in the newborn: analysis of thirteen cases. Ann. Surg. 149, 4, 525 (1959). — LIPP, W. F., and M. A. I. LIPSITZ: The clinical significance of the coesistence of peptic ulcer and portal cirrhosis with special reference to the problem of massive hemorrhage. Gastroenterology 22, 181 (1952). — LIVADITIS, A.: Peptic ulcer in childhood: Gastrectomy on a 8-year-old boy. Acta chir. scand. 118, 16 (1959). — LOCALIO, S. A., and A. H. POSTEL: Perforated peptic ulcer. Surg. Clin. N. Amer. 39, 1205 (1959). — LOGAN, V. W., and B. B. BOBOWIEC: Gastric ulcer occurring in a patient after lobotomy. Ann. intern. Med. 26, 1093 (1952). — LONG, J.: On post-mortem appearance found after burns. Lond. med. Gaz. 25, 743 (1840). — LORENZ, D.: Spätergebnisse nach Übernähung perforierter Magen- und Zwölffingerdarmgeschwüre. Dtsch. med. Wschr. 78, 1549 (1953). — LYDAY, J. E., M. MARKARIAN, and J. E. RHOADS: Perforated duodenal ulcer in a 2,100 gram female infant with survival. Amer. J. Surg. 97, 346 (1959).

MACIVER, I. N., B. J. SMITH, B. E. TOMLINSON, and J. D. WHITBY: Rupture of the oesophagus associated with lesions of the central nervous system. Brit. J. Surg. 43, 505 (1956). — MAES, U.: Curling's ulcer: Duodenal ulcer following superficial burns. Ann. Surg. 91, 527 (1930). — MAGE, S.: Bleeding as a late sequel of subtotal gastrectomy of the Billroth II type for duodenal ulcer. Surg. Clin. N. Amer. 241 (1947). — MAGE, S., and R. COLP: Bleeding as late sequela of gastro-enterostomy and subtotal gastrectomy of Billroth II type for duodenal ulcer. N.Y. St. J. M. 41, 2415 (1941). — MAGE, S., and B. A. PAYSON: A consideration of the present status of simple suture in the treatment of acute perforated gastroduodenal ulceration. Surg. Gynec. Obstet. 94, 581 (1952); — Experiences in the management of 150 consecutive cases of massive upper gastrointestinal bleeding. Surg. Gynec. Obstet. (July 1960). — MAGLADRY, G. W., C. E. HERROD, and C. MATHEWSON jr.: Perforations of gastroduodenal ulcers. Arch. Surg. 66, 810 (1953). — MALMROS, H., and T. HIERTONN: A post-investigation of 687 medically treated cases of peptic ulcer. Acta med. scand. 133, 229 (1949). — MALONEY, J. V.: Diagnosis and treatment of the rare causes of gastrointestinal hemorrhage. J. Amer. med. Ass. 168, 1604 (1958). — MANDELBAUM, I., G. C. KAISER, and R. E. LEMPKE: Gastric intramural aneurysm as a cause for massive gastro-intestinal hemorrhage. Ann. Surg. 155, No 2 (1962). — MARKOFF, N.: Klinik und Therapie der massiven Magen-Darm-Blutung. Bern: Huber 1950. — MARTINI, G. A., u. J. P. WIEBEL: Die Ammoniakbestimmung im Blut zur Differentialdiagnose akuter Blutungen im oberen Verdauungskanal. Med. Klin. 59, 618 (1964). — MARTINIS, A. J., H. H. OLSON, and H. N. HARKINS: The treatment of perforated peptic ulcer. A report of four hundred and thirtyseven surgical cases. West. J. Surg. 65, 72 (1957). — MARVEL, J. A.: Interrelationship between brain damaging processes and peptic ulceration, perforation and hemorrhage. Henry Ford Hosp. Bull. 7, 73 (1959). — MASSE, PH.: La place de la suture dans le traitement de la perforation des ulcères gastro-duodénaux. Rapport de EDELMAN. Mém. Acad. Chir. 86, 243 (1960). — MATHESON, A. T.: Perforated peptic ulcer: Immediate and long-term sequelae. Brit. J. Surg. 43, 641 (1956). — MATTHEWS, W. B., and L. R. DRAGSTEDT: Etiology of gastric and duodenal ulcer. Experimental studies. Surg. Gynec. Obstet. 55, 265 (1932). — MAYER, F. O.: Die massive Magenblutung. Münch. med. Wschr. 100, 1877 (1958). — MAYNARD, A. DE L., and A. PRIGOT: Gastroduodenal perforation: A report of 120 cases over a five and one-half-year period with consideration of the role of primary gastrectomy. Ann. Surg. 153, 261 (1961). — MAYO jr., H. W., and J. K. OWENS: Experiences with the management of severe bleeding from peptic ulcer. Surgery 36, 412 (1954). — McCAUGHAN jr., J. J., and R. F. BOWERS: Simple closure of perforated peptic ulcer. Surgery 42, 476 (1957). — McCAUGHEY, R. S., L. C. ALEXANDER, and A. MORISH: The Grönblad-Strandberg syndrome. Gastroenterology 31, 156 (1956). — McDERMOTT jr., W. V.: A simple discriminatory test for upper gastrointestinal tract hemorrhage. New Engl. J. Med. 257, 1161 (1957). — McGEE, L. S., E. M. LANCE, J. BLACKBURN, and H. W. SCOTT: The secretory response of denervated gastric pouch to prolonged massive cortisone administration. Surg. Forum 9, 440 (1958). — McHARDY, G., R. J. McHARDY, and D. BROWNE: Management of acute peptic ulcer: measures to prevent recurrence. Postgrad. Med. 25, 668 (1959). — McKITTRICK, E. A. J., and B. PLEWES: The treatment of perforated peptic ulcer — is a change due? Canad. med. Ass. J. 77, 565 (1957). — MEERBEECK, P. VAN: À propos du traitement des ulcères gastro-duodénaux perforés: La gastrectomie immédiate d'emblée: une série de 32 cas sans mortalité. Acta chir. belg. 58, 500 (1959). — MELTZER, L. E., A. A. BOCKMAN, W. KANENSON, and A. COHEN: Incidence of peptic ulcer among patients on long term prednisone therapy. Gastroenterology 35, 351 (1958). — MENEGAUX, G., et C. GOUYGOU: Hématémèse par dysfonctionnement des anastomoses arterioveineuses de la paroi gastrique. Presse méd. 61, 1328 (1953). — MEULENGRACHT, E.: Fifteen years experience with free feeding of patients with bleeding peptic ulcer in fatal cases. Arch. intern. Med. 80, 697 (1947). — MIALARET, J., et G. EDELMANN: Deux observations d'hématémèses graves pour exulceratio simplex de l'estomac après traitement per la phénylbutazone. Mém. Acad. Chir. 81, 25, 764 (1955). — MIKAL, S., and W. R. MORRISON: Acute perforated peptic ulcer: Criteria for operation and analysis of 500 cases. New Engl. J. Med. 247, 119 (1952). — MIKULICZ, J.: Über Laparotomie bei Magen- und Darmperforation. Samml. klin. Vortr. (Leipzig) Nr 262 (1885); — Die chirurgische Behandlung des chronischen Magengeschwürs. Berl. klin. Wschr. 34, 561 (1897). — MILLARD, M.: Fatal rupture of gastric aneurysm. Arch. Path. 59, 363 (1955). — MIXTER jr., G., and J. W. HINTON: Massive hemorrhage of the upper gastrointestinal tract: indications for subtotal gastrectomy or vagectomy. Amer. J. Gastroent. 28, 71 (1957). — MIXTER jr., G., A. N. IMPARATO, and J. W. HINTON: Massive hemorrhage from peptic ulcer. Ann. Surg. 145, 783 (1957). — MÖBIUS, G., u. D. WESTERLING: Ungewöhnliche Ursachen der großen Magenblutung. Akute solitäre Magenerosion Dieulafoy, Teleangiektasia hereditaria haemorrhagica Osler. Chirurg 36, 489 (1965). — MONCRIEF jr., W. J.: Perforated peptic ulcer in the newborn; report of a case with massive bleeding. Ann. Surg. 139, 99 (1954). — MOORE, H. D.: Treatment of acutely perforated peptic ulcers: Radiological diagnosis of site of perforation. Lancet 1955 I, 163. — MOORE, S. W., and F. W. FULLER: Multiple simultaneous complications of peptic ulcer. Amer. J. Surg. 97, 184 (1959). — MORICONI, L. M.: Excisione transgastrica dell'ulcera gastrica. Rif. med. 43, 677 (1927). — MOYNIHAN, B.: Abdominal operations, vol. I, p. 223. Philadelphia: W. B. Saunders 1926. — MULLER, C. A.: Perforations aiguës des ulcères gastro-duodénaux. Statistique intégrale d'un service de chirurgie pendant 8 ans. Rapport de Gueulette. Mém. Acad. Chir. 83, 749 (1957). — MUSTARD, R. A.: Massive gastro-duodenal hemorrhage: a plan for management. Canad. med. Ass. J. 85, 1 (1961).

NAGANO, K.: Pathogenesis of Exalto-Mann-Williamson ulcer. I. Significance of neutralizing and buffering effect of duodenal secretions. Gastroenterology 39, 319 (1960). — NEILSON, J. R., and J. H. BLACK: Massive bleeding from duodenal ulcer in infancy treated by gastrectomy. Pediatrics 15, 433 (1955). — NELL, W.: Soll das durchgebrochene Geschwür des Magens und Zwölffingerdarms übernäht oder reseziert werden? Bruns' Beitr. klin. Chir. 180, 479 (1950). — NEUDEL, G., u. K. VOGEL: Zur primären Resektion des perforierten Magen- und Zwölffingerdarmgeschwürs. Zbl. Chir. 91, 94 (1966). — NICOLOFF, D. M., N. H. STONE, A. S. LEONARD, E. T. PETER, and O. H. WANGENSTEEN: Effect of cortisone on the antral phase of gastric secretion. 1961 Surg. Forum 12, 274 (1961). — NISSEN, R.: Das akute Oberbauchsyndrom. Neue Z. ärztl. Fortbild. (Stuttg.) **48**, N. F. **2**, H. 7 (1959); — Die massive Magenblutung jenseits des 70. Lebensjahres. Dtsch. med. Wschr. **84**, 8, 366 (1959). — NISSEN, R., u. F. ENDERLIN: Die große Magenblutung. Dtsch. med. Wschr. **82**, 16, 539 (1957). — NISSEN, R., F. ENDERLIN u. R. ZENKER: Diskussion. 78. Tagg Ver.igg Nordwestdtsch. Chirurgen. Dtsch. med. Wschr. **82**, 16, 547 (1957). — NITSCH, K.: Bestehen zwischen Nabelkoliken im Kindesalter und Ulcus ventriculi oder duodeni Zusammenhänge? Med. Klin. **2**, 122 (1948). — NOORDIJK, J. A.: De perforatie van het gastro-duodenale ulcus. Leiden: Universitaire Pers 1953; — Perforated peptic ulcer. The results of treatment in the netherlands 1934—1950. An analysis of 2551 cases. Arch. chir. neerl. **5**, 262 (1953). — NORBERG, P. B.: Results of the surgical treatment of perforated peptic ulcer. A clinical and roentgenological study. Acta chir. scand., Suppl. **249**, 1 (1959). — NUBOER, J. F.: Primary partial gastrectomy for perforated ulcer. Lancet **1951** II, 952.

O'DONOGUE, J. B., M. B. JACOBS, and J. B. O'DONOGUE jr.: Acute perforation of gastric and duodenal ulcers; report of 600 cases. Rev. Gastroent. **18**, 113 (1951). — OGILVIE, A. G., N. CARDOE, and F. H. BENTLEY: Treatment of massive bleeding from peptic ulcer. Brit. med. J. **1952** II, 304. — ORDAHL, N. B., F. B. ROSS, and D. V. BAKER jr.: The failure of partial gastrectomy with gastroduodenostomy in the treatment of duodenal ulcer. Surgery **38**, 158 (1955). — OSBORNE, M. P., and J. E. DUNPHY: Identification of cause of obscure massive upper gastrointestinal hemorrhage during operation. Arch. Surg. **75**, 964 (1957). — OWEN jr., C. A., J. L. BOLLMAN, and J. H. GRINDLAY: Radiochromium-labelled erythrocytes for detection of gastrointestinal hemorrhage. J. Lab. clin. Med. **44**, 238 (1954).

PALMER, E. D., and J. L. SHERMAN jr.: Hypoxia of abnormal physiologic origin as the final common pathway in gastroduodenal ulcer genesis. Arch. intern. Med. **101**, 1106 (1958). — PALUMBO, L. T., and G. M. RUGTIV: Results of operative treatment of acute perforated peptic ulcer. Surgery **34**, 635 (1953). — PALUMBO, L. T., and W. S. SHARPE: Partial gastrectomy for chronic duodenal ulcer with hemorrhage: results in 450 cases. Surgery **49**, 585 (1961). — PALUMBO, L. T., A. N. SMITH, M. A. CLAMAN, and H. L. SKINNER jr.: Acute perforated peptic ulcer. Arch. Surg. **75**, 843 (1957). — PATTERSON, M., S. FORMAN, K. WEEDEN, and E. ZONANA: Fatal gastrointestinal bleeding. J. Amer. med. Ass. **175**, 19 (1961). — PATTON, T. B.: Surgical management of the patient with undiagnosed massive upper gastrointestinal tract bleeding. Amer. Surg. **26**, No 9 (1960). — PAUCHET, V.: Ulcus gastrique haut situé traité par la résection en gouttière. Techn. Chir. **25**, 137 (1933). — PENDOWER, J. E. H.: Haematemesis from rupture of aneurysms into the duodenum. Lancet **1959** I, 1165—1167. — PERRY, J. F., E. G. YONEHIRO, P. M. YA, H. D. ROOT, and O. H. WANGENSTEEN: Digestive action of human gastric juice. Proc. Soc. exp. Biol. (N.Y.) **92**, 237 (1956). — PETRÉN, G.: Om ulcusperforationernas frekvens i Sverige åren 1944—1948. Svenska Läk.-Tidn. **48**, 789 (1951). — PETROV, A. F.: Early and late results of treatment of the perforating peptic ulcer. Vestn. Khir. **96**, 17 (1966).— PETRUCCI, F.: Contributo allo studio della perforazione dell'ulcera gastro-duodenale: osservazioni su 490 casi. Osped. Ital.-Chir. **4**, 657 (1961). — PIERANDOZZI, J. S., D. B. HINSHAW, and F. ROGERS: Vagotomy and pyloroplasty for acute perforated duodenal ulcer. West. J. Surg. **65**, 139 (1957). — PIERANDOZZI, J. S., D. B. HINSHAW, and C. E. STAFFORD: Vagotomy and pyloroplasty for acute perforated duodenal ulcer: report of 75 cases. Amer. J. Surg. **100**, 245 (1960). — PINCK, R. L., and B. T. HELD: Giant ulcers or walled-off perforations of the duodenum. New Engl. J. Med. **264**, 541 (1961). — PLAINOS, T. C., and A. J. PHILIPPU: The effect of prednisone (Meticorten) on gastric secretion and uropepsin excretion in the dog. In: Proceedings of the World Congr. of gastroenterology 1958, vol. 2, p. 197. Baltimore: Williams & Wilkins Co. 1959. — POILLEUX, F., et G. BOURY: A propos de 88 hémorragies graves d'origine gastro-duodénale. Discussion des indications thérapeutiques et résultats. Ann. Chir. **16**, 293 (1962). — POLUEKTOV, L. V.: Comparative evaluation of the treatment of perforating ulcers of the stomach and duodenum by simple closure and resection. Khirurgiya (Moskau) **35**, 11 (1959). — PORTER, R. W., H. J. MOVIUS, and J. D. FRENCH: Hypothalamic influences on hydrocholoric acid secretion of the stomach. Surgery **33**, 875 (1953). — POSTH, H. E.: Die primäre Magenresektion beim perforierten Magen- und Zwölffingerdarmgeschwür. Langenbecks Arch. klin. Chir. **308**, 923 (1964). — POSTIGLIONE, G., e G. CREMASCHI: Valutazione e rivalutazione della terapia conservatica temporanea dell'ulcera gastro-duodenale acutamente perforata, secondo il metodo di Taylor. Osped. Ital.-Chir. **5**, 195 (1961). — PRÉVÔT, R.: Zur Röntgendiagnostik des übernähten perforierten Duodenalgeschwürs. Fortschr. Röntgenstr. **51**, 273, 279 (1935).

QUAST, W. H. A.: The treatment of perforated gastroduodenal ulcer and its immediate results. Surg. Gynec. Obstet. **100**, 303 (1955). — QUÉNU, J.: Le traitement non opératoire des perforations d'ulcus. Mém. Acad. Chir. **76**, 226 (1950); — Le traitement non opératoire des perforations d'ulcus. Mém. Acad. Chir. **77**, 299 (1951).

RADIONENKO, V. YA.: Gastro-intestinal hemorrhages in peptic and duodenal ulcers in children. Chirurgia (Moskau) **10**, 30 (1961). — RÄSÄNEN, T.: The role of adrenals on the mucosal mast cells and tissue eosinophils on the gastric wall of rat. Acta physiol. scand. **52**, 162 (1961); —

A mucosal bleeding mechanism in the upper part of the gastrointestinal tract. Gastroenterology 44, No. 2 (1963). — Rains, A. J. H., P. Dawson-Edwards, and V. S. Brookes: Acute gastroduodenal episode following operation for another condition. Brit. J. Surg. 45, 72 (1957). — Rappaport, E. M.: Modified string test for determination of the site of ulcus. Gastroenterology 6, 28, 1016 (1955). — Rathmell, Th. K.: Congenital aneurysm of the jejunum producing fatal intestinal hemorrhage. Arch. Path. 51, 461 (1951). — Regenbrecht, J.: Magenperforation bei einem dreijährigen Kind. Zbl. Chir. 84, 44, 1789 (1959); — Nil nocere! 2 Fälle von Magenperforation nach Behandlung von Verbrühungen mit Cortisonpräparaten. Münch. med. Wschr. 103, 510 (1961). — Richards, J. W., and C. J. Staley: Acute perforation of gastric carcinoma during steroid therapy for dermatomyositis. Arch. Surg. 80, 167 (1960). — Richter, S.: Perforation of duodenal and gastric ulcers. Treatment by primary partial gastrectomy. Acta chir. scand. 110, 284 (1956). — Risholm, L.: Acute upper alimentary tract ulceration and hemorrhage following surgery or traumatic lesions. Acta chir. scand. 110, 275 (1955); — Acute upper alimentary tract ulcerations with hemorrhage following surgery or traumatic lesions. Acta chir. scand. 110, 275 (1956). — Ritz, A., u. R. Fischer: Perforation eines Ulcus ventriculi in die linke Herzkammer. Schweiz. med. Wschr. 96, 327 (1966). — Roche, M., M. E. Perez-Gimenez, and A. Levy: Isotope tracer method for measurement of iron lost into and re-absorbed from gastro-intestinal lesions. Nature (Lond.) 180, 1278 (1957). — Röding, H.: Zur Behandlung der Exulceratio simplex Dieulafoy des Magens. Zbl. Chir. 88, 7 (1963). — Rogers, F. A.: Factors affecting the mortality from acute gastroduodenal perforation. Surg. Gynec. Obstet. 111, 771 (1960); — Elevated serum amylase: a review and an analysis of findings in 1.000 cases of perforated peptic ulcer. Ann. Surg. 153, 228 (1961). — Rogers, F. A., and N. Hiatt: The natural history of perforated peptic ulcer. M. Times 87, 367 (1959). — Rose, B., and J. S. L. Browne: The effect of adrenalectomy on the histamine content of the tissues of the rat. Amer. J. Physiol. 131, 589 (1940). — Rosenak, B. D., R. H. Moser, C. Fisch, W. H. Bond, and J. H. Houseworth: Hemorrhage from peptic ulcer: An analysis of 223 cases. Gastroenterology 20, 272 (1952). — Roth, H.: Die Perforation eines Ulcus ventriculi im Schulalter. Zbl. Chir. 86, 26 (1961). — Rozanov, B. S.: Results of the surgical treatment of patients with perforated peptic ulcer at the Sklifossovskij Institute in 30 years. (Title translated.) Khirurgiia (Moskau) 7, 12 (1953). — Russfield, A. B., L. Reiner, and H. Klaus: Endocrine significance of hypophyseal tumors in man. Amer. J. Path. 32, 1055 (1956). — Rynski, G.: La vagotomie associée à la gastro-entérostomie dans le traitement chirurgical de l'ulcère duodénal. Thèse de Nancy 1959.

Saegesser, F.: Résultats du traitement chirurgical de la perforation aiguë des ulcères de l'estomac et du duodénum. Helvet. chir. Acta 20, 268 (1953). — Schaaning, C. K.: Ulcus perforans. Nord. Med. 55, 507 (1956). — Schaller jr., R. T., E. A. Hessel II, L. T. King jr., and J. K. Stevenson: Gastric hypothermia for massive upper gastrointestinal hemorrhage. Experience with 24 patients and a review of literature. Arch. Surg. 92, 707 (1966). — Schattenfroh, C.: Das Stress-Ulcus, Klinik und Begutachtung. Chirurg 37, 338 (1966). — Schatzki, S. C., and W. R. Blade: Emergency x-ray examination in the diagnosis of severe upper gastrointestinal bleeding. New Engl. J. Med. 259, 910 (1958). — Scheidegger, R. G.: Über zwei tödliche Magenblutungen aus arrodierten submucösen Arterien des Magens. Frankfurt. Z. Path. 44, 527 (1933). — Schiavetti, L., e F. Ferraris: Modificazione della secrezione gastrica in corso di trattamento con ormone somatotropo. Gazz. int. Med. Chir. 58, 1976 (1953). — Schmitz, E. J., H. N. Harkins, H. H. Olson, H. G. Moore jr., and K. A. Merendino: Perforated peptic ulcer. A study of 136 cases in a county hospital. Ann. Surg. 138, 689 (1953). — Schnitzler, J.: Über gedeckte Magenperforationen und über die Entstehung der penetrierenden Magengeschwüre. Med. Klin. 1, 938 (1912). — Scholnick, L., and W. Hastings: Perforated benign peptic ulcer: preliminary report of follow-up evaluation of 257 patients. West. J. Surg. 65, 136 (1957). — Schreiber, H. W., W. Koch, W. M. Bartsch u. H. v. Ackeren: Zur Behandlung der akuten schweren Blutung aus Magen und Zwölffingerdarm ausschließlich der Blutungen aus Varizen. Dtsch. med. Wschr. 90, 996 (1965). — Schultheiss, H. R., H. Boner u. G. Engelhart: Erfolgreiche Hämostase durch Magenkühlung bei Hämophilie A. Praxis 56, 538 (1967). — Schumann, H. D., u. H. Palukat: Zur Behandlung der akuten Blutung des Magen-Duodenalgeschwürs. Bruns' Beitr. klin. Chir. 204, H. 1 (1962). — Schwarz, K.: Über penetrierende Magen- und Jejunalgeschwüre. Bruns' Beitr. klin. Chir. 67, 96 (1910). — Schwarzer, R.: Die symptomarme Perforation des Gastroduodenalulcus. Zbl. Chir. 91, 99 (1966). — Scott jr., N. M.: Experiences with the „vigorous diagnostic approach" to upper gastrointestinal hemorrhage. Ann. intern. Med. 51, 89 (1959). — Seeley, S. F.: Nonoperative treatment of perforated duodenal ulcer. Postgrad. Med. 10, 359 (1951). — Seeley, S. F., and D. Campbell: Non-operative treatment of perforated peptic ulcer: A further report. Surg., Gynec. Obstet. 102, 435 (1956); — Int. Abstr. Surg. 102, 435 (1956). — Seirafi, R., V. Jansons, E. Ruiz, and L. C. Reid: The vascular component in the causal genesis of peptic ulcer. Surg. Forum 11, 330 (1960). — Selye, H.:

Recent advances in experimental production of gastric ulcers. Canad. med. Ass. J. **34**, 339 (1936). — SELYE, H., P. JEAN, and M. CANTIN: Prevention by stress and cortisol of gastric ulcers normally produced by 48/80. Proc. Soc. exp. Biol. (N.Y.) **103**, 444 (1960). — SEN, P. K., and S. D. DEODHAR: Conservative management of perforated peptic ulcers. Indian J. Surg. **21**, No 5 (1959). — SEN, P. K., and D. K. KARANJAWALA: Conservative management of perforated gastro-duodenal ulcers. J. Postgrad. Med. **1**, 141 (1955). — SEVITT, S.: Duodenal and gastric ulceration after burning. Brit. J. Surg. **54**, 32 (1967). — SHAPIRO, N., and L. SHIFF: 10 years' experience with bleeding peptic ulcer. Surgery **31**, 327 (1952). — SHAY, H.: Emotional stress and parietal cell mass: their role in the etiology of peptic ulcer. Amer. J. dig. Dis. **4**, 846 (1959). — SHAY, H., S. A. KOMAROV, S. S. FELS, D. MERANZE, M. GRUENSTEIN, and H. SIPLET: A simple method for the uniform production of gastric ulceration in the rat. Gastroenterology **5**, 43 (1945). — SHAY, H., and D. C. H. SUN: Stress and gastric secretion in man. I. A study of the mechanisms involved in insulin hypoglycemia. Amer. J. med. Sci. **228**, 630 (1954). — SHAY, H. B.: Stress and gastric secretion. Gastroenterology **26**, 316 (1954). — SHEPHERD, J. H.: Perforation. In: C. WELLS and J. KYLE, Peptic ulceration. A symposium and surgeons, chap. XVIII. Edinburgh: E. & S. Livingstone 1960. — SHIPP, J. C., V. W. SIDEL, R. M. DONALDSON jr., and S. J. GRAY: Serious complications of peptic ulcer following myocardial infarction. New Engl. J. Med. **261**, 222 (1959). — SIGEL, B., J. G. BASSETT, and D. R. COOPER: The effect of cortisone on histamine stimulation of gastric secretion in the adrenalectomized dog. Surg. Forum **7**, 362 (1956). — SILEN, W., W. H. BROWN, and B. EISEMAN: Peptic ulcer and pulmonary emphysema. Arch. Surg. **78**, 897 (1959). — SILGRIST, J.: The treatment of acute perforated gastric and duodenal ulcer. Amer. J. Surg. **94**, 911 (1957). — SINGH, G. B., and R. C. SHUKLA: Effect of gonadectomy on experimental peptic ulceration. Indian. J. med. Res. **47**, 287 (1959). — SLATER, N. S.: Associated perforation and hemorrhage in peptic ulcers. Treatment by immediate gastrectomy. Brit. med. J. **1951**I, 1257. — SLOAN, S., J. D. BRIGGS, and J. A. HALSTED: ACTH (adrenocorticotropic hormone) therapy for ulcerative colitis complicated by perforations of coexisting peptic ulcer. Gastroenterology **18**, 438 (1951). — SMETS, W.: Le traitement des perforations aiguës d'ulcères gastroduodénaux. Acta chir. belg. **51**, 454 (1952). — SMITH, G. K., and J. M. FARRIS: Rationale of vagotomy and pyloroplasty in management of bleeding duodenal ulcer. J. Amer. med. Ass. **166**, 878 (1958); — Vagotomy and pyloroplasty in chronic duodenal ulcer with special reference to technique. Arch. Surg. **78**, 652 (1959). — SMITH, H. W.: Esophagoscopy during active upper gastrointestinal hemorrhage. Conn. med. J. **23**, 519 (1959). — SMITHWICK, R. H.: Conservative gastric resection combined with vagotomy. Surgery **41**, 344 (1957). — SMOLINSKI, E.: Die Behandlung des perforierten Ulcus pyloricum durch eine Modifikation der Neumann'schen Netzmanschette. Zbl. Chir. **91**, 1799 (1966). — SMYTH, G. A.: Activation of peptic ulcer during pituitary adrenocorticotropic hormone therapy. J. Amer. med. Ass. **145**, 474 (1951). — SMYTHE, C. M., M. P. OSBORNE, N. ZAMCHECK, W. A. RICHARDS, and W. M. MADISON: Bleeding from the upper gastrointestinal tract: An analysis of 111 cases. New Engl. J. Med. **256**, 441 (1957). — SOILA, P.: Roentgenological considerations of upper gastro-intestinal bleeding and peptic ulcer in children. Acta paediat. (Uppsala) **48**, 545 (1959). — SPENCER, F. C., and J. V. MALONEY jr.: The examination of the gastric mucosa through a large gastrotomy in the diagnosis of intestinal hemorrhage of obscure origin. Surgery **40**, 904 (1956). — SPICER, F. W., J. V. CARBONE, and C. G. LYON: Acute massive hemorrhage from gastroduodenal ulceration. Amer. J. Surg. **102**, 153 (1961). — SPIVACK, J. L.: The surgical technic of abdominal operations, fifth ed. Springfield: Ch. C. Thomas 1958. — SPRINGORUM, P. W.: Spätergebnisse nach Perforation eines Magen-Duodenal-Geschwürs. Bruns' Beitr. klin. Chir. **201**, H. 4 (1960). — STABINS, S.: Aftermath of perforated duodenal ulcer. Surgery **34**, 614 (1953). — STABINS, S. J.: Immediate gastric resection for perforated duodenal ulcer. In: J. H. MULHOLLAND, E. H. ELLISON and S. R. FRIESEN, Current surgical management. Philadelphia: W. B. Saunders 1957. — STARZL, TH. E., and R. J. SANDERS: A maneuver for detection of the site of gastric hemorrhage. Surg. Gynec. Obstet. **116**, 121 (1963). — STEVENSON, J. K., and H. N. HARKINS: Acute perforations of the gastrointestinal tract (esophagus to colon). West. J. Surg. **65**, 286 (1957). — STEWART, J. D., J. H. COSGRIFF, and J. G. GRAY: Experiences with the treatment of acutely massively bleeding peptic ulcer by blood replacement and gastric resection. Surg. Gynec. Obstet. **103**, 409 (1956). — STEWART, J. D., and L. K. FERGUSON: Unexplained gastric hemorrhage. Medical Forum. Mod. Med. (Minneap.) **23**, 154 (1955). — STEWART, J. D., C. RUDMAN, C. CITRET, and H. W. HALE jr.: The definitive treatment of bleeding peptic ulcer. Ann. Surg. **132**, 681 (1950). — STEWART, J. D., S. M. SCHAER, W. H. POTTER, and A. J. MASSOVER: Management of massively bleeding peptic ulcer. Ann. Surg. **128**, 791 (1948). — STIEVE, R.: Zur Behandlung der akuten Ulcusblutung. Berl. Med. **13**, 302 (1962). — STRAHBERGER, E.: Die Vagotomie bei Blutungen aus dem Magen und dem Zwölffingerdarm. Ein weiterer Erfolgsbericht über insgesamt 7 Fälle. Wien. med. Wschr. **117**, 507 (1967). — STREICHER, H.-J.: Differentialdiagnostik und Therapie der Intestinalblutungen. Münch. med. Wschr. **109**, 407 (1967). — STREICHER, H.-J., u.

V. Schlosser: Zur Therapie der akuten Magenblutung. Med. Klin. **59**, 35, 1369 (1964). — Sullens, W. E., F. Steigman, and K. A. Meyer: Surgical considerations in hemorrhage of upper part of the gastrointestinal tract. Arch. Surg. **59**, 1244 (1949). — Sweet, W. H., G. S. Cotzias, J. Seed, and P. Yakovlev: Gastrointestinal hemorrhages, hyperglycemia, azotemia, hyperchloremia and hypernatremia following lesions of the frontal lobe in man. Res. Publ. Ass. nerv. ment. Dis. (N.Y.) **27**, 795 (1948). — Swenson, O.: Pediatric surgery. New York: Appleton Century-Crofts Inc. 1958.

Tanner, N. C.: Surgery of peptic ulceration and its complications. Part III. Postgrad. med. J. **30**, 577 (1954); — Bemerkungen zu: Heutige Indikationen und Möglichkeiten der operativen Therapie des Gastro-Duodenalulcus (F. Holle). Chir. Praxis 295 (1958); 1 (1960). — Tanner, N. C., and A. M. Desmond: The surgical treatment of haematemesis and melaena. Postgrad. med. J. **26**, 253 (1950). — Tartarini, E.: Gastro-duodenal ulcer as a result of lesion or disease of the nervous system. Acta med. scand. **134**, 346 (1949). — Tashiro, K., and N. Kobayashi: Duodenal ulcer in infancy and childhood: case of perforated duodenal ulcer in child of 7. Amer. J. Surg. **29**, 379 (1935). — Taylor, F. W., and H. L. Egbert: Nonoperative treatment of perforated peptic ulcer. Surg. Gynec. Obstet. **94**, 464 (1952). — Taylor, F. W., and D. C. Strange: Acute gastric ulcer. Surgery **37**, 536 (1955). — Taylor, H.: Perforated peptic ulcer treated without operation. Lancet **1946**II, 441. — Aspiration treatment of perforated ulcers. Lancet **1951**I, 7; — The non-surgical treatment of perforated peptic ulcer. Gastroenterology **33**, 353 (1957). — Taylor, H., and R. P. Warren: Perforated acute and chronic peptic ulcer, conservative treatment. Lancet **1956**I, 397. — Taylor, R. A., and J. Schulman: Immediate gastrectomy in acute perforated ulcer. J. med. Soc. N. J. **51**, 88 (1954). — Thieme, E. T.: The empiric use of gastric resection in the treatment of upper gastrointestinal hemorrhage. Surgery **35**, 56 (1954). — Timme, K. U., u. N. Stoecker: Die Perforation des Magen- und Duodenalulcus. Betrachtungen an Hand von 100 Fällen (1949—1959). Zbl. Chir. **85**, 39 (1960). — Todd, M. H.: Massive bleeding from peptic ulcer. Virginia med. Mth. **83**, 55 (1956). — Traphagen, D. W., and M. Karlan: Fluorescin string test for localisation of upper gastrointestinal hemorrhage. Surgery **44**, 644 (1958). — Trimble, I. R.: A method for the immediate control of hemorrhage from duodenal ulcer at operation. Arch. Surg. **74**, 647 (1957). — Troell, L.: To what extent should gastric resection be resorted to in perforating ulcer? Acta chir. scand. **107**, 19 (1954). — Trompke, R.: Ein Beitrag zur Behandlung des perforierten Magen- und Zwölffingerdarmgeschwüres. Langenbecks Arch. klin. Chir. **280**, 552 (1955). — Turner, F. P.: Acute perforations of stomach, duodenum and jejunum. Surg. Gynec. Obstet. **92**, 281 (1951).

Vacche, G. dalle: Contributo allo studio del trattamento dell'ulcera gastroduodenale perforata. (Analisi di 198 osservazioni.) Osped. Ital.-Chir. **3**, No 5 (1960). — Vándorfy, J.: Über die Wirkung der Follikelhormone auf den Verlauf der gastroduodenalen Geschwürskrankheit. Acta med. Acad. Sci. hung. **18**, fasc. 1 (1962). — Varró, V., L. Csernay, and T. Jávor: Experimental phenylbutazone ulcer in dogs. Gastroenterology **37**, 463 (1959). — Veen, H. H. Le, A. G. Mulder, and F. Prokop: The physiological mechanism for death in massively bleeding peptic ulcer. Surg. Gynec. Obstet. **94**, 433 (1952). — Viczian, A.: Problems of surgical therapy in perforated peptic ulcer. West. J. Surg. **66**, 170 (1958). — Villarreal, R., W. F. Ganong, and S. J. Gray: Effect of adrenocorticotrophic hormone upon gastric secretion of hydrochloric acid, pepsin and electrolytes in the dog. Amer. J. Physiol. **183**, 485 (1955). — Volwiler, W., and H. N. Harkins: Suggested management for the patient with massive upper gastrointestinal hemorrhage at the King Country Hospital, Seattle. Brochure 1952. — Voznessensky, V. P.: Method of excision in ulcer of small curvature of the stomach. Vestnik Khir. **14**, 13 (1928).

Wachsmuth, W., u. H. Hüner: Die Operationsindikation bei der massiven Ulkusblutung. Dtsch. med. Wschr. **86**, 13, 560 (1961). — Wachsmuth, W., H. Hüner u. T. Hockerts: Die Perforationen als Ursachen des akuten Abdomens. Internist (Berl.) **8**, 49 (1967). — Wallensten, S.: Primary results in palliative surgical treatment of perforated gastro-duodenal ulcers. Acta chir. scand. **104**, 33 (1952). — Walters, W., and T. E. Lynn: Results of 237 Billroth I gastric resections for peptic ulcer: a six- to 15-year follow-up. Ann. Surg. **144**, 464 (1956). — Wangensteen, O. H.: Non-operative treatment of localized perforations of the duodenum. Minn. Med. **18**, 477 (1935); — The stomach since the hunters: Gastric temperature and peptic ulcer. Ann. roy. Coll. Surg. Engl. **31**, 143 (1962). — Wangensteen, O. H., H. D. Root, C. B. Jenson, K. Imamoglu, and P. A. Salmon: Depression of gastric secretion and digestion by gastric hypothermia: Its clinical use in massive hematemesis. Surgery **44**, 265 (1958). — Wangensteen, O. H., H. D. Root, P. A. Salmon, and W. O. Griffen jr.: Depressant action of local gastric hypothermia upon gastric digestion: Its use in the control of massive hematemesis. J. Amer. med. Ass. **169**, 1601 (1959). — Wangensteen, O. H., P. A. Salmon, W. O. Griffen jr., J. R. S. Paterson, and F. Fattah: Studies of local gastric cooling as related to peptic ulcer. Ann. Surg. **150**, 346 (1959). — Watt, J., and C. W. M. Wilson: The changes produced by phenylbutazone in the gastric secretion of the guinea pig. Gastroenterology **37**,

87 (1959). — WEBER, R. A., M. M. SCHROETER, and O. RIDDELL: The management of bleeding peptic ulcer. Surg. Gynec. Obstet. **106**, 199 (1958). — WEBSTER, D. R.: The management of acute emergencies of the stomach and duodenum. Surg. Clin. N. Amer. **40**, 1159 (1960). — WEINBERG, J. A.: Ligating the vessel in the bleeding duodenal ulcer. West. J. Surg. **70**, 291 (1962). — WEINBERG, J. A., S. J. STEMPIEN, H. J. MOVIUS, and A. E. DAGRADI: Vagotomy and pyloroplasty in the treatment of duodenal ulcer. Amer. J. Surg. **92**, 202 (1956). — WEIR, R. D.: Perforated peptic ulcer in north-east Scotland. Scot. med. J. **5**, 257 (1960). — WEIR, R. D., and C. U. WEBSTER: Recovery following perforated peptic ulcer. Scot. med. J. **4**, 481 (1959). — WELCH, C. S.: Treatment of acute massive gastroduodenal hemorrhage. J. Amer. med. Ass. **141**, 1113 (1949); — Decision to by made in the management of patients with massive bleeding from the upper gastrointestinal tract. Surg. Clin. N. Amer. **38**, 1241 (1958). — WENCKERT, A., I. BORG, and P. LINDBLOM: Review of medically trained bleeding gastric or duodenal ulcers. Acta chir. scand. **120**, 66 (1960). — WERMER, P.: Genetic aspects of adenomatosis of endocrine glands. Amer. J. Med. **16**, 363 (1954). — WESTLAND, J. C., H. J. MOVIUS, and J. A. WEINBERG: Emergency surgical treatment of the severely bleeding duodenal ulcer. Surgery **43**, 897 (1958). — WIEDERANDERS, R. E., K. L. CLASSEN, and W. G. GOBBEL: The effect of cortisone and diet on the acid secretion of the Heidenhain pouch. Surg. Forum **9**, 434 (1958). — WIEDERANDERS, R. E., K. L. CLASSEN, W. G. GOBBEL, and M. M. DOYLE: The effect of cortisone acetate on gastric secretion. Ann. Surg. **152**, 119 (1960). — WIESER, C., R. TOBLER u. A. NEIGER: Die Röntgenuntersuchung der akuten Intestinalblutung mit Gastrografin. Schweiz. med. Wschr. **92**, 26, 812 (1962). — WIGHT, A., J. F. HOPKIRK, and O. COPE: Metabolic derangements imperiling the perforated ulcer patient: IV. Derangements of nitrogen metabolism and the nitrogen deficit. Arch. Surg. **72**, 336 (1956). — WIGHT, A., J. F. HOPKIRK, E. DEMUYDLER, and O. COPE: Metabolic derangements imperiling the perforated ulcer patient: II. Derangements and shifts of intracellular electrolytes. The need for potassium. Arch. Surg. **71**, 839 (1955). — WIGHT, A., S. TAYLOR, C. L. MINOR, W. LOHNES, J. F. HOPKIRS, and O. COPE: Metabolic derangements imperiling the perforated ulcer patient: III. Derangements and shifts of sodium and chloride. Arch. Surg. **72**, 166 (1956). — WILHELMJ, C. M., H. H. McCARTHY, and F. C. HILL: Acid inhibition of intestinal and intragastric chemical phases of gastric secretion. Amer. J. Physiol. **118**, 766 (1937). — WILHELMJ, C. M., F. T. O'BRIEN, and F. C. HILL: Inhibitory influence of acidity of gastric contents on secretion of acid by stomach. Amer. J. Physiol. **115**, 429 (1936). — WILLIAMS, A. C.: Perforated peptic ulcer. A follow-up study of one hundred cases. New Engl. J. Med. **230**, 785 (1944). — WILLIAMS, G. A., and I. B. BRICK: Gastrointestinal bleeding in hereditary hemorrhagic teleangectasia; review of literature and report of case with severe recurrent hemorrhage necessitating total gastrectomy. Arch. intern. Med. **95**, 41 (1955). — WINIWARTER, R. J. v.: Über Magen-Darmblutungen nach Operationen. Langenbecks Arch. klin. Chir. **95**, 160 (1911). — WOLF, S., and G. B. J. GLASS: Correlation of conscious and unconscious conflicts with changes in gastric function and structure: observations on relation of constituents of gastric juice to intergrity of mucous membrane. Amer. Res. Nerv. Ment. Dis. Proc. (1949) **29**, 665 (1950). — WOLLHEIM, E., u. K. W. SCHNEIDER: Konservative Behandlung oder Frühoperation bei großen intestinalen Blutungen? Dtsch. med. Wschr. **85**, 50, 2169 (1960). — WOMACK, N. A., and R. M. PETERS: Hemodynamics of gastric secretion. Ann. Surg. **148**, 537 (1958).

XHIGNÉ, M.: La gastrectomie d'urgence pour ulcères gastro-duodénaux perforés. Lyon chir. **46**, 939 (1951).

Year Book of General Surgery. Chicago: Year Book Publ. 390, 1958/59. — YUDINE, S. S.: Partial gastrectomy in acute perforated peptic ulcer. Surg. Gynec. Obstet. **64**, 63 (1937); — Etude sur les ulcères gastriques et duodénaux perforés. J. int. Chir. **4**, 219 (1939).

ZAMCHECK, N., T. C. CHALMERS, M. RITVO, and M. P. OSBORNE: Early diagnosis in massive gastrointestinal hemorrhage. J. Amer. med. Ass. **148**, 504 (1952). — ZENKER, R., u. F. RUEFF: Die Behandlung der massiven Magenblutung. Münch. med. Wschr. **107**, 1642 (1965). — ZINNINGER, M. M.: Should operation be discarded in treating perforated peptic ulcer. Surg. Gynec. Obstet. **91**, 244 (1950). — ZOBISCHI, C. G.: Ulcus ventriculi et duodeni bei Säuglingen und Kindern. Dtsch. Gesundh.-Wes. **4**, 825 (1949). — ZOLLINGER, R. M., and E. H. ELLISON: Primary peptic ulcerations of the jejunum associated with islet cell tumors of the pancreas. Ann. Surg. **142**, 709 (1955). — ZSCHOCH, H.: Beziehungen zwischen Hirnschädigungen und Veränderungen der Magen- und Duodenalschleimhaut. Zbl. Neurochir. **20**, 2 (1960). — ZUBIRAN, J. M., A. E. KARK, A. J. MONTALBETTI, C. J. L. MOREL, and L. R. DRAGSTEDT: Peptic ulcer and the adrenal stress syndrome. Arch. Surg. **65**, 809 (1952). — ZUKOSI, C. F., H. M. LEE, and D. M. HUME: Effect of hypothalamic stimulation on gastric secretion and adrenal function in the dog. Surg. Forum **12**, 282 (1961). — ZUKSCHWERDT, L., u. M. GRIEBEL: Die Indikation zur Behandlung der massiven Magenblutung. Chirurgische Indikationen. Stuttgart: Thieme 1956/57. — ZUKSCHWERDT, L., u. H. A. THIES: Die akute Blutung im Abdomen. Internist (Berl.) **8**, 62 (1967).

G. Das Gastro-Duodenalulcus
XIV. Die Vagotomie in der Behandlung des peptischen Ulcus

AGOSTONI, E., J. E. CHINNOCK, M. de B. DALY, and J. E. MURRAY: Functional and histological studies of vagus nerve and its branches to heart, lungs, and abdominal viscera in cat. J. Physiol. (Lond.) 135, 182 (1957). — ALVAREZ, W. C.: Sixty years of vagotomy; a review of some 200 articles. Gastroenterology 10, 413 (1948). — ALVAREZ, W. C., K. HOSOI, A. OVERGARD, and H. ASCANIO: The effects of degenerative section of the vagi and the splanchnics on the digestive tract. Amer. J. Physiol. 90, 631 (1929). — AMDRUP, E.: Selective gastric vagotomy. Technic and early results of 178 consecutive operations. 22. Kongr. Soc. Int. Chir., Wien 1967. — ARGYROPOULOS, G. D., and M. E. E. WHITE: Gastrointestinal function following vagotomy and pyloroplasty. Arch. Surg. 93, 578 (1966).

BACHRACH, W. H.: Anticholinergic drugs. Amer. J. dig. Dis. 3, 743 (1958).— BALLINGER, W. F.: The small intestine following vagotomy. Surg. Gynec. Obstet. 116, 115 (1963). — BALTZ, J. I., L. S. FALLIS, J. G. MATEER, and J. BARRON: Follow-up 3 year clinical results of combined subtotal gastrectomy and subdiaphragmatic vagotomy in 108 cases of duodenal (and jejunal) ulcer: (comparison also of results obtained with gastroduodenal and gastrojejunal types of anastomosis). Gastroenterology 26, 533 (1954). — BARABAS, A. P., R. A. PAYNE, E. D. A. JOHNSTON, and G. P. BURNS: The effect of vagotomy on gastrin-stimulated gastric-acid secretion in man. Lancet 1966 I, 118. — BARONOFSKY, I. D., S. FRIESEN, C. F. SANCHEZ-PALOMERA, and O. H. WANGENSTEEN: Vagotomy fails to protect against histamine provoked ulcer. Proc. Soc. exp. Biol. (N.Y.) 62, 114 (1946). — BAUER jr., A. R., D. W. ELLIOTT, and R. M. ZOLLINGER: Free gastric acid following hemigastrectomy with vagotomy. Ann. Surg. 154, 2 (1961). — BEAL, J. M., and P. DINEEN: A study of vagotomy. Arch. Surg. 60, 203 (1950). — BEATTY, A. D.: Vagotomy and partial pylorectomy. Lancet 1950 I, 525. — BERGMANN, G. v.: Über Beziehungen des Nervensystems zur motorischen Funktion des Magens. Münch. med. Wschr. 60, 2459 (1913). — BERNE, C. J.: Vagotomy, pyloroplasty and supra-antral resection for duodenal ulcer. In: HARKINS and NYHUS, Surgery of the stomach and duodenum, p. 457. Boston: Little, Brown & Co. 1962. — BIRCHER, E.: Historisches und Klinisches zur Vagotomie. Helv. chir. Acta 15, 356 (1948). — BLAIR, E. L., A. A. HARPER, C. KIDD, and T. SCRATCHERD: Post-activation potentiation of gastric and intestinal contractions in response to stimulation of vagus nerves. J. Physiol. (Lond.) 148, 437 (1959). — BORGSTRÖM, B., A. DALHQVIST, G. LUNDH, and J. SJÖVALL: Intestinal digestion and absorption. J. clin. Invest. 36, 1521 (1957). — BRACKNEY, E. L., A. P. THAL, and O. H. WANGENSTEEN: Role of duodenum in the control of gastric secretion. Proc. Soc. exp. Biol. (N.Y.) 88, 302 (1955). — BRAILLON, J.: Sympathectomie dorsale sous contrôle de la pleuroscopie. Rev. Tuberc. (Paris) 10, 156 (1946). — BRODIE, B. C.: Experiments and observations on the influence of the nerves of the eight pair on the secretion of the stomach. Phil. Trans. B 104, 102 (1914). — BROOKS, J. R., J. M. ERSKINE, T. GEPHART, O. SWAIM, and F. D. MOORE: Chloride output rate of human stomach in healthy subjects and ulcer patients: effects of vagotomy and acetylcholine. Surg. Gynec. Obstet. 90, 155 (1950). — BROOKS, J. R., and F. D. MOORE: Duodenal ulcer: the present status of definitive surgery: the selection and management of patient undergoing operation. New Engl. J. Med. 260, 1018 (1959). — BUCHANAN, L. C., E. O. GRADY, L. S. RICCARDI, and J. D. MARTIN: Hemigastrectomy and vagotomy. Sth. med. J. (Bgham, Ala.) 47, 659 (1954). — BURGE, H. W.: Vagal nerve section in chronic duodenal ulceration. Ann. roy. Coll. Surg. Engl. 26, 231 (1960); — Vagotomy in the treatment of peptic ulceration. Postgrad. med. J. 36, 2 (1960); — Vagal nerve section in chronic duodenal ulceration. Ann. roy. Coll. Surg. Engl. 26, 231 (1960); Selective vagotomy in prevention of post-vagotomy diarrhea. Lancet 1961 II, 897; — Lecture and personal communication. Minneapolis 1963; — Antral dysfunction after vagotomy and simple drainage. Proc. roy. Soc. Med. 5, 396 (1964). — BURGE, H. W., and P. A. CLARK: The ten-year result of vagotomy in chronic duodenal ulcer. Gastroenterology 39, 572 (1960). — BURGE, H. W., A. M. GILL, and R. H. LEWIS: Results of vagotomy with the electrical stimulation test: an interim report. Brit. med. J. 1964, 17. — BURGE, H. W., A. R. RIZK, A. M. B. TOMPKIN, C. E. BARTH, J. S. F. HUTCHINSON, and C. J. LONGLAND: Selective vagotomy in the prevention of post-vagotomy diarrhoea. Lancet 1961, 897. — BURGE, H. W., and J. R. VANE: Method of testing for complete nerve section during vagotomy. Brit. med. J. 1958 I, 615. — BUTLER, T. S.: The effect of gastrectomy on the external secretion of the pancreas. M.D. Thesis Univ. of Bristol 1959.

CARLSEN, D. J., B. JOERGENSEN, and H. H. WANDALL: Resultaterne of transthoracal vagotomi ved gastrojejunal ulcus. Nord. Med. 57, 58 (1957). — CARVETH, S. W., S. F. SCHLEGEL, C. F. CODE, and F. H. ELLIS: Esophageal motility after vagotomy, phrenicotomy, myotomy and myomectomy in dogs. Surg. Gynec. Obstet. 114, 31 (1962). — CHALNOT, P., J. GROSDIDIER et PH. VICHARD: Le traitement de l'ulcère par l'opération de Dragstedt couplée à la gastro-entérostomie. Ann. Chir. 16, 9—12 (1962). — CODE, C. F., and G. WAT-

KINSON: Importance of vagal innervation in the regulatory effect of acid in the duodenum on gastric secretion of acid. J. Physiol. (Lond.) 130, 233 (1955). — COLLINS, E. N., G. CRILE, and J. B. DAVIS: Follow-up of vagotomy plus gastroenterostomy or pyloroplasty for ulcer. Gastroenterology 11, 453 (1948). — COLLINS, E. N., G. CRILE jr., and W. S. DEMPSEY: Medical follow-up of vagotomy plus gastro-enterostomy or pyloroplasty for peptic ulcer Ohio St. med. J. 46, 33 (1950). — COLP, R., P. KLINGENSTEIN, L. J. DRUCKERMAN, and V. A. WEINSTEIN: Comparative study of subtotal gastrectomy with and without vagotomy. Ann. Surg. 128, 470 (1948). — COX, A. G.: Small-intestinal absorption before and after vagotomy in man. Lancet 1962, 1075. — COX, H. T., J. F. DOHERTY, and D. F. KERR: Changes in the gall bladder after elective gastric surgery. Lancet 1958 I, 764. — CRILE, G., and M. BROWN: Vagotomy as a treatment for marginal ulcer. Gastroenterology 17, 14 (1951). — CRILE, G., T. E. JONES, and J. B. DAVIS: Surgical treatment of duodenal ulcer: comparison of results with and without vagotomy. Ann. Surg. 130, 31 (1949). — CRILE jr., G.: Technique of vagotomy and gastroenterostomy in treatment of duodenal ulcer. Surg. Gynec. Obstet. 92, 309 (1951); — Analysis of vagotomy controversy. Ann. Surg. 136, 752 (1952). — CULVER, P. J.: Postvagotomy and gastrectomy. Nutrition and steatorrhea. Ann. N.Y. Acad. Sci. 99, 212 (1962).

DAGRADI, A. E., S. J. STEMPIEN, H. W. SEIFER, and J. A. WEINBERG: Terminal esophageal (Vestibular) spasm after vagotomy. Arch. Surg. 85, 955 (1962). — D'ALONZO, W. A., and J. A. LEHMAN: The role of vagotomy in the treatment of chronic duodenal ulcer. J. int. Coll. Surg. 41, 4 (1964). — DAVIES, J. A. L.: Late results of vagotomy combined with gastrojejunostomy or pyloroplasty in the treatment of duodenal ulceration. Brit. med. J. 1956, No 5001, 1086. — DAY, J. J., and S. A. KOMAROV: Glucose and gastric secretion. Amer. J. dig. Dis. 6, 169 (1939). — DENK, W.: Studien über die Ätiologie und Prophylaxe des postoperativen Jejunalgeschwürs. Langenbecks Arch. klin. Chir. 116, 1 (1921). — DEROM, E.: L'atonie et la dilatation gastriques après vaguectomie de Dragstedt dans l'ulcère gastroduodénal. Acta gastro-ent. belg. 11, 58 (1948). — DEROM, E., et FR. DEROM: La vaguectomie associée à la dérivation gastrique dans le traitement chirurgical de l'ulcère duodénal. Bull. Acad. roy. Méd. Belg. 4, 107 (1964). — DEROM, E., FR. DEROM et R. DE COCK: Résultats éloignés de l'opération de Dragstedt dans le traitement de l'ulcère duodénal. Acta chir. belg. 61, 681 (1962); — Opération de Dragstedt dans le traitement des perforations de l'ulcère duodénal. Acta chir. belg. 61, 700 (1962); — Résultats éloignés de l'opération de Dragstedt dans le traitement de l'ulcère duodénal. Acta gastro-ent. belg. 26, 127 (1963). — DIKSHIT, B. B.: Acetylcholine formation by tissues. Quart. J. exp. Physiol. 28, 243 (1938). — DORTON, H. E.: Vagotomy, pyloroplasty, and suture-A safe and effective remedy for duodenal ulcer that bleeds. Ann. Surg. 153, 378 (1961); — Vagotomy and pyloroplasty for duodenal ulcer. J. Ky med. Ass. 61, 39 (1963). — DRAGSTEDT, L. R.: Some physiological principles involved in the surgical treatment of gastric and duodenal ulcer. Ann. Surg. 102, 563 (1935); — Vagotomy for gastroduodenal ulcer. Ann. Surg. 122, 973 (1945); — Section of the vagus nerves to the stomach in the treatment of peptic ulcer. Surgery 83, 547 (1946); — Section of the vagus nerves to the stomach in the treatment of peptic ulcer. Exp. med. Surg. 1, 433 (1947); — Gastric vagotomy in the treatment of peptic ulcer. J. int. Chir. 10, 17 (1950); — The rationale and technic of vagotomy. In: D. J. SANDWEISS, Peptic ulcer, p. 490. Philadelphia: Saunders 1951; — Vagotomy in the treatment of peptic ulcer. Surg. Clin. N. Amer. 32, 1 (1952); — The role of the nervous system in the pathogenesis of duodenal ulcer. Surgery 5, 902 (1953); — Gastric vagotomy in duodenal ulcer. XIX. Congr. Soc. Int. Chir. Dublin 1961; — Vagotomy and gastroenterostomy of pyloroplasty: present technique. Surg. Clin. N. Amer. 41, 23 (1961); — Section of the vagus nerves to stomach in the treatment of duodenal ulcer. In: HARKINS and NYHUS, Surgery of the stomach and duodenum, p. 461. Boston: Little, Brown & Co. 1962. — DRAGSTEDT, L. R., and E. H. CAMP: Follow-up of gastric vagotomy alone in treatment of peptic ulcer. Gastroenterology 11, 460 (1948). — DRAGSTEDT, L. R., E. H. CAMP, and J. M. FRITZ: Recurrence of gastric ulcer after complete vagotomy. Ann. Surg. 130, 843 (1949). — DRAGSTEDT, L. R., et R. FEIT: La vagotomie gastrique dans le traitement de l'ulcère peptique. Lyon Chir. 49, 6 (1954). — DRAGSTEDT, L. R., H. J. FOURNIER, E. R. WOODWARD, E. B. TOVEE, and P. V. HAPPER jr.: Transabdominal gastric vagotomy: a study of the anatomy and surgery of the vagus nerves at the lower portion of the esophagus. Surg. Gynec. Obstet. 85, 461 (1947). — DRAGSTEDT, L. R., P. V. HARPER jr., E. B. TOVEE and E. R. WOODWARD: Section of the vagus nerves to the stomach in the treatment of peptic ulcer. Ann. Surg. 126, 687 (1947). — DRAGSTEDT, L. R., H. A. OBERHELMAN jr., E. R. WOODWARD, and C. A. SMITH: Interrelation between the cephalic and gastric phases of gastric secretion. Amer. J. Physiol. 171, 1 (1952). — DRAGSTEDT, L. R., H. A. OBERHELMAN jr., J. N. ZUBIRAN, and E. R. WOODWARD: Antrum motility as a stimulus for gastric secretion. Gastroenterology 24, 71 (1953). — DRAGSTEDT, L. R., and F. M. OWENS jr.: Supradiaphragmatic section of the vagus nerves in the treatment of duodenal ulcer. Proc. Soc. exp. Biol. (N.Y.) 53, 152 (1943). — DRAGSTEDT, L. R., and E. R. WOODWARD: Appraisal of vagotomy for peptic ulcer after seven years. J. Amer. med. Ass. 145, 795 (1951). — DRAGSTEDT, L. R.,

E. R. Woodward, H. A. Oberhelman jr., E. H. Storer, and C. A. Smith: Effect of transplantation of antrum of stomach on gastric secretion in experimental animals. Amer. J. Physiol. 165, 2 (1951).

Edwards, L. W.: Duodenal ulcer: treatment by vagotomy and removal of gastric antrum. Ann. Surg. 145, 738 (1957). — Edwards, L. W., K. L. Classen, and J. L. Sawyers: Experiences and concepts regarding vagotomy and a drainage procedure for duodenal ulcer. Ann. Surg. 151, 827 (1960). — Edwards, L. W., W. H. Edwards, J. L. Sawyers, W. G. Gobbel jr., L. J. Herrington, and H. W. Scott jr.: The surgical treatment of duodenal ulcer by vagotomy and antral resection. Amer. J. Surg. 105, 352 (1963). — Edwards, L. W., and J. L. Herrington jr.: Vagotomy and gastro-enterostomy — vagotomy and conservative gastrectomy: comparative study. Ann. Surg. 137, 873 (1953); — Efficacy of 40% gastrectomy combined with vagotomy for duodenal ulcer. Surgery 41, 346 (1957). — Evans jr., S. O., J. M. Zubiran, J. D. McCarthy, H. Ragins, E. R. Woodward, and L. R. Dragstedt: Stimulating effect of vagotomy on gastric secretion in Heidenhain pouch dogs. Amer. J. Physiol. 174, 2 (1953). — Everson, T. C., V. Z. Hutchings, J. Eisen, and M. F. Witanowski: Partial gastrectomy versus vagotomy with gastro-enterostomy in treatment of duodenal ulcer. Arch. Surg. 74, 547 (1957). — Exalto, J.: Ulcus jejuni nach Gastroenterostomie. Mitt. Grenzgeb. Med. Chir. 23, 13 (1911). — Exner, A.: Ein neues Heilverfahren bei tabischen Crises gastriques. Dtsch. Z. Chir. 61, 576 (1911). — Exner, A., u. E. Schwarzmann: Tabische Krisen. Ulcus ventriculi und Vagus. Wien. klin. Wschr. 25, 1405 (1912).

Faik, S., J. H. Grindlay, and F. C. Mann: Effect of vagotomy on intestinal activity. Surgery 28, 546 (1950). — Farmer, D. A., C. W. Howe, W. J. Porell, and R. H. Smithwick: The effect of various surgical procedures upon the acidity of the gastric contents of ulcer patients. Ann. Surg. 134, 319 (1951). — Farmer, D. A., and R. H. Smithwick: Hemigastrectomy combined with resection of vagus nerves. New Engl. J. Med. 247, 1017 (1952). — Farris, J. M., and G. K. Smith: Vagotomy — clinical results with note on temporary gastrostomy. Calif. Med. 85, 394 (1956); — Vagotomy and pyloroplasty for bleeding duodenal ulcer. Amer. J. Surg. 105, 391 (1963). — Fields, M., and H. L. Duthie: Effect of vagotomy on intraluminal digestion of fat in man. Gut 6, 301 (1965). — Fox, J. H., and K. S. Grimson: Defective fat absorption following vagotomy. J. Lab. clin. Med. 35, 362 (1950). — Franksson, C.: Selective abdominal vagotomy. Acta chir. scand. 96, 409 (1948). — Fritsch, A., u. H. Behawetz: Die Vagotomie beim Ulcus pepticum. Langenbecks Arch. klin. Chir. 297, 334 (1961).

Geertruyden, J. van, R. Kiekens et R. Buchin: Justification de la vagotomie associée à une pyloroplastie dans le traitement chirurgical de l'ulcère duodénal. Acad. roy. Med. Belg. 8, 509 (1963). — Govaerts, J. P., et R. Kiekens: La sécrétion pancréatique après vagotomie complète et après vagotomie sélective. 22. Kongr. Soc. Int. Chir., Wien 1967. — Grassi, G.: La deconnessione vago gastrica nel trattamento dell'ulcera gastroduodenale. Considerazioni su 500 casi. 22. Kongr. Soc. Int. Chir., Wien 1967. — Grassi, G., e C. Orecchia: Chirurgia conservativa nell'ulcera gastrica. 22. Kongr. Soc. Int. Chir., Wien 1967. — Greenlee, H. B., E. H. Longhi, J. D. Guerrero, T. S. Nelson, A. L. el Bedri, and L. R. Dragstedt: Inhibitory effect of pancreatic secretin on gastric secretion. Amer. J. Physiol. 190, 396 (1957). — Gregory, R. A.: Motor and secretory inhibition of duodenal origin in transplanted gastric pouches. J. Physiol. (Lond.) 132, 67 (1956). — Griffith, C. A.: Gastric vagotomy vs. total abdominal vagotomy. Arch. Surg. 81, 781 (1960); — Selective gastric vagotomy. Part I. Eliminating the occurrence of incomplete gastric vagotomy by refined technics of total abdominal and selective gastric vagotomy. West. J. Surg. 70, 107 (1962); — Selective gastric vagotomy. Part II. Eliminating undesirable sequelae of total abdominal vagotomy by selective gastric vagotomy. West. J. Surg. 70, 175 (1962); — Selective gastric vagotomy. In: Harkins and Nyhus, Surgery of the stomach and duodenum, p. 505. Boston: Little, Brown & Co. 1962. — Griffith, C. A., and H. N. Harkins: Partial gastric vagotomy: an experimental study. Gastroenterology 32, 96 (1957); — Selective gastric vagotomy: physiologic basis and technique. Surg. Clin. N. Amer. 42, 6 (1962). — Griffith, C. A., H. N. Harkins, and G. R. Pritchard: Complete gastric vagotomy: total and selective technics. 22. Kongr. Soc. Int. Chir., Wien 1967. — Griffith, C. A., G. R. Prichard, and H. N. Harkins: Efferent functions of the abdominal vagi with surgical implications. 22. Kongr. Soc. Int. Chir., Wien 1967. — Griffith, C. A., L. St. Stavney, T. Kato, and H. N. Harkins: Selective gastric vagotomy combined with hemigastrectomy and Billroth I anastomosis. Amer. J. Surg. 105 (1963). — Grimson, K. S., G. J. Baylin, H. M. Taylor, F. H. Hesser, and R. W. Rundles: Transthoracic vagotomy; effects in 57 patients with peptic ulcer and clinical limitations. J. Amer. med. Ass. 134, 925 (1947); — Clinical evaluation of complications after thoracic vagotomy. Arch. Surg. 55, 175 (1947). — Grimson, K. S., C. R. Rowe jr., and H. M. Taylor: Results of vagotomy during 7 years: clinical observations and tests of gastric secretions. Ann. Surg. 135, 621 (1952). — Griswold, R. A.: Physiologic changes following vagotomy for peptic ulcer. Sth. Surg. 15, 1 (1949).

HAMILTON, J. E., P. J. HARBRECHT, R. E. ROBBINS, and D. W. KINNAIRD: A comparative study of vagotomy and emptying procedure versus subtotal gastrectomy used alternately in the treatment. Ann. Surg. 153, 934 (1961). — HAND, B. H., and D. H. PATEY: Results of vagotomy in treatment of peptic ulcer. Brit. J. Surg. 41, 161 (1953). — HARKINS, H. N., and L. M. NYHUS: Surgery of the stomach and duodenum. Boston: Little, Brown & Co. 1962. — HARKINS, H. N., E. J. SCHMITZ, H. P. HARPER, L. R. SAUVAGE, H. G. MOORE jr., E. H. STORER, and E. A. KANAR: A combined physiologic operation for peptic ulcer (partial distal gastrectomy, vagotomy and gastroduodenostomy). West. J. Surg. 61, 316 (1953). — HARKINS, H. N., L. S. STAVNEY, C. A. GRIFFITH, L. E. SAVAGE, T. KATO, and L. M. NYHUS: Selective gastric vagotomy. Ann. Surg. 158, 3 (1963). — HARKINS, H. N., L. S. STAVNEY, C. A. GRIFFITH, L. E. SAVAGE, and L. M. NYHUS: Selective gastric vagotomy. Univ. Wash. Sch. Med. Department of Surg., Seattle 5, Washington 1963. — HARPER, A. A., C. KIDD, and T. SCRATCHERD: Vago-vagal reflex on gastric and pancreatic secretion and gastrointestinal motility. J. Physiol. (Lond.) 148, 417 (1959). — HAY, L. J., R. L. VARCO, C. F. CODE, and O. H. WANGENSTEEN: The experimental production of gastric and duodenal ulcers in laboratory animals by the intramuscular injection of histamine in beeswax. Surg. Gynec. Obstet. 75, 170 (1942). — HEDENSTEDT, ST., and G. LUNDQUIST: Selective gastric vagotomy versus total abdominal vagotomy. Acta chir. scand. 131, 448—459 (1966). — HENSON, G. F., and C. G. ROB: Duodenal ulcer treated by vagotomy and gastrojejunostomy (Results of 100 cases). Brit. med. J. 1955, No 4940, 588. — HEUPEL, H. W.: Pyloroplasty and gastrojejunostomy after vagotomy. An evaluation of drainage procedures in protecting dogs against Histamine provoked peptic ulcers. Thesis Faculty of the Graduate School of the University of Minnesota 1964. — HEUPEL, H. W., and L. J. HAY: Gastroenterostomy and pyloroplasty after vagotomy. A comparison of these procedures in protecting dogs against histamine-provoked peptic ulcer. Arch. Surg. 81, 419 (1960). — HOERR, S. O.: Duodenal ulcer treated by subdiaphragmatic vagus resection and posterior gastroenterostomy: interim report. Arch. Surg. 67, 436 (1953); — Evaluation of vagotomy with gastroenterostomy performed for chronic duodenal ulcer: report based on 5-year follow up of 145 patients. Surgery 38, 149 (1955). — HOLLANDER, F.: The insulin test for the presence of intact nerve fibers after vagal operations for peptic ulcer. Gastroenterology 7, 607 (1946); — Laboratory procedures in study of vagotomy (with particular reference to insulin test). Gastroenterology 11, 419 (1948). — HOLLENDER, L., et M. ADOLFF: Essais relatifs à une nouvelle orientation de la chirurgie de l'ulcère gastroduodénal basée sur l'étude de la sécrétion gastrique. Acta gastro-ent. belg. 23, 803 (1960). — HOLLENDER, L., M. ADOLFF et A. G. WEISS: Etude comparative de la gastrectomie subtotale et de la vagotomie sous-diaphragmatique associée à une opération de drainage ou à une antropylorectomie dans le traitement chirurgical de l'ulcère duodénal. Acta chir. belg. 61, 666 (1962); — HOLLENDER, L. F.: Erfahrungen mit der Vagotomie. Klin. Med. (Wien) 22, 30 (1967). — HOLLENDER, L. F., M. ADOLFF u. A. G. WEISS: Vergleichende Untersuchungen über die Magenresektion und die subdiaphragmale Vagotomie bei der chirurgischen Behandlung des Zwölffingerdarmgeschwürs unter Berücksichtigung der präoperativen Analyse der Magensaftsekretion. Langenbecks Arch. klin. Chir. 308, 397 (1964). — HOLLENDER, L. F., A. G. WEISS, M. ADOLFF et G. SAVA: Les résultats de la vaguectomie dans le traitement de l'ulcère duodénal. 22. Kongr. Soc. Int. Chir., Wien 1967. — HOLT, L., and J. P. LYTHGOE: Ten year result of vagotomy and gastrojejunostomy in treatment of chronic duodenal ulcer. Brit. J. Surg. 49, 255 (1961). — HOWE, C. W., and W. J. PORELL: Effects of 50 per cent gastrectomy alone and combined with vagotomy: comparison of gastric secretory responses in esophageal-fistula dogs and man: landmarks for 50 per cent resection. Arch. Surg. 65, 714 (1952). — HUGHES, J.: Endothoracic sympathectomy. Proc. roy. Soc. Med. 35, 585 (1942). — HUNT, C. J.: The surgical treatment of peptic ulcer: evolutionary progress. J. Int. Coll. Surg. 32, No 5 (1959). — HYDE, G. L., and D. A. HULL: Selective gastric vagotomy. Sth. med. J. (Bgham, Ala.) 58, 740 (1965).

IMPARATO, A. M., and J. W. HINTON: Gastric secretion following vago-splanchnic and splanchno-vagal anastomosis: their possible clinical implications. Ann. Surg. 141, 853 (1955).— INBERG, K. R.: An application of the Burge test for completeness of vagotomy. 22. Kongr. Soc. Int. Chir., Wien 1967. — ISSAC, F., R. E. OTTOMAN, and J. A. WEINBERG: Roentgen studies of the upper gastrointestinal tract in vagotomy. Amer. J. Roentgenol. 63, 66 (1950). — IVY, A. C., M. I. GROSSMAN, and W. H. BACHRACH: Peptic ulcer, p. 359. Philadelphia-Toronto: Blakiston Co. 1950. — IVY, A. C., R. K. S. LIM, and J. E. McCARTHY: Contributions to the physiology of gastric secretion. II. The intestinal phase of gastric secretion. Quart. J. exp. Physiol. 15, 55 (1925).

JACKSON, R. G.: Anatomic study of vagus nerves, with a technique of transabdominal selective gastric vagus resection. Univ. Mich. med. Bull. 13, 31 (1947); — Anatomic study of the vagus nerves, with a technique of transabdominal selective gastric vagus resection. Arch. Surg. 57, 333 (1948). — JOHNSON, F. E., and E. A. BOYDEN: The effect of double vagotomy on the motor activity of the human gall bladder. Surgery 32, 591 (1952). — JONES,

T. W., R. V. deVito, L. M. Nyhus, and H. N. Harkins: The effect of antroneurolysis upon antral function of the stomach. Surg. Gynec Obstet. **105**, 687 (1957).

Kallehauge, H. E., and H. J. Fenger: Early results of vagotomy with drainage procedure evaluated by the augmented histamine test and the insulin test. 22. Kongr. Soc. Int. Chir., Wien 1967. — Kiekens, R., et J. van Geertruyden: Digestion et absorption digestive après vagotomie. Acta chir. belg. **61**, 7 (1962). — Kirsner, J. B., E. Levin, and W. L. Palmer: The effect of newer anticholinergic drugs upon gastric secretion in man. Gastroenterology **23**, 199 (1953). — Knox, G., and J. D. West: Vagus section in the treatment of gastrojejunal ulcer. Ann. Surg. **133**, 216 (1951). — Kohler, H.: Vagusresektion oder Nachresektion beim Ulcus pepticum jejuni. Z. ärztl. Fortbild. **48**, 790 (1954). — Konjetzny, G.: Mißerfolge nach Magenoperationen: Gastritis, Jejunitis, Duodenitis, Ulcus postoperativum (ejumi. Zbl. Chir. **59**, 1767 (1932). — Kraft, R. O., W. S. Fry, and H. K. Ransom: Selective gastric vagotomy. Arch. Surg. **85**, 687 (1962). — Kure, K., K. Ichiko, and K. Ishikawa: On the spinal parasympathetic. Physiological significance of spinal parasympathetic system in relation to digestive tract. Quart. J. exp. Physiol. **21**, 1 (1931). — Kux, E.: Thorakoskopische Eingriffe im Nervensystem. Stuttgart: Thieme 1954.

Latarjet, A.: Résection des nerfs de l'éstomach. Technique opératoire. Résultats cliniques. Bull. Acad. nat. Méd. (Paris) **87**, 681 (1923). — Latarjet, A., et P. Wertheimer: L'innervation gastrique et resection des nerfs chez gastropathies. J. Méd. Lyon **2**, 1289 (1921).

Machella, T. E., and S. H. Lorber: Gastrointestinal motility following vagotomy and the use of urecholine for the control of certain undesirable phenomena. Gastroenterology **11**, 426 (1948). — Magee, D. F.: Gastric distention and the external secretion of the pancreas. J. Physiol. (Lond.) **149**, 76 (1959). — Magee, D. F., T. Hayama, and T. T. White: Role of autonomic nerves in external secretion of pancreas. Presented at 46th Annual Meeting, Federation of Amer. Soc. for Experimental Biology, Atlantic City, April 18, 1962. — Mandl, F.: Über die abdominelle Vagusresektion beim Ulcusleiden. Wien. klin. Wschr. **60**, 201 (1948); — Die Vagotomie als schmerzstillende Operation beim inoperablen Magencarcinom. Wien. klin. Wschr. **61**, 209 (1949); — Vagotomy in the treatment of peotic ulcer near the cardia and of peptic ulcer of jejunum (marginal ulcer, sternal ulcer). J. Mt Sinai Hosp. **17**, 409 (1951); — Der derzeitige Platz der Vagektomie im Rahmen der Ulcuschirurgie. Wien. klin. Wschr. **68**, 24 (1956). — Marshall, S. F., and A. Freedman: Gastric operations and vagotomy: study of results. Ann. Surg. **153**, 940 (1961). — Martin, D. S., H. D. Harvey, and P. G. Koontz: Studies in duodenal ulcer surgery. Arch. Surg. **79**, 510 (1959).—McCrea, E. D'A.: The abdominal distribution of the vagus. J. Anat. (Lond.) **59**, 18 (1924). — McCullough, J. Y.: Evaluation of vagotomy and accompanying drainage procedures. J. Amer. med. Ass. **170**, 2162 (1949). — McKibbin, B., and F. D. Naylor: A test for the completeness of vagotomy. Brit. J. Surg. **50**, 92 (1962). — Mitchell, G. A. G.: A macroscopic study of the nerve supply of the stomach. J. Anat. (Lond.) **75**, 50 (1940). — Moore, F. D.: Follow-up of vagotomy in duodenal ulcer. Gastroenterology **11**, 442 (1948). — Morrison, D. R.: Case of samall intestinal stasis after vagotomy successfully treated with urecholine. Gastroenterology **12**, 677 (1949). — Moses, W. R.: Critique on vagotomy. New Engl. J. Med. **237**, 603 (1947). — Murray, J. G.: Sprouting of nerves: some consequences of vagotomy and sympathectomy (Editorial). Gastroenterology **42**, 197 (1962).

Nagano, K., A. N. Johnson, L. R. Dragstedt II, H. A. Oberhelman jr., A. Cobo, and L. R. Dragstedt: The pathogenesis of the Exalto-Mann-Willianson ulcer. I. The significance of the neutralizing and buffering effect of the duodenal secretions. Gastroenterology **39**, 319 (1960). — Nissen, R.: Die chirurgische Behandlung des chronischen Magen- und Duodenalgeschwürs. Dtsch. med. Wschr. **42**, 1277 (1952). — Nyhus, L. M., E. A. Kanar, H. G. Moore, L. R. Sauvage, E. J. Schmitz, E. H. Storer, and H. N. Harkins: Gastrojejunostomy and Finney pyloroplasty: Their effect upon Heidenhain pouch secretion in vagotomized and nonvagotomized dogs. Sirg. Forum **4**, 346 (1954).

Oberhelman jr., H. A., and L. R. Dragstedt: New physiologic concepts related to the surgical treatment of duodenal ulcer by vagotomy and gastroenterostomy. Surg. Gynec. Obstet. **101**, 194 (1955). — Oberhelman jr., H. A., St. P. Rigler, and L. R. Dragstedt: The significance of innervation in the function of the gastric antrum. Surg. Forum **7**, 1 (1957); — Amer. J. Physiol. **190**, 3 (1957). — Okinaka, A., F. Moody, J. Dineen, J. M. Beal, and K. A. Martin: Experimental production of peptic ulcers without increased secretion of acid. Surgery **46**, 70 (1959).

Palumbo, L. T., F. M. Marquis, and A. N. Smith: Combined procedure of partial gastrectomy and infradiaphragmatic vagus resection. Arch. Surg. **62**, 171 (1951). — Pavlov, I. P.: Lektsii o rabotje glavnikh pishtshevaritenikh zhelioz. St. Petersburg: I. N. Kushnereff 1897. — Pfedder, R. B., H. E. Stephenson, and J. W. Hinton: The effect of thoracolumbar sympathectomy and vagus nerve resection of pancreatic function in man. Ann. Surg. **136**, 585 (1952). — Pierandozzi, J. S., and J. H. Ritter: Transient achalasia. A complication of vagotomy. Amer. J. Surg. **111**, 356 (1966). — Piper, D. W., and M. C.

STIEL: A comparison of a series of newer anticholinergic agents with atropine as regards their effects of saliva flow and gastric secretion in man. J. Brit. Soc. Gastroent. Gut **3**, 65 (1962). — POLLOCK, A. V.: Vagotomy in treatment of peotic ulceration: review of 1524 cases. Lancet **1952** II, 795. — PORTER, R. W., H. J. MOVIUS, and J. D. FRENCH: Hypothalamic influences on hydrochloric acid secretion of stomach. Surgery **33**, 875 (1953).

RAVDIN, I. S.: Present status of vagotomy in treatment of peptic ulcer. I. Surgeon's viewpoint. In: Postgraduate gastroenterology: As presented in a course given under the sponsorship of the Amer. College of Physicians in Philadelphia, December 1948, ed. by H. L. BOCKUS, 670 p. Philadelphia: Saunders 1950. — ROTH, H.P., and A.J. BEAMS: The effect of vagotomy on the motility of the small intestine. Gastroenterology **36**, 4 (1959). — ROWE, C. R.: Early and late effects of vagotomy on gastric secretions and motility. Surgery **32**, 226 (1952). — ROWE, C. R., K. S. GRIMSON, and B. H. FLOWE: Comparision of insulin and gastrometric tests for completeness of vagotomy. Surg. Forum **3**, 1 (1953). — RUDICK, J., and J. S. F. HUTCHINSON: Effects of vagal nerve section on the biliary system. Lancet **1964**, 4, 579.

SANTY, P., P. MICHAUD et J. GARDE: L'ulcère récidivant postoperatoire. Lyon chir. **53**, 321 (1957). — SAUVAGE, L. R., E. J. SCHMITZ, E. H. STORER, E. A. KANAR, F. R. SMITH, and H. N. HARKINS: The relation between the physiologic stimulatory mechanisms of gastric secretion and the incidence of peptic ulceration. An experimental study employing an new preparation. Surg. Gynec. Obstet. **96**, 127 (1953). — SCHIASSI, B. S.: The role of the pyloroduodenal nerve supply in the surgery of duodenal ulcer. Ann. Surg. **81**, 939 (1925).— SCHLICKE, C. P.: Current trends in the treatment of peptic ulcer. Northw. Med. (Seattle) **63**, 443 (1964). — SCHMITZ, E. V., E. A. KANAR, E. H. STORER, L. R. SAUVAGE, and H. N. HARKINS: Effect of vagotomy of the main stomach on Heidenhain pouch secretion. Surgical Forum 1951, Amer. Coll. of Surgeons. Philadelphia: W. B. Saunders Co. 1952. — SILVA jr., T. F., D. A. FARMER, and R. H. SMITHWICK: Completeness of vagotomy as judged by postoperative studies of gastric pepsin concentration. Surg. Forum **12**, 297 (1961). — SIRCUS, W.: The intestinal phase of gastric secretion. Quart. J. exp. Physiol. **38**, 91 (1953); — Studies on the mechanism in the duodenum inhibiting gastric secretion. Quart. J. exp. Physiol. **43**, 114 (1958). — SLANEY, G., P. G. BEVAN, and B. N. BROOKE: Vagotomy for chronic peptic ulcer. Lancet **1956** I, 221. — SMITH, G. K., and J. M. FARRIS: Vagotomy and pyloroplasty in chronic duodenal ulcer with specialreference to technique. Arch. Surg. **78**, 652 (1959). — SMITH, R. C., J. M. RUFFIN, and G. J. BAYLIN: The effect of transthoracic vagus resection upon patients with peptic ulcer. Sth. med. J. (Bgham, Ala.) **40**, 1 (1947). — SMITHWICK, R. H.: Conservative gastric resection combined with vagotomy. Surgery **41**, 344 (1957). — SNAPE, W. J.: Studies on the gall bladder in unanesthetized dogs before and after vagotomy. Gastroenterology **10**, 129 (1948). — SOUA RODRIGUES, A. S. DE, u. W. AKAKI: Kardiospasmus als Komplikation einer Vagotomie. Rev. bras. Cirurg. **50**, 95 (1965). — STAVNEY, L. ST., T. KATO, CH. A. GRIFFITH., L. M. NYHUS, and H. N. HARKINS: A physiologic study of motility. Changes following selective gastric vagotomy. J. surg. Res. **3**, (1965). — SSEIN, I.F., and K. A. MEXER; Studies on vagotomy in treatment of peptic ulcer. Surg. Gynec. Obstet. **93**, 625 (1951). — STEMPIEN, S. J., and J. A. WEINBERG: Reccurenc oj ulcer after vagotomy. J. Amer. med. Ass. **152**, 1593 (1953). — STIERLIN, E.: Über die Mageninnervation in ihrer Beziehung zur Aetiologie und Therapie des Ulcus. Dtsch. Z. Chir. **215**, 358 (1920). — STORER, E. H., E. R. WOODWARD, and L. R. DRAGSTEDT: Effect of vagotomy and antrum resection on Mann-Williamson ulcer. Surgery **27**, 526 (1950). — STURM, A.: Die biphasische Innervationsstörung der Magenwand beim Ulcus ventriculi. Dtsch. med. Wschr. **73**, 158 (1948). — SUN, D. C. H., and H. SHAY: Optimal effective dose of anticholinergic drug in peptic ulcer therapy. Arch. intern. Med. **97**, 442 (1956).

THOMAS, J. E., and S. A. KOMAROV: Physiological aspects of vagotomy. Gastroenterology **11**, 413 (1948). — THORNTON jr., T. J., E. H. STORER, and L. R. DRAGSTEDT: Supradiaphragmatic section of the vagus nerves. J. Amer. med. Ass. **130**, 764 (1946). — TSCHAKAROFF, A., G. POPOFF, G. KAPITANOFF, A. DEREDJIAN, W. MATEEFF u. I. JANKOFF: Unsere Erfahrung bei Behandlung der Ulcuskrankheit mit Vagotomie. 22. Kongr. Soc. Int. Chir., Wien 1967.

Vagotomy Commitee Report: Zit. by O. HOERR, Report of the Commitee of surgical procedures of the Nat. Commitee on peptic ulcer of the Amer. Gastroent. Ass. Gastroenterology **22**, 295 (1952). — VARCO, L. R., C. F. CODE, S. H. WALPOLE, and O. H. WANGENSTEEN: Duodenal ulcer formation in the dog by intramuscular injection of a histamine-beeswax mixture. Amer. J. Physiol. **133**, 475 (1941). — VECCHIONI, R., M. LISE, M. BOTTERO e G. F. MANTOVANI: La vagotomia per il trattamento dell'ulcera peptica post-operatoria nella dottrina e nella pratica clinica. Acta chir. ital. **21**, 561 (1965). — VIKING, B.: Resection of vagus nerves treatment of gastrojejunal ulcer. Acta chir. scand. **105**, 291 (1953).

WADDELL, W. R., and M. K. BARTLETT: Antral exclusion with vagotomy for duodenal ulcer. I. Acid secretory studies on 50 patients. Ann. Surg. **146**, 3 (1957). — WALTERS, W., and H. H. BELDING: Clinical studies in 130 patients one to four years after vagotomy. Proc.

Mayo Clin. **26**, 199 (1951). — WALTERS, W., and D. P. CHANGE: Vagotomy as prophylactic and curative procedure in peptic ulcer. J. Amer. med. Ass. **153**, 993 (1953). — WALTERS, W., and J. E. MOBLEY: Five to ten year follow up of 162 cases of duodenal ulcer treated by vagotomy with and without associated gastric operation. Arch. Surg. **68**, 163 (1956); — Five-to-ten-year follow-up of 162 cases of duodenal ulcer treated by vagotomy with and without associated gastric operations. Ann. Surg. **145**, 753 (1957). — WARREN, R., and E. MEADOWS: Subtotal gastrectomy or vagotomy for peptic ulcerations. New Engl. J. Med. **240**, 367 (1949). — WEINBERG, J. A.: Vagotomy with pyloroplasty in treatment of duodenal ulcer — surgical aspects. Amer. J. Gastroent. **21**, 296 (1954); — Vagotomy with pyloroplasty or gastroenterostomy. In: J. H. MULHOLLAND, E. H. ELLISON and S. R. FRIESEN (eds.), p. 56. Philadelphia: W. B. Saunders 1957. Current surg. Management; — Vagotomy and pyloroplasty in the treatment of duodenal ulcer. Amer. J. Surg. **105**, 347 (1963). — WEIN-BERG, J. A., and S. J. STEMPIEN: Vagotomy and pyloroplasty in the treatment of duodenal ulcer. Amer. Surg. **92**, 202 (1956). — WEINSTEIN, V. A., F. HOLLANDER, F. U. LAUBER, and R. COLP: Correlation of insulin test studies and clinical results in a series of peptic ulcer cases treated by vagotomy. Gastroenterology **14**, 214 (1950). — WEISS, A. G., et L. F. HOLLENDER: La vagotomie dans l'ulcère gastro-duodéno-jéjunal. Colloque de Strasbourg, 23—24 mai 1964. Paris: Expansion Sci. Franç. 1966, p. 431. — WHITE, T. T., T. HAYAMA, and D. F. MAGEE: Alternate nervous pathways for gastropancreatic reflex. Gastroenterology **39**, 615 (1960). — WHITE, T. T., G. LUNDH, and D. F. MAGEE: Evidence for existence of a gastropancreatic reflex. Amer. J. Physiol. **198**, 725 (1960). — WITTMOSER, R.: Die Chirurgie der vegetativen Nerven beim Ulcus pepticum. Langenbecks Arch. klin. Chir. **308**, 387 (1964); — Die thorakoskopische Neutrotomie beim Ulcus pepticum (Methode Kux). Langenbecks Arch. klin. Chir. **308**, 496 (1964); — Neurochirurgie der Funktionsstörungen des Magens und Zwölf-fingerdarms. Hippokrates (Stuttg.) **36**, 714 (1965). — WOHLRABE, D. E.: Studies of antral function before and after vagus denervation. Thesis University of Minnesota 1958. — WOHL-RABE, D. E., and W. D. KELLY: Studies on the role on nervous mechanisms in antral function. Surg. Forum **9**, 430 (1958); — Motility studies of isolated antral pouches before and after vagus denervation. J. appl. Physiol. **14**, 261 (1959). — WOOD jr., H. C.: Suspension of intestinal secretion and failure to produce purgation after section of the vagus nerves. Amer. J. med. Sci. **59**, 395 (1870). — WOODWARD, E. R., P. U. HAYES, B. E. TOVEE, and L. R. DRAGSTEDT: Effect of vagotomy on gastric secretion in man and experimental animal. Arch. Surg. **59**, 1191 (1949). — WOODWARD, E. R., and L. M. NYHUS: Vagal and antral mechanisms in gastric secretion. Amer. J. Med. **29**, 732 (1960).

ZOLLINGER, R. N., and E. H. ELLISON: Primary peptic ulcerations of the jejunum associated with islet cell tumors of the pancreas. Ann. Surg. **142**, 709 (1955). — ZWICKER, M.: Über die sekundäre Vagotomie. Bruns' Beitr. klin. Chir. **200**, 200 (1960).

G. Das Gastro-Duodenalulcus

XV. Mit Vagotomie kombinierte nichtresezierende Operationen
XVI. Mit Vagotomie kombinierte resezierende Operationen
XVII. Form- und funktionsgerechte Operationen in der Chirurgie des Gastro-Duodenalulcus (eigenes Vorgehen)

ALLGÖWER, M., u. J. HEGGLIN: Selektive Vagotomie und Pyloroplastik in der Behandlung des Gastroduodenalulkus und der Gastritis haemorrhagica. Dtsch. med. Wschr. **91**, 648 (1966); — Magenresektion versus Pyloroplastik und Vagotomie. Münch. med. Wschr. **108**, 305 (1966). — ANDERSON, W. R., T. L. FLETCHER, C. L. PITTS, and H. N. HARKINS: Isolation and assay of ovine gastrin. Nature (Lond.) **193**, 1286 (1962). — ANDERSSON, S.: Inhibitory effects of acid in antrum — duodenum on fasting gastric secretion in Pavlov and Heidenhain pouch dogs. Acta physiol. scand. **49**, 42 (1960); — Inhibitory effects of hydrochloric acid in antrum and duodenum on histamine — stimulated gastric secretion in Pavlov and Heidenhain pouch dogs. Acta physiol. scand. **50**, 186 (1960). — ANITA, F., C. E. ROSIERE, C. ROBERTSON, and M. I. GROSSMAN: Effect of vagotomy on gastric secretion and emptying time in dogs. Amer. J. Physiol. **166**, 470 (1951). — ARMSTRONG, P. A., and R. M. PENICK: Surgical treatment of benign peptic ulcer. Ann. Surg. **152**, 109 (1960).

BALLINGER, W. F.: The small intestine following vagotomy. Surg. Gynec. Obstet. **1**, 115 (1963). — BALLINGER II, W. F., R. T. PADULA, and R. C. CAMISHION: Mesenteric blood flow following total and selective vagotomy. Surgery **57**, 409 (1965). — BEATITE, A. D.: The place of vagotomy in gastrointestinal surgery. J. int. Coll. Surg. **23**, 139 (1955). — BELL, L. G., B. D. SHERER, and J. J. KEENOY: Experiences with subtotal gastric resection. Ann. Surg. **137**, 516 (1953). — BERG, A. A.: Mortality and late results of subtotal gastrectomy for radical cure of gastric and duodenal ulcer. Amer. J. Med. **13**, 575 (1952). — BERGER,

884 Literatur

E. H.: The distribution of parietal cells in the stomach: Histotopographic study. Amer. J. Anat. **54**, 87 (1934). — BERGSTRÖM, S. G., and I. BORG: Vagotomy. A long term study with special reference to gastric secretions. In: Studies in surgery, p. 115. Malmö: Lundgrens Soner Boktryckeri 1963. — BERNE, C. J.: Vagotomy, pyloroplasty, and supra-antral resection for duodenal ulcer. In: HARKINS and NYHUS's Surgery of the stomach and duodenum, p. 456. Boston: Little, Brown & Co. 1962). — BERNE, C. J., and W. P. MIKKELSON: Vagotomy, pyloroplasty and supraantral segmental resection for treatment of duodenal ulcer. In Press. — BERNSTEIN, E. F., A. S. McFEE, R. L. GOODALE, A. J. MADSEN, and O. H. WANGENSTEEN: Treatment of postgastrectomy stomal ulcer by gastric freezing. Arch. Surg. **87**, 13 (1963). — BIEBL, M.: „Interpositions-Billroth I" mittels ausgeschalteter Dünndarmschlinge, ein neues plastisches Anastomosierungsverfahren bei der Magenresektion, mit Gültigkeit nur für das Ulcus. Zbl. Chir. **72**, 1568 (1947). — BIEBL, M., u. H. KNÖFLER: Der „große Darmkreis" als verstärkter hoher Verdauungsregulator nach Gastrektomie. Chirurg **34**, 117 (1963). — BIRCHER, E.: Die Behandlung gastrischer Affektionen durch Eingriffe am N. vagus und Sympathicus. Langenbecks Arch. klin. Chir. **167**, 463 (1931). — BORCHERS, E.: Anteil des Nervus vagus an der motorischen Innervation des Magens in Hinblick auf die operative Therapie von Magenkrankheiten. Studien zur Physiologie und Pathologie der Magenchirurgie. Bruns' Beitr. klin. Chir. **122**, 547 (1921); — Die abdominale Resektion der oberen Magenhälfte (nach operationstechnischen Gesichtspunkten). Bruns' Beitr. klin. Chir. **143**, 484 (1928); — Die Resektion der oberen Magenhälfte. 52. Tagg Dtsch. Ges. Chir. 11.—14. 4. 1928 in Berlin. Langenbecks Arch. klin. Chir. **152**, 184 (1928). — BORG, J.: Gastric flow and acidity before and after Billroth II and Billroth I for gastro-duodenal ulcer. Acta chir. scand. (Suppl.) 251 (1959). — BROOMÉ, A., and H. BERGSTRÖM: Selective surgery for duodenal ulcer based on preoperative acid production. Acta chir. scand. **132**, 170 (1966). — BRUNNER, A.: Zur Chirurgie der Kardia. Zbl. Chir. **81**, 1416 (1956). — BUCHANAN, L. C., E. D. GRADY, L. RICCARDI, and J. D. MARTIN jr.: Hemigastrectomy and vagotomy. Sth. med. J. (Bgham, Ala.) **47**, 659 (1954). — BURDETTE, W. J., and K. FITZPATRICK: Objective evaluation of vagectomy-antrectomy for duodenal ulcer. Ann. Surg. **149**, 875 (1959). — BURGE, H.: The aetiology of benign lesser curve gastric ulcer: vagotomy and pyloroplasty in its treatment. Ann. roy. Coll. Surg. Engl. **38**, 349 (1966). — BURGE, H., and M. B. LOND: The aetiology of Lesser-curve gastric ulceration its treatment by vagotomy and pyloroplasty. Medicina Tuenda No 1 (1964). — BURGE, H. W.: Vagotomy in the treatment of peptic ulceration. Postgrad. med. J. **36**, 2 (1960); — Vagal nerve section in chronic duodenal ulceration. Ann. roy. Coll. Surg. Engl. **26**, 231—244 (1969); — Selective vagotomy in the prevenion of postvagotomy diarrhoe. Lancet **1961 II**, 897. — BURGE, H. W., and P. A. CLARK: Ten-year results of vagotomy in chronic duodenal ulcer. Gastroenterology **39**, 572 (1960).

CAMERON, D. A.: Vagotomy for peptic ulcer. Amer. J. med. Sci. **214**, 202 (1947). — CASTEN, D. F.: A study of the results of vagus resection and a drainage operation in the treatment of chronic duodenal ulcer. Int. Surg. **46**, 273 (1966). — CESNIK, H., u. L. KRONBERGER: Die aktuelle Acidität im Vergleich zur Uropepsinausscheidung am Ulcus- und Karzinommagen sowie nach Magenresektion. Zbl. Chir. **84**, 1982 (1959). — CLARK, D. H., A. W. KAY, H. L. DUTHIE, and I. E. GILLESPIE: Gastric acid secretion before and after removal of the pyloric antrum. Gastroenterologia (Basel) **89**, 286 (1958). — CODE, C. S., and G. WATKINSON: The importance of vagal innervation in the regulatory effect of acid in the duodenum on gastric secretion of acid. J. Physiol. (Lond.) **130**, 233 (1955). — COFFEY, R. J., and E. J. LAZARD: Vagotomy and hemigastrectomy and gastroduodenostomy (FINNEY-VON HABERER) in the treatment of duodenal ulcer. Ann. Surg. **141**, 862 (1955). — COFFEY, R. J., and T. C. LEE: Vagectomy, hemigastrectomy, and gastroduodenostomy in treatment of duodenal ulcer. 22. Kongr. Soc. Int. Chir., Wien 1967. — COFFEY, R. J., S. F. NIEDFIELD, W. D. BYRNE, J. J. BLUMBERG, and M. F. LAPADULA: Vagectomy, hemigastrectomy and gastroduodenostomy in treatment of peptic ulcer. Amer. J. dig. Dis. **5**, 324 (1960). — COLP, R.: Recent developments in the surgery of peptic ulcer. Bull. N. Y. Acad. Med. **28**, 785 (1952); — Subtotal gastrectomy with and without vagotomy for duodenal and gastrojejunal ulcer, present status. J. Amer. med. Ass. **162**, 1599 (1956). — COLP, R., P. KLINGENSTEIN, L. J. DRUCKERMANN, and V. A. WEINSTEIN: A comparative study of subtotal gastrectomy with and without vagotomy. Ann. Surg. **128**, 470 (1948). — COLP, R., and V. A. WEINSTEIN: Present status of vagotomy in duodenal ulcer. Amer. J. Gastroent. **24**, 261 (1955). — CONNELL, F. G.: Fundusectomy. Surg. Gynec. Obstet. **49**, 696 (1929). — CONNOLLY, E. A., A. W. LEMPKA, and C. H. ORGAN: The feasability of ulcer removed: an evaluation of gastroduodenostomy. Ann. Surg. **146**, 296 (1957). — CRILE jr., G., T. E. JONES, and J. B. DAVIS: Surgical treatment of duodenal ulcer: Comparison of results with or without vagotomy. Ann. Surg. **130**, 31 (1949). — CRILE, G. J.: Analysis of vagotomy controversery. Ann. Surg. **136**, 752 (1952); — Choise of operations for duodenal ulcer. Postgrad. Med. **14**, 454 (1953). — CROSS, F. S., D. J. FERGUSON, and O. H. WANGENSTEEN: Evaluation of segmental gastric resection for peptic ulcer. Proc. Soc. exp. Biol. (N. Y.) **77**, 689 (1951).

D'Alonzo, W. A., and J. A. Lehman: The role of vagotomy in the treatment of chronic duodenal ulcer. J. int. Coll. Surg. 41, 329 (1964). — Davies, J. A. L.: Late results of vagotomy combined with gastrojejunostomy or pyloroplasty in the treatment of duodenal ulceration. Brit. med. J. 1956 II, 1086. — Davis, R. H., and F. P. Brooks: Experimental peptic ulcer associated with lesions, a stimulation of the central nervous system. Surg. Gynec. Obstet. 116, 4/307 (1963). — Delaney, J. P., R. L. Goodale, R. C. Doberneck, J. Engle, F. A. Largiadèr, and O. H. Wangensteen: Gastric freezing. In: Current surgical management, vol. III, p. 305. Philadelphia and London: W. B. Saunders 1965. — Delannoy, E., et B. Combemale: Vagotomie et antrectomie dans la chirurgie de l'ulcère duodénal. Acta gastroent. belg. 26, 186 (1963). — Deloyers, L.: Les fondements physiologiques de la gastrectomie inversée. In: Der operierte Magen (Redactor H. J. Fahrländer). Bibl. gastroent. (Basel) 6, 54 (1964). — Derom, E., et Fr. Derom: La vaguectomie associée à la dérivation gastrique dans le traitement chriurgical de l'ulcère duodénal. Acad. roy. Med. Belg., Sér. VII 4, 107 (1964). — Derom, F., E. Derome et R. de Cock: Opération de Dragstedt dans le traitement des perforations de l'ulcère duodénal. Acta gastro-ent. belg. 26, 146 (1963). — Deucher, F.: Diskussion zur Magenresektion nach B I beim Ulcus duodein. Helv. chir. Acta 24, 327 (1957). — Deucher, F., u. E. Kaiser: Die chirurgische Behandlung des Ulcus duodeni durch Antrumresektion und Vagotomie (AV-Resektion). Langenbecks Arch. klin. Chir. 308, 407 (1964); — Erfahrungen mit der Antrum-Vagus-Resektion. Klin. Med. (Wien) 22, 23 (1967). — Dorton, H. E.: Vagotomy, pyloroplasty and suture for bleeding gastric ulcer. Surg. Gynec. Obstet. 122, 1015 (1966). — Dragstedt, L. R.: Vagotomy for gastroduodenal ulcer. Ann. Surg. 122, 973 (1945); — Section of the vagus nerves of the stomach in the treatment of gastroduodenal ulcers. Minn. Med. 29, 597—604 (1946); — Although Dragstedt introduced vagotomy as an independent procedure in 1943 (Dragstedt, L. R., and F. M. Owens jr. Supradiaphragmatic section of vagus nerves in treatment of duodenal ulcer. Proc. Soc. exp. Biol. (N.Y.) 53, 152 (1943)]; it was not until about 1946 that he began to incorporate supplemental gastrojejunostomy as a drainage procedure (Personal communication to H. N. Harkins from L. R. Dragstedt). — New light on the physiology of the gastric antrum. Arch. Surg. 67, 493 (1953). — Dragstedt, L. R., H. J. Fournier, E. R. Woodward, E. B. Tovee, and P. V. Harper jr.: Transabdominal gastric vagotomy. Surg. Gynec. Obstet. 85, 461 (1947). — Dragstedt, L. R., P. V. Harper jr., E. B. Tovee, and E. R. Woodward: Section of the vagus nerves to the stomach in the treatment of peptic ulcer. Ann. Surg. 126, 687 (1947). — Dragstedt, L. R., R. L. Holt. G. Y. Freggetter, H. Burge, N. D. Tanner, C. W. A. Falconer, R. B. Wilborn, R. H. Franklin, C. A. Wells, F. A. R. Stammers, and G. E. Moloney: Discussion on the surgical management of chronic duodenal ulcer. Proc. roy. Soc. Med. 52, 835 (1959). — Dragstedt, L. R., H. A. Oberhelman jr., S. O. Evans, and S. P. Rigler: Antrum, hyperfunction and gastric ulcer. Ann. Surg. 140, 396 (1954). — Dragstedt, L. R., H. A. Oberhelman jr., and C. A. Smith: Experimental hyperfunction of gastric antrum with ulcer formation. Ann. Surg. 134, 332 (1951). — Dragstedt, L. R., H. A. Oberhelman jr., and E. R. Woodward: Physiology of gastric secretion and its relation to the ulcer problem. J. Amer. med. Ass. 147, 1615 (1951). — Dragstedt, L. R., H. A. Oberhelman jr., E. R. Woodward, and C. A. Smith: Interrelationship between the cephalic and gastric phases of gastric secretion. Amer. J. Physiol. 171, 7 (1952). — Dragstedt, L. R., H. A. Oberhelman, Z. M. Zubiran, and E. R. Woodward: Antrum motility as a stimulus for gastric secretion. Gastroenterology 24, 71 (1953). — Dragstedt, L. R., and F. M. Owens jr.: Supradiaphragmatic section of the vagus nerves for treatment of duodenal ulcer. Proc. Soc. exp. Biol. (N.Y.) 53, 152 (1943). — Dragstedt, L. R., W. L. Palmer, P. W. Schaefer, and P. C. Hodges: Supradiaphragmatic section of the vagus nerves in the treatment of duodenal and gastric ulcers. Gastroenterology 3, 450 (1944). — Dragstedt, L. R., and P. W. Schaefer: Removal of the vagus innervation of the stomach in the gastroduodenal ulcer. Surgery 17, 742 (1945). — Dragstedt, L. R., E. R. Woodward, P. V. Harper jr., and E. H. Storer: Mechanism of relief of ulcer distress by gastric vagotomy. Gastroenterology 10, 200 (1948). — Dragstedt, L. R., E. R. Woodward, H. A. Oberhelman jr., E. H. Storer, and C. A. Smith: Effect of transplantation of antrum of stomach on gastric secretion in experimental animals. Amer. J. Physiol. 165, 386 (1951). — Dragstedt, L. R., E. R. Woodward, E. H. Storer, H. A. Oberhelman jr., and C. A. Smith: Quantitative studies on the mechanism of gastric secretion in health and disease. Ann. Surg. 132, 626 (1950). — Druckerman, L. J., V. A. Weinstein, P. Klingenstein, and R. Colp: Duodenal ulcer treated by subtotal gastrectomy with and without vagotomy. J. Amer. med. Ass. 151, 1266 (1953).

Eckmann, L.: Die derzeitige Rolle der Vagotomie in der Chirurgie des Ulcus duodeni. Praxis 56, 297 (1967). — Edelman, G.: Indications de la vagotomie associée à la gastrectomie. Méd. et Hyg. (Genève) 581, 92 (1963). — Edwards, L. W.: Duodenal ulcer. Amer. Surg. 20, 8 (1954); — Personal communication. Cit. in J. L. Herrington jr., Vagotomy and antral resection. In: Surgery of the stomach and duodenum (H. N. Harkins and L. M. Nyhus, eds.).

Boston: Little, Brown & Co. 1962. — Edwards, L. W., and J. L. Herrington jr.: Vagotomy and gastroenterostomy — vagotomy and conservative gastrectomy. A comparative study. Ann. Surg. 137, 6 (1953); — Vagotomy and antral resection in the treatment of duodenal ulcer. J. Tenn. med. Ass. 46, 8 (1953); — The technic of vagus nerve resection. Amer. Surg. 20, 8 (1954); — Efficacy of 40 per cent gastrectomy combined with vagotomy for duodenal ulcer. Surgery 41, 346 (1957). — Edwards, L. W., J. L. Herrington jr., W. R. Cate, and H. B. Lipscomb: Gastrojujenal ulcer: Problems in surgical management. Ann. Surg. 143, 2 (1956). — Edwards, L. W., J. L. Herrington jr., W. R. Cate, H. W. Scott jr., R. I. Carlson, R. J. Phillips, and S. E. Stephenson jr.: Duodenal ulcer: treatment by vagotomy and removal of the gastric antrum. Ann. Surg. 145, 5 (1957). — Edwards, L. W., J. L. Herrington jr., S. E. Stephenson jr., R. I. Carlson, R. J. Phillips jr., W. R. Cate, and H. W. Scott: Duodenal ulcer: Treatment by vagotomy and removal of gastric antrum. Ann. Surg. 145, 738 (1957). — Ellis, H., F. Starer, C. Venables, and C. Ware: Clinical and radiological study of vagotomy and gastric drainage in the treatment of pyloric stenosis due to duodenal-ulceration. Gut 7, 671 (1966). — Emmett, J. M., P. E. Gordon, and C. Alvarez: Clinical progress after gastric resection. W. Va med. J. 51, 237 (1955). — Everson, T. C.: An experimental comparison of protein and fat assimilation after Billroth I and Billroth II reconstructions and segmental type of subtotal gastrectomy. Surgery 36, 525 (1954).

Fallis, L. S., and J. Barron: Von Haberer-Finney gastrectomy with vagotomy. Arch. Surg. 59, 758 (1949); — The combined operation of gastrectomy and vagotomy. Mich. West. J. Surg. 67, 5 (1959). — Farmer, D. A., C. W. Howe, W. J. Porell, and R. H. Smithwick: The effect of various surgical procedures upon the acidity of the gastric contents of ulcer patients. Ann. Surg. 134, 319 (1951). — Farmer, D. A., and R. H. Smithwick: Hemigastrectomy combined with resection of vagus nerves. New Engl. J. Med. 247, 1017 (1952). — Farris, J. M., and G. K. Smith: Vagotomy: clinical results with a note and temporary gastrostomy. Calif. med. 85, 394 (1956); — Some other operations for gastric ulcer (Symposium). A. Kelling-Madlener operation. B. Wedge resection and pyloroplasty. C. Pyloroplasty (with ulcer in situ). Surg. Clin. N. Amer. 46, 329 (1966). — Fegetter, G. Y., and R. Pringle: The long terme results of bilateral vagotomy and gastrojejunostomy for chronic duodenal ulcer. Surg. Gynec. Obstet. 116, 2/175 (1963). — Ferguson, D. J.: Persönliche Mitteilung Februar 1960. — Ferguson, D. J., H. Billings, D. Swenson, and J. Hoover: Segmental gastrectomy with innervated antrum for duodenal ulcer: results at 1—5 years. Surgery 47, 548 (1960). — Ferguson, L. K., J. L. Bravo, and M. Nussbaum: Comparison of surgical treatments of duodenal ulcer. Results of 50% gastrectomy and vagotomy compared to results of 75% gastric resection for duodenal ulcer. Arch. Surg. 82, 173 (1961). — Filatow, A. N., and E. A. Senchillo: Late results of vagotomy in ulcer disease of stomach and duodenum. Vestn. Khir. 82, 4 (1959). — Finsterer, H.: Ausgedente Magenresektion bei Ulcus duodeni statt der einfachen Duodenalresektion bei Pylorusausschaltung. Zbl. Chir. 45, 434 (1918); — Zur chirurgischen Behandlung des cardianahen Ulcus ventriculi. J. int. Chir. 9, 1 (1949); — Zur chirurgischen Behandlung des cardianahen Ulcus ventriculi. Wien. klin. Wschr. 1954, 659—662.

Gambee, L. P.: A single-layer open intestinal anastomosis applicable to the small as well as the large intestine. West. J. Surg. 59, 1 (1951). — Gardner, C.: Simultaneous vagotomy and partial gastrectomy for intractable peptic ulcer. Canad. med. Ass. J. 58, 137 (1948). — Gillespie, J. A., and A. Kay: Effect of medical and surgical vagotomy on the augmented histamine test in man. Brit. med. J. 1961, 5230—5242. — Grady, E. D.: The case for hemigastrectomy and vagotomy in the surgical treatment of duodenal ulcer. Amer. Surg. 22, 1052 (1956). — Grassi, G.: Les résultats de la vagotomie dans le traitement de l'ulcère gastroduodénal. Notre expérience de la vagotomie sélective. Mém. Acad. Chir. 92, 340 (1966). — Gray, S. J., J. A. Benson, and R. W. Reifenstein: Effect of ACTH upon gastric secretion. Proc. Soc. exp. Biol. (N.Y.) 78, 338 (1951). — Griffen jr., W. O., D. M. Nicoloff, N. H. Stone, A. Castaneda, and O. H. Wangensteen: The duodenum and the intestinal phase of gastric secretion. Surg. Forum 12, 301 (1961). Griffith, C. A.: Selective gastric vogotomy. Part I: Eliminating the occurrence of incomplete gastric vagotomy by refined technics of total abdominal and selective gastric vogotomy. Part II: Eliminating undesirable sequelae of total abdominal vagotomy by selective gastric vagotomy. West. J. Surg. 70 107, 175 (1962), — Griffith, C. A., and H. N. Harkins: The role of Brunner's glands in the intrinsic resistance of the duodenum to acid-peptic digestion. Ann. Surg. 143, 160 (1956); — Partial gastric vagotomy: An experimental study. Gastro enterology 32, 96 (1957); — Selective gastric vagotomy: Physiologic basis and technique. Surg. Clin. N. Amer. 42, 1431 (1962); — Vagotomia gastrica selectiva. Pren. méd. argent. 128 (1964). — Grossman, M. J.: Gastrointestinal hormones. Physiol. Rev. 30, 33 (1950); — The pyloric gland area of the stomach. Gastroenterology 31, 1 (1960). — Grossman, M. I., C. R. Robertson, and A. C. Ivy: Proof of a humoral mechanism for gastric secretion — the humoral transmission of the digestive stimulus. Amer. J. Physiol. 153 1, (1948).

HAAN, R. C.: Palliativoperation nach KELLING-MADLENER oder Totalexstirpation des Magens beim kallösen, kardianahen Ulcus ventriculi? Diss. Bonn 1953. — HABERER, H. v.: Terminolaterale Gastroduodenostomie bei der Resektionsmethode nach Billroth I. Zbl. Chir. **49**, 1321 (1922); — Meine Korrekturoperationen bei vorangegangenen Eingriffen am Magen und Duodenum mit Ausschluß des Carcinoms. Langenbecks Arch. klin. Chir. **196**, 304 (1939); — Zur Verbesserungsmöglichkeit der Fernergebnisse nach Magen-Duodenalresektionen. Langenbecks Arch. klin. Chir. **204**, 462 (1943); — Operative Behandlung des Ulcus ventriculi et duodeni. Ärzt. Wschr. 8, 25, 49 (1953). — HÄUBLEIN, H.-G.: Über die Leistungsfähigkeit palliativer Magenoperationen beim Magen- und Zwölffingerdarmgeschwür. Zbl. Chir. **73**, 1073 (1948). — HAFTER, E.: Der operierte Magen aus der Sicht des Internisten. Dtsch. med. Wschr. 88, 937 (1963). — HAMILTON, I.: Some thoughts on gastrectomy for peptic ulcer. West. J. Surg. **63**, 696 (1955). — HAMILTON, J. E., PH. J. HARBRECHT, R. E. ROBBINS, and D. W. KINNAIRD: A comparative study of vagotomy and emptying procedure versus subtotal gastrectomy used alternately in the treatment of duodenal ulcer. Ann. Surg. **153**, 934 (1961). — HARKINS, H. N.: Billroth I gastric resection: Experimental studies and clinical observations on 291 cases. Ann. Surg. **140**, 405 (1954); — Ulcera peptica. Paper given before VI Asamblea Médica Occidente, Guadaljara, Mexico, November 1961. Actualid. méd. **3**, 92 (1962). — HARKINS, H. N., N. D. CHAPMAN, and L. M. NYHUS: Studies on the vagal release of gastrin and its mechanism. Bull. Soc. int. Chir. **22**, 48 (1963). — HARKINS, H. N., N. D. CHAPMAN, L. M. NYHUS, J. K. STEVENSON, J. E. JESSEPH, and R. E. CONDON: The combined operation. Vagotomy, antrectomy and gastroduodenostomy for the surgical treatment of duodenal ulcer. 46th Clinical Congr. of the Amer. Coll. Surg., San Francisco, California October 10—14, 1960. — HARKINS, H. N., J. E. JESSEPH, J. K. STEPHENSON, and L. M. NYHUS: The "combined" operation for peptic ulcer. Arch. Surg. 80, 743 (1960). — HARKINS, H. N., and L. M. NYHUS: Surgery of the stomach and duodenum. Boston: Little, Brown & Co. 1962. — HARKINS, H. N., L. M. NYHUS, C. A. GRIFFITH, and G. R. PRITCHARD: Form and functions of the gastric antrum: clinical implications. 2.. Kongr. Soc. Int. Chir., Wien 1967. — HARKINS, H. N., E. J. SCHMITZ, H. P. HARPER, L. R. SAUVAGE, H. C. MOORE, E. H. STORER, and E. A. KANAR: A combined physiologic operation for peptic ulcer (partial distal gastrectomy, vagotomy and gastroduodenostomy). West. J. Surg. **61**, 316 (1953). — HARKINS, H. N., L. S. STAVNEY, C. A. GRIFFITH, L. E. SAVAGE, T. KATO, and L. M. NYHUS: Selective gastric vagotomy. Ann. Surg. **158**, 448 (1963). — HARKINS, H. N., L. S. STAVNEY, C. A. GRIFFITH, L. E. SAVAGE, and L. M. NYHUS: Selective gastric vagotomy. 112th Annual Meeting of the Amer. Med. Ass. Atlantic City, New Jersey, June 1963. — HARKINS, H. N., R. K. ZECH, L. M. NYHUS, H. G. MOORE jr., L. R. SAUVAGE, and C. A. GRIFFITH: The relative effects of different gastric drainage procedures on the hormonal phase of gastric secretion. Surg. Forum 5, 281 (1955). — HARPER, H. H., and H. S. RAPER: Pankreomycin, a stimulant of the secretion of the pancreatic enzymes in extracts of the small intestine. J. Physiol. (Lond.) **102**, 115 (1943). — HARPER, P. V., E. B. TOVEE, and E. R. WOODWARD: Section of the vagus nerves to the stomach in the treatment of peptic ulcer. Ann. Surg. **126**, 687 (1947). — HARRISON, R. C., W. H. LAKEY, and H. A. HYDE: The production of an acid inhibitor by the gastric antrum. Ann. Surg. 144, 441 (1956). — HARRISON, R. C., H. T. G. WILLIAMS, W. PISESKY, S. HUSAIN, O. H. SILBERMANN, G. J. FRANCIS, and J. W. IRVINE: The relative importance of the vagus nerve, antrum and acid-secreting mucosa in the prevention of experimental peptic ulceration. Surgery 50, 151 (1961). — HARROWER, H. W., P. COOPER, R. H. SMITHWICK, and P. BURKE: Subtotal gastrectomy and hemigastrectomy with vagotomy for duodenal ulcer. J. Amer. med. Ass. **165**, 1270 (1957). — HART, W.: Das Verhalten der excretorischen Pankreasfunktion nach Magenresektion. Vortrag Bayer. Chir.-Kongr. München 24./25.7.1964. — HARVEY, H. D.: The nutritional status of patient after partial gastrectomy (for duodenal ulcer) with gastrojejunostomy for duodenal ulcer. Surg. Gynec. Obstet. **105**, 559 (1957); — Twenty-four years of experience with elective gastric resection for duodenal ulcer. Surg. Gynec. Obstet. **112**, 203 (1961); — Safety in performing partial gastrectomy for peptic ulcer. Ann. Surg. **153**, 256 (1961). — HARVEY, H. D., F. B. ST. JOHN, and H. VOLK: Peptic ulcer: Late follow-up results after partial gastrectomy: Analysis of failures. Ann. Surg. **138**, 680 (1953). — HASTINGS, N.: Subtotal gastric resection for benign peptic ulcer. Arch. Surg. **76**, 74 (1958). — HAY, L. J., R. L. VARCO, C. F. CODE, and O. H. WANGENSTEEN: Experimental production of gastric and duodenal ulcers in laboratory animals by intramuscular injection of histamine in beeswax. Surg. Gynec. Obstet. **75**, 70 (1942). — HEDENSTEDT, S.: Jejunal transposition (JT) antrectomy and selective vagotomy as a routine method in stomach surgery. 22. Kongr. Soc. Int. Chir. Wien 1967. — HEINRICH, G.: Die Bedeutung des Billroth II für die postoperative Magenfunktion. Chirurg **27**, 548 (1956). — HENLEY, F. A.: Gastrectomy with replacement. A preliminary communication. Brit. J. Surg. **118**, 128 (1952); — Gastrectomy with replacement. Ann. roy. Coll. Surg. Engl. **13**, 141 (1953); — The surgical treatment of the postgastrectomy syndrome. Med. Press 14, 318 (1955); — Gastrectomie avec replacement par le jéjunum. Une étude des suites eloignées (pendant

5 ans) dans la gastrectomie partielle et totale. Arch. Mal. Appar. dig. 9, 95 (1957). — HENNING, N., u. W. BAUMANN: Lehrbuch der Verdauungskrankheiten, 2. Aufl. Stuttgart: Thieme 1956. — HERRINGTON, J. L., L. W. EDWARDS, K. L. CLASSEN, R. I. CARLSON, W. H. EDWARDS, and H. W. SCOTT: Vagotomy and antral resection in the treatment of duodenal ulcer: Results in 514 patients. Ann. Surg. 150, 499 (1959). — HERRINGTON jr., J. L.: The pyloric antrum. The relative extent of distal gastrectomy necessary to insure its complete exstirpation. Surgery 44, 775 (1958); — Billroth I and Billroth II reconstructions: Clinical comparison of results of two methods. Surgery 44, 1040 (1958); — Selecting the operation for the particular patient in cases of duodenal ulcer. Surgery 47, 497 (1960). — HERRINGTON jr., J. L., and L. W. EDWARDS: Are we too rigid in our criteria in advising surgery for the complications of duodenal ulcer? Surgery 43, 3 (1958). — HERRINGTON jr., J. L., and W. H. EDWARDS:. A comparative study of the hydrogen ion concentration in the residual gastric pouch following vagotomy and gastrojejunostomy. Surgery 46, 1012 (1959). — HERRINGTON jr., J. L., and H. W. SCOTT jr.: The treatment of duodenal ulcer by bilateral vagotomy, antral resection with Schoemaker end-to-end gastroduodenostomy. In: J. H. MULHOLLAND, E. H. ELLISON and S. R. FRIESEN, Current surgical management, p. 15. Philadelphia: W. B. Saunders 1960. — HESS, W.: Die praktische Bedeutung des Ulcuskarzinoms. Helv. chir. Acta 20, 273 (1953). — HINCHEY, P. R.: Review of 15 years experience with gastrectomy in a community hospital. New Engl. J. Med. 253, 176 (1955). — HOERR, S. O.: Preliminary observations on hemigastrectomy with subdiaphragmatic vagotomy for the average case of chronic duodenal ulcer. Cleveland Clin. Quart. 22, 172 (1955). — HOERR, S. O., and G. CRILE jr.: Which operation for chronic duodenal ulcer? Cleveland Clin. Quart. 21, 3 (1954). — HOFSTETTER, F.: pH-Messungen mit der Glaselektrode im Magensaft. Gastroenterologia (Basel) 72, 201 (1947).— HOLLANDER, F.: The insulin test for the presence of intakt nerve fibers after vagal operation for peptic ulcer. Gastroenterology 7, 607 (1946). — HOLLE, F.: Die subdiaphragmatische Fundektomie im Tierexperiment und am Menschen. Filmvortrag 72. Tagg Dtsch. Ges. Chir., München April 1955. Langenbecks Arch. klin. Chir. 282, 152 (1955); — Die verschiedenen Operationsverfahren am Magen und ihr Einfluß auf die Funktion. Dtsch. med. J. 7, 301 (1956); — Die subdiaphragmatische Fundektomie, ein risikofreies Verfahren zur partiellen, rein abdominell ausgeführten Resektion des oberen Magenabschnittes. Roche, Bilddienst 18, 1 (1957); — Zur Frage der Technik und postoperativen Funktion nach Fundektomie beim Ulcus sub- und intracardiale. Diskussionsbemerkung Tagg Nordwestdtsch. Chir.-Ver.igg, Hamburg 7.12.1962; — Funktionsuntersuchungen nach Kardia-Ösophagus-Resektion zur Frage der postoperativen Resorptionsstörungen und Refluxösophagitis. I. Thoraxchir. Arbeitstagg. Bad Nauheim 15.2.1963 Thoraxchirurgie 11, H. 1 (1963); — Die Fundektomie des Magens. Neuere Erfahrungen und Modifikationen. Chir. Praxis 7, 351—368 (1963); — Diagnosis based on observation of gastric function: its role in the surgery of gastric and duodenal ulcer. Vortrag, gehalten Mayo-Clinic, Rochester 4.10.1964; — Current concepts of the surgery of peptic ulcer. Vortrag, gehalten Boston, Massachusetts General Hospital, Seattle, University of Washington October 1964; — Aktuelle Fragen aus der Pathophysiologie des Magens im Lichte der Ulcuschirurgie. Festvortrag zum 65. Geburtstag von Herrn Prof. Dr. WACHSMUTH, Würzburg, am 29.3.1965; — Form- und funktionsgerechte Operation beim Gastro-Duodenalulcus. (16 mm Magnettonfilm, Laufzeit 15 min.) Filmstunde, 82.Tagg Dtsch. Ges. Chir. 21.—24.4.1965. Langenbecks Arch. klin. Chir. 313, 198 (1965); — Klinische Demonstrationen. Ärztl. Verein München 21.5.1965; — Form- und funktionsgerechte Operationen. Vortrag 42. Tagg Bayer. Chir.-Ver.igg, Erlangen 22. 7. 1965; — Physiologische Operationen des Gastro-Duodenalulcus, 84. Tagg Dtsch. Ges. Chir., München 1967; — Indikation und Technik bei Ulcus ventriculi; — Gastric ulcer. Indications for treatment and choice of method. 22. Kongr. Soc. Int. Chir., Wien 1967. — HOLLE, F., u. W. HART: Form- und funktionsgerechte Operation. Ein Grundsatz moderner Ulcuschirurgie. Langenbecks Arch. klin. Chir. 309, 205 (1965); — Neue Wege der Chirurgie des Gastro-Duodenalulcus. Med. Klin. 62, 12 (1967). — HOLLE, F., W. HART u. R. LICK: Magenresektion und Magenchirurgie. Dtsch. med. Wschr. 89, 526 (1964). — HOLLE, F., W. HART u. F. ZIMMERMANN: Die Behandlung des schweren Dumpingsyndroms durch Umwandlungsoperation. Med. Klin. 58, 625 (1963). — HOLLE, F., u. G. HEINRICH: Die Bedeutung des präpylorischen Magenrestes und seine Erhaltung durch eine subdiaphragmatische Fundektomie. Langenbecks Arch. klin. Chir. 280, 270—293 (1955); — Zur Indikation und Technik der subdiaphragmatischen Fundektomie. Chirurg 26, 164—169 (1955); — Subdiaphragmatic fundusectomy in gastric surgery. Surg. Gynec. Obstet. 101, 385—394 (1955); — Die subdiaphragmatische Fundektomie. (Radikale Entfernung des Ulcus sub- und intracardiale.) Langenbecks Arch. klin. Chir. 293, 396 (1960). — HOLLE, F., G. HEINRICH, W. D. HEINRICH u. H. SYKOSCH: Nachuntersuchungen über die Eisenresorption und Proteolyse des fundektomierten Magens. Ärztl. Wschr. 10, 327 (1955). — HOLLE, F., G. HEIRICH u. H. G. PIEKARSKI: Die postoperative funktionelle Leistungsfähigkeit verschiedener Typen von partieller und totaler Magenresektion. Langenbecks Arch. klin. Chir. 285, 516 (1957). —

Holle, F., u. R. Janker: Lehrfilm: Röntgenkinematographische Untersuchungen über die postoperative Funktion nach verschiedenen Formen der Magenresektion. Röntgeninstitut Prof. R. Janker, Bonn. — Holle, F., u. G. Viehweger: Ösophagealer Reflux nach subdiaphragmatischer Fundektomie. Fortschr. Röntgenstr. **90**, H. 5 (1959). — Hollender, L., M. Adloff et A. G. Weiss: Etude comparative de la gastrectomie subtotale et de la vagotomie sousdiaphragmatique associée à une opération de drainage ou à une antropylorectomie dans le traitement chirurgical de l'ulcère duodénal. Acta gastro-ent. belg. **26**, 112 (1963). — Horsley, G. W., and W. C. Barnes: Twenty-five years experience with the Billroth I gastric resection. Ann. Surg. **145**, 758 (1957). — Horwitz, A., and S. M. Kirson: Cholecystitis and cholelithiasis as a sequel to gastric surgery: A clinical impression. Amer. J. Surg. **109**, 760 (1965). — Howe, C. W., and W. J. Porell: Effects of 50% gastrectomy alone and combined with vagotomy. Arch. Surg. **65**, 714 (1952). — Hunt, J. N.: The interpretation of histamine and insuline tests of gastric function. Gastroenterology **13**, 336 (1949); — Some studies of gastric function. Ann. Coll. Surg. (Engl.) **10**, 144 (1952); — Die Steuerung der Magenentleerung. Triangel (De.) **4**, 7 266 (1960).

Ivy, A. C., M. I. Grossman, and W. H. Bachrach: Peptic ulcer. Philadelphia: Blakiston Co. 1951.

Jordan jr., G. L.: Treatment of the dumping syndrome. J. Amer. med. Ass. **167**, 1062 (1958). — Jordan jr., G. L., D. Quast, and R. Johnston: Hemigastrectomy and vagotomy for the treatment of duodenal ulcer. Amer. J. Gastroent. **35**, 546 (1961). — Jones, T. W., R. V. Devito, L. M. Nyhus, and H. N. Harkins: The effect of antroneurolysis upon antral function of the stomach. Surg. Gynec. Obstet. **105**, 687 (1957). — Jones, T. W., and H. N. Harkins: The mechanism of inhibition of gastric acid secretion by the duodenum. Gastroenterology **37**, 81 (1959).

Kaiser, E., u. F. Deucher: Ist die Vagotomie plus Antrumresektion die adäquate operative Therapie des Ulcus duodeni? Praxis **56**, 678 (1967). — Kay, A. W.: The pyloric antrum and peptic ulceration. Gastroenterologia (Basel) **89**, 282 (1958); — Some surgical aspects of the malabsorption syndrome. Brit. med. J. **1960**, 1291; — The physiological basis of surgery for duodenal ulcer. Acta gastro-ent. belg. **26**, 91 (1963). — Kelling, G.: Über die operative Behandlung des chronischen Ulcus ventriculi. Langenbecks Arch. klin. Chir. **109**, 775 (1918); — Zur Pylorusresektion bei pylorusfernem Magengeschwür. Zbl. Chir. **51**, 172 (1924). — Kirschner, M.: Zit. nach Spath, Die chirurgische Therapie des Magen-Duodenalulcus in der Schule von Haberer. Wien: Springer 1950. — Klein, E.: Left vagus section and partial gastrectomy for duodenal ulcer with hyperacidity. Ann. Surg. **90**, 65 (1929). — Köle, W.: Zur Frage der Resektion des kardianahen Magengeschwürs. Zbl. Chir. **75**, 611 (1950). — Kothe, W.: Der Säure-Basenhaushalt nach der totalen Gastrektomie und nach Kardia-Fundusresektion. Langenbecks Arch. klin. Chir. **290**, 552 (1959).

Landboe-Christensen, E.: The extent of the pylorus zone in the human stomach. Acta path. microbiol. scand. (Suppl.) **54**, 671 (1944). — Leonard, A. S., J. C. Engle, E. T. Peter D. Long, and O. H. Wangensteen: Gastric blood flow and inhibition of histamine-stimulated gastric secretion. Accurence following posterior hypothalamic stimulation. J. Amer. med. Ass. **187**, 589 (1964). — Levin, E., J. B. Kirsner, W. L. Palmer, and C. Butler: Nocturnal gastric secretion. Arch. Surg. **56**, 345 (1948). — Levy, A. H.: Partial gastrectomy for peptic ulcer. Amer. J. Surg. **81**, 198 (1951). — Levy, S.: Über die Resektion der Cardia. Zbl. Chir. **21** (1894). — Lewisohn, R.: Resection of stomach for chronic gastric and duodenal ulcer. Ann. Surg. **78**, 507 (1923). — Longhi, E. H., H. B. Greenlee, J. L. Bravo, J. D. Guerrero, and L. R. Dragstedt: The question of an inhibitory hormone from the gastric antrum. Amer. J. Physiol. **191**, 64 (1957).

MacLean, L. D., and O. H. Wangensteen: Surgical treatment of esophageal strictures. Surg. Gynec. Obstet. **103**, 5 (1956). — Madlener, M.: Die palliative Resektion bei der Magengeschwürskrankheit. Zbl. Chir. **54**, 450 (1927); — Erfahrungen mit der „palliativen" Resektion beim cardianahen Magengeschwür. Zbl. Chir. **66**, 360 (1939). — Marshall, S. F., and A. N. Freedman: Gastric operations and vagotomy. Ann. Surg. **153**, 940 (1961). — McKeown, K. C., et C. A. Muller: Résultats de 1000 gastrectomies subtotales pour ulcères duodénaux et gastriques. In: Der operierte Magen (Redactor H. J. Fahrländer). Bibl. gastroent. (Basel) **6**, 79 (1964). — Merendino, K. A., R. L. Varco, S. S. Litow, F. Kolough jr., I. D. Baronofsky, and O. W. Wangensteen: Stomal ulcer attending complete gastric regurgitation influenced by lenght of afferent duodenal loop. Proc. Soc. exp. Biol. (N.Y.) **58**, 222 (1945). — Merten, R., u. W. Fletscher: Ferment- und Säureausscheidung in der Basalsekretion und der durch Histamin und Insulin stimulierten Sekretion des Magens unter parasympathicolytischen Substanzen und Ganglienblockern. Klin. Wschr. **34**, 45 (1956). — Mikulicz-Radecki, J. v.: Die chirurgische Behandlung des chronischen Magengeschwürs. Verh. Dtsch. Ges. Chir. **26** (Part 2), 31 (1897). — Miller, G. G.: Report of 230 cases of subtotal gastric resections for peptic ulcer. Surgery **12**, 383 (1942). — Moe, R. E., L. M. Nyhus, and H. N. Harkins: The use of dye for differentiating the gastric antrum from the gastric corpus. Bull. Soc. int. Chir. **22**, 424 (1963). — MOLONEY, G. E.: Back to Billroth I: Comparison of results of Billroth I and II operations. Brit. med. J. **1954 I**, 1186. — MOORE, F. D.: Effect of definitive surgery on duodenal ulcer disease. Ann. Surg. **132**, 652 (1950); — Vagus resection for ulcer: an extensive evaluation. Ann. Surg. **126**, 664 (1957); — Surgery in search of a rationale, eighty years of ulcerogenic surgery. Amer. J. Surg. **105**, 304 (1963). — MOORE jr., H. G., and H. N. HARKINS: Critical evaluation of Billroth I gastric resection. Surgery **32**, 408 (1952); — Experiences with Billroth I subtotal gastric resection. West. J. Surg. **60**, 264 (1952); — The Billroth I gastric resection: With particular reference to the surgery of peptid ulcer. Boston: Little, Brown & Co. 1954. — MORGAN, T. W.: An experimental evaluation of the Billroth I operation with vagotomy. Surg. Forum **3**, 44 (1952).

NIETLISPACH, L., F. DEUCHER u. E. KAISER: Antrumresektion mit Vagotomie (AV-Resektion) beim Ulcus duodeni. In: Der operierte Magen. Bibl. gastroent. (Basel) **6**, 34 (1964). — NISSEN, R., u. W. HESS: Operation am Magen und Duodenum. In: Chirurgische Operationslehre, 2. Aufl., Bd. VII/1. Berlin-Göttingen-Heidelberg: Springer 1951; — Chirurgische Operationslehre (Hrsg. v. B. BREITNER), Bd. IV, Teil I. Wien: Urban & Schwarzenberg 1958. — NÖLLER, H. G.: Die elektrische Ermittlung von klinisch bedeutenden chemischen und physikalischen Werten im Intestinaltrakt des Kindes. Habil.-Schr. Med. Fak. Heidelberg 1961. — NORING, O.: Studies on the cephalic phase of gastric secretion in man, particularly following partial gastrectomy. Kobenhavn: Borgen 1951. — NYHUS, L. M.: The role of the antrum in the surgical treatment of peptic ulcer. Gastroenterology **38**, 21 (1960). — NYHUS, L. M., N. D. CHAPMAN, R. V. DEVITO, and H. N. HARKINS: The control of gastrin release: An experimental study illustrating a new concept. Gastroenterology **39**, 582 (1960). — NYHUS, L. M., E. A. KANAR, H. G. MOORE jr., L. R. SAUVAGE, E. J. SCHMITZ, E. H. STORER, and H. N. HARKINS: Gastrojejunostomy and Finney pyloroplasty: their effects upon Heidenhain pouch secretion in vagotomized and non-vagotomized dogs. Surg. Forum **4**, 346 (1954). — NYLANDER, G., and S. OLERUD: The vascular pattern of the gastric mucosa of the rat following vagotomy. Surg. Gynec. Obstet. **112**, 475 (1961).

OBERHELMAN jr., H. A., S. P. RIGLER, and L. R. DRAGSTEDT: The significance of innervation in the function of the gastric antrum. Surg. Forum **7**, 353 (1957); — The significance of innervation in the function of the gastric antrum. Amer. J. Physiol. **190**, 391 (1957). — OI, M., S. HOSHIKO, and S. FUMATSU: A study of the distribution of parietal cells in human stomach. Iikei med. J. **5**, 10 (1958). — OLIVER, J. V.: Effect of vagotomy on development of the Mann-Williamson ulcer in the dog. Arch. Surg. **55**, 180 (1947); — Effect of gastrectomy and diversion of duodenal secretions into the terminal portion of the ileum on development of ulcer. Arch. Surg. **59**, 199 (1949); — Effects of vagus resection with subtotal gastrectomy and diversion of duodenal secretions into terminal portion of ileum in ulcer development. Arch. Surg. **62**, 649 (1951); — Effect of vagus resection and isolation of the pyloric antrum on the development of the Mann-Williamson ulcer in the dog. Surg. Forum **4**, 336 (1953). — ORDAHL, N. B., F. P. ROSS, and D. V. BAKER jr.: Failure of partial gastrectomy with gastroduodenostomy in treatment of duodenal ulcer. Surgery **38**, 158 (1955). — ORR, I. M.: Selective surgery for peptic ulcer. Follow-up studies on a series of 1502 operations for peptic ulcer carried out by the selective policy. Brit. J. Surg. **50**, No 220 (1962); — Selective surgery for peptic ulcer. J. roy. Coll. Surg. Edinb. **8**, 270 (1963).

PALUMBO, L. T.: Physiological changes of the upper gastrointestinal tract following combined partial gastrectomy and vagus resection. Mississippi V. med. J. **76**, 56 (1954). — PALUMBO, L. T., F. M. MARQUIS, and A. N. SMITH: Combined procedure of partial gastrectomy and infradiaphragmatic vagus resection. Arch. Surg. **62**, 171 (1951). — PALUMBO, L. T., T. MAZUR, and B. J. DOYLE: Combined vagus resection and partial gastrectomy for duodenal and marginal ulcer. Arch. Surg. **69**, 762 (1954); — Partial gastrectomy with or without vagus resection for duodenal or marginal ulcer. Surgery **36**, 1043 (1954); — Partial gastrectomy for duodenal or marginal ulcer. Ann. Surg. **140**, 860 (1954). — PALUMBO, L. T., R. E. PAUL, M. LEIBOVITZ, and H. J. FISHMAN: Surgical treatment of duodenal ulcer. Postgrad. Med. **8**, 352 (1950). — PALUMBO, L. T., R. E. PAUL, and G. T. WESTLY: Partial gastrectomy with and without vagus resection in treatment of duodenal ulcer. Arch. Surg. **64**, 756 (1952); — Evaluation of the results of partial gastrectomy for the treatment of duodenal ulcer. Amer. J. Surg. **84**, 172 (1952). — PALUMBO, L. T., W. S. SHARPE, D. J. LULU, M. H. BLOOM, and H. R. PORTER: Results in 300 cases of antrectomy with bilateral vagectomy for chronic duodenal ulcer. Surgery **51**, 289 (1962). — PALUMBO, L. T., W. S. SHARPE, D. J. LULU, R. VESPA, and J. COLON-BONET: Antrectomy with vagectomy or partial gastrectomy for chronic duodenal ulcer. Surg. Clin. N. Amer. **39**, Nr 6 (Detroit) (1959); — Antrectomy with vagectomy for chronic duodenal ulcer. Surgery **46**, 1005 (1959); — Antrectomy with vagectomy or partial gastrectomy with or without vagectomy for chronic duodenal ulcer. Ann. Surg. **151**, 367 (1960); — A comparative analysis of two procedures for chronic duodenal ulcer. Antrectomy with vagectomy or partial gastrectomy with vagectomy. Arch. Surg. **80**, 253 (1960). — PAYR, E.: Erfahrungen über Excision und Resektion bei Magengeschwüren. Langenbecks

Arch. klin. Chir. **90**, 989 (1909); **92**, 199 (1910). — PERROTIN, J., L. HOLLENDER, J. VALIDIRE, and J. GRENIER: Peptic ulcers after gastrectomy. J. Chir. (Paris) **76**, 456 (1958). — PERRY, J. F., and P. A. SALMON: Follow-up studies on segmental gastric resection. Unpublished data 1960. — PESKIN, G. W., and L. D. MILLER: The role of serotonin in the "dumping syndrome". Arch. Surg. **85**, 701 (1962). — PE THEIN, M., and B. SCHOFIELD: Release of gastrin from the pyloric antrum following vagal stimulation by sham feedings in dogs. J. Physiol. (Lond.) **145**, 291 (1959). — PFISTERER, H. G.: Zur Pathophysiologie und Biologie des resezierten Magens und der Gastrektomie. Langenbecks Arch. klin. Chir. **301**, 189 (1962). — PINCUS, I. J., M. H. F. FRIEDMAN, J. E. THOMAS, and M. E. REHFUSS: A quantitative study of the inhibitory effect of acid in the intestine of gastric secretion. Amer. J. dig. Dis. **11**, 205 (1944). — PINCUS, I. J., J. E. THOMAS, and M. D. REHFUSS: A study of gastric secretion as influenced by changes in duodenal acidity. Proc. Soc. exp. Biol. (N.Y.) **51**, 367 (1942). — POLLARD, H. M., R. J. BOLT, H. K. RAMSON, and J. E. OREBAUGH: Results of surgical treatment of duodenal ulcer: Comparison of vagotomy and subtotal gastrectomy 5 years postoperatively. J. Amer. med. Ass. **150**, 1476 (1952). — POLLOCK, A. V.: Vagotomy in the treatment of peptic ulceration: review of 1524 cases. Lancet **1952 II**, 795. — POPIELSKI: Zit. nach N. HENNING, Lehrbuch der Verdauungskrankheiten, 2. Aufl. Stuttgart: Thieme 1956. — POPPOV, G., I. JANKOV, I. CHRISTOV, P. TSCHERWENAKOV, M. MILEV u. Z. TODOROV: Die Pyloroplastik in der Ulcus-Chirurgie. 22. Kongr. Soc. Int. Chir. Wien 1967. — POSTLETHWAIT, R. W.: In:Results of surgery for peptic ulcer, a cooperative study by twelve Veterans Administration Hospitals. Philadelphia and London: W. B. Saunders Co. 1963. — POWELL, J., and R. R. WHITE: The status of gastrectomy for chronic duodenal ulcer. Surg. Clin. N. Amer. **32**, 1439 (1952). — PRIESTLEY, J. B.: Late results in the surgical treatment of duodenal ulcer; report of 77 cases. J. Iowa St. med. Soc. **46**, 239 (1956).

RAGINS, H., S. P. RIGLER, S. O. EVANS, J. D. MCCARLTY, and L. R. DRAGSTEDT: Studies on the physiology of the gastric antrum. Arch. Surg. **75**, 230 (1957). — RAUCH, R. F.: An evaluation of gastric resection for peptic ulcer. Review of 893 cases. Surgery **32**, 638 (1952). — RE MINE, W. H.: Diskussion zu Vortrag F. HOLLE, Current problems in the surgery of the gastro-duodenal ulcer, Rochester, Minn. 2.1064. — RIEDEL, B.: Die Entfernung des mittleren Abschnittes vom Magen wegen Geschwür. Dtsch. med. Wschr. **35**, 54 (1909); — Das jetzige Verhalten von 18 wegen Ulcus curvat. min. mit Entfernung des mittleren Teiles vom Magen behandelter Kranken. Verh. dtsch. Ges. Chir. **41** (Teil II), 62 (1912). — RIEDER, W.: Chirurgische Behandlung des kardianahen Ulcus ventriculi. Langenbecks Arch. klin. Chir. **196**, 640 (1939). — RIENHOFF, W. F.: An analysis of the results of the surgical treatment of 260 consecutive cases of chronic peptic ulcer of the duodenum. Ann. Surg. **121**, 583 (1945). — ROOT, H. D., C. B. JENSON, N. W. CRISP, K. IMAMOGLU, and O. H. WANGENSTEEN: Experimental evaluation of antral exclusion and complemental vagotomy in treatment of duodenal ulcer. Gastroenterology **39**, 602 (1960). — ROTH, J. L., I. BECKER, S. VINE, and H. S. BOCKUS: Results of subtotal gastric resection for duodenal ulcer. J. Amer. med. Ass. **161**, 794 (1956). — RUDICK, J., and J. S. F. HUTCHISON: Effects of vagal-nerve section of the biliary system. Lancet **1964 I**, 579. — RUDING, R., and N. H. HIRDES: Extent of the gastric antrum and its significance. Surgery **53**, 743 (1963). — RUYTERS, L.: Indications et tendances actuelles de la chirurgie de l'ulcère duodénal. Acta gastro-ent. belg. **26**, 100 (1963).

SALMON, P. A., H. D. ROOT, C. B. JENSON, N. W. CRISP, K. IMAGOGLU, and O. H. WANGENSTEEN: Intraintestinal and gastric pH changes following Billroth gastrectomies. Surg. Forum **9**, 458 (1958). — SAUVAGE, L. R., E. J. SCHMITZ, E. H. STORER, E. A. KANAR, F. R. SMITH, and H. N. HARKINS: The relation between the physiologic stimulatory mechanisms of gastric secretion in the incidence of peptic ulceration. Surg. Gynec. Obstet. **96**, 127 (1953). — SAUVAGE, L. R., E. J. SCHMITZ, E. H. STORER, F. R. SMITH, E. KANAR, and H. N. HARKINS: A new operative preparation for production of peptic ulcer in the dog. Proc. Soc. exp. Biol. (N.Y.) **79**, 436 (1952). — SAXON, E., and L. ZIEVE: Weight loss after gastrectomy: Comparative importance of residual pouch capacity, presence of an innervated pylorus, fat excretion, and postoperative symptoms. Surgery **48**, 666 (1960). — SCHIASSI, B. M.: The role of the pyloroduodenal nerve supply in the surgery of duodenal ulcer. Ann. Surg. **81**, 939 (1925). — SCHILLING, J. A., and H. E. PEARSE: Re-evaluation of the role of the pyloric antrum in marginal peptic ulcers. Surg. Gynec. Obstet. **87**, 225 (1948). — SCHINDLER, R., and A. E. DA GRADI: Gastroscopic observations following various types of surgery for gastroduodenal ulcer. Surg. Gynec. Obstet. **100**, 78 (1955). — SCHMIEDEN, V.: Über die Excision der Magenstraße: Grundsätzliches zur Operation des Magengeschwürs. Zbl. Chir. **48**, 1534 (1921). — SCHMITZ, E. J., E. A. KANAR, E. H. STORER, L. R. SAUVAGE, and H. N. HARKINS: The effect of vagotomy of the main stomach on Heidenhain pouch secretion. Surg. Forum **3**, 17 (1952). — SCHREIBER, H. W., u. H. VAN ACKEREN: Beidseitige selektive gastrale Vagotomie und Pyloromyoplastik. Indikationsstellung, Technik und operative Störungen. Dtsch. med. Wschr. **92**, 430 (1967). — SCHWARZ, E., u. H. G. HÄUBLEIN: Die operative Behandlung des chronischen Magen- und Duodenalgeschwürs. Zbl. Chir. **75**, 353 (1950). — SCOTT, H. W.: Traitement chirurgical de l'ulcère duodénal. 22. Kongr. Soc. Int. Chir. Wien 1967. — Scott, H. W., J. L. Herrington, W. H. Edwards, and H. J. Shull: Hazards of antral exclusion with vagotomy in surgical treatment of duodenal ulcer. Ann. Surg. 151, 181 (1960). — Scott, H. W., J. L. Herrington, W. E. Leonard, J. S. Harrison: Results of vagotomy and antral resection in surgical treatment of duodenal ulcer. Gastroenterology 39, 590 (1960). — Scott jr., H. W., and J. L. Herrington jr.: The fallacy of complete vagotomy and antral exclusion in the surgical treatment of duodenal ulcer. Ann. Surg. (in press). — Shay, H., and J. Gershon-Cohen: Experimental studies in gastric physiology in man: Mechanism of gastric evaluation after partial gastrectomy as demonstrated roentgenologically. Amer. J. dig. Dis. 2, 608 (1935). — Shingleton, W. W., J. K. Isley, R. D. Floyd, A. P. Sanders, G. J. Baylin, R. W. Postlethwait, and J. M. Durham: Studies on postgastrectomy. Steatorrhea using radioactive Triolein and Oleic. acid. Surgery 42, 12 (1957). — Shoemaker, W. C., and W. L. Martin: A new approach to the surgical management of peptic ulcer by gastrectoplasty. Surg. Gynec. Obstet. 106, 105 (1958). — Smith, G. K., and J. M. Farris: Vagotomy and pyloroplasty in chronic duodenal ulcer with special reference to technique. Arch. Surg. 78, 652 (1959). — Smith, G. W., and E. L. Howes: Absence of histamine-reserpine ulcers in pyloric pouches free of acid. Surgery 55, 262 (1964). — Smithwick, R. H.: Surgery of duodenal ulcer. Amer. J. Gastroent. 30, 145 (1950); — Conservative gastric resection combined with vagotomy. Surgery 41, 344 (1957); — Personal communication. Cit. in J. L. Herrington jr., Vagotomy and antral resection. In: Surgery of the stomach and duodenum (H. N. Harkins and L. M. Nyhus, eds.). Boston: Little, Brown & Co. 1962. — Smithwick, R. H., D. A. Farmer, and H. W. Harrower: Some comments on recurrent ulceration after various operations for duodenal ulcer based upon the acidity and peptic activity of the gastric contents. Amer. J. Surg. 105, 375 (1963). — Smithwick, R. H., H. W. Harrower, and D. A. Farmer: Hemigastrectomy and vagotomy in the treatment of duodenal ulcer. Amer. J. Surg. 101, 325 (1961). — Stafford, C. E., and D. B. Hinshaw: Surgical indications in peptic ulcer disease. Med. Clin. N. Amer. 43, No 4 (1959). — Stafford, E. S., and G. G. Finney: Results of surgical treatment of petic ulcer. Ann. Surg. 155, 687 (1962). — State, D., and L. Morgenstern: The inhibitory role of the pyloric antrum on the cephalic phase of gastric acid secretion in dogs. Surg. Gynec. Obstet. 106, 545 (1958). — Stavney, L. S., T. Kato, L. E. Savage, H. N. Harkins, and L. M. Nyhus: Parietal cell rectivity. Surg. Gynec. Obstet. 118, 1269 (1964). — Stevens, G. A.: Treatment of duodenal ulcer by conservative gastric resection with partial vagotomy. Calif. Med. 69, 252 (1948); — The rationale of antrectomy and vagotomy for duodenal ulcer. Arch. Surg. 73, 364 (1956). — Stevens, G. A., and W. L. Ross: Duodenal ulcer; rationale and results of antrectomy and subtotal vagotomy. Calif. Med. 84, 341 (1956). — Stock, F. E., K. K. L. Hui, and L. F. Tinckler: Vagotomy and pylorectomy in the treatment of duodenal ulceration. Surg. Gynec. Obstet. 102, 358 (1956). — Storer, E. H., E. R. Woodward, and L. R. Dragstedt: The effect of vagotomy and antrum resection on the Mann-Williamson ulcer. Surgery 27, 526 (1950). — Straaten, T.: Die Bedeutung der Pylorusdrüsenzone für die Magensaftsekretion. Langenbecks Arch. klin. Chir. 176, 236 (1933). — Strauss, A. A.: Unpublished paper presented before the Chicago Surgical Society 1914. — Strauss, A. A., S. F. Strauss, A. H. Schwartz, D. D. Kram, and W. M. Masur: Results of subtotal gastrectomy for gastric and duodenal ulcer since 1917. J. Amer. med. Ass. 1949, 1095 (1952). — Stubbe, J. T.: Gastric secretion following resection of the antrum and proximal duodenum. Gastroenterology 33, 693 (1957).

Thal, A. P., J. F. Perry, and O. H. Wangensteen: The physiologic effect of various types of gastrectomy on gastric acid production with special reference to the function of the denervated gastric antrum. Surgery 41, 576 (1957). — Thompson, J. A., J. A. Bonta, and H. W. Clatworthy: Effect of hemigastrectomy, gastroduodenostomy and vagotomy on growth in puppies. Surg. Forum 6, 297 (1955). — Thompson, J. C.: The inhibition of gastric resection by the duodenum and by the gastric antrum. A review. J. Surg. Res. 2, 181 (1962). — Thompson, J. C., and H. J. Lerner: Effect of the antral inhibitory hormone on phases of gastric secretion. Surg. Forum 12, 268 (1961). — Thompson, J. E., and C. F. Stewart: Gastrectomy for peptic ulcer. Ann. Surg. 139, 721 (1954). — Tomarelli, R. M., J. Charney, and M. L. Harding: The use fo azoalbumin as a substrate in the colorimetric determination of peptic and tryptic activity. J. Lab. clin. Med. 34, 428 (1949). — Tschakaroff, A., Z. Boteff u. N. Smilewski: Eine neue Taktik für die chirurgische Behandlung des Ulcus duodeni. Klin. Med. (Wien) 21, 448 (1966).

Uebermuth, H.: Zur heutigen chirurgischen Behandlung des Magengeschwürsleidens. Zbl. Chir. 74, 1167 (1949). — Uvnäs, B.: Part played by pyloris region in cephalic phase of gastric secretion. Acta physiol scand. 4, Suppl. XIII (1942).

Vitkin, S. F.: Motor functions of stomach after resection. Ann. Surg. 111, 27 (1940).

Waddell, W. R., and M. K. Bartlett: Antral exclusion with vagotomy for duodenal ulcer. Ann. Surg. 146, 3 (1957). — Waddell, W. R., and H. W. Williams jr.: The effect of antrectomy on gastric blood flow. Ann. Surg. 150, 529 (1959). — Wallensten, S.: Results of the surgical treatment of peptic ulcer by partial gastrectomy according to Billroth I and II methods. Acta chir. scand. (Suppl.) 191 (1954). — WALTERS, W.: Six to ten-year follow-up of the surgical treatment of duodenal, gastric and gastrojejunal ulcer. Gastroenterologia (Basel) 93, 15 (1960); — Developments in peptic ulcer surgery at the Mayo Clinic. Arch. Surg. 82, 260 (1961). — WALTERS, W., D. P. CHANCE, and J. BERKSON: A comparison of vagotomy and gastric resection for gastrojejunal ulceration: A follow-up study of 301 cases. Surg. Gynec. Obstet. 100, 1—10 (1955). — WALTERS, W., and H. K. GRAY: Annual report for 1936 of surgery of stomach and duodenum. Proc. Mayo Clin. 12, 561 (1937). — WALTERS, W., and T. E. LYNN: The Billroth I and Billroth II operations: Comparison of results six to ten years after operation for gastric, duodenal and gastrojejunal ulcers. Arch. Surg. 74, 680 (1957). — WALTERS, W., and J. E. MOBLEY: Five to ten year follow-up of 162 cases of duodenal ulcer treated by vagotomy with and without associated gastric operation. Arch. Surg. 68, 163 (1956); — Five to ten-year follow up of 162 cases of duodenal ulcer treated by vagotomy with and without associated gastric operations. Ann. Surg. 145, 753 (1957). — WANGENSTEEN, O. H.: Aseptic gastric resection. I. A method of aseptic anastomosis adaptable to any segment of the alimentary canal (esophagus, stomach. small or large intestine); II. Including preliminary description of subtotal excision of the acid-secreting area for ulcer. Surg. Gynec. Obstet. 70, 58 (1940); — A physiological operation for megaesophagus (dystonia, cardiospasm and achalasia). Ann. Surg. 134, 301 (1951); — Segmental gastric resection for peptic ulcer; method permitting restoration of anatomic continuity. J. Amer. med. Ass. 149, 18 (1952); — Segmental gastric resection — an acceptable operation for peptic ulcer; tubular resection unacceptable. Surgery 41, 686 (1957); — A critique of operations for peptic ulcer. Postgrad. Med. 23, 466 (1958). — WANGENSTEEN, O. H., and N. L. LEVEN: Gastric resection for esophagitis and stricture of acid-peptic origin. Surg. Gynec. Obstet. 88, 560 (1949). — WANGENSTEEN, O. H., P. A. SALMON, W. O. GRIFFEN, and J. R. S. PATERSON: Studies of local gastric cooling as related to peptic ulcer. Ann. Surg. 150, 346 (1959). — WANKEL, P.: Einige neue Gesichtspunkte zur chirurgischen Behandlung der Divertikelbildung im Duodenum und Jejunum. Zbl. Chir. 76, 456 (1951). — WASTELL, C., and H. ELLIS: Faecal fat excretion and stool colour after vagotomy and pyloroplasty. Brit. med. J. 1966 I, 1194. — WATKINS, D. H.: Subtotal gastric resection with Billroth I reconstruction utilizing the transverse colon. Amer. Surg. 25, 2 (1959). — WEINBERG, J. A.: Vagotomy with pyloroplasty in treatment of duodenal ulcer — surgical aspects. Amer. J. Gastroent. 21, 296 (1954); — Vagotomy with pyloroplasty or gastroenterostomy. In: Current surgical management (J. H. MULHOLLAND, E. H. ELLISON and S. R. FRIESEN, eds.), p. 56. Philadelphia: W. B. Saunders 1957; — Vagotomy and pyloroplasty in the treatment of duodenal ulcer. Amer. J. Surg. 105, 347 (1963). — WEINBERG, J. A., and C. W. McLENATHEN: In: Results of surgery for peptic ulcer, a cooperative study by twelve Veterans Administration Hospitals. Philadelphia and London: W. B. Saunders Co. 1963. — WEINBERG, J. A., S. J. STEMPIEN, H. J. MOVIUS, and A. E. DAGRADI: Vagotomy and pyloroplasty in the treatment of duodenal ulcer. Amer. J. Surg. 92, 202 (1956). — WELLS, C., and I. W. McPHEE: Partial gastrectomy: ten years later. Brit. med. J. 1954 II, 1128. — WILKINSON, S. A., and J. C. SULLIVAN: Vagotomy combined with subtotal gastrectomy. Gastroenterology 11, 457 (1948). — WINKELSTEIN, A., and A. A. BERG: Vagotomy plus partial gastrectomy for duodenal ulcer. Amer. J. dig. Dis. 5, 497 (1938). — WOODWARD, E. R.: Peptic ulceration of the stomach and duodenum. With a note on elective operations. Surg. Clin. N. Amer. 39, No 5, 1195 (1959). — WOODWARD, E. R., E. S. LYON, J. LANDOR, and L. R. DRAGSTEDT: The physiology of the gastric antrum: Experimental studies on isolated antral pouches in dogs. Gastroenterology 27, 766 (1954). — WOODWARD, E. R., G. A. STEVENS, and C. ROBERTSON: Role of antrum in surgery for duodenal ulcer. Arch. Surg. 72, 1003 (1956). — WOODWARD, E. R., and V. C. TILLMANNS: Mechanism for ulcer recurrence following the antrum exclusion gastrectomy. Surg. Forum 6, 301 (1955).

YAMAGISHI, M.: Results of the arch-like gastric resection for the treatment of peptic ulcer: experiences with 509 cases. Paper given at Surgical Conference, University Hospital, Seattle, May 10, 1961.

H. Die benignen chirurgischen Erkrankungen der oesophago-kardia-fundalen Übergangszone

I. Die Hiatus- (und Zwerchfell-) Hernien

ADKINS, P. C., R. K. HUGHES, and B. BLADES: Peptic esophagitis and hiatal hernia: A follow-up study. Amer. Surg. 27, 733 (1961). — ADLER, R. H., C. N. FIRME, and J. M. LANIGAN: A valve mechanism to prevent gastroesophageal reflux and esophagitis. Surgery 44, 63 (1958). — ÅKERLUND, A.: Die anatomischen Grundlagen des Röntgenbildes der sog. „erworbenen Hiatusbrüche". Acta radiol. (Stockh.) 14, 523 (1933). — ÅKERLUND, A., H.

OEHNELL u. E. KEY: Hernia diaphragmatica hiatus oesophagei vom anatomischen und röntgenologischen Gesichtspunkt. Acta radiol. (Stockh.) 6, 1 (1926). — ALLISON, P. R.: Obstruction of the gastro-esophageal junction. Lancet 1949 II, 91; — Reflux esophagitis, sliding hiatal hernia, and the anatomy of repair. Surg. Gynec. Obstet. 92, 419 (1951); — Diaphragmatic hernia. Trans. med. Soc. Lond. (1951/52) 68, 15 (1953); — Function and dysfunction at the cardia. Bull. Johns Hopk. Hosp. 99, 182 (1956); — Observations on a conservative approach to non-malignant lesions at the cardia. J. thorac. Surg. 32, 150 (1956). — ALLISON, P. R., and A. S. JOHNSTONE: The oesophagus lined with gastric mucous membrane. Thorax 8, 87 (1953). — ALLISON, P. R., A. S. JOHNSTONE, and G. B. ROYCE: Short esophagus with simple peptic ulceration. J. thorac. Surg. 12, 432 (1943). — ANDERS, H. E., u. E. BAHRMANN: Über die sogenannten Hiatushernien des Zwerchfells im höheren Alter und ihre Genese. Z. klin. Med. 122, 736 (1932). — ANDERSON, M. X.: Surgical treatment of esophageal hiatus hernia: a study of forty-two cases. J. int. Coll. Surg. 16, 578 (1951). — AREY, L. B.: Developmental anatomy, p. 218—220. Philadelphia: W. B. Saunders Co. 1947. — ARNHEIM, E. E.: Congenital hernia of the diaphragm with special reference to right-sided hernia of the liver and intestine. Surg. Gynec. Obstet. 95, 293 (1952). — ATKINSON, M.: Mechanisms protecting against gastrooesophageal reflux: a review. J. Brit. Soc. Gastroent. — Gut 3, 1 (1962). — ATKINSON, M., M. B. BOTTRILL, A. T. EDWARDS, W. M. MITCHELL, B. G. PEET, and R. E. WILLIAMS: Mucosal tears at the oesophagogastric junction (the Mallory-Weiss syndrome). J. Brit. Soc. Gastroent. — Gut 2, 1 (1961). — ATKINSON, M., D. A. W. EDWARDS, A. J. HONOUR, and E. N. ROWLANDS: The oesophagogastric sphincter in hiatus hernia. Lancet 1957 II, 1138. — ATKINSON, M., P. KRAMER, S. M. WYMAN, and F. J. INGELFINGER: The dynamics of swallowing. I. Normal pharyngeal mechanisms. J. clin. Invest. 36, 581 (1957). — AYLWIN, J. A.: The physiological basis of reflux oesophagitis in sliding hiatal diaphragmatic hernia. Thorax 8, 38 (1953).

BALDINI, G., L. FERRI e L. RONCORONI: Ernie e relaxatio del diaframma. Pavia: Cortina 1957. — BARRETT, N. R.: Hiatus hernia. Proc. roy. Soc. Med. 45, 279 (1952); — Hiatus hernia. A review of some controversial points. Brit. J. Surg. 42, 231 (1954); — The lower esophagus lined by columnar epithelium. Surgery 41, 881 (1957); — Hiatus hernia. Brit. med. J. 1960 II, 247. — BARRETT, N. R., and C. E. W. WHEATON: The pathology, diagnosis and treatment of congenital diaphragmatic hernia in infants. Brit. J. Surg. 21, 420 (1934). — BARSONY, TH.: Über die Hiatushernien. Fortschr. Röntgenstr. 38, 629 (1928). — BARTLETT, M. K., and C. M. JONES: Surgical experience with lower esophageal ring. Ann. Surg. 149, 491 (1959). — BAUMANN, W., u. H.-J. WICHMANN: Über Hiatushernien und Veränderungen der Kardia-Fornix-Region. Münch. med. Wschr. 104, 10 (1962). — BEARDSLEY, J. M.: Esophageal hiatus hernia: repair from below. New Engl. J. Med. 254, 409 (1956); — Transabdominal repair of esophageal hiatus hernia. Ann. Surg. 149, No 4 (1959). — BEAUJEU, M. J. DE, et J. CUILLERET: Les hernies par orifices congénitaux anormaux du diaphragme chez le nourrisson et l'enfant. Extrait du Lyon chir. 57, No 3 (1961). — BELLI, L., G. AVILA, V. DE MARZO e A. PERACCHIA: Le alterazioni della motilità esofagea. Chir. Pat. sper. 7, 209 (1959). — BERETTA, F. F., and P. JORDAN jr.: Case for infradiaphragmatic repair of esophageal hiatal hernia. Surgery 42, 1036 (1957). — BERG, H. H.: Über die verborgenen Brüche und Insuffizienz des Hiatus oesophageus. Röntgenpraxis 3, 443 (1931). — BERMAN, E. J., and J. K. BERMAN: Hiatal hernia complex. Amer. J. Surg. 110, 806 (1965); — Balanced procedure for the surgical treatment of hiatal hernia complex. 22. Kongr. Soc. Int. Chir., Wien 1967. — BERMAN, J. K.: Discussion on esophageal hiatal hernia and its complications; a classification based upon its probable genesis. Arch. Surg. 75, 670 (1957). — BERMAN, J. K., and E. J. BERMAN: Balanced operations for esophagitis associated with hiatal hernia, hiatal hernia en masse, and hiatal hernia with so-called true congenitally short esophagus. XVIIIe Congr. Soc. Int. Chir., Munich, 13—20 septembre 1959. Arch. Surg. 78, 889 (1959). — BERMAN, J. K., E. J. BERMAN, and A. H. LALONDE: Management of esophageal hiatus hernia syndrome and associated abnormalities with balanced operations. Dis. Chest 39, No 3 (1961). — BERMAN, J. K., and E. D. HABEGGER: Balanced operations for esophagitis associated with hiatal hernia en masse. Arch. Surg. 79, 548 (1959). — BERNHEIM, M., M. JEUNE et C. CARRON: Hernie diaphargmatique gauche multi-viscérale. Pédiatrie 4, 518 (1952). — BETTEX, M., et N. GENTON: Résultats éloignés du traitement chirurgical de la hernie hiatale. XVIème Congr. Ass. des Pédiatres de Langue française 4, 91 (1957). — BTTTEX, M., H. STILLHART u. D. NUSSLÉ: Über peptische Oesophagusstenosen bei Hiatushernien im Kindesalter. Helv. chir. Acta 28, 594 (1961). — BIANCO, A., e G. BONACCORSI: Le forme emorragiche dell'ernia gastrica iatale. Gazz. int. Med. Chir. 65, No 2 (1960). — BIANCO, A., G. BONACCORSI e F. CORNELI: L'ernia gastrica iatale quale causa di emorragie digestive. Arch. ed Atti Soc. ital. Chir. 2, 178 (1959). — BIVETTI, J.: Röntgenanatomische Studien des unteren Ösophagus. Radiol. clin. (Basel and New York) 28, Nr 6 (1959); — Die Röntgenanatomie der Hiatushernie. Bibl. gastroent (Basel) 1, 43 (1960). — BLADES, B., and C. R. HALL: The consequence of neglected hiatus hernias. Ann. Surg. 143, 822 (1956). — BLAHA, H.: Die Hiatushernien der

Erwachsenen. Teil I. H. Blaha, Allgemeine Gesichtspunkte zu den Hiatusbrüchen und zur Schlußunfähigkeit der Kardia. Teil II. H. Blaha u. K. E. Seiffert, Beiträge zur Klinik und chirurgischen Behandlung. Bruns' Beitr. klin. Chir. 202, H. 4 (1961). — Bloom, J., and E. Gubbay: Hiatus hernia and electrocardiographic changes. Amer. Heart H. 54, 915 (1957).— Boerema, I.: Gastropexia anterior geniculata for sliding hiatus hernia and for cardiospasm. J. int. Coll. Surg. 29, 533 (1958). — Boerema, I., u. R. Germs: Gastropexia anterior geniculata wegen Hiatusbruch des Zwerchfells. Zbl. Chir. 80, 1585 (1955). — Bonaccorsi, G., A. Thau e A. Bianco: In tema di patologia del diaframma: L'ernia di Bochdalek. Gazz. int. Med. Chir. 67, No 3 (1962). — Botha, G. S. M.: The anatomy of phrenic nerve termination and the motor innervation of the diaphragm. Thorax 12, 50 (1957); — Mucosal folds at the cardia as a component of the gastro-oesophageal closing mechanism. Brit. J. Surg. 45, 569 (1958). — Botha, G. S. M., R. Astley, and I. J. Carré: A combined cineradiographic and manometric study of the gastro-oesophageal junction. Lancet 1957I, 659. — Bouvrain, Y., et R. Slama: Intérêt des hernies hiatales en cardiologie. Arch. Mal. Coeur 49, 720 (1956). — Bowden, L., and C. J. Miller: Massive haematemesis from hiatus hernia. Arch. Surg. 63, 143 (1951). — Boyd, D. P.: Thoracoabdominal repair of esophageal hiatus hernia. Surg. Gynec. Obstet. 108, 245 (1959); — Diaphragmatic hernia through the foramen of Morgagni. Surg. Clin. N. Amer. 41, 839 (1961). — Boyd, D. P., and J. N. Classen: The surgical treatment of diaphragmatic hernia. Surg. Clin. N. Amer. 3, 813 (1951). — Braasch, J. W., and F. H. Ellis: The gastroesophageal sphincter mechanism: An experimental study. Surgery 39, 901 (1956). — Brash, J. C.: Cunningham's manual of practical anatomy, IIth ed., vol. 2, p. 362. London: Oxford University Press 1952. — Brick, J. B., and H. J. Amory: Incidence of hiatus hernia in patients without symptoms. Arch. Surg. 60, 1045 (1950). — Brintnall, E. S., R. A. Blome, and R. T. Tidrick: Late results of hiatus hernia repair. Amer. J. Surg. 101, 159 (1961). — Brooks, J. R.: Hiatus hernia — the method of repair. New Engl. J. Med. 266, 233 (1962). — Brücke, T. Th. v., u. P. Stern: Pharmakologische Untersuchungen über die Innervation des Mageneinganges. Naunyn-Schmiedebergs Arch. exp. Path. Pharmak. 189, 311 (1938). — Brunner, A.: Die Blutung als Symptom der Hiatushernie. Bibl. gastroent. (Basel) 1, 40 (1960). — Buchanan, A. C., W. F. Bowers, and B. H. Sullivan: Esophageal hiatus hernia: A problem in surgical physiology. Arch. Surg. 74, 276 (1956); — Burford, T. H., and C. E. Lischer: Treatment of short oesophageal hernia with oesophagitis by Finney pyloroplasty. Ann. Surg. 144, 647 (1956). — Burke, J. B.: Partial thoracic stomach in childhood. Ann. Surg. 2, 787 (1959).

Caminiti, R.: Rilievi semeiologici e considerazioni chirurgiche in tema di ernie gastriche iatali. Arch. Chir. Torace 11, 911 (1957). — Carey, J. M., and W. H. Hollinshead: Anatomy of the esophageal hiatus related to repair of hiatal hernia. Proc. Mayo Clin. 30, 223 (1955). — Carman, R. D., and S. Fineman: Roentgenologic diagnosis of hiatus hernia. Radiology 3, 26 (1924). — Carré, I. J.: A clinical study of the partial thoracic stomach in children. M. D. Thesis Cambridge 1957; — The natural history of the partial thoracic stomach ('Hiatus hernia') in children. Arch. Dis. Childh. 34, No 176 (1959); — Pulmonary infections in children with a partial thoracic stomach ('Hiatus hernia'). Arch. Dis. Childh. 35, No 183 (1960); — Postural treatment of children with a partial thoracic stomach ('Hiatus hernia'). Arch. Dis. Childh. 35, No 184 (1960). — Carré, I. J., and R. Astley: The fate of the partial thoracic stomach ('Hiatus hernia') in children. Arch. Dis. Childh. 35, No 183 (1960); 35, 484 (1960). — Carver jr., G. M.: Hiatus hernia, peptic esophagitis, and peptic ulcer. Surg. Gynec. Obstet. 106, 77 (1958). — Catel, W., u. R. Garsche: Studien bei Kindern mit dem Bildwandler. I. Anatomie und Motilität des distalen Ösophagusabschnittes. Fortschr. Röntgenstr. 85, I (1956). — Cauchoix, J., et J. Gourgeot: La cure opératoire des hernies diaphragmatiques de l'enfant. Mém. Acad. Chir. 73, 291 (1947). — Cavalot, A., e G. Agati: L'ernia diaframmatica di Morgani-Larrey. Minerva med. 50, 2004 (1959). — Cesare, E. de, e G. di Matteo: Ipercinesie segmentarie dell'esofago. Gazz. int. Med. Chir. (Napoli) 60, 465 (1955). — Chaumerliac, H. J.: Le diagnostic radiologique différentiel des hernies hiatales. Arch. Mal. Appar. dig. 5, Suppl., 21 (1953). — Chevret, M. R.: Résultats d'une série de 23 interventions pour brachyoesophage chez les nouveau-nés et les jeunes enfants. Mém. Acad. Chir. 85, 632 (1959).— Chiari, H. H., u. G. Hienert: Beitrag zur Klinik und Therapie der Hiatushernien. Klin. Med. (Wien) 15, H. 11 (1960). — Clarebrough, J. K., and J. L. Connell: Surgical considerations in hiatus hernia. Aust. N.Z. J. Surg. 29, No 1 (1959). — Clerf, L. H., and W. F. Manges: The congenitally short esophagus. J. Amer. med. Ass. 102, 2008 (1934). — Cloetens, N., et T. J. Herbie: Concomitance d'oesophage flexueux et de hernie hiatale. Acta gastro-ent. belg. 20, 77 (1957). — Cocchi, U.: Zur Röntgendiagnose des Ulcus pepticum oesophagi. Radiol. clin. (Basel) 22, 253 (1953); — Hiatushernie, Hiatusinsuffizienz und Kardiainsuffizienz. Fortschr. Röntgenstr. 82, 184 (1955). — Code, C. F., B. Craemer, J. Schlegel, A. A. Olsen, F. E. Donoghue, and H. A. Anderson: An atlas of esophageal motility in health and disease, p. 134. Springfield (Ill.): Ch. C. Thomas 1958. — Collis, J., L. M. Satchwell, and L. D. Abrams: Nerve supply to the crura of the diaphragm. Thorax 9, 22 (1954). — Collis, J. L.:

An operation for hiatus hernia with short oesophagus. J. thorac. Surg. **34**, 768 (1957); — A review of surgical results in hiatus hernia. Thorax **16**, 114 (1961). — COLLIS, J. L., T. D. KELLY, and A. M. WILEY: Anatomy of the crura of the diaphragm and the surgery of hiatus hernia. Thorax **9**, 175 (1954). — COOLEY, J. C., J. H. GRINDLAY et O. T. CLAGETT: La hernie du hiatus oesophagien. Conceptions anatomiques et chirurgicales: expérimentation d'une prothèse en ivalon pour sa réparation. Surgery **41**, 714 (1957). — CRAIG, J.: Possible sequel of treating infants in the erect posture (correspondence). Brit. med. J. **1953**II, 98. — CRAIGHEAD, C. C., et R. G. REYES: Abord chirurgical de la hernie hiatale chez le malade de plus de 60 ans. Amer. J. Gastroent. **32**, 23 (1959). — CRAWFORD, E. S., and M. E. DE BAKEY: Abdominal repair of hiatal hernia: study of 138 cases. Amer. Surg. **24**, 889 (1958); — La réparation abdominale de la hernie de l'hiatus. Etude de 138 cas. Int. surg. Dig. **67**, 204 (1959). — CREAMER, B., Y. HARRISON, KENT, and J. W. PIERCE: Further observations on the gastro-esophageal junction. Thorax **14**, 132 (1959). — CROSS, F. S., E. B. KAY, and G. F. JOHNSON: Neuromuscular imbalance of the esophagus associated with hiatal hernia as studied by means of cinefluorography and intraluminal pressure recordings. J. thorac. Surg. **34**, 736 (1957).

DEBRAY, C., L. JOURDE, J. P. HARDOUIN et F. JOUBAUD: Les signes radiologiques indirects des hernies hiatales par l'hiatus oesophagien du diaphragme chez l'adulte. Arch. Mal. Appar. dig. **47**, 453 (1958). — DEBRAY, CH., J. P. HARDOUIN et F. JOUBAUD: Les hernies hiatales hémorragiques de l'adulte. Bull. Ass. Méd. Langue Franç. Canada **89**, 1404 (1960). — DELOYERS, L. J., et J. VAN DER STRIGHT: Pathologie du diaphragme. Acta chir. belg. **44**, 5 (1952); — L'avenir des hernies hiatales opérées. Acta gastro-ent. belg. **21**, 429 (1958). — DE-MOLE, M.: Hernie hiatale et obésité. Acta gastro-ent. belg. **22**, 7 (1959). — DERRA, E., u. H. REITTER: Die Hiatusbrüche des Zwerchfells und ihre operative Behandlung. Dtsch. med. Wschr. **84**, 582—588, 599—600 (1959). — DESNEUX, J. J., et R. ZALCMAN: Diagnostic gastroscopique des hernies hiatales. Acta gastro-ent. belg. **21**, 696 (1958). — DICK, R. C. S., and A. HURST: Chronic peptic ulcer of the oesophagus and its association with congenitally short oesophagus and diaphragmatic hernia. Quart. J. Med. **35**, 105 (1942). — DITTRICH, J. K.: Röntgenuntersuchungen über die Bedeutung des sogenannten Hiss'schen Winkels für die Kardiafunktion bei Kindern. Z. Kinderheilk. **94**, 361 (1965). — DORNHORST, A. C., K. HARRISON, and J. W. PIERCE: Observations on the normal oesophagus and cardia. Lancet **1954**I, 695. — DUHAMEL, B.: Les malpositions cardiotubérositaires de l'enfant. Paris: Exposition Sci. Franç. 1957; — Les malpositions oesophago-cardio-tubérositaires chez l'enfant. Traitement chirurgical. XVIème Congr. Ass. des Pédiatres de Langue Franç. **3**, 149 (1957). — DUHAMEL, B., J. SAUVEGRAIN et R. LEISSNER: Aspects anatomo-radiological des hernies de l'hiatus oesophagien chez le nourrisson. J. Radiol. Électrol. **32**, 636 (1951). — DUHAMEL, B., J. SAUVEGRAIN et P. MASSÉ: Les hernies par le hiatus oesophagien et les malformations cardio-tubérositaires chez le nourrisson et chez l'enfant. Poumon **9**, 33 (1953).

EBERL, J.: Zur röntgenologischen Darstellung und Analyse des Diaphragmas und Foramen oesophagicum. Fortschr. Röntgenstr. **81**, 270 (1954). — EDMUNDS, V.: Hiatus hernia. Quart. J. Med. **26**, 445 (1957). — EDWARDS, D. A. W.: The mechanism at the cardia; the antireflux mechanism: manometric and radiological studies. Brit. J. Radiol. **34**, 474 (1961). — EFFLER, D.: Esophageal hiatus hernia. Postgrad. Med. **18**, 294 (1955). — EFFLER, D. B.: A surgeon's concept of hiatal hernia. Postgrad. Med. **28**, No 3 (1960). — EFFLER, D. B., and E. N. COLLINS: Complications and surgical treatment of hiatus hernia and short esophagus with thoracic stomach. J. Amer. med. Ass. **147**, 305 (1951). — ELLIS, F. G., R. KAUNTZE, and J. R. TROUNCE: The innervation of the cardia and lower oesophagus in man. Brit. J. Surg. **47**, 466 (1960). — ELLIS jr., F. H.: Physiologic operation for ulceration and stricture of the terminal oesophagus. Proc. Mayo Clin. **31**, 615 (1956). — ELLIS jr., F. H., H. A. ANDERSEN, and O. T. CLAGETT: Treatment of short esophagus with stricture by esophago-gastrectomy and antral excision. Ann. Surg. **148**, 526 (1958).

FAHRLÄNDER, H. J.: Klinik und Differentialdiagnose der Hiatushernie. Bibl. gastroent. (Basel) **1**, 28 (1960). — FEARON, B.: Lower esophageal disease in infants and children. Ann. Otol. (St. Louis) **70**, 1124 (1961). — FEARON, B., D. BRIANT, and V. COMET: Esophageal hiatal hernia in children — endoscopic diagnosis, evaluation and management. Paper presented at the Pan-Amer. Congr. of Oto-Rhino-Laryngology and Broncho-Esophagology, Miami Beach, March 1960. — FELDMAN, M., and S. MORRISON: An experimental study of the lower end of the esophagus. Amer. J. dig. Dis. **1**, 471 (1934). — FERGUSON, D. J., E. SANCHEZ-PALOMERA, Y. SAKO, H. W. CLATWORTHY, R. W. TOON, and O. H. WANGENSTEEN: Studies on experimental esophagitis. Surgery **28**, 1022 (1950). — FERRET, P.: Les hernies diaphragmatiques de l'hiatus oesophagien (Rapport médical). Réunion Soc. Gastro-ent. Toulouse 1952, p. 3. — FÈVRE, M., B. DUHAMEL, J. SAUVEGRAIN, N. P. MASSÉ et J. P. BADER: Les m positions oesophago-cardio-tubérositaires chez l'enfant. Rapport au XVIe Congr. des Pédiatres de Langue Française, Paris 1957. Paris: Expansion Sci. Franç. — FINCATO, M., e G. GOLA: Cause infrequenti di grande emorragia dell'esofago. Fracastoro **50**, 11 (1957). — FISHER, H. C., and M. E. JOHNSON: Esophageal hiatal hernia: a manifestation of peptic esophagitis. Arch. Surg. 75, 660 (1957). — FLEISCHNER, F. G.: Hiatal hernia complex. Hiatal hernia, peptic esophagitis, Mallory-Weiss syndrome, hemorrhage and anemia and marginal esophagogastric ulcer. J. Amer. med. Ass. 162, 183 (1956). — FLESHLER, B., T. R. HENDRIX, P. KRAMER, and F. J. INGELFINGER: Resistance and reflex function of the lower esophageal sphincter. J. appl. Physiol. 12, 339 (1958). — FOGEL, M.: Die Refluxösophagitis. Fortschr. Röntgenstr. 96, 379 (1962). — FOX, E. G., and J. L. P. HUNTER: Partial thoracic stomach in childhood. J. Irish med. Ass. 34, 136 (1954). — FRANK, I. W., and J. E. HAMILTON: Diaphragmatic hernias with penetrating ulcer of the herniated stomach. J. thorac. Surg. 11, 219 (1941). — FRANKE, H., u. R. HÄRING: Zur Frage der Operationsindikation und operativen Methodik bei Hiatushernien. Med. Klin. 22, 925 (1963). — FREY, E.: Perforation eines Magenulkus aus einer Hiatushernie ins Perikard. Fortschr. Röntgenstr. 95, 6 (1961). — FRILEUX, C., C. HOUDARD et A. MOZZANI: Les résultats du traitement chirurgical de la hernie par l'hiatus oesophagien dans une série de 24 cas. Ann. Chir. 12, 379 (1958). — FULDE, E.: Über die Anatomie und Physiologie des unteren Speiseröhrenabschnittes. Dtsch. Z. Chir. 242, 580 (1934). — FYKE jr., F. E., and C. F. CODE: Resting and deglutition pressures in the pharyngoesophageal region. Gastroenterology 29, 24 (1955). — FYKE jr., F. E., C. F. CODE, and J. F. SCHLEGEL: The gastroesophageal sphincter in healthy human beings. Gastroenterologia (Basel) 86, 135 (1956).

GARDNER, W., J. B. HARTZELL, and W. M. TUTTLE: Simplified technique for treatment of esophageal hiatus hernia. Arch. Surg. 65, 564 (1952). — GENTON, N.: Quelques axpects du problème de la hernie hiatale chez l'enfant. Bibl. gastroent. (Basel) 1, 94 (1960). — GERTZ, T., J. Z. REGOUT, and G. THOMSEN: Late results in transthoracic herniotomies. Thorax 6, 316 (1951). — GOLDBERG, H. M.: Role of fundus in prevention of gastro-oesophageal regurgitation. Thorax 1, 613 (1960). — GORDON, L.: Perforation of a gastric ulcer occurring in the sac of a large congenital diaphragmatic hernia. Brit. med. J. 1916 II, 250. — GRIMES, O. F., and H. B. STEPHENS: Surgical treatment of esophageal hiatus hernia. Amer. J. Surg. 94, 194 (1957); — Surgical management of acquired short esophagus. Amer. Surg. Ass. 78, 401 (1960). — GROB, M.: Symposium über die Hiatushernie. Mschr. Kinderheilk. 114, 286 (1966). — GROB, M., M. STOCKMANN u. M. BETTEX: Lehrbuch der Kinderchirurgie. Stuttgart: Thieme 1957. — GUBAROFF, A. v.: Über den Verschluß des menschlichen Magens an der Cardia. Arch. Anat. Entwickl.-Gesch. 2, 395—402 (1886). — GUICHARD, R., P. VERGER et A. HUMEAU: Les syndromes cardio-tubérositaires du nourrisson vomisseur. Arch. Mal. Appar. dig. 45, 524 (1956). — GUNNING, A. J.: Reflux oesophagitis, carcinoma of the oesophagus and replacement of the oesophagus. Thoraxchirurgie 11, 40 (1963).

HAFTER, E.: Die Hiatushernie als differentialdiagnostisches Problem. Schweiz. med. Wschr. 84, 266 (1954); — Zur Diagnose der kleinen und reversiblen Hiatushernien. (Ihre Abgrenzung von der Norm.) Gastroenterologia (Basel) 82, 76 (1954); — La hernie diaphragmatique, maladie fréquente et souvent méconnue. Rev. méd. Suisse rom. 12, 854 (1955); — Praktische Gastroenterologie. Stuttgart: Georg Thieme 1956; — Amer. J. dig. Dis., N. S. 3, 901 (1958); — Die Hiatushernie, ihre Häufigkeit und klinische Bedeutung. Dtsch. med. Wschr. 40, 1709 (1957); — Hiatal hernia. Its diagnosis and clinical significance. Amer. J. dig. Dis. 3, 901 (1958); — Aspects cliniques de la hernie hiatale in « L'Oesophage ». Paris: Masson 1958; — Réflexions critiques sur la hernie hiatale. Acta gastro-ent. belg. 22, 25 (1959); — Die Hiatushernie, ihre Diagnostik und Therapie. Therapiewoche 9, 63 (1959); — Röntgendiagnostik der kleinen Hiatushernien und ihre Abgrenzung von der Ampulla epiphrenica. Bibl. gastroent. (Basel) 1, 1 (1960); — Röntgendiagnose der Hiatushernie. Radiologe 1, 141 (1961); — Der sogenannte untere Oesophagusring. Dtsch. med. Wschr. 49, 2338 (1964). — HAMELMANN, H., u. F. L. RUEFF: Probleme und Ergebnisse der operativen Behandlung von Hiatushernien. Chirurg 38, 49 (1967). — HARRINGTON, S. W.: Diaphragmatic hernia. Surg. Clin. N. Amer. 9, 142 (1929); — Diagnosis and treatment of various types of diaphragmatic hernia. Amer. J. Surg. 50, 381 (1940); — Congenital diaphragmatic hernias in children. Ann. Surg. 115, 705 (1942); — Surgical treatment of the more common types of diaphragmatic hernia: esophageal hiatus, traumatic, pleuroperitoneal hiatus, congenital absence and foramen of Morgagni: Report of 404 cases. Ann. Surg. 122, 546 (1945); — Various types of diaphragmatic hernia treated surgically. Report of 430 cases. Surg. Gynec. Obstet. 86, 735 (1948); — Clinical manifestations and surgical treatment of congenital types of diaphragmatic hernia. Rev. Gastroent. 18, 735 (1948); — Esophageal hiatal diaphragmatic hernia. Surg. Gynec. Obstet. 100, 277 (1955). — HARTER, J. S.: A new principle for the control of cardioesophageal reflux by the transthoracic repair of hiatal hernia. 22. Kongr. Soc. Int. Chir., Wien 1967. — HAUBRICH, R.: Zwerchfellpathologie im Röntgenbild. Berlin-Göttingen-Heidelberg: Springer 1956. — HAYEK, H. v.: Die Kardia und der Hiatus oesophageus des Zwerchfells. Z. Anat. Entwickl.-Gesch. 100, 218 (1933). — HAYWARD, J.: The lower end of the oesophagus. Thorax 16, 36 (1961); — The phreno-oesophageal ligament in hiatal hernia repair. Thorax 16, 41 (1961). — HEALY, T. R.: Symptoms observed in 53 cases of nontraumatic diaphragmatic hernia. Amer. J. Roentgenol. 7, 266 (1925). — HEDBLOM, C. A.: Diaphragmatic hernia.

A study of 378 cases in which operation was performed. J. Amer. med. Ass. 85, 947 (1925). — HELM, W. J., J. F. SCHLEGEL, C. F. CODE, and W. H. J. SUMMERSKILL: Identification of the gastroesophageal mucosal junction by transmucosal potential in healthy subjects and patients with hiatal hernia. Gastroenterology 48, 25 (1965). — HENDRICK, J. W.: Results of treatment of diaphragmatic hernia. Arch. Surg. 77, 774 (1958). — HERRINGTON jr., J. L.: Hiatal hernia with esophagitis: treatment by hernia repair, vagotomy and pyloroplasty or antrectomy. Ann. Surg. 151, 812 (1960). — HESS, W.: Weitere Erfahrungen mit Gastropexie und Fundoplicatio bei Hiatushernien mit Refluxoesophagitis. Thoraxchirurgie 1, 186 (1966). — HIEBERT, C. A., and R. BELSEY: Incompetency of the gastric cardia without radiologic evidence of hiatal hernia. J. thorac. cardiovasc. Surg. 42, 352 (1961). — HIGHTOWER, N.: Swallowing and esophageal motility. Amer. J. dig. Dis. (N. S.) 3, 562 (1958). — HILL, L. D., K. W. CHAPMAN, and E. H. MORGAN: Objective evaluation of surgery for hiatus hernia and esophagitis. J. thorac. cardiovasc. Surg. 41, 60—74, 95—104 (1961). — HILL, L. D., W. C. KYLE, and E. H. MORGAN: Objective evaluation of surgery for hiatus hernia and esophagitis. J. thorac. Surg. 41, 60 (1961). — HILL, L. D., E. H. MORGAN, and H. B. KELLOGG jr.: Experimentation as an aid in management of esophageal disorders. Amer. J. Surg. 102, 240 (1961). — HILLEMAND, P.: L'ernia diaframmatica dello hiatus esofago. Recenti Progr. Med. 20, 215 (1956). — HILLEMAND, P., et Y. BARRÉ: A propos de l'étiologie de certaines hernies diaphragmatiques par l'hiatus oesophagien. Presse méd. 62, 86, 1791 (1954); — Rapports étiologiques pathogéniques et thérapeutiques entre certaines manifestations digestives de type dystonique et certains syndromes endocriniens. Arch. Mal. Appar. dig. 44, 1225 (1955). — HILLEMAND, P., H. BEAU et H. BERNARD: Etude critique de certains aspects de l'extrémité inférieure de l'oesophage. Presse méd. 61, 1229 (1953). — HILLIMAND, P., et H. J. BERNARD: Les hernies par l'hiatus oesophagien: radiologie. Presse méd. 63, 670 (1955). — HILLEMAND, P., et J. L. LORTAT-JACOB: Les hernies hiatales. Conférences d'actualités pratiques de la Faculté de Médecine de Paris: Chirurgie. Paris: Masson 1957. — HILSCHER, W. M.: Neue Gesichtspunkte zur Frage der Hiatushernien. Die ösophageale und paragastrale Hernie. Fortschr. Röntgenstr. 82, 195 (1955). — HIS, W.: Studien an gehärteten Leichen über Form und Lagerung des menschlichen Magens. Arch. Anat. Entwickl.-Gesch. 5, 345—367 (1903). — HOCHULI, R., u. M. ALLGÖWER: Zum chirurgischen Vorgehen beim Megaoesophagus. Helv. chir. Acta 33, 33 (1966). — HOFFMAN, R. F., K. CRUZE, and F. X. BYRON: Symptomatic hiatus hernia. J. Amer. med. Ass. 169, 103 (1959). — HOLINGER, P. H., K. C. JOHNSTON, and W. J. POTTS: Congenital anomalies of the esophagus. Ann. Otol. (St. Louis) 60, 707 (1951). — HUANT, E.: La hernie hiatale diaphragmatique en tant que découverte radiologique. Gaz. Hôp. (Paris) 127, 439 (1954). — HUART, F. DE: Les hernies hiatales. A propos de 10 cas opérés. Ann. Chir. 14, 803 (1960). — HUDSON, P. B., L. C. GAY, and H. C. NEWMAN: Pneumothorax resulting from a dissecting gastric ulcer. Arch. Surg. 50, 301 (1943). — HUGHES, F. B.: The muscularis mucosae of the oesophagus of the cat, rabbit and rat. J. Physiol. (Lond.) 130, 123 (1955). — HUMPHREYS II., G. H., J. M. FERRER, and P. D. WIEDEL: Esophageal hiatus hernia of the diaphragm. An analysis of surgical results. J. thorac. Surg. 34, 749 (1957). — HUNT, W. M.: Multiple papilloma of the esophagus: Case report. Ann. Otol. (St. Louis) 46, 752 (1937). — HUSFELDT, E.: Hiatus hernia in infants and adults. Gt Ormond Str. J. 6, 71 (1953).

IMDAHL, H.: Thorakaler oder abdominaler Zugang zur Versorgung von ösophagogastrischen Hiatusbrüchen? Med. Welt 1964, 2516. — IMDAHL, H., u. H. POELL: Bemerkungen zur Diagnose und chirurgischen Therapie erworbener Hiatushernien auf Grund röntgenkinematographischer und klinischer Untersuchungen. Bruns' Beitr. klin. Chir. 205, H. 2 (1962). — INGELFINGER, F. J.: Disorders of esophageal motor functions. In: Advances in internal medicine, vol. VIII. Chicago: Year Book Publ. 1956; — Esophageal motility. Physiol. Rev. 38, 533 (1958). — INGELFINGER, F. J., and P. KRAMER: Dysphagia produced by a contractile ring in the lower esophagus. Gastroenterology 23, 419 (1953). — INGELFINGER, F. J., P. KRAMER, and G. C. SANCHEZ: The gastroesophageal vestibule, its normal function and its role in cardiospasm and gastroesophageal reflux. Amer. J. med. Sci. 228, 417 (1954). — INGRAM, P. R., J. C. RESPESS, and W. H. MULLER jr.: The role of an intrinsic sphincter mechanism in the prevention of reflux esophagitis. Surg. Gynec. Obstet. 109, 659 (1959).

JOHNSRUD, R. L.: The repair of the phrenoesophageal ligament in surgical treatment of hiatal hernia. Surg. Gynec. Obstet. 103, 708 (1956). — JOHNSTON, J. H., and G. E. TWENTE: Perforated gastric ulcer in acute diaphragmatic hernia. Surgery 31, 742 (1952). — JOHNSTONE, A. S.: Peptic ulceration of the oesophagus with partial thoracic stomach. Brit. J. Radiol. 16, 357 (1943); — Reflections on hiatus hernia and related problems. Radiology 62, 750 (1954); — Oesophagitis and peptic ulcer of the oesophagus. Brit. J. Radiol. 28, 229 (1955); — Observations on the radiologic anatomy of the oesophagogastric junction. Radiology 73, 501 (1959).

KAISER, E.: Die operative Behandlung der Hiatushernien. Schweiz. med. Wschr. 89, 20, 526 (1959). — KEEPER, C. S.: The diaphragm: some reflexions on its function and its diseases. Bull. John Hopk. Hosp. 100, 147 (1957). — KEMPNER, I.: The transabdominal repair of hiatal hernia. Surg. Gynec. Obstet. 106, 549 (1958). — KIRKLAND, A. J.: Congenital posterolateral diaphragmatic hernia. Brit. J. Surg. **47**, 201 (1959). — KLEITSCH, W. P.: Catastrophic complications of hiatus hernia. Arch. Surg. **65**, 665 (1952). — KONCZ, J.: In: A. OBERNIEDERMAYR, Lehrbuch der Chirurgie und Orthopädie des Kindesalters. Berlin-Göttingen-Heidelberg: Springer 1959. — KONCZ, J., u. F. ROTTHOFF: Brachyoesophagus. Bruns' Beitr. klin. Chir. **198**, 448 (1959). — KONRAD, R. M., u. F. ROTTHOFF: Der Brachyösophagus. (Pathogenese, Diagnose und Klinik des angeborenen und erworbenen kurzen Ösophagus.) Bruns' Beitr. klin. Chir. **198**, H. 4 (1959). — KOOP, C. E., and J. JOHNSON: Transthoracic repair of diaphragmatic hernia in infant. Ann. Surg. **136**, 1007 (1952). — KOURIAS, B., A. DARDOUGIAS et D. LIAPIS: L'état actuel du traitement chirurgical et des résultats éloignés des hernies hiatales. Lyon chir. **56**, 161 (1960). — KRAMER, P., and F. J. INCELFINGER: Motility of the human esophagus in control subjects and in patients with esophageal disorders. Amer. J. Med. **7**, 168 (1949). — KRAUSE, I.: Erkrankungen des Hiatus oesophagicus und der Kardia als Ursache des Erbrechens im Säuglings- und Kleinkindesalter. Z. ärztl. Fortbild. **54**, 4 (1960). — KRAUSS, H.: Fragen aus der Ösophaguschirurgie einschließlich Hiatushernie und Refluxösophagitis. Thoraxchirurgie **11**, 32 (1963). — KRONECKER, H., u. S. J. MELTZER: Der Schluckmechanismus, seine Erregung und seine Hemmung. Arch. Anat. Physiol. (B), Suppl., 328 (1883). — KÜMMERLE, F.: Die Indikation zum chirurgischen Eingriff bei angeborenen und erworbenen Zwerchfellhernien. Therapiewoche **17**, 321 (1967). — KUIJPERS, C.: Hernia hiatus oesphagei. J. belge Radiol. **38**, 595 (1955).

LADD, W. E., and R. E. GROSS: Congenital diaphragmatic hernia. New Engl. J. Med. **223**, 917 (1940). — LAIMER, E.: Beitrag zur Anatomie des Oesophagus. Med. Jb. **2**, 333—388 (1883). — LAMBLING, A., J. P. BADER et R. RIVOAL: Le péristaltisme oesophagien. Gastroenterologia (Basel) **86**, 151 (1956). — LANGLEY, J. N.: On inhibitory fibres in the vagus for the end of the oesophagus and the stomach. J. Physiol. (Lond.) **23**, 407 (1898). — LARGE, A. M.: The problem of short oesophagus with oesophagitis. Brit. J. Surg. **49**, No 217 (1962). — LARIZZA, P.: La varietà „anemica" delle ernie transdiaframmatiche dello stomaco. Gazz. Sanit. **11**, 574 (1958). — LARSON, N. E., R. H. LARSON, and J. M. DORSEY: Mechanism of obstruction and strangulation in hernias of the esophageal hiatus. Surg. Gynec. Obstet. **119**, 835 (1964). — LATAIX, P.: La gastropexie d'abaissement. Indications et résultats. Arch. Mal. Appar. dig. **47**, 999 (1958). — LEGER, L., et R. BALLADE: Haemathémèses révélatrices d'une hernie diaphragmatique. Presse méd. **14**, 291 (1953). — LEIGH, C. J., T. D. KELLY, and A. M. WILEY: Anatomy of the crura of the diaphragm and the surgery of hiatus hernia. Thorax **9**, 175 (1954). — LELONG, M., P. AIMÉ et A. AUBIN: Le brachy-oesophage chez le nourrisson. Presse méd. **49**, 106 (1941). — LELONG, M., P. AIMÉ, A. AUBIN et J. BERNARD: Le brachy-oesophage avec estomac partiellement thoracique. Bull. Soc. méd. Hôp. Paris **55**, 145 (1939). — LENDRUM, F. C.: Anatomic features of the cardiac orifice of the stomach. Arch. intern. Med. **59**, 474 (1937). — LERCHE, W.: Esophagus and pharynx in action: A study of structure in relation to function. Springfield (Ill.): Ch. C. Thomas 1950. — LONGIN, F.: Pharmakoradiographische Untersuchungen der ösophagogastrischen Übergangsregion zum Nachweis der kleinen Hiatushernie. Bisherige Ergebnisse der Prüfung von CG 201 Grünenthal. Fortschr. Röntgenstr. **104**, 389 (1966). — LORBER, S. H., and H. SHAY: Roentgen studies of esophageal transport in patients with dysphagia due to abnormal motor function. Gastroenterology **28**, 697 (1955). — LORTAT-JACOB, J. L.: Les maladies peptiques de l'oesophage. J. int. Chir. **11**, 152 (1951); — Les malpositions cardio-tubérositaires. Gaz. méd. Fr. **60**, 981 (1953); — L'endobrachy-esophage. Ann. Chir. (Sem. Hôp. Paris) **11**, 1247 (1957); — Malfaçons et séquelles de la chirurgie de l'hiatus diaphragmatique et du cardio-oesophage. Acta chir. belg. (Suppl. II) 13—19 (1959); — Résultats d'une série de 23 interventions pour brachyoesophage chez les nouveau-nés et les jeunes enfants. Acad. Chir. **24**, 632 (1959). — LORTAT-JACOB, J. L., et F. ROBERT: Les malpositions cardiotubérositaires. Arch. Mal. Appar. dig. **42**, 750 (1953). — LÜSCHER, E.: Die ösophagoskopischen Befunde bei der Hiatushernie und bei der Refluxösophagitis. Bibl. gastroent. (Basel) **1**, 111 (1960). — LYONS, W. S., F. H. ELLIS, and A. M. OLSEN: The gastroesophageal 'sphincter' mechanism: A review. Proc. Mayo Clin. **31**, 605 (1956).

MADDEN, J. L.: Anatomic and technical considerations in treatment of esophageal hiatal hernia. Surg. Gynec. Obstet. **102**, 187 (1956). — MARCHAND, P.: The gastro-oesophageal "sphincter" and the mechanism of regurgitation. Brit. J. Surg. **42**, 504 (1955); — Hiatus hernia: A cause of gastro-intestinal haemorrhage. Brit. J. Surg. **47**, 515—526 (1960). — MARCOZZI, G.: Problemi patogenetici, clinico-radiologici sulle ernie gastriche atraverso lo iato diaframmatico (ernie iatali). Ann. ital. Chir. **31**, 505 (1954). — MARKOWITZ, A. M., and F. P. HERTER: Gastro-pleural fistula as a complication of esophageal hiatal hernia. Ann. Surg. **152**, No 1 (1960). — MASSE, N. P., et J. P. BADER: Les malpositions oesophago-cardio-tubérositaires chez l'enfant. XVIème Congr. Ass. des Pédiatres de Langue Française **3**, 112 (1957). — MAURIZI, E. M., e F. RIZZO: L'ernia del forame di Morgagni. Arch. Chir. Torace **15**, 553 (1958). — McBURNEY, R. P.: Repair of esophageal hiatal hernia utilizing Allison's principle through an abdominal approach. Amer. Surg. **22**, 668 (1956). — McKINNEY, R.: Papilloma of the lower end of the esophagus in a child. Ann. Otol. (St. Louis) **40**, 918 (1931). — MICHELSON, E., and C. I. SIEGEL: The role of the phrenico-esophageal ligament in the lower esophageal sphincter. Surg. Gynec. Obstet. **118**, 1291 (1964). — MILROY, P., and R. KANAGASUNTHERAN: The congenital diaphragmatic hernia of Bochdalek. Thorax **12**, 203 (1957). — MOERSCH, R. N., F. H. ELLIS jr., and J. R. McDONALD: Pathologic changes occurring in severe reflux esophagitis. Surg. Gynec. Obstet. **108**, 476 (1959). — MONGES, H.: Données anatomiques, radiologiques et physiologiques sur l'hiatus oesophagien. Bibl. gastroent. (Basel) **1**, 3 (1960). — MONGES, H., A. MONGES et C. DAHL: Etiopathogénie des hernies hiatales. Acta gastro-ent. belg. **21**, 333 (1958). — MONGES, H., A. MONGES et H. GARCIN-NICOLAS: Sur le pyrosis des femmes enceintes; hernies hiatales et reflux gastro-oesophagien pendant la grossesse. Arch. Mal. Appar. dig. **42**, 1092 (1953). — MONOD-BROCA, PH.: Indications opératoires des hernies de l'hiatus oesophagien de l'adulte (à propos de 59 cas opérés). Poumon **15**, 339 (1959). — MOORE, T. C., J. S. BATTERSBY, M. W. ROGGEKAMP, and J. A. CAMPBELL: Congenital posterolateral diaphragmatic hernia in the newborn. Surg. Gynec. Obstet. **104**, 675 (1957). — MORIN, G., et G. HERNANDEZ: Etude statistique de la hernie hiatale et du reflux gastro-oesophagien. J. Radiol. Électrol. **37**, 308 (1956). — MULLER, C. J. B.: Hiatus hernia, diverticula and gall stones: Saint's triad. S. Afr. med. J. **22**, 376 (1948). — MYRE, T. T., J. W. KIRKLIN, H. A. ANDERSEN, and O. T. CLAGETT: Surgical considerations in treatment of esophageal hiatal hernia. J. Amer. med. Ass. **164**, 147 (1957).

NAEF, A. P.: Les problèmes thérapeutiques de la hernie diaphragmatique. Extrait Rev. méd. Suisse rom. **79**, 299 (1959); — Discussion au sujet du traitement chirurgical des hernies hiatales. Thoraxchirurgie **1**, 64 (1960). — NAKAGAWA, J., Y. IZUMI, Y. SHIRASAKA, Y. FUKUNAGA, Y. MATSUMOTO, T. NAGASAWA, O. WASHIO, Y. MURATA, and A. KOGA: Prevention of reflux esophagitis with tissue valve. Kobe J. med. Sci. **9**, 69 (1963). — NANSON, E. M.: Oesophageal stricture secondary to hiatus hernia in the aged. Canad. J. Surg. **3**, 286 (1960). — NAUTA, J.: The closing mechanism between the oesophagus and the stomach. Gastroenterologia (Basel) **86**, 219 (1956). — NEUMANN, R.: „Hiatusinsuffizienzen" und sogenannte „Hiatushernien". Anatomische Untersuchungen und mechanische Prüfungen im Gebiet des Hiatus oesophageus des Zwerchfells. Virchows Arch. path. Anat. **289**, 270 (1933). — NICHOLSON, F.: Diaphragmatic hernia. Ann. Surg. **136**, 174 (1952). — NISSEN, R.: Die chirurgisch-klinische Bedeutung der Refluxösophagitis. Thoraxchirurgie **1**, 199 (1953); — Die Hiatushernie und ihre chirurgische Indikation. Dtsch. med. Wschr. **85**, 669 (1955); — Gastropexia anterior geniculata wegen Hiatusbruch des Zwerchfells. Zbl. Chir. **81**, 648 (1956); — Gastropexy as the sole operation for hiatus hernia. Germ. med. J. **1**, 37 (1956); — Gastropexy as the lone procedure in the surgical repair of hiatus hernia. Amer. J. Surg. **92**, 389 (1956); — Die Gastropexie als alleiniger Eingriff bei Hiatushernien. Dtsch. med. Wschr. **81**, 185 (1956); — Erfahrungen mit der Gastropexie als alleinigem Begriff bei Hiatushernie. Schweiz. med. Wschr. **86**, 1353 (1956); — Eine einfache Operation zur Beeinflussung der Refluxösophagitis. Schweiz. med. Wschr. **86**, 590 (1956); — Chirurgie der Kardia. Wien. med. Wschr. **107**, 952 (1957); — Ergebnisse chirurgischer Behandlung der Refluxösophagitis. Münch. med. Wschr. **100**, 1108 (1958); — In: Handbuch der Thoraxchirurgie, herausgeg. von E. DERRA, Kapitel: Speiseröhre, Bd. III. Berlin-Göttingen-Heidelberg: Springer 1958; — Neue Operationen bei Hiatushernie und Refluxoesophagitis. Symposium in Solothurn 1959. Bibl. gastroent. (Basel) **1**, 145 (1960); — Diskussion. Bibl. gastroent. (Basel) **1**, 172 (1960); — Transthorakale Fundusraffung zur Beeinflussung besonderer Formen von Refluxösophagitis. Langenbecks Arch. klin. Chir. **293**, 365 (1960); — Beziehungen zwischen Hiatushernie und Refluxösophagitis. Münch. med. Wschr. **102**, 31, 1472 (1960); — Repair of esophageal hiatal hernia by fixation to the abdominal wall. In: Current surgical management, ed. by J. H. MULHOLLAND, E. H. ELLISON and S. R. FRIESEN. Philadelphia and London: W. B. Saunders Co. 1960. — NISSEN, R., u. M. ROSSETTI: Die Behandlung von Hiatushernien und Refluxösophagitis mit Gastropexie und Fundoplicatio. Indikation, Technik und Ergebnisse. Stuttgart: Thieme 1959; — Surgery of hiatus hernia. Med. Wld (July 1959); — Nuove operazioni dell'ernia iatale e dell'esofagite da riflusso: la gastropessia e la fundoplicatio. Arch. Chir. Torace **3**, 1 (1959); — Chirurgie der Kardia. Ciba Symp. **11**, 195 (1963). — NUBOER, J.: Résultats et échecs du traitement chirurgical des hernies hiatales. Acta chir. belg. (Suppl. 2) 3 (1959). — NUBOER, J. F.: Hernia hiatus oesophagi. Wien. klin. Wschr. **77**, 626 (1965). — NUZUM, F. R.: Relationship of esophageal hiatus hernia to angina pectoris. J. Amer. med. Ass. **14**, 1174 (1952).

OBERNIEDERMAYR, A.: Zwerchfellhernien im Säuglingsalter. Riunioni Med.-Chir. Int., Turin 1957. — OBERNIEDERMAYR, A., u. K. DEVENS: Zwerchfellhernien und Hiatushernien im Kindesalter. Langenbecks Arch. klin. Chir. **298**, 112 (1961). — OCHSNER, S. F., and A. OCHSNER: Hiatal hernia with gastric occlusion and intrathoracic perforation of a gastric ulcer on the greater curvature. Amer. J. Surg. **96**, 562 (1958). — OHLER, W. R., and M. RETNO: Diaphragmatic (Hiatus) hernia. New Engl. J. Med. **229**, 191 (1943). — OLSEN, A. M., and B. CREAMER: Studies of esophageal motility with special reference to the differential diagnosis of diffuse spasm and achalasia (Cardiospasm). Thorax 12, 279 (1957). — OLSEN, A. M., and S. W. HARRINGTON: Esophageal hiatus hernia of the short esophagus type. J. thorac. Surg. 17, 189 (1948).

PALMER, E. D.: Observations on the vigorous diagnostic approach to severe upper gastro-intestinal hemorrhage. Ann. intern. Med. 36, 1484 (1952); — An attempt to localize the normal esophagogastric junction. Radiology 60, 825 (1953); — Hiatus hernia in the adult: Clinical manifestations. Amer. J. dig. Dis (N. S.) 3, 45 (1958). — PAPE, R.: Hernien und präherniöse Befunde am Hiatus oesophageus. Radiol. diagn. (Berl.) 4, 265 (1963). — PATTERSON, E. J.: Multiple papillomata of the esophagus: Report of a case. Ann. Otol. (St. Louis) 36, 1169 (1927). — PATTINSON, J. N., G. OSBORNE, and B. C. MORSON: Hiatus hernia with adeno-carcinoma arising in the region of the cardia. J. Fac. Radiol. (Lond.) 7, 90 (1955). — PECORA, D. V.: Observations on the pathologic physiology of the lower esophagus in sliding hiatal hernia with comments on surgical treatment. Ann. Surg. 143, 459 (1956). — PEROTTI, F.: Ernie dello iato e malformazioni cardio-tubérositaire. Studio radiologico e patogenetico. Nunt. radiol. (Roma) 23, 124 (1957). — PETERS, P. M.: Closure mechanisms at the cardia with special reference to the diaphragmatico-oesophageal elastic ligament. Thorax 10, 27 (1955); — Pathology of digestive esophagitis. Thorax 10, 269 (1955); — The congenital short oesophagus. Thorax 13, 1 (1958). — PINCUS, J., and I. A. ZIMMERMAN: Perforation of a hiatus hernia. N.Y. St. J. Med. 50, 456 (1950). — POIRIER, A., et B. POIRIER: Invagination de l'oesophage dans la hernie diaphragmatique de l'estomac. Arch. Mal. Appar. dig. 43, 610 (1954). — POPPEL, M. H., C. ZAINO, and W. LENTINO: Roentgenologic study of lower esophagus and esophagogastric junction. Radiology 64, 690 (1955). — PUTNEY, F. J.: Esophagogastric sphincter incompetency. Laryngoscope (St. Louis) 69, 297 (1959).

QUÉNU, J.: Les hernies diaphragmatiques. Paris: Masson 1934.

REHBEIN, F., u. TH. RÖPKE: Abdomino-thorakale Operation der Hiatushernie beim Säugling und Kleinkind. Chir. Praxis 6, 291 (1962). — REMÉ, H.: Parasternale und lumbo-costale Zwerchfellhernien. Chirurg 32, 49 (1961). — RENNIE, J. B., F. T. LAND, and S. D. S. PARK: The short oesophagus — a review of 31 cases. Brit. med. J. 1949II, 1443. — RESANO, J. H.: Etude clinique et chirurgicale du brachy-oesophage. A propos de 50 cas personnels d'«Oesophage court». Sem. Hôp. Paris 26, 931 (1950). — RIDER, J. A., H. C. MOELLER, L. AGCAOILI, J. O. GIBBS, J. LEE, B. BERTEAU, and J. SWADER: Pathophysiology, diagnosis, and treatment of esophageal diseases. Arch. Surg. 80, 545 (1960). — RIPLEY, H. R., W. V. LEARY, J. H. GRINDLAY, W. D. SEYBOLD, and C. F. CODE: Experimental studies of peptic ulceration and structure of the lower part of the esophagus. Surg. Forum 60 (1950). — ROBB, D.: Hiatus hernia in infants and children. N.Z. med. J. 56, 238 (1957). — ROBERT, F., et G. BRÉCHOT: Hématémèses et hernies diaphragmatiques. Sem. Hôp. Paris 32, 36, 2081 (1956). — ROBERT, F., u. TH. HOFFMANN: Zur Frage der Hiatusanomalien und des Kardia-refluxes. Kardia-Fornix-Fehlanlagen. Fortschr. Röntgenstr. 81, 255 (1954). — ROLLANDI, A.: L'ernia dello iato esofageo. Radiol. med. (Torino) 39, 953 (1953). — ROSSETTI, M.: Chronisches Ulcus der Cardia und Brachyösophagus, ein Spätsyndrom der Refluxösophagitis. Dtsch. Z. Chir. 286, 41 (1957); — Zur Indikation der praeoperativen Oesophagoskopie bei Hiatushernien und Refluxsyndrom. Schweiz. med. Wschr. 12, 340 (1960); — Die operierte Speiseröhre. Stuttgart: Thieme 1963; — Therapie der Hiatushernien. Langenbecks Arch. klin. Chir. 308, 116 (1964); — Die Refluxkrankheit des Oesophagus, Klinik, Komplikationen, Behandlung. Stuttgart: Hippokrates 1966; — Die Refluxkrankheit des Oesophagus, klinisch-chirurgische Aspekte, Bd. 38, S. 92. Stuttgart: Hippokrates 1967. — ROVELLI, F.: Aspetti clinici delle ernie diaframmatiche. Osped. maggiore 47, No 7 (1959). — RUDLER, J. C.: 57 cas de hernies hiatales opérées. Praxis 48, 36, 831 (1959). — RUDLER, J. C., et H. GARNIER: A propos de 44 interventions pour hernie par l'hiatus oesophagien chez l'adulte. Ann. Chir. 12, 253 (1958).

SAHLER, O. D., and A. C. HAMPTON: Bleeding hiatus hernia. Amer. J. Roentgenol. 49, 433 (1943). — SALAMONE, P.: Considerazioni su tre casi di ernia da scivolamento dello hiatus eso-fageo trattati chirurgicamente con il metodo di Allison. Arch. Atti Soc. ital. chir. 11, 217 (1953). — SANCHEZ, G. C., P. KRAMER, and F. J. INGELFINGER: Motor mechanisms of the esophagus, particularly of its distal portion. Gastroenterology 25, 321 (1953). — SANTY, P., et R. MARGOTTON: Hernies diaphragmatiques de l'hiatus oesophagien. Lyon chir. 48, 81 (1953). — SAUERBRUCH, F., H. CHAOUL u. A. ADAM: Anatomisch-klinischer und röntgeno-logischer Beitrag zur „Hiatushernie". Dtsch. med. Wschr. 58, 1391 (1931). — SCHAAL, W.: Technik des Verschlusses von Hiatushernien. Chir. Praxis 7, 335—336 (1963). — SCHATZKI, R.: Das normale und krankhaft veränderte Innenrelief des Ösophagus im Röntgenbild. Röntgen-praxis 27, 3529 (1931); — Reliefstudien der normalen und krankhaft veränderten Speiseröhre. Acta radiol. (Stockh.), Suppl. 28 (1933). — SCHATZKI, R., and J. E. GARY: Dysphagia due to a diaphragm-like localized narrowing in the lower esophagus (Lower esophageal ring). Amer. J. Roentgenol. 70, 911 (1953). — SCHLEGEL, J. F., and C. F. CODE: Pressure characteristics of the esophagus and its sphincters in dogs. Amer. J. Physiol. 193, 9 (1958). — SCHLEGEL, J. J.: Hiatus oesophageus, Hiatushernie und ihre chirurgische Behandlung. Ergebn. Chir. Orthop.

41, 350 (1958). — Schneider, G., u. K. J. Amthor: Zur Chirurgie der Hiatushernien. Dtsch. Gesundh.-Wes. 20, 1849 (1965). — Schneider, S., et H. Bossert: La hernie hiatale: syndrome clinique ou découverte radiologique? Rev. suisse Méd. 51, 222 (1962). — Schwaiger, M.: Indikationen zur chirurgischen Behandlung der Hiatushernien. Dtsch. med. Wschr. 89, 2469 (1964). — Schwartz, S. C.: Anemia due to hiatus hernia. Illinois med. J. 97, 204 (1950). — Sealy, W. C., and G. Carver: Sliding hiatal hernia-symptoms, pathogenesis, and results of treatment. J. Amer. med. Ass. 164, 655 (1957). — Selye, H.: The experimental production of peptic haemorrhagic esophagitis. Canad. med. Ass. J. 39, 447 (1938). — Sherman jr., C. D., and J. L. Lyon: Simplified method for esophageal hiatal herniorrhaphy. Surgery 43, 857 (1959). — Siegel, Ch. I., and Th. R. Hendrix: The clinical value of esophageal motor studies. Postgrad. Med. 29, 505 (1961). — Smiddy, F. G., and M. Atkinson: Mechanisms preventing gastro-oesophageal reflux in the dog. Brit. J. Surg. 47, 680 (1960). — Smithers, D. W.: Short esophagus (thoracic stomach) and its association with peptic ulceration and cancer. Brit. J. Radiol. 18, 199 (1945); — The association of cancer of the stomach and oesophagus with herniation at the oesophageal hiatus of the diaphragm. Brit. J. Radiol. 28, 554 (1955). — Soave, F., A. Bertolini e R. Mantero: Lacuna postero-laterale del diaframma (iato di Bochdalek) e dislocazione endotoracica dei visceri addominali. Osped. Ital.-Chir. 7, No 5 (1962). — Som, M. L.: Endoscopy in diagnosis and treatment of diseases of the esophagus. J. Mt Sinai Hosp. 23, 56 (1956). — Soutter, L.: Analysis of cases of hiatus hernia treated by surgery of Massachusetts General Hospital. Surg. Clin. N. Amer. 27, 1121 (1947). — Spath, F.: Die Chirurgie des Zwerchfells. Vorträge aus der praktischen Chirurgie. Stuttgart: Enke 1958; — Die Hiatushernien. Med. Klin. 54, 569—573, 579 (1959). — Stemmer, E. A., and W. E. Adams: The incidence of carcinoma at the esophagogastric junction in short esophagus. Arch. Surg. 81, 771 (1960). — Stoecker, N., u. K. U. Timme: Symptomatik und Nebenbefunde bei Hiatushernien. Ärztl. Wschr. 15, H. 8 (1960). — Strode, J. E.: Esophageal hiatus hernia complicated by esophagitis. Amer. Surg. 25, 396 (1959). — Sweet, R. H.: Esophageal hiatus hernia of the diaphragm: The anatomical characteristics, technic of repair and results of treatment in 111 consecutive cases. Ann. Surg. 135, 1 (1952); — Experiences with 500 cases of hiatus hernia. A statistical survey. J. thorac. cardiovasc. Surg. 44, 145 (1962). — Swyer, P. R.: Partial thoracic stomach and esophageal hiatus hernia in infancy and childhood. Amer. J. Dis. Child. 90, 421 (1955).

Templeton, F.: X-ray examination of the stomach. Chicago: Chicago University Press 1944. — Templeton, F. E.: Movements of the esophagus, the presence of cardiospasm and other esophageal diseases. Gastroenterology 10, 96 (1948). — Thomsen, G.: Hiatus hernia in children; a radiologic-clinical study comprising 58 cases. Acta radiol. (Stockh.), Suppl. 129 (1955). — Thorek, P.: Congenital diaphragmatic hernia. Arch. Surg. 56, 238 (1948). — Tonelli, L.: La via toracica nella chirurgia delle ernie diaframmatiche. Arch. Chir. Torace 2, 313 (1947).

Uebermuth, H.: Zur Behandlung der Hiatushernie durch Gastropexie. Chirurg 28, 17 (1957); — Zur Technik der Gastropexie bei der Hiatushernie. Chirurg 28, 503 (1957). — Ungeheuer, E.: Funktionsstörungen des oberen Verdauungstraktes und ihre Behandlung durch die Chirurgie, Bd. 36, S. 503. Stuttgart: Hippokrates 1965.

Valdoni, P.: Ernie del diaframma ed eventrazione diaframmatica. Rel. 55. Congr. Soc. Ital. Chir., Roma 1953. — Vantrappen, G.: Simultaneous fluorocinematography and intraluminal pressure measurements in the study of esophageal motility. Gastroenterology 35, 592 (1958).

Waterston, D. J.: Discussion on hiatus hernia. Proc. roy. Soc. Med. 47, 536 (1954). — Watkins, D. H.: Discussion of hiatus hernia at the meeting of the Central Surgical Association, February 1957. Arch. Surg. 75, 672 (1957). — Watkins, D. H., A. Prevedel, and F. R. Harper: A method of preventing peptic esophagitis following esophagogastrostomy. J. thorac. Surg. 28, 367 (1954). — Watkins, D. H., W. R. Rundles, and L. Tatom: Utility of a new procedure of valvular esophagogastrostomy in cases of brachyesophagus and stricture: clinical and experimental studies of circumferential esophagofundopexy. J. thorac. cardiovasc. Surg. 38, 814 (1959). — Weisel, W., D. Lepley, and R. R. Watson: The hazard of associated esophageal hiatal hernia in patients operated on for abdominal disease. Amer. J. Surg. 103, 137 (1962). — Weisel, W., F. Raine, and R. R. Watson: The efficiency of esophageal hiatal hernia repair. Surg. Gynec. Obstet. 104, 471 (1957). — Weiss, A. G., L. Hollender et J. P. Witz: L'opération de Nissen pour hernie hiatale. Mém. Acad. Chir. 86, 223 (1960). — Wellens, P., et A. Brys: Le brachyoesophage congénital. J. belge Radiol. 42, 177 (1959). — Wells, C., and J. H. Johnston: Hiatus hernia — surgical relief of reflux oesophagitis. Lancet 1955 I, 937. — Wendling, R.: Erfahrungen mit der Fundoplicatio bei Refluxösophagitis. Helv. chir. Acta 25, 304 (1958). — Wilkins jr., W., and M. K. Bartlett: Surgical treatment of the lower esophageal ring. New Engl. J. Med. 268, 461 (1963). — Willenegger, H.: Zum chirurgisch-technischen Vorgehen bei Korrektureingriffen am Hiatus oesophagus. Helv. chir. Acta 33, 43 (1966). — Willich, E.: Die Technik der Röntgenuntersuchung der Kardia-

Magenregion bei Neugeborenen und jungen Säuglingen. Pädiat. Prax. **4**, 401 (1965). — WILSON, H.: Hiatus hernia. Med. J. Aust. **27** (May 1961). — WOLF, B. S.: The roentgendiagnosis of minimal hiatus herniation. J. Mt Sinai Hosp. **23**, 90 (1956). — WOLF, B. S., R. H. MARSHAK, M. L. SOM, S. A. BRAHMS, and E. I. GREENBERG: The gastroesophageal vestibule on roentgen examination: differentiation from the phrenic ampulla and minimal hiatal herniation. J. Mt Sinai Hosp. **25**, 167 (1958). — WOLF, B. S., M. SOM, and R. H. MARSHAK: Short esophagus with esophagogastric marginal ulceration. Radiology **61**, 473 (1953). — WOOLER, G. H.: Mechanism of the cardia. Proc. roy. Soc. Med. **45**, 290 (1952).

ZAINO, C., M. H. POPPEL, H. G. JACOBSON, H. LEPOW, and C. H. OSTURK: The lower esophageal vestibular complex. An anatomic-roentgen study. Amer. J. Roentgenol. **84**, No 6 (1960). — ZIMBERG, Y. H., and W. WEISEL: Surgical anatomy of the diaphragm. Arch. Surg. **79**, 468 (1959). — ZIPERMAN, H. H., C. MATHEWSON jr., R. G. STANEK, and A. M. BRUGGER: Hiatal hernia repair by intraperitoneal gastric fixation. Surg. Gynec. Obstet. **116**, 608 (1963).

H. Die benignen chirurgischen Erkrankungen der oesophago-kardia-fundalen Übergangszone

II. Cardiospasmus

ABREU, A. L. DE: Discussion on treatment of achalasia of the cardia. Proc. roy. Soc. Med. **43**, 430 (1950). — ACHESON, E. D., and G. D. HADLEY: Cardiomyotomy for achalasia of the cardia. Brit. med. J. **1958**I, 549; — Heller's operation (cardiomyotomy) for achalasia of the cardia. Gastroenterologia (Basel) **89**, 323 (1958). — ALIVISATOS, C. N.: Transthoracic esophagogastric myotomy in the treatment of idiopathic megaesophagus. (La myotomieoesophagogastrique elargie transthoracique dans le traitement du megaoesophage idiopathique.) J. Chir. (Paris) **70**, 464 (1959). — ALLAINES, F. DE, J. L. LORTAT-JACOB, and A. GAUCHY: The surgical treatment of megaösophagus. Mem. Acad. Chir. **75**, 511 (1949); abstracted: Int. Abstr. Surg. **90**, 252 (1950). — ALLISON, P. R.: Obstruction of the gastro-oesophageal junction. Lancet **1949**, 1, 91; — Discussion on the treatment of achalasia of the cardia. Proc. roy. Soc. Med. **43**, 425 (1950). — ALMEIDA PRADE, A. DE: Chagas' disease and dysphagia in their relation with achalasia. (Maladie de Chagas et mal de engasgo [qui empeche d'avaler] dans leurs rapports avec l'achalasie.) Presse med. **65**, 521 (1957); abstracted: Amer. J. Roentgenol. **78**, 380 (1957). — ALNOR, P. CH.: Pathophysiologie der Kardiafunktion. Zbl. Chir. **81**, 1441 (1956); — On the pathogenesis of cardiospasm: An experimental study. J. thorac. Surg. **36**, 141 (1958); — Zum Krankheitsbild des sogenannten Kardiospasmus. Heidelberg u. Frankfurt a. M.: A. Hüthig 1959; — Morphologische Grundlagen der Achalasie. Ärztl. Prax. **14**, 1333 (1962); — Die experimentelle Achalasie des Oesophagus. Thoraxchir. vask. Chir. **10**, 254 (1962). — ALNOR, P. CH., u. R. WANKE: Spätergebnisse der Oesophago-Gastrostomie beim sogenannten Kardiospasmus. Dtsch. med. Wschr. **81**, 696 (1956). — ALVAREZ, W. C.: A simple explanation for cardiospasm and Hirschsprung's disease. Gastroenterology **13**, 422 (1949). — ANDERSON, H. A., C. B. HAOLMAN, and A. M. OLSEN: Pulmonary complications of cardiospasm. J. Amer. med. Ass. **151**, 608 (1953). — ANTTINEN, J. E.: The surgical treatment of achalasia of the esophagus. Acta chir. scand. **103**, 442 (1952). — ASHERSON, N.: Cardiospasm intermittent: an initial manifestation of carcinoma of the cardia. Brit. J. Tuberc. **47**, 39 (1953). — ATKINSON, M.: The oesophago-gastric sphincter after cardiomyotomy. Thorax **14**, 125 (1959). — ATKINSON, M., D. A. W. EDWARDS, A. J. HONOUR, and E. N. ROWLANDS: Comparison of cardiac and pyloric sphincters. A manometric study. Lancet **1957**, No 918, 273.

BAER, P., and K. SICHER: The association of achalasia of the cardia with esophageal carcinoma. Brit. J. Radiol. **20**, 528 (1947). — BALFOUR jr., D. C., and G. K. WHARTON: Oral procaine hydrochloride for relief of cardiospasm: Preliminary report. Gastroenterology 18, 606 (1951). — BALL, R. P., and A. C. CRUMP: Megaoesophagus (Cardiosp.): report of a case with subdiaphragmatic herniation of esophagus. Radiology **36**, 575 (1941). — BARLOW, D.: The treatment of cardiospasm by the Heller type operation with special reference to the choice of operation, its indications and technique and with a report upon three personal cases. Brit. J. Surg. **29**, 415 (1942). — BARRETT, N. R.: Discussion on treatment of achalasia of the cardia. Proc. roy. Soc. Med. **43**, 421 (1950); — Achalasia: thoughts concerning the aetiology. Ann. roy. Coll. Surg. Engl. **12**, 391 (1953). — BARRETT, N. R., and R. H. FRANKLIN: Concerning the unfavourable late results of certain operations performed in the treatment of cardiospasm. Brit. J. Surg. **146**, 194 (1949); — Concerning the unfavourable late results of certain operations performed in the treatment of cardiospasm. Brit. J. Surg. **37**, 194 (1950). — BEATTIE, W. J. H. M.: Achalasia of the cardia with the report on ten cases. St. Bartholomew Hosp. Rep. **64**, 39 (1931). — BELL, H. G.: The treatment of cardiospasm by esophagogastrostomy. Surgery **20**, 104 (1946). — BELSEY, R. H. R.: In discussion on W. M. TUTTLE, R. T. CROWLEY and J. R. BARRETT, Achalasia of the esophagus: Further thoughts on surgical management. J. thorac. Surg. **36**, 453 (1958). — BERCHTOLD, R.: Über den Kardiospasmus und seine Behandlung.

Ergebn. Chir. Orthop. **40**, 333—367 (1956); — Über die Pathophysiologie und Behandlung des Cardiospasmus. Schweiz. med. Wschr. **90**, 20, 527 (1960); — Über die Pathophysiologie und Behandlung des Cardiospasmus. Münch. med. Wschr. **104**, 19, 883 (1962). — BERDAL, P., and O. GULLI: Achalasia cardiae. Treatment by forced dilatation. Acta oto-laryng. (Stockh.) (Suppl. 116) 32 (1954). — BERGER, R., u. L. PÓKA: Diffuser Oesophagospasmus. Zbl. Chir. **15**, 584 (1965). — BERGERET, M.: Dyskinésie de l'oesophage terminal. Mém. Acad. Chir. **69**, 479 (1943). — BERNDT, K.: Zum Problem des Kardiospasmus. Zbl. Chir. **64**, 2328 (1937). — BERSACK, S. R.: Carcinoma of the esophagus in association with achalasia of the cardia. Radiology **42**, 220 (1944). — BETTEX, M., u. H. COTTIER: Über Mega-Oesophagus im Kindesalter. Langenbecks Arch. klin. Chir. **296**, 378 (1960). — BIRD-ACOSTA, I.: Pulmonary suppuration secondary to cardiospasm. Amer. J. Roentgenol. **52**, 481 (1944). — BLAHA, H., u. K. RECH: Zur Problematik des sogenannten Kardiospasmus. Bruns' Beitr. klin. Chir. **214**, 138 (1967). — BOEHM, G.: Kardiospasmus. Med. Klin. **1948**, 69. — BOEREMA, I.: Gastropexia anterior geniculata for sliding hiatus hernia and for cardiospasm. J. int. Coll. Surg. **29**, 533 (1958). — BOLOT, CH., et NÈGRE: Trois cas de cardiospasme oesophagien traités par cardiotomie extramuqueuse de Heller associée à la neurotomie sous-diaphragmatique des deux pneumogastriques. Mém. Acad. Chir. **75**, 574 (1949). — BORDASCH, F.: Zur Pathologie der Kardia. Bruns' Beitr. klin. Chir. **182**, 304 (1951). — BOWERSOX, W. A., and R. S. KIEFFER: Surgical treatment of achalasia. J. Mo. med. Ass. **48**, 960 (1951). — BRACKNEY, E. L., W. D. KELLY, G. S. CAMPBELL, and O. H. WANGENSTEEN: Esophagitis in dogs following operations employed in the treatment of megaesophagus. Proc. Soc. exp. Biol. (N.Y.) **84**, 134 (1953). — BRAUN, O.: Zur Pathologie der „idiopathischen Oesophagusdilatation". Wien. klin. Wschr. **1950**, 913. — BREAKY, A. S., CH. T. DOTTER, and J. STEINBERG: Pulmonary complication of cardiospasm. New Engl. J. Med. **45**, 441 (1951). — BREWER, M. S., W. A. BARNES, and S. F. REDO: Evaluation of operative procedures for achalasia. Ann. Surg. **144**, 823 (1956). — BROWNE, D. C., and G. McHARDY: A new instrument for use in esophagospasm. J. Amer. med. Ass. **113**, 1963 (1939); — Medical management of cardiospasm. New Orleans med. surg. J. **93**, 627 (1941). — BUCKLES, M. G.: Surgical treatment of cardiospasm. Amer. J. Surg. **80**, 846 (1950). BUGDEN, W. F., and J. E. DELMONICO jr.: Results of the Heller operation in the treatment of cardiospasm. N.Y. St. J. Med. **55**, 2961 (1955). — BULL, P. N.: So-called idiopathic dilatation of the oesophagus. Ann. Surg. **81**, 59—93, 470—493 (1925). — BURGET, G. E., and W. E. ZELLER: Observations on the cardia in unanaesthetized animals. Amer. J. Physiol. **116**, 21 (1936). — BUTIN, J. W., A. M. OLSEN, J. H. MOERSCH, and C. F. CODE: A study of esophageal pressures in normal persons and patients with cardiospasm. Gastroenterology **23**, 278 (1953).

CAMERON, M.: Suggested explanation of cardiospasm based on pathological changes. J. Laryng. **43**, 218 (1928). — CARLIOZ, H.: Le cardiospasme. Rev. méd. Suisse rom. **83**, 10 (1963). — CARLSON, A. J., T. E. BOYD, and J. F. PEARCY: Studies on the visceral sensory nervous system. XIII. The innervation of the cardia and the lower end of the esophagus in mammals. Amer. J. Physiol. **61**, 14 (1922). — CESARE, E. DE, and G. RICCI: On the surgical treatment of idiopathic megaesophagus, in particular on the value of the Heller operation; considerations and results. (Sul trattamento chirurgico del megaesofago idiopatico, in particolare con la operazione di Heller; considerazioni e risultati.) Ann. ital. Chir. **32**, 669 (1955); abstracted: Int. Abstr. Surg. **103**, 158 (1956). — CHÊNE, P., et A. POIRIER: Les dykinésies oesophagiennes. Arch. Mal. Appar. dig. **30**, 449 (1941). — CLAGETT, O. TH., H. J. MOERSCH, and A. FISHER: Esophagogastrostomy in the treatment of cardiospasm. Surg. Gynec. Obstet. **81**, 440 (1945). — CLARKS, D. E., and W. E. ADAMS: Transthoracic esophagogastrostomy for benign strictures of the lower esophagus. Ann. Surg. **122**, 942 (1945). — CODE, C. F., B. CREAMER, and J. F. SCHLEGEL: An atlas of esophageal motility in health and disease. Springfield (Ill.): Ch. C. Thomas 1958. — CODE, C. F., and J. F. SCHLEGEL: The pressure profile of the gastroesophageal sphincter in man: an improved method of detection. Proc. Mayo Clin. **33**, 406 (1958). — CONSTANTINI, H., et A. LECA: A propos de la section extramuqueuse des fibres musculaires du cardia dans la cure radicale du cardiospasme. Une intervention à tenter: section de la bretelle cardio-oesophagienne et de la « cravatte de suisse ». Rev. Chir. (Paris) **68**, 80 (1949). — CORELLI, D., D. CANCIULLO e G. PANEBIANCO: Cardiospasmo sperimentale con alterazione dei plessi nervosi intramurali dello esofago epicardio-cardiale. Ann. ital. Chir. **34**, 144 (1957). — CRAIG, W. McK., H. J. MOERSCH, and P. T. VINSON: Treatment of intractable cardiospasm by bilateral cervicothoracic sympathetic ganglionectomy; report of a case. Proc. Mayo Clin. **9**, 749 (1934). — CREAMER, B., F. E. DONOGHUE, and C. F. CODE: Intraesophageal pressures in diffuse spasm of the esophagus. J. Lab. clin. Med. **46**, 804 (1955); — Pattern of esophageal motility in diffuse spasm. Gastroenterology **34**, 782 (1958). — CREAMER, B., G. K. HARRINGSON, and J. W. PIERCE: Further observations on the gastro-oesophageal junction. Thorax **14**, 132 (1959). — CREAMER, B., A. M. OLSEN, and C. F. CODE: The esophageal sphincters in achalasia of the cardia (Cardiospasm). Gastroenterology **33**, 293 (1957).— CREAMER, B., and J. SCHLEGEL: Motor responses of the esophagus to distention. J. appl. Physiol. **10**, 498 (1957). — CRICHLOW, T. V. L., and J. H. SHAW: Abnormal ring contractions of thoracic esophagus; with an account of familial manifestations. Brit. J. Surg. **42**, 46 (1954). — Cross, F. S., E. B. Kay, and G. F. Johnson: Studies on neuromuscular imbalance of the esophagus, cinefluorography and intraesophageal pressure studies. Arch. Surg. **75**, 631 (1957). — Cuypers, I.: Zur Therapie des sog. primären Kardiospasm. Mschr. Kinderheilk. **96**, 30 (1948).

Damiani, R.: Alterations of the intramural nervous plexuses of the esophagus in cardiospasm. (Le alterazioni dei plessi nervosi intramurali dell-esofago nel cardiospasmo.) Chir. Pat. sper. **2**, 101 (1954). — Delannoy, E. A.: A propos du traitement du méga-oesophage par l'opération de Heller. Mém. Acad. Chir. **75**, 629 (1949). — Deloyers, L.: The surgical treatment of cardiospasm by the Heller operation. Acta gastro-ent. belg. **8**, 949 (1950). — Deloyers, L., R. Cordier, and A. Duprez: A new approach to the physiology of so-called cardiospasm. Experimental production of „cardiospasm" after destruction of Auerbach's plexus. Ann. Surg. **146**, 167 (1957). — Dini, C. R.: Considerations with reference to megaesophagus. (Considerazioni sul megaesofago.) Radiol. med. (Milano) **3g**, 841 (1953); abstracted: Int. Abstr. Surg. **98**, 402 (1954). — Dornhorst, A., G. K. Harrison, and J. W. Pierce: Observation on the normal oesophagus and cardia. Lancet **1954**, 266, 695. — Dragstedt, L., P. V. Harper, E. B. Tover, and E. Woodward: Section of the vagus nerves to the stomach in the treatment of peptic ulcer. Complications and endresults after 4 years. Ann. Surg. **126**, 687 (1947). — Dubourg, G.: 17 mégaoesophages traités par l'opération de Heller. Arch. Mal. Appar. dig. **38**, 425 (1949).

Eberle, J.: Zur Ätiologie der idiopathischen Oesophagusdilatation. Wien. klin. Wschr. **1951**, 67. — Effler, D. B., and J. W. Rogers: Megaesophagus; surgical therapy. Arch. Surg. **71**, 551 (1955). — Efskind, L.: Discussion (Gertz). Acta chir. scand. **103**, 463 (1952). — Eliason, E. L., and W. H. Erb: Cardiospasm; report of two cases treated by resection of sympathetic supply to the cardiac sphincter. Amer. J. Surg. **35**, 105 (1937). — Ellis jr., F. H., A. M. Olsen, C. B. Holman, and C. M. Code: Surgical treatment of cardiospasm (achalasia of the esophagus). Considerations of aspects of esophagomyotomy. J. Amer. med. Ass. **166**, 29 (1958). — Etzel, E.: Neuropathology of the mega-oesophagus and megacolon. (Neuropathologia do megaesofago e megacolo.) Ann. Fac. Med. S. Paulo **10**, 383 (1934); — Mega-oesophagus and its neuropathology. A clinical and anatomo-pathological research. Guy's Hosp. Rep. **87**, 158 (1937). — Euphrat, E. J., and J. E. Delmonico jr.: Cexistent achalasia of the esophagus and hiatal hernia of the cardiac end of the stomach. J. thorac. Surg. **34**, 395 (1957). — Exter, P. van, and A. D. Keet jr.: Curling of the oesophagus. S. Afr. med. J. **28**, 206 (1954); abstracted Radiology **64**, 895 (1955).

Ferrari, R. C.: Sobre trattamento del megaesofago. Acad. argent. Cirug. **34**, 601 (1950); — Treatment of mega-esophagus. Bol. Acad. argent. Cirug. **34**, 601 (1950). Cit. in Year Book of General Surgery. Chicago: Year Book Publ. 1951, p. 289. — Findlay, L., and A. B. Kelly: Congenital shortening of the oesophagus and the thoracic stomach resulting therefrom. Proc. roy. Soc. Med. **24**, 1561 (1931). — Finsterer, H.: Zur chirurgischen Behandlung des Kardiospasmus. Wien. med. Wschr. **31**, 100 (1950). — Fitzgibbon, J. H.: Cardiospasm and concomitant esophageal diverticulum. J. Amer. med. Ass. **91**, 644 (1928). — Fleshler, B., T. R. Hendrix, P. Kramer, and F. J. Ingelfinger: Resistance and reflex function of the lower oesophageal sphincter. J. appl. Physiol. **12**, 339 (1958). — Flood, C. A., H. Colcher, and J. Mathers: Propulsive motility of the esophagus in achalasia and other disorders. Gastroenterology **34**, 410 (1958). — Fontaine, R., E. Forster et C. L. Stefanini: Résultats éloignés de 63 splanchnicectomie pour diverses affections. Lyon chir. **41**, 279 (1946). — Fontaine, R., et A. Grosse: La cardio-oesophagotomie extra-muqueuse élargie par voie intrathoracique et associé à la résection des splanchniques et sympathiques dorsaux gauches dans le traitement du méga-oesophagus. Mém. Acad. Chir. **76**, 216 (1950). — Freeman, E. B.: Conservative treatment of achalasia. Arch. Surg. **41**, 1141 (1940). — Freeman, L.: An operation for relief of cardiospasm associated with dilatation and tortuosity of the esophagus. Trans. Amer. surg. Ass. **41**, 19 (1923). — Frey, E. K.: Zur Behandlung des Kardiospasmus. Langenbecks Arch. klin. Chir. **186**, 466 (1936); — Die kardioplastische Oesophago-Gastrostomie. Zbl. Chir. **65**, 2 (1938). — Frey, E. K., u. L. Duschl: Der Kardiospasmus. Ergebn. Chir. Orthop. **29**, 637 (1936). — Friedberg, St. A.: Observations on the esophagus following vagotomy. Ann. Otol. (St. Louis) **59**, 751 (1950). — Friesen, S. R., and D. R. Miller: Cardiospasm and esophagitis: an experimental study of the esophagogastric sphincter. Amer. Surg. **22**, 267 (1957). — Fritz, J. M., D. E. Clark, and W. E. Adams: Symposium on gastroesophageal surgery; the diagnosis and treatment of cardiospasm. Surg. Clin. N. Amer. **31**, 173 (1951). — Fugazzola, F.: The corkscrew esophagus. (L'esofago a cavaturacciolo). Ann. Radiol. diagn. **27**, 55 (1954). — Fyke, F. E., and C. F. Code: Resting and deglutition pressures in the pharyngoesophageal region. Gastroenterology **29**, 24 (1955). — Fyke, F. E., C. F. Code, and J. F. Schlegel: The gastroesophageal sphincter in healthy human beings. Gastroenterologia (Basel) **86**, 135 (1956).

Gammelgaard, A., J. Iversen, and G. Thomsen: Results of operative treatment of cardiospasm. Acta chir. scand. **110**, 167 (1955); — Cardiospasm. Results of Heller's operation.

Acta chir. scand. **111**, 98 (1956). — GAMMIE, W. F. P., D. JENNINGS, and J. E. RICHARDSON: Cardiomyotomy (Heller's operation) for oesophageal achalasia. Lancet **1958**II, 917. — GEEVER, E. D., and K. A. MERENDINO: An evaluation of esophagitis in dogs following the Heller and Gröndahl operations with and without vagotomie. Surgery **34**, 742 (1953). — GERTZ, T. CH.: Late results in surgical treatment of achalasia of the esophagus. Acta chir. scand. **103**, 459 (1952). — GERTZ, T. CH., H. K. KRISTENSEN, and G. THOMSEN: Evaluation of treatment of cardiospasm by dilatation and operation. Acta chir. scand. **105**, 113 (1953). — GILL, D. C., and CH. G. CHILD: Esophagogastrostomy in the treatment of cardiospasm. Surgery **23**, 571 (1948). — GJERTZ, A.: Behandling av achalasia cardiae (s. k. Kardiospasm) med dilatation forcée. Nord. Med. **39**, 1945 (1948). — GOHRBANDT, E.: Zur Chirurgie des vegetativen Nervensystems. Z. ges. inn. Med. **5**, 468 (1950). — GOTTSTEIN, G.: Über Pathologie und Therapie des Cardiospasmus. Allg. med. Centr. Ztg **77**, 563 (1908); — Weitere Fortschritte in der Therapie des chronischen Cardiospasmus (mit sackartiger Erweiterung der Speiseröhre). Langenbecks Arch. klin. Chir. **87**, 497 (1908); — Weitere Fortschritte in der Therapie des chronischen Kardiospasmus. Langenbecks Arch. klin. Chir. **100**, 703 (1912). — GRAY, H. K., and I. C. SKINNER: The operative treatment of cardiospasm. J. thorac. Surg. **10**, 220 (1940/41). — GRIESSER, G., u. F. GSCHNITZER: Der sogenannte Kardiospasmus und seine Behandlung. Med. Welt **19**, 1068 (1962). — GRIESSMANN, H.: Megaoesophagus-Kardiospasmus. Thoraxchirurgie **4**, 34 (1956/57). — GRIMES, O. F.: In: Discussion on P. NEMIR jr. and H. R. HAWTHORNE, Physiologic basis for utilization of esophagocardiomyotomy in the treatment of achalasia. J. thorac. Surg. **28**, 247 (1954). — GRIMES, O. F., H. B. STEPHENS, and H. G. BELL: Achalasia of the esophagus. Recent experiences in its treatment by extramucous esophagocardiomyotomy. West. J. Surg. **61**, 639 (1953). — GRIMSON, K. S., R. J. REEVES, J. C. TRENT, A. D. WILSON, and N. C. DURHAM: The treatment of pat. with achalasia by esophagogastrostomy. Surgery **20**, 94 (1946). — GRÖNDAHL, G. W., and H. F. HANEY: Attempt to produce experimental cardiospasm in dogs. Proc. Soc. exp. Biol. (N.Y.) **44**, 126 (1940). — GRÖNDAHL, N. B.: Cardioplasty for cardiospasm. (Cardioplastic ved cardiospasmus.) Nord. med. ark. **49**, 236 (1916). — GROVES, J.: Oesophageal carcinoma complicating achalasia of the cardia. Brit. J. Surg. **43**, 413 (1956). — GSCHNITZER, F., u. G. GRIESSER: Die Kardiomyotomie nach Heller in der Behandlung des sogenannten Kardiospasmus. Chir. Praxis **7**, 27 (1963). — GUILLEMINET, M., et M. BÉRARD: Spasme oesophagien secondaire à une malformation du cardia chez un enfant de 6 ans. Arrêt des accidents par une opération de Heller. Lyon chir. **41**, 114 (1946). — GUTTMANN, M. R., and M. U. SIMON: The treatment of cardiospasm. Eye, Ear, Nose Thr. Monthly **29**, 245 (1950).

HANKE, H.: Über den Kardiospasmus und seine Behandlung. Ärztl. Wschr. **1947**, 1057. — HASCHKE, E., u. H. SCHUBERT: Zur operativen Behandlung des Kardiospasmus. Thoraxchirurgie **6**, 434 (1958). — HAWTHORNE, H. R., and H. C. DAVIS: Symposium on abdominal surgery; esophagocardiomyotomy versus esophagogastrostomy in the surgical management of intractable achalasia. Surg. Clin. N. Amer. **31**, 1669 (1951). — HAWTHORNE, H. R., A. S. FROBESE, and P. NEMIR jr.: The surgical management of achalasia of the esophagus. Ann. Surg. **144**, 653 (1956). — HAWTHORNE, H. R., and P. NEMIR: Surgical management of achalasia of esophagus. Gastroenterology **25**, 349 (1953). — HEGEMANN, G.: Die Chirurgie der Speiseröhre. Münch. med. Wschr. **101**, 25, 1073 (1959). — HELLER, E.: Extramuköse Cardiaplastik beim chronischen Cardiospasmus mit Dilatation des Oesophagus. Mitt. Grenzgeb. Med. Chir. **27**, 141 (1914); — Die Behandlung des Kardiospasmus. Med. Welt **1932**, 1675. — HEPP, J.: A propos de vingt cas de megaoesophage. Mém. Acad. Chir. **75**, 508 (1949). — HERRON, P. W., G. I. THOMAS, and K. A. MERENDINO: An experimental approach to cardiospasm: appraisal of the Finney pyloroplasty in the prevention of esophagitis, following the Heller myotomy. J. thorac. Surg. **34**, 609 (1957). — HERTZ, A. F.: Achalasia of the cardia. Quart. J. Med. **8**, 300 (1914/15). — HEYROVSKY, H.: Kardiospasmus und Ulcus ventriculi. Wien. klin. Wschr. **1912**, 1406; — Kasuistik und Therapie der idiopathischen Dilatation der Speiseröhre. Oesophagogastroanastomose. Langenbecks Arch. klin. Chir. **100**, 703 (1912). — HIGHOWER jr., N. C.: Newer concepts of achalasia of the esophagus. Sth. med. J. (Bgham, Ala.) **48**, 1016 (1955). — HILLEMAND, G., et B. BRULE: Les spasmes etages du tiers inférieur de l'oesophage. Bull. Soc. méd. Hôp. Paris **65**, 382 (1949). — HILLEMAND, P., C. CHERIGIÉ, L. FAULONG, ANDOLI et BERTHET: Le mégaoesophage et les mégaoesophages fonctionnels. Bull. Soc. méd. Hôp. Paris **58**, 319 (1942). — HILLEMAND, P., R. VIGUIÉ, U.-J. BERNARD et Mme. DECAUDAVEINE: A propos du traitement chirurgical des mégaoesophages. Mém. Acad. Chir. **76**, 816 (1950). — HILLEMAND, P., R. VIGUIE, G. BRULE et B. WOIMANT: Gradea esophageal spasm. (Les spasmes etages de l'oesophage.) Lille chir. **4**, 59 (1949); abstracted: Int. Abstr. Surg. **91**, 147 (1950). — HILLEMAND, P., R. VIGUIÉ, B. WOIMANT et G. BRULÉ: Les spasmes étagés de l'oesophage. Lille chir. **4**, 59 (1949). — HOEDEN, R. VAN DER, et L. VARLEZ: Le cardiospasme ou achalasia du cardia. Acta gastro-ent. belg. **21**, 69 (1958). — HOLDER, E., u. H. GRIMSEHL: Kardiospasmus und Megaoesophagus. Langenbecks Arch. klin. Chir. **293**, 623 (1960). — HURST, A. F.: Treatment of achalasia of the cardia (so-called cardiospasm).

Lancet 1927I, 618; — Some disorders of the esophagus. J. Amer. med. Ass. 102, 582 (1934). — HURST, A. F., and G. W. RANKE: Achalasia of the cardia (so-called cardiospasmus). Quart. J. Med. 23, 491 (1930).

IMDAHL, H.: Ein Beitrag zur Klinik und Therapie des idiopathischen Kardiospasmus. Langenbecks Arch. klin. Chir. 288, 554 (1958); abstracted: Int. Abstr. Surg. 108, 543 (1959). — INGELFINGER, F. J., PH. KRAMER, and G. C. SANCHEZ: The gastroesophageal vestibule, its normal function and its in cardiospasm and gastroesophageal reflux. Amer. J. med. Sci. 228, 417 (1954). — ISMAY, G.: Painful spasm of the oesophagus ("corkscrew" oesophagus). Brit. med. J. 1952II, 697.

JACKSON, C.: A diaphragmatic pinchcock in so-called "cardiospasm". Laryngoscope (St. Louis) 32, 139 (1922). — JEFFERSON, N. C., C. W. PHILLIPS, M. M. PROFFITT, and H. NECHELES: The effects of vagotomy and phrenicotomy on the cardia. Amer. J. dig. Dis. 18, 217 (1955). — JOHNSTONE, A. S., and G. H. WOOLER: Cardiospasm. Overseas P.G. med. J. 3, 399 (1949). — JOYEUX, R., et A. BISCAYE: A propos du traitement des mégaoesophage sur cinq cas d'operation de Heller. Sem. Hôp. Paris 26, 4798 (1950); abstracted: Excerpta med. (Amst.) 5, 964 (1951). — JUDD, E. S., P. P. VINSON, and D. P. GREENLEE: Retrograde dilatation of the oesophagus for cardiospasm. Surg. Gynec. Obstet. 48, 494 (1929). — JUUL, A.: On idiopathic cardiospasm and the results of treatment with Starck's dilatator. Acta oto-laryng. (Stockh.) 32, 85 (1944).

KAY, E. B.: Surgical treatment of cardiospasm. Ann. Surg. 127, 34 (1948); — Observations as to the etiology and treatment of achalasia of the esophagus. J. thorac. Surg. 22, 254 (1951); — The inferior esophageal constrictor in relation to lower esophageal disease. J. thorac. Surg. 25, 1 (1953); — In: Discussion on R. E. TABER and J. L. EHRENHAFT: Esophageal motility in cardiospasm. Arch. Surg. 69, 154 (1954). — KNIGHT, G. C.: Sympathectomy in treatment of achalasia of cardia. Brit. J. Surg. 22, 864 (1935); — Sympathektomie for achalasia of cardia. Proc. roy. Soc. Med. 28, 897 (1935). — KÖBERLE, F., e E. NADOR: Etiologia e patogenia do Megaesofago no Brasil. Rev. paul. Med. 47, 643 (1955). — KÖLE, W.: Der idiopathische Kardiospasmus und seine Behandlung. Ciba Symp. 8, 74 (1960). — KRAMER, PH., and F. J. INGELFINGER: Motility of the human esophagus in control subjects and patients with esophageal disorders. Amer. J. Med. 7, 168 (1949); — Cardiospasm, a generalized disorder of oesophageal motility. Amer. J. Med. 7, 174 (1949). — KRAMER, P., F. J. INGELFINGER, and M. ATKINSON: The motility and pharmacology of the esophagus in cardiospasm. Gastroenterologia (Basel) 86, 174 (1956). — KUHLENDAHL, H.: Die mechanische Genese von Neuralgie. Die zervikalen Vertebralsymptome. Stuttgart: Thieme 1955.

LAMBERT, A. V. S.: Treatment of diffuse dilatation of the oesophagus by operation. Surg. Gynec. Obstet. 18, 1 (1914). — LANZARA, A.: Sulla natura del rapporto fra alterazione organica e disfunzione in alcuni casi di cardiospasmo. Arch. Chir. Torace 1, 123 (1947); — Interventi radicali per via transtoracica nella cura del cardiospasmo. Policlinico, Sez. prat. 1949, 198; — Fisiopatologia della peristalsi esofagea. Rif. med. 70, 613 (1956). — LERCHE, W.: The esophagus and pharynx in action. A study of structure in relation to function. Springfield (Ill.): Ch. C. Thomas 1950. — LORTAT-JACOB, J. L.: Diskussion DUBOURG. Arch. Mal. Appar. dig. 38, 432 (1949); — Inconvénients de l'oesophago-gastrostomie dans les échecs de l'opération de Heller. Arch. Mal. Appar. dig. 39, 524 (1950); — Inconvénients des anastomoses oesophagogastriques dans le traitement du cardiospasme. Arch. Mal. Appar. dig. 40, 334 (1951). — LOTHEISSEN, G.: Behandlung der organischen Stenosen des Oesophagus und des Kardiospasmus. Münch. med. Wschr. 81, 41 (1934). — LUBBERS, B. A.: Achalasia of cardia and sympathectomy. Schweiz. med. Wschr. 80, 285 (1950). — LYONS, W. S., F. H. ELLIS, and A. M. OLSEN: The gastroesophageal 'sphincter' mechanism. Proc. Mayo Clin. 31, 605 (1956).

MAGENDIE, C., et TINGAUD: Double opération en un temps pour méga-oesophage (op. de Heller et splanchnicectomie gauche). Presse méd. 1946, 522. — MAINGOT, R.: Surgical treatment of cardiospasm. Postgrad. Med. 5, 351 (1949); — Abdominal operations, third ed., p. 347. New York: Appleton Century Crofts Inc. 1955. — MALM, A.: Cardioplasty in the surgical treatment of achalasia of the oesophagus. Scand. J. clin. Lab. Invest. 3, 7 (1951); — A 10-year report of operated achalasia of the oesophagus. Gastroenterologia (Basel) 86, 208 (1956). — MALM, A., and A. WENCKERT: Late results of cardio-oesophageal resections. Acta chir. scand. 113, 529 (1957). — MARWEDEL, G.: Die Aufklappung des Rippenbogens zur Erleichterung operativer Eingriffe im Hypochondrium und im Zwerchfellkuppelraum. Zbl. Chir. 30, 938 (1903). — MATZNER, J. J., and C. WINDUER: Favorable clinical results in cardiospasm with anticholinergic medication (oxyphenomium bromide); preliminary report. Amer. J. Gastroent. 22, 73 (1954). — MAURICIO, J. V.: Relationship between Chagas cardopathy and megaesophagus. (Relacaoentre a cardiopatia chagasica eo megaesofago estudo e observacao em 40 casos.) Rev. bras. Med. 13, 103 (1956). — MAURO, C.: Contributo alla patogenesi ed alla terapie del megaesofago infantile. G. ital. Chir. 11, 1954 (1955); abstracted: Int. Abstr. Surg. 104, 31 (1957). — MAY, W. P.: The innervation of the sphincter and musculature of the stomach. J. Physiol. (Lond.) 31, 260 (1904). — MERENDINO, K. A.: Important side issues in the treatment of cardiospasm. Arch. Surg. **73**, 1047 (1956). — Messer, B., u. H. J. Sielaff: Über Zusammenhänge zwischen zervikaler Osteochondrose und Tonusstörungen des Oesophagus. Fortschr. Röntgenstr. **92**, H. 1 (1960). — Meyer, J., and H. Necheles: Cardiospasm. Observations on the use of prostigmine: A clinical and experimental report. J. Lab. clin. Med. **27**, 162 (1941). — Michaud, P., et R. Latreille: Résultats du traitement du mégaoesophage par l'opération de Heller d'après 156 cas. Arch. Mal. Appar. dig. **44**, 306 (1955). — Mikulicz, J. v.: Zur Pathologie und Therapie des Cardiospasmus. Dtsch. med. Wschr. **30**, 1750 (1904). — Mitchell, G. A. G.: The nerve supply of the gastro-oesophageal junction. Brit. J. Surg. **26**, 333 (1938). — Moersch, H. J.: Cardiospasm: Its diagnosis and treatment. Ann. Surg. **98**, 232 (1933); — Die Behandlung des Kardiospasmus. Langenbecks Arch. klin. Chir. **186**, 456 (1936); — Problems in differential diagnosis of lesions of lower portion of the esophagus and the cardia. Ann. Otol. (St. Louis) **61**, 976 (1952). — Mohn, K.: Zit. nach G. Westermann, Ein Beitrag zur Behandlung des Kardiospasmus durch Oesophagogastroanastomose und seine Gefahren. Zbl. Chir. **80**, 824 (1955). — Mosher, H. P.: Findings with the barium bougie in cardiospasm. Ann. Otol. (St. Louis) **36**, 1124 (1927). — O'Mullane, E. J.: Vomiting and regurgitation during anaesthesia. Lancet **1954**, 266, 1209.

Nagel, G. W., and J. F. Menke: Transthoracic operation for megaesophagus. West. J. Surg. **54**, 352 (1946). — Nauta, J.: Een Studie van het Afsluitingsmechanisme tussen Slokdarm en Maag. Thesis Leiden 1955. — Nealon jr., T. F., J. Y. Templeton, V. D. Cuddy, and J. H. Gibbon: Instrumental perforation of the esophagus. J. thorac. Surg. **41**, 75 (1961). — Nègre, E., et R. Mimram: Oesophagitis peptiques hémorrhagiques après anastomoses oesogastriques pour mégaoesophage. Rév. Chir. (Paris) **74**, 232 (1955). — Negus, V. E.: The mechanism of swallowing. Proc. roy. Soc. Med. **36**, 85 (1942). — Nemir jr., P., and H. R. Hawthorne: Physiologic basis for utilization of esophagocardiomyotomy. J. thorac. Surg. **28**, 247 (1954). — Nemours-Auguste, S.: L'extrémité inférieure de l'oesophage normal. Presse méd. **1949**, 960; — Etude de la partie terminale de l'oesophage dans le dolichomégaoesophage. Sem. Hôp. Paris **7**, 907 (1950). — Nese, G.: Achalasia oesophagi (cardiospasme). T. norske Lægeforen. **1949**, 45. — Nissen, R.: Speiseröhre. In: Handbuch der Thoraxchirurgie, hrsg. von E. Derra. Berlin-Göttingen-Heidelberg: Springer 1958. — Nissen, R., u. M. Rossetti: Chirurgie der Kardia. Ciba Symp. **11**, H. 5/6 (1963).

Oberthür, H.: Arch. Mal. Appar. dig. Paris (1931). Zit. nach J. C. Rudler, Pour l'opération de Heller. Helv. chir. Acta **27**, 411 (1960). — Ochsner, A., and M. de Bakey: Surgical considerations of achalasia; review of the literature and report of 3 cases. Arch. Surg. **41**, 1146 (1940)- — The surgical treatment of achalasia of the esophagus. Surg. Gynec. Obstet. **72**, 290 (1941). — Olsen, A. M., St. W. Harrington, H. J. Moersch, and A. Andersen: The treatment of cardiospasm (analysis of a 12 year experience). J. thorac. Surg. **22**, 164 (1951). — Olsen, A. M., J. F. Schlegel, B. Creamer, and F. H. Ellis: Esophageal motility in achalasia (Cardiospasm) after treatment. J. thorac. Surg. **34**, 615 (1957). — Opitz, E.: Zur Ätiologie der kardiotonischen Oesophagusdilatation (sog. Kardiospasmus). Arch. Verdau.-Kr. **61**, 21 (1937).

Peden, J. K., Ch. F. Schneider, and R. D. Bickel: Anatomic relations for the vagus nerves to the esophagus. Amer. J. Surg. **80**, 32 (1950). — Piazza, G., e C. Ruffato: Discinesia dell-esofago. Arch. ital. Mal. Appar. dig. **20**, 350 (1954). — Piccinni, L.: Considerazioni sulla cura chirurgica del megaesofago; abstracted: Int. Abstr. Surg. **103**, 477 (1956). — Pieri, G.: Contributo alla cura operatoria del cardiospasmo. Atti Soc. romana Chir. **8**, 21 (1951). — Plummer, H. S.: Cardiospasm, with report of cases. J. Minn. med. Ass. & Northwest. Lancet **26**, 419 (1906); — Diffuse dilatation of the esophagus without anatomic stenosis (cardiospasm); a report of 91 cases. J. Amer. med. Ass. **58**, 2013 (1912). — Poppe, J. K., and R. Berg: Epiphrenic esophageal diverticulum associated with cardiospasm. Report of successful diverticulogastric anastomosis. Surgery **25**, 231 (1949). — Portugalow, S. O.: Über die Operation der Oesophagogastrostomie bei Kardiospasmus. Chirurgika **4**, 29 (1950). Ref. Zentr.-Org. ges. Chir. **122**, 95 (1952). — Postlethwait, R. W., and W. C. Sealy: Surgery of the esophagus. Springfield (Ill.): Ch. C. Thomas 1961. — Priest, R. J., and C. R. Lam: Pseudotiverticulum of the esophagus associated with cardiospasm. Gastroenterology **25**, 393 (1953). — Puppel, I. D.: The role of esophageal motility in the surgical treatment of megaesophagus. J. thorac. Surg. **19**, 371 (1950). — Purton, T.: An extraordinary case of distension of the oesophagus, forming a sac, extending from two inches below the pharynx to the cardiac orifice of the stomach. Lond. med. physic. J. **46**, 540 (1821).

Rafal, H. S., and J. J. Selinkoff: Achalasia treated by transabdominal esophagogastrostomy. Delaware med. J. **23**, 27 (1951). — Rake, G. W.: On the pathology of achalasia of the cardia. Guy's Hosp. Rep. **77**, 141 (1927). — Ramond, L.: Cardiospasme et mégaoesophage. Presse méd. **1942**, 363. — Rapant, V., Z. Sery, and J. Doubravsky: Surgery of advanced idiopathic dilatations of the esophagus. Surgery **41**, 529 (1957). — Reischauer, F.: Die zervikalen Vertebralsymptome. Stuttgart: Thieme 1957. — Reitter, H.: Der sogenannte Kardiospasmus. Bruns' Beitr. klin. Chir. **199**, H. 1 (1959). — Resano, J. H., et M. Malen-

CHINI: Les genoux du mégaoesophage et les problemes qu'ils posent en clinique. Presse méd. **64**, 779 (1956). — RICHMAN, A., and J. H. GARLOCK: Achalasia of the esophagus. J. Mt Sinai Hosp. **23**, 34 (1956). — RIEDER, W.: Der sogenannte Cardiospasmus. Eine experimentelle Studie. Dtsch. Z. Chir. **217**, 334 (1929); — Pathologische Veränderungen der intramuralen Geflechte beim sogenannten Kardiospasmus. Zbl. Chir. **62**, 130 (1935). — ROCHA, A.: Dilatation and the treatment of achalasia of the oesophagus. Gastroenterologia (Basel) **86**, 210 (1956). — ROLLESTON, H. D.: Simple dilatation of the esophagus. Trans. path. Soc. Lond. **47**, 37 (1896). — ROOT, H. D.: Evaluation of operations for megaesophagus (cardiospasm). Surgery **43**, 270 (1958). — ROSSETTI, M.: Der postoperative Oesophagus im Röntgenbild. Thoraxchirurgie **4**, 28 (1957); — Die operierte Speiseröhre. Pathologie, Klinik und Röntgenologie, Komplikationen und Behandlung. Stuttgart: Thieme 1963. — RUDLER, J. C.: Pour l'opération de Heller (oesophago-cardiomyotomie extramuqueuse). Helv. chir. Acta **27**, 411 (1960). — RUSSEL, J. C.: Diagnosis and treatment of spasmodic stricture of the oesophagus. Brit. med. J. 1898I, 1450.

SAEGESSER, M.: Der Kardiospasmus. Chirurg **24**, 529 (1953). — SALZER, G.: Operative Behandlung des Kardiospasmus. Wien. klin. Wschr. **79**, 2 (1949). — SAMPSON, D. A.: Lung abscess due to esophageal overflow. New Engl. J. Med. **219**, 982 (1958). — SANCHEZ, G. C., P. KRAMER, and F. J. INGELFINGER: Motor mechanisms of the esophagus particularly of its distal portion. Gastroenterology **25**, 321 (1953). — SANTY, P., et M. BÉRARD: Traitement du mégaoesophage, d'parès 27 interventions. Mém. Acad. Chir. **69**, 374 (1943); — Cardiospasme et cancer de l'oesophage. Lyon chir. **46**, 105 (1951). — SANTY, P., M. BÉRARD, BALLIVET et MAGNIN: Traitement chirurgical du syndrome mégaoesophage et cardiospasme (op. de Heller et opération nerveuses). Presse méd. **1943**, 134. — SANTY, P., et P. MICHAUD: Le traitement du méga-oesophage par cardiospasme. A propos de 94 cas d'opérations de Heller. Mém. Acad. Chir. **75**, 804 (1949). — SCHINDLER, R.: Observations on cardiospasm and its treatment by rusque dilatation. Ann. intern. Med. **45**, 207 (1956). — SCHMIDT, H. W.: Diffuse spasm of the lower half of the esophagus. Amer. J. dig. Dis. **6**, 693 (1939). — SCHÜTTEMEYER, W.: Der sog. Kardiospasmus und seine Behandlung, zugleich ein Beitrag zur Pathogenese. Berl. med. Z. **1**, 121 (1950). — SCOTT, W. J. M., and G. L. EMERSON: The choice of treatment in idiopathic dilatation of the esophagus. Rev. Gastroent. **18**, 257 (1951). — SELLORS, T. H.: Surgery of oesophageal lesions. Brit. J. Tuberc. **23** (Sept. 1957). — SHEINMEL, A., C. A. PRIVITERI, and M. H. POPPEL: A study of the effect of certain drugs on curling of the esophagus; a preliminary report. Amer. J. Roentgenol. **62**, 807 (1949). — SIFERS, F. C., and G. CRILE jr.: Cardiospasm. A review of 100 cases. Gastroenterology **16**, 466 (1950). — SLEISENGER M. H., H. STEINBERG, and T. P. ALMY: The disturbance of esophageal motility in cardiospasm: studies on autonomic stimulation and autonomic blockade of the human esophagus including the cardia. Gastroenterology **25**, 333 (1953). — SODEMAN, W. A.: Cardiospasm or achalasia of the esophagus. Amer. J. med. Sci. **199**, 132 (1944). — STARCK, H.: Neuer Weg zur Behandlung kompliziertester Fälle von kardiotonischer Speiseröhrenerweiterung. Dtsch. med. Wschr. **1942**, 962; — Die Behandlung der kardiotonischen Oesophagusdilatation, sog. Kardiospasmus. Z. Laryng. **1**, 196 (1948); — Kardiospasmus. Med. Klin. **1948**, 712; — Die Krankheiten der Speiseröhre. In: Medizinische Praxis, Bd. 36. Darmstadt: Dr. Dietrich Steinkopff 1952. — STINSON, W. D.: The effect of thiaminchloride on cardiospasm and achalasia of the esophagus. Ann. Otol. (St. Louis) **50**, 898 (1941). — STUBE, H.: Oesophageal achalasia treated by sympathectomy. Med. J. Aust. **24**, 1001 (1937). — SUERMONDT, W. F.: Achalasia of the cardia. Acta chir. neerl. **5**, 59 (1953). — SWEET, R. H.: Idiopathic dilatation of the esophagus. Surg. Clin. N. Amer. **27**, 1128 (1947); — Advances in surgery of the esophagus. Advanc. Surg. **2**, 41 (1949); — Surgical treatment of achalasia of the esophagus. New Engl. J. Med. **254**, 87 (1956). — SWENSON, O., and C. T. OECONOMOPOULOS: Achalasia of the esophagus in children. J. thorac. cardiovasc. Surg. **41**, 49 (1961). — SZENES, H.: Zur Pathogenese und Therapie des Kardiospasmus. Wien. klin. Wschr. **1948**, 144.

TABER, E. R., and J. L. EHRENHAFT: Esophageal motility in cardiospasm. Arch. Surg. **69**, 154 (1954). — TANAKA, N.: Studies on idiopathic dilatation of the esophagus. Arch. jap. Chir. **22**, 491 (1953); abstracted: Int. Abstr. Surg. **99**, 448 (1954). — TEMPLETON, F. E.: Movements of the esophagus, the presence of cardiospasm and other esophageal diseases. Gastroenterology **10**, 96 (1948). — TEMPLETON, F. E., and P. M. MOORE: Cardiospasm and the normal esophagus: A roentgenologic study of muscular action. J. Amer. med. Ass. **124**, 733 (1944). — TERRACOL, J.: Les maladies de l'oesophage, 2. éd. Paris: Masson & Cie. 1951. — TERRACOL, J., and A. CAMPO: Treatment of megaesophagus by the operation of Heller. Bronchoscopia **1**, 11 (1952). — THIEDING, F.: Über Cardiospasmus, Atonie und „idiopathische" Dilatation der Speiseröhre. Bruns' Beitr. klin. Chir. **121**, 237 (1921). — THOMAS, W. S., and C. H. JEWETT: Pneumonia following the aspiration of fats from the esophagus dilated as a result of cardiospasm. Clifton med. Bull. **12**, 130 (1926). — TON, J. G.: Reflux oesophagitis. Thesis Amsterdam 1958; — Selective surgery for achalasia. Arch. chir. neerl. **13**, fasc. 1 (1961). — TROUNCE, J. R., D. C. DEUCHAR, R. KAUNTZE, and G. A. THOMAS: Studies in achalasia of the cardia.

Quart. J. Med. **26**, 433 (1957). — Tseng, H. C., and Y. K. Wu: Cardioplasty for achalasia of the esophagus. Chin. med. J. **67**, 596 (1950); abstracted: Excerpta med. (Amst.) **5**, 52 (1951). — Tucker, G.: Cardiospasm: A pneumatic-mercury dilator. Ann. Otol. (St. Louis) **48**, 808 (1939). — Tuttle, W. M., R. T. Crowley, and R. J. Barrett: Achalasia of the esophagus: Further thoughts on surgical management. J. thorac. Surg. **36**, 453 (1958).

Valdoni, P.: The radical treatment of esophageal stenosis; the prevention of peptic esophagitis postoperatively. Presse méd. **59**, 1216 (1951). — Vargas, L. L., R. C. Britton, and E. N. Goodman: Congenital esophageal stenosis; report of a case of annular muscle hypertrophy at the esophagogastric junction. New Engl. J. Med. **255**, 1224 (1956). — Vinson, P. P.: Epigastric pain a symptom of oesophageal obstruction. Ann. Surg. **82**, 212 (1925); — Cardiospasm complicated by pulmonary abscess; a case report. Amer. J. Surg. **2**, 359 (1927); — The treatment of cardiospasm. Sth. med. J. (Bgham, Ala.) **23**, 243 (1930); — Cardiospasm. Amer. J. Surg. **56**, 79 (1942); — Cardiospasm in the newborn. J. Pediat. **27**, 565 (1945); — Diagnosis and treatment of cardiospasm. Sth. med. J. (Bgham, Ala.) **40**, 387 (1947); — Diagnosis and treatment of cardiospasm. Postgrad. Med. **3**, 13 (1948). — Vinson, P. P., and J. H. Moersch: The differential diagnosis of lesions of the lower part of the esophagus and cardiac end of the stomach. Med. Clin. N. Amer. **11**, 1389 (1928).

Wachs, E.: Über Methoden der Kardiospasmusbehandlung und ihre Erfolge. Langenbecks Arch. klin. Chir. **200**, 259 (1940). — Wangensteen, O. H.: Technique of achieving an adequate extramucosal myotomy in megaesophagus (achalasia, cardiospasm, dystonia). Surg. Gynec. Obstet. **105**, 339 (1957). — Wangensteen, O. H., and N. L. Leven: A physiologic operation for mega-esophagus: Dystonia, cardiospasm, achalasia. Ann. Surg. **134**, 301 (1951). — Wanke, R., u. P. Ch. Alnor: Der sogenannte Cardiospasmus. In: Leistungen und Ergebnisse der neuzeitlichen Chirurgie. (Emil K. Frey zum 70. Geburtstag.) S. 215. Stuttgart: Thieme 1958. — Wanke, R., u. W. Schüttemeyer: Kritische Bemerkungen zum sog. Cardiospasmus. (Sclerosis cardiae.) Chirurg **20**, 266 (1949). — Watts, S. H.: Cardioplasty for cardiospasm. Trans. Amer. surg. Ass. **41**, 25 (1923). — Weiss, E.: Personality study in cardiospasm: The meaning of the disorder from the standpoint of behavior. Amer. J. dig. Dis. **3**, 1 (1936/37); — Cardiospasm: a psychosomatic disorder. Psychosom. Med. **6**, 58 (1944). — Welti, H. A.: A propos du traitement chirurg, du méga-oesophage: avantages de l'opération de Heller par voie endothoracique. Arch. Mal. Appar. dig. **40**, 201 (1951). — Wendel, W.: Zur Chirurgie des Oesophagus. Langenbecks Arch. klin. Chir. **93**, 311 (1910). — Wense, D.: Über die chirurgische Behandlung des Cardiospasmus. Chirurg **25**, 512 (1954). — Westermann, G.: Ein Beitrag zur Behandlung des Kardiospasmus durch Oesophagogastroanastomose und seine Gefahren. Zbl. Chir. **80**, 824 (1955). — Wilcox, R. S.: Cardiospasm following vagotomy. Amer. J. Surg. **79**, 843 (1950). — Wildegans, H.: Pathogenese und Therapie des sog. Cardiospasmus. Med. Klin. **1953**, 2. — Willis, T.: Cardiospasm. In: R. H. Major, Classic descriptions of disease, 3. ed., p. 628. Springfield (Ill.): Ch. C. Thomas 1945. — Wolf, J., D. Greenbaum, and G. C. Hennig: Observations on the course of achalasia treated with mechanical (Starck) dilatation with special reference to reflux. Amer. J. Gastroent. **30**, 487 (1958). — Wolf, St., and T. P. Almy: Experimental observations on cardiospasms in man. Gastroenterology **13**, 401 (1949). — Womack, N. A.: Esophagoplasty for esophageal achalasia. Surg. Clin. N. Amer. **18**, 1241 (1938). — Womack, N. A., E. S. Brintnall, and J. L. Ehrenhaft: Benign obstruction of the lower esophagus. J. Amer. med. Ass. **145**, 283 (1951). — Wooler, G. H.: Cardiospasm. Modern trends series: Gastroenterology, p. 179—198, ed. by F. A. Jones. New York: Paul B. Hoeber 1952. — Wulff, H. G., and A. Malm: Transpleural cardioplasty in achalasia. Operation results and sequelae. Thorax **4**, 243 (1949); — Consideration and treatment of achalasia of the esophagus. Acta chir. scand. **103**, 445 (1952); abstracted: Int. Abstr. Surg. **96**, 541 (1953); — Problems of oesophagitis — different types, and their surgical repair. Acta chir. scand. **120**, 1 (1960).

Zaaijer, J. H.: Cardiospasm in the aged. Ann. Surg. **77**, 615 (1923); — Surgery of the oesophagus and lungs. Lancet **1929** I, 909.

H. Die benignen chirurgischen Erkrankungen der oesophago-kardia-fundalen Übergangszone

III. Magen-Oesophagusvaricen
IV. Das Mallory-Weiß-Syndrom

Abeatici, S., e L. Campi: La visualisazione radiologica della porta per via splenica. Minerva med. **42**, 593 (1951). — Akita, H., J. F. R. Kuck jr., G. L. Walker, and C. G. Johnston: Further application of the entero-hepatic circulation of bile acids to a study of the patency of a portacaval shunt. Surgery **39**, 230 (1956). — Allen, J. G.: Esophagogastric resections, total gastrectomy and gastric bisection in the treatment of bleeding esophageal varices. In: Current surgical management, ed. by J. H. Mulholland, E. H. Ellison and

S. R. Friesen, p. 100. Philadelphia: W. B. Saunders Co. 1957. — Allen, J. G., and L. R. Head: Symposium on diagnosis in general surgery: The diagnosis of portal hypertension with notes on treatment. Surg. Clin. N. Amer. **36**, 119 (1956). — Allison, P.: The measurement of blood pressure in oesophageal varices. Thorax **6**, 325 (1951). — Altemeier, W. A., W. T. McElhinney, and B. G. McMillan: Treatment of portal hypertension with hepatic artery ligation. Arch. Surg. **71**, 571 (1955). — Anacker, H., K. Devens u. G. Linden: Leistungsfähigkeit und Grenzen der perkutanen Splenoportografie. Fortschr. Röntgenstr. **86**, 411 (1957). — Arcari, F. A., and H. B. Lynn: Bleeding esophageal varices in children. Surg. Gynec. Obstet. **112**, 101 (1961). — Ariel, I. M.: The site of upper gastrointestinal bleeding. J. Amer. med. Ass. **180**, 212 (1962). — Arner, O., and I. Fernström: Intrasplenic pressure as an index of portal venous pressure. Acta chir. scand. **120**, 244 (1960); — Obstruction of the splenic vein. A splenoportographic study of the clinical features of "Thrombosis of the splenic vein" with notes on its treatment. Acta chir. scand. **122**, 66—74 (1961). — Artz, C. P., T. V. Stanley jr., W. R. Eure, H. G. Langford, and J. R. Snavely: Inflow and outflow changes in ammonia concentrations of liver, muscle and brain. Surgery **44**, 22 (1958).— Atik, M., and F. A. Simeone: Massive gastrointestinal bleeding: Study of 296 patients at City Hospital of Cleveland. Arch. Surg. **69**, 355 (1954). — Atkinson, M., E. Barnett, S. Sherlock, and R. E. Steiner: The clinical investigation of the portal circulation with special reference to portal venography. Quart. J. Med. **24**, 77 (1955). — Atkinson, M., M. B. Bottrill, A. T. Edwards, W. M. Mitchell, B. G. Peet, and R. E. Williams: Mucosal tears at the oesophagogastric junction (The Mallory-Weiss syndrome). Gut **2**, 1 (1961). — Atkinson, M., D. A. W. Edwards, A. J. Honour, and E. N. Rowlands: The oesophagogastric sphincter in hiatus hernia. Lancet **1957 II**, 1138. — Atkinson, M., and S. Sherlock: Intrasplenic pressure as index of portal venous pressure. Lancet **1954 I**, 1325. — Auvert, J.: Surgical treatment of portal hypertension by portacaval shunts. J. Chir. (Paris) **67**, 26 (1951). Cit. in Year book of general surgery, p. 375. Chicago: Year Book Publ. 1951; — L'hypertension portale. Paris: G. Doin & Cie. 1953.

Balfour jr. D. C., T. B. Reynolds, D. C. Levinson, W. P. Mikkelsen, and A. C. Pattison: Hepatic vein pressure studies for evaluation of intrahepatic portal hypertension. Arch. Surg. **68**, 442 (1954). — Banti, G.: Splenic anemia. Arch. scuola Ant. Path. (Firenze) **2**, 55 (1883); — Splenomegalia con cirrose del fegato. Sperimentale, Sez. Chim. biol. **1**, 544 (1894); — Banti's disease. Translation from Italian by Robert-Tissot. Folia haemat. (Lpz.) **10**, 33 (1910). — Barker, H. G., and K. Reemtsma: The porta-caval shunt operation in patients with cirrhosis and ascites. Surgery **48**, 142 (1960). — Barnett, C. B., and S. Cohen: The management of massive esophageal hemorrhage with tamponade and thrombin. Gastroenterology **13**, 144 (1949). — Baronofsky, I. D.: Portal hypertension with special reference to acid peptic factor in causation of hemorrhage and extensive gastric resection in its treatment. Surgery **25**, 135 (1949). — Benhamou, J. P., et R. Fauvert: Hémodynamique normale et pathologique de la circulation porto-hépatique. Etude manometrique. Rev. Prat. (Paris) **2**, 111 (1961). — Bennett, H. D., L. Baker, and L. A. Baker: Complications in the use of esophageal compression balloons (Sengstaken tube). Arch. intern. Med. **90**, 196 (1952). — Bennett, H. D., Z. Lorentzen, and L. A. Baker: Transient esophageal varices in hepatic cirrhosis. Arch. intern. Med. **92**, 507 (1953). — Berchthold, R.: Zur Indikation porto-cavaler Gefäßanastomosen. Helv. chir. Acta **25**, 321 (1958); — Über den Pfortaderhochdruck und seine chirurgischen Indikationen. Ergebn. Chir. Orthop. **43**, 247 (1961); — Über die transthorakale Umstechung blutender Oesophagusvaricen und ihre Ergebnisse. Helv. chir. Acta **28**, 25 (1961); — Über den heutigen Stand der pathophysiologischen, diagnostischen und therapeutischen Probleme des Pfortaderhochdruckes. Schweiz. med. Wschr. **1963**, 751. — Berchthold, R., u. H. Löhr: Zur Beurteilung des Pfortaderhochdruckes vor und nach portocavaler Anastomose. Gastroenterologia (Basel) **87**, 209 (1957). — Bergstrand, I.: Angiography, p. 655. Boston/Massachusetts: Little, Brown & Co. 1961. — Bergstrand, I., and C.-A. Ekman: Percutaneous lieno-portal venography. Acta radiol. (Stockh.) **43**, 377 (1955); — Portal circulation in portal hypertension. Acta radiol. (Stockh.) **47**, 1 (1957); abstracted Int. Abstr. Surg. **105**, 264 (1957); — Percutaneous lienportal venography: Technique and complications. Acta radiol. (Stockh.) **47**, 269 (1957); abstracted Int. Abstr. Surg. **106**, 99 (1958). — Berman, J. K., and J. E. Hull: Circulation in the normal and cirrhotic liver. Ann. Surg. **137**, 424 (1953). — Bessman, S. P.: The role of ammonia in the clinical syndromes. Ann. intern. Med. **44**, 1037 (1956). — Beswick, T. S. L., and H. Butler: Fatal haematemesis from oesophageal varices in presence of large portal caval anastomosis. Brit. med. J. **1951 II**, 522. — Blakemore, A. H.: Indications for portacaval anastomosis. Surg. Gynec. Obstet. **84**, 645 (1947); — Portacaval anastomosis. Surg. Gynec. Obstet. **87**, 277 (1948); — Portacaval anastomosis. Surgery **24**, 480 (1948); — Portacaval anastomosis for the relief of portal hypertension. Gastroenterology **11**, 488 (1948); — Portacaval anastomosis: Observations on technique and postoperative care. Surg. Clin. N. Amer. **28**, 279 (1948); — The portacaval shunt in the surgical treatment of portal hypertension. Ann. Surg. **128**, 825 (1948); — The portacaval shunt for the relief of portal hypertension. Mississippi Doc. **27**, 1 (1949); — Portacaval anastomosis for portal hypertension. Surgery **26**, 99 (1949); — Preoperative evaluation of liver function in patients with cirrhosis of the liver. Surg. Gynec. Obstet. **89**, 357 (1949); — The portacaval shunt in the surgical treatment of portal hypertension. Sth. Surg. **16**, 386 (1950); — Portacaval shunting for portal hypertension. Surg. Gynec. Obstet. **94**, 443 (1952). — BLAKEMORE, A. H., and H. F. FITZPATRICK: The surgical management of the postsplenectomy bleeder with extrahepatic portal hypertension. Ann. Surg. **134**, 420 (1951). — BLAKEMORE, A.-H., and J. W. LORD jr.: Technic of using vitallium tubes in establishing portocaval shunts for portal hypertension. Ann. Surg. **122**, 476 (1945). — BLAKEMORE, A. H., and A. B. VOORHEES jr.: Nutrition requirements and management in patients with cirrhosis of the liver pre and postoperatively. Ann. Surg. **147**, 875 (1958); — Discussion on end to side portacaval shunt. In: J. L. MADDEN, Atlas of techniques of surgery, p. 606. New York: Appleton-Century-Crofts 1958. — BLAKEMORE, A. H., A. B. VOORHEES jr., N. LANE, K. REEMTSEM, R. C. BRITTON, and H. G. BARKER: The surgical aspects of portal hypertension in cirrhosis of the liver. Amer. College of Surgeons, Exhibit. Atlantic City, October 14—18, 1957 (unpublished data). — BLAIN, A. W., and A. BLAIN III: Ligation of the splenic artery: The operation of choice in selected cases of portal hypertension and Banti's syndrome. Ann. Surg. **131**, 92 (1950). — BLALOCK, A.: The use of shunt or bypass operation in the treatment of certain circulatory disorders, including portal hypertension and pulmonic stenosis. Ann. Surg. **125**, 129 (1947). — BOCK, H. E., u. B. FRENZEL: Splenogene Knochenmarkshemmung (tierexperimenteller Beweis). Klin. Wschr. **17**, 1315 (1938). — BOEREMA, I.: Surgical therapy of bleeding varices of the esophagus. (Chirurgische hulp bij bloedingen uit varices van de oesophagus bij levercirrhose en het syndroom van Banti.). Ned. T. Geneesk. **93**, 4174 (1949); — Bleeding varices of the oesophagus in cirrhosis of the liver and Banti's syndrome. Arch. chir. neerl. **1**, 253 (1949); — Chirurgische hulp by bloedingen uit varices van de oesophagus by levercirrhose en by het syndrom van BANTI. Arch. chir. neerl. **1**, 4174 (1949). — BOLLER, R., u. E. DEIMER: Der intrasplenale Adrenalintest, ein einfaches Verfahren zur Feststellung porto-cavaler Anastomosen. Klin. Wschr. **1960**, 236. — BOLLMANN, J. L., E. V. FLOCK, J. H. GRINDLAY, R. G. BICKFORD, and F. R. LICHTENHELD: Coma with increased amino acids of brain and cerebrospinal fluid in dogs with Eck's fistula; prevention by portal systemic collateral circulation. Arch. Surg. **75**, 405 (1957). — BOURGEON, R., H. CAZALANO et M. GÜNTZ: Dérivations portocavales pour hypertensions portale avec splénomégalie. Ann. Chir. **14**, 1205 (1960). — BRADLEY, S. E.: Die Messung der Leberdurchblutung von Mensch und Tier. Klin. Wschr. **34**, 617 (1956). — BRADLEY, S. E., F. J. INGELFINGER, and G. P. BRADLEY: Hepatic circulation in cirrhosis of the liver. Circulation **5**, 419 (1952). — BRADLEY, S. E., F. J. INGELFINGER, G. P. BRADLEY, and J. J. CURRY: The estimation of hepatic blood flow in man. J. clin. Invest. **24**, 890 (1945). — BRADLEY, S. E., C. M. SMYTHE, H. F. FITZPATRICK, A. H. BLAKEMORE, A. I. S. MCPHERSON, and A. GAMELTOFT: The effect of a portacaval shunt on estimated hepatic blood flow and oxygen uptake in cirrhosis. J. clin. Invest. **32**, 526 (1953). — BRICK, I. B.: Esophagoscopy by and for internist: review of results in thousand patients. Amer. J. med. Sci. **241**, 289 (1961). — BRICK, I. B., and E. D. PALMER: Incidence and diagnosis of esophageal varices in cirrhosis of the liver: An esophagoscopic study. Gastroenterology **25**, 378 (1953); — The management of esophageal varices and cirrhosis of the liver in the absence of gastrointestinal hemorrhage. Sth. med. J. (Bgham, Ala.) **48**, 1021 (1955). — BROWN, J. R., S. G. MYERS, J. L. POSCH, and O. DENEEN: Massive hemorrhage from the upper gastrointestinal tract. Arch. Surg. **61**, 767 (1950). — BROWNE, D. C., and G. E. WELCH: Hepatic catheterization and upper gastrointestinal hemorrhage in portal hypertension. J. Amer. med. Ass. **158**, 106 (1955). — BRUNJES, S.: Simple device for maintaining constant pressure in Sengstaken esophageal balloon. J. Amer. med. Ass. **162**, 110 (1956). — BUCHBORN, E.: Mineral- und Wasserhaushalt in der Pathogenese der Aszites. Münch. med. Wschr. **19**, 903 (1962). — BÜCHERL, E., J. KONCZ u. R. BÜCHERL: Messung des Pfortaderdrucks mit Lebervenen-Katheterisierung und intraoperativer Direktpunktion. Chirurg **29**, 241 (1958). — BURGMANN, W.: Zur chirurgischen Behandlung des Pfortaderhochdruckes bei dem intrahepatischen Block der Cirrhose. Med. Klin. **1963**, 1039. — BURKLE, J. S., M. L. GLIEDMAN, and B. L. VESTAL: External recording method for estimating hepatic blood flow with the use of radio gold. Gastroenterology **36**, 112 (1959). — BUTLER, H.: Gastro-oesophageal haemorrhage in hepatic cirrhosis. Thorax **7**, 159 (1952). — BYRNE, W. D., P. C. SAMSON, and D. J. DUGAN: Complications associated with the use of esophageal compression balloons. Amer. J. Surg. **104**, 287 (1962).

CACCIARI, C., E. PISI e G. CAVALLI: Splenoportografia e splenomanometria. Bologna: Edizioni Rivista Medica 1957. — CAMERON, G. R., and G. S. W. DE SARAM: A method for permanently dissociating the spleen from the portal circulation (The 'Marsupialised' spleen) and its use in the study of experimental liver cirrhosis. J. Path. Bact. **48**, 41 (1939). — CAMP, P. T. DE: The surgical treatment of portal hypertension. Surg. Clin. N. Amer. **33**, 975 (1933). — CAMPI, L., and S. ABEATICI: Modifications of the splenic and portal circulation following ligation of the splenic vein: An experimental phlebographic study. Radiol. med. (Torino) **38**, 1 (1952); abstracted Radiology **59**, 789 (1952). — CAROLI, J.: La "maladie" de Cruveilhier-Baumgarten: thrombose des rameau intra-hepatiques de la veine porte. Rev. méd.-chir. Mal. Foie **34**, 259 (1959). — CARTER, M. G., and N. ZAMCHECK: Esophagoscopy in upper gastrointestinal bleeding. New Engl. J. Med. **242**, 280 (1950). — CATES, H. B.: Subacute alcoholic cirrhosis with hemorrhage from esophageal varices with reference to portal hypertension and therapy. Amer. J. dig. Dis. **20**, 3 (1953). — CHILD III, C. G.: Eck's fistula. Surg. Gynec. Obstet. **96**, 375 (1953); — The hepatic circulation and portal hypertension. Philadelphia: W. B. Saunders Co. 1954; — The Shattuck lecture: The portal circulation. New Engl. J. Med. **252**, 837 (1955); — Present status of portal decompression for portal hypertension. Amer. J. Gastroent. **25**, 148 (1956). — CHILD III, C. G., D. BARR, G. R. HOLSWADE, and C. S. HARRISON: Liver regeneration following portacaval transposition in dogs. Ann. Surg. **138**, 660 (1953). — CHILD III, C. G., and A. J. DONOVAN: Current problems in management of patients with portal hypertension. J. Amer. med. Ass. **163**, 1219 (1957); — Surgical treatment of portal hypertension. Amer. J. dig. Dis. **3**, 114 (1958). — CHILD III, C. G., W. D. O'SULLIVAN, M. A. PAYNE, and R. D. McCLURE jr.: Portal venography; preliminary report. Radiology **57**, 691 (1951). — CHILES, N. H., A. H. BAGGENSTOSS, H. R. BUTT, and A. M. OLSEN: Esophageal varices: Comparative incidence of ulceration and spontaneous rupture as the cause of fatal hemorrhage. Gastroenterology **25**, 565 (1953). — CLARK, G. A.: A comparison of the effects of adrenaline and pituitrin on the portal circulation. J. Physiol. (Lond.) **66**, 274 (1928). — CLARKE, J. S., J. C. HART, and R. S. OZERAN: Increase in Heidenhain pouch secretion after portacaval transposition in the dog. Proc. Soc. exp. Biol. (N.Y.) **97**, 118 (1958). — CLARKE, J. S., P. K. McKISSOCK, and K. CRUZE: Studies on the site of the origin of the agent causing hypersecretion in dogs with portacaval shunt. Surgery **46**, 48 (1959). — CLARKE, J. S., R. S. OZERAN, J. C. HART, K. CRUZE, and V. CREVLING: Peptic ulcer following portacaval shunt. Ann. Surg. **148**, 551 (1958). — CLARKE, J. S., R. S. OZERAN, J. C. HART, C. KENNETH, and V. CREVLING: Peptic ulcer following portacaval shunt. Ann. Surg. **148**, 55 (1958). — CLATWORTHY jr., H. W., T. WALL, and R. N. WATMAN: A new type of portal-to-systemic venous shunt for portal hypertension. Arch. Surg. **71**, 588 (1955). — CLAUSS, R. H., R. D. JUNKER, L. D. BROWNING, and W. F. McFEE: Hypothermia for portacaval shunts. Ann. Surg. **150**, 99 (1959). — COHN, R.: A skeptical evaluation of portacaval anastomosis for gastrointestinal hemorrhage and cirrhosis of the liver. Stanf. med. Bull. **9**, 231 (1951); — Surgical treatment of bleeding esophageal varices. Calif. Med. **83**, 348 (1955). — COHN, R., and F. W. BLAISDELL: The natural history of the patient with cirrhosis of the liver with esophageal varices following the first massive hemorrhage. Surg. Gynec. Obstet. **106**, 699 (1958). — COHN, R., and C. MATHEWSON jr.: Observations on patients during the surgical treatment of acute massive hemorrhage from esophageal varices secondary to cirrhosis of the liver. Surgery **41**, 94 (1957). — COHN, R., G. ORDWAY, and E. ELLIS: Relation of portal venous pressure to occluced hepatic venous pressure. Arch. Surg. **69**, 853 (1954). — CONN, H. O.: Hazards attending the use of esophageal tamponade. New Engl. J. Med. **259**, 701 (1958). — CONN, H. O., and D. J. DALESSIO: Multiple infusions of posterior pituitary extract in the treatment of bleeding esophageal varices. Ann. intern. Med. **57**, No 5 (1962). — CONN, H. O., and W. W. LINDENMUTH: Prophylactic portacaval anastomosis in cirrhotic patients with esophageal varices. New Engl. J. Med. **266**, 743 (1962). — COOLEY, D. A., and M. E. DE BAKEY: Subtotal esophagectomy for bleeding esophageal varices. Arch. Surg. **68**, 854 (1954). — COUINAUD, C.: Etude de la veine porte intra-hépatique. Presse méd. **61**, 1434 (1953). — CRAFOORD, C., and P. FRENCKNER: New surgical treatment of varicose veins of oesophagus. Acta oto-laryng. (Stockh.) **27**, 422 (1939). — CRAWFORD, E. ST., W. S. HENLY, and J. KELSEY: Ligation of esophageal varices: a new technique. Amer. Surg. **25**, No 10 (1959). — CRILE jr. G.: Transesophageal ligation of bleeding esophageal varices: Preliminary report of seven cases. Arch. Surg. **61**, 654 (1950); — Treatment of esophageal varices by transesophageal obliteration. Surg. Gynec. Obstet. **96**, 573 (1953); — Transesophageal ligation of bleeding esophageal varices. In: Current surgical management, ed. by J. H. MULHOLLAND, E. H. ELLISON and S. R. FRIESEN, p. 98. Philadelphia: W. B. Saunders Co. 1957; — Transesophageal ligation of bleeding esophageal varices. Surgery **42**, 583 (1957). — CROSBY, R. C., and E. A. COONEY: Surgical treatment of ascites. New. Engl. J. Med. **235**, 581 (1946).

DAVIS jr., D. W.: Esophageal varices: A study of 73 patients. M. Bull. U. S. Army (Europe) **11**, 4 (1954). — DAVIS, H. H.: Esophageal varices: Two cases with different surgical approach. Arch. Surg. **57**, 391 (1948). — DAVIS, R. E., G. A. HALLENBECK, F. R. LICHTENHELD, and J. A. H. GRINDLAY: Percutaneous splenic portograms in dogs: Technique and examples of usefulness. Surgery **38**, 708 (1955). — DAVIS jr., W. D., R. GORLIN, S. REICHMANN, and J. P. ESTORAASLI: Effect of pituitrin in reducing portal pressure in the human being: Preliminary report. New Engl. J. Med. **256**, 108—111 (1957). — DAWSON, A. M., J. DE GROOTE, W. S. ROSENTHAL, and S. SHERLOCK: Blood pyruvic acid and alpha-ketoglutaric acid levels in liver disease and hepatic coma. Lancet **1957I**, 392. — DECKER, J. P., N. ZAMCHECK, and G. K.

MALLORY: Mallory-Weiss syndrome. Hemorrhage from gastroesophageal lacerations at the cardiac orifice of the stomach. New Engl. J. Med. 249, 957 (1953). — DELBROUCK, F.: Chirurgie et cirrhose du foie. Acta chir. belg. 61, 227 (1962). — DEMLING, L.: Der portale Hochdruck. Materia Med. Nordmark 9, 3 (1957); — Über die Durchblutung der Leber. Dtsch. med. Wschr. 1963, 847. — DESFORGES, G., F. H. AVES, and J. W. STRIEDER: Esophagoscopy in esophagogastrointestinal hemorrhage. J. Amer. med. Ass. 149, 639 (1952). — DESFORGES, G., A. J. A. CAMPBELL, and S. L. ROBBINS: Hepatic artery ligation for portal hypertension. Ann. Surg. 137, 507 (1953). — DIEULAFOY, G.: Exulceratio simplex: L'intervention chirurgicale dans les hématémèses foudroyantes consécutives à l'exulcération simple de l'estomac. Bull. Acad. Méd. (Paris), Ser. III, 39, 49 (1898). — DOAN, C. A., M. D. BRUCE, and K. WISEMAN: Hypersplenic cytopenie syndromes: a 25 year experience with special reference to splenectomy. Proc. VI. Int. Congr. Int. Soc. Hematol., Boston 1957, p. 429. New York: Grune & Stratton 1958. — DOCK, W.: The role of increased hepatic arterial flow in the portal hypertension of cirrhosis. Trans. Ass. Amer. Phycns 57, 302 (1942). — DOEHNER, G. A., F. F. RUZICKA, G. HOFFMAN, and L. M. ROUSSELOT: The portal venous system: Its roentgen anatomy. Radiology 64, 675 (1955). — DOGLIOTTI, A. M.: La radiologie portale IV. Congr. de l'Association des Societés Nationales Européennes et mediterranéeannes de gastro-enterologie. Paris: Masson & Cie. 1954. — DOGLIOTTI, A. M., and S. ABEATICI: Transparietal splenoportal roentgenography and research on portal hypertension. Surgery 35, 503 (1954). — DOGLIOTTI, A. M., e L. CAMPI: La radiologia portale. Congr. de la Soc. Europ. de Gastroentérol., p. 59. Paris: Masson & Cie. 1954. — DOTTER, C. T., M. A. PAYNE, and W. O'SULLIVAN: Catheterization of the portal vein in man following portacaval anastomosis. Ann. Surg. 132, 310 (1950). — DOUGLASS, B. E., A. H. BAGGENSTOSS, and W. H. HOLLINSHEAD: The anatomy of the portal vein and its tributaries. Surg. Gynec. Obstet. 91, 562 (1950); — Variations in the portal system of veins. Proc. Mayo Clin. 25, 26 (1950). — DOUGLASS, B. E., and A. M. SNELL: Portal cirrhosis: An analysis of 444 cases with notes on modern methods of treatment. Gastroenterology 15, 407 (1950). — DOUGLASS, T. C., and W. H. MEHN: Spontaneous closure of the portacaval anastomosis in the experimental animal. Arch. Surg. 61, 661 (1950). — DOUGLASS, T. C., W. H. MEHN, B. S. LOUNSBURN, L. L. SWIGART, and C. A. TANTURI: Attempts at the experimental production of portal hypertension. Arch. Surg. 62, 785 (1951). — DRAPANAS, T., C. P. CROWE, W. K. T. SHIM, and W. G. SCHENK jr.: The effect of pitressin on cardiac output and coronary, hepatic and intestinal blood flow. Surg. Gynec. Obstet. 113, 484 (1961). — DRUMMOND, D., and R. MORISON: A case of ascites due to cirrhosis of the liver cured by operation. Brit. med. J. 1896 II, 728. — DU BOULAY, G. H., and B. GREEN: Portal venography in Banti's disease. Brit. J. Radiol. 27, 423 (1954). — DU BOULAY, G. H., B. GREEN, and A. H. HUNT: Portal splenic venography. Brit. med. J. 1957 I, 189. — DUBUQUE, T. J., L. V. MULLIGAN, and E. C. NEVILLE: Gastric secretion in peptic ulceration in the dog with portal obstruction and portacaval anastomosis. Surg. Forum 8, 208 (1957). — DÜX, A., P. THURN u. H. W. SCHREIBER: Der Kollateralkreislauf bei intra- und extrahepatischem Block im Seriensplenoportogramm. Fortschr. Röntgenstr. 97, 255 (1962).

EBERLING, W. C., J. P. BUNKER, D. S. ELLIS, A. B. FRENCK, R. R. LINTON, and C. M. JONES: Management of patients with portal hypertension undergoing venous shunt surgery. New Engl. J. Med. 254, 141 (1956). — ECK, N. V.: Voprosu o perevyazkie vorotnois veni. Predvaritelnoye soobshtsejenye. Voen. med. (St. Petersburg) 130 (1877). — EDMUNDS, R., and J. P. WEST: Cirrhosis of liver and bleeding esophageal varices: a comparison of operative and non-operative treatment. Ann. Surg. 154, 41 (1961); — Operative and nonoperative treatment of bleeding esophageal varices. N.Y. St. J. Med. 62, No 14 (1962). — EISEMAN, B., W. BAKEWELL, and G. CLARK: Studies in ammonia metabolism. I. Ammonia metabolism and glutamate therapy in hepatic coma. Amer. J. Med. 20, 890 (1956). — EISEMAN, B., and G. M. CLARK: Studies in ammonia metabolism. III. The experimental production of coma by carotid arterial infusion of ammonium salts. Surgery 43, 476 (1957). — EISEMAN, B., J. C. OWENS, and H. SWAN: Hypothermia in general surgery. New Engl. J. Med. 255, 750 (1956). — EISEMAN, B., W. SILEN, P. TYLER, and T. EARLEY: The portal hypotensive action of pituitrin. Surg. Forum 10, 286 (1960). — EISENMENGER, W. J., and W. F. NICKEL: Relationship of portal hypertension to ascites in Laennec's cirrhosis. Amer. J. Med. 20, 879 (1956). — EKMAN, C.-A.: Portal hypertension: Diagnosis and surgical treatment. Acta chir. scand. (Suppl.) 222, 143 (1957). — EKMAN, C. A., and P. SANDVLOOM: Indications for shunting in portal hypertension. Acta chir. scand. 113, 510 (1957). — EL-GHOLMY, A., H. GRACE, M. RAGAB, M. NABAWY, M. GABR, and N. HASHIM: Splenoportal venography in infancy and childhood. J. Pediat. 46, 506 (1955). — ELLIS, D. S., R. R. LINTON, and C. M. JONES: Effect of venous shunt surgery on liver function in patients with portal hypertension. New Engl. J. Med. 254, 931 (1956). — ENQUIST, I. F., and M. L. GLIEDMAN: The sources of upper gastrointestinal bleeding in patients with cirrhosis. Surg. Gynec. Obstet. 106, 153 (1958). — ERLIK, D., A. SHRAMEK, S. BRANDSTAETTER, and H. BASSAN: Surgical cure of primary hepatic vein occlusion syndrome by side-to-side portacaval shunt. Surg. Gynec. Obstet. 114, 368 (1962). —

Esser, G.: Die Sofortbehandlung der katastrophalen Oesophagusvarizenblutung. Münch. med. Wschr. 1963, 2220; — Die prä- und postoperative Behandlung des Leberzirrhotikers bei planmäßigen Operationen und Noteingriffen. Med. Welt (Stuttg.) 1963, 2388. — Esser, G., A. Gütgemann, H. Hühnerbein, H. W. Schreiber u. K.-H. Schriefers: Die akute Blutung aus Ösophagusvarizen. Münch. med. Wschr. 108, 2436 (1966). — Esser, G., u. W. Koch: Die Anwendung der Doppelballon-Sonde bei der akuten Varizenblutung des Oesophagus und Magens. Handhabung, Nutzeffekt und Komplikationen. Med. Welt (Stuttg.) 1964, 2228. — Etchepareborda, J. A., A. R. Goni, and E. T. Ramilo: Hemorrhages from esophageal varices (Hemorragias por varices de esofago). Día. méd. 21, 2413 (1949); abstracted Int. Abstr. Surg. 90, 548 (1950). — Evans, J. A., and F. Delany: Gastric varices. Radiology 60, 46 (1953). — Evans, J. A., and M. A. Payne: Studies of esophageal varices before and after portacaval shunts. Amer. J. Roentgenol. 79, 760 (1958). — Everson, T. C., and W. H. Cole: Ligation of the splenic artery in patients with portal hypertension. Arch. Surg. 56, 153 (1948).

Fahey, J. L.: Toxicity and blood ammonia rise resulting from intravenous amino acid administration in man: The protective effect of L-arginine. J. clin. Invest. 36, 1647 (1957). — Faloon, W. W., J. H. Auchincloss, R. Eich, and R. Gilbert: Ammonium metabolism in cirrhotic patients with portacaval shunts. J. clin. Invest. 35, 701 (1956). — Fernström, I., and K. Lindblom: Simultaneous stereoangiography. Acta radiol. (Stockh.) 44, 230 (1955). — Fiedler, H. H.: Ergebnisse der Behandlung rezidivierend blutender Ösophagusvarizen mit der Dissektionsligatur nach Voßschulte. Zbl. Chir. 88, 26 (1963). — Figley, M. M.: Splenoportography: Some advantages and disadvantages. Amer. J. Roentgenol. 80, 313 (1958). — Figley, M. M., W. J. Fry, J. E. Orebaugh, and H. M. Pollard: Percutaneous splenoportography. Gastroenterology 28, 153 (1955). — Fisher, C. J., and W. W. Faloon: Episodic stupor following portacaval shunt: Observations on etiology and therapy. New Engl. J. Med. 255, 589 (1956). — Fleischner, F. G.: Hiatal hernia complex. Hiatal hernia, peptic esophagitis, Mallory-Weiß syndrome, hemorrhage and anemia, and marginal esophagogastric ulcer. J. Amer. med. Ass. 162, 183 (1956). — Foged, J.: Surgical treatment of esophageal varices (Et operativt behandelt tilfaelde of varices oesophagix). Nord. Med. 44, 1108 (1950); abstracted Excerpta med. (Amst.), Sect. IX 5, 1450 (1951). — Fontaine, R.: Rupture secondaire de la rate après splenoportographie. Presse méd. 64, 1198 (1956). — Fraimow, W., and R. M. Myerson: Portal hypertension and bleeding esophageal varices secondary to carcoidosis of the liver. Amer. J. Med. 23, 995 (1957). — Franke, E.: Experimentelle Untersuchungen über die Ablenkung des Pfortaderkreislaufes. Verh. dtsch. Ges. Chir. 40, 267 (1911). — Franke, E., u. R. Rabe: Untersuchungen über das Verhalten der Leberfunktionen bei Hunden nach Anlegung der Eckschen Fistel. Ref. Naturforscherges., Rostock 17. 6. 1912.

Gardner, R. E., F. H. Leeds, and N. E. Freeman: Experimental portacaval anastomosis. Calif. Ned, 69, 1 (1948). — Garlock, H. J., and M. L. Som: Packing of mediastinum in the treatment of hematemesis due to esophageal varices. N. Y. J. Med. 50, 197 (1950); — Further observations on packing of mediastinum for esophageal varices. J. thorac. Surg. 19, 572 (1950). — Gaul, M.: Ergebnisse des röntgenologischen Nachweises von Magenvarizen bei peroraler Kontrastmittelgabe. Fortschr. Röntgenstr. 96, 6 (1962). — Gerbode, F., and E. Holman: Experiences with the operative correction of portal hypertension. Amer. J. Surg. 82, 58 (1951). — Gibson, J. B., and H. W. Rodgers: Portal hypertension in fibrocystic disease of the pancreas. Arch. Dis. Child. 32, 355 (1957). — Giuseffi, J., and T. Largen: A method for determing the patency of portacaval and splenorenal shunts. Arch. Surg. 70, 707 (1955). — Gliedmann, M. L., R. D. Sellers, R. N. Grant, J. S. Bürkle, C. M. Levy, and B. L. Vestal: Observations on the effect of portacaval anastomosis upon the hemodynamic of the liver. Surg. Gynec. Obstet. 108, 223 (1959). — Gow, G. A., and D. D. McGregor: Hemorrhage from esophageal varices. Canad. med. Ass. J. 83, 1032 (1960). — Grabner, G., H. Krygicz u. A. Neumayr: Zur Problematik der Pfortaderdruckmessung mittels Lebervenenkatheterisation. Wien. Z. inn. Med. 42, 11 (1961). — Grace, E. J.: Control of massive esophageal hemorrhage secondary to liver damage (cirrhosis) by ligation of the coronary vein and injection of sodium morrhuate. Ann. Surg. 116, 387 (1942). — Gray, H. K., and F. B. Whitesell jr.: Hemorrhage from esophageal varices. Ann. Surg. 132, 798 (1950). — Grünert, R.-D., u. M.-M. Sandpradit: Blutvolumenveränderungen nach Porta-Cava-Anastomose. Acta hepato-splenol. (Stuttg.) 6, 358 (1959). — Gütgemann, A.: Die Chirurgie des hepato-portalen Hochdrucks. Referat Halle 23. 11. 1957. Ref. Zbl. Chir. 83, 1127 (1958). — Gütgemann, A., u. H. W. Schreiber: Leberzirrhose — Varizenblutung und chirurgische Therapie. Med. Klin. 1960, 635; — Zur Indikation und Technik der direkten porto-cavalen Anastomose. Chirurg 33, 509 (1962). — Gütgemann, A., H. W. Schreiber u. G. Esser: Seltenere porto-cavale Anastomosen. Dtsch. med. Wschr. 1963, 1082. — Gütgemann, A., H. W. Schreiber u. K. H. Schriefers: Über die Splenektomie beim Pfortaderhochdruck der Leberzirrhose mit blutenden Varizen. Dtsch. med. Wschr. 1961, 2374. — Gütgemann, A., H. W. Schreiber, K. H. Schriefers u. H. Penin: Porto-kavale Anastomose und sogenannte Enzephalopathie. Dtsch. med. Wschr. 86, 49, 2370 (1961).

HABIF, D. V.: Treatment of esophageal varices by partial esophagogastrectomy and interposed jejunal segment. Surgery 46, 212 (1959). — HABIF, D. V., H. T. RANDALL, and H. S. SOROFF: The management of cirrhosis of the liver and ascites with particular reference to the portacaval shunt operation. Surgery 34, 580 (1953). — HAHN, M., O. MASSEN, M. NENCKI u. J. PAWLOW: Die Ecksche Fistel zwischen unterer Hohlvene und ihre Folgen für den Organismus. Naunyn-Schmiedebergs Arch. exp. Path. Pharmak. 32, 161 (1893). — HALLENBECK, G. A., M. S. COMESS, E. E. WOLLAEGER, and R. P. GAGE: Bleeding varices due to cirrhosis: survival after (1) nonsurgical treatment, (2) splenectomy with or without omentopexy, and (3) portacaval or splenorenal shunts. Arch. Surg. 78, 774 (1959). — HALLENBECK, G. A., and E. SHOCKET: Treatment of bleeding esophageal varices after splenctomy. Arch. Surg. 71, 581 (1955); — An evaluation of porta-caval shunt for portal hypertension. Surg. Gynec. Obstet. 105, 49 (1957). — HALLENBECK, G. A., E. E. WOLLAEGER, M. A. ADSON, and R. P. GAGE: Results after portal systemic shunts in 120 patients with cirrhosis of the liver. Surg. Gynec. Obstet. 16, 435 (1963). — HALPERIN, E. I.: Determination of the portal pressure by puncture of the spleen. Khirurgiya (Moskau) 33, 109 (1957); abstracted J. Amer. med. Ass. 164, 1850 (1957). — HAMELMANN, H.: Indikationen zur Splenektomie bei portalem Hochdruck. Langenbecks Arch. klin. Chir. 313, 204 (1965). — HAMILTON, J. E.: The management of bleeding esophageal varices associated with cirrhosis of the liver. Ann. Surg. 141, 637 (1955). — HARDY, J. T.: Mallory-Weiß syndrome. Report of case diagnosed by gastroscopy. Gastroenterology 30, 681 (1956). — HAUSS, W. H., u. K. PFEIFFER: Über Varizen des oberen Oesophagusabschnittes. Münch. med. Wschr. 107, 2282 (1965). — HAVENS, L. L., and C. G. CHILD III: Recurrent psychosis associated with liver disease and elevated blood ammonia. New Engl. J. Med. 252, 756 (1955). — HEGEMANN, H., u. R. ZENKER: Die portale Hypertension und ihre chirurgische Behandlung. Med. Klin. 13/15, 493/630 (1956). — HEILMEYER, L.: Physiologische Beziehungen zwischen Milz und Knochenmark. Klin. Wschr. 1955, 689; — Die haematologischen Indikationen zur Splenektomie und ihre pathogenetischen Hintergründe. Münch. med. Wschr. 102, 117, 192 (1960). — HEILMEYER, L., u. H. BEGEMANN: Blut und Blutkrankheiten. In: Handbuch der inneren Medizin, Bd. II. Berlin-Göttingen-Heidelberg: Springer 1955. — HENNING, N.: Die Verdauungskrankheiten. Stuttgart: Georg Thieme 1951. — HENNRICH, G.: Kritische Betrachtungen zur Pathogenese des Hypersplenismus. Nach Erfahrungen mit druckentlastenden Operationen beim Pfortaderhochdruck. Dtsch. Arch. klin. Med. 206, 1 (1959); — Die Auswirkungen druckentlastender Operationen auf die depressorischen Blutbildveränderungen beim Pfortaderhochdruck. Acta haemat. (Basel) 24, 233 (1960); — Cruveilhier-Baumgarten disease and its surgical treatment with a contribution to the origin of intrahepatic portal hypertension. Acta hepato-splenol. (Stuttg.) 8, 1 (1961); — Klinische Erfahrungen mit der Ammoniumchloridbelastung beim Pfortaderhochdruck, insbesondere als Funktionstest porto-cavaler Anastomosen. Acta hepato-splenol. (Stuttg.) 9, 1 (1962). — HENNRICH, G., u. H. BREUER: Funktionsprüfung porto-cavaler Anastomosen mit Hilfe des Ammoniumchlorid-Belastungstestes. Ärztl. Wschr. 13, 641 (1958). — HENSCHEN, C.: Über die Behandlung der Varixblutung des Oesophagus durch Ligatursperre der subdiaphragmalen Venenanastomosen. Langenbecks Arch. klin. Chir. 193, 393 (1938). — HERRICK, F. C.: An experimental study into the cause of the increased portal pressure in portal cirrhosis. J. exp. Med. 9, 93 (1907). — HIGGINS jr., W. H.: The esophageal varix: A report of 115 cases. Amer. J. med. Sci. 214, 436 (1947). — HOLLE, F., u. E. SONNTAG: Grundriß der gesamten Chirurgie, Bd. II, S. 1127. Berlin-Göttingen-Heidelberg: Springer 1960. — HOOD, R. M.: A technique for the temporary control of bleeding during transesophageal suture ligation of esophageal varices. Surg. Gynec. Obstet. 106, 749 (1958). — HUFNAGEL, C. A.: Surgical treatment of portal hypertension. Amer. J. Gastroent. 23, 522 (1955). — HUME, M.: Management of portal hypertension with bleeding. Clin. Med. 73, 39 (1966). — HUNT, A. H.: A contribution to the study of portal hypertension, p. 230. Edinburgh and London: Livingstone Ltd. 1958.

JAHNKE jr., E. J., E. D. PALMER, V. M. SBOROV, C. W. HUGHES, and S. F. SEELEY: An evaluation of the shunt operation for portal decompression. Surg. Gynec. Obstet. 97, 471 (1953). — JAMISON, W. L., T. J. DUGAN, C. P. BAILEY, and H. P. REDONDO-RAMIREZ: Experiences in experimental portacaval anastomosis. Surgery 30, 484 (1951). — JOHNS, TH. N. P., and B. EVANS: Collateral pathways in portal hypertension. Ann. Surg. 155, No 6 (1962). — JONES, F. A.: Hematemesis and melena with special reference to causation and to the factors influencing the mortality from bleeding peptic ulcers. Brit. J. Surg. 30, 166 (1956). — JONES, J. D. T.: The results of treatment of portal hypertension. Brit. J. Surg. 168, 1 (1960). — JORDAN jr., P., T. B. PATTON, and C. D. BENSON: Portal hypertension in infants and children. Arch. Surg. 72, 879 (1956). — JULIAN, O. C., and C. E. FILDES: Shunt operations for esophageal varices. Surg. Clin. N. Amer. 31, 229 (1951).

KALK, H.: Über den Hochdruck im Pfortadergebiet (portale Hypertension) und die Indikation zu seiner chirurgischen Behandlung. Langenbecks Arch. klin. Chir. 282, 693 (1955). — KALK, H., H. DELKESKAMP u. E. WILDHIRT: Indikation und Ergebnisse der operativen Behandlung der portalen Hypertension in der Sicht des Internisten. Med. Klin. **53**, 245 (1958). — KARR, S., and G. T. WOHL: Clinical importance of gastric varices. New Engl. J. Med. **263**, 665 (1960). — KEGARIES, D. L.: Venous plexus of the esophagus: Its pathologic and clinical significance. Proc. Mayo Clin. **8**, 160 (1933). — KEHNE, J. H., F. A. HUGHES, and M. L. GOMPERTZ: The use of surgical pituitrin in the control of esophageal varix bleeding: An experimental study and report of two cases. Surgery **39**, 917 (1956). — KELLEY jr., M. L.: Massive hemorrhage following gastroscopy; probable example of Mallory-Weiß syndrome. Amer. J. dig. Dis. **3**, 454 (1958). — KELLOGG, R. O., and N. P. BLACKBURN: The Mallory-Weiß syndrome. J. Maine med. Ass. **45**, 318 (1954). — KELSEY, M. P., H. E. ROBERTSON, and H. Z. GRIFFIN: Portal obstruction in the syndrome of splenic anemia. Proc. Mayo Clin. **23**, 195 (1948). — KELTY, R. H., A. H. BAGGENSTOSS, and H. R. BUTT: Relation of the regenerated liver nodule to the vascular bed in cirrhosis. Gastroenterology **15**, 285 (1950). — KENAMORE, B., and G. ELLIOTT: The control of esophageal hemorrhage by pneumatic tamponade and thrombin. Gastroenterology **13**, 73 (1949). — KENT, E. M.: Symposium on bleeding esophageal varices and problem of portal hypertension: Mediastinal packing for bleeding esophageal varices associated with portal hypertension. Rev. Gastroent. **20**, 307 (1953). — KING, H., and H. B. SHUMACKER jr.: Venous shunt procedures for portal hypertension in children. Surgery **43**, 680 (1958). — KIRKLIN, B. R., and J. H. MOERSCH: Report of a case of roentgenographically demonstrable esophageal varices complicating splenomegalia. Radiology **17**, 573 (1931). — KLOPPER, P. J.: Treatment of oesophageal varices by partial oesophago-gastrestomy. Arch. chir. neerf. **12**, fasc. 1 (1960). — KONCZ, J.: Porto-cavale Anastomosen. Langenbecks Arch. klin. Chir. **289**, 598 (1958); — Der Pfortaderhochdruck. In: O. DIEBOLD, H. JUNGHANNS u. L. ZUKSCWHERDT, Klinische Chirurgie für die Praxis, Bd. IV, Liefg 4, S. 779. Stuttgart: Georg Thieme 1961. — KOOP, C. E., and S. R. RODDY: Colonic replacement of distal oesophagus and proximal stomach in the management of bleeding varices in children. Ann. Surg. **147**, 17 (1958). — KRAUSS, H., L. HEILMEYER u. J. WEINREICH: Die Indikation zur Splenektomie bei verschiedenen Blutkrankheiten und deren Ergebnisse. Dtsch. med. Wschr. **84**, 639 (1959). — KUHLGATZ, G.: Kontrollierte Blutdrucksenkung und künstliche Hypothermie als Notmaßnahme bei bedrohlichen Oesophagusvaricenblutungen. Chirurg **30**, 7 (1959).

LAM, C. R.: Splenorenal shunt for portal hypertension: Thoracicoabdominal approach. Amer. J. Surg. **82**, 727 (1951). — LAN, H. C., F. C. TUNG, C. W. YAO, S. Y. WU, and C. E. CH'UEN: An evaluation of the shunt operation for portal hypertension. Chin. med. J. **76**, 315 (1958); abstracted J. Amer. med. Ass. **167**, 2134 (1958). — LANDE, M.: Diagnostic et traitement des états fibrinolytiques au cours de la chirurgie de l'hypertension portale par l'inhibiteur de Kunitz. Entretiens de Bichat, Chirurgie 1962. — LARGE, A. M., and C. G. JOHNSTON: The partial or complete porta-caval shunt. Surg. Gynec. Obstet. **109**, 107 (1959). — LARGE, A. M., C. G. JOHNSTON, and G. E. PRESHAW: Portacaval venous shunt with special reference to side portacaval anastomosis. Ann. Surg. **135**, 22 (1952). — LAUFMAN, H.: Physiological basis for surgery in portal hypertension. Surg. Clin. N. Amer. **34**, 113 (1954). — LAWRENCE jr., W., A. E. SCHWARTZ, and H. T. RANDALL: Alterations in blood ammonia in dogs following total hepatectomy and abdominal evisceration. Surg. Gynec. Obstet. **107**, 69 (1958). — LAWRENCE jr., W., P. VANAMEE, J. W. POPPELL, and H. T. RANDALL: Effectiveness of treatment of severe ammonia toxicity. Surg. Gynec. Obstet. **109**, 139 (1959). — LEARMONTH, J.: Discussion on the surgery of portal hypertension. Proc. roy. Soc. Med. **42**, 437 (1949). — LEGER, L.: Phlébographie portale par injection splénique intradermateuse. Mém. Acad. Chir. **77**, 712 (1951); — Spléno-portographie. Paris: Masson & Cie. 1955. — LEGER, L., PH. DÉTRIE et P. GUYET: Hémorragies des varices oesophagiennes et gastriques. Arch. Mal. Appar. dig. **48**, No 11 (1959). — LEGER, L., R. FAUVERT, P. DETRIE, R. TRICOT, J. P. BENHAMOU et C. GIROND: L'anastomose porto-cave latéro-latérale dans le traitement des cirrhoses du foie. Presse méd. **56**, 2593 (1961). — LEGER, L., R. ROY-CAMILLE et J.-P. BENHAMOU: Résultats a distance de l'anastomose porto-cave. Esquisse de la pathologie du cirrhotique shunté. Presse méd. **23**, 1127 (1962). — LEGER, L., et J.-R. SICOT: Spléno-portographie, spléno-manométrie, cathéterisme veineux sushépatiques. Conférer. d'actual. practiques. Paris: Masson & Cie. 1956. — LEGER, L., and J. SOURDILLE: Combined abdominothoracic approach in splenectomy and splenorenal anstomosis (Abord de la rate par voie combinée abdomino-thoracique. Splenectomie anastomose splenorenal). J. Chir. (Paris) **67**, 143 (1951). Cit. in Year book of general surgery, p. 387. Chicago: Year Book Publ. 1951. — LEJARS, L.: Collateral channels of the renal vein. Bull. Soc. anat. Paris **2**, 504 (1888). — LEROUX, G. F., and A. DE SCOVILLE: Transparietal splenoportography. J. belg. Radiol. **37**, 89 (1954). — LEVINE, R. S., and S. P. RIGLER: Studies on the ammonia tolerance curve in dogs with portacaval shunt. Surg. Forum **8**, 235 (1957). — LIEBOWITZ, H. R.: Bleeding esophageal varices: Portal hypertension: Section on surgical treatment in collaboration with L. M. ROUSSELOT, p. 986. Springfield (Ill.): Thomas 1959. — LIEBOWITZ, R. H., F. F. RUZICKA jr., L. M. ROUSSELOT, and C. H. GREENE: Panel discussion on esophageal varices. Portal hypertension. Amer. J. Gastroent. **27**, 325

(1957). — LINTON, R. R.: Portacaval shunts in the treatment of portal hypertension. New Engl. J. Med. **238**, 723 (1948); — The surgical treatment of bleeding esophageal varices by portal systemic venous shunts with a report of thirty-four cases. Ann. intern. Med. **31**, 794 (1949); — Selection of patients for portacaval shunts, with summary of 61 cases. Ann. Surg. **134**, 433 (1951); — Emergency treatment of bleeding esophageal varices and results of portacaval shunts in 90 patients. N.Y. St. J. Med. **53**, 2192 (1953); — The emergency and definitive treatment of bleeding esophageal varices. Gastroenterology **24**, 1 (1953); — Bleeding esophageal varices and their surgical treatment. Maryland med. J. **2**, 400 (1953); — Portal hypertension. In: Diseases of the liver, ed. by L. SCHIFF, p. 195—233, 738. Philadelphia: Lippincott 1956; — Bleeding esophageal varices: The emergency and definitive treatment. Amer. Surg. **24**, 101 (1958); — The surgery of portal cirrhosis of the liver. Amer. J. Med. **24**, 941 (1958). — LINTON, R. R., and D. S. ELLIS: Emergency and definitive treatment of bleeding esophageal varices. J. Amer. med. Ass. **160**, 1017 (1956). — LINTON, R. R., D. S. ELLIS, and J. E. GEARY: Critical comparative analysis of early and late results of splenorenal and direct portacaval shunts performed in 169 patients with portal cirrhosis. Ann. Surg. **154**, No 3 (1961). — LINTON, R. R., I. B. HARDY jr., and W. VOLWILER: Portacaval shunts in the treatment of portal hypertension. Surg. Gynec. Obstet. **1**, 129 (1948). — LINTON, R. R., C. M. JONES, and W. VOLWILER: Portal hypertension: The treatment by splenectomy and splenorenal anastomosis with preservation of the kidney. Surg. Clin. N. Amer. **27**, 1162 (1947). — LINTON, R. R., and R. WARREN: The emergency treatment of massive bleeding from esophageal varices transesophageal suture of these vessels at the time of acute hemorrhage. Surgery **33**, 243 (1953). — LONGMIRE jr., W. V., D. G. MULDER, P. S. MAHONEY, and S. W. MELLINGKOFF: Side-to-side portacaval anastomosis for portal hypertension. Ann. Surg. **147**, 881 (1958). — LORANT, A.: Emergency medical treatment in bleeding esophageal varices. Gastroenterology **16**, 716 (1950). — LORD jr., J. W.: Use of portacaval shunts in the management of portal hypertension. J. int. Coll. Surg. **11**, 297 (1948); — Portal systemic shunts in the management of portal hypertension with massive gastrointestinal hemorrhage. Rev. Gastroent. **20**, 295 (1953). — LORE jr., J. M., J. L. MADDEN, and F. P. GEROLD: Pre-existing portacaval shunts: A hypothesis for the bizarre metastases of some carcinomas. Cancer (Philad.) **11**, 24 (1958). — LORTAT-JACOB, J.-L., et J.-N. MAILLARD: Le traitement chirurgical direct des varices oesophagiennes. Entretiens de Bichat, Chirurgie 1960. — LORTAT-JACOB, J.-L., J.-N. MAILLARD et J.-F. MATHON: Le traitement chirurgical direct des varices oesophagiennes. Ann. Chir. **13**, 1157—1166 (1959). — LUDINGTON, L. G.: A study of 158 cases of esophageal varices. Surg. Gynec. Obstet. **106**, 519 (1958).

MACBETH, R.: Treatment of oesophageal varices in portal hypertension by means of sclerosing injections. Brit. med. J. **1955** II, 877. — MACHADO, A. L.: Esplenoportografia. Resultados obtidos em 70 casos. Fortalenza, Ceará 1963. — MACKBY, M. J.: Treatment of bleeding esophageal varices. J. Amer. med. Ass. **171**, 1916 (1959). — MADDEN, J. L., J. M. LORÉ, F. P. GEROLD, and J. M. RAVID: The pathogenesis of ascites and a consideration of its treatment. Surg. Gynec. Obstet. **99**, 385 (1954). — MAHONEY, E. B., and L. HOGG jr.: Congenital stricture of the portal vein. Arch. Surg. **61**, 713 (1950). — MALLORY, G. K., and S. WEISS: Hemorrhages from lacerations of the cardiac orifice of the stomach due to vomiting. Amer. J. med. Sci. **178**, 506 (1929). — MARION, P.: Obstructione portale. Minerva med. **43**, 2 (1952); — Traitment chirurgical de l'hypertension portal. Helv. med. Acta **21**, 375 (1954). — MARION, P., J.-L. DESGOUTTES et J. GOUNOT: L'oesogastrectomie polaire supérieure pour hémorragies par rupture de varices oesophagiennes. Ann. Chir. **11**, 1497 (1957); — Resection of the esophagus and cardia in the treatment of hemorrhage due to rupture of esophageal varices: Failure of ligation of esophagogastric varices. (L'oeso-gastrectomie polaire superieure pour hemorrhagies par rupture de varices oesophagiennes.) Sem. Hop. Paris, Ann. Chir. **11**, 497 (1957). Abstracted Int. Abstr. Surg. **107**, 39 (1958). — MARION, P., J. GOUNOT et A. BOUCHET: Anastomose mésentérico-cave. Rev. int. Hépat. **12**, 1135 (1962). — MARTINI, G. A.: Portale Hypertension: Diagnose und Indikation zur Operation. Langenbecks Arch. klin. Chir. **316**, 139 (1966). — MARTINI, G. A., F. STELZNER u. W. DÖLLE: Enzephalopathie nach operativ angelegter porto-cavaler Anastomose. Dtsch. med. Wschr. **86**, 461 (1961). — MAYO, W. J.: The surgical treatment of hepatic cirrhosis. Ann. Surg. **80**, 419 (1924). — McDERMOTT jr., W. V.: A simple discriminatory test for upper gastrointestinal hemorrhage. New Engl. J. Med. **257**, 1161 (1957); — The role of ammonia intoxication in hepatic coma. Bull. N.Y. Acad. Med. **34**, 357 (1958); — The treatment of cirrhotic ascites by combined hepatic and portal decompression. New Engl. J. Med. **259**, 899 (1958); — The double portacaval shunt in the treatment of cirrhotic ascites. Surg. Gynec. Obstet. **110**, 457 (1960). — McDERMOTT jr., W. V., and R. D. ADAMS: Episodic stupor associated with an Eck fistula in the human with particular reference to the metabolism of ammonia. J. clin. Invest. **33**, 1 (1954). — McDERMOTT jr., W. V., R. D. ADAMS, and A. G. RIDDELL: Ammonia metabolism in man. Ann. Surg. **140**, 539 (1954); — Ammonia levels in blood and cerebral spinal fluid. Proc. Soc. exp. Biol. (N.Y.) **88**, 380 (1955). — McDERMOTT jr., W. V., H. PALAZZI, G. L. NARDI, and A. MONDET: Elective portal systemic shunt: analysis of 237 cases. New Engl. J. Med. **264**, 419 (1961). — McDermott jr., W. V., J. Wareham, and A. G. Riddell: Treatment of hepatic coma with l-glutamic acid. New Engl. J. Med. **253**, 1093 (1955); — Bleeding esophageal varices: A study of the cause of the associated "hepatic coma". Ann. Surg. **114**, 318 (1956). — McIndoe, A. H.: Vascular lesions of portal cirrhosis. Arch. Path. **5**, 23 (1928). — McPherson, A. I. S.: Assessment of the results of surgical treatment in portal hypertension. Gastroenterology **38**, 142 (1960). — McPherson, A. I. S., J. A. Owen, and J. Innes: Surgical treatment of portal hypertension. Lancet **1956 I**, 353. — Merendino, K. A., and D. H. Dillard: Sphincter substitution by an interposed jejunal segment at the oesophago-gastric junction. Ann. Surg. **142**, 486 (1955). — Merigan jr., Th. C.: Gastrointestinal bleeding with cirrhosis. A study of 172 episodes in 158 patients. New Engl. J. Med. **263**, 579 (1960). — Merigan jr., T. C., G. R. Plotkin, and C. S. Davidson: Effect of intravenously administered posterior pituitary extract on hemorrhage from bleeding esophageal varices: a controlled evaluation. New Engl. J. Med. **266**, 134 (1962). — Meursing, F.: Über eine seltene Anastomose zwischen V. portae und V. cava. Med. T. Geneesk. **2**, 20 (1912). Ref. Berl. klin. Wschr. **1913**, 643. — Meythaler, F., E. Kühnlein u. D. Sölla: Die Indikation zur Splenektomie. Stuttgart: Ferdinand Enke 1960. — Mikkelsen, W. P., and A. C. Pattison: Emergency portacaval shunt. Amer. J. Surg. **96**, 183 (1958). — Mino, R. A., A. E. Murphy jr., and R. G. Livingstone: Sarcoidosis producing portal hypertension: Treatment by splenectomy and splenorenal shunt. Ann. Surg. **130**, 951 (1949). — Moersch, H. J.: The treatment of esophageal varices by injection of a sclerosing solution. J. thorac. Surg. **10**, 300 (1941); — Further studies on the treatment of ssophageal varices by injection of a sclerosing solution. Ann. Otol. (St. Louis) **50**, 1233 (1941); — Treatment of esophageal varices by injection of a sclerosing solution. J. Amer. med. Ass. **135**, 754 (1947). — Moreno, A. H., D. Chiesa, and J. Affani: Studies on the portal tension of human adults. Surg. Gynec. Obstet. **104**, 25 (1957). — Moreno, A. H., L. M. Rousselot, and W. F. Panke: Studies on portal hypertension. II. Correlation between severity of pathologica involvement of the portal system and variations in tension. Surg. Clin. N. Amer. **38**, 421 (1958). — Morris, P. W., T. B. Patton, J. A. Balin, and B. J. Hirschowitz: Portal hypertension, congestive splenomegaly and portal-caval shunt. Gastroenterology **42**, 555 (1962). — Mulligan, L. V.: Venous shunts in portal hypertension. Surg. Clin. N. Amer. **30**, 1465 (1950); — Surgery in portal hypertension. Sth. med. J. (Bgham. Ala.) **44**, 724 (1951). — Munoz-McCormick, C. E.: The injection treatment of esophageal varices due to Manson's schistosomiasis: Preliminary report. Laryngoscope (St. Louis) **58**, 992 (1948). — Murray, J. F., A. M. Dawson, and S. Sherlock: Circulatory changes in chronic liver disease. Amer. J. Med. **24**, 358 (1958). — Myers, J. D.: The hepatic blood flow in Laennec's cirrhosis, with an estimate of the relative contributions from portal vein and hepatic artery. J. clin. Invest. **29**, 836 (1950). — Myers, J. D., and W. J. Taylor: An estimation of portal venous pressure by occlusive catheterization of an hepatic venule. J. clin. Invest. **30**, 662 (1951).

Nachlas, M. M.: Experiences with the triple lumen single balloon tube in massive upper gastrointestinal hemorrhage. Gastroenterology **30**, 913 (1956); — Treatment of bleeding esophageal varices by resection of the lower esophagus. Arch. Surg. **72**, 634 (1956). — A critical evaluation of venous shunts for the treatment of cirrhotic patients with esophageal varices. Ann. Surg. **148**, 169 (1958). — Nachlas, M. M., J. E. O'Neill, and A. J. A. Campbell: The life history of patients with cirrhosis of the liver and bleeding esophageal varices. Ann. Surg. **141**, 10 (1955). — Naegeli, Th., u. F. Meythaler: Technische Vereinfachung der Eckschen Fistel. Naunyn-Schmiedebergs Arch. exp. Path. Pharmak. **167**, 307 (1932). — Najaian, J. S., and H. A. Harper: Etiology and treatment of ammonia intoxication associated with disease of the liver. Surg. Gynec. Obstet. **106**, 577 (1958). — Nardi, G. L.: Effect of splenorenal shunts on estimated hepatic blood flow. Arch. Surg. **70**, 530 (1955). — Nardi, G. L., V. W. McDermott, and E. L. Dobson: The effect of porta-caval shunts on liver blood flow as measured by radioactive colloid. Surgical forum 1953. Amer. Coll. of Surgeons, vol. IV, p. 376. Philadelphia and London: Saunders 1954. — Nauta, J.: The closing mechanism between the oesophagus and the stomach. Gastroenterologica (Basel) **86**, 219 (1956). — Niedner, F. F.: Die chirurgische Behandlung des portalen Hochdruckes, insbesondere der Lebercirrhose. Mkurse ärztl. Fortbild. **1**, 1 (1955). — Nissen, R.: Fragen aus der Ösophaguschirurgie einschließlich Hiatushernie und Refluxösophagitis. Thoraxchirurgie **11**, 1 (1963). — Nitschke, J.: Ergebnisse porto-cavaler Anastomosen bei portaler Hypertension. Inaug.-Diss. München 1965. — Nylander, P. E. A., and M. Turunen: Transposition of the spleen into the thoracic cavity in cases of portal hypertension. Ann. Surg. **142**, 954 (1955).

Ogilvie, H.: Peptic ulceration in gastrointestinal hemorrhage (Editorial). Surgery **34**, 768 (1953). — Oselladore, G.: Come e quando operare l'ipertensione portale. Minerva med. **53**, 3549—3557 (1962). — O'Sullivan, W. D., and J. A. Evans: Splenoportal venography. Surg. Gynec. Obstet. **101**, 235 (1955). — O'Sullivan, W. D., and M. A. Payne: The emergency portocaval shunt. Surg. Gynec. Obstet. **102**, 6, 668 (1956). — Owsley jr., J. Q.

H. A. Harper, J. M. Goin, J. T. Crane, and H. J. McCorcle: Transposition of portal vein and inferior vena cava in dogs with experimental cirrhosis of the liver. Arch. Surg. **76**, 774 (1958).

Palmer, E. D.: Determination of venous pressure within esophageal varices. J. Amer. med. Ass. **147**, 570 (1951); — Primary varices of the cervical esophagus as a source of massive upper gastrointestinal hemorrhage. Amer. J. dig. Dis. **19**, 375 (1952); — Observations on the vigorous diagnostic approach to severe upper gastrointestinal hemorrhage. Ann. intern. Med. **36**, 1484 (1952); — Correlations between portal venous pressure and the size and extent of esophageal varices in portal cirrhosis. Ann. Surg. **138**, 741 (1953); — Emergency treatment of bleeding esophageal varices: Treatment by transesophagoscopic sclerosing injection plus pneumatic tamponade. Arch. Otolaryng. **59**, 536 (1954); — Effect of the Valsalva maneuver on portal hypertension in cirrhosis. Amer. J. med. Sci. **227**, 661 (1954); — The fate of esophageal varices in cirrhosis following surgical portal decompression. Gastroenterology **32**, 861 (1957); — Portal cirrhosis. Causes of death in the era of portal decompression. Amer. J. Surg. **99** (1960); — Management of esophageal varices. Progress in liver diseases. New York: Grune & Stratton 1961. — Palmer, E. D., and I. P. Brick: Sources of upper gastrointestinal hemorrhage in cirrhotic patients with esophageal varices. New Engl. J. Med. **248**, 1057 (1953); — Portal cirrhosis: Correlation between the severity of esophageal varices and variations in physical findings. Amer. J. med. Sci. **227**, 149 (1954); — Esophageal varices in noncirrhotic patients: Esophagoscopic study. Amer. J. Med. **17**, 641 (1954). — Palmer, E. D., I. B. Brick, and E. J. Jahnke jr.: Esophageal varices without hemorrhage in cirrhosis: A proper indication for shunting procedures. New Engl. J. Med. **250**, 863 (1954). — Palmer, E. D., E. J. Jahnke jr., and C. W. Hughes: Evaluation of clinical results of portal decompression in cirrhosis. J. Amer. med. Ass. **164**, 746 (1957). — Panke, W. F., E. G. Brandley, A. H. Moreno, F. F. Ruzicka jr., and L. M. Rousselot: Technique, hazards, and usefulness of percutaneous splenic portography. J. Amer. med. Ass. **169**, 1032 (1959). — Panke, W. F., A. H. Moreno, and L. M. Rousselot: The place of surgery in cirrhosis of the liver. Surg. Clin. N. Amer. **38**, 1293 (1958). — Pape, R.: Über Deformationen des Magenfornix bei Ösophagusvarizen. Röntgenpraxis **9**, 809 (1937). — Parlington, P. F.: Experience with shunting procedures for portal hypertension. Surg. Gynec. Obstet. **107**, 37 (1958). — Patek jr., A. J., J. Post, A. D. Ratnoff, H. Mankin, and R. W. Hillman: Dietary treatment of cirrhosis of the liver. J. Amer. med. Ass. **138**, 543 (1948). — Paton, A., T. B. Reynolds, and S. Sherlock: Assessment of portal venous hypertension by catheterisation of hepatic vein. Lancet **1953 I**, 918. — Patterson, C. O., and M. O. Rouse: The injection treatment of esophageal varices. J. Amer. med. Ass. **130**, 384 (1946); — The sclerosing therapy of esophageal varices. Gastroenterology **9**, 391 (1947). — Pattison, A. C.: Use of portacaval anastomosis in portal cirrhosis. Arch. Surg. **58**, 590 (1949). — Patton, T. B.: Problems of portal hypertension. Amer. Surg. **23**, 932 (1957). — Patton, T. B., C. G. Johnston, Ch. Lyons, and P. Jordan jr.: Lateral porta-caval anastomosis for portal hypertension. Amer. J. Gastroent. **32**, 291 (1959). — Patton, T. B., C. R. Lombardo, and C. Lyons: Experimental observations on meat intoxication, ammonia accumulation and hepatic coma. Ann. Surg. **143**, 588 (1956). — Pemberton, J. de J., and P. Kierman: Surgery of the spleen. Surg. Clin. N. Amer. **25**, 880 (1945). — Pereira, A. S.: Le méthode phlebografique dans l'étude des troubles de la circulation du système porte. Lyon chir. **46**, 291 (1951). — Pettinari, V.: Mezzi chirurgici per modificare la circolazione del fegato. Minerva gastroent. **4**, 1 (1958). — Phear, E. A., S. Sherlock, and W. H. Summerskill: Blood ammonium levels in liver disease and hepatic coma. Lancet **1955 I**, 836. — Phemister, D. B., and E. M. Humphreys: Gastro-esophageal resection and total gastrectomy in the treatment of bleeding varicose veins in Banti's syndrome. Ann. Surg. **126**, 397 (1947). — Poinso, R., E. Hawthorn, J. N. Bondill, P. Marria et R. Bassilana: Le devenir des splénomégalies neutropéniques opérés. Sem. Hôp. Paris **34**, 2284 (1958). — Popper, H., H. Elias, and D. E. Petty: Vascular pattern of the cirrhotic liver. Amer. J. clin. Path. **22**, 717 (1952). — Popper, H., u. F. Schaffner: Die Leber. Stuttgart: Thieme 1961. — Postlethwait, R. W., and V. Moseley: Esophageal varices. The treatment of portal hypertension by portacaval shunt. J. S. C. med. Ass. **46**, 305 (1950). — Postlethwait, R. W., W. W. Shingleton, C. R. Stephen, and W. G. Anlyan: Portacaval shunts: Use of hypothermia during anesthesia. Arch. Surg. **80**, 125 (1960).

Rapant, V.: Surgical therapy of massive bleeding from esophageal varices (Chirurgische Behandlung massiver Blutung aus oesophagealen Varizen.) Thoraxchirurgie **4**, 414 (1957); abstracted Int. Abstr. Surg. **105**, 446 (1957). — Read, A. E., A. M. Dawson, D. N. S. Kerr, M. D. Turner, and S. Sherlock: Bleeding oesophageal varices treated by oesophageal compression tube. Brit. med. J. **1960 I**, 227. — Redeker, A. G., H. M. Geller, and T. B. Reynolds: Hepatic wedge pressure, bloodflow, vascular resistance and oxygen consumption in cirrhosis before and after end-to-side portacaval shunt. J. clin. Invest. **37**, 606 (1958). — Regoeczi, E., u. W. D. Germer: Beobachtungen bei Ascites-Autoperfusion an Patienten mit Lebercirrhose. Dtsch. Arch. klin. Med. 207, 621 (1962). — REYNOLDS, J. T., and H. W. SOUTHWICK: Portal hypertension: Use of venous grafts when side to side anastomosis is impossible. Arch. Surg. 62, 789 (1951). — REYNOLDS, T. B., T. FREEDMAN, and W. WINSOR: Results of the treatment of bleeding esophageal varices with balloon tamponage. Amer. J. med. Sci. 224, 500 (1952). — REYNOLDS, T. B., H. M. GELLER, D. T. LUZMA, and A. G. REDEKER: Spontaneous decrease in portal pressure with clinical improvement in cirrhosis. New Engl. J. Med. 263, 734 (1960). — REYNOLDS, T. B., W. MIKKELSEN, and A. G. REDEKER: Splenic hemorrhage following percutaneous splenoportography. J. Amer. med. Ass. 158, 478 (1955). — REYNOLDS, T. B., W. P. MIKKESEN, A. G. REDEKER, and H. S. YAMAHIRO: The effect of a side-to-side portacaval shunt on hepatic hemodynamics in cirrhosis. J. clin. Invest. 41, No 6 (1962). — RICHTER, K., H. ANDERSCH u. H. JOHN: Die Erkennung von Magenvarizen im Röntgenbild. Dtsch. Gesundh.-Wes. 17, 21 (1962). — RIDELL, A. G.. D. B. GRIFFITHS, J. M. McALISTER, and S. B. OSBORN: The measurement of liver blood flow with colloidal radiogold (198 Au). Clin. Sci. 16, 315 (1957). — RIECKER, G.: Über die Beziehungen zwischen Druck- und Stromstärke der portalen Lebergefäße. Pflügers Arch. ges. Physiol. 262, 37 (1955). — RIENHOFF jr., W. F.: Ligation of the hepatic and splenic arteries in the treatment of portal hypertension with a report of six cases: Preliminary report. Bull. Johns Hopk. 88, Hoss. 368 (1951). — RIKER, W. L., A. NIELSON, and W. J. POTTS: A technique ofd ortacaval anastomosis. Ann. Surg. 132, 937 (1950). — ROBERT, F., u. T. HOFFMAN: Zum Nachweis der Oesophagusvarizen und ihrer klinischen Bedeutung beim portalen Hochdruck. Fortschr. Röntgenstr. 79, 51 (1953). — ROSCH, J., J. BRET u. M. LISKOVA: Die Splenoportografie in der Diagnostik der Splenomegalie. Fortschr. Röntgenstr. 89, 249 (1958). — ROSSETTI, M.: Refluxösophagitis und blutende Ösophagusvarizen. Dtsch. med. Wschr. 85, 2141 (1960). — ROTH, M., u. I. JONA: Die diagnostische Bedeutung der percutanen Spleno-Portographie. Schweiz. med. Wschr. 86, 738 (1956). — ROUSSELOT, L. M.: The role of congestion (portal hypertension) in so-called Banti's syndrome. J. Amer. med. Ass. 107, 1788 (1936); — Congestive splenomegaly (Banti's syndrome). Bull. N.Y. Acad. Med. (Ser. II) 15, 188 (1939); — Combined one stage splenectomy and portacaval shunts in portal hypertension with observations on venous shunts in the postsplenectomy patient with recurring hemorrhage. J. Amer. med. Ass. 140, 282 (1949); — Autogenous vein grafts in splenorenal anastomosis: a description of techniques and its clinical application in seven patients. Surgery 31, 403 (1952). — ROUSSELOT, L. M., F. E. GILBERTSON, and W. F. PANKE: Severe hemorrhage from esophagogastric varices: its emergency management with particular reference to portacaval anastomosis. New Engl. J. Med. 262, 269 (1960). — ROUSSELOT, L. M., W. F. PANKE, R. F. BONO, and A. H. MORENO: Experiences with porta-caval anastomosis. Analysis of 104 elective end-to-side shunts for the prevention of recurrent hemorrhage from esophagogastric varices. Amer. J. Med. 34, 297 (1963). — ROUSSELOT, L. M., F. F. RUZICKA, and G. A. DOEHNER: Portal venography via portal and percutaneous splenic routes: Anatomic and clinic studies. Surgery 34, 557 (1953); — Portography in portal hypertension: Its application and diagnosis in surgical planning. Surg. Clin. N. Amer. 36, 361 (1956). — ROWNTREE, L. G., W. WALTERS, and A. H. McINDOE: End result of tieing of the coronary vein for prevention of hemorrhage from esophageal varices. Proc. Mayo Clin. 4, 263 (1929). — ROWNTREE, L. G., E. F. ZIMMERMAN, M. H. TODD, and J. AJAC: Intraesophageal venous tamponage: Its use in a case of varical hemorrhage from the esophagus. J. Amer. med. Ass. 135, 630 (1947). — RUZICKA jr., F. F., G. A. DOEHNER, and L. M. ROUSSELOT: Portal venography: Anatomic and physiologic consideration in interpretation. Amer. J. dig. Dis. 1, 3 (1956).

SAEGESSER, M.: Hypertension portale. IV. Congr. de Gastro-Entérologie, Juin 1954, p. 177. Paris: Masson 1954; — Spezielle chirurgische Therapie, 5. Aufl. Bern u. Stuttgart: Hans Huber 1957. — SAMUEL, E.: Gastric varices. Brit. J. Radiol. 21, 519 (1948). — SANTY, P., et P. MARION: Technique des derivations porto-caves. Sem. Hôp. Paris 29, 345 (1953). — SAPPEY, C.: Research on some accessory portal veins. Co. R. Soc. Biol. (Paris) 1, 3 (1860). — SATINSKY, V. P.: Thoraco-abdominal approach for portacaval anastomosis. Ann. Surg. 128, 938 (1948). — SATINSKY, V. P., H. P. REDONDO RAMIREZ, and L. GILBERT: Transthoracic, thoraco-abdominal portacaval anastomosis. J. thorac. Surg. 20, 272 (1950). — SCHAFER, P. W., and C. F. KITTLE: Partial esophagogastrectomy in the treatment of esophagogastric varices. Arch. Surg. 61, 235 (1950). — SCHATZKI, R.: Die Röntgendiagnose der Oesophagus- und Magenvarizen und ihre Bedeutung für die Klinik. Fortschr. Röntgenstr. 44, 28 (1931); — Roentgen demonstration of esophageal varices. Arch. Surg. 41, 1084 (1940). — SCHIFF, M.: Traveaux du laboratoire de physiologe de Genève. Ligature de 'a veine porte. Rev. méd. Suisse rom. 1, 38 (1881). — SCHMITT, W.: Cardia- und Ösophagusresektionen bei Kleinkindern und Kindern unter besonderer Berücksichtigung der Ösophago-Gastrostomie. Thoraxchirurgie 8, 4 (1960). — SCHOBINGER, R.: Costal intraosseous venography in the diagnosis of portal hypertension. Gastroenterologia (Basel) 88, 21 (1957); abstracted J. Amer. med. Ass. 165, 2222 (1957). — SCHOENMACKERS, J., u. H. VIETEN: Porto-cavale und porto-pulmonale Anastomosen im postmortalen Portogramm. Fortschr. Röntgenstr. 79, 488 (1953). — SCHORN, J.,

Z.-St. Stender u. H. Vogt: Untersuchungen über die arterielle Strombahn der Leber. Langenbecks Arch. klin. Chir. **286**, 187 (1957). — Schreiber, H. W.: Über die Milzvenenstenose. Zbl. Chir. **81**, 961 (1956); — Zur haemodynamischen, haematopoetischen und Stoffwechselfunktion der Milz. Hippokrates (Stuttg.) **33**, 610 (1962); — Die Behandlung der Ösophagusvarizenblutung und des Pfortaderhochdruckes. Therapiewoche **12**, 66 (1962); — Klinische und tierexperimentelle Untersuchungen zum Verhalten der splenopathischen Blutzelldepression (Hypersplenismus) nach Durchführung einer porto-cavalen Anastomose. Langenbecks Arch. klin. Chir. **300**, 669 (1962); — Zur Pathophysiologie und Chirurgie des Pfortaderhochdruckes. — Ein klinischer und tierexperimenteller Beitrag zur Frage: Portocavale End-zu-Seit- oder Seit- zu-Seit-Anastomose? Langenbecks Arch. klin. Chir. **300**, 187 (1962); — Blutungen durch portale Hypertension. Verh. Dtsch. Arbeitsgemeinschaft für Blutgerinnungsforschung beim 8. Symposion am 21./22. 2. 64, Tübingen, S. 137—185. Stuttgart: F. K. Schattauer 1964; — Der portale Hochdruck und seine chirurgische Behandlung. Z. ges. inn. Med. **19**, 145 (1964); — Die konservative Behandlung der Oesophagusvarizen. HNO (Berl.) **13**, 301 (1965). — Schreiber, H. W., u. H. Breuer: Morphologische, enzymologische und toxaemische Frühfolgen nach porto-cavaler Anastomose. Langenbecks Arch. klin. Chir. **304**, 702 (1963). — Schreiber, H. W., A. Düx, K. H. Schriefers u. P. Thurn: Die chirurgische Bedeutung der Splenoportographie beim Pfortaderhochdruck. Langenbecks Arch. klin. Chir. **302**, 481 (1963). — Schreiber, H. W., W. Koch u. H. v. Ackeren: Portale Hypertension. Möglichkeiten der chirurgisch-operativen Therapie. Image Roche **3**, 13 (1967).— Schreiber, H. W., u. K. H. Schriefers: Über die splenorenale Anastomose beim Pfortaderhochdruck der Leberzirrhose mit blutenden Varizen. Dtsch. med. Wschr. **88**, 313 (1963). — Schriefers, K. H.: Über Kreislaufveränderungen nach porto-cavalen Anastomosenoperationen. Langenbecks Arch. klin. Chir. **304**, 708 (1963); — Untersuchungen zur Auswirkung des Pfortaderhochdrucks der Lebercirrhose und porto-cavaler Anastomosenoperationen auf den Kreislauf. Ergebn. Chir. Orthop. **48**, 103 (1966); — Indications and operative results in 200 porto-caval shunt-operations. J. cardiovasc. Surg. (Torino) **7**, 485 (1966). — Schriefers, K. H., H. W. Schreiber u. G. Esser: Zur Frage der Magensaftsekretion und des Magen-Duodenalulcus beim Pfortaderhochdruck der Lebercirrhose und nach porto-cavalen Shunt-Operationen. Langenbecks Arch. klin. Chir. **302**, 702 (1963). — Schwartz, S. I., H. W. Bales, G. L. Emerson, and E. B. Mahoney: The use of intravenous pituitrin in treatment of bleeding esophageal varices. Surgery **45**, 72 (1959). — Schwartzkopf, W.: Die moderne Ascitestherapie bei der dekompensierten Lebercirrhose. Therapiewoche **5**, 208 (1962). — Schwiegk, H.: Untersuchungen über die Leberdurchblutung und den Pfortaderkreislauf. Naunyn-Schmiedbergs Arch. exp. Path. Pharmak. **86**, 2370 (1932); — Normale und pathophysiologische Physiologie des Pfortaderkreislaufes. Verh. Dtsch. Ges. Verdauungs- u. Stoffwechselkr., 13. Tagg Bad Homburg 1955, S. 114. Stuttgart: Thieme 1955. — Scott jr., N. M., and D. E. Newton: Mallory-Weiss syndrome-report of a case treated surgically. Amer. J. dig. Dis. (N. S.) **3**, 464 (1958). — Sedgewick, C. E.: Bleeding esophageal varices. Amer. J. Surg. **93**, 313 (1957). — Seldinger, S. I.: A simple method of catheterization of the spleen and liver. Acta radiol. (Stockh.) **48**, 93 (1957). — Sengstaken, R. W., and A. H. Blakemore: Balloon tamponage for the control of hemorrhage from esophageal varices. Ann. Surg. **131**, 781 (1950). — Senn, A., u. A. H. Blakemore: Neun Jahre Oesophagusvaricenbehandlung durch portale Dekompression. Erfahrungen und Ergebnisse. Chirurg **26**, 217 (1955). — Shafer, P. W., and C. F. Kittle: Partial esophagogastrectomy in the treatment of esophagogastric varices. Arch. Surg. **61**, 235 (1950). — Shaldon, S., and S. Sherlock: The use of vasopressin ("Pitressin") in the control of bleeding from oesophageal varices. Lancet **1960 II**, 222. — Shaldon, S., and R. M. Walker: Emergency porta-caval anastomosis. Lancet **1962 II**, 1003. — Sheline, G. E., D. E. Clark, W. E. Adams, and D. B. Phemister: Partial gastroesophagectomy for esophageal varices. Surg. Clin. N. Amer. **31**, 213 (1951). — Sherlock, S., and St. Shaldon: The aetiology and management of ascites in patients with hepatic cirrhosis: a review. Gut **4**, 95 (1963). — Sherlock, S., W. H. J. Summerskill, L. P. White, and E. A. Phear: Portal-systemic encephalopathy: Neurological complications of liver disease. Lancet **1954 II**, 453. — Shumacker jr., H. B.: In discussion on M. D. DeWeese, M. M. Figley, W. Fry, R. Rapp, and H. L. Smith: Clinical appraisal of percutaneous splenoportography. Arch. Surg. **75**, 423 (1957). — Shumacker jr., H. B., and H. King: Splenic studies. II. Portal hypertension in children associated with gastroesophageal hemorrhage. Arch. Surg. **65**, 499 (1952). — Shuttleworth, K. E. D., and M. S. R. Hutt: Mallory-Weiss syndrome — a case with recovery after total gastrectomy. Brit. J. Surg. **46**, 1 (1958). — Silen, W., and B. Eiseman: The nature and cause of gastric hypersecretion following portacaval shunt. Surgery **46**, 38 (1959). — Singleton jr., A. O., and J. B. Lynch: Idiopathic esophageal varices. American Surgeon **25**, No. 2 (1959). — Skinner, E. H.: Mucosal pattern technique and kymographic records of the esophagus and stomach. J. A. M. A. **109**, 1963 (1937). — Small, A. B., and P. R. Ellis: Laceration of the distal esophagus due to vomiting (the Mallory-Weiss syndrome). Report of a case with massive hemorrhage and recovery after repair of the laceration. New Engl. J. Med. **258**, 285 (1958). — Sousa-Pereira, A. de: La méthode phlebographique dans l'étude des troubles de la circulation du systémporte. Lyon chir. **46**, 291 (1951). Ref. nach H. R. Schinz, R. Glauber u. E. Uhlinger, Roentgendiagnostik, Ergebnisse 1952—1956, Stuttgart: Georg Thieme 1957. — Southwick, H. W.: The experimental use of vascular grafts in portacaval anastomosis. Surg. Forum, **1**, 195 (1950); — Experimental use of preserved arterial grafts in portacaval anastomosis. Arch. Surg. **61**, 667 (1950). — Steiner, R. E., S. Sherlock and M. D. Turner: Percutaneous splenic portal venography. J. Fac. Radiol. **8**, 158 (1957) (Lond.). — Stelzner, F.: Ist die Gefahr einer hepatoportalen Encephalopathie nach einer portocavalen Anastomose vorausschaubar? Chirurg **35**, 201 (1964); — Die Bedeutung der Leber bei der Entstehung des Magen-Duodenalulkus. Langenbecks Arch. klin. Chir. **305**, 371 (1964); — Die portale Hypertension. Chirurgische Möglichkeiten und Ergebnisse. Langenbecks Arch. klin. Chir. **316**, 149 (1966); — Über die individuelle chirurgische Therapie der Blutung beim portalen Hochdruck unter Berücksichtigung der Ösophagusvarizenligatur. Bruns' Beitr. klin. Chir. **214**, 86 (1967). — Stewart, J. D., J. G. Stephens, M. B. Leslie, B. A. Portin, and W. G. Schenk jr.: Portal hemodynamics under varying experimental conditions. Ann. Surg. **147**, 868 (1958). — Stoica, T.: Die chirurgische Behandlung des Mallory-Weiß-Syndrom. Zbl. Chir. **84**, 32 (1959). — Stormont, J. M., J. E. Mackie, and C. S. Davidson: Observations on antibiotics in treatment of hepatic coma and on factors contributing to prognosis. New Engl. J. Med. **259**, 1145 (1958). — Streicher, H.-J.: Was ist Hypersplenismus? Langenbecks Arch. klin. Chir. **295**, 378 (1960). — Stuart, K. L., and G. Bras: Veno-occlusive disease of the liver. Quart. J. Med. **26**, 291 (1957). — Sullivan, B. H., W. Lienhard, and J. C. Lukman: Massive haemorrhage in patients with both esophageal varices and duodenal ulcera. Gastroenterology **26**, 868 (1954). — Summerskill, W. H. J., E. A. Davidson, S. Sherlock, and R. E. Steiner: The neuropsychiatric syndrome associated with hepatic cirrhosis and an extensive portal collateral circulation. Quart. J. Med. **25**, 245 (1956).

Tanner, N. C.: Discussion: Gastroduodenal haemorrhage as a surgical emergency. Proc. roy. Soc. Med. **43**, 147 (1950); — Diagnose und Behandlung der Oesophagus-Blutung. Chir. Praxis 2/3, 1 (1959). — Taylor, F. W.: Portal tension and its dependence on external pressure. Ann. Surg. **140**, 652 (1954); — Experimental portal hypertension. Ann. Surg. **146**, 683 (1957). — Taylor, F. W., and H. L. Egbert: Portal tension. Surg. Gynec. Obstet. **92**, 64 (1951). — Taylor, W. J., and J. D. Myers: Occlusive hepatic venous catheterization in the study of the normal liver, cirrhosis of the liver and noncirrhotic portal hypertension. Circulation **13**, 368 (1956). — Theron, P.: The portacaval shunt operation with special reference to the use of vein grafts. S. Afr. med. J. **27**, 73 (1953). — Theron, P., and J. C. Allan: Ascites: A clinical and experimental study. Acta med. scand., Suppl. **306**, 145 (1955).— Thompson, W. P., J. L. Caughey, A. O. Whipple, and L. M. Rousselot: Splenic vein pressure in congestive splenomegaly (Banti's syndrom). J. clin. Invest. **16**, 571 (1937). — Trolle, E., and D. Trolle: Treatment of esophageal varices by injections of sclerosing agents through the esophagoscope. Acta chir. scand. **94**, 385 (1946). — Tsakiris, A., u. A. Bühlmann: Die qualitative und quantitative Erfassung von portokavalen Shuntverbindungen. Dtsch. med. Wschr. **87**, 1101 (1962). — Tuffier, T., and Lejars: Veins of the fatty capsule of the kidney. Arch. Physiol. norm. et path. **3**, 41 (1891). — Turner, M. D., S. Sherlock, and R. E. Steiner: Splenic venography and intrasplenic pressure measurement in the clinical investigation of the portal system. Amer. J. Med. **23**, 846 (1957).

Ungeheuer, E.: Technik und Wert der Portographie für die Diagnostik des Pfortaderhochdruckes und seine Therapie. Chirurg **9**, 394 (1953); — Portale Hypertension und ihre Komplikationen. Ergebn. Chir. Orthop. **39**, 1 (1955); — Zur Pathologie und Klinik des Pfortaderhochdruckes. Acta hepato-splenol. (Stuttg.) **7**, 300 (1960); — Erfahrungen bei der Behandlung der blutenden Oesophagusvarizen. XII Congr. biennale int. di Chirurgia, Roma 1960; — Die chirurgische Behandlung des Pfortaderhochdrucks. Beitr. mod. Ther. **4**, 145 (1962). — Ungeheuer, E., u. K. H. Gasteyer: Das Problem der sogenannten Postsplenektomieblutungen. Langenbecks Arch. klin. Chir. **295**, 358 (1960); — Zur Pathologie und Behandlung des Pfortaderhochdruckes. Acta hepato-splenol. (Stuttg.) **7**, 300 (1960); — Kritisches zum Banti-Syndrom. II. Weltkongr. für Gastroenterologie, München 1962, **3**, 473 (1963).

Valdoni, P.: Meine Erfahrungen in der Behandlung des portalen Überdruckes. Helv. chir. Acta **21**, 442 (1954); — Complementary surgical technique on porta-caval anastomosis. J. cardiovasc. Surg. (Torino) **3**, 26 (1962). — Vidál, E.: Discussion of the ECK operation. Rev. Chir. (Paris) **42**, 1181 (1910). — Voorhees jr., A. B., and A. H. Blakemore: Superior mesenteric vein-inferior vena cava shunt in treatment of portal hypertension. Surgery **54**, 559 (1963). — Vossschulte, K.: Über die Pathologie des Pfortaderhochdruckes und seine chirurgische Behandlung. Dtsch. med. Wschr. **79**, 604, 712 (1954); — Dissektionsligatur des Oesophagus bei Varizen der Speiseröhre infolge Pfortaderhypertonie. Chirurg **28**, 186 (1957); —

Erfahrungen mit der Dissektionsligatur des Oesophagus bei Pfortaderhypertonie. Thorax-chirurgie 11, 70 (1963).

WACHSMUTH, W., u. L. LOEWENECK: Experimentelle Untersuchungen über die alimentäre Hyperglykämie. Z. ges. exp. Med. 70, 299 (1930). — WAGENKNECHT, T. W., J. F. NOBLE, and I. D. BARONOFSKY: Nature of bleeding in esophageal varices. Surgery 33, 869 (1953). — WALKER, R. M.: Portal hypertension in modern trends in gastroenterology, p. 740. New York: Paul B. Hoeber 1952; — A review of trans-splenic portal venography in the investigation of portal hypertension. Surgical aspects. J. Fac. Radiol. (Lond.) 8, 178 (1957); — Portacaval anastomosis. Lancet 1957I, 57. — The pathology and management of portal hypertension. London: Arnold 1959; — Die portale Hypertension. Stuttgart: Georg Thieme 1960. — WALKER, R. M., J. H. MIDDLEMISS, and E. M. NANSON: Portal venography by intrasplenic injection. Brit. J. Surg. 40, 392 (1953). — WALTERS, W., H. J. MOERSCH, and D. A. McKINNON: Bleeding esophageal varices, an evaluation of methods directed toward their control, especially by injection of a sclerosing solution. Arch. Surg. 41, 1101 (1940). — WANNAGAT, L.: Portal-kreislaufstörungen im Farbphoto. IV. Congr. Gastroentérol. Paris: Masson & Cie. 1954; — Die laparoskopische Splenoportographie. Klin. Wschr. 33, 750 (1955); — Leistungsvermögen der laparoskopischen Splenoportographie. Röntgen- u. Lab.-Prax. 12, 193 (1959). — WANTZ, G. E., and M. A. PAYNE: Experience with portacaval shunt for portal hypertension. New Engl. J. Med. 265, 721 (1961). — WARREN, K. S., and W. B. DE WITT: Production of portal hypertension and esophageal varices in the mouse. Proc. Soc. exp. Biol. (N.Y.) 98, 99 (1958). — WARREN, W. D., and H. W. MULLER: A clarification of some hemodynamic changes in cirrhosis and their surgical significance. Ann. Surg. 150, 423 (1959). — WEESE, M. S. DE, M. M. FIGLEY, W. J. FRY, R. RAPP, and H. L. SMITH: Clinical appraisal of percutaneous spleno-portography. Arch. Surg. 75, 423 (1957). — WEINBERG, T.: Observations on the occurrence of varices of the esophagus in routine autopsy material. Amer. J. clin. Path. 19, 554 (1949). — WEINREICH, J., W. CREUTZFELD u. F. KÜMMERLE: Die Einflüsse der Splenektomie auf die Leberfunktion bei Lebercirrhosen. Acta hepato-splenol. (Stuttg.) 7, 272 (1960). — WELCH, C. S.: Portal hypertension. New Engl. J. Med. 243, 598 (1950); — Ligation of esophageal varices by the transabdominal route. New Engl. J. Med. 254, 493 (1956); — Ligation of eso-phageal varices by transabdominal route. New Engl. J. Med. 255, 677 (1956); — Management of patients with massive hemorrhage from esophageal varices and cirrhosis of the liver. Surgery 41, 1029 (1957). — WELCH, C. S., E. ATTARIAN, and H. F. WELCH: The treatment of ascites by side-to-side portacaval shunt. Bull. N.Y. Acad. Med. 34, 249 (1958). — WELCH, C. S., and A. D. CALLOW: An appraisal of current methods for the treatment of portal hyper-tension. Rev. Gastroent. 17, 423 (1950). — WELCH, C. S., J. E. KILLEY, T. S. REEVE, E. O. GOODRICH, and H. F. WELCH: Treatment of bleeding from portal hypertension in patients with cirrhosis of liver. New Engl. J. Med. 254, 493 (1956). — WELCH, C. S., and A. G. RAMOS: Results of portacaval shunts in treatment of portal hypertension. Surgery 41, 756 (1957). — WELCH, C. S., H. F. WELCH, and J. H. CARTER: The treatment of ascites by side to side portacaval shunt. Ann. Surg. 150, 428 (1959). — WELCH, H. F.: L'ascite: formation et traite-ment chirurgical. Extrait du Lyon chir. 58, No 2 (1962). — WENZL, M.: Die chirurgische Be-handlung der portalen Hypertension und ihrer Folgen. Wien. klin. Wschr. 77, 679 (1965). — WHIPPLE, A. O.: The problem of portal hypertension in relation to the hepatosplenopathies. Ann. Surg. 122, 449 (1945); — The rationale of portocaval anastomosis. Bull. N.Y. Acad. Med. 22, 251 (1946). — WHIPPLE, G. H., and W. B. HAWKINS: Ecks fistula, liver subnormal in the production of hemoglobin and plasma proteins on diets rich in liver and iron. J. exp. Med. 81, 171 (1945). — WOMACK, N. A.: In discussion on H. K. GRAY and F. B. WHITESELL jr., Hemorrhage from esophageal varices. Ann. Surg. 132, 798 (1950). — WOMACK, N. A., and R. M. PETERS: An investigation of the relationship between portal venous pressure and inferior vena caval and portal venous oxygen saturations. Ann. Surg. 146, 691 (1957).

YOUNG, J. N., and S. J. FOGELSON: Extrahepatic portal obstruction. Surg. Clin. N. Amer. 36, 541 (1956). — YOUNGBLOOD, R. W.: Venous shunts in the surgical management of bleeding esophageal varices. J. Tenn. med. Ass. 51, 357 (1958).

ZAMCHECK, N., CH. S. DAVIDSON, J. DESFORGES, J. E. DUNPHY, and R. LINTON: Panel discussion on the management of massive gastrointestinal hemorrhage in patients with liver disease. Amer. J. Gastroent. 30, 231 (1958). — ZEID, S. S., P. C. YOUNG, and J. T. REEVES: Rupture of the esophagus after introduction of Sengstaken-Blakemore tube. Gastroenterology 36, 128 (1959). — ZENKER, R.: Die massive Oesophagusblutung. Dtsch. med. Wschr. 82, 543 (1957). — ZENKER, R., u. R. BERCHTHOLD: Chirurgie des portalen Gefäßsystems. Dtsch. med. J. 9, 281 (1958); — Die Frühoperation der Blutungen des Magen-Darmtraktes. Regensburg. Jb. ärztl. Fortbild. 7 (1958/59); — Über die Indikationen zur operativen Behandlung des Pfortaderhochdruckes. Internist (Berl.) 1, 147 (1960). — ZENKER, R., G. HEGEMANN u. H. J. PEIPER: Zur Zweckmäßigkeit und Durchgängigkeit porto-cavaler Anastomosen. Schweiz. med. Wschr. 86, 1302 (1956).

J. Blastome des Magens

I. Das Magen-Carcinom
II. Andere Blastome

ABRAMS, J. S., and CH. A. HUBAY: The surgical management of smooth-muscle tumors of the gastrointestinal tract. Arch Surg. 81, 971 (1960). — ACKERMAN, L. V., and J. A. DEL REGATO: Cancer-diagnosis, treatment and prognosis, p. 546. St. Louis: C. V. Mosby 1954. — ADAMS, T. W.: Obstructing enterogenous vyst of the duodenum treated by cystojejunostomy. Ann. Surg. 144, 902 (1956). — AIRD, I., H. H. BENTALL, and J. A. F. ROBERTS: A relationship between cancer of the stomach and the ABO blood groups. Brit. med. J. 1953I, 799. — ALBOT, G., F. POILLEUX, E. CHÉRIGIÉ, G. BERTHET et C. SAINT-OUEN: Hémorragies par tumeurs bénignes de la deuxième portion du duodénum. Arch. Mal. Appar. dig. 48, 9 (1959). — ALLAN, W. S. A., and R. W. S. MILLER: Glomus tumor of the stomach. Brit. J. Surg. 48, 145 (1960). — ALLEN, A. W.: Carcinoma of the stomach: with special reference to total gastrectomy. Ann. Surg. 107, 770 (1938). — ALLEN, A. W., G. DONALDSON, R. C. SNIFFIN, and F. GOODALE: Primary malignant lymphoma of the gastrointestinal tract. Ann. Surg. 140, 428 (1954). — ALLEN, C. I.: Primary carcinoma of the duodenum: with a report of eleven cases. Amer. J. Surg. 40, 89 (1938). — ALNOR, P., u. H. KEUER: Oesophaguscysten. Ärztl. Wschr. 14, 41 (1959). — ANNAMUTHODO, H., and W. B. ROBERTSON: Primary plasmocytoma of the stomach. Brit. J. Surg. 46, 449 (1959). — ANSCHÜTZ, W.: Zur Prognose des Magen-Karzinoms. Verh. dtsch. Ges. Chir. 43, 272 (1914). — APPLEBY, L. H.: The coeliac axis in the expansion of the operation for gastric carcinoma. Cancer (Philad.) 6, 704 (1953); — Removal of the celiac axis in gastrectomy for carcinoma of the stomach in selected cases: A ten-year assessment. J. int. Coll. Surg. 34, 2 (1960). — ARHELGER, S. W., P. H. LOBER, and O. H. WANGENSTEEN: Dissection of the hepatic pedicle and retropancreaticoduodenal areas for cancer of the stomach. Surgery 38, 675 (1955). — ARLT, K.: Zur Therapie gutartiger Magentumoren. Zbl. Chir. 42, 2091 (1960).

BALFOUR, D. C.: Factors of significance in the prognosis of cancer of the stomach. Ann. Surg. 105, 733 (1937). — BARBER jr. K. W., R. P. GAGE, and J. T. PRIESTLEY: Significance of duration of symptoms and size of lesion in the prognosis of gastric carcinoma. Surg. Gynec. Obstet. 113, 673 (1961). — BARBER jr. K. W., W. H. REMINE, J. T. PRIESTLEY, and R. P. GAGE: A critical evaluation of total gastrectomy. Arch. Surg. 87, 23 (1963). — BARBOSA, J. J. DE C., M. B. DOCKERTY, and J. M. WAUGH: Pancreatic heterotopia; a review of literature and report of 41 autheticated surgical cases, of which 25 were clinically significant. Surg. Gynec. Obstet. 82, 527 (1946). — BARNES, Z. B., and J. M. YOUNG: Carcinoid tumors of the duodenum: a review of the literature and a report of two cases. Surgery 40, 922 (1956). — BARTELHEIMER, H.: Schwierigkeiten und Möglichkeiten der Diagnose des Pancreas-Carcinoms. Med. Klin. 54, 668 (1959). — BARTELHEIMER, H., u. H. J. MAURER: Diagnostik der Geschwulst-Krankheiten. Stuttgart: Georg Thieme 1962. — BARTHOLOMEW, L. G., D. C. DAHLIN, and J. M. WAUGH: Intestinal polyposis associated with mucocutaneous melanin pigmentation (Peutz-Jeghers syndrome). Proc. Mayo Clin. 32, 675 (1957). — BATEMAN, J. C.: Gastrointestinal cancer. Amer. J. Proctol. 2, 103 (1959). — BATZENSCHLAGER, A., M. WEILL-BOUSSON et S. FOUSSEREAU: Granulomes pseudotumoraux de l'estomac. Ann. Anat. path. 8, 195 (1963). — BAUER, K. H.: Kasuistische Mitteilung über Fehler und Gefahren bei Magen-operationen. Zbl. Chir. 53, 997 (1926); — Das Krebsproblem, 2. Aufl. Berlin-Göttingen-Heidelberg: 1963. — BEAL, J. M., and M. R. HILL: An evaluation of the surgical treatment of carcinoma of the stomach. Surg. Gynec. Obstet. 102, 271 (1956). — BELLEGIE, N. J., and D. C. DAHLIN: Adeno-acanthoma of the stomach: Report of 2 cases. Proc. Mayo Clin. 26, 70 (1951). — BENZ, K., u. H. GRIMSEHL: Beitrag zur Klinik und Therapie von Oesophagus-myomen. Langenbecks Arch. klin. Chir. 314, 37 (1966). — BERG, J., and G. McNEER: Leiomyosarcoma of the stomach: A clinical and pathological study. Cancer (Philad.) 13, 25 (1960). — BERG, J. W.: Histological aspects of the relation between gastric adenomatous polyps and gastric cancer. Cancer (Philad.) 11, 1149 (1958). — BERKSON, J., M. W. COMFORT, and H. R. BOTT: Occurence of gastric cancer in persons with achlorhydria and with pernicious anemia. Proc. Mayo Clin. 31, 583 (1956). — BERKSON, J., W. WALTERS, H. K. GRAY, and J. T. PRIESTLEY: Mortality and survival in cancer of the stomach: A statistical summary of the experience of the Mayo Clinic. Proc. Mayo Clin. 27, 137 (1952). — BERMAN, E. F.: Plastic prothesis in carcinoma of the esophagus. Rationale and technique. Surg. Clin. N. Amer. 36, 4 (1956). — BERNDT, H.: Die Pathogenese der agastrischen Dystrophie. Chirurg 34, 298 (1963). — BILLROTH, T.: Über einen neuen Fall von gelungener Resektion des carcinomatösen Pylorus. Wien med. Wschr. 31, 1427 (1881); — Resektion des carcinomatösen Pylorus mit glücklichem Erfolg. Anz. k. k. Ges. Ärzte, Wien, S. 121 (1883—1884). — BINKLEY, F. M.: The importance of esophagoduodenal continuity after total gastrectomy. Surgical Forum 1955, 333. Chicago: Amer. Coll. of Surgeons 1956. — BLALOCK, J., and A. OCHSNER: Carcinoma of the stomach: A study of 18 five-year survivors. Ann. Surg. 145, 726 (1957). — BOECKER, W. (er.): Speiseröhre — Magen. 4. Bad Mergentheimer Stoffwechseltagung. Stuttgart: Thieme 1967. — BOECKL, O.: Zur Stadieneinteilung beim Magen-Karzinom. Krebsarzt 17, 411 (1962). — BOLLER, R.: Der operierte Magen. Wien: Urban & Schwarzenberg 1947. — BONOMINI, B.: Radioterapia delle neoplasie del tratto gastroesofageo. Acta chir. ital. 17, 61 (1961). — BORRMANN, R.: Das Wachstum und die Verbreitungswege des Magenkarzinoms vom anatomischen und klinischen Standpunkt. J. Suppl. Mitt. Grenzgeb. Med. Chir. (Jena) 13, 331 (1901); — Geschwülste des Magens und Duodenums. Einteilung der Krebse nach der grob-anatomischen Beschaffenheit. In: F. HENKE u. LUBARSCH, Handbuch der speziellen pathologischen Anatomie und Histologie, Bd. 4, S. 865. Berlin: Springer 1926. — BRADHAM, R.: Leiomyosarcoma of the duodenum: Case report and summary of literature. Amer. Surg. 25, 12 (1959). — BRAUN, H.: Ausgedehnte Polyposis ventriculi bei perniziöser Anämie. Ärztl. Wchr. 6, 103 (1960). — BRENNER, R. L., and C. H. BROWN: Primary carcinoma of the duodenum. Gastroenterology 29, 189 (1955). — BRODERS, A. C.: Carcinoma: Grading and practical application. Arch. Path. 2, 376 (1926); — Carcinoma and other malignant lesions of the stomach: Pathologic considerations. In: W. WALTERS, H. K. GRAY and J. T. PRIESTLEY, Carcinoma and other malignant lesions of the stomach, p. 127. Philadelphia: W. B. Saunders Co. 1942. — BROWN, C. H., and C. F. KANE: Carcinoma of the stomach; review of 406 cases seen from 1940 to 1945: operability resectability and curability. Gastroenterology 22, 64 (1952). — BROWN, C. H., M. MERLO, and J. B. HAZZARD: Clinical study of five years survivors after surgery for gastric carcinoma. Gastroenterology 40, 188 (1961). — BROWN, P. M., J. C. CAIN, and M. B. DOCKERTY: Clinically "Benign" gastric ulcerations found to be malignant at operation. Surg. Gynec. Obstet. 112, 82 (1961). — BRUNN, H., and F. PEARL: Diffuse gastric polyposis-adenopapillomatosis gastrica. Surg. Gynec. Obstet. 43, 559 (1926). — BÜNGELER, W.: Die Metastasenbildung bei bösartigen Geschwülsten. Med. Welt 1935, 1587. — BURIAN, J., O. BITTMANN u. J. SIROKY: Analyse des langjährigen Überlebens von 1370 wegen Magen- und Kardiakrebs operierten Kranken. Zbl. Chir. 88, 638 (1963).

CELESTIN, L. R.: Permanent intubation in inoperable cancer of the esophagus and cardia: A new tube. Ann. roy. Coll. Surg. Engl. 25, 165 (1959). — CHAFFIN, L.: Smooth muscle tumors of the stomach: Review of the literature with report of a case (Leiomyosarcoma). West. J. Surg. 46, 513 (1938). — CHODOFF, R. J., and A. FARPOUR: Lymphosarcoma of the stomach: A long-term follow-up report of two cases of reticulum cell sarcoma. Amer. J. Surg. 101, 521 (1961). — CLAIRMONT, P.: Bericht über 258 von Prof. v. EISELSBERG ausgeführte Magenoperationen. Langenbecks Arch. klin. Chir. 76, 180 (1905). — COLLER, F. A., E. B. KAY, and R. S. McINTYRE: Regional lymphatic metastases of carcinoma of the stomach. Arch. Surg. 43, 748 (1941). — COLLINS, D. L., J. H. BLACK, and M. M. MULLINGER: Gastrectomy in early childhood. Case report with 12-year follow-up. Dis. Child. 109, 149 (1965). — COLP, R., and V. A. WEINSTEIN: Benign tumors of the stomach. Surg. Clin. N. Amer. 33, 433 (1953). — COMFORT, M. W., J. T. PRIESTLEY, M. B. DOCKERTY, H. M. WEBER, R. P. GAGE, J. SOLIS, and D. P. EPPERSON: The small benign and malignant gastric lesion. Surg. Gynec. Obstet. 105, 435 (1957). — COOLEY, R. N., and J. H. CHILDERS: Acquired syphilis of the stomach. Report of two cases. Gastroenterology 39, 201 (1960). — COUTURE, J.: Benign gastric tumors of nonepithelial origin report of three cases. Canad. J. Surg. 3, 308 (1960). — COX, R., and D. H. MACKENZIE: Adenocathoma of the pylorus. Report of a case. Brit. J. Surg. 47, 390 (1960). — CRAMER, W.: Inportance of statistical investigations in campaign against cancer. Amer. J. Cancer 29, 1 (1937). — CRESSMAN, R. D.: Leiomyomas of the stomach and duodenum. Gastroenterology 26, 239 (1954). — CUNHA, F.: Syphilis of the stomach. Urol. cutan. Rev. 48, 32 (1944). — CUTLER, S. J., and F. EDERER: Maximum utilization of the life table method in analyzing survival. J. chron. Dis. 3, 699 (1958).

DAVIES, G. R., and B. A. JACKSON: Gastric polyps. Canad. J. Surg. 2, 397 (1959). — DECKER, P.: Le traitement du cancer de l'estomac. Schweiz. med. Wschr. 17, 454 (1950); — Réflexions a propos de la gastrectomie total pour cancer. J. int. Chir. 11, 28 (1951). — DELAMERE, G., P. POIRIER, and B. CUNÉO: The lymphatics, p. 301. London: Constable & Co. Ltd. 1913. — DEMLING, L.: Früherkennung bösartiger Geschwülste der Verdauungsorgane. Therapiewoche 14, 306 (1964). — DENCK, H., u. F. HELMER: Zur Prognose des Magenkarzinoms. Chirurg 29, 289 (1958). — DENK, W., u. K. KARRER: Chemotherapie als Versuch einer Rückfallverhütung nach Karzinom-Operationen. Krebsarzt 14, 81 (1959). — DÉVÉNYI, I., J. SZELECZKY u. F. SLOWIK: Mit peptischer Digestion einhergehende Magenadenomyose. Bruns' Beitr. klin. Chir. 204, 4 (1962). — DIETRICH, K. F.: Zur Therapie und Prognose des Magenkarzinoms. Zbl. Chir. 36, 1528 (1953). — DIFFENBAUGH, W. C., and R. E. ANDERSON: Carcinoid (argentaffin) tumors of the gastrointestinal tract. Arch. Surg. 73, 21 (1956). — DOCHAT, G. R.: A prognostic comparison of serosal and nodal spread in carcinoma of the stomach, with a classification into Dukes' types. Thesis Graduate School University of Minnesota 1941. — DOCHAT, G. R., and H. K. GRAY: Carcinoma of the stomach: Prognosis based on a combination of Dukes' and Broders' methods of grading. Amer. J. clin. Path. 13, 441 (1943). — DOLL, R.: Environmental factors in the aetiology of cancer of the stomach. Gastroenterologia (Basel) 86, 320 (1956). — DOLL, R., B. F. SWYNNERTON, and A. C. NEWELL: Observations on blood group distribution in peptic ulcer and gastric cancer. Gut 1, 31 (1960). — DONOVAN, R. J., J. H. GRAHAM, and A. R. O'DONNELL: Glomus tumor of the stomach. J. int. Coll. Surg. 29, 699 (1958). — DREWS, R., u. R. GÓRAL: Über die lymphogene Metastasierung des Magen-Carcinoms. II. Chir. Klinik d. Med. Akademie, Poznán. 1966. — DUDLEY, G. S., L. MISCALL, and S. F. MORSE: Benign tumors of the stomach. Arch. Surg. 45, 702 (1942). — DUKES, C. E.: The classification of cancer of the rectum. J. Path. Bact. 35, 323 (1932). — DZIADEK, J.: Zur Frage der totalen Gastrektomie. Zbl. Chir. 37, 1970 (1956).

ECKMANN, L.: Fernergebnisse der Palliativ-Operation beim Magen-Karzinom. Dtsch. med. Wschr. 81, 188 (1956). — EDLUND, Y., A. KJELLGREN, S. STATTIN, I. WICKBOM, and L. ZETTERGREN: Antral gastritis. Acta chir. scand. 120, 339 (1961). — EHLERS, C. TH.: Tumorklassifikation beim Magencarcinom. Langenbecks Arch. klin. Chir. 316, 756 (1966). — EICHHORN, H.-J., u. K. H. ROTTE: Ösophaguskarzinom. Ergebnisse der Telekobalttherapie im Vergleich zur konventionellen Röntgen-Tiefentherapie. Med. Klin. 61, 539 (1966). — EISEMAN, B., R. B. MELZER, and F. J. RACHIELE: Indwelling plastic conduit for relief of obstruction in unresectable carcinoma of the stomach. Surg. Gynec. Obstet. 109, 466 (1959). — EKER, R.: Carcinomas of the stomach: investigation of the lymphatic spread from gastric carcinoms after total and partial gastrectomy. Acta chir. scand. 2, 101 (1951). — EKER, R., and J. EFSKIND: Investigations on the intramural spread of gastric carcinoma. Acta path. microbiol. scand. 30, 371 (1952); — Sarcoma of the stomach: I. Follow-up examination of 45 cases. Acta chir. scand. 111, 386 (1956); — The pathology and prognosis of gastric carcinoma: Based on 1314 partially and totally resected cases. Acta chir. scand. (Suppl.) 264, 7 (1960). — EKLÖF, O.: Carcinoid tumors of the stomach: report of three cases with a review of the literature. Acta chir. scand. 121, 118 (1961); — Benign tumours of the stomach and duodenum. Acta radiol. (Stockh.) 3, 1 (1962). — EKLÖF, O., E. ERIKSSON, and O. SAHLIN: Benign epithelial tumors of the stomach and duodenum: diagnosis and treatment. Acta chir. scand. (Suppl.) 255 (1960). — EKLUND, A. E., O. EKLÖF, M. HAVERLING, and S. OHLSSON: Benign non-epithelial tumours of the stomach and duodenum. A review of 27 cases. Acta chir. scand. 121, 439 (1961). — ELLIS, F. H., R. C. JACKSON, J. T. KRUEGER, H. J. MOERSCH, O. T. CLAGETT, and R. P. GAGE: Carcinoma of the esophagus and cardia, results of treatment, 1946—1956. New Engl. J. Med. 260, 8, 351, 19 (1959). — EUSTERMAN, G. B., and W. H. BUEERMANN: Carcinoma of the stomach: Present status of diagnosis and prognosis. J. Amer. med. Ass. 88, 295 (1927).

FARBER, M., M. BANDLER, and A. MACKLES: Hemangiopericytoma of the stomach. Gastroenterology 33, 503 (1957). — FINDLEY, J. W., J. B. KIRSNER, W. L. PALMER, and T. N. PULLMAN: Chronic gastritis. Amer. J. Med. 7, 198 (1949). — FINDLEY jr., J. W., J. B. KIRSNER, and W. L. PALMER: Gastric cancer. Cancer (Philad.) 6, 756 (1953). — FISCHER, R.: Polyposis ventriculi und Bluteiweiß. Dtsch. med. Wschr. 84, 50 (1959). — FLOOD, CH. A., J. WELLS, and H. D. HARVEY: Prognosis in cancer of stomach. Amer. J. dig. Dis. 7, 5 (1962). — FLY, O., J. PRIESTLEY, M. COMFORT, and R. GAGE: Total gastrectomy: mortality and survival. Ann. Surg. 147, 760 (1958). — FLY jr., O. A., M. B. DOCKERTY, and J. M. WAUGH: Metastasis to regional nodes of the splenic hilus from carcinoma of the stomach. Surg. Gynec. Obstet. 102, 279 (1956). — FLY jr., O. A., J. M. WAUGH, and M. B. DOCKERTY: Splenic hilar nodal involvement in carcinoma of the distal part of the stomach. Cancer (Philad.) 9, 459 (1956). — FODDEN, J. H.: The duodenal spread of pyloric carcinoma. Brit. J. Cancer 2, 239 (1948). — FRANKE, H., u. R. HÄRING: Ergebnisse der totalen Magenentfernung beim Magen-Karzinom. Chirurg 35, 153 (1964). — FRAZER jr., J. W.: Malignant lymphomas of the gastrointestinal tract. Surg. Gynec. Obstet. 108, 182 (1959). — FREDELL, CH. H.: Carcinoid tumor of the stomach: report of a case. Arch. Surg. 80, 620 (1960). — FRENCH, W. E., J. AFFOLTER, and W. W. HURTEAU: Squamous-cell carcinoma of the pylorus with diffuse metaplastic gastritis. Arch. Surg. 74, 322 (1957).

GAGE, R. P., M. W. COMFORT, J. T. PRIESTLEY, M. B. DOCKERTY, and H. M. WEBER: The favorable outlook for the patient with gastric cancer. Gastroenterologia (Basel) 86, 474 (1956). — GÁL, G., u. J. ÖRMES: Hodgkinsche Krankheit des Magens. Zbl. Chir. 84, 45 (1959). — GARDNER jr., C. E., and D. HART: Enterogenous cysts of the duodenum. Report of a case and review of the literature. J. Amer. med. Ass. 104, 1809 (1935). — GAVRILIU, D., A. COHN, E. ALBU, C. IONESCU-BUJOR u. V. PARASCHIVESCU: Spätergebnisse der chirurgischen Behandlung des Speiseröhrenkrebses. Chirurgia (Buc.) 15, 1003 (1966). — GEDICKE, K. H., u. W. PRAGER: Statistische Erhebungen über das Ergebnis der chirurgischen Ösophagus- und Magenkarzinombehandlung. Bruns' Beitr. klin. Chir. 212, 16 (1966). — GEMSENJÄGER, E.: Zur Klinik des Ösophagus- und Kardiakarzinoms. Bruns' Beitr. klin. Chir. 214, 245 (1967). — GIBERSON, R. G., M. B. DOCKERTY, and H. K. GRAY: Leiomyosarcoma of stomach. Surg. Gynec. Obstet. 98, 186 (1954). — GILBERTSEN, V. A., and O. H. WANGENSTEEN: A summary of thirteen years' experience with the second look program. Surg. Gynec. Obstet. **114**, 438 (1962). — GOLDEN, T., and A. P. STOUT: Smooth muscle tumors of the gastrointestinal tract and retroperitoneal tissues. Surg. Gynec. Obstet. **73**, 784 (1941). — GOLDFARB, W. B., D. BENNETT, and W. MONAFO: Carcinoma in heterotopic gastric pancreas. Ann. Surg. **158**, 1 (1963). — GOODNER, J. T., T. R. MILLER, and W. L. WATSON: Sarcoma of the esophagus. Forty-fourth Annual Meeting of the Amer. Radium Soc., New York City, April 2—4, 1962. Amer. J. Roentgenol. **39**, 1 (1963). — GRAEBER, H., u. H. HESS: Über das Duodenalsarkom. Münch. med. Wschr. **102**, 44 (1960). — GRAFE, W., B. THORBJARNARSON, J. M., PEARCE, and J. M. BEAL: Benign neoplasms of the stomach. Amer. J. Surg. **100**, 561 (1960). — GREENWOOD, M.: Natural duration of cancer. Brit. Ministry of Healths Reports on Public Health and Medical Subjects No 33. London: H. M. Stationery Off 1926. — GREGL, A., u. R. TROMPKE: Das primäre Retikulosarkom des Magens. Bruns' Beitr. klin. Chir. **205**, 221 (1962). — GRESSER, A., u. H. SCHÄFER: Die Neurome des Magen-Darmtraktes. Med. Bild-Dienst „Roche" 3 (1963). — GREVE, I.: Zehn Jahre Magencarcinom an der Chir. Universitäts-Klinik Würzburg. Inaug.-Diss. Würzburg 1961. — GRIGG, E. R. N.: Esophagogastrointestinal Leiomyo(sarco)mas. Amer. J. Med. **31**, 591 (1961). — GRIGORJEV, M. S.: Trends in the development of the esophageal cancer surgery for a 50 year period. Vestn. Khir. **98**, 3 (1967). — GRIMOUD, M., J. LAPEYRÈRE, G. MOREAU et A. MALECAZE: Les sarcomes lympho-réticulaires de l'estomac. Arch. Mal. Appar. dig. **51**, 10 (1962). — GUEST jr., J. L.: Lymphosarcoma of the stomach: a review and analysis of twenty-one cases. Sth. med. J. (Bgham., Ala.) **54**, 175 (1961). — GÜTGEMANN, A.: Totale Gastrektomie beim Magenkrebs. Chirurg **23**, 474 (1952); — Zur Frage der radikalen und palliativen Operation des Oesophagus-Karzinoms. Langenbecks Arch. klin. Chir. **276**, 357 (1953); — Diagnose und Therapie des Magen- und Kardia-Karzinoms. Med. Klin. **50**, 545 (1955); — Radikalität und Prognose bei Eingriffen wegen Magen-Karzinom. Langenbecks Arch. klin. Chir. **287**, 377 (1957); — Die Berechtigung der erweiterten und totalen Resektion des Krebsmagens. Zbl. Chir. **90**, 523 (1965). — GÜTGEMANN, A., u. H. IMDAHL: Erfahrungen in der Behandlung des Ösophaguskarzinoms. Med. Klin. **60**, 625 (1965). — GÜTGEMANN, A., u. H. W. SCHREIBER: Über das Magensarkom. Bruns' Beitr. klin. Chir. **198**, 3 (1959); — Chirurgie des Magen-Sarkoms. Stuttgart: Georg Thieme 1960; — Das Magen- und Kardiakarzinom. Vorträge aus der praktischen Chirurgie, H. 69. Stuttgart: Ferdinand Enke 1964. — GÜTGEMANN, A., H. W. SCHREIBER u. A. BERNHARD: Das Magen-Kardia-Fornix-Karzinom. Die obere Magen-Teilresektion. Zbl. Chir. **98**, 1193 (1963); — Die untere Magen-Teilresektion. Langenbecks Arch. klin. Chir. **303**, 364 (1963). — GUISS, L. W.: End results of gastric cancer. Int. Abstr. Surg. Surg., Gynec. Obstet. **93**, 313 (1951). — GUMMEL, H., G. WITTIG, H. BERNDT u. U. SCHNEEWEISS: Biologische Probleme der malignen Geschwülste des Magen-Darm-Traktes und ihrer Vorstufen. Zbl. Chir. **90**, 1457 (1965).

HAENZEL, W.: Variation on incidence and mortality from stomach cancer, with particular reference to the United States. J. nat. Cancer Inst. **21**, 213 (1958). — HÄRING, R.: Der heutige Stand der chirurgischen Behandlung des Kardia-Karzinoms. Ärztl. Prax. **15**, 893 (1963); — Die Chirurgie der kardianahen Magencarcinome. Ergebn. Chir. Orthop. **46**, 1 (1964). — HAFTER, E.: Praktische Gastroenterologie, 2. Aufl. Stuttgart: Georg Thieme 1962. — HARKINS, H. N., and L. M. NYHUS: Surgery of the stomach and duodenum. Boston: Little Brown & Co. 1962. — HARNETT, W. L.: A statistical study of 1405 cases of cancer of the stomach. Brit. J. Surg. **34**, 379 (1947). — HARRINGTON, S. W.: Surgical treatment of benign and secondarily malignant tumors of esophagus. Arch. Surg. **58**, 646 (1949). — HART, L. L., F. STEIGMANN, and G. MILLES: Gastric polyps. Gastroenterology **11**, 629 (1948). — HART, W.: Über die Bedeutung der Wiederherstellung einer direkten Duodenal-Passage für die postoperative Funktion nach totaler Gastrektomie. Langenbecks Arch. klin. Chir. **301**, 257 (1962). — HARTENBACH, W.: Gefahren und Komplikationen bei Eingriffen an der Kardia. Langenbecks Arch. klin. Chir. **301**, 257 (1962). — HARTMANN, G., u. G. KLINGER: Diagnostik, Therapie und Spätergebnisse beim Kardia-Oesophagus-Carcinom. Chirurg **35**, 1 (1964). — HAY, L. J.: A clinical evaluation of gastric adenoms. Thesis Graduate School University of Minnesota 1949; — Polyps and adenomas of the stomach. Surgery **33**, 446 (1953). — HEBBEL, R.: The topography of chronic gastritis in otherwise normal stomachs. Amer. J. Path. **25**, 125 (1949); — Superficial carcinoma of the stomach. Bull. Univ. Minnesota Hosp. **22**, 59 (1950). — HEGEMANN, G., u. I. GELDMACHER: Zur Diagnose, Indikation und Behandlung des Oesophagus-Karzinoms. Zbl. Chir. **87**, 621 (1963). — HEGEMANN, G., u. H. SCHAUDIG: Ergebnisse bei der Behandlung des Magenkrebses. Dtsch. med. Wschr. **91**, 336 (1966). — HENDRICK, J. W.: Treatment of gastric polyposis. Amer. Surg. **22**, 474 (1956). — HENNING, N.: Die Entzündung des Magens. Leipzig: J. A. Barth 1934. — HENNING, N., G. BERG, K. HEINKEL, H. SCHÖN, G. ZEITLER u. F. WOLF: Die agastrische Dystrophie. Dtsch. med. Wschr. **86**, 710 (1961). — HITCHCOCK, C. R., L. D. MacLEAN, and W. A. SULLIVAN: The secretory and clinical aspects of achlorhydria and gastric atrophy as precursors of gastric cancer. J. nat. Cancer Inst. **18**, 795 (1957). — HINZE, R.: Zur Statistik und Technik der Magenresektion wegen Karzinom. Zbl. Chir. **83**, 1142 (1958); — Erfahrungen mit der Operation des Kardia-Fundus-Karzinoms und der totalen Gastrektomie. Langenbecks Arch. klin. Chir. **293**, 571 (1960). — HOERR, S. O.: A surgeon's classification of carcinoma of the stomach. Surg. Gynec. Obstet. **99**, 281 (1954); — Carcinoma of the stomach. Amer. J. Surg. **101**, 284 (1961). — HOERR, S. O., J. B. HAZARD, and D. BAILEY: Prognosis in carcinoma of the stomach in relation to the microscopic type. Surg. Gynec. Obstet. **122**, 485 (1966). — HOFFER, G.: Über die neurogene Geschwulst des Magens in benigner und maligner Form. Wien. klin. Wschr. **76**, 729 (1964). — HOFFMAN, B. P., and D. M. GRAYZEL: Benign tumors of the duodenum. Amer. J. Surg. **70**, 394 (1945). — HOFSTETTER, J., et R. MOSIMANN: Résultats immédiats et éloignés de la gastrectomie totale pour cancer de l'estomac. Gastroenterologia (Basel) **93**, 4 (1960). — HOLDER, E., u. H. GRIMSEHL: Die totale Gastrektomie: Indikation, Methodik und Prognose. Langenbecks Arch. klin. Chir. **287**, 388 (1957); — Die Chirurgie des Magen-Krebses unter Berücksichtigung der erweiterten Eingriffe in den Jahren 1943—1959. Langenbecks Arch. klin. Chir. **294**, 565 (1960). — HOLLE, F.: Technik und postoperative Funktionen der Totalresektion mit Dünndarmzwischenschaltung nach LONGMIRE. Langenbecks Arch. klin. Chir. **287**, 382 (1957); — Neuere Erkenntnisse in der Magenchirurgie. Münch. med. Wschr. **103**, 34 (1961). — HOLLE, F., u. G. HEINRICH: Zur Indikation und Technik der subdiaphragmalen Fundektomie. Chirurg **26**, 164 (1955); — Die subdiaphragmale Fundektomie. Langenbecks Arch. klin. Chir. **293**, 396 (1960). HORSLEY, G. W., and B. N. GOLDEN: Carcinoid tumors of the duodenum. Int. Abstr. Surg. **105**, 417 (1957). — HUDSON, R. V., and W. W. RICHARDSON: Intramural gastric tumors. Brit. J. Surg. **198**, 361 (1959). — HUNT, C. J.: Subtotal versus total gastrectomy for gastric malignancy. West. J. Surg. **63**, 337 (1955). — HUPPLER, E. G., J. T. PRIESTLEY, C. MORLOCK, and R. P. GAGE: Diagnosis and results of treatment in gastric polyps. Surg. Gynec. Obstet. **110**, 309 (1960). — HURLEY, J. D., and E. H. ELLISON: Chemotherapy of solid cancer arising from the gastrointestinal tract. Ann. Surg. **152**, 568 (1960).

INBERG, M., P. LAURÉN, and S. VIIKARI: Factors influencing survival after radical operation for gastric cancer. J. int. Coll. Surg. **44**, 682 (1965). — IVY, A. C.: Experimental observations on the etiology of gastric carcinoma. Gastroenterology **28**, 325 (1955).

JACKSON, F. C., E. C. NEY, and E. R. FISHER: Surgical implantation of Hodgkin's disease of the stomach to the skin of the abdominal wall. Ann. Surg. **150**, 1000 (1959). — JAMIESON, J. K., and I. J. DOBSON: The lymphatic system of the stomach. Lancet **1907 I**, 1061. — JELINEK, R.: Die Anamnese Magen-Karzinom-Kranker in Relation zur Diagnose und Operabilität. Krebsarzt **7**, 1 (1962). — JEMERIN, E. E., and R. COLP: Gastric carcinoma: Statistical study based on 344 cases from 1938 through 1947. Surg. Gynec. Obstet. **95**, 99 (1952). — JORDAN, G. L., B. F. BOLTON, J. G. HEARD, and G. W. WALDRON: Sarcomas of the stomach. Surg. Gynec. Obstet. **100**, 453 (1955). — JORDAN jr., G. L., and M. E. DEBAKEY: Malignant neoplasms of the duodenum. Surgery **42**, 829 (1957). — JØRGENSEN, J. B.: The results of treatment of cancer of the stomach. Dan. med. Bull. **5**, 37 (1958). — JUDD jr., C. S., and R. L. HILL: Pancreaticoduodenectomy for leiomyosarcoma of the duodenum. Ann. Surg. **139**, 103 (1954).

KADER, N.: Drüsenmetastasen beim Karzinom des Magens. Verh. dtsch. Ges. Chir. **28**, 124 (1899). — KARCHER, H.: Erfahrungen an 75 Fällen von Oesophagus-Kardiacarcinom unter Berücksichtigung der Fundektomie. Langenbecks Arch. klin. Chir. **280**, 408 (1955). — KARRER, K., u. P. WURNIG: Zur Methode der Bewertung chemotherapeutischer Rezidivprophylaxe des operierten Karzinoms. Klin. Med. (Wien) **17**, 222 (1962). — KATSCH, G., u. H. PICKERT: Tumoren des Magens. In: BERGMANN, FREY u. SCHWIEGH, Handbuch der inneren Medizin, 4. Aufl., Bd. 3/1, S. 691. Berlin-Göttingen-Heidelberg: Springer 1953. — KEHNE, H.: Beitrag zur Chirurgie des Magens unter besonderer Berücksichtigung der gutartigen Tumoren. Zbl. Chir. **22**, 1219 (1960). — KELLY, C., J. CAIN, F. ELLIS, and E. SOULE: Leiomyosarcoma of the duodenum. Proc. Mayo Clin. **32**, 712 (1957). — KELLY, W. D., and O. H. WANGENSTEEN: Experimental on total gastrectomy. Influence of type of anastomoses and creation. Arch. Surg. **69**, 616 (1954). — KERN, E., W. CREUTZFELD, F. KÜMMERLE u. H. P. GRAUER: Radikale, palliative oder konservative Behandlung des Pankreas-Karzinoms. Langenbecks Arch. klin. Chir. **303**, 456 (1963). — KETTUNEN, K.: Sarcoma of the stomach. Ann. Chir. Gynaec. Fenn. **48**, 66 (1959). — KLEINERMAN, J., K. YARDUMIAN, and H. T. TAMAKI: Primary carcinom of the duodenum. Ann. intern. Med. **32**, 451 (1950). — KNOTHE, W.: Früh- und Spätergebnisse der Resektionstherapie beim Oesophagus- und Kardia-Karzinom. Thoraxchirurgie **11**, 51 (1963). — KNY, W.: Über die Ausbreitung des Kardia-Karzinoms. Bruns' Beitr. klin. Chir. **197 I**, (1958). — KÖLE, W.: Monobloc-Resektion ausgedehnter Magen-Karzinome. Langenbecks Arch. klin. Chir. **280**, 397 (1955). — KÖLE, W., u. L. KRONBERGER: Die Beurteilung der verschiedenen operativen Methoden in der chirurgischen Behandlung des Magenkarzinoms. Klin. Med. (Wien) **15**, 7 (1960). — KONJETZNY, G. E.: Der Magenkrebs. Stuttgart: Ferdinand Enke 1938; — Die Beziehungen zwischen Gastritis und Magenkrebsentwicklung. Langenbecks Arch. klin. Chir. **204**, 4 (1942). — KOVAČEVIĆ, M., and M. OSTOJIĆ: Clinical data and results of the treatment of carcinoma of the stomach in the period from 1951 to 1960. Serbian Arch. Med. (Belgrad) **90**, 11 (1962). — KRICKE, E.: Klinik und Pathologie des Carcinoma fibrosum des

Magens (Konjetzny). Chirurg **33**, 398 (1962). — Krönlein, G.: Über den Verlauf des Magen-Karzinoms bei operativer und nicht operativer Behandlung. Eine Bilanzrechnung. Verh. dtsch. Ges. Chir. **31** II, 88 (1902). — Kühne, E.: Zur zytostatischen Chemotherapie. Ärztl. Forsch. **16**, 295 (1962). — Kümmerle, F.: Die Chirurgie der duodeno-pankreatischen Region. Divertikel und Tumoren. Langenbecks Arch. klin. Chir. **313**, 218 (1965). — Kuhlencordt, F.: Das Carcinoma in situ des Magens und der kleine Magenkrebs. Dtsch. med. Wschr. **84**, 47, 2111 (1959). — Kuntzen, H.: Indikation und Ergebnisse der erweiterten Magensekretion. Langenbecks Arch. klin. Chir. **287**, 352 (1957). — Kuru, M.: Pathophysiologie und Früherkennung des Magenkrebses. Münch. med. Wschr. **108**, 737—747 (1966). — Kuss, B.: Erfahrungen nach Kardia-Resektionen und totalen Gastrektomien. Zbl. Chir. **81**, 1438 (1956). — Kuss, B., u. H. W. Schreiber: Die chronisch-hyperplastische Gastritis, ihre Beziehung zum Magenkrebs und ihre Behandlung. Bruns' Beitr. klin. Chir. **194**, 106 (1957); — Pathologie und Klinik der chronisch hyperplastischen Gastritis und ihre Beziehung zum Magen-Karzinom. Münch. med. Wschr. **99**, 1894 (1957). — Kuyjer, P. J.: Nécessité d'elargir l'indication de la gastrectomie totale pour cancer et les conséquences pour la physiologie de l'agastre. Extrait Bull. Soc. Int. Chir. **15**, 18 (1956); — Considerations on carcinoma of the gastric cardia. Overdrukt Uit Arch. Chir. neerl. **9**, 73 (1957). — Kwan, K. W.: Carcinoma of the esophagus: statistical study. Chin. med. J. **52**, 237 (1937).

Lahey, F. H.: Total gastrectomy for all patients with operable cancer of the stomach. Surg. Gynec. Obstet. **90**, 246 (1950). — Lahey, F. H., and S. F. Marshall: Indications for, and experiences with total gastrectomy: Based upon seventy-three cases of total gastrectomy. Ann. Surg. **119**, 300 (1944); — Should total gastrectomy be employed in early carcinoma of the stomach? Ann. Surg. **132**, 540 (1950). — Lampert, E. G., J. M. Waugh, and M. B. Dockerty: The incidence of malignancy in gastric ulcers believed preoperatively to be benign. Surg. Gynec. Obstet. **91**, 673 (1950). — Larson, N. E., J. C. Cain, and L. G. Bartholomew: Prognosis of the medically treat small gastric ulcer. I. Comparison of follow-up data in two series. New Engl. J. Med. **264**, 119 (1961); — Prognosis of the medically treat small gastric ulcer. II. Ten-year to nenetten-year follow-up study of 391 patients. New Engl. J. Med. **264**, 330 (1961). — Lattes, R., and C. Grossi: Carcinoid tumors of the stomach. Cancer (Philad.) **9**, 698 (1956). — Lawrence jr., A. J., and G. McNeer: An analysis of the role of radical surgery for gastric cancer. Surg. Gynec. Obstet. **111**, 691 (1960). — Lawrence, E. A., and J. H. Kay: Carcinoma of stomach, 10 year survey made in General Hospital. Surgery **19**, 504 (1946). — Lawton, S. E., C. E. Fildes, and L. Seidmann: Cancer of the stomach. Amer. J. Surg. **81**, 221 (1951). — Lefèvre, H., et J. L. Lortat-Jacob: Indications et résultats de la gastrectomie totale dans le cancer de l'estomac. J. Chir. (Paris) **66**, 670 (1950); — Indications et résultats de la gastrectomie totale dans le cancer de l'estomac. Rapport Ass. France Chir. **53**, Congr. Paris 1950. — Lemon, R. G., and A. C. Broders: A clinical and pathological study of leiomyosarcoma, hemangioendothelioma or angiosarcoma and fibrosarcoma of the stomach. Surg. Gynec. Obstet. **74**, 671 (1942). — Lewin, E.: Gastric cancer: A clinical study with reference to total gastrectomy an microscopic grading. Acta chir. scand., Suppl. **262**, 7 (1960). — Lewis, P. L., T. Holder, and M. Feldman: Duplication of the stomach: report of a case and review of the English literature. Arch. Surg. **82**, 634 (1961). — Ligdas, E.: Erfahrung mit der totalen Magenresektion bei Magenkarzinomen. Bruns' Beitr. klin. Chir. **188**, 289 (1954). — Linke, A.: Früherkennung des Krebses. Stuttgart: K. F. Schattauer 1962. — Longmire, W. P.: Total gastrectomy for carcinoma of the stomach. Surg. Gynec. Obstet. **84**, 21 (1947). — Lortat-Jacob, J. L.: La gastrectomie totale élargie. Iconogr. chir. **12**, 183 (1950). — Lüdecke, H.: Über die Indikationen zur Gastrectomie und die besonderen Verhältnisse beim Scirrhus ventriculi (Carcinoma fibrosum). Langenbecks Arch. klin. Chir. **275**, 385 (1953).

Mackler, S. A., and R. M. Mayer: Palliation of esophageal obstruction due to carcinoma with a permanent intraluminal tube. J. thorac. Surg. **28**, 431 (1954). — Maimon, S. N., W. L. Palmer, and J. B. Kirsner: Prognosis in gastric cancer. A study of five-year survives. Amer. J. Med. **5**, 230 (1948). — Mallinckrodt, H. v.: Indikation zur einfachen und erweiterten totalen Gastrektomie und Kardiaektomie beim Magenkarzinom. Zbl. Chir. **79**, 518 (1954). — Mallory, T. B.: Carcinoma in situ of the stomach and its bearing on the histogenesis of malignant ulcers. Arch. Path. **30**, 348 (1940). — Marcus, G. H., u. H. Lill: Über den Magen-Krebs. Erfahrungen und Ergebnisse aus der I. Chirurg. Klinik in den Jahren 1936—1945. Wien. med. Wschr. **102**, 801 (1952). — Marshall, S. F.: Carcinoma of the stomach: A plean for earlier diagnosis and more radical treatment. J. int. Coll. Surg. **16**, 560 (1951); — The relations of gastric ulcer to carcinoma of the stomach. Ann. Surg. **137**, 891 (1953); — Gastric tumors other than carcinoma: report of unusual cases. Surg. Clin. N. Amer. **35**, 693 (1955); — Partial resection of the stomach for cancer. Surg. Clin. N. Amer. **40**, 663 (1960). — Marshall, S. F., and W. A. Meissner: Sarcoma of the stomach. Amer. J. Surg. **120**, 824 (1950). — Marshall, S. F., and H. Uram: Total gastrectomy for gastric cancer: Effect upon mortality, morbidity and curability. Surg. Gynec. Obstet. **99**, 657 (1954). —

MARVIN, C. P.: The intraduodenal spread of malignant gastric lesions. Thesis Graduate School University of Minnesota 1947. — MASON, L. W., and V. R. JABLOKOW: Leiomyosarcoma of the stomach. J. int. Coll. Surg. 30, 285 (1958). — MATINEZ, N. S., C. G. MORLOCK, M. B. DOCKERTY, J. M. WAUGH, and H. M. WEBER: Heterotopic pancreatic tissue involving the stomach. Ann. Surg. 147, 1 (1958). — MAYO jr., H. W., E. E. MCKEE, and R. M. ANDERSON: Carcinoma arising in reduplications of the stomach (gastrogenous syst). A case report. Ann. Surg. 141, 550 (1955). — MAYO jr., H. W., J. K. OWENS, and M. WEINBERG: A critical evaluation of radical subtotal gastric resection as a definite procedure for antral gastric carcinoma. Ann. Surg. 141, 830 (1955). — MCDONALD, I., and P. KONTIN: Biologic predeterminism in gastric carcinoma as the limiting factor of curability. Surg. Gynec. Obstet. 98, 148 (1954). — MCLAUGHLIN, J. S., E. VAN ECK, W. THAYER, W. S. ALBRINK, and M. A. HAYES: Gastric sarcoidosis. Ann. Surg. 153, 283 (1961). — MCNEER, G., W. LAWRENCE, M. P. ASHLEY, and G. T. PACK: End results in the treatment of gastric cancer. Surgery 43, 879 (1958). — MCNEER, G., D. A. SUNDERLAND, G. MCINNES, J. H. VANDERBERG jr., and W. LAWRENCE jr.: A more thorough operation for gastric cancer. Cancer (Philad.) 4, 957 (1951). — MEISNER, W. A.: Leiomyoma of the stomach. Arch. Path. 38, 207 (1944). — MERLO, M., C. H. BROWN, and J. B. HAZARD: Gastric carcinoma: Report of twelve patients surviving longer than fifteen years. Cleveland Clin. Quart. 27, 235 (1960). — MEYER, A.: Gutartige Geschwülste des Magen-Darm-Traktes. Klinik und Therapie. Münch. med. Wschr. 108, 1101 (1966). — MIZUKAMI, T.: Beitrag zur Pathogenese und Frühdiagnose des Magenkrebses. Langenbecks Arch. klin. Chir. 291, 568 (1959). — MÖRL, F.: Erfahrungen bei Resektion des Kardia-Krebses. Zbl. Chir. 75, 746 (1956). — MONACO, A. P., S. I. ROTH, B. CASTLEMAN, and C. E. WELCH: Adenomatous polyps of the stomach. A clinical and pathological study of 153 cases. Cancer (Philad.) 15, 456 (1962). — MOORE, G. E.: The decrease in incidence of cancer of the stomach (Editorial). Surg. Gynec. Obstet. 114, 209 (1962). — MORSON, B. C.: Intestinal metaplasia of the gastric mucosa. Brit. J. Cancer 9, 365 (1955a); — Carcinoma arising from areas of intestinal metaplasia in the gastric mucosa. Brit. J. Cancer 9, 377 (1955b). — MORTON, J. H., S. J. STABINS, and J. J. MORTON: Smooth muscle tumors of the alimentary canal. Ann. Surg. 144, 487 (1956). — MOST, A.: Über die Lymphgefäße und die regionären Lymphdrüsen des Magens in Rücksicht auf die Verbreitung des Magen-Karzinoms. Verh. dtsch. Ges. Chir. 28, II, 112 (1899). — MÜLLER, T.: Erfahrungen bei der chirurgischen Behandlung kardianaher Magenkarzinome (1954 bis 1963). Bruns' Beitr. klin. Chir. 209, 202 (1964).

NAKAYAMA, K.: Die Beurteilung verschiedener operativer Methoden für die totale Gastrektomie. Chirurg 26, 266 (1955); — Evaluation of the various operative methods for total gastrectomy. Surgery 40, 488 (1956b); — Die Ergebnisse der totalen Magen-Resektion beim Krebs. Chirurg 29, 1 (1958); — Die En-bloc-Exstirpation krebsiger Organe der oberen Bauchhöhle. Münch. med. Wschr. 101, 1549 (1959); — Klinische Frühdiagnose des Magen-Karzinoms. Chirurg 33, 205 (1962); — Die präoperative Strahlenbehandlung des Oesophaguskrebses und ihre theoretische Grundlage. Chirurg 33, 14 (1962); — Der Operierte Magen aus chirurgischer Sicht. Dtsch. med. Wschr. 88, 742 (1963). — NAKAYAMA, K., F. YANAGISAWA, K. NABEYA, T. TAMIYA, S. KOBAYASHI, and K. MAKINO: Concentrated preoperative irradiation therapy. Arch. Surg. 87, 1003 (1963). — NELSON, R. S., and N. M. SCOTT: Heterotopic pancreatic tissue in the stomachgastroscopic features. Gastroenterology 34, 452 (1958). — NEMETH, A., e A. PALIAGA: Aspetti anatomopatologici e clinici del leiomioma della giunzione esofago-gastrica. Arch. Chir. Torace 4, 19 (1960). — NISSEN, R.: Neure Gesichtspunkte in der operativen Behandlung des Magenkarzinoms. Neue med. Welt 21 2, (1950); — Radikale und palliative Operationen beim Karzinom von Magen und Darm. Mkurse ärztl. Fortbild. 10, 5 (1960); — Klinische „Frühdiagnose" des Magencarcinoms. Chirurg 33, 5 (1962); — Die operative Indikation bei gutartigen Erkrankungen der Speiseröhre. Praxis 56, 294 (1967). — NUBOER, J. F.: A propos du traitement chirurgical du cancer du ségment distal de l'esophage et du cardia. J. int. Chir. (Paris) 13, 549 (1953).

OCHSNER, A., and J. BLALOCK: Carcinoma of stomach. Necessity to re-evaluation of therapeutic philosophy. J. Amer. med. Ass. 151, 1377 (1953); — Carcinoma of the stomach. A need for earlier diagnosis. Amer. J. Gastroent. 26, 476 (1956). — OCHSNER, S., and M. S. KLECKNER jr.: Primary malignant neoplasms of the duodenum: Discussion based on seventeen cases, with emphasis on radiologic diagnosis. J. Amer. med. Ass. 163, 413 (1957). — OVERTON jr., R. C., and J. W. OVERSTREET: Peptic bronchitis: case report of mediastinal gastrogenic cyst with bronchial communication. Amer. Surg. 24, 964 (1958).

PACK, G. T.: Management of the patient with gastric cancer. Northw. Med. (Seattle) 1, 16 (1958). — PACK, G. T., and J. S. GALLO: Curability for delay in treatment of cancer. Amer. J. Cancer 33, 443 (1938). — PACK, G. T., and G. MCNEER: Total gastrectomy for cancer: Collective review of literature and original Report of 20 cases. Int. Abstr. Surg. 77, 265 (1943); — End results in the treatment of cancer of the stomach. Analysis of 795 cases. Surgery 24, 769 (1948). — PACK, G. T., G. MCNEER, and R. BOONER: Principles total gastrectomie: A report of 41 cases. Arch. Surg. 55, 457 (1949). — PALMER, D. E.: The sarcomas of the stomach: A review with reference to gross pathology and gastroscopic manifestations. Amer. J. dig. Dis. 17, 186 (1950). — PALMER, E.: Benign intramural tumors of the stomach: A review with special reference to gross pathology. Medicine (Baltimore) 30, 81 (1951). — PALMER, E. D.: Course and prognosis of sarcoma of the stomach: 21 cases. Gastroenterology 33, 389 (1957). — PAUL, M., G. H. COORAY, and S. Y. D. C. WICKREMASINGHE: Teratoma of the stomach. Brit. J. Surg. 50, 220, 154 (1962). — PENITSCHKA, W.: Ergebnisse der operativen Behandlung des Magen-Krebses während eines Zeitraumes von 20 Jahren an der Bonner Chir. Univ.-Klinik. Langenbecks Arch. klin. Chir. 266, 58 (1950). — PERROTIN, J., et J. VALETTA: 60 cancers de l'oesophage et de la parie haute de l'estomac. Présse méd. 60, 66 (1952). — PERRY jr., T., and K. SHEKARCHI: Polypoid adenomas of the stomach. Amer. J. Surg. 101, 440 (1961). — PETTAVEL, J., et E. JEANNET: Polypose gastrique, anémie de Biermer et cancer d'estomac. Gastroenterologia (Basel) 98, 170 (1962). — PICCALUGA, A., e O. NARVALLO: Transformazione sarcomatosa e carcinosarcomatosa dell'ulcera gastrica. Arch. ital. Mal. Appar. dig. 29, 1 (1962). — PICKERT, H.: Über das Pankreaskarzinom. Med. Klin. 57, 19 (1962). — POLITO, A.: Considerazioni cliniche ed anatomopatologiche sul leiomioma dello stomaco. Minerva chir. 2, 1 (1959). — POPPOV, G.: Die kombinierte chirurgische und zytostatische Behandlung des Magenkarzinoms. Zbl. Chir. 90, 1482 (1965).

QUISENBERRY, W. B., I. L. TILDEN, and J. L. ROSENGARD: Racial incidence of cancer in Hawaii: A study of 3257 cases of malignant disease. Hawaii med. J. 13, 449 (1954).

RAMSAY, G. S.: Enterogenous cyst of the stomach simulating hypertrophic pyloric stenosis Brit. J. Surg. 44, 632 (1957). — RAPANT, V.: Operative Mortalität und Spätergebnisse nach subtotalen Resektionen beim Magen- und Kardia-Krebs. Chirurg 29, 529 (1958). — RAY, F. E., M. A. CROMER, A. C. AYCOCK, and N. PITZER: The selection of gastric carcinogens. Brit. J. Cancer 15, 816 (1961). — REDWITZ, E. v.: Über die totale Gastrektomie. Zbl. Chir. 45, 1838 (1922); — 20 Jahre Karzinom-Therapie. Langenbecks Arch. klin. Chir. 256, 286 (1950). — REGAN, J. F., and J. H. CREMIN: Chorionepitheliom of the stomach. Amer. J. Surg. 100, 224 (1960). — REICHMANN, J., u. S. KRUMBHOLZ: Neurogene Tumoren des Magens. Bruns' Beitr. klin. Chir. 205, 410 (1962). — REIFFERSCHEID, M., u. H. W. SCHREIBER: Indikationen der präventiven operativen Behandlung gutartiger Veränderungen des Magen-Darm-Kanals. Dtsch. med. Wschr. 85, 668 (1960). — REMINE, W. H., M. B. DOCKERTY, and J. T. PRIESTLEY: Some factors which influence prognosis in surgical treatment of gastric carcinoms. Ann. Surg. 138, 311 (1953). — REMINE, W. H., and J. T. PRIESTLEY: Late results after total gastrectomy. Surg. Gynec. Obstet. 94, 519 (1952). — REMINE, W. H., J. T. PRIESTLEY, and J. BERKSON: Cancer of the stomach. Philadelphia and London: W. B. Saunders 1964. — RIENIETS, J. J., and A. C. BRODERS: Gastric andenomas. A pathologic study. West. J. Surg. 53, 163 and 54, 21 (1946). — RIGLER, L. G., L. BLANK, and R. HEBBEL: Granuloma with eosinophils. Benign inflammatory fibroid polyps of the stomach. Radiology 66, 169 (1956). — RØ, J.: Malignant tumors of the stomach arising from the lympho-reticular system. Acta chir. scand. 122, 393 (1961). — ROONEY, D. R.: Aberrant pancreatic tissue in the stomach. Radiology 73, 241 (1959). — ROSETTI, M.: Die operierte Speiseröhre. Stuttgart: Georg Thieme 1963. — ROWLING, J. T.: Some observations on gastric cysts. Brit. J. Surg. 46, 441 (1959). — RUSANOV, A. A.: On surgical treatment of cancer of the cardia. Vop. Onkol. 13, 3 (1967). — RUSH, B. F., M. W. BROWN, and M. M. RAVICH: Total gastrectomie: A evaluation of ist use in the treatment of gastric cancer. Cancer (Philad.) 13, 643 (1960). — RUTLEDGE, C. C.: Some unusual tumors of the stomach. Amer. Surg. 26, 73 (1960).

SAEGESSER, F., et HOFSTETTER: Traitement chirurgical du cancer de l'oesophage. Helv. chir. Acta 29, 542 (1962). — SANDOR, F.: Perforating gastro-jejunal reticulum-cell sarcoma. Brit. J. Surg. 48, 333 (1960). — SAUER, H., u. F. ROSENAUER: Ergebnisse bei Totalexstirpation des Magens und der Kardia-Resektion in den Jahren 1949—1957. Langenbecks Arch. klin. Chir. 290, 39 (1958). — SAUERBREY, R., u. H. REINHOLD: Zur Strahlentherapie des Magenkarzinoms. Strahlentherapie des Magenkarzinoms. Strahlentherapie 121, 13 (1963). — SAUERBRUCH, F.: Die Anastomose zwischen Magen und Speiseröhre und die Resektion des Brustabschnittes der Speiseröhre. Zbl. Chir. 33, 81 (1910). — SAWYER, K. C., K. C. SAWYER jr., and W. C. ROBB: Leiomyoma of the duodenum. Arch. Surg. 77, 22 (1958). — SCHADE, R.: Cancerisierung und Frühkarzinom der Magenschleimhaut. 45. Tagg Dtsch. Ges. Path. in Münster 1961; — Pathologisch-anatomische Frühdiagnose des Magen-Karzinoms. Chirurg 33, 193 (1962); — Neuere Untersuchungen über das Magenkarzinom. Dtsch. med. Wschr. 88, 1125 (1963). — SCHAUTZ, R.: Zur Frage der Metastasierung des hochsitzenden Magencarcinoms. Ärztl. Wschr. 10, 15/16 (1955). — SCHELL, R. F., M. B. DOCKERTY, and M. W. COMFORT: Carcinoma of the stomach associated with pernicious anemia. Surg. Gynec. Obstet. 98, 710 (1954). — SCHINDLER, R.: Gastritis simulating tumor formation. Amer. J. dig. Dis. 6, 523 (1939); — Relative surgical curability of certain gross types of gastric carcinoma. Surg. Gynec. Obstet. 83, 453 (1946); — Gastritis. London: Grune & Stratton 1947; — Gastric carcinoma and gastritis. With reference to coexistence of carcinoma and chronic hypertrophic glandular gastritis. Amer. J. dig. Dis. (N. S.) 10, 607 (1965). — SCHINDLER, R., P. E. STEINER,

W. M. Smith, and M. E. Dailey: The classification of gastric carcinoma. Surg. Gynec. Obstet. **73**, 30 (1941). — Schlatter, C.: Über Ernährung und Verdauung nach vollständiger Entfernung des Magens beim Menschen. Bruns' Beitr. klin. Chir. **19**, 757 (1897); — A unique case of complete removal of the stomach-successful esophago-enterostomy-recovery. Med. Rec. **52**, 909 (1897). — Schober, K. L.: Erfahrungsbericht zur totalen Magenresektion. Bruns' Beitr. klin. Chir. **193**, 187 (1956). — Schreiber, H. W.: Krebsstatistik und Histologie, Bd. 30, 1. Stuttgart: Hippokrates 1959; — Zur Klassifizierung und Indikationsstellung der chronisch-hyperplastischen Gastritis. Zbl. Chir. **85**, 75 (1960); — Radikalität und pathophysiologische Gesichtspunkte bei der Resektion des Magencarcinoms. Langenbecks Arch. klin. Chir. **314**, 213 (1966). — Schreiber, H. W., u. W. M. Bartsch: Anamnesendauer und Überlebenszeit beim Magenkrebskranken. Zbl. Chir. **89**, 460 (1964); — Neue Gesichtspunkte zum Krankheitsbild des primären Magensarkoms. Chirurg **35**, 197 (1964); — Anamnesedauer und Prognose beim Magencarcinom. Chirurg **36**, 117 (1965). — Schreiber, H. W., W. M. Bartsch u. A. Bernhard: Chirurgische Aspekte zur Entwicklung der Diagnostik und Therapie beim Magenkarzinom. Schweiz. med. Wschr. **95**, 360 (1965). — Schreiber, H. W., W. M. Bartsch u. B. Hagen: Zur diagnostischen und prognostischen Bedeutung des Verhaltens der Magensäure beim Magencarcinom. Langenbecks Arch. klin. Chir. **315**, 79 (1966). — Schreiber, H. W., A. Bernhard u. W. M. Bartsch: Lymphocyten und Magenkrebs. Eine katamnestisch-statistische Untersuchung. Chirurg **2**, 71 (1963). — Schreiber, H. W., u. R. C. Haan: Zur zytostatischen Therapie bösartiger Geschwülste. Zbl. Chir. **86**, 520 (1961). — Schreiber, H. W., H. J. Maurer u. A. Bernhard: Der operierte Magen, ergänzende Bemerkungen zur totalen Gastretomie. Dtsch. med. Wschr. 88, 945 (1963). — Schubert, K.: Statistik des Magenkarzinoms in Österreich. Krebsarzt **14**, 10/11 (1959). — Schumann, H. D.: Präneoplasien des Magen-Darmkanals. Zbl. Chir. **84**, 12 (1959). — Schwaiger, M., u. H. van Lessen: Grundsätzliches zur Therapie des Magenkarzinoms. Münch. med. Wschr. **108**, 297 (1966). — Schwandt, R.: Kasuistischer Beitrag zum Karzinoid des Magens. Z. ges. inn. Med. **16**, 388 (1961). — Scott jr., W. H., and W. P. Longmire: Total gastrectomy: Report of sixty-three cases. Surgery **26**, 488 (1949). — Seifert, B.: Problematik der radikalen Resektion des pylorusnahen Magenkarzinoms. Zbl. Chir. **88**, 7 (1963). — Serafini, F.: Gastriti croniche e cancro dello stomaco. **45**, fasc. VI (1959). — Šerý, Z.: Die chirurgischen Probleme der lymphogenen Metastasierung des Kardiacarcinoms. Arch. Geschwulstforsch. **15**, 3 (1959). — Shackelford, R. T., S. Wood jr., and J. K. Boitnott: Primary sarcomas of the stomach. Amer. J. Surg. **101**, 292 (1961). — Shahon, D. B., S. Horowitz, and W. D. Kelly: Cancer of the stomach. Surgery **39**, 204 (1956). — Shallow, T. H., F. B. Wagner jr., and W. B. Manges: Primary carcinoma of the infrapapillary portion of the duodenum. Surgery **27**, 348 (1950). — Shellito, J. G., W. C. Bartlett, and J. W. Graves: Tumors of the duodenum. Amer. Surg. **25**, 91 (1959). — Sielaff, H. S.: Frühdiagnose von Tumoren der Speiseröhre, des Magens und Dünndarms sowie der Bauchspeicheldrüse. In: A. Linke, Früherkennung des Krebses, S. 279. Stuttgart:F. K. Schattauer 1962. — Siurala, M., and K. Seppälä: Atrophic gastritis as a possible precursor of gastric carcinoma and pernicious anemia. Acta med. scand. **166**, 6 (1960). — Skandalakis, J. E., St. W. Gray, and D. Shepard: Leiomyoma and leiomyosarcoma of the stomach. Sth. med. J. (Bgham, Ala.) **53**, 5 (1960). — Skroch, G.: Scirrhous carcinoma of the stomach. Thesis graduate School University of Minnesota 1949. — Slungaard, U., and A. Weber-Laumann: Prognosis of gastric carcinoma. Analysed in a Norwegian County. Acta chir. scand. **129**, 425 (1965). — Snoddy, W. T.: Primary lymphosarcoma of the stomach. Gastroenterology **20**, 537 (1952). — Spath, F., u. H. Cesnik: Spätergebnisse nach palliativ operierten Magenkarzinomen. Wien. med. Wschr. **112**, 327 (1962); — Ergebnisse der chirurgischen Behandlung des Magenkrebses. Langenbecks Arch. klin. Chir. **299**, 461 (1962). — Spriggs, E. I., and O. A. Marxer: Polyps of the stomach and polypoid gastritis. Quart. J. Med. **12**, 1 (1943). — Staley, C. J., and H. Schwarz: Gastrointestinal polyposis and pigmentation of the oral mucosa (Peutz-Jeghers syndrome). Int. Abstr. Surg. **105**, 1 (1957). — State, D., G. Moore, and O. H. Wangensteen: Carcinoma of the stomach: A ten-year survey (1936 to 1945 inclusive) of early and late results of surgical treatment at the University of Minnesota, Hospitals. J. Amer. med. Ass. **135**, 262 (1947). — Steiner, P. E.: Cancer: Race and geography. Baltimore: Williams & Wilkins 1954. — Steingräber, M.: Operationsmortalität und Überlebensdauer nach der Gastrektomie. Zbl. Chir. **26**, 1089 (1954). — Stein-Werblowsky, R.: An experimental study of gastric cancer in relation to gastric ulcer. Gut **3**, 129 (1962). — Stelzner, F., u. W. Lierse: Strukturanalyse des Ösophagus durch das Karzinom. Thoraxchirurgie **14**, 559 (1966). — Stötter, G.: Die konservative Behandlung des Magenkarzinoms. Krebsarzt **14**, 445 (1959). — Strik, W. O., L. Maiwald u. W. Strik: Über das Pankreaskarzinom unter besonderer Berücksichtigung von Anamnese und Verlauf. Münch. med. Wschr. **107**, 1160 (1965). — Sweet, R. H.: The treatment of carcinoma of the oesophagus and cardia and of the stomach by surgical exstirpation. Surgery **23**, 952 (1948); The results of radical exstirpation on the treatment of carcinoma of the oesophagus and cardia. Surg. Gynec. Obstet. **94**, 46 (1952).

TANNER, N. C.: Non-malignant affections of the upper stomach. Ann. roy. Coll. Surg. Engl. 10, 45 (1952). — TAUBERT, G.: Alterschirurgische Probleme beim Magencarcinom. I. Alterschirurgie. Z. Alternsforsch. 19, 127 (1966). — TEMPLETON, F. E., and R. SCHINDLER: Roentgenologic and gastroscopic studies in chronic gastritis and peptic ulcer. Amer. J. Roentgenol 41, 354 (1939). — TESLER, J., and A. J. BRENNER: Primary lymphosarcoma of the stomach. Amer. J. Gastroent. 5, 557 (1959). — THOMAS, W. D., J. M. WAUGH, and M. B. DOCKERTY: Prognosis of gastric carcinoma. Arch. Surg. 62, 847 (1950). — THOMSON, J. W. W., P. EDMOND, A. V. FOOTE, and B. J. WILKEN: Chemotherapy and surgery in advanced cancer of the stomach. J. roy. Coll. Surg. Edinb. 10, 207 (1965). — THORBJARNARSON, B., J. M. PEARCE, and J. M. BEAL: Sarcoma of the stomach. Amer. J. Surg. 97, 36 (1959). — TOLIO, A., e L. CERRINI: Risultati della terapia chirurgica del cancro gastrico. Arch. ital. Chir. 86, 210 (1960). — TOMODA, M.: Über den Stoffwechsel nach der totalen Magenexstirpation. Chirurg 23, 545 (1952); — Über die totale Gastrektomie. Chirurg 30, 385 (1959); — Spätresultate der Frühoperation von Magenkrebs in seinem Frühstadium. Dtsch. med. J. 11, 7 (1960). — TOMODA, M., u. T. IKEJIRI: Frühdiagnose und Therapie des Magenkrebses. Chirurg 33, 11 (1962). — TREBBIN, H., u. P. MELLIN: Ein ungewöhnliches gutartiges Gewächs des Magens. Med. Mschr. 11, 715 (1959). — TRIMBLE, I. R., and G. A. HARKINS: Sarcoma of the stomach. Surg. Gynec. Obstet. 110, 437 (1960). — TROELL, L.: Total gastrectomie or not in cancer? Acta chir. scand. 104, 341 (1952). — TROMPKE, R., u. A. GREGL: Der Behandlungserfolg des Magenkrebses nach Resektion unter besonderer Berücksichtigung des natürlichen Verlaufes. Chirurg 36, 248 (1965). — TROMPKE, R., A. GREGL u. J. HERTEL: Der Einfluß des regionären Lymphknotenbefalls auf die Lebenserwartung des resezierbaren Magenkrebses. Bruns' Beitr. klin. Chir. 210, 389 (1965). — TURELL, R., I. KREEL, and G. P. SELEY: The Peutz-Jeghers syndrome. (Gastrointestinal polyposis with mucocutaneous melanin pigmentation.) Surg. Clin. N. Amer. 39, 5 (1959).

UNGEHEUER, R. E.: Ergebnisse der Cardiaresektion und der totalen Magenexstirpation. Langenbecks Arch. klin. Chir. 287, 385 (1957). — URBAN, C. H., and G. McNEER: The relation of the morphology of gastric carcinoma to long and short term survival. Cancer (Philad.) 12, 6 (1959).

VAJDA, D., u. R. ZULIK: Magenkarzinoid. Fortschr. Röntgenstr. 96, 4 (1962). — VIDEBAEK, A., and J. MOSBECK: The aetiology of gastric carcinoma elucidated by a study of 302 pedigrees. Acta med. scand. 149, 137 (1954). — VIIKARI, S. J.: Incidence of malignancy in gastric ulcer originally judged benign by roentgenography. Ann. Chir. Gynaec. Fenn. 51, 189 (1962). — VISALLI, J. A., and O. F. GRIMES: An embryologic and anatomic approach to the treatment of gastric cancer. Surg. Gynec. Obstet. 103, 401 (1956).

WACHSMUTH, W.: Zur Frage der totalen Magenresektion. Dtsch. med. J. 6, 2 (1955); — Über hereditäres Vorkommen zirkulär wachsender Leiomyome des Oesophagus. Chirurg 30, 4 (1959). — WALTERS, W.: Development in the treatment of cancer of the stomach of the Mayo Clinic 1907. Arch. Surg. 80, 1043 (1959). — WALTERS, W., H. K. GRAY, and J. T. PRIESTLEY: Carcinoma and other malignant lesions of the stomach, p. 553. Philadelphia: W. B. Saunders Co. 1942. — WALTERS, W., and L. TAMA: Long-term survival of carcinoma for the stomach following partial gastrectomy. Minn. Med. 52, 201 (1961). — WANGENSTEEN, O. H.: Problems of gastric cancer. J. Amer. med. Ass. 134, 1161 (1947). — WEEKS jr., D. L., and F. GLENN: Eosinophilic granuloma of the stomach: diagnosis and surgical therapy. Amer. Surg. 101, 516 (1961). — WELCH, C. E., and A. W. ALLEN: Carcinoma of the stomach. N. Engl. J. Med. 238, 583 (1948). — WELCH, C. E., and E. W. WILKINS: Carcinoma of the stomach. Ann. Surg. 148, 666 (1958). — WENZL, M.: Zur Technik der totalen Gastrektomie. Chirurg 24, 518 (1953). — WEST, J., and J. FENGER: The results of total gastrectomy for cancer of the stomach. Ann. Surg. 135, 497 (1952). — WHIPPLE, A. O., and T. S. RAIFORD: The type and grade of gastric carcinoma in relation to operability and prognosis. Surg. Gynec. Obstet. 59, 397 (1934). — WIENERS, H.: Seltene gutartige und bösartige Wandveränderungen des Duodenums. Radiologie 6, 372 (1966). — WILLIAMS, A. W., and W. MICHIE: Andenomatosis of the stomach of Brunner gland type. Brit. J. Surg. 45, 259 (1957). — WINKELBAUER, A.: Die Bedeutung der totalen Gastrektomie in der chirurgischen Therapie des Magenkrebses. Wien. med. Wschr. 831 (1956); — Zur erweiterten Magenresektion. Langenbecks Arch. klin. Chir. 287, 395 (1957); — Die chirurgische Therapie des Magenkarzinoms. Krebsarzt 14, 10/11 (1959). — WÖLFLER, A.: Fall von gelungener Resektion des carcinomatösen Pylorus. Wien. med. Wschr. 31, 1427 (1881). — WOLFERTH, CH. C., L. W. BRADY, H. T. ENTERLINE, and W. S. BLAKEMORE: Primary lymphosarcoma of the stomach. Surg. Gynec. Obstet. 109, 755 (1959). — WULFF, H. B.: Operative Behandlung des Magen-Karzinoms. Dtsch. med. J. 17, 343 (1966).

YANAGISAWA, F.: Die Prognose des Magenkarzinoms nach der chirurgischen Behandlung im Hinblick auf die pathologisch-anatomische Untersuchung. Bruns' Beitr. klin. Chir. 214, 356 (1967). — YARNIS, H., R. H. MARSHAK, and A. I. FRIEDMAN: Gastric polyps. J. Amer.

med. Ass. **148**, 1088 (1952). — YOON, I. Y., and H. F. LUDDECKE: Lipomas of the stomach. Amer. J. Surg. **96**, 453 (1958).

ZACHO, A., and K. FISCHERMANN: Total gastrectomy in carcinoma of the stomach. Acta chir. scand. **117**, 278 (1959); — The results of surgical treatment of cancer of the stomach. Surg. Gynec. Obstet. **123**, 73 (1966). — ZENKER, R., W. SEIDEL, H. BORST u. R. JÜLCH: Ergebnisse der chirurgischen Behandlung des Ösophaguskarzinoms. Thoraxchirurgie **14**, 247 (1966). — ZINNINGER, M. M.: Extension of gastric cancer in the intramural lymphatics and is relation to gastrectomy. Amer. Surg. **20**, 920 (1954). — ZINNINGER, M. M., and W. T. COLLINS: Extension of carcinoma of stomach into duodenum and esophagus. Ann. Surg. **130**, 557 (1949). — ZUCKSCHWERDT, L., u. TH. LINDENSCHMIDT: In: O. DIEBOLD, A. JUNGHANS u. L. ZUCKSCHWERDT, Klinische Chirurgie für die Praxis, Bd. III, Magen-Duodenum. Stuttgart: Georg Thieme 1962.

J. Blastome des Magens

III. Spezielle Indikation und Technik der resezierenden Eingriffe bei Blastomen

ACH, A.: Beitrag zur Oesophagus-Chirurgie. Münch. med. Wschr. **60**, 1115 (1913). — ADAMS, H. D., H. F. HARE, W. L. DAVIS, J. G. TAUMP, and R. C. GRANKE: The treatment of carcinoma of the esophagus and cardia by resection and postoperative supervoltage roentgen rays. Ann. Surg. **138**, 631 (1953). — ADAMS, W. E.: In: Discussion on B. N. CARTER, J. STEVENSON and O. A. ABBOTT, Experimental esophagogastrostomy. J. thorac. Surg. **10**, 446 (1941); — The future outlook of surgical therapy for carcinoma of the esophagus (Editorial). Surg. Gynec. Obstet. **100**, 366 (1955). — ADAMS, W. E., L. ESCUDERO BUENO, H. G. ARONSOHN, and M. M. SHAW: Resection of thoracic esophagus. Clinical and experimental study. J. thorac. Surg. **7**, 605 (1938). — ADAMS, W. E., and D. B. PHEMISTER: Carcinoma of the lower thoracic esophagus: Report of a successful resection and esophagogastrostomy. J. thorac. Surg. **7**, 621 (1938). — ADLER, R. H., C. H. FIRME, and J. M. LANIGAN: A valve mechanism to prevent gastroesophageal reflux and esophagitis. Surgery **44**, 63 (1958). — ADLER, R. H., P. J. LIBASSI, and H. C. STOLL: Comparative resistance of the esophagus to acid and pepsin. Relationship to esophagitis following high esophagogastrostomy. Surgery **44**, 795 (1958). — ALBRITTEN jr., F. F., and J. H. GIBBON jr.: Recent advances in the surgical treatment of carcinoma of the esophagus. A discussion of cervical esophagogastrostomy. Penn. med. J. **53**, 811 (1950). — ALLEN, A. W.: Re-establishment of continuity between the biliary tract and the gastrointestinal tract. Ann. Surg. **121**, 412 (1945). — ALLGÖWER, M.: Rechtsseitige Thorakotomie für die Resektion hoher Oesophagustumoren. Helv. chir. Acta **26**, 407 (1959). — ALLGÖWER, M., u. R. NISSEN: Antrumerhaltung bei hochsitzendem Magenkarzinom. Helv. chir. Acta **21**, 495 (1954). — ALLISON, P. R.: Report of four cases of oesophageal carcinoma treated by excision. Brit. J. Surg. **30**, 132 (1942); — Carcinoma of lower oesophagus and cardia. Proceedings of the Royal Society of Medicine, vol. XXXIX, No 7, p. 415. London: Staples Press Ltd. 1946; — Oesophagojejunostomy for irremovable carcinoma of the cardia. Thorax **1**, 239 (1946); — Discussion on carcinoma of lower esophagus and cardia. Proc. roy. Soc. Med. **39**, 415 (1946); — Obstruction de la jonction gastro-oesophagienne. Lancet **1949** II, 91; — Swallowing and dysphagia. J. roy. Coll. Surg. Edinb. **6**, 113 (1961). — ALLISON, P. R., and J. BORRIE: The treatment of malignant obstruction of the cardia. Brit. J. Surg. **37**, 1 (1949). — ALLISON, P. R., G. H. WOOLER, and A. J. GUNNING: Esophagojejunogastrostomy. J. thorac. Surg. **33**, 738 (1957). — ALVES, J. D. R.: Cancer of the esophagus (Cancer do esofago). Hospital (Rio de J.) **49**, 145 (1956). — ANDERSON, H. A., J. R. McDONALD, and A. M. OLSEN: Cytologic diagnosis of carcinoma of esophagus and cardia of the stomach. Proc. Mayo Clin. **24**, 245 (1949). — ANDREASSEN, M.: Das Magencarcinom. Eine Auswertung von 451 Fällen. Dan. med. Bull. **5**, 264 (1958). — ANDREASSEN, M., and F. THERKELSEN: Carcinoma of the esophagus. Acta chir. scand. **109**, 171 (1955). — ANDROSSOW, P. I.: Der Ersatz des Magens durch einen Abschnitt des Dickdarms und des Dünndarms nach der Gastrektomie. Zbl. Chir. **90**, 475 (1965). — ANSCHÜTZ, O.: Über die Zugänglichkeit der Kardia und des unteren Oesophagusabschnittes vom Magen aus. Zbl. Chir. H. 1/2, 56 (1924). — ANSCHÜTZ, W.: Bericht über 437 Magenkrebsresektionen. Zbl. Chir. **1936**, 930. — APPLEBY, L. H.: Indwelling common duct tubes. J. int. Coll. Surg. **31**, 631 (1959). — ARAKI, L.: Zur Frage der Zirkulationsstörung der Magenwand bei der Freilegung der Kardia zum Zweck operativer Eingriffe am Oesophagus. Arch. jap. Chir. **9**, 153 (1932); — Experimentelle Studien über die Anastomose zwischen Ösophagus und Magen. Arch. jap. Chir. **9**, 206 (1932); — Experimentelle Studien über Ösophago-Jejunostomie. Z. org. Chir. (jap.) **69**, 3 (1934). — ARIEL, I. M.: Left cervical, right thoracic approach for resecting carcinoma of the upper esophagus. J. thorac. Surg. **32**, 103 (1956). — ARROYAVE, R., H. W. CLATWORTHY, and O. H. WANGENSTEEN: Experimental production of esophagitis and esophageal ulcers in dogs. Proc. Forum Session 36, Clin. Congr. Amer. Coll. Surg., p. 57. Philadelphia: W. B. Saunders 1951. — ATKINSON, M.: Mechanisms protecting against gastro-oesophageal reflux: a review. J. Brit. Soc. Gastroent. — Gut **3**, 1 (1962).

Bakey, M. E. de, and D. A. Cooley: Palliative resection for carcinoma of the esophagus. Combined right thoracic, abdominal and cervical approach. Arch. Surg. 66, 781 (1953). — Bakey, M. E. de., and A. Ochsner: Carcinoma of the esophagus. Postgrad. Med. 3, 192 (1948); — Subtotal esophagectomy and esophagogastrostomy for high intrathoracic esophageal lesions. Surgery 23, 935 (1948); — Surgical treatment of malignant and benign obstructive lesions of the esophagus. Sh. Surg. 14, 562 (1948). — Balduzzi, G., M. Melis e G. Benedetti: Studio arteriografico della circolazione del colon. Considerazioni anatomocliniche e di tecnica chirurgica. Inform. med. (Genova) 7, 586 (1953). — Balfour, D. C.: Alternation methods for restoring gastrointestinal continuity after gastric resection for carcinoma. Amer. J. Surg. 32, 405 (1936). — Ballivet, A.: L'oesophagoplastie pré-thoracique avec anastomose directe oeso-jéjuno-gastrique. Mém. Acad. Chir. 76, 73 (1950). — Barber, K. W., W. H. ReMine, J. T. Priestley, and R. P. Gage: A critical evaluation of total gastrectomy. Arch. Surg. 87, 23 (1963). — Barnes, W. A.: In: Discussion on R. H. Adler, C. N. Firme and J. M. Lanigan, A valve mechanism to prevent gastroesophageal reflux and esophagitis. Surgery 44, 63 (1958). — Barnes, W. A., and S. F. Redo: Evaluation of esophagojejunostomy in the treatment of lesions at the esophagogastric junction. Ann. Surg. 146, 224 (1957). — Baronofsky, I. D., S. Edelman, I. Kreel, H. Baens, J. Terz, J. W. Canter, and A. R. Beck: The use of the left colon for esophageal replacement. J. Mt Sinai Hosp. 27, 88 (1960). — Barrett, N. R.: The lower oesophagus lined by columnar epithelium. Surgery 41, 881 (1957). — Bartlett, M. K., H. H. Faxon, and W. R. Waddell: Treatment of reflux esophagitis with stricture. New Engl. J. Med. 262, 551 (1960). — Basmajian, J. V.: The marginal anastomoses of the arteries to the large intestine. Surg. Gynec. Obstet. 99, 614 (1954); — The main arteries of the large intestine. Surg. Gynec. Obstet. 101, 585 (1955). — Battersby, J. S.: Esophageal replacement by use of the right colon. A one stage thoracoabdominal procedure. Surg. Forum 4, 279 (1953); — In: Discussion on W. E. Neville and G. H. A. Clowes jr., Reconstruction of upper gastrointestinal tract with color segments after esophagogastrostomy. Arch. Surg. 77, 376 (1958). — Bauchhenss, G., u. W. Behrends: Technische Hilfsmittel zur Verhütung und Behandlung der Nahtinsuffizienz nach Kardiaresektion. 79. Tagg Dtsch. Ges. Chir. 25.—28. 4. 1962. Langenbecks Arch. klin. Chir. 301, 272 (1962). — Baumgartner, A.: Transpleural resection of cancer of the esophagus. (Exstirpation de l'oesophage thoracique pour cancer.) Presse méd. 22, 34 (1914). — Baumgartner, W.: Zur Technik der Ösophagusresektion. Med. Klin. 48, 745 (1953). — Beal, J. M.: Organ replacement in abdominal surgery: A review of replacement of the stomach. N.Y. St. J. Med. 61, 3456 (1961). — Beal, J. M., J. D. Briggs, and W. P. Longmire jr.: The use of jejunal segment to replace the stomach following total gastrectomy. Amer. J. Surg. 88, 194 (1954). — Beck, A. R., and I. D. Baronofsky: A study of the left colon as a replacement for the resected esophagus. Surgery 48, 499 (1960). — Beck, A. R., I. Kreel, and I. D. Baronofsky: Use of the left colon to replace the esophagus. The Mount Sinai Hospital, New York. Amer. J. Surg. 101, 32 (1961). — Beck, C.: Plastic operations on the stomach; an experimental study. Surg. Gynec. Obstet. 20, 170 (1915). — Beck, C., and A. Carrell: Demonstration of specimens, illustrating a method of formation of a prethoracic esophagus. Illinois med. J. 7, 463 (1905). — Behrends, W.: Technische Hilfen bei Ösophagusanastomosen. Chir. Praxis 8, 173 (1964). — Bello, B. di.: Indicazioni, tecnica e risultati della gastrectomia totale. Acta chir. ital. 16, 895 (1960). — Bergmann, F.: Cancer of the oesophagus. Acta chir. scand. 117, 356 (1959). — Berman, E. F.: Carcinoma of the esophagus: A new concept in therapy. 60 collected cases, using the polyethylene tube; report of 10. Surgery 35, 822 (1954). — Bernhard, A., H. W. Schreiber, W. M. Bartsch u. O. Braun: Form und Funktion des Ersatzmagens nach totaler Magenresektion. Langebecks Arch. klin. Chir. 307, 261 (1964). — Bernstein, L. M., and L. A. Baker: A clinical test for esophagitis. Gastroenterology 34, 760 (1958). — Bertocchi, A.: Contributo allo studio della vascolarizzazione del colon. Le arcate anastomotiche. Chirurgia 2, 193 (1947). — Biebl, M.: Die mesenteriale Suspension im Ligamentum falciforme und ihre Bedeutung für den hohen Oesophagusersatz durch Dünndarm. Chirurg 33, 79 (1962). — Biebl, M., u. H. Knöfler: Der „große Darmkreis" als verstärkter hoher Verdauungsregulator nach Gastrektomie. Chirurg 34, 117 (1963). — Billroth, Th.: Über die Resektion des Oesophagus. Langebecks Arch. klin. Chir. 13, 65 (1871). — Biondi, D.: Experimental intrathoracic esophagogastrostomy (Esophagogastrostomia sperimentale intratoracica). Policlinico (Suppl.) 964 (1895). — Bircher, E.: Ein Beitrag zur plastischen Bildung eines neuen Oesophagus. Zbl. Chir. 34, 1479 (1907); — Operative Heilung eines Karzinomes am Übergang des Oesophagus in die Kardia. Korresp.-Bl. schweiz. Ärzte 48, 467 (1918); — Zur Ösophaguschirurgie. Verh. 9. Kongr. Int. Ges. Chir. 1, 535 (1932). — Bittmann, O., M. Korhoň u. C. Krč: Rakovina kardie. Čs. Gastroent. Výž. 16, 446 (1962). — Block, W.: Zur Technik der End-zu-Seit-Anastomose an Magen und Darm. Dtsch. med. J. 14, 175 (1963). — Blokhin, N. N., B. P. Akhmedov, O. A. Malysheva and N. I. Kursanova: The advantages of esophagoduodenoanastomosis in gastrectomy. Vestn. Khir. 95, 55 (1965). — Boerema, I.: Resection de l'oesophage, suivie de rétablissement de la continuité par resection de l'estomac en formant une tube gastrique. Acta chir. belg. **50**, 496 (1951); — Esophagus resection with restoration of continuity by a gastric tube. Arch. chir. neerl. **4**, 120 (1952); abstracted Int. Abstr. Surg. **96**, 132 (1953); — The technique of our method of transabdominal total gastrectomy in cases of gastric cancer. Arch. chir. neerl. **6**, 95 (1954); — La gastrectomie totale transabdominal suivie d'une anastomose oesophagojejunale supra diaphragmatique. J. Chir. (Paris) **70**, 453 (1954); — The resectability of gastric carcinoma. Ann. Surg. **142**, 228 (1955). — Borchers, E.: Die abdominale Resektion der oberen Magenhälfte (nach operationstechnischen Gesichtspunkten). Bruns' Beitr. klin. Chir. **143**, 484 (1928); — Die Resektion der oberen Magenhälfte. 52. Tagg Dtsch. Ges. Chir. 11.—14. 4. 1928 in Berlin. Langenbecks Arch. klin. Chir. **152**, 184 (1928). — Bordasch, F.: Zur Technik der Anastomose nach Kardiaresektion und Gastrektomie. Zbl. Chir. **84**, 49, 2011 (1959). — Borgström, St., and B. Lundh: Healing of esophageal anastomosis. Animal experiments. Ann. Surg. **150**, 142 (1959). — Borrie, J.: Treatment of carcinoma of the cardia and the lower third of the oesophagus. N. Z. med. J. **49**, 361 (1950). — Bowers, R. F., and J. Greenfield: Regarding postcholedochojejunostomy ulcers in the human. Arch. Surg. **72**, 18 (1956). — Brain, R. H. F.: Steatorrhea in oesophago-gastric surgical practice. Proc. roy. Soc. Med. **46**, 438 (1953). — Brewer III, L. A.: One stage resection of carcinoma of the cervical esophagus with subpharyngeal esophagogastrostomy. Ann. Surg. **130**, 9 (1949); — The surgical treatment of carcinoma of the cervical and upper thoracic esophagus. West. J. Surg. **60**, 1 (1952). — Brewer III, L. A., and F. S. Dolley: The surgical treatment of carcinoma of the thoracic esophagus; technique of transthoracic thoracolaparotomy with esophageal resection and high esophagogastrostomy. West J. Surg. **56**, 517 (1948). — Bricker, E. M., T. H. Burford, and B. Eiseman: The use of tubed pedicle grafts in carcinoma of the upper esophagus. J. thorac. Surg. **18**, 304 (1949). — Brigham, C. B.: Case of removal of entire stomach for carcinoma. Boston med. surg. J. **138**, 415 (1898). — Brinkley, J. S.: Telescopic pancreatico-jejunostomy. Cancer (Philad.) **4**, 226 (1951). — Brock, R. C.: The surgical treatment of carcinoma of oesophagus. Postgrad. med. J. **20**, 287 (1944). — Broders, A. C., and P. P. Vinson: The degree of malignancy of carcinoma of the esophagus. Arch. Otolaryng. **8**, 79 (1928). — Brombart, M., et R. van Lerberghe: Gastroesophageal reflux (Le reflux gastroesophagien). Acta gastro-ent. belg. **15**, 66 (1952); abstracted Int. Abstr. Surg. **95**, 253 (1952). — Brookes, V. S., and J. L. Stafford: Peptic ulceration and perforation of the stomach after an oesophagectomy. Thorax **7**, 167 (1952). — Brown, M. M.: Carcinoma of the esophagus; a review of fifty cases. Brit. med. J. **1954** I, 1462. — Brown, R.: Two rib incision for subtotal esophagectomy. Ann. Surg. **131**, 588 (1950). — Brun, H.: Über die Bedeutung der Unterbindung der Arteria coronaria sinistra bei Resektionen des Magens, insbesondere der Kardia. Dtsch. Z. Chir. **135**, 81 (1916). — Brunn, H., and H. B. Stephens: Carcinoma of the thoracic esophagus. A report of the successful removal in one case. J. thorac. Surg. **7**, 38 (1937). — Brunner, A.: Zur Chirurgie der Kardia. Zbl. Chir. **81**, 1416 (1956). — Brunschwig, A.: The surgery of pancreatic tumors. St. Louis: Mosby 1942; — The surgery of pancreatic tumours. Surg. Gynec. Obstet. **77**, 581 (1943); — Pancreato-total gastrectomy and splenectomy for advanced carcinoma of the stomach. Cancer (Philad.) **1**, 427 (1948); — Five-year survivors following pancreato-spleno-total gastrectomy for "advanced" cancer of the stomach. Ann. Surg. **141**, 62 (1955). — Bsteh, O.: Akute Pfortaderdrosselung und gesamter Kreislauf. XV. Congr. Int. Clin., Lisboa 1953. — Burke, J., and G. H. Learn: Carcinoma of the esophagus. An analysis of the clinical and autopsy findings of 42 cases. Med. Tms (N.Y.) **70**, 151 (1942).

Cabanie, H. J. L.: Oesophagoplastie et cancer de l'oesophage. Utilisation du côlon droit et de l'iléon terminal. Thèse Bordeaux Mars 1951. — Camera-Lopes, L. H.: The intrathoracic use of the large bowel after subtotal esophagectomy for cancer. J. thorac. Surg. **25**, 205 (1953). — Cannon, W. B.: Esophageal peristaltic after bilateral vagotomy. Ann. J. Physiol. **19**, 436 (1907). — Carey, J. M., and O. T. Clagett: Carcinoma of the lower portion of the esophagus and cardia of the stomach. Ann. Surg. **142**, 2 (1955). — Carleson, R., and Y. Edlung: Colon transposition in total gastrectomy. Acta chir. scand. **103**, 249 (1952). — Carlon, C. A., G. Tasca u. G. Guiliani: Über eine persönliche Modifikation der Magenresektion bei kardialen Eingriffen. Langebecks Arch. klin. Chir. **301**, 276 (1962). — Carozzini, V.: La gastrectomia totale e la trasposizione del cieco-colon: Operazione di C. Marshall-Lee. Studie anatomo-chirurgico. Gazz. int. Med. Chir. **57/58**, 15, 933 (Agosto, 1953). — Carpenter, W. S., and P. J. Connolly: The ileocolic segment as a substitute gastric reservoir; report of a case. Harper Hosp. Bull. **14**, 140 (1956). — Carter, B. N.: The combined thoracicoabdominal approach with particular reference to its employment in splenectomy. Surg. Gynec. Obstet. **84**, 1019 (1947). — Carter, B. N., O. A. Abbott, and C. R. Hanlon: Experimental study of tubes made from greater curvature of the stomach. J. thorac. Surg. **11**, 494 (1942). — Carter, B. N., and J. A. Helmsworth: Some observations on the use of combined thoracicoabdominal incision. Ann. Surg. **131**, 687 (1950). — Carter, B. N., and E. J. McGrath: Esophagogastrostomy for lesions of the upper end of the stomach and lower end of the esophagus. Surg. Clin. N. Amer. **26**, 1125 (1946). — Carter, B. N., J. Stevenson, and O. A. Abbott:

Transpleural esophagogastrostomy for carcinoma of the esophagus and for carcinoma of the cardiac portion of the stomach; report of two cases. Surgery 8, 587 (1940); — Experimental esophagogastrostomy. J. thorac. Surg. 10, 446 (1941). — CASTLEMAN, B.: Extension of gastric carcinoma into the duodenum. Ann. Surg. 103, 348 (1936). — CHAUNCEY, L. R.: Results of surgical treatment of carcinoma of the esophagus and gastric cardia. Arch. Surg. 68, 872 (1954). — CHERRY, J. W.: Management of complications following esophageal resection. Amer. J. Surg. 91, 781 (1956). — CHILD, C. G.: Hepatic circulation and portal hypertension. Philadelphia: Saunders 1964. — CHRYSOSPATHIS, P. J., and B. GOLEMATIS: The use of the colon as a substitute for the oesophagus. Gut 3, 162 (1962). — CHRYSOSPATHIS, P. L. H., and N. CAMPANIS: Reconstruction after total gastrectomy. Surgery 50, 922 (1961). — CHURCHILL, E. D.: Oesophageal surgery. Surg. Gynec. Obstet. 60, 417 (1935). — CHURCHILL, E. D., and R. H. SWEET: Transthoracic resection of tumors of the stomach and esophagus. Ann. Surg. 115, 897 (1942). — CLOWES, G. H. A., W. E. NEVILLE, and H. B. GREGORIE: Esophageal resection and reconstruction with a segment of colon. In: COOPER and DELGUERCIO, The craft of surgery. Boston: Little, Brown & Co. In press. — COLEMAN, F. P., and D. L. BRAWNER: Carcinoma of the cervical esophagus. Arch Surg. 62, 102 (1951). — COLLER, F. A., E. B. KAY, and R. S. McINTYRE: Regional lymphatic metastases of carcinoma of the stomach. Arch. Surg. 43, 748 (1941). — COLLIS, J. L.: Carcinoma of the oesophagus. The case for surgical excision. Lancet 1957 II, 613. — Gastroplasty in the treatment of hiatus hernia and short esophagus. Vortr. VIII. Thoraxchir. Arbeitstagg Bad Nauheim 15. 2. 1963. — CONERLY jr., D. B., R. I. CARLSON, and H. W. SCOTT jr.: The combined anterior surgical approach for carcinoma of the upper thoracic esophagus. Surg. Gynec. Obstet. 98, 84 (1954). — CONNELL, F. G.: Fundusectomy. Surg. Gynec. Obstet. 49, 696 (1929). — COOPER, D. R., and R. W. BUXTON: Gastrostomy: a statistical review of one hundred ninety-nine cases. Surgery 23, 821 (1948). — CORNELL, G. N., H. GILDER, F. MOODY, CH. K. McSHERRY, and J. M. BEAL: The use of jejunal interposition with total gastrectomy. Ann. Surg. 152, 430 (1960). — CRAMER, W.: Vergleichende statistische Betrachtungen über den Magenkrebs. Z. Krebsforsch. 34, 531 (1931). — CREUTZFELDT, W., F. KÜMMERLE u. E. KERN: Beobachtungen an vier Patienten mit totaler Duodenopankreatektomie wegen eines Karzinoms des Pankreas. Dtsch. med. Wschr. 84, 541—549, 553—554, 559 (1959). — CROSS, F. S., G. V. SMITH, and E. B. KAY: The surgical treatment of peptic esophagitis. J. thorac. cardiovasc. Surg. 38, 798 (1959).

DALE, W. A., and C. D. SHERMAN jr.: Late reconstruction of congenital esophageal atresia by intrathoracic colon transplantation. J. thorac. Surg. 29, 344 (1955). — D'ALLAINES, F., and C. DUBOST: Surgery of the thoracic esophagus. (Sur la chirurgie de l'oesophage thoracique.) Med. Acad. Chir. 74, 151 (1948); abstracted Int. Abstr. Surg. 87, 565 (1948). — D'ALLAINES, F., C. DUBOST et J. J. GALLEY: Oesophagogastrostomies palliatives sans resection dans les cancers de l'oesophage et du cardia. J. Chir. (Paris) 65, 289 (1949). — DECKER, P.: Reflexions a propos de la gastrectomie totale pour cancer. J. int. Chir. 11, 28 (1951). — DECKER, P., and F. SAEGESSER: Long term results in the surgical removal of cancer of the esophagus and cardia. (Resultats eloignes du traitement chirurgical par exerese du cancer de l'oesophage et du cardia.) Gastroenterologia (Basel) 84, 292 (1955); abstracted Gastroenterology 32, 150 (1957). — DELANNOY, E., et G. LAGACHE: Interposition d'une anse jejunale entre esophagus, et duodenum (operation de Henley) après gastrectomie totale. Acta chir. belg. 54, 396 (1955). — DEMEL, R.: Die Gefäßversorgung der Speiseröhre. Langenbecks Arch. klin. Chir. 128, 453 (1924). — DEMELENNE, F.: Gastrectomie suivie de l'interposition d'un segment colique. Acta chir. belg. 51, 669 (1952). — DEMELENNE, F., et PROYNARD: Gastrectomie suivie de de l'interposition d'un segment colique. Rev. méd. Liège 9, 177 (1954). — DENCK, H., u. F. HELMER: Zur Prognose des Magencarcinoms. Chirurg 29, 289 (1958). — DENCK, W.: Zur Radikaloperation des Kardiacarcinoms. Zbl. Chir. 72, 154 (1947); — Über die Radikaloperation des Kardia- und Oesophaguscarcinoms. Wien. klin. Wschr. 62, 602 (1950). — DEPAGE, A.: Nouveau procéde pour la gastrostomie. J. Chir. Ann. Soc. belg. Chir. 1, 715 (1901). — DERRA, E.: Handbuch der Thorax-Chirurgie, Bd. III. Berlin-Göttingen-Heidelberg: Springer 1958. — D'ERRICO, G.: Ricostruzione della continuità del tubo digerente dopo gastrectomia totale mediante un segmento di colon trasverso. G. ital. Chir. 6, 262 (1950). — DICKISON, J. C.: Palliative gastrostomy for inoperable carcinoma of the esophagus. Canad. med. Ass. J. 65, 35 (1951). — DILLARD, D. H., C. A. GRIFFITH, and K. A. MERENDINO: The surgical construction of an esophageal valve to replace the "cardiac sphincter". An experimental study. 1954 Surg. Forum 5, 306 (1955). — DILLARD, D. H., and K. A. MERENDINO: New studies in dog supporting concept of equal resistance of various levels of the intestinal tract to acid peptic digestion. Surg. Gynec. Obstet. 103, 289 (1956). — DINSTL, K.: Sind totale Gastrektomie und Kardiaresektion als Palliativoperation gerechtfertigt? Münch. med. Wschr. 108, 303 (1966). — DOGLIOTTI, A. M., and E. FOGLIATTI: Operations for fibrous stenosis of the common bile duct. Surgery 36, 69 (1954). — DORMANNS, E.: Das Oesophaguscarcinom. Ergebnisse der unter Mitarbeit von 39 Pathologischen Instituten Deutschlands durchgeführten Erhebung über das Oesophaguscarcinom. Z. Krebsforsch. 49, 86 (1939). — DRAGSTEDT, L. R.: In: Discussion on

C. A. Smith, M. D. Moulder and W. E. Adams, Gastric ulcer following esophagogastric anastomosis for carcinoma of the esophagus or gastric cardia. Ann. Surg. 146, 630 (1957). — Dublin, L. I.: Statistics on mortality from cancer in the United States. Amer. J. Cancer 29, 432 (1937). — Dubost, C., and E. Bernier: A method for lengthening the intestinal loop during prethoracic esophagoplasty (un procéde d'allongement de l'anse intestinale au cours de l'oesophagoplastie préthoracique). Rev. Chir. (Paris) 69, 193 (1950). — Dziadek, J.: Erfahrungen mit totaler abdomineller Gastrektomie und Ersatzmagen. Chirurg 25, 170 (1954). Ebner, E.: Die Radikal-Operation des Kardia-Karzinoms mit End-zu-Seit-Vereinigung des Magens mit der Speiseröhre. Langenbecks Arch. klin. Chir. 271, 375 (1952). — Edwards, H. C.: Carcinoma of the stomach. Brit. med. J. 1950I, 973. — Eerland, L. D.: Surgery of the oesophagus. Fourth Int. Postgraduate Course in Fundamentals of Thoracic Surgery, Groningen, Holland. 1954. — Efskind, L.: Carcinoma of the esophagus. Acta chir. scand. 103, 401 (1952). — Efskind, L., B. Bugge-Asperheim, and N. Helsingen jr.: Late results in the treatment of high gastric carcinoma requiring total gastrectomy. Acta chir. scand. (Suppl.) 332, 80 (1965). — Efskind, L., N. Helsingen, and B. Bugge-Asperheim: Status of upper partial gastrectomy in the treatment of high gastric carcinoma. Acta chir. scand. (Suppl.) 343, 113 (1965). — Eggers, C.: Carcinoma of upper esophagus and pharynx. Ann. Surg. 81, 695 (1925); — Treatment of carcinoma of the esophagus. Surg. Gynec. Obstet. 63, 54 (1936); — Plastic reconstruction of the esophagus. Ann. Surg. 107, 50 (1938). — Eijsbouts, Q. A. M.: Cancer of the duodenopancreas. II. Technic of duodenopancreatectomy. Arch. chir. neerl. 10, 369 (1958). — Eker, R.: Carcinoma of the stomach. Investigation of the lymphatic spread from gastric carcinoma after total and partial gastrectomy. Acta chir. scand. 101, 112 (1951); — Über Magencarcinome: Untersuchung über die Aussaat auf dem Lymphweg nach totaler und partieller Magenresektion. Acta chir. scand. 101, 112 (1951). Ref. Zentr.-Org. ges. Chir. 123, 90 (1952). — Ellis jr., F. H.: Experimental aspects of surgical treatment of reflux esophagitis and esophageal stricture. Ann. Surg. 143, 465 (1956); — Physiologic operation for ulceration and stricture of terminal esophagus. Proc. Mayo Clin. 31, 615 (1956). — Ellis jr., F. H., H. A. Andersen, and O. T. Clagett: Surgical management of complications of reflux esophagitis. Arch. Surg. 73, 578 (1956); — Treatment of short esophagus with stricture by esophagogastrectomy and antral excision. Ann. Surg. 148, 526 (1958). — Ellis jr., F. H., and R. T. Hood jr.: Experimental esophagogastrectomy: Relation of type of resection to development of esophagitis. Surg. Gynec. Obstet. 98, 449 (1954). — Ellis jr., F. H., R. C. Jackson, J. T. Krueger jr., H. J. Moersch, O. T. Clagett, and R. P. Gage: Carcinoma of the esophagus and cardia: Results of treatment, 1946 to 1956. New Engl. J. Med. 260, 351 (1959). — Elze, C.: Anatomie der Speiseröhre. In: Handbuch der Hals-, Nasen- und Ohrenheilkunde, Bd. 9. München 1929. — Emerson, G. L.: Preservation of gastric circulation by use of splenic artery in high esophagogastric anastomosis. Case report. Surgery 34, 117 (1953). — Enderlen u. Hotz: Experimente zur Oesophaguschirurgie. Zbl. Chir. 40, 1175 (1913). — Enderlen, E.: Ein Beitrag zur Chirurgie des hinteren Mediastinums. Dtsch. Z. Chir. 61, 441 (1901). — Engel, G. C.: The creation of a gastric pouch following total gastrectomy. Surgery 17, 512 (1945). — Everson, T. C.: Nutrition following total gastrectomy; with particular reference to fat and protein assimilation. Surg. Gynec. Obstet. 95, 209 (1952).

Farris, J. M., H. K. Ransom, and F. A. Coller: Total gastrectomy. Effects upon nutrition and hematopoiesis. Surgery 13, 823 (1943). — Fink, F. v.: Über plastischen Ersatz der Speiseröhre. Zbl. Chir. 40, 545 (1913). — Finney, J. M. T., and W. F. Rienhoff jr.: Total gastrectomy. Arch. Surg. 18, 140 (1929). — Finsterer, H.: Kardiaresektion wegen Karzinom. Wien. med. Wschr. 1939, 427; — Dauerheilungen nach Totalexstirpation des Magens wegen Carcinom. Krebsarzt 4, 165 (1949); — My experience with total gastrectomy. J. int. Coll. Surg. 13, 675 (1950); — Zur chirurgischen Behandlung des Magen-Karzinoms. Wien. med. Wschr. 64, 877 (1952); — Meine Erfahrungen bei 3020 Operationen wegen Magenkrebs. Langenbecks Arch. klin. Chir. 273, 610 (1953). — Fleshler, B., T. H. Hendrix, P. Kramer, and F. J. Ingelfinger: Resistance and reflux function of the lower esophageal sphincter. J. appl. Physiol. 12, 339 (1958). — Fletcher jr., A. G.: The present status of total gastrectomy in the treatment of gastric cancer. Surgery 30, 403 (1951). — Fly jr., O. A., M. B. Dockerty, and J. M. Waugh: Metastasis to regional nodes to the splenic hilus from carcinoma of the stomach. Surg. Gynec. Obstet. 102, 279 (1956). — Fly jr., O. A., J. T. Priestley, M. W. Comfort, and R. P. Gage: Total gastrectomy. Mortality and survival. Ann. Surg. 147, 760 (1958). — Fly jr., O. A., J. M. Waugh, and M. B. Dockerty: Splenic hilar nodal involvement in carcinoma of the distal part of the stomach. Cancer 9, 459—462 (1956). — Fogel, M.: Die Refluxösophagitis. Fortschr. Röntgenstr. 96, 3 (1962). — Fonio, A.: Ein Fall von antethorakaler Oesophagoplastik. Schweiz. med. Wschr. 51, 865 (1921). — Forni, G.: Über die chirurgische Behandlung des Magencarcinoms mit besonderer Berücksichtigung der Totalresektion des Magens. J. int. Chir. 10, 401 (1950). — Franke, H.: Zur Frage der Vermeidung einer Refluxösophagitis nach Kardiaresektion. Langenbecks Arch. klin. Chir. 287, 407 (1957); — Die Technik der Kardiaresektion mit Bildung eines Segelventils zur Vermei-

dung der Refluxoesophagitis. Med. Bild-Dienst „Roche" 2, 7 (1962). — Franke, H., u.
R. Häring: Ergebnisse der totalen Magenentfernung beim Magen-Karzinom. Chirurg 35, 153
(1964). — Franke, H., u. R. Ney: Die Chirurgie des Kardiakarzinoms, ein Problem der Frühdiagnose und der Refluxösophagitis. Chirurg 30, 152 (1959). — Frey, E. K.: Geschichte der
neuzeitlichen Thoraxchirurgie und ihre Bedeutung in der Heilkunde. Med. Klin. 47, 14, 429
(1952); — Rückblick und Ausschau in der Entwicklung der modernen Thoraxchirurgie.
Langenbecks Arch. klin. Chir. 276, 9 (1953). — Frey, E. K., u. W. Neuhaus: Die abdomino-
thorakale Resektion des Kardiakarzinoms. Münch. med. Wschr. 93, 12 (1951). — Fruchard,
H.: Les étapes de la mobilisation du duodénum. Mém. Acad. Chir. 82, 820 (1956). — Fuchsig,
P., u. A. Priesching: Das Mesoduodenum, eine für Technik und Radikalität der Duodenopankreatektomie wesentliche anatomische Struktur. Langenbecks Arch. klin. Chir. 313, 228
(1965). — Fuente, J. de la, H. Bruzzone y H. de la Fuente: Gastrectomia y duodeno-
pancreatectomia por cancer gastrico. Hospital de Viña del Mar. Boletin Trimestral. Viña del
Mar, Chile 14, No 2 (1958).

Garin, N. D., and L. K. Rolik: Employment of the "PKS-25" apparatus in resection
of cardia and gastrectomy in cases of cancer. Vop. Onkol. 11, 15 (1965). — Garlock, J. H.:
The surgical treatment of carcinoma of the thoracic esophagus with a report of three successful cases. Surg. Gynec. Obstet. 66, 534 (1938); — The surgical treatment of carcinoma of the
thoracic esophagus. Int. Clin. 1, 28 (1939); — The surgical treatment of carcinoma of the
esophagus. Surg. Gynec. Obstet. 70, 556 (1940); — The problem of carcinoma of the cardiac
end of the stomach. Surg. Gynec. Obstet. 73, 244 (1941); — Re-establishment of esophagogastric continuity following resection of esophagus for carcinoma of middle third. Surg.
Gynec. Obstet. 78, 23 (1944); — Progress in the surgical treatment of carcinoma of the esophagus and upper stomach. In: G. T. Pack, Cancer of the esophagus and gastric cardia.
St. Louis: C. V. Mosby Co. 1944; — Causes of mortality following radical resection of esophagus for carcinoma. J. thorac. Surg. 13, 415 (1944); — Combined abdominothoracic approach for carcinoma of cardia and lower esophagus. Surg. Gynec. Obstet. 83, 737(1946);—
Technical problems in the surgical treatment of carcinoma of the esophagus and upper stomach. J. thorac. Surg. 16, 215 (1947); — Carcinom of the esophagus and upper stomach.
Lancet 1947, No 6478, 253; — Resection of thoracic esophagus for carcinoma located above
arch of aorta; cervical esophagogastrostomy. Surgery 24, 1 (1948); — In: Discussion on E. M.
Kent and S. P. Harbison, Combined abdominal and right thoracic approach to lesions of
middle and upper thirds of esophagus. J. thorac. Surg. 19, 559 (1950); — In: Discussion on
W. L. Watson, J. T. Goodner, T. P. Miller and G. T. Pack, Torek esophagectomy.
J. thorac. Surg. 32, 347 (1956). — Garlock, J. H., and S. H. Klein: Surgical treatment of
carcinoma of esophagus and cardia, analysis of 457 cases. Ann. Surg. 139, 19 (1954). —
Garré, C.: Über Oesophagus-Resection und Oesophagoplastik. Langenbecks Arch. klin. Chir.
57, 719 (1898). — Gertrich, I., H. Berndt u. H. Ernst: Untersuchungen über die Resorption
von Fetten nach partieller und totaler Resektion des Magens. Acta biol. med. germ. 3, 188
(1959). — Gerwig jr., W. H.: Transverse colon substitute pouch following total gastrectomy:
A five year re-evaluation study. Amer. J. Surg. 103, 15 (1962). — Gibbon jr., H., F. J.
Albritten jr., and J. Y. Templeton: Carcinoma of esophagus and gastric cardia. J. Amer.
med. Ass. 145, 1035 (1951). — Girvin, G. W., and K. A. Merendino: The value of finney
pyloroplasty in minimizing esophagitis after esophagogastrectomy with vagotomy and esophagogastrectomy: An experimental study in dogs. Surg. Forum 6, 328 (1955). — Gleason,
J. F., K. C. Jonas, and V. A. Bressler: The use of the right colon as a substitute gastric
ponch after total gastrectomy. J. Amer. Geriat. Soc. 3, 552 (1955). — Gloor, F.: Die Gefäßversorgung der Speiseröhre. Thoraxchirurgie 1, 146 (1953/54). — Gluck, T.: Erfahrungen auf
dem Gebiete der Chirurgie der oberen Luft- und Speisewege. Berl. klin. Wschr. 50, 953 (1913).
Godt, E.: Die akuten Pankreaserkrankungen und ihre kausale Behandlung. Bruns' Beitr.
klin. Chir. 205, 105 (1962). — Göthman, B.: Congenital stricture of the esophagus treated by
Excision and esophagogastrostomy. Acta chir. scand. 245, 162 (1959). — Goldberg, H. M.:
Role of fundus in prevention of gastro-oesophageal regurgitation. Lancet 1960, 613. —
Goligher, J. C., and I. G. Robin: Use of left colon for reconstruction of pharynx and oeso-
phagus after pharyngectomy. Brit. J. Surg. 42, 283 (1954). — Goni-Moreno, I., and J. A.
Gil-Marino: Cancer of the esophagus. Surgical experience in 101 resections from 1948 to
1955. Amer. J. Surg. 94, 387 (1957). — Gosset, A.: Transdiaphragmatic esophagogastrostomy;
Biondi's operation. (De l'oesophagogastrostomie transdiaphragmatique; operation de Biondi.)
Rev. Chir. (Paris) 28, 694 (1903). Cit. by Carter, Stevenson and Abbott. — Govaerts,
J., M. Colard, R. Kiekens et J. van Geertruyden: Troubles digestifs et métaboliques
après gastrectomie totale. Résultats des divers modes de rétablissement de la continuité
digestive. Arch. Mal. Appar. dig. 46, 109 (1957). — Graham, R. R.: Technic for total gastrectomy. Surgery 8, 257 (1940); — Total gastrectomy for carcinoma of stomach. Arch. Surg. 46,
907 (1943). — Gregorie, H. B.: Importance of early diagnosis in cancer of the esophagus.
J. S. C. med. Ass. In press. — Gregorie, H. B., and H. B. Othersen: Total esophagectomy

and esophagocoloplasty. Surg. Gynec. Obstet. 115, 153 (1962). — GREGORIE jr., H. B.: Indications for esophagectomy and esophagocoloplasty. Geriatrics 18, 73 (1963). — GREGORJEV, A.: Bildung einer künstlichen Speiseröhre nach Halpern. Ref. Zentr.-Org. ges. Chir. 37, 104 (1927). — GREWE, H. E.: Behandlungsergebnisse der Oesophagus-Kardiacarcinome. Langenbecks Arch. klin. Chir. 313, 358 (1965). — GREWE, H. E., u. BIRCKS: Einfache Palliativ-Operation beim inoperablen Kardia-Karzinom. Langenbecks Arch. klin. Chir. 301, 280 (1962). — GRIMES, O. F.: Replacements of the esophagus. Amer. J. Surg. 100, 278—292 (1960). — GRIMES, O. F., and H. B. STEPHENS: Treatment of carcinoma of hypopharynx and cervical esophagus. Arch. Surg. 72, 742 (1956). — GRIMSON, K. S., G. J. BAYLIN, H. M. TAYLOR, F. H. HESSER, and R. W. RUNDLES: Transthoracic vagotomy. J. Amer. med. Ass. 133, 741 (1947); — Clinical evolution of complications observed after transthoracic vagotomy. Arch. Surg. 55, 175 (1947). — GROB, M.: Lehrbuch der Kinderchirurgie. Stuttgart: Georg Thieme 1957; — Intrathorakale Ösophagoplastik unter Verwendung des Kolon bei Verätzungsstriktur. Dtsch. med. Wschr. 8, 327 (1959). — GÜTGEMANN, A.: Totale Gastrektomie beim Magenkrebs. Chirurg 23, 474 (1952); — Zur Frage der radikalen und palliativen Operation des Ösophagus-Karzinoms. Langenbecks Arch. klin. Chir. 276, 357 (1953); — Zur Diagnose und Therapie des Magen- und Cardiacarcinoms. Med. Klin. 50, 14 (1955); — Radikalität und Prognose bei Eingriffen wegen Magencarcinom. Langenbecks Arch. klin. Chir. 287, 377 (1957); Die Berechtigung der erweiterten und totalen Resektion des Krebsmagens. Zbl. Chir. 90, 14 (1965). — GÜTGEMANN, A., u. H. W. SCHREIBER: Das Magen- und Kardia-Karzinom. Vorträge aus der praktischen Chirurgie. H. 69. Stuttgart: Enke 1964. — GÜTGEMANN, A., H. W. SCHREIBER u. W. M. BARTSCH: Form und Funktion des Ersatzmagens nach Gastrektomie. Med. Welt 17, 752 (1966). — GÜTGEMANN, A., H. W. SCHREIBER u. A. BERNHARD: Erfahrungen mit der totalen Gastrektomie. Langenbecks Arch. klin. Chir. 303, 73 (1963); — Die untere Magen-Teilresektion. Langenbecks Arch. klin. Chir. 303, 364 (1963). — GUEULLETTE, R.: Chirurgie de l'estomac. Paris: Masson & Cie. 1956. — GUNNING, A. J.: Reflux oesophagitis, carcinoma of the oesophagus and replacement of the oesophagus. Thoraxchir. Tagg Bad Nauheim 1962; — Carcinoma of the esophagus, esophageal replacement and reflux-esophagitis. Vortr. VIII. Thoraxchir. Arbeitstagg Bad Nauheim 15. 2. 1963.

HAAN, R. C.: Palliativoperation nach KELLING-MADLENER oder Totalexstirpation des Magens beim kallösen, kardianahen Ulcus ventriculi? Diss. Bonn 1953. — HABERER, H. v.: Zur Radikaloperation des Kardia-Karzinoms. Zbl. Chir. 72, 961 (1947). — HACKER, V. v.: Zur Pharyngo- und Oesophagoplastik. Zbl. Chir. 18, 121 (1891); — Zur operativen Behandlung der Pylorusstenosen und der malignen Neoplasmen des Magens (Karzinom, Sarkom). Wien. klin. Wschr. 1892, 44; — Über Oesophagoplastik im allgemeinen und über den Ersatz der Speiseröhre durch antethorakale Haut-Dickdarmschlauchbildung im besonderen. Langenbecks Arch. klin. Chir. 105, 973 (1914). — HACKER, V. v., u. G. LOTHEISSEN: Die Chirurgie der Speiseröhre. In: GARRÉ, KÜTTNER u. LEXER, Handbuch der praktischen Chirurgie, 5. Aufl., Bd. 5, S. 454. Stuttgart: Enke 1924. — HÄRING, R.: Die Folgeerscheinungen nach totaler Gastrektomie, ihre Behandlung und Verhütung. Chirurg 31, 163 (1960); — Die Chirurgie der kardianahen Magen-Karzinome. Ergebn. Chir. Orthop. 46, 1 (1964). — HARPER, F. R.: Thoracico-abdominal approach to the upper portion of the abdomen and upper pole of kidney. Arch. Surg. 54, 517 (1947); — Thoracico-abdominal approach to the upper abdomen. Surg. Gynec. Obstet. 84, 331 (1947). — HARRINGTON, S. W.: Surgical treatment of benign and secondary malignant tumors of the esophagus. Arch. Surg. 58, 646 (1949); — Treatment of benign tumors of the esophagus. In: G. T. PACK and J. M. ARIEL (eds.), Treatment of cancer and allied diseases, second ed. Tumors of the brest, chest and esophagus, vol. 4, p. 531. New York: Paul B. Hoeber 1960. — HARRISON, A. W.: Transthoracic small bowel substitution in high stricture of the esophagus. J. thorac. Surg. 18, 316 (1949). — HARRISON, A. W., and W. H. PICKETT: One stage multiple approach operation for cancer of the upper and mid-thoracic esophagus. Surgery 28, 771 (1950). — HART, R. H.: Thoraco-abdominal incisions. A review. Surgery 34, 773 (1953). — HART, W.: Experimentelle und klinische Untersuchungen über den Wert von Ersatzmägen nach totaler Magenresektion. Habil.-Schr. München 1963; — Zur Funktion von Ersatzmägen nach totaler Magenresektion. Fortschr. Med. 83, 7, 9 (1965). — HARTENBACH, W.: Über die Bedeutung der Milzentfernung bei bösartigen Erkrankungen. 77. Tagg Dtsch. Ges. Chir. 20.—23. 4. 1960; — Zur Operationstechnik sowie prä- und postoperativen Substitution beim Kardiakarzinom. Chirurg 32, 129 (1961); — Gefahren und Komplikationen bei Eingriffen an der Kardia. 79. Tagg Dtsch. Ges. Chir. 25.—28. 4. 1962. Langenbecks Arch. klin. Chir. 301, 257 (1962); — Eingriffe an der Kardia. Stuttgart: Enke 1963. — HARTMANN, G.: Indikation, Technik und Ergebnisse der Gastektomie mit Dünndarmzwischenschaltung nach Longmire-Nakayama beim Magencarcinom. Chirurg 33, 76 (1962). — HARVIE, J. B.: Report of a case of recovery after gastrectomy for carcinoma. Ann. Surg. 31, 344 (1900). — HAYEK, H. v.: Die Kardia und der Hiatus oesophageus des Zwerchfells. Z. Anat. 100, 218 (1933); — Die Speiseröhre. In: DERRA, Handbuch der Thorax-Chirurgie Bd. I, S. 173. Berlin-Göttingen-Heidelberg: Springer 1959. — HAYS, R. P.: Anatomic and physiologic reconstruction following total gastrectomy by the use of a jejunal food pouch. Surg. Forum 4, 291 (1953). — HEDBLOM, C. A.: Combined transpleural and transperitoneal resection of the thoracic oesophagus and the cardia for carcinoma. Surg. Gynec. Obstet. 35, 284 (1922).— HEDENSTEDT, S.: Gastrectomy with jejunal replacement. Acta chir. scand. 117, 295 (1959). — HEDENSTEDT, S., and F. HEIJKENSKJÖLD: Secondary jejunal transposition following total gastrectomy with oesophago-jejunal anastomosis. Acta chir. scand. 123, 205 (1962). — HEDRI, E.: Über die Ergebnisse der Radikaloperation des Pankreaskarzinoms. Klin. Med. (Wien) 16, 3 (1961). — HEGEMANN, G.: Resektion und Rekonstruktion der Speiseröhre. Chirurg 30, 501 (1959); — Chirurgie der Speiseröhre. Zbl. Chir. 86 (4a), 295 (1961); — Gefahren der Ösophaguschirurgie unter Ausschluß der Nahtinsuffizienz. Vortr. VIII. Thoraxchir. Arbeitstagg Bad Nauheim 15. 2. 1963. — HEGEMANN, G., u. H. SCHAUDIG: Zur chirurgischen Behandlung des Oesophaguscarcinoms. Langenbecks Arch. klin. Chir. 313, 350 (1965). — HEIMLICH, H. J.: The use of a gastric tube to replace the esophagus as performed by Dr. DAN GAVRILIU of Bukarest, Rumania. Surgery 42, 693 (1957); — Postcricoid carcinoma and obstructing lesions of the thoracic esophagus: a new operation for replacement of the esophagus. Arch. Otolaryng. 69, 570 (1959); — Esophageal replacement with a reversed gastric tube. Dis. Chest 36, 478 (1959); — Reconstruction of entire esophagus and restoration of swallowing with reversed gastric tube. N.Y. St. J. Med. 61, 2478 (1961); — Replacement of the entire esophagus for malignant or benign steonosis. Amer. J. Gastroent. 35, 311 (1961);— Elective replacement of the oesophagus. Brit. J. Surg. 53, 913 (1966). — HEIMLICH, H. J., T. W. GREENLEES, and J. M. WINFIELD: Carcinoma of the esophagus; a palliative procedure with use of a plastic tube introduced through a cervical incision. J. Amer. med. Ass. 161, 192 (1956). — HEIMLICH, H. J., and J. M. WINFIELD: The use of a gastric tube to replace or bypass the esophagus. Surgery 37, 549 (1955). — HEINRICH, G., u. F. HOLLE: Erweiterte Indikationsstellung in der Alterschirurgie des Magens. Ärztl. Wschr. 11, 985 (1956). — HELLINGER, J., u. J. REICHEL: Das Ösophaguskarzinom im höheren Lebensalter. Z. Altersnsforsch. 16, 1 (1962). — HENLEY, F. A.: Gastrectomy with replacement. Brit. J. Surg. 40, 118 (1952); — Gastrectomy with replacement: Huterian lecture delivered at the Royal College of Surgeons of England. Ann. roy. Coll. Surg. Engl. 13, 141 (1953); — Gastrectomie avec remplacement par le jejunum. Arch. Mal. Appar. dig. 46, 95 (1957). — HEPP, J., et CL. D'ALLAINES: Le traitement des sténoses cicatricielles de la voie biliaire principale par l'hépatico-jejunostomie en «Y». J. Chir. (Paris) 68, 409 (1952). — HEPP, J., C. COUINAUD et M. BUCAILLE: Les gastrectomies avec rétablissement du circuit duodénal par interposition viscérale primitive ou secondaire. Arch. Mal. Appar. dig. 46, 59 (1957). — HERRINGTON jr, J. L.: The Billroth I and Billroth II reconstructions. A clinical comparison of results of the two methods. Surgery 44, 1040 (1958). — HERZBERG, L.: Zur Frage der operativen Behandlung des Kardiospasmus. Z. sovrem. Chir. [Russisch], 2. Liefg. 1, 91 (1927). Ref. Zentr.-Org. ges. Chir. 40, 86 (1928); — Die Anatomie des Bauchabschnittes der Speiseröhre und die operativen Wege zu demselben. Z. sovrem. Chir. [Russisch] 5, 860—890, 1098 (1930). Ref. Zentr.-Org. ges. Chir. 54, 189 (1931); — Die Anatomie des Bauchabschnittes der Speiseröhre. Dtsch. Z. Chir. 242, 265 (1934); — Zur Methodik der Untersuchung der Kardia. Dtsch. Z. Chir. 243, 607 (1834); — Vergleichende Darstellung verschiedener Methoden operativer Freilegung des Bauchabschnittes der Speiseröhre im Lichte anatomischer und klinischer Untersuchungen. Dtsch. Z. Chir. 242, 290 (1934). — HERZEN, P.: Eine Modifikation der Roux'schen Oesophago-Jejunogastrostomie. Zbl. Chir. 35, 219 (1908). — HESS, E.: Resorptionsstudien und partielle, totale und erweiterte Gastrektomie. Langenbecks Arch. klin. Chir. 287, 423 (1957). — HESS, W.: Die Erkrankungen der Gallenwege und des Pankreas. Stuttgart: Thieme 1961. — HILLEMAND, P.: A propos du reflux oesophagien. Gastroenterologia (Basel) 86, 272 (1956). — HIRSCH, M.: Plastischer Ersatz des Oesophagus aus dem Magen. Zbl. Chir. 38, 1561 (1911). — HOAG, E. W., L. W., KIRILUK, and K. A. MERENDINO: Experiences with upper gastrectomy, its relationship to esophagitis with special reference to the esophagogastric junction and diaphragm. A study in the dog. Amer. J. Surg. 88, 44 (1954). — HÖRHAMMER, C.: Das Einmanschettierungsverfahren nach GOEPEL an den kardialen Magenpartien. Zbl. Chir. 1923, 633. — HOERNER, M. T.: Total gastrectomy. Amer. J. Surg. 86, 646 (1953). — HOFFMANN, F. L.: Carcinoma of the esophagus. New Engl. J. Med. 211, 769 (1934). — HOFFMANN, V.: Eine Methode des plastischen Magenersatzes. Zbl. Chir. 49, 1477 (1922); — Erfahrungen aus der Chirurgie der Kardia. Zbl. Chir. 85, 74 (1960); — Erfahrungen mit der Operation des Kardia-Fundus-Karzinoms und der totalen Gastrektomie. Langenbecks Arch. klin. Chir. 293, 571 (1960). — HOFSTETTER, J., u. R. MOSIMANN: Unmittelbare und Spätresultate nach totaler Gastrektomie bei Magenkrebs. Gastroenterologia (Basel) 93, 193 (1960). — HOLDER, E.: Die totale Gastrektomie. Indikation, Methode und Prognose. Langenbecks Arch. klin. Chir. 287, 388 (1957). — HOLDER, E., u. H. GRIMSEHL: Die Chirurgie des Magenkrebses unter besonderer Berücksichtigung der erweiterten Eingriffe in den Jahren 1943—1959. Langenbecks Arch. klin. Chir. 294, 565 (1950). — HOLLE, F.: Die chirurgische Praxis der Erkennung und Behandlung des Kardia-Ösophagus-Karzinoms. Internist (Berl.) 2, 472 (1961); — Technik und Komplikationen der abdominellen Magentotalresektion. Chir. Praxis 2, 155 (1961); — Erfahrungen mit der Resektion des Kardia-Ösophagus-Karzinoms nach T. H. SELLORS. 79. Tagg Dtsch. Ges. Chir. 25.—28. 4. 1962. Langenbecks Arch. klin. Chir. 301, 267 (1962); — HOLLE, F., u. W. HART: Die Fundektomie des Magens. Chir. Praxis 7, 351 (1963). — HOLLE, F., u. G. HEINRICH: Tierexperimentelle Untersuchungen über die Bedeutung der Erhaltung des präpylorischen Magenrestes durch eine subdiaphragmatische Fundektomie. Vortrag Mittelrhein. Chirurgenvereigg., Basel 1954; — Zur Indikation und Technik der subdiaphragmatischen Fundektomie. Chirurg 26, 164 (1955); — Subdiaphragmatic fundusectomy in gastric surgery. Surg. Gynec. Obstet. 101, 385 (1955); — Die Bedeutung des präpylorischen Magenrestes und seine Erhaltung durch eine subdiaphragmatische Fundektomie. Langenbecks Arch. klin. Chir. 280, 270 (1955); — Erweiterte Indikationsstellung in der Alterschirurgie des Magens. Ärztl. Wschr. 11, 985 (1956); — Technik und Funktion der Totalresektion des Magens mit Dünndarmzwischenschaltung nach LONGMIRE. Chir. Praxis 3, 1 (1957); — Über die Indikation zur partiellen und totalen Resektion des Magens bei Karzinom. Chirurg 31, 103 (1960); — Die subdiaphragmatische Fundektomie. Langenbecks Arch. klin. Chir. 293, 396 (1960). — HOLLE, F., u. R. JANKER: Lehrfilm: Röntgenkinematographische Untersuchungen über die postoperative Funktion nach verschiedenen Formen der Magenresektion. Röntgeninstitut Prof. R. Janker, Bonn 1958. — HOLLE, F., u. G. VIEHWEGER: Oesophagealer Reflux nach subdiaphragmatischer Fundektomie. Seine klinische und röntgenologische Erkennung und seine Vermeidung. Fortschr. Röntgenstr. 90, 564 (1959). — HOLLENBACH, F.: Zur Radikaloperation des Magenkrebses. Chirurg 24, 119 (1953). — HOLLINGSWORTH, R. K.: Further discussion of the right thoracic approach to esophageal lesions. J. thorac. Surg. 24, 201 (1952). — HOLMAN, C. W., and B. McSWAIN: Transthoracic esophagogastrostomy. Surgery 11, 882 (1942). — HOLT, C. J., and A. M. LARGE: Surgical management of reflux esophagitis. Ann. Surg. 153, 555 (1961). — HOVELAQUE: Les artéres mésenteriques. Paris: G. Doin & Cie. 1936. — HOWARD, R.: Oesophageal atresia. Construction of a new oesophagus. Aust. N.Z. J. Surg. 29, 282 (1960). — HUBBARD, T. B.: Carcinoma of the head of the pancreas. Resection of the portal vein and portocaval shunt. Ann. Surg. 147, 935 (1958). — HUBER, P.: Angeborene Oesophagusstenose oder Narbenstenose nach Refluxoesophagitis? Wien. klin. Wschr. 49, 950 (1959). — HUMBERT, P., et J. DOR: Le temps cervical dans les oesophagoplasties pré-thoraciques avec l'iléo colon droit. Ann. Chir. 14, 391 (1960). — HUMPHREYS, G. H., and R. L. MOORE: Carcinoma involving the oesophagus. Surg. Clin. N. Amer. 33, 389 (1953). — HUMPHREYS II, G. H.: An approach to ressections of the esophagus and gastric cardia. Ann. Surg. 124, 288 (1946). — HUMPHREYS II, G. H., and R. L. MOORE: Carcinoma involving the esophagus. Surg. Clin. N. Amer. 33, 389 (1953). — HUNNICUTT, A. J.: Total gastrectomy for carcinoma: A new procedure. Bull. Alameida County med. Ass. 5, 16 (1949); — Replacing stomach after total gastrectomy with right ileocolon. Arch. Surg. 65, 1 (1952). — HUNNICUTT, A. J., and W. CRANE: Total gastrectomy with transposition of the terminal ileum and right colon. West S.A. 29, 1 (1951). — HUNNICUTT, A. J., and L. W. KINSELL: Ileocolon replacement of stomach after total gastrectomy. Clinical observations and physiological studies. Arch. Surg. 68, 511 (1954). — HUNT, C. J.: Diagnosis and managements of carcinoma of the stomach. Amer. Surg. 101, 1200 (1935); — Construction of food pouch from segment of jejunum as substitute for stomach in total gastrectomy. Arch. Surg. 64, 601 (1952); — Cancer of the stomach, with description of formation of a food pouch in total gastrectomy. Sth. med. J. (Bgham, Ala.) 47, 883 (1954). — HUNT, C. J., and J. S. COPE: Modified technic for total gastrectomy with formation of a food pouch from the jejunum. Amer. Surg. 18, 85 (1952). — HUNT, V.: Ann. Surg. 114, 570 (1941). — HURLEY, G. A. P.: The right-sides approach to cancer of the esophagus. Surg. Gynec. Obstet. 101, 768 (1955). — HUTÁS, I., u. Z. SZABOLCS: Funktionelle Röntgenuntersuchungen bei einigen „Ersatzmagen"-Typen. Radiol. diagn. (Berl.) 3, 3 (1962). — HWANG, K.: Mechanism of the functional recovery of the cervical portion of the esophagus after bilateral resection of the pharyngoesophageal nerve in the dog. Amer. J. Physiol. 174, 231 (1953). — HWANG, K., and M. I. GROSSMANN: A note of the innervation of the cervical portion of the human esophagus. Gastroenterology 25, 375 (1953).

IKEUCHI, H., S. OGAWA, K. HAYASHI, and H. SATO: Studies of the duodenal spread of gastric cancer in surgical materials. Nagoya med. J. 7, 1 (1961). — IMDAHL, H.: Über die pathophysiologischen Voraussetzungen für einen gastro-oesophagealen Reflux. Mat. med. Nordmark (Uetersen) 15, 88 (1963). — INGRAM, P. R., R. K. KESWANI, and W. H. MULLER jr.: A correlative histopathologic study of experimental surgical reflux esophagitis. Surg. Gynec. Obstet. 111, 403 (1960). — INGRAM, P. R., J. C. RESPESS, and W. H. MULLER jr.: The role of an intrinsic sphincter mechanism in the prevention of reflux esophagitit. Surg. Gynec. Obstet. 109, 659 (1959).

JABOULAY: Zit. nach R. NISSEN u. W. HESS, Operationen am Magen und Duodenum. In: BREITNERs Chirurgische Operationslehre, Bd. 4, Teil 1. Wien u. Innsbruck: Urban & Schwarzenberg 1958. — JACKSON, C.: Why does not the thoracic surgeon cure cancer of the esophagus. Arch. Surg. 12, 236 (1926). — JANEWAY, H. H., and N. W. GREEN: Cancer of the oesophagus and cardia. Ann. Surg. 52, 67 (1910). — JANKER, R., H. IMDAHL u. A. BERNHARD: Röntgenkinematographische Möglichkeiten für die Differentialdiagnose Achalasie-Kardia-Karzinom. Fortschr. Röntgenstr. 100, 58 (1964). — JEANNENEY, G., et J. MAGENDIE: Gastro-Pylorectomie pour cancer. In: Technique chirurgicale en figures, p. 86—87. Paris: G. Doin & Cie. 1956. — JENTZER, A.: Carcinoma of the cervical esophageal orifice; total cervical esophagectomy including larynx; prethoracic ileocolopharyngoplasty (in one stage). J. int. Coll. Surg. 28, 633 (1957). — JEZIORO, Z.: Die antiperistaltische Ösophagoplastik mit Hilfe der rechten Kolonhälfte. Zbl. Chir. 86, 31, 1739 (1961). — JEZIORO, Ž., and H. KUS: Experiences with the retrosternal esophageal replacement employing jejunum or ileum; an analysis of 28 cases. Surgery 44, 275 (1958). — JIANU, A.: Gastrostomie und Oesophagoplastik. Dtsch. Z. Chir. 118, 383 (1912); — Über Oesophagoplastik. Dtsch. Z. Chir. 131, 397 (1914). — JOHANSSON, L., and T. SILANDER: Esophageal reconstruction for benign strictures. Acta chir. scand. 125, 329 (1963). — JOHNSON, ALLEN, GOLDMAN, PHILIP, DAVIES, COOPER, HARPER, HAROLD, H. J. McCORCLE, and R. GARDNER: An experimental study of the nutrition of animals following gastrectomy. Surg. Forum 1952, 40, 112 (1953). — JONAS, K. C.: Substitute for stomach after T. G. Use of right half of colon. J. int. Coll. Surg. 25, 558 (1956). — JUDD jr., E. S., and J. R. HOON: Total gastrectomy: An investigation of the merits of end-to-end esophagoduodenostomy. Arch. Surg. 61, 102 (1950). — JURKIEWICZ, M. J.: Vascularized intestinal graft for reconstruction of the cervical esophagus and pharynx. Plast. reconstr. Surg. 36, 509 (1965). — JUZBASIC, D.: Present status of surgery of esophagus. Acta chir. jugosl. 4, 1 (1957). Cit. in Year Book of General Surgery, p. 361—362. Chicago: Year Book Publ. Inc. 1958/59.

KALK, H.: Krankheiten nach Magenoperationen. Internist (Berl.) 3, 412 (1962). — KAPP, N.: Das Magen-Karzinom. In: R. BOLLER, Der Magen, S. 403. Wien: Urban & Schwarzenberg 1954. — KARCHER, H.: Erfahrungen an 75 Fällen von Oesophaguskardiacarcinom unter Berücksichtigung der Fundektomie. Langenbecks Arch. klin. Chir. 280, 408 (1955). — KARITZKY, B.: Spätdehiszenz und Nahtsicherung bei Ösophagusanastomosen. Chirurg 25, 167 (1954). — KARNBAUM, S.: Die Problematik der operativen Behandlung des Speiseröhren-karzinoms. Bruns' Beiträge klin. Chir. 204, 3 (1962). — KATSCH, G., u. H. PICKERT: Tumoren des Magens. In: BERGMANN, FREY, SCHWIEGK, Handbuch der inneren Medizin, 4. Aufl., Bd. 3/1, S. 691. Berlin-Göttingen-Heidelberg: Springer 1953. — KATSURA, S., and Y. ISHIKAWA: The combined abdominal and right thoracic approach to carcinoma of the middle and upper thirds of the esophagus and its immediate results. Tohoku J. exp. Med. 58, 10 (1953). — KATSURA, S., Y. ISHIKAWA, and G. OKAYAMA: Transplantation of the partially resected middle esophagus with a jejunal graft. Ann. Surg. 147, 146 (1958). — KAY, E. B.: Experimental observations on reconstructive intrathoracic esophagogastric anastomosis following resection of the esophagus for carcinoma. Surg. Gynec. Obstet. 76, 300 (1943). — KELLING, G.: Zur Frage der intrathorakalen Operation der Speiseröhre. Zbl. Chir. 31, 609 (1904); — Oesophago-plastik mit Hilfe des Quercolon. Zblatt Chir. 38, 1209 (1911). — KENT, E. M., and S. P. HARBISON: The combined abdominal and right thoracic approach to lesions of the middle and upper third of the esophagus. J. thorac. Surg. 19, 559 (1950). — KELLY, W. D., and O. H. WANGENSTEEN: Experimental on total gastrectomy. Influence of type of anastomoses and creation. Arch. Surg. 69, 616 (1954). — KESHISHIAN, J. M., J. HARRISON, J. R. McCLELLAND, H. D. MILLER, and W. H. GERWIG jr.: Substitute pouch following total gastrectomy. Amer. Surg. 21, 811 (1955). — KIDD, H. A.: Excision of the oesophagus for malignant growth by the abdominocervical route. Brit. J. Surg. 30, 340 (1943). — KING, E. S. J.: Oesophagectomy for carcinoma of the thoracic oesophagus. Brit. J. Surg. 23, 521 (1936); — A case of oesophagectomy (Torek's operation) for carcinoma and oesophagoplasty. Aust. N. Z. J. Surg. 6, 307 (1937). — KIRKLIN, J. W., and O. T. CLAGETT: Some technical aspects of esophago-gastrectomy for carcinoma of the lower part of esophagus and cardiac end of the stomach. Surg. Clin. N. Amer. 31, 959 (1951). — KIRSCHNER, M.: Ein neues Verfahren der Oesophago-plastik. Langebecks Arch. klin. Chir. 114, 606 (1920); — Reconstruction of esophagus without tube. Langenbecks Arch. klin. Chir. 114, 606 (1920); abstracted J. Amer. med. Ass. 76, 760 (1921). — KLEIN, S. H., and J. H. GARLOCK: Results of surgical treatment of carcinoma of the esophagus and gastric cardia. J. Mt Sinai Hosp. 23, 110 (1956). — KNÖFLER, H.: Verwendungsmöglichkeiten der Jejunumringschlinge in der Magenchirurgie. Chirurg 33, 506 (1962). — KNY, W.: Über die Ausbreitung des Kardia-Karzinoms. Bruns' Beitr. klin. Chir. 197, 247 (1958). — KÖLE, W., u. L. KRONBERGER: Die Beurteilung der verschiedenen Operationsmethoden in der chirurgischen Behandlung des Magencarcinoms. Klin. Med. (Wien) 15, 316 (1960). — KÖRBL, H.: Zwischenschaltung einer Dünndarmschlinge bei Resektionen an der Kardia. Zbl. Chir. 46, 433 (1919). — KOHLER, R.: Roentgen treatment of cancer of the oesophagus. Acta radiol. (Stockh.) 35, 207 (1951). — KOOP, C. E., and S. R. RODDY: Colonic replacement of distal esophagus and proximal stomach in the management of bleeding varices in children. Ann. Surg. 147, 17 (1958). — KORHOŇ, M., u. R. HOLUŠA: Rakovina kardie. Čs. Gastroent. Výž 16, 454 (1962). — KOROLEV, B. A.: Transpleural resection of cardioesophageal carcinoma [Russisch]. Khirurgiya, (Mosk.) 61 (1958); abstracted Int. Abstr. Surg. 108, 56 (1959). — Koss, F. H.: Die Magentotalexstrirpation. Zbl. Chir. 74, 1183 (1943).— Kothe, W., u. R. Reding: Histologische und histochemische Untersuchungen am lyophilisierten Oesophagusgewebe. Thoraxchirurgie 4, 411 (1960). — Kozhevnikov, A. I., and S. S. Nesterov: Combined resections of the stomach and pancreas in gastric cancer. Khirurgiya (Mosk.) 42, 3 (1966). — Králík, J., u. J. Krätschmer: Der Ersatz der Speiseröhre mit Hilfe des tubulierten Magenfundus. Die Arterien des menschlichen Magenfundus. Chirurg 37, 6 (1966). — Krauss, H.: Fragen aus der Oesophaguschirurgie einschließlich Hiatushernie und Reflux-Oesophagitis. Thoraxchirurgie 11, 32 (1963). — Krauss, H., u. R. X. Zittel: Zur Technik des totalen Ösophagusersatzes durch eine gestielte Gastroösophagoplastik. Thoraxchirurgie 14, 1 (1966). — Kremen, A. J.: A combined abdominothoracic incision, particularly adapted for use in total gastrectomy and esophagogastrectomy. Surgery 24, 605 (1948). — Krupp, S.: Magenausgangsdrainage nach ösophago-gastralen Resektionen und antrumerhaltender Gastrektomie. Chir. Praxis 10, 495 (1966). — Kühlmayer, R., W. Lorbeck u. G. Wense: Zum Problem der Refluxösophagitis. Bruns' Beitr. klin. Chir. 192, 459 (1956). — Kümmel, H.: Über die Anwendung des Murphyschen Knopfes bei der Operation des Magen-Karzinoms und über Frühoperation desselben. Verh. dtsch. Ges. Chir. 25 (II), 145 (1896); — Carcinom der Kardia: Diskussionen. Verh. dtsch. Ges. Chir. 39, 96 (1910); — Zur Operation des Kardiospasmus und des Oesophaguscarcinoms. Langenbecks Arch. klin. Chir. 117, 193 (1921). — Kümmell jr., H.: Über intrathorakale Oesophagusplastik.Bruns' Beitr. klin. Chir. 126, 264 (1922). — Kümmerle, F., u. M. Nagel: Tumoren der duodenopankreatischen Region unter besonderer Berücksichtigung des Pankreaskarzinomes. Med. Bilddienst, Roche, Grenzach, Baden 1 (64), 21—29 (1960). — Küttner, H.: Beiträge zur Therapie des Magens auf Grund von 1100 in 7 Jahren behandelten Fällen. Verh. dtsch. Ges. Chir. 43 (II), 459 (1914); — Erfolgreiche Resektion der Cardia und des unteren Oesophagusabschnittes. Zbl. Chir. 52, 556 (1925). — Kuntzen, H.: Indikation und Ergebnisse der erweiterten Magenresektion. Langenbecks Arch. klin. Chir. 287, 352 (1957). — Kuss, B.: Erfahrungen nach Kardiaresektionen und totalen Gastrektomien. Zbl. Chir. 81, 1438 (1956); — Zur Pathophysiologie des Magen-Darm-Traktes nach erweiterter Teilresektion und totaler Gastrektomie. Langenbecks Arch. klin. Chir. 287, 427 (1957). — Kuyjer, P. J.: The spread of gastric cancer into the section lines. Arch. chir. neerl. 4, 255 (1952); — Nécessité d'élargir l'indication de la gastrectomie totale pour cancer et les conséquences pour la physiologie de l'agastre. Extrait Bull. Soc. int. Chir. 15, 18 (1956).

Lafargue, P., Dufour, Chavannaz et Cabanie: L'oesophagoplastie pré-thoracique à l'aide du côlon droit et de l'iléon terminal. Mém. Acad. Chir. 77, 362 (1951). — Lahey, F. H.: Complete removal of the stomach for malignancy with a report of five surgically successful cases. Surg. Gynec. Obstet. 67, 212 (1938); — Total gastrectomy. Surg. Clin. N. Amer. 29, 739 (1938); — Total gastrectomy for all patients with operable cancer of the stomach. Surg. Gynec. Obstet. 90, 246 (1950). — Lahey, F. H., and S. F. Marshall: Indications for and experiences with total gastrectomy. Ann. Surg. 119, 300 (1944); — Should total gastrectomy be employed in early carcinoma of the stomach ? Experience with 139 total gastrectomies. Ann. Surg. 132, 540 (1950). — Lamesch, A., A. Porchet u. B. Herzog: Die Anastomose kleinlumiger Gefäße. (Eine Möglichkeit des Ersatzes der thorakalen Speiseröhre durch freie Darmtransplantation.) Z. Kinderchir. 4, 2 (1967). — Langhans, G.: Operationsmethoden zur Wiederherstellung des thorakalen Oesophagus. Inaug.-Diss. Würzburg 1960. — Lanzara, A.: Combined abdominal and right thoracic approach in surgical treatment of lesions of middle oesophagus. Sci. med. ital. 1, 318 (1950). — Large, A., J. L. Posch, and D. Dolese: Carcinoma of the upper stomach and thoracic esophagus. J. Mich. med. Soc. 48, 458 (1949). — Lawrence, G. H.: Right thoracoabdominal approach esophageal resection. Surg. Gynec. Obstet. 105, 641 (1957). — Lawrence jr., W.: Reservoir construction after total gastrectomy: An instructive case. Ann. Surg. 155, 472 (1962). — Lawrence jr., W., P. Vanamee, A. S. Peterson, G. McNeer, S. Levin, and H. T. Randall: Alterations in fat and nitrogen metabolism after total and subtotal gastrectomy. Surg. Gynec. Obstet. 110, 601 (1960). — Lee jr., C. M.: Transposition of a colon segmest as a gstric reservoir after total gastrectomy. Surg. Gynec. Obstet. 92, 456 (1951). — Lefèvre, H.: Cancer de l'antre et ganglion periesophagiens gastrectomie totale. Méd. Acad. Chir. 73, 226 (1947). — Lefèvre, H., et J. L. Lortat-Jacob: Indication et résultats de la gastrectomie totale dans le cancer de l'estomac. Papport au 53. Congr. de l'Assemblée franç. de Chirurgie, Paris. 2—7 Oct. 1950, p. 61—173. J. Chir. (Paris) 66, 670 (1950); — Technique de la gastrectomie totale pour cancer. J. Chir. (Paris) 67, 322 (1951). — Lehner, A.: Der linksseitige, doppelte, transthorakale Zugang zur Resektion der mittleren Speiseröhre. Helv. chir. Acta 29, 40 (1962). — Levrat, M., A. Guichard et R. Lambert: Une oesophagite expérimental chez le rongeur. Ann. Anat. path. 2, 175 (1961). — Levrat, M., R. Lambert et G. Kirshbaum: Étude expérimentale de l'oesophagite par reflux chez le rat. Arch. Mal. Appar. dig. 50, 281 (1961). — Levy, W.: Versuche über die Resektion der Kardia. Langenbecks Arch. klin. Chir. 56, 4 (1898). — Lewin, E.: Gastric cancer. Acta chir. scand. (Suppl.)

262, 1 (1960). — LEWIS, I.: Surgical treatment of carcinoma of the oesophagus with special reference to a new operation for growth of the middle third. Brit. J. Surg. 34, 18 (1946); — Carcinoma of the oesophagus. In: Modern trends in gastroenterology, p. 199—220. New York: Paul B. Hoeber 1952. — LEXER, E.: Vollständiger Ersatz der Speiseröhre. Münch. med. Wschr. 58, 1548 (1911). — LICK, R. F., W. HART, H. HEYMANN u. TH. GÜRTNER: Zur operativen Behandlung der Enteritis regionalis (Crohnsche Erkrankung) des Duodenums. Chirurg 12, 558 (1964). — LIDGAS, E.: Erfahrungen mit der totalen Magenresektion beim Magencarcinom. Bruns' Beitr. klin. Chir. 188, 289 (1954). — LILLEHEI, R. C.: Transplantations du tube digestif. 22. Kongr. Soc. Int. Chir. Wien (1967) — LILLEHEI, R C , S. GOLDBERG, B. GOOTT, and J. K. LONGERBEAM: The present status of intestinal transplantation. Amer. J. Surg. 1, 58 (1963). — LILLEHEI, R. C., W. G. MANAX, G. W. LYON, and R. H. DIETZMAN: Transplantation of gastrointestinal organs, including small intestine and stomach. Gastroenterology 51, 936 (1966). — LIMO-BASTO, E.: Problemas da tecnica da gastrectomia total. Arch. Pat. (Lisboa) 18, 206 (1956). — LINDENSCHMIDT, TH. O.: Der Ablauf der Proteolyse nach partieller und totaler Magenresektion. Langenbecks Arch. klin. Chir. 276, 636 (1953). — LINDENSCHMIDT, TH., F. BRAMSTEDT u. W. D. HEINRICH: Proteolyseverlauf und Fermentsubstitutionstherapie nach totaler Gastrektomie. Medizinische 1953, 14. — LINDER, F., u. W. CH. HECKER: Oesophagusersatz durch Colon. Chirurg 1, 18 (1962); — Zur chirurgischen Behandlung des Speiseröhren-Krebses. Radikale Ösophagus-Exstirpation und Kolon-Interposition. Thoraxchirurgie 14, 254 (1966). — LINDER, F., W. CH. HECKER u. W. WENZ: Spätergebnisse nach retrosternaler Colon-Oesophagus-Plastik. Langebecks Arch. klin. Chir. 310, 320 (1965). — LLOBERT, A. F.: Nassilov's operation: First in Buenos Aires (L'operation de Nassilov: La premiere intervention a Buenos Aires). Rev. Chir. (Paris) 21, 674 (1900). — LONGINO, L. A., M. M. WOOLLEY, and R. E. GROSS: Esophageal replacement in infants and children with use of a segment of colon. J. Amer. med. Ass. 171, 1187 (1959). — LONGMIRE jr., W. P.: A modification of the Roux technique for antethoracic esophageal reconstruction; anastomoses of mesenteric and internal mammary blood vessels. Surgery 22, 94 (1947); — Total gastrectomy for carcinoma of the stomach. Surg. Gynec. Obstet. 84, 21 (1947). — LONGMIRE jr., W. P., and J. M. BEAL: Construction of a substitute gastric reservoir following total gastrectomy. Ann. Surg. 135, 637 (1952). — LORTAT-JACOB, J. L.: Une procédé d'oesophagoplastic utilisant l'estomac. Presse méd. 1949, 1259; — The approach to the thoracic esophagus for carcinoma surgery. (Voie d'abord de l'oesophage thoracique pour la chirurgie du cancer.) Presse méd. 57, 453 (1949); — Chirurgie de l'oesophage. Paris: Flammarion 1951; — Oesophagoplastie iso-péristaltique trans-thoraco-médiastinale avec le côlon transverse. Mém. Acad. Chir. 77, 586 (1951); — Utopie, mauvaise action ou acte de foi raisonnable ? La gastrectomie totale de principe dans le cancer de l'estomac. Gaz. méd. Fr. 58, 957 (1951); — Les récidives locàles du cancer de l'estomac. Sem. Hôp. Paris 28, 53—54, 182 (1952); — Malfaçon et séquelles de la chirurgie du hiatus diaphragmatique et du cardio-oesophage. Acta chir. belg. (Suppl. 2), 13—19 (1959); — Results of surgical treatment of cancer of esophagus. Bull. Ass. franç Cancer 44, 29 (1957). Cit. in Year Book of General Surgery, p. 378—379. Chicago: Year Book Publ. 1958/59; — Cicatricial strictures of esophagus. Lyon chir. 54, 43 (1958). Cit. in Year Book of General Surgery, p. 362—363. Chicago: Year Book Publ. 1958/59. — LORTAT-JACOB, J. L., and B. DUPERRAT: Inflammatory esophageal stenosis cured by resection. Report of a case. (Stenose in flammatovie de l'oesophage traitee par la resection.) Pathologie (Paris) 12, 13 (1950); abstracted Excerpta med. (Amst.) Sect. IX 5, 1293 (1951). — LORTAT-JACOB, J. L., S. N. MAILLARD et F. FEKÉTE: La prévention du reflux après resection oesophagogastrique par un procédé d'anastomose continente. Mém. Acad. Chir. 13, 1157 (1959); — A procedure to prevent reflux after esophagogastric resection: experience with 17 patients. Surgery 50, 600 (1961). — LOTHEISSEN, G.: Über plastischen Ersatz der Speiseröhre, insbesondere aus dem Magen. Bruns' Beitr. klin. Chir. 126, 490 (1922); abstracted J. Amer. med. Ass. 79, 1371 (1922); — Zur Radikaloperation des Speiseröhrenkrebses. Langenbecks Arch. klin. Chir. 131, 200 (1924); — Behandlung der organischen Stenosen des Oesophagus und des Kardiospasmus. Münch. med. Wschr. 81, 41 (1934); abstracted J. Amer. med. Ass. 102, 974 (1934). — LOTKOWSKI, K.: Total gastrectomy with replacement by a segment for transversa colon. Pol. Tyg. lek. 11, 79 (1956). — LÜDECKE, H.: Über die Indikationen zur Gastrektomie und die besonderen Verhältnisse beim Scirrhus ventriculi. Langenbecks Arch. klin. Chir. 275, 385 (1953). — LUNDBLAD, O.: Über antethorakale Ösophagoplastik. Acta chir. scand. 53, 535 (1921).

MACDONALD, G. C.: Total removal of stomach for carcinoma of the pylorus: Recovery. J. Amer. med. Ass. 31, 538 (1898). — MACDONALD, R., F. J. INGLEFINGER, and H. W. BELDING: Late effects of total gastrectomy in man. New Engl. J. Med. 237, 887 (1947). — MACDONALD, R., F. J. INGLEFINGER, and P. KOTIN: Predeterminism in gastric carcinoma as the limiting factor of curability. Surg. Gynec. Obstet. 98, 148 (1954). — MADDEN, J. L.: Atlas of technics in surgery. New York: Appleton-Century-Crofts 1958. — MAGUIRE, W. C., and N. MITCHELL: Perforation of the aorta by acid gastric contents at site of gastroesophagostomy. Surgery **22**, 842 (1947). — MAHONEY, E. B., and C. D. SHERMAN jr.: Total esophago-plasty using intrathoracic right colon. Surgery **35**, 937 (1954). — MAILLET, P.: L'oesophag-ectomie totale avec oeso-coloplastie intra-thoracique pour cancer de l'oesophage médio-thoracique. Lyon chir. **56**, No 2 (1960). — MAILLET, P., et G. VIRGILLO: Interposition oeso-gastrique d'un segment jéjunal. Lyon chir. **5**, 663 (1959). — MAINGOT, R.: Partial gastrectomy: The Billroth II types of repair. In: Abdominal operations, fourth ed., chapt. 15, p. 231. New York: Appleton-Century-Crofts 1961; — Tumours of the stomach. In: Abdominal operations, fourth ed., chapt. 19, p. 344. New York: Appleton-Century-Crofts 1961. — MAISSA, P. A., and P. CORBELLA: Metastases in the esophagus (Metastasis en esofago). Arch. argent. Enferm. Appar. dig. **21**, 552 (1946). — MALLINCKRODT, H. v.: Indikation zur einfachen und erweiterten Gastrektomie und Cardiektomie beim Magencarcinom. Zbl. Chir. **79**, 518 (1954). — MARSHALL jr., L. C.: Transposition of a colon segmentas a gastric reservoir after total gastrectomy. Surg. Gynec. Obstet. **92**, 456 (1951). — MARSHALL, S. F.: Carcinoma of the esophagus: susccfesul resection of lower end of esophagus with reestablishment of esophageal-gastric continuity. Surg. Clin. N. Amer. **18**, 643 (1938); — Carcinoma of the stomach. J. int. Coll. Surg. **16**, 560 (1951); — Total versus radical partial resection for cancer of the stomach. Editorial. Surg. Gynec. Obstet. **104**, 497 (1957). — MARSHALL, S. F., and L. H. BROWN: Total gastr-ectomy. Surg. Clin. N. Amer. **27**, 671 (1947). — MARSHALL, S. F., and H. URAM: Total gastr-ectomy for gastric cancer: Effect upon mortality, morbidity, and curability. Surg. Gynec. Obstet. **99**, 657 (1954). — MARWEDEL, G.: Die Aufklappung des Rippenbogens zur Erleichterung operativer Eingriffe im Hypochondrium und im Zwerchfellkuppelraum. Zbl. Chir. **30**, 938 (1903). — MATHEWSON jr., C., and R. COHN: Combined abdominal and right thoracic approach to lesions of the esophagus. Arch. Surg. **61**, 229 (1950). — MATSUMOTO, T.: Studies on esopha-geal reconstruction by means of the pedunculated gastric tube with additional micro-vascular anastomoses. Arch. jap. Chir. **34**, 1118 (1965). — MAURER, H.-J.: Röntgenuntersuchungen zur Funktion des unteren Oesophagus. Radiol. clin. (Basel) **28**, 335 (1959). — MAURI-PAOLINI, A., e S. GARBERINI: La ricostruzione dello stomaco dopo G.T. (I: Le gastroplastiche digiunali.) Chirurgia (Pavia) **10**, 38 (1955). — MAURI-PAOLINI, A., S. GARBERINI e E. MARINONI: La ricostruzione dello stomaco dopo gastrectomia totale. (Le gastroplastiche con il colon.) Arch. ital. Chir. **21**, 178 (1958). — McCAUGHAN jr., J. J., and R. F. BOWERS: Favorable post-gastrectomy results in Billroth II patients with a small stomach. Arch. Surg. **77**, 837 (1958). — McCORKLE, H. J.: The problem of nutrition following complete gastrectomy. Soc. int. Chir. Bull. **15**, 129 (1956). — McCORKLE, H. J., and H. A. HARPER: The problem of nutrition following complete gastrectomy. Ann. Surg. **140**, 467 (1954). — McCORKLE, H. J., D. J. MAL-COLM, H. A. HARPER, and E. MILLER: The results of an experimental approach to the clinical problems of patients requiring gastrectomy. West. J. Surg. **67**, 205 (1959). — McDERMOTT, W. V.: One stage pancreatoduodenectomy with resection of the portal vein for carcinoma of the pancreas. Ann. Surg. **136**, 1012 (1952). — McGANNON, P. T., C. WILLIAMS, and S. R. FRIESEN: The prevention of esophagitis after esophagogastrostomy in dogs by an interposed pedicled pylorus. Surg. Forum **7**, 348 (1956). — McGLONE, F. B.: Total gastrectomy with replacement of stomach by ileocolic segment. J. Amer. med. Ass. **151**, 622 (1953). — McLEAN, L. D., and O. H. WANGENSTEEN: The surgical treatment of esophageal stricture. Surg. Gynec. Obstet. **103**, 5 (1956). — McLEESE, J. J., F. P. PERRONE, and G. B. McLEESE: Replacement of the stomach by the right colon in total gastrectomy. Amer. J. Surg. **84**, 712 (1952). — McMANUS, J. E.: Combined left abdominal and right thoracic approach to resection of eso-phageal neoplasms. Surgery **24**, 9 (1948). — McMANUS, J. E., J. T. DAMERON, and J. R. PAINE: Extent to which one may interfere with blood supply of the esophagus and obtain healing on anastomosis. Surgery **28**, 11 (1950). — McMANUS, J. E., J. R. PAINE, J. DUNN, and W. MERDINGER: Carcinoma of the esophagus. Surgery **40**, 510 (1956). — McNEER, G.: Prin-ciples affecting successful esophageal anastomosis. Surgery **26**, 590 (1949). — McNEER, G., W. LAWRENCE jr., M. P. ASHLEY, and G. T. PACK: End results in the treatment of gastric cancer. Surgery **43**, 879 (1958). — McNEER, G., W. LAWRENCE jr., L. G. ORTEGA, and D. A. SUNDERLAND: Earl results of extended total gastrectomy for cancer. Cancer (Philad.) **9**, 1153 (1956). — McNEER, G., u. G. T. PACK: Postoperative Mortalität nach totaler Gastrektomie. Cancer (Philad.) **7**, 1010 (1954). Ref. Zentr.-Org. ges. Chir. **138**, 360 (1955). — McNEER, G., D. A. SUNDERLAND, G. McINNES, H. J. VANDENBERG, and W. LAWRENCE: A more thorough operation for gastric cancer. Anatomical basis and description of technique. Cancer (Philad.) **4**, 957 (1951). — McPEAK, E., and S. WARREN: Histologic features of carcinoma of cardio-esophageal junction and cardia. Amer. J. Path. **24**, 971 (1948). — McSWAIN, B., B. F. BYRD jr., A. M. LANGA, and A. HABER: The use of parietal pleural graft in experimental esophageal anastomosis. Surg. Gynec. Obstet. **100**, 205 (1955). — MEDWID, A., J. WEISSMANN, M. J. RAUDALL, H. N. BANE, P. VAN AMEE, and K. E. ROBERTS: Physiologic alterations resulting from carbohydrate, protein and fat meals in patients following gastrectomy; the relationship of these changes to the dumping syndrome. Ann. Surg. **144**, 953 (1956). — MEILLERE, J.: Etude de la vascularisation des tuniques du segment gauche du côlon; ses applications chirurgicales. Ann. Anat. path. **4**, 867 (1927). — Merendino, K. A.: Experiences with interposed jejunal segment in the treatment of peptic esophagitis and related conditions. Postgraduate Course in Gastrointestinal Disease, Clinical Congr. of Amer. Coll. Surg. Atlantic City, N. J. October 14—18, 1957; — Certain considerations in the use of jejunum or colon for esophageal substitution. Amer. J. Surg. **99**, 833 (1960). — Merendino, K. A., and D. H. Dillard: The concept of sphincter substitution by an interposed jejunal segment for anatomic and physiologic abnormalities at the esophagogastric junction. With special reference to reflux esophagitis, cardiospasm and esophageal varices. Ann. Surg. **142**, 486 (1955). — Merendino, K. A., and E. C. Emerson: Aortoesophagogastric fistula, unusual complications of esophagogastrostomy under the aortic arch following esophageal resection for carcinoma. J. thorac. Surg. **19**, 405 (1950). — Merendino, K. A., and V. H. Mark: Analysis of 100 cases of squamous cell carcinoma of esophagus, with special reference to its theoretical curability. Surg. Gynec. Obstet. **94**, 110 (1952). — Merendino, K. A., and G. I. Thomas: The jejunal interposition operation for substitution of the esophagogastric sphincter. Surgery **44**, 1112 (1958). — Mes, G. M.: New method of esophagoplasty. J. int. Coll. Surg. **11**, 270 (1948). — Meyer, G. A., S. O. Schwarz, and L. H. Weissmann: Pernicious anaemia following total gastrectomy. Arch. Surg. **42**, 18 (1941). — Meyer, K. A., P. Rosi, and D. D. Kozoll: Total gastrectomy. Surg. Clin. N. Amer. **31**, 285 (Feb. 1951). — Meyer, W.: Ein Vorschlag bezüglich der Gastrostomie und Oesophagoplastik nach Jianu-Röpke. Zbl. Chir. **40**, 267 (1913); — Further experience with resection of the oesophagus for carcinoma. Surg. Gynec. Obstet. **20**, 162 (1915). — Mikkelsen, W. P.: Restoration of esophago intestinal continuity after total gastrectomy; physiologic aspect. Amer. J. Gastroent. **21**, 281 (1954). — Mikulicz, J. v.: Ein Fall von Resection des carcinomatösen Oesophagus mit plastischem Ersatz des exzidierten Stückes. Prag. med. Wschr. **11**, 93 (1886); — Bericht über 103 Operationen am Magen. Verh. dtsch. Ges. Chir. **24** (II), 737 (1895); — Beiträge zur Technik der Operation des Magencarcinoms. Verh. dtsch. Ges. Chir. **27**, 252 (1898); — Chirurgische Erfahrungen über die Sauerbruch'sche Kammer bei Unter- und Überdruck. Verh. dtsch. Ges. Chir. **33**, 34 (1904). — Millbourn, E.: Experiences of radical pancreatic surgery in cases of carcinoma of the head of the pancreas or the papilla of Vater. Acta chir. scand. **116**, 1 (1958). — Miller jr., R. T., and W. D. W. Andrus: Experimental surgery of the thoracic oesophagus. Bull. Johns Hopk. Hosp. **34**, 109 (1923). — Miyagi, H.: Unsere Erfahrungen mit der Resektion des Kardiakrebses. Langenbecks Arch. klin. Chir. **149**, 187 (1928). — Mörl, F.: Erfahrungen bei der Resektion des Kardiakrebses. Zbl. Chir. **75**, 746 (1956). — Moersch, R. N., F. H. Ellis jr., and J. R. McDonald: Pathologic changes occurring in severe reflux esophagitis. Surg. Gynec. Obstet. **108**, 476 (1959). — Monod, A., and P. Broca: Palliative prethoracic esophagoplasty using the transverse colon for inoperable carcinoma of the thoracic esophagus. (Oesophagoplastie préthoracique palliative avec le colon transverse, pour cancer inopérable de l'oesophage.) Mém. Acad. Chir. **76**, 824 (1950). — Montenegro, E. B., and D. E. Cutait: Construction of new esophagus by means of transverse colon and its application for caustic atresia, carcinoma, and varices of esophagus. Surgery **44**, 785 (1958). — Moore, G. E., Y. Sako, and L. B. Thomas: Radical pancreatoduodenectomy with resection and reanastomosis of the upper mesenteric vein. Surgery **30**, 550 (1951). — Moreno, A. H.: Studies on nutritional and other disturbances following operations for cancer of the stomach; with particular reference to the use of a jejunal food pouch as a substitute gastric reservoir. Ann. Surg. **144**, 779 (1956). — Moroney, J.: Colonic replacement of the stomach. Lancet **1951**, 260, 993; — Colonic replacement and restoration of the human stomach. Ann. roy. Coll. Surg. Engl. **12**, 328 (1953). — Moser, F. H., F. H. Ellis jr., J. L. Bollman, and J. H. Grindlay: Fecal excretion of fat following esophagogastrectomy in animals. Surg. Gynec. Obstet. **105**, 332 (1957). — Mouchet, A.: Palliative intrathoracic anastomosis above the growth in irremovable cancer of the midthoracic esophagus. (L'anastomose palliative sustumorale intrathoracique dans le cancer inextirpable de l'oesophage thoracique moyen.) Arch. Mal. Appar. dig. **39**, 674 (1950). — Mouchet, A., and P. Orsoni: Seven resections of the thoracic esophagus for carcinoma, with esophagogastric anastomosis, followed by operative cure. (A propos de sept resections de l'oesophage thoracique pour cancer avec anastomose oesophagogastrique, suivies de guerison operatoire.) Mém. Acad. Chir. **74**, 165 (1948); abstracted Int. Abstr. Surg. **87**, 564 (1948). — Mullard, K. S.: Carcinoma of oesophagus treated by excision. Lancet **1960 I**, 677. — Mustard, R. A.: Selection of therapy for esophageal cancer. Arch. Surg. **75**, 674 (1957); — Reflux oesophagitis. Canad. med. Ass. J. **76**, 811 (1957). — Mustard, R. A., and O. Ibberson: Carcinoma of the esophagus. A review of 381 cases admitted to Toronto General Hospital 1937—1953 inclusive. Ann. Surg. **144**, 927 (1956).

Nagel, G. W., and J. F. Menke: Transthoracic operations for neoplasms of the esophagus and stomach. Surg. Gynec. Obstet. **83**, 657 (1946). — Nagel, U.: Statistische Untersuchungen über Klinik und Behandlung des Magen-Krebses über eine Zeit von 50 Jahren an der Chir. Univ.-Klinik Bonn. Diss. Bonn 1951. — Najarian, J. S., D. H. Murray jr., C. D. Buster, and O. F. Grimes: Utilization of the ileocecal valve as a substitute for the cardioesophageal sphincter. Surg. Forum **7**, 344 (1956). — NAKAYAMA, K.: Radical operations for carcinoma of esophagus and cardiac end of stomach. J. int. Coll. Surg. **21**, 51 (1954); — Approach to mid-thoracic esophageal carcinoma for its radical surgical treatment. Surgery **35**, 574 (1954); — Vereinfachte Gastrektomie. Chirurg **25**, 174 (1954); — Die Beurteilung verschiedener operativer Methoden für die totale Gastrektomie. Chirurg **26**, 266 (1955); — Totale Magenexstirpation und Kardiaresektion mit Pankreatiko-Splenektomie. Chirurg **26**, 277 (1955); — Neue Methode der radikalen chirurgischen Behandlung des mittleren thorakalen Oesophaguscarcinoms. Chirurg **25**, 163 (1954); abstracted. Int. Abstr. Surg. **100**, 129 (1955); — Pancreaticosplenectomy combined with gastrectomy in cancer of the stomach. Surgery **40**, 297 (1956); — Evaluation of the various operative methods for total gastrectomy. Surgery **40**, 488—502 (1956); — Die Beurteilung verschiedener operativer Methoden für die totale Gastrektomie. Chirurg **26**, 448 (1956); — Vereinfachte Leberresektion. Chirurg **27**, 456 (1956); — Die Ergebnisse der totalen Magenresektion beim Magenkrebs. Chirurg **29**, 1 (1958); — Simplified hepatectomy. Brit. J. Surg. **194**, 645 (1958); — Die en-bloc-Exstirpation krebsartiger Organe der oberen Bauchhöhle. Münch. med. Wschr. **101**, 37, 1549 (1959); — Statistical review of 5 year survivals after surgery for carcinoma of the esophagus and cardiac portion of the stomach. Surgery **45**, 883 (1959); — Statistische Übersicht über Fünfjahresheilungen nach Operation beim Ösophaguskarzinom. Chirurg **30**, 149 (1959); — Erfahrungen bei etwa 3000 Fällen von Ösophagus- und Kardiakarzinom. 77. Tagg Dtsch. Ges. Chir. 20.—23. 4. 1960. Langenbecks Arch. klin. Chir. **295**, 81 (1960); — New reconstructive method after radical removal of carcinoma of cervical esophagus free autografts of intestine. Asian med. J. **10**, 6 (1967). — NAKAYAMA, K., K. YAMAMOTO, T. TAMIYA, and H. MAKINO: Vascular reconstruction in esophageal surgery, with special reference to autografting. J. int. Coll. Surg. **38**, 358 (1962). — NAKAYAMA, K., u. F. YANAGISAWA: Die Ergebnisse der chirurgischen Behandlung des Ösophaguskarzinoms. Chirurg **28**, 241 (1957); — Die postoperative Funktion des Verdauungstraktes. Langenbecks Arch. klin. Chir. **291**, 15 (1959). — NAPOLITANO, A., A. DI BARTOLOMEO e D. FORTUNELLI: Studio sperimentale sull'influenza del reflusso biliopancreatico nell'insorgenza della pancreatite acuta e cronica. Ann. ital. Chir. **38**, fasc. VIII (1961). — NASILOFF, J. J.: Esophagotomy and endothoracic resection of the esophagus. (Oesophagotomia et resectio oesophagi endothoracia.) St. Petersburg Vrach **9**, 481 (1888). — NEIBLING, H. A., and W. WALTERS: Total gastrectomy with esophagoduodenal anastomosis. Proc. Mayo Clin. **21**, 449 (1946). — NEUHOF, H., and E. JEMERIN: Acute infections of the mediastinum. Baltimore: William & Wilkins Co. 1943. — NEUMAN, H. W., and F. H. ELLIS jr.: Experimental esophagogastrectomy: Evaluation of associated gastric-drainage procedures. J. thorac. Surg. **28**, 291 (1954). — NEVILLE, W. E., and G. H. A. CLOWES jr.: Reconstruction of the upper gastrointestinal tract with segments of the colon (Exhibit). A. M. A. Meeting, New York June 3—7 1957; — Reconstruction of the esophagus with segments of the colon. J. thorac. cardiovasc. Surg. **35**, 2 (1958); — Reconstruction of upper gastrointestinal tract with colon segments after esophagogastrostomy. Arch. Surg. **77**, 376 (1958). — NEVILLE, W. E., and A. E. SMITH: The use of the transverse colon for reconstruction of the esophagus in tracheoesophageal fistula. Ann. Surg. **144**, 1045 (1956). — NIEDNER, F. F., u. W. MATTES: Über die Unterbindung der Vena portae. Dtsch. med. Wschr. **81**, 458 (1956). — NISSEN, R.: Behandlung der funktionellen und organischen Verengerungen von Ösophagus und Kardia. Schweiz. med. Wschr. **1934 II**, 1111; — Modification du traitement radical de l'ulcère peptique (à la suite de la gastro-entérostomie postérieure) par la duodéno-jé junostomie. Mém. Acad. Chir. **63**, 189 (1937); — Die transpleurale Resektion der Cardia. Dtsch. Z. Chir. **249**, 311 (1937); — Cervical esophagogastrostomy following resection of supra-aortic carcinoma of the esophagus. Ann. Surg. **130**, 1 (1949); — Neuere Gesichtspunkte in der operativen Behandlung des Magenkarzinoms. Neue med. Welt **1**, 735 (1950); — Preservation of the pyloric antrum in resection of high gastric lesions. J. Mt Sinai Hosp. **17**, 442 (1950); — Preservation of the pyloric antrum in resection of high gastric lesions. J. Mt Sinai Hosp. **17**, No 6 (1951); — Funktionelle und organische Störungen nach gastroösophagealen Anastomosen. Helv. chir. Acta **19**, 314 (1952); — Funktionelle und organische Störungen nach gastro-oesophagealen Anastomosen. Helv. chir. Acta **19**, 314 (1952)b; astracted Int. Abstr. Surg. **97**, 249 (1953); — Die chirurgisch-klinische Bedeutung der Reflux-Ösophagitis. Thoraxchirurgie **1**, 199 (1953); — Grenzen in der Chirurgie des Karzinoms. Medizinische **1953**, 442; — Erhaltung des Antrums statt totaler Gastrektomie bei der Operation des hochsitzenden Magenkarzinoms. Schweiz. med. Wschr. **84**, 439 (1954); — Operationen am Ösophagus. Stuttgart: Georg Thieme 1954; — Eine einfache Operation zur Beeinflussung der Refluxösophagitis. Schweiz. med. Wschr. **1956**, 590; — Erfahrungen mit der Fundektomie in der Behandlung des hochsitzenden Magencarcinoms. Méd. et Hyg. (Genève) **14**, 37 (1956; — Chirurgie der Kardia. Wien. med. Wschr. **1957**, 952; — Preservation of the pyloric antrum in resection of high gastric malignancies. Amer. J. Surg. **94**, 52 (1957); — Ergebnisse der Radikaloperation von Karzinomen des thorakalen Oesophagus und der Kardia. In: Handbuch der Thoraxchirurgie, Bd. III, S. 1058. Berlin-Göttingen-Heidelberg: Springer 1958; — Ergebnisse chirurgischer Behandlung der Refluxösophagitis. Münch. med. Wschr.

100, 1108 (1958); — Speiseröhre. In: E. Derra, Handbuch der Thoraxchirurgie, Bd. III, S. 283. Berlin-Göttingen-Heidelberg: Springer 1958; — Transthorakale Fundusraffung zur Beeinflussung besonderer Formen von Refluxoesophagitis. Langenbecks Arch. klin. Chir. **293**, 365 (1960); — Der operierte Magen aus chirurgischer Sicht. Ref. Bayer. Röntgenverigg München 1962; — Operative Behandlung von Insuffizienz und Stenose der gastro-ösophagealen Anastomose nach Resektion. Bruns' Beitr. klin. Chir. **204**, 1 (1962); — Fragen aus der Ösophaguschirurgie einschließlich Hiatushernie und Refluxösophagitis. Thoraxchirurgie **11**, H. 1 (1963); — Chirurgie der Kardia. Ref. Nordwestdtsch. Chir. Verigg Hamburg 1963. — Nissen, R., u. W. Hess: Chirurgische Operationslehre (Lrsg. v. B. Breitner), Bd. IV, Teil 1. Wien: Urban & Schwarzenberg 1958; — Operationen am Magen und Duodenum. In: Breitners Chirurgische Operationslehre, Bd. 4, Teil I. Wien u. Innsbruck: Urban & Schwarzenberg 1958. — Nissen, R., u. M. Rossetti: Chirurgie der Kardia. Ciba Symp. **11**, 195 (1963). — Nuboer, J. F.: Surgical treatment of carcinomas of the distal three quarters of the thoracic esophagus and the cardia. Arch. chir. neerl. **1**, 14 (1949). abstracted Int. Abstr. Surg. **89**, 548 (1949); — One stage resection of the thoracic esophagus for carcinoma localized above the aortic arch, followed by subpharyngeal oesophagogastrostomy. Arch. chir. neerl. **3**, 57 (1951). — Nyhus, L. M.: Jejunal loop interposition: A word of caution. Arch. Surg. **85**, 223 (1962).

Ochsner, A., and M. DeBakey: Surgical aspects of carcinoma of the esophagus. Review of the literature and report of four cases. J. thorac. Surg. **10**, 401 (1941). — Ochsner, A., and N. Owens: Antethoracic esophagoplasty for impermeable stricture of the esophagus. Ann. Surg. **100**, 1055 (1934). — Ohsawa, T.: Über die freie ventro-arco-diaphragmale Thorakolaparotomie bzw. Laparothorakotomie. Zbl. Chir. **57**, 2467 (1930); — The surgery of the esophagus (Nippon geka Hokan). Arch. jap. Chir. **10**, 605 (1933). — Oka, M.: An experimental study on the resection of the thoracic oesophagus (above the tracheal bifurcation). Arch. jap. Chir. **10**, 781 (1933). — Oliveira, A. B. de: Transplante ileocieco-colico na gastrectomia total. Rev. bras. Med. **11**, 463 (1954). — Oliveira, E. de, y J. W. de Lima: Transplante do segmento ileo-colico com reservatòrio alimentar apòs gastrectomia total. Bol. Sanat. S. Lucas (S. Paulo) **15**, 147 (1954). — Olivier, C., and R. Florent jr.: Critical survey of future of patients after surgery for cancer of esophagus; survival after 5 years. (Revue critique de l'avenir des cancers oesophagiens operes a propos d'une survive de cinq ans.) J. Chir. (Paris) **70**, 691 (1954). — Olsson, O., A. Westerborn, and R. Endersen: Results of treatment of gastric cancer: 15 years experience with 201 resections. Acta chir. scand. **111**, 1 (1956). — Orr, T. G.: A modified technic for total gastrectomy. Arch. Surg. **54**, 279 (1947). — Orsoni, P.: Possibilité nouvelles dans la chirurgie de l'oesophage grâce à l'utilisation du côlon transverse pour l'oesophagoplastie. Presse méd. **59**, 272 (1951). — Orsoni, P., et M. Lemaire: Technique des oesophagoplasties par le côlon transverse et descendant. J. Chir. (Paris) **67**, 491 (1951). — Orsoni, P., et A. Toupet: Utilisation du côlon descendant et de la partie gauche du côlon transverse pour l'oesophagoplastie pré-thoracique. Presse méd. **58**. 804 (1950). — O'Shaugnessy, L., and R. W. Raven: Surgical exposure of the esophagus. Brit. J. Surg. **22**, 365 (1934). — Othersen, H. B., and H. B. Gregoirie: Esophagectomy for benign lesions. J. S. C. med. Ass. In press.

Pack, G. T.: Principles governing total gastrectomy: A report of 41 cases. Arch. Surg. **55**, 457 (1947); — End results in the treatment of cancer of the stomach. Surgery **24**, 769 (1948); — Introduction to symposium on cancer of the esophagus and gastric cardia. Surgery **23**, 867 (1948). — Pack, G. T., and G. McNeer: Total gastrectomy for cancer: A collective review of the literature and an original report of 20 cases. Surg. Gynec. Obstet. **77**, 265 (1943); — Carcinoma and stomach. Analysis of 755 cases. Surgery **24**, 769 (1948); — Surgical treatment of cancers of the gastric cardia. Surgery **23**, 976 (1948). — Pack, G. T., G. McNeer, and R. J. Booher: Principles governing total gastrectomy: A report of 41 cases. Arch. Surg. **53**, 457 (1947). — Paine, J. R.: In: Discussion on E. M. Kent and S. P. Harbison, Combined abdominal and right thoracic approach to lesions of middle and upper thirds of esophagus. J. thorac. Surg. **19**, 559 (1950). — Palmer, E. D.: The esophagus and its diseases. New York: P. B. Hoeber 1952; — Subacute erosive ("peptic") esophagitis; histopathologic study. Arch. Path. **59**, 51 (1955). — Palmer, W. L.: Cancer of stomach. Gastroenterologica (Basel) **93**, 1 (1960). — Palumbo, L. T.: Esophagoduodenal anastomosis in selected cases of total gastrectomy. J. int. Coll. Surg. **14**, 267 (1950). — Palumbo, L. T., and J. E. Brennan: Results of total gastrectomy. J. int. Coll. Surg. **17**, No 6 (1952). — Parker, E. F.: Early diagnosis of carcinoma of the esophagus. Amer. Surg. **20**, 424 (1954). — Parker, E. F., H. B. Gregorie, and J. C. Hughes: Carcinoma of the esophagus. Ann. Surg. **153**, 957 (1961). — Parker, E. F., C. B. Hanna, and R. W. Postlethwait: Carcinoma of the esophagus. Ann. Surg. **135**, 697 (1952). — Parker, E. F., and L. B. Jenkins: The causes of death following esophageal resection for carcinoma. J. thorac. Surg. **29**, 373 (1955). — Patterson, R. H., and F. G. Robbins: Substitution of right colon for the esophagus. Ann. Surg. **147**, 854 (1958). — Payne, J. H., and O. T. Clagett: Transthoracic gastric resection for lesions of cardia of stomach and lower part of esophagus:

Review of cases. Surgery **23**, 912 (1948). — PAYR, O.: 1 Fall von antethorakaler Oesophagoplastik. Münch. med. Wschr. **64**, 783 (1917). — PERALES, J. L.: Classification of Resano for cancer of the thoracic esophagus. (Classification de Resano para el cancer del esofago toracico.) Arch. Soc. Ciruj. Chile **5**, 511 (1953). — PETROV, B. A.: Radical operations for cancer of the middle third of the esophagus. Acta chir. scand. **112**, 145 (1957); abstracted Int. Abstr. Surg. **105**, 256 (1957); — Retrosternal artificial esophagus from jejunum and colon. Surgery **45**, 890 (1959); — Künstlicher Ösophagus bei gutartigen Narbenstrikturen. Zbl. Chir. **35**, 1911 (1961); — Le choix de l'intestin grêle ou du gros intestin pour l'oesophagoplastie rétrosternale dans les rétrosternale dans les rétrécissements cicatriciels. Lyon chir. **61**, 344 (1965). — PETROVSKI, A.: Intrapleurale Resektion der Speiseröhre und Kardia und die totale Gastrektomie mit einzeitiger Ösophago-Jejunoanastomose bei Karzinom. Chirurgie **9** (1947). Ref. Zbl. Chir. **73**, 8 (1948). — PETTERSSON, G.: Reconstruction of the oesophagus in infancy and childhood. Acta chir. scand. **122**, 60 (1961). — PHEMISTER, D. B.: Experiences with eight cases of resection of esophagus for carcinoma. J. thorac Surg. **11**, 484 (1942). — PLENK, A.: Ligatur des Jejunums zur Vermeidung des Gallenrückflusses nach E-S-Anastomose des Oesophagus mit ungeteilter Jejunumschlinge bei totaler Gastrektomie. Wien. med. Wschr. **107**, 956 (1957). — PONTES, J. F., M. POLAK, and C. DE MOURA: Total gastrectomy. Physiopathology, symptomatology and medical management. Gastroenterologia (Basel) **85**, 80 (1956). — POOL, J. L.: Carcinoma of the esophagus, diagnostic and treatment problems. Rev. Gastroent. **20**, 499 (1953). — POPOV, V. I., V. I. FILIN, and V. F. ZHUPAN: The causes and prophylaxis of necrosis of the transplant in plastic repair of the oesophagus. Kirurgiya (Mosk.) **42**, 11 (1966). — POPPOV, G.: Zur Anastomose zwischen Ösophagus und Dünndarm. Klin. Med. (Wien) **16**, 3 (1961). — POPPOV, G., I. JANKOV u. P. TSCHERVENAKOV: Bemerkungen zu der Operationstechnik bei Kardia-Carcinom. Langenbecks Arch. klin. Chir. **316**, 311 (1966). — PORIES, W. J., R. D. GERLE, CH. D. SHERMAN, and J. R. HINSHAW: The danger of esophageal replacement with antiperisataltic loops of small bowel. Ann. Surg. **156**, 1 (1962). — POSTLETHWAIT, R. W., W. R. DEATON jr., H. H. BRADSHAW, and R. W. WILLIAMS: Esophageal anastomosis: Types and methods of suture. Surgery **28**, 537 (1950). — POSTLETHWAIT, R. W., and W. C. SEALY: Surgery of the esophagus. Springfield (Ill.): Ch. C. Thomas 1961. — POSTLETHWAIT, R. W., W. C. SEALY, J. R. EMLET, and J. J. ZAVERTNIK: Squamous cell carcinoma of the esophagus. Surg. Gynec. Obstet. **105**, 465 (1957). — POSTLETHWAIT, R. W., M. WEINBERG, L. B. JENKINS, and W. S. BROCKINGTON: Mechanical strength of esophageal anastomosis. Ann. Surg. **133**, 472 (1951). — POTH, E. J., and B. R. CLEVELAND: A functional substitution pouch for the stomach. Arch. Surg. **83**, 42 (1961). — PRIESTLEY, J. T., M. W. COMFORT, and R. G. SPRAGUE: Ann. Surg. **130**, 211 (1949). — PRIESTLEY, J. T., and F. KUMPURIS: Total gastrectomy with esophagoduodenal anastomosis. Arch. Surg. **56**, 145 (1948). — PRIMO, G.: Experimental observations on a single layer esophageal anastomosis. (Observations experimentales sur la suture oesophagienne; essai de suture en un plan.) Acta chir. belg. **54**, 772 (1955); abstracted Int. Abstr. Surg. **103**, 478 (1956). — PUESTOW, C. B., and J. H. CROSS: Symposium on gastroesophageal surgery; carcinoma of the esophagus. Surg. Clin. N. Amer. **31**, 153 (1951). — PUESTOW, C. B., W. J. GILLESBY, and V. L. GUYNN: Cancer of the esophagus. Arch. Surg. **70**, 662 (1955).

QUÉNU, J.: Gastrectomie distale. In: Traité de technique chirurgicale, tome VI, p. 649. Paris: Masson & Cie. 1960. — QUÉNU, J., and T. HARTMANN: Pathway of surgical intervention in the posterior mediastinum. (Des voies de pénétration chirurgicale dans le médiastin postérieur). Bull. Soc. Chir. Paris **17**, 82 (1891).

RAGNELL, A.: Reconstruction of the oesophagus. Acta chir. scand. **98**, 369 (1949). — RANSOM, H. K.: Total gastrectomy. Arch. Surg. **55**, 13 (1947); — Cancer of the stomach. A report on cases treated by total gastrectomy. Gastroenterology **30**, 191 (1956). — RAPANT, V.: Operative Mortalität und Spätergebnisse nach subtotalen Resektionen beim Magen- und Kardia-Krebs. Chirurg **29**, 529 (1958); — Die intrathorakale Speiseröhrenplastik mit Hilfe des Magens. Thoraxchirurgie **7**, 256 (1959). — RAPANT, V., u. O. BITTMANN: Die Dynamik der Spätmortalität nach Resektionseingriffen bei Magen- und Kardia-Karzinom. Zbl. Chir. **84**, 961 (1959). — RAPANT, V., and J. KUCERA: Esophagojejunostomy and esophagogastrostomy in inoperable carcinoma of the esophagus and gastric cardia. (Oesofagojejunostomie a oesofagogastrostomie u neoperovatelnych nadoru jicnu a kardie.) Lék. Listy **3**, 397 (1948): abstracted Int. Abstr. Surg. **88**, 410 (1949). — RAVITCH, M. N., H. T. BAHNSON, and T. N. P. JOHNS: Carcinoma of esophagus; consideration of curative and palliative procedures. J. thorac. Surg. **24**, 256 (1952). — REDING, R.: Stand der Ösophaguschirurgie in der Sowjetunion. Zbl. Chir. **87**, 469 (1962). — REDO, S. F., and W. A. BARNES: Morphologic and physiologic studies on gastric remnant following resection of esophagogastric junction and esophagojejunostomy. Surg. Gynec. Obstet. **99**, 310 (1954); — Experimental studies on ulcer formations in antiperistaltic segments of small intestine anastomosed to esophagus. Surgery **40**, 197 (1956; — Effects of the secretions of the stomach, duodenum, jejunum and colon on the esophagus of the dog. Surg. Gynec. Obstet. **106**, 337 (1958). — REDO, S. F., W. A. BARNES, and A. Ortiz de la Sierra: Perfusion of the canine esophagus with secretions of the upper gastrointestinal tract. Ann. Surg. 149, 556 (1959); — Esophagogastrostomy without reflux utilising a submuscular tunnel in the stomach. Ann. Surg. 151, 37 (1960). — Redwitz, E. v.: Die Physiologie des Magens nach Resektion aus der Kontinuität. Mitt. Grenzgeb. Med. Chir. 29, 531 (1918); — Über die totale Gastrektomie. Zbl. Chir. 45, 1838 (1922); — Die Operationen am Magen und Duodenum. In: Bier, Braun u. Kümmel, Chirurgische Operationslehre, Bd. 4. Leipzig: J. A. Barth 1955. — Rehn, L.: Operationen an dem Brustabschnitt der Speiseröhre. Verh. dtsch. Ges. Chir. 27, 448 (1898). — ReMine, W. H., M. B. Dockerty, and J. T. Priestley: Some factors which influence prognosis in surgical treatment of gastric carcinoma. Ann. Surg. 138, 311 (1953). — ReMine, W. H., and J. T. Priestley: Late results after total gastrectomy. Surg. Gynec. Obstet. 94, 519 (1952). — ReMine, H. W., J. T. Priestley, and J. Berkson: Cancer of the stomach. Philadelphia: W. B. Saunders Co. 1964. — Resano, J. H.: 48 survivers after thoracic esophagectomy. (48 Sobrevidas a esofagectomia toracica). Congr. Interam. Cir. 2, 446 (1946); — Lymph node metastasis in carcinoma of the esophagus. (Esquemas sobre las metastasis ganglionares del carcinoma des esofago.) Congr. Interam. Cir. 2, 523 (1946); — 100 survivors of thoracic esophagectomy for tumor. (100 sobrevidas a esofagectomia toracia por neoplasea.) Pren. méd. argent. 35, 2192 (1948); — Surgical anatomy of the thoracic esophagus. The two triangles of the posterior mediastinum. (Anatomie chirurgicale de l'esophage thoracique. Les deux triangles du mediastin posterieur.) Presse méd. 57, 47 (1949); — 155 survivors after esophagectomy for carcinoma. (155 sobrevidas a esofagectomia por cancer.) Pren. méd. argent. 37, 866 (1950); — Carcinoma of the thoracic esophagus. Six survivors of ten years or more after esophagectomy. (Cancer de esofago toracico; seis sobrevidas de diez o mas anos a la esofagectomia.) Pren. méd. argent. 43, 3020 (1956); — Treatment of cancer of the esophagus. Bull. Soc. int. Chir. 6, 311 (1957); — Carcinoma of the esophagus. Three hundred ninety-six survivors after thoracic esophagectomy. (Carcinoma de esófago. 396 sobrevides a la esofagectomia torácica.) Panamer. Cir. 1, 9 (1957).— Resano, J. H., M. Malenchini, and J. L. Perales: Segmental classification of the cancer of the thoracic esophagus. (Classification segmentaire du cancer de l'oesophage thoracique.) Rev. Chir. (Paris) 72, 337 (1953). — Reynolds, J. T., P. H. Hollinger, A. H. Andrews jr., J. P. Young jr., and W. H. Marlowe: Role of tracheotomy in postoperative care of patients subjected to esophagectomy. Arch. Surg. 60, 211 (1950). — Reynolds, J. T., and J. P. Young jr.: The use of the roux Y in extending the operability of carcinoma of the stomach and of the lower end of the esophagus. Surgery 24, 246 (1948). — Richardson, M. H.: A successful gastrectomy for cancer fo the stomach. Boston med. surg. J. 139, 381 (1898). — Rider, J. A., and H. C. Moeller: Postsurgical esophagitis and stricture. Arch. intern. Med. 107, 84 (1961); — Postoperative esophageal complications-prevention and treatment. Calif. Med. 96, 94 (1962). — Rider, J. A., H. C. Moeller, L. Agcaoili, J. O. Gibbs, J. Lee, B. Berteau, and J. Swader: Pathophysiology, diagnosis, and treatment of esophageal diseases. Arch. Surg. 80, 545 (1960). — Rienhoff jr., W. F.: Intrathoracic esophagoplasty for impermeable stricture of the esophagus. Sth. med. J. (Bgham, Ala.) 39, 928 (1946); — Intrathoracic esophagojejunostomy for lesions of the upper third of the esophagus. Sth. med. J. (Bgham, Ala.) 39, 929 (1946). — Ripley, H. R., W. V. Leary, J. H. Grindley, W. D. Seybold, and C. F. Code: Experimental studies of peptic ulcerations and strictures of the lower part of the esophagus. Proc. Forum Sessions 36. Clin. Congr. Amer. Coll. Surg., p. 60. Philadelphia: Saunders 1951. — Ripley, H. R., A. M. Olsen, and J. W. Kirklin: Esophagitis after esophagogastric anastomosis. Surgery 32, 1 (1952). — Robertson, R., and T. R. Sarjeant: Reconstruction of the Esophagus. J. thorac. Surg. 20, 689 (1950). — Robillard, G. L., and A. L. Shapiro: Variational anatomy of the middle colic artery; its significance in gastric and colonic surgery. J. int. Coll. Surg. 10, 157 (1947). — Rodino, R.: Technique de l'anastomose oesophagojejunale après gastrectomie totale. Rev. Chir. (Paris) 68, 716 (1956). — Roeder, D. A.: Total gastrectomy. Ann. Surg. 98, 221 (1933). — Röpke, W.: Ein neues Verfahren für die Gastrostomie und Oesophagoplastik. Zbl. Chir. 39, 1569 (1912). — Rogers, A. F.: Restoration of the thoracic esophagus with aortic homograft following palliative subtotal esophagectomy. Amer. J. Surg. 96, 38 (1958). — Roith, O.: Die einzeitige antethorakale Oesophagoplastik aus dem Dickdarm. Dtsch. Z. Chir. 183, 419—423 (1923/24). — Rosenauer, F.: Über die Ligatur der zuführenden Jejunumschlinge bei Restbeschwerden nach totaler oder partieller Gastrektomie. Klin. Med. (Wien) 13, 453 (1958); — Ist die totale Gastrektomie ein sinnvoller und erfolgversprechender Eingriff? Wien. klin. Wschr. 71, 38/39, 738 (1959). — Rossetti, M.: Radiologische Aspekte der antrumerhaltenden Gastrektomie. Gastroenterologia (Basel) 83, 330 (1955); — Der postoperative Ösophagus im Röntgenbild. Thoraxchirurgie 4, 28 (1957); — Chronisches Ulkus der Kardia und Brachyösophagus, ein Spätsyndrom der Refluxösophagitis. Langenbecks Arch. klin. Chir. 286, 41 (1957); — Refluxösophagitis und blutende Ösophagusvarizen. Dtsch. med. Wschr. 85, 2141 (1960); — Die operierte Speiseröhre. Stuttgart: Georg Thieme 1963. — Roux, C.: Esophagojejunogastrostomy, new operation for intractable stricture of the esophagus. (L'oesophago-jejunogastrostomose, nouvelle operation pour retrecessement infranchissable de l'oesophage.) Sem. méd. (Paris) 27, 37 (1907). — Roux, G., E. Negre, R. Loubatieres, G. Martin, and J. de Cailar: An experimental study of plastic reconstruction of the esophagus using vascular homografts and heterografts. (Etude experimentale des plasties oesophagiennes per homogreffes et heterogreffes vasculaires.) J. int. Chir. 13, 34 (1953). — Rovsing, T.: Antethoracic oesophagoplasty. A new method. Ann. Surg. 81, 52 (1925). — Rudler, J. C.: Enquête chirurgicale sur 28 oesophagoplasties pré-thoraciques. Rev. Chir. (Paris) 2, 192 (1951). — Rudler, J. C., et P. Lafargue: Les oesophagoplasties avec le tube digestif. 55. Congr. Franç. Chir. Paris 1953. — Rudler, J. C., and P. Monod-Broca: A case of palliative esophagoplasty done retrosternally with the right colon and the terminal ileum. (Un cas d'oesophagoplastie palliative retro-sternale avec l'ileocolon droit.) Mém. Acad. Chir. 77, 747 (1951). — Rudler, M.: Midthoracic cancer of the esophagus removed by primary right-sided thoracotomy followed in the same stage by exenteration at the neck and presternal esophagoplasty using the stomach. (Cancer midthoracique de l'oesophage enlevé par thoracotomie droite première suivie dans le même temps d'exenteration au con et d'oesophagoplastie antethoracique avec l'estomac.) Mém. Acad. Chir. 75, 674 (1949). — Ruffo, A.: Resezione dell'esofago toracico alto e sostituzione con innesto omologo fresco di esofago e con innesto fissato. Minerva chir. 9, 1 (1952). — Rusanov, A. A.: The experience with the use of the Kirschner operation for cancer of the thoracic esophagus. Chirurgia (Mosk.) 11, 172—310 (1962); — Surgical treatment of thoracic oesophagus carcinoma. Onkologia 8, 6 (1962). — Rush, B. F., M. W. Brown, and M. M. Ravich: Total gastrectomy: A evaluation of its use in the treatment of gastric cancer. Cancer (Philad.) 13, 643 (1960). — Rutkowski, M.: Oesophagoplastica totalis. Pol. Przegl. chir. 8, 1 (1923). — Rydigier, N.: Meine Erfahrungen über die von mir seit 1880 bis jetzt ausgeführten Magenoperationen. Dtsch. Z. Chir. 58, 197 (1901).

Sacharow, A. E.: Die Erhaltung eines Pylorusmuskelteils bei der Magenresektion mit Dünndarmplastik. Zbl. Chir. 84, 1156 (1959). — Saegesser, F.: Cancer de l'oesophage cervico-thoracique. Oesophagectomie totale et anastomose pharyngo-gastrique Guérison après 5 ans avec pleine capacité de travail. Helv. chir. Acta 26, 423 (1959). — Saegesser, F., et J. Hofstetter: Traitement chirurgical du cancer de l'oesophage. Helv. chir. Acta 29, 542 (1962). — Saint, J. H.: Surgery of the esophagus. Arch. Surg. 19, 53 (1929). — Saint, J. H., and F. C. Mann: Experimental surgery of the esophagus. Arch. Surg. 18, 2324 (1929). — Salzer, G.: Die transthorakalen Eingriffe am Magen. In: R. Boller, Der Magen, S. 508. Wien: Urban & Schwarzenberg 1954. — Sander, E.: Zur Pankreatiko-Duodenoresektion. Zbl. Chir. 90, 1496 (1965). — Santy, P., M. Ballivet, and M. Berard: Thoracic esophagectomy for cancer. Report of two successful cases. J. thorac. Surg. 12, 397 (1943). — Santy, P., and P. Maillet: Surgery of cancer of the esophagus. (Chirurgie du cancer de l'oesophage.) Mém. Acad. Chir. 75, 189 (1949). — Santy, P., and P. Michaud: Complete removal of the thoracic oesophagus for cancer of the upper part. Oesophagogastric anastomosis in the neck. (Oesophagectomie thoracique totale pour cancer haut situe de l'oesophage thoracique. Anastomose oesophagogastrique au cun.) Lyon chir. 45, 965 (1950). — Santy, P., et P. Moillet: Gastr. Tot. par Voie transthoracique. Lyon chir. 44, 333 (1949). — Santy, P., and A. Mouchet: Surgical treatment of cancer of the thoracic esophagus. (Traitment chirurgical du cancer de l'oesophage thoracique.) J. Chir. (Paris) 63, 505 (1947). — Sauer, H., u. R. Rosenauer: Ergebnisse bei Totalexstirpation des Magens und der Kardia-Resektion in den Jahren 1949—1957. Langenbecks Arch. klin. Chir. 290, 39 (1958). — Sauerbruch, F.: Chirurgie des Brustteils der Speiseröhre. Bruns' Beitr. klin. Chir. 46, 405 (1905); — Experimentelle Versuche zur Ösophaguschirurgie. Verh. Dtsch. Ges. Chir. 1905; — Die Anastomose zwischen Magen und Speiseröhre und die Resektion des Brustabschnittes der Speiseröhre. Zbl. Chir. 32, 81 (1905); — Bericht über die ersten in der pneumatischen Kammer der Breslauer Klinik ausgeführten Operationen. Münch. med. Wschr. 53, 1 (1906); — Kardiaverschluß der Speiseröhre (mit R. Haecker). Dtsch. med. Wschr. 1906, 159; — Pharynx und Ösophagus. In: Lehrbuch der Chirurgie I von Wullstein-Wilms 1908, IV. Aufl. 1914; — Indikationen zur Resektion des Brustabschnittes der Speiseröhre. Dtsch. Z. Chir. 12, 98 (1909); — Resektion des Speiseröhrenkrebses in der Brusthöhle. Verh. Dtsch. Ges. Chir. 1910; — Chirurgie der Brustorgane, II. Aufl., Bd. 1. Berlin: Springer 1925. — Sauerbruch, F., and L. O. Shaughnessey: Thoracic surgery. London: Edward Arnold 1937. — Savinykh, A. G.: Operative treatment of cancer of the cardia and the lower portion of the esophagus. Khirurgiya (Mosk.) 33, 46 (1957); — Surgical treatment of cancer of the cardia and lower portion of the esophagus. Khirurgiya (Mosk.) 34, 46 (1957); abstracted J. Amer. med. Ass. 166, 1518 (1958). — Savinykh, A. G., and E. M. Masiukova: On the problem of the clinical aspects and surgical treatment of cancer of the cardia. Khirurgiya (Mosk.) 36, 43 (1960). — Scanlon, E. F., D. R. Morton, J. M. Walker, and W. L. Watson: The case against segmental resection for esophageal carcinoma. Surg. Gynec. Obstet. 101, 290 (1955). — Scanlon, E. F., and C. F. Staley: The use of the ascending and right half of the transverse colon in esophagoplasty. Surg. Gynec. Obstet. 107, 99 (1958). — Schafer, P. W., and J. S. Kozy: Radical pancreato-

duodenectomy with resection of the portal vein. Surgery 22, 959 (1947). — SCHAUTZ, R.:
Zur Frage der Metastasierung des hochsitzenden Magencarcinoms. Ärztl. Wschr. 10, 362
(1955). — SCHEININ, T. M., M. I. LINNA, and E. LEHTINEN: Esophageal reflux after experimental upper gastrectomy: effect of jejunal interposition. Acta chir. scand., Suppl. 356B, 113
(1966). — SCHLATTER, C.: Über Ernährung und Verdauung nach vollständiger Entfernung
des Magens. Chirurg 19, 757 (1897); — A unique case of complete removal of the stomach-
successful esophago-enterostomy-recovery. Med. Rec. 52, 909 (1897). — SCHLEYER, H. v.:
Die abdominothorakale Kardiaresektion mit Transposition des Magens in den rechten Thoraxraum. Chirurg 34, 362 (1963). — SCHOBER, K. L.: Erfahrungsbericht zur totalen Magenresektion. Bruns' Beitr. klin. Chir. 193, 187 (1956). — SCHREIBER, H. W.: Zur operativen
Technik der orthograden Dünndarminterposition nach Gastrektomie. Chirurg 37, 271 (1966).—
SCHREIBER, H. W., H.-J. MAURER u. A. BERNHARD: Der operierte Magen. Ergänzende Bemerkungen zur totalen Gastrektomie. Dtsch. med. Wschr. 88, 945 (1963). — SCHRIEFERS,
K. H.: Über Beschwerden und funktionelle Störungen nach partieller und totaler Magenresektion. Diss. Bonn 1953. — SCOTT, H. W., and W. P. LONGMIRE jr.: Total gastrectomy:
Report of 63 cases. Surgery 26, 488 (1949). — SCOTT jr., H. W., and M. G. WEIDNER: Total
gastrectomy with Roux-Y esophagojejunostomy in treatment of gastric cancer. Ann. Surg.
143, 682 (1956). — SEILER, H. H.: Synchronous combined abdominal right thoracic approach
for a carcinoma of the middle and upper thoracic esophagus. J. thorac. Surg. 28, 305 (1954). —
SELLORS, T. H.: Carcinoma of the oesophagus. Ann. roy. Coll. Surg. Engl. 11, 229 (1952); —
Surgery of oesophageal lesions. Brit. J. Tuberc. 23, 169 (1957). — SEO: Technik der totalen
Gastrektomie mit Ersatzmagen. Nippon Riusko Jeka Ikai Zashi 6, 5 (1942) [Japanisch].
Zit. nach TOMODA, Chirurg 23, 264 (1952). — SÈRY, Z., J. KRALIK, D. HIKLÒVA u. J. MA-
LINSKÁ: Beitrag zur Technik der schonenden Zwerchfellincisionen bei abdominothorakalen
Operationen. Thoraxchirurgie 4, 125 (1956/57). — SETTIMI, A.: Su una tecnica di sostituzione
dello stomaco dopo gastrectomia totale. Minerva chir. 17, 759 (1954). — SHEDD, D. P., L. G.
CROWLEY, and G. E. A. LINDSKOG: Ten year study of carcinoma of the oesophagus. Surg.
Gynec. Obstet. 101, 55 (1955). — SHEK, J. L., C. A. PRIETTO, W. M. TUTTLE, and E. J.
O'BRIEN: An experimental study of the blood supply of the esophagus and its relation to
esophageal resection and anastomoses. J. thorac. Surg. 19, 523 (1950). — SHERMAN, C. D.,
and D. WATERSTON: Oesophageal reconstruction in children using intrathoracic colon. Arch.
Dis. Childh. 32, 11 (1957). — SHERMAN jr., C. D., E. B. MAHONEY, W. A. DALE, and S. J.
STABINS: Intrathoracic transplantation of the right colon for esophageal reconstruction.
Cancer (Philad.) 8, 1198 (1955). — SHERMAN jr., C. D., E. B. MAHONEY, and T. I. JONES: Esophageal reconstruction with retrosternal colon. Scientific exhibit. Amer. Coll. Surg. Chicago
October 1961. — SHERMAN, J.: Carcinoma of the esophagus. A report of 50 cases. Amer. J.
med. Sci. 175, 79 (1928). — SHUMACKER jr., H. B., and J. S. BATTERSBY: The problem of
esophageal replacement by jejunum with particular reference to influence upon circulation of
staging the division of mesenteric vessels. Ann. Surg. 133, 463 (1951). — SIRAK, H. D.,
H. W. CLATHWORTHY jr., and D. W. ELLIOTT: Evaluation of jejunal and colic transplants in
experimental esophagitis. Surgery 36, 399 (1954). — SKINNER, H. L., J. K. CONN, and J. M.
OESTERLE: Experimental study on the use of homonymous transplants of esophagus in dogs.
Publ. Health Rep. (Wash.) 66, 29 (1951). — SKINNER, H. H., and K. A. MERENDINO: An
experimental evaluation of an interposed jejunal segment between the esophagus and the
stomach combined with upper gastrectomy in the prevention of esophagitis and jejunitis.
Ann. Surg. 141, 201 (1955). — SLAUGHTER, D. P., and E. H. ROESER: Management of carcinoma of cervical esophagus. Surg. Clin. N. Amer. 31, 85 (1951). — SMITH, C. A., P. V.
MOULDER, and W. E. ADAMS: Gastric ulcer following esophagogastric anastomosis for carcinoma of the esophagus or gastric cardia. Ann. Surg. 146, 630 (1957). — SMITH, F. H.:
Total gastrectomy. Surg. Gynec. Obstet. 84, 402 (1947). — SMITH, R.: The surgery of pancreatic neoplasms. Edinburgh: E. & S. Livingstone 1953; — Pancreatectomy for cancer of
the pancreas. The results. Bull. Soc. int. Chir. 24, 329 (1965). — SMITHERS, D. W.: The
treatment of carcinoma of the esophagus. Ann. roy. Coll. Surg. Engl. 20, 36 (1957). — SMITH-
WICK, R.: Total gastrectomy. New Engl. J. Med. 237, 39 (1947); — Total gastrectomy. Surg.
Gynec. Obstet 84, 402 (1947). — SOM, M. L.: Symposium on diseases of esophagus; endoscopy in diagnosis and treatment of diseases of esophagus. J. Mt Sinai Hosp. 23, 56 (1956). —
SONNELAND, J., B. J. ANSON, and L. E. BEATON: Surgical anatomy of the arterial supply to
the colon from the superior mesenteric artery, based on a study of 600 specimens. Surg.
Gynec. Obstet. 106, 385 (1958). — SOUPAULT, R.: Les anastomoses bilio-digestives et pancréato-digestives. Paris: Masson & Cie. 1961. — SOUPAULT, R., A. MOUCHET et M. CAMEY: Un
procédé de rétablissement «Physiologique» de la continuité aprés gastrectomie totale. La
jejuno-oesophago-duodénoplastie. J. Chir. (Paris) 69, 827 (1953). — SOUTOUL, J. H.: Considérations sur les variations anatomiques des systémes artériels mesenteriques. Thèse pour
le Doctorat en Médecine Université de Bordeaux 12 Décembre 1952. — SOUTTAR, H. S.:
Cancer of the oesophagus. Brit. med. J. 1934II, 797. — SPATH, F., u. H. CESNIK: Das Kardia-

Karzinom. Med. Klin. **59**, 529 (1964). — Spath, F., u. J. Kraft-Kinz: Zur Problematik der Oesophagogastrostomie. Langebecks Arch. klin. Chir. **313**, 343 (1965). — Sperling, E.: Zur Frage der abdominellen Gastrektomie. Zbl. Chir. **6**, 256 (1957); — Die chirurgische Behandlung des Kardia- und Ösophaguscarcinoms. Dtsch. Gesundh.-Wes. **20**, 1951 (1965); — Besondere Indikationen zur Gastrektomie mit Dünndarminterposition. Dtsch. Gesundh.-Wes. **21**, 915 (1966). — State, D., T. H. C. Barclay, and W. D. Kelly: Total gastrectomy with utilization of a segment of transverse colon to replace the excised stomach. Ann. Surg. **134**, 1035 (1951). — Steinberg, M. E.: A double jejunal lumen gastrojejunal anastomosis: Pantaloon anastomosis. Surg. Gynec. Obstet **88**, 453 (1949). — Steingräber, M.: Operationsmortalität und Überlebensdauer nach der Gastrektomie. Zbl. Chir. **79**, 1089 (1954). — Stelzner, F.: Zur Anatomie und Chirurgie der hohen Speiseröhrenkarzinome. Thoraxchirurgie **11**, 54 (1963). — Stemmer, E. A., and W. E. Adams: The incidence of carcinoma at the esophagogastric junction in short esophagus. Arch. Surg. **81**, 771 (1960). — Stensrud, N.: Late results after total gastrectomy for high gastric carcinoma. Ann. Surg. **150**, 63 (1959). — Stevenson, J. K., and H. N. Harkins: Total gastrectomy: Analysis of twenty-five operations performed at a county hospital. Amer. Surg. **22**, 363 (1956). — Steward, J. A., and F. W. Rankin: Blood supply of the large intestine. Arch. Surg. **26**, 843 (1933). — Strieder, J. W.: Surgical management of carcinoma of the lower two thirds of the esophagus and cardiac end of the stomach. J. thorac. Surg. **17**, 143 (1948). — Strode, J. E.: In support of surgical removal of small ulcerating lesions of the stomach without benefit of medical treatment. Surg. Gynec. Obstet. **98**, 607 (1954); — Total gastrectomy. Amer. Surg. **26**, 132 (1960). — Stucke, K.: Zur totalen Magenresektion. Langenbecks Arch. klin. Chir. **265**, 17 (1950). — Sweet, R. H.: Gastrostomy in cases of carcinoma of the esophagus. Surg. Gynec. Obstet. **73**, 55 (1941); — Total gastrectomy by the transthoracic approach. Ann. Surg. **118**, 816 (1943); — Transthoracic resection of the esophagus and stomach for carcinoma: Analysis of the postoperative complications, causes of death, and late results of operation. Ann. Surg. **121**, 272 (1945); — Transthoracic gastrectomy and esophagectomy for carcinoma of the stomach and esophagus. Clinics **3**, 1288 (1945); — Carcinoma of the midthoracic esophagus. Ann. Surg. **124**, 653 (1946); — Carcinoma of the esophagus and the cardiac end of the stomach. J. Amer. med. Ass. **135**, 485 (1947); — The treatment of carcinoma of the esophagus and cardiac end of the stomach by surgical exstirpation; 203 cases of resection. Surgery **23**, 952 (1948); — Carcinoma of the superior mediastinal segment of the esophagus: a technique for resection with restoration of continuity of the alimentary canal. Surgery **24**, 929 (1948); — The treatment of carcinoma of the esophagus and cardia and of the stomach. Amer. med. Ass. **137**, 291 (1948); — Advances in surgery of the esophagus. Advanc. Surg. **2**, 41 (1949); — In: Discussion on E. M. Kent and S. P. Harbison, Combined abdominal and right thoracic approach to lesions of middle and upper thirds of esophagus. J. thorac. Surg. **19**, 559 (1950); — Total gastrectomy by the transthoracic approach. Ann. Surg. **138**, 297 (1952); — The results of radical surgical extirpation in the treatment of carcinoma of the esophagus and cardia. Surg. Gynec. Obstet. **94**, 46 (1952); — Late results of surgical treatment of carcinoma of the esophagus. J. Amer. med. Ass. **155**, 422 (1954); — Carcinoma of the esophagus. Results of surgical treatment. Amer. Coll. Surg. Clin. Congr. Atlantic City, N.J., Oct. 14—18, 1957. — Sweet, R. H., L. L. Robbins, T. Gephart, and E. W. Wilkins jr.: Surgical treatment of peptic ulceration and stricture of the lower esophagus. Ann. Surg. **139**, 258 (1954). — Swenson, O., and H. W. Clatworthy: Partial esophagectomy with end-to-end anastomosis in the posterior mediastinum. An experimental study. Surgery **25**, 839 (1949). — Swenson, O., K. Merril, E. C. Pierce, and H. F. Rheinlander: Blood and nerve supply to the esophagus. J. thorac. Surg. **19**, 462 (1950). — Szabó, L. E., S. Karácsonyi, and Sz. Pataky: Oesophageal blood supply and its surgical significance. Acta chir. **3**, 275 (1960); — Über den funktionellen Lymphkreislauf des Oesophagus. Zbl. Chir. **42**, 1797 (1962). — Szilagyi, D. E., T. H. Connel jr., and L. S. Fallish: Observation on transposition of the ileo-colic segment as a food pouch after total gastrectomy. Surgical Forum; Clinical Congr. Amer. Coll. of Surgeons 1951.

Tanner, N. C.: A discussion of carcinoma of the lower oesophagus and cardia. Proc. roy. Soc. Med. **39**, 411 (1946). — Taubert, E.: Zur Frage der palliativen Gastrojejunostomie beim inoperablen Magen-Karzinom. Zbl. Chir. **82**, 273 (1957); — Erfahrungen mit der transthorakalen Ösophagus-Fundektomie. Chir. Praxis **11**, 213 (1967). — Taubert, E., u. K. Henkert: Erfahrungen mit der Behandlung von 81 Kardiacarcinomen. Chirurg **38**, 6 (1967). — Taylor, G. D.: Problem of reflux esophagitis. Trans. Amer. Acad. Ophthal. Otolaryng. **60**, 99 (1956). — Taylor, H.: Further report on the operation of esophagogastrostomy. Brit. J. Surg. **36**, 419 (1949). — Terracol, J.: Les maladies de l'oesophage. Paris: Masson & Cie. 1951. — Terracol, J., and R. H. Sweet: Diseases of the oesophagus. Philadelphia: Saunders & Co. 1958. — Thomas, G. I., and K. A. Merendino: An evaluation in the dog of cardiac sphincter substitution by interposed colon in the presence of vagotomy and Finney pyloroplasty. Surgery **41**, 993 (1957); — Jejunal interposition operation: analysis of thirty-three clinical cases. J. Amer. med. Ass. **168**, 1759 (1958). — Thorek, P.: Surgical treatment of carcinoma of the esophagus. Illinois med. J. **92**, 329 (1947); — Surgical treatment of stenosis due to esophagitis. J. Amer. med. Ass. **147**, 640 (1951); — Diseases of the esophagus. Philadelphia: J. B. Lippincott 1952. — TIBERIO, G., F. PISANI e C. BORELLI: Problemi chirurgici in tema di prevenzione del reflusso gastroesofageo secondario a resezioni del cardias e ad interventi di cardioplastica. Chirurgia (Pavia) **17**, 173 (1962). — TIEGEL, M.: Die chirurgische Behandlung des Speiseröhrenkrebses, ihr gegenwärtiger Stand und ihre Aussichten für die Zukunft. Münch. med. Wschr. **57**, 896 (1910). — TOMODA, M.: Technic of substitute stomach formation after total gastrectomy. Kyushu Mem. med. Sci. **2**, 159 (1951); — Technik der totalen Gastrektomie mit Ersatzmagenbildung. Chirurg **23**, 264 (1952); — Über die totale Gastrektomie. Chirurg **30**, 385 (1959). — TOPETE, A., R. MENDIDA, R. W. POLLARES, M. CASTELLANOS, A. FLORES, H. TORRES, E. LOMELI, and W. E. ADAMS: Gastroesophageal anastomosis with and without vagotomy. Proc. Forum Sess. 36. Congr. Amer. Coll. Surg., p. 78. Philadelphia: W. B. Saunders 1951. — TOREK, F.: The first successful resection of the thoracic portion of the esophagus for carcinoma; preliminary report. J. Amer. med. Ass. **60**, 1533 (1913); — First successful use of resection of the thoracic portion of the oesophagus for carcinoma. Surg. Gynec. Obstet. **16**, 615 (1913); — Carcinoma of the thoracic portion of the esophagus. Report of a case in which operation was done eleven years ago. Arch. Surg. **10**, 353 (1925); — The causes of failure in the operative treatment of carcinoma of the oesophagus. Ann. Surg. **90**, 496 (1929). — TOUPET, A.: Quelques considérations sur la vascularisation des côlons et leurs abaissements dans la chirurgie du côlon gauche et du rectum. Rev. Chir. (Paris) **70**, 70 (1951). — TRIAL, R., u. R. ROZE: Telekobalttherapie des thorakalen Ösophaguskarzinoms. Strahlentherapie **122**, 3 (1963). — TRINKLER, N.: Zur Frage der totalen Exstirpation des Magens. Langenbecks Arch. klin. Chir. **96**, 536 (1911). — TROELL, L.: Totale Gastrektomie oder nicht beim Magencarcinom. Acta chir. scand. **104**, 341 (1951). Ref. Zentr-Org. ges. Chir. **130**, 356 (1953). — TURNER, G. G.: Carcinoma of the oesophagus. The question of its treatment by surgery. Lancet **1936I**, 67—72, 130—134. — TUTTLE, S. G., and M. I. GROSSMAN: Detection of gastro-esophageal reflux by simultaneous measurement of intraluminal pressure and pH. Proc. Soc. exp. Biol. (N.Y.) **98**, 225 (1958).

UCHIYAMA, H., T. TOKUNAGA, and T. KAJISA: Gastro-pseudo-esophagoplasty following total or subtotal mediastinal esophagectomy. Ann. Surg. **156**, 727 (1962). — UEBERMUTH, H.: Zur Ösophagusrekonstruktion. Zbl. Chir. **86**, 1, 46, 2378 (1961); — Über die erweiterte Magenektomie. Zbl. Chir. **90**, 1478 (1965). — UNGEHEUER, E.: Ergebnisse mit der Cardiaresektion und der totalen Magenexstirpation bei 100 Carcinomkranken. Langenbecks Arch. klin. Chir. **287**, 385 (1957).

VALDONI, P.: Traitement radical des stenoses oesophagiennes. La prévention de l'oesophagite peptique postopératoire. Presse méd. **1951**, 1216. — VALDONI, P., and G. MARCOZZI: Peptic oesophagitis. Gastroenterologia (Basel) **86**, 304 (1956). — VARGHA, J., u. ST. REPÁSY: Über primäre Anastomose-Karzinome nach Resektion des Magens nach Billroth I. Bruns' Beitr. klin. Chir. **906**, 373 (1963). — VILLEMIN, DUFOUR, RIGAUD et CABANIÈ: Considérations anatomo-chirurgical sur la vasculatisation du côlon droit et de la dernière anse iléale chez l'adulte. C. R. Ass. Anat. XXXVIII. Réunion Nancy 19—21 Mars 1951; — Les facteurs anatomiques conditionnant l'ileo-colo-oesophago-plastie préthoracique. Bordeaux chir. **2**, 49 (1951). — VINSON, P. P.: The treatment of carcinoma of the esophagus. Surg. Gynec. Obstet. **62**, 840 (1936); — Palliative treatment of carcinoma of the esophagus: Report of a case. Virginia med. Mth. **72**, 24 (1945). — VINSON, P. P., and H. J. MOERSCH: Dilatation vs. gastrostomy as a palliative treatment of carcinoma of the esophagus. J. Amer. med. Ass. **84**, 658 (1925). — VISALLI, J. A., and O. F. GRIMES: Embryologic and anatomic approach to treatment of gastric cancer. Surg. Gynec. Obstet. **103**, 401 (1956). — VITEBSKY, YA. D.: On certain amplifications of the technique of oesophagoplastics. Éksp. Khir. **12**, 23 (1967). — VITO, R. V. DE, M. B. LISTERUD, L. M. NYHUS, K. A. MERENDINO, and H. N. HARKINS: Hemorrhage as a complication of reflux esophagitis. Amer. J. Surg. **98**, 657 (1959). — VIVAS, J. V.: Las tecnicas de sustitucion total o parcial del estomago por segmentos intestinales. Rev. clin. esp. **54**, 235 (1954). — VOELCKER, F.: Über die Exstirpation der karzinomatösen Kardia. Verh. dtsch. Ges. Chir. **8**, 126 (1908). — VOSSSCHULTE, K.: Verfahrenswahl, operative Technik und Nachbehandlung bei chirurgischen Maßnahmen am Pankreas. Bruns' Beitr. klin. Chir. **207**, 1 (1963). — VULLIET, H.: Esophagoplasty and modifications. (De l'oesophago-plastie et des diverses modifications.) Sem. méd. (Paris) **31**, 529 (1911); — De l'esophago-plastie et de ses diverses modifications. Sem. méd. (Paris) **45**, 529 (1911).

WACHSMUTH, W.: Kritisches zur Frage der totalen Gastrektomie. Dtsch. med. J. **6**, 2 (1955). — WALTERS, W.: Die Behandlung fortgeschrittener bösartiger Krankheiten des Magens. J. Amer. med. Ass. **103**, 1675 (1934); — Carcinoma of the stomach at the Mayo Clinic and in the Orient, A 5 to 30-year follow-up Mayo Clinic cases. 8. Int. Cancer Congr., Abstr., Moskau 1962, p. 264. — WANGENSTEEN, O. H.: Technical suggestions in the performance of total gastrectomy. (1) The posterior esophagojejunal buttress; (2) use of air-vent suction drain; (3) accompanying coincidental superior mesenteric ganglionectomy to improve reservoir capacity. Surgery 25, 766 (1949); — A physiologic operation for megaesophagus (dystonia, cardiospasm, achalasia). Ann. Surg. 134, 301 (1951); — In: Discussion on W. E. Neville and G. H. Clowes jr., Reconstruction of the esophagus with segments of the colon. J. thoracic Surg. 35, 2 (1958). — Wangensteen, O. H., and N. L. Leven: Gastric resection for esophagitis and stricture of acid-peptid origin. Surg. Gynec. Obstet. 88, 560 (1949). — Warren, K. W.: Surgery of the pancreas. Philadelphia: Saunders 1953. — Waterston, D. J.: Recent advances in paediatrics. London: D. Gardner 1954. — Watkins, D. H., A. Prevedel, and F. R. Harper: Method of preventing peptic esophagitis following esophagogastrostomy: Experimental and clinical study. J. thorac. Surg. 28, 367 (1954). — Watkins, D. H., W. R. Rundles, and L. Tatom: Utility of a new procedure of valvular esophagogastrostomy in cases of brachyesophagus and stricture: clinical and experimental studies of circumferential esophagofundopexy. J. thorac. cardiovasc. Surg. 38, 814 (1959). — Watkins, D. H., and G. Wittenstein: Subtotal gastric resection with colon substitution. Reconstruction of a neostomach utilizing the transverse colon. Arch. Surg. 70, 843 (1955). — Watkins, D. H., G. Wittenstein, and J. Daniel: Total gastrectomy with replacement utilizing the transverse colon. Preliminary report. Arch. Surg. 69, 167 (1954). — Watson, W., and J. L. Pool: Cancer of the cervical esophagus. Surgery 23, 893 (1948). — Watson, W. L.: Carcinoma of the oesophagus. Surg. Gynec. Obstet. 56, 884 (1933); — Cancer of the esophagus; some etiological considerations. Amer. J. Roentgenol. 41, 420 (1939); — Substitution of the esophagus. Report of 8 cases. J. int. Coll. Surg. 27, 761 (1957). — Watson, W. L., and E. E. Cliffton: Total esophagoplasty using the right colon. Cancer (Philad.) 10, 488 (1957). — Watson, W. L., and J. T. Goodner: Carcinoma of the esophagus. Amer. J. Surg. 93, 259 (1957). — Watson, W. L., J. T. Goodner, T. P. Miller, and G. T. Pack: Torek esophagectomy. The case against segmental resection for esophageal cancer. J. thorac. Surg. 32, 347 (1956). — Watson, W. L., R. Luomanen, and J. T. Goodner: Cancer of the upper thoracic esophagus, combined right thoracoabdominal approach. Surg. Gynec. Obstet. 98, 45 (1955). — Waugh, J. M., and G. T. R. Fahlund: Total gastrectomy. Surg. Clin. N. Amer. 25, 903 (1945). — Waugh, J. M., and R. G. Giberson: Radical resection of the head of the pancreas and of the duodenum for malignant lesions. Surg. Clin. N. Amer. 27, 965 (1957). — Wawro, N. W.: Fatal complications after esophageal replacement with plastic tube. Surgery 36, 903 (1954). — Welch, C. E.: Gastric cancer. In: Surgery of the stomach and duodenum, Sect. 16, p. 244. Chicago: Year Book Publ. 1959. — Welch, C. E., and A. W. Allen: Carcinoma of stomach. New Engl. J. Med. 238, 583 (1948). — Welch, C. E., and E. W. Wilkins jr.: Carcinoma of the stomach. Ann. Surg. 148, 666 (1958). — Wendel, W.: Beitrag zur endothorakalen Oesophaguschirurgie. Langenbecks Arch. klin. Chir. 83, 635 (1907); — Zur Chirurgie des Ösophagus. Langenbecks Arch. klin. Chir. 93, 311 (1910). — Wenz, W.: Die Röntgenuntersuchung nach Kardiaresektion und Gastrektomie. Bruns' Beitr. klin. Chir. 198, 237 (1957). — Wenzl, M.: Zur Technik der totalen Gastrektomie. Chirurg 24, 518 (1953). — Wilkinson, L. H., A. G. Simms, and C. S. Williamson: Transposition of the ileocolic segment as a substitute stomach following total gastrectomy. Amer. Surg. 19, 664 (1953). — Winkelbauer, A.: Die totale Gastrektomie in der Therapie des Magencarcinoms. Langenbecks Arch. klin. Chir. 271, 263 (1952); — Die Bedeutung der totalen Gastrektomie in der chirurgischen Therapie des Magenkrebses. Wien. med. Wschr. 1956, 831; — Zur erweiterten Magenresektion. Langenbecks Arch. klin. Chir. 287, 395 (1957); — Die chirurgische Therapie des Magenkarzinoms. Krebsarzt 14, 430 (1959). — Winkelstein, A.: Peptic esophagitis. New clinical entity. J. Amer. med. Ass. 104, 906 (1935). — Winkelstein, A., B. S. Wolf, M. L. Som, and R. H. Marshak: Peptic esophagitis with duodenal or gastric ulcer. J. Amer. med. Ass. 154, 885 (1954). — Wolf, B. S., R. H. Marshak, and M. L. Som: Peptic esophagitis and peptic ulceration of the esophagus. Amer. J. Roentgenol. 79, 741 (1958). — Wookey, H.: Surgical treatment of carcinoma of pharynx and upper esophagus. Surg. Gynec. Obstet. 75, 499 (1942); — The surgical treatment of carcinoma of the hypopharynx and the esophagus. Brit. J. Surg. 35, 249 (1948). — Wooler, G.: Reconstruction of the cardia and fundus of the stomach. Thorax 11, 275 (1956). — Wu, Y. K., Y. L. Howe, K. C. Hwang, and K. Liu: Surgical treatment of carcinoma of the esophagus and cardia of the stomach. Chin. med. J. 73, 181 (1955). — Wu, Y. K., and H. H. Loucks: Carcinoma of esophagus and cardia of stomach. Ann. Surg. 134, 946 (1951). — Wulff, H. B., and A. Malm: Problems of oesophagitis — Different types, and their surgical repair. Acta chir. scand. 120, 3 (1960). — Wullstein, L.: Über antethorakale Oesophagojejunostomie und Operationen nach gleichem Prinzip. Dtsch. med. Wschr. 30, 734 (1904). — Wylie, R. H., and E. L. Frazell: Cervical esophagogastric anastomosis following subtotal resection of the esophagus for carcinoma. Ann. Surg. 130, 1 (1949).

Yasargil, E. C., R. Hess, F. Enderlin u. K. Meinardus: Experimentelle Untersuchungen über plastischen Ersatz des thorakalen Oesophagus. Thoraxchirurgie 4, 474 (1957); abstracted Int. Abstr. Surg. 105, 447 (1957). — Young, G. A., and A. E. Dagradi: Replacement of the cervical segment of the esophagus with an aortic homograft. Amer. J. Surg. 102, 687 (1961). — Yudin, S. S.: The surgical construction of 80 cases of artificial esophagus.

Surg. Gynec. Obstet. **78**, 561 (1944); — The modern methods of reconstructive operations of the strictured oesophagus. Khirurgiya (Mosk.) **1**, 95 (1954). — ZAAIJER, J. H.: Erfolgreiche transpleurale Resektion eines Cardiacarcinoms. Bruns' Beitr. klin. Chir. **83**, 419 (1913). — ZACHO, A.: En metode til Bevarelse af Delvis Ventrikelfunktion efter udstrakt Resektion af Oesophagus og Ventrikel. Ugeskr. Laeg. **112**, 613 (1950). — ZACHO, A., and K. FISCHERMANN: Total gastrectomy in carcinoma of the stomach. Acta chir. scand. **117**, 278 (1959). — ZACHO, A., and B. SKIELBOE: Transverse colon as a substitute for the stomach following total gastrectomy for cancer. Dan. med. Bull. **4**, 205 (1957). — ZÄNGL, A.: Einfache Maßnahmen zur Refluxverhütung und Ersatzmagenbildung nach totaler Gastrektomie. Langenbecks Arch. klin. Chir. **299**, 477 (1962). — ZÄNGL, A., u. F. WACHTLER: Ösophagusersatz durch linke Colonhälfte nach Totalresektion der Speiseröhre. Wien. klin. Wschr. **78**, 188 (1966). — ZDANSKY, E.: Die anatomischen und funktionellen Grundlagen des gastroösophagealen Refluxes im Röntgenbild. Dtsch. med. Wschr. **30**, 1325 (1959). — ZINNINGER, M. N., and W. T. COLLINS: Extension of carcinoma of the stomach into the duodenum and esophagus. Ann. Surg. **130**, 557 (1949). — ZUKSCHWERDT, L., u. TH.-O. LINDENSCHMIDT: Magen und Duodenum. In: O. DIEBOLD, H. JUNGHANNS u. L. ZUKSCHWERDT, Chirurgie für die Praxis, Bd. III, S. 243. Stuttgart: Thieme 1962.

K. Intra- und postoperative Komplikationen, Reoperationen, Umwandlungsoperationen

ABBOTT, W. E., H. KRIEGER, and S. LEVEY: Technical surgical factors which enhance or minimize postgastrectomy abnormalities. Ann. Surg. **148**, 567 (1958). — ADDISON, N. V.: Herniation through the transverse mesocolon following partial gastrectomy. Brit. J. Surg. **47**, 381 (1960). — ADLERSBERG, D., and E. HAMMERSCHLAG: The postgastrectomy syndrome. Surgery **21**, 720 (1947); — Mechanism of the postgastrectomy syndrome. J. Amer. med. Ass. **139**, 429 (1949). — ALBRECHT, A., E. GERSTENBERG, K. KRENTZ u. H. VOTH: Das Magenstumpfcarcinom: Diagnose und Differentialdiagnose. Radiologe **6**, 353 (1966). — ALEMAN, S.: Jejuno-gastric intussusception. A rare complication of the operated stomach. Acta radiol. (Stockh.) **29**, 383 (1948). — ALLEN, A. W., and G. DONALDSON: Jejunostomy for decompression of the postoperative stomach. Surgery **15**, 565 (1944). — AMDRUP, E.: Surgical treatment of postgastrectomy symptoms. Follow-up examinations of patients treated by constriction of the gastrojejunal stoma. Acta chir. scand. **120**, 151 (1960); — Variations in food tolerance after partial gastrectomy. The relationship between pathological findings at operation and type and intensity of postgastrectomy symptoms. Acta chir. scand. **120**, 410 (1961). — AMDRUP, E., B. M. SØRENSEN, and S. WALBOM-JØRGENSEN: Experimental investigation on reversal of jejunal segment and antiperistaltic jejunal interposition between stomach remnant and duodenum. 22. Kongr. Soc. Int. Chir., Wien 1967. — ANDRADE, M. A. DE, and C. A. DE ANDRADE COELHO: Jejunogastric intussusception associated with a strange postoperative complication (Gastroenterostomy). Surgery **37**, 653 (1955). — ANDREASSEN, M., H. J. FENGER, E. GUDMAN-HØYER, and H. E. KALLEHAUGE: The severe dumping syndrome treated by isoperistaltic interposition of a jejunal segment. I. Clinical results. 22. Kongr. Soc. Int. Chir., Wien 1967. — ANNERSTEN, S.: Gastric resection with jejunal replacement; a method attended by negligible post cibal symptoms. Acta chir. scand. **117**, 311 (1959). — ARONSON, A. R., and D. R. DARLING: Carcinoma at the margin of the gastrojejunostomy stoma. (Review of the literature and report of a case.) Gastroenterology **36**, 686 (1959). — AUGUSTE, C., A. TACQUET et E. COUVREUR: Les cancers du moignon gastrique après gastrectomie pour ulcère. Arch. Mal. Appar. dig. **47**, 221 (1958). — AUGUSTE, CH.: Le dumping syndrome. Méd. et Hyg. (Genève) **21**, 98 (1963). — AUSTEN, W. G., and A. E. BAUE: Catheter duodenostomy for the difficult duodenum. Ann. Surg. **160**, 781 (1964).

BADENOCH, J.: The blind loop syndrome. Proc. roy. Soc. Med. **53**, 657 (1960). — BAERWOLFF, G., u. H. WITT: Über die Rückbildungsfähigkeit der Magenstumpfdilatation. Chirurg **3**, 113 (1959). — BAIRD, I. M., E. K. BLACKBURN, and G. M. WILSON: The pathogenesis of anemia after partial gastrectomy. I. Development of anemia in relation to time after operation, blood loss and diet. Quart. J. Med. **28**, 21 (1959). — BAIRD, I. M., and C. M. WILSON: The pathogenesis of anemia after partial gastrectomy. II. Iron absorption after partial gastrectomy. Quart. J. Med. **28**, 35 (1959). — BALESTRA, E.: Neoplasie maligne primitive del moncone e della bocca anastomotica nei gastro-resecati. Radiologia (Ital.) **2**, 725 (1962). — BANSMER, G.: Retrograde intussusception of a gastroenterostomy stoma. Arch. Surg. **68**, 624 (1954). — BARNES, B. A., G. E. BEHRINGER, F. C. WHEELOCK, E. W. WILKINS, and O. COPE: Surgical sepsis: Report on subtotal gastrectomies. J. Amer. med. Ass. **173**, 1068 (1960). — BARNETT, W. O.: Investigations regarding the management of the duodenal stump. Surg. Gynec. Obstet. **113**, 197 (1961). — BARNETT, W. O., and F. H. TUCKER: Management of the difficult duodenal stump. Ann. Surg. **159**, 794 (1964). — BARON, A.: Body weight after gastrectomy. Brit. med. J. **1954 II**, 69. — BASTABLE, J. R. G., and P. E. HUDDY: Retroanastomotic hernia. Eight cases of internal hernia following gastrojejunal anastomosis, with a review of the literature. Brit. J. Surg. **48**, 183 (1960). — BAUMGARTL, F., H. GREMMEL u. W. SCHULTE-BRINKMANN: Ursachen und Ergebnisse der Relaparotomien nach früheren Magenoperationen. Bruns' Beitr. klin. Chir. **199**, 178 (1959). — BECKER, TH., u. E. FREUND: Magenkarzinom und Ulcuschirurgie. Zbl. Chir. **89**, 13, 455 (1964). — BERG, G.: Agastric dystrophy: "Malabsorption syndrome". Symposium held on the second World Congr. of Gastroenterology, Munich 1962. Basel: S. Karger 1963. — BERKOWITZ, D., P. COONEY, and S. P. BRALOW: Carcinoma of the stomach appearing after previous gastric surgery for benign ulcer disease. Gastroenterology **36**, 691 (1959). — BERNHARD, A., B. KUSS u. W. M. BARTSCH: Das Karzinom im Restmagen. Med. Klin. **59**, 1413 (1964). — BERNDT, H.: Gastritis nach Magenresektion. Zbl. Chir. **90**, 1813 (1965). — BERNDT, H., u. H. ERNST: Leber nach Magenresektion und totaler Gastrektomie. Fortschr. Röntgenstr. **98**, 331 (1963). — BERNDT, H., H. ERNST, I. HILLER u. B. E. OHMSTEDE: Steatorrhoe nach Magenoperationen. Dtsch. med. Wschr. **88**, 225 (1963). — BERNDT, H., u. G. WOLFF: Bioptische Untersuchungen an der Leber nach Magenoperation. In: Der operierte Magen, hrsg. v. F. DEUCHER u. G. MILLER, Bibliotheca gastroenterologica, Bd. 6, S. 223. Basel: S. Karger 1964. — BERRY, T. J., T. C. LEE, and R. J. COFFEY: Carcinoma arising in the gastric stump following gastric resection for benign ulceration. Amer. Surg. **25**, 353 (1959). — BIDULESCO, A., I. TIGANUS, C. POPOVICI et I. BIDULESCO: L'anastomose gastro-duodénale directe dans le traitement de certaines souffrances de l'estomac opéré. 22. Kongr. Soc. Int. Chir., Wien 1967. — BITMAN, K. L., and L. H. STAHLGREN: Postoperative duodenojejunal obstruction following gastric resection. Arch. Surg. **80**, 464 (1960). — BLOMSTEDT, B., and S. DAHLGREN: The afferent loop syndrome. Acta chir. scand. **120**, 347 (1961). — BLUMENTHAL, H. T., and J. G. PROBSTEIN: Pancreatitis. Springfield (Ill.): Ch. C. Thomas 1959. — BOECKL, O.: Zur Stadieneinteilung beim Magenkarzinom. Krebsarzt **17**, 411 (1962). — BOECKL, O., u. H. LILL: Über das Magenstumpfkarzinom. Münch. med. Wschr. **105**, 615 (1963). — BOGOSLAVSKY, A. L., and E. G. FRIDMAN: Cancer of the stomach after operation for ulcer [Russisch]. Vop. Onkol. **7**, 14—21 (1961). Zit. Excerpta med. (Amst.), Sect. XVI **9**, 1434 (1961). — BONNET, J. D., A. B. HAGEDORN, and C. A. OWEN jr.: A quantitative method for measuring the gastro-intestinal absorption of iron. Blood **15**, 36 (1960). — BOOTH, C. C., and D. L. MOLLIN: The blind loop syndrome. Proc. roy. Soc. Med. **53**, 658 (1960). — BORGSTRÖM, S. G.: The dumping syndrome and the brain stem. Acta chir. scand. **128**, 303 (1964). — BRADFORD, B., and J. E. BOGGS: Jejunogastric intussusception — an unusual complication of gastric surgery. Arch. Surg. **77**, 201 (1958). — BRAMBOR, K.-H.: Korrespondierende Erkrankungen von Magen, Galle und Pankreas. Bruns' Beitr. klin. Chir. **3**, 277 (1959). — BRANDT, G., H. KUNZ u. R. NISSEN: Intra- und postoperative Zwischenfälle, Bd. II. Stuttgart: Georg Thieme 1965. — BRAY, C. DE, M. BOUVRY, and P. ROCHES: Stump carcinoma following gastric resection for ulcer. Schweiz. med. Wschr. **88**, 631 (1958); — J. Amer. med. Ass. **168**, 825 (1958). — BRINE, J. A. S., and T. R. C. FRASER: Unintentional gastro-ileostomy after partial gastrectomy. Lancet **1956 II**, 337. — BRÜCHLE, H.: Aktinomykotischer Bauchdeckenabszeß nach Magenperforation. Zbl. Chir. **19**, 839 (1962). — BURNETT, W. E., G. P. ROSEMOND, H. T. CASWELL, E. W. BEAUCHAMP jr., R. R. TYSON, and W. C. WRIGHT: Studies on so-called postgastrectomy pancreatitis. Ann. Surg. **149**, 737 (1959). — BURTON, C. C., W. G. ECHMAN jr., and J. HAXO: Acute postgastrectomy pancreatitis. Amer. J. Surg. **94**, 70 (1957).

CAMPBELL, J. A.: Retrograde intussusception of gastrojejunostomy stoma. Scot. med. J. **1**, 130 (1956). — CANNON, J. A., and W. H. WEEKS: Complications of internal hernial ring routinely left unclosed in gastroenterostomy: Report of 2 cases and method of prevention. Ann. Surg. **138**, 772 (1953). — CAPPER, W. M., and R. B. WELBOURN: Early post-cibal symptoms following gastrectomy, etiologic factors, treatment and prevention. Brit. J. Surg. **43**, 24 (1955/56). — CARPENTER, J. C., and W. B. CRANDELL: Common bile duct and major pancreatic duct injuries during operations on the stomach. Ann. Surg. **148**, 66 (1958). — CARTER, B. N., and W. E. BRUCK: The repair of leaks in the line of anastomosis after Billroth I gastric resection. Ann. Surg. **146**, 816 (1957). — CASE, TH. C.: Massive postoperative hematemesis following subtotal gastrectomy. Amer. Surg. **25**, 748 (1959); — Postoperative pancreatic fistula. Amer. J. Surg. **99**, 898 (1960). — CASEBOLT, B. T.: Ischemic anastomotic breakdown and gangrene of the gastric remnant following subtotal gastrectomy. J. int. Coll. Surg. **31**, 269 (1959). — CATE jr., W. R., and R. E. DAWSON: The viability of proximal gastric remnants following radical subtotal gastrectomy and gastroduodenostomy. Surgery **41**, 401 (1957). — CATTAN, R.: Les complications majeures de la gastrectomie. Presse méd. **1955**, 1219. — CHAMBLER, K.: The management of duodenal stump fistula. Lancet **1958 II**, 1303. — CHARLES, R., and B. ROWLANDS: Postgastrectomy syndromes and their relation to technic. J. int. Coll. Surg. **19**, 605 (1953). — CHI-HO, H., H. CHI-JUNG, and H. CHIH-MING: Intestinal obstruction due to internal hernia following partial gastrectomy. Chin. med. J. **74**, 69 (1956). — CHODOS, R. B., J. F. ROSS, L. APT, M. POLLYCOVE, and J. A. E. HALKETT: The absorption of radioiron labeled foods and iron salts in normal and irondeficient subjects and in idiopathic hemochromatosis. J. clin. Invest. **36**, 314 (1957). — CHOUDHURY, M. R., G. A. SMART, and

R. B. Thompson: Factors influencing iron absorption. J. Physiol. (Lond.) 137, 54 (1957). — Christeas, N. G., G. Kotlahis, A. Perimenis, and A. Megalooeconomore: Experimental study of the rate of evacuation of gastrectomized stomach, EKG findings, and the blood volume and blood chemistry changes after segmental antiperistaltic position of the efferent loop. Acta chir. belg. 6, 3 (1960). — Christiansen, P. M., and K. H. Koster: Pantaloon anastomosis for dumping and similar symptoms following partial gastric resection. Acta chir. scand. 127, 379 (1964). — Christoffersson, E., J. Kewenter, and N. G. Kock: Intestinal motility during provoked dumping reaction. Acta chir. scand. 123, 405 (1962). — Chryssopathis, P., and G. Prokos: Carcinoma of the stomach developing two years after gastrectomy for duodenal ulcer. Hellen. Cheir. 4, 216 (1957); — Int. Abstr. Surg. 106, 150 (1958). — Cohn jr., I.: Intraperitoneal antibiotic administration. Surg. Gynec. Obstet. 114, 309 (1962).— Colcock, B. P.: Internal herniation following subtotal gastrectomy. Lahey Clin. Bull. 8, 233 (1954). — Colp, R., and V. Weinstein: Postoperative complications following subtotal gastrectomy for peptic ulcer. Surg. Clin. N. Amer. 35, 383 (1955). — Conyers, J. H., R. A. Hall, D. Laing, C. N. Pulvertaft, and J. K. Willson-Pepper: The use and abuse of the Roux-en-y anastomosis in the relief of post-gastrectomy symptoms. Brit. J. Surg. 47, 533 (1960). — Cook, J., C. Elliot, A. Elliot-Smith, B. R. Frisky, and A. M. N. Gardner: Staphylococcal diarrhea, with an account of two outbreaks in the same hospital. Brit. med. J. 1957I, 542. — Côté, R., B. M. Dockerty, and I. C. Cain: Cancer of the stomach after gastric resection for peptic ulcer. Surg. Gynec. Obstet. 107, 200 (1958). — Cotlar, A. M., J. S. Shelby, F. S. Massari, Th. L. Hudson, M. H. Kaplan, and I. Cohn jr.: Adrenocortical hormones in experimental acute hemorrhagic pancreatitis. Amer. J. dig. Dis. 2, 127 (1962).

Dahlgren, S., and L. Thorén: Internal hernia after gastric resection. Acta chir. scand. 120, 402 (1961). — Daróczi, G., u. J. Metzl: Über das sogenannte „Magenstumpfkarzinom". Bruns' Beitr. klin. Chir. 198, 401 (1959). — Dawson-Edwards, P., and D. M. Morrissey: Acute enterocolitis following partial gastrectomy. Brit. J. Surg. 42, 643 (1955). — Debray, Ch., M. Bouvry u. Ph. Roches: Über das Stumpfkarzinom nach Magenresektion wegen Ulcus. Schweiz. med. Wschr. 88, 631 (1958). — Deller, D. J., and L. J. Witts: Changes in blood after partial gastrectomy with special reference to vitamin B_{12}. I. Serum vitamin B_{12}, haemoglobin, serum iron, and bone marrow. Quart. J. Med. 31, 71 (1962). — Demole, M., P. Pizzo et K. Nguyen: Le traitement préventif des conséquences nutritionnelles de la gastrectomie partielle. In: Der operierte Magen, hrsg. v. F. Deucher u. G. Miller, Bibliotheca gastroenterologica, Bd. 6, S. 240. Basel: S. Karger 1964. — Deucher, F.: Diskussion über B I oder B II beim Ulcus duodeni. Helv. chir. Acta 24, 327 (1957); — Operationen am operierten Magen. In: Der operierte Magen, hrsg. v. F. Deucher u. G. Miller, Bibliotheca gastroenterologica, Bd. 6, S. 255. Basel: S. Karger 1964. — Deucher, F., u. G. Miller: Der operierte Magen. In: Bibliotheca gastroenterologica, Redactor H. J. Fahrländer, Bd. 6. Basel: S. Karger 1964. — Dittrich, H., E. Puffer u. E. Seifert: Leberveränderungen bei Magenresezierten. Münch. med. Wschr. 103, 496 (1961). — Dogliotti, A. M., and E. Fogliatti: Operations for fibrous stenosis of the common bile duct. Surgery 36, 69 (1954). — Dorn, P.: Ulcuschirurgie in Zürich in den Jahren 1937—1956. Helv. chir. Acta 28, 420 (1961). — Doublet, H., and J. H. Mulholland: Eight-year study of pancreatitis and sphincterotomy. J. Amer. med. Ass. 160, 521 (1956). — Dreiling, O. A.: Physiologic derangement following gastric resection. Amer. J. dig. Dis. 7, 209 (1962). — Drescher, Ch.: Beitrag zur Behandlung der postoperativen Duodenal- und Gallenfisteln. Bruns' Beitr. klin. Chir. 196, 249 (1958). — Drube, H. Ch.: Krankheiten nach Magenoperationen. Internist (Berl.) 2, 523 (1961). — Dumont, A. E., u. J. H. Mulholland: Darmfisteln. Physiologische Grundlage zur chirurgischen Behandlung. Surg. Clin. N. Amer. 27, 539 (1958); — Zentr.-Org. ges. Chir. 151, 206 (1958). — Dunphy, J. E., J. R. Brooks, and F. Achroyd: Acute postoperative pancreatitis. New Engl. J. Med. 248, 445 (1953).

Ebrill, D., and L. Naptilin: The first postoperative days: a study of pre-ileus following gastrectomy. Lancet 1953II, 411. — Edmunds jr., L. H., G. M. Williams, and C. E. Welch: External fistulas arising from the gastrointestinal tract. Ann. Surg. 152, 445 (1960). — Egry, G., u. P. Rónay: Über die nach Magenresektionen entstandenen, sog. äußeren Magenstumpf-Fisteln. Zbl. Chir. 85, 11 (1960). — Entz, A., J. Mark u. G. Roka: Ukuskrankheiten und Lungentuberkulose. Tuberk.-Arzt 15, 834 (1959). — Eusterman, G. B., B. R. Kirklin, and C. G. Morlock: The nonfunctioning gastro-enteric stoma; diagnostic study of sixty-two surgically demonstrated cases. Amer. J. dig. Dis. 9, 313 (1942).

Fahrländer, H. J., E. Hafter, H. W. Hotz u. G. Miller: Kontrolluntersuchungen bei Magenoperierten. Bibl. gastroent. (Basel) 6, 98 (1964). — Fedele, E.: Il carcinoma primitivo della stomia gastrodigiunale dopo gastroenterostomia o resezioni per ulcera gastrica o duodenale. Minerva chir. 14, 8 (1959). — Fenger, H. J., H. E. Kallehauge, and E. Gudman-Høyer: The severe dumping syndrome treated by isoperistaltic interposition of a jejunal segment. II. Experimental results: the influence of gastric emptying rate and dumping disposition. 22. Kongr. Soc. Int. Chir., Wien 1967. — FENGER, H. L.: The dumping syndrome and its preoperative evaluation. Acta chir. scand. **123**, 214 (1962). — FERGUSON, L. K.: Résultats des hémigastrectomies avec vagotomie comparés aux résultats de la gastrectomie $^2/_3$ en cas d'ulcère duodénal. Arch. Surg. **82**, 627 (1961). — FESSLER, A.: Beitrag zur Versorgung des unsicheren Duodenalstumpfes. Chirurg **35**, 219 (1964). — FIRME, C., and J. R. PAINE: An improved stump suction drain for the management of gastric and intestinal fistulas. Surgery **47**, 436 (1960). — FOLEY, F. E., J. T. KILPATRICK, and S. F. CRABTREE: Chronic recurrent pancreatitis due to injury to the duct of Sanatorini: a complication of subtotal gastrectomy. Ann. Surg. **144**, 87 (1956). — FONTAINE, R., P. WARTER et F. WEILL: Étude radiologique de sept cancers développés sur des moignons de gastrectomie pour ulcère. J. Radiol Électrol. **43**, 465 (1962). — FRANCE, C. J., P. PERKINS, and D. EDWARDS: Recent advances in the understanding and treatment of pancreatitis. Amer. J. med. Sci. **238**, 231 (1959). — FRANKE, D., u. H. KOCH: Die rezidivierende Invagination. Chir. Praxis **10**, 37 (1966). — FREEMAN, F. J., P. E. BERNATZ, and P. W. BROWN jr.: Retrograde intussusception after total gastrectomy. Report of a case. Arch. Surg. **93**, 586 (1966). — FRIEDEN, J. H.: Postoperative acute pancreatitis. Surg. Gynec. Obstet. **102**, 139 (1956). — FRIESEN, S. R., and E. RIEGER: A study of the role of the pylorus in the prevention of the dumping syndrome. Ann. Surg. **151**, 517 (1960). — FUCHSIG, P.: Ursachen, Vorkommen und Verhinderung der Bauchnarbenbrüche. Langenbecks Arch. klin. Chir. **304**, 275 (1963).

GAUL, M., u. H. K. PARCHWITZ: Über das Auftreten von Karzinomen im Bereich der intrathorakal verlagerten Kardia. Fortschr. Röntgenstr. **6**, 750 (1962). — GERSTENBERG, E., A. ALBRECHT, K. KRENTZ u. H. VOTH: Das Magenstumpfkarzinom: Eine Spätkomplikation des operierten Magens? Dtsch. med. Wschr. **90**, 2185 (1965). — GERTRICH, I., H. BERNDT u. H. ERNST: Die Fettresorption nach Magenoperation. Dtsch. Z. Verdau.- u. Stoffwechselkr. **20**, 279 (1960). — GERWIG jr., H. W., and A. GHAPHERY: Experimental attempt to delay alimentary transit after small bowel exclusion. Arch. Surg. **87**, 50 (1963). — GODT, E.: Die akuten Pankreaserkrankungen und ihre kausale Behandlung Bruns' Beitr klin. Chir. **1**, 105 (1962). — GOLDBERG, A., A. C. LOCKHEAD, and J. H. DAGG: Histaminefast achlorhydria and iron absorption. Lancet **1963I**, 848. — GOLDEN, R.: Functional obstruction of efferent loop of jejunum following partial gastrectomy. J. Amer. med. Ass. **148**, 721 (1952). — GOLDSTEIN, F., C. W. WIRTS, and S. KRAMER: The relationship of afferent limb stasis and bacterial flora to the production of postgastrectomy steatorrhea. Gastroenterology **40**, 47 (1961). — GRANT, J. C.: Immediate postoperative complications of partial gastrectomy. J. int. Coll. Surg. **31**, 529 (1959). — GRAY, H. K., and K. A. LOFGREN: The significance of an ulcerating lesion in the stomach after gastroenterostomy. Proc. Mayo Clin. **23**, 454 (1948). — GREGL, A., u. R. W. WIEDENMANN: Karzinom im Restmagen. Bruns' Beitr. klin. Chir. **213**, 177 (1966). — GRIESSMANN, H.: Zur Behandlung der Pankreascysten. Chirurg **19**, 302 (1948). — GROSDIDIER, J., et M. BESSOT: Les cancers de l'estomac après gastrectomie pour ulcère. Arch. Mal. Appar. dig. **51**, 1139 (1962). — GROSSE, H.: Schützt Ulkusresektion vor Krebs? Materia medica Nordmark (Uetersen) **18**, 156 (1966). — GRUNERT, H. H.: Die Auswirkung der Magenresektion auf die Leber. Chirurg **32**, 280 (1961).

HAEMMERLI, U. P., u. R. AMMANN: Malabsorptionssyndrom. Moderne Untersuchungsmethoden und Differentialdiagnose. Schweiz. med. Wschr. **93**, 1517 (1963). — HAFFNER, H. E., and E. G. RAMSAY: Acute pancreatitis following subtotal gastrectomy. Missouri Med. **54**, 29 (1957). — HALLBERG, L., and S. SÖLVELL: Iron absorption studies. Acta med. scand., Suppl. **358**, 1 (1960). — HAMBURGER, J. I., R. M. CUTLER, M. H. SUGERMAN, S. BROWN, J. E. BERK, and D. J. SANDWEISS: Intestinal absorption and jejunal morphology in duodenal ulcer patients with particular reference to the influence of subtotal gastric resection. Amer. J. dig. Dis. **8**, 709 (1963). — HART, W.: Über die Bedeutung der Wiederherstellung einer direkten Duodenalpassage für die postoperative Funktion nach totaler Gastrectomie. 79. Tagg Dtsch. Ges. Chir., München 1962. — HART, W., F. HOLLE u. H. HEYMANN: Glucosetoleranz nach Billroth I und II und ihre Beziehung zum „Dumping-Syndrom". Langenbecks Arch. klin. Chir. **302**, 106 (1963). — HARVEY, H. D.: Complications in hospital following partial gastrectomy for peptic ulcer, 1936 to 1959. Surg. Gynec. Obstet. **117**, 211 (1963). — HARVEY, J. C.: The vitamin B_{12} deficiency state engendered by total gastrectomy. Surgery **40**, 977 (1956). — HAUBRICH, W. S., and H. L. BOCKUS: Sequelae of gastric surgery for peptic ulcer. Gastroenterology, vol. I, second ed. Philadelphia: Saunders Co. 1963. — HEBOLD, G.: Das Karzinom im Restmagen. Med. Klin. **1958**, 1813; — Seltene Befunde nach Gastroenteroanastomose (retrograde Invagination und Magenkarzinom). Münch. med. Wschr. **1958**, 1602. — HEDENSTEDT, S.: Gastrectomy with jejunal replacement. Acta chir. scand. **117**, 295 (1959); — Experiences with jejunal transposition (JT) for the postgastrectomy syndrome. 22. Kongr. Soc. Int. Chir., Wien 1967. — HEDENSTEDT, S., and F. HEIJKENSKJOLD: Secondary jejunal transposition for severe dumping following Billroth I partial gastrectomy. Acta chir. scand. **121**, 262 (1961); — Partial gastrectomy with jejunal transposition and vagotomy. Paper given before the 19th Congr. of Int. Soc. Surg., Dublin, Ireland 1961. — HEGEMANN, G.,

H. Schaudig u. H. Schnabelmaier: Komplikationen nach Magenresektionen. Chirurg **36**, 222 (1965). — Heinkel, K.: Die Erzeugung einer akuten hämorrhagischen Pankreatitis durch Injektion von Gallensäure in den Ductus pancreaticus. Klin. Wschr. **31**, 815 (1953). — Heinzel, J., H. Hess u. H. Laqua: Karzinombildung in Mägen, die wegen Ulcus ventriculi bzw. duodeni reseziert wurden. Bruns' Beitr. klin. Chir. **201**, 156 (1960). — Heinzmann, F.: Eine einfache Methode zur konservativen Behandlung postoperativer Magen- und Darmfisteln. Wien. klin. Wschr. **71**, 757 (1959). — Helms, C. H., and J. H. Meredith: Concerning neurovascular factors in pancreatitis. Amer. Surg. **10**, 665 (1961). — Helsingen, N., and L. Hillestad: Cancer development in the gastric stump after partial gastrectomy for ulcer. Ann. Surg. **143**, 173 (1956). — Henley, F. A.: Gastrectomy with replacement. Primary communication. Brit. J. Surg. **40**, 118 (1952); — Gastrectomy with replacement. Hunterian Lecture. Ann. roy. Coll. Surg. Engl. **13**, 141 (1953); — Gastrectomie avec replacement par le jejunum. Une étude de suites eloignées (pendant 5 ans) dans la gastrectomie partielle et totale. Arch. Mal. Appar. dig. **46**, 9 (1957); — The surgical correction of the postgastrectomy syndromes. Bull. Soc. int. Chir. **20**, 53 (1961); — Jejunal graft interposition in the correction of post-gastrectomy syndromes. 22. Kongr. Soc. Int. Chir., Wien 1967. — Henning, N., G. Berg, K. Heinkel, H. Schön, G. Zeitler u. F. Wolf: Die agastrische Dystrophie. Dtsch. med. Wschr. **86**, 710 (1961). — Henning, N., G. Berg, H. Wüst u. G. Zeitler: Störungen nach Magenresektion. Dtsch. med. Wschr. **91**, 843 (1966). — Herner, B., and L. Ysander: Chronic pancreatic insufficiency after Billroth II operations. Acta med. scand. **166**, 395 (1960). — Herrington jr., J. L.: Remedial operations for severe postgastrectomy symptoms (dumping). Emphasis on an antiperistaltic (reversed) jejunal segment interpolated between gastric remnant and duodenum and role of vagotomy. Ann. Surg. **162**, 789 (1965). — Herrmann, A.: Gefahren bei Operationen an Hals, Ohr und Gesicht und die Korrektur fehlerhafter Eingriffe. Berlin-Heidelberg-New York: Springer 1968. — Hertzberg, J., and G. W. Vestby: Retrograde jejunogastric intussusception. J. Oslo Cy Hosp. **7**, 193 (1957). — Heymann, H., u. J. F. Schützler: Indikationen, Methoden und Ergebnisse bei Umwandlungsoperationen in der Magenchirurgie. Langenbecks Arch. klin. Chir. **309**, 245 (1965). — Hinshaw, D. B., R. Carter, H. W. Baker, and R. A. Wise: Postgastrectomy afferent loop obstruction simulating acute pancreatitis. Ann. Surg. **151**, 600 (1960). — Hinshaw, D. B., E. J. Jorgenson, H. A. Davis, and C. E. Stafford: Peripheral blood flow and blood volume studies in the dumping syndrome. Arch. Surg. **74**, 686 (1957). — Hinshaw, D. B., E. J. Joergenson, and C. E. Stafford: Preoperative "Dumping studies" in pelvic ulcer patients. Arch. Surg. **80**, 738 (1960). — Hössler, J.: Zur Versorgung der Duodenalstumpfinsuffizienz. Zbl. Chir. **14**, 606 (1960). — Hoffmann, V.: Der postoperative Verlauf nach Eingriffen an inneren Organen bei 70jährigen. Langenbecks Arch. klin. Chir. **287**, 142 (1957); — Magencarcinom nach Geschwürsoperation. Langenbecks Arch. klin. Chir. **295**, 102 (1960)- — S.-B. 77. Tagg Dtsch. Ges. Chir. 20.—23. 4. 1960; — Magenresektion und Leberschaden. Münch. med. Wschr. **105**, 609 (1963)— Holle, F.: Die Behandlung des schweren Dumpingsyndroms durch Umwandlungsoperation. Med. Klin. **58**, 625 (1963). — Holle, F., R. Schautz u. F. Becker: Enterocolitis acuta pseudomembranacea, eine postoperative Zweiterkrankung. Langenbecks Arch. klin. Chir. **288**, 219 (1958). — Holub, K.: Die Komplikationen nach Magenresektion. Zbl. Chir. **87**, 1 (1962). — Holubec, K.: Spontane Heilung der postoperativen Duodenalfisteln. Zbl. Chir. **24**, 1094 (1941). — Hotz, H. W.: Mangelzustände und Syndrom der zuführenden Schlinge. In: Der operierte Magen, hrsg. v. F. Deucher u. G. Miller. Bibliotheca gastroenterologica, Bd. 6, 188. Basel: S. Karger 1964. — Huber, P., u. H. Bösmüller: Erfahrungen und Gedanken über das Magenstumpfkarzinom. 22. Kongr. Soc. Int. Chir., Wien 1967. — Huber, P., u. W. Deutschmann: Über Krebsentwicklung im operierten Magen. Landarzt **36**, 1287 (1960). — Hunt, J. N.: Gastric emptying and secretion in man. Physiol. Rev. **39**, 491 (1959).

Jackman, M., and J. H. Middlemiss: Retrograde jejunogastric intussusception. A review of 10 cases diagnosed radiologically. Brit. J. Surg. **49**, 260 (1961). — Jackson, P. P.: Ischemic necrosis of the proximal gastric remnant following sub-total gastrectomy. Ann. Surg. **150**, 1071 (1959). — Jekler, J., u. O. Vaneckova: Das Vorkommen einer Magenresektion bzw. Gastroenterostomie wegen gastroduodenalem Ulcus in der Anamnese der Magenkrebskranken. Neoplasma (Bratisl.) **6**, 437 (1959). — Jeziroo, Z., u. H. Kus: Zur Frage der Sacharow-Henleyschen Operationstechnik. Zbl. Chir. **83**, 1229 (1958). — Jode, L. R. de: Gastric carcinoma following gastro-enterostomy and partial gastrectomy. Brit. J. Surg. **48**, 218, 512 (1961). — Johnson, L. P., R. D. Sloop, and J. E. Jesseph: Etiologic significance of the early symptomatic phase in the dumping syndrome. Ann. Surg. **12**, 234 (1962). — Johnson, L. P., R. D. Sloop, J. E. Jesseph, and H. N. Harkins: Serotonin antagonists in experimental and clinical dumping. Ann. Surg. **156**, 537 (1962). — Johnsrud, R. L.: Treatment of postgastrectomy dumping syndrome with thiazide derivatives. West. J. Surg. **70**, 1 (1962). — Johnston, I. D. A., R. Welbourne, and K. Acheson: Gastrectomy and loss of weight. Lancet 1958I, 1242. — Jones, F. A., and N. C. Tanner: Peptic ulcer. In: F. A. Jones, Modern trends in gastro-enterology, second Ser. London: Butterworth 1958. — Jordan jr.,

G. L.: The afferent loop syndrome. Surgery 38, 1027 (1955). — JORDAN jr., G. L., R. T. ANGEL, J. S. MCILHANEY jr., and R. K. WILLMS: Treatment of the postgastrectomy dumping syndrome with a reversed jejunal segment interposed between the gastric remnant and the jejunum. Amer. J. Surg. 106, 451 (1963). — JORDAN jr., G. L., H. L. BARTON, and W. A. WILLIAMSON: A study of motility in the gastric remnant following subtotal gastrectomy. Surg. Gynec. Obstet. 104, 257 (1957). — JORDAN jr., G. L., J. W. OVERSTREET, and G. H. PEDDIE: The use of blood transfusions in the treatment of the postgastrectomy syndrome. Surgery 42, 1055 (1959). — JORDAN jr., G. L., R. C. OVERTON, and M. E. DEBAKEY: The postgastrectomy syndrome. Ann. Surg. 145, 471 (1952). — JOSKE, R. A., and J. E. BLACKWELL: Alimentary histology in the malabsorption syndrome following partial gastrectomy. Lancet 1959 II, 379. — JUSTIN-BESANÇON, L., M. LAMOTTE, G. LAMOTTE-BARILLON, M. GRIVAUX, P. BOIVIN et R. PARIENTE: Gastrectomie et glandes endocrines. Sem. Hôp. Paris 37, 1398 (1961).

KALK, H.: Krankheiten nach Magenoperationen. Internist (Berl.) 3, 412 (1962); — Histologische Befunde an der Leber von Patienten mit Magenresektion. In: Der operierte Magen, hrsg. v. F. DEUCHER u. G. MILLER. Bibliotheca gastroenterologica, Bd. 6, S. 223. Basel: S. Karger 1964. — KALK, H., H. KOPP u. E. WILDHIRT: Über die Häufigkeit von Leberschäden nach Gastrektomie. Med. Klin. 56, 676 (1961). — KAPLAN, M. H.: Steroid therapy in acute pancreatitis. Amer. J. dig. Dis. 2, 696 (1957). — KAY, A. W., and A. G. COX: Jejunal transposition for the postgastrectomy patient. Brit. J. Surg. 51, 763 (1964). — KELLNER, H. C.: Dumping-Syndrom. In: Der operierte Magen, hrsg. v. F. DEUCHER u. G. MILLER. Bibliotheca gastroenterologica, Bd. 6, S. 180. Basel: S. Karger 1964. — KERN, E. W., W. CREUTZFELDT, F. KÜMMERLE u. H. P. GRANER: Radikale, palliative und konservative Behandlung des Pankreascarcinoms. Langenbecks Arch. klin. Chir. 303, 456 (1963). — KIEKENS, R., J. P. GOVAERTS et J. L. LECLERC: Le syndrome de l'anse afférente après gastrectomie de typ Billroth II. Diagnostic par tubage jéjunal. 22. Kongr. Soc. Int. Chir., Wien 1967. — KING, H. A., J. W. TUCKER, and J. W. WILLIAMSON: Afferent loop volvulus: a serious complication of subtotal gastrectomy. Amer. Surg. 23, 161 (1957). — KINSELLA, V. J., and W. B. HENNESY: Blind loop syndrome. Lancet 1960 II, 1205. — KINZELMEYER, H.: Pathologische Leberbefunde nach Magenresektion. Med. Welt 1961, 1454. — KNIGHT, P. R., and D. E. BOLT: Small-bowel obstruction following partial gastrectomy. Brit. J. Surg. 46, 478 (1959). — KOELSCH, K. A.: Der operierte Magen. Befunde und therapeutische Maßnahmen. Med. Klin. 57, 1077, 1121 (1962). — KRAUSE, U.: Partial gastrectomy with jejunal transposition: a follow-up investigation of 80 patients treated operatively. Acta chir. scand. 123, 132 (1962). — KÜHLMAYER, R., u. O. ROKITANSKY: Das Magenstumpfkarzinom als Spätproblem der Ulkuschirurgie. Langenbecks Arch. klin. Chir. 278, 361 (1954); — Carcinoma of the gastric stump as a late problem in ulcer surgery. Surg., Gynec. Obstet., Int. Abstr. Surg. 100, 568 (1955). — KUNZ, H.: Das akute Abdomen. Zbl. Chir. 71, 1124 (1944). — KUNZ, L.: Development of carcinoma in the gastric stump following resection for ulcer. Dan. med. Bull. 6, 277 (1959). — KURSWEG, F. T.: The mortality and immediate postoperative complications of subtotal gastrectomy for carcinoma and benign peptic ulcer. Ann. Surg. 139, 409 (1954). — KYLE, J., and J. W. DANIEL: Mechanical complications after gastric surgery. J. Indian med. Ass. 12, 5326 (1965). — KYLE, P., u. H. WILD: Über Magenstumpfkarzinome. Zbl. Chir. 77, 1481 (1952).

LAHEY, F. H.: The use of an identifying "T" tube in the common bile duct in gastric resection for duodenal ulcer adherent to the bile ducts. Surg. Gynec. Obstet. 80, 197 (1945). — LAHEY, F. H., and N. W. SWINTON: Gastrojejunal ulcer and gastrojejunocolic fistula. Surg. Gynec. Obstet. 61, 599 (1935). — LAKE, N. C.: The aftermath of gastrectomy. Brit. med. J. 1948 I, 285. — LAMBRECHT, R.: Jejunogastritische Invagination nach Magenresektion. Zbl. Chir. 84, 287 (1959). — LAMPRECHT, CH.: Aktive Therapie der retroperitonealen Duodenalfistel. Z. Urol. 52, 663 (1959). — LEE jr., C. M.: Transposition of a colon segment as a gastric reservoir after total gastrectomy. Surg. Gynec. Obstet. 92, 456 (1951). — LENZENWEGER, F.: Über Karzinomentwicklung am Magen nach Gastroenterostomie und Resektion wegen benigner Erkrankung. Krebsarzt 14, 99 (1959). — LEUTHOLD, R., E. AMMANN u. U. P. HAEMMERLI: Bioptische Befunde am Dünndarm nach Magenresektion. In: Der operierte Magen, hrsg. v. F. DEUCHER u. G. MILLER. Bibliotheca gastroenterologica, Bd. 6, S. 217. Basel: S. Karger 1964. — LEWISOHN, R.: The complications of gastroenterostomy. Surg. Clin. N. Amer. 16, 805 (1936). — LIAVAAG, K.: Cancer development in gastric stump after partial gastrectomy for peptic ulcer. Ann. Surg. 155, No 1 (1962). — LIN YEN-CHEN: Duodenalfistel. Clin. J. Surg. 12, 398 (1958); — Med. der SU u. d. Volksdem. in Ref. 6, 1103 (1959). — LOEWENSTEIN, F.: Absorption of Co^{60}-labeled vitamin B_{12} after subtotal gastrectomy. Blood 13, 339 (1958). — LOYGUE, J.: Cancer du moignon gastrique après gastrectomie. Méd. et Hyg. (Genève) 21, 104 (1963). — LUDANY, G.: Die durch Duodenumsäurung hervorgerufenen Regulationen und ihre Beziehungen zum „Dumping-Syndrom". Med. Klin., 57 (Sonderh.) 19, 850 (1962).

MACHELLA, T. E.: Mechanism of the postgastrectomy dumping syndrome. Ann. Surg. 130, 145 (1949). — MADDING, G. F., B. F. McLAUGHLIN, and R. DE RIEMER: Jejunogastric intussusception. Amer. J. Surg. 92, 636 (1956). — MAHAFFEY, J. H., and J. M. HOWARD: The incidence of postoperative pancreatitis; study of 131 surgical patients utilizing serum amylase concentrations. Arch. Surg. 70, 348 (1955). — MANN, F. C., and C. S. WILLIAMSON: The experimental production of peptic ulcer. Ann. Surg. 77, 409 (1923). — MARCUS, G., u. H. LILL: Über den Magenkrebs. Wien. med. Wschr. 102, 801 (1952). — MARKOWITZ, A. M.: Internal hernia after gastrojejunostomy. Surgery 49, 185 (1961). — MARSHALL, S. F., and R. D. KORNEGAY: Jejunogastric intussusception: report of a case. Lahey Clin. Bull. 11, 194 (1960). — MAURER, W., u. L. MOSER: Stenosierende Proliferation des Gangepithels und konsekutive Pancreatitis nach experimenteller Pancreatico-Jejunostomie. Helv. chir. Acta 30, 581 (1963).— MELNIKOW, A. V.: Innere Fisteln des Duodenums [Russisch]. Vestn. Khir. 8, 29 (1956). Ref. Abstracts of Sowiet Medicini 1957, part B, Clinical Medicine, p. 396. — MENDEL, G. A., R. J. WEILER, and A. MANGALIK: Studies on iron absorption: II. The absorption of iron in experimental anemias of diverse etiology. Blood 22, 450 (1963). — MILLBOURN, E.: On acute pancreatic affections following gastric resection for ulcer or cancer and the possibilities of avoiding them. Acta chir. scand. 98, 1 (1949). — MINPRISS, T. W., and ST. J. M. C. BIRT: Result of partial gastrectomy for peptic ulcer: obstruction of proximal loop causing blown stump. Brit. med. 1948 II, 1095. — MIX, C. L.: "Dumping stomach" following gastrojejunostomy. Surg. Clin. N. Amer. 2, 617 (1922). — MOESCHLIN, S., u. J. R. SCHMID: Anämien nach Gastrektomie. In: Der operierte Magen, hrsg. v. F. DEUCHER u. G. MILLER. Bibliotheca gastroenterologica, Bd. 6, S. 199. Basel: S. Karger 1964. — MONGES, H., et M. LEGRÉ: Présentation de 4 cas de cancer du moignon gastrique après gastrectomie pour ulcère. Arch. Mal. Appar. dig. 49, 653 (1960). — MOORE, C. V.: The importance of nutritional factors in the pathogenesis of iron deficiency anemia. Surg. Gynec. Obstet. 10, 826 (1955). — MORETZ, W. H.: Inadvertent gastro-ileostomy. Ann. Surg. 130, 124 (1949). — MORONEY, J.: Colonic replacement of the stomach. Lancet 1951 I, 993. — MORRIN, F. J., and L. DUNKIN: Pancreatitis following subtotal gastrectomy. Irish J. med. Sci. 1, 106 (1956). — MORTON, C. B.: Some complications of subtotal gastrectomy. Amer. Surg. 25, 585 (1959). — MORTON, C. B., E. M. ALRICH, and L. D. HILL: Internal hernia after gastrectomy. Ann. Surg. 141, 759 (1955). — MUIR, A.: Postgastrectomy syndromes. Brit. J. Surg. 37, 165 (1949).

NÁNAY, A.: Über die nach Magenoperationen unmittelbar auftretenden Komplikationen. Bruns' Beitr. klin. Chir. 200, 408 (1960). — NARAT, J. K., and P. A. CASELLA: Postgastrectomy retention. Arch. Surg. 74, 593 (1957). — NARAT, J. K., and L. A. MANELLI: Postgastrectomy stricture of the efferent loop and its treatment. Arch. Surg. 66, 192 (1953). — NAVRATIL, L., u. R. WENGER: Magenresektion und Trunksucht. Münch. med. Wschr. 99, 546 (1957). — NEUMANN, D.: Zur Karzinomentwicklung im Restmagen nach Resektion wegen Ulcus duodeni. Chirurg 28, 15 (1957). — NISSEN, R.: Einige operativ-technische Unfälle bei Magenoperationen; ihre Korrektur. Helv. chir. Acta 26, 191 (1959); — Operative Unfälle in der Bauchchirurgie und ihre Korrektur. Langenbecks Arch. klin. Chir. 295, 384 (1960); — Chirurgie des Pankreas. Regensburg. Jb. ärztl. Fortbild. 9, 352 (1961); — Pancreatitis. Helv. chir. Acta 30, 1 (1963); — Eingriffe an Magen und Duodenum. (Mit 98 Abb.) In: Intra- und postoperative Zwischenfälle, hrsg. v. G. BRANDT, H. KUNZ u. R. NISSEN, Bd. II. Stuttgart: Georg Thieme 1965. — NISSEN, R., u. M. ROSSETTI: Zwerchfellbedingte Magen-Darm-Stenosen nach transdiaphragmalen Operationen (postoperative Zwerchfellruptur und hiatale Strikturbildung). Bruns' Beitr. klin. Chir. 207, 16 (1963). — NORING, O.: The afferent loop syndrome elucidated by three cases. Acta chir. scand. 115, 276 (1958).

OWEN, H. W., and A. C. PATTISON: Management of fistulas of the small intestine. West. J. Surg. 63, 668 (1955).

PACK, G. T., and R. L. BANNER: The late development of gastric cancer after gastroenterostomy and gastrectomy for peptic ulcer and benign pyloric stenosis. Surgery 44, 1024 (1958). — PATEL, J.-C.: Les désinsertions accidentelles de la papille au cours des gastroduodénectomies. J. Chir. (Paris) 84, 441 (1962). — PAYNE, R. L.: The afferent loop of the jejunum. Surg. Gynec. Obstet. 102, 621 (1956). — PEDERSON, J., J. LUND, A. S. OHLSEN, and H. P. P. KRISTENSEN: Simultaneous deficiency of iron and vitamin B_{12}. Acta med. scand. 163, 325 (1959). — PERRY jr., T.: Post-gastrectomy proximal jejunal loop obstruction simulating acute pancreatitis. Ann. Surg. 140, 119 (1954). — PFEIFFER, D. B.: Surgical treatment of gastrojejunocolic fistula. Surg. Gynec. Obstet. 72, 282 (1941). — PFISTERER, H. G.: Korrekturoperationen am Magen. Langenbecks Arch. klin. Chir. 295, 1 (1960); — S.-B. 77. Tagg Dtsch. Ges. Chir., 20.—23. 4. 1960. — PONKA, J. L., S. E. LANDRUM, and L. CHAIKOF: Acute pancreatitis in the postoperative patient. Arch. Surg. 83, 475 (1961). — POPPER, H. L.: Etiology of acute pancreatitis. Amer. J. dig. Dis. 9, 186 (1942). — PORCHER, P., et P. BUFFARD: Radiologie clinique de l'estomac opéré, vol. 1. Paris: Masson & Cie. 1957, 659 p. — POSTH, H. E., u. A. LARENA-AVELLANEDA: Beurteilung und Behandlung der „hämorrhagischen Gastritis" im Resektionsmagen. Langenbecks Arch. klin. Chir. 316, 212 (1966). — POTH, E. J., and

B. R. CLEVELAND: A functional substitution pouch for the stomach. Arch. Surg. **83**, 58 (1961). — PROHASKA, J. V.: Jejunogastric intussusception following subtotal gastrectomy. Arch. Surg. **68**, 491 (1954). — PROHASKA, J. V., M. C. GOVOSTIS, H. P. HARMS, and S. O. EVANS: Jejunogastric intussusception following subtotal gastrectomy. Amer. J. Surg. **94**, 776 (1957). — PUESTOW, CH. B., and W. S. GILLESBY: Retrograd surgical drainage of pancreas for chronic relapsing pancreatitis. Arch. Surg. **76**, 898 (1958). — PULIN, A., L. CONTRO, A. SCARDUELLI, and G. ZANELLA: The action of the various antagonists of serotonin in the treatment of the dumping syndrome. (Azione di alcuni farmaci antagonisti della serotonina nella profilassi della fase precoce della dumping sindrome.) Chirurgia (Torino) **18**, 327 (1963).

RAPANT, V.: Carcinoma of the stomach after resection and G.E.A. for peptic gastroduodenal ulcer. Neoplasma (Bratish.) **8**, 289 (1961). — REAMS, G. B.: A middle colic arteriovenous fistula developing as a postgastrectomy complication. Arch. Surg. **81**, 757 (1960). — REIFFERSCHEID, M.: Beitrag zur Therapie der postoperativen Magen-Darmatonie. Chirurg **27**, 59 (1956); — Zur Pathophysiologie, Indikation und Therapie der lokalen Störungen nach Darmeingriffen. Med. Klin. **16**, 672 (1962). — REIFFERSCHEID, M., u. R. PHILIPP: Die präventive Darmschienung zur Verhütung von mechanischem und paralytischem Ileus. Chirurg **36**, 156 (1965). — REILLY, R. W., and J. B. KIRSNER: The blind loop syndrome. Gastroenterology **37**, 491 (1959). — RÉME, H.: Die Pankreato-Jejunostomie zur Behebung der ulcusbedingten Narbenstenose des Wirsung'schen Ganges mit Pankreasfibrose. Chirurg **34**, 128 (1963). — RICHARDSON, J. E.: Chronic jejunal prolapse following gastroenterostomy. Brit. J. Surg. **40**, 471 (1953). — RIESEL, H.: Das akute Syndrom der zuführenden Schlinge. Zbl. Chir. **91**, 772 (1966). — ROBERTS, K. E., H. T. RANDALL, H. W. FARR, and A. P. KIDWELL: Cardiovascular and blood volume alterations resulting from intrajejunal administration of hypertonic solutions to gastrectomized patients. Relationship of these changes to dumping syndrome. Ann. Surg. **140**, 631 (1954). — RODKEY, G. V., and C. E. WELCH: Duodenal decompression in gastrectomy, further experiences with duodenostomy. New Engl. J. Med. **262**, 498 (1960). — ROTHENBERG, R. E.: Severe hemorrhage after subtotal gastrectomy. Amer. J. Surg. **87**, 641 (1954); — Reoperative surgery. New York-Toronto-London: The Blakiston Division McGraw-Hill 1964. — RUDLER, J. C.: Ulcère post-opératoire. In: Der operierte Magen, hrsg. v. F. DEUCHER u. G. MILLER. Bibliotheca gastroenterologica, Bd. 6, S. 170. Basel: S. Karger 1964. — RUMBALL, J. M., and C. P. HASSETT: Iron deficiency following subtotal gastric resection. Gastroenterology **32**, 887 (1957). — RUTTER, A. G.: Ischaemic necrosis of the stomach following subtotal gastrectomy. Lancet **1953 II**, 1021. — RYAN, E. P., and J. M. BEAL: The development of carcinoma of stomach in patients with duodenal ulcer. Surgery **42**, 271 (1957).

SACHAROW, A. E.: Die Ergebnisse der Dünndarmplastik bei der Behandlung und Vorbeugung der Krankheiten des operierten Magens. 22. Kongr. Soc. Int. Chir., Wien 1967. — SACHAROW, E. I., u. A. E. SACHAROW: Dünndarmplastik bei der Magenresektion. Zbl. Chir. **83**, 1221 (1958). — SACHS, A. E.: Treatment of postgastrectomy obstructed exit stoma. Arch. Surg. **70**, 443 (1955). — SALEM, M. H., S. E. COFFMAN, and R. W. POSTLETHWAIT: Retrograde intussusception at the gastrojejunal stoma. Ann. Surg. **150**, 864 (1959). — SAMUEL, E.: Some mechanical syndromes following partial gastrectomy. J. roy. Coll. Surg. Edinb. **6**, 179 (1961). — SAXON, E., and L. ZIEVE: Weight loss after gastrectomy: comparative importance of residual pouch capacity, presence of innervated pylorus, fat excretion and postoperative symptoms. Surgery **48**, 666 (1960). — SCHRADE, W., u. R. HEINECKER: Über die alimentäre Kollapsneigung der Magenresezierten. Medizinische **43**, 79 (1954). — SCHREIBER, H. W., u. W. M. BARTSCH: Das Ulcus im operierten Magen und Duodenum. Zbl. Chir. **90**, 35, 1911 (1965). — SCHREIBER, H. W., A. BERNHARD u. B. KUSS: Über das Karzinom im Magenstumpf. Zbl. Chir. **89**, 577 (1964). — SERFLING, H. J., u. E. TAUBERT: Nachoperationen am Magen im Sinne des Späteingriffes. Zbl. Chir. **91**, 75 (1966). — SEWAK, J. H., and H. J. MOVIUS: II. Restoration of gastroduodenal continuity. J. Amer. med. Ass. **171**, 1804 (1959). — SIMON, M. M.: Obstruction of the proximal jejunal loop following gastrectomy. Amer. J. Surg. **91**, 423 (1956). — SINCLAIR, I. S.: Acute pancreatitis: primary and postoperative. J. roy. Coll. Surg. **5**, 57 (1959). — SMITH, D. W., and R. M. LEE: Nutritional management in duodenal fistula. Surg. Gynec. Obstet. **103**, 666 (1956). — SMITH, G. A.: Intestinal obstruction: tube decompression. Bull. N.Y. Acad. Med. **40**, 871 (1964). — SMITH, I.: Retrograde jejunogastric intussusception following gastrectomy. Brit. J. Surg. **42**, 654 (1955). — SMITH, M. D., and B. MALLETT: Iron absorption before and after partial gastrectomy. Clin. Sci. **16**, 23 (1957). — SMITH, M. D., and I. M. PANNACCIULLI: Absorption of inorganic iron from graded doses: Its significance in relation to iron absorption tests and the "mucosal block" theory. Brit. J. Haemat. **4**, 428 (1958). — SOUPAULT, R., et M. BUCAILLE: Correction de certaines gastrectomies oux résultats defeiteux pas la transplantation de l'anse efférente ou duodenum. Arch. Mal. Appar. dig. **44**, 129 (1955); — La transplantation au duodénum de l'anse efférente; operation conectrice de certains troubles des gastrectomie subtotale. Presse méd. **63**, 27 (1955). — SOUPAULT, R., M. BUCAILE, D. L. ROUGEMONT et H. BOUZARD: Les anastomoses bilio-digestives et pancréato-digestives. Paris: Masson & Chie. 1961. — Spath, F.: Operative Korrektur von Resektionsmägen mit schlechter Funktion. Langenbecks Arch. klin. Chir. **308**, 383 (1964). — Spencer, F. C.: Ischemic necrosis of remaining stomach following subtotal gastrectomy. Arch. Surg. **73**, 844 (1956). — Speranza, V.: L'operazione di Soupault-Bucaille nella patologia del resecato gastrico. Chir. gen. (Roma) **14**, 103 (1965). — Stammers, F. A. R.: Remarcs on fifteen cases of smallbowel obstruction following antecolic partial gastrectomy, and one case following retrocolic partial gastrectomy. Brit. J. Surg. **42**, 34 (1954); — Complications associated with the use of a long afferent loop in the Pólya type of partial gastrectomy. Brit. J. Surg. **44**, 358 (1957). — Stammers, F. A. R., and J. A. Williams: Partial gastrectomy complications and metabolic consequences. London: Butterworths 1963. — Stauber, R.: Ein erworbenes Megaduodenum nach antekolischem Billroth II. Zbl. Chir. **87**, 5, 192 (1962). — Stavem, P.: Alimentary obstruction after partial gastrectomy. J. Oslo Cy Hosp. **7**, 24 (1957).— Steinberg, M. E.: The prevention of some postgastrectomy difficulties by a new gastrectomy technic. Rev. Gastroent. **18**, 193 (1951); — Gastric surgery-errors, safeguards and management of malfunction syndromes. Appletoo-Century-Crofts 1963. — Stevens, A. R., G. Pirzio-Biroli, H. N. Harkins, L. M. Nyhus, and C. A. Finch: Iron metabolism in patients after partial gastrectomy. Ann. Surg. **149**, 534 (1959). — Stewart, W. R., D. W. Elliot, and R. M. Zollinger: Cortisone in the treatment of experimental acute pancreatitis. Surg. Forum **9**, 537 (1958). — Streicher, H.-J., V. Schlosser u. H. Hartung: Ist das sogenannte „Postresektions-Syndrom" nach Ulkusresektion des Magens vermeidbar? Med. Welt (N.F.) **17**, 757 (1966). — Szendröi, L.: Über die nach der Magenresektion auftretende Gallensteinkrankheit. Zbl. Chir. **89**, 27 (1964). — Sziberth, K.: Die postoperativen Entleerungsstörungen des Magens bei Resektionen nach B I termino-lateral, Ursache — Vorbeugung. Zbl. Chir. **84**, 48, 1978 (1959).

Teicher, I., M. N. Friedman, and S. Lipton: Malfunctioning stoma following subtotal gastrectomy corrected by converting a gastrojejunostomy to a gastroduodenostomy. Ann. Surg. **134**, 1058 (1951). — Thal, A., and J. F. Perry jr.: A further case of afferent loop obstruction simulating acute pancreatitis. Ann. Surg. **143**, 266 (1956). — Thorn, P. A., V. S. Brookes, and J. A. H. Waterhouse: Peptic ulcer, partial gastrectomy, and pulmonary tuberculosis. Brit. med. J. **1956 I**, 603. — Todd, A. S., and P. O. D. Hopps: Staphylococcal enteritis: two associated fatal cases. Lancet **1955 II**, 749. — Tomoda, M.: Eine Modifikation der Magenresektionstechnik mit Berücksichtigung auf die Vorbeugung des Dumping-Syndroms. Zbl. Chir. **86**, 1683 (1961).

Übermuth, H.: Postoperative Duodenalfistel und ihr Verschluß bei Duodenalstümpfen. Chirurg **22**, 261 (1951). — Usbeck, W.: Über einen verhängnisvollen Fehler bei der Magenresektion nach B II: Die Anastomose des Restmagens mit einer Ileumschlinge. Zbl. Chir. **85**, 23 (1960).

Val jr., M. K. du: Caudal pancreaticojejunostomy for chronic relapsing pancreatitis. Ann. Surg. **140**, 775 (1954); — Pancreaticojejunostomy for chronic pancreatitis. Surgery **41**, 1019 (1957). — Vargha, J., u. St. Répásy: Über primäre Anastomosenkarzinome nach Resektion des Magens nach Billroth I. Bruns' Beitr. klin. Chir. **206**, H. 3 (1963). — Vidal-Sivilla, S.: Die Wirkung hypertonischer Lösung auf die intestinale Resorption verschiedener Zucker. Pflügers Arch. ges. Physiol. **265**, 389 (1958). — Vitek, J., F. Vrubel, and V. Zejda: Primary carcinoma of the gastric stump after gastric resection for ulcer. ěs. Gastroent. Výž. **15**, 224 (1961). Zit. Excerpta med. (Amst.) XVI 9, 1299 (1961); — Primäre Magenstumpfkarzinome an Ulcusresezierten. Zbl. Chir. **88**, 246 (1963). — Vossschulte, K.: Verfahrenswahl, operative Technik und Nachbehandlung bei chirurgischen Maßnahmen am Pankreas. Bruns' Beitr. klin. Chir. **207**, 65 (1963).

Wachsmuth, W.: Peritonitis. Langenbecks Arch. klin. Chir. **313**, 146 (1965). — Walker, J. M., K. E. Roberts, A. Medwid, and H. R. Randall: The significance of the dumping syndrome. Arch. Surg. **71**, 543 (1955). — Wallensten, S.: Acute pancreatitis and hyperdiasturia after partial gastrectomy. Acta chir. scand. **115**, 182 (1958). — Walters, W.: Conversion and interposition (replacement) operations in the treatment of severe dumping syndrome and anastomotic ulcer. Kommentar zum Kapitel „Umwandlungsoperationen bei Dumpingsyndrom". — Walters, W., and J. W. Nixon jr.: Double jejunal loop replacement of resected stomach for bilious vomiting. Arch. Surg. **79**, 479 (1959). — Walters, W., and L. Tama: Jejunal loop interposition. Arch. Surg. **82**, 171 (1961); — Jejunal loop interposition: a case of interposition for postgastrectomy syndrome following the Billroth II operation. Arch. Surg. **82**, 625 (1961). — Walzel, C., u. H. Pokieser: Komplikation nach Pankreatocystogastrostomie. Vortrag Ges. Chir., Wien. Ref. Klin. Med. (Wien) **1963**, 349. — Wangensteen, O. H.: Intestinal obstructions, 3d ed. Springfield (Ill.): Ch. C. Thomas 1955. — Warren, K. W.: Acute pancreatitis and pancreatic injuries following subtotal gastrectomy. Surgery **5**, 643 (1951); — Pancreatic considerations in gastric surgery. J. Amer. med. Ass. **154**, 803 (1954); — Complications of pancreatic surgery. Surg. Clin. N. Amer. **37**, 683 (1957). — Warthen, T. A.: Reactivation of pulmonary tuberculosis in relation to subtotal gastrectomy. Amer. J. Med. Sci. 225, 421 (1953). — WATKINS, D. H., and G. WITHENSTEIN: Subtotal gastric resection with colon substitution. Arch. Surg. 70, 843 (1955). — WEBER, W., u. J. EISENBACH: Retrograde Invagination der abführenden Dünndarmschlinge durch die Braun'sche Anastomose. Zbl. Chir. 91, 1079 (1966). — WEISS, A. G., L. F. HOLLENDER, G. SAVA et M. ADLOFF: Traitement du dumping syndrome et des séquelles nutritionnelles graves après résection gastrique du type Billroth II, par transposition de l'anse efférente au duodénum. 22. Kongr. Soc. Int. Chir., Wien 1967. — WELCH, C. E.: The treatment of combined ¦intestinal obstruction and peritonitis by refunctualization of the intestine. Ann. Surg. 142, 739 (1955); — Surgery of the stomach and duodenum, 3d ed. Chicago: Year Book Med. Publ. 1959. — WELCH, C. E., and D. S. ELLIS: Physiology of the surgically altered stomach. Ann. Rev. Med. 12, 6 (1961). — WELCH, C. E., and G. V. RODKEY: The stomach and duodenum. In: R. E. ROTHENBERG, Reoperative surgery, chapt. 18, p. 263. New York-Toronto-London: McGraw-Hill 1964. — WERLE, E., K. TAUBER, W. HARTENBACH u. M. M. FORELL: Zur Frage der Therapie der Pankreatitis. Münch. med. Wschr. 100, 1265 (1958). — WEST, J. P.: Obstruction of proximal jejunum following gastric resection and antecolic anastomosis. Surgery 34, 98 (1953). — WESTERMANN, H. H.: Ursachen frühzeitiger Relaparotomien nach Magenresektionen. Chirurg 33, 209 (1962). — WESTHUES, H.: Einfachheit und Sicherheit bei Magen- und Darmoperationen. Stuttgart: Thieme 1961. — WHEBY, M. S., and L. G. JONES: Studies on iron absorption. Clin. Res. 10, 211 (1962). — WILDER, T. C., J. R. TOBIN, and A. LOGAN jr.: Functional efferent stomal obstruction followingsubtotal gastric resection. Arch. Surg. 72, 719 (1956). — WILLENEGGER, H., u. R. KREYDEN: Zur Symptomatologie und Therapie des afferenten Schlingensyndroms bei Magenresektionen nach Billroth II. Gastroenterologia (Basel) 94, 1 (1960). — WINKLER, J. M., and D. A. CAMPBELL: Location of bile and pancreatic outlet in upper gastrointestinal reconstruction. Arch. Surg. 80, 768 (1960). — WIRTZ, C. W., J. Y. TEMPLETON III, CH. FINEBERG, and F. GOLDSTEIN: The correction of postgastrectomy malabsorption following a jejunal interposition operation. Gastroenterology 49, 141 (1965). — WOLLAEGER, E. E., J. M. WAUGH, and M. H. POWER: Fat-assimilating capacity of the gastrointestinal tract after partial gastrectomy with gastroduodenostomy. Gastroenterology 44, 25 (1963). — WOODWARD, E. R.: The postgastrectomy syndromes. Springfield (Ill.): Ch. C. Thomas 1963. — WOODWARD, E. R., and N. HASTINGS: Surgical treatment of the postgastrectomy dumping syndrome. Surg. Gynec. Obstet. 111, 429 (1960).

YASARGIL, E. C.: Beitrag zur Technik der Sicherung des Duodenalstumpfes. Langenbecks Arch. klin. Chir. 307, 298 (1964). — YASARGIL, E. C., u. M. ROSSETTI: Retrograde Invagination des Jejunums durch die Braun'sche Anastomose nach Magenresektion. Gastroenterologia (Basel) 103, 161 (1965). — YOVANOVITCH, B. Y.: Contribution a l'étude de la nécrose ischémique du moignon aprés gastrectomie subtotale. Ann. Chir. 14, 261 (1960).

ZOLLINGER, R. M., and E. H. ELLISON: Nutrition after gastric operations. J. Amer. med. Ass. 154, 811 (1954).

Sachverzeichnis